연부조직의 기능적 검사와 치료 개정2판

Functional Soft Tissue Examination and Treatment by Manual Methods New Perspectives Second Edition

연부조직의 기능적 검사와 치료

개정 2판

Functional Soft Tissue Examination and Treatment by Manual Methods

New Perspectives

Second Edition

Warren I. Hammer, DC, MS, DABCO
The Chiropractic Center
Norwalk, Connecticut

영 문 출 판 사

■ 옮긴이 (가나다 순)

구현모	경운대학교 물리치료학과 교수	안창식	을지대학교 물리치료학과 교수
권미지	광주보건대학 물리치료과 교수	양대중	대불대학교 물리치료학과 겸임교수
김재헌	선린대학 물리치료과 교수	이선민	영동대학교 산학협력 전담교수
김호봉	제주한라대학 물리치료과 교수	이윤섭	경운대학교 작업치료학과 교수
김효철	중국 요녕 중의학대학교 객좌교수	이주강	김천대학 한방보건복지과 교수
남기석	강릉영동대학 물리치료과 교수	이현주	안동과학대학 물리치료과 교수
문상은	마산대학 물리치료과 교수	임원식	안동과학대학 물리치료과 교수
박소연	전주대학교 물리치료학과 교수	임창훈	동아대학교의료원 물리치료실
박윤기	대구보건대학 물리치료과 교수	정형국	안산1대학 물리치료과 교수
박지환	대전보건대학 물리치료과 교수	조근복	수원여대 미용예술과 외래교수
서연순	목포과학대학 물리치료과 교수	채윤원	광주보건대학 물리치료과 교수
송명수	원광보건대학 물리치료과 교수	한동욱	신라대학교 물리치료학과 교수

Functional Soft Tissue Examination and Treatment by Manual Methods
New Perspectives, Second Edition
by Warren I. Hammer

연부조직의 기능적 검사와 치료

2008년 4월 2일 초판인쇄
2008년 4월 7일 초판발행

지은이 : Warren I. Hammer, DC, MS, DABCO
옮긴이 : 채윤원 외
발행인 : 박 병 조
발행처 : 도서출판 영문출판사
등 록 : 1987년 12월 21일 제2-419호
주 소 : 서울시 강남구 삼성동 69-1
전 화 : (02) 514-5590, 776-5590
팩 스 : (02) 756-8943
E-mail : yeongmunsa@empal.com
정 가 : 50,000원
ISBN 978-89-7224-170-6 93510

※ 파본은 교환해 드립니다.

To **Karel Lewit, MD,John Barnes, PT,** and **Michael Leahy, DC,**
in gratitude for their original and significant contributions to
the field of soft tissue analysis and treatment.

To my loving wife **Martha**
who promises to complete her
Ph.D. sometimes in the next millennium.

차 례

공헌자들

Erin Baril, PT, ATC
Athletic Trainer
Methodist Sports Medicine Center
Indianapolis, Indiana

John F. Barnes, PT
President
Myofascial Release Treatment Centers and Seminars
Paoli, Pennsylvania
Therapy on the Rocks
Sedona, Arizona

Mark De Carlo, MHA, PT, SCS, ATC
Director and Chief Operating Officer
Physical Therapy
Methodist Sports Medicine Center
Indianapolis, Indiana

Jim Dreaver, DC
Postgraduate Faculty
Palmer College of Chiropractic West
San Jose, California

Ian H. Fraser, PTD
Professor
Department of Physiology and Biochemistry
Division of Biological Sciences
Canadian Memorial Chiropractic College
Toronto, Ontario, Canada

Peter A. Gale, DC
Private Practice
Needham, Massachusetts

Edward K. Goering, DVM, DO, MSHPHE
Private Practice
Family Medical Associates
Portland, Oregon
Certified Counterstrain Instructor
Jones Institute
Associate Professor
Family Practice
Western University Health Sciences
Pomona, California

Rick Hjelm, MS, PT, ATC
Private Practice
St. Paul, Minnesota

H. Stephen Injeyan, PhD, DC
Professor
Department of Physiology and Microbiology
Division of Biological Sciences
Director
Division of Biological Sciences
Canadian Memorial Chiropractic College
Toronto, Ontario, Canada

Keith A. Innes, DC
Assistant Professor of Clinical Sciences
University of Bridgeport
Bridgeport, Connecticut
Dean of Faculty
Motion Palpation Institute
Huntington Beach, California

P. Michael Leahy, DC, CCSP
Private Practice
Colorado Springs, Colorado

Karel Lewit, MD, DrSc
Professor
Rehabilitation Clinic, Second Medical Faculty
Charles University
Prague, Czech Republic

Sarah Crenshaw McQueen
Medical Illustrator
Waukesha, Wisconsin

Thomas C. Michaud, DC
Private Practice
Newton, Massachusetts

Kathy Oneacre, MA, ATC
Research Coordinator and Athletic Trainer
Methodist Sports Medicine Center
Indianapolis, Indiana

W.D. Peek, BSc, PhD
Formerly, Asspcoate Professor
Department of Anatomy
Division of Biological Sciences
Canadian Memorial Chiropractic College
Toronto, Ontario, Canada

Rico Provasoli, DC
Postgraduate Faculty
Department of Continuing Education
Palmer College of Chiropractoc West
San Jose, California

서 론

1991년 이 책으로 첫 교육을 시작한 이래로 기능적 검사와 도수치료에 대한 새로운 정보가 많이 쏟아져 나왔다. 근전도 연구에 근거한 새로운 근검사 자세들은 협력근의 | 효과를 구별하는데 도움이 되었다. 새로운 사체 연구를 통해 위에 놓인 근육들을 제거하여 문제 영역에 우리의 손가락을 정확히 갖다 대고 있는가 확인할 수 있게 되었다. 연부조직에 대한 도수 부하의 효과에 대한 새로운 연구엣 도수치료는 세포수준에서 영향을 미친다고 입증하였다. 마침내, 견고한 과학적 증거에 근거해 연부조직 치료의 임상적 결과들은 설명될 수 있게 되었다. 최근의 논문에서 수축성 조직과 비수축성 조직을 구별하기 위해 기능적 검사를 사용하는 Cyriax의 개념은 다시 인정되었다. 마지막으로 도수기법의 청설자가 서로 다르지만, 근막계의 중요성과 인체에 대한 그 효과에 대해서는 공통적 결론을 이끌었다.

연부조직의 병리와 사지의 기능적 평가를 포함한 모든 장에서는 최신의 것들로 제시되었다. 근막이완에 대한 3개의 새로운 장이 추가되었다. "체성기법"이라 불리는 매우 효과적인 치료에 대한 새로운 장이 소개되었다. Vladimir Janda에 의해 발표된 촉진 후, 신장의 개념이 만성적으로 짧아진 신체의 근육에 대한 평가와 함께 논의되었다. 만성적으로 짧아진 근육의 개념은 만성적인 척추와 사지의 통증을 치료하기 위해 익혀야 한다. 조인트 플레이 치료에 대한 최신의 정보가 추가되었다. 위에서 언급한 새로운 사체 연구는 마찰 마사지의 사용을 입증하였으며 14장에서 논의된다. 발의 저회내와 과회내의 개념은 분명하고 이해하기 쉽게 설명되었다. 아주 훌륭한 기법인 스트레인/카운터스트레인은 방법을 발견한 Dr. Jones의 친한 동료에 의해 설명되었다. 보행, 사지, 척추를 다루고 있는 새로운 다른 장들은 우리의 소견과 관계된 것들을 다루고 있으며 임상적 결과를 개선하는데 도움이 된다. 마지막으로, 연부조직에 대한 최신의 관점이 이전 장들을 보완하기 위해 제시되었다.

나는 이 교재의 완성을 가능하게 해준 17명의 공동저자들에게 매우 고마움을 전한다. 이들 모두는 의학, 정골의학, 물리치료 그리고 카이로프랙틱에 종사하는 치료사이자 선생님들이다.

Warren I. Hammer

역자 서론

현재 도수치료에서는 연부조직에 대한 평가와 치료에 관심을 높아가고 있다. 그러나 우리나라에서는 이러한 욕구를 충족시켜 줄 책이 없었는데 이번에 이런 문제를 해결해줄 책이 나와 역자의 한사람으로 기쁘게 생각한다. 이 교재에서는 관절 가동기법 뿐만이 아니라, 다양한 연부조직 치료 기법을 소개하고 있다. 만성적으로 단축된 근육에 대한 치료인 체성기법과 촉진 후 신장은 체계적인 정리를 제공하였으며 체성기능부전에 대한 스트레인/카운터스트레인 기법 또한 간략하지만, 기본정보를 제공하고 있다.

연부조직 치료에 대한 세포수준에서의 효과를 제시함으로써 도수치료에 대한 기초연구의 발전과정을 확인하면서 이에 대한 연구의 의욕을 높여 주었다. 마지막으로, 근막에 대한 체계적인 치료가 제시된다. 이 또한 다양한 기법들은 한 책에 있다는 것에 놀라움을 금할 수 없다. 여기 나와 있는 기법들을 좀 더 공부하고 싶다면 각 장의 주제에 해당되는 책을 찾아야지만, 우선 이 책을 통해 기본적 지식을 쌓는 것이 좀 더 추천된다.

이 교재를 번역하기 위해 수고해 주신 여러 교수님들과 임상 선생님들에게 지면을 통해 감사의 말씀을 드립니다. 그리고 이렇게 훌륭한 교재를 소개해 주신 영문출판사 박병조 사장님과 직원 여러분께 진심으로 감사의 말씀을 드립니다.

2008년

역자 일동

제 I 부

서 론

제 1 장

연부조직 검사의 기초
(Basics of Soft Tissue Examination)

인간을 치료하기 위해 기본적으로 손을 사용하는 실행자들에게, 검사는 역사를 언급하고 정형외과적 검사를 수행하는 것보다 더 중요하다. 글자 그대로 도수 실행자는 환자를 치료하는 부위와 방법을 결정하는데 모든 감각을 사용해야 한다. 관찰에 의해 그들은 보행과 선 자세를 평가할 수 있고 환자로부터 비정상적인 긴장을 알게 된다. 상부 승모근 긴장, 대둔근 과긴장, 슬괵근 과긴장, 복부근 약화, 경사된 머리, 앞으로 굽은 어깨, 비틀어진 골반과 같은 비정상적 경사로 일어나는 근막 제한. 실행자들이 눈으로 본 비정상적 긴장은 모두 확실히 하기 위해 촉진되어야 한다. 결과적으로 연부조직의 촉진은 기술이다. 우리는 의사가 "결코 나를 만진 적이 없다"와 "통증이 있는 부위를 어떻게 알았나"의 환자 상태를 듣는다. 경험 있는 의사는 환자 통증의 "느낌(feel)"을 문헌적으로 알 수 있다. 염증이 있는 따뜻한 조직과 결절, 딱딱함, 피질, 섬유질, 물렁함, 탄력성, 팽팽한 감각 모두는 연부조직 병변의 특별한 표현을 나타낸다.

영국 정형외과 의사인 Cyriax는 수동과 수축성 조직의 다른 분석에 기초한 기능적 검사를 만들었을때 시간에 앞서 있었다. 심지어 현재까지 많은 실행자가 검사의 기본 근거와 실제로 친숙하지 않다. 연부조직 검사의 목적은 통증의 원인을 알아내는 것이다. 무슨 조직인지 또는 조직이 스트레스를 받는지 정확하게 알아내는 정형외과적 검사에 질문해야 한다. Finkelstein 검사의 무용성을 질문한 이 책 첫 번째 출판에서 de Quervain' s disease의 병리에서 많은 것이 고려되었다. 엄지와 첫 번째 중족골의 신전근과 외전근 조직의 수동 신장은 단지 검사의 절반이다. 이 수동 검사에서 우리는 능형중수관절(trapeziometacarpal joint), 관절염의 일반 부위; 손목의 요골배측면에 긴장을 주고, 증상이 교차하는 곳은 표현할 것이고, 요골 측부인대와 다른 국소 부위에 긴장을 준다.

Finkelstein 검사가 기능적으로 이 상태를 확신하기 위해 양성적이라면 — 그리고 국소 조직에서 염발음이 다른 확실한 포인트일 것이다. 우리는 수축성 조직을 긴장시켜야 한다. 단무지신근과 장무지외전근의 등척성 검사는 이 상태의 본질적인 정보를 제공하기 때문에 특별 근육의 결합조직 부분이 포함된다. 수동과 저항 검사의 결합은 각 검사 방법을 확실히 하고, 특별한 조직의 일차적 병변을 표현하는 것을 결정하는 것을 돕는다. 다행히, 더 많은 실행자가 현재 근거를 논하고 있다.

최근에 Cyriax 평가의 검사자간 신뢰도 연구에서 21개의 견관절 예를 수행했다.[1] 그 결과 21개 경우의 19개 평가가 같은 진단분류를 받아 90.5%의 신뢰도이다. .875의 Kappa 값은 검사자 사이의 "거의 완벽한" 동의를 의미한다.

수동과 수축성 연부조직 검사
PASSIVE AND CONTRACTILE SOFT TISSUE EXAMINATION

수동검사 (Passive Testing)

수동조직은 관절낭, 점액낭, 근막, 인대, 신경근, 경막과 같이 스스로 수축성 능력이 없는 조직을 말한다. 수동검사가 또한 등척성 검사에 의해 간주될 수축성 조직을 신장하는 반면, 수동 움직임은 정상적으로 움직임을 제한하고 이끈다. 관절 통합을 유지하는 비수축성 구조에 긴장을 적용한다. 정의에 의해, 수동검사는 움직임을 수행하기 위해 능동적이거나 자발적이 아니고 검사자가 요구된다. 수동운동검사를 수행하기 전에, 환자에게 이완되고 협력된 상태가 되도록 설명하는 것이 중요하다. 최근 외상인 경우에 치료는 동작의 제한된 범위에서 관절의 수동적 움직임에 힘이 주어지지 않아야 한다. 제한된 동작이 있는 경추 외상에서, 앞으로의 검사가 수행될 때까지 수동동작은 수행하지 않는 것이 현명하다. 수동동작 검사 수행 후에, 검사자는 수축성 조직이 검사될 때까지 수동조직을 명백하게 간주할 수 없다. 수동 움직임은 근육 움직임에 반대 방향에 힘을 적용함에 의해 끝범위에서 근육요소를 신장한다. 그리고 흥분된 수축성 조직을 확실히 하는데 사용될 것이다. 예를 들어, 회선근개는 특별히 수동동작의 끝범위에서 신장된다. 상완골두의 증가된 전이는 근육이 제거될 때 일어난다.[2,3] 또한 수동동작은 관절 동작 범위와 근육 유연성을 측정하고, 조인트 플레이(joint play) 평가에 사용된다. 수동조직 손상이 예상된다면, 관절은 압박동안(labral problems) 또는 수동조직(견쇄관절) 스트레스를 위한 부가된 무게로 검사될 수 있다.

능동동작은 수축성과 수동조직에 긴장을 주기 때문에, 능동동작은 조직 손상 평가보다도 가동범위에 관해서 환자의 상태에 대한 지침으로 사용된다. 같은 방향에서 통증을 일으키는 능동과 수동동작은 수동조직 손상을 언급하고, 반대방향에서 통증을 일으키는 능동과 수동동작은 수축성 조직 손상을 언급할지라도, 모든 수동 동작을 수행한 후 수축성 동작을 모두 수행함으로써 더 체계적이다. 정상적으로 능동 동작은 수축된 근육에 의해 제한이 만들어지기 때문에 수동 동작보다 작다. 수동검사의 평가는 끝느낌이 무엇인지 수동 동작의 마지막 긴장된(overpressure) 범위에서 검사자에 의해 주어진 느낌을 평가한다. Cyriax[4]는 6가지 끝느낌을 구분했다.

1. **뼈-뼈(Bone-to-bone)**: 이것은 딱딱한 끝느낌이다; 주관절 신전에서는 정상이고 주관절 굴곡에서는 비정상이다.
2. **연부조직(Soft tissue)**: 정상조직 압축이다. 예를 들어, 주관절, 슬관절, 고관절 굴곡 시; 반흔조직, 구축, 관절 결과로서 덜 부드럽다면 비정상이다.
3. **경축 또는 "비음"(Spasm or "twang")**: 이것은 수동움직임이 골절, 염증있는 관절, 전이(예, 근육은 끝동작에 능동적으로 또는 반사적으로 작용한다)에 긴장을 줄 때 발생한다. 이것은 항상 비정상이다.
4. **낭의(Capsular)**: 회전의 과도한 끝에서 정상 견관절, 고관절, 슬관절의 정상적인 단단한 끝느낌이다. 동작의 단단함과 같은 정지가 있다. 가죽이 신장되거나 거친 고무의 두 조각을 함께 쥐어짜는 것과 같다. 낭 느낌이 감소된 가동범위보다 단단하다면 비정상이다. 의미있는 염증이나 삼출이 없이 단단한 느낌은 일반적으로 낭섬유증이다.[5] 단단한 느낌과 염증이나 삼출의 존재는 유착성 낭염의 급성기를 의미할 것이다.
5. **탄력성 차단(Springy block)**: 찢어진 반월판이나 느슨한 골(body) 때문에 슬관절 신전의 소실과 같은 관절내의 병리가 지시되는 단단한 반동 느낌이고, 이것은 항상 비정상이다. 나선상 고정은 탄력성 차단을 제거할 것이다. 근경축 때문에 움직임의 소실은 탄력성 되튀기를 일으킬 것이다.
6. **텅빈 느낌(Empty feeling)**: 이것은 검사자가 더 많은 움직임이 가능하다고 느낄 때 일어나지만 환자는 심한 통증 때문에 동작을 멈추기를 원한다. 이것은 급성 점액낭염에서 암까지를 의미하고 항상 비정상이다.

수축성 (등척성) 검사
[Contractile (Isometric) Testing]

수축성 조직은 근육과 근수축에 의해 긴장된 건을 언급한다. 근복, 근건연결부, 건, 건골막 연결부가 모두 포함된다. Cyriax[4]는 특별한 지역이 손상된 정확한 부분을 검사하는 방법을 발달시켰다. 그는 관절이 가장 이완되고 관절 압축을 감소하는 중립 자세 동안 최대 근력을 끌어내는 근육검사를 강조했다. 중립 자세에서 근육 검사는(예, 팔을 옆에 두고 견관절 외전의 등척성 검사에 의해) 충돌과 불안정의 통증을 제거한다. 근육 검사는 관절이 가장 이완된 자세에 있을지라도 약간의 관절 긴장을 만들 것이다. 이러한

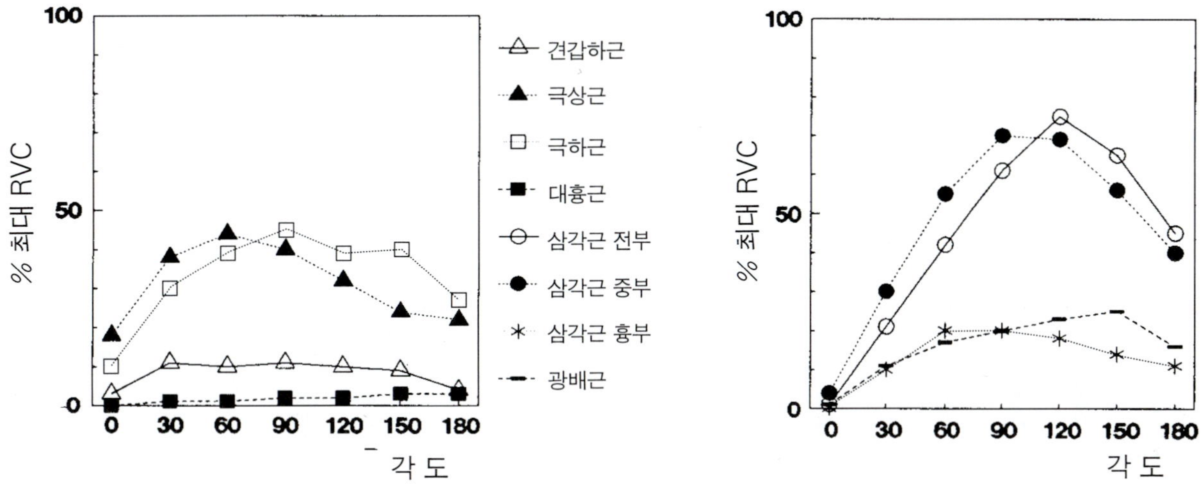

그림 1-1 견관절 외전 동안 정상적으로 기록된 EMG 활동. 출처:M. Kronberg, G. Nemeth, L. Brostrom로부터 허락받아 재발행, 정상 견관절에서 근육 활동과 협응:근전도 연구, *Clinical Orthodpaedics and Related Research*, vol. 257, p. 79, 1990, J. B. Lippincott company

이유로, 수동검사는 항상 수동 관절 구조를 제외하기 위해 먼저 수행되어야 한다.

상태의 원인이 기본적으로 수축성이라 고려된다면, 다른 각에서 손상되었는지를 결정하기 위해 동작의 여러 범위에서 근육을 검사해야 한다. 그러나 그것은 특별히 다른 가동범위에서 검사할 때, 한 근육 이상이 근육 검사동안 항상 손상되었음을 알아야 한다. 다른 가동범위에서 검사는 통증 자세처럼 더 많은 정보를 제공한다.

특별한 근육이 원인이 있은 후에, 압통(tenderness)과 연부조직 비정상을 위한 근육의 촉진에다가 수동검사에서 근육 신장 효과는 특별한 수축성 조직을 확실히 하는데 도움을 준다.

Kronberg 등은 관련된 수의적 수축[예, 등척성 최대 수의적 수축)]을 이용한 관상 외전에서 근전도 기록에 의해 "극상근과 극하근 사이에 유의한 차이가 없었다."[6(p 79)] 를 보여준다(그림 1-1). 그러므로 관상면에서 0에서 180°까지 외전을 검사한다면, 우리는 극상근과 극하근 사이의 차이는 없을 것이다. 전, 중삼각근이 또한 그림에 있을 것이다. 그림 1-2는 중립자세, 45° 외전에서, 90° 외전에서 견관절의 외회전동안 EMG 활동을 묘사하였다. 외전근 검사의 모든 세가지 단계에서 0° 회전은 극상근과 극하근 사이에 차이가 없다는 것을 제외하고, 극상근이 외회전 동안 활동하고, 극하근이 극상근보다 더 의미있게 활동하는 것은 분명하다. 중, 전 삼각근은 관상 외전의 120°에서 잘 검사된다.

대부분 근육검사에서, 특별히 이 책의 회선근개는 Kelly 등에 의해 관리된 EMG 분석에 기초한다.[7] Kelly 등은 요구된 회선근개의 자연스런 활동을 최대화하는 연구를 형성했다: 동시에 협력근으로부터 활동을 최소화하는 것: 검사-재검사 신뢰도를 좋게 하는 것; 최대 효과를 이끌어냄으로서 자세성 통증을 최소화 하는 것(3장에서 견관절의 등척성 검사 참조).

근육 검사의 해석 (Interpretation of Muscle Testing)

- 통증없이 반응하는 근육검사와 정상 근력은 일반적으로 정상 근육을 의미한다
- 정상 근력과 연합된 통증은 근육이나 건(건염)의 최소 손상을 의미한다. 이 상태에서 때때로 통증은 근육을 반사적으로 억제할 것이고, 최소한의 약화를 일으키나 수축성 조직은 강하다. 통증 때문에 환자는 최대의 노력을 이끌어 내지 못할 것이다.
- 통증과 더 명확한 약화는 더 심한 근육이나 건병변을 의미한다(부분 찢어짐). Hawkins와 Mohtaki[8]는 "객관적인 약화"(예, 약화가 통증이나 신경학적 결함 때문이 아니다)는 회선근개 결함(열상)의 매우 특별한 증상이라고 주장했다.

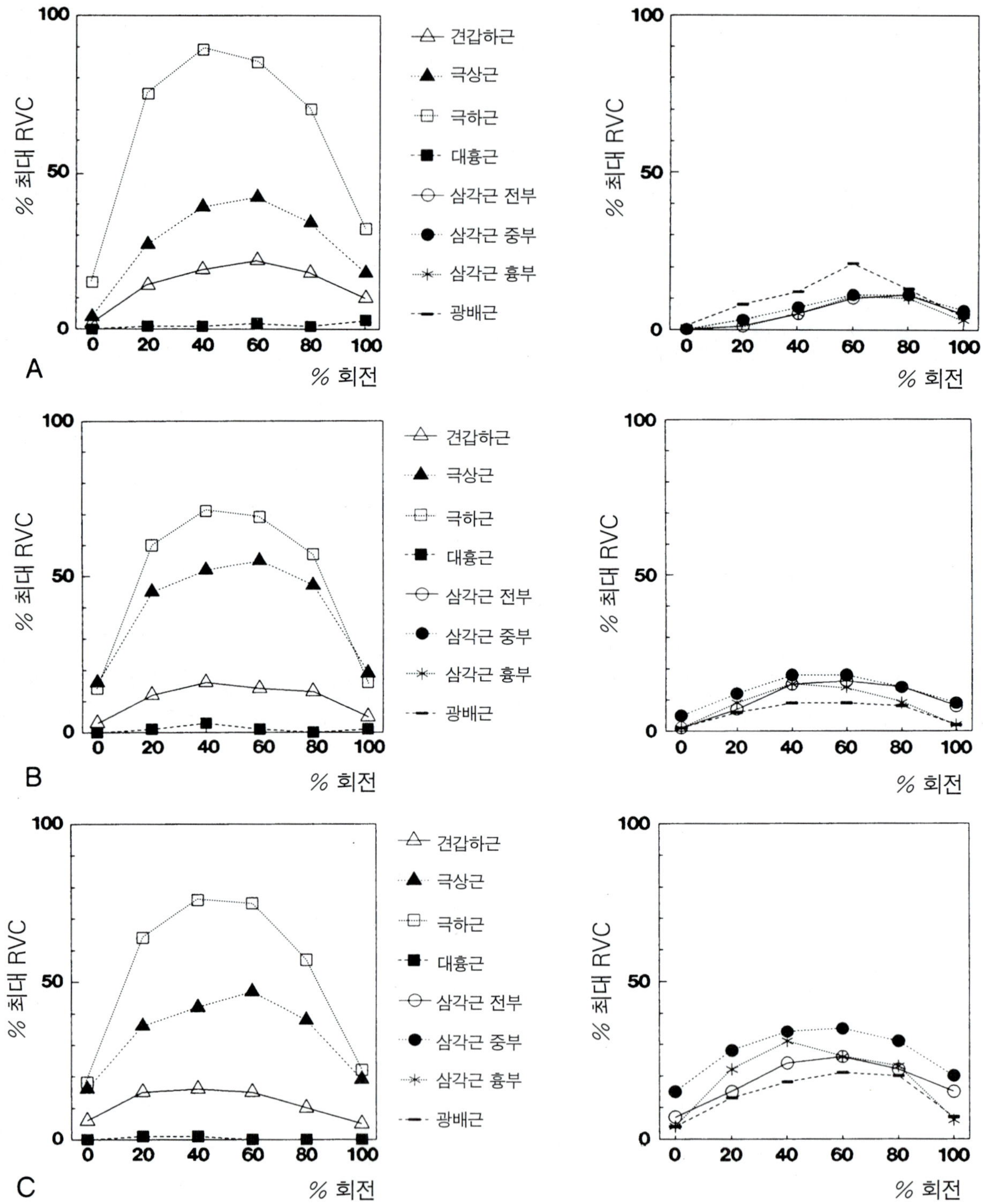

그림 1-2 A. 중립 자세, B. 45° 외전에서 C. 90° 외전에서 외회전 동안 정상적으로 기록된 근전도 활동; 팔은 지지되지 않았다. 출처: M. Kronberg, G. Nemeth, L. Brostrom로 부터 허락받아 재발행, 정상 견관절에서 근육 활동과 협응: 근전도 연구, clinical orthodpaedics and related research, vol. 257, p. 79, 1990, J. B. Lippincott company.

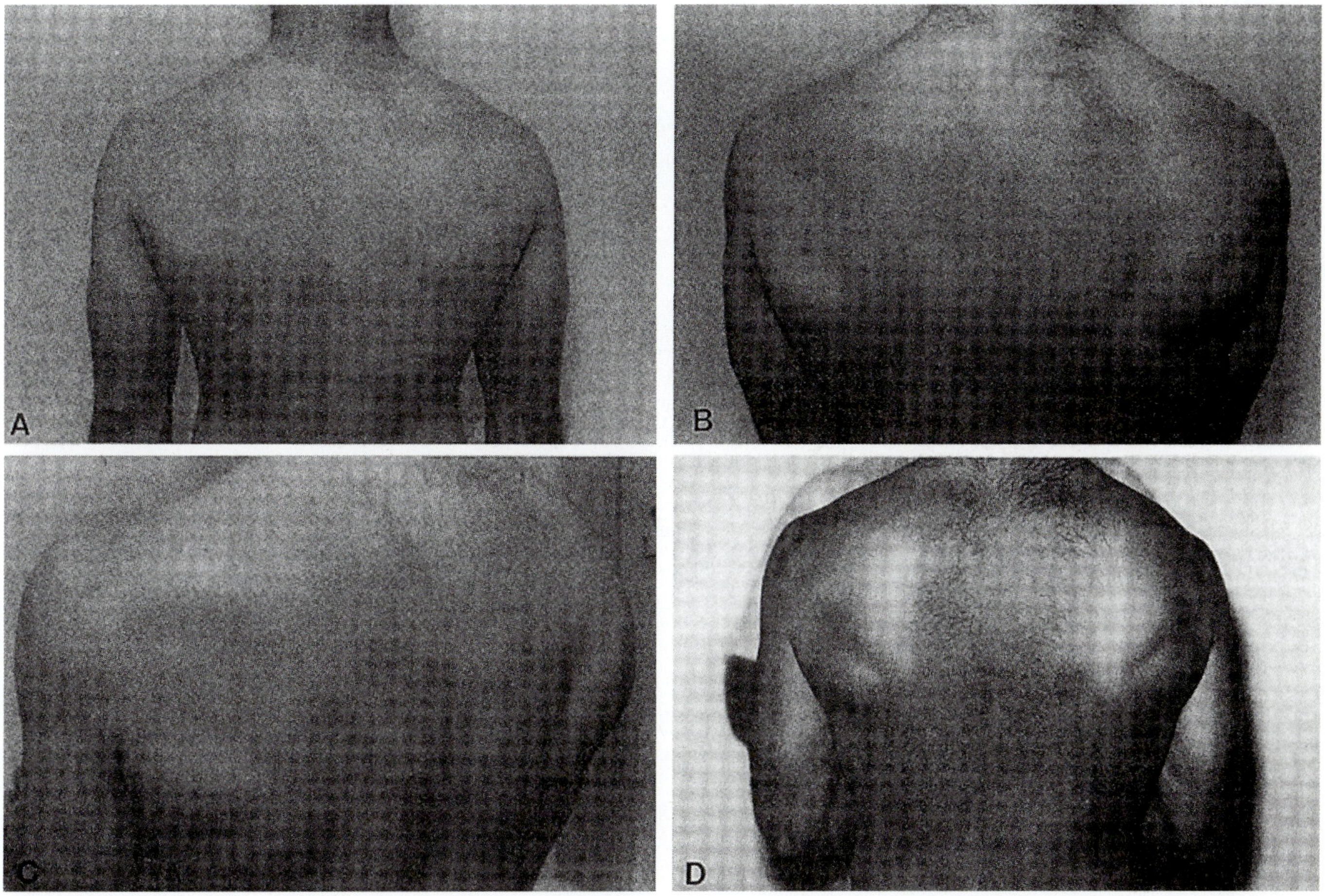

그림 1-3 A. 왼쪽 극하근의 위축은 휴식시 팔에서 보이나 양쪽 견관절의 저항된 외회전으로 더 뚜렷하다(B & C). 15개월 후에 (D). 극하근 크기는 의미있게 향상되었고, 도수근력검사 동안 크기에서 정상가까이 나타났다. 출처: K.P. Black, J.A. Lombardo, Suprascapular Nerve Injuries with Isolated Paralysis of the Infraspinatus, *American Journal Sports Medicine*, Vol. 18, No. 3, p. 226, 1990,American Orthopaedic Society.

- 통증 없이 약화는 신경학적 문제나 복잡한 근이나 건 열상을 언급한다.

근력 등급은 검사자에 의해 결정되는 저항량에 기초한다. 등급의 실제 방법[9]은 5에서 0에 기초하고, 5는 "Normal"로 중력을 이기고 완전한 가동범위와 완전한 저항이다; 4는 "good"으로 중력과 약간의 저항을 이기고 완전한 가동범위 운동이다. 3은 "fair"로 중력을 이기고 완전한 저항으로 환자는 저항이 없는 한 중력에 대해 근육을 수축할 수 있음을 의미한다; 2는 "poor"로 중력을 제거한 완전한 가동범위이다; 1은 "trace"로 약간의 수축력과 가동범위는 없다; 0은 "zero"로 수축현상이 없다. 일반적인 손상 평가 지침서[10]는 손상 백분율에 기초해서 등급을 나누었다. 5는 0%, 4는 5~20%, 3은 25~50%, 2는 55~75%, 1은 80~90%, 0은 100% 손상이다.

Matsen[11] 등은 등척성 근육 검사에 의해 회선근 파열의 크기를 구별했다. 부분 파열은 일반적으로 최소한의 근력 소실과 증가된 통증을 일으킨다. 파열의 크기가 진행됨으로서, 극상근 후에 극하근과 마지막으로 견갑하근이 검사에서 통증과 약화가 있다(3장에서 회선근개 열상 참조).

등척성 근육 검사는 근육 위축 강조에 유용하다. 그림 1-3은 극하근의 위축이 제한된 외회전으로 더 뚜렷하게 보임을 보여준다.

환자 병력은 통증은 사지 사용후에 즉각적으로 나타나지 않으나 활동중이나 활동 끝에 가능함을 나타낸다. 종종 하나 또는 두개의 제한된 근육 검사는 통증을 제거하지 못한다. 반복적인 부하는(예, 연속적으로 10-15 등척성 수축

검사) 환자가 호소하는 통증을 일으키기에 필요할 것이다. 때때로 환자는 통증 원인을 찾기 위해 활동 중이나 활동 후에 검사되어야 한다.

신장된 자세에서 근육 검사는 불리한 조건에 근육을 두기 위해 근육의 약화된 자세를 만든다. 근육 검사가 확실치 않다면, 근육은 단축된 자세에서 검사한다면 더 약화된 자세에 놓일 것이다. 등척성 힘 생산은 가동범위 끝에서 가장 크고 반면 수동 신장은 근육이 휴식길이(가동범위 끝이나 끝 가까이)[12]를 넘어서 신장될 때 가장 크다.[13] 기능적 검사는 통증 원인을 확실히 하기 위해 손상된 조직의 전체 기능 검사를 시도한다. 한 동작에 긴장(stressing)은(예, 제한된 근육 검사없이 수동 움직임) 조직 손상의 완전한 차이를 방해한다. 인접한 연관된 조직에 긴장 없이 부분적 조직을 기능적으로 검사하는 것은 아마 불가능하다. 그러나 대부분의 기능적 검사는 가능한 한 특별하다. 양적, 음적 수동의 관계성은 제한되고, 다른 부가적인 검사는 더 정확한 결론에 이르게 한다.

수동이나 수축성 조직(또는 둘 다)이 손상되었는지를 먼저 구별함이 없이 연부조직을 검사하는 것은 어렵다. 그렇지만, 현재까지 미국에서 대부분 임상가들은 의식적으로 이 차이를 만들려고 하지 않는다. 예를 들어, "뻣뻣하고 통증있는 견관절"과 "유착성 낭염" 사이를 구분하기 위한 보고서는 계속 출판되었다. "뻣뻣하고 통증있는 견관절"은 건염, 회선근 열상, 관절(arthrosis)과 같은 상태를 포함한다. 유착성 낭염은 능동과 수동적으로 제한된 동작을 보여주고 있다. 이상은 수동과 수축성 조직의 차이를 검사하는 것과 관련해서 간단히 구분되어 질 수 있다.

견관절의 유착성 낭염을 위한 검사결과는 정상보다 더 딱딱한 끝느낌과 수동 외측 회전, 견상완 외전과 내회전(낭패턴 참고)의 소실이 검사에서 보여진다. 연합된 견관절 근육의 저항검사는 강하고(위축이 없더라도) 통증이 없는 검사이다. 저항있는 등척성 근육 검사에 의해 수축성 힘의 제거와 수동 검사에서 통증과 제한의 발견은 낭성 견관절 문제의 주요 관점이다. 등척성 근육 검사는 만성 유착성 낭에서 일반적으로 통증이 없다. 그러나 유착성 낭염 단계에서 염증의 존재는 통증있는 등척성 검사를 통해 반드시 찾아내야 한다. 염증 과정에 대해서 수축성과 수동조직을 비교 시 중요한 증상은 유착성 낭염이나 낭염의 염증 단계에서 등척성 검사가 특별한 건보다 2~4개 근육에서 통증의 혼합된 양상이 나타나는 것이다. 설명되지 않는 다양한 양성 등척성 근육 검사와 수동적 제한의 연합은 수동조직 문제(예, 점액낭이나 관절낭)와 연합된 염증 문제를 의미한다. 건염과 회선근 열상은 등척성 근육 검사에 의해 평가되어지고, 통증과 상대적 근력(건염)이나 통증과 약화(열상)를 지시한다. 물론, 방사선과 다른 검사는 기능적 검사를 확실히 하는데 필요할 것이다. 수동과 수축성 조직 사이의 국소 차이는 더 정의된 방향에서 검사자를 확실히 이끈다. 통증원인을 찾기 위해 수동과 수축성 조직 사이의 차이점의 또 다른 확실한 예는 견쇄인대의 좌상(sprain)이다. 이 구조는 수동 인대 조직의 완전성을 만든다. 근육 조절 아래 있는 것이 아니다. 수동 외전과 수동 수평 내전과 같은 수동검사는 통증을 일으키고, 반면 견관절 회선근이나 내전근의 수축성 검사는 급성을 제외하고 통증없는 검사이다. 이것은 저항된 근 스트레스에 의해 증가될 것이다. 그러나 심지어 급성에서 수동 결과는 저항 검사보다 더 통증이 있을 것이다.

관절낭 패턴
CAPSULAR PATTERN

연부조직 분석에서 Cyriax의 또다른 큰 기여는 관절낭과 비관절낭 패턴 개념이다.[4] 관절낭 패턴은 근육에 의해 조절된 관절에서 동작의 수동 제한의 단계를 의미한다. 전체 관절낭이 짧아졌거나 염증이 있다면, 그 자체에 의해 관절낭을 싸는 활액막에 염증이 있다면, 관절의 수동검사는 특별한 관절을 위한 동작의 비례적 제한을 설명할 것이다. 예를들어, 관절낭과 활액에 영향을 주는 관절처럼, 관절낭이 단축된 상태는 관절낭 패턴을 표현할 것이다. 오직 활액에 영향을 주는 급성 상태는 (예, 인대성 슬관절 손상) 관절낭을 보호하는 근경축 때문에 동작의 관절낭 제한을 일으킬 것이다. 슬관절과 주관절에서 관절낭 패턴은 신전보다 굴곡을 더 제한하지만, 최근 보고서는 슬관절의 골관절염에 관하여 Cyriax의 관절낭 패턴에 도전한다.[14] 최소한 슬관절에 관해서 가동범위 소실의 패턴은 유용할 것이나 양적 정의는 (굴곡 소실이 항상 신전보다 크다) 진실이 아니라고 주장한다. 때때로 신전은 관절성 슬관절에서 굴곡보다 더 제한되어 있음을 경험하나, 대부분 굴곡은 더 제한된다. Richard M. Ellis[15]에 의하면, "79명 중 76명의 대상자가 여기에 동의함으로 관절낭 패턴이 보여진다. 관절낭 패턴은 아마 관절염과 관절낭 손상을 결정하는데 아주 유용함을 증명한다"고 언급했다.

모든 관절성 견관절이나 더 공통적으로 유착성 낭염은 다른 동작과 비교해서 외회전의 큰 제한, 견갑상완 외전의 다음 제한, 내회전의 최소 제한이 설명된다. 모든 관절은 관절낭 제한의 독특한 패턴이 있다. 이것은 다음 장에서 설명된다. 오직 관절낭의 한 부분이 손상되었다면(단축), 관절낭 부분을 신장하는 움직임은 관절낭 패턴 대신에 손상될 것이다. 관절낭 패턴과 친숙하지 못한 임상가들은 Cyriax 개념을 확신한다. Neviaser는[16] 제한된 동작으로 능동과 수동적으로 3면에서: 외전이나 거상, 내회전, 외회전을 유착성 낭염에서 견관절 제한을 설명한다. Mintz와 Fraga[17]는 주관절의 골관절염 치료에서 신전보다 굴곡의 더 많은 제한이 있다면, 주관절의 관절낭 패턴이라 했다. Fareed와 Gallivan[18]은 외회전에서 격한 통증은 동결견 증후가 있음을 가장 민감하게 제시한다고 언급했다. 견관절 관절낭 패턴의 초기 증상은 외회전의 제한이다. 여러 사례에서 환자들은 "관절성 주관절"이 있음을 말했다. 신전에서 뼈와 뼈의 끝 느낌과 드물게 굴곡에서 연부조직 끝 느낌의 굴곡과 신전 완전 범위는 관절염 진단에서 고려하지 않는다. 종종 같은 환자가 제한된 손목 신전에서 통증을 일으킬 것이고, 이것은 만성 외측상과염을 확신한다.

비관절낭 패턴은 관절낭에 일차적으로 영향을 주지 않는 상태를 말한다. 예를들어, 급성 점액낭염은 외회전보다 외전을 더 제한할 것이다. 주관절이나 슬관절에서 느슨함(loose body)은 굴곡보다 신전을 더 제한적으로 나타날 것이다. 관절낭 패턴의 고관절에서, 내회전은 초기 수동 동작을 제한할 것이다. 비관절낭 패턴에서 내회전은 드물게 제한될 것이다. 관절낭에 직접적으로 영향을 주지 않으므로 비관절낭 패턴이 존재한 상태는 관절과 연관된 필요성이 없는 상태임을 제시한다. 예를들어, 고관절에서 대부분의 상태는 대퇴골두의 골막염, 농양, 점액낭염, 종양과 같은 다른 상태일 것이다(엉덩이의 비관절낭과 증상을 위한 6장 참고).

압통과 촉진
TENDERNESS AND PALPATION

이 책 머리말에서 견관절 병변의 주사에 관해 대부분의 압통 영역을 치료하는 것과 비교해서 기능적 검사의 중요성을 언급했다. 발생학상으로 연관된 조직은 같은 영역으로 언급된다. 예를들어, 견관절낭, 점액낭, 극상근, 극하근은 주로 C-5에 의해 공급되고, 같은 골격근이나 피부 근절을 따라 존재하고, 삼각조면 또는 그밖에 비슷한 압통을 만든다. 압통만큼 중요한 것은 임상가가 필수조건으로 압통을 받아들일 수 있기 전에 압통을 일으키는 모든 영역의 기능적 사지 검사를 먼저 믿어야 한다.

대퇴 앞쪽 통증은 최소한 요추, 고관절, 슬관절과 연관된 근육과 근막의 기능적 검사가 요구된다. 특별한 경우에 압통은 단지 증상일 것이다. 예를들어, 만성 반월판 문제는 반월판 긴장 검사에서 통증을 제거하지 못할 것이고, 임상가는 병력과 관절선에서 국소 압통을 의지해야 할 것이다. 관절선의 국소 압통은 반월판의 일반적인 정형외과적 검사보다 더 확실할 것이다(7장 참고). Garrick과 Webb[19]는 뚜렷한 비골 건염은 비골근의 등척성 검사에서 통증에 의해 나타난다고 언급했다:그러나 건 내측에 최대 압통의 촉진은 종골의 확장된 후방돌기 때문에 후방 족관절 충돌을 의미한다. 기능적 사지 검사 외에, 활성통증유발점(trigger point)에 가압하기, 특별한 구획간 척추나 사지 조인트 플레이 검사 수행이나 counterstrain 기법에서 연부조직의 촉진(예, 근막과 압통점)은 더 특별한 치료를 선택하는 것을 도울 것이다. 때때로 마찰은 의심스런 부분을 마비시키기에 사용될 수 있다. 가능하다면, 압통 지점을 증가시키는 기능적 검사는 대부분 검사가 압통 부위에 첨부되기 전에 수행되어야 한다. 불완전한 비기능적 검사의 예는 진단적 존재로서 "견관절 충돌" 증후군의 사용이다. 편타성(whiplash)와 같이 충돌은 진단보다 손상기전을 표현한다. 다양한 견관절 충돌 검사는 어떤 것이 충돌되는지를 결정하기 위해 사용된다. 몇몇 의사들은 견봉하 지점에 리도케인(lidocain)

을 주사하면서 통증성 충돌 증상에서 통증을 최소화하고, 집게 촉진으로 치료 전과 비교하여 더 좋아졌는지 알아본다. 환자는 심지어 증상이 완화되기도 한다. 기능적 검사는 특별한 충돌 부위와 충돌 원인을 평가하는 것을 도울 것이다. 반면, 방사선적 검사는 견봉골극, 확장된 오훼돌기, 비정상적으로 곡선을 이룬 견봉, 견쇄골 골증식체, 건석회화처럼 외적 원인으로 간주되며 기능적 검사는 내적 원인으로 간주될 것이다. 예로, 등척성 저항 검사는 극상근, 극하근, 견갑하근, 이두근의 장두, 견봉하낭의 건골막 또는 근건 부분을 원인으로 간주할 것이다. 충돌 원인은 견관절 불안정이나 회선근 약화를 위한 기능적 검사에 의해 발견될 것이다.

유효한 도수치료는 치료 부위의 정확성에 의존한다. 완전한 기능적 검사는 종종 임상가에게 진단을 줄 것이다. 물론 방사선 연구와 검사는(MRI, CT, 관절조영술 등) 환자가 초기진행을 보이지 않거나, 기능적 검사 해석이 불확실하다면 필요할 것이다.

사지 연부조직 병변과의 척수 관련성

SPINAL RELATION TO EXTREMITY SOFT TISSUE LESIONS

척추 자체의 도수조정에 의한 연부조직 사지 병변의 결과는 종종 역동적이지만,[20-22] 사지관절과 말초 근육-근막 조직은 또한 체성 통증 원인으로 기여한다. 대부분의 연구 결과[23-42]는 척추 도수 결과로서 방사통(radicular causation)의 원인으로 간주한다. 그러나 척추 움직임과 기능의 실험에 의한 회복은 주위의 사지 연부조직의 항상성(homeostasis) 향상과 관련된다.

흥미롭게, 체성자동(somatoautonomic)과 체성정체성(somaticosomatic) 요소와 척추의 관련성은 최근에 의료 전문의[43]에 의해 "발견되었다". 그러나 이 장에서 설명한 카운터스트레인(counterstrain), 능동이완(active release), 근막 신장(myofascial stretch)과 척추 요소의 보충으로 후촉진 신장 활동처럼 척추에 인접한 연부조직의 치료는 종종 쉽게 척추교정을 허용하는 것은 사실이다. 많은 경우에, 근막 유착이나 만성 근육 긴장(tightness)처럼 인접한 연부조직 구성 요소는 척추 방해의 원인으로 이해되고, 척추 고정(fixation)의 상습적인 것을 예방하기 위해 치료되어야 한다. 약을 사용하는 것과 보수적인 방법과의 치료 과정 분리는 약없는(grugless) 사용이 다른 것보다 더 빠르게 치유를 향상시킨다. 카이로프랙터, 자연요법사, 물리치료사, 침술사처럼 약없이 치료하는 사람은 그들의 연구에 더 집중한다. 도수치료와 재활의 새롭고 향상된 방법은 계속 발달할 것이다.

항 염증 치료와 연부조직

ANTI-INFLAMMATORY THERAPY AND SOFT TISSUE

약없이 치료하는 사람에게 비스테로이드 항염증제(NSAIDs)의 사용과 효과를 아는 것은 중요하다. NSAIDs는 간을 통해 대사되고, 프로스타글란딘-조정 직장 기능에 영향을 준다. 그러므로 NSAIDs는 간이나 직장 질병에는 금기증이다. 위장 독성과 펩신 궤양 병력은 고려되어야 한다. NSAIDs-연합 위병의 증상은 류마토이드 관절염 환자에서 일년에 2,500명 이상을 죽음에 이르게 한다.[45] 노인 환자는 반작용이 더 크게 나타나므로 약 수용기의 변화가 일어난다. 가장 중요한 것은 종종 초기에 일어나는 다른 약품 특별히 이뇨제, 고혈압약, 구강 저혈압약, 항응혈약 그리고 신장대사제와 NSAIDs의 상호작용이다.[44] NSAIDs는 활액염의 재건에 임상적으로 유용하다 — 관절, 건초, 점액낭: 급성과 만성 손상의 보조 통증 제거효과: 그리고 포괄적인 재활 프로그램동안 Leadbetter[44]는 초기에 NSAIDs의 사용에 반대했다. 최소상태를 위해 그리고 특별히 비강폴립, 천식, 아스피린 과민의 3증후가 있는 "위험" 환자에서 반대했다. 제한되고 조절된 연구와 광범위한 임상 실험은 류마토이드 관절염과 다른 염증성 근골격 상태의 일시적 완화에서 코티코스테로이드의 효능을 지지하는 주장이 있었다.[46] 지난 90년간 제한되고 조절된 연구와 광범위한 임상 연구는 카이로프랙틱과 다른 고전적 방법을 지지한다. Nirschl은 "항염증성 약제가 생체 치유 자극을 한다고 제시된 과학적 자료가 없다"고 주장했다. 그는 치유 촉진으로부터 통증 제거를 분리했다. 조직 치유는 이 책에서 설명된 도수치료를 사용하며 재활을 통해 정상 생역학을 회복시킴에 의해 얻을 수 있다. Nirschl[47]은 치유 자극 시작에서 3가지 개념을 주장했다. (1) 말초성 유산소의 향상(산소, 영양, 부수적인 순환) (2) 콜라겐 유도, 근력과 정렬, (3) 지구력 훈련과 연합된 생화학적 변화 향상. 코티코스테로이드 주사는 급성 외상, 건주입, 시합 후 즉시, 관절 불안정이나 암에는 효과적이지 않다. Leadbetter[44]는 주사 전 6주의 휴식이 요구되고, 주사 후 2~6주간 적절한 단계의 활동과 컨디셔닝과 휴식이 요구된다고 했다.

코티코스테로이드의 부작용은 특히 고관절에서 무혈관괴사이다.[48] 이것은 지방 대사의 반대 효과로 일어나고 치유 유착 형성 억제 때문에 건 파열이 있는 지방색전(fatty emboli)을 일으킨다. 또한 약화가 발생하는데[49] 이것은 육아조직(granulation)과 결합조직 형성 억제 때문에 생역학적 인대 특성의 변화 때문에[50, 51] 연골하 뼈(subchondral bone)의 연약 때문에 관절질환, 콘드로이틴 합성의 지연이 있고, 간엽(mesenchymal) 조직(관절 연골)[52]의 기질(ground substance)의 형성 억제가 있고[46]; 척추 골극[53]; 감염성 관절염과 점액낭염; 코티코아드레날 기능 감소 때문에 억압된 감정 상태이다.[54] 관절 손상은 통증없이 과사용 때문에 미세 외상을 일으키나, 스테로이드 무통제 때문이다.

코티코스테로이드의 국부 주사는 콜라겐 구조[55]를 확장하는 구조적 효과를 제공하고, 주사맞은 부위, 일시적 호산구감소, 시상하부-뇌하수체-아드레날린 축 억제에 영향을 주는 원형질 코리코졸의 감소로부터 멀리 감소된 관절 부종에 의한 현상과 같다.[46] Johnson[56]은 손목에 슬로이드 주사는 뼈에 부착하는 건의 원위부에 선택적으로 사용해야 한다고 주장했다. 가장 허약한 지점에 스테로이드 주사는 건이나 건의 기시부에 열상을 만든다. 건염은 코티코스테로이드 주입에 의해 확실히 제거된다. 그러나 건염으로 그곳은 미세열상이 있다. 스테로이드의 고농축은 통증을 제거할 것이고, 그래서 경기자에게 미세 열상을 열상으로 변형시킬 것이다. 이킬레스와 슬개건은 가장 잘 손상된다.[53] 연부조직과 연골에서 코티코스테로이드의 반대 효과 때문에 운동이나 도수치료가 스테로이드 치료 후에 즉각적으로 또는 후에 반대 효과를 가질 것이라는 것을 아는 것이 중요하다. 의료진은 관절과 연부조직이 얼마나 종종 스테로이드를 받는지에 관한 의견이 다르다. 매번 1에서 3개월에 한번씩에서 치료 프로그램 과정에서 한번 이상은 안되는 것까지 포함.[47, 58] 그들은 또한 건 주사는 초에 시행되고, 건에 가까이 주어져야 함을 주장한다.[56]

설 명
CHART INTERPRETATION

사지 검사의 기능적 진단 장 끝에서, 기능적 검사와 병변이 서로 관련된다. 더하기(+)는 통증이 아마 특별한 검사로부터 발생함을 의미한다. 예를 들어, 외측 상과염은 저항된 손목 신전에서 통증이 있음을 진단할 수 있고, 극상근건염의 진단은 저항된 견관절 외전에서 통증이 요구된다. 더하기/빼기(+/-), 또는 통증은 연관된 또는 연관되지 않은 검사가 포함된 조직을 더 악화시킬 수도 그렇지 않을 수도 있음을 지시하는데 사용된다. 통증 근원과 직접적으로 관련이 없는 다른 검사는 조직 역시 악화시킬 것이다. 물론, 몇가지 검사는 통증 원인에 관련될 것이고 또한 상태의 심각성에 따라 통증이 있을수도 없을 수도 있다. 예를 들어, 극하근 건염은 저항된 외측 회전에 통증이 있다(+). 병변 크기에 의존하여, 수동 내측회전은(극하근 신장) 통증이 있거나 없을 것이고(+/-), 오훼견봉 충돌 검사 방법에 의해 오훼견봉인대 긴장은 항상 극상근건을 악화시키거나 그렇지 않을 것이다. 수동검사에서 가능한 제한된 가동범위는 제한(L)에 의해 제시된다. 제한된 움직임은 비정상적 끝느낌을 가질 것이다. 가능한 제한된 가동범위 용어는 제한이(L) 낭패턴에 언급된다면, 그래서 낭패턴의 모든 제한 범위가 존재하지 않기 때문에 사용된다. 슬관절에서, 반월판 아래, 4개의 수동 동작은 제한이 보여질 것이나 반월판 찢어짐 위치에 의존하여 아마 하나 또는 전체 또는 하나도 없이 동작의 제한이 있을 것이다. 상태가 급성이라면, 아마 상태가 만성보다 더 제한될 것이다. 인대성 조직의 가능한 이완은 LAX로 제시된다. 다시, 가능한 용어가 사용되고 인대성 염좌 범위에 의존한다. 각 장은 적절한 병력이 주어지고 적절한 실험과 방사선적 연구가 이용됨을 가정한다. 손상범위가 예상되고 동작 허용 범위를 결정하기 위해 능동동작으로 수행됨이 가정된다. 또한 염증 상태는(예, 낭염) 종종 검사에서 수동과 수축성 요소에 영향을 주고 수동과 수축성 부분에서 더하기와 빼기에 이르게 된다. 종종 염증이 사라짐으로써 재검사는 특별한 원인이 되는 병변을 정확히 지적하게 한다. 검사와 중요성을 기억할 때까지 검사실에서 차트를 걸어두는 것이 새로운 실행자에게 도움이 될 것이다.

참고문헌

1. Pellecchia GL, Paolino J, Connell J. Intertester reliability of the Cyriax evaluation in assessing patients with shoulder pain. *Orthop Sports Phys Ther.* 1996;23:34–38.
2. Ovesan J, Nielsen S. Anterior and posterior shoulder instability. *Acta Orthop Scand.* 1986;57:324.
3. Howell SM, Galinat BJ. The containment mechanism: the primary stabilizer of the glenohumeral joint. Presented at the annual meeting of the American Association of Orthopaedic Surgeons; January 23, 1987; San Francisco.
4. Cyriax J. *Textbook of Orthopaedic Medicine.* London: Baillière Tindall; 1982;1:52–56.
5. Kessler RM, Hertling D. *Management of Common Musculoskeletal Disorders: Physical Therapy Principles and Methods.* Philadelphia: Harper & Row; 1983:87.
6. Kronberg M, Nemeth G, Brostrom L. Muscle activity and coordination in the normal shoulder. *Clin Orthop Relat Res.* 1990;257: 76–85.
7. Kelly BT, Kadrmas WR, Speer KP. The manual muscle examination for rotator cuff strength: an electromyographic investigation. *Am J Sports Med.* 1996;24:581–588.
8. Hawkins RJ, Mohtaki N. Rotator cuff problems in athletes. In: Delee JC, Drez D, eds. *Orthopaedic Sports Medicine Principles and Practice.* Philadelphia: W.B. Saunders; 1994;1:633.
9. Conochie LB. *Physical Examination of the Musculoskeletal System: Shoulder and Elbow* [video series]. Park Ridge, IL: American Academy of Orthopaedic Surgeons; 1987.
10. Engelberg AL. *Guides to the Evaluation of Permanent Impairment.* 3rd ed. Chicago: American Medical Association; 1989.
11. Matsen FA, Lippitt SB, Sidles JA, Harryman DT. *Practical Evaluation and Management of the Shoulder.* Philadelphia: W.B. Saunders; 1994:126.
12. Jenp Yue-Nan, Malanga GA, Growney ES, et al. Activation of the rotator cuff in generating isometric shoulder rotation torque. *Am J Sports Med.* 1996;24:477–485.
13. Zuckerman JD, Matsen FA III. Biomechanics of the shoulder. In: Nordin M, Frankel VH, eds. *Basic Biomechanics of the Musculoskeletal System.* 2nd ed. Philadelphia: Lea & Febiger; 1989:225–247.
14. Hayes KW, Petersen C, Falconer J. An examination of Cyriax's passive motion tests with patients having osteoarthritis of the knee. *Phys Ther.* 1994;74:697–709.
15. Ellis RM. Shoulder tendinitis and injection therapy. *J Orthop Med.* 1995;17(1):1.
16. Neviaser RJ, Neviaser TJ. The frozen shoulder, diagnosis and management. *Clin Orthop Relat Res.* 1987;223:61.
17. Mintz G, Fraga A. Severe osteoarthritis of the elbow in foundry workers. *Arch Environ Health.* 1973;27:78.
18. Fareed DO, Gallivan WR. Office management of frozen shoulder syndrome: treatment with hydraulic distension under local anesthesia. *Clin Orthop Relat Res.* 1989;242:178.
19. Garrick JG, Webb DR. Overuse injuries—assessment and management. In: *Sports Injuries: Diagnosis and Management.* Philadelphia: W.B. Saunders; 1990:30–31.
20. Jackson R. *The Cervical Syndrome.* 2nd ed. Springfield, IL: Charles C Thomas; 1958:174.
21. Cinquegrana OD. Chronic cervical radiculitis and its relationship to "chronic bursitis." *Am J Phys Med.* 1968;47:23.
22. Massey EW, Rilely TL, Pleet AB. Coexistent carpal tunnel syndrome and cervical radiculopathy (double crush syndrome). *South Med J.* 1981;74:957–959.
23. Illi FW. The statics and dynamics of the spine and pelvis in health and disease. *J Natl Chirop Assoc.* 1951;13–15.
24. Wells P. Cervical dysfunction and shoulder problems. *Physiotherapy.* 1982;68:66–73.
25. Illi FW. *Highlights of 45 Years of Experience and 35 Years of Research.* Geneva: Institute for the Study of the Statics and Dynamics of the Human Body; 1970.
26. Grice A. A preliminary study of muscle tone, changes pre and post manipulation. *J Can Chirop Assoc.* 1974;18.
27. Janse J, Kissinger RN. The relationship of the mechanical integrity of the feet, lower extremities, pelvis and spine to the proper function of the various structural and visceral systems of the body. *J Natl Coll Chirop.* 1954;26:6–9.
28. Wickes D. Effects of thoracolumbar spinal manipulation on arterial flow in the lower extremity. *J Manip Physiol Ther.* 1980;3:1.
29. Jessen AR. Chiropractic is the treatment of choice for bursitis. *J Chirop.* 1967;4:33–36.
30. Arkuszewski Z. Joint blockage: a disease, a syndrome or a sign? *Man Med.* 1988;3:132–134.
31. Grieve GP. *Common Vertebral Joint Problems.* Edinburgh: Churchill Livingstone; 1981:188.
32. Farrow RC. Shoulder pain and stiffening. *Physiotherapy.* 1961; 47:326.
33. Gunn CC, Milbrandt WE. Tennis elbow and the cervical spine. *Can Med Assoc J.* 1976;114:803–809.
34. Ebbetts J. Autonomic pain in the upper limb. *Physiotherapy.* 1971;57:270.
35. Greenman PE. Manipulative therapy in relation to total health care. In: Korr IM, ed. *The Neurobiologic Mechanisms in Manipulative Therapy.* New York: Plenum; 1977:47.
36. Lewitt K. *Manipulative Therapy in Rehabilitation of the Motor System.* London: Butterworth; 1985:25.
37. Cibulka MT, Rose SJ, Delitto A, et al. Hamstring muscle strain treated by mobilizing the sacroiliac joint. *Phys Ther.* 1989;666:1220–1223.
38. Muckle DS. Associated factors in recurrent groin and hamstring injuries. *Br J Sports Med.* 1982;16:37–39.
39. Gunn CC, Milbrandt WE. Tenderness at motor points: an aid in the diagnosis of pain in the shoulder referred from the cervical spine. *J Am Osteopath Assoc.* 1977;77:196.
40. Kellgren JH. On the distribution of pain arising from deep somatic structures with charts of segmental pain areas. *Clin Sci.* 1939;4:35.
41. Korr IM. Clinical significance of the facilitated state: symposium on the functional implications of segmental facilitation. *J Am Osteopath Assoc.* 1955;54:265–282.
42. Wall P. The mechanisms of pain associated with cervical vertebral disease. In: *Cervical Pain, Proceedings of the International Symposium.* Oxford, England: Pergamon; 1971.
43. Arkuszewski Z. Editorial. *J Man Med.* 1989;4:42–43.

44. Leadbetter WB. Anti-inflammatory therapy in sports injury: the role of nonsteroidal drugs and corticosteroid injection. *Clin Sports Med.* 14;1995:353–410.
45. Berger RG. Nonsteroidal anti-inflammatory drugs: making the right choices. *J Am Acad Orthop Surg.* 1994;2:255–260.
46. Gray RG, Gottlieb NL. Intra-articular corticosteroids: an updated assessment. *J Orthop Relat Res.* 1983;177:235–263.
47. Nirschl RP. Soft-tissue injuries about the elbow. *Clin Sports Med.* 1986;5:639.
48. Fisher DE, Bickel WH. Corticosteroid-induced avascular necrosis. *J Bone Joint Surg Am.* 1971;53:859.
49. Kapetanos G. The effect of the local corticosteroids on the healing and biomechanical properties of the partially injured tendon. *Clin Orthop Relat Res.* 1982;163:170–179.
50. Barfred T. Achilles tendon rupture. *Acta Orthop Scand.* 1973:152.
51. Behrens F, Shephard N, Mitchell N. Alteration of rabbit articular cartilage by intra-articular injection of glucocorticoids. *J Bone Joint Surg Am.* 1975;57:70.
52. Bentley G, Goodfellow JW. Disorganisation of the knees following intra-articular hydrocortisone injections. *J Bone Joint Surg Br.* 1969; 51:498–504.
53. Sweetnam R. Corticosteroid arthropathy and tendon rupture. *J Bone Joint Surg Br.* 1969;51:397. Editorial and Annotations.
54. Hench PS, Kendall EL, Slocumb CH, et al. Effects of cortisone acetate and pituitary ACTH on rheumatoid arthritis, rheumatic fever and certain other conditions. *Arch Intern Med.* 1950;85: 545–666.
55. Melmed EP. Spontaneous bilateral rupture of the calcaneal tendon during steroid therapy. *J Bone Joint Surg Br.* 1965;47:104.
56. Johnson RK. Soft-tissue injuries of the forearm and hand. *Clin Sports Med.* 1986;5:704.
57. McDonough AL. Effects of corticosteroids on articular cartilage: a review of the literature. *Phys Ther.* 1982;62:835–839.
58. Parkes JC. Overuse injuries of the elbow. In: Nicholas JA, Hershman EB, eds. *The Upper Extremity in Sports Medicine.* St Louis, MO: Mosby; 1990:336.

제 2 장

근골격 연부조직의 병리
(Pathology of Musculoskeletal Soft Tissues)

근골격계와 연합된 연부조직 구조의 병리적인 면과 치유를 논함에 있어, 생화학적, 해부학적, 조직학적 조직을 먼저 검토하는 것이 중요하다. 분명히 회복 반응의 결과 뿐만 아니라, 회복 기전은 생화학과 구조적 조직, 혈관, 신경 연결에 의하여 손상된 조직의 특성에 의존한다. 게다가 연부조직이 아주 비특이적이기 때문에 논의 시작부에 조직을 결정하는 것이 필요하다. 이 장의 목적을 위해 골격근, 건, 근건연접, 인대에 제한하여 논의할 것이다.

연부조직 구성요소의 생화학
BIOCHEMISTRY OF SOFT TISSUE COMPONENTS

결합조직은 특수한 단백질 거대분자로 구성되어 있다. 콜라겐은 아주 많은 양이 존재하며 형태를 유지하고, 스트레스에 저항하는 작용을 한다. 탄력성 성질을 가진 조직은 탄력소(elastin)와 미세섬유 단백질을 포함할 것이다. 섬유결합소와 프로테오글리칸은 세포외 기질에서 섬유를 연결한다. 이 요소의 조합과 성질은 따로 설명된다. 근육 요소는 적절한 미세 해부 부분에서 설명된다.

콜라겐(Collagen)

구조와 합성

콜라겐은 장력의 세포외 형태를 제공한다. 콜라겐의 기본 단위는 300 nm 길이와 직경이 1.5 nm의 삼중 나선 구조를 형성하는 3개의 밀접하게 꼬인 폴리펩타이드 사슬을 만든다. 5개는 3.5 nm 두께 미세 섬유를 생산하기 위해 4분의 1의 비틀린 형태에서 정렬되었음을 가정한다.[1] 끝에서 끝과 외측 집합은 직경이 60~175 nm에 이르는 섬유 형성을 만든다. 몇 섬유사는 섬유(fibril)를 형성하기 위해 모인다. 이 과정은 그림 2-1에서 도식화하였다.

하나의 프로콜라겐-폴리펩타이드(procollagend-polypeptide) 사슬은 섬유아세포에서 합성된다. 특별한 프롤린(proline)과 라이신(lysine) 잔여물의 수산화(hydroxylation)는 내형질 세망(endoplasmic reticulum)에서 일어난다.[1] 글리코실 전이(glycosyl transferases)에 의해 잔여물은 특별한 수산화(hydroxylysin)에 갈락토스(galactose)와 글루코스(glucose)가 일어난다. 광범위한 후전이(post-translation) 수정은 세 개 사슬이 단단한 삼중-나선형 구조를 형성하는데 걸리는 시간에 의존한다. 하나의 콜라겐 알파 사슬은 gly-x-y repeats 형성에서 약 1,000개의 아미노산을 포함한다. 글리신의 배치는 세 개의 사슬의 밀접한 꼬임 형성에 필수적이다. 약 100-x-위치는 프롤린(proline)을 포함하고, 약 100-y-위치는 수산프롤린(hydroxyproline)을 포함한다. 분비 후에 개개의 사슬을 허용하는 각 끝부분에 비나선형 부분은 트로포콜라겐(tropocollagen)을 형성하기 위해 프로콜라겐(전교원질)〔procollagen〕 N-프로테아제(N-protease)와 C-프로테아제(C-protease)에 의해 제거된다. 길고, 얇고, 둥근 형태의 트로포콜라겐 분자는(285,000 분자 무게, MW) 미세섬유라 불리는 높이 순서된 정렬 형

이 장은 친한 친구이며 최고의 선생인 W.Peek의 연구에 바친다.

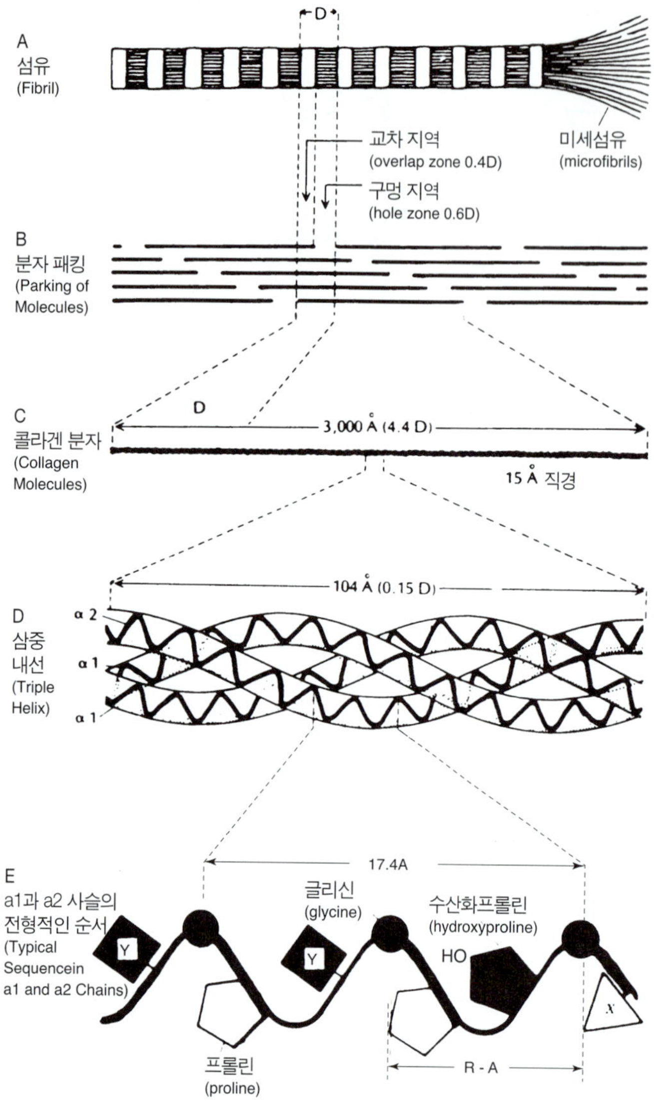

그림 2-1 콜라겐 구조, 일차적인 순서, 왼편의 a-나선, 오른편의 삼중-나선, 300-nm 분자, 그리고 전형적인 섬유에서 분자의 배열, 콜라겐 분자내에서 교차-연결의 규칙적인 그림, 출처: D.J. Prockop and N.A. Guzman, Protein Synthesis, *Hospital Practice*, 12:61, © 1977, HP Publishing Company.

성을 허용하고 큰 콜라겐 섬유를 형성하기 위해 다시 집합한다. 라이신 산화효소(lysyl oxidase)는 라이신(lysine)으로 전환되고 수산화(hydroxylysine)는 각각 알릴신(allysine)과 수산화 알릴신(hydroxyallysine)으로 잔류한다. 알데하이드군은 화학적으로 재반응하고 다양한 공유(covalent) 연결을 형성한다.[2] 산-불안정(acid-labile) 뼈는 시간이 지난 후에 더 안정된 부가물로 대치된다. 공유 교차-연결은 미세섬유를 함께 고정시키고 콜라겐은 역학적 안정을 제공한다.

형태(types)

콜라겐의 다른 섬유 구조는 특별한 조직에서 발견된다. 다양성은 서브유닛(subunit) 알파-사슬의 차이 때문이다. 지금까지 발견된 콜라겐의 19가지 유전 형태의 중요한 형성을 설명한다.[3] 각 콜라겐 형태는 발견되었을 때, 로마 숫자가 주어진다. 가장 최근에 발견된 것은 가장 높은 숫자를 가진다. 전형적인 섬유성 구조를 형성하는 콜라겐은 가장 많고 잘 이해되었다. 그것은 Ⅰ, Ⅱ, Ⅲ, Ⅴ, XI로 구성되었다. 콜라겐의 다른 등급은(Ⅸ, XII, XIV, XVI, XIX) 섬유성-형태 콜라겐과 연합되고, 중단된 삼중 나선형으로 섬유-연합된 콜라겐 명칭(FACIT)이 주어졌다. 콜라겐 Ⅳ, Ⅷ, Ⅹ는 망과 같은 구조를 형성한다. 콜라겐 Ⅶ는 섬유를 고정시키고 기저막에 부착한다. 콜라겐 XIII, XVI는 혈장(plasma) 막에 걸린다. 콜라겐 Ⅵ는 구슬 모양의 필라멘트를 형성한다. 콜라겐 XV, XVIII는 현재 조사 중에 있다.

Ⅰ형 콜라겐은 가장 많은 형태이고, 두개의 알파-1 사슬과 하나의 알파-2 사슬로 이루어졌다(그림 2-1). 이 형태는 수산화라이신(hydroxylysin)과 탄수화물(carbohydrate)의 작은 용량을 가지고 400~500 nm 만큼 큰 직경의 넓은 섬유를 형성한다. 이것은 뼈, 피부, 인대, 건에서 우세한 콜라겐이다. Ⅱ형 콜라겐은 3개의 알파-1 사슬로 구성되고 수산화라이신과 탄수화물의 많은 용량을 가지고 있다. 형성된 섬유는 Ⅰ형보다 가늘고 일반적으로 연골, 핵(nucleus pulposus), 유리체에 의존한다. Ⅲ형 콜라겐은 (세 개의 알파-1단량체) 많은 양의 수산화 프롤린(hydroxyproline)을 가지고 있으나 수산화라이신과 탄수화물은 적다. 사슬 사이의 이황화물은 나선형의 카복실 끝에서 일어날 것이다. 이것은 작은 직경(50 nm)으로 망상 섬유를 형성한다. 혈관, 자궁, 위장로와 같은 휘기 쉬운 기관에 우세하다. 그것의 내용은 건에서 찾을 수 있는 것이 아니라 인대에 9~12% 많이 있을 것이다. 또한 이것은 태아 발달과 치유과정 동안 나타난다. Ⅳ형 콜라겐은 알파-1(Ⅳ)과 알파-2(Ⅳ) 사슬로 구성된다. 수산화라이신(hydroxylysine) 잔여물이 많고, 대부분은 완전히 글리콜실화(glycosylated)이다. 알라닌(alanine) 용량은 낮고, 3-수산화 프롤린(3-hydroxyproline)은 존재한다. 프로콜라겐 신전(procollagen extension) 조각이 존재하고 단량체는 이황화물체에 의해 연결된다. 이 형태는 기초막의 중요한 구조적 요소이고, 라미닌(laminin)과 헤파란 표면활성 프로테오글리칸(heparan sulfate proteoglycan)과 같은 단백질의 골격을 형성한다.[4]

엘라스틴(Elastin)

당겨진 엘라스틴 섬유는 신장되고 그러나 긴장(tension)이 이완될때 원래 형태로 되돌아 온다. 이 섬유는 미세 섬유단백질로 싸여 있고 태아에서 엘라스틴 모양으로 구성되었다. 엘라스틴은 72,000 MW의 프로엘라스틴 서브유닛으로서 섬유아세포에 합성된다. 글리신 용량이 같은지라도(33%), 전체 아미노산 구성은 콜라겐과 꽤 다르다. 발린과 알라닌(alanine)과 같은 공수(hydrophobic) 잔여물이 더 있고, 프롤린(proline)과 수산화프롤린(hydroxyproline)은 적고 수산화라이신(hydrexylysine)은 없다. 소수성 분자는 포도당화되지 않고 삼중 나선 구조를 형성하지 않는다. 분비 후에, 특별한 라이신(lysyl)군은 세포외 라이신 산화제에 의해 수정된다. 프로엘라스틴 단량제(proelestin monomers)는 미세섬유성 망과 연결되고, 융합하고, 탄력 섬유의 내부를 형성한다. 세 개는 서로 가까이 작용하는 알데하이드(aldehydes)와 라이신(lysyl)군과 반응하고 결합조직(desmosine)과 등교소체 부가물을 형성한다. 각 사슬은 교차 연결에 의해 서로 연결되어 복잡한 3차원 망을 만든다. 얽힌 순서는 신장되는 나선상의 코일(helical coil)을 형성하고 이 섬유의 탄성 성질을 설명한다.[5-7]

프로테오글리칸(Protenoglycans)

프로테오글리칸은(2,000,000 MW) 95% 탄수화물을 포함한 음전하 당단백이다. 그것은 양이온과 물로 강하게 연결되고 점액성 겔을 형성한다. 다른 결합조직 요소가 끼워지고 불균질성, 소수성, 젤상의 기질은 조직 탄력성과 압박에 대한 저항을 제공한다. 프로테오글리칸은 3개의 중요한 분자가 집합된다. 하이알루론산염, 글루쿠론산과 글루코사민은 특별한 연결지점을 거쳐 프로테오글리칸 기본 단위에 얇은 중심축을 형성하고 병 닦는 솔과 비슷한 형태를 만든다.[8] 기본단위는 황산케라틴과 콘드로이틴 과당류 사슬을 포함한다. 많은 양의 탄수화물과 음전하 설탕의 존재와 표면(sulfate)군은 소수성을 축적한다. 그들은 특별히 콜라겐과 결합하고 콜라겐 섬유의 두께를 조절한다. 앞으로 더 그것은 다른 세포외 기질 요소와 상호작용한다.[4,6]

섬유결합소(Fibronectin)

세포외 기질 섬유결합소는 카르복실터미널 끝 가까이에서 두개의 이황화물 결합에 의해 연결된 200,000과 250,000 MW의 두개의 단량체 기본구조로서 분비된다. 그것은 콜라겐, 프로테오글라칸, 세포 강글리오시드증으로 특별히 결합되는 부위이고, 그래서 세포와 세포외 기질 구성요소를 접착하는 상호작용으로써 활동한다.[4,9]

연부조직의 미세 해부학
MICROSCOPIC ANATOMY OF SOFT TISSUES

골격근(Skeletal Muscle)

근육조직은 하나의 중요한 기능인 수축을 수행하기 위해 아주 특별하다. 그래서 이 조직은 신체에 요구되는 곳마다 움직이는 힘을 제공한다. 개개의 근육 세포는 구조를 신장하고 종종 섬유로서 언급된다. *sacro*-와 *myo*-의 접두사는 근육과 관련되어서 표시되어 사용된다. 그래서 근 섬유의 원형질막(plasmalemma)이나, 세포막은 *근막*(sarcolemma), 세포질 근형질(cytoplasm *sarcoplasm*), 내형질 세망(endoplasmic *reticulum*), 근형질 세망(*sarcoplasmic reticulum*)과 미토콘드리아 근절(sarcosomes)이라 한다. 개개의 근섬유는 종종 *근섬유*(myofibers)와 *수축성 필라멘트*(myofilaments)라 한다. 골격근의 구조와 기능에 관한 문헌은 아주 많다. 여기서는 단지 중요한 형태의 개요만 설명하고, Engel과 Franzini-Amstrong에 의해 씌여진 문헌을 참고하라.[10]

일반적인 역사와 미세구조

근육은 내적으로 섬유의 움직임 자유도를 허용하는 방법으로 결합조직과 함께 묶여 있고, 연합된 구조(예, 건과 골막 periosteum)와 연속으로 구조를 제공한다. 전체 근육은 근외막(epimysium)에 의해 싸여 있고, 심부다발(fascia)을

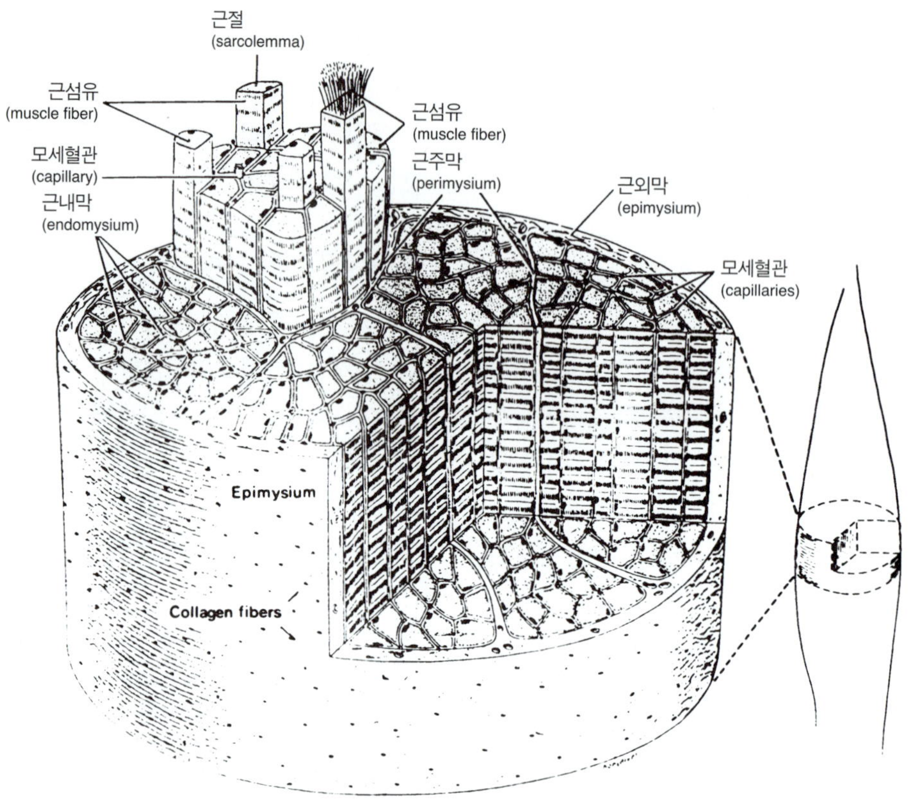

그림 2-2 골격근 구조. 오른쪽에서 근육에서 획득된 부분을 확대하여 그림으로 보여준다, 출처: D.J. Prockop and N.A. Guzman, Protein Synthesis, *Hospital Practice*, 12:61, © 1977, HP Publishing Company.

싸고 있는 결합조직의 거친 초(sheath)이다(그림 2-2). 결합조직의 얇은 격막은 초로부터 안쪽으로 펼쳐있고, 다발로부터 근육을 분리하고, 초에 의해 싸여 있는 각각은 근육주막(perimysium)이라 한다. 다발 내에서, 각 섬유는 근내막(endomysium)에 의해 싸여 있고, 일차적으로 콜라겐 섬유로 구성되고, 세망섬유(reticular fibers), 모세혈관(capillaries), 림프혈관(lymphatic vessels)과 신경을 포함하는 결합조직의 정밀한 초이다. 골격근에는 세포간 연접이 없어서 근내막은 섬유들이 함께 묶여져 있다. 개개의 근섬유는 일반적으로 외층(external lamina)에 의해 싸여 있고, 상피조직의 기저층과 유사하다. 각각의 섬유는 근육전체나 다발의 전체 길이를 주행하지 않기 때문에 근내막, 근육주막, 근외막의 결합조직초는 탄력성 형태에서 함께 구성될 뿐만 아니라, 건에 수축성 힘을 전달하는 것을 도운다.[11] 성인 골격근 섬유는 성상세포로 나타나고, 근막 외측에 그러나 외막(external lamina) 내측에 존재한다. 근섬유는 다양한 근모세포의 연합에 의해 일어나는 근관(myotubes)으로부터 발달한다. 성상세포는 차이가 없는 근모세포로 고려되고, 과영양증과 재생동안 근섬유 치유를 위한 세포 저장소로서 작용한다.

골격근은 일반적으로 혈관이 풍부하나, 다양한 활동패턴 때문에 섬유에 다양한 혈액 공급기전이 있다. 혈관은 근외막을 통과하고, 근주막과 근내막의 섬유 장축과 평행하게 주행한다. 혈액 주입 마지막 동맥은 각 섬유 주위에 위치한 모세혈관에 직접적으로 전달하거나 동정맥 문합에 직접 전달한다.[12] 혈액에 의한 경로는 근육의 활동 수준에 의존한다. 격렬한 활동동안 혈액은 직접적으로 모세혈관을 통과하고, 반면 휴식 시에 상당한 부분은 모세혈관을 통과하게 정맥에 직접적으로 분출된다.

골격근의 기본 단위는 근섬유이다. 각 섬유는 융합체가 되어, 세포질의 다핵(multinucleate) 덩어리는 근막에 싸여 있다. 각 섬유의 크기는 다양하고 부분별 근육 크기와 관련된다. 인간에서, 골격근 섬유의 길이는 다양하고, 약 1 mm 에서 7 cm 범위이다. 비슷하게, 약 10~100 μm의 직경범위이다. 각 섬유는 형태가 가지가 없고, 원기둥형이고 매우 일정한 직경이다. 핵은 근막내에서 말초로 위치한다. 전자현미경 뿐만 아니라, 일반 현미경에서 확대해서 보면 골격근의 장축면은 비교적 일정하고, 장축에 수직으로 섬유를 따라 어두운 띠와 밝은 띠가 교대로 존재한다(그림 2-3). A-띠는 넓고 짙은 띠이고, I-띠는 A-띠 사이 희미한 띠이다. M-선은 H-띠를 나누는 얇고 어두운 선이다. Z-선은 I-띠를 나누는 얇고 어두운 선이다. 근절은 인접한 두개의 Z-선 사이의 간격으로써 정의되고, 수축 형태의 최소 반복 단위이고, 휴식 근육에서 약 2.5 μm 길이이다.

섬유량은 수축형태에 차지한다. 근섬유가 대부분이 구성되고, 오직 전자 현미경에서 관찰된다. 근섬유는 근세섬유(myofibrils)로 구성되고, 1~2 μm의 직경 다발로 길어지고, 전체근으로서 같은 띠 형태로 존재한다. 게다가, 인접한 근세섬유의 결합은 전체 섬유를 가로질러 보이는 선의 규칙적인 배열에 이른다. 근세섬유는 섬유의 전체 길이를 주행하고, 그 사이의 공간은 근형질(sacroplasm)이 포함한 풍부하고, 큰 미토콘드리아, 리보소옴, 다양한 양의 글리코겐과 액체 작은 물방울(droplets)를 포함한 세포질의 포함액에 의해 점유된다. 작은 골지복합체, 중간 정도의 자유 리보소옴, 대량의 미토콘드리아, 세포질 함유물은 또한 말초근장에 일반적으로 핵 끝에 위치한다.

골격근의 장측 절단의 전자 현미경은 두개의 근섬유가 존재함을 나타내고, 중첩 배열과 현미경에서 보여지는 선조 형태를 나타내는데 역할을 하고 있다(그림 2-3).

섬유의 두가지 형태는 화학적으로 다르고 두께에 기초하여 구분되어진다. 두꺼운 근필라멘트 섬유는 약 10 nm 두께와 1.6 μm 길이이고;얇은 섬유는 액틴 근섬유는 약 8 nm 두께와 1.0 μm 길이이다. 두꺼운 필라멘트 섬유는 주로 미오신을 구성하고, A-띠 길이로 주행하고, 얇은 섬유는 액틴, 트로포미오신, 트로포닌을 구성하고, Z-선 끝에 한쪽이 부착되고, H-띠 가장자리 끝에 다른 쪽이 연장된다. 그래서 I-띠는 단지 얇은 섬유를 존재하고 H-띠는 단지 두꺼운 섬유로 A-띠의 나머지는 얇고 두꺼운 섬유가 서로 맞물려 있다. 고배율 전자 현미경은 두꺼운 섬유가 외측투사를 가지고, 교차-연결(cross-bridges)을 형성하고, 중

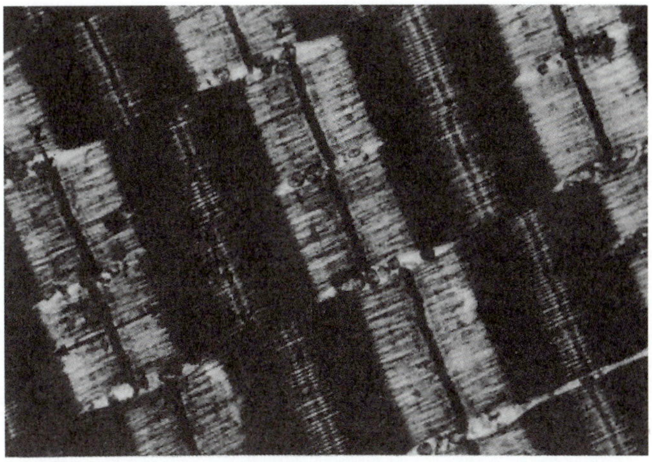

그림 2-3 근섬유. 이 전자상의 그림은 토끼 psoas 근육의 하나의 근섬유의 7개 근원섬유 부분을 보여준다. 수축되지 않고 이완된 근육의 종적인 부분에서, 교차-연결된 곳은 명백하게 보인다. 어두운 A(anisotropic)-띠는 중간의 얇고, 어두운 M-선으로 밝은 H-선에 의해 이등분되었다. I(isotropic)-띠는 밝은 색이고, 매우 어두운 Z-선 또는 디스크에 의해 이등분된다. 인접한 Z-선 사이가 근절이다. 근섬유 사이는 작은 SARCOSOMES와 소포성의(vesicular), 관상의 요소를 포함한 비섬유성 근원물질의 가느다란 조각이 있다.

첩부분에서 얇은 섬유와 연결된다. M-선 부분에서, 굵은 섬유는 약 4 nm 직경의 횡으로 방향잡은 섬유에 의해 상호 연결된다.

이 지역에서 중요 단백질은 크레아틴 키나아제이다. 골격근의 수축은 근섬유의 각 근절 단축 때문에 섬유의 단축을 포함한다. 이것은 그들 사이의 교차-연결이 정확하게 조절되는 것을 포함한 굵은 필라멘트와 관련된 가는 필라멘트의 미끄러짐 동작에 의해 수행된다. 얇은 필라멘트가 부착된 Z-선은 당겨지고 근절의 단축을 일으킨다. 굵고 얇은 필라멘트 자신의 길이는 변하지 않는다. 이 과정동안 A-띠의 넓이는 변하지 않고 I와 H-띠는 사라진다.

Z-선을 통한 근섬유의 교차-구역(cross-section)은 후에 디스크 형태로 나타나고 그 이유 때문에 더 정확하게 Z-디스크로써 언급된다. Z-디스크의 기능은 인접한 근절의 얇은 필라멘트를 연결하는 것이다. 그 구조는 굉장히 복잡하며 얇은 필라멘트의 연결의 정확한 기전은 아직까지 풀리지 않았다. 고배율에서 Z-디스크의 검사는 격자무늬 배열의 섞여 짜여진 필라멘트 구성이다. 가장 광범위하게 받아들여진 모델은 Z-디스크 필라멘트는 디스크의 한 면에서

각 얇은 필라멘트가 반대면에서 4개의 얇은 필라멘트와 연결되어 있는 것으로 구성되었다. 일반적으로 조사된 조직에서 쉽게 관찰되지 않을지라도, 중간(10 nm) 필라멘트의 세포골격(cytoskeleton)은 근필라멘트를 지지하고, 인접한 근섬유와 함께 Z-디스크를 연결하고, 가능한 근섬유막(sarcolemma)에서 특별한 착색 기법에 의해 나타난다. 세포골격(cytoskeleton)의 존재는 인접한 근섬유의 Z-디스크가 왜 섬유폭을 통해 나타나는지를 설명한다.

골격근은 막성 세포 소기관의 복잡한 체계로 나타난다. 부드러운 내형질세망(endoplasmic reticulum)은 아주 특별하며 각 근섬유 주위로 근형질세망(sarcoplasmic reticulum)의 섬세하고 끈 같은 슬리브를 형성한다. 이 슬리브는 횡관 또는 T-관의 다른 체계에 의해 중단되고 밀접하게 연합된다.

각 관의 막은 섬유에서 근막의 내측으로 확대되고 닫힌 내강은 세포외 공간으로 연속된다. T-관은 섬유로 통과하고 A-I 연결 부위에서 근섬유를 분지하고 에워싼다. T-관의 각 면에서 근형질세망의 팽창된 부분은 종말낭(terminal cisternae)을 형성한다. 그래서 각 T-관은 두 개의 종말낭과 연합하고 삼중구조를 형성한다. 각 근절마다 두 개의 삼중구조가 있다. 근섬유막(sarcolemma)의 내측으로 연장됨으로써 T-계는 섬유 심부로 활동 전압을 전달하는데 참여하고 그래서 수축이 시작된다. 인접한 종말낭은 종축 방향으로 계속되고 근형질세망의 관 구성요소이다. 일반적으로 이 관의 복잡한 망상은 H-띠 아래 부위에 존재한다.

근형질세망은 칼슘이온을 저장 방출하고, 수축기전에 중요한 역할을 한다.

골격근 섬유의 이종(Heterogeneity)

골격근 섬유는 구조적, 생화학적, 기능적 이종이 존재하고 분류 방법이 다양하다.[13] 신선한 상태에서 보면, 어떤 근 섬유는 미오글로빈, 헤모글로빈과 비슷한 단백질-이온 복합체의 아주 많은 근형질의(sarcoplasmic) 집중 때문에 검붉은 색깔을 띤다. 다른 섬유는 작은 미오글로빈이 존재하고 색깔이 밝다. 전자는 적색섬유이고 후자는 백색 섬유이다. 적색 섬유는 백색 섬유보다 작은 직경이며 더 풍부한 혈관구조이다. 미세구조적으로 더 크고 더 많은 미토콘드리아가 있고 적은 글리코겐, 두껍고 덜 규칙적인 Z-디스크, 덜 정교한 근형질세망이 존재한다. 적색 섬유는 지속적인 수축 능력이 있고 천천히 피로해진다. 이것은 풍부한 혈액공급 때문이며 모세혈관에서 근육의 미토콘드리아까지 산소 전달을 촉진하는 호흡 염색 미오글로빈의 능력 때문이다. 백색섬유는 ATP를 빠르게 많은 양을 합성하는 능력이 있으나, 글리코겐 예비량의 소모 때문에 빨리 피로해진다. 근섬유는 또한 ATP를 합성하는데 사용된 기본 기전에 의해 분류된다: 산성, ATP는 산소에 의해 주로 합성된다. 당분해는 당분해가 ATP 형성의 기본으로서 작용한다.

위에서 설명된 특성과 분류는 섬유를 지배하는 운동 신경원 형태에 의해 분류된다. 분류의 부가된 의미로서 섬유 형태를 명백하게 분리하는 방법으로 수축속도가 있다.[13] 섬유는 느린 연축 또는 빠른 연축으로 특징된다. 수축 속도는 미오신 ATPase의 동종효소(isozymes)가 굵은 필라멘트에 존재함에 의존한다. 동종효소(isozymes)는 느린 미오신, 빠른 붉은 미오신, 빠른 백색 미오신으로서 언급된다.[14] 섬유의 다양한 형태를 분류하는데 사용된 이 형태의 결합은 모든 골격근 섬유의 최종 형태를 제공한다. Ⅰ-형〔느린 연축 적색 산화(red oxidative)〕, ⅡA형〔빠른 연축, 적색 산화(red oxidative)〕, ⅡB형〔빠른 연축, 백색 당촉진성(white glycolytic)〕, ⅡC형〔빠른 연축 중간)〕. 가장 마지막은 적근과 백색 섬유의 구조적 형태에 있다. 단일-섬유 형태가 하등척추동물에서 전체 근육을 이룰지라도 포유동물(인간을 포함한)은 몇가지 특별한 예외로 구성되었다. 느리고 빠른 산화성 섬유는 일반적으로 자세 근육의 대부분을 형성한다.

신경지배

골격근은 척수 전각에 위치한 알파 운동 신경원의 축삭에 의해 지배받는다. 신경원과 근섬유는 운동단위를 형성하고 하나의 신경원과 그 지배를 받고 있는 모든 섬유를 구성하는 것이 하나의 운동단위이다. 운동단위에서 근섬유수는 요구된 운동의 정교함과 반대로 관련된다. 조절 강도가 감소할수록 수는 증가한다. 운동단위에서 모든 근섬유는 동시에 수축한다. 근육에서 등급화된 수축은 운동 단위의 다양한 수의 동원 때문이고, 수축강도가 증가할 수록 수도 증가한다. 개개의 운동 단위에서 모든 근섬유는 같은 형태이다. 근섬유의 수축 속도와 그것을 지배하는 운동 신경원의 전달 속도에 기초해서 운동 단위는 빠른 또는 느린 것으로 분류될 것이다. 일반적으로 느린 운동단위는 자극의 낮은 역치의 작은 신경원에 의해 지배받는 느린 근육 섬유로 구성된다. 빠른 운동 단위는 자극의 고역치와 빠른 전도 속도의 큰 신경원에 의해 지배받는 근섬유로 구성된다.[15] 일반적으로 느린 운동 단위는 빠른 것보다 유의하게 적은 근섬유가 존재하고, 이것은 낮은 자극 역치 때문이고, 그것의 운동신경원은 먼저 동원된다.

운동 축삭과 근섬유 사이의 특별한 시냅스는 *운동종판*이라 하며 몇가지 예외에서 섬유당 하나이고, 일반적으로 장축의 중간 지점 가까이에 위치한다. 운동 신경원의 축삭 종말은 근절의 함입부에 의해 형성된 함몰에 존재하고, 일차적으로 연접 간격으로 언급된다. 근절은 더 함몰되고, 연속으로 이차 연접 간격을 형성한다. 연접후 표면을 아주 증가시키는 형태이고, 그곳의 근절은 신경전달물질에 민감하다. 근섬유의 외막은 운동종판 부위에 존재하고, 이차적인 연접 간격의 모든 외형에 계속된다. 운동 종판의 인접한 지역에서 근형질은 근섬유가 전혀 없고, 일반적으로 다양한 핵과 많은 수의 미토콘드리아가 포함된다. 운동 축삭에 활동전압은 아세틸콜린의 해리로 인해 나타나고, 연접 간격에서 특수한 근절 수용기와 결합된다. 근절은 소디움 이온을 더 투과시키고, 막 탈분극이 따라온다. 이 탈분극은 횡적 관 체계에 의해 근섬유 안으로 깊이 전달되고, 근형질세망으로부터 칼슘 이온의 해리를 일으켜 근수축이 일어난다.

건(tendons)

건은 근육과 뼈 사이를 연결한다. 그래서 역학적 에너지 전달로서 구조적으로 특별하다.

대부분의 건은 다양한 길이와 횡단면 모양의 끈 같은 구조이다. 두께는 기시하는 근육 크기와 적용된 긴장도와 비례한다. 건은 약 55% 물로 구성되고(젖은 무게), 콜라겐, 프로테오글리칸, 탄성, 세포의 구성요소의 균형을 이룬다.[16] 건조한 무게의 약 80~85%는 콜라겐[17]이고, 이중 약 95%는 Ⅰ-형 콜라겐[18]이다. 신체에서 가장 강한 섬유이다.[19] 탄성과 프로테오글리칸의 특징인 글리코사미노글리칸(glycosaminoglycan)은 피부 황산염이고, 물과 결합하는 능력 때문에 수화작용에서 중요한 역할을 한다.[20] 건 프로테오글리칸은 또한 섬유 직경의 규칙성으로 콜라겐 섬유 구조에 중요한 역할을 한다.[21]

건의 구조적 조직의 식별에서, 주위의 결합조직 초를 포함하여 건손상을 이해하고 분류하는데 중요하다.

건의 기본적 구조 조직은 많은 연구자들에 의해 설명되어졌다.[16, 19, 22, 23] 그러나 용어 사용의 불일치와 모순은 문헌에서 혼란을 야기시켰고, 특별히 건과 연합된 결합조직 초에 영향을 준다. 다음의 정보 합성은 건의 구조적 조직을 명확하게 하기 위해 시도된다(그림 2-4).

건 섬유는(일반 현미경에 의해 보여진다), 콜라겐 섬유로 구성되고(전자 현미경에 의해 보여진다) 평행 배열로 정리되고 섬유세포에 의해 산재되어 있다. 이 섬유 그룹은 섬유세포와 연합하여 속으로 함께 다발을 이룬다. 각 속(fascicle)은 느슨한 결합조직의 얇은 층에 의해 싸여 있고, 건내막(endotendineum)이라 하고, 또한 몇 개의 속을 둘러싸고 하나의 건을 형성한다. 혈관과 신경은 건내막에 주행하는 것으로 보인다. 각 건은 두 번째 결합조직 초에 의해 둘러싸여 있고, 건주막(peritendineum)이라 하고, 건내막에 연속되고 위에 존재한다. 몇 개의 건이 함께 주행하는 경우에(예, 손의 굴곡근건), 건그룹은 세 번째 결합조직 초에 의해 싸여질 것이고, 건외막(epitendineum)이라 하고, 마지막으로 건주위조직(paratendineum)은 전체 건을 둘러싸는 결합조직을 제공한다[23-24](그림 2-4). 손의 굴곡건과 같은 어떤 건은 이중 벽을 형성하고, 소맷자락 같은 구조의 활액초(tenosynovium)가 존재한다. 건활액막의 내층(visceral)은 느슨한 결합조직에 의해 건외막이나 건주위조직(paratendineum)에 연결되고, 바깥층(parietal)은 주위조직에 연결된다. 두 층은 초의 끝에서 지속되어 활액을 포함한 낭을 둘러싼다.

Strocci와 협력자[24]는 쥐꼬리 건의 결합조직의 구조적 부분을 연구했다. 일반적으로 건주위조직과 건외막은 섬유성이 많고 세포가 적고, 반면 건주막과 건내막은 섬유가 작고 세포가 많다. 전자현미경에서 보는 것처럼 건주막의 섬유 세포는 콜라겐 섬유의 장축을 따라 편편하게 나타나고 집중적인 세포층을 형성하고, 세포돌기는 부착반점과 같은 연접을 통해 서로 연결된다. 건내막의 섬유세포는 단일 세

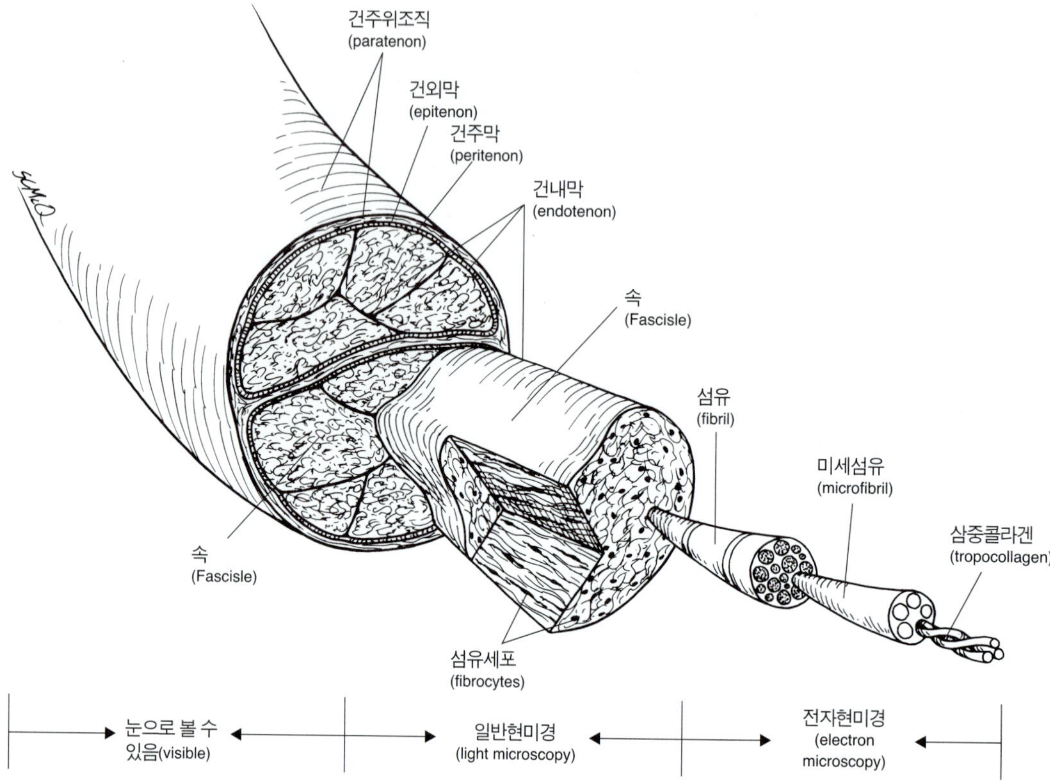

그림 2-4 건의 구조적 형태. 두 개의 건은 공통적인 결합조직초, 건주위조직 내에 포함되어 있다. 각각의 건은 많은 근막으로 구성되고 각각의 초에 의해 둘러싸여 있다. 미세현미경에서, 근막은 교차하고 종적부분으로 보이고, 섬유아세포로 산재된 기질의 섬유성 성질을 나타낸다. 섬유의 물결치는 외형을 주시하라, 특징적인 물결 모양을 만든다. 전자현미경에서, 미세한 구조를 관찰할 수 있다. 출처: Copyright © 1998, Warren I. Hammer.

포 줄로 배열되고, 부착반점과 같은 연접에서 서로 연결되고, 결합조직 초의 건섬유와 얇은 콜라겐 섬유 사이에 끼여 있다.

속(fascisle)에서, 섬유세포는 건섬유 사이 공간에서 발견되고 섬유를 따라 줄에 편편하게 나타난다(그림 2-4). 전자현미경에서 이 섬유세포는 횡으로 3 ㎛까지 연장되는 얇은 세포질의 판(sheets)이 존재하는 것으로 보이며 다른 세포로부터 비슷한 과정으로 연접 접촉을 형성한다. 종축 돌기는 종종 길이가 20 ㎛ 넘고, 같은 기둥(column)에서 다른 세포와 연결을 형성한다. 가장 최근의 증거는 건 섬유세포는 사이 연접[26]을 통해 서로 직접적인 세포 연결이 있고, 이 세포 사이의 기능적 상호 연락 가능성을 제시한다. 건 섬유세포는 광범위한 거친 내형질 세망, 많은 수의 자유리보소옴, 잘 발달된 골지복합체[24, 27]가 존재하고, 단백질 합성과 방출에서 활성되는 세포특성이나, 활성되는 전압(potential)을 가진 형태이다.

경련(clamp)의 의미로서 건에 장력(tensile load) 적용은 건의 장력(tensile strength)이 약 620~1,050 kg/cm^2[2, 28]임을 지시한다. 그러나 건의 절대적 장력은 측정하기가 어렵다. 왜냐하면 경련은 스트레스가 전체 직경을 통해 일정하게 적용되는 것을 확신하지 못하기 때문에 게다가 경련은 아마 조직에 손상을 일으키기 때문이다. 그럼에도 불구하고, 건은 부착된 근육에 긴장을 일으키는 여러번을 견디기에 충분히 강하다.[29] 이것과 신장(stretch)에 저항하는 건의 능력은 화학적 구성과 구조적 조직 때문으로 나타난다.[17] 일반 현미경에 의해 무부하 건의 종단면 검사는 섬유가 규칙적인 물결 모양으로 존재하고, 주름(crimping)으로서 언급되고(그림 2-4), 개개의 콜라겐 섬유의 성질이다.[30] 물결 꼭대기(또는 troughs) 사이의 거리는 주름 길이로서 언급되며 물결 높이는 진폭(amplitude)으로서 알려졌다. 이것은 건의 다른 부분에서 예를 들면, 속과 초 사이와 건 사이에서 다양하다.[19]

이웃하는 속은 일반적으로 주름이 존재하나,[31] 개개의 건의 속 내와 속 사이의 물결 패턴은 다양하게 존재할 것이다.[32] 건에서 콜라겐 섬유의 주름은 장력(tensile force)의 초기 적용이 주름을 반대로 제거하는 효과를 가졌기 때문에 기능적 의미가 중요하다. 그래서 주름의 기능은 충격 흡수로서 작용하며[33] 갑자기 적용되는 부하에 대한 섬유를 보호하고 근육에서 뼈로 에너지의 전달을 책임진다.

근건연접(Myotendinous Junction)

일반 현미경에서 볼 수 있듯이 근외막, 근주막, 근내막의 결합조직은 단계적으로 건의 결합조직에 연결된다. 여기서 근섬유의 끝은 뾰족하거나 둥근형으로 나타난다. 그러나 전자 현미경은 근건연접 구조가 비교적 더 복잡하고 결합조직과 근섬유의 구조적 특수성을 나타낸다. 각 섬유의 끝은 바깥층에 의해 놓여진 심부 함몰이 존재한다. 이 부분의 전자 현미경은 근섬유와 결합 조직 사이의 광범위하게 맞물려 있게 나타난다.[34] 이것은 근육과 건 사이의 유합 작용을 위한 표면을 증가시킨다.[35] 근섬유에 건섬유의 직접적인 부착으로 나타나지 않고, 오히려 건에서 콜라겐 섬유는 근육의 결합 조직 초와 서로 얽혀 있다. 게다가 근내막의 세망(reticular) 섬유는 바깥 층에서 존재하고 건으로부터 콜라겐 섬유를 감싸고 단단한 부착을 제공한다.[36] 건과 맞물려 있는 지역에서 근섬유의 마지막 부분은 건과 연접 부분에서 근섬유막하 물질의 밀접한 축적이 존재한다. 얇은 필라멘트는 이 물질 쪽으로 정지하고, 그래서 근섬유막 마지막 근절 사이에 지속적으로 구조를 제공한다.[37]

근건연접의 구조적 특성은 힘전달에 중요한 역할을 하도록 구성되었다. 아마 이러한 이유로 간접적인 근손상이 이 부위에서 일반적으로 일어난다고 제시되었다.[38]

인대(Ligament)

가동(diarthrodial) 관절은 두 개층으로 구성된 단단한 결합조직으로 싸여 있는 관절낭으로 감싸여 있다. 내층(활액)은 관절낭에 있고, 외층(섬유)은 인대와 관절을 이루는 뼈와 혼합되어 있다.[39]

인대는 섬유성 낭을 특별히 두껍게 한다. 그것은 일반적으로 밀도 높은 콜라겐성 결합 조직으로 구성된 흰 띠 같은 구조이다.[40] 전형적인 인대의 약 70%는 물이다.[2] 나머지 30%에서 약 75%는 콜라겐이고, 주로 콜라겐 Ⅰ형이고, Ⅱ형이 최소이나 일관된 구성요소이다. 프로테오글리칸은 (기본적으로 피부 표면) 무게가 매우 작은 비율이지만,[41] 수화의 고등급(high degree)에 의미있게 기여한다.

콜라겐 섬유줄을 따라 산재된 섬유세포가 존재하고 다른 결합조직과 비교해서 적은 양으로 나타나지만,[42] 모체 성분의 재편성에서 능동 손상되기 쉬운 대사작용의 특성이 존재한다. 게다가 다른 인대에서 섬유세포는 다른 형태를 가지고, 세포 활동에서 다르게 제시되며 모양과 기능에서 상호인대성 차이를 설명한다.[43]

인대의 중간 물질 관찰은 모체 물질이 다른 관절 위치에서 단단하게 하기 위해 인대의 다른 부분을 허락하는 기능적으로 다른 단위로 구성되었음을 설명한다.[43] 게다가 인대의 표면층의 구조적 구성이 다르게 나타난다.[44] 토끼의 내측 측부인대 관찰에서 이 층이 보여지고, 단지 몇 세포가 심층에 있고 작은 크기의 콜라겐 섬유로 구성되고, 심부층에서 발견되는 것과 비교해서 방향이 다르다. 인대외막은 인대 심부로 주행하는 신경혈관 요소가 잘 공급되어 있다. 인대외막은 치유와 인대의 수분조절에 중요한 역할을 하는 것으로 생각된다. 콜라겐 다발의 섞어 짜임은 탄성 섬유이고 이 조직은 연장 측정을 제공한다. 탄성양은 인대마다 다양하다.[43]

황색인대(ligamentum flavum)와 같은 탄성 인대는 우세하게 탄성으로 구성된다. 이것은 평행 다발로 정렬되고, 콜라겐 섬유에 의해 섞여 짜여진다.[45]

건에서 언급한 것처럼, 인대의 물질내의 섬유는 또한 주름이 있다. 이것은 충격 흡수 기전을 제공하고, 인대 유연성에 기여한다.[2, 43] 주름의 주기와 크기는 인대에 따라 다양하게 나타나고, 각 인대의 기능적 적응에 영향을 준다.[2]

치유의 일반 기전: 시놉시스
COMMON MECHANISMS OF HEALING: A SYNOPSIS

조직은 손상된 요소를 대치하기 위해 정상 기능을 회복하기 위해 발생학적으로 형성된 기전으로 손상에 반응한다. 이것은 염증치유, 회복, 재건과 성숙으로 편리하게 논의된다. 이 과정의 상세함은 병리학[46-49]과 새로운 논문에서 설명한다.[50-52] 다음은 골격근, 건, 인대의 병리와 치유 설명을 위한 기초를 제공한다.

염증(Inflammation)

임상적으로 염증은 종종 부종, 열, 통증, 기능 손상이나 소실로 특징된다. 임상과 병리적으로 염증의 두가지 중요한 형태가 구분된다. 급성과 만성. 만성은 해결되지 않은 급성 염증과 동일하고 시작으로부터 발달된다.

세포수준에서 급성 염증의 시작은 손상 부위에서 성상세포 대식세포, 백혈구에 의해 몇가지 화학 중개요소의 해리로 나타난다. 혈관운동 중개 요소가 손상에 대한 혈관 반응을 조절하고 화학작용 요소가 혈관부분에서 조직으로 다핵형의 백혈구(polymorphonuclear leukocytes)의 동원에 영향을 준다. 다시 말해서, 이것은 회복을 위한 준비과정에서 식세포(phagocytosis)에 의해 자극을(세포 부스러기 포함) 제거하고, 손상을 조절하기 위한 염증 과정 동안 이용되는 부가적인 화학 중개요소를 생산한다. 식세포 활동 동안, 리소조말 효소와 활성화된 산소 정화는 앞으로 손상을 일으킨다.[46] 염증 반응의 세밀함은 손상 부위 또는 자극에 따라 다양할지라도, 대부분의 염증 반응은 아주 비슷하다. 급성 염증은 단계적으로 육아조직 형성에 이른다. 이것은 단세포, 림프세포, 원형질 세포에 의해 다핵형의 백혈구의 대치에 의해 특징되고, 후에 손상지역에서 내피 세포와 섬유아세포의 증식에 의해 특징된다. 결국 이것은 혈관 공급과 결합조직 모체의 회복에 이르고, 각각 회복과정동안 정상적으로 따라온다. 그러나 급성 염증 반응이 성공적인 회복에 이르는 것이 실패한 상태에서 만성 염증이 발달한다. 그래서 영구적인 자극으로 인한 지속적인 기간의 염증으로서 보여진다. 감염, 독소, 자동 면역 질환이 포함된다.[46] 반복적인 미세외상을 포함한 반복 외상은 여기에 포함된다. 만성 염증의 중요한 세포 성분은 림프세포, 원형질 세포, 대식세포, 섬유아세포이다. 이 세포의 존재는 항원 자극에 대한 반응 정도의 다양함을 제시하고, 세포 잔해물의 조직 청소와 섬유아세포에 의해 섬유성 조직으로 층을 이루는 시도를 의미한다. 만성 염증의 결과는 종종 손상의 성질에 의존한다. 예를 들어, 감염성 병인의 몇 손상에서 염증 과정은 종종 육아종 결절에 의해 종결된다. 그러나 만성 염증이 직업적으로나 스포츠와 관련된 손상의 경우처럼 반복된 미세외상으로 발생한다면, 외상의 제거와 성공적인 관리는 섬유증의 감소가 일어날 것이고, 정상 기능의 회복과 과정의 반전 정도가 다양하다.

회복(Repair)

이상적으로 치유의 회복 단계는 정상적으로 살아있는 조직의 회복이 일어난다. 성공적인 결과는 결합조직 대치와 손상된 조직에서 세포의 성장과 분화에 의해 회복의 상호작용에 의존한다.[46] 조직은 회복 즉시 불안정한 세포(예, 점막 mucosa)로 구성되고, 안정된 세포(예, 간)로 구성된 회복은 적절한 활동으로 일어나고, 영구적인 세포(예, 신경이나 심근)로 구성된 것은 정상구조와 기능으로 회복되지 않는다. 정상조직의 회복이 특별화된 세포 형태로 특별한 세포의 분화를 필요로 하고 과정은 재생으로 언급된다.[53] 이것의 적절한 예는 골격근 섬유 재생이다.

회복과정은 섬유아세포의 활동과 수준에 의해 특징되고 모체 요소 합성이 있고 결과적으로 섬유성 반흔이 산출된다. 섬유성 조직에 의한 회복은 일반적으로 일차 또는 이차적 결합 〔union(intention)〕에 의해 일어나는 것으로 설명한다. 전자는 손상된 표면이 물리적으로 잘 붙여진 손상에서 일어나고, 구성 세포와 섬유아세포의 상호작용은 최소 반흔을 일으킨다. 반대로 이차 결합의 치유는 손상된 표면의 분리를 일으키는 손상에서 일어난다. 이 경우에 회복은 근섬유 아세포에 의해 상처 간격의 위축과 육아 조직의 축적에 의해 특징되고, 결국 구조적으로 기능적으로 어려운 치유 조직을 만든다.

재건과 성숙(Remodeling and Maturation)

재건과 성숙 단계 동안, 일반적으로 회복이 중첩되고 새롭게 축적된 모체 요소가 조직적으로 변화가 있고 치유된 조직의 구조적 기능적 통합을 최적화하기 위해 구성된다. 적응 변화는 이 과정의 가장 성공적인 형태는 병변 약 6일 후에 활성화된 섬유아세포에 의해 새로운 콜라겐의 저장이다.[49] 이 미숙한 콜라겐(procollagen)은 젤과 같고 성숙 과정은 콜라겐 분자가 근섬유로 연속해서 섬유로 교차 연결되는 것이 요구된다(그림 2-1). 초기에, 콜라겐은 무질서

하게 저장된다. 그러나 재건동안 연속적인 효소 파괴, 새로운 합성, 그리고 콜라겐의 재형성이 일어나고, 적절한 역학적 부하 영향 아래 섬유가 더 순서적으로 적응하게 된다.[54]

역학적으로, 재형성 단계의 특징은 상처 힘에서 현저하게 증가됨에 의해 수반된 상처 스트레스의 선에 콜라겐 섬유의 재적응이다. 실험 상태에서, 상처 치유의 고정은 상처 힘 절충에서 보여지며 아마 적절한 스트레스 선을 따라 콜라겐 섬유 적응의 실패일 것이다. 반대로 이동(부하)은 더 강하게 치유된 조직의 결과로 보여진다.[55] 섬유 재적응을 조절하는 기전은 잘 이해되지 않는다.[56] McGaw[54]는 대식세포에 의해 콜라겐 하강에 이르는 섬유아세포의 스트레스-감소 작용으로 본다. 게다가, 콜라겐의 압전 성질을 고려하여 McGaw는 섬유 적응의 재정렬은 특별한 스트레스-감소 압전 충전이 수행된 적응 섬유의 다른 붕괴를 통해 수행될 것이다.[54]

치유의 시간(Time Frame of Healing)

마지막으로, 시간내에 치유 과정의 다른 단계로 옮기는 것이 중요하다. 염증 단계는 비교적 짧고 손상후 3–7일에 증식-합성 단계의 시작에 이르고, 손상 원인이 제거되는 것이 제공된다. 회복 단계는 몇 일에서 몇 주가 소요되고, 특별한 조직, 부위, 손상범위에 의존하고, 대사와 역학적 요소를 포함한 국소 요소에 의해 영향을 받는다.[57]

재형성 단계동안 콜라겐의 재편성은 몇 달이 소요되고 성숙은 손상후 12개월 이상에서 완전해지지 않을 것이다. 결국 치료된 조직 성질은 환자 나이, 조직 형태, 손상범위, 반흔 위치와 크기, 치유 과정동안 반흔에 작용된 힘을 포함한 많은 요소의 상호작용에 의존한다.[58]

근골격 연부조직 손상의 회복기전

REPAIR MECHANISMS IN MUSCULOSKELETAL SOFT TISSUE INJURIES

근육(Muscle)

정상적 근골격 연부조직의 조직학적-형태 구조의 개요는 골격근의 복잡성과 관련되어 위에서 설명했다. 세포하(subcellular) 특이성과 혈관과 신경망의 통합성에서 골격근 치료는 아주 복잡한 과정이다.

골격근은 비교적 재생능력이 있다. 일반적으로 골격근 치유 기전은 반흔 형성에 의한 재생과 치료를 포함한다.[59] 분명히, 더 재생적인 과정은 우선적으로 나타나고 이차적인 결합에 의한 치료는 최소이다. 더 성공적인 것은 손상된 근육의 기능적 회복이다. 재생 능력은 발생학적으로 결정되나 재생 성공은 일차적으로 손상형태와 범위에 의해 결정된다.[60]

구분된 근세포의 핵은 유사분열 과정의 GO 단계에서 진행 억제로 나타난다. 그래서 DNA 복제나 유사분열 작용이 보이지 않고 재생할 수 없다.[61] 근육 재생은 근성상 세포라 불리는 특별한 세포에 의해 수행된다.[62] 이 세포와 근섬유의 관계성은 위에서 설명했다. 근성상세포는 줄이 있는 근육이 지속적이고 특별한 회복 능력을 준다.[63]

근섬유의 재생 과정은 재생 연속체를 형성한다.[60] Caplan 등은 다음의 국소 허혈에 의해 손상된 근섬유에서 이런 변화를 요약했다(그림 2-5). 먼저 내적 기전은 막 손상, Z-띠에서 근절의 분열, 미토콘드리아 부종, 핵농축액을 일으킨다. 이것은 일차적으로 대식세포에 의해 세포-중개 공격에 의해 따라오고 근섬유로 들어오고 괴사성 원형질(cytoplasm)을 제거한다. 이 단계와 일치하여 근원(myogenic) 성상 세포는 활성된다. 성상 세포의 증식과 분열에 따른 활동 세부 사항은 정확히 이해하지 못한다. 그러나 회복에서 포함된 근육과 신경과 염증세포로부터 몇 성장 요소의 상호작용 과정에 의존하여 증거가 모아진다.[64] 분자는 핵 전달 수준에 영향을 주는 근원 분열에 결국 이르게 된다. 이것은 최근에 언급되었다.[65] 성상세포는 손상된 근섬유의 기저층 아래에서 증식하고 세포 순환과 융합으로부터 벗어난 지점에서 새로운 근원을 형성한다. 이 과정의 상세함은 생체내에서 관찰된다.[66] 새롭게 형성된 근섬유는 밀집한 합성 활동이 존재하고 수축성 단백질을 축적하고 특징적인 구조적 조직을 형성한다. 근섬유 주위의 기초막은 또한 이 시기에 다시 합성된다.[67] 재생 과정에서 마지막 단계는 새롭게 형성된 기초막을 통해 연접 연결의 신경 요소의 통합을 포함하고 기능적 신경근 연접 형성을 만든다.[68,69] 분열된 근섬유는 특정한 양의 성상세포를 보유하고 이는 정상 해부학적 자세를 수행한다.[70]

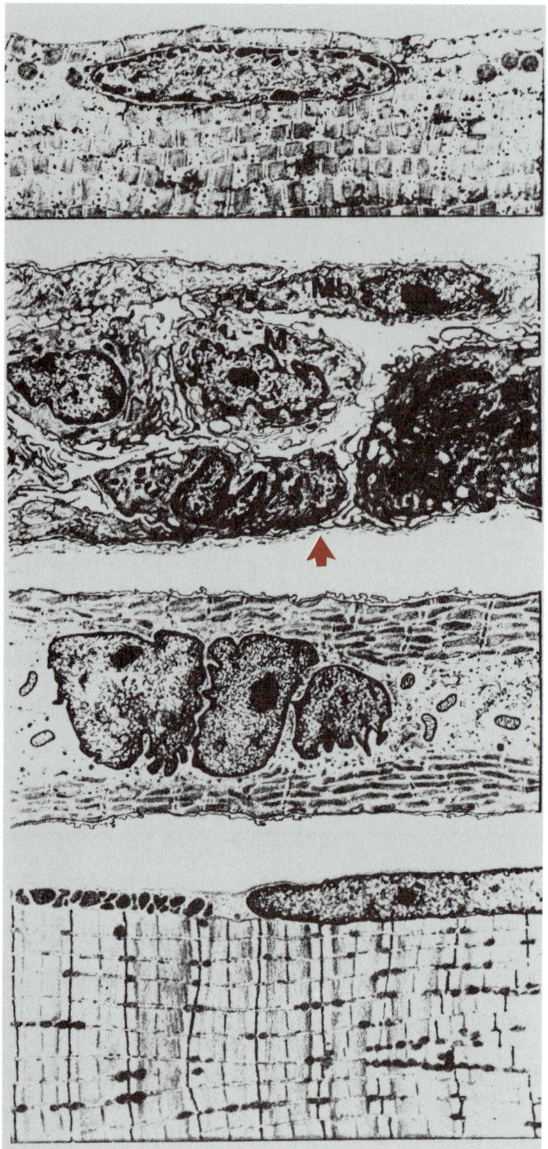

그림 2-5 하나의 근육 섬유의 변성과 재생의 중요 단계를 정리한 그림. 맨 위, 초기 허혈성 손상. 핵은 커지고 핵막 안쪽에 염색질 덩어리가 있다. 미토콘드리아는 부풀어지고 수축성 필라멘트 다발은 근섬유를 통해 분리된다. 두 번째 그림, 분열 단계. 대식세포(M)가 변성된 근섬유 내로 안쪽으로 자라는 혈관과 연합되고, 수축성 필라멘트 다발과 세포질의 부스러기를 제거한다. 기저층 아래(화살표) 근방추-형태의 근원세포는 새로운 근섬유의 형성을 위한 준비로서 배열되어 있다. 세 번째 그림. 근관. 원래 기저층 아래에, 근원세포는 말초에서 수축성 필라멘트를 새롭게 형성하는 다발로 다핵화된 섬유형태로 융합된다. 맨 아래, 근섬유. 성숙된 재생 근섬유는 정상 근섬유와 구분할 수가 없다. 출처: *Injury and Repair of the Musculoskeletal Soft Tissue*, (p248) by SL-Y Woo and JA Buckwalter with permission of the American Academy of Orthopaedie Surgeons, © 1987.

위에서 설명된 과정은 지속적으로 분열되지 않는 근섬유의 재생에 제한된다. 예를 들어, 세포 손상이 국소 일시적 허혈에 의해 발생할 때처럼, 근섬유의 연속성이 붕괴될 때 회복은 발아에 의해 일어난다.[71] 이것은 근섬유 끝을 잘랐을 때, 근원형질(sarcoplasmic)의 성장 형성에 의해 특징된다. 결과적으로 밀집한 결합 조직에 끼워넣게 된다. 횡절개된 근육의 재생은 신경지배와 혈관 공급에 의해 더 복잡하고 세포외 기질에 손상된다. 이 조직의 치유는 반흔 조직 형성에 의해 수행되고, 기능의 악화 또는 소실이 있다. 분명히 전체 근육의 재생은 단일 섬유에서 나타난 것과 비교해서 구조적으로 더 높은 복잡성이 있다. 실험적으로 근육의 재생은 잘게 썬 조각이나[72] 전체 근육의 이식으로부터 완성될 것이다.[73] 이 부위에서 성공이 앞으로 연구를 더 추진시킬지라도, 재생 결과는 기능적으로 정상이 아니다.

실질적 의미에서 근 재생은 손상 형태와 범위에 의존한다. 여러 문헌에 기초해서(위에서 설명한 것 중) 섬유 지속성이 존재하는 근섬유를 포함한 손상은 제외이고, 신경지배, 혈관 공급, 세포외 기질은 마지막까지 살아 있고, 근육은 정상조직 형태와 기능 소실로 재생될 것이다. 이것을 고려해서 근손상의 특별한 형태의 결정은 근육 손상의 성공적 관리에 필수적이다.

근육 손상은 감염, 대사 질환, 의원성 원인, 외상을 포함한 자극의 광범위한 범위에 의해 일어날 것이다.[60] 후자는 종종 "직접적인 근육 손상" 결과로 말한다. 더 일반적으로, 근육 손상은 과도한 부하에 대한 반응에서 직접적 접촉의 부재에서 일어나고 "간접적 근육 손상"으로서 언급된다.[38] 그럼에도 불구하고, 임상에서 가장 일반적으로 보여지는 근육 손상은 운동 유발 손상, 근 스트레인, 타박(허혈성 손상)의 치유로 설명될 것이다.

운동-유발 손상(Exercise-induced Injuries)

운동 유발 손상은 특별히 격렬하고 불규칙적으로 수행할때 운동으로부터 발생하는 간접적 근육 손상이다. 임상적으로 그것은 지연된 근육통(DOMS)으로 알려졌고, 운동 후 몇시간 불안으로 시작되는 근육통에 의해 특징되고 일반적으로 1~3일 내가 최고이다. DOMS는 일반적으로 약화가 동반된다. 그러나 이것은 일시적이고, 통증과 함께 몇 일 내에 사라진다.[74-76] 몇 문헌은 손상기전을 잘 설명하고 DOMS에 수반된 세포변화를 설명한다.

장거리 달리기와 같은 고갈적인 지구력 운동 후에, 손상은 대사성 방해와 허혈 때문에 일차적으로 발생한다고 생각한다.[77] 근섬유의 광범위한 분열은 단기간 수축 운동 후에 일어난다. 원심성 수축은 구심성이나 등척성 수축보다 훨씬 더 큰 손상을 일으키는 것으로 보여지고[78-80] 이것은 원심성 근육 수축에서 교차(cross-sectional) 부위 당 더 큰 장력 발달 때문으로 나타난다.[81]

DOMS와 연합된 세포와 세포하 변화 증거가 모아진다. 이것은 콜라겐 붕괴,[82] 림프액에서 염증 기호의 출현, 크레아틴 키나아제, 글루타민 옥살로초산(oxaloacetic) 전달 효소(최근에, aspartate aminotransferase)와 젖산 탈수소 효소와 같은 골격근 효소가 포함된다. 골격근에서 운동의 대사성 효과 사항은 설명되었다.[83] 고갈되거나 단기 수축 손상에서 보여지는 형태학적 변화를 일치한다. 가장 공통적인 미세구조적 발견은 확장, 연속 그리고 몇 경우에 전체 파괴로서 드러나는 Z-디스크의 비정상이다. 다른 변화는 근세섬유, 근절, 미토콘드리아, 세포골격 손상을 포함한다. 이 변화는 반대이다.[80,84-86] 시간에 따른 미세구조 연구는 현저하게 적은 파괴를 보이고, 결과적으로 운동-유발 근육 손상의 완전한 회복이 보인다. 회복과정은 "상처 호르몬(wound hormones)"에 의한 반응에서 염증세포의 축적과 손상 부위에서 세포에 의해 해리된 성장 요소와 성상 세포의 활동이 있고, 재생 과정을 통한 근관의 형성에 이르는 것은 위에서 설명했다.[50,60,87] 마지막으로 이 형태의 근손상은 적절한 반응을 일으킨다. 반복된 운동 후에 적거나 또는 전혀없는 손상이 발생한다.[79,88] 이 과정에 포함된 기전은 잘 이해하지 못한다.

근육 스트레인 손상(Muscle Strain Injuries)

근 스트레인 손상은 갑작스런 신장 결과로서 또는 원심성 활동 동안 발생되는 특별한 근육의 간접 손상이다.

손상은 근건연접에서 또는 가까이의 근섬유의 부분적 또는 완전한 찢어짐보다 더 일반적이다.[89] 실험적 동물 모델의 조직학적 연구에서 부하를 조절하기 쉬운 특별한 근육은 근섬유의 파괴와 염증 반응의 연속적인 발달로 출혈이 보인다. 근건 연접에서 육아조직과 반흔 형성이 포함된다.[90] 지속적이고 증가된 부하량은 연속체에서 근육 손상에 이르도록 한다.[91] 근건 연접 섬유 파괴가 먼저 일어나고 다음은 심부 근섬유에, 마지막으로 결합조직 파괴가 일어난다. 이런 결과는 근 스트레인 손상이 있는 환자의 MRI 연구에서 확인된다.[92] 그러나 부하력이 완전한 찢어짐을 일으키기에 적절히 높을 때 건은 근육으로부터 분열된 것으로 보여지고 종종 근육의 몇 mm가 부착되어 있다.[93] 구조적으로 광범위한 막으로 싸여있는 부위와 근에서 건으로 전달 특징이 있는 연접 확대[94]와 일치하게 나타난다. 회복 과정은 한편으로는 재생 현상의 지배와 상호작용 다른 한편으로는 섬유성 조직의 생산 뿐만 아니라, 손상 범위에 의존한다. 근건 연접 손상인 경우에 근육과 건의 회복 과정은 더 심한 찢어짐으로 기대되는 반흔 조직 형성의 큰 양과 작용한다.

허혈-유발 근육 손상 (Ischemia-induced Muscle Damage)

허혈-유발 근손상은 근육이나 심지어 근섬유에 공급되는 특별한 혈관 손상으로부터 발생하거나 이차적으로 구획증후군이다.[60] 뼈와 근막(fascia)에 의한 구역 가까운 구획에서 증가된 압력은 조직 관류를 감소시키고, 허혈성 손상에 이른다.[95] 동물 모델에서, 관찰 실험은 고갈적 지구력 운동 때문에 그것과 유사한 형태적 변화로 근육 손상의 시간-의존성 과정이 보인다.[96] 그러한 변화는 근절 파괴, 수축성 기관, 미토콘드리아, 근세관 시스템(sarcotubular system)이 포함된다.[70] 손상 범위는 압력의 크기와 기간에 비례하고,[60] 그래서 신속한 진단은 중요하고, 수술적 감압은 필요할 것이다. 게다가 신경 손상은 또한 증가된 압력으로 발생할 것이다. 이것은 원근화법에 의해 유지될 것이다. 허혈로 인한 근육 손상은 손상이 파괴없는 각 섬유에 제한된다면(위에서 보여진) 그리고 혈액 공급이 지연없이 복구된다면 잘 치유될 것이다. 그러나 혈액 결핍이 광범위한 세포 죽음과 섬유 단절을 일으키기에 충분히 길다면, 치유는 다양한 양의 섬유성 조직 침착으로 진행될 것이다.

근좌상(Muscle Contusion)

근좌상은 비침투성 퉁명스런 외상 결과이다. 이것은 손상 몇 분에서 몇 시간 내에 혈종 형성과 심한 염증반응에 의해 특징된다. 근육 손상은 압축 손상 때문이고, 허혈과 세포 죽음이 따른다. 그래서 회복은 다양한 양의 근재생과 짙은 결합조직 침착을 포함한다. 초기 혈관 손상 범위와 잇따른 혈관 이식은 회복 과정의 성공적 결과에 중요한 역할을 한다.[97] 쥐의 비복근을 이용한 계속된 연구에서 Jarvinen[97,98] 등은 압축 손상 후에 초기 유동성은 모든 연구된 요소 촉진에 의해 치유화된다고 설명했다. 이것은 혈관 이식의 속도와 강도 그리고 축적 속도, 섬유 방향성(orientation)과 장력 비율에서 회복된 조직의 양을 포함한다. 좌상 손상의 중요한 합병증은 근육 내에 뼈 형성이고, 이것은 화골성 근염으로 알려졌다. 비교적 높은 출현율 뿐만 아니라, 세포과정은 스포츠 손상에서 잘 설명되었다.[99] 이 상태의 진행이나 가능한 예방의 초기 움직임 효과는 연구되지 않았다.

건(Tendon)

앞에서 설명된 연부조직 치유의 3단계를 통해 건 회복과정이 인지되었다. 그럼에도 불구하고, 내재성 섬유아세포 반응이 회복 과정을 추진하는데 책임이 있는지의 질문은 토론의 여지가 있다.[100-102] 임상에서 대부분 연구자들은 내재성과 외재성 세포 반응은 치유과정에 기여하고, 손상형태와 위치에 의존하는 것에 동의한다. 대부분의 건손상은 분열손상(예를 들어, 운동 선수 손상에서)이나, 가장 종종 이웃하는 조직에 연합된 압축 손상이 있든 없든 간에 횡적 손상으로 분류된다. 길이를 따라 건 파열은 드물고 신장에 따른 파열이 근건 연접에서 일어난다.[89]

뼈에 정지하는 건이 분리되는 분열 손상에서 회복은 뼈가골 형성에 의해 일어나고,[103] 분열된 파편은 성공적으로 재정지하도록 한다. 그렇지 않다면, 많은 양의 섬유성 조직 침착이 일어나고 앞으로 손상 경향이 있다.

횡단 손상에 대한 반응으로 건 스트레인(찢어짐)이 포함되고, 일반적으로 염증이 손상 후, 첫 몇 일 동안 일어나고 섬유아세포와 혈관 재건이 손상부위 주위의 조직으로부터 일어난다.[102] 이것은 피하조직, 심부막(fascia), 활액초, 손상된 뼈 구조의 골막(periosteum)이 포함된다. 이 형태에서 치유는(예, 외재성 세포 반응에 의해) 밀집한 콜라겐 형성과 유착에 의해 특징되고, 건초에 외상과 고정에 의해 자극되는 것으로 나타난다.[102-104]

내재적으로 미세섬유간 섬유아세포뿐만 아니라 결합조직초내의 섬유아세포는 손상될 것이고, 활액초의 부재로 완전한 회복 능력을 가졌다.[105] Ⅲ형 콜라겐은 빠르게 교차-연결하는 능력이 있고, 치유 초기 단계에 콜라겐을 지배한다. 그러나 단계적으로 Ⅰ형 콜라겐으로 대치되고 정상 세포외 기질의 중요 구성 요소가 된다. 콜라겐 형태의 설명과 건과 인대 치유로 전환은 언급했다.[106] 회복 동안 내재성 섬유아세포의 동원보다 외재성의 우세가 손상에 포함된 활액초가 있는지 없는 지를 결정하는 것으로 나타난다. 이 경우라면 광범위한 유착 형성이 일반적으로 일어나고 아마 건활막 벽의 고세포성과 혈관 성질 때문이다.[107]

건 손상의 임상적 분류는 Leadbetter에 의해 제공되었다[108](표 2-1). 활막(paratenonitis)과 연합되든 그렇지 않든 건주위(paratenon의 염증은 심부 건 구조의 염증과 구별되고, 명백한 염증 단계가 없이 급성 병인(tendinitis)의 발달이나 만성 병인이 변성 변화(tendinosis)를 일으킨다. 그러나 최근 연구에서 Curwin[23]은 이 생각에 의문을 가지고 건은 이미 후반기에 건염의 섬유성 단계에 존재함을 언급했다.

증식(회복)단계 동안 콜라겐의 무작위 축적이 있다. 이것은 약 8주간 지속되고, 콜라겐 섬유가 근육에 의해 적용된 정상 부하 영향 아래 건의 장축을 따라 배열되는 동안 재건과 성숙 단계에 따른다. 콜라겐 섬유의 힘은 교차 연결과 섬유 조합이 증가되는 시기 동안 증가한다. 게다가, Ⅲ형에서 Ⅰ형 콜라겐으로 단계적으로 이동하고, 또한 건의 힘에 기여한다. 이 변화는 잘 증명되었다.[19,106,109] 건의 구조적 구조와 재건과 성숙 단계는 콜라겐 발달이 요구되고 회복 후 재활치료가 부분적으로 중요하다. Gelberman 등은[101,110,111] 개 굴곡근건 치유의 초기에 조절된 유동성은 치유 과정의 세포성 반응에 영향을 주고 형태학적으로 유착 형성의 놀라운 감소를 일으켰다.[110,112] 게다가 치유된 건의 힘은 유동성이 지연되었던 것의 조절보다 우세하게 나타났다. 비슷하게 지속적 수동 운동에 의한 활액외 굴곡근건 치유 증가는 Salter[113]의 토끼 모델에서 설명했다.

손상된 건의 치유과정을 변화시키는 수동 유동성의 기전은 잘 이해되지 않는다. 유동성은 내재성 건 치유 반응을 촉진할 것이라고 제시했고, 특별히 건외막(epitenon) 섬유

표 2-1 건손상 분류 용어

신용어	구용어	정의	조직학적 조사	임상적 증상과 증후
건주위염	건활액염, 건초염, 건주막염	활액에 연결되든 되지 않든 단지 건주위의 염증	건주위 또는 건주막성 그물눈 모양의 조직에 염증성 세포	기본적인 염증 증상: 부종, 통증, 염발음, 국소 압통, 따뜻함, 기능장애
건 열상이 있는 건주위염	건 열상 (Tendinitis)	건 내의 변성과 연합된 건 주위 염증	위와 같음. 건 콜라겐 섬유. 방향 감각 상실, 산발성 혈관 안쪽 자람 그러나 현저한 건내 염증은 아님	위와 같음. 종종 건결절이 촉진되고, 부종과 염증 증상
건염(Tendinosis)	건 열상 (Tendinitis)	위축때문에 건 내 변성 (노화, 미세외상, 혈관 손상 등)	섬유 방향 감각 소실, hypocellulanity 산발성 혈관 안쪽 자람 때때로 국소 괴사 또는 칼슘화가 있는 비염증성 건내 콜라겐 변성	증상이 없는 건결절이 종종 촉진. 건초 부종이 사라짐
건 열상 (Tendinitis)	건 스트레인 또는 건 열상	혈관 파괴와 염증성 회복 반응으로 건의 증상적 퇴행	세 가지 인식되는 세부 그룹: 각각은 급성출혈과 찢어짐으로 인한 순수 염증에서 미리 존재한 변성, 칼슘화와 만성상태에 건의 변화에 첨가된 염증까지 다양한 조직학을 보인다. 1. 급성 2. 아급성 3. 만성 a. 간질성 미세손상 b. 중심 건 괴사 c. 명백한 부분 파열 d. 급성 완전 파열	증상은 염증성이고, 혈관 분열, 위축과 관련된 세포 괴사와 비례한다. 증후 기간은 각 세부그룹으로 정의된다. 2주 이하 4~6주 6주 이상

출처: Physiology of Tissue Repair, in Hunter-Griffin LY (ed): *Athletic Training and Sports Medicine,* ed 2. Park Ridge, IL, American Academy of Orthopaedic Surgeons, 1991,pp.96-123.

아세포에서 그러므로 최소 반흔 형성으로 효과적인 회복을 일으킨다.[19,112] 게다가, 초기 수동 유동성은 능동적으로 유착 형성을 감소시킬 것이고, 치유 과정의 구조적 단계를 촉진한다. 회복 후에 조절된 유동성은 간헐적 장력 스트레스를 제공하고 재건 단계 촉진을 위해 요구되는 것으로 나타난다.[54,55] 최근에 마찰 마사지와 비슷한 기법을 이용한 연부조직 유동성의 적용은 쥐에서 급성 건염 감소로 아마 이 부위에 섬유 아세포 동원을 촉진함에 의해 회복에 효과적으로 보인다.[114] 한편, 만성 건염에서 손상된 건의 횡마찰 마사지는 유착 파괴에 효과적으로 생각된다.[23] 마지막으로 유동성은 이 지역에 영양 전달을 촉진함에 의해 건 치유에 효과적인 역할을 할 것이다.[115]

인대(Ligaments)

앞에서 설명한 것처럼 인대의 분자 구조는 건과 비교해서 유연성 정도가 높이 제공된다.[40,116] 그럼에도 불구하고 큰 부하는 장력 저항과 손상에 이르는 것을 극복할 능력이 있고, 일반적으로 완전한 또는 부분적 열상으로 명시되며 아마 신장 손상은 다발적 미세 열상과 동반된다.[40] 임상적으로 이것은 Ⅰ, Ⅱ, Ⅲ 등급으로 분류된다.[40,117]

Ⅰ 등급은 관절 느슨함이 동반되지 않은 경도 손상으로서 특징되고, Ⅱ 등급은 가벼우나 임상적으로 무의미한 느슨함

이 있는 중등도 손상으로 Ⅲ 등급은 인대의 완전 열상으로부터 의미있는 느슨함이 있는 중증 손상으로서 특징된다. 인대 치유는 앞에서 설명한 염증, 회복, 재건을 포함한 기본 기전을 통해 획득된다.[40] 그러나 손상 심각도와 특별한 인대를 포함한 몇가지 요소가 치유과정 결과를 결정한다.

일반적으로, 급성 염증 단계는 첫 72시간 동안 일어나고 단세포와 대식세포가 풍부한 반흔이 생긴다. 다음 몇일에서 섬유아세포 수가 증가하고 1주 경에 콜라겐 섬유의 무작위 배열이 반흔 기질에 존재한다. 건에서처럼 초기에 Ⅰ형의 작은 비율과 Ⅲ형 콜라겐이 우세하다.[106,118] 다른 기질은 이 시기에 축적된 섬유결합소(fibronectin),[119] 글리코사(glycosa), 물로 구성된다.[120]

섬유아세포의 증식과 합성 활동은 약 6주간 지속되고 회복과 재생 단계가 현저하다. 이 시기 동안 찢어진 인대 끝 사이 공간은 혈관 육아 조직으로 차여진다. 회복 단계의 몇 주는 재건 과정이 활동된다. 단계적으로 반흔의 세포화(cellularity)는 합성 활동 수행력 감소에 따라 감소된다.

콜라겐 기질은 더 조직화되고 조직학적으로 인대 장축을 따라 잘 배열되어 나타난다. 생화학적 윤곽은 정상 인대 조직으로 나타난다. 이것은 Ⅲ형과 Ⅰ형 콜라겐의 정상 비율의 회복과 정상 인대의 교차-연결 윤곽 특성의 확립이 포함된다.[2,116] 성숙 단계는 몇 달과 몇 년간 지속된다. 치유된 조직이 형태학적으로 덜 조직적일지라도 원래 장력(tensile strength)은 완전히 획득되지 않는다.[120]

최종 결과는 몇가지 요소의 상호작용에 의존한다. 인대 형태와 연합된 국소 상태는 중요하게 보여진다. 예를 들어, 전십자인대 치유[121,122]는 내측측부인대와 불충분하게 비교된다.[120,123] 치유과정에 영향을 주는 다른 요소는 반흔에 작용하는 스트레스이다. 토끼 내측측부인대 모델에서 건아래 치유는 장력이 없는 반대부분과 비교해서 더 많은 콜라겐 함유량과 더 높은 백분율의 종으로 배열된 콜라겐 섬유에 의해 특징인 반흔이 생기게 보여진다.[124]

인대 치유에서 훈련과 유동성-비유동성의 효과를 조직화하는 것은 흥미롭다. 고양이 슬관절의 전후십자인대에서 작은 직경 섬유 수의 의미있는 증가와 지연된 운동 후에 큰 직경 섬유 수의 감소가 있다. 그러나 그 연구에서 운동한 인대의 섬유 전체 횡단면은 대조군보다 작고 이는 운동은 인대의 장력이 증가되지 않음을 제시한다.[125] 한편, 작은 직경 섬유의 증가는 이 인대의 감소된 뻣뻣함을 제시한다.[126] 이것의 지지로 쥐 내측측부인대의 고정은 작은 직경 섬유수의 감소를 보여주고[127] 아마 관절 뻣뻣함에 이른다. 고정이 관절 뻣뻣함에 이르는 기전은 설명되지 않았다. 기전의 복합이 포함될 것이다.[128] 이것은 관절내(intra-articular) 유착 형성을 포함하고[129,130] 과정에서 섬유아세포에 의해 인대의 능동 수축이 수축성 단백질에 의해 중재된다.[131]

결 론
CONCLUSION

근골격 연부조직은 손상과 치유가 고려될때 조명할 수 있는 다양한 생화학과 구조적 특징이 있다. 모든 조직의 치유는 염증, 회복, 재건의 기본 기전을 통해 획득된다. 그러나 손상받지 않은 혈관과 신경공급, 세포화의 특별한 조직 구조, 특성화된 분자 구성요소, 조직이 회복 과정의 결과를 결정한다.

가장 활발한 연구의 하나는 손상된 근골격 연부조직의 치유에서 유동성의 효과를 고려하는 것이다. 광범위한 실험적 증거가 유동성이 근육, 건, 인대 손상 치유에서 유효한 효과가 있음을 설명한다. 그러나 효과 중재에 포함된 기전은 이해가 불충분하다. 유동성 효과와 다른 형태의 도수 치료의 연구는 도수 물리치료를 위한 조사에 도전을 제공한다.

참고문헌

1. Nimni ME, Harkness RD. Molecular structures and functions of collagen. In: Nimni ME, ed. *Collagen.* Boca Raton, FL: CRC Press; 1988;1:1–78.
2. Amiel D, Kleiner JB. Biochemistry of tendon and ligament. In: Nimni ME, ed. *Collagen.* Boca Raton, FL: CRC Press; 1988;3:223–251.
3. Prockop DJ, Kivirikko KI. Collagens: molecular biology, diseases, and potentials of therapy. *Annu Rev Biochem.* 1995;64:403–434.
4. Yamada KM. Cell surface interactions with extracellular materials. *Annu Rev Biochem.* 1983;52:761–799.
5. Sandberg LB, Soskel NT, Leslie JG. Elastin structure, biosynthesis, and relation to disease states. *N Engl J Med.* 1981;304:566–579.
6. Winlove CP, Parker KH. The physiological functions of extracellular matrix macromolecules. In: Reed RK, ed. *Interstitium, Connective Tissue and Lymphatics.* London: Portland Press; 1995:137–165.
7. Krstic RV. *General Histology of the Mammal.* Berlin: Springer-Verlag; 1985.
8. Heinegard D, Paulson M. Structure and metabolism of proteoglycans.

In: Piez KA, Reddi AH, eds. *Extracellular Matrix Biochemistry.* New York: Elsevier; 1984:277–328.

9. Potts JR, Campbell ID. Fibronectin structure and assembly. *Curr Opin Cell Biol.* 1994;6:648–655.
10. Engel A, Franzini-Armstrong C, eds. *Myology.* New York: McGraw-Hill; 1994.
11. Vander AJ, Sherman JH, Luciano DS. *Human Physiology: The Mechanisms of Body Function.* New York: McGraw-Hill; 1994.
12. Jerusalem F. The microcirculation of the muscle. In: Engel AG, Franzini-Armstrong C, eds. *Myology.* New York: McGraw-Hill; 1994;1:361–374.
13. Fawcett DW, Jensh RP. *Bloom & Fawcett: Concise Histology.* New York: Chapman & Hall; 1997.
14. Kelly A, Rubinstein N. The diversity of muscle fiber types and its origin during development. In: Engel A, Franzini-Armstrong C, eds. *Myology.* New York: McGraw-Hill; 1994;1:119–133.
15. Buchthal F, Schmalbruch H. Motor unit of mammalian muscle. *Physiol Rev.* 1980;60:90–142.
16. Blevins FT, Djurasovic M, Flatow EL, et al. Biology of the rotator cuff tendon. *Orthop Clin North Am.* 1997;28:1–16.
17. Akeson WH, Amiel D, Woo S L-Y. Immobility effects of synovial joints: the pathomechanics of joint contracture. *Biorheology.* 1980;17:95–110.
18. Cetta G, Tenni R, Zanaboni G, et al. Biochemical and morphological modifications in rabbit Achilles tendon during maturation and aging. *Biochem J.* 1982;204:61–67.
19. Gelberman R, Goldberg V, An K-N, et al. Tendon. In: Woo S L-Y, Buckwalter JA, eds. *Injury and Repair of the Musculoskeletal Soft Tissues.* Park Ridge, IL: American Academy of Orthopaedic Surgeons; 1988:1–44.
20. Flint MH. Interrelationships of muco-polysaccharides and collagen in connective tissue remodeling. *J Embryol Exp Morphol.* 1972;27:481–495.
21. Vogel KG, Trotter JA. The effect of proteoglycans on the morphology of collagen fibrils formed *in vitro*. *Collagen Relat Res.* 1987;7:105–114.
22. O'Brien M. Functional anatomy and physiology of tendons. *Clin Sports Med.* 1992;11:505–520.
23. Curwin S. Tendon injuries: pathophysiology and treatment. In: Zachazewski JE, Magee DJ, Quillen WS, eds. *Athletic Injuries and Rehabilitation.* Philadelphia: W.B. Saunders; 1996:27–53.
24. Strocci R, Leonardi L, Guizzardi S, et al. Ultrastructural aspects of rat tail tendon sheaths. *J Anat.* 1985;140:57–67.
25. Dyer RF, Enna CD. Ultrastructural features of adult human tendon. *Cell Tissue Res.* 1976;168:247–259.
26. Ralphs JR, McNeilly CM, Hayes AJ, et al. 3D modelling of tendon cell shape *in vivo* by confocal microscopy: cell-cell communication and the role of gap junctions. *Trans Orthop Res.* 1996;21:5.
27. Jozsa L, Balint JB, Reffa A, et al. Histochemical and ultrastructural study of adult human tendon. *Acta Histochem.* 1979;65:250–257.
28. Hildebrand M. *Analysis of Vertebrate Structure.* New York: John Wiley & Sons; 1974.
29. Davison PF. Tendon. In: Weiss JB, Jayson MIV, eds. *Collagen in Health and Disease.* Edinburgh: Churchill Livingstone; 1982: 498–505.
30. Diamant J, Keller A, Baer E, et al. Collagen: ultrastructure and its relationship to mechanical properties as a function of aging. *Proc R Soc B.* 1972;180:293.
31. Kastelic J, Galeski A, Baer E. The multicomposite structure of tendon. *Connect Tissue Res.* 1978;6:11–23.
32. Rowe RW. The structure of rat tail tendon fascicles. *Connect Tissue Res.* 1985;14:21–30.
33. Hukins DWL. Biomechanical properties of collagen. In: Weiss JB, Jayson MIV, eds. *Collagen in Health and Disease.* Edinburgh: Churchill Livingstone; 1982:49–72.
34. Tidball JG. Myotendinous junction: morphological changes and mechanical failure associated with muscle cell atrophy. *Exp Mol Pathol.* 1984;40:1–12.
35. Trotter JA, Hsi K, Samora A, et al. A morphometric analysis of the muscle-tendon junction. *Anat Rec.* 1985;213:26–32.
36. Trotter JA, Corbett K, Avner BP. Structure and function of the murine muscle-tendon junction. *Anat Rec.* 1981;210:293–302.
37. Mackay B, Harrop TJ, Muir AR. The fine structure of the muscle-tendon junction in the rat. *Acta Anat (Basel).* 1969;73:588–604.
38. Noonan TJ, Garrett WE Jr. Injuries at the myotendinous junction. *Clin Sports Med.* 1992;11:783–806.
39. Kelly DE, Wood RL, Enders AC. *Bailey's Textbook of Microscopic Anatomy.* Baltimore: Williams & Wilkins; 1984.
40. Frank C, Amiel D, Woo S L-Y, et al. Normal ligament properties and ligament healing. *Clin Orthop.* 1985;196:15–25.
41. Vogel KG, Ordog A, Pogany G, Olah J. Proteoglycans in the compressed region of human tibialis posterior tendon and in ligaments. *J Orthop Res.* 1993;11:68–77.
42. Frank CB, Hart DA. The biology of tendons and ligaments. In: Mow VC, Ratcliffe A, Woo S L-Y, eds. *Biomechanics of Diarthrodial Joints.* New York: Springer-Verlag; 1990:39–62.
43. Frank CB. Ligament injuries: pathophysiology and healing. In: Zachazewski JE, Magee DJ, Quillen WS, eds. *Athletic Injuries and Rehabilitation.* Philadelphia: W.B. Saunders; 1996:9–25.
44. Chowdhury P, Matyas JR, Frank CB. The "epiligament" of the rabbit MCL: a quantitative morphological study. *Connect Tissue Res.* 1991;27:33–50.
45. Cormack DH. *Ham's Histology.* Philadelphia: J.B. Lippincott; 1987.
46. Kumar V, Cotran RS, Robbins SL. *Basic Pathology.* 6th ed. Philadelphia: W.B. Saunders; 1997.
47. Fantone JC, Ward PA. Inflammation. In: Rubin E, Farber JL, eds. *Pathology.* 2nd ed. Philadelphia: J.B. Lippincott; 1994:33–66.
48. Martinez-Hernandez A. Repair, regeneration, and fibrosis. In: Rubin E, Farber JL, eds. *Pathology.* 2nd ed. Philadelphia: J.B. Lippincott; 1994:69–95.
49. Rote NS. Inflammation. In: McCance KL, Huether SE, eds. *Pathophysiology: The Biologic Basis for Disease in Adults and Children.* 2nd ed. St Louis, MO: Mosby; 1994:234–267.
50. Cullen MJ, Mastalgia FL. Pathological reactions of skeletal muscle. In: Mastalgia FL, Walton J, eds. *Skeletal Muscle Pathology.* New York: Churchill Livingstone; 1982:88–139.
51. Peacock EE Jr, Van Winkle W Jr. The biochemistry and the environment of wounds and their relation to wound strength. In: Peacock EE Jr, Van Winkle W Jr, eds. *Surgery and Biology of Wound Repair.* Philadelphia: W.B. Saunders; 1976:81–203.
52. Ross R. The fibroblast and wound repair. *Biol Rev.* 1968;43: 51–96.
53. Goss RJ. *Principles of Regeneration.* New York: Academic Press; 1969.
54. McGaw WT. The effect of tension on collagen remodelling by fibroblasts: a stereological ultrastructural study. *Connect Tissue Res.* 1986;14:229–235.
55. Noyes FR, Torvik YJ, Hyde WB, et al. Biomechanics of ligament

failure, II: an analysis of immobilization exercise and reconditioning effects in primates. *J Bone Joint Surg Am.* 1974;36: 1406–1418.

56. Karpakka J, Vaananen K, Virtanen P, et al. The effects of remobilization and exercise on collagen biosynthesis in rat tendon. *Acta Physiol Scand.* 1990;139:139–145.
57. Medoff RJ. Soft tissue healing. *Ann Sports Med.* 1987;3:67–70.
58. Van der Meulen JCH. Present state of knowledge and processes of healing in collagen structures. *Int J Sports Med.* 1982;3:4–8.
59. Carpenter S, Karpati G. *Pathology of Skeletal Muscle.* New York: Churchill Livingstone; 1984.
60. Caplan A, Carlson B, Faulkner J, et al. Skeletal muscle. In: Woo S L-Y, Buckwalter JA, eds. *Injury and Repair of the Musculoskeletal Soft Tissues.* Park Ridge, IL: American Academy of Orthopaedic Surgeons; 1988:213–291.
61. Stockdale FR, Holtzer H. DNA synthesis and myogenesis. *Exp Res.* 1961;24:508–520.
62. Mauro A. Satellite cell of skeletal muscle fibers. *J Biophys Biochem Cytol.* 1961;9:493–495.
63. Bischoff R. The myogenic stem cell in development of skeletal muscle. In: Mauro A, Shafiq S, Milhorat A, eds. *Regeneration of Striated Muscle and Myogenesis.* Amsterdam: Excerpta Media; 1970:218–231.
64. Husman I, Soulet L, Gautron J, et al. Growth factors in skeletal muscle regeneration. *Cytokine Growth Factor Rev.* 1996;7:249–258.
65. Chambers RL, McDermott JC. Molecular basis of skeletal muscle regeneration. *Can J Appl Physiol.* 1996;21:155–184.
66. Bischoff R. Proliferation of muscle satellite cells on intact myofibers in culture. *Dev Biol.* 1986;115:129–139.
67. Gulati AK, Reddi AH, Zalewski AA. Changes in the basement membrane zone components during skeletal muscle fiber degeneration and regeneration. *J Cell Biol.* 1983;87:957–962.
68. Bayne EK, Anderson MJ, Fambrough DM. Extracellular matrix organization in developing muscle: correlation with acetylcholine receptor aggregates. *J Cell Biol.* 1984;99:1486–1501.
69. Sanes JR, Marshall LM, McMahan UJ. Reinnervation of muscle fiber basal lamina after removal of myofibers: differentiation of regenerating axons at original synaptic sites. *J Cell Biol.* 1978;78:176–198.
70. Schultz E. A quantitative study of satellite cells in regenerating soleus and extensor digitorum longus muscles. *Anat Rec.* 1984; 208:501–506.
71. Hall-Craggs ECB. The regeneration of skeletal muscle fibers per continuum. *J Anat.* 1974;117:171–178.
72. Carlson BM. *The Regeneration of Minced Muscles.* Basel, Switzerland: Karger; 1972.
73. Faulkner JA, Carlson BM. Contractile properties of standard and nerve-intact muscle grafts in the rat. *Muscle Nerve.* 1985;8: 413–418.
74. Armstrong RB. Mechanisms of exercise-induced delayed onset muscular soreness: a brief review. *Med Sci Sports Exerc.* 1984;16:529–538.
75. Ebbeling CB, Clarkson PM. Exercise-induced muscle damage and adaptation. *Sports Med.* 1989;7:207–234.
76. Stauber WT. Delayed-onset muscle soreness and muscle pain. In: Zachazewski JE, Magee DJ, Quillen WS, eds. *Athletic Injuries and Rehabilitation.* Philadelphia: W.B. Saunders; 1996:92–98.
77. Hoppeler H. Exercise-induced ultrastructural changes in skeletal muscle. *Int J Sports Med.* 1986;7:187–204.
78. Armstrong RB. Muscle damage and endurance sports. *Sports Med.* 1986;3:370–381.
79. McCully KK, Faulkner JA. Injury to skeletal muscle fibers of mice following lengthening contractions. *J Appl Physiol.* 1985;59: 119–126.
80. Newham DJ, Jones DA, Clarkson PM. Repeated high force eccentric exercise: effects on muscle pain and damage. *J Appl Physiol.* 1987;63:1381–1386.
81. Rogers KL, Berger RA. Motor unit involvement and tension during maximum, voluntary concentric and isometric contractions of the elbow flexors. *Med Sci Sports.* 1974;6:253–259.
82. Abraham WM. Factors in delayed muscle soreness. *Med Sci Sports Exerc.* 1977;9:11–20.
83. Evans WJ, Cannon JG. The metabolic effects of exercise-induced muscle damage. *Exerc Sports Sci Rev.* 1991;19:99–125.
84. Armstrong RB, Ogilvie RW, Schwane JA. Eccentric exercise-induced injury to rat skeletal muscle. *J Appl Physiol.* 1983;54:80–93.
85. Friden J, Sjostrom M, Ekblom B. Myofibrillar damage following intense eccentric exercise in man. *Int J Sports Med.* 1983;4: 170–176.
86. Friden J. Muscle soreness after exercise: implications of morphological changes. *Int J Sports Med.* 1984;5:57–66.
87. Tidball JG. Inflammatory cell response to acute muscle injury. *Med Sci Sports Exerc.* 1995;27:1022–1032.
88. Clarkson PM, Tremblay I. Rapid adaptation to exercise-induced muscle damage. *J Appl Physiol.* 1988;65:1–6.
89. Garrett W, Tidball J. Myotendinous junction: structure, function and failure. In: Woo S L-Y, Buckwalter JA, eds. *Injury and Repair of Musculoskeletal Soft Tissues.* Park Ridge, IL: American Academy of Orthopaedic Surgeons; 1988:171–207.
90. Nikolaou PK, Macdonald BL, Glisson KR, et al. Biomechanical and histological evaluation of muscle after controlled strain injury. *Am J Sports Med.* 1987;15:9–14.
91. Hassleman CT, Best TM, Seaber AV, et al. A threshold and continuum of injury during active stretch of rabbit skeletal muscle. *Am J Sports Med.* 1995;23:65–73.
92. Speer KP, Lohnes J, Garrett WE. Radiographic imaging of the muscle strain injury. *Am J Sports Med.* 1993;21:89–96.
93. Almekinders LC, Garrett WE Jr, Seaber AV. Histopathology of muscle tears in stretching injuries. *Trans Orthop Res Soc.* 1984;9:306.
94. Tidball JG, Daniel TL. Myotendinous junctions of tonic muscle cells: structure and loading. *Cell Tissue Res.* 1986;245:315–322.
95. Mubarak S, Hargens AR. *Compartment Syndromes and Volkmann's Contracture.* Philadelphia: W.B. Saunders; 1981:106–118.
96. Gordon L, Buncke HJ, Townsend JJ. Histological changes in skeletal muscle after temporary independent occlusion of arterial and venous supply. *Plast Reconstr Surg.* 1978;61:576–580.
97. Jarvinen M. Healing of a crush injury in rat striated muscle. *Acta Pathol Microbiol Scand.* 1976;142:47–56.
98. Lehto M, Jarvinen M, Nelimarkka O. Scar formation after skeletal muscle injury: a histological and autoradiographical study in rats. *Arch Orthop Trauma Surg.* 1986;104:366–370.
99. Rothwell AG. Quadriceps hematoma: a prospective clinical study. *Clin Orthop.* 1982;171:97–103.
100. Lundbors G, Rank F. Experimental studies on cellular mechanisms involved in healing of animal and human flexor tendon in synovial environment. *Hand.* 1980;12:3–11.
101. Manske PR, Lesker PA. Histologic evidence of intrinsic flexor tendon repair in various experimental animals: an *in vitro* study. *Clin*

Orthop. 1984;182:297–304.

102. Potenza AD. Tendon and ligament healing. In: Owen R, Goodfellow J, Bullough P, eds. *Scientific Foundation of Orthopaedics and Traumatology.* London: Heinemann Medical; 1980:300–305.

103. Sevitt S. *Bone Repair and Fracture Healing in Man.* Edinburgh: Churchill Livingstone; 1981.

104. Munro IR, Lindsay WK, Jackson SH. A synchronous study of collagen and mucopolysaccharide in healing flexor tendons of chickens. *Plast Reconstr Surg.* 1970;45:493–501.

105. Manske PR, Gelberman RH, Van de Berg JS, et al. Intrinsic flexor tendon repair: morphological study *in vitro. J Bone Joint Surg Am.* 1984;66:385–396.

106. Liu SH, Yang R-S, Al-Shaikh R, Lane JM. Collagen in tendon, ligament, and bone healing. *Clin Orthop Relat Res.* 1995;318: 265–278.

107. O'Brien M. Functional anatomy and physiology of tendons. *Clin Sports Med.* 1992;11:505–520.

108. Leadbetter WB. Cell-matrix response in tendon injury. *Clin Sports Med.* 1992;11:533–578.

109. Hutton P, Ferris B. Tendons. In: Bucknall TE, Ellis H, eds. *Wound Healing for Surgeons.* London: Baillière-Tindall; 1984: 286–296.

110. Gelberman RH, Woo S L-Y, Lothringer K, et al. Effects of early intermittent passive mobilization on healing canine flexor tendons. *J Hand Surg.* 1982;7:170–175.

111. Gelberman RH, Botte MJ, Spiegelman JJ, et al. The excursion and deformation of repaired flexor tendon treated with protected early motion. *J Hand Surg Am.* 1986;11:106–110.

112. Hitchcock TF, Light TR, Bunch WH, et al. The effect of immediate controlled mobilization on the strength of flexor tendon repairs. *Trans Orthop Res Soc.* 1986;11:216.

113. Salter RB. The biologic concept of continuous passive motion of synovial joints: the first 18 years of basic research and its clinical application. *Clin Orthop.* 1989;242:12–25.

114. Davidson CJ, Ganion LR, Gehlsen GM, et al. Rat tendon morphologic and functional changes resulting from soft tissue mobilization. *Med Sci Sports Exerc.* 1997;9:313–319.

115. Manske PR, Lesker PA. Nutrient pathways of flexor tendons in primates. *J Hand Surg.* 1982;7:436–444.

116. Amiel D, Frank C, Harwood F, et al. Tendons and ligaments: a morphological and biochemical comparison. *J Orthop Res.* 1984;1: 257–265.

117. Oakes BW. Acute soft tissue injuries: nature and management. *Aust Fam Physician.* 1982;10(suppl):3–16.

118. Williams IF, McCullagh KG, Silver IA. The distribution of types I and III collagen and fibronectin in the healing equine tendon. *Connect Tissue Res.* 1984;12:211–227.

119. Grinnell NF. Fibronectin and wound healing. *J Cell Biochem.* 1984; 26:107–116.

120. Frank C, Amiel D, Akeson WH. Healing of the medial collateral ligament of the knee: a morphological and biomechanical assessment in rabbits. *Acta Orthop Scand.* 1983;54:917–923.

121. O'Donoghue DH, Frank GR, Jeter GL, et al. Repair and reconstruction of the anterior cruciate ligament in dogs: factors influencing long-term results. *J Bone Joint Surg Am.* 1971;53: 710–718.

122. Noyes FR, McGinniss GH. Controversy about treatment of the knee with anterior cruciate laxity. *Clin Orthop.* 1985;198:61–76.

123. Woo S L-Y, Gomez MA, Inoue M, et al. New experimental procedures to evaluate the biomechanical properties of healing canine medial collateral ligaments. *J Orthop Res.* 1987;5:425–432.

124. Gomez MA, Woo SL, Amiel D, et al. The effects of increased tension on medial collateral ligaments. *Am J Sports Med.* 1991;19: 347–354.

125. Larsen N, Parker AW. Physical activity and its influence on the strength and elastic stiffness of knee ligaments. In: Howel ML, Parker AW, eds. *Sports Medicine: Medical and Scientific Aspects of Elitism in Sports.* Brisbane: Australian Sports Medicine Federation; 1982;8:63–73.

126. Tipton CM, Schild RJ, Tomanek RJ. Influence of physical activity on the strength of knee ligaments in rats. *Am J Physiol.* 1967;212: 782–787.

127. Brinkley JM, Peat M. The effects of immobilization on the ultrastructure and mechanical properties of the medial collateral ligament of rats. *Clin Orthop.* 1986;203:301–308.

128. Andriacchi T, Sabiston P, DeHaven K, et al. Ligaments: injury and repair. In: Woo S L-Y, Buckwalter JA, eds. *Injury and Repair of the Musculoskeletal Soft Tissues.* Park Ridge, IL: American Academy of Orthopaedic Surgeons; 1988:103–132.

129. Evans EB, Eggers GWN, Butler JK. Experimental remobilization of rat knee joints. *J Bone Joint Surg Am.* 1960;42:737–758.

130. Woo S L-Y, Matthews JV, Akeson WH, et al. Connective tissue response to immobility: correlative study of biomechanical and biochemical measurements of normal and immobilized rabbit knees. *Arthritis Rheum.* 1975;18:257–264.

131. Dahners LE. Ligament contractions: a correlation with cellularity and actin staining. *Trans Orthop Res Soc.* 1986;11:56.

제 II 부

사 지

제 3 장

견관절

(The Shoulder)

신체에 있어 대부분의 가동관절이 그러하듯이 견관절도 가동성을 위하여 안정성을 어느 정도 희생해야 한다. 오훼상완인대(superior coracohumeral ligament)를 제외하고는 사람의 견관절에는 안정성을 주는 강한 인대와 관절낭이 없다.[1] 따라서, 근육은 가동성과 안정성의 이중의 기능을 수행해야 한다. 견관절을 티 위에 올려진 골프공에 비유할 수 있는데, 관절낭 인대 구조와 근건 회전근개의 섬세한 상호작용이 필요하다.[2] 견관절을 생각할 때 우리가 생각해야 할 것이 상완관절, 견쇄관절과 흉쇄관절과 견흉관절과 같은 기능적 관절이다. 그리고 관절낭 외부 공간의 오훼견봉궁(coracoacromial arch)과 대결절 사이의 다른 기능적 관절도 살펴보아야 한다.[3] 일반적인 견관절 움직임은 이러한 관절의 정상적인 움직임에 의해 이루어진다. 동시에 일어나는 움직임 역시 정상적인 관절낭과 인대의 안정성, 그리고 근육의 균형이 요구된다. 따라서 우리는 연구에서 연합된 연부조직의 다른 스트레스를 생각해야 하고, 그래서 우리는 문제의 근원을 찾을 수 있다.

적절한 기능 해부와 생역학
PERTINENT FUNCTIONAL ANATOMY AND BIOMECHANICS

견관절 거상(Shoulder Elevation)

견관절 거상은 주요 3면인 관상면(coronal), 견갑면, 시상면(sagittal)에서 일어난다(그림 3-1).

관상(전두)면

부적절한 스윙: Kessler과 Hertling[4]에 따르면, 시상면에서의 굴곡과 관상면에서의 외전에서의 상완골의 완전 거상이 부적절한 스윙이라고 하는데, 그것은 상완골이 완전 외전시 상완골의 장축을 기준으로 90° 정도의 외회전이 일어나야 한다.[5] 팔이 내회전 한 상태로 관상면에서 팔을 완전히 거상하는 것은 불가능하다. 관상면에서 120° 가까이 외전하는 동안 팔을 자동적으로 외회전된다.

관상면에서 외전 시 상완골의 외회전이 일어나는 기전: 초기 외전 시 전방 관절낭은 뒤틀린 자세에서 힘을 받고, 외회전 움직임을 유발한다. 외전이 되는 동안 외회전은 관절낭에서의 꼬임을 풀고 외전이 더 일어나도록 만든다.[6] 전방 관절낭의 꼬임은 하방 상완인대(Inferior glenohumeral ligament; IGHL)를 팽팽하게 한다. 이로 인해 관상면상에서의 외전이 90°까지 제한된다. Gagey 등[7]은 90° 이상 계속 거상하게 되면, IGHL이 탄탄해지는데 그 원인은 상완골이 견갑면으로 계속 움직이고, 그로 인해 외회전이 지속되기 때문이다.

관상면에서 외회전이 일어나는 원인: 외회전은 견봉과 오훼견봉 인대(coracoacromial ligament)와 대결절의 원활한 관계를 위해 반드시 필요하다.[8] Walker[9]는 이것은 사실이 아니며, 외회전은 관절강 가장자리에서 상완골두가 충돌되지 않도록 하기 위해 필요하다고 보고하였다.[10] 최근 연구[11]에서 상 관절 충돌 정도를 보았다. 거상 끝 범위에서의 일반적인 제한은 상 관절강과 극상근 건의 아랫부분에서 충

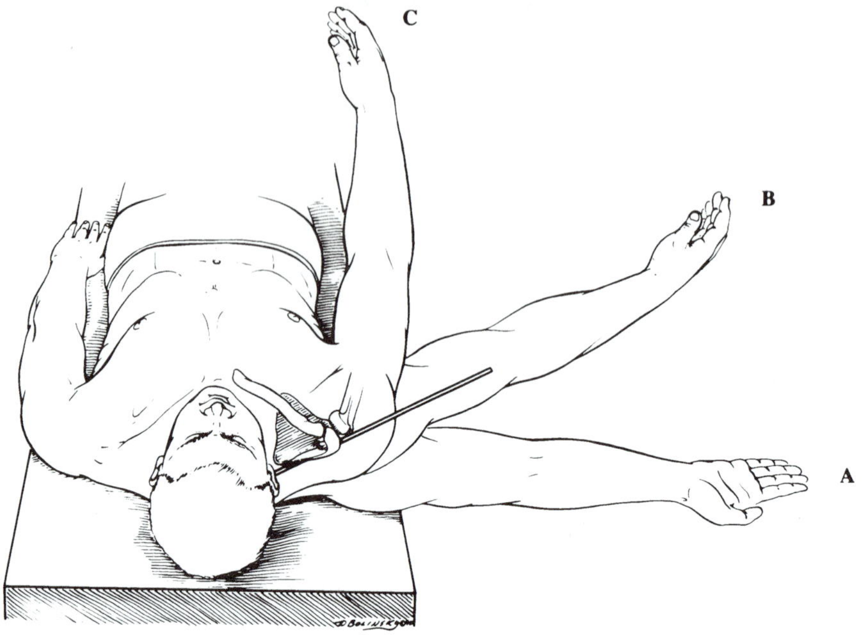

그림 3-1 거상면 **A**, 관상면, **B**, 견갑면, **C**, 시상면. 출처: Copyright © 1990, David Bolinsky.

돌이 일어나 거상이 제한된다.[1] 이는 수동적인 관상면상에서의 외전의 마지막 범위에 극상근이 자극되어 통증이 발생하기 때문이다.

상완골과 견갑골의 움직임: 견갑상완의 움직임은 상완골의 근위부가 견봉에 접촉할 경우, 역시 외전이 제한된다.[1]

견갑면

팔은 앞에서 관상면까지 30°에서 45°까지 올라가는데, 이것이 견갑골의 정상 휴식 자세(normal resting position)이다. 이것은 움직임의 가장 좋은 자세인데 그 이유는 (1) 상완골의 역학적 축이 견갑골의 역학적 축과 가깝고[12], (2) 견갑골의 아랫부분이 느슨하고, 관상면에서 상완골의 회전이 일어날 일이 없고, 관절낭은 꼬이게 된다. (3)삼각근와 극상근은 팔을 올리기 위한 최상의 상태에 있다.[13]

이러한 움직임면[14,15]은 다음과 같은 이유로 인해 재활에서 권할만하다.

1. 관상면에서 전방 관절낭의 구조가 팽팽해지는 것은 연부조직의 회복을 악화시킨다. 관상면에서의 과도한 움직임은 전방 회전근개에 과부하를 준다.
2. 삼각근과 회전근개의 길이-장력 관계는 최선이고, 근육의 힘도 최선이다.
3. 큰 외회전력과 작은 압박력이 나타나는데 그 원인은 이 면에서 극하근과 소원근(teres minor)이 정상적인 상완관절의 축보다 뒤에 있기 때문이다. 이 근육들의 길이는 증가되고(최선의 길이-장력관계), 이들의 회전력도 증가한다.

어깨 통증을 동반한 환자는 견봉하 부분 때문으로(활액낭염, 회전근개와 상완 이두근 손상) 다른 자세에서의 거상 스트레스를 줄이기 위해 견갑면에서 팔을 자동적으로 올린다. Warren은 이 자세에서 수동검사를 실시했는데, 이 자세가 가장 크게 움직일 수 있는 자세이다.

시상면(전방 굴곡)

시상면에서 불규칙한 스윙은 상완골이 완전 거상하기 위해 상완골의 장축에서 내측으로 회전이 일어나야만 나타나게 된다. 이때 관절낭은 장력을 받게 된다.

임상적 고찰: 관상면에서의 완전 외전이 일어나기 전에 외회전이 일어나야 하기 때문에 관절낭염이나 근육의 구축으로 인한 외전의 제한 상태에서 외회전을 향상시키기 위해서는 직접적인 스트레칭이 필요하다. 극하근과 소원근은

신축성과 장력이 유지되어야 하는데 그 이유는 이 근육들이 팔을 거상하는 동안 외회전을 하는데 필수적인 작용을 하기 때문이다.

굴곡, 신전하는 동안의 상완관절 실재 움직임 (True Glenohumeral Motion during Flexion and Extension)

견갑골이 고정된 상태에서 굴곡은 90° 신전은 45°이다(그림 3-2A, B).

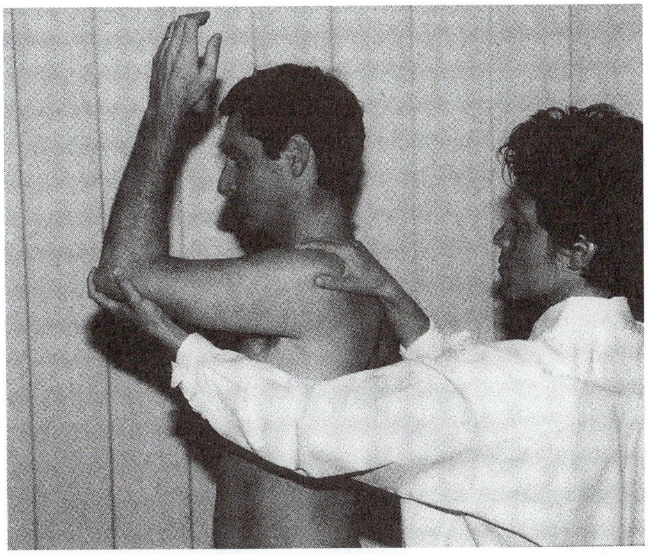

그림 3-2A 정확한 수동 상완관절 굴곡(90°)은 견갑골이 고정된 상태에서 측정한다.

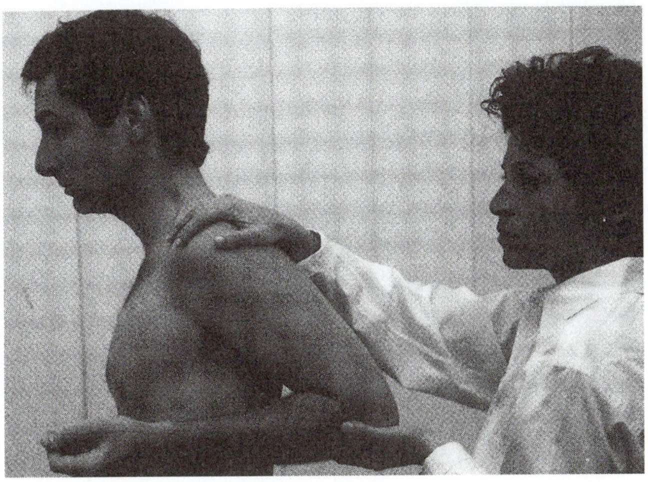

그림 3-2B 정확한 수동 상완관절 신전(45°)은 견갑골이 고정된 상태에서 측정한다.

견흉관절의 움직임 SCAPULOTHORACIC MOTION

견갑상완 리듬(Scapulohumeral Rhythm)

상완골을 처음 30°에서 50° 외전 또는 굴곡하는 동안 견갑골은 고정되어 있다. 그러나, 외측으로 움직이다. 움직임이 상완관절에서 국소적으로 일어난다. 그러나 외전 50° 이상 되면, 견갑골은 견관절이 완전 신전에 이를 때까지 약 65° 호를 그리며 고정된 축에 관해 회전 된다. 운동선수들에게서 이 움직임은 상완관절에서의 외전과 견흉관절에서의 회전 사이에서 2대1의 비율로 나타난다.[16] Jobe 등[17]은 견갑면에서 견갑상완 움직임은 전체 3대2로 나타나고, 상완골을 처음 30° 외전 한 상태에서는 4대1의 비율로, 외전을 유지한 상태에서는 5대4로 나타난다고 기술하였다.

McQuade와 Smidt[18]에 의한 최근 연구에 따르면 위에 견갑상완 리듬 비율을 지나치게 극단적으로 단순화한 것이고, 이로 인해 위의 비율은 팔에 부하가 주어졌을 때는 생각하지 않았다. 가벼운 부하는 팔을 들어 올릴 때, 견갑상완 리듬을 3.1대1에서 4.3대1로 증가시킨다(견갑골 움직임 감소). 무거운 부하를 가하였을 때는 팔을 들어 올릴 때, 견갑상완 리듬은 1.9대1에서 4.5대1로 증가한다.[18(p127)]

견갑골의 회전(Scapular Rotation)

견갑골의 회전은 견쇄관절과 흉쇄관절에서 일어난다. 견갑골을 신전하고 안정성에 관여하는 짝힘(몸에 같은 크기에 반대방향으로 작용하는 두 힘)은 능형근(능형근)과 함께 상하 승모근과 전거근(serratus anterior)과 한쌍이다. 견봉의 거상은 승모근 하부섬유, 전거근과 승모근 상부섬유, 능형근이 짝힘을 이룬다.[16] 다른 짝힘은 각각의 다른 움직임에 의해 나타난다. 팔을 거상하는 동안 견갑골은 전인(전방으로 움직이는 것), 거상, 흉곽에서 상방 회전 된다.

견갑골의 역할(Role of the Scapula)

관절의 안정성 증가

특히 견관절의 움직임에서 상완골 아래 관절와가 놓이는 위치로 견갑골이 움직일 때[5,16,19], 관절 안정성이 증가한다. 견관절의 움직임이 일어나는 동안 관절와와 상완골두 사이 순간적인 축이 이루어져 상완관절의 적합성이 이루어져야 한다. 관절의 안정된 적합성이 없으면,[19] 관절낭 인대(capsular ligament)의 장력 스트레스가 증가할 것이고, 그 결과 과도하게 신장되어 결과적으로 안정성이 떨어지게 된다.

근육 부착지점을 기초로 한 작용

Kibler[16]는 견갑골에 붙은 근육을 세 그룹으로 분류하였다. 그룹1은 견갑골의 안정성과 회전에 관여하는 것으로 승모근, 능형근, 견갑거근, 전거근이다. 그룹2는 외부 근육으로 삼각근(detoid), 상완이두근(biceps), 상완삼두근(triceps)다. 그룹3은 내부 근육으로 회전근개(rotator cuff) 4개의 근육이다. 순차적으로 위에 근육들이 구심성과 원심성으로 효과적인 기능을 수행한다. 견갑골은 그룹1의 안정성 근육에 의해 안정적으로 위치하고 있다. 안정성에 관여하는 근육은 특히, 삼각근(deltoid), 기시부(insertion)에서 정지부(origin)까지의 근육 길이를 유지하는데 도움을 준다. 근육 장력은 근육 최대 길이의 90%에 달했을 때 최대가 된다. 근육의 장력 감소는 그 근육 일의 효율성을 떨어뜨린다.[20] 이는 움직임의 모든 단계에 영향을 준다. 견갑골 주변 근육의 약화는 견갑골의 외측움직임을 증가시킨다. 회전근개의 약화는 견관절 거상시 견갑하근과 극하근에 의해 외전과 외회전시 극상근와 삼각근에 의해 상완골두의 하강을 감소시킨다.[19] 결과적으로 기능적 견관절 충돌증후군(impingement syndrome)이 일어나게 된다.

만약 어깨에 비정상적인 움직임이 일어나게 되면, 근육의 기시와 정지점이 바뀌고, 원위면은 더 안정되고 힘은 약화될 것이다.[19(p5)] 이는 테니스 서브와 같은 머리 위에서 던질 때 나타난다. 이런 경우 견갑골은 근육에 의해 외측으로 밀리게 되고, 견갑골 위에 근위쪽보다 상완골 쪽의 원위부에서 더 안정적이다. 그 결과 견갑골의 운동성이 감소하고 외측으로 미끄러지게 된다.[16] 기능성이 떨어지는 견갑골은 외측으로 미끄러지기 쉽고, 그로 인해 부착된 근육의 정상적인 길이-장력 관계가 줄어든다. 그 결과 원심성, 구심성 수축에 관계된 근육의 효율성이 떨어진다. 회전근개 근육과 견갑골 근육의 효율성과 견갑골의 안정성 감소는 결국 견관절 불안정의 원인이 된다.

상완골 거상 행로로부터 견봉의 이동

최대 외전에서 견봉은 약 36° 거상된다.[21] 가속기에는 회전근개로부터 견봉이 없어야하고, 충돌과 오훼견봉 호(coracoacromial arch)의 압력을 감소시키기 위해 견갑골은 회전되어야 한다. 거의 모든 던지기는 외전 85°에서 100° 사이에서 일어난다. 여기서 견봉은 충돌을 방지하기 위해 위로 기울어져야 한다.[16]

공 던지는 동작을 하는 동안 견갑골이 흉벽을 따라 후인과 전인을 할 수 있어야 한다.

던지기 동작의 감아올리기와 뒤로 끌기를 하는 동안 견갑골 후인은 전방 근육의 수축형태를 변화시켜 에너지를 비축한다. 전방 근육은 원심성 수축에서 구심성 수축으로 후방 근육은 구심성 수축에서 원심성 수축으로 변화되도록 한다.

가속하며 앞으로 던지는 시기에 견갑골 전인은 후방 구조물의 과도한 과부하(전방 구조물을 감속시키려고 원심성으로 수축)를 인한 손상을 방지하는데 꼭 필요하다. 가속되는 동안 견갑골은 외측으로 전인되고, 그 다음 흉곽 벽에서 전방으로 움직이고,[16] 따라서 견갑골은 상완골에 정상적인 위치를 유지한다.

Kibler[16]는 던지기를 하는 동안, 후인과 전인의 협조성 감소는 외회전 동안 상완관절 앞면의 기능적 전경 또는 위로 들려있는 것이 원인이고, 그것에 의해서 정상적인 골격 지지대가 이동한다고 서술했다. 이는 전방 관절순과 인대에 주어진 스트레스 때문일 것이다.

던지기 동작의 운동사슬 작용

던지기 동작시 견갑골의 움직임은 운동 사슬에 연결되어 이루어진다. 즉, 큰 에너지가 다리, 등, 그리고 체간에서 팔과 손으로 전달된다. 테니스 선수들이 땅에서 발이 떨어진 상태로 서브를 넣을 때, 발에서 견갑골로 안정된 지지가 이동한다.[16] 견갑골의 운동장애는 정상적인 에너지 이동을 방해하고, 그 결과 근위부 쪽의 힘을 감소시키기 위해 팔의 원위부에 높은 수준의 에너지 활동을 하게 되어 이로 인해 원위부의 긴장성이 증가하게 된다.

충격흡수 작용

견갑골의 반작용과 충격흡수는 어깨에 직접 또는 상완골에 간접적으로 타격이 주어졌을 때, 이에 대한 반작용과 충격흡수 능력에 의해 나타나게 된다(그림 3-3).[22]

임상적 고찰: 외전 180° 시(평균적으로 사람들은 180°에 이루지 못한다), 견갑골은 약 60° 움직인다.[23] 상완관절의 움직임이 결핍된 상태에서 견흉관절에서의 움직임에 의해 상완골을 약 65° 올릴 수 있다. 이를 어깨 으쓱(shrug) 기전이라 한다. 이 기전은 삼각근 또는 회전근개에 급성 또는 만성 염증과 이 부위에 퇴행성을 가져올 수 있기 때문에 여기에 유념해야 한다. 견봉하관절에 빈번한 충돌과 염증이 일어나는데, 비동시적인 견흉관절의 움직임은 염증과 퇴행성으로부터 상완골두가 방해되지 않도록 한다. 견흉관절의 움직임은 견관절 검사에서 평가할 수 있다(견관절 기능적 검사 참조).

견갑골 움직임(견관절의 움직임의 1/3을 차지하는)은 모든 견관절 문제에서 고려해야 한다. 테니스 선수에게서 견관절의 움직임을 근전도기기(EMG)로 분석한 결과 서브, 포핸드, 백핸드 치기에서 전거근이 중요하다는 것을 보여주었다. 테니스의 서브는 어깨 위로 던지는 것과 비슷하기 때문이다. 이 때, 이 근육은 특히, 던지는 사람에게 중요하다. Ryu와 그의 동료들[24]은 효과적인 전거근의 기능은 흉곽에 반하여 견갑골의 안정성에 의해 필수적이다. 회전에서 상완골두가 움직일 수 있게 견갑골은 안정된 모습을 하고 있다. 전거근의 약화는 견흉관절과 상완관절의 동시작용을 어렵게 하고, 생역학적으로 비정상적인 보상작용이 일어나게끔 한다.

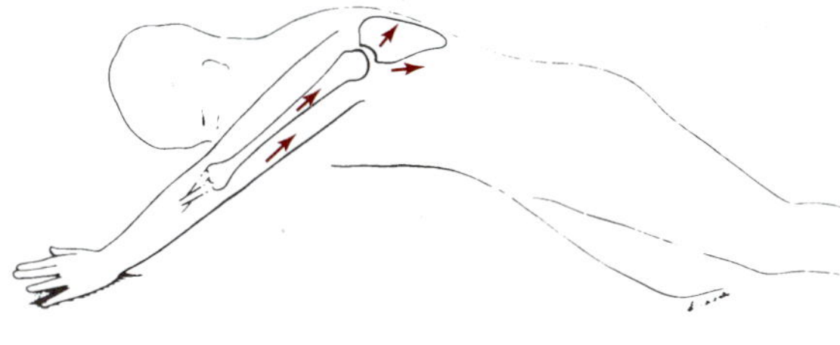

그림 3-3 견갑골의 충격흡수 기능. 어깨에 가해진 충격 흡수 반작용에 대한 기전은 고관절 결핍시 나타난다. 출처: *Clinical Orthopaedics* (1961:20:41), Copyright © 1961, J.B. Lippincott Company.

관절와 상방 회전근개의 가장 중요한 것은 승모근과 전거근이다. Perry[25]은 비록 두 근육이 거의 같은 크기지만, EMG를 분석하면 수영하는 동안 전거근은 최대 75% 일을 하고, 승모근은 최대 34에서 42% 일을 한다. 그녀는 수영을 하는 동안 계속적으로 75%를 발휘할 수 없다고 하였다.

모든 견갑골 근육, 특히 전거근의 훈련과 재활의 중요성이 증가하고 있다. 수영선수들은 그들의 프로토콜과 경추의 전방 근육을 과도하게 발달시킨다. 그 결과 슬럼프 자세가 나타나고, 견갑골 후인근과 내전근 (능형근, 승모근 중부섬유, 광배근 상부 섬유)이 약화된다(그림 3-4~8). 약화된 근육조직은 수영에서 팔을 앞으로 되돌리는 동작(외전과 외회전)에서 상완골두가 관절와 밖에 놓이는 자세로 기능부전을 만든다. 그 결과 상완골과 견봉의 완전한 접합성에 대한 기능부전으로 인하여 상완골두가 견봉에 충돌하는 현상이 나타날 것이다. 외회전근에 비해 견관절의 내회전근의 과발달은 이차적인 충돌의 원인이다. 그 결과 “수

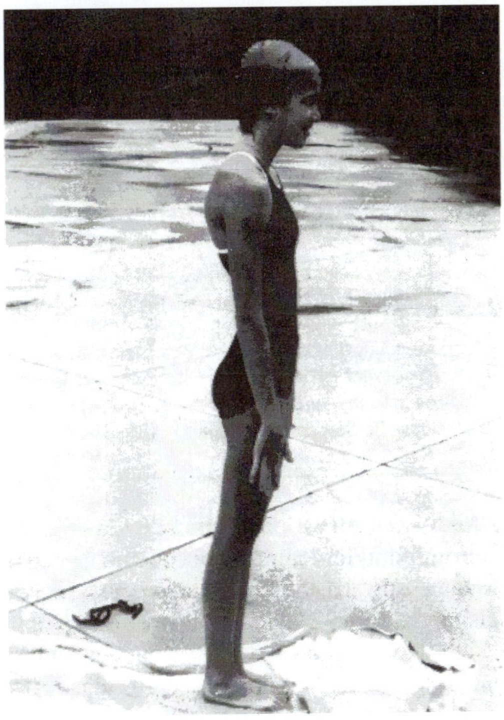

그림 3-4 수영선수 자세. 시상면에서 수영선수의 어깨가 전방으로 전인되어 있고 현저한 전만을 보이고 있다. 출처: *Clinics in Sports Medicine* (1986;5[1]:11), Copyright © 1986, W.B. Saunders Company.

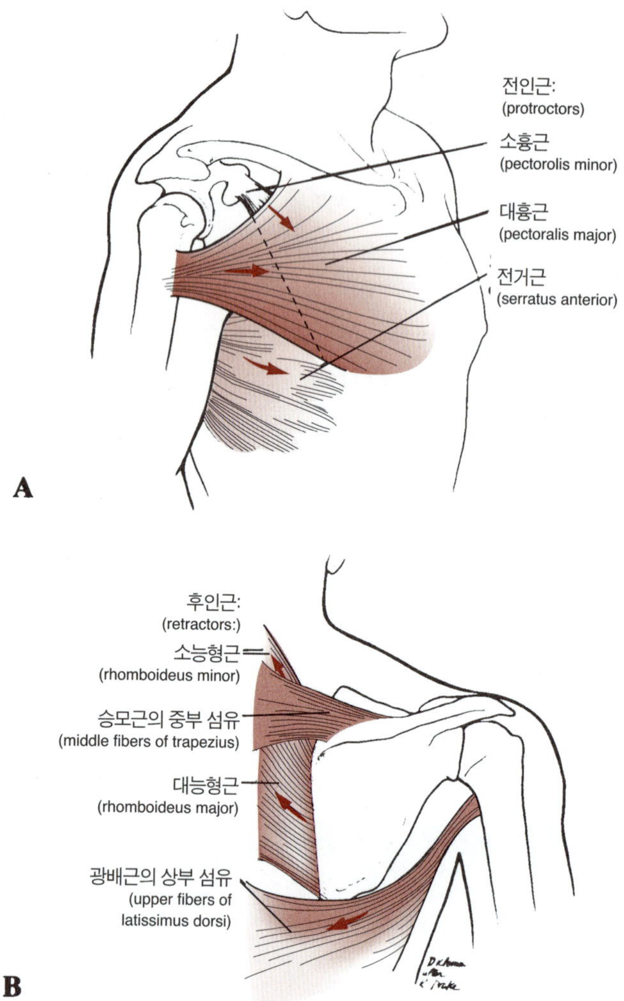

그림 3-5 견갑골의 전인근(**A**)과 후인근(**B**) 출처: G.P. Bogumill, Functional Anatomy of the Shoulder and Elbow in Symposium on Upper Extremity Injuried in Athletes, p. 198, *American Academy of Orthopaedic Surgeons*, © 1986, The C. V. Mosby Co.

영선수 어깨"가 나타난다.

모든 견간절의 문제에서 견갑골과 상완관절사이 관계는 필수적으로 고려해야할 사항이다. 회전근개가 견갑골에 기시하기 때문에 견갑골 근육의 기능부전으로 인한 견갑골 움직임의 부조화는 회전근개 근육이 손상되게끔 한다. 상완골두의 안정성에 직접적인 기능을 하는 회전근개 근육의 약화는 정적인 어깨 안정성에 관여하는 것(관절낭, 인대)에 스트레스를 더 주게 된다.

비정상적인 견흉관절의 리듬은 견갑거근과 승모근의 상

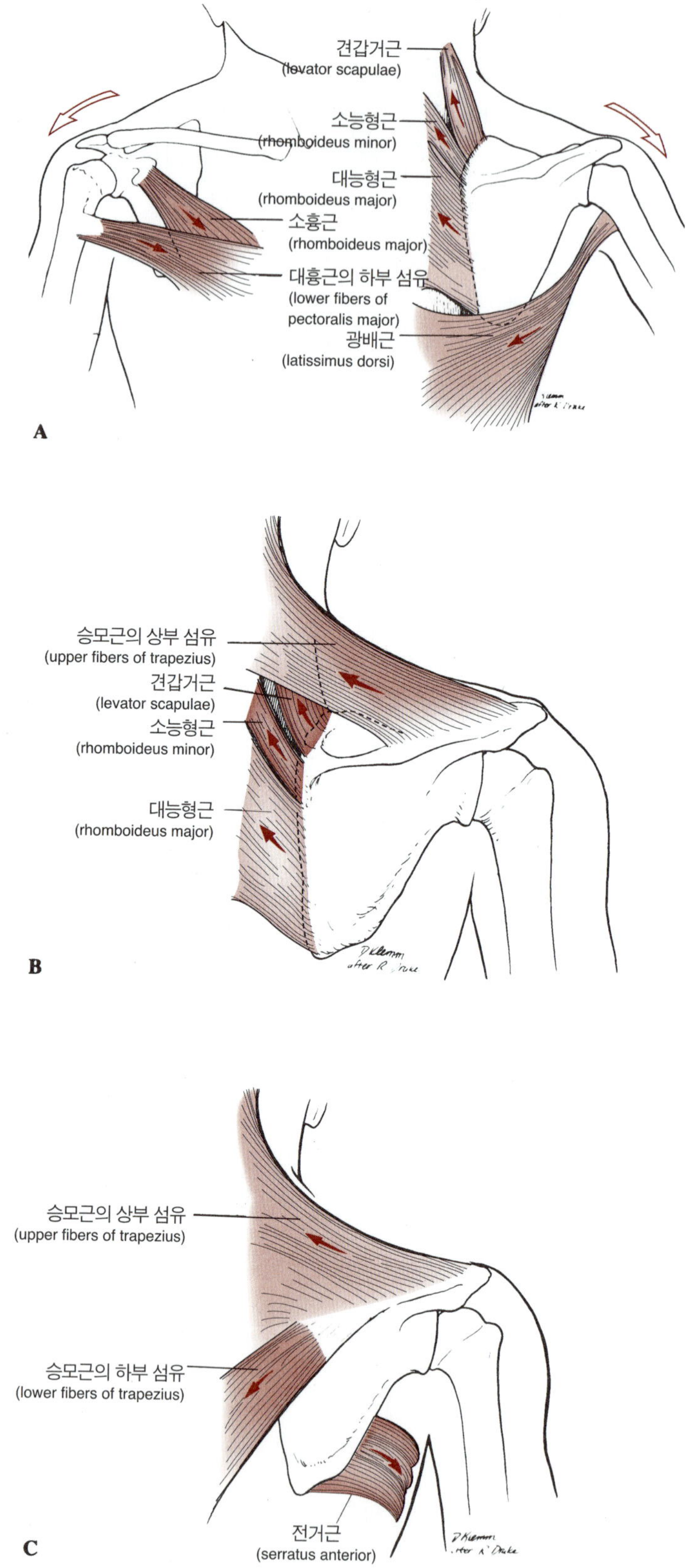

그림 3-6 견갑골의 거상근(**A**와 **B**)과 상방회전근(**C**) 출처: G.P. Bogumill, Functional Anatomy of the Shoulder and Elbow in *Symposium on Upper Extremity Injuries in Athletes*, pp. 199–201, © 1986, The C. V. Mosby Co.

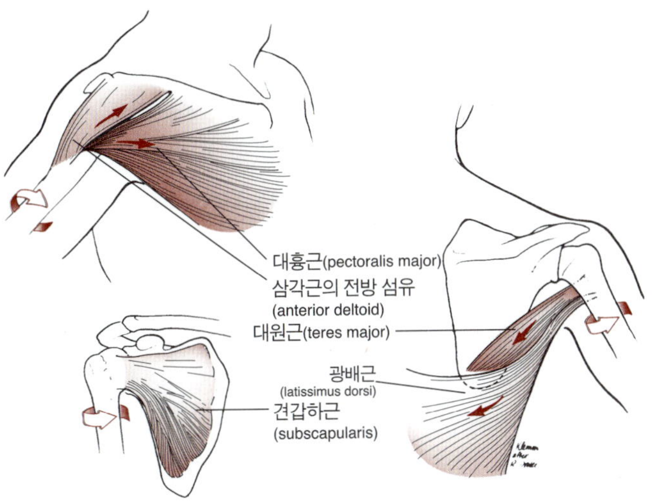

그림 3-7 팔의 내회전근. 출처: G.P. Bogumill, Functional Anatomy of the Shoulder and Elbow in *Symposium on Upper Extremity Injuries in Athletes*, p. 204, American Academy of Orthopaedic Surgeons, © 1986, The C. V. Mosby Co.

부에 스트레스가 발생할 것이고, 이는 통증유발점과 결과적으로 유착을 일으킬 것이다. 견갑골 근육의 과신장과 결과적으로 전방(대흉근, 견갑하근, 사근)근육이 긴장할 것이다. 이러한 근육의 발달은 회전근개 근육의 억제와 기능

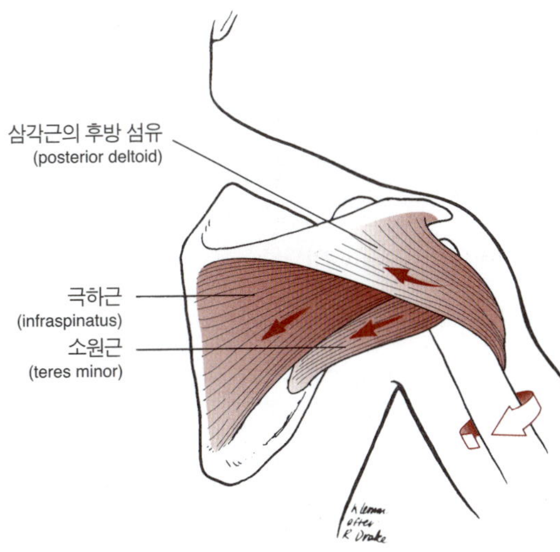

그림 3-8 팔의 외회전근. 출처: G.P. Bogumill, Functional Anatomy of the Shoulder and Elbow in *Symposium on Upper Extremity Injuries in Athletes*, p. 204, American Academy of Orthopaedic Surgeons, © 1986, The C. V. Mosby Co.

저하를 일으킬 것이다.[26] Perry[5]는 슬럼프 자세도 견갑거근의 과도한 신장과 승모근 상부섬유의 신장을 야기한다고 하였다(그림 3-9). 경추 전만증과 어깨 전방전위는 충돌증후군과 관련이 있다(충돌 증후군 참조).

향상된 인간 공학과 자세는 견관절 문제를 예방한다. 견갑거근과 승모근 상부섬유의 단축은 경추와 견관절 문제를 일으킨다. 승모근 하부섬유와 광배근의 약화를 동반한 승모근 상부 섬유와 견갑거근의 긴장은 견관절 거상하는 동안 견갑골의 비정상적 상방 움직임을 일으키고, 결과적으로 미세손상과 회전근개의 충돌현상을 발생시킨다. 유연성과 근육의 수축으로 안정된 움직임을 하여야 한다. 회전근개와 견갑골의 중앙부에 부착하는 근육들은 승모근 상부섬유, 견갑거근, 흉부근육이 신장되면서 수축하여야 한다. 외측 회전근개는 엄청나게 강한 내회전근과 조화를 이루면서 수축하여야 한다. 다음 단원에서는 직접 외상, 신장, 움직임, 재활에 대해 다룰 것이다.

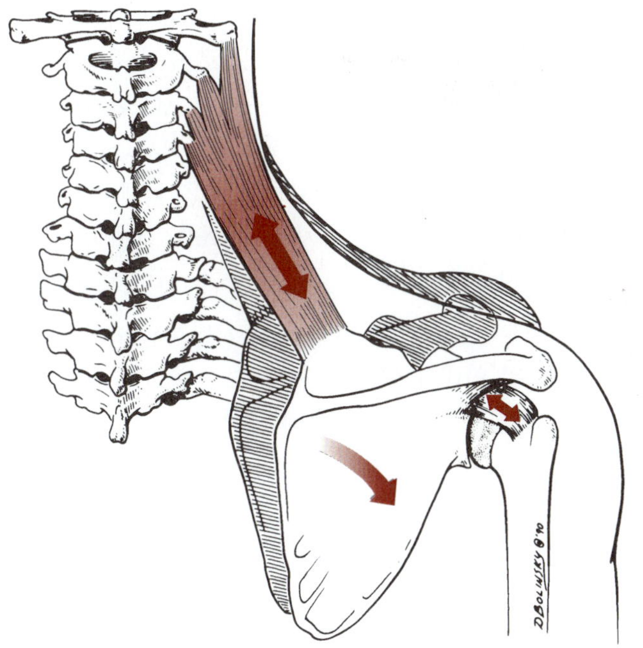

그림 3-9 슬럼프 자세는 견갑거근과 견갑골 주변 근육, 관절낭, 회전근개의 과도한 신장을 일으킨다. 결과적으로 흉근막이 짧아지고, 통증유발점과 섬유증이 생긴다.

흉쇄관절 – 견쇄관절의 움직임
STERNOCLAVICULAR-ACROMIOCLAVICULAR MOTION

쇄골 관절은 활막관절이다. 쇄골 관절의 관절가동범위는 견흉관절의 관절 가동범위인 60° 이내이다.[27]

흉쇄 관절(Sternoclavicular Joint)

상완골이 10° 거상될 때마다 흉쇄관절에서 쇄골이 4° 거상되는데, 상완골이 최대 90°까지 거상되면, 쇄골의 거상(35°에서 40°)이 멈추게 된다. 수평내전과 수평외전 시 흉쇄관절에서 쇄골이 35°에서 최대 50°까지 회전한다. 오훼쇄골 인대(coracoclatricular ligament)는 흉곽에서 견갑골이 회전될 때 상완관절에서의 외전과 굴곡을 돕는다.[28]

견쇄 관절(Acromioclavicular Joint)

견쇄 관절(AC)은 쇄골에 견갑골을 매달고 있고 상지의 무게를 지지한다. 위아래 AC 관절 인대(견쇄 염좌 참조)는 수평 안정성을 제공한다. 원추인대(conoid)와 능형인대〔trapezoid(가끔 활막에 의해 분리된)〕로 구성되어 있는 오훼쇄골 인대는 수직 안정성을 제공한다. AC 관절의 외측 끝단은 30°에서 45° 외전하는 동안 20°에서 25° 거상한다.[29] 이는 90°에서 120°에 도달하면 잠긴 자세가 된다(더 이상 거상할 수 없도록 잠긴 상태가 된다). 게다가 AC 관절이 잠긴 상태가 된 후 견갑골 거상은 견갑골이 상방회전되고, 오훼돌기(coracoid process)가 하방회전 되기 때문이며, 오훼쇄골 인대가 쇄골을 장축으로 후방회전 시키기 때문이다.[4] 삼각근의 쇄골두부분이 관절낭의 앞쪽을 강화하는 동안 승모근은 AC 관절낭과 상방 견쇄 인대로 후상방을 강화한다. 이는 견쇄 관절 염좌에 중요한 근육들이다(견쇄 관절 염좌 참조).

임상적 고찰: AC 관절은 흉쇄 관절보다 견갑골의 움직임과 쇄골 회전에 더 많이 관여한다. 또 지레팔과 안정성 역할에 관여한다. Turek[23(p922)]는 쇄골의 안팎의 양끝단의 고정으로 인해 회전이 제한되면, 팔 외전이 110° 이상에서 제한된다고 하였다.

스포츠에서는 과도한 외전과 외회전은 반복되는 쇄골의 축 회전 때문이고, 그 결과 비정상적인 단순 스트레스가 AC 관절에 가해지기 때문이라고 한다. AC 관절이 능동 또는 수동으로 외전을 시작하여 90° 거상에 가까워지면서 180° 끝범위에 도달할 때에 AC 관절 병변으로 통증이 나타날 것이다. 수평 내전은 또 다른 AC 잠긴 자세이다. 이는 관절이 휘감길 때, 통증이 발생한다(견관절의 기능적 평가, 견쇄 관절 염좌 참조).

완전한 견관절의 전방 굴곡과 외전을 위해서 60° 견갑골 회전이 일어나야 하며, 상완관절에서는 90°에서 105°의 회전이 일어나야한다. 견관절 굴곡, 외전의 나머지 10°에서 15°는 척추의 신전, 외측 굴곡이 일어난다. 어느 한 팔만 외전 또는 굴곡하면, 척추의 외측 변위는 반대 외측 척추 근육에 의해 일어난다. 두 팔이 외전 또는 굴곡 할 때는 요추부 근육에 의한 요추의 과도한 전만이 필요하다.[30] 이 같은 척추의 움직임으로 견관절 외전 또는 굴곡 마지막 10°에서 15° 범위에서 일어난다. 이는 AC와 SC 관절 사이 정상적인 관절 움직임을 되찾는 것이다.

견관절 근육군의 작용
SHOULDER MUSCLE GROUP ACTIONS

견관절 굴곡(Shoulder Flexion)

견관절 굴곡(시상면에서 앞으로)은 직접적으로 삼각근 전부와 대흉근의 쇄골두의 작용으로 일어나며, 간접적으로 오훼완근과 상완이두근, 상완근을 필요로 하고, 이는 주로 처음 90° 굴곡에서 일어난다(그림 3-10).

외회전(External Rotation)

외회전에는 극하근, 소원근, 삼각근 후부가 작용한다(그림 3-8에서 3-11). 극상근은 외측 회전근과 굴곡근으로 약간 작용한다.[31]

내회전(Internal Rotation)

내회전에(그림 3-7에서 3-11)는 견갑하근, 대원근, 광배근, 대흉근과 삼각근 전부가 작용한다. 견갑하근은 단지 내회전에만 작용한다. 대흉근은 내전과 동시에 내회전이 일어나게 하고, 삼각근 전부는 견관절을 내회전하면서 굴곡

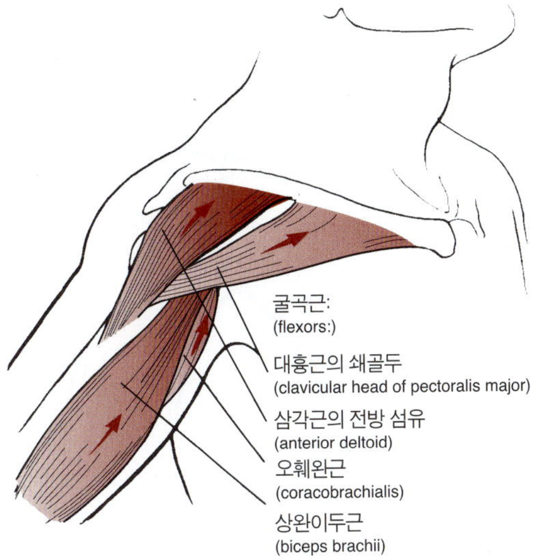

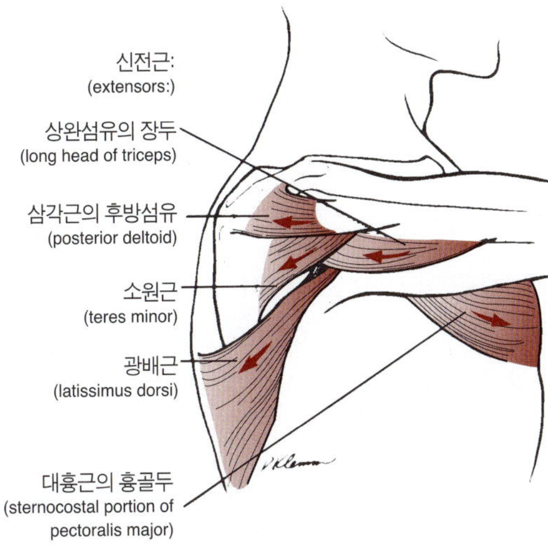

그림 3-10 팔의 굴곡근과 신전근. 출처: G.P. Bogumill, Functional Anatomy of the Shoulder and Elbow in *Symposium on Upper Extremity Injuries in Athletes*, p. 201,American Academy of Orthopaedic Surgeous, © 1986, The C. V. Mosby Co.

하게 한다. 그리고 광배근와 대원근은 내전, 신전과 내회전이 같이 일어난다.

내전과 신전(Adduction and Extension)

내전과 신전(그림 3-12)은 광배근, 대원근, 대흉근 하부, 삼각근 후부, 삼두근 장두가 작용한다. 이는 저항에 대항하여 머리 위로 팔을 올린 자세에서 팔을 몸 가까이 가져오는 작용을 하는 근육들이다. 광배근과 대원근 역시 견관

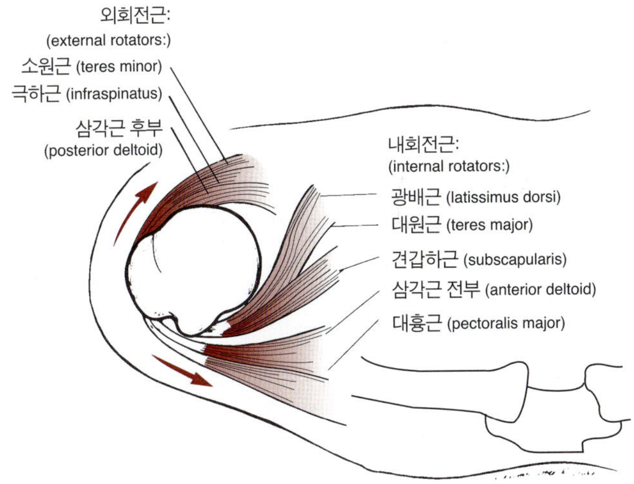

그림 3-11 팔의 회전근. 출처: G.P. Bogumill, Functional Anatomy of the Shoulder and Elbow in *Symposium on Upper Extremity Injuries in Athletes*, p.203,American Academy of Orthopaedic Surgeous, © 1986, The C. V. Mosby Co.

절을 신전시키고, 대흉근 하부는 팔을 내전 하는 것처럼 팔을 앞으로 내리게 한다. 삼각근 하부는 과신전 하는데 중요한 역할을 한다.

외전(Adduction)

외전의 주동근은 삼각근과 극상근이다. 관상면에서 삼각근 후부의 움직이고, 견갑골 면에서 삼각근의 중부와 전면부가 움직인다.

임상적 고찰: 저항검사는 이들 사이에서 통증을 유도하는 수축인지 아닌지 알 수 있다. 검사에서 통증과 대부분 정상 수축(작은 위축과 근육 대치)은 근육 과/또는 건의 몇 부분의 손상을 의미한다. 근육 움직임의 학습은 근육의 이름을 자세히 적어가며 한다. 환자의 움직임이나 자세에 대한 검사는 통증이 없는 상태에서 실시해야 한다는 것이 중요하다. 근육 긴장도가 좋은 사람은 통증을 유도하는 반복적인 검사를 실시한다. 근육이 짧아진 상태에서의 검사는 잘못된 근육 검사형태이다(제1장, 기본적인 연부조직 검사 참조).

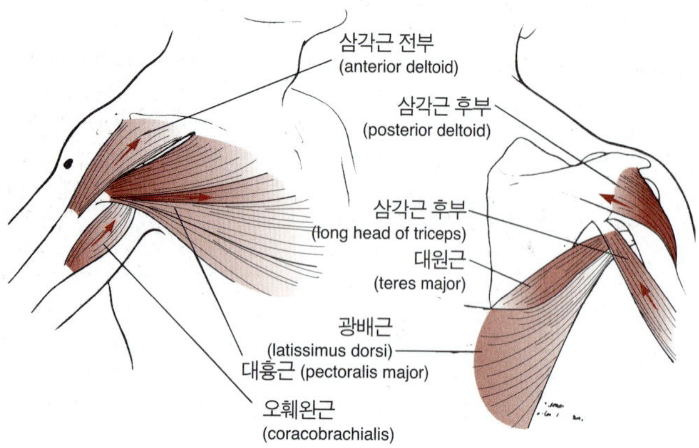

그림 3-12 팔의 외전근. 출처: G.P. Bogumill, Functional Anatomy of the Shoulder and Elbow in *Symposium on Upper Extremity Injuries in Athletes*, p.203,American Academy of Orthopaedic Surgeous, © 1986, The C. V. Mosby Co.

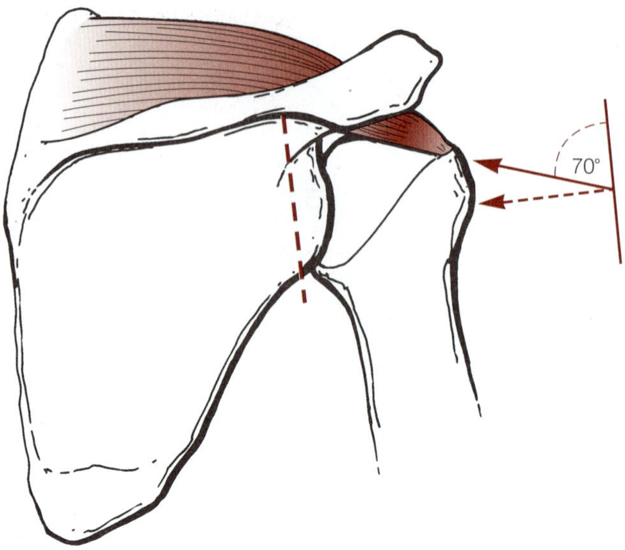

그림 3-13 극상근의 정지 각도, 이는 압박과 안정성에 관여한다. 출처: J.C. DeLee and D. Drez, *Orthopaedic Sports Medicine Principles & Practice*, Vol 1, p. 627 © 1994, W.B. Saunders Company.

상완 관절 움직임
GLENOHUMERAL MOTION

쌍힘(Force Couples)

쌍힘은 움직임 축 주위에서 분절이 회전되면서 생긴 두 개의 반대방향의 같은 크기의 힘으로 정의할 수 있다.[32] 견흉 관절의에서 쌍힘은 견갑골 회전에서 나타난다. 상완 관절의 쌍힘은 팔의 회전 시 삼각근과 회전근개 근육에 의해 만들어진 힘이다.

삼각근의 정확한 힘의 방향은 전체의 89%가 위로 향한다.[33] 회전근개(그림 3-11)는 삼각근이 팔을 올릴 때, 상완 골두를 압박하고 하강시킨다. 극하근, 소원근, 견갑하근은 주요 하강 근육들이다(의미는 힘의 방향이 전체의 80%가 상대적으로 상완 관절면에 아래로 50° 향한다).[33] 이 아래 힘은 삼각근의 위 방향 힘과 반대로 작용한다. 극상근의 압박, 안정성은 상완 관절면에 상대적으로 이 근육의 기시가 70° 각을 이루기 때문이다(그림 3-13).[28] 극상근의 유력한 기능은 압박이다. 고정된 지레는 회전근개 근육에 의해 생성되고, 견관절이 90° 아래에서 외전 시 팔이 위쪽으로 움직이게 하는 삼각근의 역할을 방해한다. 극상근이 약할 때에 극하근과 견갑하근에 의한 압박은 거상을 도와준다(그림 3-14A).[1]

쌍힘의 주된 효과는 중심에서 상완 골두가 1 mm가 유지될 수 있도록 한다는데 있다. Matsen 등[1]은 회전근개 근육은 관절와 강내에 상완 골두의 압박 같은 현상에 의해 먼저 안정성에 관여한다. 관절낭에 정지하는 회전근개는 각각의 선택적인 수축에 의해 관절낭 인대의 긴장에 의해 안정성에 도움을 준다.[34]

회전근개 기능 요약
(Summary of Rotator Cuff Function)

회전근개는 쌍힘을 통해 상완 골두에 직접적인 안정성에 관여한다. 주요 쌍힘은 삼각근과 회전근개의 평형, 견갑하근과 극하근/소원근의 평형, 삼각근 전부/극상근과 극하근/소원근의 평형의 관계가 중요한 역할은 한다. 초기 안정성에 관여하는 근육들은 평소 중간범위의 길이에서 견관절이 기능적인 자세로 있을 동안 상완 골두가 관절와 중심부에 머물게 하는 역할을 한다. 회전근개는 상완 골두를 하강시키는 근육이다(견갑하근, 극하근). 이것은 삼각근과 대흉근 같은 주요 움직임 근육에 의해 전단력에 대한 균형을 이룬다.

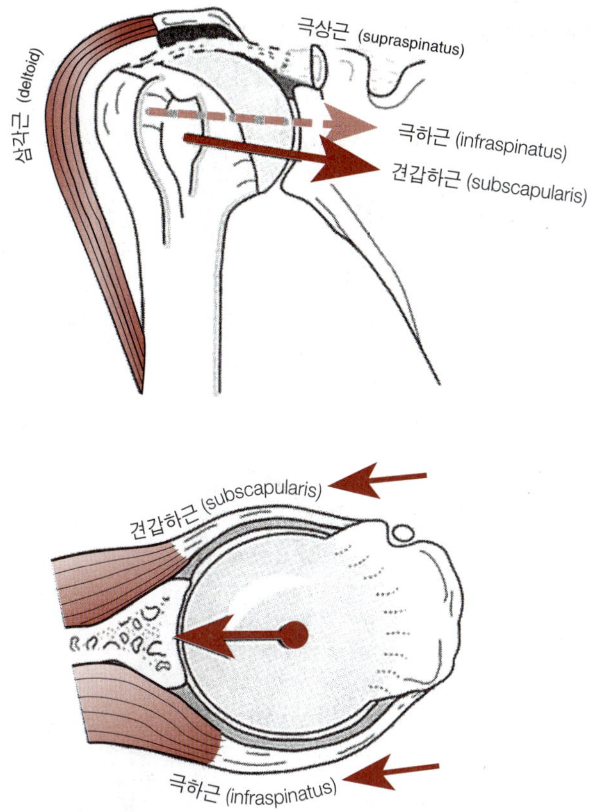

그림 3-14A 극하근과 견갑하근에 의한 압박은 극상근이 약할 때, 상완 골두의 안정성에 관여하고 관절와 함몰면은 영향을 받지 않는다. 출처: F.A. Matsen, S.B. Lippitt,J.A. Sidles, and D.T. Harryman, *Practical Evaluation and Management of the Soulder*, with permission of W.B. Saunders Company, 1994.

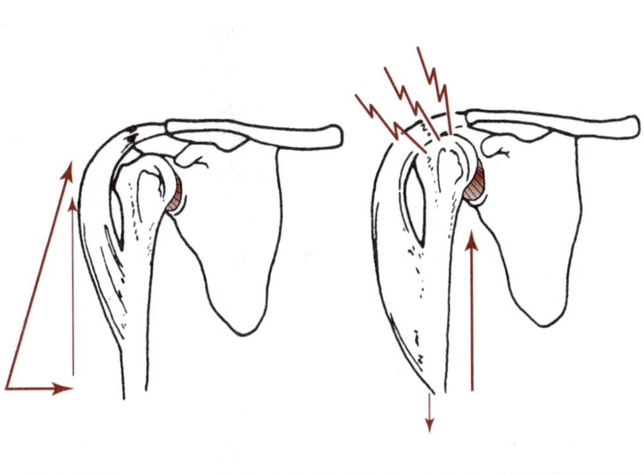

그림 3-14B 삼각근의 독립적인 활동. 주된 힘은 수직 전단력이다. 견봉과의 충돌이 줄어든다. 출처: C.R. Rowe, *The Soulder*, p. 17, © 1988, churchill Livingstone.

임상적 고찰: 만약 회전근개 기능에 장애가 발생하면 -조금이라도-어떤 이유든 상완 골두의 정상적인 지렛대 받침을 상실할 것이고, 비정상적 상방 변위(삼각근 전단), 견봉하 구조에 충돌, 상완 골두가 견봉의 아래면 반대로 이동할 것이다[35](그림 3-14B). 견관절 뒤쪽 통증과 외회전근의 위축은 운동선수들에게서 볼 수 있는데, 이유는 강한 전방 회전근개 근육에 의한 비균형적인 원인으로 관절 안정성이 떨어지기 때문이다.[36] 견갑하근, 소원근, 극하근은 견관절 외전에 중요하고, 이 근육들은 극상근이 충돌하려는 것을 막아주는 역할을 한다. 심각한 만성 회전근개의 장애가 있다면, 상완 골두의 상방 아탈구가 발생할 수 있다.[37]

그로 인해, 관절와의 위쪽 입술에 침식작용이 일어나고, 그것 때문에 위쪽 관절와 요면이 편평해지게 된다(그림 3-15). 이렇게 된다면 회전근개 건과 관절낭 재구성은 상완관절의 안정성을 완벽하게 회복할 수 없다. 그 이유는 요면이 영구히 손상되기 때문이다. 견관절 관절와의 압박력은 삼각근 수직 전단력보다 크거나 같다(주된 이유는 회전근대의 작용 때문이다). 외전 90°에서 전단력과 압박력은 같다.

회전근개의 기능에 대한 연구에 따르면 특히, 극상근은

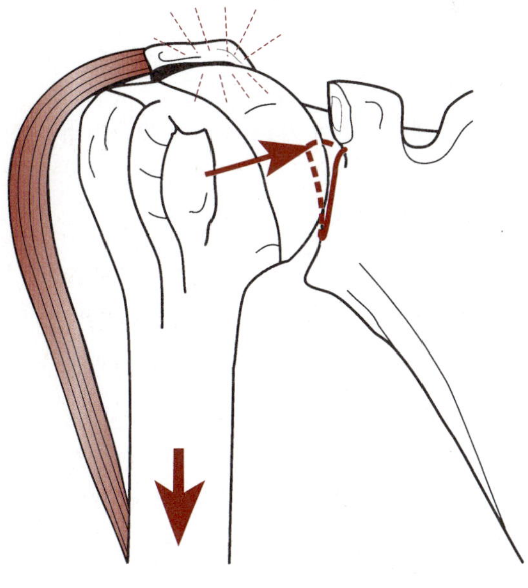

그림 3-15 관절와면, 위쪽 부분 침식은 요면 압박 안정성 기전에 영향을 끼친다. 따라서 상완 골두가 위로 이동한다. 출처: F.A. Matsen, S.B. Lippitt,J.A. Sidles, and D.T. Harryman, *Practical Evaluation and Management of the Soulder*, with permission of W.B. Saunders Company, 1994.

반대의 이야기를 하고 있다. 한 연구에서 10명의 정상 지원자에게서 극상근을 억제하고, 액와 신경의 활성을 유도하였다. 따라서 다음의 몇몇 결과가 나타났다.

- 극상근과 삼각근은 견관절 관절 움직임 면에서 같은 회전력이 나타났다(견갑골 면에서 굴곡, 거상)
- 극상근과 삼각근은 견관절의 기능적인 움직임 모든 면에서 회전력이 나타났다.
- 삼각근은 견갑골 면에서 초기 거상에 관여한다. 삼각근이 극상근의 작용없이 초기 외전하더라도, 삼각근은 전범위의 초기에 관여하기 때문에 근육의 지레작용을 줄이고, 그로 인해 상완완 골두가 위로 올라간다.

Petty[25]의 저술에 따르면, 극상근은 해부학적으로 너무 작아서 독립적으로 팔을 들어올릴 수 없고, 극상근의 최대 98% 달하는 효과는 팔을 30° 거상시키는 것이다. 또 극상근은 초기 외전 시, 스스로 작용하지 않는데 이는 삼각근 전부와 중부 그리고 극상근이 동시에 작용하는 것을 동적 근전도를 통해 알 수 있다고 했다. 이는 팔이 극상근과 삼각근의 작용없이 팔이 외전되는지에 대한 의문을 제기한다. Lehmkuhl과 Smith[39]는 상완이두근 장두가 팔을 외회전 시키면서 할 수 있고, 비록 작은 지레라도 외전할 수 있다고 하였다. Basmajian과 Deluca[40]는 상완 이두근은 팔이 외측으로 회전되고, 회외되는 동안 외전을 유지한다고 하였다.

특정 스포츠에서 근육의 기능: Inman 등[29]에 따르면, 원래 견관절에 있어 근육의 활동은 기본적으로 삼각근과 극상근의 필수적인 협력작용으로 이루어진다. 그들에 따르면, 극상근은 초기 외전보다 오히려 전체 외전 범위에서 삼각근과 함께 작용한다고 하였다. 던지기 또는 다른 스포츠에서 견관절 외전과 외회전의 관계에서 보통 견관절 외전에 있어 이것이 사실이라면, 스포츠 근전도 분석에서 특정 움직임 작용동안 더 선택적으로 작용하는 근육을 볼 수 있다.[41] 예를 들면, 무모한 행동을 하는 동안 극상근은 삼각근보다 더 많은 일을 한다. 이 사실은 운동선수의 견관절 재활에 있어 아주 중요한 이야기이다(그림 3-111 던지기 그림).

견관절 근육의 임상적 연구
CLINICAL REVIEW OF THE SHOULDER MUSCLES

극상근(Supraspinatus)

기 능

극상근은 상완 관절의 안정성에 주요 작용을 하고, 삼각근이 더 잘 움직이도록 하는 지렛대의 받침 역할을 한다[28](상완 관절에서 일어나는 쌍힘에서 볼 수 있다). 이것의 최대 움직임은 공을 던지기 위해 상완 골두가 앞으로 아탈구 되는 것을 방지하기 위한 팔을 외전하는 동작에서 가장 잘 일어난다.[28(p471)] 이 쪽에 팔과 함께 손에 근전도 상으로 나타나지 않는 삼각근, 삼두근, 이두근 같은 근육을 수직으로 당기는 많은 부하가 생기면, 수평으로 극상근과 극하근이 작용한다.[35,40]

불안정한 움직임

극상근은 던지는 가속도에 의해 활동이 증가한다. 회전근개 근육은 불안정할 때, 보상작용으로 더 많은 일을 한다.[42]

충돌이 있는 움직임

극상근은 느린 던지기 동작에서 작은 움직임을 보여준다.[42] 이러한 작은 움직임은 극상근 건의 장력을 줄여 준다. 이것은 삼각근과의 작은 쌍힘을 보이며, 이로 인하여 극상근과 삼각근의 불균형을 초래하게 된다. 이러한 불균형은 상완 골두가 관절와와 일치하는 것을 방해한다. 따라서 삼각근의 상부가 집히는 충돌증후군이 나타나게 된다. 일반적으로 삼각근은 느린 던지기 동작 시, 활동이 감소한다. 그러나 충돌증후군에서는 삼각근의 활동이 오랫동안 일어난다.

정상인과 회전근개에 손상이 있는 환자의 극상근 움직임을 비교하면, 회전근개 손상 환자가 모든 관절의 ROM에서 더 증가하는 것으로 보인다.[43] 극상근의 위축되면, 대체적으로 승모근이 그 역할을 대신한다.

극상근 촉진

Mattingly와 Mackarey[44]의 사체를 기초로 한 연구에 따르면 극상근을 가장 잘 보이는 자세는 환자가 앉은 상태에서 최대로 과신전, 내전, 내회전한 자세이다(그림 3-16). 근육과 건의 연접 부분은 팔을 90° 외전했을 때, 가장 잘 촉진된다(그림 12-3 참조). 근복은 쇄골 상부와에서 가장

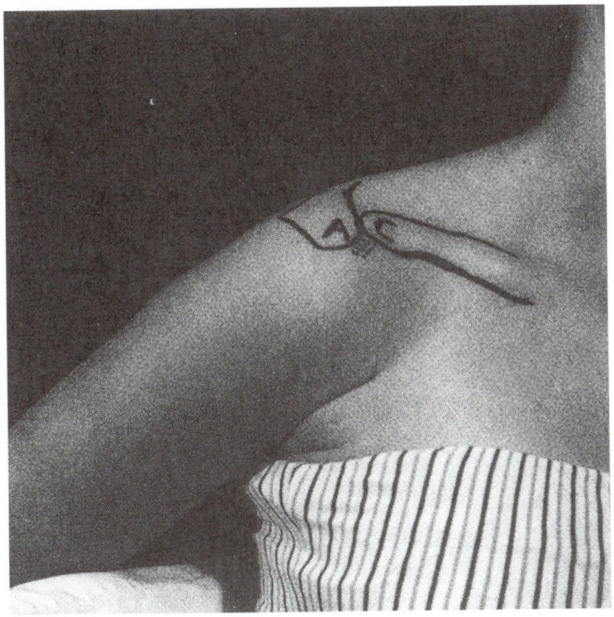

그림 3-16 극상근의 정지부를 촉진하기 위한 자세. 앉은 자세에서 견관절 과신전, 내회전. 출처: G. Mattingly and P.J. Mackarey, Optimal Methods for Shoulder Tendon Palpation: A Cadaver Study, *Physical Therapy*, Vol. 76, No. 2, Alexandria, Virginia, APTA, 1996, with permission of the American Physical Therapy Association.

잘 촉진되는데, 이는 머리는 신전시키고, 반대쪽으로 회전, 같은 방향으로 굴곡하며, 삼두근을 과도하게 늘린다.

극상근 근복, 근건 연결부분, 기시점은 마찰 마사지와 동적 이완 기법에 아주 잘 반응한다(각 장 참조).

극하근과 소원근(Infraspinatus and Teres Minor)

기 능

극하근과 소원근은 삼각근 후부와 함께 외회전 근이다. 근전도 상으로 이 근육들의 최대 활성화는 느리게 뒤로 젖히고(구심성), 투구 후 마무리 동작에서 일어난다(감속/원심성).[42] 감속이 일어나는 동안 후부 근육들의 원심성 수축은 상완관절에서 일어나는 체중에 같은 크기의 힘으로 반대로 일어나야 한다.[45] 이같은 근육들의 활성화는 던지기를 하는 동안,[46] 극상근에 밀려 일시적으로 떨어진다.[47] 견관절 120°에서 150° 외전하는 동안 극하근은 극상근보다 더 활성화된다. 관상면에서 외전할 때, 근전도 상으로 극상근과 극하근은 별다른 차이를 보이지 않으나(제1장 참조), 외전의 근육 통증검사를 하면, 극하근의 통증을 확인할 수 있다.

극하근과 소원근은 상완관절을 압박하고 짓누르기 때문에 동적 안정성에 관여하고, 이는 팔을 거상할 때, 삼각근의 앞뒤 어깨 이동의 제한에 대한 지레받침 역할을 한다. 이러한 움직임은 팔이 뒤로 젖혀지는 동안,[48] 뒤로 이동을 예방하고 나아가 특히, 외전 45°에서 75° 사이에 후방 안정성에 관여한다.

던지기 자세에서 극하근과 소원근이 상완 골두가 관절와에서 뒤로 3에서 4 mm 움직이게 하기 때문에,[49] 상완 골두가 앞쪽으로 이동함에 따라 나타나는 전방-하방 인대 염좌가 적게 일어난다. 그래서 앞쪽 구조물의 과신장을 예방할 수 있다. 던지기의 감속기 동안 극하근과 소원근은 체중의 50%의 후전단력에 의한 상완 골두가 앞쪽으로 이동하는 것을 방지한다. 던지기의 앞으로 나오는 시기에서 소원근은 극상근보다 더 활성화 된다. 소원근은 최대수축의 84% 일어나고, 극하근은 37% 일어난다.[50] 그동안 극상근은 최대수축의 39%의 일을 한다. 극상근과 소원근은 앞뒤 안정성에 반드시 필요하다.

외전근이 긴장하는 것은 던지기를 하는 동안 상완골이 앞과 위로 이동하기 때문이다.[51] 팔을 뒤로하여 올리지 못하는 경우는 극하근의 긴장성이 높기 때문이다.

던지기를 하는 동안 불안정성

빠르게 던지거나 가속할 때, 근전도 상으로 활성화 된 것을 볼 수 있다.[42] 이는 앞쪽의 불안정성으로 상완 골두가 앞쪽으로 이동하는 것을 예방하기 위해 뒤쪽으로 잡기 때문이다. 이것들의 임상적 연구를 위한 던지기 동안의 근전도 분석을 하지 않았다.

극하근과 소원근 촉진

극하근과 소원근[44] 촉진을 위한 가장 좋은 자세는 환자가 앉은 자세에서 견관절 굴곡 90°, 내전 10°, 외회전 20°(그림 3-17)이다. 14장 마찰 마사지에서 볼 수 있다.

이 근육들은 마사지와 이완에 잘 반응한다(각 장 참조). 자세를 보면 손이 회내하고 있으면, 이는 극하근과 소원근이 약화 되었거나 광배근, 대흉근, 또는 대원근이 과긴장되었기 때문이다. 극하근의 위축은 쓰이지 않았거나 극상의 신경염으로 인해 극하근 와가 움푹하기 때문이다.

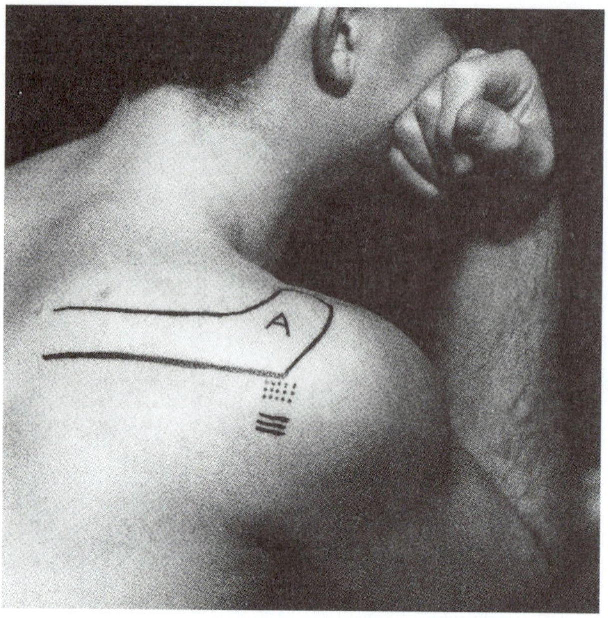

그림 3-17 극하근과 소원근 촉진 자세. 앉은 자세에서 견관절 90° 굴곡, 10° 내전, 20° 외회전. 출처: G. Mattingly and P.J. Mackarey, Optimal Methods for shoulder Tendon Palpation: A Cadever Study *Physical Therapy*, Vol. 76, No. 2, Alexandria, Virginia, APTA, 1996, with permission of the American Physical Therapy Association.

견갑하근(Subscapularis)

기 능

견갑하근은 동적 내회전근으로 다른 내회전근에는 대흉근, 광배근, 대원근이 있다. 이 근육은 외회전 하는 동안 견관절을 보호하기 위해 원심성으로 수축한다.[52] 이는 구심성의 극하근보다 더 활성화 되는 것은 근전도 상으로 확인할 수 있다. 극하근은 또한 90° 이하 외전에서 외회전하는 동안 과도한 앞쪽으로의 이동을 수동적으로 억제한다. 이는 0에서 45° 사이에서 가장 잘 나타난다.[53-55] 이는 역시 견관절의 압축과 압축을 줄이는 것을 통하여 관절의 안정성에 관여하고 팔을 거상하는 동안 삼각근의 지레받침 역할을 한다(쌍힘 참조).

던지기

프로 운동 선수의 던지기 가속기 동안 견갑하근은 다른 회전근개 보다 더 활성화된다. 아마추어에 비하여 힘을 위해 더 회전근개와 상완이두근에 의존한다.[56] 견갑하근은 관절와위에서 상완 골두를 정밀하게 조절하여 던지기 가속기 동안 상완골두가 관절[42] 밖으로 빠져나오는 것을 방지하는데 관여한다.

불안정성

던지기의 모든 시기 동안 관절의 불안정성이 나타나는데, 던지기 시기 동안 외회전은 증가하지만, 만성적인 앞쪽 불안정성이 발생한다.[42]

충돌이 있는 움직임

충돌시 다른 내회전근(대흉근, 광배근 그리고 전거근)과 함께 견갑하근의 활동이 감소한다. 이는 외회전근의 활성을 증가시키며, 상완 골두를 상방으로 이동시키고, 견갑골 회전 기전에 손상을 유발시킨다. 그 결과 충돌 증후군이 발생한다.[42]

견갑하근 촉진

정지부분을 소결절(상완이두근 건 내측면; 그림 14-5와 14-6)에서 촉진 할 수 있다. 이는 삼각근과 중첩되지 않게 촉진할 수 있다. 견관절은 흉곽 옆에 내전과 굴곡/신전, 내회전/외회전이 일어나며, 기본자세에서 삼각근과 대흉근으로 삼각형을 그릴 수 있다(그림 3-18). 이는 삼각근, 쇄골하근, 대흉근으로 구성된다. 견갑하근의 건은 이 삼각형의 깊은 곳에서 상완이두근의 장/단두건 사이에서 촉진된다.

Leahy는 견갑하근의 근복 유착을 해결하는 훌륭한 치료법를 고안했다.

상완이두근(Biceps)

기 능

상완이두근의 기능에 대해서는 아직 논쟁에 있다. Perry[25]는 던지기에서 상완이두근은 상완관절의 안정성에 관여하는 것보다 주관절의 움직임을 만드는 활동이 더 중요하다고 주장하였다. 던지기를 하는 동안 상완이두근은 마지막 cocking에서 주관절을 굴곡시키고, 앞으로 던질때 주관절을 원심성으로 감속역할을 한다. 상완이두근의 건은 cocking하고, 가속하여 앞으로 던지기 시기에 활성화됨으로 그 결과 건염이 발생하고 건이 있어야할 자리에서 이탈되기도 한다. 최근 Perry에는 견관절 움직임 각도에 따른 상완이

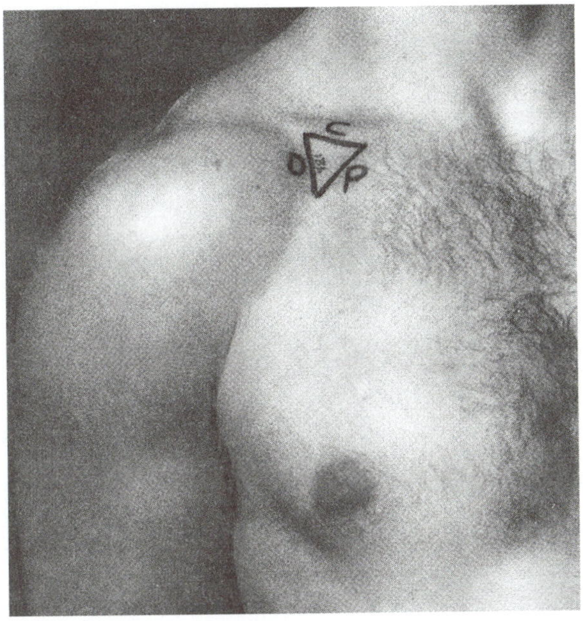

그림 3-18 견갑하근의 건을 촉진하기 위한 자세. 중심자세에서 흉곽의 외측방향으로 견관절을 외전한 자세에서 삼각 대흉 삼각(deltopectoral triangle)의 깊은 부분에서 촉진된다. *D*는 삼각근의 내측면이고, *C*는 쇄골의 하부이며, *P*는 대흉근의 외측부이다. 출처: G. Mattingly and P.J. Mackarey, Optimal Methods for shoulder Tendon Palpation: A Cadever Study *Physical Therapy*, Vol. 76, No. 2, Alexandria, Virginia, APTA, 1996, with permission of the American Physical Therapy Association.

두근의 활동을 근전도를 통해 알아보았다.[25] 이 연구는 주관절의 움직임을 배제하고 실시하였다. 그 결과 주관절의 영향 없이 평가할 수 있었다. Yamaguchi 등[43]은 견관절 움직임의 협응적인 역할로 상완이두근이 활성되지 않았고, 상완골두의 하강 기능을 떨어뜨려 회전근개의 활성도가 증가한다고 보고하였다. 다른 연구에서와는 반대로, 상완이두근의 견관절에서의 기능은 주로 수동적이고, 단지 완전 외회전때 상완 골두를 하강시키는 역할을 한다고 보고하였다. Sakurai 등[57]은 표면 근전도를 이용하여 최근 상완이두근이 견관절의 굴곡과 외전에 관여한다고 보고하였다. 상완이두근이 내회전보다 외회전에서 더 활성화된다는 것을 보여주고 있다. 그들은 팔을 거상할 때, 상완이두근 장두는 단두와 삼각근보다 더 많은 일을 한다는 것을 알았다. 따라서 장두에서 건염과 열상이 더 많이 발생한다.

상완이두근의 다른 기능은 견관절의 수동적인 안정성을 제공하며 주관절을 굴곡하는 것이다. 상완이두근의 장두는 최근연구에서 관절와에서 상완이두근 장두가 상완 골두의 안정성에 관여한다고 하였다.[58] 견갑면에서 견관절이 외전하는 동안 상완 골두가 상방으로 이동하는 것을 예방한다. 상완이두근은 견관절의 전방부분 불안정과 수동적 안정성에 관여한다. 그리고 던지기의 가속 시기일 때 가장 높게 활성화된다.[59] 상완이두근의 전방 관절낭의 견고함에 의해 안정성이 향상될 것이다.[60] 관절 가동 중간 범위에서 외전하면, 상완이두근의 장두는 외회전에 의한 상완골두의 앞뒤 이동으로 활동이 감소한다.[61] 외전, 외회전 시 상완이두근은 하 상완 인대에 스트레스를 줄여 줄 것이다.[62]

아탈구와 같은 불안정상태에서 던지기를 할 경우, 가속하는 동안 상완이두근의 활동이 증가하며, 그로 인하여 상완골두의 안정성이 증가한다.[42] 상완이두근은 회전근개와 같이 견관절의 안정성에 관여하고, 상완골가 상방으로 이동하는 것을 예방한다. 따라서, 상완이두근의 비대는 훈련 목표가 아니다. 상완이두근은 회전근개와 마찬가지로 지구력을 향상시켜야 한다.[62] 던지기 동안의 상완이두근의 기능은 상완골을 압박하는 것이다. 따라서, 감속기 동안 상완골의 이탈을 예방한다. 그리고 상완이두근의 장두는 주관절을 굴곡하고 회외할 때, 관절와에서 상완골두가 안정되도록 하고,[63] 상완골을 하강시키는 역할을 한다. 상완이두근은 견관절 외전근이고 상완골두 하강근이다.

상완이두근 장두 부착부는 관절와 상방 가장자리로 외상이나 계속적으로 팔을 뒤로 젖힐 경우, 상방 관절순의 손상을 유발한다.[64] Mattingly와 Mackarey[44]는 상완이두근 장두를 촉진하기 가장 좋은 자세는 최대한 견관절을 내전(0°)하고 내회전 20° 한 상태이다. 그림 3-18에서 처럼 삼각근과 대흉근의 삼각지대에서 견갑하근의 건을 볼 수 있다(그림 3-19). 상완이두근을 검사하기 위해 환자에게 저항검사를 실시한다. 이 근육은 마사지, 능동 이완, 근막치료 등을 할 수 있다(제14, 16, 17장 참조).

전거근(Serratus Anterior)

기 능

전거근은 상 · 중 · 하부 승모근, 능형근, 견갑거근과 함께 주된 회전근개이다(아래 견흉관절의 움직임, 견관절의 기능적 평가, 조사 참조).

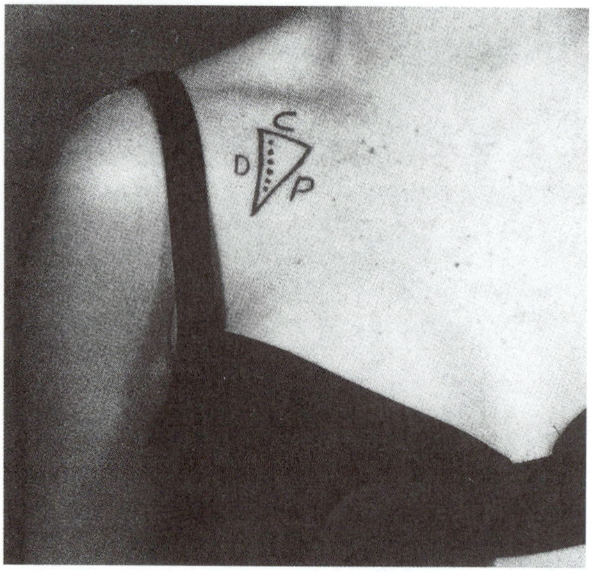

그림 3-19 삼각근(그림 3-18 참조) · 대흉근의 삼각지는 상완이두근의 건이 위치한다. 출처: G. Mattingly and P.J. Mackarey, Optimal Methods for shoulder Tendon Palpation: A Cadever Study *Physical Therapy*, Vol. 76, No. 2, Alexandria, Virginia, APTA, 1996, with permission of the American Physical Therapy Association.

전거근의 주요 기능은 견갑골을 흉곽에서 앞으로 당기는 것이다. 이는 견갑골이 거상되는 동안 주요 안정성 근육이다. 대흉근, 소흉근과 함께 전거근은 주요 전인근이다. 견갑골을 흉곽에서 앞으로 전진하도록 한다: 견갑골 외전). 승모근 중부섬유, 능형근은 주요 후인근(retractor)이다.

피로 · 손상 행위

견갑골 회전근, 특히, 전거근이 피로해지면 머리 뒤로 손을 올릴 경우 견갑골은 상완골의 원할한 움직임을 위한 회전을 충분히 하지 못하고 상완 골두가 앞으로 과도하게 이동하게 된다. 이는 견갑골[65]의 안정성에 관여하는 회전근개와 같은 전방 구조물에 더한 스트레스를 주게 된다. 전방 구조물이 불안정할 경우, 견갑골에서 전거근의 역할이 증가한다.[59] 이러한 역할의 증가로 인해 전거근이 피로해지며, 약화된다. 투수와 같은 던지기를 하는 사람이 이 근육에 손상이 있을 경우, 근육활성이 감소한다.

승모근과 견갑거근
(Trapezius and Levator Scapulae)

기 능

상부 · 하부 승모근은 전거근과 쌍으로 작용하면서 견갑골을 상방 회전 시킨다. 상부 승모근과 견갑거근 둘다 견갑골을 거상하고 회전시키는데 중요하게 작용하는데, 이는 상완 골두가 관절와에 안정되게 유지될 수 있도록 하기위해서다. 상부 승모근은 외측 견갑골을 거상시키고, 하부 승모근은 견갑골의 내측면을 끌어당겨 견갑골을 하방으로 회전시킨다. 전거근은 견갑골을 앞쪽을 끌어당긴다(그림 3-6C). 이 움직임은 대부분 외전 60°에서 120° 사이에서 일어난다.[66] 상부 승모근이 한쪽만 작용하면 신전, 양쪽으로 작용하면 기울기, 반대쪽으로 얼굴을 회전시키는 작용을 한다. 승모근 중부섬유는 견갑골을 내전시키고, 이때 상부 섬유와 하부 섬유는 안정성에 관여한다.[67]

위 축

짝힘으로 작용하는 승모근 상부 섬유와 견갑거근이 위축되면, 상완 관절의 역학적 변화가 일어날 것이다.[68] 이로 인해 회전근개에 스트레스를 준다. 이는 삼각근과 회전근개의 길이-장력 관계의 비정상으로 이해 발생할 것이다(이들은 견갑골에 부착한다).[62] 이로 인해 안정성이 떨어진다. 이는 2차적 손상으로 정상적인 견봉 거상이 힘들어진다.[69] 견관절은 승모근 없이 외전 90°를 할 수 있다. V. Janda(12장, post facilitation stretch)는 승모근 상부 섬유의 활동이 증가하면, 고관절 신전이 떨어진다고 하였다. 승모근 상부 섬유는 AC 염좌의 재활에 중요하다. 그 이유는 이 섬유가 AC 관절에 부착하기 때문이다. 이 섬유는 AC 염좌의 Ⅱ, Ⅲ 정도의 손상을 일으킨다(AC 염좌 참조). 승모근 상부 섬유는 빠르게 서는 동안 적게 움직이고 보통은 걸을 때 견갑골을 잡아당기는 역할을 한다.[70] 승모근 상부 양쪽 섬유가 작용 시 목은 신전한다.

견갑거근의 활동

견갑거근은 경추 굴곡근의 견제수단이다. 이들은 위의 4개의 경추 횡돌기에 부착하여 발생하는 통증과 관련이 있다. 한쪽에서 작용 시, 이는 상면, 내측면을 올려 관절와가 내려가게끔 한다. 이는 한쪽으로 작용 시 기울기, 같은 쪽으로 경추를 회전시킨다.[67] 만성 견갑거근 단축은 견갑골 외측면를 거상시키는 승모근 상부 섬유의 활동을 제한한다.[71(p24)] 환자가 주관절을 위로 엎드린 자세에서 견갑골의 상면, 내측면이 잘 촉진된다. 그 이유는 흉곽으로부터 견갑골이 떨어지기 때문이다. 항상 양쪽을 비교하여야 한다. Perry[5]는 슬럼프 자세 원인이 과도하게 견갑거상근이 신장되기 때문이고, 승모근도 같이 신장되기 때문이라고 말하였다. 이에 따라서 단축, 근막염, 통증유발점이 생기게 된다.

능형근 (Rhomboids)

기 능

능형근은 팔을 앞으로 할 때, 견갑골 내측 안정성에 관여한다. 그리고 구심성으로 외회전 또는 수평외전 시 척추쪽으로 견갑골을 내전시킨다. 이는 견갑골 거상근과 같이 활동한다(그림 3-6A).

던지기 선수에 있어 능형근에 위축이 오면, 견관절을 완전히 후인 할 수 없고, 견관절 앞쪽에 스트레스가 생긴다.[66] Dr M. Leady는 극하근 위축 또는 손상은 견관절을 뒤로 움직이는 동안, 능형근이 과도하게 일을 했기 때문이라고 하였다.

대흉근과 광배근 (Pectoralis Major and Latissimus Dorsi)

기 능

대흉근, 기시하는 부착 부위에 따라 정의 할 수 있는데, 수평내전(sternocostal), 관상면에서의 내전(sternocostal horizontal and ascending fibers), 내회전(calvicular fibers)으로 정의할 수 있다.[71(p24)] 대흉근은 팔을 아래에서 힘있게 팔을 고정한 채 몸을 일으킬 때 광배근을 돕는다.[71(p24)] 공을 던지기 위해 천천히 뒤로 젖히는 동안, 견갑하근과 같이 대흉근은 전방 상완관절에 원심성 안정성에 관여한다. 이 두 근육은 그 다음에 가속기 시작 시 구심성 수축을 한다. 따라서 이 두 근육이 공의 속도를 좌우한다.

광배근은 머리 뒤에서 회전근개의 원심성으로 길이가 감소하면서 감속기 동안의 중요한 근육이고, 상완 골두가 과도하게 앞으로 이동하는 것을 예방한다.[62] 대흉근, 소흉근과 이를 둘러싼 짧아진 근막은 견관절의 전인, 슬럼프 자세, 이로 인해서 생기는 흉곽 통증을 치료하는데 중요하다. 영구적으로 후방 흉막 부분은 전방 흉곽 흉막에 영향을 받는다.

Wilk[72]는 대흉근, 광배근, 대원근, 상완삼두근 장두와 같은 가속 근육은 먼저 구심성 운동을 먼저 훈련하여야 한고, 감속기 근육; 극하근, 소원근, 삼각근 후부섬유의 훈련은 관절 제한 범위와 운동을 조절하면서 원심성으로 한다고 하였다. 탄력 튜브는 구심성 · 원심성 수축 둘다 할 수 있다. 내회전근의 긴장은 던지기 선수에 있어 일찍 열리기 때문이다. 따라서 견관절을 이끌고 견관절에 앞으로 아탈구의 힘이 발생한다.[73]

촉 진

견관절 주위 관절낭, 인대, 근육, 건, 그리고 피부에 반복적인 자극을 뇌로 전달하는 기계적 수용기가 있다. 관절 자세의 인식과 움직임에 따른 고유수용기에서 받은 뇌로의 전달되는 것을 운동감각이라고 한다.[74,75] 이 요소들의 각각에 따라 인식하는 정보는 견관절 문제를 예방하고 치료하는데 중요하다.[74] 따라서 우리는 근육을 촉진할 수 있다. 과도하게 상완골이 움직이는 것을 예방하기 위한 자세로 바꿀 수 있다.[36] 관절낭에 있는 수용기는 건에 반응하는 구조물이고, Terrry 등[76]은 상완 인대는 관절자세에 반응에 따라서 회전근개의 반응을 증대시키는 신장 수용기 일 것이라고 하였다. 이에 따라서 회전근개의 선택적인 수축이 극도한 움직임으로부터 인대를 보호한다.[77]

상완관절 안정성 GLENOHUMERAL JOINT STABILITY

상완관절의 안정성은 동적 안정성과 수동 안정성이 밑바탕이 되어야 한다.

안정성 역학(Active Mechanism of Stabilization)

관절와 압박

상완관절의 안정성은 관절와 중심선에서 동축으로 관절 반작용 힘의 네트워크가 필요한다(그림 3-20A). 회전근개와 관절낭 주변 근육은 함몰부 압박력을 유지하는데[78] 도와준다(그림 3-20B). 관절낭 주변 근육들은 관절와에 일직선으로 관절 반작용 힘이 압박기전을 조성한다.[78] 그림 3-20(C와 D)는 아탈구와 탈구 가능성을 나타내고 있다. 이는 관절 반작용 힘이 불균형 시 일어난다. C와 D에서 보는 것처럼 불균형은 동적인 회전근개의 불균형과 견갑골 주변 근육의 불균형으로 부분적인 움직임을 이룰 때, 비정상적인 상완관절 자세를 나타나게 한다.[78]

관절와의 압박은 견관절의 재활에 중요한 것이다. 상완골두의 관절와로의 압박은 비정상적인 이동을 예방하고, 결국에는 견관절의 수축성과 수동적 요소 둘다의 스트레스를 준다. 오목면 압박은 거상하는 동안 상완 골두 위에서 삼각근이 완전히 위로 올라가는 것을 예방한다.

회전근개와 관절낭 주변 근육의 위축/손상은 상완골 압박력의 감소의 주된 원인이고 충돌 증후군 병인학의 주된 요소이다. 움직임이 일어나는 동안 중심과 상완 골두 안정

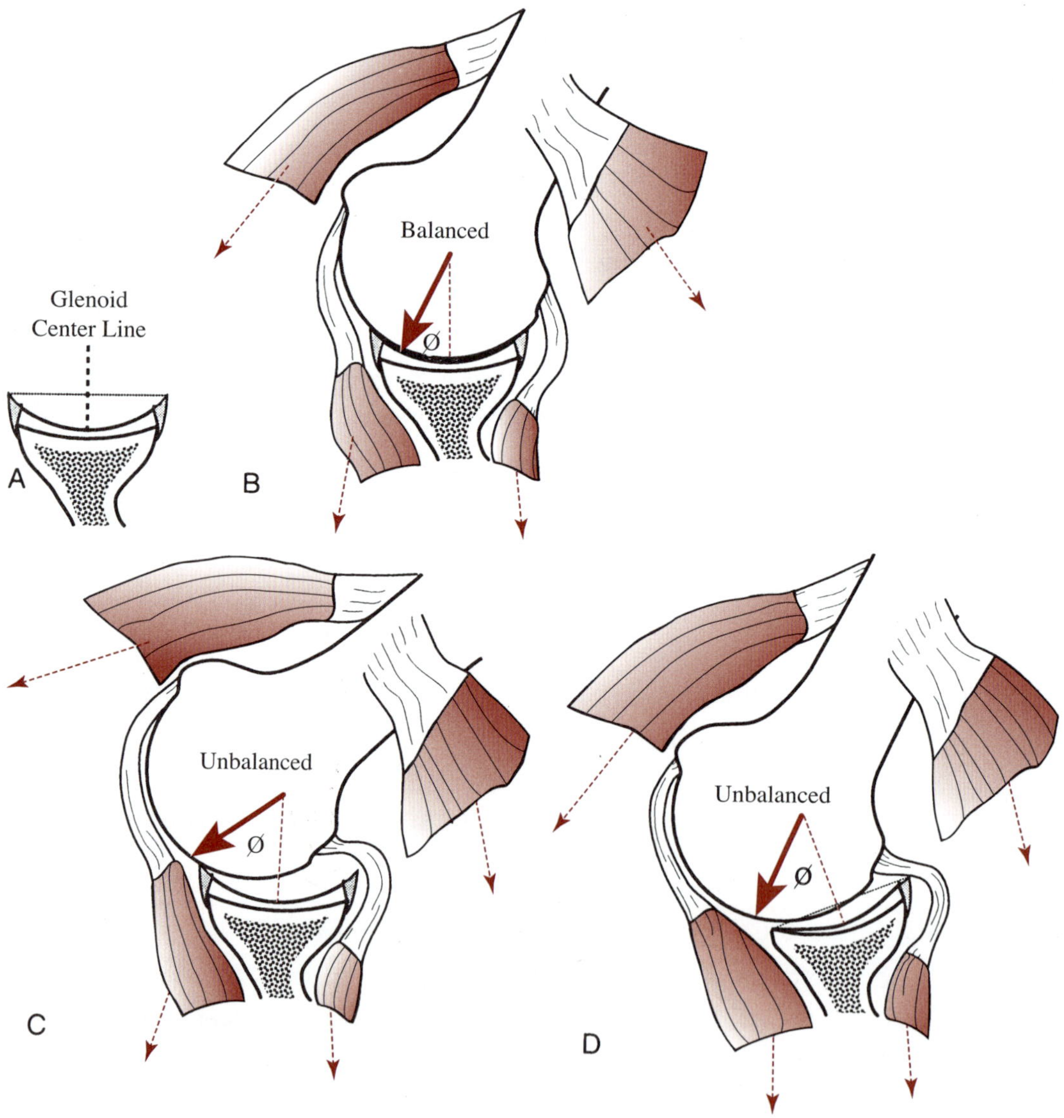

그림 3-20 **A,** 관절와 중심선은 관절와 오목면의 중간에서 수직선이다. **B,** 상완관절은 관절 힘의 네트워크가 관절와 반작용에 이루어진 자세에서 안정하다. **C,** 상완관절은 관절 네트워크 반작용 힘이 관절와에 불균형한 자세에서 불안정하다. **D,** 비정상 관절와 전위(비정상 관절와 중심선과 견갑골 body와 관계)는 불균형한 관절와 오목면 안으로 관절 반작용 힘 네트워크에 영향을 줄 수 있다. 출처: S. Lippitt, F. Matsen, Mechanisms of Glenohumeral Joint Stability, *Clnical Orthopaedics and Related Research*, Vol. 291, p. 26, © 1993, Lippincott-Raven Publishers.

성에 대한 역학은 구상관절의 작은 움직임에서 사실적으로 일어난다.

오목면 압박의 역학

일차적 안정성 요소: 일차적 안정성 요소는 이차적 요소와 달리, 매일 사용하는 기능적 움직임 범위인 중간 범위에서 관절와 중심에 상완 골두를 잡아준다. 이 근육들은 팔을 움직이는 동안 상완 골두를 안정되게 한다. 이차적 안정성 요소는 제한하고, 끝범위에서 보호하는 것과 관련이 있고, 늘 일어나는 움직임은 아니다.

회전근개, 상완이두근 장두, 삼각근은 상완 골두를 관절와에 압박하며 수축하고, 상완골두를 이동 시 필요한 부하를 증가시킨다.[79] 이러한 근육에 의한 압박은 위축과 열상에 의해 손상받는다. 균형적인 견갑골 주변 근육, 회전근개는 관절 반작용 힘을 구에 전달한다.[78] 정상적인 관절와와 관절순은 구의 깊이는 증가시킨다. 관절순 열상은 음압, 진동과 관련하여 그 결과 상완관절의 안정성이 떨어진다.

유착과 협착은 관절액의 분자적 흡인이고, 염증 또는 관절 손상과 관련있다. 제한된 관절 범위는 아래 관절에 음압을 발생시키고, 이는 관절낭 손상, 관절 삼출, 느슨한 관절낭에 의한 견관절 불안정을 일으킨다. 정상 견관절에서 팔을 견인하면 음압이 증가하나, 불안정한 견관절에서는 그렇지 않고, 진동 효과가 떨어진다.

이차적 안정성 요소: Matsen 등[1]은 관절낭, 인대의 조절은 이차적인 요소라고 하였다. 왜냐면 확실히 그것들은 매일 일어나는 중간범위에서의 기능적인 움직임이 관절와 중심에서 상완 골두를 잡는 것이 아니라고 주목하였다. 이들은 긴장성에 따른 상완관절 움직임 제한의 견제수단이고 따라서 정상에 가까운 반작용의 힘을 발휘하는 관계가 된다.[78] 이 움직임은 견관절 검사 시, 상당히 이완되고 적당하고 충분한 일차적 요소로 인해 안정성이 유지될 수 있다고 설명할 수 있다.

이차적 요소에 일차적 요소의 영향(회전근개, 상완이두근, 견갑골 인접 근육): 회전근개의 건은 견관절 관절낭에 정지하고, 이들과 조화를 이룬다. 회전근개의 선택적인 수축은 상완 골두의 이동을 줄이고 따라서 부착된 인대와 관절낭은 회전근개의 수축에 의해 잘 정돈된다. 예를 들어, 극상근은 견관절을 거상하는 동안 아래부분의 인대들이 팽팽해져 외회전을 한다.[80] 회전근개의 건에 부하는 특히, 견관절 앞부분의 불안정성을 떨어뜨린다.[81] 던지기에서 팔을 뒤로 젖히는 동안 머리 뒤로 당김에 의해 전하방 상완 인대에서 극하근과 소원근의 긴장이 줄어든다. 관절와 오목면 압박이 유지됨에 따라 이차적 안정성 요소의 긴장성이 줄어든다.

회전근개의 손상 특히, 던지기 중 머리 넘어 동작 시 전거근은 상완 골두를 앞으로 보내는 견갑골 전인을 하지 못한다.[79] 따라서 상완 골두가 과다하게 앞으로 이동하고, 이차적 안정성 요소인 인대들이 스트레스를 받는다.

수동 정적 안정성 요소(Passive Static Stabilizers)

수동 정적 안정성 요소는 관절(뼈)과 관절낭, 인대구조로 이루어져 있다. 이들은 관절와, 관절순, 관절낭이다.

관절와

관절와는 작은 뼈와 접촉하고 있다(상완 골두면의 33%). 일반적인 움직임이 일어나는 동안 상완 골두의 25~30%가 단지 관절와와 접촉하고 있다. 관절와는 견갑골 면으로부터 아래도 5° 기울고 6° 후굴되어 있고,[4] 따라서 전하방에는 뼈의 지지가 없다.

관절와는 관절순, 관절낭, 상완삼두근, 상완이두근 장두가 잘 부착하도록 도와준다. 왜냐면 관절와의 관절 연골은 중심에서 주위 보다 두껍고, 관절와는 이에 나타나는 것보다 더 오목이기 때문이다.[82] 견관절은 구상관절이 아니다. 이는 움직임에 있어 마지막 범위에서 일어나고, 회전은 이동과 같이 일어난다.

관절순

관절순은 관절와 관절 연골의 가장자리에 부착한 섬유와 탄력조직의 가장자리이다. 그것의 바깥쪽 면은 관절낭과 접촉하고 있다. 윗부분은 느슨하게 접촉되어 있고, 아래부분은 좀 더 단단하게 접촉되어 있고, 고정되어 부착되어 있다. 상완삼두근건과 상완이두근 장두의 건은 관절순에 부착하여 강화하고 있다. 상완이두근 섬유는 위쪽 관절순에 어우러져 있고, 아래로 상완관절 인대섬유는 아래관절순과 어우러져 있다.

관절순의 기능은 관절와를 더 깊게 하고 상완관절 움직

임의 중간 범위에서 상완 골두의 안정성을 더한다. 이는 상완관절 인대에 부착한다.[83] 이들의 분리가 견관절의 앞쪽 안정성의 필수적인 원인은 아니고, 앞쪽 관절낭이 분리되는 경우는 거의 없다.[84] 드물게 열상이 나타나지만, 불안정은 나타나지 않는다.[85]

관절낭

관절낭은 견관절 관절을 둘러싸고, 해부학적 neck 경계선에 부착하고, 아래 상완골 골간으로 1/2인치 뻗친다. 이는 활액막이 선을 이루고 있다. 후부 관절낭은 관절낭 중에서 가장 얇은 부분이다. 이는 상완이두근 부분이고, 9시에서 12시 방향으로 하방 상완관절 인대가 있다.

관절낭은 상당히 부드럽고 느슨하다. 뼈들이 이들을 2 또는 3 cm씩 떨어뜨려 힘을 분산시킨다. 이는 중간범위에서 느슨하고, 끝범위에서 팽팽하다. 얇은 관절낭은 관절에 안정성에 작게 관여하고, 관절 안정성 효율은 회전근개와 인대의 부착부위와 관련이 있다.[86] 관절낭은 전방 상완관절인대에 의해 강화되고, 견관절 움직임의 끝부분에서 보호한다. 관절낭은 신장 시 캡슐 모양의 교원질 구조이다. 왜냐면, 관절 압력과 관절내 음압을 압축하기 때문이다.[87]

회전근개는 본질적으로 섬유성 관절낭과 섞여있다.[88] Bland 등[89]은 관절낭은 회전근개 근육의 정지부분을 포함하고 있는 건을 결합한 것이라고 하였다. 하방 상완관절 인대는 별개의 해부학적 구조에서 찾을 수 있다.[90]

팔이 자연스러운 자세에서 쉴 때 관절낭의 윗부분은 팽팽하고, 아래부분은 느슨하게 접혀져 있다. 팔이 완전히 외전 시, 관절낭의 아래 부분은 가장 적게 지지하고 있고, 가장 긴장하고 있다.[88] 왜냐면, 이것은 상완골두 주위에 팽팽하게 늘어져 있기 때문이다.

거상한 팔을 완전히 수평내전 또는 내회전을 했을 시, 개개의 움직임은 관절낭 뒷부분을 팽팽하게 하고, 외회전은 관절낭 앞부분을 팽팽하게 한다. 관절낭은 정상적인 상완골두의 움직임에 없어서는 안된다. 90° 외전한 상태에서 외회전 시 관절낭 앞부분과 하방 상완관절 인대의 긴장은 상완골두가 뒤로 조금 이동 "roll back"하기 때문이다.[91]

이러한 복합적임 움직임은 극하근의 수축도 같이 일어난다(견관절 근육의 임상적 고찰, 극하근과 소원근 참조). 상완골두는 굴곡 또는 수평내전 시 앞으로 움직인다. 일반적인 내회전 시 상완골두는 5 mm 앞으로 이동한다. 이는 움직임의 방향에 있어 관절낭과 인대의 복합적인 구조가 중요하다는 것을 의미한다. 관절낭과 인대 복합구조는 수동에 의한 움직임도 제한할 뿐만 아니라, 상완골두에서 일어나는 움직임의 반대로 일어난다[36](아래 임상에서 나타나는 비정상적인 예 참조).

관절낭의 앞부분은 뒷부분의 불안정성을 예방하고, 관절낭의 뒷부분은 앞부분의 불안정성을 예방한다.[92] 관절낭의 앞부분은 대흉근, 대원근에 의한 신전에 의해 신장된다.[93]

견관절의 대표적인 조직손상[94]이 상완관절의 탈구이다. 한 방향에서 상완골두 탈구는 관절 반대편 관절낭에 손상이 온다. 예를 들어, 습관성 후 아탈구가 있는 투수는 전상방 관절순에 손상이 있을 것이다. R. E. Warrren, MD는 반대편 손상은 항상 오는 것은 아니라고 하였다(보건학, 1995.3).

Guanche 등[95]은 관절을 가로질러 관절낭 안쪽의 관절수용기에서 근육으로의 반사궁을 실험하였다. 수동(인대)과 능동(근육)적인 요소의 상호작용은 상완관절을 억제한다고 확인하였다. 이러한 상호작용은 어떻게 인대에서 근육의 긴장성을 떨어뜨리는 가를 설명하는 것이다. IGHL은 외전과 외회전 시 긴장하고, 여기에는 상완 이두근, 견갑하근, 극하근, 극상근이 동원하여 관절이 안정하도록 하는 반사이다. 따라서 이러한 근육들의 활동은 관절의 안정성을 유지하는 데 주요 법칙이다.

임상적 고찰: 불안정성은 안정성 인자의 하나 또는 그 이상이 비정상적으로 나타나기 때문이다. 긴장한 후방-하방 관절낭(팔을 거상 시 수평내전 또는 내회전 제한으로 야기된)은 견관절을 굴곡하는 동안 전상방으로 과도한 상완골두의 이동이 원인이다(이는 견관절 충돌 증후군의 원인이다 — 충돌 증후군 참조). 긴장한 전방 관절낭은 외회전 하는 동안 상완골두를 뒤로 이동시킨다.[1] 후방 관절와에서 상완골의 후방아탈구는 상완골에 골관절염을 유발할 수 있다. 환자는 자신이 수평내전 또는 내회전 할 때, 후방 관절낭이 팽팽해진다는 것을 알아야 한다.

긴장한 관절낭은 국소적 또는 일반적이다. 국소적 관절낭 수축은 견관절 움직임의 제한을 예상할 수 있다.[1] 이에 반하여 일반적인 관절낭 수축은 상완관절에 관절낭염, 또는 골관절염 같은 관절낭 패턴을 일으킨다. 투수는 가끔 후방 관절낭의 골화를 경험한다.[96] Kibler[16]는 견관절 관절낭 뒷부분 또는 후방 근육, 가로질러 던지는 동안 과도한 견갑골 전인이 일어난다고 하였다. 그 결과 견갑골을 앞으로 아래도 회전하는 동안 충돌 증후군이 생긴다.

표 3-1은 전방, 후방 관절낭 부분과 치료방향에 대해 나타내고 있다.

상완관절 인대(Glenohumeral Ligaments)

상완인대(그림 3-21)는 견관절의 운동 끝 범위에서 긴장되며, 관절의 안정성에 관여하는 다른 구조물들이 역할을 하지 못할 때 불안정성에 대항하는 역할을 한다.[97] 전방 상완인대는 3개로 구성되어 있다. 후방 상완인대는 하방 상완인대의 후방 밴드를 제외하고는 명확하게 구별하기 힘들다. 인대의 기능은 견관절의 위치와 전단력의 방향에 따라 달라진다. 인대는 관절낭을 보강한다(그림 3-22~28).

상방 상완관절 인대

SGHL은 전상방 관절순 앞쪽에서 상완 이두근 건에 기시하고 작은 결절에 정지한다.[98] 전방 관절순은 관절와 cavity의 안쪽 가장자리에 위치한다. 팔을 내전 시 SGHL은 아래로의 이동을 제한하는 중요한 역학을 한다. 그리고 45° 이하 외전에서 앞으로의 이동도 제한한다.[28(p584),55] 굴곡, 내전, 내회전 시 SGHL은 이차적으로 후방 이동을 제한한다.[28(p584)]

표 3-1 견관절 움직임에 따른 국소적인 견갑골 긴장성 효과

긴장된 관절 부분	제한된 움직임
후하방(posteroinferior)	앞면에서 거상 거상한 팔 내회전 몸에 붙이는 내전
후상방(posterosuperior)	뒤로 높이 기지개 켜기
전상방(anterosuperior)	옆에서 외회전
전하방(anteroinferior)	올린 팔 외회전

출처: F.A. Matsen, S.B. Lippitt, J.A. Sidless and D.T. Harryman, Practical Evaluation and Management of the Shoulder,p. 39, 1994, W.B. Saunders Company.

중간 상완관절 인대

MGHL은 SGHL 아래에서 기시하고 작은 결절 안쪽에서 정지한다. 이는 다양한 크기로 아주 작은 크기에서 상완 이두근 건 크기 같은 경우도 있다.[71] MGHL은 아래에 있고 견갑거근 건에 부착되어 있다. MGHL,[53] 견갑거근, 합방 상완 인대의 윗부분은 외전 0°에서 75° 외회전 하는 동안 전방 이동을 제한한다[55](견관절 근육의 임상적 고찰, 견갑거근 참조).

MGHL은 이차적으로 견관절 내전, 외회전 시 하방이동을 제한한다.[99]

하방 상완관절 인대 복합체

IGHLC(그림 3-29)는 앞 뒤 구조와 축 사이에 낀 작은

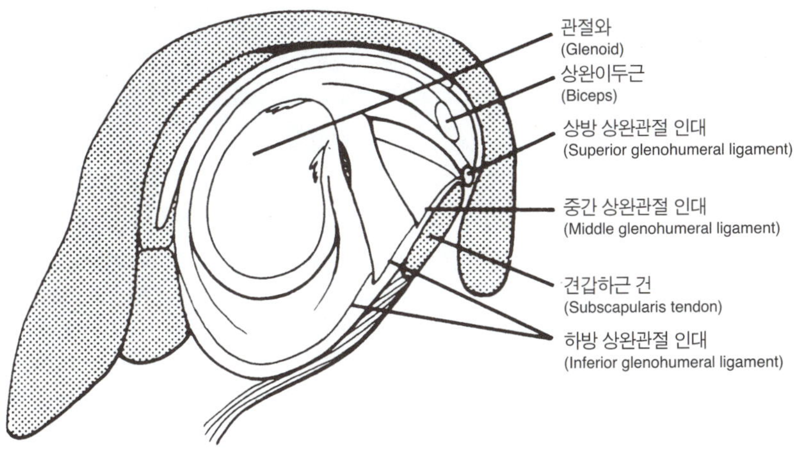

그림 3-21 견관절의 내부 구조는 회전근개와 이두근 그리고 상·중·하방의 상완관절인대를 포함한 정적인 안전자들과의 관계를 보여주고 있다. 출처: J.C. DeLee and D. Drez, *Orthopaedic Sports Medicine Principles & Practice*, Vol. 1, p. 628, © 1994, W.B. Saunders Company.

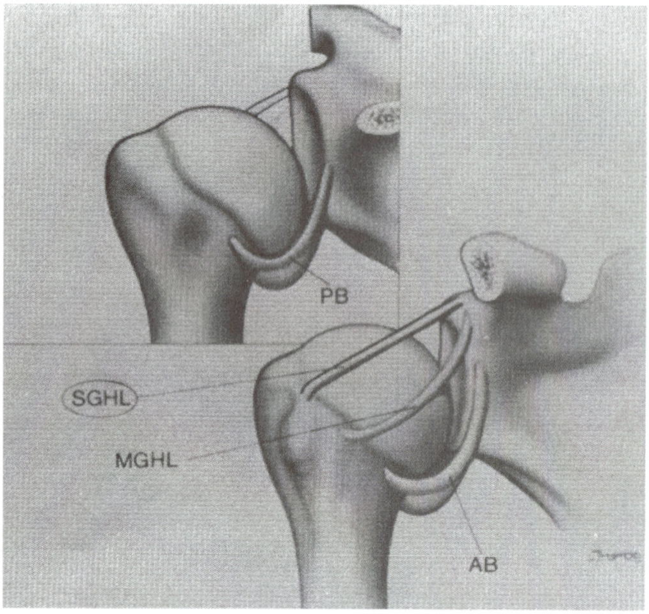

그림 3-22 자연스러운 자세에서 견관절 내전의 기능적 해부학. 상방 상완관절 인대(SGHL)는 하방이동을 일차적으로 제한한다. 하방 상완관절 인대의 전상방 밴드는 작은 역할을 한다. PB, 후방 밴드; AB, 전방 밴드; MGHL, 중간 상완관절 인대. 출처: M.K. Bowen and R.F. Warren, *Clinics in Sports Medicine*, Vol. 10, No. 4, 769, © 1991, W.B. Saunders Company.

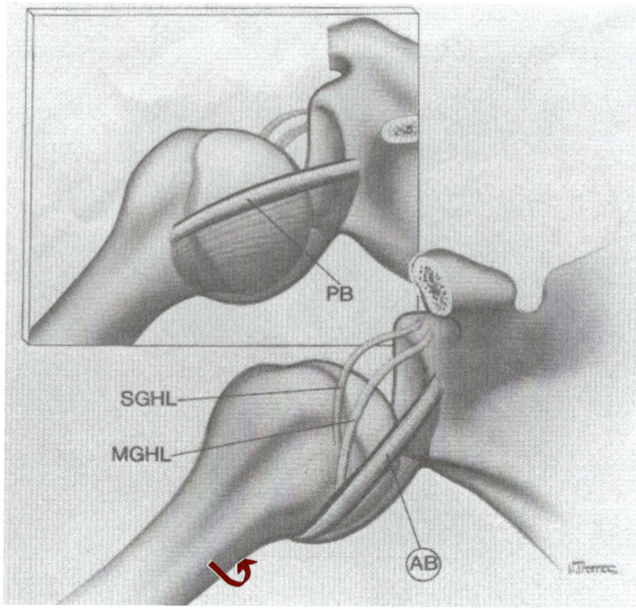

그림 3-24 견관절을 내전한 상태에서 45° 외전의 기능해부학. 내회전 시 전하방 상완관절 인대는 상완골두 밑에서 움직이고, 아래로의 이동을 제한한다. P.B. 후방 밴드; SGHL, 상방 상완관절 인대; MGHL, 중간 상완관절 인대; AB, 전방 인대. 출처: M.K. Bowen and R.F. Warren, *Clinics in Sports Medicine*, Vol. 10, No 4, p. 771, © 1991, W.B. Saimders Company.

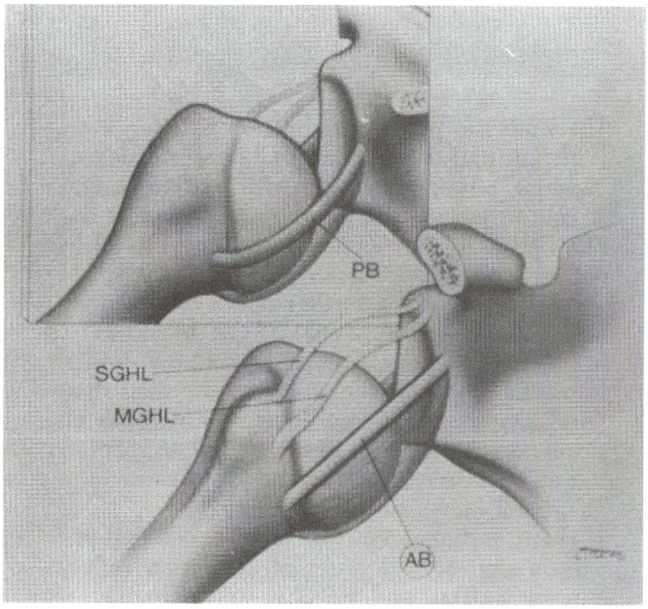

그림 3-23 자연스러운 자세에서 견관절 45° 외전 시의 기능해부학. 하방 상완관절 인대는 아래로의 이동을 제한한다. P.B. 후방 밴드; SGHL, 상방 상완관절 인대; MGHL, 중간 상완관절 인대; AB, 전방 밴드. 출처: M.K. Bowen and R.F. Warren, *Clinics in Sports Medicine*, Vol. 10, No 4, p. 770, © 1991, W.B. Saimders Company.

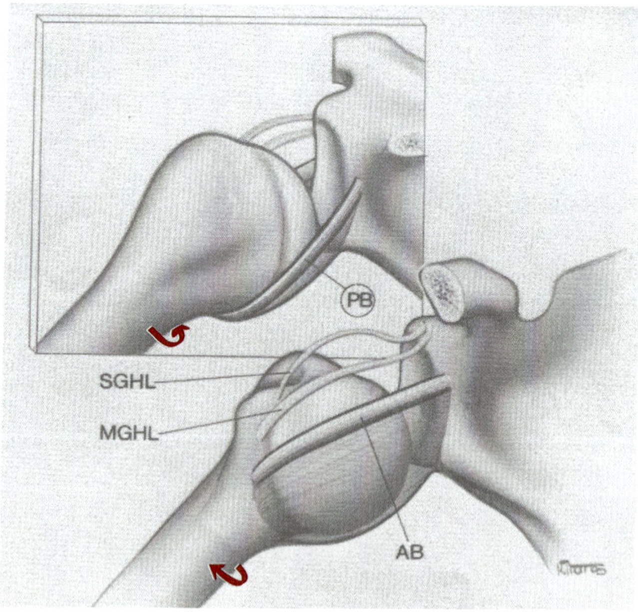

그림 3-25 견관절을 외회전 한 상태에서 45° 외전의 기능해부학. 외회전 시 후하방 관절와상완 인대는 상완골두 밑에서 움직이고, 아래로의 이동을 제한한다. P.B. 후방 밴드; SGHL, 상방 상완관절 인대; MGHL, 중간 상완관절 인대; AB, 상방 밴드. 출처: M.K. Bowen and R.F. Warren, *Clinics in Sports Medicine*, Vol. 10, No 4, p. 771, © 1991, W.B. Saimders Company.

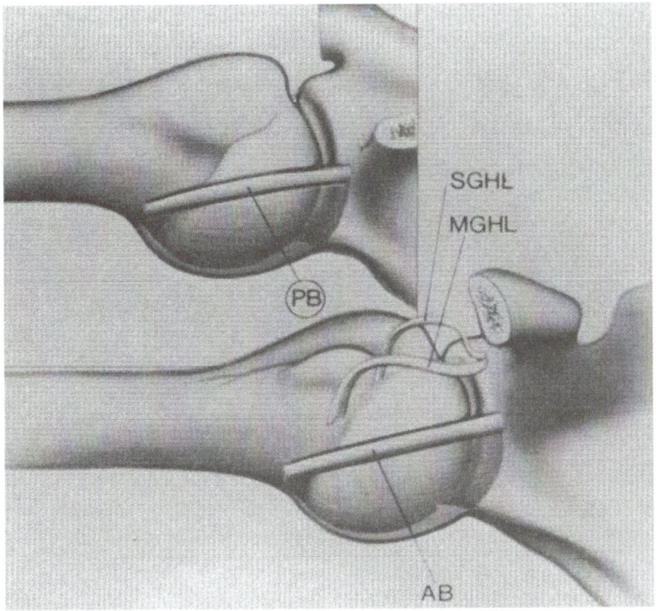

그림 3-26 자연스러운 자세에서 견관절 외전 90°의 기능해부학. 하방 상완관절 인대는 머리를 지지하고, 하방으로 이동을 예방한다. P.B. 후방 밴드; SGHL, 상방 상완관절 인대; MGHL, 중간 상완관절 인대; AB, 상방 밴드. 출처: M.K. Bowen and R.F. Warren, *Clinics in Sports Medicine*, Vol. 10, No 4, p. 772, © 1991, W.B. Saimders Company.

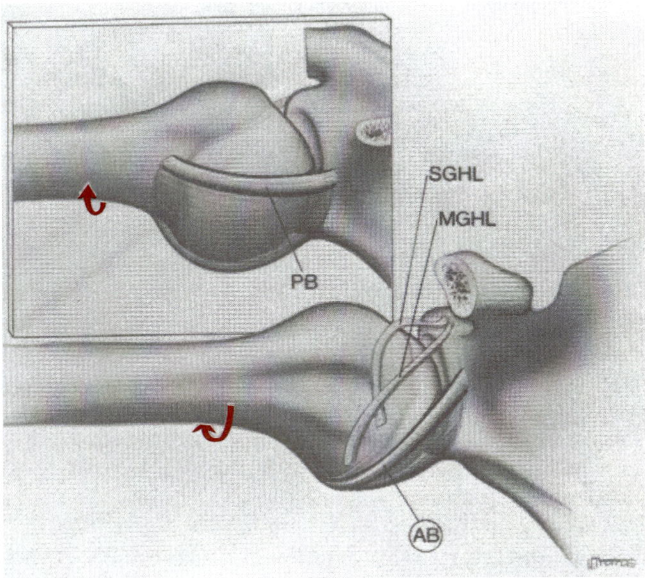

그림 3-27 견관절을 내회전 한 상태에서 90° 외전의 기능해부학. 내회전 시 하방 관절와상완 인대는 상완골두 주위에서 팽팽하고, 하방 상완관절 인대의 전방 밴드는 상완골두 밑에서 움직이고, 아래로의 이동을 제한한다. P.B. 후방 밴드; SGHL, 상방 상완관절 인대; MGHL, 중간 상완관절 인대; AB, 상방 밴드. 출처: M.K. Bowen and R.F. Warren, *Clinics in Sports Medicine*, Vol. 10, No 4, p. 773, © 1991, W.B. Saimders Company.

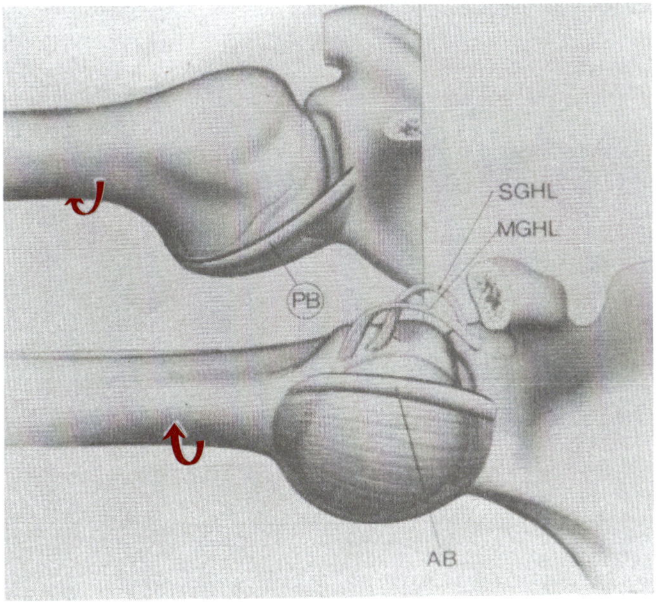

그림 3-28 견관절을 외회전 한 상태에서 90° 외전의 기능해부학. 외회전시 하방 관절와 상완 인대의 후방 밴드는 상완골두 밑에서 움직이고 아래로의 이동을 제한한다. P.B. 후방 밴드; SGHL, 상방 상완관절 인대; MGHL, 중간 상완관절 인대; AB, 상방 밴드. 출처: M.K. Bowen and R.F. Warren, *Clinics in Sports Medicine*, Vol. 10, No 4, p. 771, © 1991, W.B. Saimders Company.

주머니이다.[90] 그림에 보이는 것과 같이 전방 인대는 관절와, 관절순 또는 관절와 목에 기시하고, 2~4시 방향, 후방 인대는 7~9시 방향 사이에 부착한다.[90] 이는 상완골 해부학적 neck에 뻗어 있다.[93]

가장 중요한 안정성에 있어 IGHLC 기능은 팔을 머리 위로 한 상태, 반면 앞, 뒤로 이동, 특히 45에서 90° 외전이다. 이는 역시 아래도 지지한다(그림 3-30).

90° 외전, 외회전 시 전방 인대는 앞쪽으로 후방 인대는 아래로 이동한다. IGHLC의 앞쪽에서 축은 머리를 앞쪽에서 지지하고, 후방 인대는 아래를 지지한다. 90° 회전 내회전 시 후방 인대는 뒤로 전방 인대는 아래로 움직인다. 이 시점에서 IGHLC의 전방 인대는 아래로 지지하고, 후방 인대는 후방을 지지한다.

인대가 손상을 받을 시, 가장 많이 손상 받을 때는 엎드린 자세 때이다. 견관절의 손상 평가는 손상 받을 시, 힘의 방향과 그때 상완골 자세에 따른 관절낭, 인대의 구조가 기본이다.

팔을 외회전하는 동안 외전 시 스트레스는 전방 관절낭, 인대 복합체의 위에서 아래로 이동한다.

기능적 수동 평가(수동평가 참조)는 구조물이 포함된 부분에서 상완골에 스트레스가 있을 것이다(표 3-2). 앞부분의 안정성은 대체로 가장 중요한다. 왜냐면 상완관절의 아탈구 또는 탈구의 95%가 전하방에서 일어난다. 외전 45°에서 중요한 전방 안정성 요소는 견갑하근 건이다. 이 근육은 치료하는데 가장 중요하다. 45° 아래 외회전의 제한이 있는 점착성의 관절낭은 외전 90°에서 견갑거근 건은 상완골두의 전하방 부분을 덮지 못한다. 따라서 IGHLC의 상방 부분이 주요 지지구조이다. 외전의 상위범위에서 전방 안정성은 하방 상완관절 인대의 축으로 된다. 이는 세 상완관절 인대 중, 가장 길고 강하다. MGHL은 단순히 관절낭 두께이다. 상완골두의 후방 안정성은 극하근과 소원근 건에 의해 유지된다.[35]

Bigiliani[101]와 Turkel 등[102]은 IGHL은 견관절 거상 시 전방-후방의 불안정을 예방하는 가장 중요한 구조물이라고 하였다. 거상 시, 관절낭의 긴장을 더 아래에서 일어난다. Biglianis[101]은 외회전 시 MGHL은 전방 안정성에 중요하다. 외전 시, 상완골두가 아래로 이동할 때 IGHL은 가장 중요한 안정성 요소가 된다. IGHL은 또한 후방 안정성 요소이다. 왜냐면 이것은 해먹 같은 모양이고, 상완골두 뒤로 뻗어있다.[103] Harryman 등[104]은 내측 관절낭 회전근개, 극상근과 견갑하근의 간격은 상완관절의 하방과 후방으로의 탈구를 방지한다.

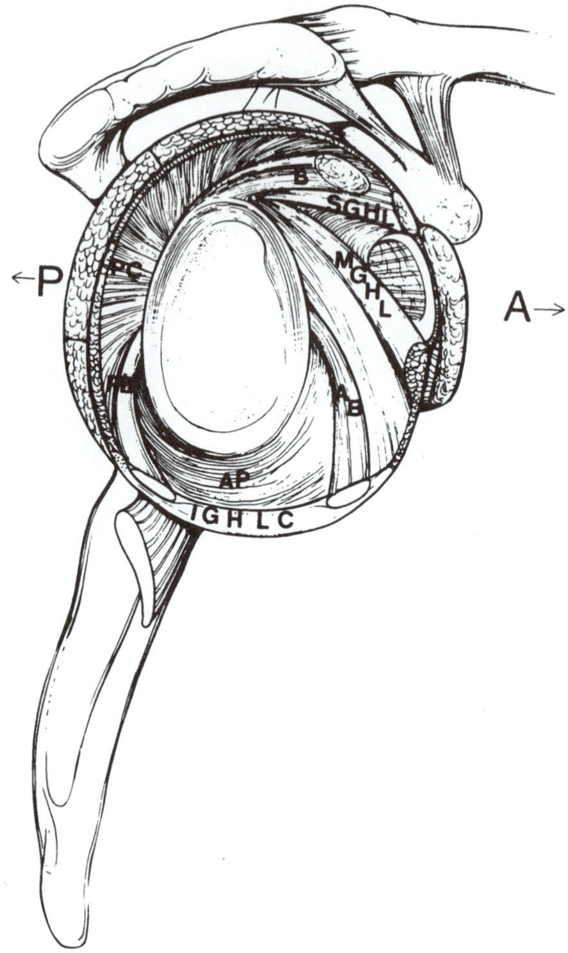

그림 3-29 견관절 관절낭과 IGHLC. A, 전방, P, 후방; B, 상완이두건; SGHL, 상방 상완관절 인대; 전방 밴드; AP, 액와낭; PB, 후방 밴드; PC, 후방 관절낭. 출처: S.J. O'Brien et al, The Anatomy and Histology of the inferior glenohumeral ligament Complex of the Shouder, *American Journal of Sports Medicine*, Vol. 18, No. 5, p. 451, © 1990, American Journal of Sports Medicine.

임상적 고찰: 수영, 투구, 라켓 스포츠 같은 반복적인 활동, 그 스포츠의 가중의 부하는 선수들이 인대를 다치는 주된 요인이다. 점착성의 관절낭염의 치료에서 특히, 관절낭 패턴의 초기 단계에서 수동과 수축성 조직의 치료가 기본이다. 관절 놀이, 신장, 근막 이완 그리고 다른 치료들은 관

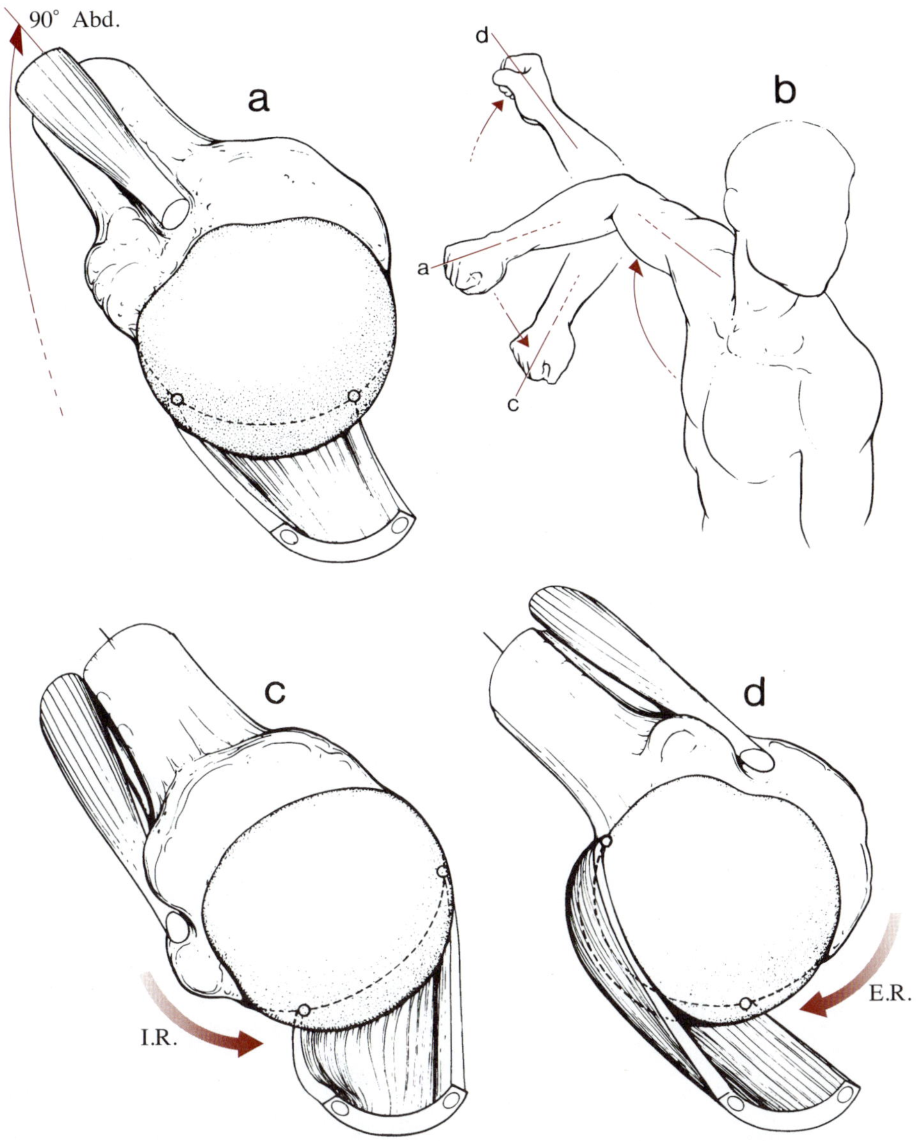

그림 3-30 팔을 외전 시 IGHLC의 앞, 뒤에서의 상완골두 지지기능 도식화. (**a**) 팔을 자연스럽게 90° 외전한다. (**b,c**) 내회전하고, IGHLC의 후방밴드는 상완골두의 뒤부분을 지지한다. (**b,d**) 팔을 외회전 했을 시, IGHLC의 전방 밴드는 상완골두의 앞부분을 지지한다. 출처: S.J. O'Brien et al, The Anatomy and Histology of the inferior glenohumeral Ligament Complex of the Shouder, *American Journal of Sports Medicine*, Vol. 18, No. 5, p. 455, © 1990, American Journal of Sports Medicine.

절낭 인대, 건, 근육에 붙어있는 여러 점탄성 요소도 고려해야 한다.[105] 근육과 관절 조직은 모두 긴장성 조직에 속하고, 아래는 점착성의 관절낭염과 그의 치료법에 대해 거론하였다.

견관절의 기능적인 평가
FUNCTIONAL EXAMINATION OF THE SHOULDER

서문에서 언급했지만, 이 책에서는 많은 부분을 설명하지 못했으나, 필수적이다. 아래에 나와 있는 모든 기능적 검사는 손상받은 쪽과 손상받지 않은 쪽을 반드시 비교한다.

검사(Inspection)

환자의 전체적인 상지를 보면, 팔의 원위손은 근위 견관

표 3-2 자세와 관절범위에 따른 상완관절의 안정성 요소

	전방 이동	후방 이동	하방 이동
중립 자세, 내전 0°	견갑하근(일차적) SGHL Middle 상완관절인대	관절낭 후방(일차적) SGHL 관절낭 전상방	SGHL(일차적 제한) coracohumeral 인대, 극상근, 삼각근 후부, 견갑거근, 승모근 상부
팔 외전, 관상면 외전 0~45°	오훼상완 인대 SGHL MGHL: 이차적 45°에서 제한 IGHL:일차적 45°에서 견갑하근	관절낭 후방 관절낭 전상방 극하근, 소원근 하방 상완관절 인대: 일차적 45°에서	SGHL IGHL:일차적 제한 45°
팔 외전, 관상면 외전 45~75°	MGHL:일차적 IGHL의 위부분: 이차적 제한 45~90° 견갑하근: 역할 감소	IGHL:일차적 45°에서 관절낭 후방 극하근, 소원근 관절낭 전상방	IGHL:일차적 제한 45°
팔 외전, 관상면 75° 이상	IGHL:일차적 제한 45~90° MGHL:90°에서 이차적 제한	IGHL:일차적 제한 45~90° 관절낭 후하방 관절낭 전상방	IGHL:일차적 제한 45~90°

절에 의해 위축 또는 혈관 운동의 변화가 일어난다. 좌우균형을 전체적으로 본다(뼈와 조직 형태). 근육 위축, 발육부전, 자세, 변형, 변색, 상처와 부종을 살펴본다. 탈구 같은 부분적인 변형에 대해 아래에 나타나 있다.

전방 견관절

좌우 균형: 쇄골과 AC 관절, SC 관절의 좌우균형을 살핀다. 비정상적인 쇄골모양은 오래된 골절에 의한다. 단계적인 원위 쇄골변형은 최근 또는 예전의 염좌 또는 탈구에 의해 위부분 견봉에서 나타난다. 원위 쇄골의 현저한 돌출은 쇄골 골절 또는 AC 관절의 골관절염이 원인이다. 흉쇄관절의 앞부분의 현저한 돌출 또는 기능 저하는 최근 또는 오래전 손상에 의한다.

근위축: 승모근, 삼각근 근육 양쪽을 비교해야 한다. 삼각근 전방부 손상(근육의 편평화, 외측 견봉의 모남, 견봉의 돌출, 비정상적 돌기 또는 큰 결절의 편평, 탈구와 삼각근 위축 증상), 액와 신경 손상, 불안정, 충돌 징후를 검사한다. 오훼완근/상완이두근(근피신경 손상)을 점검한다. 팔의 근위 부종은 원위 상완이두근 파열; 원위팔의 근육덩어리 부종은 근위 상완이두근 파열 때문이다.

팔자세: 가장 급성 상태에는 내전, 내회전한다. 최소의 외전과 외회전은 전방 탈구를 일으킨다. 내회전과 완전 외전은 불가능하다. 급성 후방 탈구(드묾)는 팔을 내회전, 내전해서 일어난다. 따라서 후방 탈구가 있는 환자는 상완골두의 후방 돌기와 오훼돌기의 앞면을 봐야한다.[28(p608)]

견관절 높이: 낮은 견관절은 근육, 인대, 관절낭의 신장으로 인해 우성에서 나타난다. 보통 우성 쪽에 근육 비대가 나타난다. 이것은 측만증의 원인이 된다.

외측 견관절

상완골두는 부드럽게 나타나고, 견봉 앞쪽에 위치한다. 견관절 전위, 내회전은 머리 전인자세를 동반하고, 이 반대로 견관절 생역학적으로 앞쪽, 근육은 짧아진 자세로 있고, 외회전은 긴장되어 있다. 머리 전인 자세는 만성적인 승모근 상부와 견갑거근의 단축과 승모근 중 · 하부 섬유, 전거근, 광배근의 위축, 그리고 비정상적인 쌍힘이 충돌증후군

이 생기기 쉽다. 승모근 상부 섬유는 삼각근에 부착하고 견갑상완 리듬에 반대로 작용한다. 또한 자세는 대흉근이 팽팽해져 흉곽막 앞부분이 짧아진다.

머리 전인 자세는 뒤쪽 흉곽 통증의 원인이 된다. 병변이 있는 흉곽 부분은 머리 전인 환자에게 촉진해 보면, 두껍고 부드러운 섬유 밴드가 보인다.

척추와 척추조직결합 사이에 긴장이 나타나고, 앞으로 구부린 구조에 머리가 전인된 자세에서 침범된다. 후 구조의 통증치료는 필수적으로 문제를 해결할 수 없다. 따라서 앞 구조인 대흉근과 근막을 치료해야 한다.

흉쇄유돌근, 사각근, 승모근 상부섬유, 삼각근, 극상근에 보이는 근육 소모량, 경련 또는 근비대를 점검한다. 위축 또는 쇠약해진 사각근은 흉쇄유돌근 뒤에서 저하된다. V. Jandac는 이러한 과정이 계속 진행된다고 하였다. 견갑골 극상와에 있는 극상근의 위축이 두드러지게 나타난다(역시 뒤 단락에서 볼 수 있다).

후방 견관절

견갑골: 견갑골은 척추에서 양쪽 하각의 거리가 같아야 한다. 한쪽이 더 외측으로 갈 경우, 측만증이 나타나고 견갑골의 안정성이 떨어진다. 능형근과 전거근이 위축이 있거나 대흉근이 긴장되어 있다. 스프렝겔 변형은 최근 선천적인 요인으로 견갑골이 내려가지 않는다. 견갑골 가시돌기의 돌기는 상견갑 신경이 기능 저하나 열상으로 인해 극상근/극하근의 위축으로 더 두드러진다.

견갑 익상의 정적인 평가: 전거근 위축이 있을 시, 견갑골은 좀 더 위로 흉곽벽보다 올라간다. 하각은 안쪽에 위치해 있다. 검사자는 견갑골의 내측면에서 정상측보다 더 작게 저항한다는 것을 알아야 할 것이다. 승모근이 약하면, 견갑골은 아래로, 외측으로 또는 견갑골은 현저히 더 돌출된 자세가 된다.[106] 이는 승모근 중부와 능형근이 약하기 때문에 견갑골의 아래 가장자리에서 현저히 돌출된다.[71]

촉진(Palpation)

촉진에 있어 중요한 것은 최근 또는 과거에 외상 후 해부학적 이탈, 근긴장도, 조직 감각도, 열감, 부종을 잘 살펴야 하고 또한 기능 검사 시 통증을 유발하는 근거가 있는지 알아보는 것도 중요하다(예, 극하근/소원근 저항검사 시 통증이 있는 경우, 특정 근육과 건에 연관될 것이다). 항상 모든 움직임에 따른 피부표면에 근막 모양 조직을 살펴야 한다.

전방 견관절

손이 SC 관절 위로 움직일 때, 쇄골에서 견봉사이에 억압 또는 돌출이 느껴질 것이다(AC 염좌로 인한 부드러운 곳). 결절이 두꺼워졌는지 SC 관절 부분을 확인한다. 팔을 신전 시 견봉 앞 활액낭과 극상근 정지부, 견봉 앞부분 아래를 평가한다(그림 3-57 참조).

일반적인 견관절의 내외회전 자세에 주관절 90° 자세에서 상완이두근 장두와 큰 결절과 작은 결절을 촉진한다(그림 단원 14, 그림 14-6). 사각근, 흉쇄유돌근, 심부 경부 굴곡근의 통증유발점을 확인한다. 오훼돌기, 오훼골 활액낭, 소흉근, 오훼완근, 상완이두근 단두, 오훼견봉 인대, 상외측부에서 오훼돌기로 촉진한다. 오훼견봉 인대를 부드럽게 촉진한다〔단원 14, 인대 촉진와 치료 참조(그림 14-11)〕. AC 염좌의 단계 Ⅰ, Ⅱ에 따른 오훼견봉 인대와 오훼쇄골 인대를 촉진한다(아래 AC 관절 염좌 참조).

앞 관절낭은 오훼돌기 외측에서 촉진된다. 견관절을 내외회전 할 때, 손가락 아래에서 부드럽게 촉진될 것이다.[107] 전방 아탈구와 큰결절 위에 또는 상완이두근 건에 이차적 손상이 있는 환자는 다각도에서 불안정할 것이고, 앞쪽 회전근개에 이따금 뒤쪽 회전근개로 확산될 것이다.[108]

후방 견관절

승모근 상부, 견갑거근(특히, 견갑골의 상내측 가장자리), 극하근, 소원근, 승모근 중부, 능형근을 촉진하여 긴장도, 유착, 통증유발점을 촉진한다. 견갑골의 하내측 각은 활액낭에 염증이 있을 수 있다. 후 관절낭은 엎드려서 팔을 잡은 상태에서 견관절 뒤쪽 9시에서 12시 방향 사이 삼각근 외측 아래에서 촉진된다(그림 14-4).

견관절을 움직이는 동안 염발음의 원인(가청/촉진)

염발음은 환자가 앉은 자세에서 견관절을 수동적으로 여러방향으로 움직일 때, 견봉이 아래에 위치하여 나타난다. 염발음의 원인을 보면:

- 견봉아래 연부조직의 반흔(회전근개의 활액낭쪽 염증)[109]
- 관절와순의 열상
- AC 또는 상완관절의 골관절염
- 관절아래 유리체
- 회전근개 열상(팔을 90° 거상하며 회전하는 것은 AC 궁과 건의 가장자리가 부딪히게 하여 염발음을 일으킬 수 있다).

견관절의 능동 관절가동범위 평가

능동 · 수동 평가 둘다 환자가 바로 누운 상태에서 견갑골을 고정하고, 척추와 골반에서 보상작용이 일어나는 것을 최소화 한다. 수동평가는 같은 원인에서 서서 보다는 앉아서의 평가가 아마 더 정확하게 해야 할 것이다. 능동평가는 수축성과 비수축성 조직의 긴장도 때문에 앞으로에 반하여 지금의 당면한 문제에 대한 평가의 기초로 사용된다. 이 책에서는 수축성, 비수축성 조직을 분류하여 평가한다(단원 1 참조). 염증은 결정된 특정 조직 또는 그 조직을 수반한 구조물과 관련된다. 수동 평가에서 정상이나 능동 평가에서 관절범위 제한은 근육이 원인이다.

견관절의 능동적 제한은 통증억제, 근육위축, 연부조직 손상, 뼈의 장애, 관절 강직 또는 융합 때문일 것이다.

Matsen 등[1]에 따르면, 견관절 ROM의 간단한 평가는 4가지가 있다. (1) 그림 3-31에 보이는 것처럼 굴곡 시 상완골이 최대로 거상된다. 단, 남자 4%, 여자 28%가 능동적으로 180°까지 할 수 있다. 한 연구에서 여자는 평균 171° 남자는 167°였다.[25] 능동검사에서 외회전과 외전(그림 3-32A), 내회전과 내전(그림 3-32B)이 결합하여 할 수 있다. (2) 그림 3-33은 옆으로 누운 상태에서 외회전 최대각을 검사한 것이다. (3) 그림 3-34는 최대 내회전을, 그림 3-35는 최대 내전을 검사한 것이다. (4) 그림 3-36은 상완골을 외전하여 상완골체와 흉추축 사이각을 측정한 것이다. 이러한 움직임은 경직된 견관절에 중요하고, Matsen 등[1]에 따르면, 60에서 70세 사이 정상인 81명을 대상으로 이를 측정하였다.

능동적인 평가를 하는 동안 평가자는 통증부분을 알아야 하고 통증 범위를 알아야 한다(아래 수동 외전 참조). ROM 평가에서 통증과 동반된 염발음은 일반적으로 연부조직이 원인이다.[108] Matsen 등[1]은 회전근개의 부분적으로 두꺼운 열상에서(회전근개 파열/열상 참조) 반흔을 볼 수 있고, 견관절 거상, 수평내전, 내회전에 제한이 있다고 하였다. 이러한 능동적인 움직임은 후에 환자의 예후를 알 수 있다.

견갑-상완 리듬

정상적인 분석: 팔을 거상하는 동안 견갑골은 보통 외전

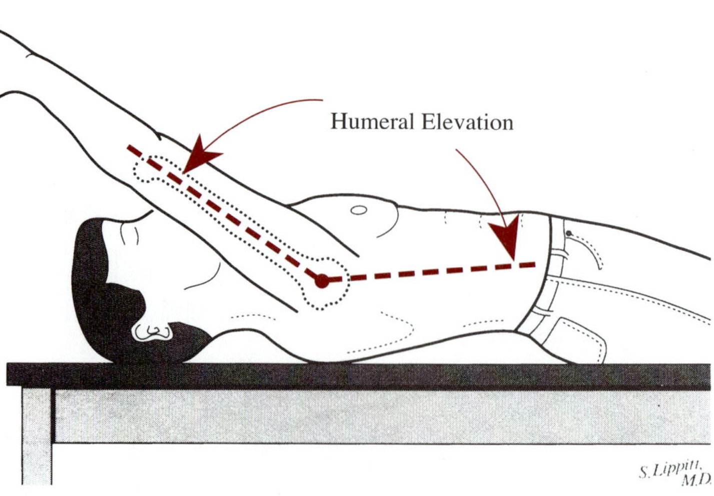

그림 3-31 상완골에서의 최대거상 측정. 환자는 바로 누운 자세에서 반대팔은 최대 거상할 수 있도록 도와준다. 출처: F.A. Matsen, S. B. Lippitt, J.A. Sidles, and D.T. Harryman, *Practical Evaluation and Management of the shoulder*, figure 2-1, © 1994, W.B. Saunders Company.

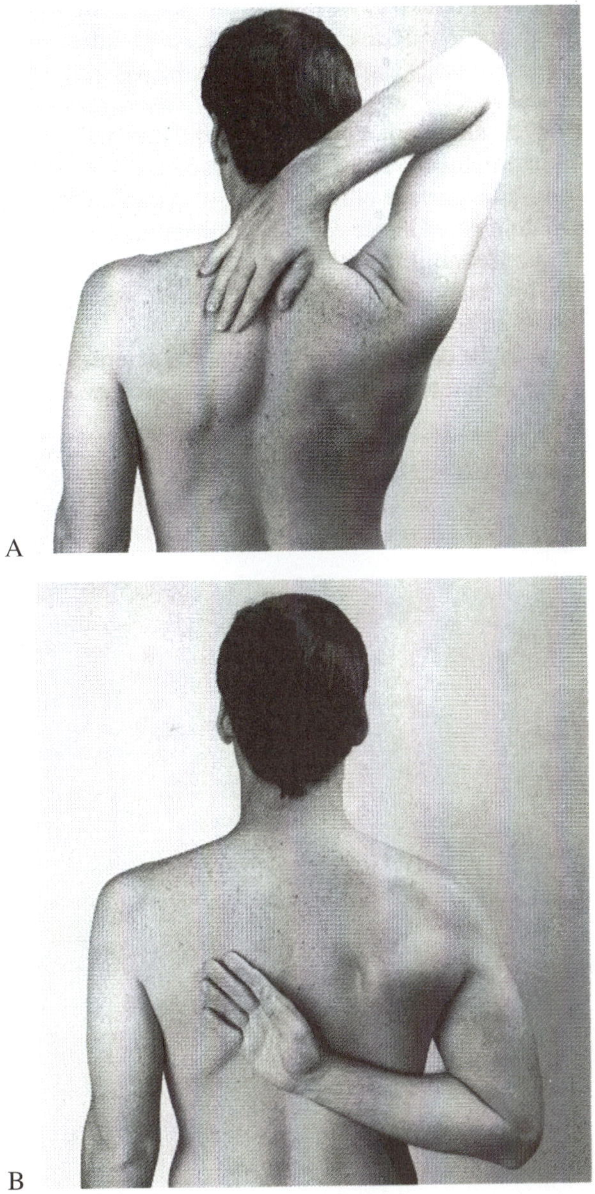

그림 3-32 **A,** 외회전과 외전. **B,** 내회전과 내전

30°까지 움직이지 않는다. 이 시점부터 상완골 30° 외전당 견갑골 12° 회전이 일어난다(관상면에서 견갑골과 상완골 비율 2:1). 견갑골 면에서 견갑상완 비율은 3:2이다(아래 견흉관절의 움직임 참조).

자세에 따른 견갑골 기능: 흉추 후만과 측만, 경추 전만 증가, 경추 후부 긴장, 쇄골 전막 긴장, 비정상적인 견갑골 기울임은 견갑골 움직임에 불리하게 작용한다. 견관절 전인, 외전에 의한 견갑골의 기울임은 정상적인 자세에서 견관절

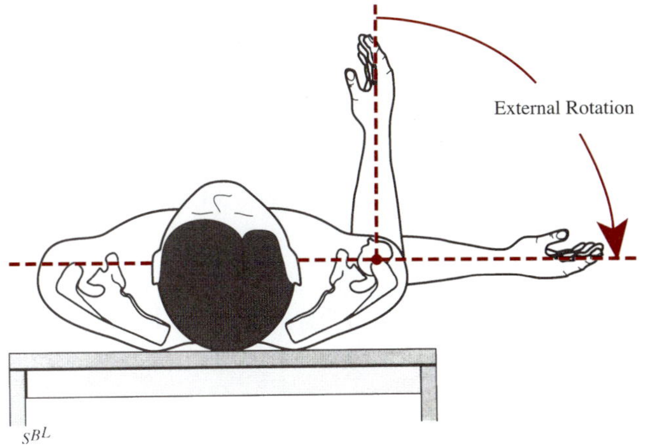

그림 3-33 최대 외회전을 팔을 옆으로 하여 측정한다(처음 시작 0° 자세는 주관절을 굴곡하고, 주관절 축은 앞으로 뻗는다). 주의할 점은 환자가 누운 자세에서 흉곽을 고정한 채로 실시한다. 출처: F.A. Matsen, S. B. Lippitt, J.A. Sidles, and D.T. Harryman, *Practical Evaluation and Management of the shoulder*, p. 21, © 1994, W.B. Saunders Company.

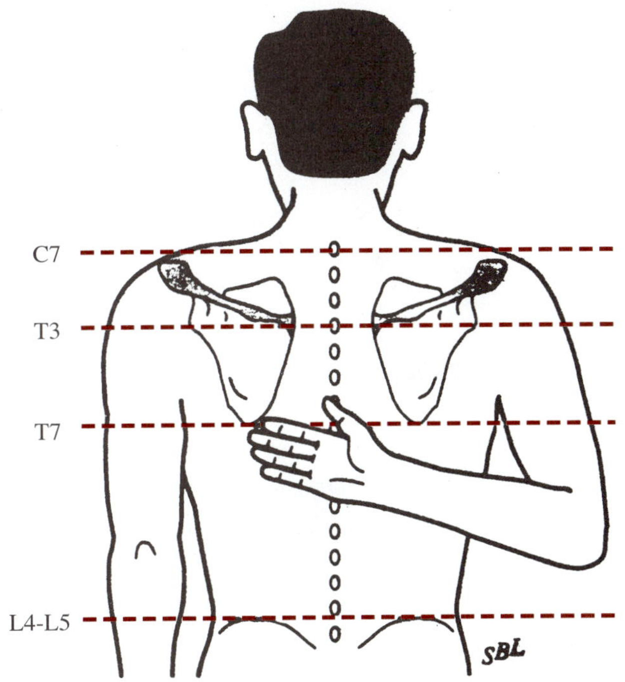

그림 3-34 최대 내회전은 엄지손가락이 도달하는 뒷면 해부학적 위치를 측정한다. 예를 들어, L4-L5, T7, T3 또는 C7. 출처: F.A. Matsen, S. B. Lippitt, J.A. Sidles, and D.T. Harryman, *Practical Evaluation and Management of the shoulder*, p. 21, © 1994, W.B. Saunders Company.

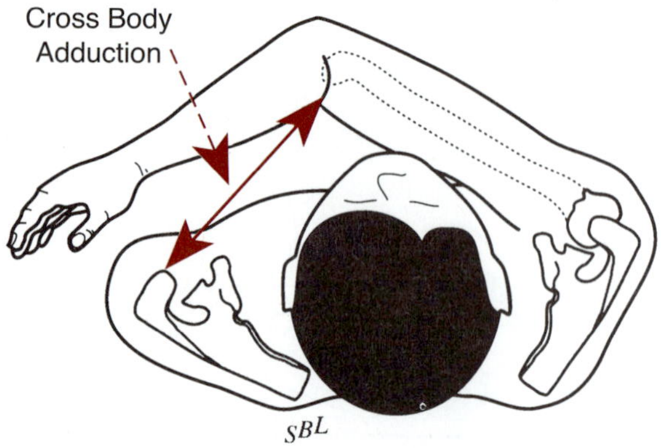

그림 3-35 최대 체간을 지나는 내전은 주관절에서 반대쪽 외측 견봉까지의 최단거리를 측정한다. 이때 팔은 몸을 가로질러 수평내전한다. 출처: F.A. Matsen, S. B. Lippitt, J.A. Sidles, and D.T. Harryman, *Practical Evaluation and Management of the shoulder*, p. 21, © 1994, W.B. Saunders Company.

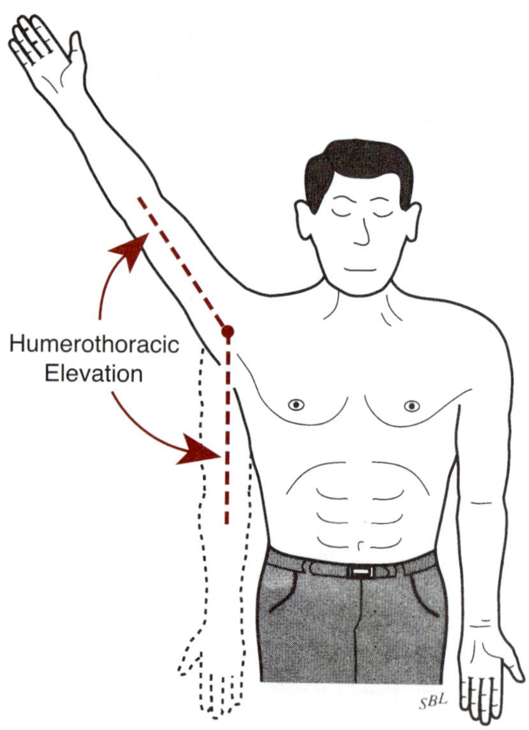

그림 3-36 상완골 외전. 거상 각도는 상완골체 축과 흉곽 축 사이각이다. 이 각은 상완골 외전면에서 두 축으로 측정한다. 출처: F.A. Matsen, S. B. Lippitt, J.A. Sidles, and D.T. Harryman, *Practical Evaluation and Management of the shoulder*, figure 2-5, © 1994, W.B. Saunders Company.

외전을 제한한다.

견갑골의 동적 거상: 안정성에서 견흉관절의 안정 자세에서 견갑 익상 또는 많은 외전 반복 후, 비동시적인 움직임으로 알 수 있다.[110] 견흉관절의 불안정성 평가는 견갑상완 리듬을 관찰해 봄으로써 알 수 있다. 환자 뒤에 서서 반복적으로 천천히 팔을 외전하고, 굴곡과 외전을 3~5번 정도 반복하게 한다. 근육 위축과 견갑골의 운동저하는 팔의 움직임이 감속되는 동안 더 빈번히 주의해야 한다.[16] 어깨를 움츠리는지 반복적으로 보고, 견갑골 움직임을 먼저 보고, 다음에 상완골을 본다. 견갑골 하외측면은 움직임을 자세히 관찰한다. 정상적으로 견갑골은 회전되지 않는다. 그러나 상완골 외전 처음 30~50°에서 외측으로 움직인다. 견갑골과 상완 관절의 움직임을 보고 정상적인 부드러운 움직임의 어떤 망설임과 끊어짐이 있는지 살펴본다. 이러한 비동시적인 움직임은 점착성의 관절낭염, 열상, 견봉아래 염증 상태, 승모근 상부 섬유의 만성적인 단축, 이름하여 이러한 경우들에 의해 발생한다.

내회전 제한은 과도한 보상작용과 흉벽에서 견갑골의 비대칭적인 움직임 때문이다.[2] 팔을 거상 시 견갑골이 외측으로 이동한다면, 견갑골 안정성 요소를 검사해야 한다. 특히, 능형근, 승모근 중부 섬유, 전거근 이들의 근력을 본다.

익상은 기능적으로 환자가 벽을 밀게 하면서 검사할 수 있다. 특히, 견관절은 앞으로 45° 굴곡한 상태로 한다(그림 3-37). Paine[70]은 환자는 90°로 고무튜브로 저항하여 견관절을 굴곡함으로써 동적 견갑 익상 검사를 실시하였다(그림 3-38).

익상은 특히 팔을 45° 굴곡했을 시 나타나고, 견갑골은 상완관절과의 쌍 움직임이 일어나기 전까지 이 시기에서 고정되어 있다.

익상은 환자가 팔을 옆으로 굴곡하는 동안 거상하는 것에 저항을 줌으로써 관찰할 수 있다. 양측 익상은 과도한 움직임이 없는 환자에게 있어 정상이다.[70]

견갑골 근육의 근력을 측정하기 위해 환자는 견갑골을 등척성으로 후방으로 밀어 넣는다. 15초 보다 작게 했을 시 통증이 있다면, 견갑골 내전근의 위축이다. 정상적으로 이 자세를 15~20초 타는 느낌과 위축이 없어야 한다.[16]

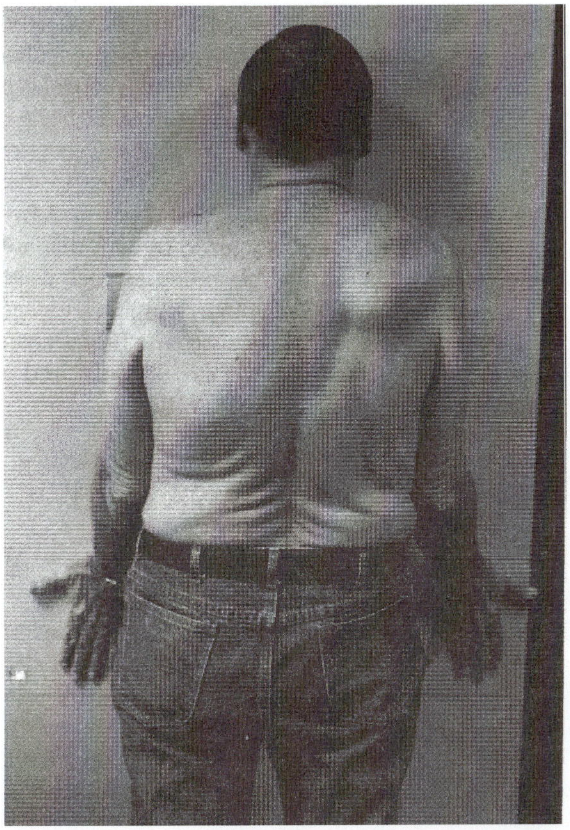

그림 3-37 이 자세는 환자가 손목 아래 두 손으로 벽을 밀어냄으로써 견갑 익상을 보여준다. 전거근은 견갑골이 후방으로 회전되는 것을 방지한다. 한쪽에 위축이 오면, 익상이 더 현저할 것이다. 출처: J.R. Andrews and K.E. Wilk, *The Athlete's shoulder*, p. 496 © 1994, W.B. Saunders Company.

견갑 익상의 원인:

- 외상, 반복적인 과사용, 특발성 질환, 바이러스, 오랜 침대 생활, 일반적인 마취, 주사 등으로 인한 장흉신경 손상[111](장흉신경 손상 참조)
- 선천성 기형 또는 측만증
- 승모근 마비
- 전거근의 위축을 동반한 근육 불균형[112]
- 전거근 위축〔전거근 위축은 견관절 통증 원인 중 가장 일반적인 근육 손상이고 상완신경 장애로 위축이 온다.[113] 이는 가끔 불명확한 견관절 통증, 위축, 또는 이 둘다의 경우에 사용한다[114](상완 신경 병리 참조)〕
- 다방향 불안정성(특히, 후방 불안정성)
- 통증이 있는 견관절 상태는 상완관절의 고정된 상태와 관련이 있다.[106]
- 병리적인 원인없이 수의적 자가 유도
- 느슨한 견관절[115](견갑 익상은 어린 선수들에게 특발적인 요인없이 잘 나타난다. 이는 생리학적 견관절이다).

근육에 따른 익상 경향

- 전거근 위축: 팔을 거상 시 견갑골이 위로 이동하고, 견갑골 하각은 내측으로 흉벽 뒤로 밀려난다.
- 승모근 위축: 견갑골은 하외측 또는 견갑골체는 내측면이 더 돌출한다.[106]
- 몇몇의 위축은 견갑 익상이 일어나기 전, 외상 후에 나타나고, 이는 승모근이 앞으로 과도하게 일을 함으로써 발생한다.
- 그 이상으로 위축이 심각하면, 견갑골은 팔을 거상하기 위한 충분한 만큼의 외회전이 되지 않는다.

수동검사 (Passive Testing)

수동외전

수동외전(부록 3-A)(안정성 검사 참조)시 관상면에서 또는 약간 뒤에서 더 현저한 통증호가 나타난다. 충돌증후군이 있는 환자 특히, 투수 , 테니스 선수들이 운동을 하는 동안 관상면에서 외전 시 통증을 호소한다.[116] 관절가동범위는 약 180° 이다(그림 3-39). 관절낭, 인대의 스트레스 없이 최대 관절가동범위를 위해서는 견갑골 면에서 최대 관절가동범위를 측정한다(R. R. Warren, MD, 공중보건, 1995 3)(그림 3-40).

통증호(그림 3-41)는 능동 또는 수동으로 팔을 거상 시 나타나고, 관상면, 견갑골면, 시상면(전방 굴곡)에서 외전에서 중립 자세로 내전하는 동안 발생한다. 60°에서 80° 가까이에는 통증이 없고, 120° 가까이에도 통증이 없다. 통증호가 견봉 아래에서 그려지는 원인은 아래와 같다.

- 극상근, 극하근, 견갑하근, 상완이두근 건, 견봉하 활액낭의 건골 접합부의 윗부분의 염증과 부종
- 견봉쇄골 관절아래 골증식체가 떨어졌거나, 견봉쇄골 관절아래 관절낭의 비대성
- 쇄골/견봉쇄골 관절염의 외측으로의 확대

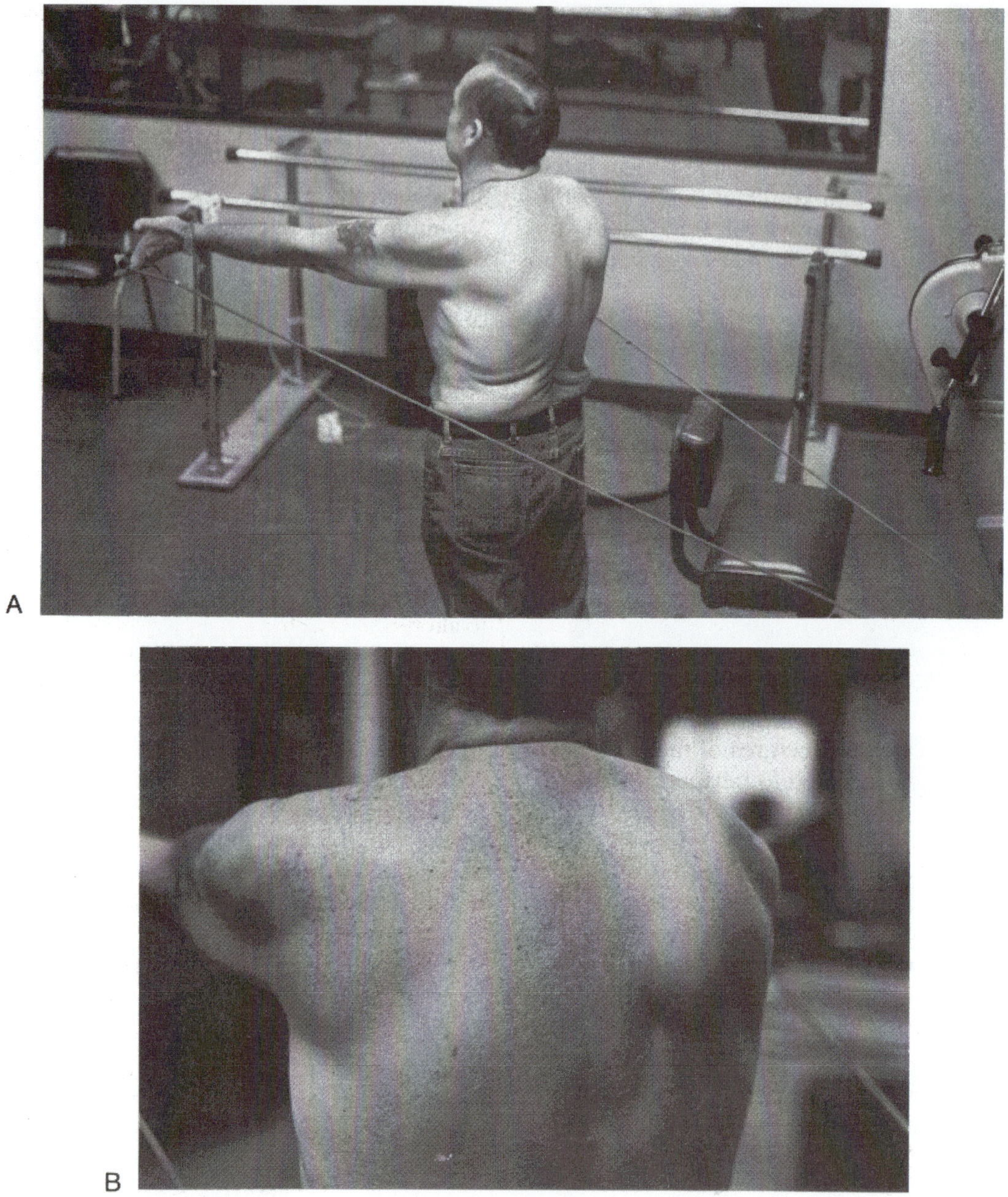

그림 3-38 이것은 직접적으로 팔을 거상하는 동안 견갑골의 익상을 보여주는 임상적 예이다. 고무튜브에 대한 저항은 견갑골 안정성에 관여하는 전거근의 최대 수축힘이다. 위축은 견갑골 익상 같은 것이 한쪽에서 보여지고 있다. 출처: J.R. Andrews and K.E. Wilk, *The Athlete's the Shoulder*, P.497, © 1994, W.B. Saunders Company.

- 오훼견봉 인대의 비대
- 견봉의 전하방 공간 증대

통증호는 삼각근 또는 내전근을 설명하기는 어렵다. 왜냐면, 이 근육들은 견봉아래 있지 않다. 이는 상완골의 힘의 작용에서 불균형을 시사한다.[117] 극상근의 위축과 정상적인 삼각근은 외전을 하는 동안, 상부 삼각근으로 상완골이 전단된다(그림 3-42).

외전 90°에서 시작하여 180° 끝범위에서 끝나는 통증은 AC 관절을 포함한다(그림 3-41). 외전 끝범위에서의 통증은 관절와[1](그림 3-43) 가장자리에 반하여 건이 정지한 깊은 면의 인접으로 인한 위축효과를 일으키는 것은 극상근

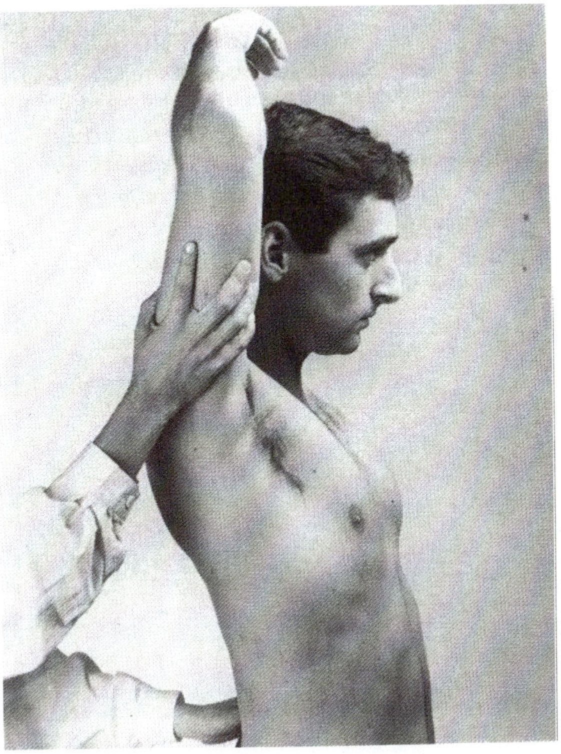

그림 3-39 수동 관상 외전

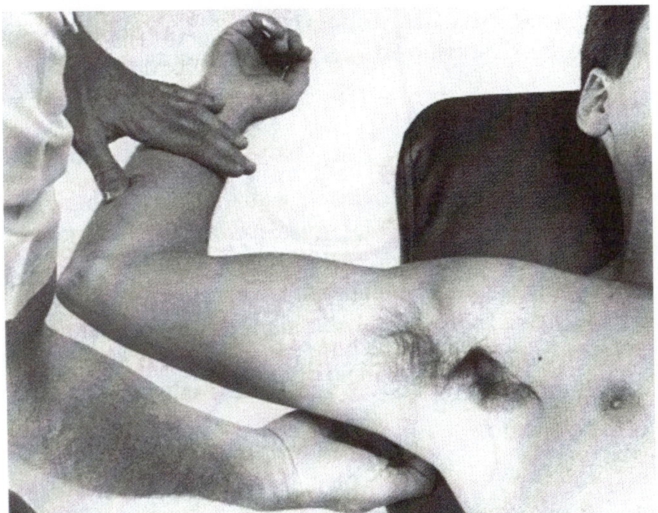

그림 3-40 불안 검사

과 극하근 정지부 그리고 견봉아래 관절낭의 건 표면 아래와 관계한다(퇴행, 염증, 부분적 열상).

딱딱한 끝느낌과 통증으로 인한 끝범위에서의 통증과 제한은 AC 관절 또는 상완관절의 보조적 관절움직임이 적

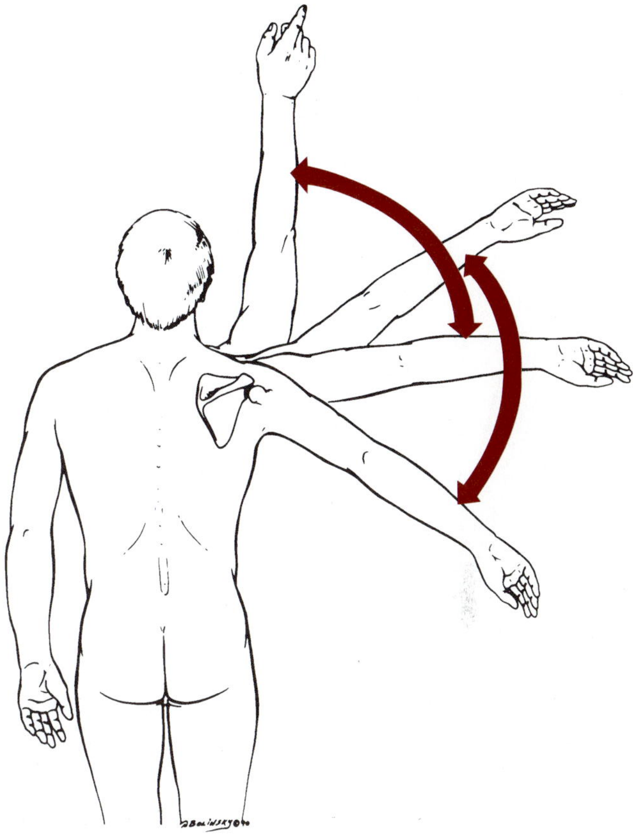

그림 3-41 통증호. 60°에서 130° 사이이다. 90°에서 시작하여 끝범위까지 가는 통증은 견쇄관절에 문제가 있다. 출처: Copyright © 1990, David Bolinsky.

음으로해서 발생한다. 견관절을 거상하는 동안 흉골에서 내측 쇄골의 아래로의 활주와 AC 움직임의 위쪽으로의 활주를 촉진한다[71](제10장, 관절움직임 참조). 검사자는 모든 수동검사에서 나타나는 다양한 끝느낌을 알아야 한다. 통증과 제한은 끝범위에서 회전근개의 열상으로 인한 부분적으로 두꺼운 반흔에 의해 나타난다. 통증은 역시 외부적인 원인 즉, 골 증식체, 오훼견봉 인대의 비대, 또는 해부학적 변화로 인해 발생한다. 끝범위에서 두드러진 통증은 신경근 신장이 감소하는 것 같은 신경성으로 나타난다. 환자들은 팔을 머리 위로 올리고 잘 때, 통증이 더 심하다고 호소한다.

수동 외회전

팔을 90° 외전, 최대 외회전, 최대 수평외전을 하면서 능

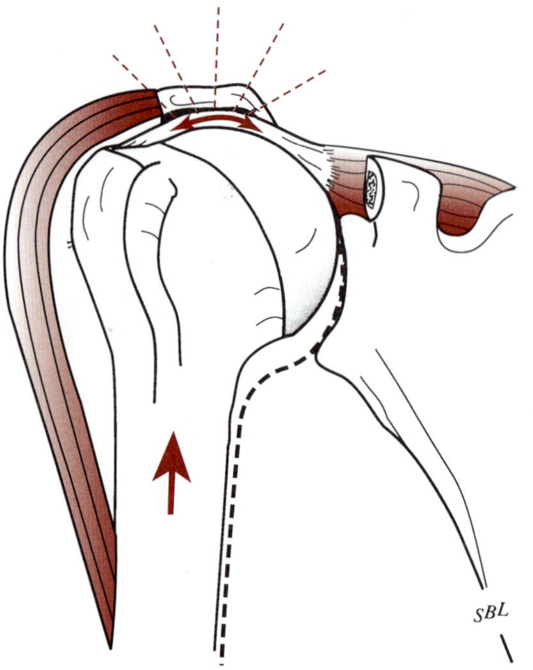

그림 3-42 상관골두의 관절와로의 비교적 작은 이동에 따른 오훼견봉 궁에서 회전근개의 표면 침식작용. 출처: F.A. Masten, S. B. Lippitt, J.A. Sidles, and D. T. Harryman, *Practical Evaluation and Management of the shoulder*, p. 117, © 1994, W.B. Saunders Company.

동적인 외회전을 하는 동안, 상완골두는 정상적인 IGHL의 앞섬유의 긴장성과 외회전 근수축으로 인해 4 mm 뒤로 이동한다(안정성 검사 참조). 환자가 능동적인 활동 시 상완골두 앞부분의 안정성이 떨어지면, 앞으로 이동하고 불안정하다.[77,118] 관절낭 뒷면이 수축하여 상완골두가 뒤로 이동하는 것을 저지하고, 앞으로 이동한다(아래 관절낭 참조).

다른 인대들이 외전과 외회전 시 고정시키는 역할을 하기 때문에 검사된 자세에 따라서 병발 부위를 알 수 있다.[119] 이 검사는 환자가 앉은 자세에서 외전 외회전을 45°, 90°, 135°로 할 수 있다. 검사자는 한손은 상완골 상부 후상방향에 올리고, 전하방으로 밀면서 다른 손으로 천천히 외회전시킨다. 검사자의 손가락은 견관절의 앞부분에 놓고, 갑작스런 전방 불안정을 예방한다. 견갑골 면에서 45° 외전(그림 3-44A), 외회전 검사는 신장 시 제한은 견갑하근, 오훼상완 인대 때문이다. 견갑하근은 45° 후에도 전방 안정성 후에는 전방 안정성에 덜 중요한다. 90°(그림 3-44B)에서

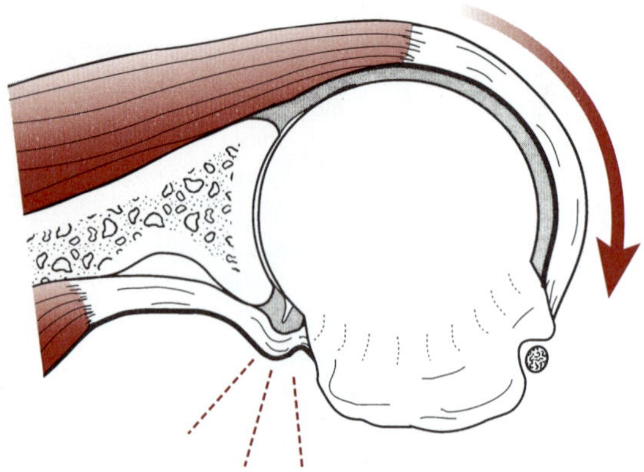

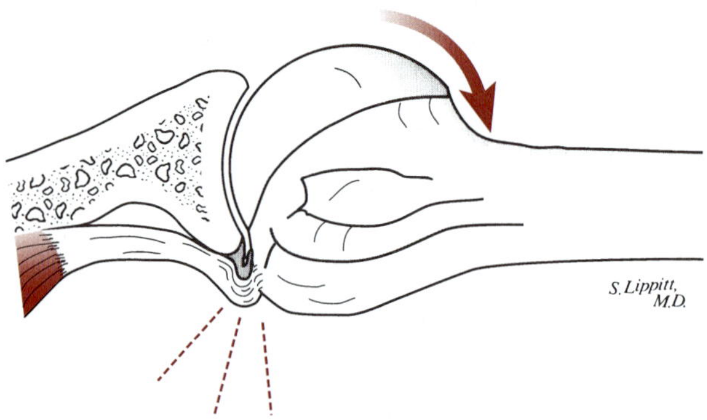

그림 3-43 최대 움직임에서 관절와 가장자리에 반하여 회전근개 정지부 깊은 접합점. 출처: F.A. Masten, S. B. Lippitt, J.A. Sidles, and D. T. Harryman, *Practical Evaluation and Management of the shoulder*, p. 117, © 1994, W.B. Saunders Company.

IGHL은 직접적으로 MGHL은 이차적으로 작용하고, 135°(그림 3-44C)에서 IGHLDL 일차적으로 작용한다.

외전과 신전과 함께 수동외전 시 통증 양상:

- 불안정성: 반복성 전방탈구 또는 심한 아탈구가 있는 환자는 즉시 불안과 통증을 호소한다. 가능한 탈구를 방지하기 위해 근육의 보상작용이 일어날 것이다. 또한 견관절이 관절밖으로 빠지고, 미끄러질 것 같은 불안한 느낌으로 얼굴은 우거지 상을 하게 된다. 이것은 전하방 관절낭, 하방 상완 인대, 또는 관절와순 때문이다. 전방 안정성은 견갑골 면에서 외전하는 동안 상완골두의 비정상적인 상방 이동이 나타난다. 아탈구가 있는 환자의 50%는 불안을 느끼지 못한다.[120] 단지, 전방 아탈구가 있는 환자는 통증과 우드득하는 소리를 경험할 것이다.[121] 통증은 회전근개 건염, 기능장애 시 발생한다(불안정 신호가 없는 통증 참조).

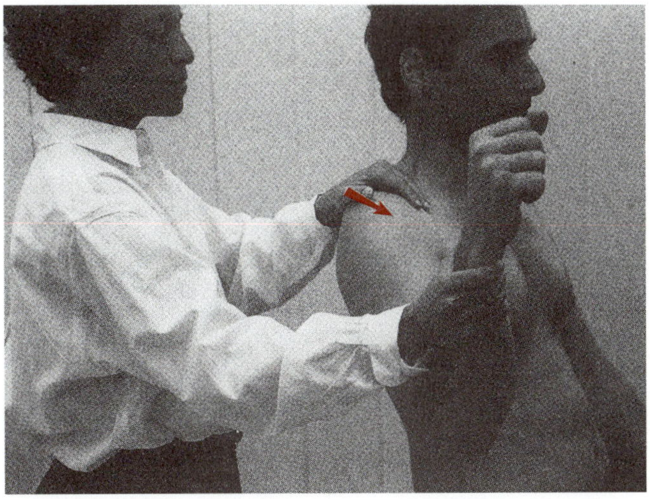

그림 3-44A 45° 외전에서 외회전 검사.

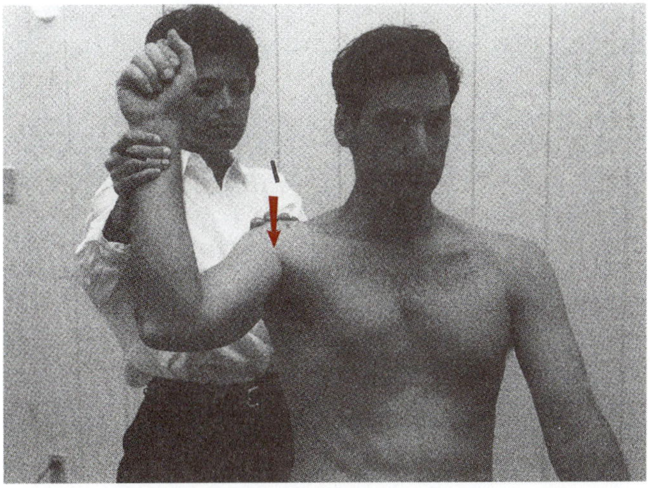

그림 3-44B 90° 외전에서 외회전 검사.

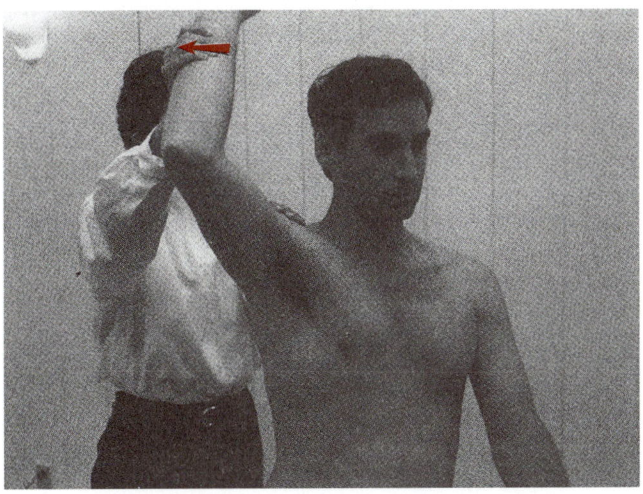

그림 3-44C 135° 외전에서 외회전 검사.

최대 외전에서 갑자기 외회전 제한과 날카로운 저린 통증은 전방 아탈구 또는 탈구가 압박했기 때문일 것이다(Dead arm syndrome[122]). 투수일 경우, 통증은 외전, 신전, 외회전 자세에서 발생하고, 전방 아탈구는 불안이 없는 상태에서 나타날 수 있다.[123]

- 충돌: 보이지 않는 불안정성에 의한 충돌이 있는 환자에게도 통증이 있다. 이것은 전방 이완 검사로 확인할 수 있다(아래 전방 안정성검사, 전방 이완 검사 참조). 회전근개, 상완이두근, 견봉하 활액낭의 상위면 충돌은 오훼견봉 궁에 반대로 일어난다. Matsen 등[1]에 따르면, 상완골이 신전, 외전, 외회전 시 정상적인 관절와의 가장자리는 결절에서 회전근개에 반하여 부착되어 있다. 그러나 전하방 관절낭이 신장되면, 상완골은 정상적인 후방보다 앞으로 이동한다. 관절와 가장자리는 큰 결절에 부착된 회전근개 정지부 사이 후방 접촉이 더 증가할 것이다(그림 3-45). 이 접촉은 후방 회전근개 정지부와 결절의 보전을 기대하는 현상이다. 충돌은 극상근과 극하근 건과 관절와 가장자리의 후상방 부분(이 역시 충돌증후군의 간접요인이다) 면 아래에서 일어난다. 통증은 회전근개를 등척성으로 검사하며, 수동적 검사는 근육과 건의 신장병변을 알 수 있다.
- 열상: 통증은 극상근의 깊은 곳에서 발생한다. 이는 이것의 건이 결절과 관절와 위쪽 가장자리 사이 트랩을 형성하고 있기 때문이다(충돌)[125](열상 참조).
- 견갑하근과 대흉근 신장(특히, 75° 이하 외전에서 외회전 시)
- AC 인대 스트레스
- 끝느낌은 AC 또는 상완관절의 관절움직임 제한을 나타낸다. 두 관절을 촉진하고, 정상적인 관절움직임을 검사한다.
- 견관절 앞부분의 통증은 사각면의 압박 때문이다.[126] 이는 견관절을 외전, 외회전을 몇분 하면 생긴다.[127]
- 외회전은 관절낭 패턴에서 가장 제한된다(불안 관절낭염 참조). 이는 후상방 순에 열상, 상완관절의 골관절염, 후방탈구, 회전근개 열상, 오훼하 활액낭염, 대흉근 수축, 영양실조 등에 의해 발생한다.

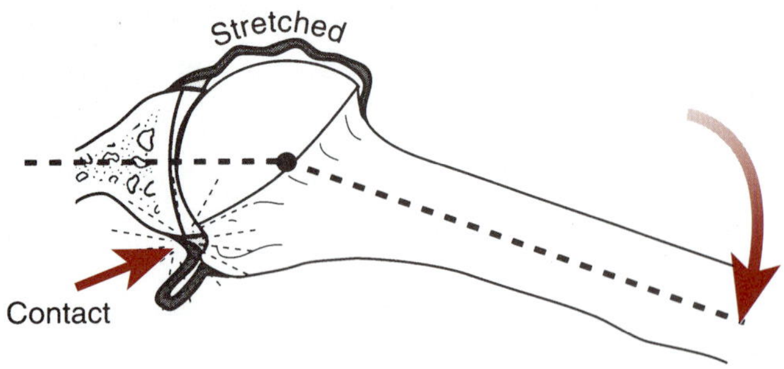

그림 3-45 관절와 순과 회전근개의 정지부 사이의 후방 접촉은 "불안(apprehension)"을 발생시킨다. 특히, 전하방 관절낭이 신장되는 지점, 위치에서 상완골이 견갑면보다 현저하게 후방에 놓이게 된다. 이같은 접촉은 후방 회전근개의 정지부와 조면에 손상을 줄 수 있다. 출처: F.A. Matsen, S.B. Lippitt, J.A. Sidles, and D.T. Harryman, *Practical Evaluation and Mangement of the Shoulder*, figure 3-48, © 1994, WB Saunders Company.

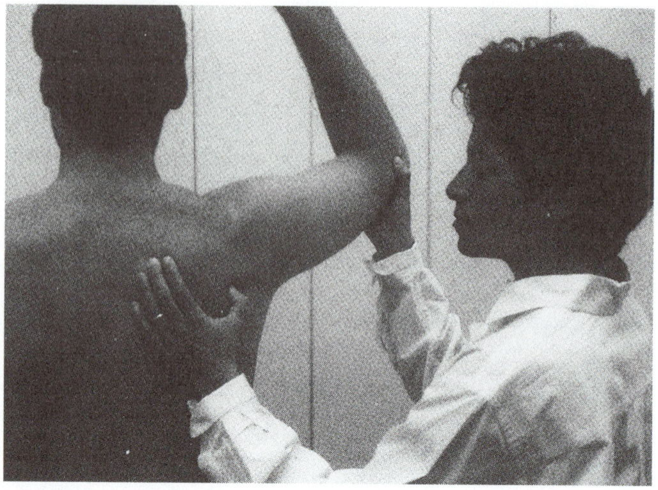

그림 3-46 수동 상완골 외전.

- 통증은 역시 상견갑신경의 손상으로 발생한다(상견갑신경 손상 참조).

수동 외회전 동안 후방이 약해지는 원인

- 수동 외회전, 외전 90°에서 뒤쪽 통증은 외회전 근, 건의 과사용에 의한 과민증 충돌 때문일 것이다(견관절 근육 극하근, 소원근의 임상적 고찰 참조).
- 전방 아탈구 또는 불안정을 동반한 90° 수동 외회전 시 통증은 후방 관절낭 통증 때문이다. 이유는 견관절이 앞으로 이동하면서 관절낭 후부로 당기기 때문이다.
- 후상순 열상, 상완골두가 관절순 윗부분의 충돌도 통증의 원인이다.
- 회전근개의 아래면 열상, 관절순 상부에서 회전근개 충돌 또는 위쪽 회전근개 정지부, 큰결절 염증도 통증의 원인이다(충돌증후군, 수동 외회전에 따른 통증 참조).
- 상견갑 신경 손상 또한 통증의 원인이다(상견갑신경 손상 참조).

수동 상완골 외전

견갑골 고정 시, 견갑골 움직임은 견갑골 하외측 가장자리 안정성에 의해 제한된다. 견갑면에서 수동적으로 팔을 외전 시 견갑골의 움직임을 느낄 수 있다. 견갑골을 움직이기 전에 상완골을 90°에서 105° 외전한다(그림 3-46). 이것은 상완관절과 관절낭 제한을 평가하는 것이다. 견관절 외전 즉시 견갑골이 움직이면, 만성 후방 탈구 또는 점착성 관절낭염가능성이 있다.[22] 상완골의 외전은 관절낭 패턴에서 간접적으로 제한이 있다. 이는 점착성 관절낭염 또는 상완관절의 골관절염이 보통이다.

수동 내회전

수동 내회전 검사 두가지 방법:

1. 환자의 팔을 옆으로, 주관절은 90° 하고, 팔을 앞으로 한다. 전완을 안으로 견관절을 안정시킨다(평균범위 55°에서 80°).
2. 환자의 팔을 90° 외전하고, 주관절을 90° 앞으로 한다.(그림 3-47) 그리고 나서 견관절 내회전한다. 그 범위는 후하방 관절낭의 긴장 때문에 제한된다(긴장된 후방 관절낭 치료 참조). 이는 종종 전방 불안정성과 같이 동반하여 나타난다.[108]

제한된 수동 내회전 진단

- IGHL의 후방 섬유와 관절낭의 스트레스; 후관절낭 긴장에 의해 제한된다.
- 극하근과 소원근 신장
- 노화, 반흔, 회전근개의 부분적 손상(열상)
- 관절낭 패턴에서 가장 제한된 움직임(관절낭 패턴

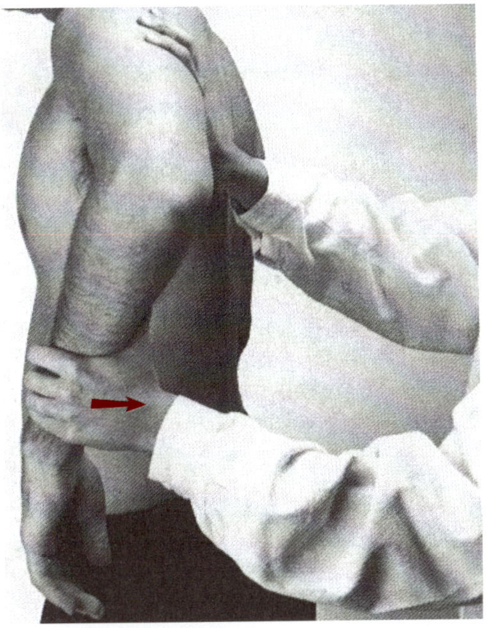

그림 3-47 상완골 90° 에서 견관절 수동 내회전.

참조, 단원 1)

- 관절순에 부착된 작은 결절에 의한 정상적인 제한[1]
- 내회전 제한과 함께, 과도한 움직임 또는 흉벽에서 견갑골의 불균형적인 움직임[2]

수동 수평내전

수동 수평내전검사(그림 3-48)는 환자의 팔은 흉곽 유두선을 가로지른다(평균 범위 130°). 수평내전은 손상된 견봉쇄골 관절, 후하방 관절낭, 전방 관절순에 스트레스를 준다. 이 움직임은 관절순을 갈리게(grind) 한다. 이 움직임은 견봉쇄골 호에 충돌을 더 악화시킨다. 수평내전은 삼각근 후부 섬유, 극하근, 소원근, 극상근을 늘린다. 이는 또한 견갑하근, 오훼돌기, 오훼돌기 아래 활액낭을 압박한다.

움직임은 후하방 관절낭 또는 노화, 반흔, 회전근개의 부분적 손상 때문에 제한된다. 후방 관절낭 통증은 수동 수평 내전, 내회전에서 현저히 나타난다. 제한된 움직임은 종종 전방 불안정을 동반한다. 오훼돌기에 부착된 뼈는 정상적으로 운동범위를 진행한다.[1]

등척성 검사(Isometric Testing)

견관절의 등척성 검사는 Kelly 등[129]이 근전도를 바탕으

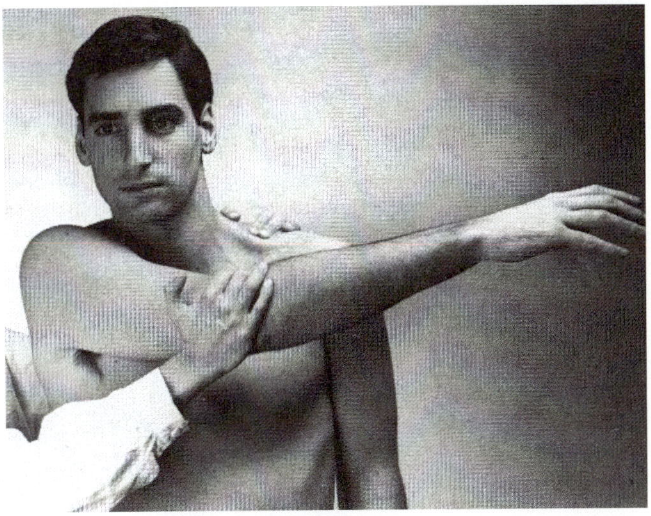

그림 3-48 견관절 수동 수평내전.

로 검사하였다. 결과는 단원1에 나타나 있다. 이 검사는 협력근의 움직임을 최소로 하며 양호한 검사—재검사—로 증명되었다.

극상근

근전도 상에서 최선의 극상근 검사는 극하근의 협력을 최소화하는, 환자의 팔을 견갑골면에서 90° 거상하고, 내용물이 가득찬 깡통을 든 것처럼 엄지손가락은 올린다. 엄지손가락이 위로 된 자세에서, 엄지손가락이 아래로 된 자세와 비교하면, 이는 극하근의 활동을 적게 하고, 가능한 충돌을 작게 하고, 더 정확하게 하려면 엄지손가락을 아래로 해야 하기에(thumb-down) 신뢰성은 떨어진다. 그림 3-49는 극상근을 양측 비교한 것이다. 검사자는 엄지를 아래로 한 상태에서 극상근의 문제를 유발하여 검사한다. 이는 엄지를 위로 한 상태에서는 명백하지 않다. 위의 소개된 검사는 팔을 외전 시, 스트레스를 받기 때문에 비활성 조직(활액낭, 관절낭 또는 인대)을 악화시킬 수 있다. 그러므로 검사자는 중립 0° 자세에서 근육들을 검사하거나, 우선 비활성 조직들을 먼저 검사한다.

환자가 팔을 90°까지 거상할 수 없을 시, 극상근 검사방법은 환자의 팔을 옆으로 하고(중립 0° 자세), 외전 저항 검사한다(그림 3-50). 환자의 견관절을 검사하는 손으로 안정되게 하고, 다른 손은 환자 주관절 90° 굴곡하여 외측

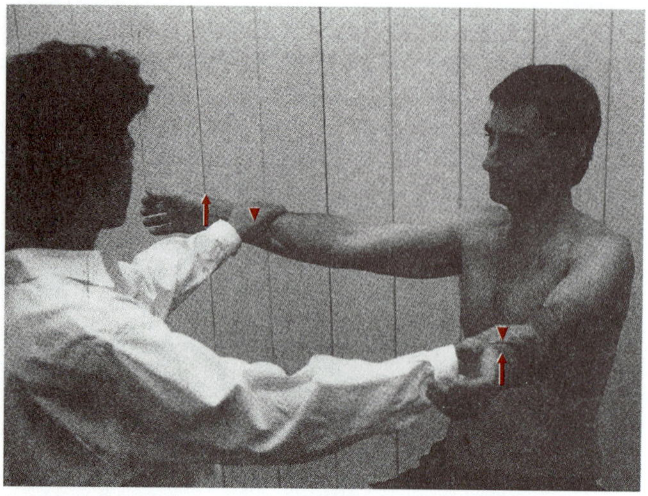

그림 3-49 극상근 양측비교 검사

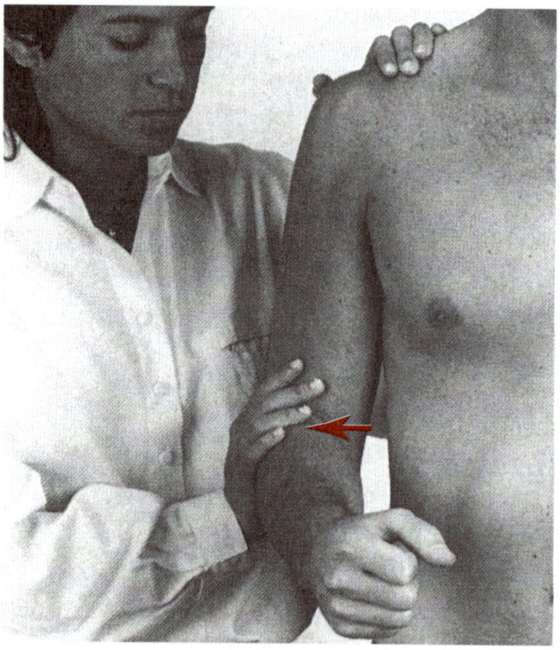

그림 3-50 견관절 외전 저항검사

상과를 잡고 있다.

다음 검사는 극상근과 삼각근 전부와 중부의 근력을 검사한다.[130] 삼각근에서는 견관절 문제들이 근육의 부분적인 손상이 있거나 액와신경 손상이 되지 않는 한, 가장 드물게 나타난다. Kronberg 등[131]의 근전도를 기초로 한 연구에 따르면, 중립 0° 자세에서 극상근과 극하근은 다르지 않다고 하였다.

극상근와에서 극상근이 촉진되는데, 환자는 신전하고 머리와 목은 같은 방향으로 기울이고, 얼굴은 반대방향으로 돌린다.[132] 승모근은 긴장을 푼다. 견관절와는 부드러운 결절 유착이 촉진된다. 이는 극상근과 건의 적당한 움직임의 부족 원인이 된다. 이 부분은 마찰력, 근막 긴장완화, 움직임 완화로 치료할 수 있다.

Garrick과 Webb[133]는 위의 극상근 검사를 하는 동안 근개의 병변이나 극상근의 불안정으로 인하여 극상근과 삼각근 전방 섬유, 또는 다른 근육의 위축이 있을 경우, 가슴으로 대신하는 현상이 일어날 것이다. 위의 저항검사에서 대흉근의 쇄골파트의 긴장성과 크기가 증가하는 것을 볼 수 있다.

등척성 내전

내전 저항은 먼저 대흉근과 광배근을 이차적으로 대원근과 삼각근 전방 섬유를 검사한다. 치료사의 한손은 견봉의 전하방을 안정화시키고(대흉근의 수축 긴장성을 촉진한다), 주관절은 90° 굴곡하고, 내측 상완골 상과에 저항을 준다(그림 3-51). 그 결과 통증은 액와 또는 가슴부분에 나타난다. 이는 극하근과 소원근에 이르는 것과 구별되고, 등척성 내전 검사시 통증 또는 위축이 있다면, 외회전근도 같이 검사한다. 소원근이 포함된다.

등척성 외회전

Kelly 등[129]에 따르면, 내회전 45°에서 극하근의 최대 활성과 극상근과 삼각근 후방 섬유의 최소 활성을 볼 수 있고 극하근을 검사할 수 있다. 검사자는 환자 허리에 주관절을 고정시켜 안정되게 하고, 환자의 전완은 45° 내회전한다. 검사자는 원위 전완에 저항을 준다. 저항은 손이나 손목에 직접적으로 하지 않는다. 이는 손목 신전검사이다(그림 3-52).

외회전 검사는 소원근과 극하근이 같이 활성되기 때문에 구별하여 검사하기 어렵다. 근전도 상으로 외회전 검사시 팔을 옆으로 중립 자세 또는 90° 외전하고, 주관절은 90°로 고정한 상태로 어디서든 극하근 또는 소원근의 각도를 측정할 수 없다.[134]

극하근에서는 소원근보다 더 자주 병발한다. 극상근에서 병발이 있는 경우, 외회전 저항 시 통증이 있는 환자에

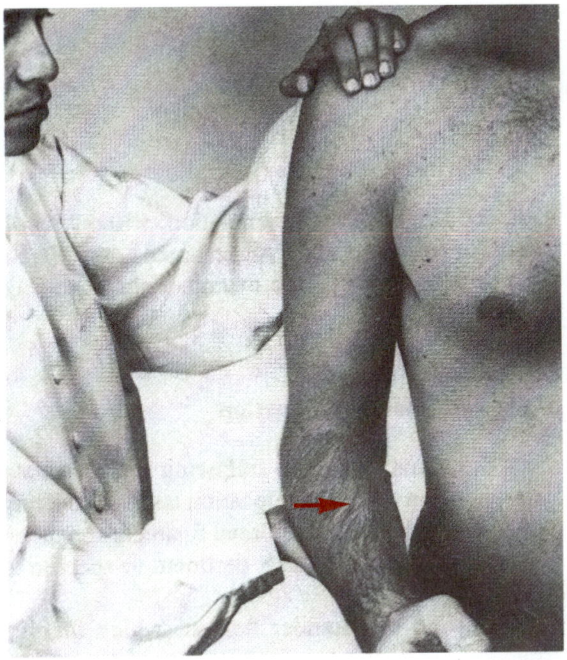

그림 3-51 견관절 내전 저항검사

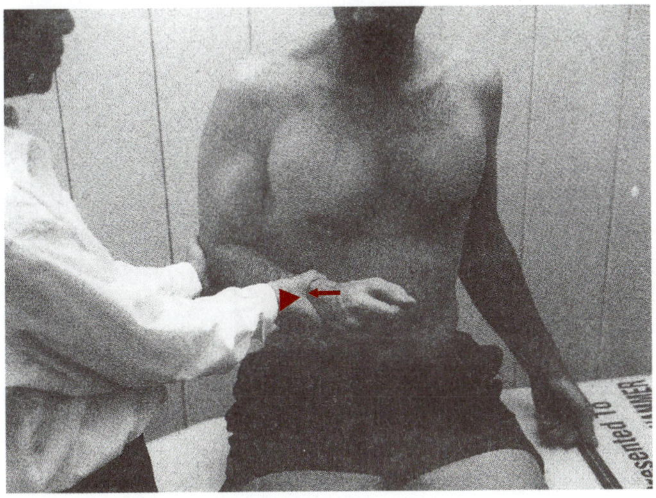

그림 3-52 전완을 45° 내회전한 상태에서의 극하근과 소원근 저항 검사

게는 외전 저항 시에도 통증이 나타난다.

소원근 역시 내전근 위축이기 때문에 외회전 수동 검사 후, 내전 저항 검사 시 통증 또는 위축이 있다면, 소원근에 주요한 문제가 발생할 것이다[135](어깨 근육들의 촉진 참조)

등척성 내회전

검사자는 환자의 고정된 주관절을 환자의 허리에 안정되게 놓는다(외전 예방을 위해). 그리고 원위 손바닥에 반하여 내회전한다. 내회전의 검사는 대흉근, 광배근, 대원근을 따라 견겹하근을 검사하는데(그림 3-53) 이를 Lift-off 검사라 한다.[136] Stefko 등[137]은 근전도 검사를 통해, 견갑하근의 내회전 검사를 위해 분리할 수 있는 가장 좋은 자세를 나타내었다. 이는 후 흉곽 중간 부분인 견갑골의 하각에 손을 두고 손등에 저항을 가한다. 연구대상자는 이러한 자세에서 손을 흉곽에서 들어올린다. 이 자세에서는 광배근, 대원근, 능형근이 활성화된다. lift-off 하려면, 언제나 손을 흉곽에서 띄워야 한다. 손이 어깨뼈의 아래에 있으면, 손은 견갑하근 없이 들어올릴 수 없다(그림 3-54). 환자는 팔을 뒤로 돌리고 뒤에서 전완이 검사자 저항에 반하여 몸에서 들리게 한다. 이 자세에서는 견갑하근이 최대 활성화되며 대흉근과 광배근에서는 활성화가 최소가 된다. 환자의 손목에 대해 주관절을 이용하여 검사한다. Lift-off 검사는 Gerber와 Krushell[136]에 의해 정의되었다. 견갑하근 부분 손상이 있을 경우, lift-off 할 수 없다. Lift-off 검사에서 주관절과 손목 저항 검사에서 알 수 없었던 견갑하근의 위축과 통증 양상이 나타난다. 검사를 정확히 하기 위해 환자가 팔을 이상적인 위치에 두려면, 정상적인, 수동의, 통증 없는, 내회전이 가능한 상태여야만 한다.[137](어깨 근육들의

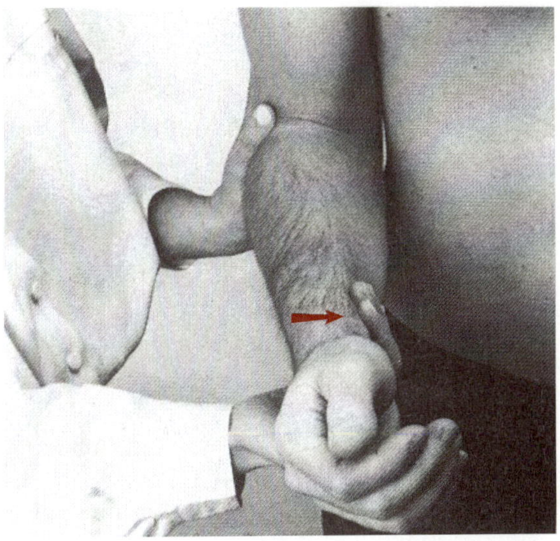

그림 3-53 내회전 저항검사

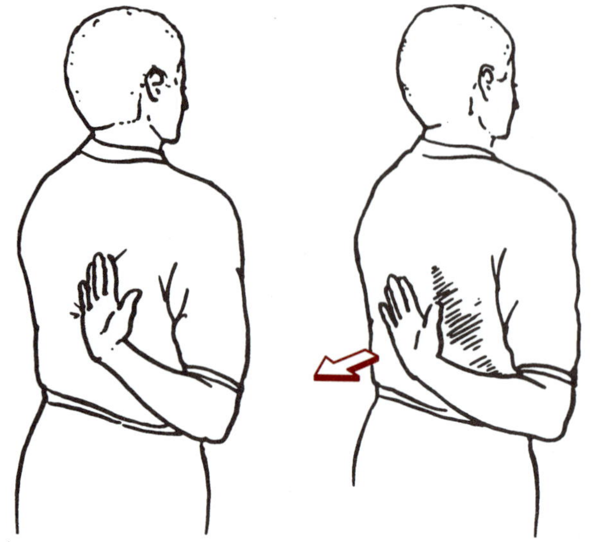

그림 3-54 최대 내회전 lift-off 검사. 왼쪽, 손등을 견갑골 하각 범위에서 흉곽 뒤의 중간범위에 둔다. 오른쪽, 실험자는 흉곽에서 손을 떼어낸다. 출처: J.M. Stefko et al, Electromyographic and Nerve Block Analysis of the Subscaplaris Lift-off Test, *Journal of Shoulder & Elbow Surgery*, Vol. 6, No 4, p. 349, © Mosby-Year Book, Inc

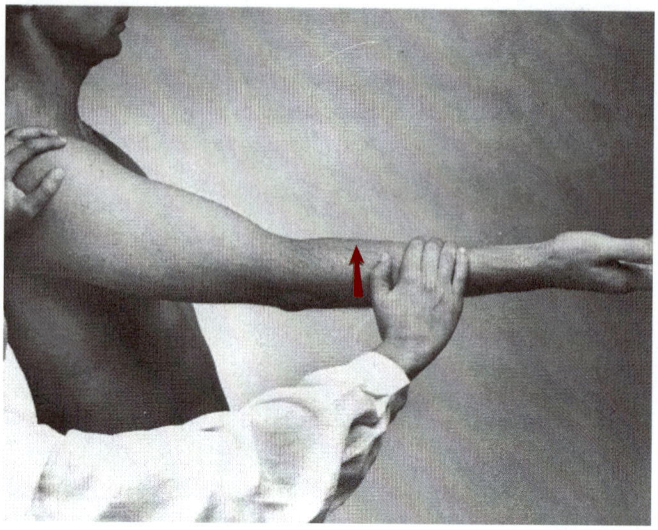

A

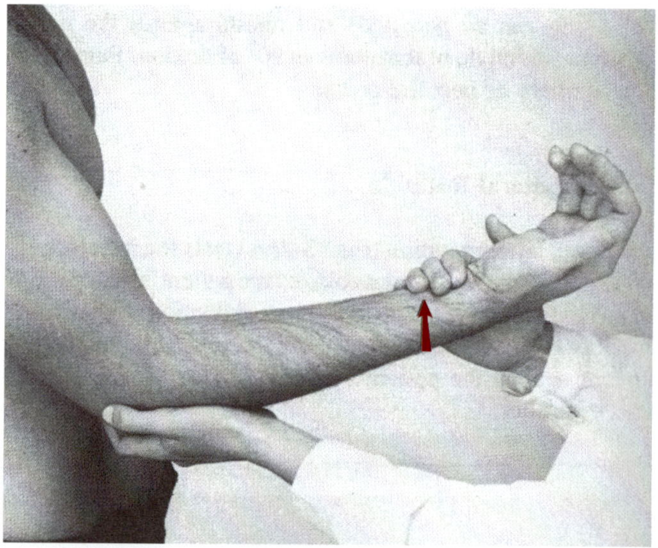

B

그림 3-55 A와 B, 주관절 굴곡 저항검사

촉진 참조)*

저항 견관절/주관절 굴곡

빠른 검사[116](그림 3-55A)는 상완이두근을 검사하는 데 사용된다. 환자의 팔은 신전되고, 90° 전방 굴곡, 손은 회외한다. 검사자는 원위 전완에 저항을 준다. Janda[138]는 주관절이 과신전 될 때, 상완이두근이 최대로 활성되어야 한다고 하였다. 저항은 체간과 나란히 주관절을 75° 굴곡하며 검사한다(그림 3-55B). 그러나 Speed's 만큼 효과적이지는 않다. 상완이두근 검사는 항상 회외 저항 검사한다. 회외 저항 검사로 인해 상완이두근의 양성반응이 나타날 수 있다(그림 3-56). 근육검사에서 검사자는 상완이두근과 대흉근과 같은 근육의 근복의 윤곽과 건 열상을 살펴야 한다.

상완이두근은 중간 위치에서 손을 회외하고 검사하고, 상완근은 전완을 회내하고 검사하고, 상완요골근은 전완을 중간 위치에 두고 검사한다. 저항은 환자의 견관절 신전, 주관절 신전 손은 회내한 상태에서 가한다(그림 3-57). 저항없이 이 자세는 전방 견봉하 활액낭이 정확히 촉진된다.

*Hertel은 lift-off 검사보다 더 민감한 내회전 떨어트리기 증상(lag sign) 검사를 발전시켰다. 검사자는 lift-off 자세로 있는 환자의 주관절을 받쳐 준다.검사자는 천천히 환자의 손을 잡고, 수동적으로 견관절의 내회전 끝범위가 될 때까지 요추부에서 손을 떼어낸다. 검사자는 환자의 손을 내회전이 약간 이완되는 위치에 놓고, 이 자세를 유지하도록 지시한다. 손이 떨어지는 것을 5° 단위로 기록된다. 손이 확연하게 떨어지면 큰 손상을 의미한다. (Hertel R, Ballmer FT, Lambert SM, Gerber C. Lag signs in the diagnosis of rotator cuff rupture. *J Shoulder Elbow Sure*. 1996; 5:307-313)

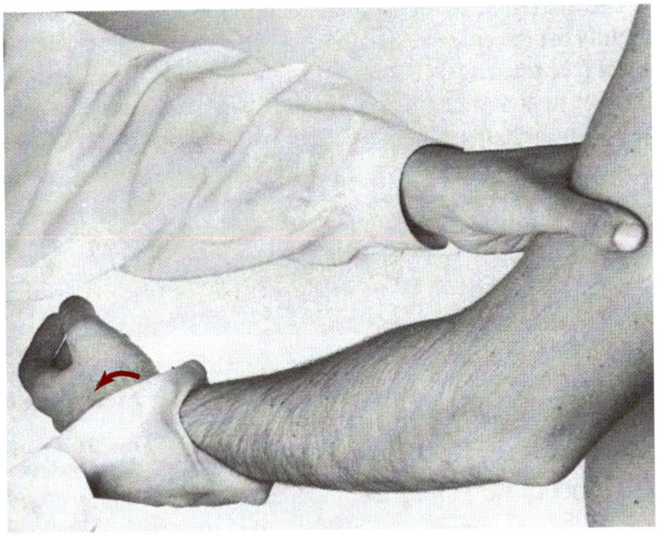

그림 3-56 회외 저항검사

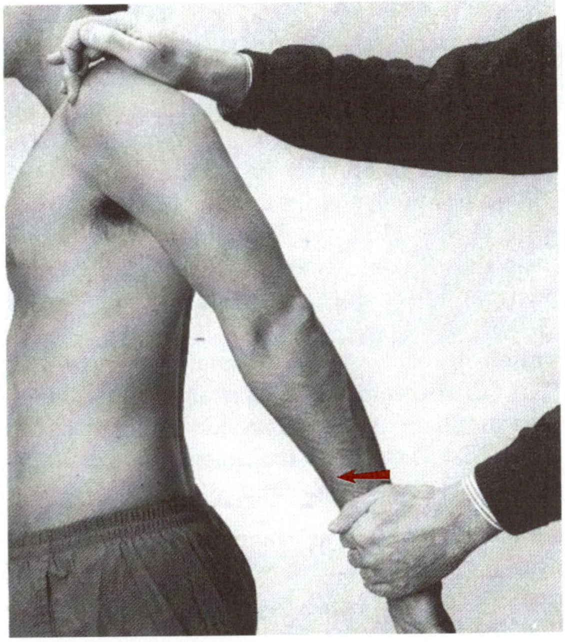

그림 3-57 견관절 굴곡 저항검사

활액낭에 손상이 있으면, 부드러운 조직이 촉진된다. 위의 검사를 하는 동안 통증은 상완이두근의 기시부분이라면, 견봉쇄골관절에서 상완이두근 구 또는 상완이두근 근복에서, 또는 근건 접합부, 요골 결절에서 이것의 정지부분에서 국소적으로 발생한다. 관절와 위부분에 통증은 관절와 순 위부분에서의 문제로 보이고, 앞에서 뒤로 위쪽 관절순 열상의 가능성도 있다(SLAP)(관절와순 열상 참조).

어깨 굴곡의 등척성 검사는 삼각근 전방섬유, 오훼상완근, 대흉근, 상완이두근를 검사하고, 어깨 신전 저항검사는 광배근, 대원근, 삼각근 후방섬유, 소원근을 검사하고 상완삼두근은 보통 포함되지 않는다. 이 두가지 검사는 근육의 각각의 변화에 따른 상관관계는 알 수 없다.

충돌 검사(Impingement Tests)

Neer's 충돌 검사

Neer's 충돌 검사(그림 3-58)은 환자가 앉은 자세에서 실시하고, 검사자는 환자 뒤에 서서 한 손은 견갑골 위에 두고 하방 압력을 주어 견갑골이 회전하는 것을 방지한다. 이유는 견관절 앞쪽의 통증은 큰 결절 압력이 견봉 앞쪽과 견봉오훼 호에 대하여 일어나기 때문이다. 이 검사는 활액낭과 극상근 건을 자극하여 더 악화시킨다. 이 검사는 전방 굴곡 마지막 10~15°에서 통증 호소 시 양성반응이다.[139,140]

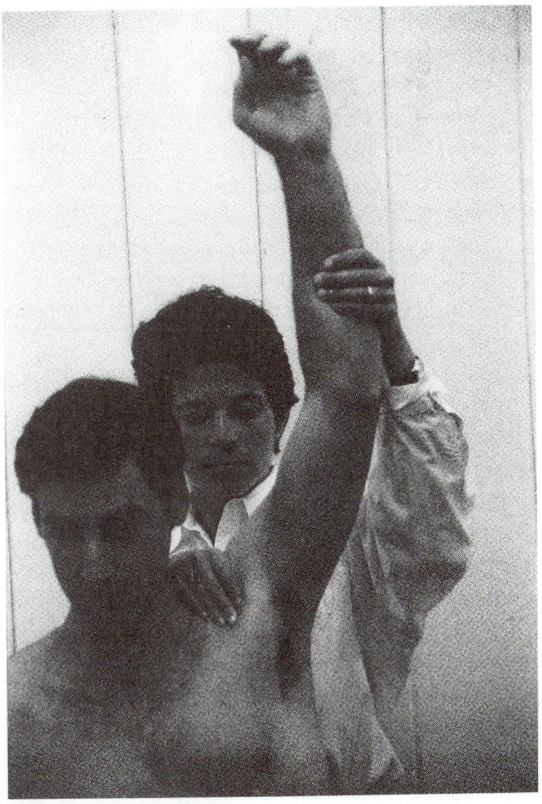

그림 3-58 Neer's 충돌 검사

이 검사는 또한 오훼 충돌도 보인다.

Ciullo[141]는 견봉하 돌출 검사는 환자가 팔을 180° 지나 앞으로 굴곡할 때, 전하방 견봉 가장자리에서 통증을 유발한다. 이 검사는 X-ray에서 돌출부가 발견되면 특히, 확실히 나타난다(15°에서 볼 수 있다).

Hawkin's 검사

Hawkin's 검사[142]는 환자의 주관절은 90° 굴곡 어깨는 앞으로 90° 굴곡한다. 검사자는 팔을 내회전하고, 팔을 안정되게 한다(그림 3-59). 오훼견봉 인대가 극상근 정지부위와 큰 결절에서 충돌 유무를 검사하는 것이다. 수영하는 사람에게서 이 검사는 Neer's 검사보다 민감하게 나타난다.[143]

Kibler's 검사

Kibler는 충돌이 견봉의 능동적인 거상 결핍 유무를 측정하기 위해 근육 보조 검사를 실시한다. 검사자는 환자가 팔을 거상할 때 견갑골 외측을 중하방으로 밀고, 짝힘으로 작용하는 전거근과 승모근 하부섬유를 상방회전시킨다. 충돌이 이 근육들과 연관될 경우, 이를 억제하면 충돌 증상은 감소하거나 없어질 것이다.

안정성 검사(Stability Testing)

이완/불안정 정도

앞/뒤: 보통 전위는 앞뒤가 같다.[144] 아탈구는 상완골두가 관절와에서 과도한 전위로 정의된다.[82]

병원에서 수술하기 위한 등급을 보면[145]:

0: 상완골두의 움직임은 지각할 수 없다.

+1: 상완 골두가 반대쪽 어깨보다 관절보다 관절와 가장자리 보다 더 앞 또는 뒤로 전위된다.

+2: 상완골두가 관절와 가장자리에서 미끌어지고(아탈구), 자연스럽게 압력이 줄어들게 된다.

+3: 자연스러운 탈구(임상적 탈구)[146](검사자는 상완골두가 관절순 가장자리 밖으로 간 것을 확신할 수 있다).

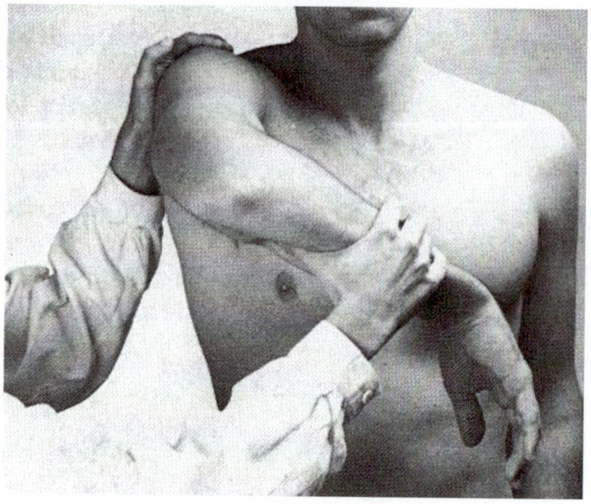

그림 3-59 오훼견봉 충돌 검사(Hawkins's 검사)

Fowler[147]는 상완골두의 후방 전위는 관절와 넓이의 50%까지는 정상이라고 하였다. 그러나 50%가 넘어설 경우, 회전근개에 스트레스가 가해진다(불안정성 참조: 이완과 불안정). Speer[148]는 전위의 측정은 느슨함을 측정하는 것이라고 하였다. 이것은 모집단에서 폭넓게 변화한다. 그는 이러한 징후가 없이도 +2 앞으로, +2뒤로 느슨함이 있다는 것을 알았다. 비록 과도하게 느슨할지라도, 그는 그렇게 주장했다. 그는 징후없이 개개인의 느슨함이 +3은 알지 못했다.

상완골두 하방 이동 등급

0: 상완골두의 하방전위가 없다.

+1: 5 mm이하의 상완골두 하방전위가 있다.

+2: 5 mm이상 10 mm이하 상완골두 하방전위

+3: 10 mm이상 상완골두 하방전위

상완관절의 안정성은 움직임의 중간 범위 또는 움직임의 끝범위에서의 안정성과 같이 설명할 수 있다. 중감 범위는 수용압력, 정상적인 회전근개, 견갑골 주변의 근육에 의해 안정되어진다. 끝범위에서는 관절낭 인대 구조에 의해 안정성을 가진다. 이것은 우리 몸의 가장 움직임이 있는 관절의 안정성은 동적인 요소의 안정성이 요구된다는 것을 다시금 강조하고 있다. 앞에서 진술했듯이 상완골두의 모든 움직임 범위에 걸쳐 회전근개는 작용하고, 그에 반해 견갑골 주위에 근육은 머리 위로의 움직임에서 견갑골의 안정성, 회전에 관여한다. 동적, 정적 안정성요소의 악화는 각각의 요소에 직접적으로 영향을 끼친다.

Craig[2]는 우리는 불안정, 건 병변, 특히 운동선수들에서

가장 많이 발생하는 비슷한 견관절의 문제점을 구분하는 경향이 있다고 하였다—확실히 연부조직 손상의 계속적 또는 중복하여 병으로 묘사한다.

머리 위로 운동을 하는 선수는 결과적으로 정적 안정성 요소를 과신장하고, 이로인해 상완관절 인대의 미세손상을 일으킬 것이다. 이는 관절와에서 상완골의 과도한 전위가 일어난 결과이고, 보통 전상방으로 전위된다. 이러한 과도한 정적 움직임은 동적 근육(회전근개/견갑골 주위 근육)의 피로와 결과적으로 염증 때문이다. 이러한 경우 상완관절의 미묘한 불안정은 동적 안정성 요소의 미흡 때문이다. 다른 이야기로는 먼저 회전근개 위축과 피로는 정적 안정성 요소의 과신장 때문이고, 그 결과 이차적으로 견관절의 불안정이 나타난다.

잠재성 불안정/아탈구

불안정과 아탈구는 견관절 기능장애의 과도한 범위에 대한 근본적인 기전으로 특히, 머리 위로 운동하는 선수에서 자주 발생한다. 탈구에 대한 과거력이 없어도 아탈구가 발생한다. 이러한 지식없는 도수치료는 환자의 아탈구를 상습적으로 발생시킨다. 불안정한 지식은 이러한 문제를 줄이는 큰 효과를 나타낸다(전방 이완 검사 아래 전방 안정성 검사).

상완관절의 후방 아탈구, 이것은 이것은 여러방향의 불안정과 관련있는, 아탈구가 더 일반적이다. 환자는 후방 회전근개, 상완이두근 건, 상방 회전근개의 몇몇의 부분에서 대표적인 충돌증후 같은 통증을 호소한다(팔 감속 시, 병적 기전 참조). 통증은 특징적으로 감속과 던지기 동안 또는 라켓 스윙에서 느낀다.

다음과 같은 안정성 검사는 주로 정적 안정성 검사이고 이는 상완관절 인대와 관절순이(관절낭순 복합체). 이러한 검사는 자극적이어서 통증, 증가된 움직임 느낌, 걱정, 명백히 뚝하는 소리를 들을 수 있는 임상적 징후의 재현에서 상완관절의 순간 회전중심 움직임을 시도한다.[119] 견관절의 아탈구를 동반한 염발음은 상완골두 후외방에서 과도한 관절순과 전방 관절와 가장자리에서의 결점이 원인이다.[150]

여기서 중요한 것은 환자에게 징후에 대해 우리가 안정성 양성 검사에서 추정하는데 자극이 필요하고, 과도한 이완이 개개의 환자에서 정상이 고려된다(불안정 참조:이완대 불안정). 안정성 검사는 관절낭과 관절순 열상(Bandart's lesion), 과도한 관절낭 이완, 충돌에 의한 상완골두의 압박 골절, 큰 결절의 박리, 회전근개 특히, 견갑하근의 열상, 불안정 검사에 사용된다.[23]

견관절의 불안정은 앞, 뒤, 하방, 또는 여러방향에서 발생한다. 항상 먼저 반대쪽 정상인 견관절과 비교검사한다. 통증이 발생한다면, 전위 지각과 전위 마비사이에 상관 관계를 알 수 있는데 중요한 사항이다.[151] 안정성 검사동안 검사자는 관절와에서 상완골두의 수동 전위의 양을 정하고, 환자의 징후를 재현한다.

전방 안정성 검사

불안정 검사는 바로 누운 자세에서 하는데 치료대의 가장자리가 상완골두의 앞뒤 지레받침이 되고, 환자는 더 이완할 수 있다.[151]

전방 당기기 검사(그림 3-60): 환자는 바로 눕고, 검사자는 환자의 손을 이완 시켜 내측 액와에 놓게 한다. 검사자는 그리고 나서, 바깥쪽 손으로 환자의 근위 팔을 70~80° 외전시키고(그림 3-60은 70° 외전을 나타내지 않았다), 견갑골 면에서(전방 30° 굴곡), 중첩 회전을 유지한다.[148,152] 그와 함께 검사자의 외측 손은 상완골두가 관절와에 들어가게 하기위해 상완골에서 축으로 압박 부하를 가한다. 내측 손은 견갑골을 안움직이게 하기 위해 엄지는 오훼돌기에, 손은 견갑극에 올린다. 그리고 나서, 검사자는 관절와

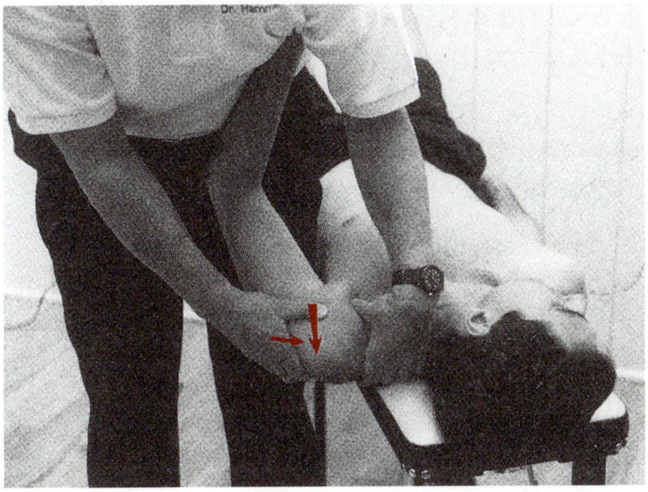

그림 3-60 전방 당기기 검사

에서 상완골두를 앞으로 전위를 보고, 안정성 정도를 검사한다(안정성 검사 참조). 상완골두는 또한 후방 불안정도 검사할 수 있는데 위의 자세에서 상완골두를 후방으로 민다(아래 참조).

상완관절와에서 상완골두에 가해지는 부하는 원래 아탈구를 줄인다.[153] Siliman과 Hawkins[108]에 따르면, 상완골두의 부하가 필요한다. 왜냐면 수술 전, 다각도의 환자의 상완골두의 비구심성 부분 즉, 골두가 관절와 중심에서 전, 후, 하방의 이완과 흉터 때문이다.

견갑골 면은 운동을 하는 동안 다시 검사된다. 왜냐면, 상완관절의 최대움직임이 이 면에서 일어나기 때문이다(견관절 거상, 견갑골 면 참조). 외전의 다른 범위에서 전방 끌림 검사는 불안정 요소를 국소화 시키는데 도움이 된다(외전과 신전을 동반한 수동 외회전 동안 통증 설명 참조). 염발음 또는 삐걱거리는 느낌(grinding)은 상완골두가 관절와에서 박리된 것이 원인이다.[1]

부하와 이동 검사: Conway[33]에 따르면, 부하이동검사는 검사자가 환자의 뒤에 앉아 상완골두를 잡고, 앞뒤로 힘을 이용하여 오직 상완관절 위쪽 인대와 후 관절낭을 검사하고, 손상된 중요한 구조물인 IGHLC 검사의 효과는 없다.

전방 이완 검사: 최근[149] 잠재된 견관절 불안정성 특히, 재배치와 불안 검사가 애매할 때를 알아내는 검사가 개발되었다. 이 검사는 91.9%가 민감하게 99.9%가 특별하게, 87.1%의 전조 가치, 93.0% 소극적 전조 가치, 90.2%의 정확성이 나타났다.

순서: 환자는 바로 눕고, 아픈 쪽 팔이 치료대 가장자리 밖으로 나오게 하고, 90° 외전한다. 검사자는 환자 뒤에서 힘을 가하면서 유지하고, 환자의 팔은 최대 외회전한다(그림 3-61A). 상완골두는 보다 이완된다(그림 3-61B).

설명: 이 검사는 갑작스런 통증, 통증의 명백한 증가, 증상 재현에 대한 환자의 경험을 고려한다.

후방 불안정성 검사

후방 끌림 검사(그림 3-62): 후방 끌림 검사는 전방 끌림 검사와 비슷한 검사이다. 검사자는 환자와 나란히 앉고, 먼저 환자의 바깥손 주관절을 120° 굴곡하고, 견관절을 80~120° 외전하고, 견관절을 20~30° 굴곡하고, 손은 안

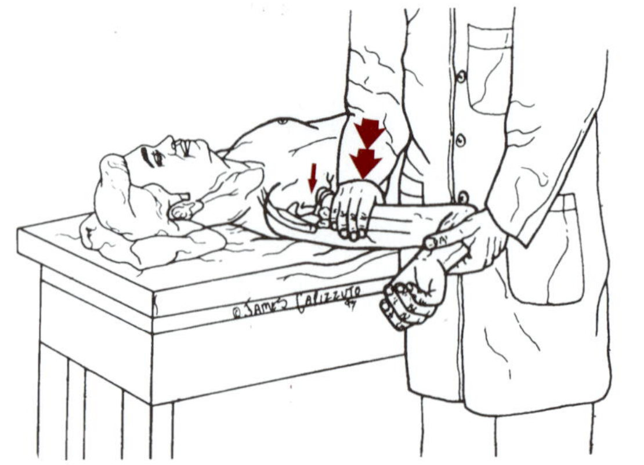

그림 3-61A 팔을 외전, 최대 외회전하여 상완골두를 한정시킨다. 출처: Figure by James Capizzulo. M.L. Gross and M. C, Distefano, Anterior Release Test, *Clinical Orthopaedics and Related Research*, No. 339, p. 106, © 1997, Lippincott-Raven Publishers

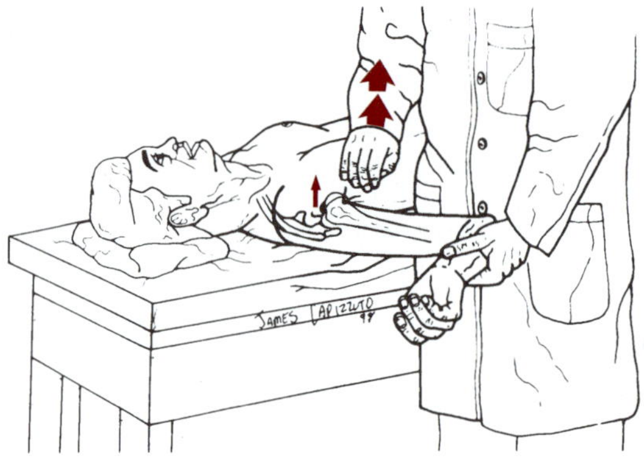

그림 3-61B 상완골두 이완. 출처: Figure by James Capizzulo. M.L. Gross and M. C, Distefano, Anterior Release Test, *Clinical Orthopaedics and Related Research*, No. 339, p. 106, © 1997, Lippincott-Raven Publishers

으로, 검사자의 손의 엄지는 오훼돌기 외측면에 손가락은 견갑골 극돌기에 올려 견갑골을 안정되게 한다. 다음, 검사자는 엄지로 후방을 압박하면서 상완골을 내회전, 견관절을 60~80° 굴곡한다. 후방이 불안정하다면, 엄지는 상완골두를 오훼돌기 외측면을 따라 후방으로 밀 것이다.[152]

후-하방 압박 검사: 압박은 역시 상완관절 인대의 원래 모습을 후하방으로 검사한다.[154] Pollok와 Bigliani[155]는 압력은 주관절, 견관절을 90° 굴곡하고, 앞에서 뒤로 가한다. 팔을 내회전과 수평내전 40° 한다. 검사자는 견갑골을 안정시킨다(그림 3-63). 후방 통증과 돌기 촉진은 명확한 징

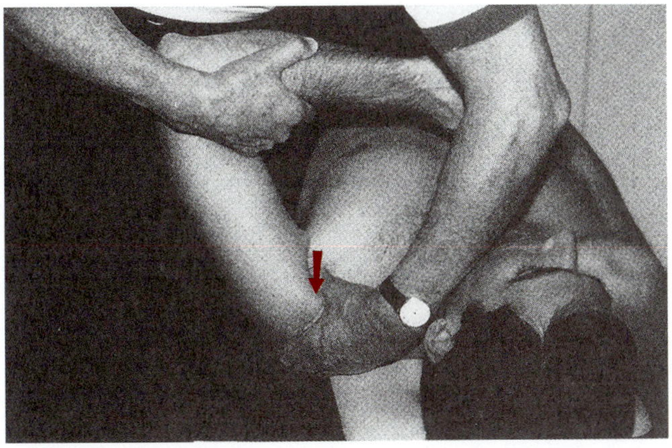

그림 3-62 후방 밀기 검사

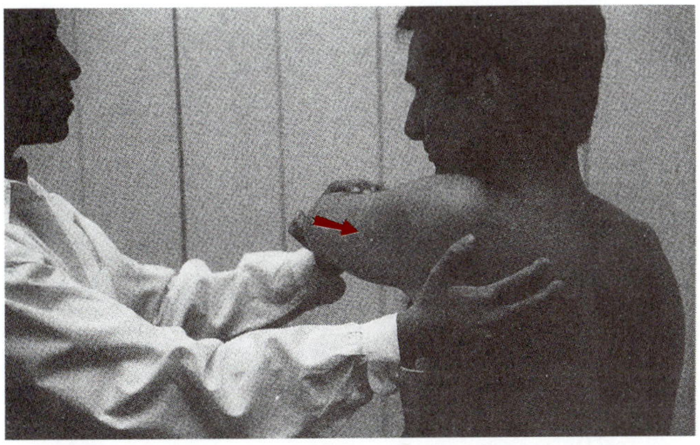

그림 3-63 후-하방 압박 검사

후이다. Jerk 검사[156]는 검사자가 먼저 팔을 잡고 나서 환자의 주관절에 앞에서 뒤로의 압력을 유지한다. 불안정이 있다면, 견관절 내전동안 갑작스런 Jerk는 상완골두가 관절와 가장자리의 뒤로 미끌어 질 것이고, 이차적인 Jerk는 팔을 다시 돌리거나 수평외전 시 나타날 수 있다.

후방 아탈구 검사: 후방 불안정은 항상 탈구보다 아탈구를 유발한다.[157]

1. 가끔 환자는 아탈구 시 스스로 변형시켜 무통을 호소할 수 있다.
2. 후방 아탈구 통증은 던지기 시 관통하여 통증이 나타나고, 전방 아탈구보다 드물다(상완골두의 전방전위 증가).

하방 안정성의 홈 징후

불안정(그림 3-64)의 홈 징후은 먼저 전상방 관절낭 구조를 검사하고 특히, 상완관절 상방인대를 검사한다.[156] 원위 상완골을 잡고, 외전 0°에서 팔을 세로로 아래로 떨어뜨리고 견봉의 전하방 또는 하외측의 홈을 찾는다. 다른 손의 손가락은 홈에 압력을 가하여 상완골이 빠진 것을 느낀다. 홈 징후 정리한 것을 보면:1+는 상완골과 견봉사이 거리가 0.5 cm에서 1.0 cm; 2+는 1 cm에서 2 cm; 3+는 2 cm 이상이다(이완/불안정성 등급에서 상완골두의 하방 전위 등급 참조). 홈 검사를 하는 동안 IGHLC의 상태 반영하기 위하여 하방 전위동안 45°보다 더 외전하여 팔을 아래로 당기고,[148] IGHLC의 앞뒤 부분 둘다 안정에 관여하고, 견관절 외회전 둘다 의존한다(상완관절 하방 인대 복합 참조).

하방 불안정은 외상성 다방향 불안정과 동반된다(앞, 뒤, 하방 이완 복합). 그러나 Speer[148]는 사실 환자는 전방

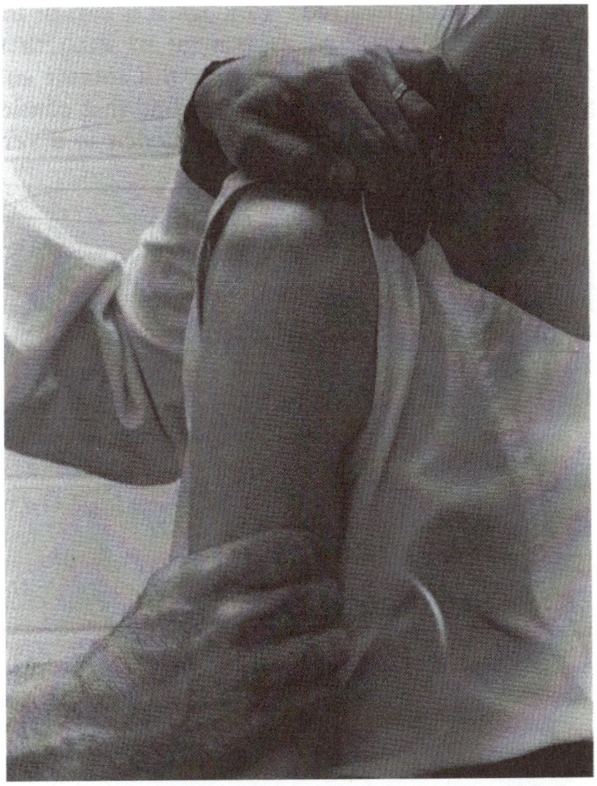

그림 3-64 하방 안정성의 sulcus 검사. 출처: J.C. DeLee and D. Drez, *Orthopaedics sports Medicine Principles & Practice*, Vol. 1, 그림 15D-21, © 1994, W.B. Saunders Company.

불안정이고, 병변쪽에 sulcus sign은 없을 것이라 믿었다. 대신에 다방향 불안정은 그는 하방에 과도한 이완이 있는 단방향성(전방) 불안정 환자로 분류하였다. 홈 징후 또는 다른 불안정 검사는 오직 환자의 유발하는 증상에 따라 병적인 요소를 고려해야 한다(불안정 참조: 이완 대 불안정).

상완골두의 하방 아탈구

상완골두의 아탈구는 외상, 수술(회전근개 치료), 골절상 후에 나타난다.[153]

검사: 하방 아탈구를 방사선으로 검사하면, 상완골두가 하방 관절순 위치에 있는 것을 알 수 있다. 전방 전이는 상완골두가 관절와의 내면에서 관찰되는 것으로 하방 아탈구와 차이가 있다. 전방 전이와 하방 아탈구를 식별하는 방법으로 방사선 검사를 하는데 이 때 중력의 영향을 제거하기 위하여 팔을 받쳐주는데, 하방 아탈구는 상완골두 중심이 상완관절 공간에 놓여 있게 된다. 실제 탈구에서서는 견관절의 중력 제거를 감소시키지 못한다.

하방 아탈구 치료: 운동하지 않을 때 팔을 받쳐준다. 등척성 운동은 근육의 긴장도를 회복시켜 주고, 하방 아탈구 현상을 감소시킨다. 하방 아탈구는 일반적으로 삼각근과 회전근개의 무긴장이다. 일시적인 하방 아탈구는 불필요한 값비싼 진단 검사를 하지 않는 것이 좋다.

관절순 열상 검사

안정성 측정하는 중요한 검사로 앞, 뒤, 하방 불안정과 재탈구에서 거론된 불안정 검사와 비교한다(아래 재탈구 참조).이는 관절순에 스트레스가 가해질 때, 염발음과 우드득하는 소리를 검사한다.

O' Brien Sign: 최근 검사(S. J. O' Brien, personal communicaion, May, 1997)에서 관절순 열상은 100% 민감성, 98.5% 특이성이, 견봉쇄골 관절 병인은 100%민감성,

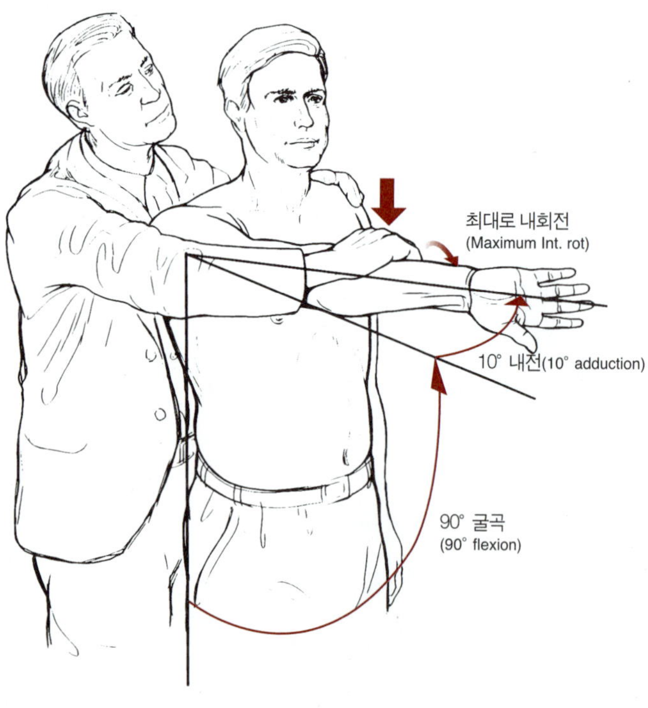

그림 3-65A O' Brien sign. 팔을 앞으로 90° 굴곡하고, 10°에서 15° 내전, 최대 내회전한다. 출처: Stephen J. O' Brien, A New and Effective Test for Diagnosing Labral Tears and A.C. joint Pathology, *American Journal of Sports Medicine*, Sept/Oct 1998, pp. 610-613, © 1998, American Journal of Sports Medicine.

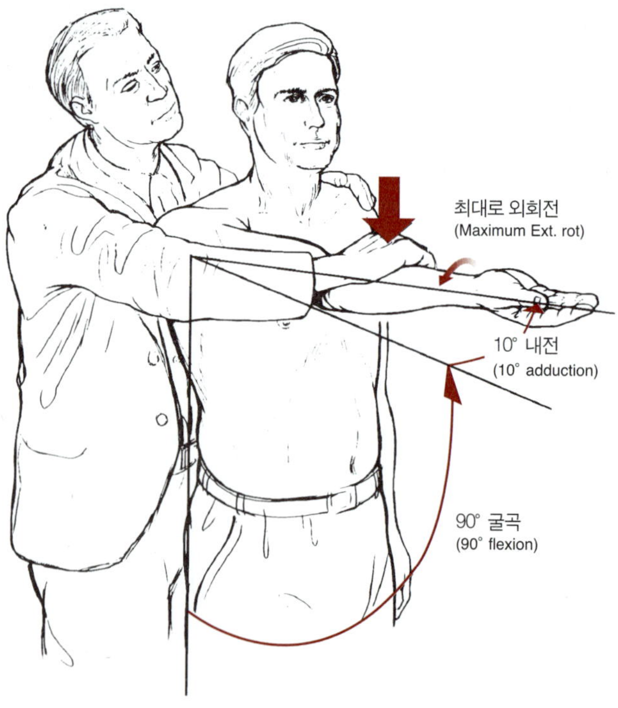

그림 3-65B O' Brien sign. 같은 자세를 취하는 동안 팔을 최대로 회외한다. 출처: J.C. DeLee and D. Drez, *Orthopaedics sports Medicine Principles & Practice*, Vol. 1, 그림 15D-21, © 1994, W.B. Saunders Company

96.6% 특이성이 알려졌다. 그림 3-65A에서 환자의 팔은 전방 90° 굴곡하고, 10°에서 15° 내전, 최대 내회전한다. 환자는 검사자의 하방회전 힘을 저항한다. 검사자는 환자가 시도한 전방굴곡 90° 마지막에서 저항한다. 그림 3-65B는 환자는 같은 자세에서 최대로 팔을 회외하고, 검사는 계속한다. 양성 O'Brien sign는 통증이 첫 번째 동작에서 발생하고, 두 번째 동작에서는 발생하거나 줄어든다. 통증이 환자의 관절의 위 끝에서 발생유무를 측정하고, 견봉쇄골 관절, 관절내, 관절순 병변 시 나타난다.

그림 3-66은 관절순 열상 원인 후방검사를 나타낸 것이다. 그림 A는 힘의 작용없이 견관절이 중립으로 있는 그림이고, B는 팔을 전방 90° 굴곡, 10에서 15° 외전, 최대 내회전하여 상완이두근 건이 하내측에 위치하고, 관절순 상완이두근 복합체가 팽팽해진다. C 그림은 환자가 검사자의 하방회전 힘에 저항하고, 관절 부하 증가는 관절낭인대(압박 발생)와 근육건 단위(상완이두근 건, 삼각근, 회전근개)의 감아올림 효과 때문이다. 이것은 상완관절 공간에서 제거된 관절순에서의 압력 때문이다.

그림 3-67은 견봉쇄골 관절 후방 문제 원인 검사이다. A는 견봉쇄골 관절낭과 오훼쇄골 인대의 잘림으로 불안정 견봉쇄골 관절을 보여준다. B는 90° 전방굴곡, 10°에서 15° 내전, 최대 내회전 자세를 보여주고 있고, 견봉쇄골 관절에서 압력이 발생한다. C는 큰 결절이 더 내회전되고 자세에 의해, 약화된 견봉과 잠기고 부하가 걸린 견봉쇄골관절의 관계로 거상한다. 완전 회외는 큰 결절의 움직임에 의해 견봉쇄골 관절이 이완한다.

관절와 염발음 검사(그림 3-68)(관절순 열상 참조): 환자의 팔을 90°에서 100° 외전한 후, 외회전한다. 동시에 검사자는 상완골두에 부하를 주고, 이것은 전방 관절순에 가해진다. 다음 팔을 부하에 의해 회전되고, 전상방 또는 후방상 관절순 열상을 찾는다. 염발음 또는 삐걱거리는 느낌은 관절순이 분리될 때, 발생한다.

Craig[2]는 이 검사는 슬관절의 McMurray 검사와 비슷하다고 하였고, 그로 인해 상완골두는 관절와로 회전하고, 관절순의 이탈구가 관절에서 발생하고, 통증과 염발음이 재발한다.

전방 미끌림 검사: Kibler[68]는 전상방 관절순의 반응에 대한 설명을 고안하였다. 그는 이 검사는 움직임이 작은 조각을 검사하는 것이 아니라 초기 불안정성을 잡아내는데 민감하다고 하였다. 고관절 위에 환자의 손이 있고, 검사자는 상방, 전방 움직임에서 환자의 주관절에 직접적으로 힘을 가한다(그림 3-69). 상방 관절순에 열상이 있다면, 상완골두는 관절순 넘어 이동할 것이고, 이로인해 전상방 통증 및

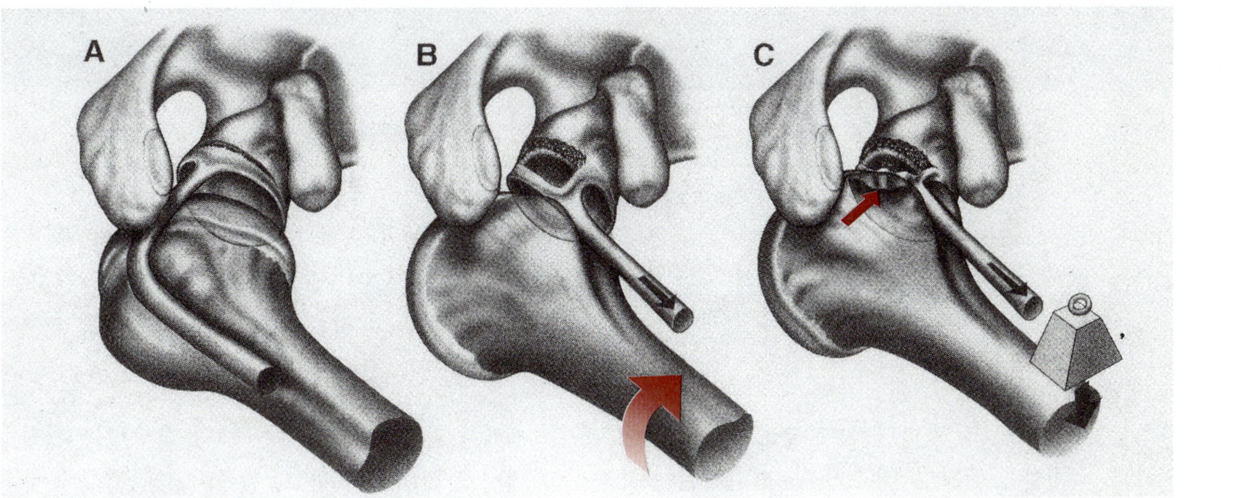

그림 3-66 관절순 열상 원인 후방 검사. **A,** 견관절은 힘이 작용하지 않고, 중립으로 있다. **B,** 팔을 90° 전방굴곡, 10에서 15° 내전, 최대 내회전; **C,** 팔에 아래로 저항한다. 출처: Stephen J. O'Brien, A Nex and Effective Test for Diagnosing Labral Tears and A.C. Joint Pathology, *American Journal of Sports Medicine*, Sept/Oct 1998, pp. 610-613, © 1998, American Journal of Sports Medicine.

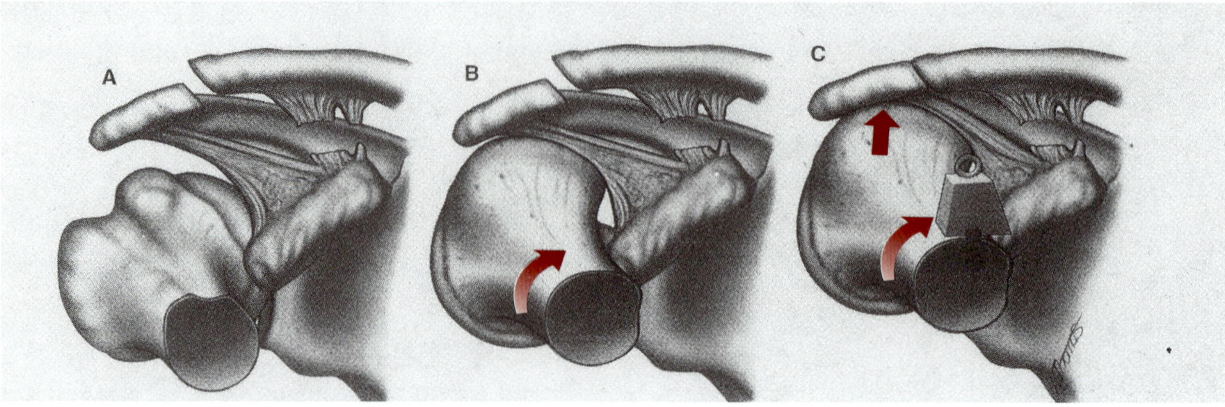

그림 3-67 견봉쇄골관절 문제 원인 후방 검사. A, 견봉쇄골관절은 견봉쇄골 관절낭과 오훼쇄골 인대가 잘림으로 인해 불안정하다. B, 검사자세(90° 전방굴곡, 10에서 15° 내전, 최대 내회전); C, 큰 결절은 더 내회전한다. 출처: Stephen J. O'Brien, A Nex and Effective Test for Diagnosing Labral Tears and A.C. Joint Pathology, *American Journal of Sports Medicine*, Sept/Oct 1998, pp. 610-613, © 1998, American Journal of Sports Medicine.

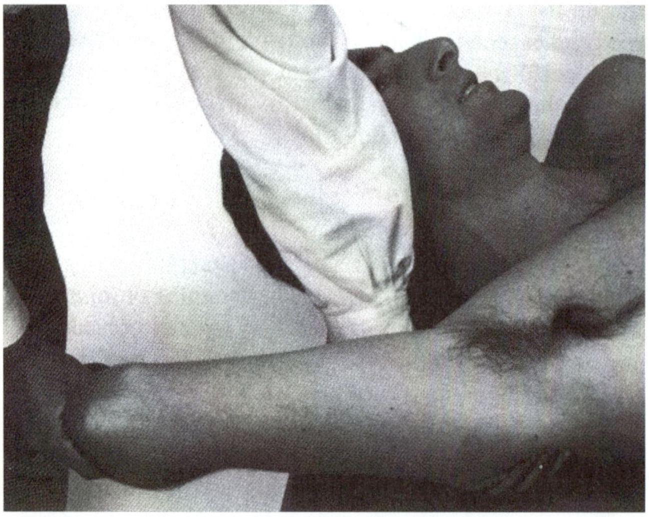

그림 3-68 관절와 크랭크 검사.

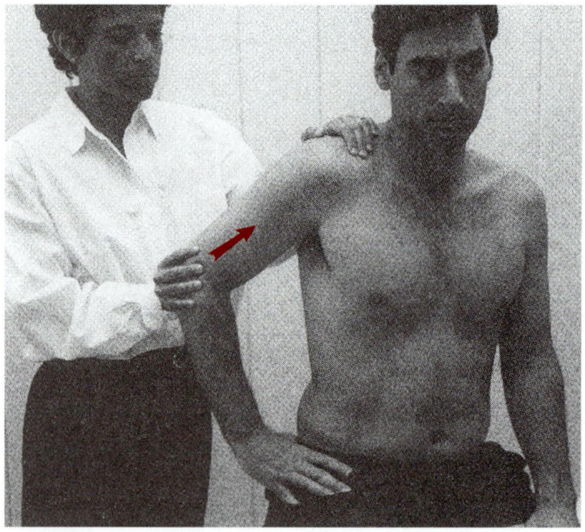

그림 3-69 전방 미끌림 검사.

/또는 바로 견봉 밑으로 들어간다.

크랭크 검사: Liu 등[158]은 관절순 검사에 있어 이 검사가 민감성과 특이성이 높다는 것을 알았다. 환자는 누운 자세에서 견관절을 최대 굴곡한다. 검사자는 축방향으로 상완골을 두고, 상완골을 내외회전 한다. 염발음은 관절순 열상 양성반응이다. 환자는 앉아서도 할 수 있다. 검사자는 환자의 팔을 견관절을 약 120° 굴곡하고 외전하며, 상완골두에서 관절와로의 축 부하는 관절순으로 큰 결절의 충돌을 야기한다. 검사자는 견관절을 내외회전하여 염발음을 발생시킨다(그림 3-70C, D). 이 검사는 상방 관절순 열상과 SLAP 손상이 양성으로 나타난다. 이 충돌 검사는 Neer 충돌 검사에서는 음성이라도, 관절순 열상과 함께 양성으로 나타난다[159](충돌 검사 참조).

재배치 검사: 재배치 검사(그림 3-71)는 환자가 누운자세에서 불안검사를 하고, 통증이 불안검사에서 유도(그림 3-72)된 후에 근위 상완골에서 후방힘이 직접적으로 가해진다. 견갑골과 견관절은 테이블 위에 놓고 팔을 90° 외회전으로 가져간다. 재배치 검사는 후방 힘이 근위 상완골에

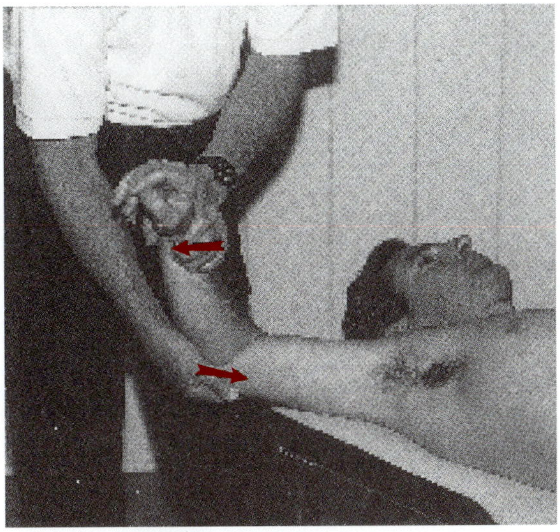

그림 3-70A 크랭크 검사, 상완골 내회전.

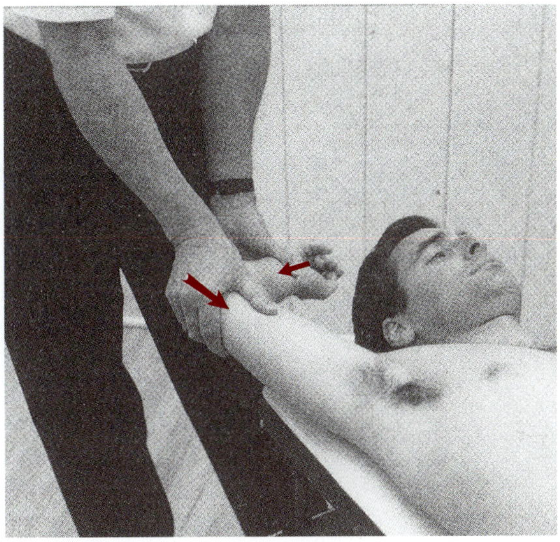

그림 3-70B 크랭크 검사, 상완골 외회전.

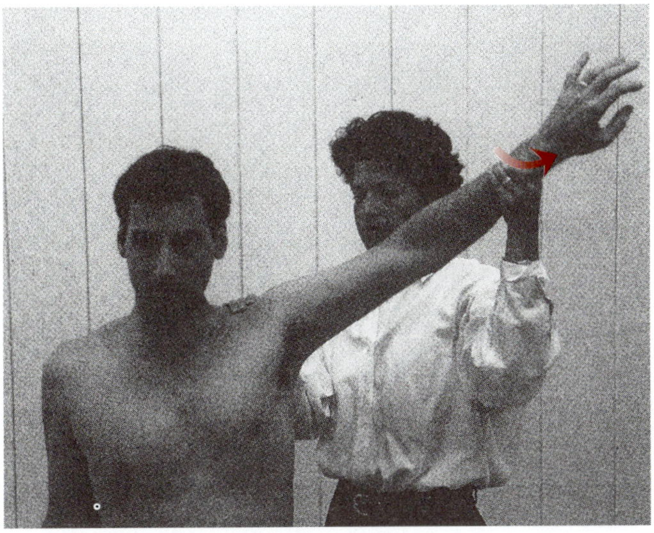

그림 3-70C 크랭크 검사, 견관절 내회전.

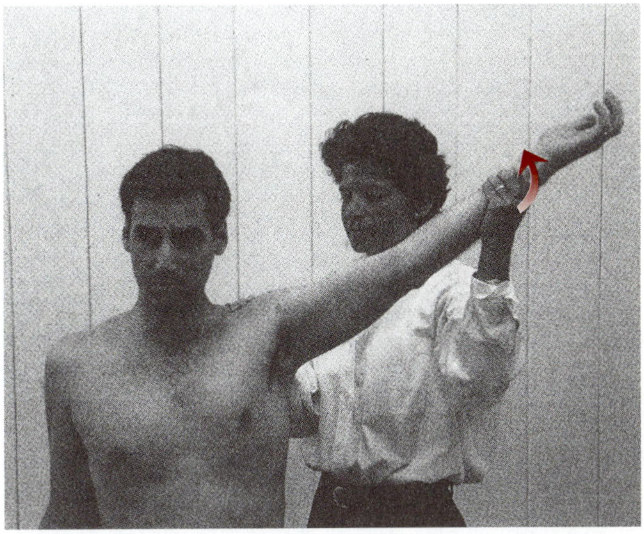

그림 3-70D 크랭크 검사, 견관절 외회전.

가해진 후에 외회전이 증가되면서 통증 또는 불안이 줄어들거나 없으면 양성이다. 불안자세에서 상완골두는 약간 아탈구 되고, 재배치 검사는 상완골두를 뒤로 밀고 아탈구를 제거하거나, 앞에서 뒤로 압력은 환자의 남아있는 불안에 대해 버팀목이 되어 지지한다.[151] 환자가 전방 불안정검사에서 양성이라면, 특히 불안과 충돌징후 없이 나타난다면, 재배치 검사를 통해 바꿔야 하고, 불안정이 확인된다. 이러한 경우, 자주 외상성 아탈구 또는 탈구의 과거력이 있다.[121]

이 검사의 문제점은 불안검사 양성반응이 최대 외회전에 의해 일어난다는 것이다. 이 최대 외회전은 주로 불안정의 최고점에서 나타난다.[150] 재배치 검사에 의한 통증 감소는 전방 불안정 때문인지 회전근개 손상 때문인지 구별되지 않는다. 또는 다른 상태는 수동 외회전에 의해 일어난다. Bahr 등[151]은 불안이 제거된 양성 재베치 검사는 통증이 제거된 재배치 검사보다 전방 안정성에서 더 특이성 있게 나타난다고 하였다. 이유는 이 반응은 불안과 회전근개 손상이 있는 환자 둘다에서 보여진다.

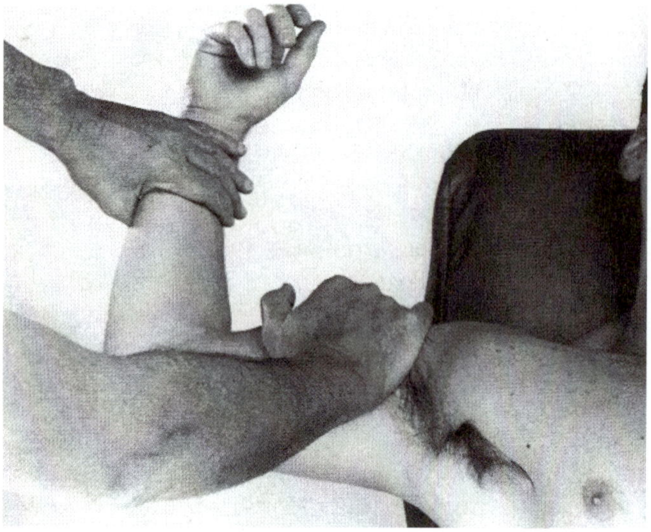

그림 3-71 재탈구 검사.

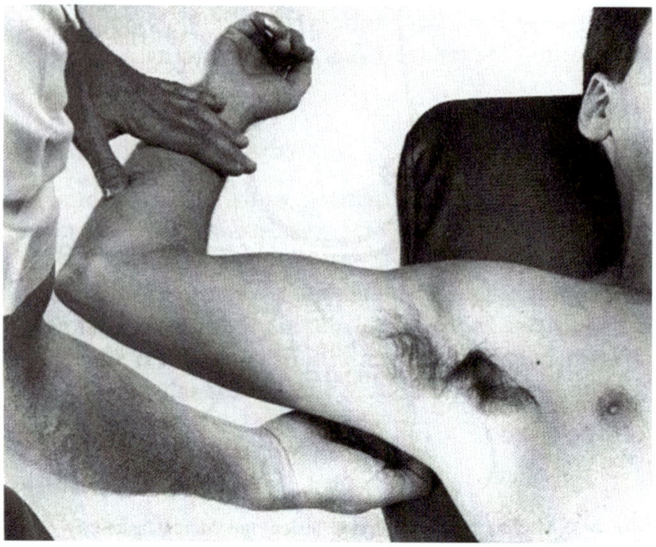

그림 3-72 불안 검사.

병 변
LESIONS

충돌 증후군(Impingement Syndrome)

충돌증후군은 오훼견봉호와 근위 상완골 사이 공간에서의 손상으로 정의된다.[160] 오훼견봉호는 전방 상완관절에 의해 둘러싸여 있다. 이는 오훼돌기, 오훼견봉 인대, 견봉쇄골관절, 견봉, 견봉하 점액낭에 의해 만들어져 전방 상완관절 넘어 지붕을 형성한다. Miniaci와 Fowler[161]는 충돌증후군을 회전근개의 접합점 활동적 기전이라고 하였고, 회전근개 건염과 직접적인 충돌을 벗어나 회전근개의 충돌의 다른 원인에 의한 활동적 충돌증후는 다르게 분류하였다.

Neer와 Welsh[162]는 건염을 3단계로 나누었다. 시기1은 부종과 출혈, 나이 25세 정도 시기2 섬유화 건염 25에서 40세 사이, 시기3 심가하게 더 진행 40세 이후. 그러나 Unthoff와 Sarkar[163]은 첫 2시기의 특성을 확립할 만한 적당한 병인적 연구가 없었다. 그 이유는 건에서 백혈구는 드물고, 만성 충돌일때는 반흔이 더 심각하다. 대부분의 열상은 활액낭 주변보다 관절사이에 더 발생한다. 백혈구의 부족은 건염과 퇴행성요소이다. Wright와 Cofield[164]는 Neer's 시기 2에서 환자의 두꺼운 건의 손상을 포함하고 있고, 시기3은 건 열상의 최대두께가 나타난다(회전근개 열상 참조).

Neer은 회전근개의 90%가 오훼견봉호 넘어 극상근에서 일차적으로 구조적 문제에 의해 나타난다고 하였다.[165] 유감스럽게도 많은 머리 위로 던지는 운동 선수들은 불안정과 같은 이차적인 충돌보다 일차적인 충돌때문에 수술을 하게 되나, 성공적이지는 못하다.[166]

병인(표 3-3)은 각각의 일차적 구조/이차적 기능을 분류하였다. 젊은 선수는 이차적 문제로 인해 더 발생하고, 회전근개 아래면이 관절낭 표면보다 더 나타난다.

직접적 일차적/구조적 일차적 충돌

갈고리 모양의 견봉 돌기: Morrison과 Bigliani[167]는 전외측 견봉을 3가지 형태로 나누었다. type1(편평), type2(곡선), type3(갈고리)이다. 관절낭 주변에서 회전근개 열상 환자의 80%가 갈고리 형태로 된 견봉과 type1의 편평한 견봉이 나타난다.

다른 구조적 원인: 다른 구조적 원인은 표 3-3에 잘 나타나 있다. 여기서는 큰 결절의 밖으로 할 수 있고, 돌기 상방의 선천적인 것도 나타내었다.[168] 극상근 외측의 뼈질과 석회는 침전한다.

과도한 세로 또는 외측 오훼돌기 제거로 인한 오훼돌기 충돌: Neer's 충돌 검사에서, 통증은 전방굴곡 120°에서 130° 사

표 3-3 회전근개 충돌을 일으키는 요소

구조
- 견봉쇄골 관절
  - 선천적 비정상
  - 진행성 돌출
- 견봉
  - 불융합(분열된 견봉)
  - 비정상적인 모양(편평 또는 돌출)
  - 진행성 돌출
  - 불유합
  - 비유합
- 오훼돌기
  - 선천적 비정상
  - 외상후 또는 수술 후 모양 또는 위치변화
- 활액낭
  - 일차적 염증 활액낭염(예, 류마토이드 관절염)
  - 수술 또는 주사 주위의 만성적 두꺼워짐
  - pin, sire, suture 다른 외부물질에 대한 보호
- 회전근개
  - 만성적 칼슘 침전과 관련한 두꺼워짐
  - 부분적으로 두꺼운 열상에 의한 두꺼워짐
  - 부분적 또는 완전한 열상으로 인한 위 조직의 퍼덕거림과 불규칙성
  - 수술 후 또는 외상 후 반흔
- 상완골
  - 선천적 비정상 또는 골절 비유합
  - 큰 결절의 상대적 절대적 돌기 생성
  - 상완골두의 비정상적 하방
  - 큰 결절의 상대적 돌기 생성

기능
- 견갑골
  - 비정상 위치
    - 흉추 후만
    - 견봉쇄골 분리
  - 비정상 움직임
    - 마비(예, 승모근)
    - 상완골 관절낭 근막 근육 위축
    - 견흉관절의 관절에서 움직임 제한
- 정상적인 골두 하강 기전 저하
  - 회전근개 위축(예, 극상신경 마비 또는 C5-C6마비)
  - 회전근개 열상(부분적 또는 전체 조밀)
  - 구조적 또는 외상 후 이완
  - 상완이두근 장두건의 열상
- 굴곡하는 동안 상완골두가 견봉에 역행하여 들어올리는 힘에 의한 견관절 후방 관절낭의 긴장
- 관절낭 이완

출처: F.A. Matsen Ⅲ, and C.T. Arntz, Subacromial Impingement, *in The Shoulder*, C.A, Rockwood Jr. and F.A. Matsen Ⅲ, eds, p. 718, © 1990, W.B. Saunders Company.

이에서 발생한다.

퇴행성 회전근개 열상: 전방 견봉(돌기)의 아래면의 확대는 회전근개의 퇴행성 열상 때문이고, 상완골두가 위로 이동하고 퇴행성이 확산된다.

충돌의 기능적 원인

회전근개에 미세손상 또는 반복적, 내재적, 원심성 과부하[169] 로 기전: 원심성 부하는 구심성 부하보다 건에서 스트레스를 더 받는다. 그 이유는 원심성 수축이 더 큰 힘을 발생시키고 따라서 건에 더 큰 스트레스를 가한다.[170] 과부하는 극상근과 극하근 가까이에 정지부와 상완골두 위로 진행방향이 같은 상완이두근 건에 선천적 무혈관성에 영향을 미친다.[171] 이것은 내전에서 혈관의 외측으로 비틀림 때문이다. 그러나 Jobe[128]는 운동선수들에 있어 건 혈관 감소는 드물고 개체와 비교한다고 하였다. 건의 미세손상과 부종결과 견봉쇄골 궁에 의해 압력이 가해지고, 따라서 견봉하 부분에서 충돌현상이 일어난다.

Sarkar 등[172]은 충돌에 의해 것처럼 오훼견봉 인대의 두꺼워짐은 2차적으로 견봉하 조직에 포함한다. 활액낭과 극상근의 부종과 두꺼워짐은 오훼견봉 인대의 염좌를 불러일으킨다. 그래서 충돌은 인대의 두꺼워짐 보다 실제적으로 먼저 일어날 것이다. 오훼견봉 인대의 외측 밴드는 과발육될 것이다.[128] 회전근개와 같은 오훼견봉 인대의 유착발생은 마찰과 능동적 이완에 의해 제거될 수 있다. 위에 묘사한 반복된 과부하는 다음 근위축과 짝힘의 불균형 원인이 된다.

근육 위축과 짝힘의 불균형(상완관절 움직임; 견흉관절의 움직임 참조): 강한 내회전근과 약한 외회전근과 같은 근육의 불균형은 견관절을 전방굴곡하는 동안 일시적인 상완골두의 전위 때문이다(아탈구/과도한 이완). 상완골두는 앞으로 이동하고 전방 관절순과 충돌한다. 견관절 후방 근육 또는 관절낭의 단축에 의한 내회전근의 신축성에서 상완골두는 굴곡하는 동안 전상방으로 올라가게 될 것이다. 정상적인 회전근개의 하강이 불가한 회전근개의 충돌과 피로와 상완골두 압착은 상완골두가 견봉쪽으로 올라가는 원인이 된다(그림 3-73). 회전근개, 상완이두근 어느 것이든 근력 손실은 상완골두의 안정성을 감소시킨다.

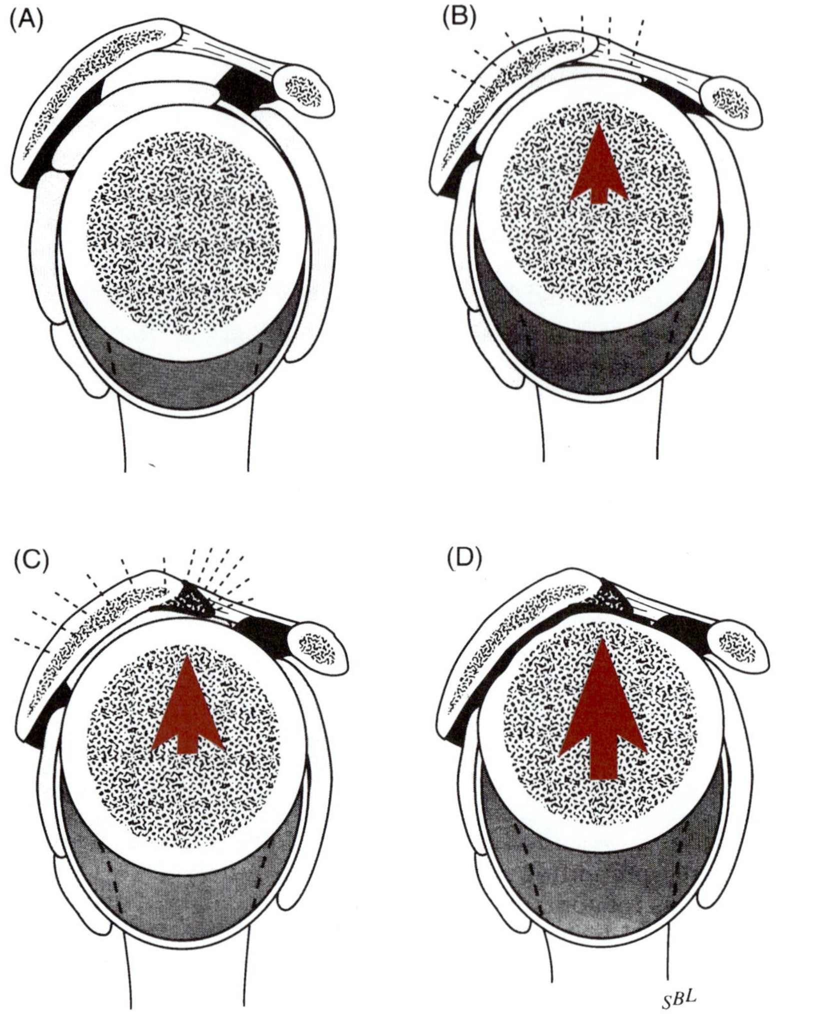

그림 3-73 진행성 회전근개 기능부전, 골두는 견봉쇄골 호에 반하여 위로 움직인다. **A,** 정상적인 회전근개와 견봉쇄골 호의 관계. **B,** 골두의 상방이동, 견봉과 견봉쇄골 인대에 반해 회전근개 압착 **C,** 큰 접촉과 침식작용, 견봉쇄골인대에 돌기이동. **D,** 상방전위, 상완골 관절연골 침식과 회전근개 관절병. 출처: F.A. Matsen, S.B. Lippitt, J.A. Sidles, and D.T. Harryman, *Practical Evaluation and Management of the shoulder*, p. 123, © 1994, W.B. Saunders Company.

어느 면에서든 팔의 외전은 상완골두의 비정상적인 상방 편위와 상완골을 높이 정박(high-riding)을 일으킨다. 따라서 상완골 위에서 충돌이 일어난다.

Noah와 Gidumal[173]에 따르면, 저항없이 삼각근의 활동은 이차적인 충돌을 일으킨다. Garrick과 Webb[133]는 충돌증후군의 대부분의 예는 견관절의 불충분한 안정성 근육 때문이라고 하였다. 이는 팔이 움직일 때, 상완골두의 전위를 일으킨다. 회전근개의 피로는 이들 근육과 근육 주위의 긴장 때문이다. 그래서 주위 조직의 마찰과 국소 긴장이 증가한다. 이 결과 순환이 줄어들고, 산소가 줄어든다. 섬유아세포는 알파-1 procollagen이 분비되어 반흔 조직을 형성한다. 손상 축적 순환의 마지막 단계이다(Dr M. Leahy, personal communication).

견갑골 회전근의 불균형(기능적 견갑골 불안정)은 흉곽에서 견갑골의 최선의 정열, 안정성, 움직임을 방해한다. 비효과적인 견갑골 움직임은 부적당한 견갑상완 리듬을 일으켜 견갑골 안정성 요소들과 회전근개의 길이-장력 관계를 감소시킨다. 최후로 견흉관절의 근육의 피로는 견봉 거상 감소를 일으킨다. 그 결과 충돌 — 특히, 팔을 뒤로 끌기(cocking), 던지기 동안 — 이 일어난다. 견흉관절의 근육의 위축은 견갑골의 안정성을 감소시키고, 그 결과 견갑골의 움직임이 감소하고, 상완골두의 비정상적 편위가 일어난다. 하방 충돌은 회전근개의 밑에서 일어날 것이다.[174] 따라서 선택적인 검사, 회전근개와 견흉관절의 근육의 근력증가가 필요하고 통증은 삼각근 박탈과 동적 견관절 안정성 요소들의 불안정을 보호하여 경감시킨다.

회전근개의 피로(위축)으로 인한 동적 안정성 요소들의 과사용은 정적 안정성 요소를 약화시키고, 정적 안정성 요소의 과사용은 동적 안정성 요소를 약화시킨다. 견갑하근의 위축은 던지기의 cocking 시기에 각이 과도하게 나오고, 따라서 이동 대신에 각이 져서 관절낭에서 불충분한 신장이 일어나 관절낭 조직의 피로를 일으킨다. 전방 관절낭의 계속된 신장은 회전근개와 후상방 관절순의 접촉 뿐만 아니라, 던지기 선수의 아탈구로 전방 이동을 일으킨다.

근육의 불균형은 견관절의 전방전위, 경추의 전방전위 같은 비정상적인 자세를 초래한다. 상완골 머리가 전인된 견관절은 구부정한(slumping)자세가 되고, 흉추는 후만 또는 관절강의 지지를 잃은 편마비 된 사람은 얼굴을 아래로 떨어뜨리고, 극상근의 위축을 동반한다. 팔을 느슨하게 외전하고, 이는 상 관절낭 이완시키고, 회전근개의 긴장도를 증가시킨다.[4] 관절낭에 남아있는 증가된 스트레스는 섬유질이 증가된 원인일 것이고, 그 결과 관절낭 섬유화가 일어난다. 결국 견갑골 근육의 과신장과 전방 근육(대흉근, 견갑하근, 사각근)의 긴장을 일으킨다. 이러한 근육의 촉진은 회전근개를 억제하고 닫는다.[26]

Garrick과 Webb[133]는 충돌 증후군이 견봉하 공간이 줄어든 것이 아니라고 하였다. 그들은 견관절 안정성에 관여하는 근육들 회전근개의 과사용과 불충분은 더 발달된 일차적 움직임들 즉, 삼각근, 대흉근에 의해 상완골두를 계속적으로 생기게 된다. 그 결과, 건염이 발생한다. 예로, Power lifting(bench press) 중에 안정성 근육의 위축이 있을 경우, 일차적으로 강한 움직임에 관여하는 근육(대흉근)들이 손상을 입히게 된다. 견관절 동적 안정성 요소의 불충분은 임상적으로 전방 불안정을 일으켜 회전근개의 신장 스트레스, 회전근개의 손상이 쉽게 한다.[175]

Jobe[128]는 큰 결절에서 관절와 충돌은 극상근 건 아래쪽에 부착하고, 후상방 관절순과 관절와에 반하여 민다. 이를 후상방 충돌 또는 내측 충돌이라고 한다.[176] 이것은 특히 투수가 공을 던지는 동안에 발생하는데 상완관절이 90° 외전 최대 외회전, 수평신전시 발생한다(그림 3-43). 이 형태는 병리적이지 않고 정상적이다. 그러나 회전근개 과사용과 피로는 불안정을 초래하고, 접촉을 증가시켜 병인을 초래한다. Jobe[128]는 회전근개 상순은 큰 결절에 의해 접촉하고, 이는 견갑골의 상방회전을 제한하고, 견갑골 회전근의 위축을 초래한다고 하였다.

회전근개 손상을 가진 다른 경우는 던지기를 하는 환자는 보통 팔을 90° 외회전 할 때와 수평신전 시 관절 라인을 따라 후방 통증을 호소한다. 일찍부터 경기 전에 몸을 푸는 선수(테니스 선수, 등)는 오직 뻣뻣함과 오랜시간 준비운동을 하는 것을 호소한다; 후기에는 견관절 후방 통증을 호소하고 재배치 검사에서 양성이 나타난다(관절와 순의 재배치 검사 참조). Jobe[128]에 따르면, 근력의 재활, 관절가동범위 회복, 단축 근육과 관절낭 신장, 상완견갑 상태 재확립은 상태를 향상시키지 않는다. 이것은 수술 후 관절낭의 과신장 때문일 것이다.

상완관절 불안정: 상완관절 불안정은 외상 또는 과탄력에 의해서 특히, 머리 넘어 움직임을 하는 동안 상완골두의 과도한 이동이 생긴다. 다른 예는, 정적 안정성 요소인데 이것은 동적 안정성 요소에 영향을 끼쳐 충돌증후군을 일으킨다(표준 상완관절 과도한 움직임에서 비외상성 불안정 참조).

뒤로 젖힘에서 가속기 동안, 보통 앞 관절낭의 긴장은 상완골두의 후방 전위를 돕는다. 전방 관절낭이 이완되어 있다면, 상완골두는 앞으로 이동할 것이다. 따라서 충돌이 일어난다.[91]

Garth 등[177]은 던지기를 되풀이 하는 동안 외회전이 증가하는데 이는 관절낭 이완을 발생시키고, 근육의 불균형, 결국에는 불안정과 충돌을 유발한다.

견봉하 돌출은 전위 현상에 의해 발생하는데 이는 오훼견봉 인대에 큰결절의 반복적인 충돌에 의해 발생한다. 이러한 큰 결절의 반복된 충돌은 회전근개의 불안정과 만성피로 때문이다.

관절낭 저운동성으로 인한 절대적 이동: 후방 관절낭의 긴장은 견관절 굴곡 시 상완골두의 전상방 편위로, 내회전하면서 외전하는 동안의 절대적인 이동 때문이다(그림 3-74). 이 이동은 회전근개를 오훼견봉호에 역행하여 밀고, 이로써 견봉하 충돌을 일으킨다. 긴장된 후방 상완관절 관절낭은 견갑골의 전인을 증가시키고, 이로써 던지기 동안 아래고 전방으로 scaula가 회전하여 충돌을 일으킨다.[16] 하

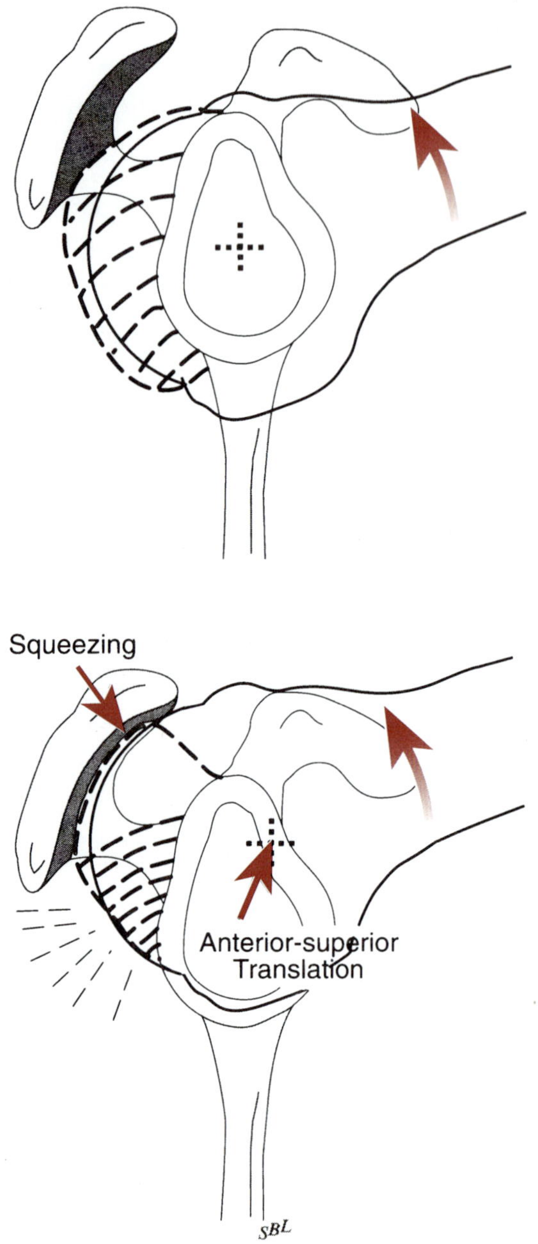

그림 3-74 정상적인 관절낭 이완으로 상완골두가 거상 시 중심에 존재한다. 후방 관절낭 긴장은 전방 상완견갑의 거상과 함께 전상방으로 이동하게끔 한다. 이것은 상완골과 견봉아래면 사이의 압착이 원인이다. 출처: F.A. Matsen, S.B. Lippitt, J.A. Sidles, and D.T. Harryman, *Practical Evaluation and Management of the shoulder*, p. 39, © 1994, W.B. Saunders Company.

방 관절낭의 긴장을 동반한 접착성 관절낭염은 견봉의 앞호에 역행하여 상완골두를 상방으로 이동하게끔 하고, 그 결과 충돌이 일어난다(24 mm).

경추 신경차단: Grieve와 Newman[178]은 척추관절의 문제점으로 특히, C5-C6은 회전근개 근육의 경련이 원인이고, 상완골두를 관절와에서 확 끌어올린다. 견갑상완 관절 움직임이 불안정하고, 결과적으로 충돌증후군이 나타난다.

나이: 건의 퇴행성과 동반하여, 나이로 인해 내부 차단이 나타날 수 있는데 건염, 돌출구조, 활액낭 비대, 섬융화, 반흔으로 나타난다. 이 5년 간 회전근개가 야위거나 섬유성 위축이 나타나지는 않는다.[179]

다른 원인:

- 신진대사, 내분비선, 류마토이드 질환에 의한 계통적 질병[163]
- 항체의 자기 면역 기전은 콜라겐 성격과 다른 구조의 단백질을 바꾼다.[89]
- 과훈련, 허접한 기법, 허술한 장비

충돌 증후군 병적 기전

부종, 섬유화, 회전근개의 비대와 같은 상태 진전은 견봉하 공간 감소되어 비대할 수 있다. 대부분의 위의 병인은 충돌 증후군을 일으킨다고 신뢰할 수 있고, 이것은 견봉하 활액낭염, 회전근개와 상완이두근의 건염, 최종적으로 열상의 원인이 된다.

충돌증후군의 나이 요소

환자의 나이는 견관절 병변의 진행과 병인을 이야기하는데 중요하다. 활동적인 환자에게서 특히, 머리 위로 던지는 운동선수는 보통 18~35세이고, 견관절의 병인은 보통 반복된 스트레스에 의해 발생하고, 누적된 미세손상과 진행적 불안정으로 인해 발생하고, 이것은 충돌과 결과적으로 회전근개의 충돌을 야기한다. 또 다른 시나리오는 근육의 불균형을 동반한 견관절의 이완이다. 그 결과로 반복된 아탈구 회전근개의 염증이 발생한다. 이 불안정 요소는 젊은 그룹에서 견봉 성형의 원인이 되나, 오랜 시간 가지는 않는다.[161]

35세 이상 환자의 병변은 보통 퇴행성을 동반한다. 이것은 견봉하 증식(proliferation)으로 인해 견봉하 궁이 손상을 받게 된다. 이는 역시 혈관의 불충분과 결과적으로 회전근개의 열상으로 인해 충돌을 일으킨다. 뼈의 돌기는 극상

근 건이 견봉쇄골 관절에 마찰을 일으켜 자극을 일으키거나, 골 성장이 일어난다.[180]

충돌의 일차적 구조와 이차적 기능 진단

방사선상에서 나타나는 구조적 원인(비정상 견봉 모양, 골극)은 일차적으로 명백하고, 던지기 선수에게 있어, 충돌은 이차적으로 이것은 같은 징후로 일차적인 요소가 중요하다. Crig[2]에 따르면, 던지기를 하는 동안 통증은 팔을 갑자기 내회전으로 밀 때, 일차적으로 회전근개의 손상이 야기된다. 뒤로 젖히기, 가속기 동안의 통증은 팔이 과도하게 외회전, 외전되는 자세에서 발생하고, 이는 미세한 전방 불안정(이차적)에 의해 발생한다. 외회전, 외전 시 위축은 이차적인 충돌원인이고, 보통 회전근개 열상을 제외한 일차적 견봉하 충돌 원인이 아니다. 선수들에 있어 외회전근의 과도한 위축은 극상근 주위의 손상 때문이다. 등척성 검사에서 통증은 일차적, 이차적 충돌로 구별할 수 없다. 비록 충돌 검사에서, 환자의 팔이 전방굴곡 되는 것과 같이 이때 견갑골은 안정되고 이차적 상태보다는 일차적 상태가 나타난다. 통증호가 나타나는 일차적 원인은 회전근개의 활액낭 주변은 영향을 끼치고(일차적), 염발음을 초래한다.

회전근개의 일차적 충돌의 관절경 검사[2]는 전하방 관절순에 비해 상방 관절순의 부분적 회전근개 주위의 닳음, 활액낭의 두꺼워짐, 견봉하 유착 변화를 알 수 있다. 전방 관절순 분리 또는 닳음, 관절낭 분리, 유리체, Hill-Sachs 병변, 극상근과 극하근 주위의 침식 이와같은 모든 것은 과도한 이완이 동반되고, 이차적으로 충돌이 아닌가 의심된다.

임상적 고찰: 불안정 요소가 제거되고, 불안정을 보충할 근력강화 프로그램의 작은 움직임은 발달되고 있고, 건염이 발생한 곳에 수기치료 방법의 이득은 오래가지 않는다. 불안정은 일차적으로 회전근개 건염이 주요 젊은 선수 환자들에 원인이라는 것을 생각해야 한다.

건염의 진단 원칙은 자의 병변을 모방한 신장, 저항검사에서 통증이다. 초기의 위축은 현재, 통증 또는 사용하지 않음으로 인한 반사억제가 원인이다. 위축은 드물게 나타난다. 더 많이 발생하는 스포츠는 30에서 40대 그룹으로 더 빈번히 일어난다. 활동 시 통증의 동반은 상태를 충분히 측정한다. 초기에 활동 후 통증이 있으면, 활동 시 작은 통증인지, 활동과 관련된 통증인지, 활동 사이사이 통증이 있는지, 마지막으로 일상생활동작과 관련이 있는지 본다.[181]

환자가 밤에 통증을 호소하면, 그것은 보통 회전근개의 열상이고, 그러나 야간 통증은 작은 염증에 의해서고, 희미한 유착이 환자의 움직임에 의해 떨어진다.[182] 건염의 통증 형태는 보통 사용과 관련한 진행성이다. 염증 통증은 C5-C6 sclerotome에서 느껴지게 되고, 견관절에서 손으로 내려간다. 국소적 건염은 국소적 회전근개에서 촉진될 수 있다. 그러나 만약 모든 것이 그렇다면, 저항검사를 기본으로 한다. 왜냐면 통증호는 항상 통증의 근원이다. 예를 들어, 회전근개에서 발생한 환자의 큰 비율의 통증은 삼각근 돌출부에서 국소적으로 나타나고, 이것은 드물게 수반된다.

일반적으로 견관절 통증이 있는 선수는 자주 충돌 증후군, 비동시적 견갑골 움직임, 내회전 감소, 후방 관절낭 긴장, 외회전근 위축과 견갑골 안정성 요소들, 그리고 후기에 상 또는 전방 상완관절 전위(불안정) 같은 기능부전 요소를 가진다.[183]

긴장된 후방 관절낭 스트레칭을 통한 치료 효과는 능동 이완 기법에 사용한다. 실험자는 짧아진 자세로 후방 관절낭을 가져와서 관절낭을 접촉시킨다. 그리고 나서 환자는 관절낭을 팔을 내회전 또는 수평내전으로 신장한다. 실험자는 관절낭 위를 고정한다. 그림 3-75A는 외회전에서 짧아진 관절낭, 그림 3-75B는 외회전에서 관절낭을 신장하는 것이다. 그림 3-75C는 수평외전에서 짧아진 자세를 그림 3-75D는 수평외전에서 관절낭 신창을 보여준다(제17장, 능동 이완, 기본원리 참조).

뢴트겐 사진에서 음성이면, 칼슘 침전이 없다. 회전근개의 만성 건염에서 경화증, 침식, 큰 결절에서 작은 포낭 변화의 부분일 것이다.[182]

표 3-4는 순수 충돌(일차적); 전방 불안정과 동반된 충돌(이차적 충돌); 전방 불안정을 동반한 과긴장으로 인한 충돌, 비외상성 불안정 또는 일반적 관절 과운동성; 순수 전방 불안정-외상이든 아니든 예상되는 징후와 결과를 설명한다.

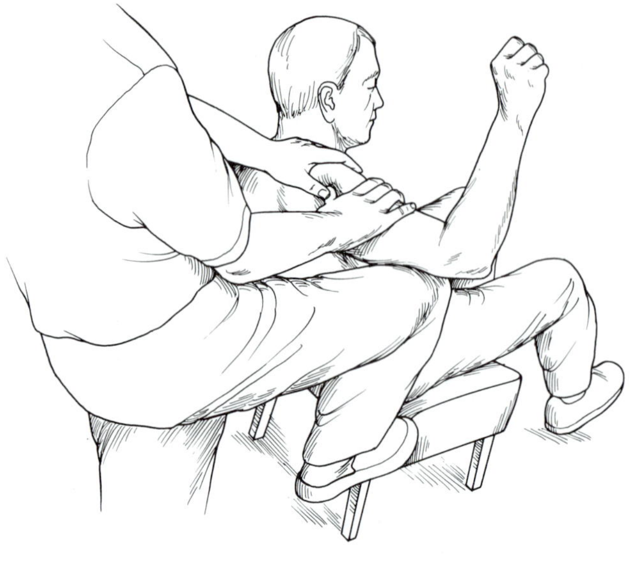

그림 3-75A 외회전에서 관절낭의 단축 부분. 출처: Copyright © 1998, Warren I. Hammer.

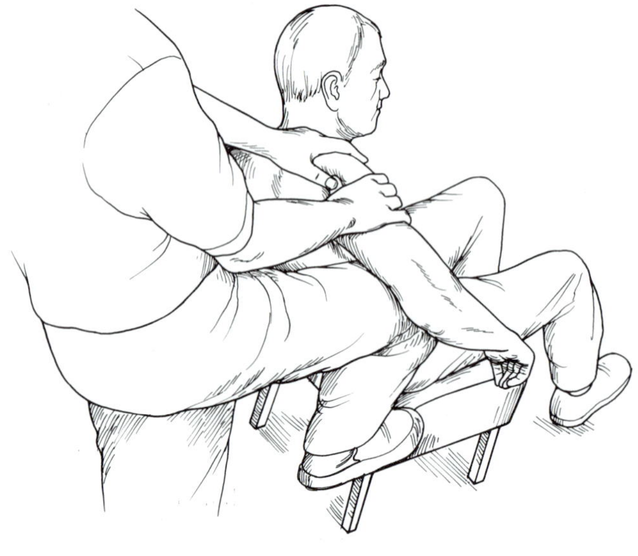

그림 3-75B 내회전에서 관절낭의 신장 부분. 출처: Copyright © 1998, Warren I. Hammer.

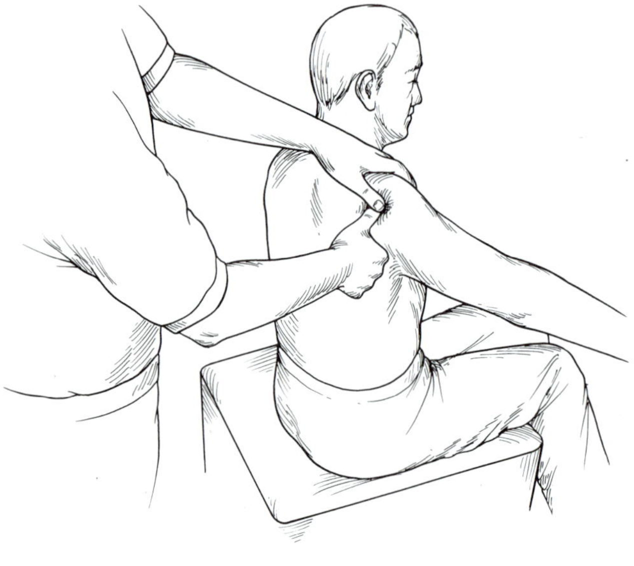

그림 3-75C 수평외전에서 관절낭 단축 부분. 출처: Copyright © 1998, Warren I. Hammer.

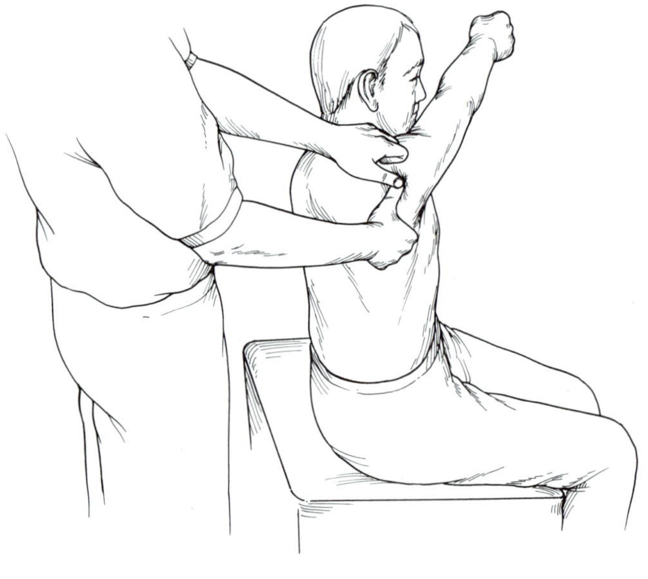

그림 3-75D 수평외전에서 관절낭 신장 부분. 출처: Copyright © 1998, Warren I. Hammer.

건염(Tendinitis/Tendinosis)

2장에서 근골격계 연부조직의 병인인 건 열상(tendinitis)과 건염(tendinosis)의 차이를 설명하였다. 우리는 미세손상과 거시손상 병인, 만성 과사용은 필요하지 않고, 대표적인 염증반응에 대한 설명되어야 한다. 만성 미세외상은 자주 퇴행성 징후를 일으키는데 이것은 결과적으로 갑자기 혈관 분열로 인한 동적인 과부하 때문이다. 퇴화와 염증요소 둘다에서 많은 문제점이 보여진다. 치료는 더 유력한 요소에 중점을 두어야 한다. 노인 환자는 팔을 거상 시 직접적으로 위축이 느껴지는데 이것은 침묵의 만성 징후 건염이다. 이것은 갑자기 파열(열상)된다. 환자는 정당한 시간

표 3-4 상완관절 아탈구와 동반된 견봉하 충돌 분류

그룹	징후와 결과
1. 순수 충돌	1. 명확한 충돌 징후 2. 불안 징후 3. 등급 0 또는 1 정도의 상완골두 이동 4. 관절경 (a) 안정된 검사 (b) 회전근개 아래면 열상, 견봉하 활액낭염 (c) 관절순과 상완관절 인대 정상
2. 전방 불안정과 동반된 충돌	1. 명확한 충돌 징후 2. 등급 2 또는 그이상의 상완골두 이동 3. 불안과 재배치 가능 4. 관절경 (a) 비안정된 검사 (b) 회전근개 아래면 열상 (c) 관절순 손상 (d) 연골연화증 (e) 상완골두 아탈구
3. 전방 불안정과 동반과 충돌(과탄력)	1. 명확한 충돌 징후 2. 등급 2 또는 그이상의 상완골두 이동 3. 불안과 재배치 가능 4. 일반적 관절 과운동성(hypermobility) 5. 관절경 (a) 비안정된 검사 (b) 회전근개 아래 열상 (c) 약한 그러나 완전한 관절순 (d) 상완관절 인대(관절낭 이완) (e) 관절순 넘어 상완골두 아탈구
4. 단순한 전방 불안정	1. 불명확한 충돌 징후 2. 등급 2 또는 그 이상의 상완골두 이동 3. 불안과 재배치 가능 4. 관절경 (a) 불안정 검사 (b) 정상적인 회전근개 (c) 관절순 손상과 관절낭 이완 (d) 상완골두 연골연화증과 아탈구

출처: K. Bak and P. Fauno, Clinical Findings in Competitive Swimmers with shoulder Pain, *American Journal of Sports Medicine*, Vol.25, No. 2, p. 257, © 1997, American Orthopaedic Society.

에 대한 수기치료 방법으로 응답하지 않는다. 중대한 건염을 가지는데 이는 최근 염증을 더 악화시킨다고 한다.

극상근 건염

회전근개는 보통 건염이 있는데 이것은 극상근의 원심성 과부하로 인한 것으로 이것은 안정성 기능에 영향을 끼친다. 대부분이 큰 결절에 부착되기 바로 전과 근건 접합부이다. 치료를 위한 이 근육들의 평가는 모든 근육에서 비정상적 조직 징후를 찾아내는 것이 중요하다. 근/건 모두 연부조직 치료법에 접근할 수 있다. 건주위 접합부 위쪽에 통증호가 나타날 것이다. 근건 부분, 이것은 견봉하는 아니고 통증호도 없다. 수동 180° 외전, 수동 90° 외회전에서 통증은 관절와에서 꼭대기에 근건 접합부의 아래면에 스트레스일 것이다.[184]

기능적 검사: 1장, 모든 아래 근육 검사에 따른 수축성 조직 설명

- 등척성 외전에서 통증과 강한 또는 가능한한 작은 위축(등척성 검사 참조)
- 저항 외회전에서 통증과 강한 또는 가능한 작은 위축
- 접합부를 포함한 통증호
- 능동, 수동 180° 외전에서 통증호
- 극상근 신장에서 통증호(그림 3-76)
- 예상되는 양성 충돌 증후군

극하근 건염

환자는 전방 또는 후방 견관절에서 통증을 느낄 것이다. 예상되는 주요 부분은 큰 결절의 중간 부분에서 극상근의 접합부, 근건 접합부, 극상근 와에서 근복 사이이다. 소원근은 투수가 감속기 동안 통증을 호소하지 않는 한, 극상근만큼 자주 포함되지 않는다(던지기 견관절 참조).

기능적 검사:

- 등척성 외회전에서 통증과 강한 또는 가능한 최소한의 위축
- 수동 내회전 신장에서 가능한 통증
- 등척성 외회전, 내전에서 통증
- 접합부가 포함된 상면 통증호
- 저항검사 양성인 모든 근육은 대부분 건에서 촉진되고, 조직 영역을 제한한다.
- 예상되는 통증성 충돌 검사

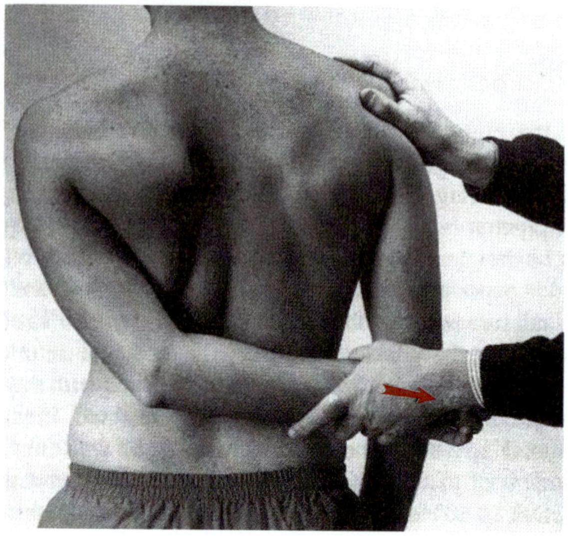

그림 3-76 극상근의 신장

견갑하근 건염

통증은 보통 국소적으로 견관절 전방에서 일어나고, 이러한 국소적 통증은 작은 결절 또는 전방 견갑골면을 지나 액와 영역에서 촉진된다. 젊은 환자가 전방 견관절 통증이 있다면 미묘한 불안정이 있겠지만, 규칙 밖으로 벗어나진 않는다.

기능적 검사:

- 등척성 내회전 또는 lift off 검사에서 통증과 강한 또는 가능한 최소한의 위축
- 능동 또는 수동 수평내전에서 가능한 통증
- 능동 또는 수동 외회전에서 가능한 통증
- 작은 결절의 위부분에 접합부를 포함한 가능한 통증[175]

주의: 전방 견관절 주위 근육 통증은 다른 회전근개 근육, 대흉근, 광배근의 접합부 상완이두근과 삼각근 전방 섬유의 염좌와 관련있다. 이들 근육의 등척성 검사의 신장은 문제를 국소화 시킨다. 최근 견갑하근은 오훼돌기 아래를 지나 충돌된다.

상완이두근 건염-건초염

견관절의 관절낭은 활막과 같이 놓여 있으며, 상완이두

근 건초는 관절순 위의 관절릉에서 시작하여 견관절의 활막 내측까지 이어져 있다. 따라서 상완이두근 건염은 회전근개의 건염과 관련이 있거나, 견관절 앞쪽 부분의 통증을 유발한다. 상완이두근의 건은 상완골의 이두근 구로 미끄러지지 않으나, 상완골이 고정된 건위로 1.5인치 정도 움직인다.[185] 상완이두근 장두의 건초염은 항상 아래쪽에서 나타나는데 이는 바로 상완골 횡인대의 원위부가 있는 위치이다. 상완이두근 건염은 과사용, 직접적 손상, 상완골 횡인대 이완 때문이고, 이로 인하여 아탈구, 만성 염증, 상완이두근 구가 얕아지거나 좁아지며, 돌출부가 거칠어지는 해부학적 문제가 발생한다. Booth와 Marvel[186]은 뼈가 건을 보호하고, 회전근개와 비교시 여유가 있기 때문에 급성 외상에 의한 건염은 드물다고 하였다. 상완이두근 장두의 건초염은 극상근과 견갑하근의 충돌과 관련이 있다. Clark와 Harryman은 '상완이두근 장두의 건이 극상근과 극하근의 건에서 시작한 섬유에 의해 쌓여 있다' 고 주장하였다.

상완이두근 건염은 견관절에서 흔히 일어나는 문제점이 아니다. 상완이두근 건의 순수 건인 과부하 건염은 확실하지 않다. 상완이두근 부분의 통증은 회전근개 건염과 동반하여 일어나지만, 그 위치에서만 나타난다. 던지기 선수에게서 상완이두근의 파열이 발생하는데 만성 염증, 상완이두근 구에서 역학적 돌출, 스테로이드 사용 등이 영향을 준다. 삼각근의 전방과 중간 섬유가 과도하게 발달한 경우에는 상완이두근 장두의 건을 촉진하기 어렵다. 검사자가 이두건을 촉진하기 위하여서는 환자가 바로 누운 자세에서 삼각근을 이완하도록 환자의 팔을 고정시켜야 한다. (견관절 근육, 상완이두근의 촉진을 위한 자세에 대한 임상 고찰 참조)

기능적 검사:

- Speed's 검사는 견관절 굴곡 저항검사에서 통증과 최소의 위축이다. 주관절 굴곡을 동반한 상완이두근 저항 검사는 주관절 신전에서 검사 시 보다 확실하지 않다.[182]
- 회외 저항검사에서 통증이 있다(주관절 굴곡, 전완 회내에서 회외로 저항). 견관절 앞쪽에 통증을 호소하는 환자 중에 상완이두근의 문제가 아닌가 의심할 수 있고, 회외검사에서 양성이면 Speed's 검사에서 음성이다.
- 신장-팔 굴곡 검사: 환자는 선 자세에서 팔을 회내하고, 과신장하고, 굴곡에 저항한다.이 검사는 저항없이 신장에서 통증이 있을 것이다(그림 3-57).
- 환자는 팔을 180° 외전과 외회전하고 천천히 팔을 옆으로 가져온다. 통증은 건과 같은 곳에서 일어나는데 작은 결절에 반하여 나타난다. 가청의 염발음은 상완이두근 건이 신장되어 아탈구되거나 탈구된 것을 나타낸다.
- 이 병변이 관절낭 아래부분에 국소적으로 나타난다면 통증이 있다. 통증호는 일반적인 상완이두근 건 병변과 다르다.[184]
- 관절와의 병변은 견봉쇄골 관절을 지나 통증을 발생시킨다. 이 통증은 팔을 천천히 신전하면서 내전 저항검사하면 발생하다.[184]

근육-건 치료: 치료는 급성기 때 얼음과 다양한 물리치료기구, 마찰, 능동 이완, counterstrain, 근막이완, 관절 가동법, 운동과 같은 다양한 수기치료법이 있다. 촉진은 필수적이고, 오히려 병변 최고점에서 양성 기능검사와 국소적이며 조직주위 모습을 측정한다

통증이 작은 마디, 유착, 피아노 와이어, 또는 가죽, 조직인가? 원심성 근육의 과부하는 자주 건염의 원인이 되기 때문에 재활은 직접적으로 원심성 스트레스를 향상시키는 방향으로 간다. Curwin과 Stanish[189]는 신장에 대해 언급하였는데 (그것은 건의 길이가 휴식 시 증가하기 때문에) 병변은 원심성 진행 근육의 근력을 강화하고, 운동은 근수축의 속도를 증가시키고, 이것은 건이 부하를 더 받도록 한다. 스포츠 분석에서 다시 언급하지만, 수영선수들에게 더한 저항은 전방부에는 구심성을 강조하고, 후방부에는 견갑골 안정성 요소로서 원시성을 강조한다. 초기 등척성 또는 등속성 운동에서 팔은 환자의 옆에 두고, 동적 · 정적 조직이 악화되는 것을 방지한다. 통증이 가라앉으면, 운동은 180°로 할 수 있다. 운동과 신장은 약간은 불쾌할 수 있으나, 통증은 없어야 한다.

회전근개와 비교하여 이것은 상완관절의 동적 안정성을 확보하기 위해 전거근, 승모근, 견갑거근, 능형근, 대원근, 광배근의 저항력과 고정력이 필요하다. 운동의 다른 영역

에서는 근력과 생역학의 변화를 주시하여야 한다. 이것은 선수가 국소 통증에 대해 저항하기 위해서 필요하다. 먼 조직의 부적절한 사용은 국소 통증을 유도하는데, 여기에는 비정상적 견갑골 위치와 비정상적 근육 동원 패턴이 일어난다. 상완이두근 건염에서 끈의 사용은 장두를 자극하여 사용하는 동안 안심될 것이다. 띠(strap)은 상완이두근 건의 새로운 기시를 만들고, 이 부분 염좌에 대해 저항하는데 도움이 된다.

상완삼두근과 대흉근 건염은 최근 당면한 문제인데 저항검사와 신장검사에서 문제의 핵심일 것이고, 이것은 마찰 마사지와 능동 이완과 같은 수기치료로 효과를 나타낼 수 있다.

석회화 건염(분명 근이양적 석회화와 다름)

원인: 원인은 알려져 있지 않다. 석회화 건염은 회전근개의 퇴행성[190], 건 열상[191] 또는 외상[192]과 관계있지 않다. 이것은 자동적 병변이다.[193]

병리: 석회화 건염은 일차적으로 반작용적 건 질환이다. 이는 진행적으로 악화되는 것이 아니라 스스로 회복하는 것이다.[163] 회전근개의 hypoperfusion은 조직 hypoxia와 결과적으로 석회화를 유발 시킨다.[194] 칼슘 침전은 영양 형태같은 정지부 또는 뼈에 생기는 것이 아니라, 건의 몸체에 침전된다. 국소적으로 극상근에 가끔 극하근 건에 생긴다. 견갑하근 침전은 보통 거의 없다.

이것은 급성기로 해서 만성기로 가는데 환자는 칼슘이 만성기에 건 안에 쌓여 통증없이 산다. 외상 또는 과사용은 과도한 혈액과 증상을 일으키고, 건조한 상태의 칼슘은 이같이 발달하고, 활액낭을 자극하여 이차적으로 활액낭염과 통증을 일으키고, 칼슘은 다시 흡수된다. 칼슘은 활액낭에서 빠져나가고 상태를 회복할 것이다.

방사선학의 해석:

- 만성기: 건 몸체(정지부 아님) 침전은 균일한 조밀도와 말초에 나타나다.[195]
- 급성기: 이것은 애매하고 빈약하고 칼슘의 불투명한 외관[195]
- 큰 결절의 정상적 모양[163]

임상적 고찰: 석회화 건염은 중간 나이, 여성, 좌업에서 더 일반적이다.[195]

급성기와 기능 검사: 증상과 징후는 급성기 활액낭염, 급성기 상완 신경염과 비슷하며 발적, 타는 듯한 통증이 둘다 있고, 실제적으로 모든 저항과 수동검사에서 양성이다. 칼슘 침전은 일반적인 활액낭 주위의 건과 비교하여 칼슘이 국소적으로 침전하는 것이 아닌지 본다. 고통스러운 통증은 1에서 4일 동안은 모든 검사에서 나타난다. 통증호가 양성이면 "jag와 wince" 현상을 일으킨다.[196] 특히 칼슘 침전이 클 때.

상태는 스스로 제한하고 6에서 14일은 소실한다.[186] 환자는 직접적으로 고통 경감을 경험하고 드물게 기다릴 수 있으나 향상은 아니다. 진단은 무조직의 정도에 따라 결정된다. 보통 나타나는 침전보다 탁한 칼슘 침전은 뢴트겐 사진에서 뚜렷이 볼 수 있다. 칼슘 침전의 크기는 여러 가지 징후와 관련하여 나타난다.[197]

만성기: 만성기는 보통 징후인데 칼슘이 탈수 되면, 견관절을 회전 또는 거상 시 견봉하 조직에 낀다. 통증호는 단지 양성 기능 검사이다.[198] 회전근개의 표준적인 증상같은 이유로 칼슘 침전의 최고점을 아는 것은 어렵다. 가능하다면, 칼슘에 직접적인 압력은 건에 가장 나타날 것이다.

치료: 치료는 신중하게 팔걸이, 얼음, 신장, 다양한 물리치료 기구 등을 이용하여 치료하며, 수술이 필요하다.[199]

근이양적 석회화(Dystrophic Calcification)

원 인

근이양적 석회화는 견봉쇄골과 상완관절의 염증과 만성 회전근개 열상과 같은 퇴행성 상태를 동반한다. 이것은 괴사조직의 칼슘이 나빠지는 것이다.

방사선학의 해석

Uhthoff와 Sarkar[163]는 근이양적 석회화는 점각한 모양의 석회화 건염에서 온다고 하였다. 이는 큰 결절에 불규칙적인 모양으로 누워 있다. 동반된 퇴행성 관절염이 보통이고 석회화는 건의 뼈에 붙는 정지부에서 국소적으로 나타난다.[195]

활액낭염(Bursitis)

견관절 주변 8개 활액낭 중 견봉하 활액낭만 임상적 징후를 가진다.[5] Codman[196]은 삼각하, 오훼돌기하, 극상근 활액낭을 묘사하고, 견봉하 활액낭과 상완관절 관절낭의 신전에 대해 기술하였다. 견봉하 활액낭은 위쪽으로 오훼견봉인대와 견봉에 의해 아래로 회전근개와 관절낭에 의해 경계를 이루고 있다. 활액낭은 근위 상완골을 지나 삼각근 밑에 오훼돌기 밑에 있다. 활액낭은 활액막과 경계를 이루고 있다. 이 벽은 결합조직에 의해 닫혀져 있다. 이를 potential space라 한다. 활액낭은 자유롭다. 상완골이 삼각근을 지나 60에서 130° 외전 시 견봉 밑에 있으면서 큰 결절의 움직임이 미끄러지게 한다.

Bland 등[89]에 따르면[186], 사실상 견봉하 활액낭염의 경우 이전의 건염, 회전근개 또는 상완이두근의 활막건염, 견관절과 관련된 뼈와 관절에서의 염증 같은 것에 의해 발생한다. 염증이 발생하고 이차적으로 활액낭염이 생긴다. Neniaser[200]는 통풍, 류마토이드 관절염, 화농성 감염, 결핵에 있어서는 활액낭염이 먼저 발생한다고 하였다. 고관절과 견관절의 대부분이 활액낭염은 반복적 미세손상에 의해 발생한다. 건, 근육, 섬유조직이 퇴화한다.[201] 활액낭은 두꺼워지고, 공간은 고착(adhesions)이 증가한다.[89] 활액낭이 두꺼워지고, 영구적 움직임이 감소하면, 회전근개의 열상과 마모, 결과적으로 건염이 발생한다.

임상적 고찰: 급성 활액낭염은 석회화 건염의 유무 때문이다. 후자에서 환자의 표현에 의하면, 자세에 따른 변화없이 매우 고통스럽고 모든 움직임에서 통증이 나타나고, 촉진 시 열과 부종이 있다.

기능검사:

- 수동: 활액낭염은 관절낭 패턴이 아니다. 이유는 수동 외회전보다 수동 외전에서 통증과 제한이 더 있다.
- 수동: 빈 끝느낌(검사자는 움직임을 더 할수 없고, 환자는 모든 움직임에서 통증을 호소한다.)
- 등척성 검사에서 보통 급성기에 모든 방향에서 통증이 있는데 그 이유는 활액낭에 염증이 있어 긴장한다. 상태가 가라앉는 것 같을 때, 회전근개 저항 검사는 강하며 통증감소, 또는 통증을 이끌어 내거나 회전근개의 국소적 손상으로 간주하여 수기치료법으로 치료할 수 있다.

만성 견봉하 활액낭염

만성 견봉하 활액낭염의 증상은 애매하고, 환자는 통증을 호소한다. 오직 과도하게 팔을 머리 위로 들었을 때 또는 둔함, 비국소적 아픔을 호소한다. 야간통이 일반적이다.

기능검사: 상태는 혼합하여 나타난다. 염증은 저항, 수동검사에서 양성으로 나타날 것이다. 대부분의 사례는 건염이 있고, 염증이 줄어들 때 등척성 검사를 하고, 특정 건의 문제점으로 간주한다. 마찰마사지 같은 수기치료는 만성 활액낭 두꺼워짐에 사용된다.

- 통증호가 있다.
- 모든 수동검사에서 통증이 악화 또는 아님
- 활액낭이라 믿고 등척성 검사에서 회전근개는 원인이 아니며 자주 만성 활액낭염을 진단에서 제외한다.
- 환자의 팔을 신전, 내전 시 활액낭은 견봉앞에서 외측 견봉에서 견봉의 후외측에서 촉진할 수 있다.
- 충돌 증후군이 양성이다.

오훼하 활액낭염

오훼하 활액낭염은 흔하지 않다. 보통 통증은 오훼돌기의 아래에서 위로 나타난다. Patte[202]는 충돌증후군은 오훼돌기와 작은 결절 사이에 오훼상완 공간에서 일어날 것이라고 하였다. Patte는 충돌은 오훼돌기와 작은 결절 오훼상완 공간에서 발생한다고 하였다. CT에서 견관절 굴곡, 내회전시 공간이 줄어듬을 볼 수 있다. 조직들은 오훼돌기의 갈고리 아래 견갑하근 건의 가장 두꺼운 부분, 상완관절 인대의 상중 부분, 오훼돌기 하 활액낭을 꽉 조인다(pinch). Patte[202]는 작은 결절의 돌기와 오훼돌기의 비정상적 구조는 충돌 할 수 있으며 특히, 수영선수, 체조선수와 같은 과도한 굴곡, 내회전 시 나타난다. 오훼상완 공간은 견갑하근의 분리된 외상성 열상, 오훼상완 인대의 외상성 열상에 의한 반흔, 전방에서 부분적 극상근의 열상의 이완으로 인한 기능적 불능과 견갑하근의 석회화에 의해 감소한다(상완이두근 장두의 탈구 동반).

기능적인 검사:

- 수동 수평 내전 시 통증이 있다.
- 견관절 최대 수동 외회전 시 통증이 있다.
- 오훼견봉 인대 검사에서 통증이 있다.
- 오훼돌기의 하부 모서리에 통점과 압통점이 있다.

건염(tendinitis) 과 활액낭염(bursitis)의 기능적 차이

건염은 일반적으로 활액낭염으로 진행되지만, 두 가지가 동시에 존재하지는 않는다. 모든 건염 현상은 하나 또는 두개의 특수 등축성 검사에서 통증이 동반되고, 발병된 건을 수동 신장시킬 때 통증이 발생할 수 있다. 비록 능동 ROM이 통증이 있고 제한되더라도, 관절에는 이상에 없기 때문에 건염에서 전범위의 PROM은 일반적으로 가능하다.

활액낭의 염증의 경우, 저항 검사나 수동검사에 특별하게 특정 문제점을 발견하지 못하는 있을 수도 있다. 따라서 기능적 기록에 활액낭염에서 많은 증상들이 +/-로 기록된다. 만성 견봉하 활액낭염은 통증이 없이 통증호만 있거나 등축성 검사에서 약화가 나타난다. 통증호를 만드는 주요 구조물로 활액낭이 건 안쪽에 위치한다. 활액낭염은 일반적으로 이차적인 문제이고, 그래서 통증호에 대한 다른 원인 또한 고려되어야 한다(일부 회전근개 건의 만성 건염, tendinosis, 골형성, AC관절 하부의 골극 형성, 쇄골의 바깥 전방부 확대, 다른 외적 내적 가능성에 대해 토의되었다).

활액낭염의 치료

건염과 관련된 재활의 모든 요소는 반드시 만성 활액낭염의 치료와 연관되어야 한다. 원인이 되는 건과 섬유성 활액낭에 대한 마찰(frictioning)은 만성 활액낭염의 문제점을 해결해준다.

회전근개 파열/열상(Rotator Cuff Ruptures/Tears)

병 인

회전근개의 파열이나 열상은 상완골의 골절이나 골절-탈구, 급성 전방 상완관절 탈구, 회전근개의 원심성 수축으로 인한 급성 미세손상에 의해 발생한다.[61] 건강한 젊은 성인(던지기 선수)에게서 파열은 건 자체나 부분적 열상의 적출보다는 대전자의 적출을 초래한다. 젊은 사람은 나이든 사람보다 더 큰 손상을 입어도 전체가 두꺼워져 회전근개의 열상이 되지는 않는다. 가장 일반적인 외상 원인은 팔이 과신장된 상태로 떨어지는 것으로, 이것은 심각한 충돌을 일으킨다. 던지기 선수에게서 파열은 일반적으로 원심성 감속기 동안에 발생한다. 열상은 수영선수에게서는 드물게 나타난다.[183]

파열의 원인은 외재적 이론(충돌증후군)과 건 퇴행의 내재적 이론의 혼합, 그리고 저혈관성과 연관되어 있다.[164] 정상적인 노화, 미세손상, 허혈, 만성 충돌로 인한 진행성 손상이 종종 많다.[183] 이런 파열[89]은 50대 이전에는 좀처럼 나타나지 않지만, 비교적 60대 이후에는 흔하다. 스테로이드 주사를 맞은 적이 있다. "거짓 파열"는 견갑골 골절로 인해 발생하는데, 근육 내 출혈로 인한 제한 때문에 회전근개에 통증과 약화현상을 보인다.[28] 증상은 보통 몇 주후면 해결된다.

열상 위치

- 표층 활액낭: 더 깊은 열상보다 통증이 더 심함, 활액에 염증을 일으킴[183], 거의 항상 충돌이나 압박과 연관이 있다.
- 건내(Intratendinous)
- 관절: 퇴행병변이 시작되는 부위, 특히 상완이두근의 장두 주변, 극상근의 전방부분

파열의 영향[183]

견관절 거상시에 상완골두의 압박과 꼬리방향 활주가 감소, 삼각근이 상완골두를 위로 자유롭게 당기게 허용한다. 이것은 충돌을 일으키고, 회전근개의 손상을 증가시킨다. 부하 유지 능력이 감소하고, 그리하여 인접한 조직에 부하가 증가, 국소 혈기 감소, 근력 손실이 나타난다. 진행성 간극 열상은 일반적으로 극상근에서 시작하고 극하근, 소원근으로 진행하고, 나중에는 견갑하근으로 전이된다. 종종 상완이두근 장두의 파열과 연관되는 경우도 있다.[1]

회전근개 열상의 형태

부분적으로 두꺼워지는 열상(그림 3-77): 부분적으로 두

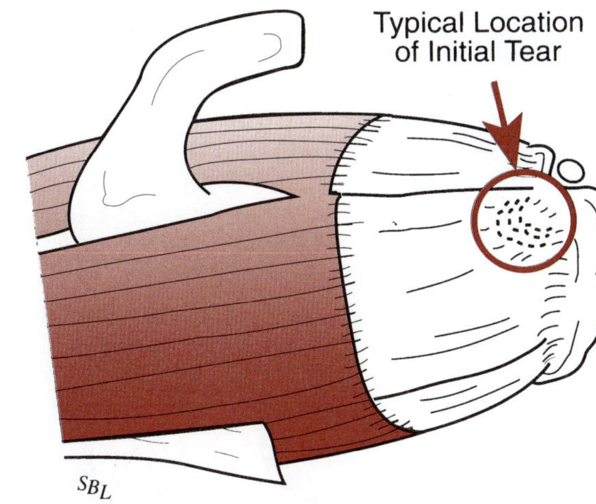

그림 3-77 일반적으로 회전근개의 손상은 상완이두근의 장두와 가까운 극상근 심층 부분에서 시작된다. 출처: F.A. Matsen, S.B. Lippitt, J.A. Sidles, and D.T. Harryman, *Practical Evaluation and Management of the shoulder*, 그림 4-21 p. 121, © 1994, W.B. Saunders Company.

꺼워지는 열상은 임상 검사만을 토대로 해서는 진단을 하기 어렵다. 일반적으로 관절경, 자기공명영상, 초음파 같은 영상 자료를 필요로 한다. MRI는 가장 최상의 방법으로 고려되어진다.[164] (여기 96쪽 앞부분) 열상은 30세에서 55세 사이에서 기대치 않은 원심성 부하에 의해 발생한다.[1] 이런 유형의 열상은 검사에서 나타나지 않을 수 있고, 환자들은 충돌이나 건염에 대한 치료를 받을 지도 모른다. 환자의 증상은 발달되고, 회전근개 근육의 약화가 후유증으로 남는다. 견관절의 경식, 휴식 통증, 야간통이 있다. 수술적 치료는 증상이 6개월에서 18개월 동안이나 그 이상 심할 경우에만 적용이 된다.[164]

기능 검사: 전체적으로 두꺼워지는 열상과 비교해서, 부분적으로 두꺼워지는 열상은 통증이 더 심하고, 등측성 검사에서 근력의 손실은 적게 보인다.[1] 능동 관절가동범위는 완전할 수도, 그렇지 못할 수도 있는데, 이는 통증의 정도와 환자의 근력 발달에 달렸다.[204] 수동 관절가동범위는 충돌이 없으면 전범위를 보이고 통증이 없다. Matsen 등[1]은 특히 부분적으로 두꺼워지는 열상에서 견관절 굴곡, 내회전, 수평내전의 제한을 유발하는 후방 관절낭의 선택적 구축이 있다고 주장한다. 만약 환자가 90° 외전을 할수 없다면, 국소 마취 주사나 마찰 마사지로 감각들 둔화시키는 것이 환자로 하여금 매주 150° 외전할 수 있게 할 것이다. 팔 떨어뜨리기 검사(drop-arm 검사)는 양성일 것이다. 가시적으로 2주에서 3주 사이에 극하근보다 극상근에 더 위축이 있다.

견봉하 염발음: 극상근의 종지부를 촉진하고 견관절을 90° 외전한 상태에서 내·외회전을 할 때, 염발음이 느껴지는 것은 견봉하에 부분적으로 두꺼워지는 열상과 전체적으로 두꺼워지는 열상이 모두 있다 것을 보여주는 증상이다. Matsen 등[1]은 회전 시 염발음은 열상을 입은 건 가장자리(margin)와 오훼견봉 간의 부딪힘에 의한 것이라고 주장했다.

전반적으로 두꺼워진 열상: 결손은 관절면에서 회전근개의 활막면까지 확산된다(그림 3-78). 일반적으로 환자는 40대 이상이다. 부분적으로 두꺼워지는 열상이 나이가 많은 환자들에서 전반적으로 두꺼워지는 열상으로 진행된다.

징후: 스냅(snap)의 느낌을 느낄 수도 있고, 느끼지 못하는 경우가 있다. 퇴행성으로 인한 건의 단계적인 마모는 건염이나, 갑작스런 부하로 인한 파열 "sneaks up"이 일어날

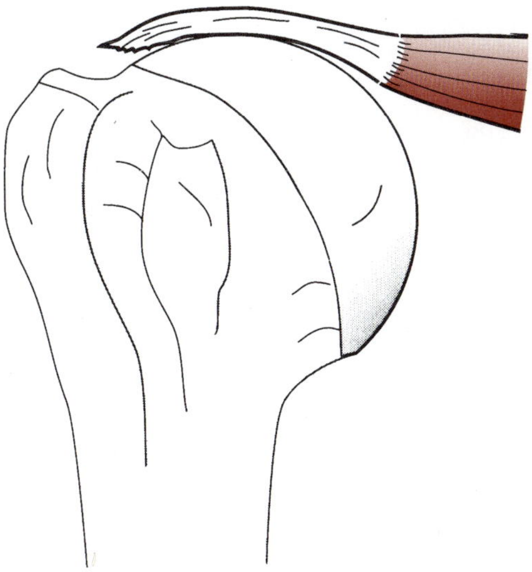

그림 3-78 극상근의 건이 전반적으로 두꺼워진 열상. 출처: F.A. Matsen, S.B. Lippitt, J.A. Sidles, and D.T. Harryman, *Practical Evaluation and Management of the shoulder*, © 1994, W.B. Saunders Company.

정도로 약화된다. 환자는 팔을 거상(거상)하거나 외회전이 불가능하다. 환자는 거상을 하기 위해 어깨를 으쓱거린다.[3] 능동 ROM은 외전이 좀처럼 30° 이상 되지 않지만, 환자들은 회전근개에 큰 열상이 있음에도 나머지 회전근개의 운동으로 거상을 유지한다.[205] 전반적으로 두꺼워진 열상은 손상받은 쪽으로 잠자기, 머리 뒤로 손 가져가기, 머리 위로 던지기의 장애가 나타난다.[1]

기능적인 검사: 팔 떨어뜨리기 검사(drop-arm 검사)는 극상근 열상을 검사하는 것이다. 검사자는 환자의 팔을 90° 수동외전 시킨 후 놓는다. 환자는 팔을 조절하면서 내릴 수 없거나 떨어뜨릴 것이다(그림 3-79). 팔 떨어뜨리기 검사는 운동선수에게서는 명확하지가 않다. "Drop-away" 증상은 수동거상이나 외회전을 되풀이 할 수 있는 능력이 없음을 나타낸다.[206*] 열상은 신경학적 결손에 대한 부재로 인한 약화를 의미한다. 수동관절가동범위는 일반적으로 열상이 다발로 되어있지 않는 한 전범위에서 나타난다. 등척성 검사에서 견관절이 현저히 약하고 통증이 있을 수 있다. 극상근과 극하근에 위축이 있을 것이다. 만약 심해지면 견갑하근으로 진행될 것이다. 부분적인 열상에서처럼 견봉하에서 염발음이 일어난다. 견관절 90° 외전에서 수동적으로 회전할 경우 crackling, popping, 촉진 가능한 염발음이 발생할 수 있다. 극상근 결손부위는 근위부 상완골을 회전 한 자세에서 견봉의 전외측, 결절간구의 외측과 대결절의 내측에서 촉진 할 수 있다. 방사선 검사에서 상완골두의 상방전이로 인해 견봉하 공간의 넓이가 5 mm 또는 그 이하로 감소한 것을 볼 수 있고, 견봉 충돌과 견봉하 경화증이 예상된다.

임상적 고찰: 부분 또는 불완전 열상과 완전 또는 전반적으로 두꺼워지는 열상은 구분할 필요가 있는데, 그 완전한 열상은 수술이 필요할 수도 있기 때문이다. 완전한 열상으로 진전될 가능성이 있는 부분적인 열상에 대한 기능적 검사에서, 증상이 검염이나 활액낭염과 유사하게 나타날 수

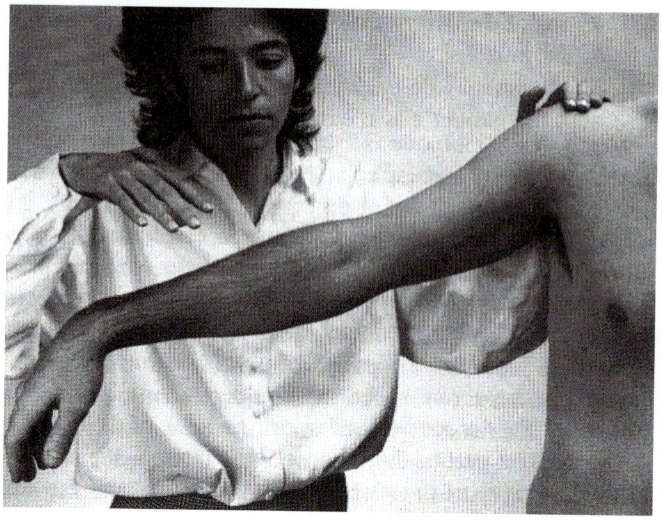

그림 3-79 팔 떨어뜨리기 검사(drop-arm-test)

가 있다. 등척성 검사는 실험자로 하여금 실질적인 건의 결손이 아닌 통증으로 인한 반사억제를 허용하는 적은 근약화를 나타낸다. Matsen 등[1]은 환자들은 결국엔 적은 근약화에 자각증상이 없어지게 된다고 주장한다.

회전근개의 치료과정은 열상된 가장자리가 접촉해 있을 때 일어난다. 부분적인 열상에서 정상적인 조직에 의해 틈을 연결하는 다리가 나타나고, 섬유성 조직이 틈을 채운다.[207] 전반적으로 두꺼워지는 열상은 종종 40대 이상의 테니스 선수에게서 발생한다.[101]

근육 검사에서 약화 정도와 능동적인 관절가동 운동은 부분 열상과 완전한 열상 그리고 열상의 범위를 구별 할 수 있게 도와준다. 작은 열상은 일반적으로 극상근에만 일어나고, 부분적인 열상은 완전한 열상보다 더 큰 통증을 유발하며 등척성 검사에서 최소한의 근력 손실을 보여준다. 큰 열상에서는 극상근과 극하근의 등척성 근력의 감소를 보이는 반면, 광범위한 열상은 극상근, 극하근, 견갑하근에 영향을 미치고 등측성 내회전근의 약화를 일으킨다.

견갑하근의 파열은 또한 전방 관절낭 스트레스, 특히 과도한 던지기 동작으로 인해 발병한다. 상완골두에 대한 스

---

*Hertel은 떨어뜨리기 검사를 능가하는 외회전 떨어뜨리기 증상을 언급하였다. 검사자는 견갑면에서 견관절이 20° 굴곡되고, 최대로 외회전되고, 주관절은 90° 굴곡되게 받쳐준다. 검사자는 주관절을 받쳐주고, 환자에게 외회전 자세를 유지하라고 말한 뒤, 손목을 풀어준다. 팔이 떨어지는 현상(angular drop)이 일어날 때가 양성 증상이다. 적은 파열은 5° 정도의 떨어짐이 일어난다. (Hertel R, Ballmer FT, Lambert SM, Gerber C. Lag signs in the diagnoses of rotator cuff rupture. *J Shoulder Elbow Surg*. 1996; 5:307-313)

트레스는 관절순과 관절와를 느슨하게 해서 상완골두의 탈구를 일으킬 수 있다. 전방 안정성 검사 시 통증이 유발되고 느슨함으로 환자가 불안해 할 것이다. 명확하게 lift-off 검사 또는 내회전에 큰 증상이 나타날 것이다.

치 료

회전근개에 코티손 주사를 맞은 환자들은 열상이 되기 쉽다.[208] 일반적으로 젊은 사람들의 광범위한 열상은 수술을 해야 한다. 하지만 Leach와 Schepsis[182]는 무릎 주위 인대의 열상은 응급 수술이 필요하지만, 회전근개 열상은 응급 수술이 필요치 않다고 한다. 다른 사람들[209]은 수술 적응증은 3개월간의 보전적 치료후에도 통증이 심하며 지속되는 경우나, 견관절의 기능 감소가 증가하는 경우라고 주장한다(표 3-5).

한 연구에서는 40대 이상의 환자들이 3개월 이상 증상이 지속되면, doubl-contrast arthrograms을 해볼 것을 추천한다. 부분적으로 두꺼워지는 열상은 종종 젊은 운동선수에서 전방 불안정과 연관이 있다. 그러므로 특별히 불안정이 있다면, 과신전된 정적인 안정성을 보상하기 위해 견관절의 동적 안정성을 강화해야 한다. 이것이 일차적인 치료일 것이다. 회전근개는 병변을 악화시키지 않는 충돌 범위(90°)에서 강화운동을 하는 것이 중요하다.

회전근개에 대한 형태학적인 검사는 건 질환뿐만 아니라, 열상 또한 전체 근육에 대한 질환으로 고려되어야 한다는 것을 보여준다. CT를 이용한 Goutalliere 등[210]과 MRI를 이용한 Nakagaki 등[211]은 지방성 변성과 근복의 위축, 열상 범위간의 상관관계를 설명했다. 그러므로 회전근개 열상의 수기치료에 있어서 병변부위만 중심으로 하는 것이 아니라, 근육 전체를 치료하는 것이 중요하다. 능동 이완기법과 마찰기법은 증가된 세포 재정열과 섬유모세포 증식 증가에 도움을 준다.

이두근 파열(Bicipital Ruptures)

Booth와 Marvel[186]은 이두근 파열을 횡상완 인대와 상완이두근 건의 결절 간 섬유가 연관된 두 가지형태로 구분하였다.

임상적 고찰: 이두근 파열은 만성 염증을 수반, 이두근

표 3-5 회전근개 회복의 영속성과 관련이 있는 예후적인 요소

낙관적인 요소	비관적인 요소
병력	
55세 미만	65세 이상
외상에 의한 급성기	외상이 이인 잠재성
허약 기간이 짧음	6개월 이상의 허약
비흡연	수년간 흡연
스테로이드 주사 처치 없음	반복된 스테로이드 주사 처치
주된 약물 복용이 없음	체계화된 스테로이드 복용 또는 대사길항물질 복용
동시에 발생하는 질병이 없음	염증성 관절 또는 다른 만성 질환
감염이 없음	이전 견관절 감염의 병력
이전 견관절 수술 받은 병력이 없음	이전 회전근개 회복 시도
양성 수술적 병력	연부조직 회복을 실패한 경우
신체 검진	
좋은 영양 상태	좋지 못한 영양 상태
중간 정도의 허약	심각한 허약
Spinatus의 위축	심각한 spinatus의 위축
견관절 안정	견관절 전상방의 불안정
완전한 견봉	이전 견봉 절제술
경직되지 않음	경직
방사선 검사	
정상적인 방사선 사진	상완골두의 상방 전이 회전근개의 파열

출처: F.A. Matsen, S.B. Lippitt, J.A. Sidles, and D.T. Harryman, *Practical Evalution and Management of the Shoulder*, table 4-2, p. 121,©1994, WB Saunders Company.

구에서의 역학적 자극 또는 스테로이드 제제를 사용한 경우를 제외하면, 던지기 운동선수에게서 흔히 나타나지 않는다.[2] 조직의 퇴행 때문에 나이 많은 환자들은 다른 외상을 생각해 내지 못할지도 모른다. 문제는 외전과 외회전 시 팔의 무게를 잡고 올려주는 것과 관련된다. 외전, 외회전된 팔은 상완이두근의 건을 내측으로 이동시키게 한다. Neviaser[199]는 상완이두근 건은 항상 내측으로 변위를 하고, 외측으로는 변위를 하지 않는다고 주장한다. 환자들은 견관절의 "탈구"에 대해 호소할 것이고, 환자 스스로 긴장을 감

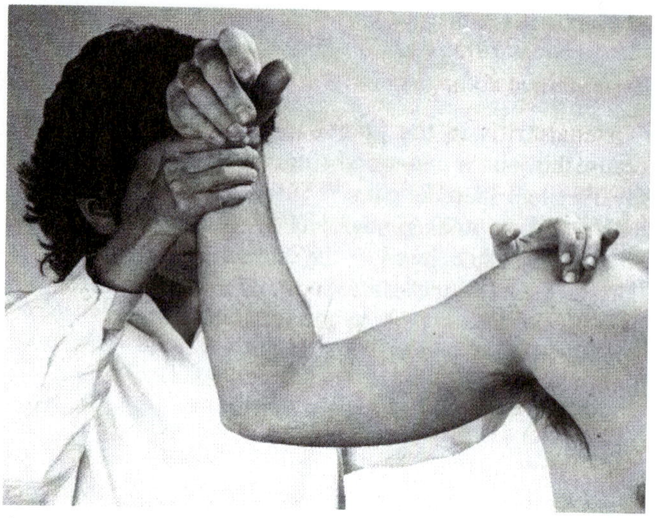

A

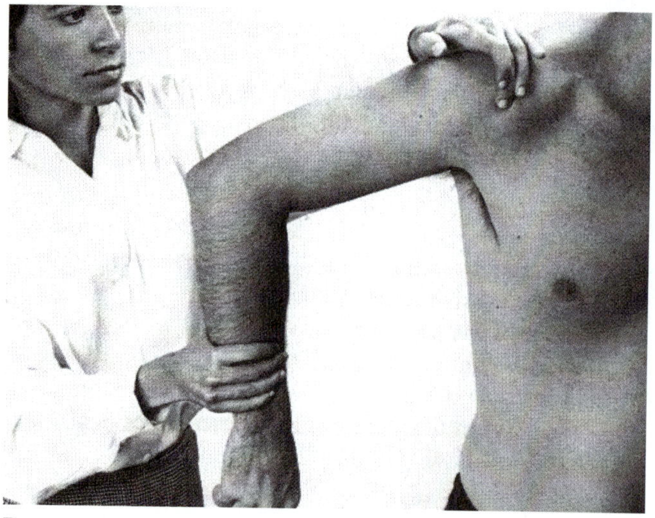

B

그림 3-80 상완 횡 검사. A, 외회전; B, 내회전.

소시킬려고 한다.

기능적 검사:

횡상완 인대 파열나 건의 탈구

- 상완이두근(Speed' s) 저항을 통한 약화와 통증 검사
- 상완 횡 검사[199]: 검사자는 팔 외전 90°, elbow 굴곡 90°, 견관절 외회전을 하여(이 움직임은 건을 내측으로 이동시킨다), 상완이두근 건을 이두근 구에서 아탈구 시킨다(그림 3-80A). 검사자는 상완이두근 건을 촉진하고 견관절을 내회전시키는데, 이것은 상완이두근 건을 이두근 구에 제자리에 놓는데, 염발음이 나거나 촉진이 가능한 스냅(snap)의 느낌이 일어난다(그림 3-80B). Abbott and Saunders[212]에 의하면, 이 검사가 양성일 때, 대부분은 상완관절인대나 견갑하근의 손상에 의한 것이지 상완 횡 인대에 의한 것이 아니다.

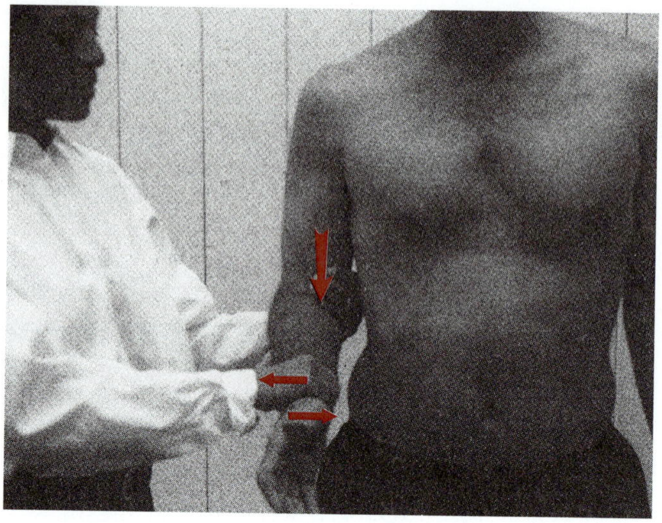

그림 3-80C 상완이두근 건의 불안정 검사

- 상완이두근 건 불안정성 검사[152]: 환자는 팔을 체간 옆에 놓고, elbow를 90° 굴곡한 상태에서 검사를 받는다. 검사자는 주관절 위를 잡고, 아래로 당기면서 환자에게 검사자에 대항해 외회전을 하게 한다. 건은 변위를 하고, 통증과 우드득 소리를 일으킨다(그림 3-80C).
- Positive Yergason' s 검사: 환자는 elbow를 90° 외전, 전완을 회내하고 체간과 나란히 한 채 선다. 검사자는 주관절과 전완 원위부를 잡고, 환자의 능동 굴곡, 회외에 대해 저항한다. 만약 양성이라면, 건은 이두근 구에서 압통을 유발한다.
- 환자의 팔을 180° 외전, 외회전을 한 상태에서 팔을 천천히 체간 옆으로 가져온다. 건이 소결절에 대항해 힘을 힘을 받을 때, 통증이 발생할 수 있다. 촉진 시 염발음은 상완이두근 건의 연장이나 탈구를 가리킨다.

장두의 근위부와 원위부 파열: 장두의 근위부의 파열은 스냅이 있고, 원위부 상완골에 관찰 가능한 상완이두근이 있고, 전상박 와에 급성 통증이 있다. 원위부에서의 파열이 있을 때는 근위부 상완골에서 상완이두근이 보인다.

- 급성기에 상완이두근(Speed's) 저항을 통한 약화와 통증 검사: 만성상태에서는 통증과 약화가 최소일 것이다.
- 환자는 상완근의 보존으로 주관절을 굴곡하고 전완을 회외할 수 있다.
- 전상박 와에 부종, 건의 긴장과 가벼운 반상출혈이 있다.
- 파열된 상완이두근의 중요성은 항상 회전근개의 병리를 의미한다는 것이다. 회전근개 열상이 존재할 때, 때때로 상완이두근 건이 비대해지고, 나이가 많은 운동선수들에서 활동이 증가한다.[213]

치 료

재활은 필수적이다. 왜냐면 주관절 굴곡 힘이 20% 감소하기 때문이다.[214] 움직임 저하는 만성 환자의 원인이다. 선수는 최적 조건의 활동을 위해 수술이 필요하다.

상완관절의 퇴행성관절염 (Glenohumeral Osteoarthritis)

최근 관절경과 관절 활액 같은 생화학적인 것을 사용으로 견관절의 골관절염이 상완관절의 병태생리에 의한 것을 효과적으로 알 수 있다.[215] 먼저, 관절와의 골관절염이 보이고, 수 년 동안 상완골두면에서 계속적으로 진행된다. 초기 중기의 견관절 골관절염은 진단하기 어렵고, 드문 원인이다. 특히, 체중 부하가 없는 관절에서 그렇다.

증상과 징후

상완관절 골관절염은 명백히 견관절 관절의 통증에서 시작하여 전완까지 간다. 이는 움직임을 악화시키고 휴식에 의해 완화된다. 환자는 잠을 잘 때 통증을 느끼고, 머리를 빗거나 옷을 입는 것 같은 일상생활동작에 어려움을 느낀다.

기능 검사

수동검사에서 관절낭 패턴을 알 수 있다(관절낭 패턴 참조). 관절낭 아래의 느슨한 조직이 가끔 촉진되고, 통증과 염발음의 원인이다. 뢴트겐 촬영법은 아래 관절면에서 경화증, 낭포증, 눈물모양의 골극 형성과 관절 간격 축소를 볼 수 있다. 방사선상으로 상완관절의 관절염보다 회전근개 열상이 먼저 오면, 상완골두는 견봉아래를 향하여 위로 이동한다.

감별 진단

상완관절의 골관절염은 관절 공간 축소, 류마토이드 관절염(다발 관절 발생), 외상후 관절염, 골괴사, 감염, 부갑상선 기능 항진, villonodular 활액염, 혈청 반응 음성 척추관절병, 라임병 같은 다른 병변과 감별 진단해야 한다. 환자는 만성적인 회전근개의 열상이 있을 수 있고, 결국 골관절염, 회전근개 위축이 발생한다.

치 료

치료는 염증치료, 관절 놀이 기법(10장 참조, 관절가동법 참조), 근력, 신장운동 평가가 기본이다. 조직 주위를 정상적으로 만들기 위해 마찰 마사지, 능동적인 긴장완화를 한다.

견쇄 관절 퇴행성관절염(Acromioclavicular Joint Osteoarthritis)

AC 관절의 골관절염은 퇴화된 회전근개와 관련있고, 차후 상완골두의 상방 아탈구가 생길 수 있다(삼각근 전단). AC 관절 골관절염은 AC 관절 아래에서 일어난다. 뢴트겐 촬영법으로 관절 간격과 골극 형성이 줄어든 것을 볼 수 있다(가장 잘 보이는 자세는 외전 100° 외회전 또는 자연스러운 자세에서 caudad로 15° 한 자세). 관절 넘어 통증점이 있고 염발음이 있다. 관절은 구근상으로 나타난다. 이 단원에서 촉진에 의한 기능적 검사를 강조하고 있지만, AC 관절의 통증 촉진은 이 영역 병변의 병태생리이다.

기능적 검사

- 수동 외전 90°에서 180° 하는 동안 통증 발생
- 수동 수평 내전하는 동안의 통증 발생
- 부정적인 저항 검사
- AC 관절에 염발음이 날 정도의 수동적인 후방에서 전방으로 활주
- AC 관절의 후방에 골극 형성에 의한 통증호
- 긍정적인 O'Brien 검사(관절와의 관절 순 열상)

치 료

치료는 휴식, 아이스, AC 관절, 흉쇄관절, 상완관절 관절가동법을 한다(10장과 14장 참조). 제한된 상완관절은 보상적인 AC 관절의 움직임과 퇴화증가를 일으키고, AC 관절염은 상완관절의 관절가동법에 의해 감소한다.[216]

견쇄 관절 염좌(Acromioclavicular Sprain)

손상기전

견쇄 염좌는 견관절을 내전한 상태에서 위에서 떨어지거나, 직접적인 외상같은 직접적인 힘에 의해 나타난다(견쇄 관절 참조). 또한 손을 뻗은 상태에서 떨어지는 간접적인 힘도 원인이 될 수 있다. 이는 AC인대보다 오훼쇄골 인대가 더 손상된다. 낙상에 의한 오훼쇄골인대의 손상 형태는 오훼쇄골 공간을 축소시킨다.[61]

기능적 검사

검사에서 특히 type Ⅱ와 그이상의 손상(아래)에서 견갑골(견봉)는 쇄골과의 관계에서 아래로 내려간다. 정상적인 해부학적 자세를 유지한다. 체중이동, 서기 또는 앉은 자세 평가하고, 견관절 모양을 유지한다; 부드럽게 AC 관절 촉진; 쇄골골절 기능 점검; 쇄골 움직임의 상하 좌우 평가; 신경검사.

기능검사:

- 긍정적인 O' Brien 검사
- 수동 외전 90°에서 180° 하는 동안의 통증 발생
- 수동 수평 내전하는 동안 통증의 발생
- 만성 AC 문제의 부정적인 저항 검사

손상 형태[61,217,218]

Type Ⅰ과 type Ⅱ는 아탈구를 조심해야 한다. Type Ⅲ는 완전히 탈구를 고려해야한다(그림 3-81).

Type I I 손상: 단지 AC 관절만 손상된 것으로 최소에서 중간의 건손상과 부종이 전위없이 있다. 오훼쇄골 공간(인대)을 촉진하면, 통증은 없다. 인대 손상은 항상 부드럽게 촉진한다. Type Ⅰ손상이 있는 환자에게 경기(game)에 영향을 줄 수 있다. 관절 범위 끝까지 나오지만, 움직임 마지막 범위에서 불쾌하다. 방사선상으로 정상이다.

Type Ⅱ 손상: A type Ⅱ 손상은 AC인대의 분열이 있는 2° 염좌이다. 오훼쇄골인대 역시 염좌이다. 몸에 보통에서 심한 통증이 있다. 촉진은 보통 부드럽게 된다. 쇄골의 외측 end는 step off 검사에서 위에서 견봉으로 나타나든지 나타나지 않든지 한다. 쇄골 중심을 잡는 것은 그것을 앞뒤로 바꾸어 놓을 수 있다. 이에 오훼쇄골 틈이 증가할 것이다. 사진으로 보면, AC 관절이 넓혀져 있을 것이고 반대와 비교해 본다. 쇄골과 오훼돌기사이의 거리는 정상이다. 선수들은 운동을 중단한다.

Type Ⅲ 손상: Type III 손상은 AC와 오훼쇄골인대의 분열로 인한 완전한 AC 탈구이다. 원위부 쇄골은 견관절 복합체가 하방과 내측으로 탈구됨에 따라 상방으로 올라가고 자유롭게 떠있게 된다. 외측 쇄골은 수직, 수평적으로 불안정하다. 쇄골은 피아노 열쇠 처럼 눌려질 수가 있다. 건 긴장 압통은 AC 관절과 오훼쇄골 사이 공간 뿐만 아니라, 삼각근과 승모근섬유의 분리로 인해 쇄골의 외측 1/4 부분에도 나타난다. 운동선수는 경쟁에서 밀리게 된다. 상해를 입지 않은 견관절과 비교해 볼 때, AC 탈구는 방사선 사진상으로 보면, 오훼쇄골 거리가 25% 이상 커진 것을 볼 수 있는데 이것이 오훼쇄골 분열을 가리킨다.

Type IV to Type VI 손상: Type IV 손상은 쇄골의 후방 탈구를 제외하고는 임상적으로 type Ⅲ와 비슷하게 나타나는데, 일반적으로 승모근 안에 묻히고 견관절의 외측면의 피부로 덮히게 된다. 이것은 외과적 정복이 필요하다.

Type V 손상은 type III와 임상적으로 비슷하게 나타나지만, 원위부 쇄골과 견봉사이의 변위가 더 크게 나타난다. 비정상적으로 보이는 운동선수에게 있어 삼각근과 승모근 근막에 중요한 손상이 있다. 쇄골과 오훼돌기가 사이의 거리는 반대편 견관절과 비교해 100% 이상 커진다.

Type VI 손상은 일반적으로 갈비뼈 골절, 신경 손상 그리고 혈관 손상과 같은 외상을 동반한다. 견관절은 편평하게 보인다. 쇄골은 견봉이나 오훼돌기 아래로 내려가고, 오훼쇄골 사이의 공간은 감소한다.

치 료

Type I과 II는 보존적인 방법으로 치료가 가능한 반면, 대부분 type III은 손상 후 여러 달 동안 증상이 나타난 경

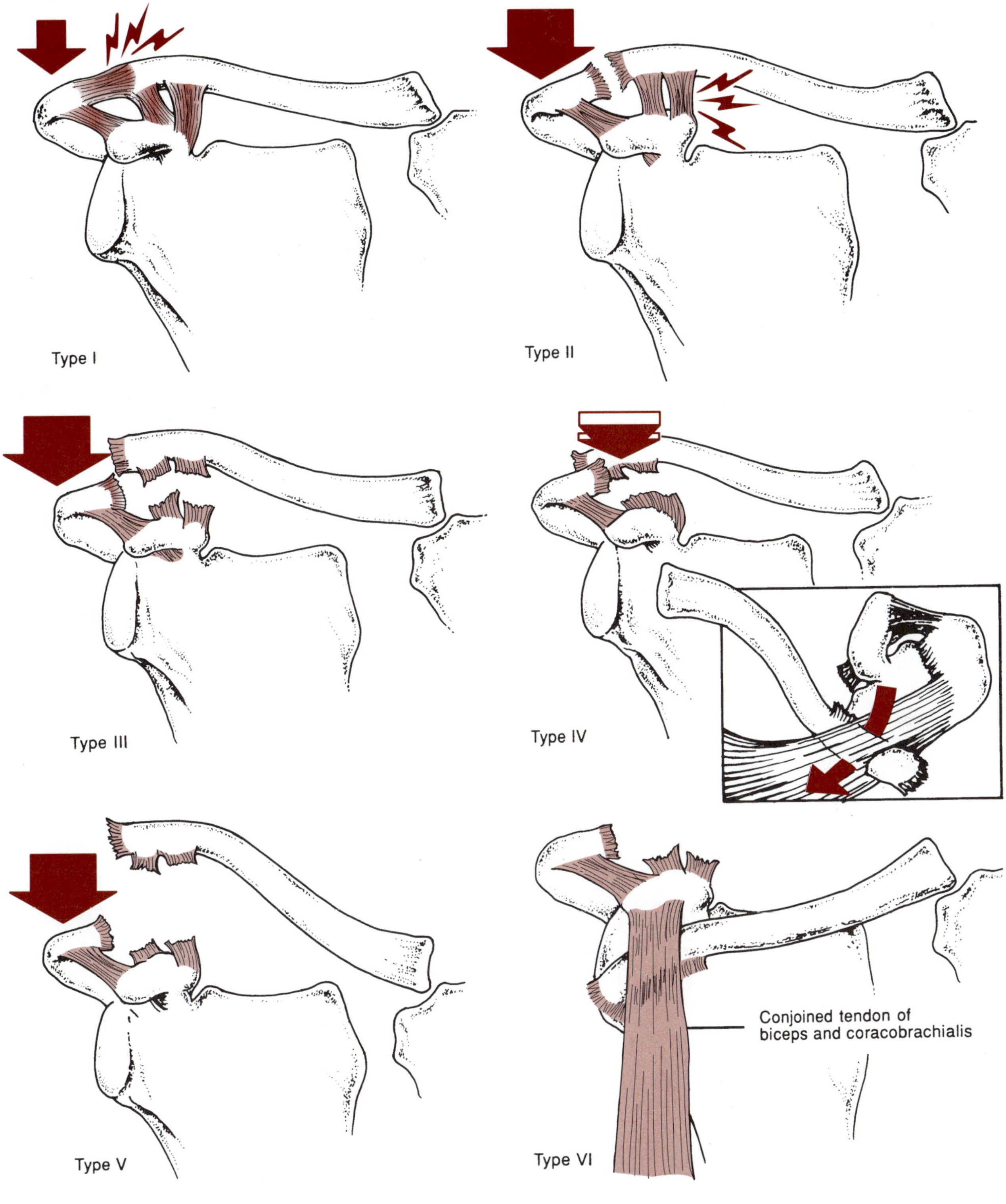

그림 3-81 견쇄-오훼쇄골 관절 복합체 손상 분류. 출처: C.S. Neer and C.A. Rockwood, Fracture and Dislocation of the shoulder, in *Fractures in Adults*, C.A. Rockwood and D.P. Green, eds., p. 126, © 1984, Lippincott-Raven Publishers.

우가 아니면, 보존적인 치료가 가능하다. Type IV에서 VI은 수술이 필요하다.

Type I: Type I은 통증을 경감시키기 위해 휴식, 얼음, 항염증제 치료, 고정 등을 할 수 있다. 가벼운 마찰 마사지를 AC인대에 적용한다. 증상은 7일에서 10일 내에 해결되고, 운동선수는 1주에서 2주 또는 전 ROM이 통증없이 이루어지면, 복귀할 수 있다. 운동선수들은 특히, 승모근과 삼각근의 최대 근력과 유연성을 요구한다. 통증이 가라앉을 때 까지 슬링을 사용하도록 지도해야 한다.

Type II: TypeII 치료에 있어서 type III로 진행되는 것을 예방하고 인대를 치료하기 위해 테이핑, 보조기, 하니스나, Kenny-Howard 슬링을 1, 2주에서 8주까지 적용할 수 있다. 환자는 통증 없이 완전 ROM이 가능하면 언제든지 일상 활동으로 복귀가 가능하다. 환자들은 특히, 승모근과 삼각근의 최대 근력과 유연성을 요구할 것이다.

Type III: Type III 손상은 Kenny-Howard 슬링과 같은 지지가 필요하다.[61] 통증을 감소시키기 위해 조기 ROM 검사를 실시한다. 강력한 근력 강화 프로그램을 시작한다. Type III 손상을 위한 보존적인 치료에 대한 두 연구의 결론[219,220]에 의하면, 보존치료를 하는 동안 비록 활동 시 증상이 나타나더라도, 견관절의 약화나 기능적 제한이 있는 것은 아니라는 것이다.

유착성 관절낭염(Adhesive Capsulitis)

병 인

유착성 관절낭염의 일차적인 원인은 밝혀지지 않았다. 그것은 당뇨[221], 갑상선 이상[222], 부갑상선 이상, 두개 내 질환, 외상, 고정, 경추 디스크와 연관이 있다. 유착성 관절낭염은 40대 이하에서는 드물고, 육체노동자에 비해 앉아서 사무직 근로자에게서 더 많이 나타난다.[199] 그리고 40~65세 여성, 우울증 환자. 인슐린 의존성 당뇨병 환자에게서 더 많이 나타난다. 당뇨병 환자는 모든 형태의 보존적 치료에 대해 저항을 보인다.

병 리

유착성 관절낭염은 일차적으로 앞, 뒤쪽의 두꺼워진 관절낭의 구축에 기인한다.[186,223,224] 아래에 이차적인 원인이 있다.

- 오훼상완 인대의 구축, 외회전 제한[3]
- 견봉하 활액낭의 유착, 외전 제한[3]
- 관절낭과 회전근개, 부분적으로 견갑하근과 오훼상완 인대까지의 연장부에서의 진행성 섬유 증식
- 전방 관절낭과 관절사이 견갑하근 건 사이의 유착[226]

Fareed와 Gallivan[227]는 초기 일차적 관련 부분은 상완이두근의 장두와 견갑하근 건 사이의 해부학적인 삼각 활액 주름이라고 언급했다. 이 활액 조직 부분은 인접한 견갑하근 근육과 그 건, 상완이두근의 장두, 전방 관절와, 상완골과 접촉하고 있고, 결과적으로 유착은 관절낭과 이 구조물들 사이에서 일어난다. 활액막과 관절 관절낭의 두께 4 mm 이상은 유착성 관절낭염의 진단 기준이다.[228] 견갑하근에 반사적 자동 반응을 일으키는 방아쇠 지점이 있을 것이다.[193]

유착성 관절낭염 단계

1. 급성 염증단계는 급성 활액낭염나 건염과 유사하게 2개월에서 9개월 정도 지속된다.
2. 관절낭 패턴에서 진행성 수동 움직임의 감소를 동반하는 뻣뻣해지는 단계는 4개월에서 12개월 지속된다.
3. 완화단계는 통증이 감소하고 움직임의 증가와 함께 6개월에서 9개월 지속된다.

어떤 환자는 염증단계 없이 두 번째 단계의 증상이 나타나는 경우도 있다.

기능적 검사

급성기에는 수축운동이나 수동 검사 시에 통증이 혼합되어 나타나지만, 가장 두드러지게 나타나는 것은 팔이 옆으로나 90°에서 수동과 능동으로 외회전할 때, 통증으로 인한 제한이 있다는 것이다.

뻣뻣해지는 단계에서 관절낭 패턴은 유착성 관절낭염에서 특징적이다. 가장 제한적인 수동 움직임은 외회전이고, 다음은 수동 상완관절 외전, 그리고 마지막으로 내회전의 제한이다. 2번째 단계에서 뻣뻣한 정도에 따라 수동 외회전만이 제한될 수도 있다. 뻣뻣함이 진행됨에 따라 다른 부분에서도 관절낭 패턴이 나타난다. 이 단계에서 만약 염증

이 아직 있다면, 등척성 검사를 할 때 통증이 있을 수 있다. 그러나 등척성 검사는 일반적으로 보편화 되어 있고, 특징적인 건을 가리킬 수는 없다. 통증은 저항이 있는 외전, 내전, 내회전 할 때 나타난다. 물론 회전근개 건염 또한 유착성 관절낭염과 연관이 있을 가능성이 있다.

만성 뻣뻣해지는 단계와 완화단계에서는 Cyrix의 관절낭 패턴이 특징적으로 나타나는데, 이는 등척성 검사를 할 때, 통증이 없다. 제한된 외회전은 과거 또는 현재 상완관절에 후방 탈구, 퇴행성 관절염이 있는 환자 그리고 반사성 교감 실조 환자에게서 일차적으로 나타난다.[71] Rowe[22]는 회전근개의 장애 또는 열상은 결국 제한된 움직임과 동결견과 유사한 증상의 원인이 된다고 주장한다.

임상적 고찰: 견관절의 과도한 신장은 C-6분절 아래로 통증과 감각이상, 유사 척수신경병증을 일으키지만, 방사통은 C-6 분절 대신 모든 손가락으로 퍼진다.[23] 경추 검사는 경추에 문제점이 없는 한, 견관절에 통증을 일으키지는 않는다. 처음 두 단계에서는 수면을 방해하는 야간통이 있는 경우가 있다. 마지막 단계에는 관절낭 패턴에 심한 제한이 있는데, 조직이 신장될 때만 통증이 있다. 제한된 관절낭 패턴 때문에 환자들은 팔을 내회전, 내전 한 자세로 있게 된다. 삼각근과 극상근에 최소의 위축이 있을 수 있다. Rowe[22]는 만성 후방 탈구가 동결견 처럼 존재한다고 주장했다. 관절 조영술로 진단을 할 수 있다.

유착성 관절낭염에 대한 연부조직 치료
SOFT TISSUE TREATMENTS FOR ADHESIVE CAPSULITIS

스트레칭과 병행한 온습포 치료 (Hot Pack Treatment with Stretching)

6개월 이내의 보존적 치료로 인해 어떠한 향상도 가지지 않은 환자에 대해서는 일반적인 무감각하에서의 도수교정이 제한되어야 한다(E. Rashkoff, personal communication, 1990).

Rizk[229]와 Sapega 등[230]은 결합조직의 구조적 보존에 의심의 여지가 없이 영구적으로 결합조직의 구조를 신장시키는 최선의 방법은 조직온도가 상승된 상태에서 저강도의 스트레칭을 하고 난 후, 긴장을 이완하기 전에 냉을 적용하는 방법을 장기간 사용하는 것이라고 했다. 가정에서 환자가 할 수 있는 효과적인 절차는 먼저 10~15분 동안 습열을 적용하여 어깨를 따뜻하게 한 뒤, 어깨를 외회전한 바로 눕기 자세를 취하여 어깨 전방에 습열을 적용한 채로 45분이나, 그 이상 동안 1-2lb 무게의 추를 잡고 신장된 자세를 유지한다. 환자는 불편함을 느낄 수도 있지만 통증은 없다. 온습포는 열을 유지하기 위해 10분마다 교체되어야 한다. 마지막 10~15분 동안에는 냉이 적용된다. 환자는 적어도 주당 5일간 이 절차를 따라야 한다. 외회전과 전방 굴곡 동작은 병행되기 때문에 외회전 동작의 가동범위가 증가됨에 따라 전방 굴곡의 동작의 범위도 증가된다. 통증없는 관절 가동기법은 유착을 깨뜨리기 위해 사용될 수 있다(제10, 13, 14장 참고). 점성 요소보다는 탄력성 요소에 더 영향을 미치는 관절 가동법이 만약 통증을 유발시킨다면, 상태를 더 악화시키는 경우 일 수 있다.

Hjelm의 치료: 맨손치료와 감압치료(Hjelm' s Treatment: Manual and Decompression Techniques)

Rick Hjelm

유착성 관절낭염은 치료가 어렵다. 특정한 기술 적용, 움직임 회복의 지시, 자가-치료에 대한 필요, 방문의 횟수와 같은 인자들, 모두는 유착성 관절낭염에 대한 결과에 있어서 관리적 치료 환경에 포함되는 임무들이다.

유착성 관절낭염에 대한 나의 일반적인 치료 방법은 하부 상완관절와 인대 복합체(상완관절인대 complex)를 밖으로 스트레칭 함으로써 상완상 공간을 증가시키는(감압) 맨손 감압치료의 사용이다. 맨손 감압기술은 상완상 공간으로부터 관절낭 구조 안으로 상완골두를 이동시킨다. 이러한 유형의 관절 가동술은 조심스러운 관절 배치로 관절낭의 특정부위를 신장시키기 위해 상완골두를 이용하여 관절놀이(joint play)를 적용한다. 상완상 공간을 감압하는 것은 환자가 참을 수 있을만큼 저-강도, 저-기간 스트레칭을 수행하는 것이고 ROM 증가에 효과적이다. 이러한 기법들은 가정에서 강도 증가와 통증 감소를 제공하는 생리적 스트레칭을 수행하는 것으로써 가정 치료로 ROM 획득을 위한 것이다. 반대로, 나의 경험에 따르면, 관절낭을 신장시켜 생리적 증가된 압력을 이용하는 것은 상완골두에 의해 상완상 공간이 압축됨으로써 통증을 증가시키는 원인이 된다. 그 결과로서, 환자는 가소성을 획득하기 위해 적절한 기간동안 신장을 참을 수 없고, 더욱 영구적인 관절낭의 기형과 더 적은 ROM이 획득된다. 결과적으로 환자는 가정 프로그램에 덜 참여하게 된다.

움직임 회복에 선택된 지시는 중요하다. 외전, 외회전, 수평내전의 순차적 회복을 시작으로 마지막에는 신전, 내전, 내회전(기능적으로 등 뒤에 닿는 것으로 알려져 있음)으로 진행한다. 외전과 외회전으로 시작하는 것은 수평내전이나, 등에 닿기 보다 더욱 확실한 임상적이며 기능적인 변화를 달성하고, 통증을 줄이는 움직임으로 복구시킨다. 같은 치료 회기로 관절낭의 앞면과 뒷면을 신장하는 것은 관절낭의 스트레칭 효과를 무의미하게 만들지도 모른다; 그러므로, 나는 임상에서와 가정 스트레칭 프로그램 둘 다 관절낭의 오직 한 면에 초점을 맞추기를 권한다.

나는 등 뒤에 닿기가 관절낭의 몇몇 부위에 있어 적절한 관절낭 인대 길이를 요구하는데 가끔 가장 제한된 동작임을 발견한다. 따라서, 그것은 더욱 어려운 동작을 회복하는데 있어 가장 느린 동작이다. ROM이 150에서 160° 굴곡과 75° 외회전으로 회복될 때까지 독점적으로 관절낭 전면의 외전과 외회전을 수행하고 난 후, 관절낭 후면의 신장으로 진행한다. 그것은 환자의 능동적이고 기능적인 움직임의 기초를 성립하는데 뿐만 아니라, 관절각도기나 경사계를 이용하여 수동적인 ROM 측정을 위해 중요하다. 이 정보는 임상가에게 피드백을 제공하고 환자들에게 용기를 제공하는 지속적인 재평가 과정을 위해 유용하다.

초음파나 단파심부투열과 같은 기기는 신장전의 준비를 위해 관절낭 구조를 미리 가열하는데 이용된다. 양식을 적용하는 동안 환자를 신장시키는 것은 가치가 있다(그림 3-82). 초기의 관절각도측정과 양식 적용 후 측정이 조사된다. 바로눕기 자세에서, 임상가들은 견관절의 외전의 크기를 평가한다. 만약 환자가 견갑골의 움직임 없이 견관절의 수동 90° 외전을 취한다면, 간단한 견인기술로 치료를 시작하고(약 2분), 활주기술로 진행한다(아래를 참조).

견인기술은 관절에 불쾌감을 줄이고 염증을 덜 일으키게 한다. 활주기술은 스트레칭에 더욱 특정하고 효과적이나 견관절에 염증을 일으킬 수 있다. 초기 평가에서 견관절의 수동외전이 90° 보다 적게 나타난다면, 90° 외전이 달성될 때까지 점진적인 견인기술을 이용한다(그림 3-83). 임상가가 더 오랜 기간 동안 신장을 유지하도록 하고 관절놀이에 대한 더 좋은 느낌을 제공하는 벨트를 이용한 견인기술은 인간공학적으로 안전하고 환자가 더욱 참을 만 하다. "활시위(bowstring)" 관절낭 구조인 90/90 같은 특정한 활주기술로 진행함으로써 그것들의 길이를 증가시킨다(그림 3-84). 특징적으로 이것은 근위의 상부 상완골을 접촉하여 그것의 힘을 하-전방에 직접적으로 제공함으로써 상완관절와 인대 복합체 하부의 전면을 신장한다. 75에서 80° 외회전이 복구된 후, 가슴을 가로질러 닿게 하는 기능적 움직임이나 수평내전 복구를 시작하시오.

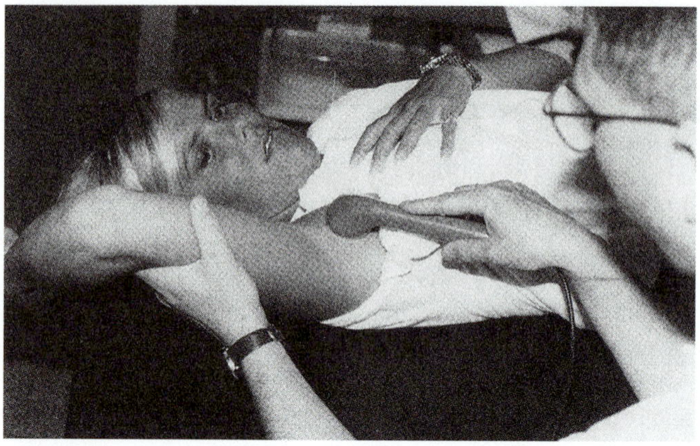

그림 3-82 바로눕기에서 굴곡 신장 동안의 초음파. (1) 환자의 어깨는 닫힌 자세 또는 가볍게 장벽을 느끼는 자세로 위치시켜라. 필요하다면 상완골을 지지해라. (2) 초음파는 스트레칭에 앞서 관절낭 조직을 가열하기 위해 최대의 강도로 적용한다.

수평내전을 복구하는데 이용되는 외측 견인기술은 환자에게 최소한의 불쾌감으로 관절낭 후면을 탁월하게 신장시킨다(그림 3-85). 40에서 60°의 수평내전이 달성되거나 환자가 기능을 회복할 때까지 이 방향으로 수행하시오.

등 뒤에 닿기는 신전, 적은 양의 수평내전, 내회전이 결합된 움직임을 내포한다. 기술 변경과 함께 상완관절와 인대 복합체 하부의 후면과 관절낭 후면의 스트레칭에 효과적인 90/90 후면 관절낭 기술을 계속해서 진행한다(그림 3-86, 87). 기술 적용마다 5~10분, 치료 회기 당 30분 동안 참을 수 있을만 하거나 약간의 불쾌감이 있는 기법을 시도해 보라. 자주 능동적인 움직임과 관절 각도기 측정으로

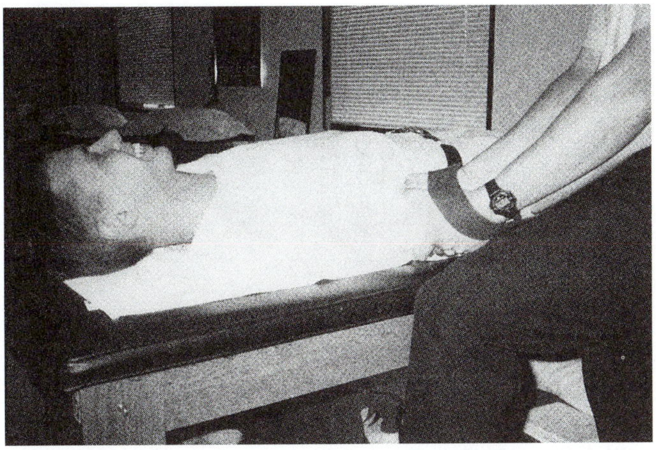

그림 3-83 진행성 견인의 자세. (1) 환자를 바로눕기 자세로 하여 8자형의 벨트를 만들어 환자의 상완에 원위 고리를 활주시킨다. (2) 외전, 수평외전, 외회전으로 움직이는 동안 점차적으로 관절을 느슨하게 끄집어낸다. (3) 필요하다면 벨트를 고정시켜 환자를 안정화시킨다.

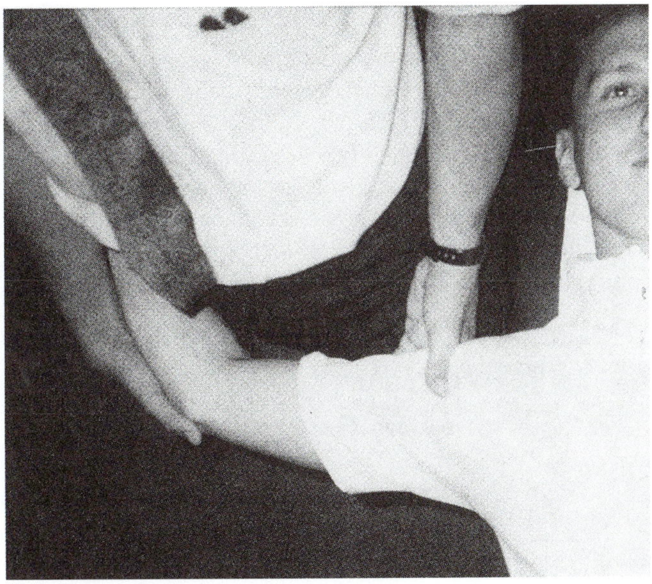

그림 3-84 바로눕기 자세 90/90. (1) 치료대 가장자리에 어깨를 두고 치료대를 가로질러 대각선으로 환자를 둔다. (2) 상완골을 외회전, 거상, 수평외전함으로써 이용할 수 있는 동작을 취한다. (3) 약간 뒤로 빼서 당신의 손의 물갈퀴(web) 공간을 이용하여 상완골두를 하-전방으로 활주해서 견봉돌기의 가장자리에 멀어지게 둔다. (4) 외회전, 수평외전, 굴곡의 선택량에 상완골을 위치시키는 동안 관절놀이의 활주량을 평가해라. 가장 효과적인 가동을 위해 이 위치들을 결합시켜라. (5) 벨트기술이 이용될 수 있지만, 자세의 변화에 모두 이용될 수 있는 가변성이 없고 신장을 최대화 하는데 조절될 수 없다.

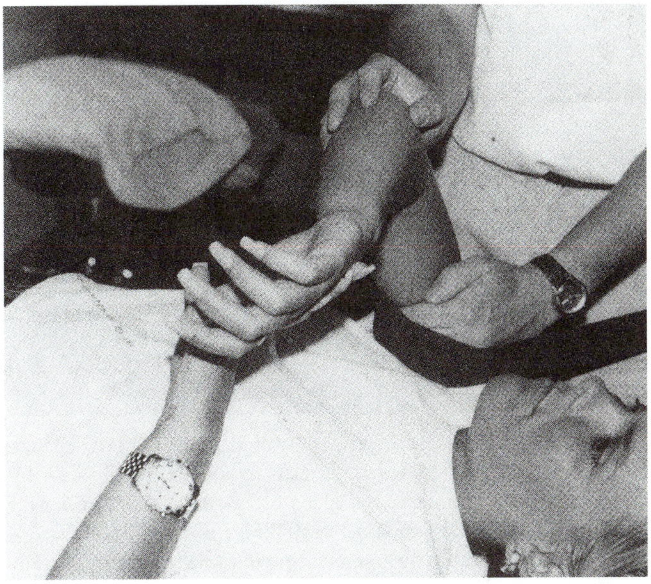

그림 3-85 외측 견인. (1) 환자를 바로눕기 시킨 후 굴곡시켜 환자의 가슴 위로 손이 오도록 수직위치로 환자의 팔을 둔다. (2) 벨트와 상완골 사이에 한 손을 두는 동안 상완골 주변에 벨트를 매도록 한다. 환자의 팔꿈치 위의 압력에 대항하도록 반대손을 이용해라. (3) 팔꿈치에 반대압을 유지하면서 외측으로 상완골두를 당기도록 등을 기대라. (4) 신장을 증가시키기 위해 외측으로 견인하는 동안 견관절 내전의 양이 증가하도록 상완골을 두라.

재평가 하라. 환자가 그 과정에 포함되면 집에서 더욱 수긍하게 될 것이다. 치료는 환자의 팔이 편안하게 굴곡의 거의 끝 범위에 놓인 채로 얼음과 전기자극 같은 양식으로 마칠 수 있다(그림 3-88). 2~4시간 동안 환자가 약간의 불쾌감을 경험할 것이라 예상하라. 그것보다 더 통증이 지속된다면, 치료 회기가 과도하였거나 부가적인 병리가 존재하는 것이라고 제안한다.

가정 운동 프로그램을 수행하는 환자의 노력은 임상에서 획득된 ROM 증진을 유지하는데 중요하고 문을 연 후 ROM을 증가시키는데 필요하다. 결과적으로 환자는 가중된-부하와 더욱 장기간의 신장을 견딜 수 있을 것이다. 굴곡에서의 가정 생리적 신장 또한 더욱 좋아지고 상완상 공간을 손상하지 않는다. 나는 장-기간, 견딜 수 있을 정도의 강도로 신장하는 것이 이상적이라고 생각하지만, 관절낭 신장성을 유지하는데 여러번 간단한 자가-신장 바우트(bout)를 권한다. 2~3분 동안의 유지 신장과 같은 팽팽한 가정운동 지침을 내리는 것은 바쁜 일정을 가진 환자들에

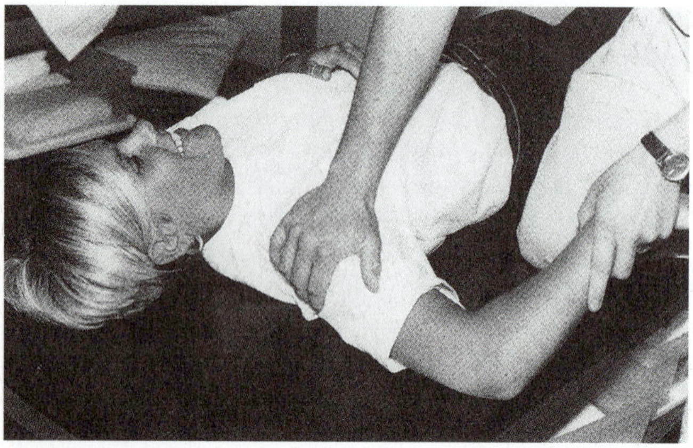

그림 3-86 90/90 관절낭 후면 신장. (1) 환자를 바로눕기 시켜 상완골을 90°로 유지하라. 어깨의 전면이 지지하는 손에서 전방으로 움직임을 시작할 때까지 상완골을 내회전 시켜라. 관절 각도기나 각도 측정기로 이 각도를 측정하라. (2) 어깨 전면에 지렁이(lumbrical) 자세로 한 손을 놓고 가동하라. 어깨 전면 구조를 자극하지 않도록 주의하라. 다른 손으로 내회전을 유지하면서 어깨 전면을 후방으로 밀어라.

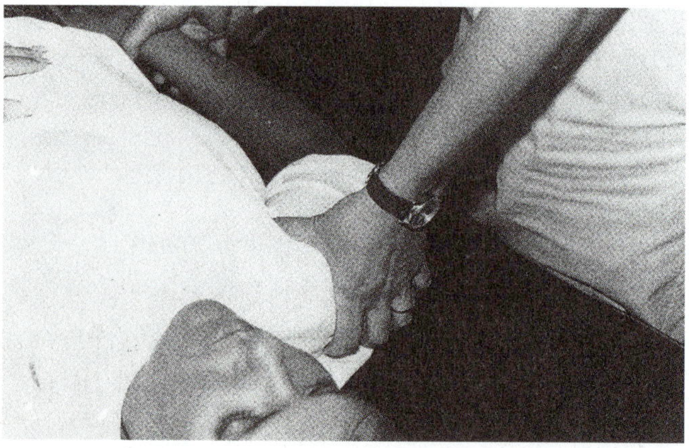

그림 3-87 90/90 후면 관절낭. (1) 환자를 바로눕기 시킨다. (2) 상완골을 약 45°로 외전한다. 상완골을 내회전하여 어깨 전면이 지지하는 손쪽인 전방으로 움직임을 시작할 때까지 환자의 엉덩이나 요추 아래로 환자의 손을 두라. 어깨 전면에 지렁이(lumbrical) 자세로 한 손을 놓고 가동하라. 다른 한 손으로 내회전을 유지하면서 어깨 전면을 후방으로 밀어라.

게 방해가 될 수 있다. 책상에서나 현관문에서나 언제든지 수행될 수 있고, 가능한 환자들이 수궁 할 수 있는 편리한 스트레칭을 가르쳐라. 나는 환자들에게 ROM 획득의 가장 중요한 면인 관절에 부하가 없고 오랜시간 끝범위를 유지할 수 있는 방법을 환자에게 알려준다. 가정 신장기법은 임상에서 수행된 맨손 신장기법과 부합한다. 예를 들어, 만약

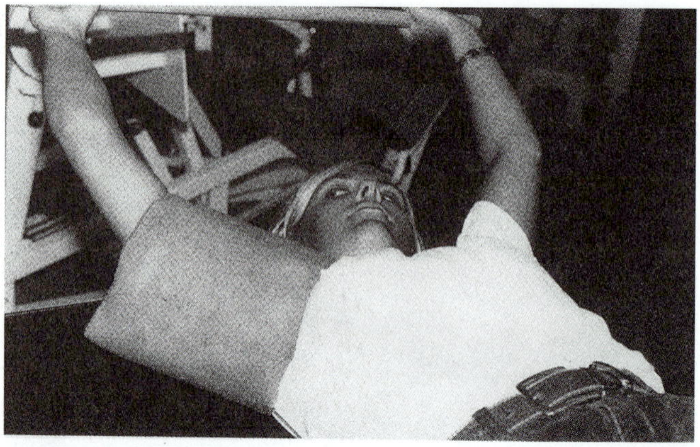

그림 3-88 치료 후 바로눕기 굴곡 신장. 얼음 또는 전기자극을 적용하는 동안 편안하게 거의 끝 범위에 어깨를 두고 지지하라.

외전-외회전이 임상에서 회복되고 있다면, 같은 생리적 움직임이 가정 프로그램동안 주어져야 한다.

가정 운동으로 외전-외회전을 회복하기 위해, 테이블 위에 바로누워 견관절 굴곡(그림 3-89), 테이블 위로 굴곡(그림 3-90), 테이블 위로 외회전(그림 3-91), 도르래(그림 3-92), 앉기와 바로눕기, 출입구에서(그림 3-93) 운동을 이용한다. 바로눕기 자세는 흉추의 보상운동을 막을 수는 있으나, 불가피하게 견갑골이 시기 상조로 외전이 유지될 수 있음을 명심하라. 벨트를 이용한 하부(inferior) 활주기술은 환자의 견관절이 90° 이상의 수동외전을 가진 후에 이용될 수 있다(그림 3-94). 수평내전은 체간을 지나 과압박으로 회복될 수 있다(그림 3-95). 이러한 유형의 신장은 수평내전동안 내회전의 크기를 증가시킴으로써 수정될 수 있다(그림 3-96). 이것은 던지기 선수에게 효과적인 스트레칭이다.

카운터나 테이블 윗면을 이용한 신장의 증진으로 등 뒤에 닿기 움직임을 회복해라. 신전요소에 대한 스트레칭은 테이블에서 떨어진 곳에 앞을 보고 앉아 신전 상태로 어깨를 위치시키고 체간을 펴는 것을 말한다(그림 3-97). 다음으로 내전요소를 신장하기 위해 치료하는 팔을 향해 흉곽을 측굴 시킨다(그림 3-98). 마지막으로, 신전 각을 증가시키기 위해 체간을 곧게 펴는 동안 내회전의 양을 변화시키는 것이 부가된다(그림 3-99). 적절한 임상에서의 맨손 감압치료와 함께 수긍할만한 가정 프로그램을 적용하는 것은 치료실 방문 사이에 실질적으로 환자의 ROM을 증가시키

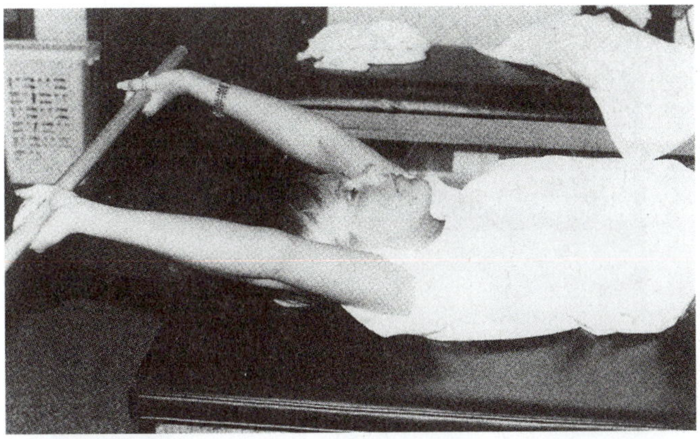

그림 3-89 바로누운 자세에서 굴곡 신장. 환자는 바로누운 자세를 취하고, 통증과 불쾌감을 증가시키는 상완상 관절의 과도한 압박을 피하기 위해 생리적 굴곡 스트레칭을 수행한다. 신장강도를 증가시키기 위해 막대기로 부하가 가중될 수 있다. 장기간 적용이 신장 강도 증가보다 선호된다.

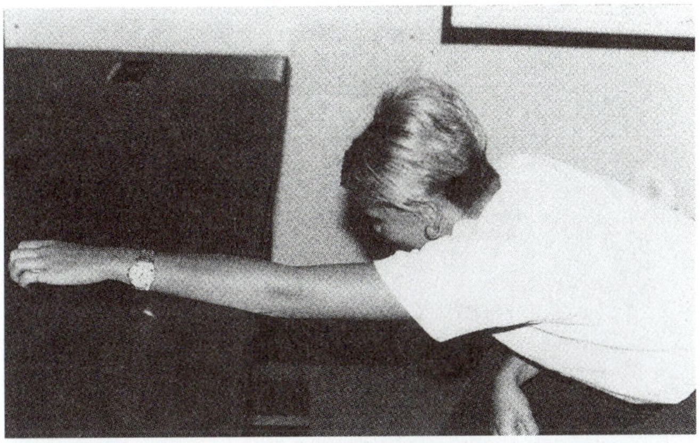

그림 3-90 테이블 위로 굴곡 신장. 앉은 자세에서의 생리적 굴곡 스트레칭이 주로 가정이나 사무실에서 하루동안 환자를 신장시키기 위해 이용된다. 환자에게 작업대 위에 팔을 지지하고, 견관절의 동작을 얻기 위해 신체를 움직이도록 지시한다.

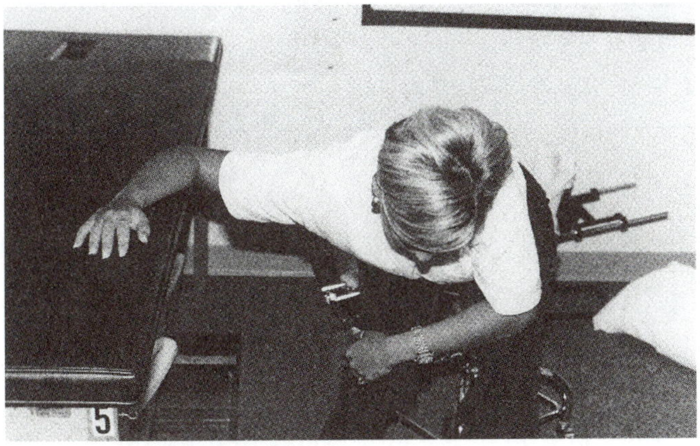

그림 3-91 테이블 위로 외회전

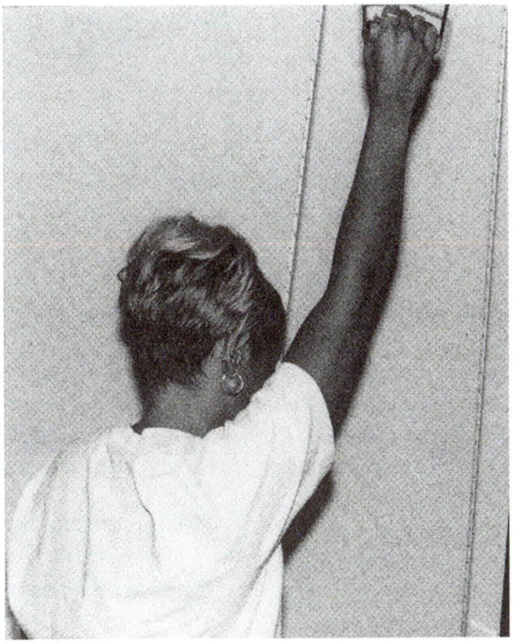

그림 3-92 도르래를 이용한 신장. 도르래는 굴곡의 끝-범위까지 신장시키기 위해 이용된다. 환자에게 가능한 오랫동안 신장을 유지하도록 권한다.

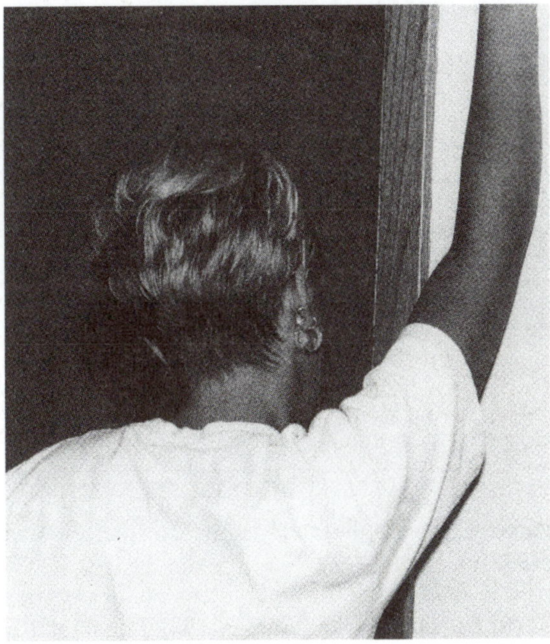

그림 3-93 출입구를 이용한 신장. 비록 견갑골의 보상운동 없이 견관절을 분리시키는 것이 불가능할지라도, 출입구에서 신장(doorway stretch)은 주로 하루 종일 신장시키는데 편리한 방법이다.

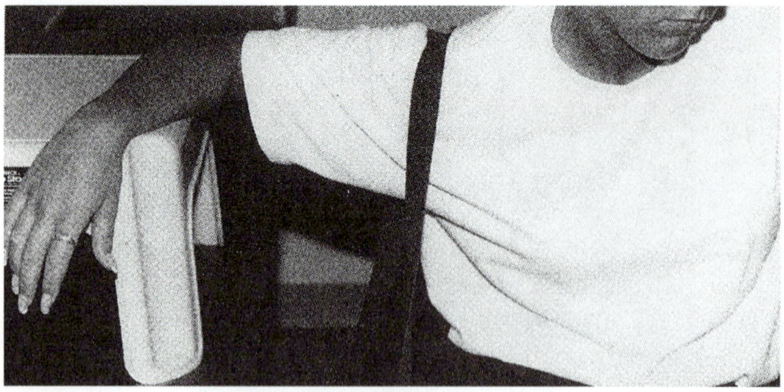

그림 3-94 스스로 벨트를 이용한 감압. 벨트나 72인치 길이의 휴대용 띠를 견봉의 원위부와 환자의 발 주변에 연결한다. 어깨가 확실하게 90°로 외전되게 하라. 다리를 이용하여 상완골두를 아래로 눌리도록 하라. 어떤 이는 신장을 최대화시키기 위해 다리 위치를 변경할 필요도 있다. 환자는 이 기술을 수행하기 위해 견관절 90° 수동외전을 할 필요가 있다.

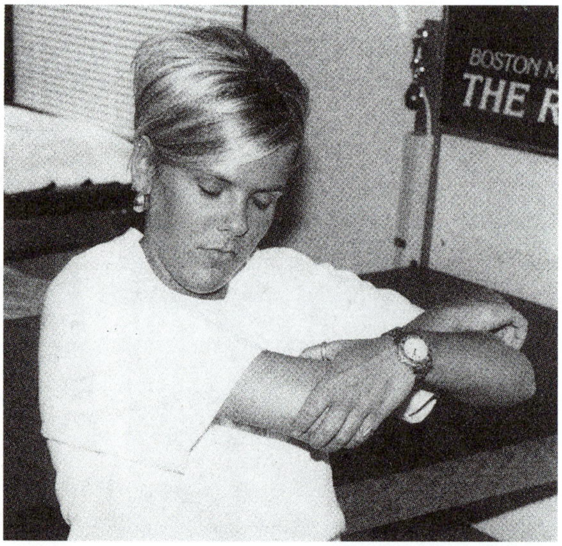

그림 3-95 수평 내전 신장. 환자는 수평내전으로 생리적 과압력을 준다. 이 기술은 관절낭의 중간 후면을 신장하여 가슴을 지나 닿기와 같은 기능적 움직임을 증가시킨다.

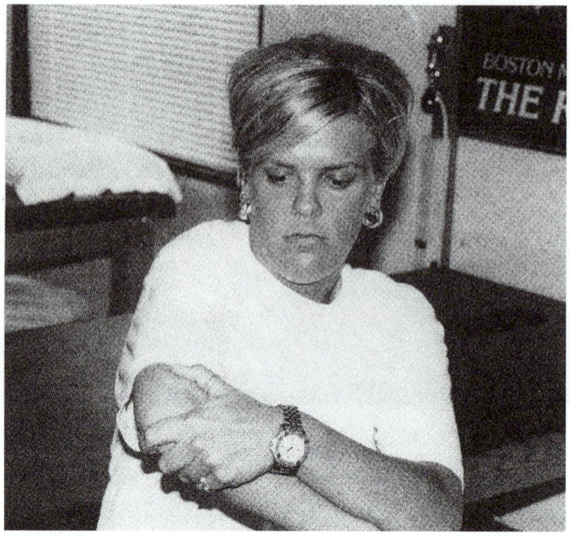

그림 3-96 수평 내전과 내회전 신장. 환자는 수평내전 상태로 팔을 위치시킨 후, 관절낭 후면을 신장하기 위해 건측 팔을 이용하여 상완골을 내회전 시킨다. 이 신장기법은 던지기 선수의 던지기 마무리 동작을 돕는다.

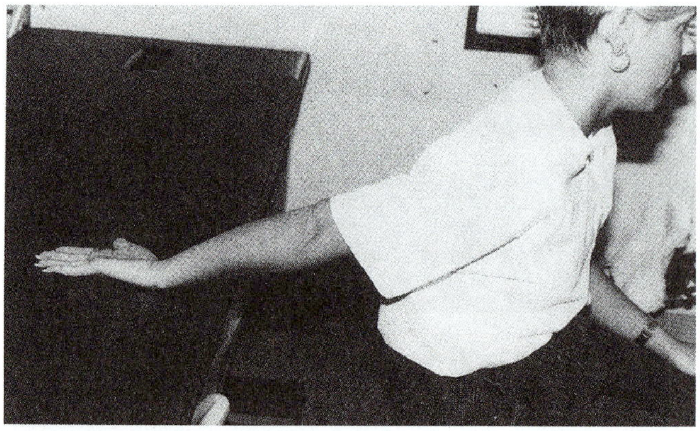

그림 3-97 팔을 등 뒤로 뻗어 신장: 신전. (1) 환자는 앞을 보고 테이블이나 카운터 윗면으로부터 떨어져 앉는다. (2) 환자는 신전자세로 테이블 윗면에 치료할 팔을 둔다. (3) 환자는 관절낭 구조의 상부-전면을 신장하기 위해 체간을 펴면서 더욱 신장된 자세를 취해 관절낭 구조의 상부 전면의 스트레치 양을 조절한다.

는 원인이 될 수 있다.

통증이 있고 뻣뻣한 어깨를 가진 환자들의 동작을 회복하기 위해 많은 치료방법을 결정하는 일은 쉬운 일이 아니다. 제한의 크기, 가정 프로그램에 대한 수긍, 어깨의 상태는 요구되는 치료의 횟수에 영향을 미친다. 일반적으로, 바로눕기 자세에서 수동 굴곡의 관절각도 측정이 100° 보다 작다면, 18회기까지 치료가 요구된다. 바로눕기 자세에서 수동 굴곡 각도가 130° 보다 작다면, 12회의 치료가 요구된다. 150° 보다 작다면, 6에서 9회가 요구된다. 환자가 급성 상태이고 끝-범위 신장이 견딜 수 없다면, 기능적 목표를 달성하기 위해 더 많은 방문이 요구될 것이다. 치료사가 보기에 환자의 관절이 가정에서 독립적으로 스트레칭을 성공할 수 있을 만큼 충분히 감압되어 있지 않다면, 더 많은

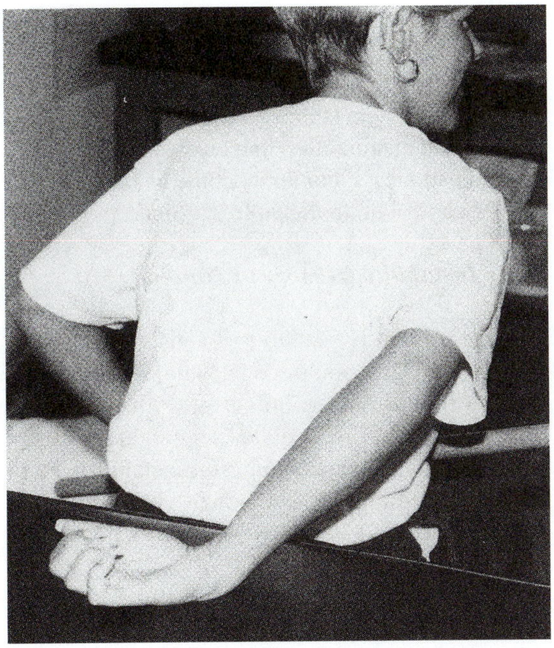

그림 3-98 팔을 등 뒤로 뻗어 신장: 신전과 내전. (1) 환자는 앞을 보고 테이블이나 카운터 윗면으로부터 떨어져 앉는다. (2) 환자는 신전과 내전의 위치로 윗면에 치료할 팔을 둔다. (3) 환자는 체간을 펴면서 더욱 신장된 자세를 취해 관절낭 구조의 전면과 후면에 스트레치 양을 조절한다.

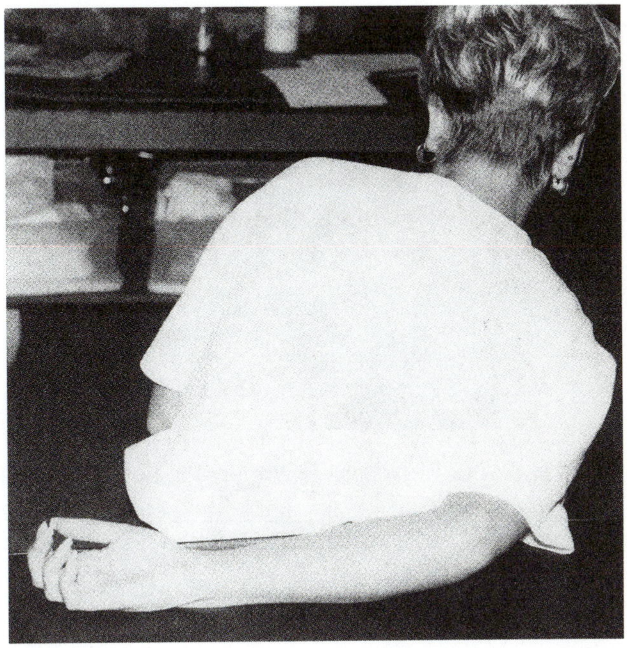

그림 3-99 팔을 등 뒤로 뻗어 신장: 신전, 내전, 내회전. (1) 환자는 앞을 보고 테이블이나 카운터 윗면으로부터 떨어져 앉는다. (2) 환자는 신전, 내전, 내회전의 위치로 윗면에 치료할 팔을 둔다. (3) 환자는 체간을 펴면서 더욱 신장된 자세를 취해 관절낭 구조의 전면과 후면에 스트레치 양을 조절한다.

치료실 방문이 요구된다. 대개 관리적-치료 환경에서는 짜여진 치료시간 동안 동작의 회복이 100%되지 않는다. 환자들이 가정에서 그들의 노력을 유지하도록 권해야 한다.

뻣뻣하고 통증이 있는 어깨의 기능을 회복하는 것이 결코 쉬운 과정이 아니지만, 환자가 수긍하는 이러한 지침서와 충고는 치료사와 환자에게 더욱 즐거운 경험을 제공할 것이다.

Leahy의 치료(Leahy's Treatment)

Leahy[231]는 유착성 관절낭염을 가진 어깨의 관절낭 전면을 이완시키기 위한 직접적인 방법을 제시해 왔다. 먼저 치료사는 환자를 바로눕기 시킨 후, 환자의 상완골을 약간 수동으로 외전 시키고(그림 3-100A), 오훼돌기 바로 앞에 있는 오훼완근에 엄지손가락을 둔다. 이 지점에서 치료사는 관절낭 전면으로 오도록 내측방향으로 건을 미끄러져 내려오게 한다. 상완골이 천천히 외전과 내회전됨에 따라 관절낭에 단단한 긴장이 유지된다(그림 3-100B). 경련(spasm)이 생기지 않는다면, 치료사가 긴장을 유지하는 동안 환자는 능동적으로 어깨를 외전, 외회전 할 수 있다.

불안정: 이완 대 불안정(Instabillity: Laxity versus Instability)

이완(Laxity)

이완은(불안정성 검사 참조)[148]은 인구집단에 있어 광범위한 변이성을 가진 생리적 변수로 정의된다. 그것은 비-증후성의 과도한 느슨함(hyperlaxity)이다. Speer[148]는 증후 없이 후면과 전면에 등급 2+를 갖는 어깨를 검사해봤지만, 증후 없이 등급 3+는 결코 발견하지 못했다고 했다. O'Brien 등[90]은 느슨함이 정상이 될 수 있지만, 또한 임상적 실체인 불안정성의 소견이 될 수 있다고 했다.

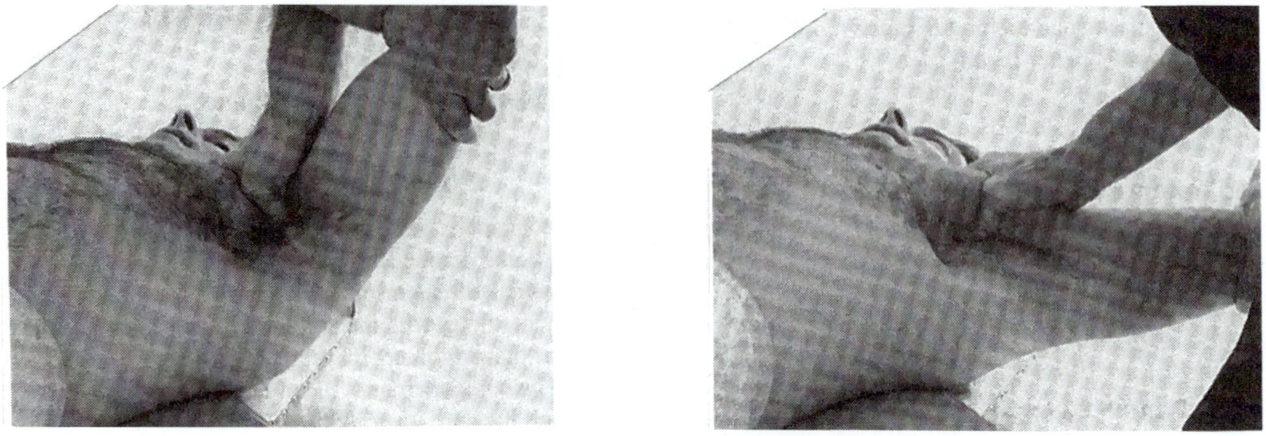

그림 3-100 유착성 관절낭염의 전방 관절낭 이완. **A,** 치료사의 엄지를 관절낭 전면에 두고 상완골을 약간 수동으로 외전 시킨다; **B,** 상완골을 천천히 외전, 외회전시킨다. 출처: Copyright © 1998, Active Release Techniques, LLP.

불안정(불안정성)

불안정성(Stability 검사 참조)[148]은 관절와의 중심에 상완골두를 유지하는 능력의 부재로 정의된다. 안정성 테스트는 불안(apprehension), 삐걱거림(grinding), 우드득 소리와 같은 환자의 증후를 재현시킨다. 불안정성이 "비 외상성"으로 분류된다면, 테스트에서 중간범위에서 상완관절의 불안정성이 나타날지도 모른다(외상성 불안정성; 비외상성 불안정성 참조). 불안정성이 지속적이면, 모든 연부조직 치료가 실패할 것이기 때문에, 어깨 전면에 통증을 가진 젊은 환자들에게 있어 미묘하고 불가사의한 불안정성을 없애는 것이 중요하다. 외전과 과신전을 요구하는 던지기, 수영, 테니스와 같은 스포츠는 활동 후에 갑작스런 통증, 약화("미끄러져 나감"), 염발음, 일반적인 쑤심을 일으킬 수 있다.

불안정의 주요 유형(Major Types of Instability)

불안정성의 진단은 안정성 테스트를 기초로 한 느슨함의 측정이 아니라, 환자의 불안정한 증상을 일으키는 물리적 검진과 주의 깊은 병력으로 이루어진다.[1] 대부분의 느슨함은 정상으로 나타날 수 있고, 소수의 느슨함은 불안정한 어깨로 나타날 수 있다.

외상성 불안정(Traumatic Instability; History of Trauma)

병인: 외상성 불안정은 상완 관절낭, 인대, 회전근개를 찢을 만큼 충분히 강한 힘이나 상완골이나 상완와의 골절에 의해 일어날 수 있다. 팔을 밖으로 펼친, 외회전과 외전 상태의 낙상이나, 직접적인 후면 압박은 전면에 불안정을 유발한다. 팔을 전방으로 굴곡, 내전한 상태의 낙상이나, 어깨 높이의 팔 후면에 직접적인 타격은 후면의 불안정성을 유발한다.

가장 일반적인 손상은 관절와 가장자리로부터 인대와 관절낭 전-하면의 파열로 알려진 Bankart 병변(그림 3-101)이다.[1] 관절와 가장자리를 넘어 상완골두가 아탈구가 뒤따르는 상완골두의 후외측 부위의 뼈 고랑의 결함인 Hill-Sachs 병변이 생길수도 있다.[232] 역 Hill-Sachs 병변은 후면 불안정성의 재발과 관련된 전내측 병변이다. 전방 탈구를 일으키는 Hill-Sachs 병변에 합당하게 관절낭 병변 또한 나타나야 한다. 35세 이하에 일어나는 가장 주된 손상은 관절와순(관절순)과 관절와 가장자리의 골절이다. 35세 이상의 외상성 불안정은 대개 대결절의 골절과 회전근개 파열(열상)로 일어난다.[1] TUB는 이 병변에 대한 약어이다: 전두면에서 팔의 외전, 외회전, 신전 동안의 외상; Bankart 병변을 일으키는, 전-하 방향의 단일방향성(모든 어깨 탈구의 95%).

외상성 불안정성에 대한 기능적 검진:

- 불안 검사는 양성이다(대개 전면, 드물게 후면이나 하면).
- 재배치 검사는 양성이다(관절순의 열상에 대한 테스트 아래의 재배치 검사 참조).

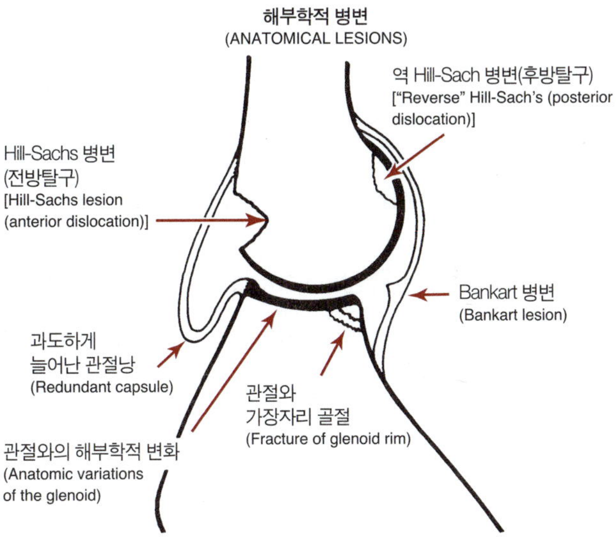

그림 3-101 어깨의 불안정성을 일으키는 해부학적 병변의 개요

- 전방 끌기 검사 동안 염발음이나 우드득 소리가 나타난다(전방 관절순 파열).
- 치료사는 관절순 병변, 회전근개 파열, 골절과 같은 다른 관절내부의 병리를 반드시 확인해야 한다.
- 뢴트겐 사진은 외상성 충돌에 의한 압박골절, 독자적 골화, 전-하부 관절순의 손상(Bankart 병변)으로 인한 상완골두의 후외측 부분에 결함이 있는 Hill-Sachs 병변을 보일 수 있다.[1]
- 불안정성의 정도를 체크하라(전면과 후면 불안정성 등급 참조).

비외상성 불안정(*Atraumatic Instability*)

외상성 불안정성이 대부분 ROM의 끝에서 나타나는 반면, 비외상성 불안정성은 ROM의 중간에서 나타나고 대부분 TUB 증후의 특징적인 단일방향성을 넘어 다방향성으로 나타난다. 오르기나 당기를 하는 동안 신체의 앞에서 팔을 가지고 매일 중간범위의 활동을 하는 동안 어깨의 "느슨함"이나 미끄러져 나가는 느낌과 "우드득 소리가 나는 것이" 등(back)의 병력을 가진 30세 이하의 환자에게서 대부분 일어난다.[1]

비외상성 불안정성의 진단은 중간범위를 유지하는 인자의 결함을 기초로 한다. *AMBRII*는 이 증상을 기술하기 위해 사용되는 약어이다. 비외상성 불안정성, 대부분 다방향성의 느슨함, 양측성을 보임, 일차적으로 재활에 의해 치료; 만약 수술이 필요하다면, 회전근 틈의 관절낭과 오훼상완 인대는 관절낭 하면의 팽팽함과 함께 재건된다.

비외상성 불안정성에 대한 기능적 검진:

- 안정성 검사는 대부분 한 방향 이상의 증후가 나타난다: 하부 안정성에 대한 전, 후, 고랑 테스트.
- 일반적인 관절 과운동성이 나타난다.
  1. 주관절의 과신전 > 10°
  2. 슬관절의 과신전 > 10°
  3. 전완의 손바닥면으로 엄지의 수동적 근접(< 0.5 cm)
  4. 2번째에서 5번째 손가락의 수동적 과신전 > 90° 또는 전완에 평행하여
  5. 족관절의 배굴 > 45°

  위의 3가지 이상이 나타나면, 일반적인 과운동성으로 가정된다. 5가지 모두가 양성으로 나타난다면 일반적인 과운동성이 심각한 것으로 고려된다.
- 환자는 수의적으로 비정상적인 전위를 재현할 수 있고 감소시킬 수도 있다.
- 뢴트겐 사진은 대개 과거의 외상과 관련하여 음성이다.
- 불안정성의 정도를 체크하라(전면, 후면, 하면 불안정성 등급 참조).

반복적인 미세외상

반복적인 미세외상은 던지기나 라켓 스포츠와 같이 시간의 기간을 넘어 누적된 힘에 의해 일어난다. 누적된 힘은 상완골두의 전방 전위의 시간을 과도하게 증가시키게 되어 정적인 억제를 강화시켜 회전근개 관련인자로 기울어지게 한다.[175] 동적 안정장치의 약화는 결과적으로 상완골두의 전위를 증가시키고, 정적 안정장치를 강화시킬지도 모른다.[151] 종종 던지기 선수의 우세한 팔의 사용은 정적 고정장치를 과신장시키고 미묘한 불안정성을 발생시킨다.

임상적 고찰: 운동선수가 통증, 염발음, 불안감을 호소한다면, 그 호소는 오직 특정한 동작으로 인한 느슨함이나 과도한 움직임의 감각이 될 수 있다는 것이며 어깨의 불안정성은 미묘하고 불가사의한 소견이 될 수 있다. 전면에 불안정성을 가진 환자들은 전면이나 후면에 통증을 호소할 수

있다. 후면의 통증은 후부 관절낭의 견인이나, 바깥방향과 전방으로의 전위에 저항하기 위해 후부 회전근개의 건에 의해 제공되는 저항으로 일어날 수 있다.[2]

Bigliani[101]는 어깨 전방에 통증을 가진 30세 이상의 젊은 사람들은 아마도 불안정성을 갖고 있을 것이라 했다. 비록 Rowe[22]가 전방 탈구의 재발에 대한 수술을 한 158개의 어깨에서 견갑하 근육이 83% 정상이라는 것을 발견했을지라도, 근육병변 또한 일어난다. O' Brien 등[235]은 아탈구 동안 회전근개의 반복적인 견인과 압박이 충돌 증후군의 증상과 징후를 일으키는 원인이라고 했다(통증호, 긍정적인 등척성 검사, 긍정적인 오훼견봉 인대 충돌 검사). 최소의 불안정성조차도 회전근개에 견인 스트레스를 증가시킬 수 있고, 회전근개의 손상과 피로를 일으킬 수 있다. 아래에 있는 불안정성의 원인이 교정되지 않는다면, 충돌 증후군에 대한 치료는 아마 실패할 것이다.

오묘한 불안정성을 일으키는 반복적인 미세외상에 대한 기능적 검진은 환자를 바로눕기나 서있게 하여 어깨의 전면이나 후면 또는 하면의 안정성에 대한 테스트로서 통증이나 최소한의 불안을 일으킬 수 있다. 등척성 테스트는 회전근(특히, 외회전근), 삼각근 그리고 견갑골 안정근의 세기의 소실을 드러낼 수 있다. 만약 회전근개와 삼각근 전부의 약화가 있다면, 이들 근육(특히, 극상근)의 저항 테스트가 과도한 어깨 전인과 약화된 면의 흉부 긴장상태 증가를 일으키는 흉부 대체를 일으킬 수 있다.[133]

불안정성의 치료: 전면의 불안정성이 급성이라면, 6주까지 내회전 상태의 고정이 필요하다. 만약 아급성이나 만성이라면, 고정이 덜 요구된다(통증 없는 동작이 가능하자마자 권해진다). 불안정성 문제를 위해 회전근개 근육의 강화가 특히 중요하지만, 전면의 불안정성에 대한 강화의 초기 단계에서는 외전, 외회전 또는 신전의 위치에 있는 어깨에 무게를 가하지 말아야 한다. 전면의 불안정성에서 내전근과 내회전근(견갑하근)이 특히 중요하다. 후면의 불안정성에 대해서는 외회전근과 삼각근 후부의 강화가 필수적이다. 만약 충돌 징후가 있다면, 견봉하 공간의 침해를 일으키는 90° 외전 위치의 어깨에서 운동이 행해지지 말아야 한다. 또한 견갑골 회전근의 강화와 유연성을 체크하는 것도 중요하다. 견갑골 회전근은 어깨 으쓱하기(승모근 상부), 전거근이 더해진 팔굽혀 펴기(push-ups) 그리고 광배근에 대한 턱걸이(chin-up)나 아래로 당기기(pull-downs)에 의해 강화될 수도 있다. 스트레칭, 관절 놀이, 통증유발점, 능동 이완과 마찰과 같이 적용되는 모든 맨손치료 방법은 최적의 연부조직 생리 회복을 위해 포함되어야 한다.

관절순 열상(관절순 열상)[Glenoid Labrum Tears]

관절순의 기질은 여러 임상가에 따라 다르다. 몇몇 연구가들은 그것이 관절와의 주위에 위치된 약간의 탄력성 섬유[236,237]를 포함한 섬유성 조직으로 이루어져 있다고 믿는 반면, 나머지 연구가들[101]은 섬유성 연골보다 관절낭 조직의 주름이 더 풍부하다고 한다. 관절순은 관절낭의 부착부위이고, 관절와 가장자리에 관절낭을 단단히 매어주어 견관절의 안정성을 제공하는데 중요하다.[102] 관절순은 불안정성에 대항하는 장벽으로 작용하는 전체 관절낭 만큼 중대하지는 않다.[101,102] Leach와 Schepsis[182]에 따르면, 관절순 열상은 진단하기에 어려운 상태이고, 대개 어깨의 아탈구나 탈구 재발과 관련이 있다고 한다. 비록 관절순이 분리될 수 있을지라도, 그것은 불안정성의 존재 없이는 좀처럼 보이지 않는다.

임상적 고찰: Liu 등[158]에 따르면, 물리적 검진이 자기공명영상 보다 관절순 열상을 예견하는데 더 정확하다고 했다. 관절순 열상은 머리 위로(overhead) 던지기, 외상, 어깨 불안정성과 관련된다. 검진은 대개 견관절 회전동안 염발음이나 어느 순간 관절이 멈춘 듯한 느낌이나 상태(catching)가 있거나 없던지 객관적인 불안정성을 보여준다. Liu 등[158]은 관절순 스트레스 검사, 염발음에 대한 부하가중-이동 검사와 crank 검사; 그리고 불안정성에 대한 불안, 재위치, 크랭크, 고랑 검사를 추천한다. 환자는 어깨의 전방이나 후방에 통증과 "catching"이나 "snapping"이 재발할 수 있다. Andrew 등[238]은 환자의 대부분이 특히, 완전한 외전이나 굴곡 시에 catch 또는 염발음이 나타나는 것을 발견했다.[239] 외전된 어깨의 회전은 전방이나 후방의 관절와 가장자리를 넘어서 덜커덕하면서 뚝하는 소리가 나는 상태(snap)를 유발할지 모른다. 물리적 검진에서 특히, 운동선수 집단과 어깨를 사용하는 동안 부분적으로 부착된 관절순 파편이 관절표면 사이에 끼워짐과 동시에 아탈구

되는 상황에서 심한 불안정을 보이는 것이 아니라, 다소 미묘한 불안정을 보이기 때문에 일부 어깨들은 기능적으로 불안정한 것이라 정의된다.[158]

수술이 필요할 수도 있다. 관절와에 부착된 관절순의 열상은 관절낭이 떨어졌다는 지표이다. 관절순 자체는 불안정과 관련된 일차적인 구조가 되는 것은 아니다.

SLAP(전면에서 후면 방향으로 있는 관절순 상부의 열상)은 거의 단독적으로 던지기 선수에게서만 발견되는 가장 일반적인 관절순 손상이다. 관절순 상부의 병변은 후면에서 시작하여 전면으로 확장된다. 주변의 상완이두근은 관절순 상부에 거대한 장력을 발생시키며 대부분 포함된다. SLAP는 외전과 약간의 전방 굴곡한 어깨 상태에서 팔을 바깥으로 뻗어 낙상한 결과로 발생되거나, 팔을 머리 위에서 활동할 경우, "catching"이나 "popping"을 호소하는 경우가 발생된다. 검진 시에는 가벼운 정도에서 중간정도의 다방향성 불안정이 특히, 팔 거상의 하부에서 중간위치 범위에서 유일하게 나타난다.[144] 그러므로 통증과 불안정의 증상은 환자가 옆으로 당기를 할 때, 나타날 수 있다. 정의적인 진단은 MRI에 의해 제공된다.

Funtional 검사: 관절순 열상에 대한 테스트를 보라.

- 관절순 손상과 관련된 통증과 염발음의 연합이 특히, 그 증상이 상완이두근 건에 스트레스를 가하는 Speed's 검사의 양성과 관련된다면, 관절순 상부 지점일 수도 있다.
- O'Brien 검사는 양성이다.
- Glenois 염발음 검사는 양성이다.

견관절 탈구(Shoulder Dislocations)

어깨 탈구와 관련하여[22,28,71], 20세 이하와 40세 이상이 어깨가 탈구되기 위해서는 더 적은 힘이 요구된다.[36] 뚜렷한 외상이 없다면, 완전한 탈구가 일어나기 전에 IGHL이 실질적인 가소성의 기형(24%까지)으로 진행할 수 있기 때문에 탈구의 발생은 장기간의 시간이 지난 후, 일어날 수 있다.[154]

전방 탈구

전방탈구(가장 일반적임)에서는, 상완골두가 대부분 견봉하쪽으로 전위되고, 쇄골 아래나 흉곽으로는 전위가 드물다.

손상의 기전: 전방탈구는 외전이나 과신전과 함께 과도한 외회전의 상태로 넘어져서 일어나거나, 후방이나 후외측 부위 어깨로 후방력(posterior force)이 작용하여 일어난다.

물리적 검진: 팔은 약간 외전과 외회전된 자세로 유지되고, 내회전, 외회전, 내전, 완전한 외전에 제한을 일으킨다. 상완골두는 돌출된 견봉과 편평해진 삼각근에 의한 어깨 윤곽의 소실과 함께 쉽게 촉진될 수 있다(그림 3-102). 어깨 후방은 움푹 패인 모습으로 보인다. 환자는 앞쪽(양성 Dugas sign)이나 뒤쪽으로 신체를 가로질러 닿을 수 없다.

항상 원인 맥박, 상완신경총 신경 그리고-특히, 전방탈구에서-액와신경을 체크함으로써 신경혈관 상태를 평가하라. 삼각근의 운동 부분은 삼각근의 등척성 검사로 검사하고, 감각 검사는 삼각근의 중간부분 위에서 한다. 삼각근 검사 동안 너무 많은 통증이 일어날 수 있기 때문에 감각 검사는 더욱 실질적인 증명을 할 수 있다.[240]

치료: 전방탈구의 치료는 비록 아래 항목이 적용될지라도, 이 본문 범위 외에도 있다.

- Delee와 Drez[28]는 근육 경련이 생기기 전에 운동장에 있는 운동선수들에게 약간의 외전, 전방굴곡, 부드러운 내회전의 가동운동을 권했다.
- 환자가 극도로 잘 인내하는 전방탈구 감소의 새로운 방법은 흰멧새 기법(snowbird reduction technique)인데,[241] 이것은 환자를 앉혀서 4인치 넓이로 뜬 메리야스의 3발 고리를 90° 굴곡된 주관절의 전완근위부에 두는 것이다(그림 3-103). 보조자가 환측에 서 있는 동안 환자는 가능한 똑바로 앉아 있고, 환측의 액와에 있는 가슴주변을 보조자가 꽉 잡는다. 의사는 메리야스 고리에 발을 두고, 견고하게 아래방향으로의 견인을 제공한다. 의사의 손은 필요한 회전이나 압력을 제공하도록 자유롭게 한다. 성공적인 정복 후, 슬링과 긴 줄을 적용한다.
- 전방탈구에 대한 자가 정복 기법(그림 3-104): 환자는 바닥에 앉고, 탈구된 어깨 쪽의 무릎 주위에 모든

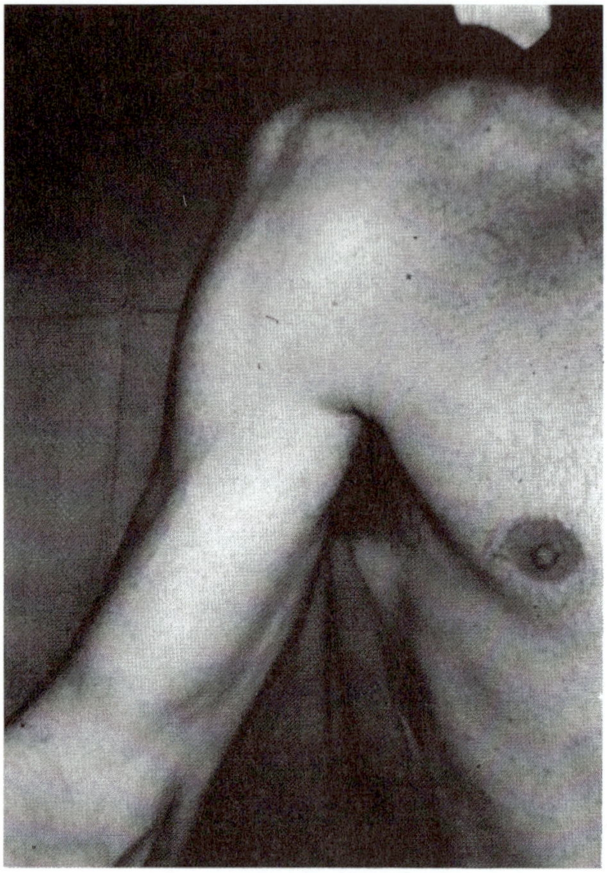

그림 3-102 줄어들지 않은 오른쪽 어깨의 전방 탈구. 팔이 외회전에서 잠겨져 있음을 주의하라. 출처: C.R. Rowe, *The shoulder*, p. 245, © 1988, W.B. Saunders Company.

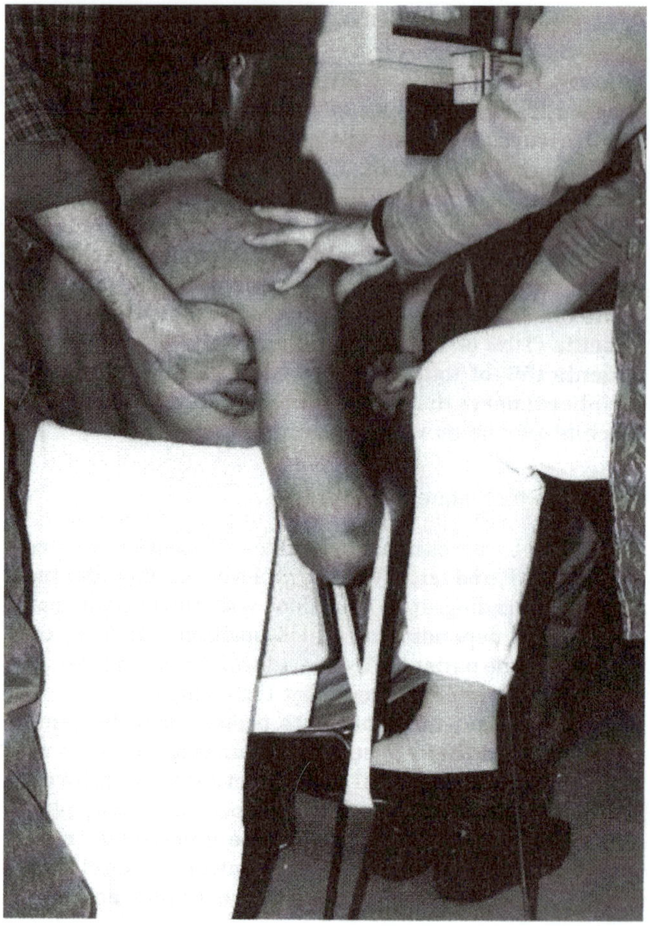

그림 3-103 흰멧새 정복 기법. 출처: C.D. Westin et al, Anterior Shoulder Dislocation: A Simple and Rapid Method for Reduction, *American Journal of Sports Medicine*, Vol. 23, No. 3, pp. 369-371, © 1995, American Orthopedic Society.

손가락들을 맞물리게 한다. 다음으로, 환자는 몸을 뒤로 기울이면서 고관절을 신전시켜 고정된 직선의 견인을 적용한다. 비록 그 기술이 경련이 있는 환자에게 수행될 수 있을지라도, 그 기술을 탈구된 지 10분 내에 한다면, 경련(spasm)이 덜 일어날 것이다.

정복 후 치료: 신경혈관 상태를 재확인하고, 팔을 슬링에 두라. 정복 전과 후에 액와신경의 감각(삼각근 외측 부위)을 검사하라. 정복 후 뢴트겐 사진을 찍어라. 대결절의 골절이 발생할 수 있으나, 대부분 어깨 정복으로 감소된다. 절편이 정복 후 1 cm 이상 전위된다면, 환자를 정형외과 의사에게 보내야 한다.[240]

젊은 사람들에게 있어 관절낭 치유[28]를 위해 4에서 6주 동안 고정하라. 40세 이상이면, 재발의 경향이 더 적기 때문에 단지 통증이 가라앉을 때까지만 고정하라. 전방탈구 시에는, 회전근개(특히 극하근과 견갑하근)와 견갑골의 근육들을 나이 든 환자의 경우(30세 이상) 2에서 3주간 강화시키고, 젊은 환자의 경우(30세 이하) 6주간 강화시켜라. 어깨의 외회전은 30이나 40°로 증가시키고, 굴곡은 140°로 증가시켜라. 슬링의 제거 후, 3개월 동안 극도의 외전과 외회전을 피하라.

후방 탈구

후방 탈구는 드물고 대부분 견봉하에서 일어난다. 초기 진단은 시간의 50%에서 80%를 놓치게 된다.[242]

손상의 기전:

- 어깨 전방의 직접적인 외상

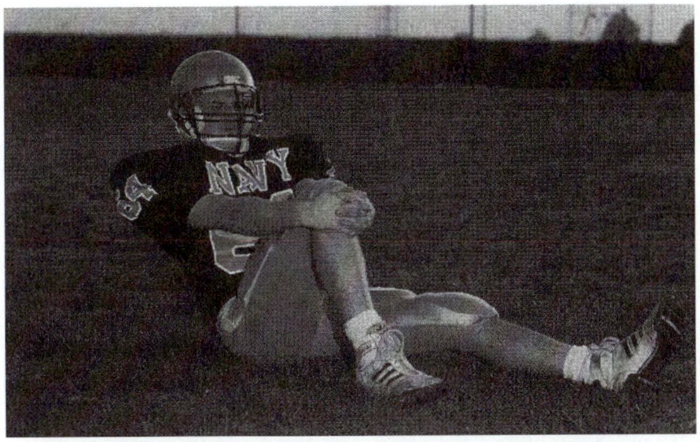

그림 3-104 전방 탈구에 대한 자가 정복 기법을 수행하기 위해, 환자는 바닥에 앉고 탈구된 어깨의 같은 면에 있는 무릎 전면부에 모든 손가락을 견고하게 깍지를 낀다. 다음, 환자는 고관절을 신전시키면서 몸을 뒤로 기울여서 안정된 견인을 적용한다. 환자는 이 기술로 성공적인 정복을 얻기 위해서는 반드시 어깨 근육의 이완과 주관절의 완전 신전을 유지해야 한다. 출처: J.G. Aronen and R.D. Chronister, Anterior Shoulder Dislocations, *The Physical and Sportsmedicine*, Vol.23, No. 10, pp. 65-69, © 1995, McGraw-Hill, Inc.

- 발작이나 전기적 충격에 따른 간접력(더욱 일반적임)은 내회전근으로 상완골두를 후방으로 밀게 한다.
- 내전된 팔의 위치에서 손을 밖으로 뻗으면서 낙상.

물리적 검진-급성 후방 탈구:

- 환자는 내전과 내회전된 팔을 보인다. 외회전과 외전의 제한이 있다.
- 환자는 견갑골 회전을 이용하여 머리 위로 팔을 거상할 수 있을지도 모른다.
- 후방의 부풀어 오름에 대한 최상의 관찰은 앉아 있는 환자의 위에서 보는 것이다.
- 마른 환자에게서는 오훼돌기가 돌출될 수 있다.

물리적 검진-만성 후방 탈구:

- 환자는 외상이나 비외상적 불안정성의 병력을 가지고 있을지도 모른다. 테스트에서 후방전위의 증가나 후방불안이 드러날 수 있다.
- 시진에서 상완골두의 비정상적인 후방 돌출이 나타날 수 있다.
- 견갑골을 고정시켜 견관절을 수동 외전 시키는 기능적 검진 동안, 팔이 외전된 후 즉시 견갑골이 움직일 것이다[22](견관절 수동 검사 참조).
- 환자는 팔을 전방으로 굴곡 시켜 전완을 완전히 회외할 수 없다(그림 3-105).
- 액와의 어깨 뢴트겐 사진은 대부분 진단에 도움이 된다.
- 진단의 지연 때문에, 견관절의 퇴행성 관절염이 증가한다.[243]
- 유착성 관절낭염과 후방탈구를 비교했을 때, 유착성 관절낭염의 초기 단계와 구별되는 후방탈구는 보이지 않는다.

치료: 뢴트겐 사진은 골절을 제외하는데 불가결한 것이다(주로, 소결절의 골절). 신경혈관 검진은 모든 어깨 탈구에 필요하다. 대부분의 탈구는 정형외과의사에게 보낼 필요가 있다. 나이든 환자에게 있어 정복되지 않은 후방탈구 위치에 있는 팔은 전방탈구를 가진 환자의 팔보다 더 기능적이고, 환자들은 정복없이 살아가기를 더 선호한다.[22]

주의: 이 진단은 주로 놓치게 되고 외회전과 외전의 소실이 있기 때문에, 만성으로 고정된 후방탈구는 유착성 관절낭염으로 진단될 수 있다.

하방 탈구

하방탈구는 보기 드물다.[244]

손상의 기전: 환자는 팔을 밖으로 뻗으면서 넘어지는 것을 깨뜨리는 경향이 있어 과외전되고, 거상된 어깨를 일으킨다.

물리적 검진: 시진 시에 약 80° 로 거상된 팔을 보이거나 머리 위의 팔을 보이거나 굴곡으로 유지된 주관절을 보이고 전완은 머리의 곁에 유지되어 있다. 하방탈구는 뢴트겐 사진으로 진단된다. 혈관의 손상과 회전근개의 열상이 있을 수 있다.

치료: 환자를 정형외과의사에게 보내라. 탈구는 견인-대항견인(traction-countertraction)에 의한 폐쇄성 방법이나 필요하다면, 개방성 정복으로 정복될 수 있다.

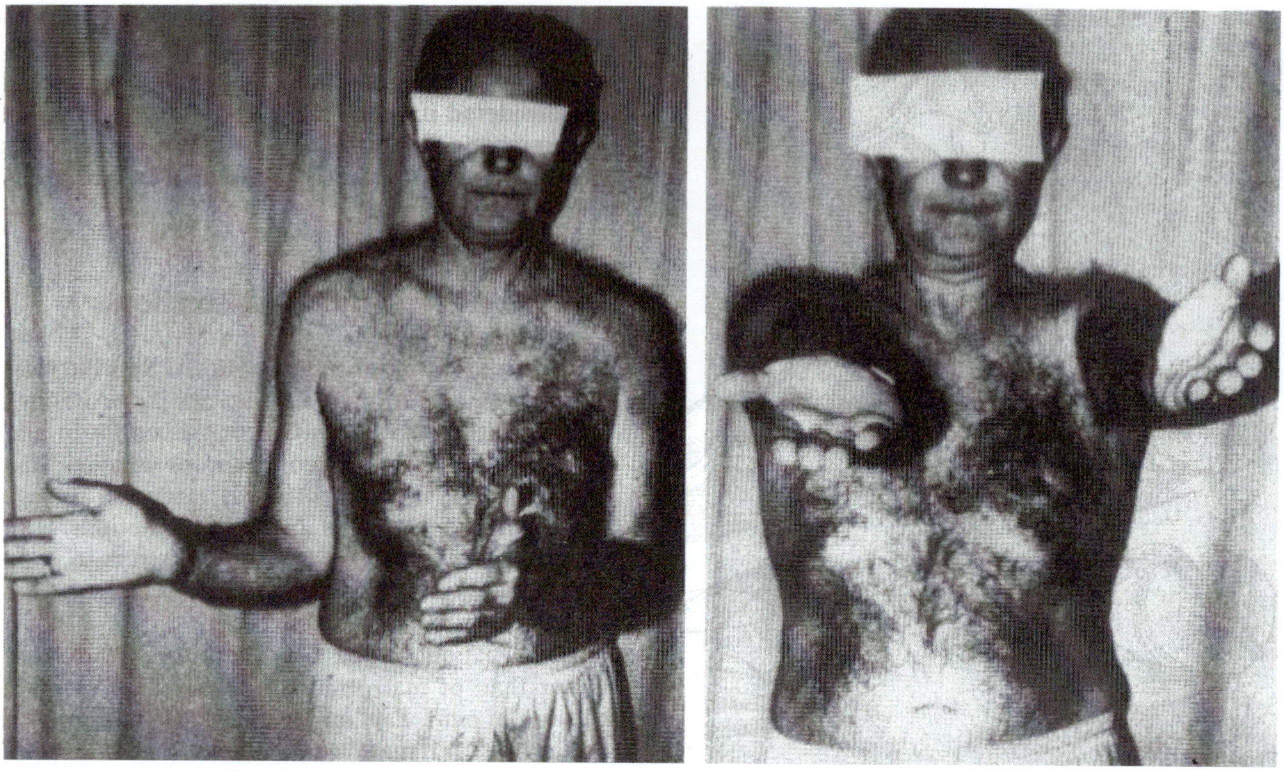

그림 3-105 Rowe의 증상. 후방 탈구된 환자는 외회전이 제한되고 팔을 전방 굴곡시킨 상태에서 회외가 제한된다. 출처: E. Schwartz et al, Posteror Shoulder Apprehension, *Orthopedic Clinics of North America*, Vol. 18, No. 3, pp. 409-419, © 1987, W.B. Saunders Company.

약화와 무통증 – 구분적 진단(Weakness and No Pain – Differential Diagnosis)

근육 테스트에서 약화와 무통증의 반응이 만성적 파열을 나타낼지라도, 대부분의 원인은 신경학적인 것이다. 다음의 내용들은 상지에 영향을 미치는 더욱 일반적인 신경학적 상태의 일부이다. 신경염은 초기 단계에 심부의 확산성 통증이나 급성 통증을 유발할 수 있다. 급성 단계에서 근육 테스트는 대부분 약화와 통증의 증가를 보이지만, 만성 단계에서는 통증이 최소한이거나 없다. 일부 연구가들은 양성 EMG가 진단을 확증하는데 필수라고 본다.[245]

견갑상(suprascapula) 신경 손상

병인: 골절과 관계없는 분리된 외상성 상견갑골 신경 마비는 드물다.[246] 어깨에 직접적인 외상이 가장 일반적인 원인이다.[130] 배구의 서브와 스파이크와 같은 오버헤드 동작으로 초래되는 것과 같은 과사용 손상은 상견갑골 신경의 반복적인 신장을 일으킬 수 있다.[247] 부가적인 과사용 인자들은 극도의 견갑골 동작[248]을 일으키는 움직임들과 체육교사와 축구 라인맨(linemen)에게서 일어나는 반복적인 최소의 어깨 하강이다.[249] 횡 상견갑골 인대는 부분적으로나 완전히 골화될 수 있다.

AC 분리, 척추로부터 견갑골을 외전시키는 과도한 수평내전, 올가미에 걸린 신경의 스트레칭, 견인 병변, 견관절 탈구가 원인으로 간주되고 있다. 병인[248]은 특발증이 될 수 있다. 극상근과 극하근와와 접형골와 절흔 내에서 발견되는 신경절 낭종이 원인이 될 수 있다. "U" 형태보다는 "V" 형태의 상견갑골 절흔이 인자가 될 수 있다(Ticker JB, Djurasovic M, Strauch RJ, et al. The incidence of ganglion cysts and other variations along the course of the suprascapular nerve. J Shoulder Elbow Surg. 1998;7:472-478).

손상의 부위(그림 3-106):

- 뼈의 공(foramen)이나 과도하게 깊은 절흔 또는 횡견갑골 인대 아래의 비틀림에 의한 상견갑골 절흔.[250]
- 신경이 극하근에 들어가서 반드시 회전하는 주변인 견갑골 극의 외측 끝(접형골와 절흔).[248] 접형골와 절흔의 내측 벽을 이루는 뼈 위에 있는 신경의 스트레칭은 접형골와 인대로부터 오는 압력 보다 더 일반적인 올가미에 포착(entrapment)의 원인이다.

시진: 시진 시에 극상근이나 극하근의 위축이 보일 수 있지만, 극상근은 승모근에 의해 덮혀져 있고 극하근이 더 표면에 있기 때문에 극하근 위축이 더 분명해 보일 것이다.

기능 테스트:

- 등척성 테스트는 대부분 극상근과 또는 극하근의 약화와 무통증을 보여준다. Turek[23]에 따르면, 신경이 상견갑골 절흔이나 극상근와의 높이에서 압박되면, 극상근과 극하근 둘 다 약화로 검사될 것이다. 신경이 더 아래 높이(접형골와 절흔)에서 압박되면 단지 극하근만 약화로 검사될 것이다. 근육 저항 테스트는 뚜렷한 위축을 나타낼 것이다(1장, 연부조직 검진의 기초 참조).
- 신경을 긴장시키는 수동 수평내전이나 견갑골 절흔 또는 인대의 내측벽을 향해 신경을 당기는 외전과 외회전 상에서는 통증이 증가될 수 있다. 또한 어깨의 전방 굴곡 시에도 통증이 일어날 수 있다.
- 손상된 팔로부터 멀어지는 목의 회전에서 통증이 생길 수 있다.[250]
- 상견갑골 절흔 위에서 압력이 발생될 때, 압통(tender-

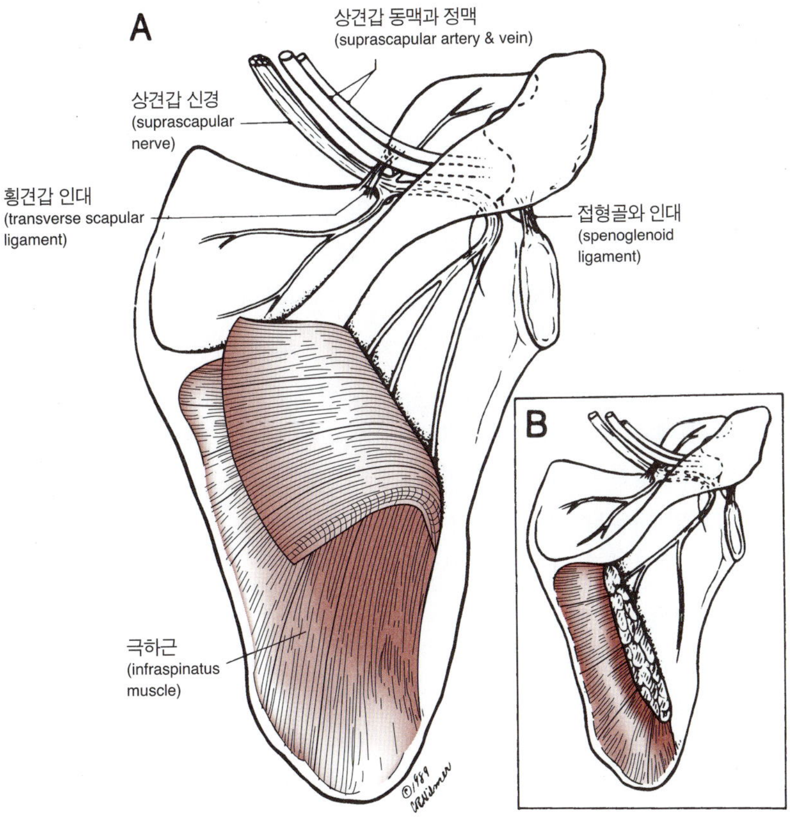

그림 3-106 A, 상견갑 신경의 해부. 접형골와 인대는 대상자의 50%에서 나타난다. B, 견갑골극 주변에서 구부러진 후 분기를 내는 대신 직각을 형성하여 견갑골극과 평행하게 주행한 뒤, 극하근으로 3개의 연속적인 가지를 낸다. 출처: K.P. Black and J.A. Lombardo, Suprascapular Nerve Injuries with Isolated Paralysis of the Infraspinatus, *American Journal of Sports Medicine*, Vol. 18, p. 228, © 1990.

ness)이 생길 수 있다.

- Black과 Lombardo[248]는 90에서 160°의 어깨 외전 "통증호"를 발견했다. 이것은 견봉하 활액낭으로 주행하는 상견갑골 신경의 가지에 의해 일어날 수 있다. 그들은 또한 흥분된 상견갑골 신경의 스트레칭에 따른 양성 충돌 징후를 발견했다.

치료:

- 손상된 근육의 강화.
- EMG 검사가 정상이 될 수 있더라도, 신경 잠복 검사가 필요하다.[250]
- 능동 이완 기술.

예후: 1에서 2개월 안에 향상될 수 있지만, 완전한 회복은 6개월에서 1년이 걸릴 수 있다.[248] 2~3개월 안에 향상이 없다면, 더 많은 진단 작업이 필요하고 수술이 필요할지도 모른다.[248] 신경기능의 자연스러운 회복이 일반적인 경로이기 때문에, 그 상태는 신경장애 보다 신경 손상으로 더욱 여겨진다.[250]

임상적 고찰: 상견갑골 신경 손상은 통증과 약화가 극상근이나 극하근의 회전근개 열상의 것과 매우 비슷하기 때문에 초기 단계에서는 진단이 어렵다. 배제하는 다른 상태들은 경추 질환, 견갑늑골 증후나 어깨 근육의 통증성 위축((Personage-Turner's syndrome)이다.[251] 급성 단계에서, 견관절로 방사하는 견갑골 상면을 따라 나타나는 진동성 통증이 깊게 장착된다. 신경을 신장시키는 대부분의 어떠한 동작은 통증을 일으킬 것이다. 애매한 불쾌감과 약화가 결과적인 호소가 될 것이다. 병변이 접형골와 절흔에 위치한다면, 환자는 단지 극하근의 약화만 나타날지도 모른다. 통증은 2개월 안에 사라질 수 있다. 상견갑골 신경은 피부감각의 분포가 아니므로 피부의 민감성은 없을 것이지만,[250] 상견갑골 절흔에 압통이 일어날 수 있다. EMG가 병변의 부위를 나타내는 반면, MRI는 연부조직의 덩어리나 온전한 회전근개 위축의 가능성을 배제한다고 Tindel 등[252]은 보고했다.

장흉신경 손상(Long Thoracic Nerve Injury)

병인: 장흉신경 손상(그림 3-107)은 비외상성의(바이러스성) 병원체나 외상(예를 들어, 머리와 어깨 사이의 과신장, 반복적인 팔 외전이나 수영선수의 배영 시에 등쪽으로의 팔 신전, 등짐지기, 삽질, 특발성 원인, 외측 늑골이나 쇄골과 2번째 늑골 사이의 외상)으로 일어날 수 있다. 그것은 장기간의 휴식이나 흉곽 수술 동안의 내부수술에 의한 신장으로 일어날 수 있다.[250] 손상은 또한 동측 팔의 거상과 함께 머리의 굴곡이나 회전 그리고 외측 굴곡에 의한 신경의 신장으로 일어날 수 있다. Butters[250]는 상완신경총 신경염의 증후는 전거근 마비의 가장 일반적인 원인이라고 했다.

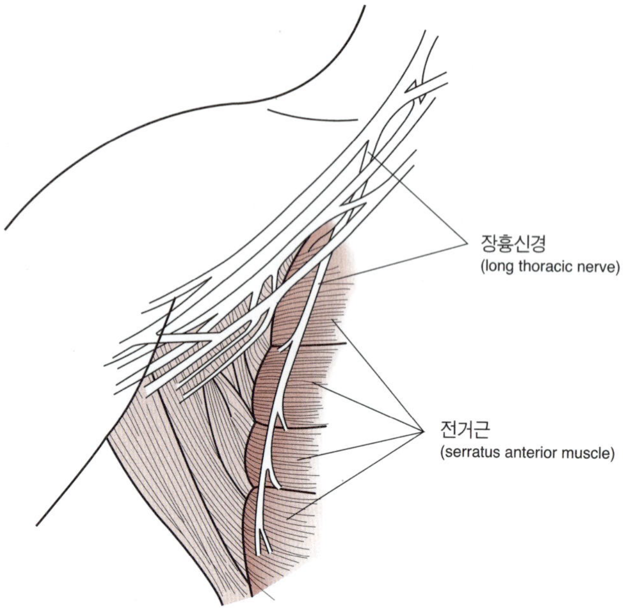

그림 3-107 상완 신경총. 출처: W. Haymaker and B. Woodhall, *Peripheral Nerve Injury*, © 1956, W.B. Saunders Company.

시진: 흉곽으로부터 떨어져서 후방과 내측방향으로 당겨지는 견갑골의 하부 팁(tip)과 함께 익상(winging)이 있다(견갑골-견관절 리듬 아래에서 익상 견갑골의 원인을 보라).

임상적 고찰: 완전한 마비가 있다면, 능동적인 어깨 거상이 110°로 제한된다.[253] 견갑상완 리듬의 변화가 있다(기능적 검진 참조). 상완신경총 신경염이 있을 때 또는 익상된 견갑골을 향해 의자로부터 미묘한 압력의 느낌이 있을 때,

어깨는 몇 일에서 몇 주 동안 통증이 있을 수 있다.[250] 익상은 급성 손상 후, 몇 주 동안 분명하지 않을 수 있다.

기능 테스트:

- 전거근의 저항 테스트: 약화와 무통증
- 벽 밀기는 견갑골의 익상을 보인다.
- 견갑골의 회전이 불충분하기 때문에 130~140° 위로 팔을 능동적으로 들어올리게 되면 불안정해진다.

치료:

- 자극적인 활동을 줄이고 견갑골 회전근 특히, 전거근을 재활해라.
- 승모근이 신장된 후에는 견갑골 익상이 나타나므로 부목은 승모근의 신장을 예방한다.
- 전거근에 Leahy의 연부조직 기법을 사용하라.
- 수술이 필요하면 수술을 하러 보내라.

예후: 예후는 견인-유형별 손상을 위해 좋다. 신경이 깊게 위치해 있고, 직접적인 타격은 대부분 신경 손상을 만들지 않는다. 환자의 36%가 1년 안에 회복하고, 75%는 2년의 말기에 회복하며 일부는 2년 후에 향상이 있다.[250]

부척수 신경 손상

병인: 이 신경은 후방 경추 삼각지(triangle)의 피질하 조직의 표면부에 위치하고 있으며 승모근을 지배한다(그림 3-108). 이 신경은 머리가 하강된 어깨의 반대방향으로 힘이 작용하는 것과 같은 경추의 외측 견인과 흉쇄관절이나 견쇄관절의 아탈구나 탈구와 같은 이 부위(hockey stick)의 직접적인 외상에 의해 손상된다.

임상적 고찰: 환자는 둔한 쑤심(ache), 무감각(numbness), 통증이나 심한 근경련과 상완신경총의 견인 신경염을 갖는다;[250,254] 통증은 또한 견갑거근과 능형근의 보상적인 과사용으로 일어날 수 있다. 환자는 어깨 으슥하기의 약화로 어깨의 수그리고 승모근의 약화로 상쇄골 와(fossa)가 깊어진다. 견갑골 고정자의 소실과 팔을 거상하는 삼각근에 의해 요구되는 견고한 토대의 소실로 팔 거상과 외전에 어려움이 있다.

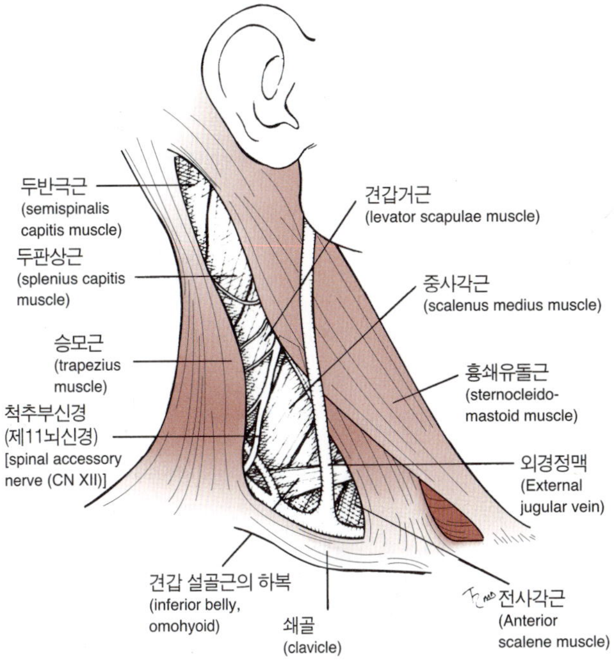

그림 3-108 부척수 신경의 손상은 후방 경추 삼각지에 있는 승모근의 경계를 가로지르는 지역에 무딘 외상으로 일어난다. 출처: J.A. Nicholas and E.B. Hershman, *The Upper Extrimity in Sports Medicine*, p. 700, © 1990, The C.V. Mosby Company.

기능 테스트:

- 수평 위로 팔을 굴곡하거나 외전시키는 능동적 ROM이 감소된다. 상견갑근과 능형근의 혼자 힘으로 완전한 팔 외전을 위한 관절와 상부(관절와 superior)를 유지할 수 없다.
- 등척성 테스트 시, 승모근은 약하고 통증은 거의 없다.
- 팔 거상의 저항 시에는 전체 견갑골이 외측으로 이동하는 익상이 두드러질 것이다.

치료:

- 팔과 어깨의 구축을 피하기 위해 팔에 슬링을 착용하고, 능동과 수동운동을 시행하는 보존적 치료를 이용하라.
- 폐쇄성 손상 시, 마비는 3에서 12개월 동안 지속될 수 있다. 인접 근육의 강화는 소실된 승모근을 보상할 수 없고, 마비가 영구적인 것으로 간주되면, 재건적 수술이 필요하다.
- 그 주위를 에워싸는 부위에 근막 이완법을 이용하라.

액와신경 손상(*Axillary Nerve Injury*)

병인: 이 손상은 대부분 신경의 압박을 일으키는 상완골 골절이나 탈구와 같이 상완골 상부의 심각한 외상과 관련된다. 오훼돌기와 상완골두 사이의 직접적인 타격 또한 이 신경을 손상시킬 수 있다.

기능 테스트:

- 삼각근과 소원근의 저항 테스트는 만성 상태에서 약화와 무통증을 보인다.
- 삼각근 위축이 있고 외측 팔 부위에 가벼운 촉각과 콕 찌름 반응의 소실이 있다.
- 액와신경 손상이 부분적인 것인지 완전한 것인지를 결정하는 EMG를 시행하라.
- Hertel 등[255]은 후 삼각근에 특징적인 삼각근 신전 지체 징후로 액와신경 기능을 평가하는 방법을 개발했다. 환자의 어깨를 수동으로 최대하 신전에 가져오고 난 후, 능동적으로 신전의 위치를 유지하도록 지시한다. 신전의 지체나 각도의 감소가 일어나면, 이 징후는 양성이다(그림 3-109).

치료[254]: 부분적인 손상은 휴식, 슬링 그리고 재활로 치료될 수 있다. 일부 회복은 3개월 내로 예상된다. 3~4개월 안에 반응이 없다면, 수술이 필요할지도 모른다.

사변형 공간 증후군(*Quadrilateral Space Syndrome*)

병변의 부위: 사변형 공간(그림 3-110)은 위쪽의 소원근, 아래의 대원근, 외측의 상완골 외과경, 내측의 상완삼두근 장두로 경계되어 진다. 그 공간은 후상완회선 동맥과 액와신경을 함유하고 있다. 액와 신경은 삼각근과 소원근 그리고 어깨와 상완의 후외측 피부를 지배한다.

병인: 사변형 공간 증후군은 위에 거론된 액와신경 손상에 영향을 미치는 유형에 기인하여 일어날 수 있다. 액와의 외상은 혈종과 결과적인 유착[256] 그리고 섬유성 띠를 생성한다. 관절와(관절와) 후면의 뼈증식체는 수평내전(던지기)에 의해 악화된다.[257] 그 손상은 특유의 외상없이 오버헤드 던지기로 악화될 수 있다.[258]

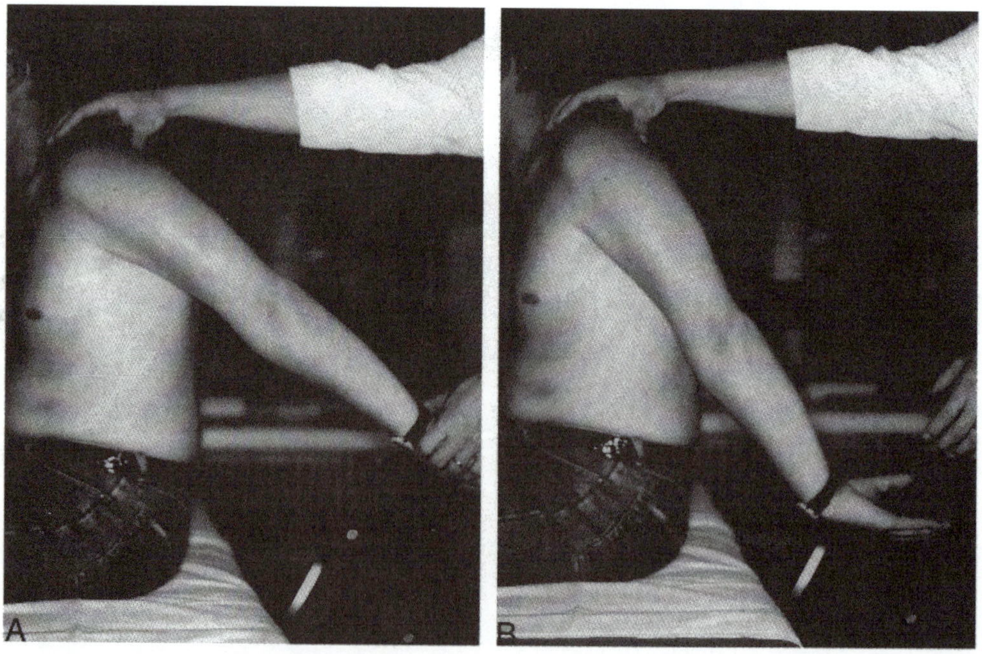

그림 3-109 처지는 증상 검사: 기법, 손상 받은지 3, 4개월인 경우. **A,** 팔은 거의 완전한 어깨의 신전 위치에서 수동으로 거상된다. **B,** 환자는 이 자세를 능동으로 유지하는 것을 시도하지만, 삼각근이 약하기 때문에 각도의 감소나 처짐이 일어난다. 출처: R. Hertel, S.M. Lambert, F.T. Ballmer, The Deltoid Extension Lag Sign for Diagnosis and Grading of Axillary Nerve Palsy, *Journal of Shoulder and Elbow Surgery*, Vol. 7, No. 2, p. 98, © 1998, Mosby, Inc.

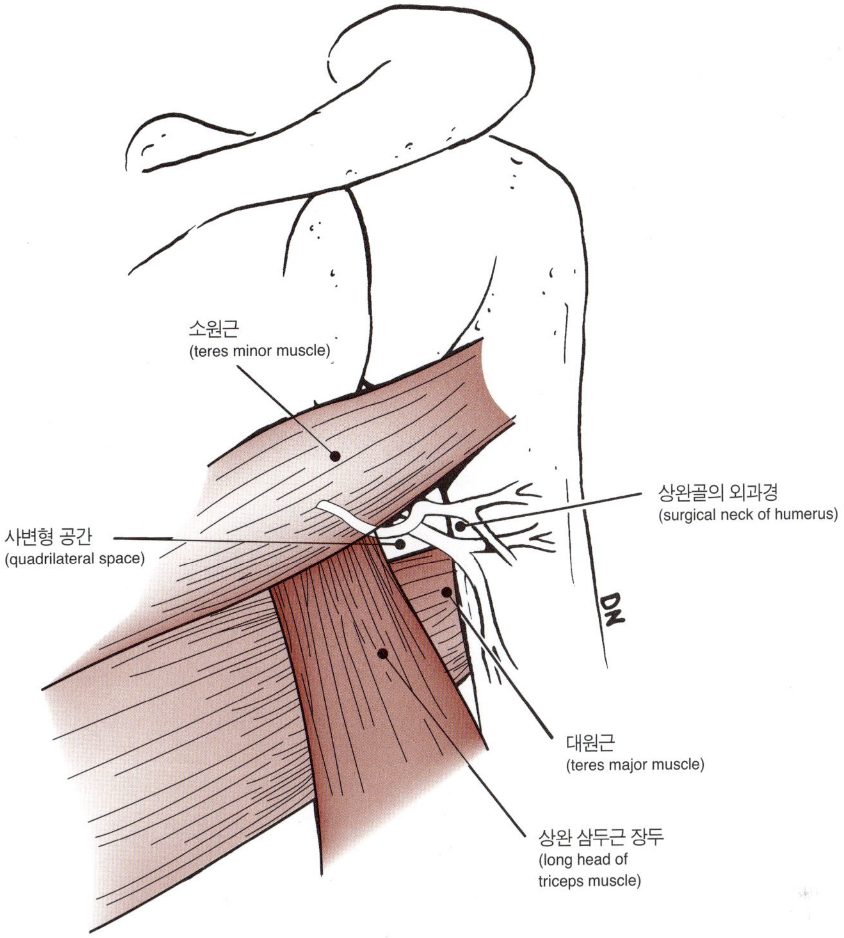

그림 3-110 사변형 공간의 해부. 출처: J.R. Andrews, K.E. Wilk, *The Athlete's Shoulder*, 그림 24-11, © 1994, W.B. Saunders Company.

임상적 고찰: 특히 상완의 외측면에 불규칙적인 통증과 감각이상이 있다. 그 증상은 전완과 손쪽에 비피부신경지배적으로(nondermatomally) 보내질 수 있다.[254] 사변형 공간의 근육 위에 국소적인 압통이 있다. 능동적인 어깨 외전, 외회전, 신전으로 어깨 전면에 증상이 악화된다.[254] 삼각근 저항 테스트 시에는 삼각근의 위축과 약화가 있다.

기능 테스트:

- 능동 또는 수동 90° 외전, 외회전, 신전시킨 후, 약 1분 동안 이 위치를 유지하면 어깨 전면에 통증이 있다.[119] 이 위치에서는 공간 안의 섬유성 띠가 신경과 혈관을 압박시킬 수 있다.
- 손상된 근육 위의 정확히 짚을 수 있는(pinpoint) 압통이 있다.
- EMG, 신경전도, 신경학적 검진은 음성이다.[258]
- 진단은 쇄골하 동맥조영술에 의해 확실시 된다. 후상완회선 동맥의 폐색을 보이는 환자의 70%가 외과적 감압술 없이 생활할 수 있다.[254]

치료: 불편함을 최소화하기 위한 손상된 부위의 마찰 마사지나 능동이완 프로토콜은 문제점을 경감할 수 있다. 증상은 때때로 부드러운 내회전, 견관절의 스트레칭, 내전으로의 수평스트레칭 그리고 후방의 회전근개 강화로 경감될 수 있다.[258] 이 공간은 수술로 감압될 수도 있다.

던지기 견관절(Throwing Shoulder)

특별히 지속적인 미세외상을 입기 쉬운 던지기의 기전(그림 3-111)은 종종 과사용 손상과 미세한 불안정성을 유

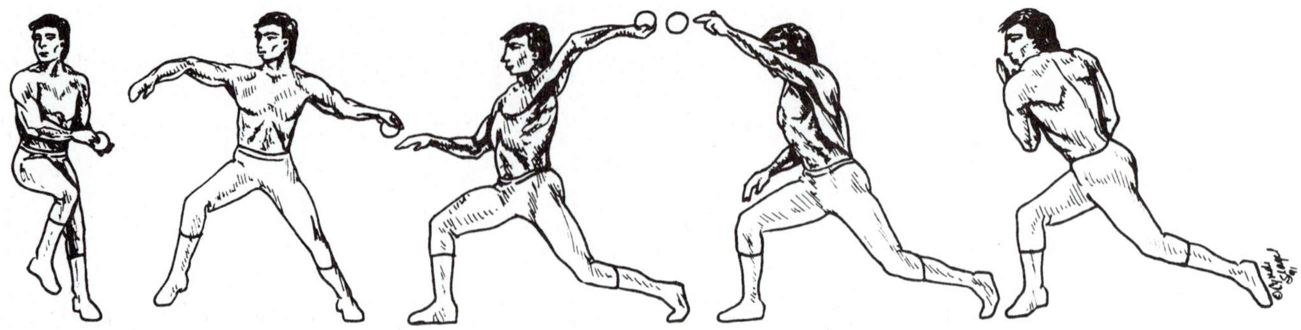

그림 3-111 야구 투구의 5단계. 출처: *Clinics in Sports Medicine*, Vol. 10, No. 4, p. 793, © 1991, W.B. Saunders Company.

발한다. Fleisig 등[259]은 최근에 야구 피칭의 운동학을 연구했고 어깨에 가장 쉽게 손상이 일어나는 던지기 동안에 2가지의 중요한 순간을 발견했다. 이 연구에서의 주관절에 가해지는 스트레스는 4장에 언급되어 있다.

피칭 동안 과사용 손상을 일으키는 중요한 순간

- 팔을 뒤로 끄는(cocking) 동안에 최대 내회전 토크의 순간(그림 3-112): 팔을 뒤로 끄는 동안, 전방의 힘과 관련된 압축력과 관절 이완은 전방 관절와순의 열상을 일으킬 수 있다.
- 팔 감속 동안에 최대 압축력이 가해지는 순간(그림 3-113): 이 단계에서의 빠른 내회전은 관절와순에 갈라지는 듯한 느낌(grinding)의 손상 인자를 부가시킬 수 있다. 이 단계 동안, 공을 던진 후에는 회전근개 근육들의 장력 결핍이 일어날 수 있고 주관절 굴곡 토크와 어깨 압축력이 가해지는 동안 그것의 수축으로 인한 상완이두근의 긴장력이 관절와순의 전상부를 열상할 수 있다.
- 이 두 가지 순간 사이의 짧은 시간은 과사용 손상이 일어날 수 있는 또다른 중요한 순간으로 제시된다.

피칭 동작의 5단계 동안에 포함되는 근육

던지기와 피칭 기전의 분석은 어깨 문제의 원인을 이해하는데 효과적인 방법을 제공한다.[260] 던지기 단계의 기초는 연부조직이 어떠한 스트레스를 받는지에 대한 분석을 가능하게 하고 조직이 과도한 스트레스를 받을 때 일어나는 병변의 가능성을 알려준다.

1단계-와인드업(Windup): 투수가 앞에 있는 다리를 들어올릴 때로서 최소한의 근육 활동이 있다. 이것은 균형을 바로잡는 자세이다.

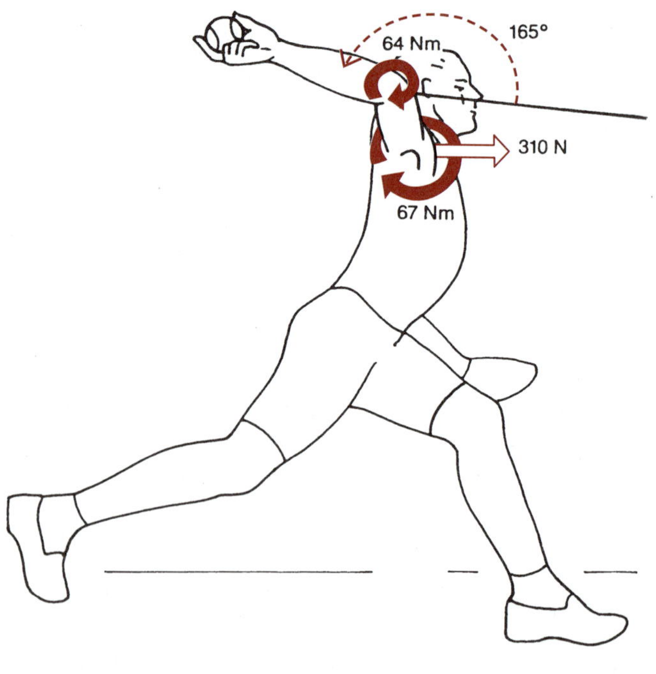

그림 3-112 최대 외회전이 수행되기 전, 즉시 첫 번째 중요한 순간이 일어난다. 이 순간에 팔은 165° 외회전되고 주관절이 95° 굴곡된다. 이 시기에 어깨에 67 Nm의 내회전 토크와 310Nm의 전방력 그리고 주관절에 64 Nm의 내반 토크 부하가 발생된다. 출처: Fleisig et al, Kinetics of Baseball Pitching with Implic - ations About Injury Mechanisms, *American Journal of sports Medicine*, Vol. 23, No. 2, p. 238, © 1995, American Orthopedic Society.

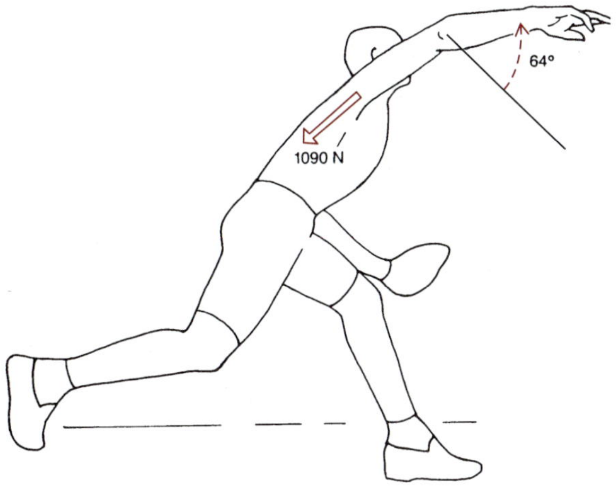

그림 3-113 공을 놓은 후 즉시, 두 번째 중요한 순간이 일어난다; 이 순간에, 팔은 64° 외회전되고 주관절은 25° 굴곡된다. 이 시기에는 어깨에 1090N의 압축력이 발생된다. 출처: Fleisig et al, Kinetics of Baseball Pitching with Implic-ations About Injury Mechanisms, *American Journal of sports Medicine*, Vol. 23, No. 2, p. 238, © 1995, American Orthopedic Society.

2단계-뒤로 끌기의 초기(Early Cocking): 팔을 전방 굴곡과 외전으로 거상할 때 삼각근이 일차적으로 작용하고, 회전근개 근육들이 이차적으로 작용한다. 에너지는 신체의 하부를 비틀고, 회전 부하를 가함으로써 발생된다. 부척추근, 복부근, 둔근의 활동이 일어난다. 체간 근육의 약화와 피로가 있을 때, 팔과 어깨가 던지기 동작에서 밀리게 되는 요추전만의 증가가 일어난다. 따라서, 강한 체간 근육을 유지하는 것이 중요하다.

3단계-뒤로 끌기의 후기(Late Cocking): 앞에 있는 발은 어깨가 90° 외전, 30° 수평신전, 마지막으로 160~180° 외회전에 도달할 때 지면에 접촉한다. 이 단계에서 회전근개 근육들은 삼각근 보다 더 활동적이다. 극하근과 소원근은 구심성으로 수축하고, 극상근은 견갑하근이 대흉근에 의해 지원될 때, 상완골두의 안정성을 유지하기 위해 등척성으로 수축하며, 광배근은 외회전을 감속하여 견관절 전방을 보호하기 위해 원심성으로 수축한다. Bassett 등[261]은 상완골두의 전방 아탈구를 막는데 광배근이 특히, 중요하다고 했다. 이 기간 동안에 전거근은 견갑골의 상방회전과 전인을 제공하고, 상완골에 대한 안전한 기반을 제공하기 때문에 중요하다. 따라서, 전거근과 광배근 모두는 위의 근육들과 더불어 강화에 중점을 두어야 한다.

팔 뒤로 끌기 동안의 병리기전:

- 견봉하 충돌은 회전근개, 상완이두근 건과 견봉하 활액낭이 오훼견봉 아치와 접촉하려 들어올 때 일어나며 건염과 활액낭염을 유발한다. 충돌은 회전근개의 비대로 일어날 수 있다; 회전근개, 활액낭 또는 상완이두근 건의 염증; 견봉 하부의 골증식체 형성; 견봉하 공간의 섬유증; 그리고 회전근개의 약화나 피로.
- 극상근과 극하근의 정지부 아래 면에 후상부 관절와순의 충돌이 있다(충돌 증후군 참조).
- 이 기간에서의 병변은 관절낭의 전방과 견관절 인대 복합체 하부에 반복적인 스트레스로 인한 전방 아탈구의 경향이 있다. 과도한 전면부 이완은 후방의 회전근개(극하근과 소원근)에 의해 제지된다(불안정성 참조).

4단계-가속: 180° 외회전에서부터 약 100° 외회전에서의 공 놓기까지, 구심성으로 수축하는 내회전 근들이 주요한 원동력이다: 대흉근, 광배근, 삼두근[50], 견갑하근. 회전근개들은 상대적으로 활발하지 못하다. 가속은 체간에서 팔로, 그리고 팔의 내회전근들로부터 오는 체중 전위와 전방으로의 운동량에 의해 생성된다. 이 기간 동안, 승모근, 전거근, 능형근, 견갑거근과 같은 견갑골 근육들이 견갑골의 안정화를 위해 작용한다. 관절와순의 열상(SLAP)과 건염과 같은 병변들이 생길 수 있다. Gowan 등[262]은 이 단계 동안 프로 투수와 아마추어 투수 사이의 차이점이 있음을 발견했다. 프로 투수는 직접적인 상완골 회전을 위해 견갑하근을 사용했고, 아마추어는 일률을 위해 다른 회전근개와 상완이두근을 사용했다. 그들은 또한 프로 투수들이 아마추어 보다 더욱 효과적으로 대흉근, 전거근, 광배근을 사용하는 것을 발견했다.

5단계-투구 후(follow-through)(감속): 견관절 후부 근육들 특히, 소원근(어깨 근육들, 극하근 그리고 소원근의 임상적 고찰 참조), 상완이두근, 견갑골 근육(특히, 하부 승모근), 전거근과 능형근, 중간과 후방 삼각근 모두는 상완골의 신연(distraction)을 제지하고 사지를 감속시킨다. 이 단계[50]에서 소원근의 MVC는 84%, 극하근은 37%, 극상근은 39%이며 이것은 소원근이 가장 많은 스트레스 하에 있음을 가리킨다. 이 감속 단계 동안, 특히 극상근의 정지점에서 후방의 회전근개 근육들보다 건염과 열상이 더 많음을 보여준다.

팔의 감속 동안에 병리기전–공 놓기에서부터 상완골의 전방 전위를 막기위해 발생된 스트레스에 따른 최대의 내회전까지[263]:

- 굴곡, 수평내전, 내회전된 팔로 인한 견봉하 충돌은 상완골두의 상부로의 전위를 일으킨다. 상완골의 상부 전위는 견봉의 아래 면이나 오훼견봉 인대를 향해 대결절, 회전근개 또는 상완이두근이 충돌할 수 있다.[264] 이 단계에서 체중의 50%와 같은 후방 전단력이 상완골두의 전방 전위를 막기 위해 요구된다.
- 후방의 장력 손상이 수평내전을 막기 위해 원심성으로 수축하는 소원근, 극하근, 후방 삼각근에서 일어난다. 손상은 회전근개 아래면 열상, 관절낭 후면 손상, 후방 관절와순 열상을 포함한다. 후면의 열상은 상완골두를 관절와순 상부에 충돌시키는 후면 이완을 일으킨다. 회전근개 열상은 팔의 감속 동안 어깨의 신연, 수평내전, 내회전의 저지를 위한 시도로 인해 일어난다.[259] 던지기 선수에 있어 대부분의 회전근개 열상은 중간극상근 후면에서부터 중간극하근까지 위치된다.[265] 이 동작 동안 후방 어깨의 불안정으로 통증이 또한 일어날 수 있고, 후방 아탈구를 유발시킨다. 던지기의 이 단계 동안 전형적인 충돌이 있을 때, 후방 아탈구와 함께 통증이 회전근개 후방, 상완이두근 건, 상부 회전근개와 같은 몇몇 부위에서 일어날 수 있다. 환자는 대부분 불안정성 보다는 통증에 대한 불편함을 호소한다. 후방 아탈구는 대개 다방향성 불안정과 관련된다.
- 전방의 미세하거나 과도한 이완(불안정성을 참조)은 관절와순 전방에 충돌을 일으킨다. 관절낭의 이완, 근육의 약화/피로, 관절의 안정성 감소로 인한 불안정성은 후방이나 전방 전위를 증가시킨다. 상완골두는 관절와의 가장자리로 이동하고, 상와골두와 관절와 가장자리 사이에 관절와순이 걸리게 되어 관절와순 열상을 일으킨다.[263]
- 전방 관절와순의 갈려지는 듯한 느낌(grinding)은 비정상적인 상완골 전위를 막기 위해 감속 단계동안 요구되는 압축력의 결핍으로 일어난다(관절와 압박 참조). 회전근개, 삼각근, 광배근의 피로는 압축의 감소로 일어난다. 상완골두의 후방이나 전방 전위 동안의 내회전과 압축은 관절와순을 연삭하여 퇴행을 일으킨다.[263]
- SLAP 병변에서(SLAP 병변 참조) 감속기간 동안 주관절은 초당 2,500°까지 늘어나거나, 수의적 수축보다 2배 더 빨라진다. 이것은 빠른 주관절 신전을 서서히 낮추기 위해 원심성으로 수축하는 상완이두근에 스트레스를 준다.
- 투구 후에 갑작스럽게 재생된 통증은 견갑골의 하내측각에 견갑흉(견흉관절의) 활액낭염 때문일 수 있다.

임상적 고찰: 반복적인 던지기로 인한 동적 고정장치와 정적 고정장치 사이 균형의 소실 특히, 전문 투수에 의해 수행된 초당[259] 약 7,500°에서의 이러한 균형 소실은 결과적으로 위의 병변으로 일어날 수 있다. 대부분의 병변은 기능 테스트에 의해 발견될 수 있고, 맨손근막 프로토콜과 재활로 치료될 수 있다.

테니스 견관절(Tennis Shoulder)

테니스 어깨는 던지기 어깨와 유사한 단계를 가지고 있다. 팔 뒤로 끌기 단계에서는 체간의 회전으로 인해 삼각근의 활동이 던지기의 팔 뒤로 끌기 단계에서 보다 덜 하다. 회전근개와 전거근의 재활이 강조되어야 한다.[265]

골프 견관절(Golf Shoulder)

휘두르기(swing) 동안 제한된 팔의 거상으로 인해 삼각근이 상대적으로 활발치 못하다. 견갑하근이 골프 스윙 동안 가장 활동적인 근육이다. 회전근개는 오른쪽과 왼쪽 어깨 둘 다에서 똑같이 작용한다. 광배근과 대흉근은 가속기 동안 양측성으로 매우 활동적이다. 상부의 근육 모두가 평가와 재활 동안 양측성으로 강조되어야 한다.[265]

젊은 사람의 견관절(Adolescent Shoulder)

개방성 성장판이 있는 어린이들은 성인에게서 가장 자주 일어나는 인대와 근육-건 손상보다는 성장판 손상과 건열골절이 더 일어나기 쉽다.[266] 골격의 미성숙 때문에 젊은 층의 과훈련이나 손상은 부분적인 문제를 안는다. 성장판, 관절연골, 근-건 단위에 특별한 고려를 반드시 해야 한다.[267] 젊은 운동선수를 검진할 시에는 증가된 ROM, 모든 방향으로 견관절의 과도한 전위 그리고 AC 관절, 흉쇄 관절, 익상을 가진 견갑흉곽 관절의 과운동성을 발견하는 것이 정상적인 검진이다. 동시에 우리는 근 불균형과 빠른 성장으로 인한 근육 유연성의 감소 또한 찾아야 한다. 일정한 유연성 훈련 없이 반복적인 활동을 하는 젊은이들은 더 손상당하기 쉽다. 또한 성장과 함께 균일하지 않은 강도의 증가와 관절 불균형이 부가된다. 긴 팔을 가진 젊은이들은 종종 건과 관절을 보호할 수 없는 덜 발달된 근육을 가진다.[105] Ireland와 Andrew[267]는 실제적인 충돌(충돌)이 어린 운동선수에게는 특별한 것이 아니며, 이에 대한 원인은 아마 회전근개의 신연력이 증가되는 견관절의 아탈구와 회전근개 건염을 일으키는 불안정성 패턴을 가진 근육의 불균형이라고 했다. 스트레칭 프로그램은 짧고, 강하고, 타이트한 근육을 늘리기 위해 그리고 그것들의 길항근을 강화시키기 위해 필요하다.[225]

격렬한 던지기는 반복적인 던지기 "Little League 견관절"(상완골 근위 성장판 미세골절)의 발생과 함께 성장판을 찢을 수 있다. 이러한 젊은이들은 타이트한 관절낭 후면으로 인한 90°에서의 내회전 소실과 전방 아탈구의 가능성을 증가시키는 전면의 이완으로 인한 외회전의 증가가 나타날 수 있다. 전방의 불안정성은 다시 이차적인 충돌을 일으킬 수 있다.[268]

젊은이든 성인이든, 항상 근력 강화 전에 근육의 유연성과 정상적인 관절 놀이 동작을 성립하는 것이 중요하다. 그러나 환자는 정상적인 근력과 지구력이 성취될 때까지 스트레스 활동으로 돌아가서는 안된다. Garrick과 Webb[133]은 약한 근육이 그것의 한계점까지 작용하게 될 때, 그것들은 타이트해지고 재손상 당하기 쉽다고 했다.

그림 3-114는 특별한 어깨 불편감이 없는 10세의 오른손잡이 야구 투수를 나타낸다. 환자는 야구, 테니스, 수영과 같은 스포츠에서의 반복적인 동작 동안 물리적으로 이완된 어깨와 힘의 불균형을 유발하는 근육 발달의 결핍을 보여준다. 이러한 더욱 어린애들은 과사용 상황에 노출되지 않고 특정 스포츠의 적절한 코치에게 훈련되면 정상적으로 기능이 제공될 수 있다.

대개 어린 투수가 불평을 호소할 때, 전형적으로 발견되는 것은 외회전의 증가, 내회전 근육의 타이트, 우성 어깨의 생리적인 전방 이완이다[269](기능적 어깨 평가 참조).

수영선수의 견관절(Swimmer' s Shoulder)

수영선수의 어깨는 견봉하 충돌 증후군이나 상완이두근과 회전근개의 건염에 대한 일반적인 용어이다. 그것은 어깨의 외전 동안 상완골두와 오훼견봉 궁위의 회전근개의 만성적인 염증을 나타낸다[270](그림 3-115).

손상의 기전

손상의 기전을 이해하기 위해 수영법의 기전을 고찰하는 것이 중요하다. 수영법 기전과 자유형, 나비형, 배형의 단계는 유사하고 평형법의 단계와는 다르다. 다음은 자유형 수영법을 거론한다. 2가지 기본 단계가 있다: 당김-통과(pull-through) 단계와 회복 단계. 당김-통과 단계(물 아래)에서는, "잡기(catch)"나 손의 물속으로의 입장과 함께 시작하며 포함되는 주요 근육은 추진을 위해 필요한 내전과 내회전을 만드는 대흉근과 광배근이다. 회복 단계에서는(주관절 들기와 함께 물밖으로 손 나오기), 포함되는 주요 근육이 극상근, 극하근, 중간부 삼각근, 전거근이다.[271] 주된 어깨 동작이 당김-통과 단계 동안은 내전과 내회전이고 회복 단계 동안은 외전과 함께 외회전이다. 회복 단계는 수영 주기의 35%이다. 손이 물을 벗어나도록 주관절을 올리자마자, 외회전과 외전이 시작되어야 하고 중간회복 단계에서 완성된다.

중간회복 단계에서 견봉으로부터 상완골두를 자유롭게 하는 것을 돕도록 신체의 구르기가 40~60° 되어야 한다. 손이 물속으로 입수 단계에서, 어깨는 외회전과 최대 외전이 된다. 엄지와 시지가 중지 대신에 먼저 물 속으로 들어가면, 과도한 내회전의 가능성이 있다.[272]

수영선수의 어깨에 충돌을 일으킬 수 있는 가능성

- 흉부의 근육은 견갑골의 후인근, 내전근과 거상근(능형근, 중간과 상부 승모근, 견갑거근, 광배근의 상부 섬유)의 손실 시에 과발달된다; 위에 거론된 어깨와 견갑의 근육들을 보라.

1. 수영선수는 익상 견갑골을 보일 수 있다.

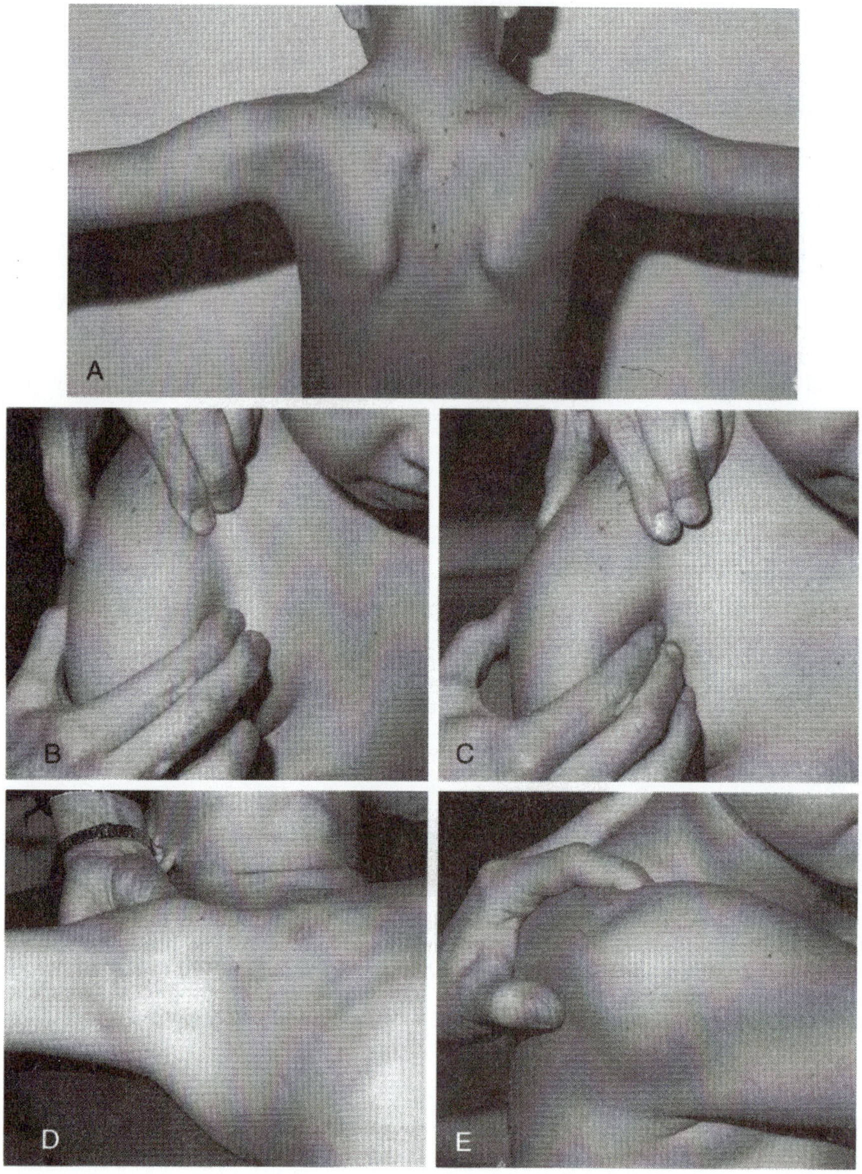

그림 3-114 견갑흉곽의 익상은 골격이 미성숙한 사람에게서 종종 나타난다. 이 10세의 야구 투수는 어깨의 문제는 없다. 그가 전방 굴곡과 외전에 역행할 때, 견갑골 익상이 보인다. **B,** 같은 쪽의 팔이 이완된 운동선수는 상완골 전방 전위 테스트에서 상완골두가 전방으로 아탈구되고 감소됨을 볼 수 있다. 그리고 **C,** 후방력 감소. 이 기술이 수행될 때 B에서 통증이 없어야 함을 명심하라—생리적 전방 이완이 존재한다. **D,** 팔을 외전, 외회전하면, 상완골두가 전방으로 통증 없이 아탈구 되는 것이 느껴진다. E, 팔의 수평내전과 내회전으로 인한 후방 아탈구 시 또한 통증이 없다. 출처: M.L. Ireland and M.R. Hutchinson, Upper Extrimity Injuries in Young Athletes, *Clinics in Sports Medicine*, Vol. 14, No. 3, p. 537, © 1995, W.B. Saunders Company.

2. 약한 견갑의 근육들은 피로할 것이고, 견갑골은 상완골의 거상으로부터 견봉을 제거하기 위해 상부로 관절와를 회전하지 않을 것이다. 결과적으로 충돌이 일어날 것이다.
3. 비동시적인 견갑흉곽 동작은 견갑골로부터 분리됨을 일으키는 회전근개의 피로를 일으킨다. 이러한 동적인 어깨 고정자의 과피로는 정적 고정자를 무리하게 사용하게 만들어 상완골 불안정, 견인 스트레스, 회전근개 건염을 일으킨다.

- 흉부의 근육은 외회전근의 손실 시에 과발달된다.

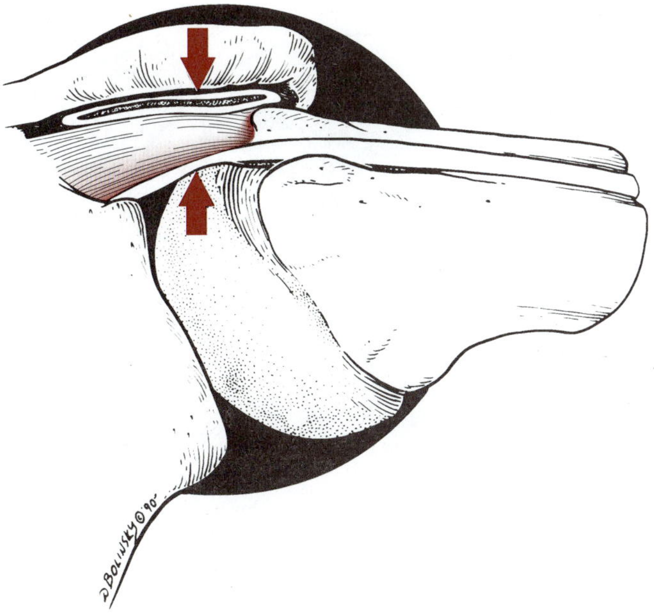

그림 3-115 수영선수의 견관절. 외전 스트레스는 견봉하 충돌을 유발한다. 출처: Copyright © 1990, David Bolinsky.

1. 충돌로 인한 통증을 가진 수영선수의 테스트 시에는 대개 외회전근의 상대적인 약화를 나타낸다.[177]
2. 약화되고 피로해진 외회전근은 수영법의 회복 단계 동안 외회전 대신에 상대적으로 내회전이 일어나기 때문에 외전 시 대결절 충돌을 일으킨다. 완전한 외회전은 회복 단계 후반 대신에 중간회복 단계에서 일어나야 한다.[274] 수영선수는 주관절을 낮게 들어올릴 것이다.
3. 내회전근과 외회전근 사이의 힘쌍(force couple) 불균형은 외회전근의 건염을 일으킬 수 있다.
4. 수영법의 초기 회복 단계에서, 충돌의 원인이 되는 외전과 관련된 과도한 내회전이 일어날 수 있다.

- 수영선수가 형편없는 수영 기술을 사용한다.
  1. 언급한대로, 손이 물 속으로 입수 시, 엄지와 시지가 중지 대신에 먼저 물속으로 들어간다면, 충돌의 원인이 되는 과도한 내회전이 있을지 모른다.[271]
  2. 감소된 신체 구르기(40~60° 보다 적음)와 회복 단계 동안의 불충분한 주관절 들기는 견봉으로부터 상완골두를 자유롭게 하기 위해 필요한 외회전을 감소시킨다.
  3. 당김-통과 단계 동안의 장기적인 내전과 과도한 중간선(midline) 크로스오버 패턴은 회전근개의 중대한 혈관 지대의 비틀림을 일으킨다(그림 3-116).
  4. 회복 단계나 당김-통과 단계 동안 떨어진(dropped) 주관절은 어깨가 상대적으로 외회전 되었음을 의미한다. 이것은 만일 내회전근과 내전근이 충분히 강하지 않을 시 발생한다. 상대적으로 외회전된 팔을 유지하는 것은 추진 근육(내회전근과 내전근)을 불리하게 유지되도록 만든다.[248]
- 수영선수는 과도한 훈련으로 어깨의 일반적인 과사용을 가진다(물 아래에서 당김의 단계 시에 상완골두가 오훼견봉 궁 안으로 정상적으로 들려오기 때문).[141]
  1. 수영의 잡기(catch) 기간 동안, 팔은 외전, 전방 굴곡, 외회전 된다. 이 위치의 과사용은 견봉 궁에 스트레스를 일으키기 쉽다.
  2. 회전근개의 과피로가 일어나면, 이 근육들이 상완골두 안정화의 기능을 수행하는 것을 방해하게 된다.
  3. 회전근개의 피로는 상완골두의 상부 이동을 일으키고, 회복 단계 동안 충돌을 유발한다.
- 관절이 이완된 수영선수들은 과사용 동안 어깨를 지지하기 위해 회전근개를 과도하게 작용하지 않으면 안된다.

Neer와 Welsh[162]는 통증을 기초로 한 수영선수 어깨의 4단계를 기술했다: 1단계- 단지 심한 훈련 후 통증; 2단계- 훈련 후와 훈련 동안의 통증(무능하게 하진 않음); 3단계- 수영선수의 수행을 방해하는 훈련 후와 훈련 동안의 무능력하게 하는 통증; 4단계- 수영 경기를 방해하는 어깨 통증.

Bak와 Fauno[143]는 수영선수 어깨의 병리적 실체는 반복적인 과부하와 회전근개 건염과 함께한 충돌로 인해 야기된 비외상성 불안정과 관절낭인대 구조의 전하면 이완의 합작이라고 했다. 그들은 수영선수의 임상적 평가는 증가된 견관절 전위 그리고 양성 불안과 관련된 오훼견봉 충돌의 높은 이환율을 드러낸다고 말한다. 정상적인 견갑골축 기능이 견관절과 견갑흉골 동작 사이의 적절한 균형을 위해 필요하고, 승모근과 전거근이 견갑골축 기능을 유지하

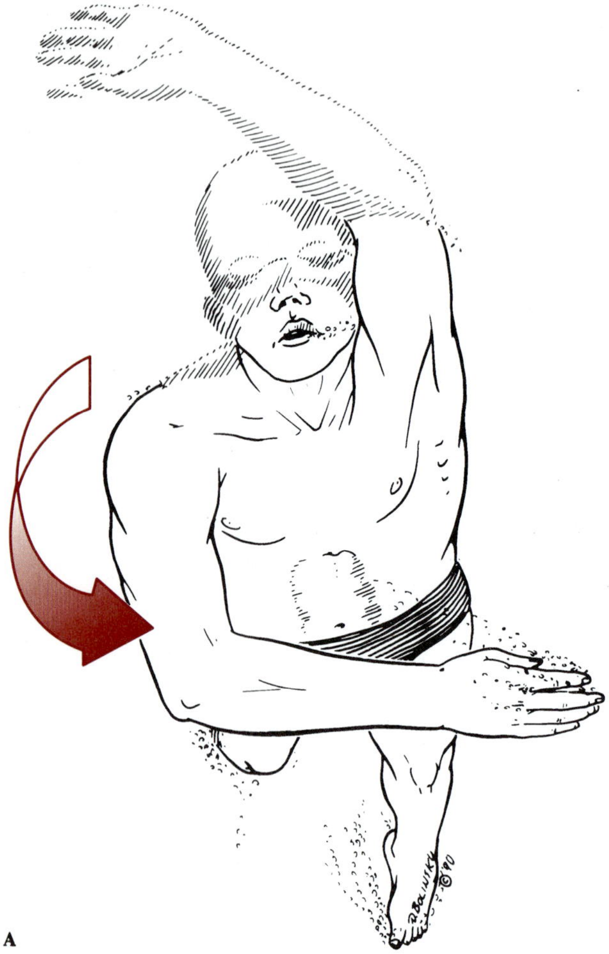

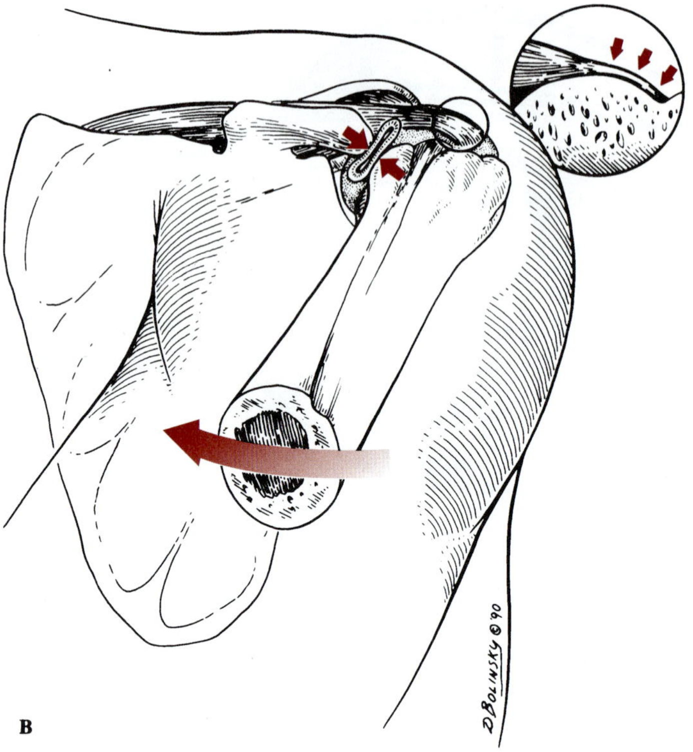

그림 3-116 수영선수의 견관절 외전 스트레스. A, 당김-통과 단계 동안 과도한 중간선 크로스오버 패턴으로 인해 늘어난 어깨 내전. B, 과도한 내전은 극상근, 극하근, 상완이두근의 순환성 "중요" 지대의 비틀림과 활액낭의 염증을 일으킨다. 출처: Copyright © 1990, David Bolinsky.

기 위해 필수적이다. 동적 EMG 검사는 비증상적인 수영선수보다 증상적인 수영선수의 전거근 활성이 더 낮음을 가리키고,[275] 결과적으로 어깨 통증과 불안정을 일으킬 수 있다.

Leahy[276]는 수영선수 어깨의 가장 큰 문제는 오훼견봉 인대와 견봉 돌기 쪽으로 극상근이 걸리도록 상완골두를 상방과 전방으로 이동시키는 약하고 상처난 견갑하근과 관련된다고 했다. 견갑하근의 치료는 상완골두가 정상적인 안정성을 유지하는 위치에 남도록 해 준다. 기능적 검진은 아마 견갑하근의 스트레칭에 따른 어깨의 수동 외회전 시 통증을 보일 것이다; 아마도 타이트해진 관절낭 후면으로 인한 수동 수평내전의 제한; 견갑하근을 원인으로 간주하는 lift-off 테스트 시의 통증과 약화; 만약 그것들이 포함되면, 저항 테스트 시 극상근과 극하근의 통증과 약화가 가능(17장, 능동 이완 참조). 미묘한 불안정에 대한 테스트(아래 안정 테스트 참조)가 특히 회전근개와 견갑골 안정자의 재활을 위해 필요할 수 있다(18장, 연부조직 손상의 재활 참조). 마찰 마사지에 의한 회전근개 정지부의 치료 또한 필요할 수 있다(14장, 마찰 마사지).

어깨 부위와 관련된 몇 가지 불특정한 상태 (Some Uncommon Conditions Related to the Shoulder Area)

노력 혈전증

노력 혈전증[277]은 어깨-쇄골 부위에 단일 외상이나 반복적인 오버핸드 동작으로 인한 쇄골하정맥의 혈전증으로 일어난다. 팔의 통증, 부종, 무감각의 증상이 정맥의 비유지 상태(distention)와 관련된다. 진단은 정맥도(venogram)로 확증된다.

흉곽출구 증후군

병인: TOS는 경추 늑골, 비정상적으로 긴 C-7 횡돌기, 흉곽출구의 비정상적 섬유성 근밴드와 같은 선천성 기형과 사각근의 외상 후 섬유화로 일어난다. 위의 모두는 신경혈관 다발(흉곽출구에 있는 상완신경총, 쇄골하 동맥이나 정맥)의 압박을 일으킬 수 있다.

증상과 징후: 환자는 팔의 상부, 어깨, 목에 애매하고 쑤시는 통증을 가진다. 4번째와 5번째 손가락의 이상감각; 밤의 중간에 환자가 깨어나 순환 촉진을 위해 손을 흔든다; 장기적인 상지 활동에 의해 위의 증상이 가중되어 활동을 다시 시작하기 전 휴식을 위해 환자가 멈춘다("파행성 통증").[278] 신경학적 증상만큼 평범하지 않은 혈관성 증상은 특히, 오버헤드 사용과 함께 팔의 간헐적인 부종과 변색, 쇄골하 정맥의 혈전증, 손과 손가락의 궤양, 사지의 통증성 차가움, 팔의 약화와 피로가 될 수 있다.

기능 테스트:

- Adson 증상, Wright's 검사, 늑쇄관절 검사에서 양성을 보일 가능성이 있지만, 이들 테스트는 정상인에서도 양성이 될 수 있기 때문에 신뢰할 만하지 않다. 이들 테스트가 양성이라면, 그것들은 반드시 환자의 증상을 정확하게 재현해야 한다.
- 팔 거상 스트레스 테스트(EAST): 환자는 머리 위로 팔을 올리고 손을 폈다가 쥔다. 정상 환자는 이 활동을 3분 동안 수행할 수 있는 반면에, TOS 환자는 30초 안에 통증과 피로를 경험할 것이다.
- 체성감각 유발 전위, 신경전도검사, 초음파는 이 상태를 확증하는데 신뢰할 만하지 않지만, 다른 진단을 제외시키는데 가치가 있다.
- Lister[279]는 목의 후 삼각부에 있는 상완신경총의 압박이 척골의 피부분절에 TOS의 이상감각을 유발할 것이라 했다(그림 3-117).

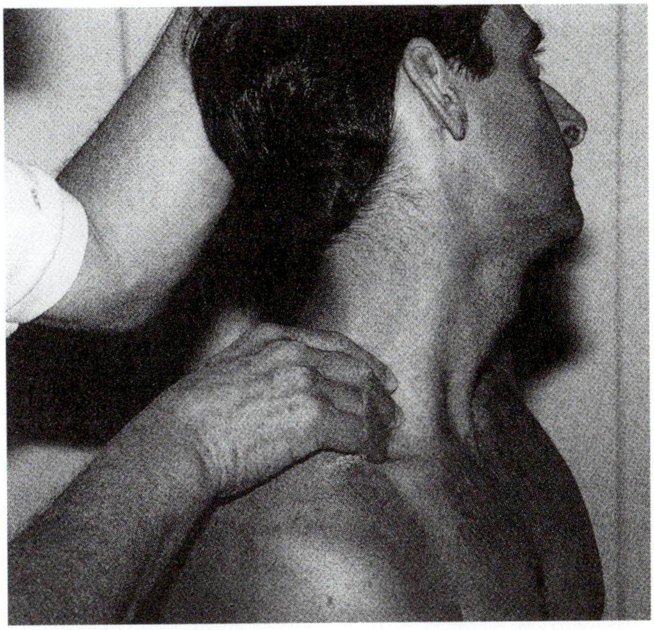

그림 3-117 TOS에 대한 검사.

감별 진단: 감별 진단은 척골 걸림, 상완신경총 신경염(아래의 급성 상완 신경병 참조), Pancoast's 종양, 경추 추간판 탈출(척골신경에 드물게 영향을 미침)이 포함된다.

치료: 치료는 운전, 작업과 같은 일상 활동 동안의 자세 향상과 전거근, 하부와 중간부 승모근, 광배근, 능형근 강화가 적합하다. 흉쇄 관절, AC 관절, 견갑흉곽 관절에 대한 관절 놀이 기법은 늑쇄 공간을 향상시킨다.[280] 근막 이완 특히, 사각근의 섬유화에 대한 근막 이완이 효과적이다. 목에 있는 근육들은 심부의 경추 근막에 싸여있고, 원위에서 쇄골하근까지, 심부 경추 근막은 소흉근을 감싸는 쇄골흉부 근막을 형성한다.[278]

액와동맥 폐색(Axillary Arterial Occlusion)

액와동맥 폐색(과외전 증후군)은 대부분 어깨의 반복적인 오버핸드 과외전과 외회전으로 일어난다. 소흉근이 대개 원인으로 간주된다. 환자는 이 상태의 초기 단계에는 진단이 어려울 수 있고, 어깨의 사용과 함께 단지 어깨 주변의 근육 쑤심과 피로를 호소할 수 있다. 진단을 정의하기 위해 종종 동맥도가 필요하다. 더욱 심각한 경우에는 과외전 위치가 맥박의 부재, 청색증, 통증의 중복이 일어날 수 있다. 흉부, 경부, 흉곽 후부에 근막 이완이 어깨 외회전근의 강화와 함께 도움이 될 수 있다.

급성 상완 신경병(Acute Brachial Neuropathy)

급성 상완 신경병은 종종 경추 방사통이나 상견갑골[281], 견갑골 후부의 신경병[252] 그리고 특히 전거근이 장흉신경의 익상 견갑골과 함께 가장 주로 영향받는 근육이기 때문에 장흉신경의 신경병 등과 혼동되는 좀처럼 보기 드문 상태이다.

병인: 병인은 비록 이전의 감염과 면역성 부여가 관련되어 왔을지라도, 필수적으로 외상과 관련이 없기 때문에[252] 병인은 알려져 있지 않다.

증상과 징후: 환자는 팔과 손으로 방사될 수 있는 지속적이며 심각한 어깨 통증(양측성일 수 있음)을 나타낸다. 통증은 몇 주 동안 지속될 수 있는 급성 통증과 함께 갑작스럽게 시작된다; 환자는 어깨의 내전과 주관절 굴곡과 함께 완화를 경험한다.

기능 테스트: 비록 이두근과 삼두근이 근육 약화로 감소될 수 있을지라도, 신경학적 징후는 확실하지 않다. 회전근개, 수관절과 손가락 신전근, 삼각근과 삼두근의 약화가 일반적이다. 아마도 약화는 심각한 통증이 가라앉은 후 나타난다. 통증은 양측성이 될 수 있다. EMG 검사는 결정적이지 못하다.

감별 진단: 감별 진단은 TOS, 급성 활액낭염, 추간판 탈출, 상지 걸림이 포함된다.

치료: 급성 상태의 초기 치료는 휴식과 지지이다. 코르티코스테로이드는 도움이 되지 않는 것 같다.[282] 결과적으로 근육 강화가 권고된다. 예후는 2년 안에 75%의 환자가 완전히 회복되고, 90%가 3년 안에 완전히 회복이 낙관된다. 회복은 보통 1에서 2개월 내에 시작된다.

참고문헌

1. Matsen FA, Lippitt SB, Sidles JA, Harryman DT. *Practical Evaluation and Management of the Shoulder*. Philadelphia: W.B. Saunders; 1994.
2. Craig EV. Shoulder arthroscopy in the throwing athlete. *Clin Sports Med*. 1996;15:673–700.
3. Nobuhara K, Sugiyama D, Ikeda H, et al. Contracture of the shoulder. *Clin Orthop*. 1990;254:105–110.
4. Kessler RM, Hertling D. *Management of Common Musculoskeletal Disorders: Physical Therapy Principles and Methods*. Philadelphia: Harper & Row; 1983:534–535.
5. Perry J. Anatomy and biomechanics of the shoulder in throwing, swimming, gymnastics and tennis. *Clin Sports Med*. 1983;2:254–255.
6. Johnston TB. The movements of the shoulder joint: a plea for the use of the “plane of the scapula” as the plane of reference for movements occurring at the humeroscapular joint. *Br J Surg*. 1937;25:252.
7. Gagey O, Bonfait H, Gillot C, et al. Anatomic basis of ligamentous control of elevation of the shoulder (reference position of the shoulder). *Surg Radiol Anat*. 1987;9:19.
8. Kent BE. Functional anatomy of the shoulder complex: a review. *Phys Ther*. 1971;51:867–868.
9. Walker PS. *Human Joints and Their Artificial Replacement*. Springfield, IL: Charles C Thomas; 1977.
10. Saha AK. *Theory of Shoulder Mechanism: Descriptive and Applied*. Springfield, IL: Charles C Thomas; 1961.
11. Jobe CM. Superior glenoid impingement: current concepts. *Clin Orthop Relat Res*. 1996;330:98–107.
12. Poppen NK, Walker PS. Normal and abnormal motion of the shoulder. *J Bone Joint Surg Am*. 1976;58:195–201.
13. Johnston TB. Movements of the shoulder joint: a plea for the use of the “plane of the scapula” as a plane of reference for movements occurring at the humeroscapular joint. *Br J Surg*. 1937;25:252.
14. Greenfield B. Special considerations in shoulder exercises: plane of the scapula. In: Andrews JR, Wilk KE, eds. *The Athlete's Shoulder*. New York: Churchill Livingstone; 1994:513–522.
15. Dines DM, Levinson M. The conservative management of the unstable shoulder including rehabilitation. *Clin Sports Med*. 1995;14:797–816.
16. Kibler WB. The role of the scapula in athletic shoulder function. *Am J Sports Med*. 1998;26:325–337.
17. Jobe FW, Moynes DR, Brewster CE. Rehabilitation of shoulder joint instabilities. *Orthop Clin North Am*. 1987;18:473.
18. McQuade KJ, Smidt GL. Dynamic scapulohumeral rhythm: the effects of external resistance during elevation of the arm in the scapular plane. *J Orthop Sports Phys Ther*. 1998;27:125–131.
19. Kibler B. Role of the scapula in the overhead throwing motion. *Contemp Orthop*. 1991;22:525–532.
20. Williams PE, Goldspink G. Changes in sarcomere length and physiological properties in immobilized muscle. *J Anat*. 1978;127:459–468.
21. Poppin NK, Walker PS. Normal and abnormal motion of the shoulder. *J Bone Joint Surg Am*. 1976;58:195–201.
22. Rowe CR. *The Shoulder*. New York: Churchill Livingstone; 1988.
23. Turek SL. *Orthopaedics: Principles and Their Application*. 4th ed. Philadelphia: J.B. Lippincott; 1984:2.
24. Ryu RK, McCormick J, Jobe FW, et al. An electromyographic analysis of shoulder function in tennis players. *Am J Sports Med*. 1988;16:481–485.
25. Perry J. Biomechanics of the shoulder. In: Rowe CR, ed. *The Shoulder*. New York: Churchill Livingstone; 1988:17–33.
26. Wilk KE. Shoulder examination. Presented at a symposium, Advances in Knee and Shoulder; April 2–4, 1990; Cincinnati Sports Medicine and Deaconess Hospital.
27. Cochran GVB. *A Primer of Orthopaedic Biomechanics*. New York: Churchill Livingstone; 1982.
28. DeLee JC, Drez D, eds. *Orthopaedic Sports Medicine: Principles and Practice*. Philadelphia: W.B. Saunders; 1994;1.

29. Inman VT, Saunders IB de CM, Abbot LC. Observations on the function of the shoulder joint. *J Bone Joint Surg*. 1944;26:1–30.

30. Kapandji IA. *The Physiology of the Joints*. 2nd ed. New York: Churchill Livingstone; 1970;1:72.

31. Gray H. *Anatomy of the Human Body*. 26th ed. Philadelphia: Lea & Febiger; 1955.

32. Schenkman M, Rugo de Cartaya V. Kinesiology of the shoulder complex. *J Orthop Sports Phys Ther.* 1987;8:438.

33. Conway J. Pathophysiology of shoulder instability. Presented at the 16th Annual Sports Medicine Physician–Therapist Team Concept Conference; November 3–5, 1995; Dallas, TX.

34. Blasier R, Guldberg R, Rothman E. Anterior shoulder stability: contributions of rotator cuff forces and the capsular ligaments in a cadaver model. *J Shoulder Elbow Surg*. 1992;1:140–150.

35. Sarrafian SK. Gross and functional anatomy of the shoulder. *Clin Orthop Relat Res*. 1983;173:11.

36. Wilk KE, Arrigo CA, Andres JR. Current concepts: the stabilizing structures of the glenohumeral joint. *J Orthop Sports Phys Ther.* 1997;25:364–379.

37. Sharkey NA, Marder RA, Hanson PB. The entire rotator cuff contributes to elevation of the arm. *J Orthop Res*. 1994;12:699–708.

38. Howell SM, Imobersteg MA, Segar DH, et al. Clarification of the role of the supraspinatus muscle in shoulder function. *J Bone Joint Surg Am*. 1986;68:398–404.

39. Lehmkuhl DL, Smith LK. *Brunnstrom's Clinical Kinesiology*. 4th ed. Philadelphia: F.A. Davis; 1984.

40. Basmajian JV, Deluca CJ . *Muscles Alive: Their Functions Revealed by Electromyography*. 5th ed. Baltimore: Williams & Wilkins; 1985.

41. Perry J, Glousman RE. Biomechanics of throwing. In: Nicholas JA, Hershman EB, eds. *The Upper Extremity in Sports Medicine*. St. Louis, MO: CV Mosby; 1990:727–751.

42. Bradley JP, Tibone JE. Electromyographic analysis of muscle action about the shoulder. *Clin Sports Med*. 1991;10:789–805.

43. Yamaguchi K, Riew KD, Galatz LM, et al. Biceps activity during shoulder motion, an electromyographic analysis. *Clin Orthop Relat Res*. 1997;336:122–129.

44. Mattingly GE, Mackarey PJ. Optimal methods for shoulder tendon palpation: a cadaver study. *Phys Ther*. 1996;76:166–174.

45. Andrews JR, Timmerman LA, Wilk KE. Baseball. In: Pettrone FA, ed. *Athletic Injuries of the Shoulder*. New York: McGraw-Hill; 1995:323–342.

46. Nuber GW, Gowan ID, Perry J, et al. EMG analysis of classical shoulder motion. *Trans Orthop Res Soc*. 1986;11:20.

47. Kronberg M, Nemeth G, Brostrom L. Muscle activity and coordination in the normal shoulder: an electromyographic study. *Clin Orthop Relat Res*. 1990;257:76–85.

48. Oversen J, Nielsen S. Posterior instability of the shoulder: a cadaver study. *Acta Orthop Scand*. 1986;57:436–439.

49. Howell SM, Galinat BJ, Renzi AJ, Marone PJ. Normal and abnormal mechanics of the glenohumeral joint in the horizontal plane. *J Bone Joint Surg Am*. 1988;70:227–232.

50. DiGiovine NM, Jobe FW, Pink M, Perry J. An electromyographic analysis of the upper extremity in pitching. *J Shoulder Elbow Surg*. 1992;1:15–25.

51. Cain PR, Mutschler TA, Fu FH, Lee SK. Anterior stability of the glenohumeral joint: a dynamic model. *Am J Sports Med*. 1987; 15:144–148.

52. Belle RM, Hawkins RJ. Dynamic electromyographic analysis of the shoulder muscles during rotational and scapular strengthening exercises. In: Post M, Morrey BG, Hawkins RS, eds. *Surgery of the Shoulder*. St. Louis, MO: CV Mosby; 1990.

53. Turkel SJ, Panio MW, Marshall JL, Girgis FG. Stabilizing mechanisms preventing anterior dislocation of the glenohumeral joint. *J Bone Joint Surg Am*. 1981; 63:1208–1217.

54. Rockwood CA, Matsen FA, eds. *The Shoulder*. Philadelphia: W.B. Saunders; 1990.

55. Andrews JR, Wilk KE. *The Athlete's Shoulder*. New York: Churchill Livingstone; 1994.

56. Perry J, Glousman RE. Biomechanics of throwing. In: Nicholas JA, Hershman EB, eds. *The Upper Extremity in Sports Medicine*. St. Louis, MO: CV Mosby; 1990:727–751.

57. Sakurai G, Ozaki J, Tomita Y, et al. Electromyographic analysis of shoulder joint function of the biceps brachii muscle during isometric contraction. *Clin Orthop Relat Res*. 1990;354:123–131.

58. Warner JJ, McMahon PJ. The role of the long head of the biceps brachii in superior stability of the glenohumeral joint. *J Bone Joint Surg Am*. 1995;77:366–372.

59. Glousman RE, Jobe F, Tibone J, et al. Dynamic electromyographic analysis of the throwing shoulder with glenohumeral instability (anterior) in the athlete. *J Bone Joint Surg Am*. 1988;70:220.

60. Rodosky MW, Hamer CD, Rudert MJ, et al. The role of the biceps-superior labrum complex in anterior stability of the shoulder. *Pittsburgh Orthop J.* 1990;1:57.

61. Chan KM. *Sports Injuries of the Hand and Upper Extremity*. New York: Churchill Livingstone; 1995.

62. Dines DM, Levinson M. The conservative management of the unstable shoulder including rehabilitation. *Clin Sports Med*. 1995; 14:797–816.

63. Kumar VP, Satku K, Balasubramaniam P. The role of the long head of biceps brachii in the stabilization of the head of the humerus. *Clin Sports Med*. 1989;244:172–175.

64. Andrews J, Broussard T, Carson W. Arthroscopy of the shoulder in the management of partial tears of the rotator cuff: a preliminary report. *Arthrosc Relat Surg*. 1985;162:117–122.

65. Jobe FW, Bradley J. Rotator cuff injuries in baseball: prevention and rehabilitation. *Sports Med*. 1988;6:378.

66. Doody SG, Freedman I, Waterland JC. Shoulder movements during abduction in the scapular plane. *Arch Phys Med Rehabil*. 1970; 51:595.

67. Kendall FP, McCreary EK, Provance GP. *Muscles Testing and Function*. 4th ed. Baltimore: Williams & Wilkins; 1993.

68. Kibler BW. Role of the scapula in the overhead throwing motion. *Contemp Orthop*. 1991;22:525.

69. Dewar FP, Harris RI. Restoration of function of the shoulder following paralysis of the trapezius by fascial sling fixation and transplantation of the levator scapulae. *Ann Surg*. 1950;132:141.

70. Paine RM. The role of the scapula in the shoulder. In: Andrews JR, Wilk KE, eds. *The Athlete's Shoulder*. New York: Churchill Livingstone; 1994:495–512.

71. Souza TA. *Sports Injuries of the Shoulder*. New York: Churchill Livingstone;1994.

72. Wilk KE. Current concepts in the rehabilitation of athletic shoulder injuries. In: Andrews JR, Wilk KE, eds. *The Athlete's Shoulder*. New York: Churchill Livingstone; 1994:335–354.

73. Davies GJ, Dickoff-Hoffman S. Neuromuscular testing and rehabilitation of the shoulder complex. *J Orthop Sports Phys Ther.* 1993;13:449–458.

74. Voight ML, Hardin JA, Blackburn TA, et al. The effects of muscle fatigue on and the relationship of arm dominance to shoulder proprioception. *J Orthop Sports Phys Ther.* 1996;23:348–352.

75. Tearse DS, Robinson A, Koch B, et al. Mechanoreceptors in human shoulder capsule and labrum. Presented at the annual meeting of the American Orthopaedic Society; February 1994; New Orleans, LA.

76. Terry GC, Hammon D, France P, Norwood LA. The stabilizing function of passive shoulder restraints. *Am J Sports Med.* 1991;19: 26–34.

77. Conway J. Pathophysiology of shoulder instability. Presented at the 16th Annual Sports Medicine Physician–Therapist Team Concept Conference; November 3–5, 1995; Dallas, TX.

78. Lippitt S, Matsen F. Mechanisms of glenohumeral joint stability. *Clin Orthop Relat Res.* 1993;291:20–28.

79. Cain P, Mutschler T, Fu F, Lee SK. Anterior stability of the glenohumeral joint: a dynamic model. *Am J Sports Med.* 1987;15: 144–148.

80. Dempster WT. Mechanisms of shoulder movement. *Arch Phys Med Rehabil.* 1965;46:49.

81. Blasier R, Guldberg R, Rothman E. Anterior shoulder stability: contributions of rotator cuff forces and the capsular ligaments in a cadaver model. *J Shoulder Elbow Surg.* 1992;1:140–150.

82. Matsen FA III, Thomas SC, Rockwood CA Jr. Anterior glenohumeral instability. In: Rockwood CA Jr, Matsen FA III, eds. *The Shoulder.* Philadelphia: W.B. Saunders; 1990.

83. Moore KL. *Clinically Oriented Anatomy.* Baltimore: Williams & Wilkins; 1980.

84. Moseley HJ, Overgaard B. The anterior capsular mechanism in recurrent anterior dislocation of the shoulder: morphological and clinical studies with special reference to the glenoid labrum and glenohumeral ligaments. *J Bone Joint Surg Br.* 1962;44:913–927.

85. Rames RD, Karzel RP. Injuries to the glenoid labrum, including SLAP lesions. *Orthop Clin North Am.* 1993;24:45–53.

86. Peat M, Culham E. Functional anatomy of the shoulder complex. In: Andrews JR, Wilk KE, eds. *The Athlete's Shoulder.* New York: Churchill Livingstone; 1994.

87. Gohlke F, Essigkrug B, Schmitz F. The pattern of the collagen fiber bundles of the capsule of the glenohumeral joint. *J Shoulder Elbow Surg.* 1994;3:111–128.

88. Williams PL, Warwick R. *Gray's Anatomy.* 36th ed. Philadelphia: W.B. Saunders; 1980.

89. Bland JH, Memt JA, Boushey DR. The painful shoulder. *Semin Arthritis Rheum.* 1977;7(1):21–47.

90. O'Brien SJ, Neves MC, Arnoczky SP, et al. The anatomy and histology of the inferior glenohumeral ligament complex of the shoulder. *Am J Sports Med.* 1990;18:449–456.

91. Harryman DT, Sidles JA, Clark JM, et al. Translation of the humeral head on the glenoid with passive glenohumeral motion. *J Bone Joint Surg Am.* 1990;72:1334.

92. Oversen JM, Nielsen S. Anterior and posterior instability. *Acta Orthop Scand.* 1986;57:324.

93. Williams PL, Warwick R. *Gray's Anatomy.* 36th ed. Philadelphia: W.B. Saunders; 1980.

94. Warren R, Kornblatt I, Marchand R. Static factors affecting posterior shoulder stability. *Orthop Trans.* 1984;8:89.

95. Guanche C, Knatt T, Solomonow M, et al. The synergistic action of the capsule and the shoulder muscles. *Am J Sports Med.* 1995;23: 301–306.

96. Lombardo SJ, Jobe FW, Kerlan RK, et al. Posterior shoulder lesions in throwing athletes. *Am J Sports Med.* 1977;5:106.

97. Matsen FA, Thomas SC, Rockwood CA. Anterior glenohumeral instability. In: Rockwood CA, Matsen FA III, eds. *The Shoulder.* Philadelphia: W.B. Saunders; 1990.

98. Turkel SJ, Panio MW, Marshall JL, Girgis FG. Stabilizing mechanisms preventing anterior dislocation of the glenohumeral joint. *J Bone Joint Surg Am.* 1981;63:1208–1217.

99. Warner J, Deng X, Warren RF, et al. Static capsuloligamentous restraints to superior-inferior translation of the glenohumeral joint. Presented at the Annual Meeting of the Orthopaedic Research Society; 1991; Anaheim, CA.

100. Gordon EJ. Diagnosis and treatment of common shoulder disorders. *Med Trial Tech Q.* 1981;28:25–73.

101. Bigliani LU. Multi-directional instability. Presented at a symposium, Advances in Knee and Shoulder; April 2–4,1990; Cincinnati Sports Medicine and Deaconess Hospital.

102. Turkel SJ, Pario MW, Marshall JL, Girgis FG. Stabilizing mechanisms preventing anterior dislocation of the glenohumeral joint. *J Bone Joint Surg Am.* 1981;63:1208–1217.

103. Lindenfeld TN. Surgical indications, treatment of anterior instability. Presented at a symposium, Advances in Knee and Shoulder; April 2–4, 1990; Cincinnati Sports Medicine and Deaconess Hospital.

104. Harryman DT, Sidles JA, Harris SL, et al. The role of the rotator interval capsule in passive motion and stability of the shoulder. *J Bone Joint Surg Am.* 1992;74:53–66.

105. Johns RJ, Wright V. Relative importance of various tissues in joint stiffness. *J Appl Physiol.* 1962;17:824.

106. Hawkins RJ, Mohtadi N. Rotator cuff problems in athletes. In: DeLee JC, Drez D, eds. *Orthopaedic Sports Medicine: Principles and Practice.* Philadelphia: W.B. Saunders; 1994;1:661.

107. Kulund DN. *The Injured Athlete.* Philadelphia: J.B. Lippincott; 1982:36.

108. Silliman JF, Hawkins RJ. Classification and physical diagnosis of instability of the shoulder. *Clin Orthop Relat Res.* 1993;291:7–19.

109. Kvitne RS, Jobe FW, Jobe CM. Shoulder instability in the overhand or throwing athlete. *Clin Sports Med.* 1995;14:917–935.

110. Bak K, Fauno P. Clinical findings in competitive swimmers with shoulder pain. *Am J Sports Med.* 1997;25:254.

111. McCluskey GM, Bigliani LU. Scapulothoracic disorders. In: Andrews JR, Wilk KE, eds. *The Athlete's Shoulder.* New York: Churchill Livingstone; 1994:305–316.

112. Miniaci A, Fowler PJ. Impingement in the athlete. *Clin Sports Med.* 1993;12:91–109.

113. Schaumburg HH. Bell's palsy, brachial neuritis, and trigeminal neuropathy. In: Wyngaarden JB, Smith LH Jr., eds. *Cecil Textbook of Medicine.* Philadelphia: W.B. Saunders; 1985.

114. Tindel NL, Hershman EB, Bergfeld JA. Brachial plexus injuries. In: Chan KM, ed. *Sports Injuries of the Hand and Upper Extremity.* New York: Churchill Livingstone; 1995:269–285.

115. Ireland ML, Hutchinson MR. Upper extremity injuries in young athletes. *Clin Sports Med.* 1995;14:533–567.

116. Hawkins RJ, Hobeika P. Physical examination of the shoulder. *Orthopedics.* 1983;6:1275.

117. Greenfield B. Special considerations in shoulder exercises: plane of the scapula. In: Andrews JR, Wilk KE, eds. *The Athlete's Shoulder.* New York: Churchill Livingstone; 1994:513–522.

118. Howell SM, Galinet BJ, Renzi AJ, Marone PJ. Normal and abnormal mechanics of the glenohumeral joint in the horizontal plane. *J Bone Joint Surg Am.* 1988;70:227–232.

119. Pettrone FA. *Athletic Injuries of the Shoulder*. New York: McGraw-Hill; 1995:38.

120. Rowe CR, Zarins B. Recurrent transient subluxation of the shoulder. *J Bone Joint Surg Am*. 1981;63:863–871.

121. Jobe FW, Kvitne RS. Shoulder pain in the overhand or throwing athlete: the relationship of anterior instability and rotator cuff impingement. *Orthop Rev*. 1989;18:963–975.

122. Zarins B, Rowe CR. Current concepts in the diagnosis and treatment of shoulder instability in athletes. *Med Sci Sports Exerc*. 1984;16:444.

123. Jobe FW, Bradley JP. The diagnosis and nonoperative treatment of shoulder injuries in athletes. *Clin Sports Med*. 1989;8:419.

124. Kvitne RS, Jobe FW. The diagnosis and treatment of anterior instability in the throwing athlete. *Clin Orthop Relat Res*. 1993;291: 107–123.

125. Bahr R, Craig EV, Engebretsen L. The clinical presentation of shoulder instability including on-field management. *Clin Sports Med*. 1995;14:761–776.

126. Dawson DM, Hallett M, Millender LH. *Entrapment Neuropathies*. 2nd ed. Boston: Little, Brown; 1990:346.

127. Miniaci A, Tibone JE. Uncommon surgical approaches to the shoulder. In: Paulos E, Tibone JE, eds. *Operative Techniques in Shoulder Surgery*. Gaithersburg, MD: Aspen Publishers, Inc.; 1991.

128. Jobe CM. Superior glenoid impingement: current concepts. *Clin Orthop Relat Res*. 1996;330:98–107.

129. Kelly BT, Kadrmas WR, Speer KP. The manual muscle examination for rotator cuff strength: an electromyographic investigation. *Am J Sports Med*. 1996;24:581–588.

130. Yocum LA. Assessing the shoulder: history, physical examination, differential diagnosis and special tests used. *Clin Sports Med*. 1983;2:285.

131. Kronberg M, Nemeth G, Brostrom L. Muscle activity and coordination in the normal shoulder: an electromyographic study. *Clin Orthop Relat Res*. 1990;247:76–85.

132. Kendall HO, Kendall FP, Wadsworth GE. *Muscles: Testing and Function*. 2nd ed. Baltimore: Williams & Wilkins; 1971.

133. Garrick JG, Webb DR. Shoulder injuries. In: *Sports Injuries: Diagnosis and Management*. Philadelphia: W.B. Saunders; 1990:55–97.

134. Basmajian JV, Deluca CJ. *Muscles Alive: Their Functions Revealed by Electromyography*. 5th ed. Baltimore, Williams & Wilkins; 1985.

135. Hammer WI. *Functional Soft Tissue Examination and Treatment by Manual Methods: The Extremities*. Gaithersburg, MD: Aspen Publishers, Inc.; 1991.

136. Gerber C, Krushell RJ. Isolated rupture of the tendon of the subscaplularis muscle: clinical features in 16 cases. *J Bone Joint Surg Br*. 1991;73:389–394.

137. Stefko JM, Jobe FW, VanderWilde RS, et al. Electromyographic and nerve block analysis of the subscapularis liftoff test. *J Shoulder Elbow Surg*. 1997;6:347–355.

138. Janda V. *Muscle Function Testing*. London: Butterworth; 1983.

139. Warren RF, O'Brien SJ. Shoulder pain in the geriatric patient, I: evaluation and pathophysiology. *Orthop Rev*. 1989;18:129–135.

140. Neer CS II. Impingement lesions. *Clin Orthop*. 1983;173:70–77.

141. Ciullo JV. Swimmer's shoulder. *Clin Sports Med*. 1968;5:115–127.

142. Hawkins RJ, Abrams JS, Schutte J. Multidirectional instability of the shoulder: an approach to diagnosis. *Orthop Trans*. 1987;11:246.

143. Bak K, Fauno P. Clinical findings in competitive swimmers with shoulder pain. *Am J of Sports Med*. 1997;25:254–260.

144. Pagnani MJ, Galinat BJ, Warren RF. Glenohumeral instability. In: DeLee JC, Drez D, eds. *Orthopaedic Sports Medicine: Principles and Practice*. Philadelphia: W.B. Saunders; 1994;1.

145. Arciero R, Wheeler J, Ryan J, et al. Arthroscopic Bankart repair versus nonoperative treatment for acute, initial anterior shoulder dislocations. *J Bone Joint Surg*. 1994;22:589–594.

146. Silliman JF, Hawkins RJ. Classification and physical diagnosis of instability of the shoulder. *Clin Orthop Relat Res*. 1993;291:7–19.

147. Fowler PJ. Upper extremity swimming injuries. In: Nicholas JA, Hershman EB, eds. *The Upper Extremity in Sports Medicine*. St. Louis, MO: Mosby; 1990:891–902.

148. Speer KP. Anatomy and pathomechanics of shoulder instability. *Clin Sports Med*. 1995;14:751–760.

149. Gross ML, Distefano MC. Anterior release test: a new test for occult shoulder instability. *Clin Orthop Relat Res*. 1997;339:105–108.

150. McGlynn FJ, Caspari RB. Arthroscopic findings in the subluxating shoulder. *Clin Orthop*. 1984;183:173–178.

151. Bahr R, Craig EV, Engebretsen L. The clinical presentation of shoulder instability including on-field management. *Clin Sports Med*. 1995;14:761–776.

152. Conochie LB. *Physical Examination of the Musculoskeletal System: Shoulder and Elbow* [video series]. Park Ridge, IL: American Academy of Orthopaedic Surgeons; 1987.

153. Pritchett JW. Inferior subluxation of the humeral head after trauma or surgery. *J Shoulder Elbow Surg*. 1997;6:356–359.

154. Bigliani LV, Pollock RG, Soslowsky LJ, et al. Tensile properties of the inferior glenohumeral ligament. *J Orthop Res*. 1992;10: 187–197.

155. Pollock RG, Bigliani LU. Recurrent posterior shoulder instability: diagnosis and treatment. *Clin Orthop Relat Res*. 1993;291:85–96.

156. Matsen FA, Thomas SC, Rockwood CA. Glenohumeral instability. In: Rockwood CA, Matson FA, eds. *The Shoulder*. Philadelphia: W.B. Saunders; 1990.

157. Hurley JA, Anderson TE, Dear W, et al. Posterior shoulder instability: surgical versus conservative results with evaluation of glenoid version. *Am J Sports Med*. 1992;20:396.

158. Liu SH, Henry MH, Nuccion S, et al. Diagnosis of glenoid labral tears: a comparison between magnetic resonance imaging and clinical examinations. *Am J Sports Med*. 1996;24:149–154.

159. Hylstyn MJ, Fadale PD. Shoulder injuries in the athlete. *Clin Sports Med*. 1997;16:663–679.

160. McMahon PJ, Fu FH. Functional anatomy and applied biomechanics of the shoulder. In: Chan KM, ed. *Sports Injuries of the Hand and Upper Extremity*. New York: Churchill Livingstone; 1995.

161. Miniaci A, Fowler PJ. Impingement in the athlete. *Clin Sports Med*. 1993;12:91–110.

162. Neer CS, Welsh RP. The shoulder in sports. *Orthop Clin North Am*. 1977;8:585.

163. Uhthoff HK, Sarkar K. Classification and definition of tendinopathies. *Clin Sports Med*. 1991;10:707–720.

164. Wright SA, Cofield RH. Management of partial-thickness rotator cuff tears. *J Shoulder Elbow Surg*. 1996;5:458–466.

165. Neer CS II. Anterior acromioplasty for the chronic impingement syndrome in the shoulder: a preliminary report. *J Bone Joint Surg Am*. 1972;54:41–49.

166. Tibone JE, Jobe FW, Keilen RK, et al. Shoulder impingement syndrome in athletes treated by an anterior acromioplasty. *Clin Orthop*. 1985;198:134.

167. Morrison DS, Bigliani LU. The clinical significance of variations in acromial morphology. *Orthop Trans.* 1987;11:234.
168. Neer CS II. Anterior acromioplasty for the chronic impingement syndrome in the shoulder: a preliminary report. *J Bone Joint Surg Am.* 1972;50:41–49.
169. Nirschl RP. Prevention and treatment of elbow and shoulder injuries in the tennis player. *Clin Sports Med.* 1988;7:291.
170. Teitz CC, ed. *Scientific Foundations of Sports Medicine.* Toronto, Canada: Decker; 1989.
171. Rathbun JB, Macnab I. The microvascular pattern of the rotator cuff. *J Bone Joint Surg Br.* 1970;52(3):540–553.
172. Sarkar K, Taine W, Uhthoff HK. The ultrastructure of the coraco-acromial ligament in patients with chronic impingement syndrome. *Clin Orthop.* 1990;254:49–54.
173. Noah J, Gidumal R. Rotator cuff injuries in the throwing athlete. *Orthop Rev.* 1988;17:1093.
174. Andrews JR, Angelo RL. Arthroscopy in the diagnosis and treatment of rotator cuff injuries. Presented at the American Orthopaedics Society Conference on Sports Medicine; February 1986; New Orleans, LA.
175. Glousman R. The relationship of instability to rotator cuff damage: conservative and surgical repair. Presented at the annual meeting of the American Academy of Orthopaedic Surgeons; February 1988; Atlanta, GA.
176. Walch G, Boileau T, Noel E, et al. Impingement of the deep surface of the supraspinatus tendon of the posterosuperior glenoid: an arthroscopic study. *J Shoulder Elbow Surg.* 1992;1:238.
177. Garth WP, Allman FL, Armstrong WS. Occult anterior subluxations of the shoulder in noncontact sports. *Am J Sports Med.* 1987;15: 579–585.
178. Grieve GP, Newman PH. *Common Vertebral Joint Problems.* New York: Churchill Livingstone; 1981:188.
179. DePalma AF. *Surgery of the Shoulder.* 2nd ed. Philadelphia: J.B. Lippincott; 1973.
180. Nobuhara K, Ikeda H. Rotator interval lesions. *Clin Orthop.* 1987;223:44–50.
181. Reid DC. *Sports Injury Assessment and Rehabilitation.* New York: Churchill Livingstone; 1990.
182. Leach RE, Schepsis AA. Shoulder pain. *Clin Sports Med.* 1983;1: 127.
183. Hawkins RJ. Current concepts on structure, function and failure of the rotator cuff. Presented at the 16th Annual Sports Medicine Physician–Therapist Team Concept Conference; November 3–5; Dallas, TX.
184. Cyriax J. *Textbook of Orthopaedic Medicine: Diagnosis of Soft Tissue Lesions.* 8th ed. London: Baillière Tindall; 1982.
185. Meyer AW. Spontaneous dislocation and destruction of the tendon of long head of biceps brachii: 59 instances. *Arch Surg.* 1928;17:493.
186. Booth RE, Marvel JP. Differential diagnosis of shoulder pain. *Orthop Clin North Am.* 1975;6(2):353–379.
187. Clark JM, Harryman DT. Tendons, ligaments and capsule of the rotator cuff. *J Bone Joint Surg Am.* 1992;74:713–725.
188. Wolf WB. Shoulder tendinoses. *Clin Sports Med.* 1992;11:871–890.
189. Curwin S, Stanish WD. Tendinitis: its etiology and treatment. In: Teitz CC, ed. *Scientific Foundations of Sports Medicine.* Toronto, Canada: Decker; 1989:25–44.
190. Uhthoff HK, Sarkar K, Gomez J. Presented at the annual meeting of the Canadian Orthopedic Association; June 1977; Toronto, Canada.
191. Murnaghan JB. Frozen shoulder. In: Rockwood CA, Matsen FA, eds. *The Shoulder.* Philadelphia: W.B. Saunders; 1990.
192. Watsib-Jones R. Simple treatment of stiff shoulders. *J Bone Joint Surg Am.* 1963;45:207.
193. Travell JG, Simons DB. *Myofascial Pain and Dysfunction: The Trigger Point Manual.* Baltimore: Williams & Wilkins; 1983.
194. Resnick D. Shoulder pain. *Orthop Clin North Am.* 1983;14:81–97.
195. Malek MM, Fanelli GC, Verch DR. Management of frozen shoulder and calcific tendinitis. In: Pettrone FA, ed. *Athletic Injuries of the Shoulder.* New York: McGraw-Hill; 1995:221–226.
196. Codman EA. *The Shoulder.* New York: Todd; 1934.
197. Lippman RK. Observations concerning the calcific cuff deposit. *Clin Orthop.* 1961;20:49–60.
198. Simon WH. Soft tissue disorders of the shoulder: frozen shoulder, calcific tendinitis and bicipital tendinitis. *Orthop Clin North Am.* 1975;6(2):521–539.
199. Neviaser RJ. Painful conditions affecting the shoulder. *Clin Orthop.* 1983;173:65.
200. Neviaser RJ. The role of the biceps tendon in the impingement syndrome. *Orthop Clin North Am.* 1987;18:383–386.
201. Uhthoff HK, Sarkar K, Hammond DI. The subacromial bursa: a clinicopathological study in surgery of the shoulder. In: Bateman JE, Welsh RP, eds. *Surgery of the Shoulder.* St. Louis, MO: CV Mosby; 1984:121–125.
202. Patte D. The subcoracoid impingement. *Clin Orthop.* 1990;254:55–59 .
203. Gerber C, Terrier F, Ganz R. The role of the coracoid process in the chronic impingement syndrome. *J Bone Joint Surg Br.* 1985;67:703.
204. Shevlin MG, Lehmann JF, Lucci JA. Electromyographic study of the function of some muscles crossing the glenohumeral joint. *Arch Phys Med Rehabil.* 1969;50:264–270.
205. Warren RF, O'Brien SJ. Shoulder pain in the geriatric patient, 1: evaluation and pathophysiology. *Orthop Rev.* 1989;28:130.
206. Hawkins RH, Dunlop R. Nonoperative treatment of rotator cuff tears. *Clin Orthop Relat Res.* 1995;321:178–188.
207. Bateman JE. Cuff tears in athletes. *Orthop Clin North Am.* 1973;4:722–733.
208. Sweetnam R. Corticosteroid arthopathy and tendon rupture. *J Bone Joint Surg Br.* 1969;51:397.
209. Post M, Silver R, Singh M. Rotator cuff tear: diagnosis and treatment. *Clin Orthop Relat Res.* 1983;173:81.
210. Goutallier D, Postel JM, Bernageau J, et al. Fatty muscle degeneration in cuff ruptures. Pre- and postoperative evaluation by CT scan. *Clin Orthop.* 1974;304:78–83.
211. Nakagaki K, Osake J, Tomita Y, et al. Alterations in the supraspinatus belly with rotator cuff tearing: evaluation with magnetic resonance imaging. *J Shoulder Elbow Surg.* 1994;3:88–93.
212. Abbott LC, Saunders LB de CM. Acute traumatic dislocation of tendon of the long head of the biceps brachii: report of 6 cases with operative findings. *Surgery.* 1939;6:817.
213. Gerber C, Kurshell RJ. Isolated ruptures of the tendon of the subscapularis muscle: clinical features in 16 cases. *J Bone Joint Surg Br.* 1991;73:389–394.
214. Bennett JB, Mehlhoff TL. Fractures and soft tissue injury. In: DeLee JC, Drez D, eds. *Orthopaedic Sports Medicine: Principles and Practice.* Philadelphia: W.B. Saunders; 1994;1:771–800.
215. Ratcliffe A, Flatow EL, Roth N, et al. Biochemical markers in synovial fluid identify early osteoarthritis of the glenohumeral joint.

Br. 1991;73:389–394.

214. Bennett JB, Mehlhoff TL. Fractures and soft tissue injury. In: DeLee JC, Drez D, eds. *Orthopaedic Sports Medicine: Principles and Practice.* Philadelphia: W.B. Saunders; 1994;1:771–800.

215. Ratcliffe A, Flatow EL, Roth N, et al. Biochemical markers in synovial fluid identify early osteoarthritis of the glenohumeral joint. *Clin Orthop Relat Res.* 1996;330:45–53.

216. Cibulka MT, Hunter HC. Acromioclavicular joint arthritis treated by mobilizing the glenohumeral joint: a case report. *Phys Ther.* 1985;65:1514.

217. Williams GR, Rockwood CA. Injuries to the acromioclavicular joint. In: DeLee JC, Drez D, eds. *Orthopaedic Sports Medicine: Principles and Practice.* Philadelphia: W.B. Saunders; 1994;1.

218. Bramhall JP. Acromioclavicular injuries in sports: recognition and treatment. Presented at the 16th Annual Sports Medicine Physician–Therapist Team Concept Conference; November 3–5, 1995; Dallas, TX.

219. Tibone J, Sellers R, Tonino P. Strength testing after third degree acromioclavicular dislocations. *Am J Sports Med.* 1992;20:328–331.

220. Wojtys EM, Nelson G. General orthopaedics: conservative treatment of grade III acromioclavicular dislocations. *Clin Orthop.* 1991; 268:112–119.

221. Fisher L, Kurta A, Shipley M. Relationship of cheiroarthropathy and frozen shoulder in patients with insulin dependent diabetes mellitus. *Br J Rheumatol.* 1986;25:141.

222. Wohlgathan JR. Frozen shoulder in hyperthyroidism. *Arthritis Rheum.* 1987;30:936.

223. Murnaghan JP. Frozen shoulder. In: Rockwood CA, Matsen FA, eds. *The Shoulder.* Philadelphia: W.B. Saunders; 1990;1.

224. Warner JJP. Arthroscopic capsular releases for refractory contracture. Presented at 12th annual meeting on Arthroscopic Surgery of the Shoulder; June 14–17, 1995; San Diego, CA.

225. Uhthoff HK, Sarkar K. An algorithm for shoulder pain caused by soft tissue disorders. *Clin Orthop.* 1990;254:121–127.

226. Poehling GG. Frozen shoulder. Presented at the eighth annual meeting on Arthroscopic Surgery of the Shoulder; July 25–27, 1991; San Diego, CA.

227. Fareed DO, Gallivan WR. Office management of frozen shoulder syndrome: treatment with hydraulic distention under local anesthesia. *Clin Orthop Relat Res.* 1989;242:177–183.

228. Emig EW, Schweitzer ME, Karasick D, Lubowitz J. Adhesive capsulitis of the shoulder: MR diagnosis. *Am J Roentgenol.* 1995; 164:1457–1459.

229. Rizk TE, Christopher RP, Pinals RS, et al. Adhesive capsulitis (frozen shoulder): a new approach to its management. *Arch Phys Med Rehabil.* 1983;64:29–33.

230. Sapega AA, Quedenfeld TC, Moyer RA, et al. Biophysical factors in range of motion exercise. *Phys Sports Med.* 1981;93:57–65.

231. Leahy PM. *Active Release Techniques: Soft-Tissue Management System for the Upper Extremity.* Colorado Springs, CO: Active Release Techniques; 1996:65–66.

232. Hill HA, Sachs MD. The grooved defect of the humeral head: a frequently unrecognized complication of dislocations of the shoulder joint. *Radiology.* 1940;35:690–700.

233. Townley CO. The capsular mechanism in recurrent dislocation of the shoulder. *J Bone Joint Surg Am.* 1950;32:370–380.

234. Carter C, Wilkinson J. Persistent joint laxity and congenital dislocation of the hip. *J Bone Joint Surg Br.* 1964;46:40–45.

235. O'Brien SJ, Warren RF, Schwartz E. Anterior shoulder instability. *Orthop Clin North Am.* 1987;395:407.

236. Detrisac DA, Johnson LL. *Arthroscopic Shoulder Anatomy: Pathologic and Surgical Implications.* Thorofare, NJ: Slack; 1986: 66–89.

237. Rames RD, Karzel RP. Injuries to the glenoid labrum including SLAP lesions. *Orthop Clin North Am.* 1993;24:45–53.

238. Andrews JR, Carson WG, McLeod WD. Glenoid labrum tears related to the long head of the biceps. *Am J Sports Med.* 1985;13: 337–341.

239. McGlynn FJ, Caspari RB. Arthroscopic findings in the subluxating shoulder. *Clin Orthop.* 1984;183:173–178.

240. Aronen JG, Chronister RD. Anterior shoulder dislocations: easing reduction by using linear traction techniques. *Phys Sports Med.* 1995;65–69.

241. Westin CD, Gill EA, Noyes ME, Hubbard M. Anterior shoulder dislocation: a simple and rapid method for reduction. *Am J Sports Med.* 1995;23:369–373.

242. Rowe CR, Zarins B. Chronic unreduced dislocations of the shoulder. *J Bone Joint Surg Am.* 1982;64:494–505.

243. Samilson RL, Prieto V. Dislocation arthropathy of the shoulder. *J Bone Joint Surg Am.* 1983;65:456–460.

244. Padgham M, Walker JS. Inferior glenohumeral dislocation. *J Am Osteopath Assoc.* 1996;96:478–481.

245. Solheim LF, Roaas A. Compression of the suprascapular nerve after fracture of the scapular notch. *Acta Orthop Scand.* 1978;43:338.

246. Jackson DW. *Shoulder Surgery in the Athlete.* Gaithersburg, MD: Aspen Publishers, Inc.; 1985.

247. Ferretti A, Cerullo G, Russo G. Suprascapular neuropathy in volleyball players. *J Bone Joint Surg Am.* 1987;69:260–263.

248. Black KP, Lombardo JA. Suprascapular nerve injuries with isolated paralysis of the infraspinatus. *Am J Sports Med.* 1990;18: 225–228.

249. Dawson DM, Hallett M, Millender LH. *Entrapment Neuropathies.* 2nd ed. Boston: Little, Brown; 1990.

250. Butters KP. Nerve lesions of the shoulder. In: DeLee JC, Drez D, eds. *Orthopaedic Sports Medicine: Principles and Practice.* Philadelphia: W.B. Saunders; 1994;1:657.

251. Pecina MM, Krmpotic-Nemanic, Markiewitz AD. Tunnel syndromes. In: *Peripheral Nerve Compression Syndromes.* 2nd ed. Boca Raton, FL: CRC Press; 1997:43–48.

252. Tindel NL, Hershman EB, Bergfeld JA. Brachial plexus injuries. In: Chan KM, ed. *Sports Injuries of the Hand and Upper Extremity.* New York: Churchill Livingstone; 1995:269–285.

253. Gregg J, Labosky D, Hart M, et al. Serratus anterior paralysis in the young athlete. *J Bone Joint Surg Am.* 1979;61:825–832.

254. Pianka G, Hershman EB. Neurovascular injuries. In: Nicholas JA, Hershman EB, eds. *The Upper Extremity in Sports Medicine.* St. Louis, MO: Mosby; 1990:691–722.

255. Hertel R, Lambert SM, Ballmer FT. The deltoid extension lag sign for diagnosis and grading of axillary nerve palsy. *J Shoulder Elbow Surg.* 1998;7:97–99.

256. Leffer RD, Seddon H. Infraclavicular brachial plexus injuries. *J Bone Joint Surg Br.* 1965;47:9.

257. Baker CL, Liu SH, Blackburn TA. Neurovascular compression syndromes of the shoulder. In: Souza TA, ed. *Sports Injuries of the Shoulder.* New York: Churchill Livingstone; 1994:483.

258. Baker CL, Liu SH, Blackburn TA. Neurovascular compression syndromes of the shoulder. In: Andrews JR, Wilk KE, eds. *The Athlete's Shoulder.* New York: Churchill Livingstone; 1994:261–273.

259. Fleisig GS, Andrews JR, Dillman CJ, et al. Kinetics of baseball pitch-

ing with implications about injury mechanisms. *Am J Sports Med.* 1995;23:233–239.

260. Hancock RE, Hawkins FJ. Applications of electromyography in the throwing shoulder. *Clin Orthop Relat Res.* 1996;330:84–97.

261. Bassett RW, Browne AO, Morrey BF, An KN. Glenohumeral muscle force and moment mechanics in a position of shoulder instability. *J Biomech.* 1990;23:405–415.

262. Gowan ID, Jobe FW, Tibone JE, et al. A comparative electromyographic analysis of the shoulder during pitching. *Am J Sports Med.* 1987;15:586–590.

263. McLeod WD, Andrews JR. Mechanisms of shoulder injuries. *Phys Ther.* 1986;66:1901–1904.

264. Andrews JR, Angelo RL. Shoulder arthroscopy for the throwing athlete. *Tech Orthop.* 1988;3:75–81.

265. Tibone J, Patek R, Jobe FW, et al. In: DeLee JC, Drez D, eds. *Orthopaedic Sports Medicine: Principles and Practice.* Philadelphia: W.B. Saunders; 1994;1:463.

266. Best TM. Muscle-tendon injuries in young athletes. *Clin Sports Med.* 1995;14:669–686.

267. Ireland ML, Andrews JR. Shoulder and elbow injuries in the young athlete. *Clin Sports Med.* 1988;7:473–483.

268. O'Neill DB, Micheli LJ. Overuse injuries in the young athlete. *Clin Sports Med.* 1988;7:591–601.

269. Ireland ML, Hutchinson MR. Upper extremity injuries in young athletes. *Clin Sports Med.* 1995;14:533–569.

270. Richardson AB, Jobe FW, Collins HR. The shoulder in competitive swimming. *Am J Sports Med.* 1980;8:159–163.

271. Nuber GW, Jobe FW, Perry J, et al. Fine wire electromyography analysis of muscles of the shoulder during swimming. *Am J Sports Med.* 1986;14:7–11.

272. Zarins B, Andrews JR, Carson WG. *Injuries to the Throwing Arm.* Philadelphia: W.B. Saunders; 1985.

273. Becker RJ. The athletic trainer in swimming. *Clin Sports Med.* 1986;5:9–24.

274. Malone TR, Falkel JE, Murphy TC. *Shoulder Injuries: Sports Injury Management.* Baltimore: Williams & Wilkins; 1988.

275. Scovazzo ML, Browne A, Pink M, et al. The painful shoulder during freestyle swimming. *Am J Sports Med.* 1991;19:577–582.

276. Leahy M. *Shoulder Injuries* [audiotape]. Brooklandville, MD: Data Trace Publishing Co; 9 (3), D.C. Tracts; 1997.

277. Amaral JF. Thoracoabdominal injuries in the athlete. *Clin Sports Med.* 1997;16:739–753.

278. Macnab I, McCulloch J. *Neck Ache and Shoulder Pain.* Baltimore: Williams & Wilkins; 1994:448–452.

279. Lister G. *The Hand: Diagnosis and Indications.* New York: Churchill Livingstone; 1984.

280. Bennett JB, Mehlhoff TL. Thoracic outlet syndromes. In: DeLee JC, Drez D, eds. *Orthopaedic Sports Medicine: Principles and Practice.* Philadelphia: W.B. Saunders; 1994;1:771–800.

281. Wilbourn AJ. Electrodiagnostic testing of neurologic injuries in athletes. *Clin Sports Med.* 1990;9:229–245.

282. Bradley WG, Madrid R, Thrush DC, Campbell MJ. Recurrent brachial plexus neuropathy. *Brain.* 1975:98:381–398.

부록 3-A

어깨의 기능적 진단 챠트
(Shoulder Functional Diagnosis Chart)

핵심약어 + 통증 +/- 통증유발 가능성 L ROM 제한 가능성 W 약화 pw 약화 가능성 검사(TESTS) / 병변	급성 윤활낭염 (Acute Bursitis)	만성 윤활낭염 (Chronic Bursitis)	부리밑 윤활낭염 (Subcoracoid Bursitis)	관절낭 병변 (Capsular Lesion)	극상근 (Supraspinatus) 근육 힘줄 (Musculotend.)	극상근 (Supraspinatus) 건염 (Tendinitis)	극하근 건염 (Infraspinatus Tendinitis)	견갑하근 건염 (Subscapularis Tendinitis)	이두근 건염 (Biceps Tendinitis)	견쇄관절 염좌 (Acromioclavicular Sprain)	파열 (Ruptures)	견갑상 신경 손상 (Suprascapular Nerve Injury)
수동적 외전 [Passive Abduction(180°)] 통증호 [Painful Arc (60~130°)]	+L	+/- +/-		+/-		+/- +/-	+/- +/-	+/-	+/-	+ over 90°	+/-	+/- 90~160°
수동적 외회전 [Passive External Rotation(90°)]		+L	+/-	+/- L most	+		+/-	stretch	+/-		+/-	(90°)
수동적 상완관절와 (Passive Glenohum. Abd.) 외전 [Scapula Fixed(90~105°)]	+L	+/-		+/- L Less								
수동적 내회전 [Passive Internal Rot. (70°)]	+L	+/-		+/- L Least			+/- stretch			+/-		
수동적 수평적 내전 [Passive Horiz. Add. (130°)]	+L	+/-	+				+/- stretch	+/-		+		+/-
외전 제한 (Resisted Abduction)	+/-	+/-			+ pw	+ pw	+/-				W +/-	W +/-
내전 제한 (Resisted Adduction)	+/-	+/-						+/-			W +/-	
외회전 제한 (Resisted External Rotation)	+/-	+/-			+/- pw	+/- pw	+ pw				W +/-	W +/-
내회전 제한 (Resisted Internal Rotation)	+/-	+/-						+ pw			W +/-	
제한된 주관절 굴곡 [Resisted Elbow Flexion (If + test supination)]	+/-	+/-	+/-						+ pw + pw		W +/-	
부딪힘 증후군 검사 (Impingement syndrome Tests)	+	+/-				+/-	+/-		+/-		+/-	+/-

Additional tests:
Instability
Labrum
Anterior Release
O'Brien Test
Joint Play

Long Thoracic Nerve Injury: isometric testing of serratus anterior: W & no pain; +/- early stages.
Axillary Nerve Injury: isometric testing of teres minor & deltoid: W & no pain; +/- early stages.
Spinal Accessory Nerve Injury: iosmetric testing of trapezius: W & no pain; +/- early stages.

제 4 장

주관절과 전완
(The Elbow and Forearm)

상지의 주요 관절들(견관절, 주관절, 손목관절)은 기본적으로 손을 입으로 가져가는 동작을 수행한다.[1] 견관절의 움직임은 견흉관절(scapulothoracic)의 움직임을 통해서 보상될 수 있기 때문에, 주관절의 신전 범위 제한이 견관절의 가동범위 제한보다 더 큰 기능제한을 초래한다.[2] 주관절의 중요성은 상지의 장애 등급에 잘 나타나 있는데, 주관절은 전체 체지의 70%, 견관절과 손목관절은 각각 60%로 제시되어 있다. 대부분의 주관절 동작들은 30～130°의 주관절 굴곡 범위 내에서 수행되고, 전완의 회전은 100° 범위의 회내와 회외로 이루어진다.[3]

전완 부위는 주관절 영역에서 기인된 근육, 건, 신경의 문제들에 의해서 영향을 받게 된다. 손목관절의 굴곡과 신전에 작용하는 주요 근육들은 상완골의 원위부에서 기시한다. 상지와 체간의 나머지 부위를 이용하지 않고, 손목관절에서만 힘(power)을 발생시키고자 할 때, 전완과 주관절에도 영향을 미칠 수 있다. 물론, 상지에서 발생되는 경추 신경근 침해(involvement), 흉곽출구증후군(thoracic outlet syndrome), 포착성 신경병증(entrapment neuropathies), 심인성 통증(cardiogenic pain)과 같은 조건들은 제외시켜야 한다. 국소 병리학적 유연성, 근력, 고유수용성과 관련된 이들 영역의 결손은 원위 부위들에서 보상성 스트레스를 발생시키기 때문에 경추와 견관절에 대한 기능적 검사도 함께 실시하여야 한다.

외상 및 과사용으로 인한 통증과 운동 제한은 도수 치료와 재활을 통해서 치유 효과를 얻을 수 있다. 주관절에 대한 도수조작(manipulation) 적용 시에 주의해야 할 사항으로는 관절 내부 문제들(intra-articular problems)이 발생한 조건에서는 관절이 완전히 신전되고 염증이 현저하게 감소될 때까지 초기 단계의 도수조작을 제한해야 한다는 점이다.[4] 주관절의 구조물들은 대부분 표면부에 위치하기 때문에 국소적 통증 부위와 통증의 원인 부위가 일치하는 경우가 많다.

기능해부학 및 생역학
FUNCTIONAL ANATOMY AND PERTINENT BIOMECHANICS

주관절은 굴곡/신전[1] 관절(주두-활차 관절)과 회전 관절(요골소두 관절)의 주요한 두 관절들과 세번째 관절인 근위요척관절로 구성된다. 주관절은 주요한 두 관절들이 존재하기 때문에, 안정적인 슬관절에 비해서 골성 안정성(bony stability)은 다소 낮고, 관절 가동범위는 더욱 큰 특성을 나타낸다. 이로 인해 주관절에서는 탈구(dislocation)와 좌상(strain), 염좌(sprain), 압박성 신경병증(neuropathy)이 쉽게 발생한다.

관절 가동범위(Range of Motion)

0° 신전위치로부터 능동적인 굴곡이 이루어지는 범위는 145～150°이다. 상완과 전완에 위치하는 근육들의 수축으로 인해 능동적 굴곡 가동범위가 수동적 관절가동범위보다

더욱 제한된다. 수동적 굴곡의 범위는 약 160°이다. 수동적 굴곡은 골성 구조물들〔요골두(head of radius)과 요골와(radial fossa)의 접촉 및 구상돌기(coronoid process)와 구돌와(coronoid fossa)의 접촉〕, 후방 관절낭 인대(capsular ligament)의 장력, 상완삼두근(triceps)의 수동 장력에 의해서 제한된다. 주관절의 능동 및 수동적인 신전은 주두(olecranon process)와 주두와(olecranon fossa)의 접촉, 내측전방경사인대(medial anterior oblique ligament)와 전방 관절낭의 장력, 전방 근육들〔상완이두근(biceps), 상완근(brachialis), 회외근(supinator)〕의 저항에 의해서 제한된다. 상완부를 체간에 밀착시키고 주관절을 90° 굴곡한 상태에서 이루어지는 능동적 회내의 범위는 85°이고, 능동적 회외는 90°의 범위를 나타낸다. 대부분의 견관절-주관절 위치에서, 특히 주관절 신전 위치에서 15~20°의 범위에서는 회외 토크가 회내 토크보다 크다.[5]

임상: 관절낭 패턴(capsular pattern)은 신전보다 굴곡을 더욱 제한시킨다. 주관절은 수축성 요소로부터 수동적 비수축성 조직을 구분할 수 있는 부위이다. 저항검사에서 정상 소견을 보이며 수동 검사에서 굴곡 및 신전의 제한이 나타난다면, 관절낭, 인대, 뼈와 같은 비수축성 조직을 원인으로 고려할 수 있다. 자극되어 수축상태를 지속하는 굴곡근은 수동적 신전의 제한을 초래하고, 저항검사에서 정상보다는 통증 소견이나 약화 소견을 보인다.

근육 요소(Muscular Component)

주관절 굴곡

일차성 굴곡근(주동근)들에는 상완이두근(biceps brachii), 상완근(brachialis), 상완요골근(brachioradialis)이 포함된다. 이차성 굴곡근들로는 요측 수근굴근(flexor carpi radialis)과 원회내근(pronator teres)이 있다. 상완이두근은 전완의 회외를 동반하는 주관절의 굴곡 운동 시에 지속적으로 활성화되지만, 전완이 회내 위치로 유지되거나 주관절 굴곡을 유지하는 동안, 또는 주관절 신전의 길항근으로서 작용하는 동안에는 상완이두근의 굴곡 작용이 현저히 감소된다.[6] 상완근은 전완의 회내/회외 정도에 상관없이 작용하는 강한 굴곡근이므로 굴곡의 "꾸준한 일꾼(workhorse)"으로 지칭된다.[7,8]

주관절 신전

상완삼두근(triceps)의 내측두(medial head)는 주근(anconeus)과 함께 일차성 신전근으로서 작용한다.[9] 상완삼두근의 외측두(lateral head) 및 장두(long head)는 부속 근육들로 간주된다. 주근은 또 다른 부속 신전근이다. 근전도를 이용한 연구에서, 주근은 저항이 가해지는 회내, 회외, 굴곡, 신전, 외전, 내전 동안에 주관절을 안정화시키는 기능을 수행하는 것으로 나타났다.[9]

전완 회내

원회내근(pronator teres)과 방형회내근(pronator quadratus)이 주동근으로 작용한다. 회내 동안에는 요골이 손목관절에서 근위부로 이동하게 된다.[10]

전완 회외

상완이두근과 회외근(supinator)이 주동근으로 작용한다. 상완이두근은 회외 시에 저항이 가해지는 조건 외에는 전완이 신전된 상태에서 회외근으로서 작용하지 않고, 상지 신전 상태에서 저항이 가해지지 않는 회외 동안에는 전완의 굴곡을 일으킨다. 상지를 신전한 상태에서 강한 저항에 대항하여 회외가 이루어지는 동안에는 대개 약간의 주관절 굴곡이 동반된다. 그러므로, 강한 저항을 적용하여 회외근을 검사하는 경우에는 항상 상완이두근이 활성화된 조건에서 이루어져야 한다.

임상 : 일반적으로 특정 위치에서의 주관절 굴곡은 회외근이 아닌 상완근과 관련되기 때문에, 저항에 대항하여 주관절을 굴곡할 때 통증이 발생한다면, 회외 동작에 대한 통증 검사를 통해서 상완이두근이 원인 요소임을 확인할 수 있다. 다른 굴곡 각도에서 능동적/수동적 회내/회외와 함께 요골두를 촉진할 때 통증이 발생하면, 요골두의 골절 가능성을 의심해 볼 수 있다(주관절의 기능적 검사를 참고하시오).

근 력

신전 근력은 굴곡 근력의 70%이고, 회외 근력은 회내 근력보다 약 15% 가량 큰 특성을 보인다. 우세 체지(dominant extrimity)는 비우세측에 비해 5~10% 정도 강하다.[3] 대부분의 회내 근력은 회외 위치에서 발생되는 반면, 대부분의 회외 근력은 회내 위치에서 발생된다. 주관절의 등척성 굴곡력(isometric flexion power)은 90~110°의 굴곡 범위에서 가장 높게 나타난다.[11] 주관절을 신전한 상태에서의 속도 검사(Speed' s test, 주관절의 기능적 검사 참고)는 주관절 굴곡근을 검사하기 위하여 이용된다. 신전 위치에서는 역학적 이득이 상실되고, 굴곡 위치에서보다 더욱 강한 힘이 관절에서 발생하게 된다.[12] 최대 굴곡 근력은 전완의 회외 위치에서 발생되고, 전완의 회내 위치에서 주관절을 굴곡할 경우에는 굴곡 근력이 약화된다.[5]

주관절의 안정성(Elbow Stability)

주관절의 안정성(Elbow Stability)은 견관절과 구별된다. 즉, 근육성 요소는 정상적인 조건 하에서 안정성을 위한 필수 요소라고는 볼 수 없다. 일차적인 주관절의 안정성은 정상적인 관절 구조와 관절낭/인대의 복합 구조에 의해서 제공된다.

안정성 비율(Stability Ratios)[12,13]

신전 위치에서의 내반력(varus stress)은 관절(55%), 연부조직, 외측측부인대(lateral collateral ligament), 관절낭에 의해서 제한된다. 굴곡 시에 가해지는 내반력은 관절에 의해서 75%의 안정성이 제공된다. 신전 위치에서의 외반력(valgus stress)은 내측측부인대(medial collateral ligament)와 관절낭 및 관절면에 가해지게 된다. 굴곡 위치에서 외반력이 가해진다면, 내측측부인대의 전섬유(anterior part)가 일차적인 안정성을 제공하는 구조물로서 작용한다(54%).

내측측부인대

내측측부인대(Medial Collateral Ligament)는 전사부(anterior oblique portion), 후사부(posterior oblique portion), 횡단부(transverse portion)로 구성된다(그림 4-1). 전사부는 굴곡 및 신전의 전체 범위에 걸쳐서 내측 안정성을 제공하고, 외반에 대한 주요 안정성 인대 구조물(ligamentous stabilizer)로서 작용한다. 후사부는 60~130°의 굴곡 및 신전 범위에서 내측 안정성을 제공한다. 횡인대(transverse ligament)는 약간의 안정성 제공 인자로 작용한다. 외반 안정성(valgus stability)의 경우에는, 주두의 대

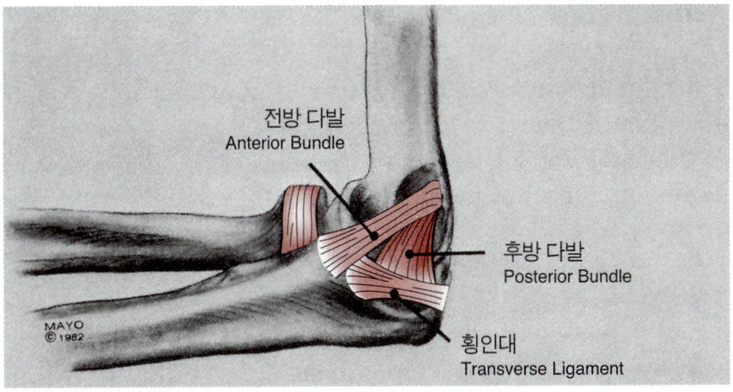

그림 4-1 전방 및 후방 다발과 횡인대로 구성된 내측측부인대, 횡인대는 주관절의 안정성 제공에 기여하는 역할이 상대적으로 작다.
출처: By permission of Mayo Foundation.

부분을 제거하더라도 불안정성이 초래되지 않는 반면 오히려 전사인대가 제거된 경우에 상당한 불안정이 나타나므로 주두보다는 전사인대(anterior obligue ligament)에 의해 안정성이 제공됨을 알 수 있다.[14]

외측측부인대

외측측부인대(Lateral Collateral Ligament)는 외측과(lateral condyle)에서 기시하여 뼈 부위 보다는 요골의 윤상인대(annular ligament)에 정지한다.[14] 최근의 연구에 의하면, 외측 척측측부인대(lateral ulnar collateral ligament)가 척골에 정지하여 외측 척골상완관절을 안정화시키고 주관절의 외측 회전 불안정을 예방한다고 알려졌다[15](그림 4-2). 주관절의 불안정이 일차적으로는 외반력(valgus stress) 및 내반 불안정(varus instability)과 관련되어 발생된다는 주장은 일반적인 견해가 아니다.[16] 외측 인대들은 내측 측부인대처럼 지지 역할을 수행하지는 않기 때문에 이 사실이 명백하게 받아들여지고 있다.

임상: 주관절의 불안정성은 흔한 문제는 아니다. 인대 손상은 골절이나 탈구와 동반되어 초래될 수 있다. 모든 주관절 탈구들은 후방으로 발생한다. 탈구의 1~2% 정도에서만 불안정이 초래되므로 주관절 인대의 치유는 적절하게 이루어진다고 볼 수 있다.[17] 반복적인 공 던지기, 테니스 경기, 망치로 내려치기와 같은 동작들은 만성적인 외반 불충분(valgus insufficiency)을 초래하고, 손의 과신장으로 인한 단일 스트레스는 급성 파열을 초래할 수 있다. 일반적

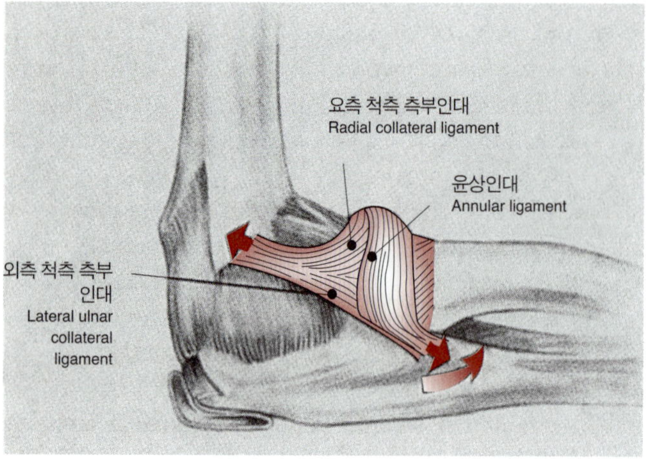

그림 4-2 외반성 스트레스에 저항하는 것처럼 내측인대와 외측측부인대는 내반성 및 회전성 스트레스에 저항함으로써 척골을 안정화시킨다. 출처: B.F. Morrey, ed., *The Elbow and Its Disorders,* 2nd ed., p. 58 © 1993, W.B. Saunders Company.

으로 이러한 문제들은 인대와 관절낭보다는 굴곡성 회내근들과 관련되는 경우가 더욱 많다.

야구의 던지기(pitching)는 초기 가속기 동안에 발생되는 반복성 주관절 외반 스트레스를 관찰할 수 있는 좋은 예이다(견관절의 최대 외회전의 끝범위으로부터 공을 놓는 순간까지)(그림 4-3).[18] 초기 가속기 동안, 체간과 견부는 외회전된 상완 및 전완과 함께 전방으로 이동한다. 반복성 외반 스트레스로 인해 미세 손상이 초래되고, 이로 인해 반흔 조직의 형성, 석회화 결절(calcific densities) 및 최종적 골화가 나타날 수 있다. 이후에는 사소한 외상에 의해서도 파열될 수 있다.[19] 외반 스트레스가 가해지는 동안에는 주관절 내측의 인대와 건, 굴곡근들에서 인장력이 발생되고 요골-상완골소두 부위(radiocapitellar area)에 압력이 가해지게 되며(osteochondritis dissecans와 osteocartiligenous loose bodies), 주두와(olecranon fossa)의 내측면에 주두의 내측 첨부가 충돌함으로써 전단력이 형성되어 골극(osteophyte), 유리체(loose body), 관절면의 불일치 등이 초래된다. 결과적으로 외반 스트레스는 신경의 과운동성(hypermobility)으로 인한 척골신경의 신장성 신경차단(neuropraxia)을 초래할 수 있다(아래의 포착성 척골신경병증을 참고하시오).

Schwab 등은[14] 굴곡근의 근섬유들이 외반 스트레스에 대해서 일차적으로 저항하지만, 임상적으로는 전완 굴곡근의 파열보다 내측 측부인대의 파열이 더욱 빈번히 발생된다고 설명하였다. 이 연구자들은 굴곡근의 파열이 갑작스럽고 강한 손목관절 굴곡(예, 공던지기나 테니스 서브 동작)에 의해서 유발된다는 점을 강조하였다.

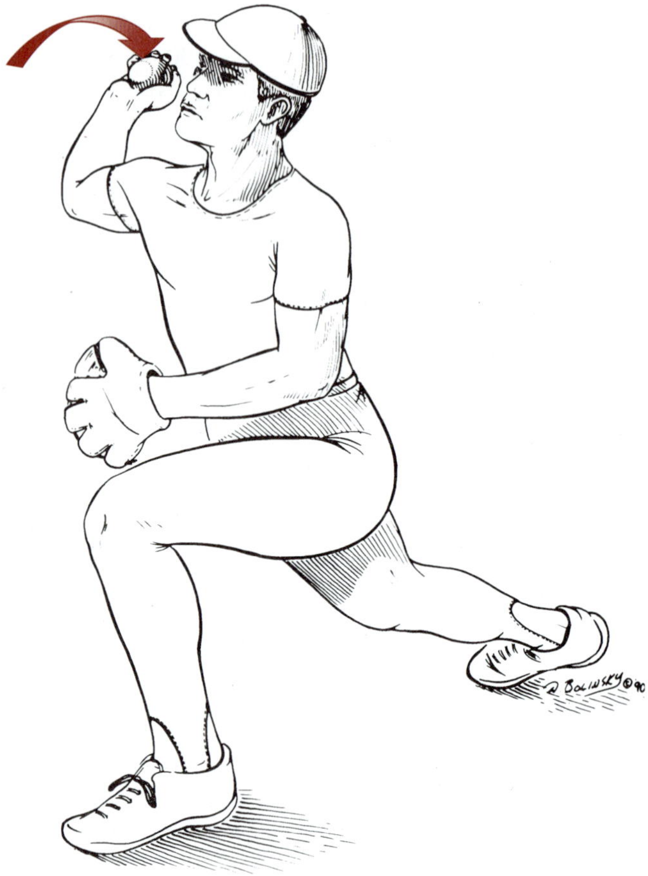

그림 4-3 반복적인 주관절의 외반 스트레스는 공던지기 동작의 가속기 초기와 후기에 유발된다. 견관절을 90° 외전시킨 위치로 유지하면 견갑골 회전이 최소화되어 견봉하 공간에서 문제가 발생한다. 출처: Copyright © 1990, David Bolinsky.

주관절의 기능적 검사
FUNCTIONAL EXAMINATION OF THE ELBOW

시진(Inspection)

위축(Atrophy), 종창(Swelling), 탈구(Dislocation)

관절은 피하에 위치하므로 시진을 통해서 근 위축, 종창 및 탈구를 쉽게 관찰할 수 있다. 대부분의 종창은 활막성

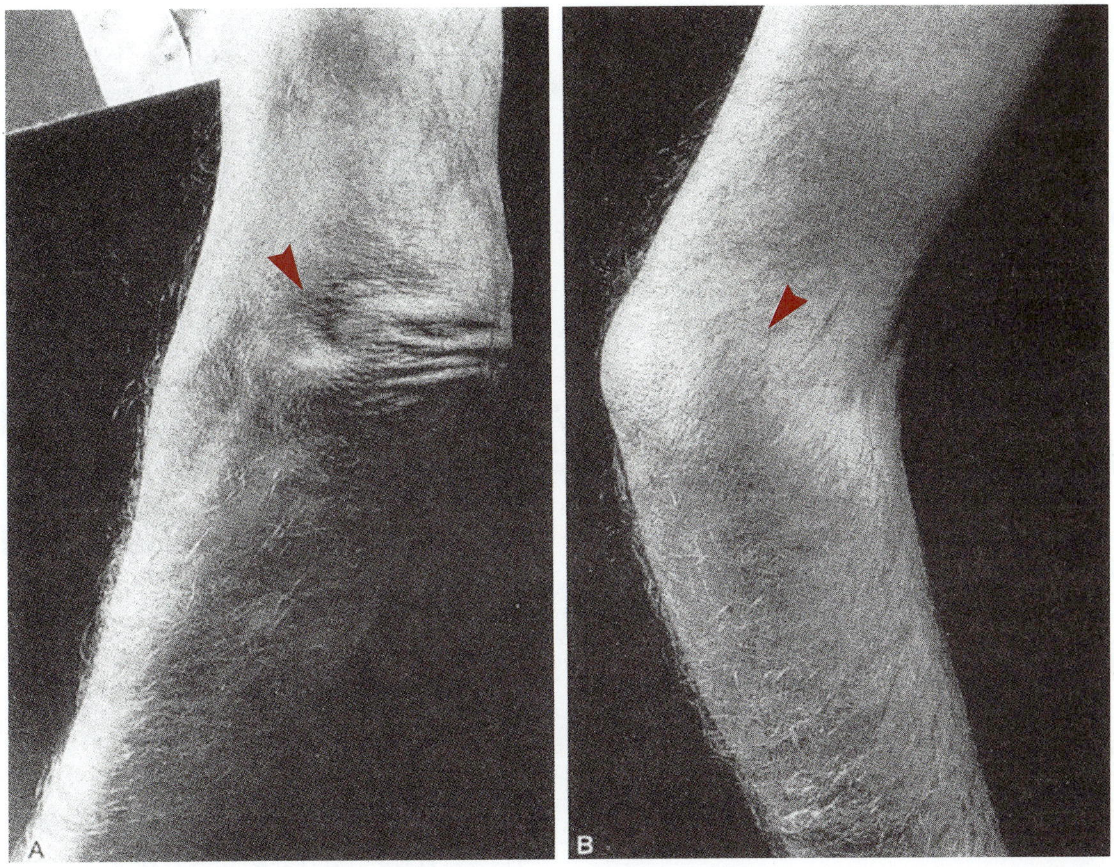

그림 4-4 하관절융기 오목(infracondylar recess)(화살표로 표시됨) 부위의 피부 윤곽이 정상적으로 함몰됨(A). 활막염이나 삼출로 인해 소실됨(B).
출처: B.F.Morrey. *The Elbow and Its Disorders*, 2nd ed., p.75 © 1993, W.B. Saunders Company.

조직이 많이 분포하는 외측상과(lateral epicondyle)의 피하에서 나타난다(그림 4-4). 외측부의 팽창(fullness)은 활막성 조직의 증식(류마티스 관절염)이나 요골두와 관련된 병리현상(골절, 아탈구, 탈구)의 징후로 볼 수 있다.[20] 팽팽한 피부는 과도한 코르티손(cortisone)투여로 인한 결과로 볼 수 있다. 주두의 첨부가 두드러지게 돌출되어 있다면, 뼈의 파괴성 소실이나 후방 아탈구를 고려해볼 수 있다.[20] 시진을 통해서 염증성 주두 점액낭(olecranon bursa)이나 류마티스 결절(rheumatoid nodule)을 발견하는 것이 중요하다.

운반각

운반각(Carrying Angle)은 상완이 신전되고 전완이 회외된 해부학적 자세에서, 상완골과 전완 사이에 형성된 각을 말한다. 전완의 정상적인 외반각은 남성의 경우 10~15°이고, 15°를 초과하는 경우를 외반주(cubitus valgus)라 칭한다. 여성의 정상 외반각은 20~25°이다. 어린이는 이 각이 더욱 작다. 외상, 골단 성장 장애(epiphyseal growth disturbance)와 야구투수의 외반 과사용(valgus overuse) 등에 의해서 성상 삭도에서 벗어날 수 있나.

능동적 검사(Active Testing)

환자의 주관절을 굴곡, 신전, 회외, 회내하도록 유도함으로써 움직임의 제한 수준을 능동적으로 파악할 수 있다. 관절가동범위와 통증 수준을 파악하기 위해서는 능동적인 동작을 평가하여야 한다.

- 주관절 굴곡: 140~150°
- 주관절 신전: 0~10° 과신전
- 전완 회외: 90°
- 전완 회내: 80~90°

완전한 범위의 회내 및 회외를 위해서는 근위 및 원위

요척관절의 기능이 모두 정상적이어야 한다.

수동적 검사(Passive Testing)

다음의 기능적 검사들은 부록 4-A에 정리되어 있다. 수동적 굴곡은 정상적인 연부조직 끝느낌(end feel)과 함께 160°의 범위에서 이루어져야 한다(그림 4-5). 수동적 굴곡이 수동적 신전보다 제한된다면, 관절낭 패턴(capsular pattern)이 존재한다고 볼 수 있다. 탄력적 차단(springy block)과 같은 끝느낌은 유리체(loose body)로 인해 나타날 수 있다(굴곡 시에는 드물다). 뼈와 뼈가 접촉(bone-to-bone)되는 끝느낌이 나타날 경우에는 골 관절염을 의심할 수 있다(그림 4-6). 상완근 손상 시에는 수동적 굴곡의 제한과 통증이 나타날 뿐만 아니라, 척골신경병증(ulnar neuropathy)의 증상이 더욱 악화된다. 또한, 상완삼두근 병변 부위에 신장력이 가해지게 되어 통증이 유발될 수 있다. 수동적 신전 시에는 뼈와 뼈가 접촉되는 정상적인 끝느낌을 느낄 수 있다(그림 4-6). 끝범위에서 느껴지는 탄력적인 차단은 유리체에 의해서 나타날 수도 있다. 일반적으로 가장 초기에 제한될 수 있는 움직임은 주관절의 신전이고, 내재적인 관절 문제들로 인해 치유가 가장 지연된다.[21]

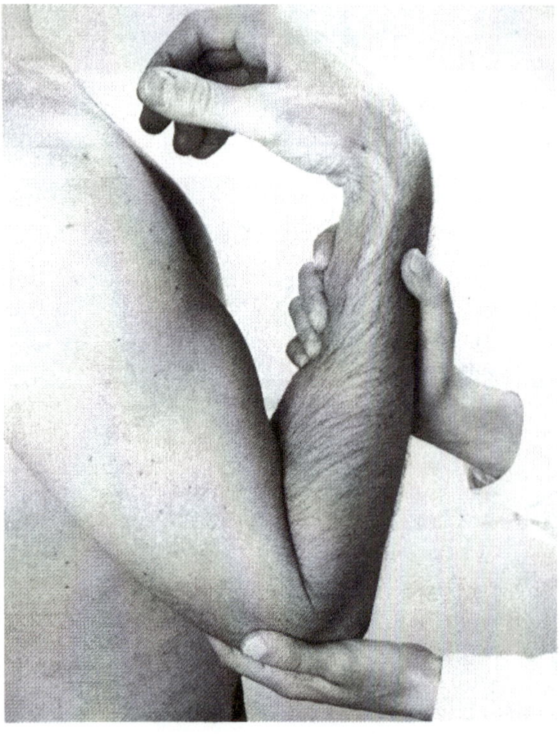

그림 4-5 수동적 주관절 굴곡.

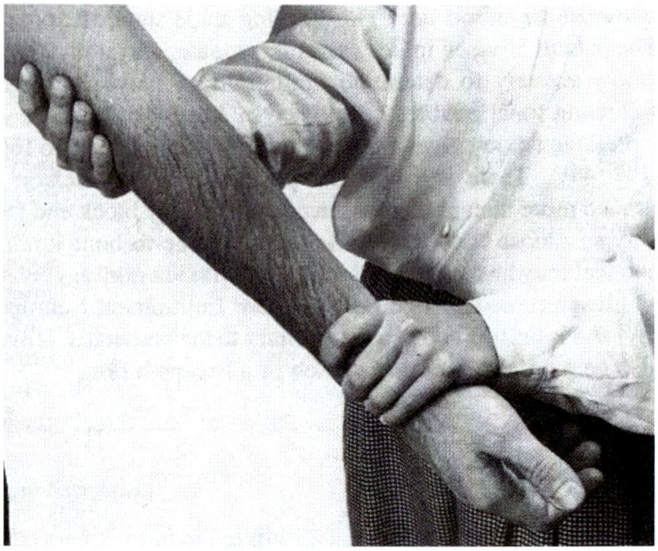

그림 4-6 수동적 주관절 신전.

수동적 회내는 환자의 주관절을 90° 굴곡한 위치에서 검사를 실시한다. 검사자는 양손으로 전완의 근위부를 잡고 끝느낌을 감지할 수 있도록 회내 운동을 유도한다(그림 4-7). 상완이두근의 정지부에 압박이 가해지면, 통증이 나타날 것이다. 진행된 관절염(관절낭 패턴과 관련됨), 근위요척관절의 통증 및 가동범위 제한, 요골-상완골소두의 불일치, 요골두의 골절〔"염발음(twang)"의 끝느낌이 유발됨〕이 존재한다면, 제한된 딱딱한 끝느낌(hard end feel)이 나타나게 된다. 회내근 증후군(pronator syndrome)이 있는 경우에는 이 검사에 의해서 정중신경이 압박될 수도 있다(아래를 참조).

수동적 회외는 환자의 주관절을 90° 굴곡한 위치에서 검사를 실시한다. 검사자는 양손으로 전완의 근위부를 잡고 끝느낌을 느낄 수 있도록 회외 운동을 유도한다(그림 4-8). 요척관절, 요골두의 골절(twang), 진행된 관절염(관절낭 패턴과 관련됨)과 관련된 통증이나 가동범위의 제한이 나타날 수 있다.

외반 스트레스(주관절 외전 스트레스 검사)는 관절낭의 전방부가 이완되고, 주두와로부터 주두가 이탈될 수 있도록 주관절을 30° 굴곡한 위치에서 적용한다. 선 자세에서

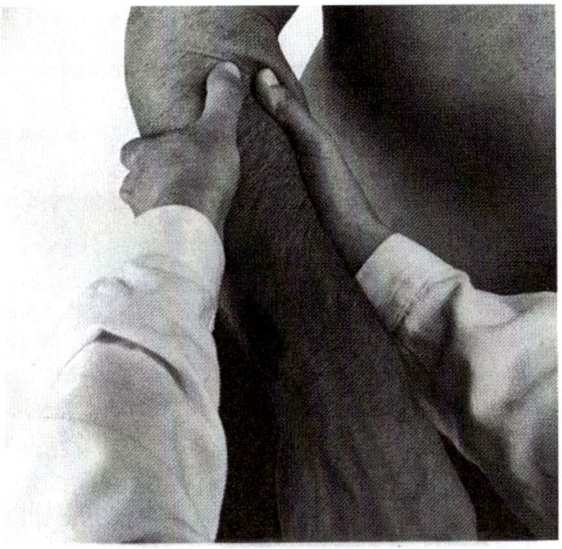

그림 4-7 수동적 주관절 회내.

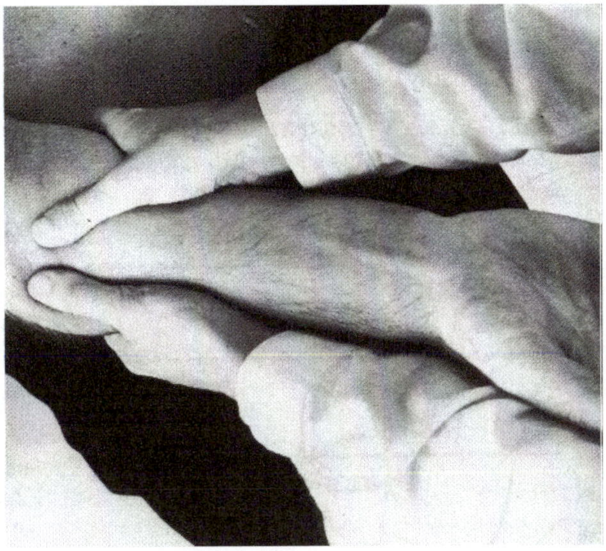

그림 4-8 수동적 주관절 회외.

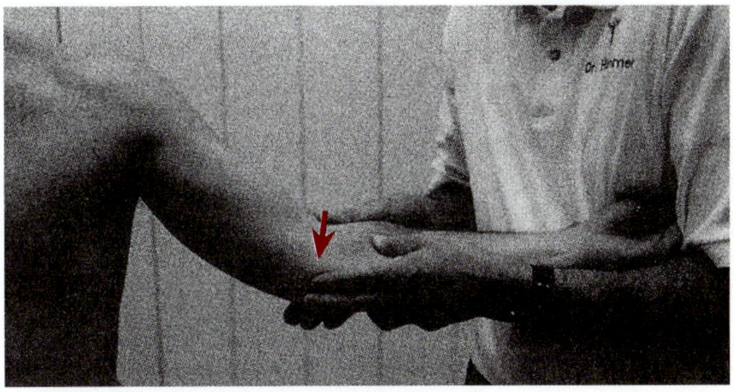

그림 4-9 외반 스트레스.

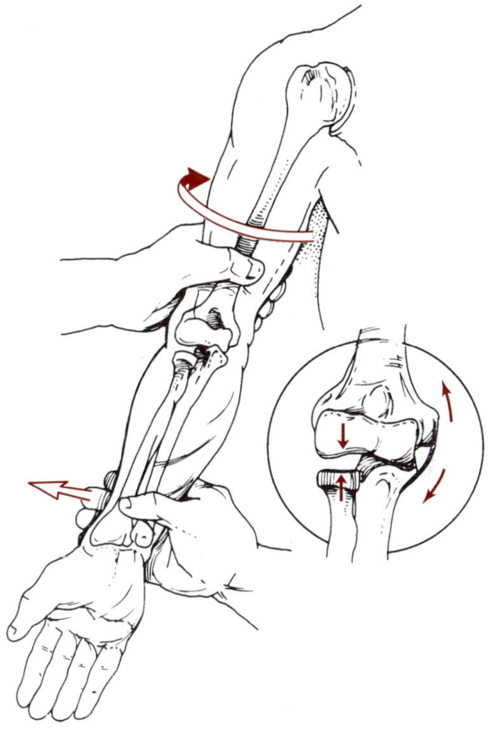

그림 4-10 주관절의 불안정. 외반 불안정은 약간 굴곡된 주관절에 외반 스트레스를 적용하는 동안에 상완골을 완전 외회전시킴으로써 평가할 수 있다. 출처: B.F.Morrey. *The Elbow and Its Disorders*, 2nd ed., p.71 © 1985, W.B. Saunders Company.

주관절을 외전 및 외회전시키고, 전완을 회외시킨 상태에서 환자의 팔이 신체의 관상면에 위치되도록 한다. 환자의 손이 검사자의 액와부에 근접한 상완 부위에 위치하도록 한다. 검사자는 한 손으로 주관절에 외반 스트레스를 적용하면서, 다른 한 손으로는 척측측부인대 아래의 내측 관절선(medial joint line)을 촉진한다. 반대측 주관절과 비교하여 관절면의 이탈 정도를 평가한다(그림 4-9, 4-10). 이 검사에서는 일차적으로 내측측부인대의 전사부 및 관련된 인대들에 부하가 가해지게 된다. 완전 신전 위치에서 검사를 실시하는 동안에 외반 움직임이 유발된다면, 관절의 광범위한 파괴를 고려해야 한다. 주관절의 굴곡과 신전 시에 외반 스트레스가 유지되면, 요수근관절(radiocapitellar)의 압박이 초래된다. 골유리체(osteochondritis disscans), 관절면의 불일치(요골두의 과성장) 및 퇴행과 같은 문제들로

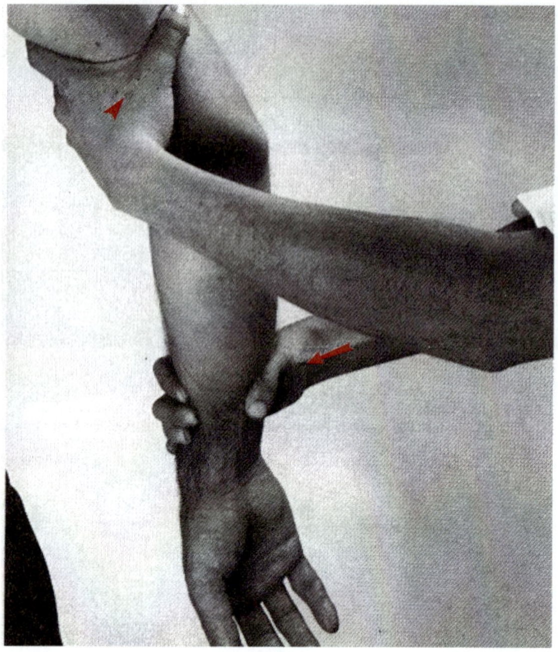

그림 4-11 내반 스트레스.

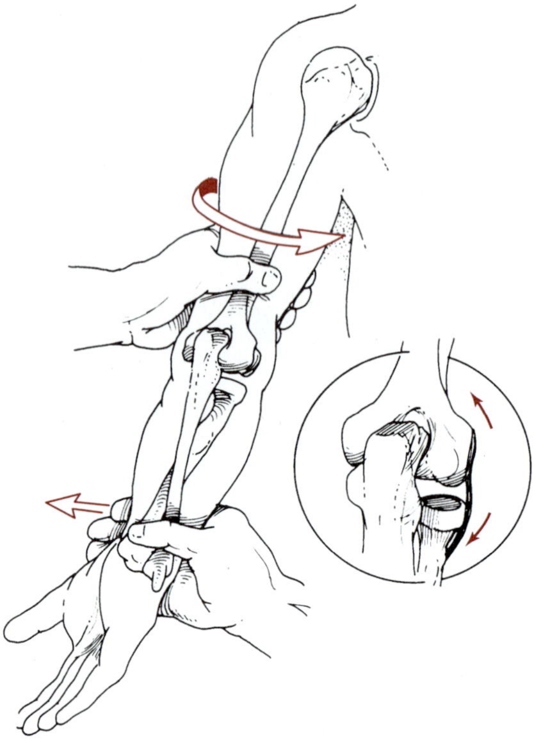

그림 4-12 주관절의 불안정. 주관절의 외반 불안정은 상완골을 완전 내회전시키고, 약간 굴곡된 관절에 내반 스트레스를 적용하여 평가한다.
출처: B.F.Morrey. *The Elbow and Its Disorders*, 2nd ed., p.71 © 1985, W.B. Saunders Company.

인하여 외측 압박이 초래될 수 있다.

내반 스트레스(varus stress)(주관절 내전 스트레스 검사)는 전방 관절낭을 이완시키고, 주두(olecranon)를 주두와(fossa)에서 분리시키기 위해서 주관절을 15°에서 20° 정도 굴곡한 상태에서 적용한다. 상완골은 완전히 내회전시키고, 전완은 회내시킨다. 스트레스는 내반을 유발하는 방향으로 적용한다(그림 4-11, 4-12). 이 방법은 주관절의 내반 검사 시. 견관절에서 발생되는 보상 작용을 제거할 수 있기 때문에 유용한 검사이다.

일반적으로 전후 불안정성이 두드러지게 나타난다. 전방의 느슨함은 류마토이드 관절염으로 인한 관절 연골의 소실로 인해 초래될 수 있다.[21] 주관절을 90° 굴곡한 상태에서 전완의 전후방 또는 후전방 방향으로 전방 불안정성을 검사 할 수 있다. 불안정성의 정도는 다음과 같이 정의되어 진다: 경증-5° 열림(5 mm 이하), 중등도-10° 열림(10 mm 이하), 중증-10° 이상 열림(10 mm이상).[22]

등척성 검사(Isometric Testing)

저항 굴곡(resisted flexion)은 견관절(Speed's test)에 관련해서 또는 주관절을 75°에서 90° 굴곡하고, 손을 회외한 상태에서 검사된다(그림 4-13). 상완이두근 검사시에는, 상완이두근의 근복부 및 근건접합부(musculotendinosus area)나 요골결절(radial tuberosity) 정지부에서 통증이 나타나는 지에 유의하여야 한다(3장에서 언급된 상완이두근 장두의 상위 수준의 병변 검사방법을 참조). 상완이두근 검사 시에는 모든 굴곡근들의 근복부에 스트레스가 가해지기 때문에 감별 진단하는 것이 필수적이다. 전완의 회외 저항 시에 나타나는 통증은 상완이두근이 원인이며, 회내 저항 시의 통증은 상완근으로 인한 통증이다; 상완요골근은 전완을 중립으로 유지한 자세에서 검사한다. 전완을 회외한 상태에서 주관절의 굴곡에 저항을 가하면, 드물지만 섬유성 띠(lacertus fibrosus)(전방, 내측, 원위부 상완이두근 섬유 및 근막에 이어진 구조물)에 긴장을 발생시키고, 정중신경의 압박(아래의 정중신경 포착성 신경병증을 참조)을 초래할 수 있다.

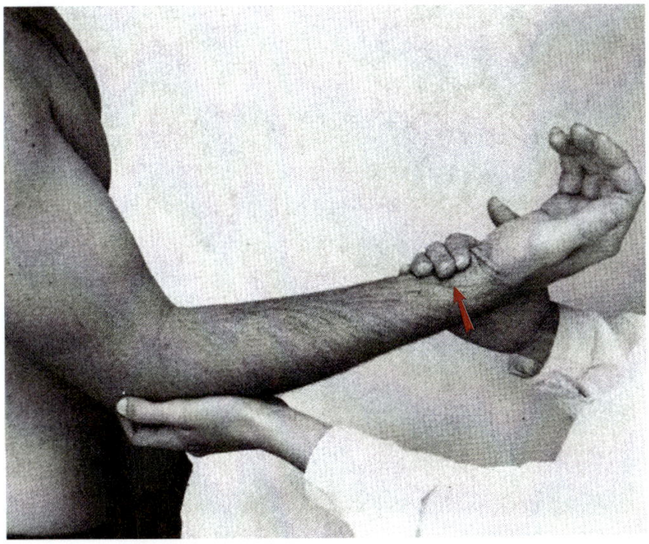

그림 4-13 저항성 주관절 굴곡.

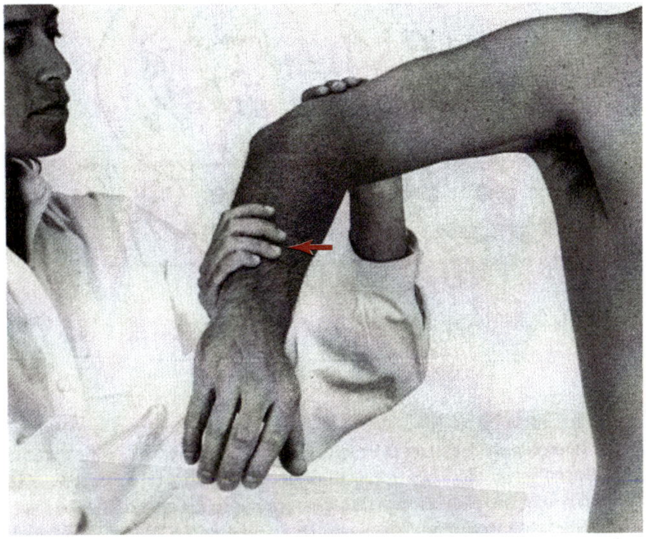

그림 4-14 저항성 주관절 신전.

저항 신전(resisted extension)은 다음과 같이 검사한다(그림 4-14). 환자는 주관절을 45° 굴곡하고, 팔을 90° 외전한 자세로 선다. 검사자는 환자의 전완 부위에 굴곡 방향으로 저항을 가한다. 견관절을 90° 외전한 자세에서 검사를 실시하면, 낮은 각도의 검사 시에 발생되는 견봉하부위의 상하방 압박을 예방할 수 있다. 이 검사는 상완삼두근을 평가하기 위한 검사로서, 염증이 있는 상완근에 통증이나 긴장을 발생시킨다.[23]

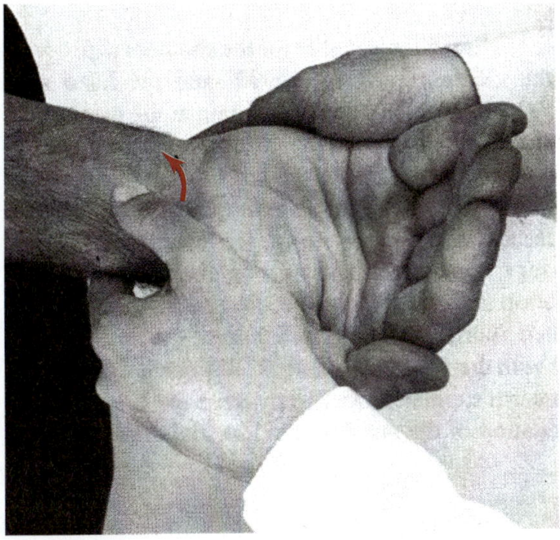

그림 4-15 저항성 회내.

저항 회내(resisted pronation)는 환자의 전완을 중립위치로 유지한 상태에서 체간에 대해서 팔을 90° 주관절 굴곡시킴으로써 검사한다. 검사자는 요골 원위부의 손바닥측과 척골의 손등측을 동시에 압박하여 저항을 가한다(그림 4-15). 이 검사는 원회내근(pronator teres)과 방형회내근(pronator quadratus)을 동시에 검사하는 방법이다. 이와 함께 상완골 내측상과의 총굴근건(common tendon)(내측상과염은 원회내근의 병변보다 더 흔하다)을 압박한다. 60초 동안 가해지는 저항 회내는 굴곡성 회내근군을 수축시킴으로써 정중신경(아래의 정중신경 포착성 신경병증을 참조)을 자극하게 될 것이다.[24] Basmajian과 Delica[6]는 저항 회외 시에 강한 회외 움직임을 위해서는 상완이두근의 공동작용이 필요하다고 하였다. 회외근을 검사할 때, 상완이두근의 길항작용을 막기 위해서는 견관절과 주관절[19]을 최대 신전한 특정한 자세에서 회외 움직임에 대해 저항을 적용해야 한다. 또한 상완의 회전을 제한시키기 위해서 상완을 고정해야 한다(그림 4-16). 이 검사법은 일차적으로 회외근, 그리고 이차적으로 상완이두근을 검사하는 것이다. 또한 상완골 외측상과(외측상과염)의 총신근 건에도 스트레스가 가해지게 된다. 이로 인해 섬유성 띠(lacertus fibrous)들이 긴장되어 정중신경증후군이 나타날 수 있다.

손목관절의 저항 굴곡 검사는 주관절을 완전히 신전하고, 손가락 굴곡근들의 대상작용을 방지하기 위하여 엄지

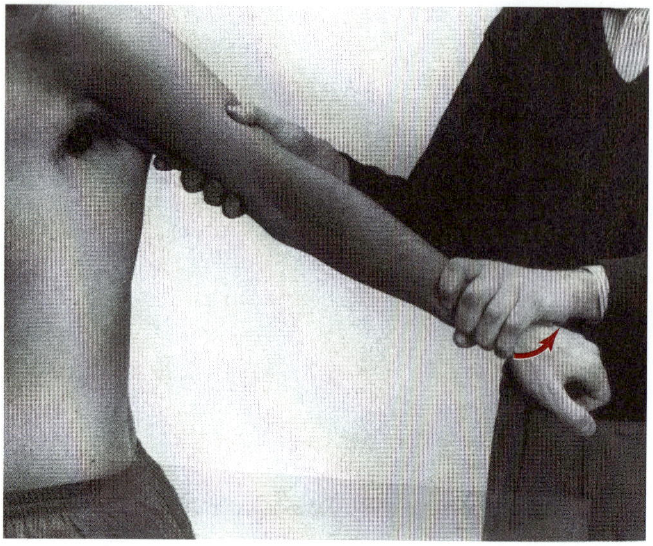

그림 4-16 저항성 회외.

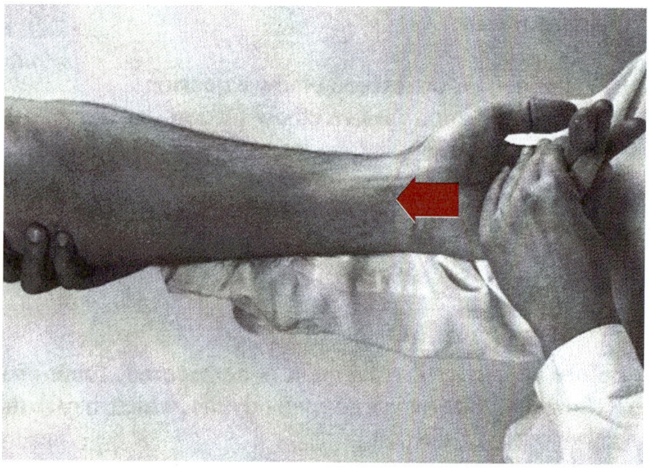

그림 4-17 저항성 손목관절 굴곡(주관절은 신전한 위치).

와 다른 손가락을 굴곡 시켜 이완시킨 상태에서 실시한다. 이때 검사자는 손바닥에 저항을 가한다(그림 4-17). 이 검사는 내측상과염의 치료 시에 고려해야 하는 내측상과의 총굴곡근 건, 주두 내측의 척측수근굴근 기시부 및 척골 후연의 상부 2/3 부위를 평가하기 위한 검사이다. 이 검사에서 양성이고 저항 회내시 통증이 유발된다면, 원회내근보다는 내측상과염이 통증이 원인이 될 수 있다는 것을 염두에 두어야 한다. 수근관절의 저항 신전 검사는 최대의 신전 긴장을 유발하기 위하여 주관절을 완전히 신전하고, 손가락을 굴곡시켜 손가락 신전근들의 보상작용을 방지한 상태

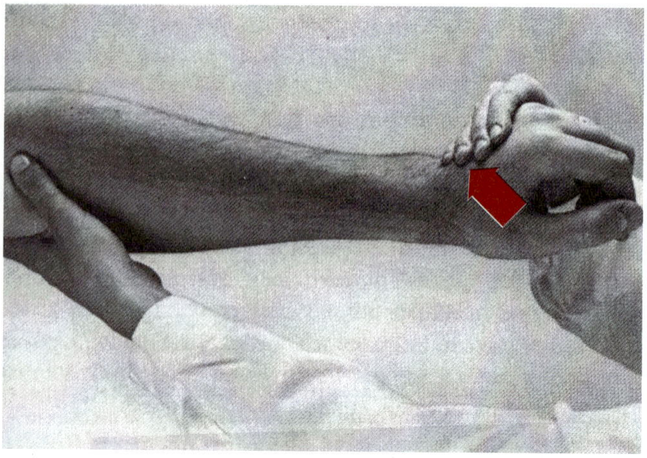

그림 4-18 저항성 손목관절 신전(주관절은 신전한 위치).

에서 실시한다(그림 4-18). 이 검사는 외측상과로부터 기시되는 총신전근 건(brevis & carpi ulnaris)과 상완골의 외측상과 능선(supracondylar ridge)의 원위부 1/3에서 기시하는 장요측수근신근(extensor carpi radialis longus)을 평가하기 위한 방법이다. 또한 척측수근신근(extensor ulnaris)은 척골의 배측 건막(dorsal aponeurosis)에서 기시한다. 외측상과염에서는 외측상과의 전면에서 통증을 가장 많이 호소하지만, 각 근육의 기시부 차이로 인하여 촉진 시에 다른 부위에서 압통을 호소할 수도 있다.

주관절 병변
LESIONS OF THE ELBOW

보존적 치료로 대부분 치유가 되는 주관절의 연부조직 병변(부록 4-A)들은 반복적인 손목관절 굴곡과 신전, 전완의 회전 및 진동 기계에 노출과 같은 과사용으로 인한 스트레스로 인해 유발된다. 이러한 모든 요인들이 좌상이나 근막(myofascial), 통증유발점(trigger point) 및 건염(tendinitis)과 같은 병변을 유발할 수 있다. Cooney[25]는 추가적 연구에서 병변의 잠재적인 원인으로 지속적인 손목관절 굴곡이나 간헐적인 집기나 잡기를 필요로 하는 장기적인 자세를 제시하였다. 그는 운동선수나 노동자들이 경험하는 과사용 스트레스로 인한 손상 시에 나타나는 통증은 일반적으로 일이나 경기를 수행하는 동안 보다는 종료된 이후에 유발된다고 설명하였다. 일반적으로 활동 중에 나타나

는 통증은 병변의 손상이 심각하다는 점을 암시한다. 기법, 훈련 및 장비의 부족이 연부조직 손상의 다른 원인으로 작용할 수 있다. Jobe와 Nuber[18]는 과사용을 "반복적인 동작으로 인해 신체의 생리적 능력을 통한 자연 치유가 불가능한 수준으로 미세손상이 유발된 조건"으로 정의하였다. 과사용으로 인한 외상은 수축성 조직뿐만 아니라, 인대나 뼈, 연골과 같은 비수축성조직의 손상이나 말초신경의 포착성 신경병증을 유발 할 수도 있다.

주관절의 문제점을 평가 할 때, 주관절을 구획별로 나누어서 병변을 고려하는 것이 도움이 된다. 검사자는 전방 부위의 손상 시 전방 관절낭 염좌(anterior capsular sprain), 굴곡-회내근 염좌(flexor-pronator sprain), 건염이나 파열로 인한 이두근의 손상, 상완근의 좌상, 관절내 골유리체를 고려해야 한다. 외측부에서 증상이 나타나는 경우에는 골연골증(osteochodrosis), 박리골 연골염(osteochondritis dissecans), 골 유리체(loose bodies), 신전 신장 손상, 외측상과염, 소두(capitullum)의 요골두 압박 등을 고려 할 수 있다. 후방부위에서 증상을 호소한다면, 상완삼두근건염, 후방관절낭염, 골 유리체, 주두 골절이나 점액낭, 그리고 충돌증후군 등을 고려 할 수 있다. 증상이 내측부에서 나타나는 경우에는 내측상과염, 측부인대의 염좌, 굴곡-회내근의 좌상과 요골 신경의 손상 등을 의심해 볼 수 있다. 이러한 병변들의 대부분은 주관절의 기능적 검사를 통해 특정 질환을 고려하여 결정할 수 있다.

상완이두근 건염(상완이두근 원위부)
[Bicipital Tendinitis (Disital Biceps)]

원 인

상완이두근의 원위부는 자주 손상이 유발되는 부위는 아니다. 물체를 들어올리기나 던지는 동작에서 유발되는 회외를 동반한 반복적인 주관절 과신전(그림 4-19)과 반복적인 스트레스를 유발하는 회내-회외 움직임은 주관절의 전방에 위치하는 섬유띠와 상완이두근 원위부에 만성적인 긴장을 일으킨다.[22] 움직이지 않는 물체에 대항한 굴곡 운동은 연부조직 파열의 원인이 되기도 한다.[26]

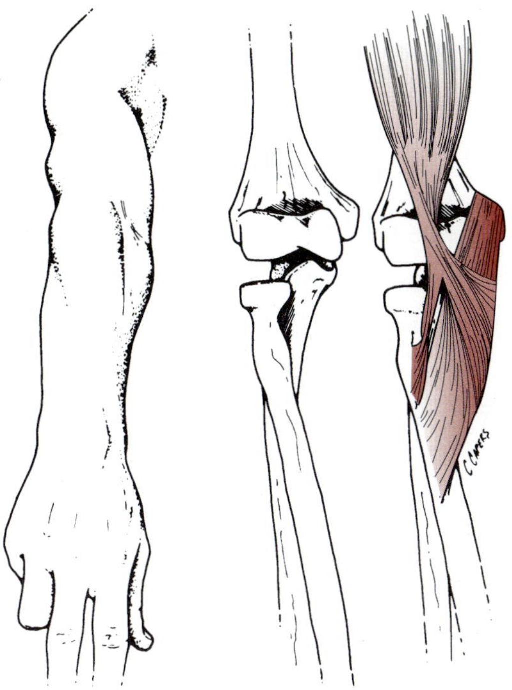

그림 4-19 상완이두근 건염. 주관절을 회내한 위치에서의 반복적인 과신전은 주관절 전방의 상완이두근 원위부와 섬유띠에 스트레스를 유발시킬 수 있다. 출처: *Clinics in Sports Medicine* (1987;6[2]:375), Copyright © 1987, W.B. Saunders Company.

증상과 징후

둔통과 국소부의 압통이 상완이두근 근복부의 원위부와 근건접합부 및 요골결절의 상완이두근 정지부에서 나타난다. 뒤의 2부위에서는 드물게 나타난다. 통증은 근위나 원위부로 방사될 수도 있다.

감별진단: 상완이두근 건염은 상완이두근 원위부 열상(회내근력의 소실)과의 감별 진단이 요구된다.

기능적 검사

- 주관절 굴곡 저항 시 명확한 통증이 있다.
- 주관절 회외 저항 시 잠재적인 통증이 있다. 주관절의 저항 굴곡과 저항 회외 시 나타나는 약화와 통증은 상완이두근건의 원위부 열상과 관련될 수도 있다. 이러한 결손은 손으로 촉진할 수도 있다.
- 수동적인 근위 주관절 회외 시 상완이두근의 기시부에서 통증이 나타날 수 있다.

- 수동적인 주관절 굴곡 시 통증이 나타날 수 있다.
- 주관절을 완전 신전한 상태에서 손목관절을 수동적으로 신전하면 통증이 나타날 수 있다.

치 료

치료방법에는 병변부위의 마찰 마사지(friction massage), 통증유발점(trigger point) 평가, 이완 기법, 주관절 가동술, counterstrain, 재활기법 등이 포함된다.

상완이두근 원위부 열상/파열 (Bicipital Distal Avulsion/Rupture)

원 인

상완이두근 원위부 열상과 파열은 흔히 나타나는 손상이 아니다. 일반적으로 주관절을 90° 굴곡한 상태에서 강한 저항이 주어지면, 손상이 유발된다. 일반적으로 건의 퇴행성 변화가 전조증상으로 나타난다.

증상과 징후

날카롭고 갑작스러운 통증이 주관절의 전방와(antecubital fossa)에서 나타난다. 몇 시간 후에 통증이 감소되기는 하지만, 통증은 몇 주간 지속된다. 부분 열상일 경우에는 통증이 나타나지 않을 수도 있지만, 환자가 주관절을 굴곡할 때, 상완이두근의 근위부에서 후방부위로 당김 현상이 나타난다. 완전 열상인 경우에는 상완이두근 건의 원위부가 촉진되지 않는다. 일반적으로 주관절 전방와 부위에서 부종이나 반상 출혈이 발생한다. 굴곡 근력은 치료를 적용하지 않더라도, 시간이 지나면 자연적으로 회복될 수 있다.[27]

기능적 검사

- 주관절의 저항 굴곡 시 약화와 통증이 나타난다.
- 저항 외전 시 약화가 나타날 수 있다.
- 굴곡, 신전 및 외전의 운동범위 끝에서 통증이 나타난다.
- 회외나 회내 시 열상으로 인한 마찰음이 발생 할 수 있다.[27]

감별 진단: 주관절 전방와 부위의 통증은 상완이두근 건염, 상완이두근 원위부의 부분 열상, 점액낭염(요골결절부의 점액낭), 외측 전상완 근피신경 포착증후군 등과 감별하여 진단해야 한다.[28]

치 료

부분 열상인 경우에는 비수술적이고 보존적인 치료 방법을 적용한다. 일반적으로 완전 열상일 경우에는 수술적 절차가 요구된다. 한 연구에 의하면, 완전 열상 사례의 50%에서 수술 없이도 양호한 호전을 보였다.[29] 자기공명영상(MRI)은 완전 열상과 부분 열상을 감별 진단하기 위하여 사용된다.

상완근 좌상(Brachialis Strain)

병인

원인은 상완이두근 건염(bicipital tendinitis)과 유사하다.

증상 및 징후

상완근은 건 조직이 아닌 주관절을 가로지르는 근육이므로, 손상시 출혈이 발생하기 쉽다. 또한 유의한 반흔 형성이 나타날 가능성이 높고, 드물게는 화골성근염(myositis ossificans)이 나타날 수 있다. O' Donoghue[30]에 따르면, 화골성근염은 근육이 기시하는 뼈 부근에서 병변이 발생하였을 때, 좌상과 혈종의 합병증으로 나타난다. Coony[31]는 화골성근염의 유 · 무에 관계없이, 강직(ankylosis)은 주관절 손상 이후에 가장 많이 발생되는 합병증이라고 하였다. 그는 외상(열상, 타박상이나 파열)후 관절 주위 근육, 관절낭 및 골막에서 연부조직 구축이 나타난다고 하였다. 주관절의 굴곡 시에는 혈관절증(hemoarthosis) 및 근육내의 출혈, 혈종과 섬유성 퇴행, 근육의 석회화(calcification)가 나타날 수 있다. 이로 인하여 주관절 병변에 대한 조기 관절가동술(mobilization)이 제한된다.

감별 진단: 상완이두근 건염의 감별 진단과 유사하다. 타박상을 입은 근육과 혈종이 신속하게 치유되지 않았다면, 화골성근염의 위험성이 있기 때문에 2~3주 이내에 방사선 촬영을 통해서 골성조직을 제거해야 할 것이다.

기능적 검사

- 저항 굴곡 시(전완의 회내 위치에서는 상완이두근의 관련성을 감소시킬 수 있음) 확실한 통증이 있다.
- 저항 회내 시 통증이 없거나 경미하다.
- 주관절 신전 저항 시 통증이 나타날 수 있다.
- 수동 굴곡 시 통증이 나타날 수 있다.
- 주관절을 완전 신전한 상태에서 손목관절을 수동 신전하면, 통증이 나타날 수 있다.

치 료

상완근 손상 시에는 화골성근염이 존재하지 않음을 확진될 때까지 도수조작이나 마사지를 적용할 수 없다. 골성 덩어리가 완전히 성숙되었는지의 여부와 능동적으로 성장이 멈출지를 결정하기 위해서 뼈스캔(bone scan)을 실시해야 한다. Cyriax[32]는 경추칼라(callar)및 커프 붕대를 사용하여 통증이 없는 굴곡 범위에서 고정한 후, 시간이 경과함에 따라서 서서히 범위를 증가시켜 완전 신전에 도달할 수 있도록 할 것을 권하고 있다. 발열 및 통증을 유발하지 않는 움직임만을 적용해야 한다. Cyriax[33]는 완전 신전에 도달할 때까지 근육에 마사지를 적용해서는 안 된다고 설명하고 있다. 일반적인 좌상에서는 휴식, 통증을 유발하지 않는 활동, counterstrain, 마찰 마사지, 통증 유발점 치료, 신장기법과 재활기법 등을 통해서 문제점을 해결한다.

상완삼두근 건염/건퇴행(후방 테니스 엘보) [Triceps Tendinitis/Tendinosis(Posterior Tennis Elbow)]

병 인

상완삼두근 건염/건퇴행은 과도하거나(과사용) 강력한 주관절 신전에 의해 발생된다. 과도한 주관절 신전과 전완의 회외(예, 테니스의 백핸드 스트로크)시에 요구되는 움직임은 상완이두근의 정지부나 그 부근에 염증을 유발할 수 있다(그림 4-20). 또한 서브나 오버헤드 샷(overhead shot)은 상완삼두근 손상을 야기할 수 있다. 때때로 주두극(olecranon tip) 부근에서 돌기(spur)가 발견되기도 한다. 그러나 이 병변은 매우 드물게 나타난다.

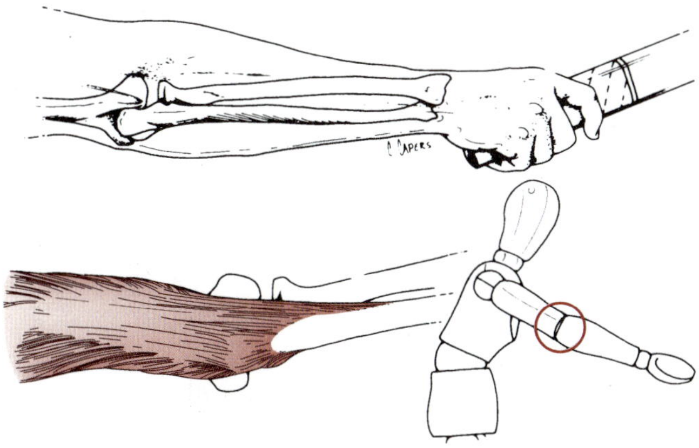

그림 4-20 상완삼두근 건염. 전완의 회외 상태에서의 과도한 주관절의 신전은 상완삼두근의 정지부인 주두 부위에서 상완삼두근 건염이 유발될 수 있다. 출처: *Clinics in Sports Medicine* (1987;6[2]:375), Copyright © 1987, W.B. Saunders Company.

증상 및 징후

일반적으로 주두 부근의 정지부 즉, 주관절 후방에서 통증이 나타난다.

기능적 검사

- 주관절 저항 신전 시 명확한 통증이 나타난다.
- 주관절 수동 굴곡 시 통증이 나타날 수 있다.

치 료

이 병변은 마찰 마사지, 통증유발점 치료, 관절가동술, 이완기법 및 재활 치료와 같은 도수적 기법에 잘 반응 한다.

상완삼두근 파열/견열(Triceps Rupture/Avulsion)

병 인

상완삼두근 파열 및 견열은 드물게 나타나는 손상이다. 이 병변은 자발적으로 발생되기도 하지만, 상완삼두근을 수축하여 팔을 신전한 채로 넘어지면서[27] 감속력을 작용한 경우와 같은 외상 이후에 많이 유발된다. 신장 골형성 장애(renal osteodystrophy)와 속발성 부갑상선 항진(secondary hyperparathyroidism), 마르팡증후군(Marfan syndrome) 및 스테로이드 치료로 인해 자발적으로 발생될 수 있다.[27]

증상 및 징후

종창, 통증, 반상 출혈(몇주 경과 후) 및 촉진 가능한 결함이 나타날 수 있다. 능동적인 신전이 완전히 소실되었다면 완전 파열을 고려해야 한다. 부분 파열은 진단이 어려울 수도 있다.[27] 방사선 촬영을 통해 주두 견열(avulsed olecranon)이 나타날 수도 있다. 외측부 손상 환자의 약 80%에서는 견열골(avulsed bone)이 나타날 것이다.[27]

기능적 검사

- 주관절 신전 시 저항을 적용하면 약화(부분 파열시)가 나타난다.
- 주관절 신전 시 저항을 가하면 움직임이 전혀(완전 약화) 나타나지 않는다.
- Viegas[34]는 상완삼두근의 부분 파열과 완전 파열을 감별 진단하기 위하여 다음의 검사방법을 이용하였다. 환자는 주관절을 90° 굴곡한 상태에서 검사자나 의자의 등 받침부위를 지지한다. 이 때 검사자는 상완삼두근의 근복부를 강하게 잡는다. 상완삼두근이 정상이거나 부분적으로 파열된 경우에는 주관절이 신전될 것이다(반대측과 비교). 완전 파열의 경우에는 주관절신전이 유발되지 않을 것이다.

후방 주관절 충돌 증후군 (Posterior Elbow Impingement Syndrome)

병 인

후방 주관절 충돌 증후군(posterior elbow impingement syndrome)은 외반 신전 과부하 증후군(valgus extension overload syndrome)이라 불리기도 하며, 과도한 신전으로 인한 과부하가 원인이며, 이로 인해 주두와(olecranon fossa) 내부에서 주두가 충돌한다. 주관절을 강하게 반복적으로 신전하는 여러 형태의 운동 동작들에서 발생 할 수 있다.

증상과 징후

주관절이 완전 신전범위에 도달하면, 주두의 후방부나 후방내측부위에서 통증이 나타난다. 또한 종창, 염발음(crepitus), 잠김(locking)과 신전범위의 상실이 나타날 수도 있다.

감별진단: 상완삼두근 건염(tendinitis), 주두 골두염(apophysitis) 및 주두의 스트레스 골절과 감별진단을 해야 한다.

기능적 검사

- 주관절을 수동 신전하면 탄력적 차단(springy block)이 나타나고, 이로 인해 주관절 완전 신전이 제한될 것이다(유리체〈Loose Bodies〉를 참고).
- 주관절을 30° 굴곡 위치에서 외반력을 가하면서 신전시키면, 신전의 마지막 5°에서 10° 범위에서 통증이 나타날 수도 있다.

치 료

Wilson 등은[35] 외과적인 수술을 통해 긍정적인 결과를 단기간에 얻을 수 있으나, 종종 증상이 재현된다고 설명하고 있다. 외과적인 수술은 골성 유리체를 제거하기 위해서 꼭 필요하다. 유리체에 대한 치료는 다음과 같다. 염증기에는 냉의 적용과 휴식이 필요하다. Pecina와 Bojanic[36]는 스포츠, 주관절 굴곡근의 근력강화 및 상완삼두근의 신장 운동 동안에 주관절을 최대 신전 운동으로부터 보호하기 위해 주관절의 전면부에 테이핑을 적용할 것을 추천한다. 주관절의 완전 신전을 방지하기 위해, 습성 유리섬유 석고붕대(fiberglass cast)를 주관절 후부에 적용할 수 있다.

회외근 좌상(Supinator Strain)

회외근 병변을 고려하기에 앞서서 외측 상과염(lateral epicondylitis)을 진단하기 위해서는 기능적 검사를 실시해야 하고, 이 경우에 통증은 1차적인 진단 기준이 된다(주관절 및 손목관절의 요골신경 압박 단락의 요골터널 증후군 및 후방 골간 신경 증후군 부분을 참고).

기능적 검사

- 주관절 회외 시 저항을 가하면, 명확한 통증이 나타난다.
- 수동 회내 시에 통증이 나타날 수 있다.
- 저항성 상완이두근 검사 시에 통증이 나타날 수 있다.

치 료

이 병변은 마찰 마사지, 통증유발점 치료, 근막이완술, 관절가동술 및 재활기법과 같은 도수적 치료에 잘 반응 한다.

원회내근 좌상(Pronator Teres Strain)

회내근 병변을 고려하기에 앞서서, 내측 상과염(medial epicondylitis)의 진단을 위해서는 기능적 검사를 실시해야 하며, 통증이 1차적인 진단 기준이 된다(정중신경압박 단락의 원회내근 증후군 부분을 참고). Cabrera와 McCue[37]는 굴곡성 회내근들은 던지기 동작을 위해 팔을 뒤로 젖히는 시기와 초기 가속기 동안에는 반복적인 외반 스트레스가 발생한다고 설명하고 있다. 던지기 동작 시에 잡고 있던 공을 놓으며 팔의 움직임을 감속하는 동안에 굴곡성 회내근들은 손목관절의 굴곡 및 회내를 유발하기 위해서 수축하게 된다. 반복적인 스트레스와 근피로는 열상, 근성구축(myostatic contracture) 및 주관절 신전의 소실을 초래할 수 있다. Legwold[38]는 테니스 서브 시 충돌이 발생하기 전까지 라켓을 300에서 350 mph로 움직이고, 이때 전완의 회내근들에는 150 mph의 스트레스가 가해진다고 설명하고 있다.

기능적 검사

- 저항 회내 시 명확한 통증이 있다.
- 수동 회외 시 통증이 나타날 수도 있다.

외측 상과염(테니스 엘보)
[Lateral Epicondylitis/osis (Tennis Elbow)]

병 인

건염(tendinitis) 및 건 퇴행(tendinosis) 병변은 대부분 단요측수근신근(extensor carpi radialis brevis)에서 발생되며, 일반적으로 손목관절 신전근[39]에 스트레스를 발생시키는 활동(예, 테니스의 backhand strock)과 관련성이 있다. 초기에 외과적 수술 중재를 받은 환자의 35%는 총지신근건(extensor digitorum communis tendon)의 전방 가장자리에서 병변이 나타난 경우이다.[40] 총지신근(extensor digitorum communis), 장요측수근신근(extensor carpi radialis longus)과 드물지만 척측수근신근(extensor carpi ulnaris)에서도 병변이 발생할 수 있다. Cyriax[33]는 단요측수근신근(ECRB)이 상완골 외측상과의 건골 접합부, 건의 중심부(요골두 위)나 근복부(요골두에서 원위 1~2인치)에서 침범된다고 설명하고 있다. 그는 가장 침범이 적게 나타나는 부위는 장요측수근신근이 기시하는 상완골의 외측상과 능선(supracondylar ridge) 부위라고 설명하고 있다. Karg (personal communication, 1990)는 테니스 운동선수들이 과도한 손목 신전과 요골 편위를 필요로 하는 동작을 배울 때 장근(longus muscle)에 침범 된다고 보고하고 있다. Nirschl[41]은 특히, 35세에서 55세의 환자에게서 손상을 야기하는 주된 요인으로 내재 건(intrinsic tendon)의 과사용(반복적인 미세손상), 부적절한 상태(상지 및 하지), 그리고 구조적인 요인(중간엽증후군(mesenchymal syndrome), 통풍, 에스트로겐 결핍이나 유전적인 역학적 문제)을 제시하였다. 미세손상은 섬유성 혈관섬유모세포성(angiofibroblastic) 변성과 파열을 초래한다. Nirschl[41]은 단 신근(extensor brevis)의 기시부를 혈관모세포성 조직(angioblastic tissue)을 발견하였다. Nirschl이 건염(tendinosis)(2장을 참조)에서 설명한 바와 같이 점액성(mucoid) 변성 시에는 섬유조직 및 육아조직의 형성이 증가된다. 이 질환에서는 근막 제한(fascial restriction), 칼슘화 및 점액낭염이 동반될 수도 있다. 음악가, 육체노동자, 골프선수 및 투수들이 이러한 상태를 자주 호소한다.

증상 및 징후

일반적으로 가장 잘 침범하는 부위는 외측상과의 전방부나 약간 원위부이다. 촉진 시 단요측수근신근(ECRB)의 기시부와 장요측수근신근과 총지신근과 같은 관련근육 및 근막 부위를 따라서 압통이 호발한다. 급성이나 잠행성으로 발병하는 특징을 보인다. 압통은 휴식 시에 소실되고, 움직임, 특히 손목관절을 신전하는 경우에 악화된다.

감별진단: 요골신경포착증후군(주관절과 손목관절의 요골신경압박 단락의 요골터널증후군 부분을 참고), 요수근관절(radiocapitellar joint)의 퇴행성 변화, 후외측 회전 불안정(아래를 참고하라), 경추의 척수신경 문제와 감별 진단해야 한다.[42]

기능적 검사

- 주관절을 신전한 위치에서 손목관절 신전 움직임에 저항을 가하면, 명확한 통증이 나타난다. 전완을 회내시킨 위치에서 이 검사를 수행하면서 압박을 가하면, 통증이 증가될 수 있다.
- 주관절을 신전하고 전완을 회내시킨 상태에서 손목관절을 완전 굴곡된 손목관절을 신장시킬 때, 손목관절 굴곡이 제한되고 통증이 나타날 수 있다. 섬유화 및 조직 신장성 소실로 인한 만성적인 외측 주관절 건염에서는 수동적인 손목관절 굴곡이 소실될 수 있다.
- 손가락 신전 움직임에 저항을 가하거나 전완을 신전한 채 3번째 손가락 신전에 저항을 가하면, 통증이 유발될 수 있다(지신근은 상완골 외측상과의 총건에서 기시한다).

치 료

치료 방법에는 마찰 마사지, 근막 이완술, 통증유발점 치료, 반자극법 및 관절가동술 등이 포함된다. 도수적 치료법을 적용할 때, 주요 통증부위 즉, 외측상과의 전방 부위만을 치료하는 것이 아니라, 전완의 신전근 근막을 전반적으로 이완시키는 것이 중요하다. 치료를 적용하는 동안에 통증이 증가되지 않는다면, 환자들에게 일이나 활동을 허용할 수도 있다. 운동 방법으로는 능동 및 수동관절가동운동을 시작으로 하여, 점차적으로 지구력을 증가시키는 기법을 추천할 수 있다. 이후에 등척성 손목관절 신전 운동(1일 2회에 걸쳐 10회 반복을 5세트)을 실시한다. 운동 후 환자들의 환부에 냉을 적용해야 한다. 통증이 감소되면, 고무탄력튜브를 이용한 운동(rubber tubing)과 자유 근력운동(free weighting)을 적용한다. 초기에 고무튜브를 이용한 운동을 실시하면, 손목관절 굴곡 및 신전 시 최소 저항(통증이 아닌 불편감)과 빠른 수축신장으로 인해 스트레스가 유발될 수도 있다. 10회씩 3세트를 완벽하게 수행할 수 있는 조건에서는 다소 빠른 고저항성 고무 탄력 튜브 운동을 첨가할 수 있다. 운동을 실시한 날이나, 운동 이후에 환자들은 팔을 신전한 채 굴곡된 손목관절을 신장시켜야 한다. 전완의 근위부에 착용하는 반대압 보조기나 손목관절 신전 보조기는 활동을 하는 동안 주관절을 보조할 수 있다.

검사자는 주관절을 완전 신전하면서 Mills의 도수조작을 적용할 수 있다. 요측수근신근은 두 관절을 지나는 근육이므로, 검사자는 환자의 주관절을 45° 굴곡한 자세에서 손목관절의 완전 굴곡을 유지하는 것이 중요하다. 손목관절의 굴곡을 유지하면서, 주관절을 신전운동 방향으로 움직이도록 한다(그림 4-21). 이 도수조작의 목적은 반흔(scar)을 분리시킴으로써 지속적인 신장 상태를 유도하기 위함이다. 기법의 평가하고 진행시키는 과정은 필수적인 요소이다.

보존적인 치료를 실시하고 1년이 경과 후, 외과적인 수술을 고려해 볼 수 있다.[42] 혈관모세포성(angioblastic) 조직의 양이 과도하게 많다면, 연부 조직 기법을 실시하지 않고, 50% 이상의 범위에서 건염을 동반한 만성 과사용의 Nirschl Ⅲ 단계를 적용한다.[43]

내측 상과염[Medial Epicondylitis(Golfer' s Elbow)]

병인

일반적으로 내측 상과염은 테니스 서브나 야구의 공던지기(가속기 말기[44]), 테니스의 오버헤드 스트로크(overhead strokes) 및 망치질과 같이 손목관절 굴곡과 회내 시에 스트레스를 야기하는 동작들과 관련되어 유발되는 건염(tendinosis)이다. 테니스 서브 시에는 손목관절의 굴곡과 척골 편위가 유발됨과 동시에 척측수근굴근(내측상과와 주두돌기의 내측에서 기시)에 스트레스가 가해진다. 내측부에서 영향을 미치는 다른 근육들로는 원회내근, 요측수근굴근, 장장근과 천지굴근 등이 있다.[38] 내측 상과부의 원회내근과 척측수근굴근 사이의 상호작용이 가장 일반적인 병인이다.[45]

증상 및 징후

일반적으로 국소 압통은 내측상과의 전방 끝부분과 원회내근 및 요측수근굴근의 1인치 원위부에 걸쳐서 나타난다.[43] 전문적인 테니스 선수들은 손목 굴곡을 이용한 공격적인 서브 동작으로 인해 외측상과염보다는 내측상과염이 더욱 호발한다.

감별 진단: 내측상과염의 진단 과정에서는 내측 측부인대 손상, 척골 신경 손상 및 내측 주관절의 퇴행성 변화를

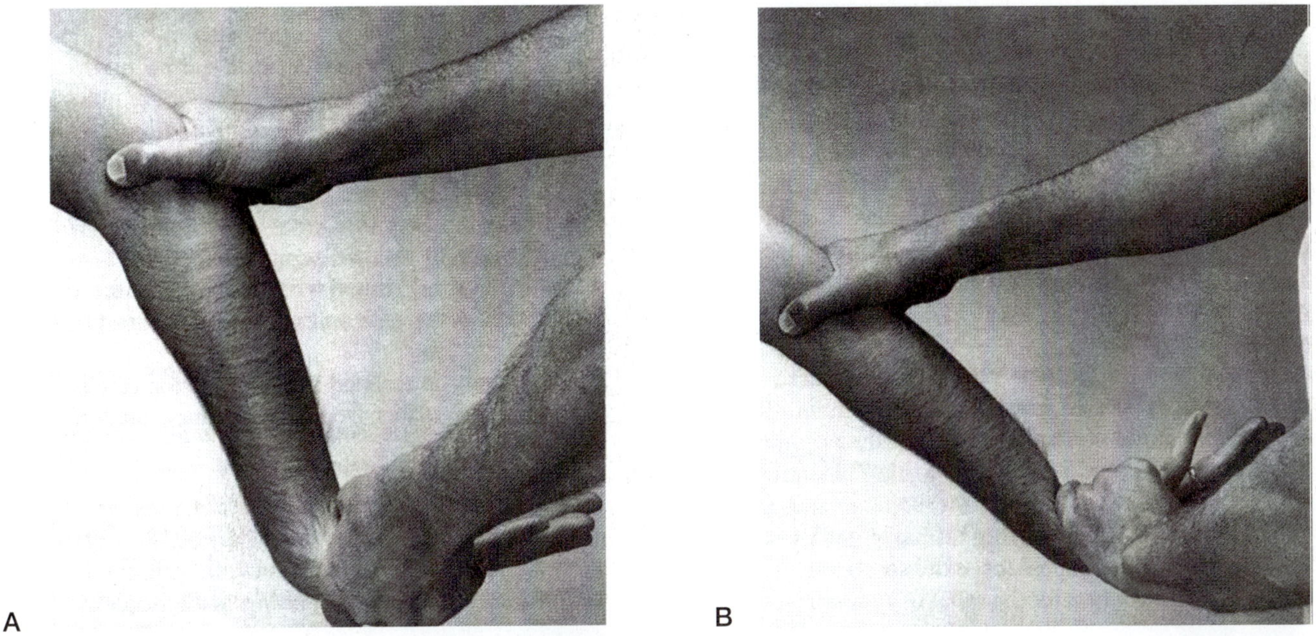

그림 4-21 단요측수근신근에 대한 Mill의 도수 조작. **A.** 상완과 전완을 내회전시키고, 손목관절을 최대한 장측 굴곡시킨다. 주관절을 45° 굴곡시키고 주두를 잡는다. **B.** 손목관절의 장측 굴곡을 유지한 상태에서 주관절을 신전시킨다.

배제시켜야 한다. 내측 측부인대 손상 시에는 외반 스트레스 검사시에 통증이 나타나지만, 내측 상과염에서는 통증이 유발되지 않는다. 척골 신경 손상 시에서는 틴넬 징후(Tinel' sign)의 양성 반응 및 척골신경 촉진 시 4번째와 5번째 손가락에서 무감각과 저림을 동반한 압통이 나타난다. Nirschl[46]은 내측 상과염 환자의 60%에서 척골 신경 증후군을 나타낸다고 설명하였다. 방사선 소견 상에서 골극 및 퇴행성 질환에서 보이는 퇴행성 변화가 나타날 것이다. 감별해야 할 다른 조건으로는 주관절 부위의 척골 및 요골 신경 포착병증이 있다(주관절 포착성 신경병증 부분을 참고).

기능적 검사

- 주관절을 신전한 상태에서 손목관절 굴곡에 저항을 가하면, 명확한 통증이 나타난다. 전완을 회외한 상태에서 신전 움직임에 대하여 압박을 가할 수 있다.
- 전완을 회외한 상태에서 손목관절 배측굴곡 및 주관절 완전 신전 시에는 스트레칭으로 인한 통증이 나타날 수 있다.
- 손목관절 내전 시에 저항을 가하면 통증이 나타날 수 있다.
- 회내 시 저항을 가하면, 통증이 나타날 수 있다.
- 근위 지절간관절의 굴곡에 저항을 가하면, 통증이 나타날 수 있다(천지굴근은 내측상과의 총굴건에서 기시한다).

치료

치료는 운동 및 신장의 방향이 손목관절의 굴곡 위치로 향하는 것을 제외하면, 외측상과염과 비슷하다. 신장 기법은 환자의 팔을 신전하고 손목관절을 회외시킨 상태에서 배측굴곡된 손에 대하여 압박을 가하여 적용한다. 운동 형태나 활동에 대한 평가는 필수적이다. Mill의 도수치료와 반대로 적용하는 것이 효과적일 수 있다. 검사자는 환자의 주관절을 45° 굴곡한 상태에서 손목관절을 배측 굴곡하여 유지하도록 한다. 환자가 손목관절을 최대한으로 배측 굴곡하여 회외를 유지하는 동안, 검사자는 주관절 신전 방향으로 민다(그림 4-22). 이때 원심성 과부하가 손목관절의 굴곡근과 신전근 모두에 영향을 줄 수 있다는 것을 유념해야 한다. 예를 들어, 강한 손목관절 신전(구심성)은 손목관절 굴곡근(원심성)을 자극하고 악화시킬 수 있다.

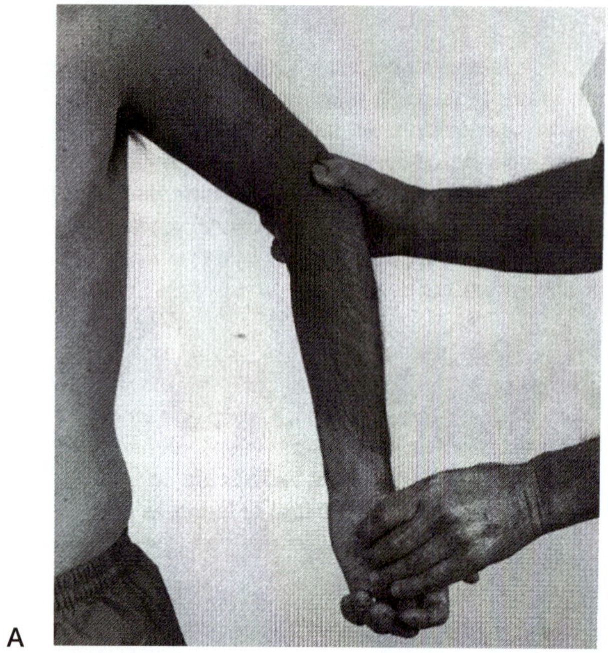

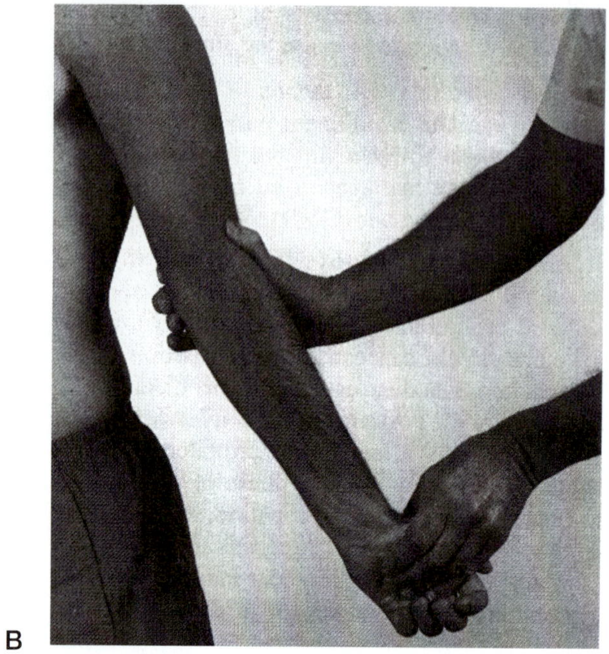

그림 4-22 내측상과에 대한 회외 도수 조작. **A.** 환자의 손목관절을 최대 배측굴곡 및 회외 위치로 유지하고, 주관절은 40°로 굴곡시킨 자세에서 검사자가 주두 부위를 잡는다. **B.** 손목관절을 배측굴곡 및 회외 위치로 유지한 상태에서 검사자는 주관절을 신전 위치로 민다.

내측 척골 측부 인대의 손상 (Medial Ulnar Collateral Ligament Injury)

병 인

내측 척골 측부 인대(MUCL)의 손상은 주관절의 외반력에 대항하여 일차 안정요소로 작용하는 전방 사선 섬유에 주어지는 반복적인 외반 과부하로 인해 발생된다. 주로 던지기 동작을 수행할 때 많은 스트레스가 발생되며, 특히 팔을 가속시킬 때와 주관절을 뒤로 젖힌 상태의 후반기에 지나친 외반력으로 인한 스트레스가 발생된다. 육상선수를 제외하고는, 내측 척골 측부 인대에 가해지는 외상으로 인해 주관절의 불안정성이 나타나는 경우는 거의 없다.[47]

증상과 징후

내측 척골 측부 인대(MUCL)에서 나타나는 압통의 정도는 염증의 정도와 관련이 있다.[48] 내측 척골 측부 인대의 문제점들은 부분 열상에서 완전 파열의 모든 범위에서 나타날 수 있다. 느슨함(laxity)의 증가와 신경의 견인[48]으로 인한 척골 신경 증후군(ulnar nerve syndrome) 또는 주관(cubital tunnel) 내의 조직 염증이나 비후 및 전완과 상완 근육의 근비대와 같은 조건이 복합적으로 발생될 수 있다.[47] 또한 관절 부하(articular load)의 증가와 내측상과염으로 인한 퇴행성 변화들이 나타난다.[42] 방사선 소견상 만성 손상과 관련된 인대 내 칼슘화(calcification)현상이 나타날 수도 있다. 어린이들은 골화되지 않은 골단판(epiphyses)으로 인해 내측상과의 파열(avulsion) 현상이 발생하기도 한다. 내측 상과염과 비교하여 볼 때, 내측 척골 측부인대의 파열은 외반 스트레스로 인해 더 많은 통증을 초래한다. 일반적으로 압통은 척측 측부인대의 원위 부착부(오훼돌기의 내측면) 부근의 내측상과 하방부에서 나타날 것이다.

감별진단: 내측 상과염과 척골신경 손상을 감별하여 진단해야 한다. 내측 척골 측부인대의 불충분성(insufficiency)으로 인해 환자의 40%이상에서 척골 신경의 문제점들이 발생된다.[48]

기능적 검사

내측 인대들에 외반 스트레스를 가하면, 통증과 불안정성 반대쪽 팔과 비교하여 볼 때 유의하게 나타난다.

치 료

내측 척골 측부인대의 부분 열상과 완전 열상을 구분하여야 한다. CT 관절조영술과 MRI는 완전 열상에서는 100% 반응성을 나타내지만, 부분 열상의 진단에는 CT 관절조영술이 더 효과적이다. 조영-증강 MRI(contrast-enhanced MRI)를 사용하면, 부분 열상을 더 정확히 진단할 수 있다.[49]

급성 염증기 이후에 신장 운동과 근력 강화 운동을 실시한다. 일반적으로 초기 2주 동안에는 가벼운 마찰 마사지를 실시하고, 이후에 신장운동과 근력 강화 운동을 실시한다. 요측수근굴근과 원회내근의 강화 운동은 불안정 증후군을 감소시키는데 있어 매우 중요하다.[50] 이를 위해서는 원심성 근력 강화 운동이 권장된다. 내측 척골 측부인대의 결함을 가진 투수들은 던지기 동작을 수행할 때 팔을 뒤로 젖히는 동작의 후기나 가속기에 요측수근굴근과 원회내근의 작용이 감소되는 것으로 보고되었다.[51] 이 경우에는 플라이오메트릭(plyometric) 운동과 간헐적인 던지기 운동을 적용한다.[52] 보존적인 치료에 반응하지 않는 급성 파열인 경우를 제외하고는 일반적으로 비수술적 요법이 적용된다.

외측면 손상(Lateral-Sided Injuries)

병 인

외반 스트레스가 독립적인 내반 스트레스보다는 너 일반적인 병인이다. 외측 측부 인대에서 나타나는 대부분의 문제점들은 주관절 탈구나 아탈구 및 요골두 주위의 염좌(sprain)로 인해 발생된다.[53] 주관절의 외측 관절(lateral joint)은 요골과 소두의 관절면 약화와 소두의 연골 골절, 연골 유리체 및 완요 관절의 유리로 인해 발생되는 외반 스트레스가 원인이다.[52] 내측 척골 측부인대가 약할수록 소두와 관절을 이루고 있는 요골두에 더욱 많은 스트레스가 가해진다. 젊은 운동 선수들은 상완골의 소두에서 연골 유리체가 발달되는 반면, 노인 환자들은 주관절의 퇴행성 변화가 주로 나타난다.

증상 및 징후

주관절의 외측부에 통증이 나타난다. 소두에 골연골(osteochodral) 골절이 발생되었다면, 환자는 주관절에서 잠김(locking)이나 염발음 및 관절가동범위, 특히 회외와 회내의 감소를 호소할 것이다.

치 료

후반부에서 제시되는 유리체(Looses Bodies)의 치료방법을 참고하라.

후외측 회전 불안정성 (Posterolateral Rotatory Instability)

병 인

후외측 회전 불안정성은 외측 척골 측부 인대(lateral ulnar collateral ligament)의 손상으로 인해 야기된다. 어린이들은 주관절의 탈구로 인해 이차적으로 나타나지만, 성인의 경우, 탈구를 동반하지 않은 내반 스트레스로 인해 흔히 발생된다.[52] 또한 외측 상과염이나 요골두 절제로 인한 외측면 해리로 인해 발생될 수도 있다.

증상과 징후

통증을 동반한 잠김 현상(locking), 뚝하고 소리가 나는 현상, 불안정성 등의 재발은 종종 탈구를 치료할 때 실수로 인해 발생된다. 불안정성은 주관절을 신전하고 전완을 회외한 상태에서만 나타난다. 이러한 현상은 일상생활동작에 영향을 줄 수 있다. 초기에는 주관절의 외측부에서 압통이 나타난다. 탈구의 병력이 없는 환자들은 대개 염좌로 인해 치료를 받았던 주관절 손상으로 보고되고 있다.

감별 진단: 외측 인대의 불안정성, 탈구, 유리체(loose bodies)와 감별 진단해야 한다.

기능적 검사

만성 단계에서는 주관절의 축이동(pivotal shift) 검사 시 양성으로 나타날 것이다.[54] 이 검사는 환자들의 방어 반응으로 인해 실시하기가 어려우므로, 환자를 마취한 상태에서 실시한다.[42] MRI 소견에서는 외측 척측 측부인대의 열상을 확인할 수 있다.

치 료

보존적인 치료방법으로서 전완을 회내한 상태를 유지시

키는 주관절 보조기를 적용할 수 있다.[55] 외과적 수술은 외측 척측 측부인대 열상의 회복이나 재건을 위해 실시할 수 있다.

"청소년 리그 주관절"("Little League Elbow")

병 인

O'Neill과 Micheli[56]는 어린 투수들에서 나타나는 과사용으로 인한 손상을 나타내는 포괄적인 용어로 "청소년 리그 주관절(Little League Elbow)"을 사용하였다. 이 용어는 유리체의 유무를 고려하지 않는 박리골 연골염(osteochodritis dissecans), 근위 요골 골단판의 손상 및 미성숙 폐쇄, 요골두의 과성장, 내측부 스트레스를 유발하는 과사용을 포함한다. Bennett와 Tullos[16]는 던지기 동작 시 가해지는 반복적인 외반 스트레스는 내측의 전방 사선 인대에 미세손상을 야기하고, 요수근관절을 압박한다고 설명하고 있다. 박리골 연골염은 성숙된 골격에서는 발생하지 않는 미성숙 관절 연골 질환이다.[57] 국소적인 동맥 손상과 요수근관절의 압박력으로 인한 골 괴사로 인해 나타날 수 있다. 커브공(curve ball) 던지기 동작이 원인이 되기도 하지만, 커브공을 정확하게만 던진다면, 빠른 공보다 위험성이 더 높은 것은 아니다. 올바르게 던진 커브공은 이완기에 전완의 회내를 증가시키기 보다는 주관절의 신전율을 증가시킨다.[58]

증상 및 징후

대부분의 환자들은 내측상과의 골두염이나 파열로 인해 주관절 내측부에서 통증이 나타나지만, 청소년들의 경우에는 주관절 외측부에서 통증이나 압통이 나타날 수도 있다. 소두에 연골염이 유발된 환자들은 일반적으로 8세 이상으로서 주로 주관절의 외측 부위에서 통증을 호소한다. 일반적으로 남자 야구 선수들과 여자 체육교사들이 이러한 증상을 호소한다.

이차 골화 중심이 완전히 융합되지 않았으므로, 방사선 검사에서 내측상과 골단부 성장판의 피로 골절이 나타날 수 있다. 이 부위에는 굴곡 및 회내근들이 약하게 부착되므로, 근육이 강하게 수축하면 내측상과의 파열이 초래될 수 있다. 내반 또는 외반 안정성이 소실되었다면, 검사자는 관절의 내측 및 외측 방향 모두를 고려해야 한다.[16] 예를 들어, 한 방향의 불안정성이 존재하는 경우에 반대측의 골성 구조물에 과도한 압박력이 가해질 수 있다. 방사선 소견에서 연골염을 보인 환자들은 소두 전체나 골 조각(골유리체)에서 특징적인 방사선 소견이 나타날 것이다. 또한 골 스캔시 흡수률이 증가된다.[42]

King 등은[59] 주관절 굴곡 구축이 회복이나 안정성 측면에서 생리적인 제한 요소로 작용될 수 있다고 한다. Jone과 Nuber[18]는 척측 측부인대가 파열된 사람들도 던지기 동작을 제한받지 않고 잘 수행할 수 있지만, 재파열된 선수들은 외과적 수술이 시도될 필요가 있을 것이라고 지적하고 있다.

기능적 검사

- 외반 스트레스를 가하면서 주관절을 굴곡 및 신전시키면, 주관절의 외측부에서 통증이 나타날 것이다.
- 외반 스트레스 검사 시 통증이 나타나고, 범위에 따라 증가될 것이다.
- 초기에는 굴곡 구축으로 인해 수동적인 주관절 신전이 소실될 것이다. 프로 투수들에서 흔히 나타나는 주관절 굴곡 구축은 아동기나 청년기에 심각한 손상이 있었음을 의미할 수 있다.[60]

치 료

청년기에 주관절에 반복적인 스트레스를 유발하는 활동에 종사한 환자들은 병변의 진행을 예방하기 위해 주관절 통증 유무를 확인해야 한다. 외반 변형을 감소시키는 기법을 훈련시키면서, 휴식 및 팔 전체의 근력강화운동과 신장운동을 실시할 필요가 있다. 치료방법으로는 휴식, 냉치료 및 주위 근육조직의 근력과 유연성을 증가시킬 수 있는 집중적인 재활치료가 있다. 골 유리체에 대한 도수기법이 요구될 수도 있다(골 유리체 단락을 참고). 골 유리체나 역학적인 증상을 동반하지 않으면서 소두 부위에서 방사선 투과가 나타난다면, 보존적 치료가 효과적이다.[61] 점차적인 회복이 나타나더라도, 최소한 6주간은 스포츠를 금해야 한다. 또한 관절가동범위운동 이후에는 스프린트로 고정하여 휴식을 취하는 것이 예후에 도움이 된다.[42]

골 유리체(loose bodies)

Milgram[62]는 골 유리체(loose bodies)를 세 그룹으로 분류하였다. 골연골 골절(osteochodral fracture), 관절면의 퇴행성 질환, 활막의 증식성 질환. 젊은 사람들에서는 주관절 스트레스가 연골의 박리를 초래할 수 있고, 이로 인해 주관절의 내외측 부위나 후방의 주두와 부위에서 골 유리체가 발생될 수 있다. 일반적으로 박리골 연골염은 상완골 소두의 전외측 면에서 나타난다. 공던지기(pitching)의 마무리 동작에서는 주관절이 신전되고 전완은 회내되어 요수근관절에 전단성 스트레스가 주어진다. 청소년의 경우 13세에 이르기 전에는 수술을 거의 고려하지 않으나, 13세 이상이 되면, 관절면의 불일치나 관절 연골의 병변으로 발전될 수도 있다. 퇴행성 골극(osteophyte)이 마지막에 나타날 수 있고, 골 유리체로 변화될 수도 있다.

증상 및 징후

일반적으로 20세가 되면, 신전력의 소실, 종창을 호소할 것이다. 나이가 들어가면서 쥐어짜는 듯한 통증이나 만성 통증과 같은 증상들이 나타날 것이다. 일반적으로 중요한 징후로는 후방부에서의 움직임 제한, 마찰음과 골 유리체의 촉진 등이 있다. 그러나 대부분의 골 유리체는 골막에 의해 차단되어 있으므로 문제를 초래하지 않는다.

감별 진단: 외반 불안전성이 골 유리체의 근본적인 주원인이 될 수 있다.[47]

기능적 검사

- 수동적인 신전이 제한될 수 있다. 뼈와 뼈가 접촉(bone-to-bone)하는 정상적인 끝느낌보다는 탄력적 차단(springy block)의 끝느낌이 감지될 수 있다.
- 수동적인 굴곡이 제한될 수 있다; (드물지만) 연부조직이 닿는 정상적인 끝느낌보다 탄력적 차단(springy block)의 끝느낌이 감지될 수 있다.

치 료

이 병변은 골편을 스트레스 유발 위치에서 이동시키는 관절 가동술에 잘 반응한다. 3가지 치료법 중 하나는 몇 주, 몇 달이나 몇 년간은 효과를 나타낼 것이다. 골편의 위치와 크기에 따라서, 수술이 필요할 수도 있다.

Cyriax[32]는 아래의 요소들을 강조한 기법을 적용하였다. (1) 인대를 신장시키고 관절을 열린 위치로 유지시키기 위해 주관절의 90° 굴곡을 유지할 것. (2) 주관절을 신전한 위치에서 전완의 말단부에 대한 장축 간헐적 회전성 밀기(long-axis intermittent rotational thrust)의 적용. 처음에는 이 동작을 한 방향에서 4~5회 실시한다. 만약 주관절의 수동 신전과 동시에 탄력적인 차단이 느껴진다면, 같은 동작을 반대 반향에서 실시한다. 그림 4-23은 한 명의 치료사에 의해 적용되는 기법을 보여주고 있다. 10초간의 견인에 대해 주관절을 90°로 유지하는 것이 중요하다(그림 4-23A). 그림 4-23B에서는 장축에 대해 외회전 방향의 밀기를 나타내고 있으며, 그림 4-23C에서는 장축에 대한 마지막 회전은 내회전 방향의 밀기를 나타내고 있다. 마지막 밀기는 신전이 0°에 도달하기 전에 실시하며, 장축에 대한 회전성 밀기는 2~3회 실시한다.

골관절염(Osteoarthritis)

Tompkins[63]에 의하면 주관절의 일차성 퇴행성 관절염은 중요한 병변 유형이지만, 드물게 나타나는 병변이다. 또한 Tompkins는 방사선 소견상 상완요골관절의 내측부에서 골증식체가 흔히 발견된다고 하였다. 환자들은 경미한 굴곡 구축을 나타낸다. 일반적으로 골절 이후 또는 공기압축기구의 사용으로 인해 만성적인 미세 손상을 경험한 환자들에게서는 주관절부위에서만 골관절염이 국소적으로 나타난다.[64] 가장 일반적으로 나타나는 증상은 통증과 운동제한이다.

주관절은 내측부위에 비해 외측부위에 더 많은 활액조직(synovial tissue)이 존재하기 때문에 활액조직의 삼출현상은 외측상과 근처에서 종창을 유발하게 된다. 활막염은 외상이나 감염, 육종 또는 만성적인 염증성 관절염에 의해서 발생되기도 한다. 검사 절차를 통해서 활막염의 주된 원인을 찾는 것이 중요하다.

기능적 검사

- 수동 신전보다는 수동 굴곡의 제한이 더 큰 관절낭 패턴(capsular pattern)이다(골증식체의 위치에 따라서 다르지만, 경우에 따라서는 신전이 더욱 제한될 수도

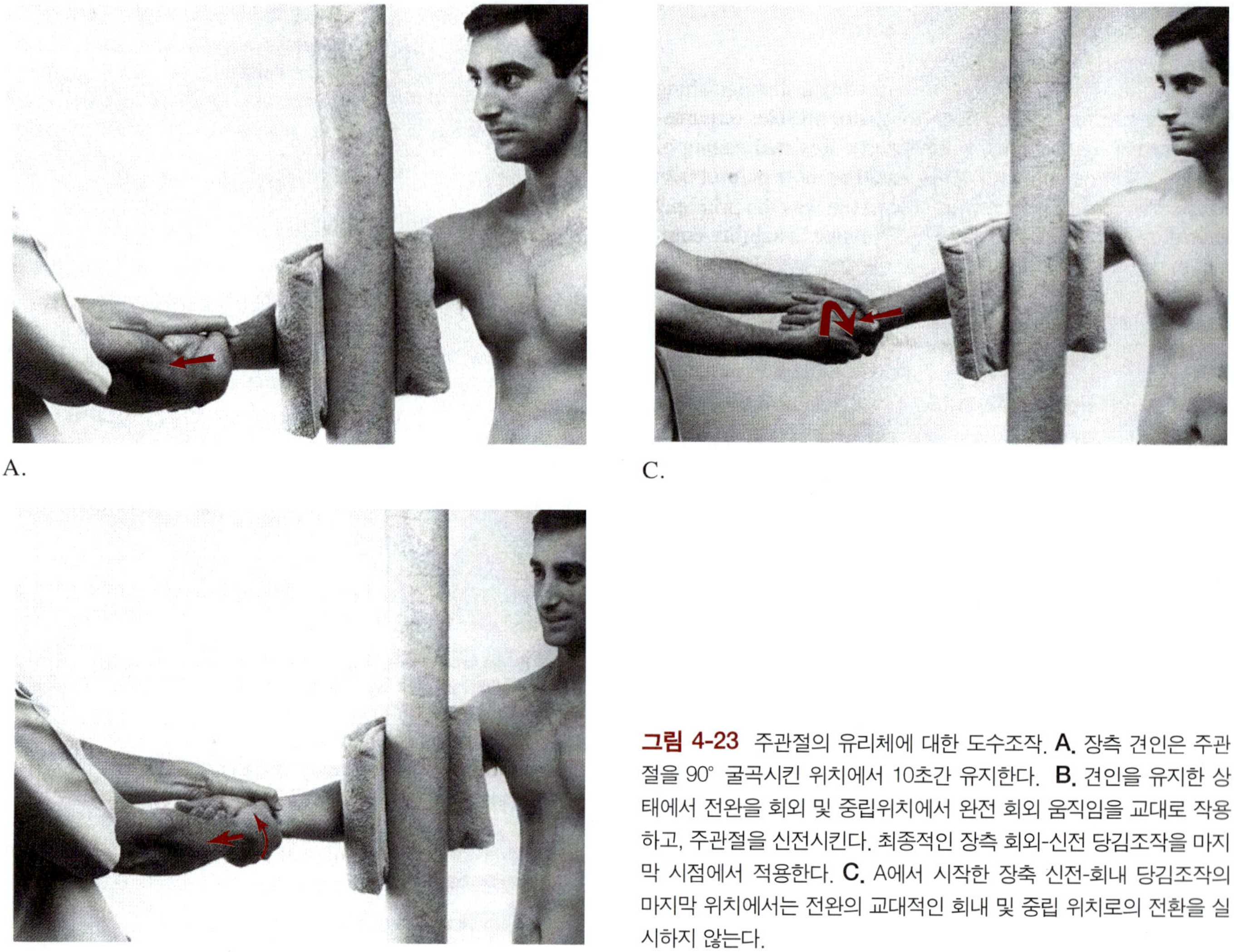

A. C. B.

그림 4-23 주관절의 유리체에 대한 도수조작. **A.** 장측 견인은 주관절을 90° 굴곡시킨 위치에서 10초간 유지한다. **B.** 견인을 유지한 상태에서 전완을 회외 및 중립위치에서 완전 회외 움직임을 교대로 작용하고, 주관절을 신전시킨다. 최종적인 장측 회외-신전 당김조작을 마지막 시점에서 적용한다. **C.** A에서 시작한 장축 신전-회내 당김조작의 마지막 위치에서는 전완의 교대적인 회내 및 중립 위치로의 전환을 실시하지 않는다.

있다).

- 심각한 경우에는 수동 회외 및 수동 회내가 제한된다.

치 료

조인트 플레이(joint play)나 근 주위를 둘러싸고 있는 근막에 대한 이완술, 치료 기구 및 영양 상태에 따라서 증상들이 호전 될 수 있다.

점액낭염(Bursitis)

주관절에는 다양한 점액낭(bursa)이 있지만, 오직 주두 점액낭만이 임상적으로 주목할 만한 증상을 나타내는 것으로 알려져 있다.[65] 이 점액낭은 피부와 주관절의 끝부분 사이에 위치해 있다.

병 인

점액낭염은 만성적인 과사용으로 인한 외상이나 염증 및 감염으로 인한 직접적인 손상, 또는 류마토이드 관절염이나 통풍(gout), 연골석회화증(chondrocalcinonsis), 수산화 인회석결정(hydroxyapatite crystal) 침착 및 산재성 융모 결정성 활막염(diffuse pigmented villonodular synovitis)과 같은 조직의 염증 과정과 관련되어 나타날 수 있다.[66] 단요측수근신근 하부의 상완요골 점액낭(radiohumeral bursa)은 테니스 엘보(tennis elbow)와 요골신경 과민의 원인이 되기도 하지만, 일반적으로 중요한 원인으

로 받아들여지지는 않는다.[66]

증상과 징후

외상이 원인이 아닌 갑작스러운 종창(swelling)은 감염에 의한 현상으로 볼 수 있다. 패혈성 또는 결정성 염증이 진행 중이라면, 통증이나 발적 및 발열이 흔히 나타날 수 있다.[65] 일반적으로 류마토이드 관절염이 아니라면, 점액낭과 관절이 서로 교통하지 않기 때문에 주관절은 손상되지 않는다. Butter와 Morrey[67]에 따르면, 관절 부위가 감염되면 모든 동작이 제한된다. 급성 점액낭염에서는 전완의 근위부에 종창이 확산되어 나타나고, 만성 점액낭염에서는 종창 부위가 더욱 국소화된다. 일반적으로 외상형 점액낭염에서는 통증이 나타나지 않으나, 폐혈성 점액낭염의 80%에서는 통증이 나타난다.[66]

감별진단: 척골의 주두돌기 골절, 통풍, 류마토이드 관절염, 주관절의 활액낭(synovial cyst) 등과 감별진단해야 한다.[68]

기능적 검사

수동 굴곡은 제한되나, 수동 신전은 정상이며 비관절낭(noncapsular) 유형이다.

치 료

외상으로 인한 점액낭염은 몇 시간 동안 온열을 적용하거나, 스프린트(splint) 및 압박 붕대를 이용하여 증상을 치료한다. 일반적으로 관절은 지속적으로 굴곡 및 신전 움직임을 수행하기 때문에, 관절액의 흡인을 통해서는 부종의 재발을 막지 못한다. 만약 점액낭에서 심한 통증이 유발되고 활동이 제한된다면, 관절액의 흡인이 치료적으로나 진단적인 측면에서 필요할 것이다. 이 경우에는 환자를 정형외과의에게 의뢰하여야 한다.

주관절의 포착성 신경병증
ELBOW ENTRAPMENT NEUROPATHIES

최근에 도수적 접근법이 포착성 신경병증의 치료에 있어서 매우 성공적이라는 것이 증명되었다.[69-72] 반복적인 스트레스, 외상, 지속성 압박과 긴장 및 세포 저산소증, 감염, 부종, 유착의 가능성과 섬유화의 진행 등 수많은 병리적 요소가 원인이 된다. 주관절 주위의 신경들은 신체의 다른 부위들과 마찬가지로 전완의 회전과 신전, 굴곡과 같은 움직임들을 이끌어내고, 연부조직의 제한은 말초신경의 정상적인 운동에 영향을 미친다. Hunter[73]는 신경이 고정되어 스트레스를 유발시키는 견인성 신경병증에 관해 언급하였다. 국소조직의 위치 관계를 도수적으로 변경시킴으로써 포착(entrapment)을 감소시킬 수도 있다. 압박성 신경병증의 다른 원인들에는 단발성의 강한 힘; 비정상 근육이나 혈관과 같은 해부학적 구조, 섬유성 밴드, 골섬유성 터널, 근비대, 결절, 지방종, 골 증식체 및 동맥류; 그리고 모든 형태의 국소염증 등이 포함된다.[74]

포착 증상은 손상 받은 신경의 종류와 압박 수준에 따라 달라진다. 일반적으로 감각신경의 포착은 피부 감각 소실, 통증 및 이상감각을 일으킨다. 운동신경 포착은 약화, 마비 또는 국소부위에서 확산되는 둔통을 일으키는데 이는 운동신경이 근육 및 근육외부 기관의 유해수용성 구심섬유를 포함하고 있기 때문이다.[64] 근전도와 신경전도를 통해서 명확한 진단이 가능한 것은 아니다.

일반적으로 포착성 신경병증은 국소적인 신경장애로 인해 나타나며, 신체의 대사장애와 관련되어 나타나는 말초성 신경병증 문제들과는 구별해야 한다. 이러한 다발성 신경병증 장애에는 당뇨, 알콜 중독, 요독증(uremia), 영양실조 및 많은 다른 요인들이 포함된다. 이 경우에는 일반적으로 가장 긴 신경섬유가 손상 받고, 이 조건에서는 발에서 시작하여 다리로 상행하여 결국에는 손가락 끝까지 이상감각이 유발되는 원위형(distal-type) 증상을 나타낸다. 반사는 손상이 있는 특정부위에서만 손상된다.[75] 예를 들면, 당뇨로 인해 수근관증후군(carpal tunnel syndrome)이나 척골신경포착(ulnar entraoment)이 생길 수 있으며, 이 경우 국소적 치료를 통해 상태를 경감시킬 수 있지만, 대사적인 질병 요인들을 막을 수는 없다.

요골신경포착(손상 수준에 따른 분류)
[Radial Nerve Entrapment (According to Level of Involvement)]

상위 요골신경포착

상위 요골신경포착(HRNC)은(드물지만) 액와 근위부에서 주관절에 걸쳐서 압박이 유발된다. 요골신경은 견갑하근(subscapularis)(그림 4-24, A)과 광배근(latissimus dorsi) 및 대원근(teres major)의 건 전방을 지나는데, 드물지만 이 부위에서 압박될 수도 있다. 또한 상위 요골신경포착(HRNC)에는 액와부 압박, 상완골의 요골신경구(spinal groove)에서의 압박, 상완삼두근의 외측두가 시작되는 섬유부에서의 압박 및 상완삼두근 내에서의 압박 등이 포함된다.

액와부 압박(Axillary Compression):

병인: 이 병변은 종양, 상완골 골절, 지혈대의 사용, 부적절한 높이의 액와 목발을 사용하여 액와부가 압박되었거나 과도하게 외전된 팔에 머리를 대고 수면을 취했을 때("alcoholic Saturday night palsy")와 같이 주로 외상에 의해서 발생된다.[75,76]

증상과 징후; 액와부에서 압박되었다면, 상완삼두근의 약화가 흔히 나타나며, 하위 수준의 압박과 상위 수준의 압박을 구별해야 한다. 상완골의 나선구 하부에서 압박되었다면, 일반적으로 상완삼두근이 손상되지 않는다. 액와부에서 압박이 발생했다면, 요골측의 모든 움직임과 감각이 손상된다. 액와부에서의 압박은 요골측의 모든 움직임과 감각(저림)을 손상시킨다. 심각한 경우에는 주관절과 손목관절(손목하수) 및 손가락 신전이 소실될 수도 있다.

기능적 검사

- 감각 영역이 중첩되므로, 상완의 감각 검사로는 병변을 국소화하기가 곤란하다.
- 상완삼두근과 손목 및 손가락 신전의 저항 검사에서 약화가 관찰된다. 상완근은 요골 신경에 의해서만 지배되므로 수축 장애를 나타낼 수 있지만, 다른 주관절 굴곡근들이 정상이기 때문에 굴곡 검사에서는 거의 정상으로 나타날 것이다.[75]
- Pecina 등에 따르면,[76] 손가락 신전근(중수지절 관절을 중립으로 하여 운동검사)은 손목을 중립자세로 취한 상태에서 검사하는 것이 중요하다고 하였다. 이는 손목이 굴곡된 위치에서 건 고정(tenodesis)이 발생하여 척골측 내재근의 작용으로 손가락의 신전이 강하게 유발되기 때문이다.

치료: 대부분의 환자들은 자연적으로 회복된다. 약화의 기간은 압박의 정도와 관련이 있다. 만약 마비가 일주일 이상 지속된다면, 손목 관절에 콕업 부목(Cock-up splint)을 적용한다.[75] 요골측에 감각 이상과 근 약화가 없거나 경미한 환자들은 액와 부위에 대한 능동 이완 프로토콜을 적용하여 반응을 이끌어낼 수 있을 것이다.

섬유성 궁의 압박 (Fibrous Arcade Compression): 섬유성 궁의 압박은 상완삼두근 외측두의 기시부[77]나 상완삼두근 내[78]에서 발생한다(그림 4-24, B).

나선구 압박 (Spiral Groove Compression): 나선구는 요골신경이 지나는 홈이며 상완 요골근의 외측과 상완근의 내측 사이에서 상완골의 중간 외측부에서 앞쪽에서 뒤쪽까지 이어진 구조로서, 이 부위에서 요골신경의 압박이 유발될 수 있다. 요골신경은 외측 근육사이막(intermuscular septum)을 관통하여 팔의 전면을 지나간다.

주관절의 근위부 압박: 상완근과 상완요골근 사이의 외측부인 주관절 근위부에서 압박이 발생한다(그림 4-24, D).

병인: 섬유성 궁상구조물(fibrous arcade), 나선구 및 주관절 근위부에서의 압박은 체조나 레슬링에서처럼 견관절을 강하게 내전시키는 동작을 반복할 때 발생할 수 있다.[74] 또한 원반 던지기나 야구 및 무거운 물체 들어올리기와 같이 저항에 대항하여 주관절을 강하게 신전시키는 움직임에 의해서도 발생한다. "달리기 선수의 요골신경 마비(Runner's radial palsy)"는 달리는 동안 주관절을 빠르게 구부리고 그 자세를 유지하는 육상 선수들에게서 발생하는데, 이로 인해 전완의 원위부와 손등 부위에서 무감각이 나타난다. 다른 원인으로는 노동자나 투수들의 지속적인 근 수축과 골절 외상 후 가골 형성 등이 있다.

증상 및 징후: 이 부위에서의 압박은 전완 피부신경의 광범위한 손상을 유발시키는데, 특히 상완삼두근의 외측두를 관통하는 부위에서 많이 일어난다. 이상 감각과 통증이 주관절 부위까지 파급되지만, 더욱 원위로는 진행되지 않는다. 통증은 내측이나 외측 근육사이막에서 나타날 수 있

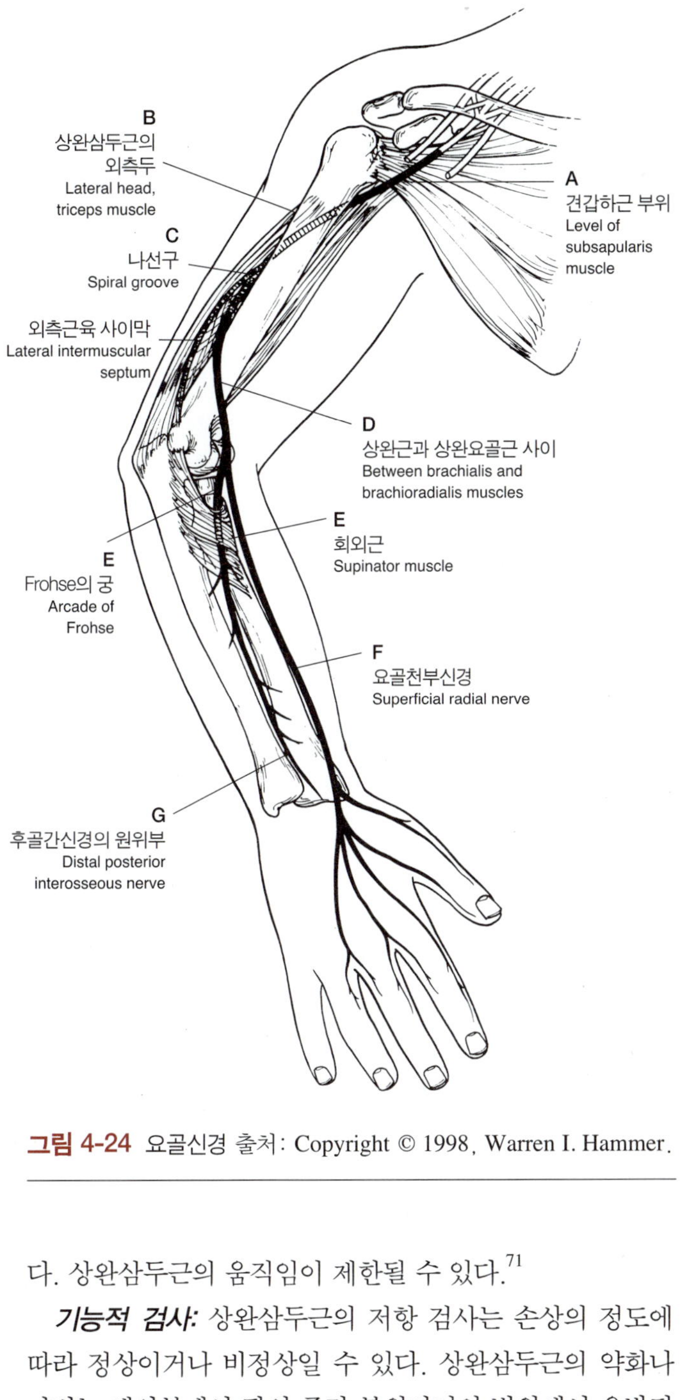

그림 4-24 요골신경 출처: Copyright © 1998, Warren I. Hammer.

다. 상완삼두근의 움직임이 제한될 수 있다.[71]

기능적 검사: 상완삼두근의 저항 검사는 손상의 정도에 따라 정상이거나 비정상일 수 있다. 상완삼두근의 약화나 마비는 액와부에서 팔의 중간 부위까지의 범위에서 유발되는 압박이 원인이다. 운동 및 감각의 혼합 손상이 나타날 수도 있지만,[74] 일반적으로 팔의 중간부위가 손상되었다면 팔의 원위부(하위 요골 감각지) 외측면과 손등 요골면의 요골신경 자율신경부위에서 감각 소실이 나타날 것이다. 팔의 중간부위가 손상된 경우에 손가락과 엄지는 신전된 상태로 손목의 완전 하수가 나타난다.[79] 후방 골간 신경 (posterior interosseous nerve) 마비 시에 적용하는 손목관절 신전 저항 검사에는 몇가지 유형이 있다(주관절에서 손목관절을 지나는 요골신경 압박 시에는 후방 골간 신경 증후군(posterior interosseous nerve syndrome)을 참조)

감별진단: 납중독, 포르피린증, 당뇨와 결절성 동맥 주위염과 감별 진단하여라.[76]

치료: 병변 부위에 능동 이완 기법을 실시하라. 전기진단 시 탈신경의 증거나 상완요골근[80]과 손목 및 손가락 신전근들의 지속적인 마비가 나타난다면, 요골 신경의 외과적 수술적 절차가 필요할 수도 있다.

주관절과 손목관절 사이의 요골신경 압박

요골신경은 요수근관절 부위에서 주요한 2개의 가지 즉, 후방 골간신경과 천부 요골신경으로 나뉜다. 요골신경은 주관절 상부에서 상완요골근과 장요측수근신근과 단요측수근신근을 지배하므로, 주관절 하방부 포착으로는 이 근육들이 손상되지 않는다. 단요측수근신근을 지배하는 운동신경 가지의 58%는 천부 요골신경에서 분지된다.[81]

후방 골간신경의 압박은 요골관 증후군(radial tunnel syndrom)을 일으키는 요골관에서 발생 될 수 있고, 임상적 위치와 압박 부위에 따라 신경 원위 부위가 손상된 경우를(요골관을 포함) 후방 골간신경 증후군(posterior interasseous nerve syndrome)이라 한다.

요골관 증후군(Radial Tunnel Syndrome): 요골관 증후군(RTS)(resistant tennis elbow[82])에서는 요골신경 포착으로 인하여 도수 치료로 호전되지 않는 통증이 외측상과 주위에서 지속적으로 나타날 수 있다. 요골관은 후방벽에 있는 상완골 소두의 근위부부터 상완요골근과 상완근 사이를 지나 회외근의 원위부에 이르며 길이는 약 2인치이다. 요골관(그림 4-25) 내의 압박 부위들로는 섬유성 띠의 상부, 요골두의 전방 및 요골관 입구의 관절낭, 상완요골근과 장요측수근신근에 혈액을 공급하는 혈관의 회선지(recurrent fan), 단요측수근신근의 건 및 근막의 척측부, Frohse의 궁(arcade of Frohse)이라 불리는 회외근의 근위 모서리의 섬유 궁 하단부, 회외근의 원위 외측부의 근막 하부 등이 있다. Frohse의 궁(그림 4-24, E와 4-28) 부위는 포착이 가장 빈발하는 부위이다. Spinner[79]는 외측상과염(lateral

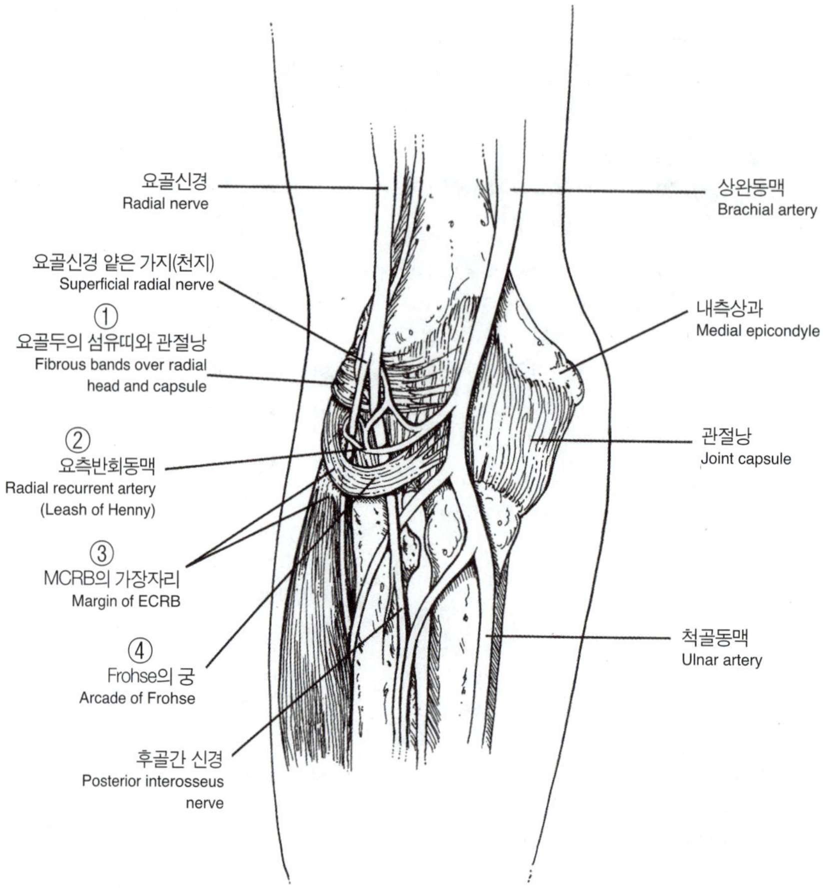

그림 4-25 주관절 부위에서 요골신경 포착을 초래하는 잠재적인 압박 호발 부위(4부위). 출처: G.R. Scuderi, P.D. McCann, Sports Medicine: *Principles of Primary Care*, p. 253, © 1996, The C.V. Mosby Company.

epicondylitis) 환자의 10%가 요수근 점액낭염(bursitis)으로 인한 요골관증후군을 동반하고 있다고 강조하였다.

병인: 요골관 증후군은 해부학적 구조물의 직접적인 압박에 의해서 일어나거나 운동선수들의 경우에는 신전근의 강한 수축이 원인이 될 수 있다. 그리고 일회성의 강한 활동에 의해서도 발생될 수 있다. 반복적인 회내와 회외로 인해 많이 발생되지만, 손목의 신전으로 인해 더욱 악화될 수 있다. 특히 무거운 것을 들거나, 골프나 수영, 그리고 라켓을 사용하는 스포츠를 하는 사람들에게 많이 나타난다.

증상과 징후: 요골두 원위부의 신전근군 또는 전완의 근위 1/3 부근(외측상과에서 원위부로 손가락 4개정도의 길이)의 회외근 원위 말단부에서 통증이나 둔통을 동반한 이상감각, 통증, 약화가 나타난다. 손을 사용한 후에 통증이 발생한다.

외측상과염으로부터 요골관 증후군을 감별진단하기 위한 기능적 검사:

- 회외 시 저항을 가하면, 외측상과의 원위부에 통증이 유발된다. 이 검사는 상완과 전완을 신전하고 손목관절을 굴곡한 자세에서 실시한다(그림 4-26).
- 중지 징후(middle finger sign)가 양성이다(그림 4-27). 주관절, 손목 및 손가락을 완전 신전한 위치에서 3번째 손가락의 신전에 저항을 가하면, 외측상과의 원위부에서 통증이 유발된다. 이 통증은 단요측수근신근(ECRB)의 근막 부위가 압박되어 나타나는 것이다. 외측 상과염에 대하여 이 검사를 실시하면 통증이 나타나지만, 통증 발생을 근거로 단정 지을 수는 없다. 요골관 증후군이라면, 주관절을 신전한 위치에서 손가락과 손목을 수동으로 굴곡하면 가장 심한 통증이 나

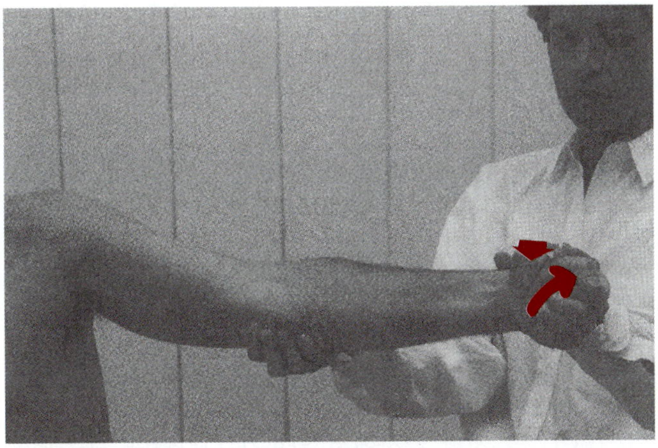

그림 4-26 저항성 회외. 상완과 전완은 신전, 주관절은 굴곡 위치이다.

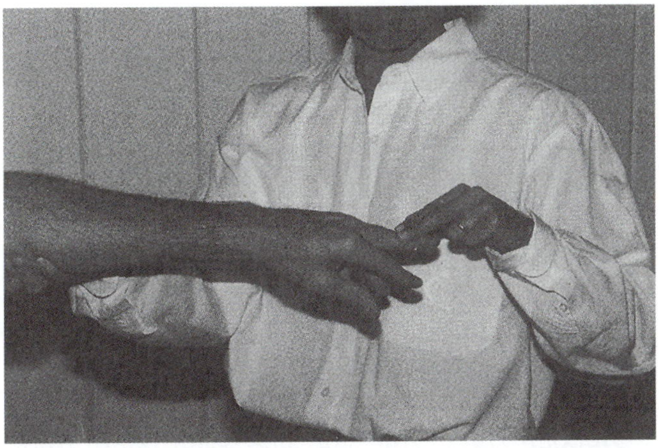

그림 4-27 중지 징후. 주관절, 손목관절, 손가락의 최대 신전 위치에서 중지의 저항성 신전을 유도한다.

타나고, 외측상과염일 경우에는 통증이 더욱 심할 것이다.[83]

- 위의 검사들 모두는 외측상과염의 경우에도 통증을 나타낼 수 있기 때문에, 압통의 위치가 중요하다. 감별진단 시 통증의 위치가 결정적인 역할을 한다.
- 다른 차이점으로는 요골관 증후군은 둔한 통증인 반면, 외측상과염은 날카로운 통증이 나타난다는 점이다. 또한 손목 신전 시 저항을 가하면, 외측상과염일 경우에만 외측상과 부위에서 통증이 나타나며, 검사나 촉진 시에 외측상과 원위부에서도 통증이 나타날 수도 있다.
- 요골관 증후군에서는 운동 약화와 신경학적 문제는 나타나지 않는다. 만약 이러한 증상이 나타난다면, 후방 골간신경 압박 증후군(posterior interosseous compression syndrome)을 고려해야 한다.

감별진단: 외측상과염, 수근 신전근 건염, 윤상인대(orbicular ligament)의 협착 및 신전근 건 파열과 감별진단 하여야 한다.[84]

치료: 치료 방법으로 스포츠를 중단하고 전완을 중립 위치로 회전하여 주관절에 단기간 보조기를 착용하거나, 항염증성 처치를 적용한다.[42] 외과적 수술은 3~6개월 동안 연기하고 지속적으로 관찰해야 한다. 마찰 마사지, 근막이완술 및 능동 이완기법을 적용한다.

후방 골간 신경 증후군:

병인: 후방 골간신경 증후군(PINS)(그림 4-28)은 요골관 증후군(RTS)과 유사하지만, 압박의 주요 위치는 Frohse의 궁(arcade of Frohse) 부위이다. 다른 원인으로는 두 갈래로 구분되는 단요측수근신근(ECRB)이나 혈관기형(vascular anomalies); 활액염; 부종; 지방종(lipoma), 신경절이나 점액낭 같은 구조적인 손상; 신전근의 과사용; 반복적인 회내와 회외가 있다. 공간-점유성 병변(space-occupying lesions)은 요골관 증후군보다는 후방 골간신경 증후군에서 흔히 나타난다.[74] Frohse의 궁 부위는 만삭의 태아에서는 나타나지 않기 때문에, 아마도 발달 과정 및 비정상 활동에 의해 나타날 것이다.[42] 궁상 구조(Arcade)는 만성적인 후방 골간신경 증후군으로 인해 수술을 받은 환자의 80%에서 발견되었다. 염증이 재발되면서, Frohse의 궁 부위는 후방 골간신경을 단축시키고 서서히 압박한다.

증상 및 징후: 손목, 손가락 및 엄지의 신전에 약화가 나타난다. 요측수근신근이 마비되면, 손목이 요골 방향으로 편위되는데, 이는 단요측수근신근과 장요측수근신근이 후방 골간신경의 지배를 받지 않기 때문이다. 감각의 변화는 나타나지 않는다. 후방 골간신경이나 척골신경의 심부 운동 가지와 같은 운동신경이 압박된 경우에는 움직이는 동안에 통증이 나타난다. 그 이유는, 이러한 운동신경들은 관절 및 근육, 심지어 피부 수용기로부터 감각 섬유와 함께 주행하기 때문이다.[85] 요골관 증후군에서는 근 약화 보다는 통증을 많이 호소한다.

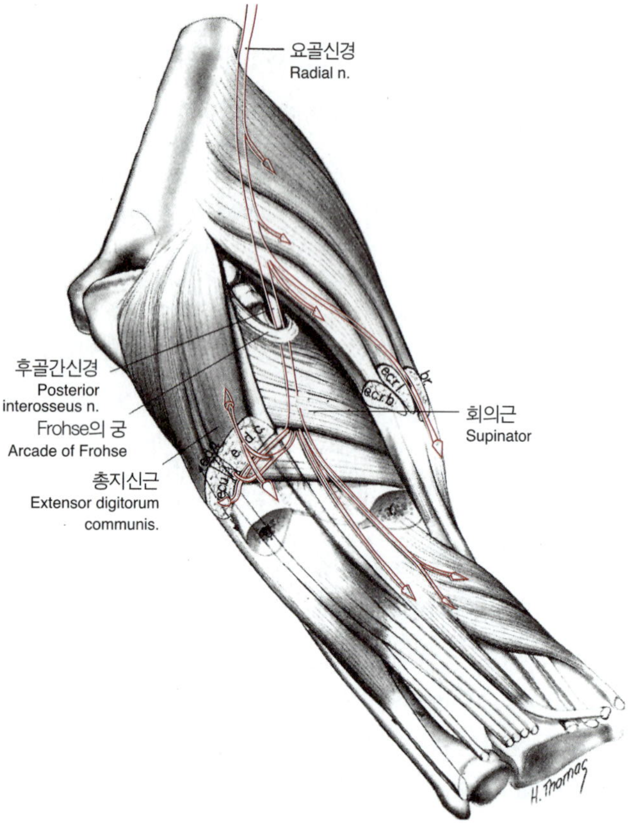

그림 4-28 후방 골간신경의 신경지배. 이 신경은 회외근 방향으로 진행한다. 신경의 말단 가지들이 나타나 있다(br=상완요골근; ecrl=장요측수근신근; ecrb=단요측수근신근; ecu=척측수근신근; r=요골; u=척골). 출처: M. Spinner, *Injuries to the Major Branches of the Forearm*, ed 2, p.697, © 1978, W.B. Saunders Company.

부분 또는 완전 마비가 나타날 수 있다. 완전 마비 시 척측수근신근, 지신근, 시지고유신전근, 장무지외전근 및 단무지외전근 그리고 장무지신근이 손상될 수 있지만, 장요측수근신근, 단요측수근신근, 상완요골근과 회외근들은 Frohse 궁 부위로 들어가기 전에 후방 골간신경의 지배를 받기 때문에 손상이 유발되지 않는다. 척측수근신근의 손상으로 손목의 신전검사에서만 약화가 나타날 것이다.[75] 부분 마비 시에는 4번째와 5번째 손가락이 신전이 유발되지 않을 수 있다(pseudo-claw hand). 이것은 척골신경 마비와 유사하지만, 후방 골간신경의 부분 마비시에는 중수지절관절의 신전이 제한된다. 척골신경 병변시에는 중수지절 관절은 과신전 될 것이다. Spinner와 Linscheid[24]에 따르면, 전체 신경이 압박되면 손가락과 엄지의 중수지절관절과 손목의 신전 저항 검사에서 약화가 나타날 것이다. 부분적인 압박 마비 시에는 신전시 4번째와 5번째 손가락의 중수지절관절에서만 약화가 나타날 것이다.

근전도를 이용하여 압박 유발 부위가 회외근의 근위부 궁(arcade) 또는 더욱 원위부인지를 판별해야 한다. 근전도 소견에서 양성으로 나타나려면, 7~9개월이 경과될 수 있다.

기능적 검사:

- 엄지 외전근, 엄지와 손가락 신전근, 척측수근신근(ECU)의 저항 검사에서 약화가 나타난다. 손가락들은 신전된 채로 처져 있다.
- 손목 신전근들의 저항 검사에서는 척측수근신근(ECU)의 약화로 인해 손목이 신전된 위치에서 요골측으로 편위된 양상을 보일 것이다. Frohse의 궁(arcade of Frohse) 부위의 상부에서 압박되었다면, 손목 신전근의 약화가 나타날 것이다.
- 주관절을 신전한 상태에서 회외시키면서 저항을 가하면, 통증이 나타날 것이다(회외근에 의해 Frohse의 궁 부위에서 압박이 유발)
- 손가락 신전에 대한 저항 검사에서 통증과 약화가 나타날 것이다.

감별진단: 신전근 건의 파열, 외측상과염, 손이 "갈퀴형태(clawing)"로 변형되는 척골신경병증과 감별해야 한다.[84] 중수지절관절이 손목을 수동 굴곡하면서 신전된다면, 건 파열의 가능성은 배제시킬 수 있다. 후방 골간신경 증후군(PINS)과 마찬가지로 주로 근 약화를 호소하기 보다는 통증, 이상감각, 근 약화를 호소하는 요골관 증후군과는 구별해야 한다.

치료: 후방 골간 신경 증후군(PINS)은 약화가 지속되거나 더욱 악화될 경우에 수술을 반드시 고려해야 한다는 점은 제외하고는 요골관 증후군(RTS)의 치료방법과 비슷하다.

요골신경의 손상 수준: Leahy[71]는 견갑하근(subscapularis) 부위, 광배근과 대원근 전방의 액와부에서 요골신경을 유리시킨 상태의 상위 요골관(superior radial tunnel) 부위, 상완삼두근의 외측두 부위(상완삼두근의 하외측 상완경피신

경), 상완요골근과 상완근 사이에 위치한 외측 근육사이막(intermuscular septum), 상완요골근의 근위부, Froshe의 궁, 회외근, 근위 손목관절 신전근군 부위에 대하여 능동적인 요골신경 해리 프로토콜을 적용하였다.

다른 압박 증후군: 원위 요골천부신경(그림 4-24, F)과 원위 후방골간신경의 압박은 5장의 손목과 손을 참고하라.

척골신경 포착성 신경병증(손상 수준에 기초) [Ulnar Entrapment Neuropathy (Based on Level of Involvement)]

견갑하근 수준(그림 4-29, A) : 척골신경을 이루는 내측가지(medial chord)는 견갑하근의 상부에 위치하는데, 후방가지(액와신경과 요골신경)와 외측 가지(내측 및 근피신경)도 동일하다. Leahy[71]는 내측대(medial chord)의 포착은 이 부위에서 발생하고, 이로 인해 척골신경성 증상이 나타남을 밝혔다. 견갑하근의 과사용, 피로 및 근막 제한은 견갑하근의 포착으로 인해 원위척골 증상과 징후를 유발할 수 있다. 견갑하근의 평가에 대해서는 3장을 참고하고, 능동이완기법은 17장을 참고하시오.

Struthers*의 궁 부위(*At the arcade of Struthers*):* Struthers의 궁 부위(그림 4-29, B)는 상완삼두근을 감싸는 막과 내측 근육 사이막(medial intermuscular septum)으로 이루어진다. 궁(arcade)은 내측상과에서 8 cm 정도 떨어진 지점에서 상완삼두근에 대하여 척골신경을 단단히 고정시킨다.[84] 척골신경은 이 궁(arcade)을 통해 팔의 전방에서 후방으로 통과한다.[86] Struthers의 궁은 Struthers의 인대(ligament of Struthers) 보다 더욱 자주 관찰된다. Struthers의 인대는 궁의 원위부에 위치하며 정중신경을 손상시킨다.

상완삼두근의 내측두를 따라 내측 사이근막을 후방으로 지나는 부위(그림 4-29, C): 상지에는 척골신경으로부터 유래되는 명확한 가지가 존재하지 않는다.[87]

주관*(cubital tunnel) *부위(그림 4-29, D): 내측상과의 원위부에서 척골측부인대와 내측활차가 하부면을 형성한다. 삼각궁상인대(triangular arcuate ligament)가 상면을 이루는데, 이 인대는 내측상과에서 주두의 내측면에 부착된 건막성 밴드이다(상과-주두 인대라고도 부른다). 척골

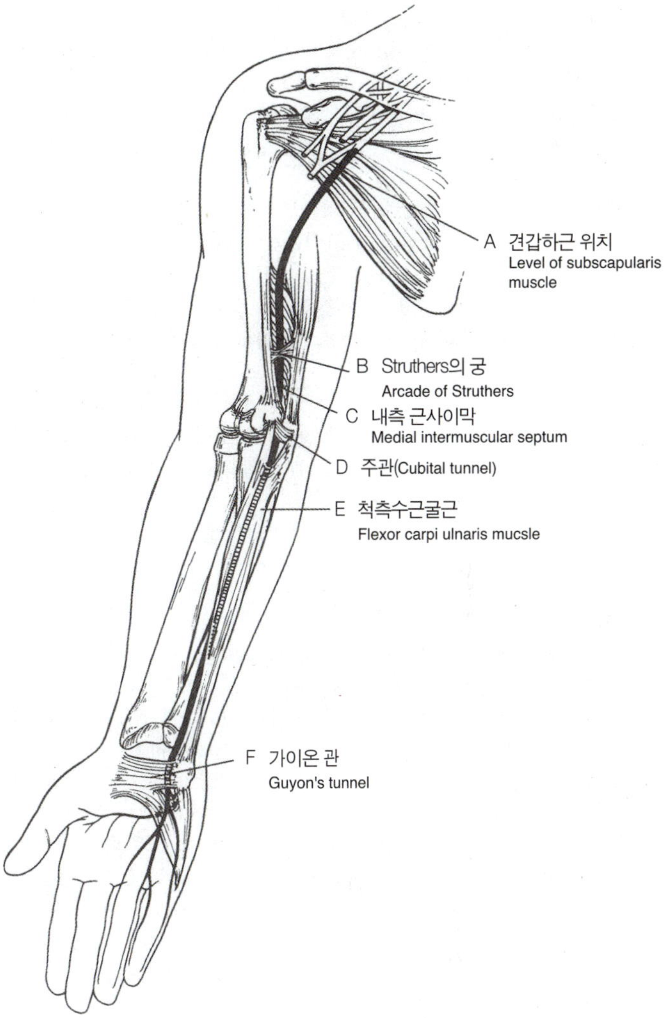

그림 4-29 척골신경. **A.** 견갑하근 부위, **B.** Struthers의 궁, **C.** 내측 사이근막, **D.** 주관, **E.** 척측수근굴근. **F.** 가이온 터널 출처: Copyright © 1998, Warren I. Hammer.

신경은 척측수근굴근의 상완 및 척골두를 통해 이 인대를 통과한다. 주관에서는 척골신경의 천층 부위가 손상될 가능성이 큰데, 이는 다른 부위에 비해 주관(cubital tunnel)으로 들어가는 척골신경의 직경이 크기 때문이다.[88] 주관 증후군(cubital tunnel syndrome)은 상지의 압박 신경병증 중에서 2번째로 흔한 병변이다.[89]

척측수근굴근의 근막부[75](At the aponeurosis of the flexor carpi ulnaris)(그림 4-29, E):

가이온 터널(Guyon's tunnel)에서 척골신경의 원위부 포착 위치는 5장을 참조하라.

병 인

척골신경의 손상은 압박, 견인 또는 직접적인 외상으로 인해 유발된다.[42] 내측측부인대가 느슨해지면, 외반 불안정(valgus instability)으로 인해 과도한 견인이 유발될 수 있다. 주관절의 굴곡 위치에서는 주관(cubital tunnel)이 좁아지게 된다. 던지기 동작의 팔을 들어올리는 자세(cocking position)에서 척골신경에 가해지는 압력은 6배로 증가하게 되고,[90] 이때 척골신경은 주관(cubital tunnel) 방향으로 4.7 mm 신장된다. 주관절 90° 굴곡 시 궁상인대(arcuate ligament)는 늘어나고, 이 인대의 가장자리는 팽팽해지는 반면, 척측측부인대는 이완되고 내측으로 돌출될 수 있다. 척골신경은 주관절이 굴곡 하는 동안 척골의 건두(tendinous head)와 척측수근굴근의 상완골 기시부 사이에 있는 궁상인대에 의해 압박될 수 있다. 외반 스트레스나 기형, 반복적인 외상과 주관절의 반복적인 굴곡은 과사용으로 인한 염증성 섬유-유착 상태를 유발시킬 수 있고, 이로 인해 압박이 유발될 수 있다. 생리적 근비대의 증가(상완삼두근의 내측두)와 신경의 견인, 마찰을 일으키는 인대의 느슨함이나 재발성 신경 아탈구로 인해 발생된 척골신경의 과운동성이 원인으로 작용한다.[18,91] 과사용 외반 스트레스와 과도한 굴곡 및 신전으로 인해 내측상과의 전방에서 발생되는 신경 아탈구는 신경의 과운동성을 유발한다. 운동선수는 선천적으로 좁아진 후방 과상구(post. condylar groove)로 인해 아탈구가 발생될 수도 있다.[84] 주관절 골절이나 손상은 1~15년 후에 "지연성 척골 마비(tardy ulnar palsy)"로 진행될 수 있고, 이 경우에는 수술이 필요하다.

주관 원위부에서 척골신경이 압박되는 또 다른 원인으로는 전완 원위부의 비정상 섬유성혈관밴드(fibrovascular bands), 전완 원위부의 지방종, 신경절, 종창, 외반주 변형, 심한 유착, 골절, 탈구, 골관절염, 그리고 류마티스성 관절염을 들 수 있다.[84,87]

증상과 징후

상지와 액와부의 척골신경 압박[79]은 둔감한 외상 후에 자주 발생되지만, 내측 상완삼두근의 과사용과 운동선수들에게 발생하는 근비대로 인해 발생될 수도 있다. 견갑하근 수준에서의 압박은 다른 신경대(chord)로 확산될 수 있으며, 이로 인해 손 전체에 무감각과 이상감각이 나타날 수 있다.[71] 상완삼두근의 내측두와 주관 및 척측수근굴근의 건막을 따라 후방으로 발생된 척골신경 포착은 주관절 내측에서 통증을 유발시키고, 전완 부위로 증상이 방사되어 이상감각, 무감각 또는 지각부전과 같은 증상들이 네 번째 손가락 및 다섯 번째 손가락의 척골측 절반 부위로 방사되며, 무지구(hypothnar eminence)에서 보다는 척골측 손등에 통증을 일으킨다. 전완 근위부에서 나타나는 포착 증상은 주관절 부위에서 포착된 경우와 유사하며, 전완의 중간 및 원위 부위 손상은 배측 감각성 근피신경(dorsal sensory cutaneous nerve)을 손상시켜 손등의 척골측에서 무감각을 일으킨다.[87]

일반적으로 4번째와 5번째 손가락의 감각소실은 이후에 나타난다.[87] 전완부에서는 감각 이상이 나타나지 않는 것이 일반적이다.[87] 초기 증상은 주로 주관절의 굴곡 시에 나타난다. 주관절을 굴곡한 채로 잠을 잔 환자들은 "수면마비(sleep paralysis)"[92]를 호소할 수 있다. 환자들은 척골신경 분포 영역에 욱신거리는 통증(shooting pain)을 호소하면서 밤에 잠을 깰 수 있으며, 팔을 펴면 통증이 사라지게 된다. 대부분의 환자들은 초기에는 감각 증상을 호소하지만, 경우에 따라서 서툰 손동작, 손과 손가락의 피로감, 악력의 약화가 나타나기도 한다. 대부분의 환자들은 운동 약화를 호소하지 않으나(터널 내에서 운동신경이 감각신경보다 더 깊은 곳에 있기 때문[91]), 환자들 중 일부분은 감각 증상 없이 운동 약화만을 호소할 수도 있다. Dawson 등[75]은 특정한 병력 없이 증상을 호소하는 환자의 경우에 우선적으로 척측수근굴근의 섬유성 밴드 사이에서 발생하는 포착 현상을 고려하라고 권고한다. 일반적으로 척골측 손등의 감각 소실과 같은 국소 징후가 나타난다.[87]

전완에서는 정중신경과 척골신경의 비정상적인 문합(Martin-Gruber anastomosis)이 호발하고[37], 이로 인해서 좀 더 심각한 조건에서도 척골의 운동 기능은 정상일 수 있다(주관절이하의 정중신경 압박은 전방골간증후군(anterior interossous syndrome)을 참고). 심지근(digitorum profundus)의 척골신경 포착으로 인한 갈퀴손(clawing) 변형은 정중신경과 전방 골간신경의 비정상적인 신경지배가 원인이 될 수도 있다.[87]

기능적 검사

Goldner와 Hall[93]은 신경 열상이 회복중이거나 심각하게 압박된 신경이 다시 풀린 후 재생되는 조건에만 *틴넬 징후*(Tinel's sign)라는 용어를 사용해야 한다고 주장한다. 타진 검사(percussion test)는 압박이나 정상 노출을 통해서 신경을 자극하는 방법으로서, 이 검사만으로는 축삭의 재생 비율을 확인할 수 없다.

- 타진 검사가 양성인지를 확인하기 위해서, 척골구(ulnar groove)나 상과(epicondyle)의 하부를 촉진하라(척골신경이 아탈구 된 조건에서는 내측상과의 근위부에서 양성 Tinel' sign이 나타날 것이다).[94] 주관 상부에 대한 타진 검사는 일관성이 없다.[74] 타진 검사가 음성으로 나타나더라도 척골 신경병증을 배제시킬 수 없다.
- 수동 주관절 굴곡 검사(그림 4-30)에서 양성 반응을 나타내는지를 결정하기 위해서, 1~5분간 주관절을 강하게 굴곡시킨 자세를 유지하라. 검사 결과가 양성이라면, 척골신경을 따라 이상감각이 나타날 것이다.
- 신경이 아탈구되었을 때는 주관절을 완전가동범위로 움직였을 때, 내측상과 앞쪽으로 돌출된 신경이 촉진되거나,[42] 주관절을 갑자기 굴곡 및 신전시키면, 주관절의 내측에서 소리가 발생되는 느낌이 나타날 수 있다.[84]
- 이점 감각 식별력 검사는 5번째 손가락의 원위 두 지절의 기능을 검사하기 위한 방법으로서, 척골신경이 정상이면 5 mm, 비정상이면 10 mm 이상으로 나타난다.

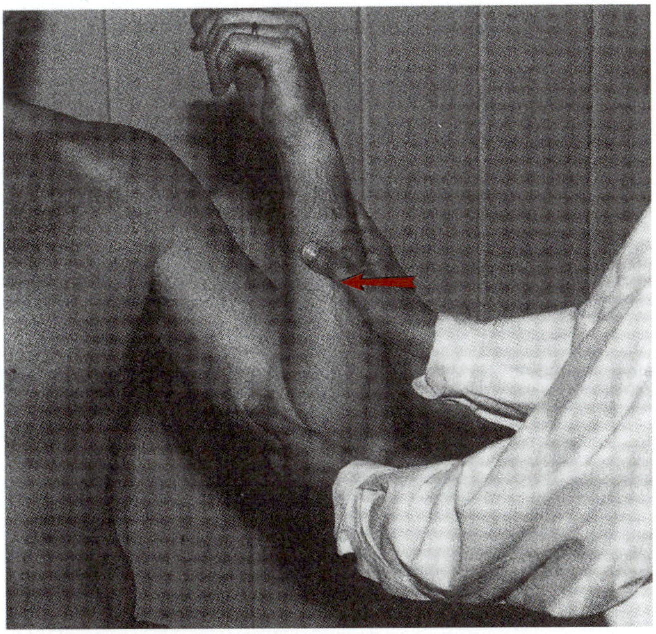

그림 4-30 주관절 굴곡 검사. 주관절을 강한 굴곡 위치에서 1~5분간 유지시킨다.

운동검사

- 프로멘트 징후(Froment sign)는 무지내전근(adductor pollicis), 단무지굴곡근(flexor pollicis brevis), 첫 번째 골간근(first dorsal interosseous)의 약화로 인해 엄지와 인접 손가락(그림 4-31)의 집기(pinch) 근력이 소실된 조건에서 나타난다. 무지내전근과 단무지굴곡근은 중수지절관절을 안정화시키는 역할을 하는데, 이러한 기능이 소실되면, 관절의 조절 능력이 상실되고 과신전이 나타나게 된다. 무지내전근이 약화되면, 장무지굴근이 엄지의 신전근들에 과도한 힘을 부과시킬 뿐만 아니라, 첫 번째 지절관절을 굴곡시키는 역할을 한다.
- 골간근 기능의 소실: 정상적인 손가락의 굴곡 시에는 골간근에 의해서 중수지절관절이 굴곡되어 손가락의 굴곡이 시작되고, 이후에 장굴곡근(long flexors)(심지

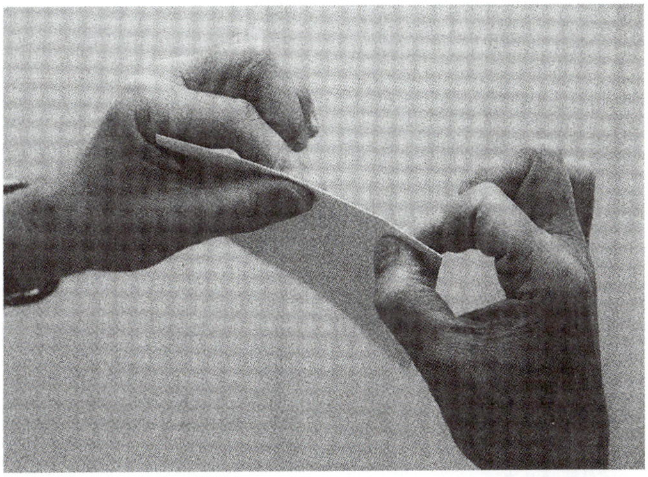

그림 4-31 프로멘트 징후.

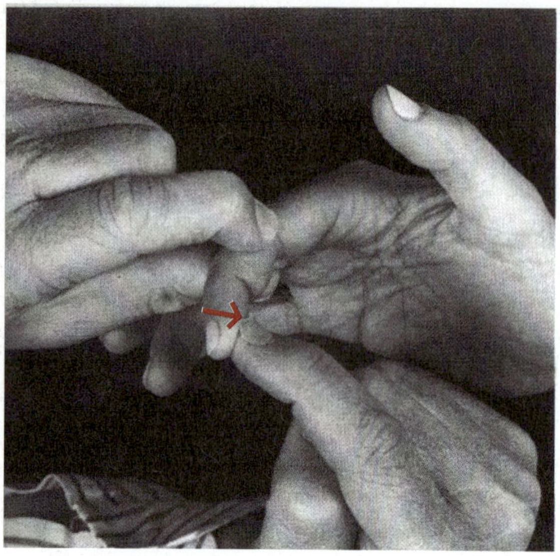

그림 4-32 단일 지골에 대한 저항성 심지굴근 굴곡의 적용

굴근: flexor digitoum profundus(FDD)들이 작용하여 근위 및 원위 지절간관절의 굴곡이 일어난다. 심지굴근(FDD)과 척측수근굴근은 분리되어 주관(cubitus tunnel)의 근위부를 지나기 때문에,[84] 손가락의 굴곡이 장굴곡근들의 작용을 통해 시작되어, 쥐기(grasp) 동작이 서툴고 비효율적으로 나타날 수 있다.

- 4번째와 5번째 손가락의 심지굴근이 손상된 경우에는 이 손가락들의 굴곡 시에 저항을 가하면, 약화가 나타날 것이다(그림 4-32).
- 소지외전근(abductor digiti minimi)의 약화는 5번째 손가락을 외전한 상태로 손바닥 면에서 외전 움직임에 저항을 가하여 검사한다(그림 5-38).
- 2번째와 5번째 손가락을 내전시키지 못하는 경우에는 손바닥 골간근(volar interossei)의 약화를 원인으로 볼 수 있다. 이로 인해 4번째와 5번째 손가락의 갈퀴(clawing) 변형이 초래된다.[75]

신경 전도(Nerve Conduction)

신경 전도 검사에서 반드시 양성으로 나타나는 것은 아니다.[18]

감별 진단

- 상완신경총의 근육성 압박은 이상감각과 관련된 사각근(scalene)사이의 쇄골 상부를 검사자가 압박하는 동안 환자의 손을 머리 위로 올리면서 검사한다. 이 부위에서 틴넬 징후가 양성으로 나타날 수 있다.
- 신경총 척측부와 흔히 관련되는 흉곽출구증후군(thoracic outlet syndrome)은 에드손 징후(Adson sign) 양성, 타진검사(percussion test) 양성, 견관절 외전 및 신전 시의 이상음(bruit) 그리고 근전도 소견상 흉곽출구를 부위에서 전도 지연을 나타내므로 제외된다.[87] Lister[83]는 목의 후방 삼각부위를 압박하여 척골신경 피절 부위를 따라서 증상을 재현시키는 검사 방법에 대해 설명하였다(그림 3-117을 보시오).
- 일반적으로 경추 신경근 압박(C-8)은 목과 견관절 부위에 심한 통증을 유발시키고, 경우에 따라서는 흉부와 견갑골 부위에 통증이 나타날 수 있다; 특히 척추 경화증(spondylosis)의 경우에는 하나 이상의 신경근이 손상 받을 수 있다.[75]
- 가이온 증후군(Guyon's syndrome)(5장을 참조): 손목관절〔가이온 관(Guyon's canal)〕에서 척골신경이 압박되면, 손등 쪽의 감각가지 대신에 손바닥 쪽의 감각신경이 손상된다.[96] 주관절 부위에서 척골신경이 손상된 대부분의 환자들은 감각 및 운동 모두에 징후가 나타나며, 손등 쪽 및 척골측의 무감각이 동반된다. 척측수근굴근이나 척측심지굴근의 약화가 없다면, 손목관절과 손의 압박을 고려하라[75](5장을 참조).

치 료

경증의 치료를 위해서는 손목관절과 주관절을 45° 굴곡이나 신전한 자세로 2주간 보조기를 착용하여 휴식을 취하도록 한다. 손상 받은 부위에 능동이완기법을 실시한다. 중등도의 운동 결손이 나타난다면, 재활치료가 필요할 수도 있다. Eisen과 Daron[88]은 경증이나 초기 손상환자의 90%는 전기진단 검사 기준으로 판단할 때, 자발적으로 회복된다고 설명하였다.

정중신경 포착성 신경병증(손상수준에 기초) [Median Nerve Entrapment Neuropathy) (Based on Level of Involvement)]

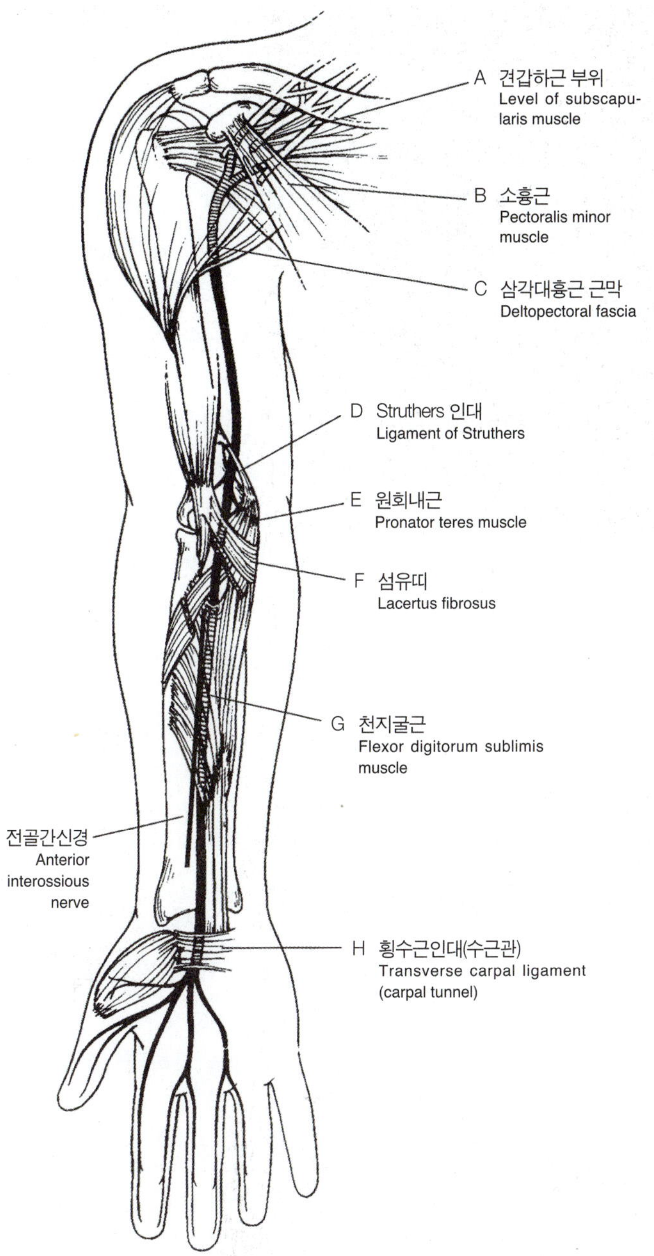

그림 4-33 정중신경. **A.** 견갑하근 부위, **B.** 소흉근, **C.** 삼각대흉근 근막, **D.** Struthers 인대, **E.** 원회내근, **F.** 섬유띠, **G.** 천지굴근, **H.** 횡수근인대(수근관) 출처: Copyright © 1998, Warren I. Hammer.

Dawson 등은[75] 정중신경(그림 4-33)포착을 견관절과 상완의 근위부를 포함하는 고위 정중신경 손상과 주관절 이하의 정중신경 포착으로 분류하여 설명하였다. 그들은 고위 정중신경 압박은 발생 빈도가 낮고 주로 외상에 의해 유발되지만, 경우에 따라서는 자연적으로 발생되기도 한다고 하였다. 증상 및 신체적으로 특이할 만한 결과는 나타나지 않는다. 외상의 정도에 따라서 회내근 마비와 같은 정중신경 지배근육들의 유의한 약화가 나타나지만, 상완요골근과 중력의 보조로 약한 회내는 가능하다. 그러나 척측수근굴근의 약화로 인해 척골 편위와 함께 손목관절 굴곡의 약화와 엄지 지절간관절, 2번째 손가락의 원위 지절간관절 및 근위 지절간관절의 굴곡 소실이 나타날 수 있다.[75] 만약 근력이 초기에 회복된다면, 일반적으로 완전한 근력 회복을 기대할 수 있다. 고위 정중신경포착이 손상 없이 자발적으로 발생되었다면, 원인 규명을 위해 동맥조영술(arteriography)이 필요할 수 있다.[75]

고위 정중신경 압박

견갑하 수준(그림 4-33): 정중신경은 상완신경총의 내측 및 외측다발(cord)의 가지로부터 분지된다.

쇄골하 포착 (infraclavicular entrapment)(그림 4-33, B):

- 대흉근(pectoralis major)으로 인한 신경혈관 다발의 압박은 팔을 완전히 외전한 자세로 일을 하거나 수면을 취할 때 발생한다. 정중신경이 손상될 수 있으나, 일반적으로는 순환계가 일차적으로 손상된다. 팔을 외전 하였을 때, 요골 맥박이 감소되거나 소실되는지를 관찰해야 한다. 근막이완기법과 능동이완기법을 적용하여 대흉근 부위의 근막을 치료할 수 있다.
- 삼각대흉근 근막(deltopectoral fascia)(그림 4-33, C)의 원위 가장자리가 섬유화되면서 두꺼워지는 양상은 견관절이나 정중신경을 손상시키는 상완신경총 외상[79] 후에 나타난다. 능동이완기법, 마찰 및 근막이완기법을 적용할 수 있다.
- 드물지만 정중신경은 비정상적인 액와 혈관(axillary vessel)의 가지가 관통되거나 팔의 반복된 외전으로 인해 견인되고 압박될 수 있다. 이 경우에는 장무지굴근의 단독 마비가 유발되며 전방 골간신경의 부분마비나 장무지굴근의 단독적인 건 파열과는 구분해야 한다.[79]
- 쇄골하 포착은 광배근의 기시부근처 건에서 기시하여 액와신경혈관 다발의 전방을 가로질러 대흉근의 건에

정지하는 근육인 랑거근(Langer's muscle)이라 불리는 비정상적인 근육과 관련되어 나타날 수 있다. 이와 같은 병변의 발생률은 3% 수준이며,[79] 정중신경의 압박이 초래될 수 있다.

- 위에서 제시된 모든 경우들은 반복적인 견관절 외전으로 인해 공통적으로 발생될 수 있는 병인이다.

스트류처 인대 (Struther ligament) 부위(그림 4-33, D): 스트류처 인대 부위에서는 1% 이하의 빈도로 유발된다. 이 인대는 상완골의 과상돌기(supracondylar process)와 내측상과를 연결한다. 과상돌기는 상완골의 전내측면에서 내측상과의 근위 3~5 cm에 위치에 있는 비정상적인 골극이다. 섬유성 방사선 소견 상에서 골극이 관찰되지 않더라도 섬유성 밴드는 존재할 수 있다. 상완동맥 및 정맥, 정중신경이 모두 압박될 수 있다. 이 부위의 국소적 외상은 상위 정중신경 증상(high median nerve symptom)들을 유발할 수 있다.[79]

징후와 증상: 인대 주위에서 국소적인 압통이 나타날 수 있다. 일반적으로 신경학적 징후와 증상들이 모호하고 특징적이지 않고, 이는 포착이 경미한 경우로 볼 수 있다.[75]

기능적 검사: 주관절을 120~130° 굴곡한 상태에서 굴곡과 회외 저항 검사를 실시하면, 통증이 나타난다.

치료: 능동이완법과 근막이완술을 적용하여 치료한다.

주관절 이하의 정중신경 압박

주관절 이하의 정중신경 압박은 두 가지 유형이 있다: 감각이나 운동 결손 없이 통증만 유발되는 회내근증후군(pronator syndrome)과 감각 결손 없이 운동 약화를 가져오는 전방골간증후군(anterior interosseous syndrome)이 포함되고 발병률은 낮다.[96]

회내근증후군(Pronator syndrome): 정중신경은 아래에 언급된 구조물들에 의해 압박될 수 있다. 일반적으로 손목관절의 반복적인 회내 및 굴곡과 관련되어 전완 배측부에서 나타나는 통증은 인식하지 못하는 사이에 진행된다. 환자가 피로감과 힘겨움을 호소할 수 있으며, 활동에 의해서 둔한 통증 및 예리한 통증으로 진행될 수 있다. 통증은 시간이 경과함에 따라서 주관절과 견관절로 방사될 수 있다. 이상 감각이 나타나기도 하지만, 수근관증후군에서 나타나는 이상 감각과는 다르기 때문에 반드시 감별진단 해야 한다(5장의 수근관증후군을 참고). 압박 부위 이하의 모든 영역에서 국소 압통과 양성 틴넬 징후(Tinel's sign)가 나타날 수 있다. 아래에 목록화된 압박 부위들에 대한 타진검사의 양성 반응은 회내근이나 천지굴근(flexor digitorum superficialis)보다는 전완 근위부의 이두근 건막/섬유띠(bicipital aponeurosis/lacertus fibrosis)에서 더욱 양성으로 나타날 것이다.[79] 양성 타진검사는 초기 검사 후 4~5개월 동안 나타나지 않을 수도 있다.[79]

정중신경은 원회내근(그림 4-33, E)의 상완두와 척측두 사이를 통과하거나 그 심부를 통과하므로, 근육 내의 섬유밴드나 근비대로 인해 압박될 수도 있다.[97] 비정상적인 신경 경로의 비율은 상완 골두 아래로만 통과하는 경우가 15%, 상완 골두를 통과하는 경우가 5%이다. 손상된 회내근을 촉진하면, 반대측보다 좀더 단단하고 긴장이 느껴질 것이다.

기능적 검사:

- 60초 동안 저항 회내를 실시하면, 증상이 나타날 것이다(그림 4-35)
- 회내에 중등도의 저항을 가하면서 검사자의 엄지를 사용하여 원회내근의 근위부를 강하게 압박한다. Spinner와 Linscheid[87]는 이 방법이 가장 신뢰할 수 있는 검사법이라고 하였다. 1분간 압박을 가하면, 방사통과 손가락의 무감각이 나타날 것이다.[75]

1. 섬유띠(lacertus fibrosus)(그림 4-33, F)는 상완이두근의 건에서 전완의 근막까지 펼쳐진 두꺼운 근막성 밴드로서, 원회내근과 연결된다. 이 부위에서의 압박은 원회내근 기시부가 높거나 섬유띠가 두꺼워졌을 때 유발된다.[74] 검사자는 섬유띠의 압박으로 인해서 나타나는 내측상과 하부의 회내근 섬유 함입을 관찰할 수 있을 것이다. 이러한 "섬유띠 증후군(lacertus syndrome)"은 급성으로 나타나고, 정맥 천자나 운동과 같은 외상성 손상의 결과로 나타날 수 있다.[79] 기능적 검사방법은 다음과 같다. (a) 전완의 수동적 또는 저항성 회내 시에 함입(indentation)이 생길 수 있다. 반대측 팔과 비교해야 한다[87](그림 4-35). (b) 주관절을 120~130° 굴곡하여 저항 굴곡

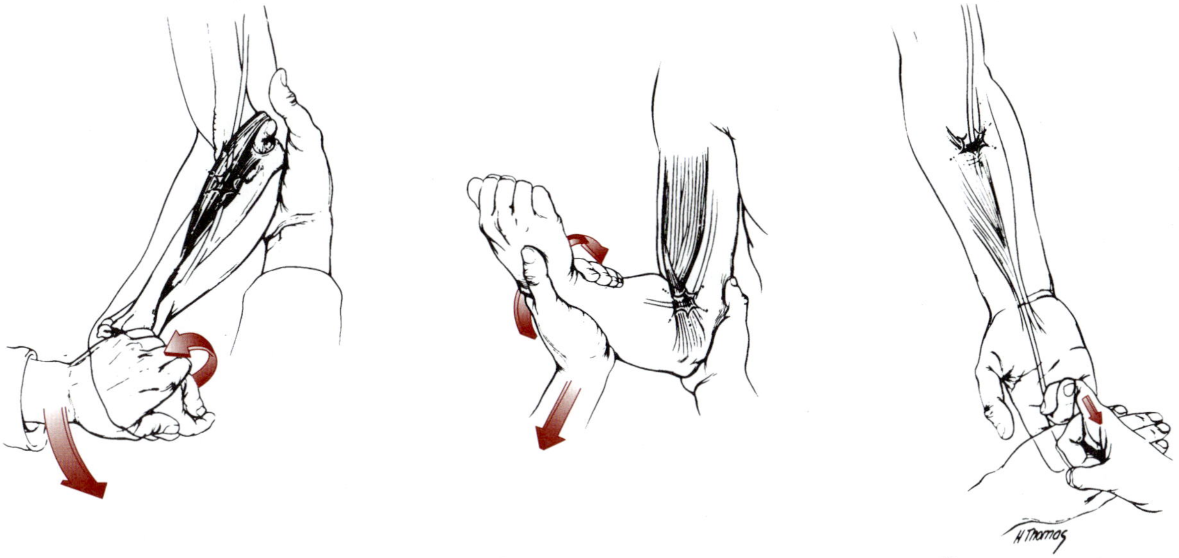

A. B. C.

그림 4-34 회내근 증후군의 진단을 위한 검사법. **A.** 전완 근위부 통증은 회내 및 주관절 굴곡 뿐만 아니라, 손목관절의 굴곡에 저항을 가하면 증가된다. **B.** 저항성 회외 운동 시에 증가되는 전완 근위부의 통증은 섬유띠에 의한 압박이 원인으로 제시되었다. **C.** 정중신경의 압박이 천지굴근 궁에서 유발되는 조건에서 장지굴근에 대하여 저항을 적용하면, 전완의 근위부에서 통증이 유발된다. 출처: M. Spinner, *Injuries to the Major Branches of the Forearm,* ed 2, p. 194, © 1978, W.B. Saunders Company.

과 저항 회외를 실시하면, 통증이 나타나게 된다.

2. 천지굴근의 기능적 검사를 실시하기 위해 3번째 손가락의 근위지절관절에서 저항성 굴곡을 유도하면, 천지굴근의 아취 하부에서 압박이 유발된다(그림 4-34, C).

치료: 치료에는 능동이완기법, 체지의 휴식, 부목과 항염증성 처치 등이 포함된다. 포착증후군의 치료에 있어서, 특정 부위의 증세가 현저하게 나타나더라도 포착의 모든 수준을 평가하는 것이 필수적이다. 이는 특히 정중신경 포착이나 증상이 미약하고 확진하기 어려운 포착증후군과 같은 상황에서 수술적 치료를 위한 근거를 제공해 준다. 여러 구조물들과 다양한 역학적 요인들에 의해 압박이 발생되므로,[75] 수술을 실시할 때는 모든 부위를 검사하도록 권장된다.[75]

감별진단: 수근관증후군(그림 4-33, H)은 배제시켜야 하고, 이에 대한 설명은 5장에 제시되어 있다.

전방골간증후군(Anterior Interosseous Syndrome): 정중신경의 전방골간부위는 장무지굴근(flexor pollicis longus)과 2~3번째 손가락의 심지굴근(flexor digitorum profundus)및 방형회내근(pronator quadratus)의 운동신경만을 지배한다.

병인: 전방골간증후군은 흔하게 나타나는 병변은 아니다. 분쇄 외상이나 반복적인 던지기 동작으로 인한 과사용, 라켓을 이용한 스포츠나 역도 운동에 의해서 손상이 유발될 수 있다. 신경은 기시부에서 외측상과 쪽으로 5~8 cm 원위부에서 압박이 유발된다.[99] 원회내근(그림 4-36)의 심부섬유, 천지굴근, 비정상적인 혈관이나 근육에 의해 압박이 유발된다.[74] 변화구(breaking ball)를 던질 때도 유발된다.

증상과 징후: 일반적으로 전완 근위부에서 8~12시간 내에 소실되는 심각한 통증, 엄지와 검지의 집기 능력의 약화 및 기민성의 소실이 남게 된다.[24] 감각 결손은 나타나지 않는다. 인식하지 못하는 동안에 발병되었다면, 다발성 경화증(multiple sclerosis)의 건 파열과 같은 과거 진단을 고려야야 할 것이다.[24] 인구의 15%에서는 전완부에서 정중신경과 척골신경의 운동 섬유가 교차되는 Marton-Gruber 문합으로 인한 전방골간 신경병증으로 손의 요골측 내재근 약화가 나타날 수 있고, 이는 부분적인 척골 신경마비로 받아들여질 수 있다.[84,87]

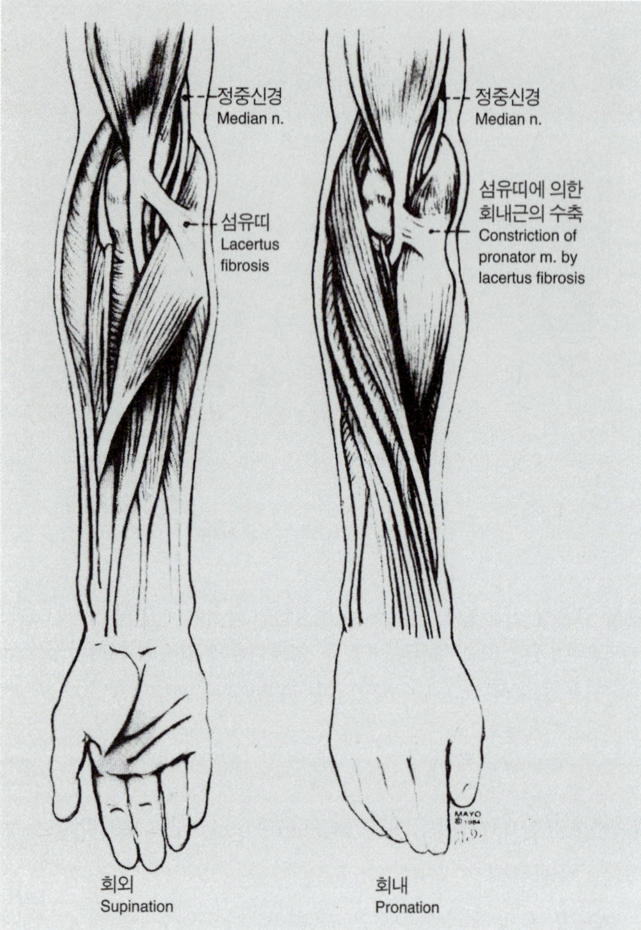

그림 4-35 회내근 증후군. 회내근의 수축에 의해서 회내가 유발될 때, 섬유띠에 의한 함입이 나타날 수 있다. 이와 같은 과정에서 정중신경의 포착이 유발되고 회내근 증후군이 발생될 수 있다. 출처: By permission of Mayo Foundation.

기능적 검사:

- 특이할 만한 운동 특성은 장무지굴근과 시지의 심근(index profundus)의 약화 또는 마비로 인한 "OK" 집기 징후(그림 4-38)의 소실이다. 2번째 손가락의 근위지절관절 굴곡이 증가되고 원위지절관절은 신전되며, 엄지의 원위관절 과신전과 함께 중수지절관절의 굴곡이 증가된다.
- 환자는 방형회내근(pronator quadratus)의 약화를 인식하지지 못할 수도 있다. 이 근육을 원회내근과 분리시켜 검사하려면, 환자의 주관절을 90° 위치에 유지하고 회외 운동에 저항을 가해야 한다.

치료: 휴식, 냉치료, 항염증성 처치, 능동이완기법이 치

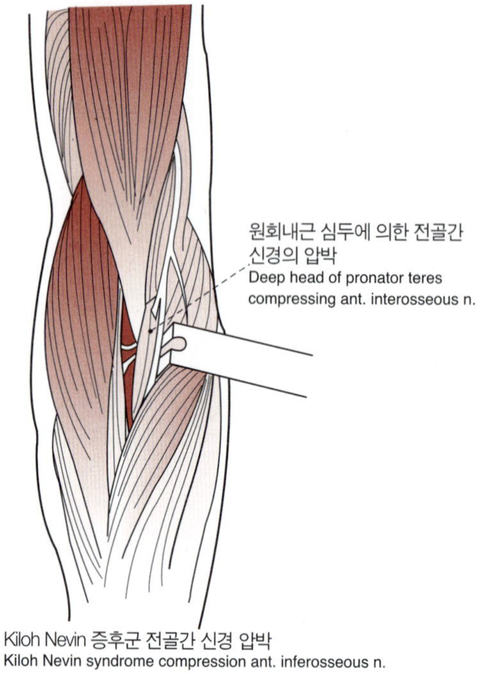

그림 4-36 전방 골간신경의 압박은 회내근으로 들어가는 부위에서 유발될 수 있다. 이러한 압박 형태는 Kiloh와 Nevin에 의해서 최초로 언급되었고, 현재의 질환명을 사용하게 되었다. 출처: By permission of Mayo Foundation.

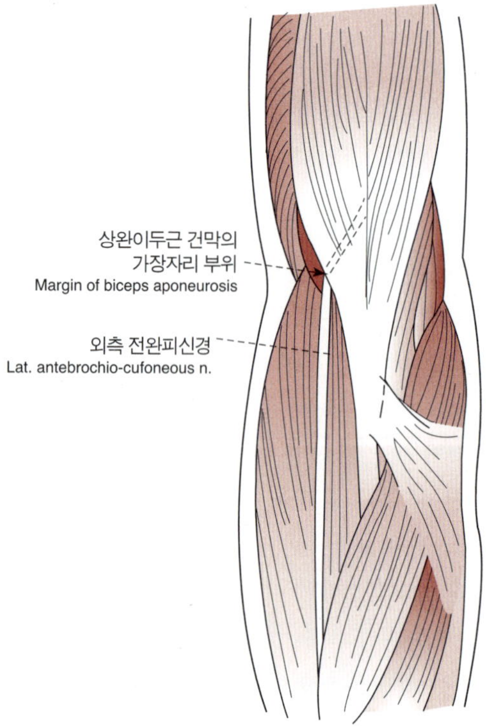

그림 4-37 외측전완피부신경은 외측상과 부위에 위치한 상완이두근 건막의 외측 가장자리에서 압박이 유발된다고 보고되었다. 출처: By permission of Mayo Foundation.

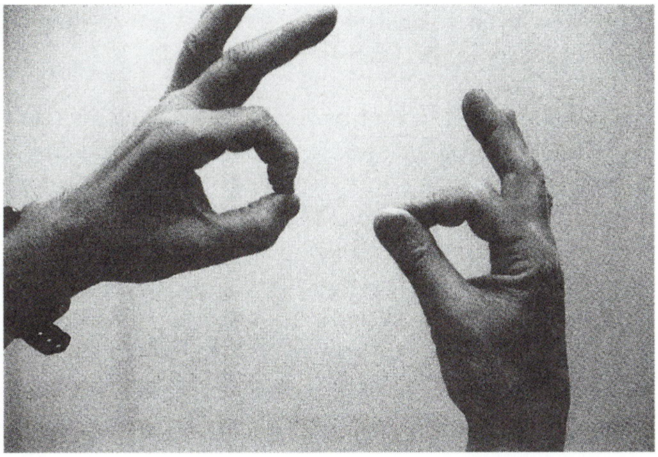

그림 4-38 OK 집기 징후

료에 이용된다. 6~8주 이후에 증상이 악화되거나 근전도 상에서 축삭 탈신경의 소견이 나타난다면 수술을 고려해볼 수 있다.[74]

근피신경 포착 (Musculocutaneous Nerve Entrapment)

근피신경(그림 4-37과 4-39)은 상완신경총의 외측다발(lateral cord)에서 분지되어 상완근, 상완이두근 및 오훼상완근의 운동을 지배한다. 근피신경의 마비는 격렬한 운동(bench press) 또는 비대가 유발된 오훼상완근의 강한 수축에 의해 발생되기도 하지만, 견관절 탈구나 상완 근위부 또는 쇄골의 골절 이후에 더욱 호발한다.

주관절의 외측 상부를 지나는 근피신경은 전완의 외측근피신경을 이루며 전완의 내측부위와 요골측의 절반 부위을 지배한다. 일반적으로 이 부위의 문제는 주관절의 반복적인 과사용 특히, 강력한 주관절 굴곡과 관련되어 나타난다.[79]

포착의 수준

- 근피신경은 상완신경총의 외측 가지가 분지되는 소흉근(pectoralis minor)의 하부에서 포착될 수 있다(그림 4-39, A).
- 오훼상완근을 통과하는 부위에서 포착될 수도 있다(그림 4-39, B).
- 근피신경은 주관절의 약 1 cm 상부에서 상완이두근 건[75]의 외측부에서 근막을 관통하여 건의 외측으로 분지되고, 근건접합부(그림 4-39, C)에서 전완의 외측근피신경이 된다.

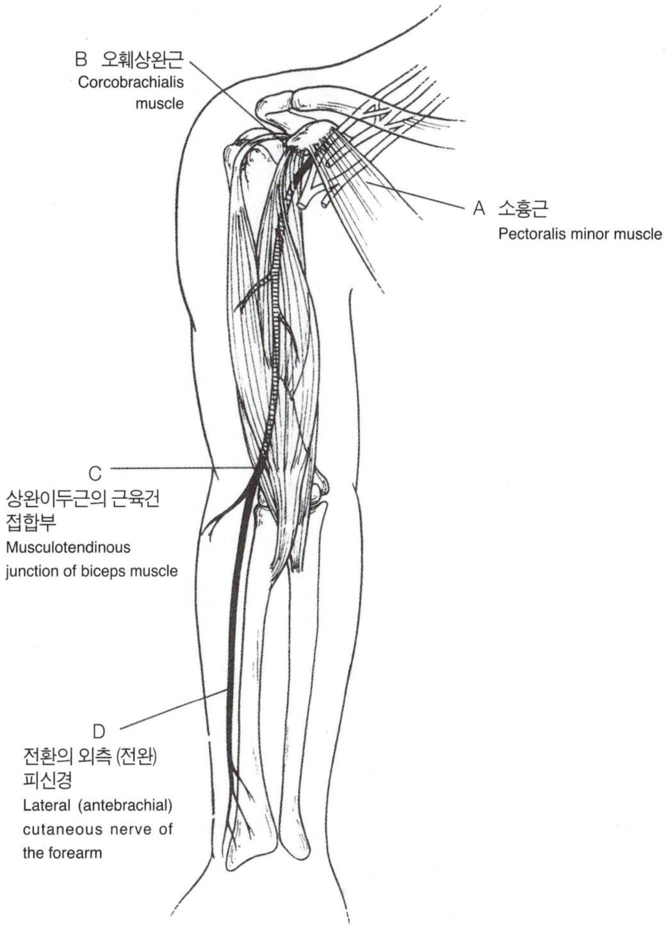

그림 4-39 근피신경 출처: Copyright © 1998, Warren I. Hammer.

- 신경은 배측 및 복측 전완부위의 감각 영역 모두에서 포착이 발생될 수 있다.

증상과 징후

오훼상완근 및 상완부와 같은 상위 수준의 완전 손상은 신경지배를 받는 근육의 위축과 함께 마비를 일으키고, 전완 외측면의 감각소실을 초래한다. 상완이두근 건에서 가까운 외측상과 부근이나 그 상부에서의 손상은 전완의 외측 근피신경만을 손상시키므로 전완내측의 원위 요측부에서 손목관절까지의 범위에서 감각 장애만 유발된다. 때때로 감각 손상은 전완의 내측 요측면 4인치 부위인 전완의 중간 및 원위 1/3 지점에서만 제한적으로 나타난다.[79] 급성 통증은 주관절을 강하게 신전시킨 후에 나타나는데 전완 내측 요측면을 따라 이상감각이 동반된다. 압박된 부위에서는 주로 핀으로 찌르는 듯한 압통(pinpoint tenderness)이 나타나게 된다. 주관절을 반복적으로 사용한 후에는 통증이 유발된다.

감별진단: 경추의 신경병증을 배제시켜야 한다. Spinner에 따르면,[79] 외상 이후에 두꺼워진 상완근과 전방 상완근막으로 인해 전방 골간신경과 근피신경 및 정중신경과 같은 말초신경의 포착이 합병증으로 나타날 수 있다.

기능적 검사

상위수준: 상완이두근과 상완근에 대한 검사 시에 약화가 나타난다.

주관절 수준:

- 능동적인 주관절 신전과 회내 또는 저항 굴곡과 회내. 이 검사 모두에서 상완이두근 건의 가장자리가 두꺼워져 근피신경이 압박될 수 있으며,[79] 이로 인해 근위 전완부와 주관절에 과감각을 동반한 통증이 유발되고, 전완의 요측면을 따라 이상감각이 나타날 수 있다.[75]
- 타진 검사 시 주관절 근위부의 전외측면에서 양성 반응을 나타낸다.

치 료

치료를 위해서 휴식, 신전을 방지하는 후방주관절부목(posterior elbow splint), 능동이완기법 및 근막이완술 등을 적용한다. 상완이두근의 건과 두꺼워진 근막[79]을 절단하는 외과적 수술이 필요할 수도 있다.

이중 압착성 신경병증(Double Crush Neuropathy)

상지의 국소 손상은 동일한 축삭에 걸쳐서 다른 병변과 동반되거나 다른 병변에 의해서 유발될 수 있다. 정중신경을 손상시키는 경추경화증은 증상을 동반하지 않을 수도 있으나, 수근관증후군을 더욱 악화시킬 수 있다. 경추에 대한 치료를 통해서 수근관증후군을 완화시키거나, 수근관증후군을 치료하여 경추 부위의 문제를 해결할 수도 있다. Jones[100]는 경추 수핵 돌출이나 흉곽출구문제(thoracic outlet problem)가 주관(cubital tunnel)의 손상과 관련되거나, 가이온관(Guyon' s canal)에서의 압박이 주관의 손상과 관련되어 척골신경이 손상될 수 있음을 예로 제시하였다. Upton[101]은 축삭에 걸쳐서 유발된 연속적 손상, 축삭형질흐름(axoplasmic flow)의 제한, 원위 축삭의 민감성 증가가 이중 압착 문제로부터 기인되었다고 주장하였다. 신경의 근위부와 원위부 모두를 평가하고 치료해야 한다. 예를 들어, 견관절과 주관절 및 손목관절에서 국소적인 신경병증이 유발된 경우에 경추도 반드시 검사해야 한다. Spinner[79]에 따르면, 경추 관절염에 대한 치료로 수근관증후군의 부수적인 증상 호전을 얻을 수도 있다.

Swenson[102]은 이중 압착 증후군에 관한 임상적 연구들은 의심의 여지가 있다고 주장한다. 그는 이러한 연구 자료들은 신경 경로에 걸쳐서 유발된 불명확한 병변이 신경의 기능을 현저하게 손상시키거나, 임상적으로 불명확한 병변으로 인해 이차적으로 손상받은 부위의 증상이 더욱 악화된다는 가설에 대한 근거를 제시하지 못한다고 주장하였다.

참고문헌

1. Kapandji IA. *The Physiology of the Joints.* New York: Churchill Livingstone; 1979:1.
2. Swanson AB, Goran-Hagert C, Swanson G. Evaluation of impairment in the upper extremity. *J Hand Surg Am.* 1987;12:919.
3. Morrey BF, Askew LJ, An KN, et al. A biomechanical study of normal elbow motion. *J Bone Joint Surg Am.* 1981;63:872.
4. Radin EL. Biomechanical applications in the upper extremity. In: Pettrone FA, ed. *Symposium on Upper Extremity Injuries in Athletes.* St. Louis, MO: Mosby; 1986:3–10.
5. Morrey BF, An KN, Chao EYS. Functional evaluation of the elbow. In: Morrey BF, ed. *The Elbow and Its Disorders.* 2nd ed. Philadelphia: W.B. Saunders; 1993:93.
6. Basmajian JV, Deluca CJ. *Muscles Alive: Their Functions Revealed by Electromyography.* 5th ed. Baltimore: Williams & Wilkins; 1985.
7. Morrey BF, ed. *The Elbow and Its Disorders.* Philadelphia: W.B. Saunders; 1985.
8. Frankel VH, Nordin M. *Basic Biomechanics of the Skeletal System.* Philadelphia: Lea & Febiger; 1980.
9. Travill AA. Electromyographic study of the extensor apparatus of the forearm. *Anat Rec.* 1962;144:373.
10. Palmer AK, Glisson RR, Werner FW. Ulnar variance determination. *J Hand Surg.* 1982;7:376.
11. Elkins EC, Leden UM, Wakim KG. Objective recording of the strength of normal muscles. *Arch Phys Med.* 1951;32:639.
12. Morrey BF. Biomechanics of the elbow and forearm. In: DeLee JC, Drez D, eds. *Orthopaedic Sports Medicine: Principles and Practice.* Philadelphia: W.B. Saunders; 1994;1:812.

13. An KN, Morrey BF. Biomechanics of the elbow. In: Morrey BF, ed. *The Elbow and Its Disorders.* 2nd ed. Philadelphia: W.B. Saunders; 1993.
14. Schwab GH, Bennett JB, Woods GW, et al. Biomechanics of elbow instability: the role of the medial collateral ligament. *Clin Orthop Relat Res.* 1980;146:44.
15. O'Driscoll SW, Horii E, Morrey BF, et al. Anatomy of the ulnar part of the lateral collateral ligament of the elbow. *Clin Anat.* 1992;5:296.
16. Bennett JB, Tullos HS. Ligamentous and articular injuries in the athlete. In: Morrey BF, ed. *The Elbow and Its Disorders.* Philadelphia: W.B. Saunders; 1985:502–522.
17. Linscheid RL, Wheeler DK. Elbow dislocations. *JAMA.* 1965; 194:1171–1176.
18. Jobe FW, Nuber G. Throwing injuries of the elbow. *Clin Sports Med.* 1986;5:621–623.
19. Walther DS. *Applied Kinesiology.* Pueblo, CO: Systems DC; 1981:1.
20. Regan WD, Morrey BF. The physical examination of the elbow. In: Morrey BF, ed. *The Elbow and Its Disorders.* 2nd ed. Philadelphia: W.B. Saunders; 1993:73.
21. Morrey BF, Volz RG. The physical examination of the elbow. In: Morrey BF, ed. *The Elbow and Its Disorders.* Philadelphia: W.B. Saunders; 1985:62–72.
22. Morrey BF, An KN, Chao EYS. Functional evaluation of the elbow. In: Morrey BF, ed. *The Elbow and Its Disorders.* Philadelphia: W.B. Saunders; 1985:73–91.
23. Cailliet R. *Soft Tissue Pain and Disability.* Philadelphia: F.A. Davis; 1979.
24. Spinner M, Linscheid RL. Nerve entrapment syndromes. In: Morrey BF, ed. *The Elbow and Its Disorders.* Philadelphia: W.B. Saunders; 1985:691–712.
25. Cooney WP III. Bursitis and tendinitis in the hand, wrist and elbow: an approach to treatment. *Minn Med.* 1983;66:491–494.
26. Bennett JB, Tullos HS. Acute injuries to the elbow. In: Nicholas JA, Hershman EB, eds. *Upper Extremity in Sports Medicine.* St. Louis, MO: CV Mosby; 1990:319–334.
27. Morrey BF, ed. *The Elbow and Its Disorders.* 2nd ed. Philadelphia: W.B. Saunders; 1993:492–504.
28. Bennett JB, Mehlhoff TL. Fractures and soft tissue injury. In: DeLee JC, Drez D, eds. *Orthopaedic Sports Medicine.* Philadelphia: W.B. Saunders; 1994:771–811.
29. Hovelius L, Josefsson G. Rupture of the distal biceps tendon. *Acta Orthop Scand.* 1977;48:280.
30. O'Donoghue DH. *Treatment of Injuries to Athletes.* 3rd ed. Philadelphia: W.B. Saunders; 1976.
31. Cooney WP III. Contractures and burns. In: Morrey BF, ed. *The Elbow and Its Disorders.* Philadelphia: W.B. Saunders; 1985; 433–451.
32. Cyriax J, Cyriax P. *Illustrated Manual of Orthopaedic Medicine.* London: Butterworth; 1985.
33. Cyriax J. *Textbook of Orthopaedic Medicine.* 8th ed. London: Baillière Tindall; 1989:2.
34. Viegas SF. Avulsion of the triceps tendon. *Orthop Rev.* 1990;19: 533–536.
35. Wilson FD, Andrews JR, Blackburn TA, et al. Valgus extension overload in the pitching elbow. *Am J Sports Med.* 1983;11:83–88.
36. Pecina MM, Bojanic I. In: *Overuse Injuries of the Musculoskeletal System.* Boca Raton, FL: CRC Press; 1993:67–68.
37. Cabrera JM, McCue FC. Nonosseous athletic injuries of the elbow, forearm and hand. *Clin Sports Med.* 1986;5:682.
38. Legwold G. Tennis elbow: joint resolution by conservative treatment and improved technique. *Phys Sports Med.* 1984;12:172.
39. Nirschl RP. Tennis elbow. *Orthop Clin North Am.* 1973;4:787–800.
40. Nirschl RP. Elbow tendinosis/tennis elbow. *Clin Sports Med.* 1992;11:851–870.
41. Nirschl RP. Prevention and treatment of elbow and shoulder injuries in the tennis player. *Clin Sports Med.* 1988;7:289–308.
42. Behr CT, Altchek DW. The elbow. *Clin Sports Med.* 1997;16: 681–704.
43. Nirschl RP. Soft tissue injuries about the elbow. *Clin Sports Med.* 1986;5:638.
44. Roy S, Irvin R. *Sports Medicine: Prevention, Evaluation, Management, and Rehabilitation.* Englewood Cliffs, NJ: Prentice Hall; 1983.
45. Nirschl RP. Muscle and tendon trauma: tennis elbow. In: Morrey BF, ed. *The Elbow and Its Disorders.* 2nd ed. Philadelphia: W.B. Saunders; 1993:537–552.
46. Nirschl RP. Medial tennis elbow: Surgical treatment. *Orthop Trans.* 1980;7:298.
47. Jobe FW, Elattrache NS. Diagnosis and treatment of ulnar collateral ligament injuries in athletes. In: Morrey BF, ed. *The Elbow and Its Disorders.* 2nd ed. Philadelphia: W.B. Saunders; 1993:566–572.
48. Conway JE, Jobe FW, Glousman RE, Pink M. Medial instability of the elbow in throwing athletes: surgical treatment by ulnar collateral ligament repair or reconstruction. *J Bone Joint Surg Am.* 1992;74:67.
49. Timmerman LA, Schwartz ML, Andrews JR. Preoperative evaluation of the ulnar collateral ligament by magnetic resonance imaging and computed tomography arthrography. *Am J Sports Med.* 1994;22:26.
50. Morrey BF, Tanaka S, An KN. Valgus stability of the elbow. *Clin Orthop.* 1991;265:187.
51. Glousman RE, Barron JH, Jobe FW, et al. An electromyographic analysis of the elbow in normal and injured pitchers with medial collateral ligament insufficiency. *Am J Sports Med.* 1992;20:311.
52. Johnston J, Plancher KD, Hawkins RJ. Elbow injuries to the throwing athlete. *Clin Sports Med.* 1996;15:307–329.
53. Morrey BF, O'Driscoll SW. Lateral collateral ligament injury. In: Morrey BF, ed. *The Elbow and Its Disorders.* 2nd ed. Philadelphia: W.B. Saunders; 1993:573–580.
54. O'Driscoll SW, Bell DF, Morrey BF. Posterolateral rotatory instability of the elbow. *J Bone Joint Surg Am.* 1991;73:440.
55. O'Driscoll SW, Bell DF, Morrey BF. Surgical reconstruction of the lateral collateral ligament. In: Morrey BF, ed. *Master Techniques in Orthopaedic Surgery: The Elbow.* New York: Raven Press; 1994: 169–181.
56. O'Neill DB, Micheli LJ. Overuse injuries in the young athlete. *Clin Sports Med.* 1988;7:602.
57. McManama GB Jr, Micheli LJ, Berry MV, et al. The surgical treatment of osteochondritis of the capitellum. *Am J Sports Med.* 1985;13:11.
58. Greene CP. The curve ball and the elbow. In: Zarins B, Andrews JR, Carson WG, eds. *Injuries to the Throwing Arm.* Philadelphia: W.B. Saunders; 1985:38–39.
59. King JW, Brelsford HJ, Tullos HS. Analysis of the pitching arm of the professional baseball pitcher. *Clin Orthop.* 1969;67:116.
60. Post M. *Physical Examination of the Musculoskeletal System.* Chicago: Year Book Medical Publishers; 1987.
61. Field LD, Altchek DW. Chronic elbow pain, overuse and tendinitis. In: Peimer CA, ed. *Surgery of the Hand and Upper Extremity.* New

York: McGraw-Hill; 1995:491–506.

62. Milgram JW. The classification of loose bodies in human joints. *Clin Orthop.* 1977;124:282.
63. Tompkins RB. Nonrheumatoid inflammatory arthritis. In: Morrey BF, ed. *The Elbow and Its Disorders.* Philadelphia: W.B. Saunders; 1985:656–663.
64. Werner CO. Lateral elbow pain and posterior interosseous nerve entrapment. *Acta Orthop Scand.* 1979;174(suppl):18.
65. Reilly JP, Nicholas JA. The chronically inflamed bursa. *Clin Sports Med.* 1987;6:351.
66. Morrey BF. Bursitis. In: Morrey BF, ed. *The Elbow and Its Disorders.* 2nd ed. Philadelphia: W.B. Saunders; 1993:872–885.
67. Butters KP, Morrey BF. Septic arthritis. In: Morrey BF, ed. *The Elbow and Its Disorders.* 2nd ed. Philadelphia: W.B. Saunders; 1993:784–793.
68. Snider RK. *Essentials of Musculoskeletal Care.* Rosemont, IL: American Academy of Orthopaedic Surgeons; 1997.
69. Leahy PM, Mock LE. Myofascial release technique and mechanical compromise of peripheral nerves of the upper extremity. *Chirop Sports Med.* 1992;6:139–150.
70. Leahy PM, Mock LE. Altered biomechanics of the shoulder and the subscapularis. *Chirop Sports Med.* 1991;5:62–66.
71. Leahy PM. *Active Release Techniques, Soft-Tissue Management System for the Upper Extremity.* Colorado Springs, CO: Active Release Techniques; 1996.
72. Leahy PM. Improved treatments for carpal tunnel and related syndromes. *Chirop Sports Med.* 1995;9:6–9.
73. Hunter JM. Recurrent carpal tunnel syndrome, epineural fibrous fixation and traction neuropathy. *Hand Clinics.* 1991;7:491–504.
74. Plancher KD, Peterson RK, Steichen JB. Compressive neuropathies and tendinopathies in the athletic elbow and wrist. *Clin Sports Med.* 1996;15:331–371.
75. Dawson DM, Hallett M, Millender LH. *Entrapment Neuropathies.* 2nd ed. Boston: Little, Brown and Company; 1990.
76. Pecina MM, Krmpotic-Nemanic J, Markiewitz AD. *Tunnel Syndromes: Peripheral Nerve Compression Syndromes.* 2nd ed. New York: CRC Press, 1997.
77. Lotem M, Fried A, Levy M. Radial palsy following muscular effort. *J Bone Joint Surg Br.* 1971;53:500.
78. Manske FR. Compression of the radial nerve by the triceps muscle. *J Bone Joint Surg Am.* 1977;59:835.
79. Spinner M, Spinner RJ. Management of nerve compression lesions of the upper extremity. In: Omer GE, Spinnner M, Van Beek AL, eds. *Management of Peripheral Nerve Problems.* 2nd ed. Philadelphia: W.B. Saunders; 1998:501–533.
80. Eaton CJ, Lister GD. Radial nerve compression. *Hand Clin.* 1992;8:343–357.
81. Salsbury CR. The nerve to the extensor carpi radialis brevis. *J Surg.* 1938;26:95.
82. Roles NC, Maudsley RH. Radial tunnel syndrome: resistant tennis elbow as a nerve entrapment. *J Bone Joint Surg Br.* 1972;54:499–508.
83. Lister G. *The Hand: Diagnosis and Indications.* New York: Churchill Livingstone; 1984.
84. Weinstein SM, Herring SA. Nerve problems and compartment syndromes in the hand, wrist, and forearm. *Clin Sports Med.* 1992;11:161–188.
85. Mosher JF. Peripheral nerve injuries and entrapments of the forearm and wrist. In: Petronne FA, ed. *Symposium on Upper Extremity Injuries in Athletes.* St. Louis, MO: CV Mosby; 1986:179.
86. Spinner M. *Injuries to the Major Branches of Peripheral Nerves of the Forearm.* 2nd ed. Philadelphia: W.B. Saunders; 1978.
87. Spinner M, Linscheid RL. Nerve entrapment syndromes. In: Omer GE, Spinner M, Van Beek AL, eds. *Management of Peripheral Nerve Problems.* 2nd ed. Philadelphia: W.B. Saunders; 1998:813–842.
88. Eisen A, Danon J. The mild cubital tunnel syndrome: its natural history and indications for surgical intervention. *Neurology.* 1974;24:612.
89. McPherson SA, Meals RA. Cubital tunnel syndrome. *Orthop Clin North Am.* 1992;23:111–123.
90. Pechan J, Julius I. The pressure measurement in the ulnar nerve: a contribution to the pathophysiology of the cubital tunnel syndrome. *J Biomech.* 1975;8:75–79.
91. Jobe FW, Fanton GS. Nerve injuries. In: Morrey BF, ed. *The Elbow and Its Disorders.* Philadelphia: W.B. Saunders; 1985:497–501.
92. Adelaar RS, Foster WC, McDowell C. The treatment of the cubital tunnel syndrome. *J Hand Surg Am.* 1984;9:92.
93. Goldner JL, Hall RL. Nerve entrapment syndromes of the low back and lower extremities. In: Omer GE, Spinner M, Van Beek AL, eds. *Management of Peripheral Nerve Problems.* 2nd ed. Philadelphia: W.B. Saunders; 1998.
94. Zarins B, Andrews JR, Carson WG. *Injuries to the Throwing Arm.* Philadelphia: W.B. Saunders; 1985.
95. Green DP, Strickland JW. The hand. In: DeLee JC, Drez D Jr, eds. *Orthopaedic Sports Medicine: Principles and Practice.* Philadelphia: W.B. Saunders; 1994:945–1017.
96. Morgan RE, Terranova W, Nichter LS, et al. Entrapment neuropathies of the upper extremity. *Am Fam Physician.* 1985;31:131.
97. Johnson RK, Spinner M, Shrewsbury MM. Median nerve entrapment syndrome in the proximal forearm. *J Hand Surg Am.* 1979;4:48–51.
98. Beaton LE, Anson BJ. The relation of the median nerve to the pronator teres muscle. *Anat Rec.* 1929;75:23–26.
99. McCue FC III, Miller GA. Soft-tissue injuries to the hand. In: Pettrone FA, ed. *Symposium on Upper Extremity Injuries in Athletes.* St. Louis, MO: CV Mosby; 1986:84.
100. Jones JA. Pitfalls in the management of cubital tunnel syndrome. *Orthop Rev.* 1989;14:36–38.
101. Upton AR. Differentiation between lesions in the primary and secondary divisions of the nerve roots. In: Buerger AA, Tobis JS, eds. *Approaches to the Validation of Manipulation Therapy.* Springfield, IL: Charles C Thomas; 1975:118–119.
102. Swenson RS. Double crush syndrome: what is the evidence? *J Neuromuscloskel Sys.* 1993;1:23–29.

부록 4-A

팔꿈치의 기능적 진단 차트
(Elbow Functional Diagnosis Chart)

핵심약어

- \+ 통증
- +/- 통증유발 가능성
- L ROM 제한 가능성
- LAX 이완 가능성

병변 → 검사 ↓	골관절염 (Osteoarthritis)	하부 상완이두근 좌상(Lower Biceps Strain)		상완근 좌상 (Brachialis Strain)	상완삼두근 건염 (Triceps Tendinitis)	회외근 좌상 (Supinator Strain)	원회내근 좌상 (Pronator Teres Strain)	외측상과염 (Lateral Epicondylitis)	내측상과염 (Medial Epicondylitis)	내측인대 염좌 (Medial Ligament Sprain)	외측인대 염좌 (Lateral Ligament Sprain)	유리체 (Loose Bodies)
		Tenoperiosteal	근육 힘줄 (Musculotendinous)									
수동적 굴곡(160°) [Passive Flexion(160°)]	+/- L MOST	+/-	+/-	+/-	+/-					L +/-	L +/-	탄력적 차단 (Springy Block)
수동적 신전(0°) [Passive Extension(0°)]	+/- L MOST			+/-						L +/-	L +/-	탄력적 차단 (Springy Block)
수동적 회내(85°) [Passive Pronation(85°)]	L	+				+/-						
수동적 회외(90°) [Passive Supination(90°)]	L						+/-					
외반 스트레스(Valgus Stress)								+ LAX				
내반 스트레스(Varus Stress)									+ LAX			
굴곡 제한(Resisted Flexion)		+	+	+		+						
신전 제한(Resisted Extension)				+/-	+							
회내 제한(Resisted Pronation)							+		+/-			
회외 제한(Resisted Supination)		+/-	+/-			+		+/-				
손목관절 굴곡 제한 (Resisted Wrist Flexion)									+(2)			
손목관절 신전 제한 (Resisted Wrist Extension)								+(1)				
관절 움직임 평가 (Joint Play Evaluation)												

(1) 주관절 신전 및 수동적 손목관절 굴곡이 동반됨
(2) 주관절 신전 및 수동적 손목관절 신전이 동반됨

제 5 장

손목과 손
(The Wrist and Hand)

손 목

역학적으로, 손목은 신체에서 가장 복잡한 관절 중의 하나이다[1](그림 5-1). 손목에서의 인대 손상을 수동 기능검사를 통하여 평가하는 것은 슬관절의 손상을 검사하는 것만큼 전문화되어 있지 않은데, 그 이유는 촉진에 있어 더 많은 주의가 필요하기 때문이다. 이러한 손목의 복잡한 특성 때문에 급성 손상 시 진단은 전문적인 지식과 골스캔(bone scan), 관절경 검사(arthroscopy), 자가공명영상촬영(MRI) 등과 같은 정교한 검사를 필요로 한다. 환자의 진단에 있어 "염좌(sprain)"가 남용되고 있는데, 염좌로 잘못 진단을 받게 되면, 만성 불안정성과 지속적인 장애를 초래하게 된다. Wilgis와 Yates[2]는 손목에 대한 평가가 보다 정교하게 이루어져야 하는 현재의 상황에서는 손목 염좌로 진단을 내리는 것이 진단에서 사라져야 하거나 남용되지 않아야 한다고 주장한다.[2] 이 책에서 다루고 있는 모든 관절에서처럼 손상에 대한 병력은 통증의 원인을 찾아내는데 있어 가장 중요하다.

손목과 손에 병변을 가진 환자들은 대개 국소 통증을 호소한다. 그러나 우리는 좀 더 원위부에서도 증상이 나타날 수 있다는 가능성을 고려해야 한다. 예를 들어, C-6의 피부절(dermatome)과 경절(sclerotome)은 손목과 첫 번째 및 두 번째 손가락까지 내려간다. 하지만 손목과 손에서의 통증과 이상감각(paresthesia)은 디스크에 의한 것일 수도 있고, 수근관증후군(carpal tunnel syndrome)에 의해 나타날 수도 있다. 흔한 것은 아니지만, 통증은 역행성 수근관(retrograde carpal tunnel)처럼 원위에서 근위로 진행되기도 하는데 이 경우 손과 손목에는 증상이 없이 목에 통증이 유발된다. 견관절과 주관절에서도 그러했듯이, 항상 전체 상지를 검사해서 신경병증(neuropathy)인지, 관절성피진(arthritide)인지 또는 장기(visceral)에 의해서 발생한 지를 알아내야 한다.

손목에서 대부분의 손상은 관절에 대한 압박성 부하, 근육의 과사용, 또는 스포츠의 특성으로 인하여 발생한다.[3] 테니스를 칠 때, 손목은 고정되어 있어야 하며 그렇게 함으로써 스트레스가 보다 강한 주관절과 견관절로 전달된다. 라켓볼과 스쿼시처럼 손목을 느슨하게 하여 스냅을 주면서 공을 치는(snapping motion) 운동에서는 손목에 스트레스가 더 집중될 수 있다.[4] Culver(1986)는 손목의 정상 기능과 손상 후 기능의 변화에 대한 개념이 자주 바뀌면서, 손목 손상의 심각성을 과소평가하게 되고, 만성 불안정을 초래해 왔다고 주장한다.[5]

기능 해부학과 생체역학
FUNCTIONAL ANATOMY AND PERTINENT BIOMECHANICS

손과 손목에 대한 자세한 해부학과 생체역학은 이 책의 범주에서는 다루지 않을 것이다. 이 책에서는 주로 기능적 검사와 도수치료를 이해하는데 필요한 정도까지만 다룰 것

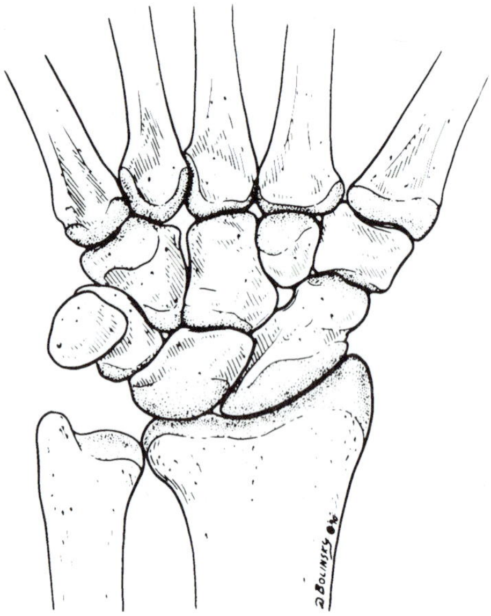

그림 5-1 손목(장측면). 출처: Copyright © 1990, David Bolinsky.

이다.

손목의 기능적 정의는 요골과 척골의 원위 말단부를 포함하여 중수골의 기저부에 이르는 영역을 의미하며 수근골과 주변 인대(관절낭내 인대와 골간 인대), 그리고 삼각섬유연골 복합체(triangular fibrocartilage complex, TFCC)가 포함된다.[5] 수근골의 원위열(distal row)은 대능형골(trapezium), 소능형골(trapezoid), 유두골(capitate), 유구골(hamate) 등으로 구성된다. 근위열(proximal row)은 주상골(scaphoid), 월상골(lunate), 삼각골(triquetrum), 두상골(pisiform)로 구성된다. 주상골은 근위열과 원위열 양쪽 모두에 걸쳐 있는 유일한 수근골이다. 이러한 정의는 굴곡-신전, 외전-내전, 회내-회외와 같은 3°의 자유도를 포함하고 있는 것이다. 이 중에서 중요한 움직임[6]인 회내-회외는 요골의 척골절흔에서 척골두가 활주하면서, 척골에 대하여 요골의 원위단이 회전성 이동을 하는 것이다.[7] 원위의 척골두는 전완의 회전 시 고정되어 있는 것은 아니다. 회내 동안 원위 척골은 요골에 대해 후방과 원위로 움직이며, 회외 동안은 요골에 대해 전방과 근위로 움직인다.[7] 전완의 회전 동안 요골에 고정된 손과 함께 요골이 원위 척골 주위를 회전한다. Mennell(1971)은 손목에 있는 어떠한 관절도 손과 전완의 회내 및 회외 운동과 관련이 있을 수 있다고 하였다. 그는 척골삼각 관절(ulnotriquetral joint)의 조인트 플레이(joint play) 감소(즉, 전-후방 활주)가 손목의 회외 동안 통증과 움직임 제한을 가져온다고 하였다.[8]

가동범위(Range of Motion)

손목에서의 가동범위[9]는 다음과 같다.

- 외전(요측편위): 11° ~39° 까지 다양하고 평균은 19°
- 내전(척골편위): 19° ~35° 까지 다양하고 평균은 29°
- 굴곡: 52° ~93° 까지 다양하고 평균은 75°
- 신전: 42° ~79° 까지 다양하고 평균은 64°

Kapandji[6]에 의하면, 외전과 내전 시 요골수근관절과 중수근관절의 움직임은 거의 동일하다고 하였다(외전에서는 중수근관절이 조금 더 움직이고, 내전에서는 요골수근관절이 조금 더 움직임). 손목 굴곡은 요골수근관절(50°)에서 주로 일어나고, 중수근관절(35°)에서는 덜 일어난다. 손목 신전에서는 그 반대 양상으로 발생한다(요골수근관절에서 35°, 중수근관절에서 50°).

손목에서의 가동범위 측정 시, 반대 근육의 긴장과 손목과 손가락 움직임간의 협력관계 때문에, 굴곡은 주먹을 약간 펴고 측정해야 하며 신전은 손가락을 굴곡시켜서 실시해야 한다. 손의 기능과 손가락의 힘을 측정하기 위한 적절한 위치는 손목을 약간 신전(20°)하고, 척측편위한 자세이다. 손목을 굴곡한 자세에서 시행하게 되면, 긴 신전근들의 긴장 때문에 손가락들이 펴지게 되고, 파악력은 약해지게 된다. 따라서 손목을 신전시켜서 움직임을 하게 되면, 손가락의 움직임을 강화시키게 된다.

굴근지대와 신근지대 (Flexor and Extensor Retinacula)

굴근지대와 신근지대의 기능과 위치는 종종 간과하게 된다. 굴근지대(횡수근인대)는 수근골 위를 지나가는데, 외측의 대능형골과 주상골 결절에서 시작하여 내측의 유구골과 두상골의 구(hook)에 연결된다. 굴근지대의 근위부는 손목 하단의 피부주름이다. 굴근지대는 수근관 위에 놓이며 무지구근과 소지구근의 기시가 된다. 신근지대는 굴근지대 보다 후방에 위치하며, 외측으로는 요골의 전방에, 내측으로는 삼각골과 두상골에 부착된다. 두 지대의 주요 기능은 굴곡과 신전 시 손목을 가로지르는 건이 활시위처럼 당겨지는 것을 예방하는 것이다.[11] 어느 부위든지 마찰마사지(friction massage)를 필요로 할 수 있다.

손목 근육(Wrist Muscles)

수근골에 정지하는 유일한 근육은 척측수근굴근이다. 나머지 손목 굴곡근과 신전근들의 대부분은 중수골에 정지한다. 일반적으로 길고 강한 힘을 가지는 손목 굴곡근과 신전근들은 손목을 지나가며, 그 결과 손목은 손목에 부착하지 않는 근육들에 의해 작용하는 삽입된 분절로서 기능을 한다. 또한 수근골은 주변에서 적용된 상대적인 스트레스에 의해 위치가 결정된다.[11]

손목에서 손을 신전, 외전, 그리고 내전시키는 근육들로는 장요측수근신근(손목의 신전과 외전 담당; 두 번째 중수골의 기저부에 정지), 단요측수근신근(손목의 신전과 외전 담당; 세 번째 중수골의 기저부에 정지), 그리고 척측수근신근(손목의 신전과 내전 담당; 다섯 번째 중수골의 기저부에 정지) 등이 있다.

장요측수근신근과 단요측수근신근은 신전과 외전을 동시에 적용하여 검사할 수 있다. 단요측수근신근은 세 번째 중수골에 정지하기 때문에 외전보다 신전에 더 관련된다. 척측수근신근은 신전과 내전을 동시에 적용하여 검사할 수 있다. 이 근육은 손목을 안정시키며 회내 시 척측편위가 되는 것을 막는다.[9] 이 근육들이 정지하는 중수골에는 염증이 잘 발생하며 마찰마사지로 해결 할 수 있다(12장 참고).

손목에서 손을 굴곡, 외전, 그리고 내전시키는 근육들로는 척측수근굴근(두상골, 유구골의 구, 그리고 다섯 번째 중수골의 기저부에 정지; 손목의 굴곡과 내전 담당), 요측수근굴근(두 번째 중수골의 기저부에 정지; 손목의 굴곡과 외전 담당), 그리고 장장근(손목의 굴곡 담당; 정상인구의 13%에서는 장장근이 발달되어 있지 않거나 없다) 등이 있다.

척측수근굴근과 요측수근굴근은 각각 굴곡-내전과 굴곡-외전을 동시에 적용하여 검사할 수 있다. 신전근에서처럼, 근육이 정지하는 부위에는 유착성 건염이 생길 수 있으며, 마찰마사지를 적용할 수 있다.

임상—손목 굴곡근과 신전근(Wrist Flexors and Extensors): 외전 또는 내전을 시킨 상태에서 굴곡과 신전에 저항을 주면, 위 근육들의 시작과 정지 부위에 스트레스가 유발되지만, 우선 이 근육들의 협력작용을 인지하고 있어야 한다. 척측편위에 저항을 주면, 척측수근굴근과 척측수근신근의 협력수축이 요구되며, 요측편위에 저항을 주면 요측수근굴근과 요측수근신근의 수축과 더불어 장무지외전근과 단무지신근의 수축이 요구된다.[13] 요측편위와 척측편위를 시키지 않고 굴곡과 신전을 검사한다면, 병변의 위치를 찾아내기 위하여 외전과 내전에 저항을 주면서 재검사를 해야만 한다. 중립위치에서 주먹을 쥐도록 하면, 손목이나 팔꿈치의 내측이나 외측에서 통증이 나타날 수 있는데 이것은 굴곡근과 신전근의 협력 수축 때문이다. 통증의 원인을 찾기 위해서는 외전이나 내전을 동시에 적용하면서 특정 굴곡근이나 신전근을 검사하는 것이 중요하며 그 다음으로 가장 민감한 위치를 촉진해야 한다.

손목의 안정성 (수근골과 인대)
WRIST STABILITY (CARPALS AND LIGAMENTS)

수근골에 정지하는 근육은 척측수근굴근 밖에 없기 때문에 수근골에서는 별다른 운동조절이 없다. 손목을 통과하는 모든 건들은 손목의 움직임에 관여하기 때문에, 수근골은 자체적인 안정성을 필요로 한다. 이러한 안정성은 각각의 수근골간의 관절 접촉면과 수근골과 원위 요골 그리고 척골을 연결하는 인대에 의해 이루어진다. 움직임은 원위열보다 근위열의 수근골 사이에서 더 많이 이루어진다. 따라서 원위열이 손목의 움직임과 안정성을 더 제공한다.

Culver[5]는 수근골의 안정성을 제공하는 두 가지 인대를 제안하였는데, 첫 번째는 근위 수근골과 원위 수근골을 원위 요골과 척골에 연결시켜 주는 관절낭내인대(intracapsular ligaments, 수관절낭에 의해 덮여져 있음)이며, 두 번째는 수근골을 서로서로 연결시켜 주는 골간인대(interosseous ligaments)이다. 장측의 관절낭내인대(그림 5-2)는 특히 요골에서 시작된 세 개의 기시가 유두골, 삼각골, 주상골에 각각 정지되는데 손목을 안정시키는데 가장 큰 역할을 한다. 배측에서 가장 큰 관절낭내인대는 배측요골수근인대이다. 배측의 손목 인대는 장측의 손목 인대 보다 더 느슨하며 손목의 신전보다는 굴곡이 더 잘 일어나게 한다. 배측의 손목 인대는 장측의 손목 인대 보다 훨씬 약하므로 장측의

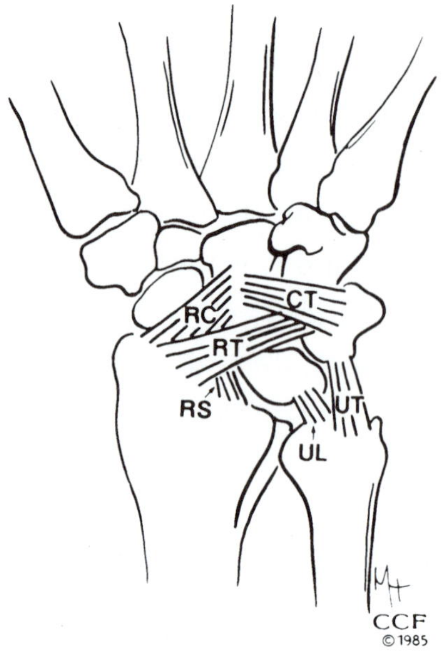

그림 5-2 장측 관절낭내인대. 요골의 경상돌기에서 시작하는 요골유두인대(RC)는 주상골의 장측 허리를 가로질러 유두골에 정지한다. 장측에서 가장 강한 인대인 요골삼각인대(RT)는 요골에서 시작하여 월상골의 장측 극(pole)을 지나 삼각골에 정지한다. 요골주상인대(RS)는 심부인대로 요골삼각인대의 척측에 위치하며 주상골의 장측과 주상월상인대에 연결된다. 척골월상인대(UL)와 척골삼각인대(UT)는 삼각섬유연골에서 월상골과 삼각골로 각각 연결된다. 유두삼각인대(CT)는 유두골과 삼각골을 연결하며 중수근 관절을 이어준다. Courtesy of Cleveland Clinic Foundation, Cleveland, Ohio.

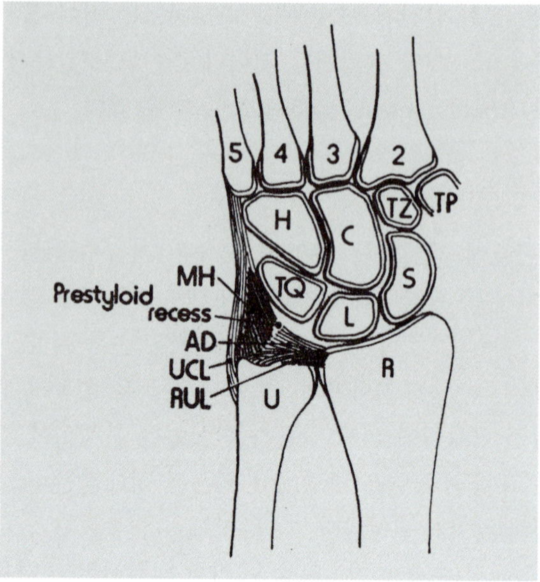

그림 5-3 삼각섬유연골 복합체의 구성 요소: 유사 반월판(MH), 전경상함요(prestyloid recess), 관절 디스크(AD), 척측측부인대(UCL), 요골척측인대(RUL). H=유구골; C=유두골; TZ=소능형골; TP=대능형골; S=주상골; L=월상골; TQ=삼각골; R=요골; U=척골. 출처: AK Palmer et al., The Triangular Fibrocartilage Complex of the Wrist Anatomy and Function, in *Journal of Hand Surgery*(1981;6:153), St. Louis, © 1981, The C.V. Mosby Co.

손목 인대가 더 안정성을 제공한다. 수근골의 모양 때문에 대부분의 수근골들은 후방으로 전위되어 있으며, 다만 월상골만 손바닥 쪽으로 전위하려는 경향이 있다. 월상골의 전위는 손목에 통증성 부종이 있을 때 나타날 수 있으며 이때 월상골은 장측와(palmar fossa)에서 촉진할 수 있다. 월상골의 전위는 수근관증후군의 원인이 될 수도 있다.

삼각섬유연골 복합체(TFCC)는 요척인대, 척측측부인대, 유사 반월판(meniscus homolog), 관절낭 디스크, 그리고 척측수근신근초 등으로 구성되는 인대와 연골성 조직을 말하며, 이들은 모두 원위 척골부에서 삼각형 모양을 형성하고 있다(그림 5-3). 삼각섬유연골 복합체는 척골과 손목 사이에서 쿠션 역할로 작용하며, 척골과 월상골이 접합되는 것을 막아 결과적으로 연골연화증이 발생하는 것을 예방한다. 또한 요골의 척골절흔에 척골두를 안정시킨다. 척골 차이(ulnar variance)라는 용어는 요골에 대한 척골의 상대적 길이를 의미한다. 척골이 요골보다 짧으면, 척골 마이너스 차이(ulnar minus variant)라 하며, 척골이 더 길면, 척골 포지티브 차이(ulnar positive variant)로 표현한다. 요골의 원위 관절면이 척골보다 길면(minus), 척측 편위 시 월상골에 더 많은 스트레스가 집중되는데 그 이유는 짧아진 척골이 월상골을 압박하면서 전단력을 증가시키기 때문이며, 그 결과 월상골에는 압박골절과 무혈성 괴사가 발생할 가능성이 높아진다. 이러한 현상은 Kienbock 질환에서 흔히 발생하는데 척골 마이너스 차이가 원인이기 때문에 척골을 늘여주는 수술로 치료하기도 한다. 척골 마이너스 차이에서는 삼각섬유연골 복합체가 두꺼우며 척골 포지티브 차이에서는 삼각섬유연골 복합체가 얇다. 삼각섬유연골 복합체가 얇은 상태에서 척측 편위를 반복하거나, 척측 편위 상태에서 외상을 입게 되면, 삼각섬유연골 복합체와 주변 조직들이 스트레스를 받게 된다.

임상: Linscheid와 Dobyns는 야구 선수(타자)와 목수

(망치질)와 같이 척측편위를 필요로 하는 스포츠나 활동에서 삼각섬유연골 복합체나 월상삼각골간인대에 구멍이 나거나 찢어질 수 있다고 하였다. 이러한 상황에서는 척골 포지티브 차이(얇은 삼각섬유연골 복합체)가 문제 될 수 있다. X-선 검사에서는 척골 포지티브 차이를 볼 수 있다. 수동으로 척측편위를 하면, 삼각섬유연골 복합체가 압박되어 척골의 경상돌기에 통증이 나타나며, 삼각섬유연골 복합체에서의 찰깍음, 연발음, 그리고 바늘로 찌르는 듯한 압통 등이 나타날 수 있다. 원위부 척골을 앞 · 뒤(volar-dorsal) 방향으로 이동시켜보면 통증이 나타날 수 있다. 찢어짐의 정도를 평가하기 위해서 관절조영술, 관절경 검사, MRI 등이 필요할 수 있다.

손목의 기능적 평가
FUNCTIONAL EXAMINATION OF THE WRIST

손목 영역은 복잡하기 때문에 수동 기능 검사로는 특이사항을 찾을 수 없다. 저항검사에 비하여 수동검사는 손상된 조직을 찾아내는데 장점이 있지만, 압통의 위치를 촉진해야 하는 것과 국소 해부학에 대한 지식이 필수적이다. 이 과정은 손목 구조 전체에 대한 촉진과 반대쪽 손목을 동시에 비교하는데 도움을 줄 수 있다.

손목 전반에 걸쳐 가장 아픈 위치를 촉진하는 것이 필요하다. 압통은 골절을 의미하는 것일 수도 있으며, 원위 요척관절 부위에 압통이 나타나면, 삼각섬유연골 복합체에 손상을 의미하는 것일 수도 있을 것이다. 촉진을 해야 할 부위는 원위부 요골, 척골의 경상돌기, 수근골, 근위부 중수골, 해부학적 코담배갑 그리고 잠재적 주상골 골절 시, 주상골 결절 등을 촉진해야 한다. 촉진 시 통증성 염발음이 나타나면, 손목의 불안정성 또는 연골의 손상을 의미할 수 있다. 촉진해야 하는 부위는 환자가 통증을 호소하는 움직임이나 자세에서 먼저 시작해야 한다.

최종 진단을 내리기 위해서 골스캔, CT, X-선 영화촬영법, 손목 관절 조영술, MRI 등이 필요하다.

다음의 검사들은 손목의 기능을 평가하는 방법이다(부록 5-A에서 표 5-A1 참고):

- **손목의 능동 굴곡, 신전, 요측 편위, 척측 편위, 회내, 그리고 회외**: 이 방법들은 통증이 있을 경우, 가능한 가동범위를 측정하기 위하여 사용한다.
- **원위부 요척의 수동 회내**(그림 5-4): 환자의 주관절을 체간에 붙이고, 90° 굴곡시킨다. 검사자는 요골과 척골의 경상돌기 부위를 잡고, 끝느낌을 느끼기 위해 회내 시킨다. 이 검사는 요척인대와 관절낭에 스트레스를 유발시킨다. 척골두가 정상쪽 보다 더 튀어나오면, 삼각섬유연골 복합체나 배측요척인대의 손상이거나 척골 경상돌기 기저부의 골절(passive "twang" reaction)과 통증성 염발음이 있을 것이다(삼각섬유연골복합체 손상 참조).
- **원위부 요척의 수동 회외**(그림 5-5): 이 검사는 끝느낌을 느끼기 위하여 손목을 회외시키는 것을 제외하고는 위의 검사와 동일하다. 이 검사는 요척인대와 관절낭에 스트레스를 유발시키며 척측수근신근의 건초염을 더 악화시킬 수 있다.[18] 요척관절의 관절낭 패턴은 수동으로 극단의 회내 · 회외 검사 시 통증과 제한이 있을 경우 나타난다.[19] 이전에 골절이나 골성관절염이 있는 경우, 제한된 뼈 대 뼈(bone-to-bone)의 수동 감각이 있을 것이다.[19] Watson과 Weinzweig[20]에 의하면, 병리의 근원을 논할 때 통증 없이 원위부 요척의 완전한 회내와 회외를 수행할 수 있다면, 원위 요척관절과 삼각섬유연골 복합체를 사실상 제외시킬 수 있다

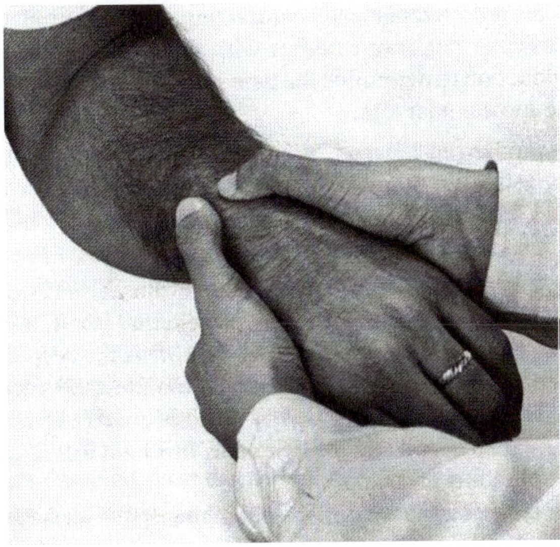

그림 5-4 원위부 요척의 수동 회내

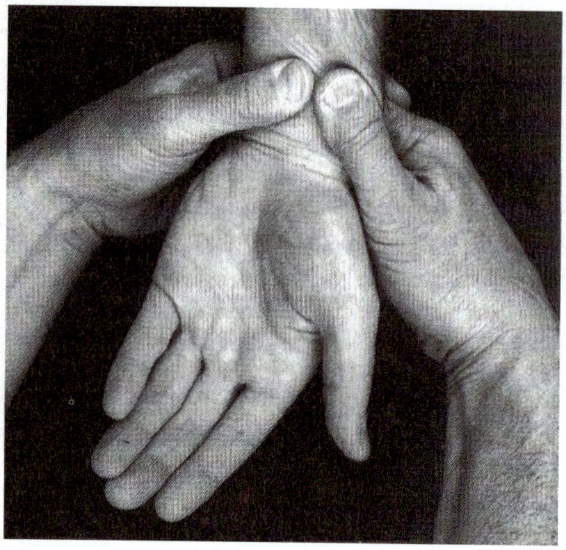

그림 5-5 원위부 요척의 수동 회외

고 말하였다.

- **수근골의 수동 회내**(그림 5-6): 중수골을 잡고, 끝 범위까지 수동으로 회내 시킨다. 환자의 주관절은 체간에 붙이고 90° 굴곡시킨다. 이 검사는 배측 관절낭내(요골수근)인대와 골간인대에 스트레스를 유발시킨다. 손상된 인대를 찾기 위하여 압통점을 찾아야 한다. 또한 이 검사는 건염이 있는 정지부 영역에 스트레스를 유발한다.
- **수근골의 수동 회외**(그림 5-7): 중수골을 잡고, 끝 범위까지 수동으로 회외 시킨다. 환자의 주관절은 체간에 붙이고 90° 굴곡 시킨다. 이 검사는 장측 관절낭 내(요골수근)인대와 골간인대에 스트레스를 유발시킨다. 손상된 인대를 찾기 위하여 압통점을 찾아야 한다. 또한 이 검사는 건염이 있는 정지부 영역에 스트레스를 유발한다(예, 척측수근). ***주의:*** 급성이나 만성 수근골 불안정성을 검사하기 위해서는 방사선 검사와 각각의 수근골을 검사해야 한다.
- **손목의 수동 장측 굴곡**(그림 5-8): 환자의 손을 펴게 한 다음 배측 중수골을 누른다. 이 검사는 배측손목인대와 수근골을 긴장시키며 월상골의 탈구 가능성을 결정할 수 있다. 또한 장측손목인대와 수근골을 압박시킨다. 장측 굴곡 상태에서 요측편위를 하여 통증성 염발음이 나타나면, 요골의 테두리 위로 주상골의 근위부극이 배측으로 아탈구 되었음을 나타내는 것이다. 이것은 주상월상 불안정성을 나타낼 수 있다.[2] 또한 배측 손목이 돌출되면, 유두골이 아탈구된 것일 수 있다. 검사는 또한 건초염이 있는 신전근의 정지부에 스트레스를 유발할 수 있다. Torosian 등[21]은 손목을 굴곡시키고, 세 번째 손가락에 저항을 주어 신전시키면서 손목의 배측 관절낭을 검사하였다. 이들은 배측 손목에 국소 통증이 있을 경우, 배측 관절낭의 손상을 의미하

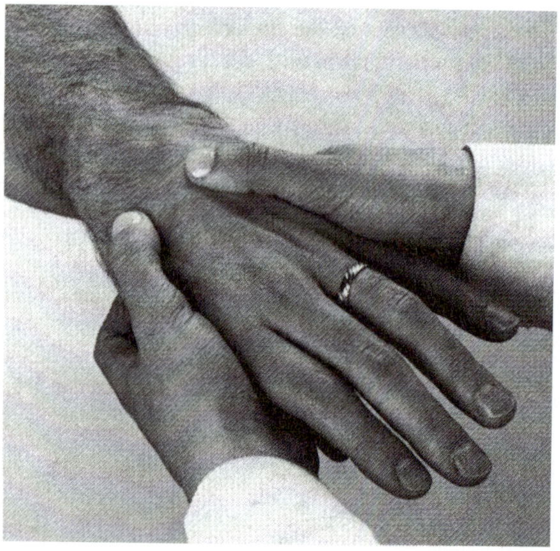

그림 5-6 수근골의 수동 회내

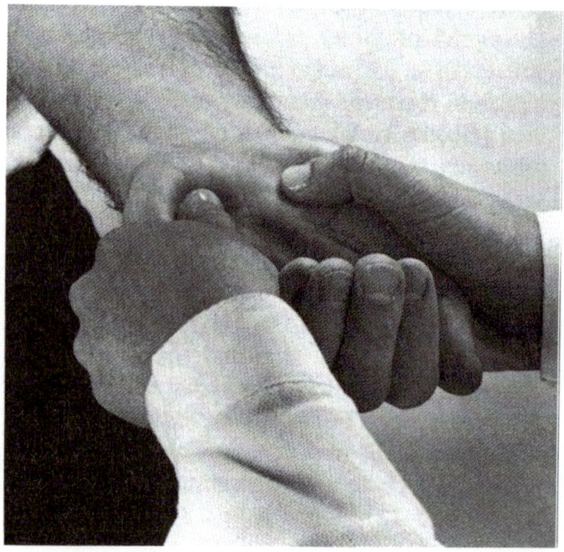

그림 5-7 수근골의 수동 회외

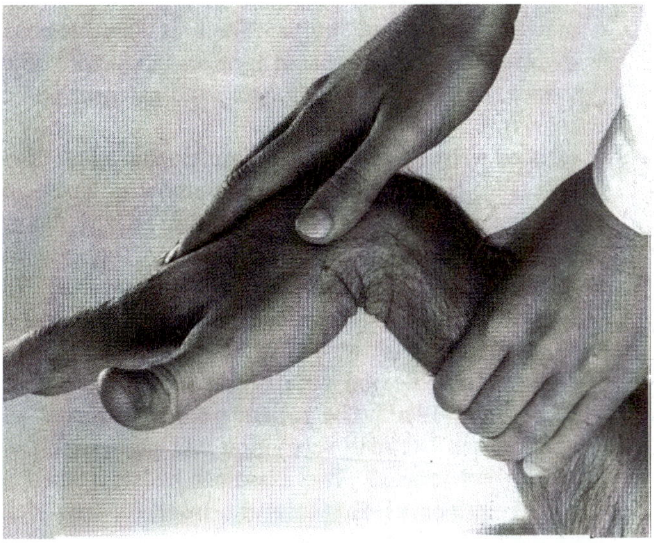

그림 5-8 손목 장측의 굴곡

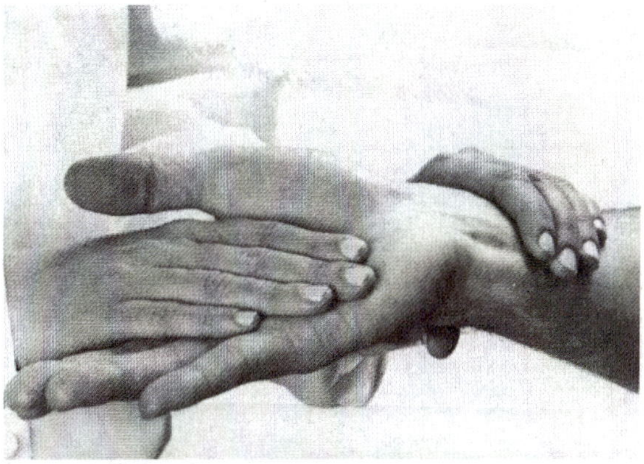

그림 5-9 손목의 수동 신전

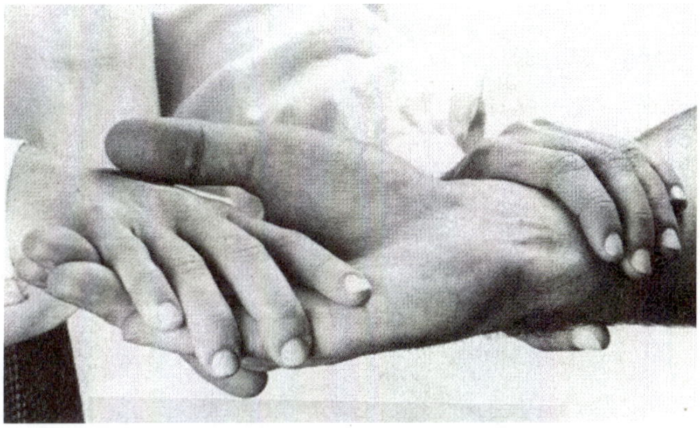

그림 5-10 수동 요측편위

며 대개 주상골과 월상골의 간격에서 나타난다고 하였다.

- **수동 손목 신전**(그림 5-9): 손을 펴게 하고 손바닥을 누른다. 대부분의 손목 손상은 배측굴곡 시, 주상골과 삼각유구골의 주변 부위들을 압박하면서 나타난다. 이 검사는 장측손목인대와 수근골에 긴장을 유발시키며 배측손목인대와 수근골(특히, 주상골)을 압박한다. 유두골에 아탈구가 있으면, 움직임이 제한될 수도 있다. 척측편위에서 손목 신전은 삼각유구골 부위에 스트레스를 유발시킨다. 또한 이 검사는 건초염이 있는 굴곡근의 정지부에 스트레스를 유발할 수 있다.
- **수동 요측편위**(그림 5-10): 두 번째에서 다섯 번째 중수골의 근위부를 잡고, 요골방향으로 압박한다. 이 검사는 척측측부인대를 긴장시키고, 요골주상골 부위를 압박한다(요골 경상돌기로부터 주상골 결절을 압박하는 충돌 압력이 유발). 골퍼는 백스윙 시 골프채의 속도를 늦추기 위하여 이 부위를 압박한다.[2] 또한 이 검사는 주상골(손목에서 가장 흔한 골절부위)을 압박하고 척측수근굴근과 척측수근신근을 긴장시킨다.
- **수동 척측편위**(그림 5-11): 손의 근위부를 잡고 척골방향으로 압박한다. 이 검사는 요측측부인대를 신장시키고, 삼각섬유연골 복합체를 압박하며, 요측수근굴근과 요측수근신근을 긴장시킨다.
- **손목의 신전과 요측편위에서 저항 검사**(그림 5-12)[19]: 환자의 주관절을 굴곡 시키고, 전완은 회내, 손가락은 약간 굴곡 시킨 상태에서 이완하게 한다. 손은 요골 쪽으로 약간 편위 되게 한다. 검사자가 집게손가락의 원위부 중수지절관절배측에 저항을 준다. 이 검사는 장요측수근신근과 단요측수근신근의 원위부 건과 정지 부위를 검사한다. 동시에 관련된 주동근인 장무지외전근, 장무지신근, 그리고 단무지신근 등에 약간의 스트레스를 유발한다.
- **손목의 신전과 척측편위에서 저항 검사**(그림 5-13)[19]: 환자의 주관절을 굴곡시키고, 전완은 회내, 손가락은 이완된 굴곡자세를 유지하게 한다. 손은 척골 쪽으로 약간 편위되게 한다. 검사자가 다섯 번째 중수골의 배측에 저항을 준다. 이 검사는 척측수근신근의 원위부 건

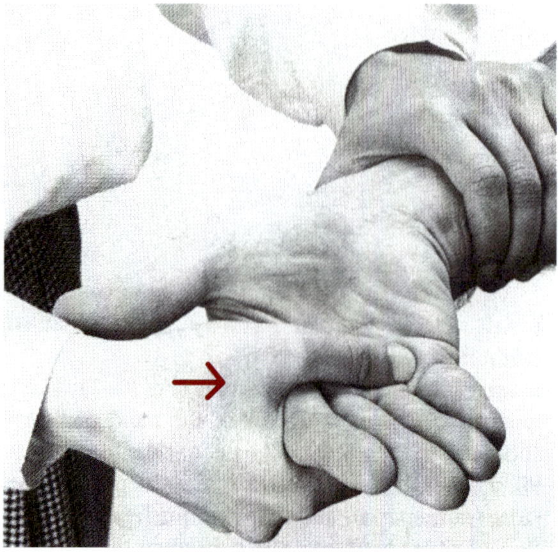

그림 5-11 수동 척측편위

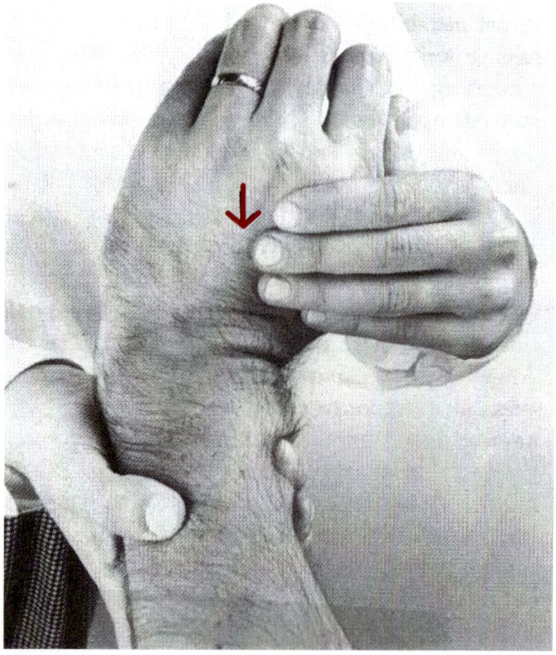

그림 5-12 손목의 신전과 요측편위에서 저항

과 정지 부위를 검사한다.

- **손목의 굴곡과 요측편위에서 저항 검사**(그림 5-14)[19]: 환자의 주관절을 굴곡 시키고, 전완을 회외와 중립위치 사이에 놓고 손가락을 이완시킨다. 검사자는 무지구 융기에 저항을 준다. 이 검사는 요측수근굴근의 정지 부위를 검사하고, 손가락의 굴곡근에 약간의 스트레스

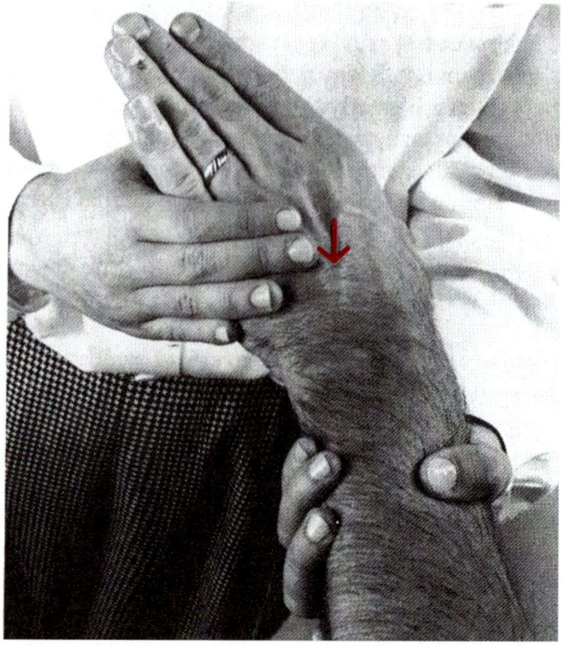

그림 5-13 손목의 신전과 척측편위에서 저항

를 유발한다.

- **손목의 굴곡과 척측편위에서 저항 검사**(그림 5-15)[19]: 환자의 주관절을 굴곡시키고, 전완을 회외, 손가락을 이

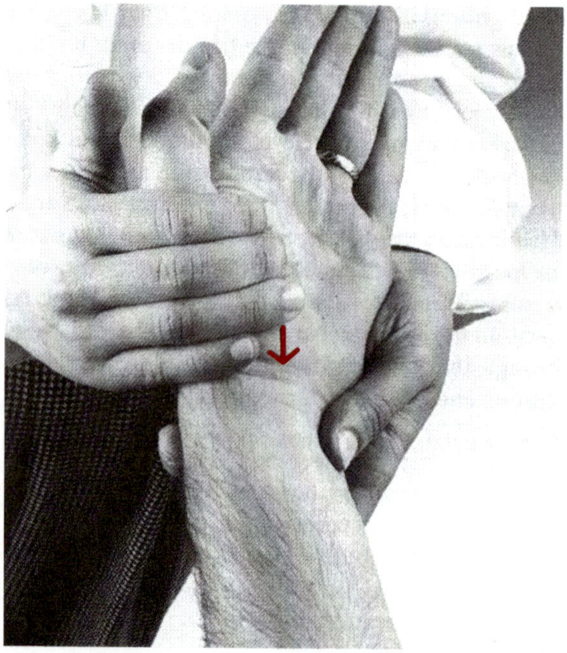

그림 5-14 손목의 굴곡과 요측편위에서 저항

완시킨다. 손은 척골 쪽으로 약간 편위 시킨다. 검사자는 소지구 융기에 저항을 준다. 이 검사는 척측수근굴근의 정지 부위를 검사한다.

손목 병변
WRIST LESIONS

"단순 손목 염좌(Simple Wrist Sprain)"

단순 손목 염좌는 대개 과신전 손상 때문에 발생하며 장측과 배측 관절낭에 부종을 동반하는 손목 굴곡 손상에서는 잘 나타나지 않는다. 손목 염좌의 진단은 이학적 검사와 방사선 검사를 통하여 인대나 뼈에 외상이 없음을 밝힌 후 내려야 한다.[14] 손목이 약해지지 않도록 테이핑으로 손목에 스프린트를 하거나, 실리콘 깁스를 사용할 수도 있다. 과신전 손상에서는 손목을 중립 또는 약간 배측굴곡시킨 상태에서 테이프를 감아주고, 엄지손가락과 나머지 손가락들은 감지 않는다. 굴곡 손상에서는 손바닥의 굴곡이 제한되도록 손등 위에 제어지지(checkrein)를 대준다. 그리고 모든 면에서 움직임을 제한하도록 테이프를 두껍게 감아준다.[14]

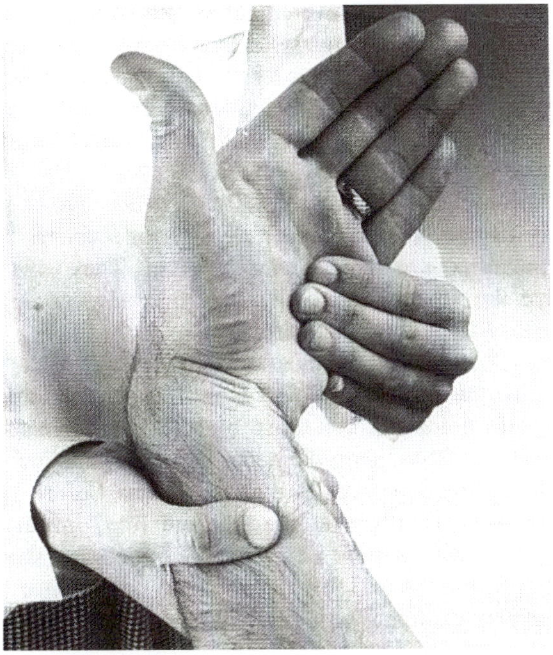

그림 5-15 손목의 굴곡과 척측편위에서 저항

인대 병변(Ligamentous Lesions)

골절이나 탈구의 경우를 제외하고, 사지의 모든 관절에 대한 초기 검사에서는 인대의 지지구조를 우선적으로 살펴야 하며, 특히 급성일 때 더욱 그렇게 해야 한다. 이것이 저항검사를 하기 전에 수동검사를 먼저 실시하는 이유이다. 정상측 사지에 대한 움직임을 검사하여 비교하는 것도 필수적이다. 정적인 상태에서 불안정성을 보인다면, 일반적인 X-선 사진에서도 수근골 사이가 벌어져 있음을 보여줄 것이다. 때로는 손목 스트레스 필름(wrist stress films), X-선영화촬영법, MRI, 또는 X-선투시 검사법 등이 필요할 수도 있을 것이다.

대부분의 급성 손목 손상은 넘어질 때 전완이 회내된 상태에서 손을 쭉 편 채로 무지구 영역으로 짚으면서 발생하며, 손목에서는 과신전이 유발된다.[22] 손목의 부종은 손상의 정도에 따라 비례한다. 경미한 인대 손상에서는 부종이 잘 나타나지 않기 때문에 부종이 증가하면, 골절이나 탈구를 의심해야 한다. 정상적인 인대는 촉진 시 아무런 문제를 보이지 않는다. 만약 인대의 손상이 아니라면, 인대가 지지하는 관절에 문제가 있는 지를 촉진하여 통증이 있는 곳을 찾아야 한다. Kessler와 Hertling[23]은 때때로 정상적인 수동검사만으로는 인대의 통증을 찾을 수 없으며, 그러한 경우 특별한 조인트 플레이(joint play) 움직임을 사용하거나 주관절을 편 상태에서 손을 짚고, 환자를 전방으로 기울이게 함으로써 인대에 의한 통증을 찾을 수 있다고 하였다. 이들은 또한 이 방법이 장측 요골월상인대와 배측 요골월상인대에서 시작되는 통증을 유발할 수 있다고 하였다. 손목에서 만성 인대 불안정성을 지닌 환자들은 대개 통증성 염발음(관절 부조화)과 특정 활동 시 간헐적인 통증을 호소한다.[5] 환자들은 대개 통증 위치를 지적해 낼 수 있다. 또한 환자들은 근육 약화를 보이기도 한다(파악력의 감소).

치 료

대부분의 2° 또는 3° 염좌는 정확한 진단과 치료를 위하여 정형외과 전문의에게 의뢰되어야한다. 손목 인대에 만성 통증을 가진 많은 환자들의 경우 수근골이 섬유성 유착으로 인하여 운동성이 저하되어 있기 때문에 수근골에 조인트 플레이 가동기법(joint play mobilization)과 마찰마사지를 적용하면 상당한 효과를 얻을 수 있다. 1° 또는 경미한 2° 염좌에서는 스프린트와 물리치료가 필요하다.

요골수근 또는 수근골간의 병변을 진단하기 위한 유발 검사(Provocative Tests for Radiocarpal or Intercarpal Wrist Pathology)[21]

주상월상 불안정성 (Scapholunate Instability)

주상월상인대는 주상골과 월상골간의 안정성을 유지할 뿐만 아니라 손목 전체에 중요한 역할을 한다.[24] 손상은 이 인대에서만 나타날 수 있거나, 다른 영역과 동반하여 나타날 수 있다. 통증은 주상월상관절에서 나타날 수 있으며, 주상월상관절의 위치는 손목의 배측에서 Lister 결절의 바로 밑(원위부 쪽으로)에 위치한다. Lister 결절은 요골 경상돌기에서 척골 쪽으로 요골의 배측 원위부에 위치하며 두 번째와 세 번째 손가락 사이를 가르는 선에 놓인다. 이러한 상태는 주상골의 골절로 인하여 나타날 수 있으며 코답배갑(snuff-box) 위에 통증과 부종, 압통 등이 나타날 수 있다.[25]

전-후 X-선 검사 결과에서 주상골과 월상골의 사이가 3 mm 이상 벌어지는 경우도 볼 수 있는데 초기 몇 개월 동안은 다른 인대들이 벌어지는 것을 막아주기 때문에 나타나지 않는다. 따라서 스트레스를 가한 상태에서의 X-선 검사가 필요할 수도 있다. 중립위치에서의 외측면 X-선 검사에서는 월상골이 뒤쪽으로 기울어지기 때문에 배측 삽입분절 불안정성(dorsal intercalated segment instability, DISI) 변형이 유발된다. 정상적인 외측면 X-선 검사에서는 요골, 월상골, 유두골의 축이 일직선이 된다.

주상골 이동 (Watson) 검사 [Scaphoid Shift(Watson) Test]: 손목의 외상성 과신전 때문에, 손목의 배측 요골 부위에 부종과 압통이 나타날 수 있다. Watson 검사는 주상월상인대의 불안정성 또는 찢어짐을 검사하기 위해 사용된다. 주상골의 주요 안정장치는 요골주상유두(radioscaphocapitate)인대, 주상-대능형-소능형(scaphoid-trapezium-trapezoid)인대, 그리고 주상월상인대 등이다. 장측의 요골주상월상인대가 세 가지 인대 중에서 가장 강하며 가장 중요하다.[26]

검사 절차 (그림 5-16): 환자의 팔을 검사대 위에 올리고 주관절을 굴곡시킨다. 검사자의 엄지손가락을 주상골의 원위극단(distal pole)에 대어 주상골을 안정시키고, 환자의 손을 약간 신전시켜 척측편위시킨다. 그리고 나서 환자의 손목을 약간 굴곡시키면서 요측편위로 가져간다. 이 위치에서 대능형골, 소능형골, 그리고 원위부 요골의 간격이 좁아지기 때문에 주상골이 굴곡된다. 정상적인 환자에서는 검사자가 엄지손가락의 압박을 증가시키면, 주상골의 정상적인 굴곡을 느낄 수 있을 것이다. 만약 주상골 주변의 인대들이 느슨하다면, 주상골의 근위부 극단이 배측 테두리 위로 주상골 와(fossa)를 벗어나 손등 쪽으로 이동하는 것을 느낄 수 있을 것이다. 그러고 나서 압박을 떼면, 주상골이 다시 주상골 와 쪽으로 되돌아오면서 우드득 소리를 낼 것이다. 이 검사에서 알아두어야 할 사항은 인구의 20~32%가 주상골 이동 검사에서 "양성"을 나타내며, 이들 중의 2/3는 증상이 없다는 것이다.[21] 또한 인대가 느슨한 환자에서도 양성반응을 나타낸다. 이 검사는 통증을 유발하는 급성 손상에서 가장 유용하게 사용될 수 있는데 그 이유는 검사를 통하여 환자에게 증상을 만들어낼 수 있으며 정상측과 비교가 가능하기 때문이다.

각 수근골에 대한 조인트 플레이 검사도 불안정성 패턴을 검사하기 위하여 사용할 수 있다. 기본적으로 양손의 엄지와 집게손가락으로 두 개의 수근골을 고정시키고 환자의 손을 요측편위 또는 척측편위시켜 보면, 통증성 염발음이나 환자의 증상이 나타난다.

치료: 치료 방법에 대해서는 논쟁의 여지가 있어 왔으며, 단순한 고정에서부터 개방성 정복(open reduction)까지 있다. McCue와 Bruce[26]는 대다수의 경우 폐쇄성 정복(closed reduction)은 만족할만한 결과를 보이지 못했으며 개방성 정복이 효과적이라고 추천하였다. 찢어진 인대가 만성이 되거나 이차적인 퇴행성 변화를 막기 위하여 초기에 진단하고 치료하는 것이 필요하다. 급성기에는 관절경을 이용하여 부분적으로 찢어진 인대의 조직을 제거할 수 있다. 만성 불안정성(3개월 이상)은 어려운 문제인데, 아직까지 만성 손상에 대한 치료로 인정받고 있는 방법은 없다.[26]

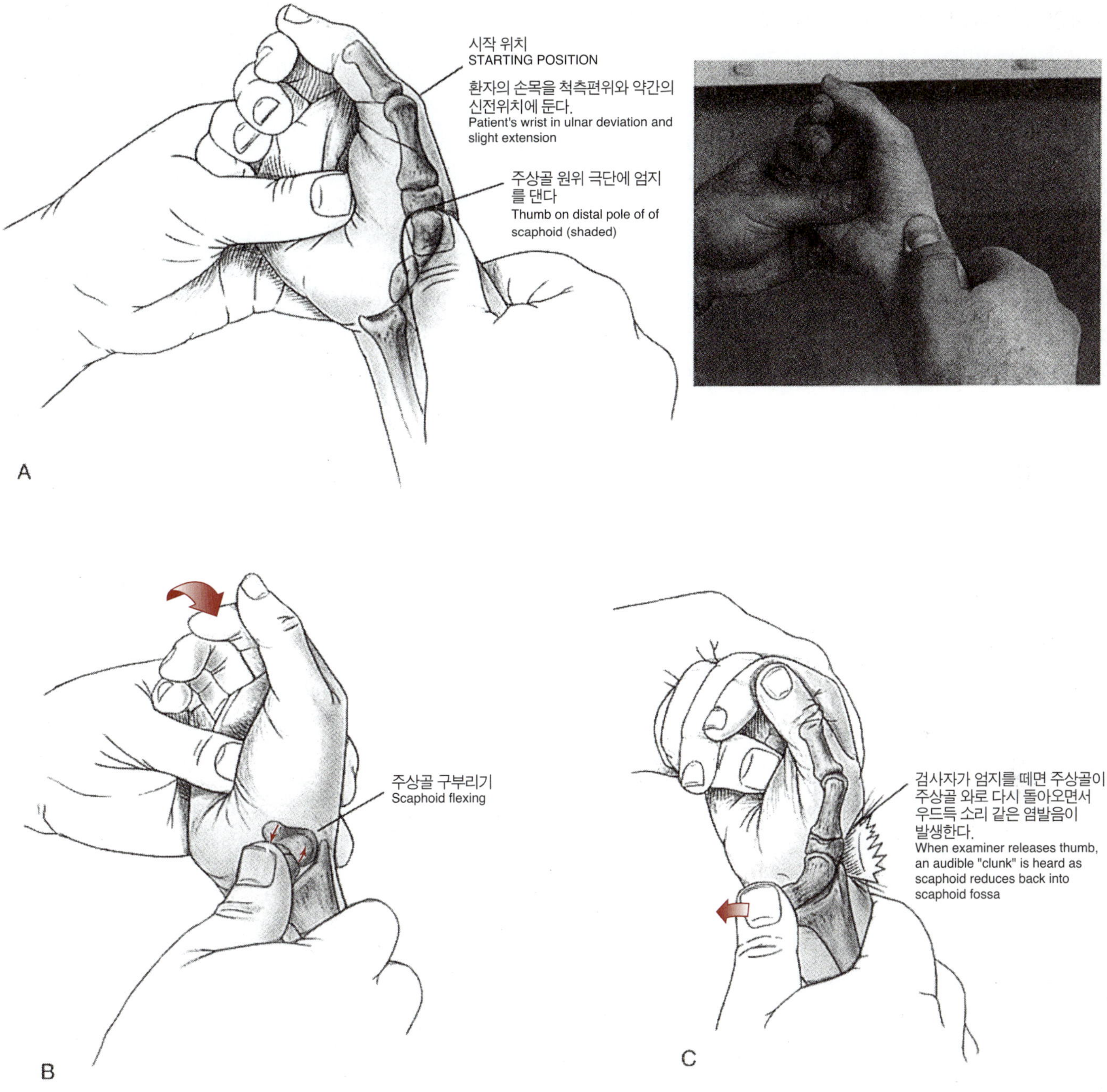

그림 5-16 주상골 이동 검사. **A.** (그림 및 삽입된 사진), 검사자의 손가락은 요골의 원위부를 배측에서 감싸고 엄지손가락은 주상골의 원위부 극에 댄다. **B.** 요측편위를 하면 대능형골, 소능형골, 원위부 요골 사이의 감소된 공간에 적응하기 위하여 주상골은 굴곡된다. **C.** 주상골 주변의 인대가 느슨해지면, 주상골의 근위부 극은 배측 테두리 위로 주상골 와를 벗어나 배측으로 이동한다. 검사자가 엄지손가락을 떼면, 주상골은 주상골 와로 다시 되돌아온다. 출처: C.M. Torosian, D.E. Brown, T. Slorvem, and D.M. Lichtman, Physical Examination of the Wrist, in *The Wrist and its Disorders*, 2nd ed., D.M. Lichtman and H.A. Alexander, eds., p. 85, © 1997, W.B. Saunders Company.

월상삼각골 불안정성(Lunotriquetral Instability)

월상삼각골의 불안정성은 월상삼각인대의 찢어짐 때문에 발생한다. 손상은 급성으로 또는 퇴행성으로도 생길 수 있으며, 배측 및 장측 월상삼각인대의 부분적 파열 또는 완전한 파열에 의하여 발생한다. 환자는 척골 쪽 손목에 통증, 근육 약화, 움직임 제한 등을 보이며 요측편위 시 "염발음(clunk)"이 발생한다. 인대 위의 배측 손목에서는 압통이 나타난다.[24] 이것은 대개 특정 외상이 원인이다. 진단하기 어려우며 삼각섬유연골 복합체의 찢어짐이나 중수근골 불안정성(midcarpal instability)과는 구분해야만 한다.[25] X-선 검사에서는 대개 잘 나타나지 않지만, 척골이 길다면 (ulna plus varient wrist) 척골에 가해지는 충격에 의해 문제가 발생하는 것으로 생각해 볼 수 있다. 손목의 외측면 X-선에서는 장측 삽입분절 불안정성(volar intercalated segment instability, VISI) 변형으로 알려져 있는 월상골의 장측 기울어짐을 볼 수 있다. 정상적인 외측면 X-선에서는 요골, 월상골, 유두골의 축이 정렬선에 놓인다.

*월상삼각 압진 검사(*Lunotriquetral Ballottement Test*)* (그림 5-17): 한쪽 손으로 월상골을 고정시키고 반대쪽 손으로 삼각골을 잡고, 배측 및 장측으로 이동시켜 본다. 검사에서 통증과 염발음이 나타나거나 반대쪽 손과 비교해서 비대칭적인 느슨함이 보인다면, 문제가 있는 것이다.[21]

치료: 급성 또는 이전의 치료가 안된 만성 월상삼각인대 손상에 대해 Mastey 등[24]은 수술을 생각하기 전에 4~6주간의 주관절 고정을 제안하였다.

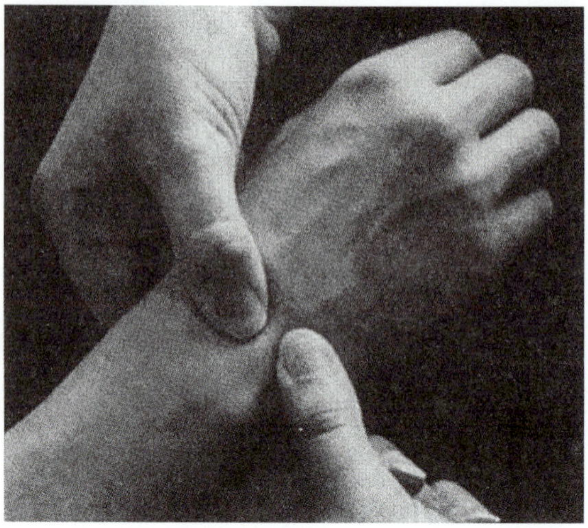

그림 5-17 월상삼각 압진검사. 월상골은 검사자의 시지와 엄지 사이에서 고정시키고, 반대쪽 손으로 삼각골은 잡고, 배측 및 장측으로 이동시켜 본다. 출처: C.M. Torosian, D.E. Brown, T. Slorvem, and D.M. Lichtman, Physical Examination of the Wrist, in *The Wrist and its Disorders*, 2nd ed., D.M. Lichtman and H.A. Alexander, eds., p. 82, © 1997, W.B. Saunders Company.

중수근골 불안정성(Midcarpal Instability)

중수근골 불안정성은 배측 삼각유구인대 또는 장측 삼각-유구-유두인대가 외상을 받아 나타날 수 있으며, 요골의 원위부 골절로 인한 이차적인 손상으로도 나타날 수 있다. 삼각유구골 불안정성은 유두월상골 또는 삼각유구골 사이의 공간에 대해 압통을 유발할 수 있다. 월상삼각골 손상과는 달리 손상의 원인을 기억하지 못할 수도 있다. 환자는 척측편위와 손목의 회내 시 통증성 염발음을 호소할 수 있으며, 대개는 유두골에서 삼각골로 이어지는 인대가 찢어지며 발생한다. 척측편위와 요측편위를 하면 "염발음(clunk)"이 발생하는데, 원위부 수근골에 해당하는 유두골과 유구골에 장측으로 압을 가하면(배측에서 장측으로), 삼각골이 월상골에 대해 갑자기 튀어 나갔다가 되돌아오면서 나타난다.[26] Richards와 Roth[25]는 이완 상태에서 손목의 장측을 검사 해보면, 함몰부(sag)가 나타나고 척측편위를 하면 사라진다고 하였다.

Shuck *검사:* Shuck 검사는 중수근골 불안정성과 중수근관절의 연골연화성 병변, 요수근관절 또는 잠재성 수근골간 불안정성, 주상월상골간인대, 월상삼각골간인대, 원위부 요척관절 불안정성, 또는 삼각주상관절(triscaphie joint) 등을 검사하는 방법이다. 방법은 한쪽 부분을 고정시키고 원위부를 움직이는 것이다. 예를 들어, 한쪽 손으로 요골의 원위부를 고정하고, 다른 손으로 수근골의 근위열을 잡고 배측, 장측, 요척 방향으로 이동 또는 회전시켜 봄으로써 염발음이나 압통 또는 특정한 증상이 유발되는지를 알아보는 것이다.[27]

치료: 급성 손상에서는 전완을 회외시키고, 손목을 중립위치에 두고, 장전완 캐스트(long arm cast)를 실시한다.

X-선 검사에서는 나타나지 않을 수도 있다.[14]

삼각섬유연골 복합체 손상 (Triangular Fibrocartilage Complex Injuries)

병 인

삼각섬유연골 복합체는 원위요척관절의 안전장치 역할을 하는데 원위요척관절의 급성 손상(탈구)은 삼각섬유연골 복합체의 파열을 자주 유발한다. 삼각섬유연골 복합체의 파열은 대개 넘어질 때 팔을 쭉 뻗치고, 손을 회내시킨 상태로 바닥을 짚으면서 발생하는데, 이때 원위 요골에 축 부하가 걸리면서 요골이 척골에 비해 근위쪽으로 이동하면서 척골두를 싸고 있던 삼각섬유연골의 중앙부분이 찢어지게 된다.[28] 젊은 운동선수라도 척골 포지티브 차이(positive ulnar variance)를 가지고 있으면서 척측편위 자세에 부하를 반복하여 받게 되면, 노인에서 볼 수 있는 퇴행성 변화가 나타날 수 있다.[29]

증상과 징후

척측의 손목 통증은 전완을 회내-회외하거나, 척골편위, 그리고 압박 등을 하면 더 악화된다. 염발음이 나타날 수 있으며, 잘 찢어지며, 척골과 삼각골 사이의 척골 경상돌기 바로 밑에서 염발음이 발생하기도 한다.

기능 검사

- 삼각섬유연골 부하 검사[21](그림 5-18): 환자의 손목을 척측편위 및 압박시킨다. 이 자세에서 손목을 배측 굴곡 및 장측 굴곡시켜 본다. 삼각섬유연골 복합체의 중앙이나 끝부분이 찢어졌음을 의미하는 통증이나 염발음이 나타나는지 살핀다.
- 삼각섬유연골 손상 시 전완을 고정시키고, 손만 회외 및 회내시키면 통증이 나타날 수 있다.
- 원위부 요척관절의 손상과 삼각섬유연골의 손상을 감별하기 위해서는 삼각섬유연골에 영향을 주지 않는 수동 요척 회전 검사로 구분할 수 있다.

감별 진단

원위부 요척관절의 퇴행성 변화를 동반한 아탈구, 척측

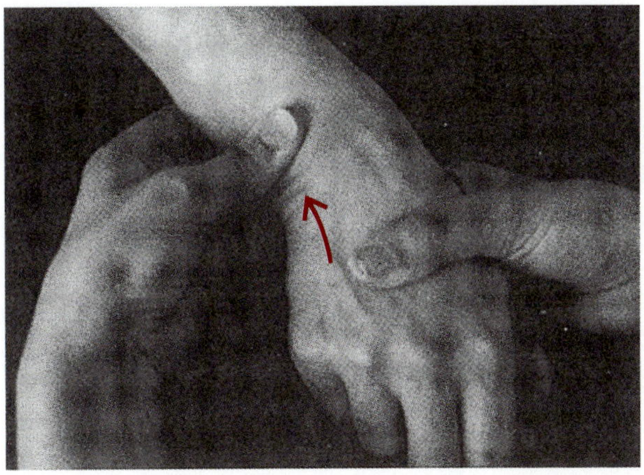

그림 5-18 삼각섬유연골 부하 검사. 출처: C.M. Torosian, D.E. Brown, T. Slorvem, and D.M. Lichtman, Physical Examination of the Wrist, in *The Wrist and its Disorders*, 2nd ed., D.M. Lichtman and H.A. Alexander, eds., p. 88, © 1997, W.B. Saunders Company.

수근골의 충돌, 두상삼각골의 관절염, 척측수근신근에 의한 아탈구 또는 척측수근신근의 건염 등과는 구분되어야 한다.[25]

치 료

탈구나 아탈구를 동반하지 않는다면, 전완을 중립 회전 상태에 두고 장전완 석고캐스트(long arm plaster cast)를 이용하여 4~6주 고정한 후, 점진적으로 운동을 하게 한다. 만성인 경우에는 수술이 필요할 수도 있다.

주상골 골절(Scaphoid Fracture)

이 책에서는 골절에 대해 자세하게 다루지는 않지만 주상골 골절의 경우 스포츠 활동 중 발생하는 골절의 8%를 차지하기 때문에 중요하다.[30] 주상골의 주요 기능은 손목이 과도하게 배측 굴곡되는 것을 막아주는 뼈 차단(bony block)의 역할을 한다. 주상골의 골절은 대개 손목이 배측 굴곡된 상태에서 축 부하를 받으면서 발생한다. 주상골 부위에 부종이 생기거나, 뼈의 염발음이 들리고, 압통이 심하면 골절을 의심할 수 있다. Posner(1977)는[30] 손목 손상 시 해부학적 코담배갑(장측 주상골 위)에 압통이 나타나면, 주상골의 골절 또는 비유합(nonunion)을 생각해야 한다고 하였다. 해부학적 코담배갑은 1차 구획을 형성하는 장무지

외전근과 단무지신전근 그리고 다른 하나의 구획인 장무지 외전근 사이에 위치한다(그림 5-19A). 해부학적 코담배갑과 주상골 결절은 촉진할 수 있다(그림 5-19B). Mirabello 등(1992)은[14] X-선 검사에서 정상일지라도, 압통이 나타나면 2주 동안 고정해야 하며 그 후 X-선 검사와 재검사를 다시 해야 한다고 하였다. 골절 선이 나타나려면, 몇 주가 필요하기 때문에 초기 X-선 검사에서는 나타나지 않는다. 증상이 몇 주 후에도 지속되지만, 여전히 X-선 검사에서 나타나지 않는다면, 단층촬영, 골스캔, MRI 등으로 검사해 보아야 한다. 골 스캔의 경우, 초기에도 골절을 찾아 낼 수 있다. 주상골의 경우, 골절 후 비유합되는 가능성이 높고, 무혈관성 괴사도 자주 발생하기 때문에 초기 진단이 중요하다.

외상 후에는 원위부 요골, 척골 경상돌기, 수근골, 근위부 중수골을 눌러 볼 필요가 있다(그림 5-20). 만약 압통이 증가하면, 골절을 의미한다고 볼 수 있다.

유구골 구의 골절(Fracture of the Hook of the Hamate Bone)

유구골 구의 골절은 골프와 같은 운동을 통해 발생된다.[31] 딱딱한 땅에서 골프공을 치거나 공의 뒷부분을 치면 골프채의 손잡이를 통해 유구골의 구에 힘이 전달된다. 골프채의 손잡이를 쥘 때에는 클럽을 짧게 잡아 끝이 유구골에 직접 닿게 하기보다는 골프채가 소지구를 넘어서도록

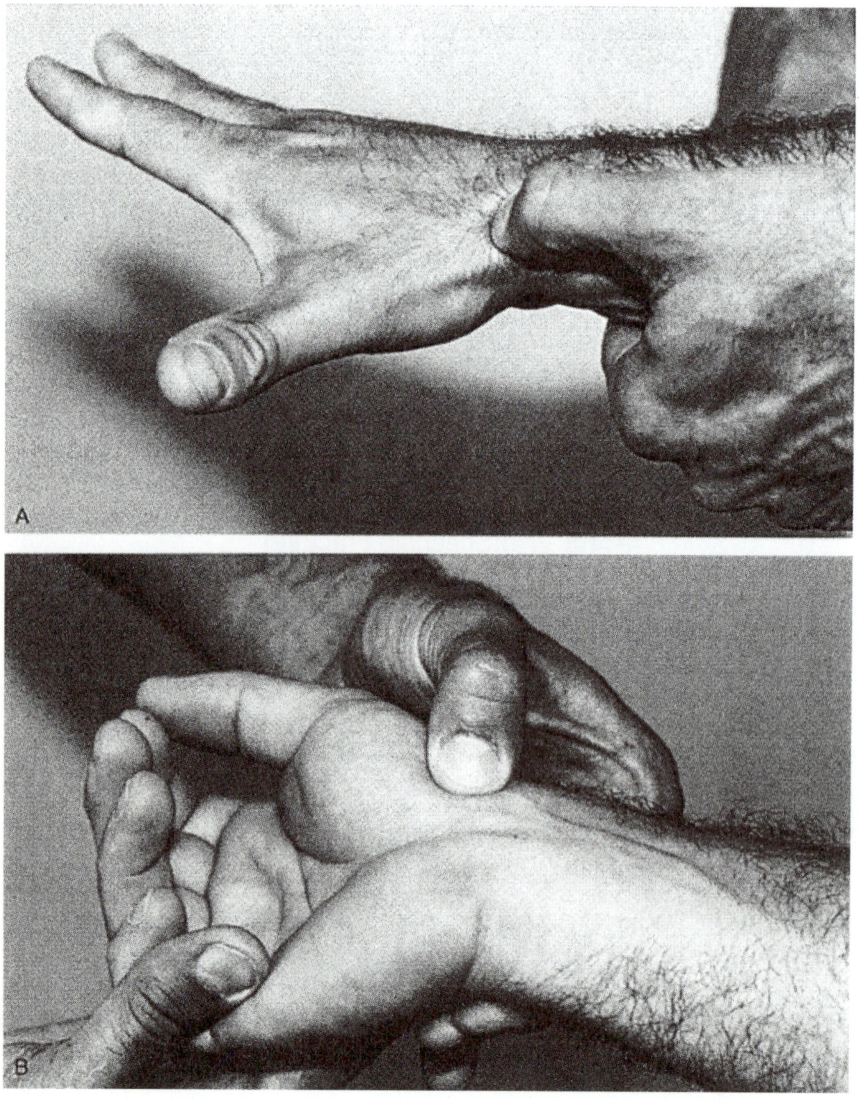

그림 5-19 **A.** 척측편위된 손목에서 해부학적 코담배갑의 촉진. **B.** 주상골 결절의 촉진. 출처: S.C. Mirabello, P.E. Loeb, and J.R. Andrews, The Wrist: Evaluation and Treatment, *Clinics in Sports Medicine*, Vol. 11, No. 1, p 642, © 1992, W.B. Saunders Company.

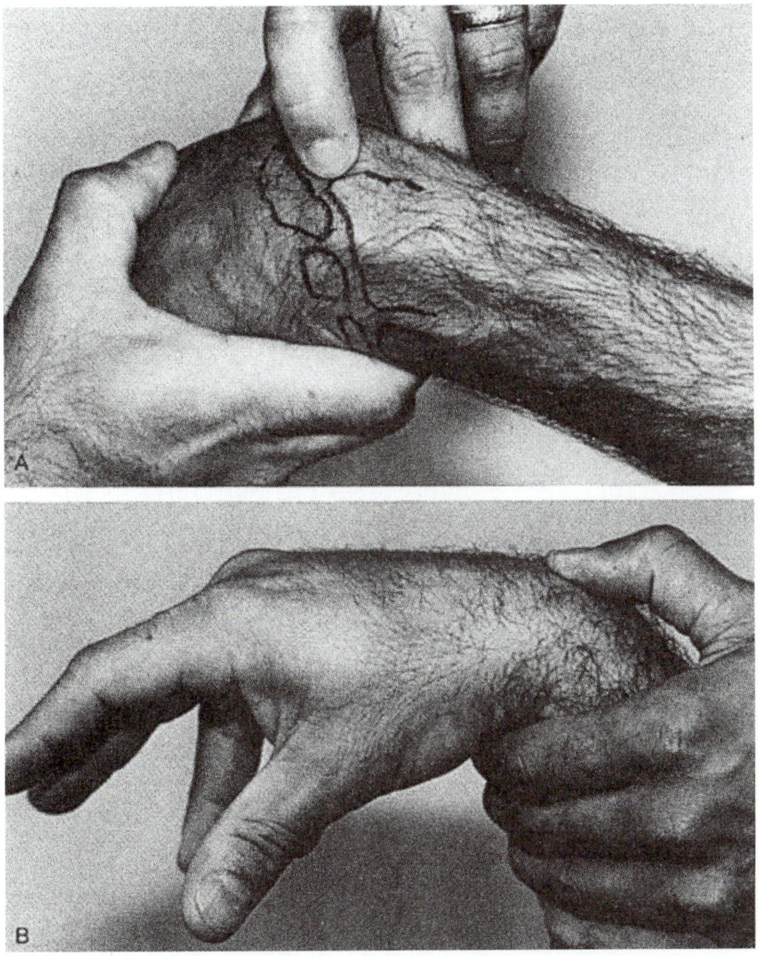

그림 5-20 **A.** 요골 경상돌기의 촉진. **B.** 배측에서의 월상골 촉진은 손목의 굴곡상태에서 수행된다. 출처: S.C. Mirabello, P.E. Loeb, and J.R. Andrews, The Wrist: Evaluation and Treatment, *Clinics in Sports Medicine*, Vol. 11, No. 1, p 644, © 1992, W.B. Saunders Company.

길게 잡아야 한다.[31] 이러한 형태의 골절은 일반적인 X-선 검사에서 잘 나타나지 않기 때문에 진단하기 어려우며,[32] 수근관 X-선, 외측 단층촬영, CT 등이 필요하다.

증상과 징후

유구골 구의 골절은 척측 손목에 통증, 파악력의 약화, 쥐기 시, 통증, 척골 신경의 감각이상 등을 유발한다.[31] 네 번째와 다섯 번째 손가락을 굴곡하면 통증이 나타나는데 이것은 건염 때문이며, 치료를 하지 않으면, 네 번째와 다섯 번째 손가락으로 연결되는 천지굴근 또는 심지굴근에 파열이 일어날 수 있다.[33] 소지구 융기를 누르면, 국소 통증이 나타난다. 소지구근과 내재근에 위축이 발생할 수도 있다.

기능 검사

- 다섯 번째 손가락의 외전과 내전에 대한 저항 검사 시 통증과 약화가 나타날 수 있다.
- 근육의 파열 때문에 네 번째와 다섯 번째 손가락의 천지굴근과 심지굴근 검사에서 약화가 나타날 수 있다.

치료

치료는 손과 손목에 단전완 캐스트(short-arm cast)를 해준다(6~8주). 골절로 진단되면 수술이 필요할 것이다.[31]

감입증후군 (Impaction Syndromes)

감입증후군은 손목이 최대로 신전된 상태에서 반복적인 부하가 걸릴 때 발생한다. 특히, 체조 선수나 역도 선수들에게 만성 손목 배측 통증이 발생한다. 손상은 국소적인 활막염에서부터 골성연골 골절까지 다양하다.[29] 통증과 압통은 손목의 배측 중앙영역에 나타날 수 있으며 강하게 배측 굴곡시키면 통증이 유발된다. 충돌은 요골의 배측 테두리와 주상골의 배측 융기에서 시작된다. 증상은 방사선상 소견 없이 관절낭염(capsulitis)[5]으로 나타날 수 있다. Torosian 등은[21] 배측 관절낭의 문제는 손목을 굴곡시키며 세 번째 손가락에 저항을 주면서 신전시키면 검사할 수 있다고 하였다. 주상월상 간격에 국소적으로 통증이 나타나면, 배측낭의 손상을 의미한다. 뼈에서 충돌을 유발하는 골증식체와 같이 X-선 검사에서 명확히 드러나는 변화는 수술이 가장 효과적이지만, 대부분의 손상에서 진단이 어렵다.[25]

치 료

Weiker[34]에 의하면, 손목의 통증을 치료받아야 하는 체조 선수들에서 가장 공통적인 소견은 손목과 손가락 굴곡근의 근력이 약하다는 것인데, 그 이유는 이 근육들이 손목의 배측 굴곡력에 대한 완충작용으로만 작용하기 때문이다. 손목의 최대 배측 굴곡을 예방하기 위하여 손목에 보호장구를 착용하고 운동을 하면, 손목과 손가락 굴곡근의 근력강화 프로그램에 도움이 될 수 있다.

퇴행성 관절염(Degenerative Arthritis)

퇴행성 관절염(부록 5-A에서 표 5-A1 참고)은 손목에서 나타나는 일반적인 증상은 아니다(지절간관절과 엄지손가락의 수근중수관절에서 더 흔함). Watson과 Ryu[35]는 4,000개의 손목 X-선 사진을 분석하여 손목의 퇴행성 관절염 중의 95%가 주상골과 주상골 주변 영역에 발생한다는 것을 발견하였다. 그들은 심한 통증의 대부분 원인이 경화(sclerosis)가 일어나는 영역이라고 하였으며, 경화가 없이 단순히 좁아지기만 했다면, 관절 연골에 문제가 없기 때문에 기능을 지속할 수 있다고 하였다.

관절낭 패턴(Capsular Pattern)

우선 굴곡과 신전에서 제한의 정도가 동일한 지를 검사한다. 말기에는 중립 위치에서 고정이 되어 버린다.[17]

치 료

조인트 플레이 기법을 적용하거나 지속적인 마찰마사지를 적용하면서 수근골(흔히, 유두골)의 아탈구를 정복하는데 도움이 될 수 있다.

정지부 손목 건염과 건초염(Insertional Wrist Tendinitis and Tenosynovitis)

조직에 과부하를 유발하는 만성적인 과사용, 갑작스러운 외상(오토바이의 정면충돌 사고에서 핸들을 쥐고 있던 손의 충격), 부적절한 운동 기술, 불충분한 장비, 부상에서 회복 후 너무 빠른 재훈련, 부적절한 준비운동(warm-up), 그리고 잘못된 신체 정렬 등과 같이 모든 가능성이 전완 근육의 정지부 영역에 염증을 유발할 수 있다. 일차적인 증상은 애매모호한 심부 통증이 국소적으로 나타나거나, 근위부 또는 원위부로 전이된다. 또한 부종, 홍반(erythema), 그리고 수동 신장이나 촉진 시 압통이 나타날 수 있다. 후기 단계에는 활동 시 통증이 나타나며, 만성이 되면 통증이 지속될 수 있다. Wood와 Dobyns[36]는 손목의 배측을 여섯 개의 구획으로 나누었으며(그림 5-21), 건염이 가장 잘 발생하는 부위는 첫 번째 구획이며(무지외전근과 단무지신근), 그 다음으로 여섯 번째 구획(척측수근신근)과 두 번째 구획(단요측수근신근과 장요측수근신근)이다. 나머지 배측 신근들에서는 잘 발생하지 않는다.

이들은 또한 척측수근굴근의 건염이 요측수근굴근의 건염보다 더 호발한다고 하였다. Osterman 등[4]은 일차성 손목 건염과 이차성 손목 건염을 구분하였다. 일차성 건염은 단순히 과사용 때문에 발생하며, 이차성 건염은 치유 과정에서 정상적인 치유를 방해하는 손목의 불안정성과 같은 근본적인 원인에 의해서 발생할 수 있다. Johnson[37]은 정지부 건염을 가진 대부분의 환자에서 특정 움직임 시에만 통증이 나타나고, 일상생활에서는 통증이 나타나지 않는다고 하였다.

건염/과사용 손상의 도수치료(Manual Methods for Tendinitis/Overuse Injuries): 검사자는 염증기(inflammatory phase)를 고려해야 한다. 염증기는 약 48시간에서 2주 정도 지속되며 통증, 부종, 홍반 등이 나타난다. 손상된 부위에는 휴식이 필요하며 냉의 적용과 스프린트 그리고 필요하다면 거상을 해준다. 항염증성 약물은 염증의 초기 단계에는 투여하지 않아야 하는데 그 이유는 약물이 염증의 정상적인 치유 과정을 변화시킬 수 있기 때문이다. 이 단계에서는 휴식이 가장 중요한 치료인자가 된다.[38]

두 번째 단계는 증식(proliferation) 단계로서(1~2주), 섬유아세포가 미성숙 콜라겐 섬유와 콜라겐 기질을 만들어

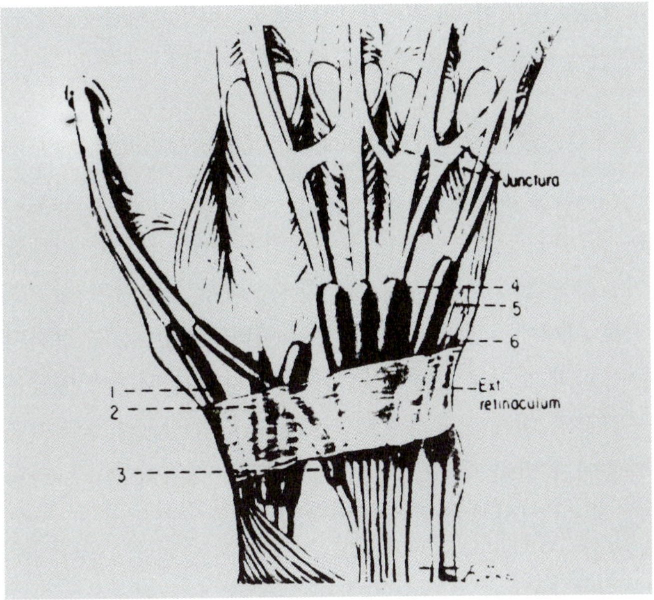

그림 5-21 손목 신전근의 건으로 구분한 여섯 구획. 건초염은 이들 건 구획의 어디에서나 나타날 수 있지만, 흔히 나타나는 부위를 순서대로 나열하면 (1) 장무지외전근과 단무지신근, (2) 장요측수근신근과 단요측수근신근, (3) 장무지신근, (6) 척측수근신근 등이다. 잘 나타나지 않는 부위는 (4) 총지신근(extensor digitorum communis)과 (5) 소지신근(extensor digiti minimi) 등이다. 출처: Copyright © 1982, James R. Urbaniak, MD.

내는데 이 단계에서 다시 반복적으로 과사용을 하게 되면 쉽게 파괴될 수 있다. 이 단계에서의 도수치료는 미성숙 콜라겐의 파괴 없이 섬유모세포의 증식 활동을 도울 수 있게 가볍게 실시해야 한다. 가벼운 마사지, 근막이완, 능동이완 등이 효과적이다.

세 번째 단계는 성숙기(maturation phase, 6~12주)로 미성숙 콜라겐 섬유들이 조직화되고, 손상된 콜라겐이 원래의 근력과 교차연결(cross-linking)로 회복되는 단계이다. 이 시점에서는 보다 강력한 도수치료를 실시하여 조직의 구조를 재형성을 하는데 도움을 주거나, 섬유화 또는 만성화가 진행되는 것을 예방하는 것이 중요하다. 염증반응이 지속되면 섬유화가 초래되면서 건초나 지대의 관이 두꺼워지거나 뻣뻣해져 건의 움직임이 제한을 받게 되는데 이 상태가 악화되면, 협착성 건초염이 발생한다[38](2장 참고). 이 경우 수술을 생각하기 전에 도수치료가 더 효과적일 수 있다.

척측수근신근(*Extensor Carpi Ulnaris*)

척측수근신근은 유일하게 자신만의 섬유-골성관(fibro-osseous tunnel)을 가지고 있으며 그 속으로 건이 지나간다. 또한 이 관은 위쪽을 지나는 신근지대와는 구분이 된다. 척측수근신근은 원위부 요척관절에 배측 안정성을 제공하며 회내 자세에서는 손목의 배측에서 척골두의 바로 아래에서 촉진할 수 있으며, 회외 자세에서는 손목의 척골 경계를 따라 촉진할 수 있다.[39]

병인: 척측수근신근의 정지부 영역에는 염증이 발생할 수 있는데 손목의 갑작스러운 회외, 굴곡, 척측편위를 필요로 하는 활동에 의해 나타날 수 있으며, 예를 들어, 야구 스윙에서 끌려가는 손이나 라켓을 이용하는 스포츠, 노젓기, 골프 등에서 나타날 수 있다. 이러한 움직임 모두 척측수근신근의 섬유-골성 건초를 늘어나게 한다. 이 과정에서 척측수근신근 건의 아탈구가 초래되며 손목의 회외, 굴곡, 척측편위 시, 통증과 함께 "뚝하는(snap)"소리가 날 수 있다. 이러한 아탈구는 눈으로 볼 수도 있고 촉진도 가능한데 원위부 요척관절 또는 중수근골에서 나타날 수 있는 소리와 구분된다.[24] 아탈구는 억제되어 있던 척측수근신근의 지대가 급성으로 파열되면서 발생하는데 심지어 신근지대가 손상되지 않더라도 나타날 수 있다.[40] 건은 회내 자세를 취하면 제자리로 돌아간다. 치료는 일반적으로 전완을 회내, 손목을 요측편위한 자세로 고정해주면 된다.[36] 건염은 외상 후 척측수근신근의 아탈구로 인하여 이차적으로 나타날 수도 있다.[39]

증상과 징후: 척측수근신근의 건이 지나는 손목의 배측 척골 부분(종종 척골두의 바로 아래)에 통증과 부종이 나타날 수 있다. 손목 굴곡과 신전 시, 때때로 여섯 번째 배측 구획에서 염발음이 들릴 수도 있다(그림 5-13과 15-16). 초(sheath)가 요측수근신근 보다 더 바깥층에 있기 때문에,[36] 초의 부종이나 활액막염이 잘 드러난다. Cyriax[41]는 병변이 생기는 세 영역을 구분하였는데 척골의 구(groove), 척골과 삼각골 사이, 그리고 다섯 번째 중수골의 기저부에서 잘 발생한다고 하였다. 이 영역들에 마찰마사지를 적용하면, 효과적으로 치료할 수 있다(14장 참고).

기능 검사:

- 손목 신전과 척측편위 자세에서 저항을 주면, 통증이 확실하게 나타난다.
- 손목 굴곡과 척측편위 자세를 취하게 하면, 통증이 나타날 수 있다.
- 수동 요측편위에서 통증이 있을 수 있다.
- 척측수근신근 아탈구의 진단은 손목을 회외 및 요측편위한 자세에서 여섯 번째 신근 구획을 촉진함으로써 알 수 있다.

치료(위의 건염에 대한 치료 참고): 치료는 손상 영역에 대한 마찰마사지, 근막 이완, 능동 이완 등을 적용할 수 있다. 과사용 문제에 대한 치료는 근막과 근육의 제한에 대해 팔 전체에 대한 고려가 따라야 한다. 척측수근신근 전체와 더불어 제한이 생길 수 있는 영역으로 비록 통증이 없을 지라도, 견관절, 경추, 가슴 영역들의 유착과 근막의 제한을 평가해야 한다. 근막 시스템은 3차원적으로 연결되어 있기 때문에 어느 부위에서나 제한이나 포착(entrapment)이 발생할 수 있다(16장 근막 이완법 참고). 급성 손상 시에는 6주 동안 장전완 캐스트(long-arm cast)를 이용하여 손목을 완전히 회외시키고, 약간 요측편위시킨 자세로 고정이 필요하다.[24] 스테로이드 주사는 건에 악영향을 주어 결국에는 파열을 유발할 수 있지만,[42] 척측수근신근의 초가 가장 바깥쪽에 위치하고, 그 속에 활막염이 많이 존재하기 때문에 주사에 잘 반응한다.[14]

장요측수근신근과 단요측수근신근(Extensor Carpi Radialis Longus and Brevis)

병변은 대개 이 근육들의 정지부인 두 번째와 세 번째 중수골의 기저부에서 발생한다. 발생은 반복적인 손목 신전 또는 국소 외상에 의해 나타나며 외측상과염(lateral epicondylitis)과도 관련이 있다.

기능 검사:

- 손목 신전과 요측편위 자세에서 저항을 주면, 통증이 확실하게 나타난다.
- 수동 굴곡 시, 통증이 나타날 수 있다.
- 수동 척측편위 시, 통증이 나타날 수 있다.

치료: 원인이 반복적인 미세외상이라면, 척측수근신근의 건염 치료와 같은 방법을 사용할 수 있다.

척측수근굴근 건염 (Flexor Carpi Ulnaris Tendinitis)

척측수근굴근(FCU)은 굴곡근 건들 중 가장 잘 침범되는 곳이다.[36] 척측수근굴근의 건염은 골프 선수와 라켓을 이용하는 선수에서 자주 발생한다. 대개 두상골의 원위쪽 바로 아래에 국소 통증과 부종이 나타나지만, 정지 영역이 두상골과 소지구 근막에 폭 넓게 위치하기 때문에 통증은 주관절의 내측과 후방으로 전이된다.[37] 두상골을 움직이면 통증이 유발될 수 있으며, 척골 영역에 감각이상이 나타나면, X-선 검사상 석회가 나타날 수 있다.[37]

기능 검사:

- 손목 굴곡과 척측편위 자세에서 저항을 주면, 통증이 확실히 나타난다.
- 수동 손목 신전 시, 통증이 나타날 수 있다.

감별 진단: 두상삼각골의 관절염 또는 골절은 제외해야 하는데 이 경우 삼각골을 고정시키고, 두상골을 요측과 척측으로 움직이면 통증과 염발음이 나타난다.[39]

치료: 치료는 두상골과 주변 원위부 영역에 마찰마사지, 능동 이완, 근막 이완 등을 적용한다. 척측수근굴근의 긴장을 감소시키기 위하여 일시적으로 손목을 약간 굴곡시키고 약간 척측편위한 자세로 고정하기도 한다. 통증과 염증이 사라진 후 관절가동범위를 점차적으로 늘려주고, 근력강화 운동을 실시한다.

요측수근굴근(Flexor Carpi Radialis)

요측수근굴근(FCR)은 섬유골성초에 의해 싸여진 관내에 위치한다. 이 관은 손목의 원위부 굴곡 주름에서 위쪽으로 3 cm 지점에서 시작하며,[43] 바닥과 요측 경계는 주상골 결절과 대능형골의 마루에 의하여 형성된다. 건은 주상대능형-소능형 관절(scaphotrapezial-trapezoidal joint) 위를 지나, 두 번째와 세 번째 중수골의 기저부와 대능형골에 정지한다. 건초의 원위부는 횡수근인대의 표층에 있다. 관내에 있는 건은 주상골 장측 극(volar pole) 위에서 배측으로 30° 정도 벗어나게 되는데, 이러한 각도의 형성은 운동선수들이 건초염이 쉽게 걸리는 원인이 된다. Johnson에 따르면,[37] 건이 두 번째 중수골 장측의 기저부에 정지하기 전에 주상대능형관절과 중수대능형관절에 가까운 심부에 정지하기 때문에, 이 건에서의 염증은 주변 관절들을 침범하여 밑에 있는 주상대능형-소능형관절의 이차성 퇴행성 관절염을 유발한다.

병인: 손목의 장측 굴곡에 반복적으로 저항을 주거나, 장측 손목에 국소 외상을 입은 경우에 발생한다.

증상과 징후: 손목의 요장측(radial volar) 부위를 따라 부종과 압통이 발생한다. 통증은 손목 굴곡 주름의 바로 위쪽(근위부)에서 나타나며 근위 쪽으로 퍼진다.

기능 검사:

- 손목 굴곡과 요측편위 자세에서 저항을 주면, 통증이 확실히 나타난다.
- 손목의 수동 신전 시, 통증이 나타날 수 있다.
- 손목을 이완한 상태에서 배측으로 갑자기 움직여 국소 통증이 유발되는 지를 검사한다.
- 손목 회내 자세에 저항을 준다.

감별 진단: 주상대능형 관절염, 주상골 비유합, 엄지손가락의 기저부 관절염, 장측 결절종 등은 건염이 동반될 수 있기 때문에 감별 진단해야 한다.

치료: 치료는 긴장을 감소시키기 위하여 손목을 10° 배측 굴곡시키고, 약간 요측편위한 자세에서 스프린트를 해준다(그림 5-22).[43] 그 후 항염증성 약물, 근막 이완, 마찰 마사지 등으로 치료하고, 손목을 신전하여 스트레칭 운동을 실시한다. 요측수근굴근의 협착성 건초염이 아주 심할 때는 수술을 고려해야 한다.[31] 그림 5-23은 요측수근굴근의 원위부를 덮고 있는 근막초를 묘사하고 있다. 능동 이완과 근막 이완과 같은 방법은 이 부분 뿐만 아니라, 인체 구조의 전반에 걸쳐 근막 제한을 해결하기 위하여 사용할 수 있다(15, 16, 17장 참고).

건초염(Tenosynovitis)

척측 건의 건초염(양측성)은 류마티스성 관절염을 먼저 의심해 볼 수 있다.[46] 손목의 배측에서 건초는 배측 지대에서 근위와 원위로 약 1인치 정도 더 연결되어 있으며, 장측으로는 근위 손목에서 손바닥까지 연결되어 엄지와 새끼손가락의 지절 건초로 연결된다.[46]

임상: 염증의 삼출물로 인하여 초가 두꺼워짐에 따라,

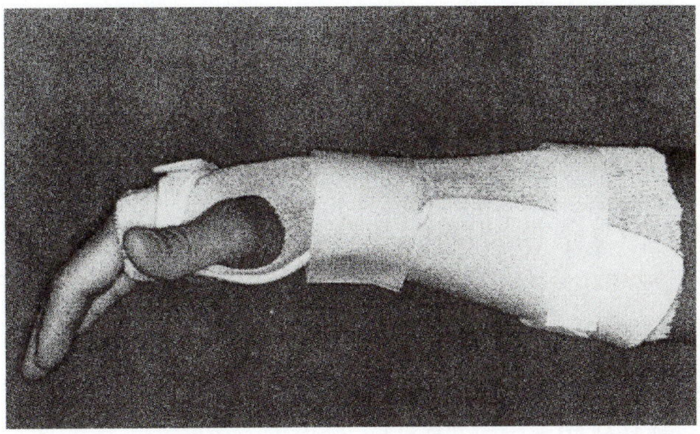

그림 5-22 손목을 고정하기 위해 사용되는 열가소성 맞춤형 스프린트(thermoplastic custom -molded splint). 요측수근굴근의 건염에는 손목을 10° 정도 굴곡하고 약간 요측편위한 자세에서 적용한다. 척측수근굴근의 건염에서는 약간 척측편위한 자세에서 적용한다. 출처: S.M. Sailer and S.B. Lewis, Rehabilitation and Splinting of Common Upper Extremity Injuries in Athletes, *Clinics in Sports Medicine*, Vol. 14, No. 2, p. 423 & 426, © 1995, W.B. Saunders Company.

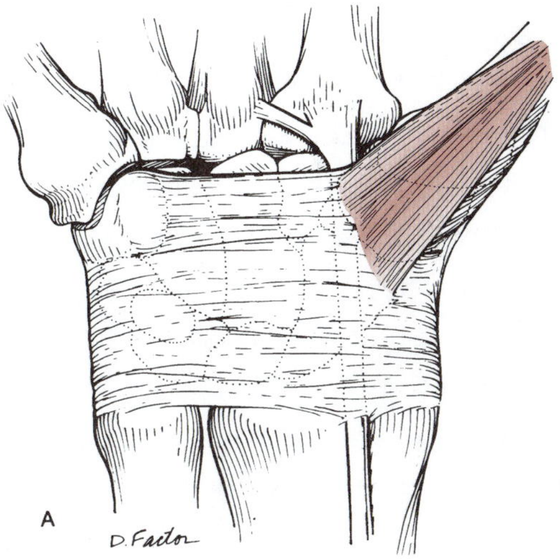

그림 5-23 요측수근굴근의 건염. 요측수근굴근은 원위부 요골에서 두 번째 중수골의 원위부 정지 영역까지 근막초가 덮여 있다. 근막초의 이완은 요골의 원위부에서 무지구 근육의 기시까지 적용해야 한다. 출처: P.M. Murray and WP Cooney, Golf Induced Injuries of the Wrist, *Clinics in Sports Medicine*, Vol. 15, No. 1, p. 100, © 1996, W.B. Saunders Company.

팽팽한 건에 대해 초를 굴리기 위한 마찰을 적용해보면, 이로 인해 손목은 굴곡되거나 신전된 위치를 보이게 된다. 신전근 건의 건초염은 대개 굴곡근 건의 건초염 보다 좀 더 명확하게 알 수 있는데, 이는 굴곡근 건이 수장근막의 안쪽에 있어 인지하기가 어렵기 때문이다. 신전근 건의 건초염은 손등이나 전완 하부에 길게 늘어진 종창이 있을 때 확인된다. 류마티스 관절염은 배제되어야 한다. 분리된 배측 신전근의 섬유-골성 관 모두에서 염증이 발생할 수 있으며, 이는 협착성 건초염과 "우드득 소리나는" 건("squeaking" tendons)을 초래하게 된다(아래 참조). 결국 중수지절관절에 있는 굴곡근 건들에 영향을 미치게 된다. 지신근과 건 그리고 지굴근과 건은 침범받게 되고, 이러한 문제점들을 유발할 수 있는 최상의 기능적 검사로 등척성 손가락 굴곡과 신전을 이용하게 된다(다음에 나오는 손 참조).

교차 증후군 (Intersection Syndrome)

교차 증후군(Intersection Syndrome)은 de Quervain 위치의 근위부에 발생하는데 장무지외전근과 단무지신근(첫 번째 배측 구획)의 밑으로 요측수근신근의 건(두 번째 배측 구획)이 비스듬하게 지나간다. Grundberg 등[43]은 두 번째 배측 구획에 건초염을 지닌 모든 수술 대상 환자에서 병의 원인을 찾고자 하였는데 그 결과 손목을 반복적으로 사용하는 사람들, 특히 라켓을 이용하는 선수들, 역도 선수, 조정과 카누 선수 등에서 많이 나타나는 것을 발견하였다.[24] 부종은 Lister 결절의 위쪽으로 4~8 cm 지점에서 나타난다.[47] 원인은 근염, 우연히 발생한 활액낭염, 협착성 건초염 등 여러 가지가 있을 수 있다.[36] 근육 검사의 결과는 de Quervain 검사와 유사하다(de Quervain 주변 건염 참고). 전완의 배측 근위부에서 요골 경상돌기에서부터 근위부 쪽으로 통증과 부종이 나타나면, de Quervain 주변 건염(paratenonitis)과 교차 증후군을 구분하는데 도움을 줄 수 있다. 손목의 움직임 시, 삐걱거리는 염발음 소리를 만들어낼 수 있다(우드득 소리 나는 손목; 그림 5-24).

치 료

치료는 스프린트 고정(그림 5-25),[37] 항염증성 약물, 마찰마사지, 전기치료, 근막 기법 등을 적용할 수 있다. 이러한 일반적인 치료로도 95%의 성공률을 보인다.[39]

급성 석회형 건초염(Acute Calcific Tenosynovitis)

Osterman 등[4]은 급성 석회형 건초염과 급성 견관절 석회형 건염을 비교하였다. 환자는 심각한 통증과 감염의 증상을 나타내는 홍반과 부종을 보일 수 있다. 이 상태는 스테로이드에 아주 좋은 결과를 보이며, 고정, 도수치료, 전기치료 등에는 잘 반응하지 않는다.

de Quervain 건주위조직염 (de Quervain' s Paratenonitis)

de Quervain 건주위조직염은 초의 염증을 말하는 활막염(synovitis) 그리고 건과 초의 염증을 말하는 초막염(vaginitis)을 가리키는 건활막염(tenosynovitis) 또는 건초막염(tenovaginitis)을 말한다. 건 손상에 대한 새로운 분류에서는 이들 두 분류를 묶어 건주위조직염(paratenonitis)이라 한다(2장 참조).

병 인

de Quervain 건주위조직염(그림 5-24 참조)은 집기나 과도한 척측편위에 있어 엄지의 과사용 결과로 초래되며 중년 여성에서 흔하게 나타난다. 척측편위와 결합된 강력한 잡기의 반복은 골퍼, 플라이 낚시꾼, 스쿼시 선수, 그리고 배드민턴 선수에게서 볼 수 있다.[38] 오른손잡이의 골프 스윙에 있어, 공을 때리는 순간 왼쪽 손목이 척측편위에 있거나 초보자인 경우, 백스윙의 끝지점에서 콕킹 자세 대신 "캐스팅 자세(casting position)"에 의해 왼쪽 손목이 척측편위 될 수 있다.[31] 염증은 신근지대 위에 놓이면서 요골 경상돌기에 있는 구에 의해 형성된 섬유골성 관을 통과해 지나가는 장무지외전근과 단무지신근에서 발생된다.[39] 이러한 건들은 손목 주위에서 휘면서(각을 형성하면서) 정지부에 가게 되는데, 이러한 휘어짐에 의해 척측편위가 주어지면 스트레스를 받게 된다.

Leahy[48]는 de Quervian 문제의 원인 중 일부로서 완요골근을 언급하였다. 그는 대퇴근막장근이 외측 슬관절의 안정자로 작용하는 것과 같이, 손목 신근지대와의 근막 연결을 갖고 있는 완요골근이 주관절 굴곡 동안 손목을 안정시키는데 도움이 될 것이라고 생각하였다. 완요골근 내의

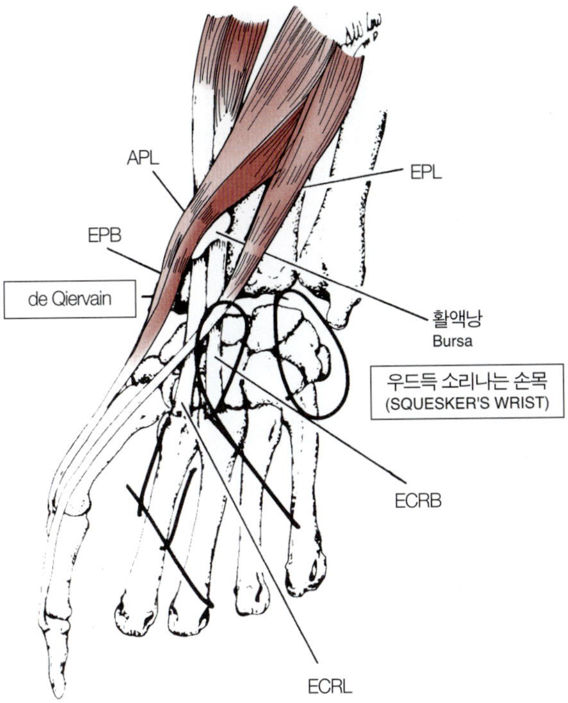

그림 5-24 교차 증후군. de Quervain 협착성 건초염은 요골 경상돌기 위치에서 발생하는데, 이 영역은 장무지외전근(APL)과 단무지신근(EPB)이 섬유성-골성 터널을 빠져나가는 곳이기도 하다. 교차 증후군은 이들 첫 번째 신근 구획 근육들의 근건 접합부와 두 번째 신근 구획의 근육인 단요측수근신근(ECRB)과 장요측수근신근(ECRL)이 중첩되는 부분에서 나타난다. 이 영역의 활액낭에 염증이 발생할 수 있으며, 손목의 신전과 요측편위 자세에서 염발음 소리가 나기 때문에 우드득 소리나는 손목이라고도 한다. 출처: *Clinics in Sports Medicine* (1988:7[2]:331), Copyright © 1988, W.B. Saunders Company.

유착으로 근육이 짧아지게 되면, 신근지대는 팽팽하게 될 것이며, 이는 첫 번째 구획에 있는 건들의 움직임에 영향을 미치게 되며 국소 영역에 반복 외상을 초래하고 결국에는 염증을 유발하게 된다. 그는 완요골근과 원위 침범 부위에 능동이완을 적용하면, de Quervain 문제의 해결에 있어 매우 효과적인 방법이 된다는 것을 알게 되었다(17장, 능동이완 참조).

증상과 징후

국소적인 종창, 염발음, 그리고 손목 배측의 첫 번째 구획에서 근위 또는 원위로 방사되는 통증이 있다. 일반적으로 경상돌기는 매우 민감하다.

기능 검사

- 단무지신근(그림 5-44) 그리고/또는 장무지외전근에 저항검사(첫번째 중수골의 원위부 끝에 대해 내전방향으로 저항한다)를 하면 명확한 통증이 나타난다.
- 척측편위된 상태에서 수동 엄지 굴곡(Finkelstein 검사)을 하면, 통증이 나타날 수 있다. 이러한 검사는 감별진단에 있어 위에서 언급한 모든 상황을 자극하기 때문에 특정적인 검사라고 말할 수는 없다.

감별진단

감별진단에는 주상골 골절, 요측수근굴근 건염, 엄지의 수근중수관절 관절염, 교차증후군, 그리고 Wartenberg 증후군(표층 요골신경의 압박 참조)이 포함된다.[39]

치 료

완요골근과 침범된 첫 번째 배측 구획의 근육에 능동이완을 실시한다. 경상돌기 원위부에 마찰마사지를 실기한다. Sailer와 Lewi[44]는 손목의 약간 신전, 엄지 수근중수(CMC)관절의 장측 외전, 그리고 중수지절(MCP)관절의 약간 굴곡상태로 스트린트 고정을 3~6주간 할 것을 추천하였다. 엄지의 지절간(IP)관절은 손의 기능적 사용을 위해 자유롭게 나둔다(그림 5-25). 섬유골선 관의 비후로 협착되는 질병의 마지막 단계에서는 수술이 요구된다.

원위 포착증후군(Distal Entrapment Syndromes)

수근관증후군(Carpal Tunnel Syndrome)

수근관증후군(CTS)은 압박성 신경병증에서도 가장 흔하게 발생되는 부위이다.[49] 정중신경은 장측의 횡수근인대 그리고 외측과 배측의 수근골에 의해 형성된 골성섬유 관(osteofibrous tunnel) 내에서 압박된다. 횡수근인대의 요측부착 부위는 주상골과 대능형골이고, 척측부착 부위는 두상골과 유구골이다. 횡수근인대의 이러한 부착에 의해 형성된 공간을 통해 9개의 외재성 굴곡근건(장무지굴근, 심지굴근, 천지굴근)과 함께 정중신경이 지나간다.

병인: 수근관증후군은 손목의 국소적인 외상 및 반복적인 굴곡과 신전에 의해 유발된다. 류마티스성 관절염, 통풍성 관절염, 그리고 육아종과 같은 비특정 굴곡근 건초염은

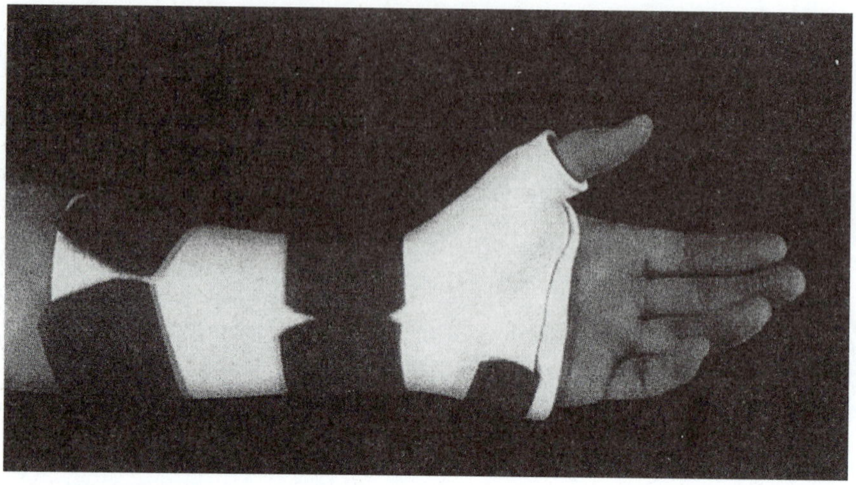

그림 5-25 de Quervain 건주위조직염과 교차증후군의 치료를 위한 그리고 치유 중인 주상골 골절을 보호하기 위한 열가소성 전완-엄지 스파이커 스프린트(thermoplastic forearm-based thumb spica splint). 출처: S.M. Sailer and S.B. Lewis, Rehabilitation and Splinting of Common Upper Extremity Injuries in Athletes, *Clinics in Sports Medicine*, Vol. 14, No. 2, p. 423, © 1995, W.B. Saunders Company.

굴곡근들을 자극하는 흔한 원인이 된다.[36,50] 비대해지거나 비정상적인 천지굴근 또는 충양근,[51] 콜레스 골절(Colles' s fracture), 스미스 골절(Smith' s fracture), 탈구된 수근골, 종양, 손목의 배측굴곡 상태에서 쥐기를 지속적으로 수행하는데 따른 역학적 병인,[10] 갑상선 질환, 교원질 질환, 그리고 체액 정체와 같은 수근관에 있는 거의 모든 외재성 또는 내재성 구조는 정중신경을 압박할 수 있다. Wood and Dobyns[36]는 원위 전완에서의 직접적인 정중신경 압박이 수근관증후군을 유발한다고 언급하였다. Leahy[48]는 좀 더 흔하게 정중신경이 압박되는 부위는 원회내근 수준에서 일어나며, 이는 수근관증후군과 중복된다.

증상과 징후: 수근관증후군은 손의 움직임으로 경감되는 엄지, 시지, 중지, 그리고 약지 요측절반의 야간성 이상감각을 나타낸다. 수근관증후군에 의한 이상감각의 초기단계에서는 통증 보다 좀 더 두드러진 증상이 있다. 환자는 중지에서만 나타나는 저린감(numbness)을 갖고 있거나, 전완, 주관절, 또는 견관절의 통증을 나타낸다. 환자가 설명할 수 없는 상지의 통증을 호소할 때에는 수근관증후군이 반드시 고려되어야 한다. 상황이 진행됨에 따라 손에서의 종창 및 충혈의 느낌과 함께 저린감과 작열감(burning)의 증가가 있을 것이다.[49] 후반부 징후에는 무지구 위축, 2점 분별력의 감소, 그리고 정중신경이 지배하는 근육들의 약화가 포함된다. 팔렌검사(Phalen test)와 티넬검사(Tinel test)는 상황이 진행됨에 따라 좀 더 양성을 나타낸다. 진단이 의심된다면, 근전도(EMG)와 신경전도 연구가 요구된다. 수근관증후군을 유발하는 굴곡근 건초염이 있다면, 손목 장측의 종창, 촉진 시 압통, 그리고 손가락 굴곡근들의 능동과 저항검사 시 통증이 있을 것이다(손 참조). 요골 경상돌기에서 근위로 약 5 cm 정도 되는 근위 전완에 대한 압박은 수근관을 통과하지 않고, 손바닥의 중심부를 지배하는 수장피신경(palmar cutaneous nerve)에 영향을 미칠 수 있다(그림 5-26). 수근관을 경유하는 정중신경은 무지구 융기부의 요측부위에 영향을 미친다.

기능 검사:

- 손목 굴곡/신경전도 검사: 손목을 60%까지 굴곡시키고 수근관에 있는 정중신경에 대해 손가락을 이용한 압력을 30초까지 유지한다(Tetro AM, et al. A new provocative test for carpal tunnel syndrome. Assessment of wrist flexion and nerve compression. J Bone Joint Surg Br. © 1998;80:493-498.).
- 타진검사에서 양성(장측 손목의 피부주름에 대한 타진으로 이상감각이 유발됨)을 나타낼 것이다. (타진검사라는 용어는 틴넬징후를 대신해서 사용되기 때문에 4장에 나와 있는 척측 포착성 신경병증에 대한 기능적

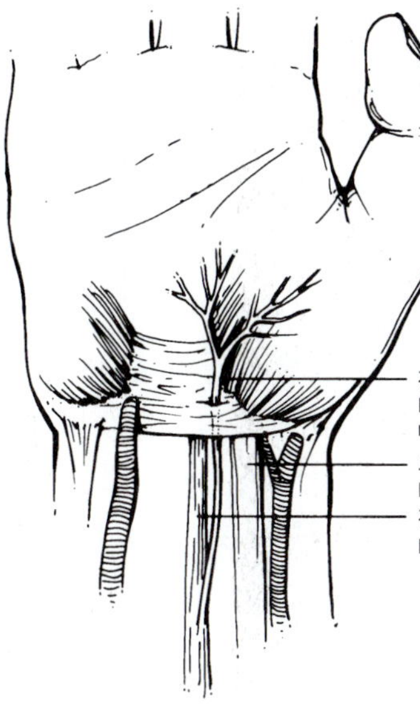

그림 5-26 정중신경의 수장피분지(palmar cutaneous branch). FCR, 요측수근굴근. 출처: F.C. McCue and J.F. Bruce, The Wrist, in *Orthopaedic Sports Medicine*: Principles and Practice, Vol. 1, J.C. DeLee and D. Drez, eds., p. 932, © 1994, W.B. Saunders Company.

검사를 참조하기 바람.)

- 손목 굴곡을 이용한 팔렌검사에서 양성을 나타낼 것이다. 30~60초 동안 힘을 들이지 않는 완전한 손목 굴곡을 유지하면 증상이 유발된다.
- 감각: 시지와 중지의 장측 끝은 정중신경의 지배를 받는 영역이다. 이러한 영역에서의 2점 분별력과 같은 손에 있는 소지 및 반대편 손에 있는 시지와 중지의 2점 분별력을 서로 비교해 본다. 5 mm 보다 더 큰 거리가 나올 때 비정상으로 간주한다.[25]
- 운동 징후: 정중신경의 침범에 의한 근약화를 가장 쉽게 검사할 수 있는 근육은 단무지외전근이다(그림 5-48). 또한 검사자는 엄지와 소지의 끝에 저항을 제공하여 대립에 대한 검사를 실시할 수 있다. 이러한 검사는 다른 엄지의 근육이 작용할 수도 있고, 장무지굴근에 의한 대상작용이 사용될 수도 있기 때문에 명확한 검사가 될 수 없다.
- 위축의 정도는 정중신경 손상의 심각도와 비례한다.[50]

감별진단: 경추의 질환과 근위부 신경압박은 배제되어야 한다. 증상이 있는 수근중수관절 질환은 흔히 수근관증후군과 공존할 수 있는데, 한 부위에서의 증상들이 다른 부위에서의 증상들을 감출 수가 있다.[50]

치료: 하루 종일 손목의 중립위치(또는 10° 배측굴곡)에서 착용한 스프린트는 흔히 추천된다. 그러나, 많은 치료사들은 특히 도수치료 시작 후에 손목이 고정되는 것보다 운동에서 오는 장점들이 있기 때문에 이러한 스프린트를 흔히 하지 않는다. 마찰마사지, 근막이완, 그리고 능동이완은 천지굴근 건초염, 횡수근인대, 원회내근, 또는 정중신경이 포착되는 어떤 부위에서도 사용될 수 있다. 또한 수근관절 가동기법과 수동신장도 도움이 된다. 수근관증후군을 위해 사용될 수 있는 근막이완기법은 다음과 같은 방법으로 수행된다 환자의 손목 배측을 가장자리에 배치시키고, 횡수근인대의 중앙에 양손을 댄다. 요측과 척측 방향으로 압력을 유지하면서 근막이 이완할 수 있도록 기다린다. 이완이 일어나는데 1분 30초 정도까지 걸릴 것이다(16장 참조). 외측의 주상골/대능형골과 내측의 두상골에 닿을 때까지 양손으로 근막이완을 적용하고, 몇분간 압력을 유지하여 공간을 넓히도록 시도한다(그림 5-27). 촉진 시 근막 제한이 근위에서 원위 방향으로 나타난다면, 근위에서 원위 방향으로 위와 똑같은 절차를 사용하게 되는데, 근막 장벽이 촉진되는 어떤 방향에서든 간에 그 방향으로 똑같은 절차를 사용할 수 있다(그림 5-27) (15장 참조).

Kaplan 등[52]은 비수술적 치료에 대한 반응을 예견하기 위해 5가지의 기준을 사용하였다: (1) 환자의 나이가 50세 이상, (2) 10개월 이상 지속된 증상 (3) 계속된 이상감각, (4) 협착성 굴곡근 건초염, 그리고 (5) 팔렌검사에서의 양성반응. 비수술적 치료의 결과에 있어, 한가지 인자를 가진 환자에서는 60%, 두가지 인자를 가진 환자는 83%, 그리고 세가지 인자를 가진 환자는 93%에서 실패하였다. 이러한 소견은 이 책에서 언급한 비수술적 도수치료에 근거한 것은 아니다.

가이온 척측수근관증후군(핸들 마비)[Guyon's Ulnar Tunnel Syndrome(Handlebar Palsy)]

가이온관(Guyon's tunnel)은 두상골의 내측과 유구골의 외측 구(hook)사이에서 형성된 홈으로 척골신경과 동맥이 압박되는 원위부위이다(그림 4-29, F, 5-28, 그리고 5-

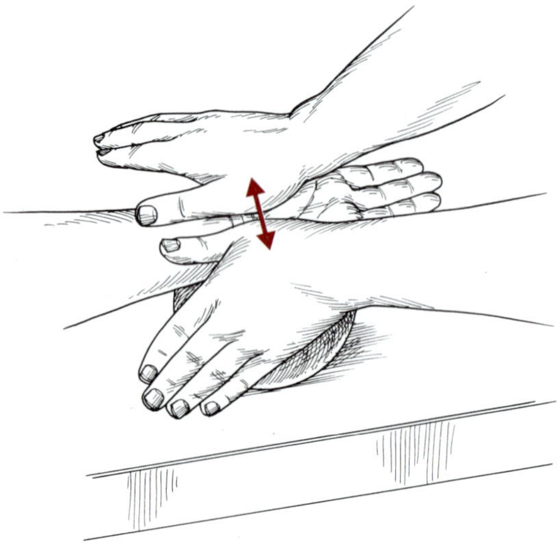

A

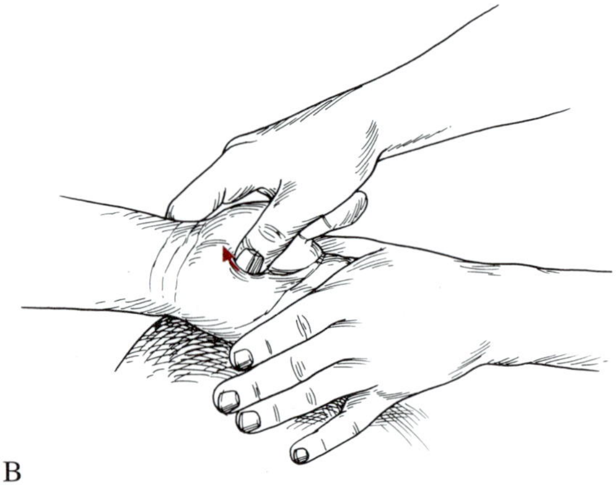

B

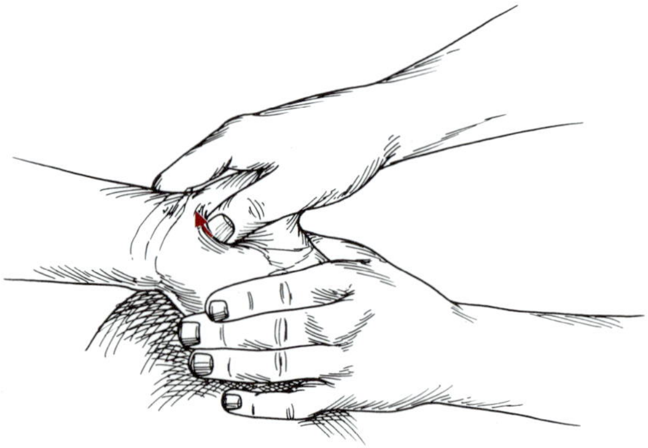

C

그림 5-27 수근관을 위한 근막이완 방법. **A.** 환자의 손목 배측을 가장자리에 배치시키고, 횡수근인대의 중앙에 양손을 댄다. **B.** 근막 제한(장벽)이 횡수근인대의 원위에서 발견되었다면, 장벽의 방향으로 접촉한다. **C.** 이완이 시작될 때까지 장벽을 누른다. 압력을 유지하면서 근막이완을 적용한다. 동시에, 손목을 배측굴곡시키면서 조직을 신장시킨다. 17장에 있는 능동이완 참조. 출처: Copyright © 1998, Warren I. Hammer.

29). 가이온관의 윗부분은 장측수근인대와 척측수근굴근의 건막성 확장부에 의해 덮여있다. 사실 두상유구골인대(관의 기저부)는 요측수근굴근의 건이 연장된 것이며 잘못된 이름으로 명명되고 있다.[53] 척골신경의 운동분지는 유구골 구(hook) 위에서 검사자의 손가락에 의해 굴려질(rolling) 수 있다.[54] 척골신경은 가이온관 안에서 표층분지와 심부분지로 나뉘어진다. 증상은 척측 손바닥과 소지 및 약지의 척측 절반으로 가는 감각성 표층분지 그리고 소지구 근육은 물론 모든 골간근, 무지내전근, 약지와 소지의 충양근으로 가는 운동성 심부분지에서 나타난다.

병인: 가이온 척측수근관증후군은 외상(골대에 대해 슬램덩크를 하는 농구선수), 사이클을 타는 것에 의한 장시간의 소지구 융기부 압박, 결절종(Lister에 따르면 가장 흔한 원인), 지방종, 유구골 골절, 척골동맥 혈전, 또는 동맥류에 의해 유발된다.[51]

증상과 징후: 증상과 징후는 압박의 위치에 달려있다. 압박이 척골신경 분기점의 근위에 있다면 감각과 운동소견 둘다가 있을 것이다. 병변이 분기점 원위에 있다면, 운동변화가 있거나 감각변화가 있을 것이다.[55] 환자는 운동 또는 감각의 결손과 함께 손이나 전완에서의 통증을 호소할 것이다. 그림 5-30에서는 감각 또는 운동 영역, 또는 둘 다에 영향을 미치는 포착부위를 보여주고 있다. 원래, 후기 단계

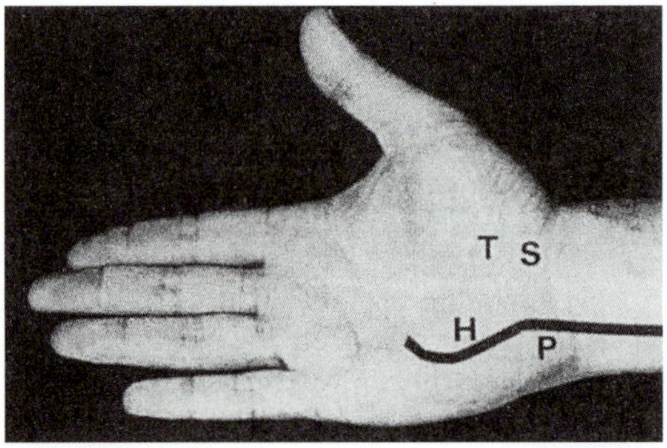

그림 5-28 척골동맥과 신경의 경로는 두상골(H)과 유구골(H)의 구를 촉진함으로써 추정할 수 있다. 굴근지대는 두상골과 유구골의 융기부 척측 끝지점 그리고 주상골(S) 결절과 대능형골(T) 융기의 요측 테두리에 부착된다. 출처: G. Lister, *The Hand*: Diagnosis and Indications, 2nd ed., p. 10, © 1984, W.B. Saunders.

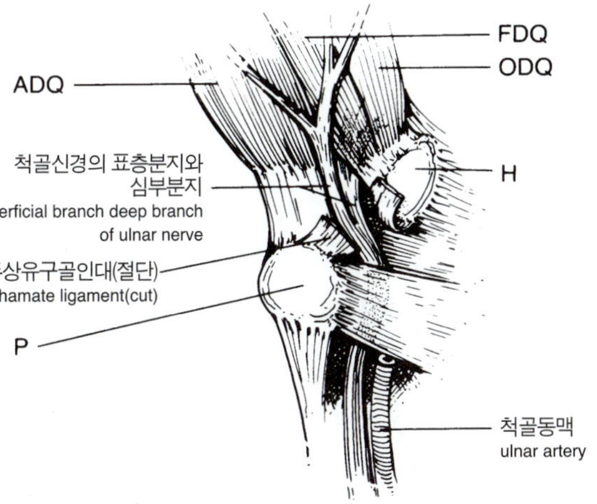

그림 5-29 척골신경의 분지들. ADQ, 소지외전근; FDQ, 소지굴근; ODQ, 소지대립근; H, 유구골; P, 두상골. 출처: D.P. Green and J.W. Strickland, The Hand, in *Orthopaedic Sports Medicine: Principles and Practice*, Vol. 1, J.C. DeLee and D. Drez, eds., p. 934, © 1994, W.B. Saunders Company.

에서는 운동과 감각 결손 둘 다 있다. 가이온관에 있는 심부 운동분지에 전체적 마비가 있다면, 척측 갈퀴손(ulnar claw hand)이 유발될 수 있는데, 이는 총지신근의 당김에 의한 약지와 소지 중수지절(MCP)관절의 과신전과 심지굴근의 당김에 의한 지절간(IP)관절들의 과굴곡으로 유발된다.[56] 혈관검사에서 문제점이 드러나지 않는다면, 도플러 초음파영상이 요구된다.

기능 검사:

- 감각부위가 연루되었다면, 두상골에서의 타진검사에서 소지와 약지 척측절반 손가락에 영향을 미치는 양성을 보이게 된다. 소지의 끝부분에 감각상실이 있다. 배측 감각분지의 침범이 없이 장측 감각분지에서의 핀휠(pinwheel) 촉각감퇴가 있다.
- 운동분지가 연루되었다면, 골간근 모두와 무지내전근에 대한 저항검사에서 약화가 나타난다. 후기 단계에서는 특히, 첫 번째 배측골간근에서의 확연한 위축이 있다.

감별진단: 가이온 증후군은 약지와 소지로 가는 심지굴근이나 척측수근굴근의 약화 또는 배측 손의 내측면에 대한 감각에 영향을 미치지 않으나, 좀 더 근위의 척골신경 포착에서는 가능하다.[55] 배측 감각분지에 대한 핀휠검사

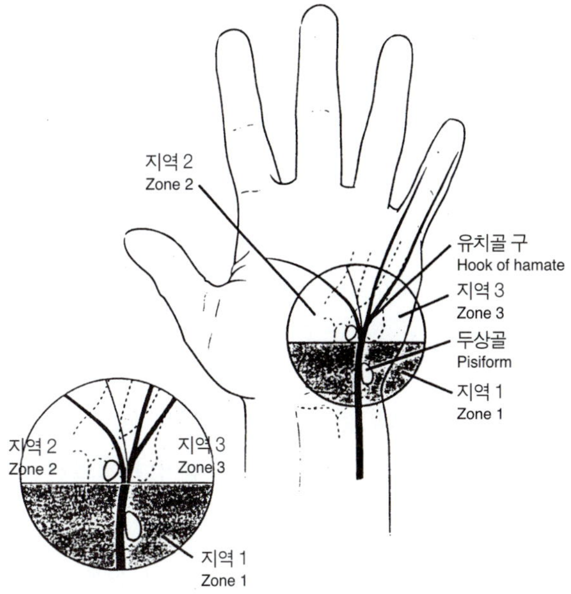

그림 5-30 척측관 원위에서 보이는 포착의 세가지 지역. 지역 1에서의 병변은 운동과 감각 증상을 보인다. 지역2에서의 병변은 운동결손을 유발한다. 지역3에서의 병변은 감각결손을 보인다. 출처: R.K. Snider, *Essentials of Musculoskeletal Care*, p. 260, © American Academy of Orthopaedic Surgeons.

(pinwheel test)에서 촉각감퇴를 보였다면, 압박은 가이온관에 있는 것이 아니다.[5] 소지와 약지 척측절반의 장측면에서만 감각상실이 있다면, 어떤 수준에서의 척골신경 압박이 있기 때문이다. 다른 가능한 진단에는 척측수근굴근의 석회성 건염, 두상삼각관절의 관절병리, 그리고 수관절 인대손상이 있다. 척골신경은 C-8과 T-1에서 나오기 때문에, 검사는 항상 경흉추와 주관절 영역 그리고 어떤 근위부 척골신경 포착을 포함하고 있어야 한다(4장에 있는 주관절 포착 신경병증 참조).

치료: 보존적 치료인 스프린트, 치료기구(therapy modalities), 그리고 휴식이 도움이 된다. 연루되었다면, 척측수근굴근의 마찰을 위해 가이온관 주위의 건막을 자유롭게 하기 위한 능동이완과 근막이완을 사용한다.

표층 요골신경의 압박(지각이상성 수통 또는 Wartenberg 질환)[Compression of the Superficial Radial Nerve (Cheiralgia Paresthetica or Wartenberg's Disease)]

4장에서 언급한 것과 같이, 요골신경은 요골소두관절

(radiocapitellar joint) 수준에서 2개의 중요한 분지인 후골간신경(posterior interosseous nerve)과 표층 요골신경(uperficial radial nerve)으로 나뉘어 진다(그림 4-24, F). 표층 요골신경은 엄지, 시지, 그리고 중지 요측 절반의 지절간관절까지 포함한 손의 배요측면에 대한 감각을 담당하고, 손가락 끝마디의 배측면은 정중신경의 지배를 받는다. 표층 요골신경은 대개 2부위 중 한 곳에서 압박되는데, 이곳은 완요골근과 요측수근굴근의 근막 가장자리에 있는 경상돌기에서 근위로 8㎝ 지점과 피하로 되어 있어 외적인 압박에 쉽게 노출되는 경상돌기이다.[39,57,58] 또한 표층 요골신경은 때때로 정중신경의 후골간신경이나 전골간신경과 관련하여 근위 전완에서 압박되기도 한다.[57]

병인: 표층 요골신경의 압박은 타이트한 손목밴드(무거운 물건을 드는 사람)나 손목시계 밴드의 착용, 직접적인 외상, 또는 완요골근의 배측근막 제한, 근위 전완부에 있는 연부조직 밀집, 및 제한된 신경을 자극할 수 있는 회내 회외와 같은 움직임에 의해 유발된다.

증상과 징후: 손목, 손, 배측 엄지, 그리고 시지의 배요측면에 저린감과 이상감각이 있다. 운동결손은 없다.

기능검사:

- 손목에서의 타진건사는 양성이다. 신경 위에 대한 촉진시 압통이 있다.
- 손목 운동 시 통증이 없을 때, 대개 건염, 관절염, 또는 국소적 충돌증후군을 배제한다.[39]
- Pseudo-Finkelstein 검사는 강력한 수동 전완의 회내와 손목의 척측굴곡으로 통증을 유발한다.[57] 이 검사는 신경을 잡고 있는 상흔이나 유착에 의한 막 활주(fascial glide)의 방해와 통증 유발이 나타난다면, 양성으로 간주한다.[57]
- Finkelstein 검사는 양성으로 나타나지만, 때때로 표층 요골신경은 엄지의 위치에 관계없이 통증이 있기 때문에 이 검사 동안 구별될 수 있다.[59]

감별진단: 외측전완피 신경(4장의 근피신경 포착 참조), de Quervain's 건주위 조직염, 후전완피신경의 신경종, 그리고 근위부 결절종낭포는 배제하라.[57]

치료: 모두 근막이완 방법으로 치료하라. 필요하다면, 항염증성 치료, 스프린트, 그리고 패드대기를 사용해본다.

원위 후골간신경 증후군
(Distal Posterior Interosseous Nerve Syndrome)

Plancher 등[39]은 후골간신경의 심부종말 감각분지가 원위 요골 위를 배측으로 지나가 손목관절로 들어갈 때, 압박이 발생된다고 언급하였다(그림 4-24, G 참조).

병인: 이 증후군은 운동선수 특히, 반복적이고 강력한 손목의 배측굴곡을 사용하는 체조선수에게서 일어난다.

증상과 징후: 특히 강력한 손목 신전 시 손목 심부에서의 둔한 통증이 있다.

기능 검사:

- 강력한 손목 신전 저항시 전완과 손목을 따라 네 번째 신전근 구획〔총지신근(그림 5-21)〕에서 통증이 있다.
- 손목의 굴곡상태에서 전완의 심부 촉진 시, 통증이 있다.

감별진단: 증후군은 잠재성 골절, 수근골 불안정성, 결절종, 그리고 요측 수근골 교차 증후군,[39] 또는 신전근 건염에 의해 나타날 수 있기 때문에 구별되어야 한다. 방사선은 정적인 수근골 불안정성을 알려줄 수 있다.[39]

치료: 안정, 스프린트, 그리고 근막이완 절차로 치료하라.

상지의 구획증후군(Compartment Syndrome of the Upper Extremity)

상지의 구획증후군은 드물다.[60] 급성 외상(과상골절, 연부조직 압좌, 화상[57])이나 정기적인 강력한 힘 발휘가 있다면, 상지에서의 구획증후군이 초래될 수 있으며 동맥 손상과 허혈 그리고 신경압박을 유발하게 된다. 급성 외상이 있다면, 환자는 감각과 운동결손과 함께 심각한 통증과 능동 및 수동 운동의 상실을 보이며 크게 부어오른 민감한 상지를 나타낸다.[61] 만성 구획증후군은 대개 운동이나 활동과 관계 있으며, 증상은 초기 외상 후 몇 달 뒤에 신경학적 기능장애 즉, 약화와 감각상실이 잠행성 발병으로 나타난다.[57] 운동 동안의 통증은 근비대와 이전에 발생한 외상에 의한 상흔 때문일 것이다. 특징 징후는 슬립형 도관과 같은

직접적인 근육 내 도관으로 측정된 상승된 구획압력 수치이다.[57]

치 료

만성적인 경우에 있어, 근막절개를 시행하기 전에 근막 유형의 도수방법을 시도해 본다.

수근골 아탈구(Carpal Subluxation)

손목의 염좌 후에, 정상적인 움직임을 제한하는 위치에서 고정된다. 조인트 플레이 검사와 치료로 종종 문제가 해결되기도 한다. Cyriax[18]는 오직 한 방향에서의 운동 제한이 있을 때, 이러한 방법이 해당된다고 언급하였다. 예를 들어, 유두골이 연루되어 있다면, 능동과 수동 손목 신전이 제한될 것이며, 손목 굴곡 시 유두골이 약간 뛰어 나올 것이다. 치료는 손목에 견인을 제공하는 동안 배측에서 장측 방향으로 유두골을 끼워 넣는다. 재발이 일어날 가능성이 있지만, 주위에 있는 수근골 인대들에 대한 마찰마사지와 함께 시행된 몇몇의 치료는 문제를 해결하는데 도움이 될 것이다.

퀸뵉병(월상골의 골괴사) [Kienböks Disease (Osteonecrosis of the Carpal Lunate)][62]

병 인

원인은 특발성이다. 월상골쪽으로의 혈액공급 상실이 있고, 이로 인한 괴사가 있다.

증상과 징후

퀸벡병은 20~40대 남성에게 주로 영향을 미친다. 손목의 배측 영역에 통증, 뻣뻣함, 그리고 광범위한 종창이 있다. 무거운 물건을 잡을 때, 약화가 있다.

기능 검사

손목 배측의 통증과 월상골에 대한 핀끝 압통을 갖고 있는 모든 환자는 방사선 촬영을 하여야 한다. 능동과 수동의 손목 굴곡 및 신전에 제한이 있다. 잡기검사와 집기검사에서 약화가 나타난다.

감별진단

관절염, 원위 요골이나 주상골의 골절, 그리고 신전근건의 건초염은 배제되어야 한다.

치 료

방사선 소견에서 양성이 나오면, 환자를 정형외과 의사에게 의뢰해야 한다. 방사선 소견에서 음성이 나오면, 치료사는 3주 동안 중립위치에서 손목을 스프린트한다. 3주 후에도 통증이 지속된되면, 골스캔이 추천된다.

손

인간은 다른 종과는 달리 엄지손가락의 대립을 자유롭게 사용할 수 있다. 이런 고유한 특성 때문에 엄지손가락은 다른 손가락들과 별도로 다루게 된다.

손가락: 기능 해부학과 생체역학

FINGERS: FUNCTIONAL ANATOMY AND PERTINENT BIOMECHANICS

손가락 외전과 내전의 운동면 (Planes of Finger Abduction and Adduction)

세 번째 손가락을 정중면이라 했을 때, 나머지 손가락의 움직임이 세 번째 손가락에서 멀어지면 외전, 가까워지면 내전이라 한다. 세 번째 손가락은 내전근이 없기 때문에 양 방향으로 외전한다.

가동범위(Range of Motion)

손에서의 가동범위는 다음과 같다[9,47,54]:

- 중수지절관절: 굴곡, 85°; 수동 신전, 0°~45°. 중수지절관절은 중립이나 신전 위치에서 어느 정도의 외측 움직임이 가능하지만, 굴곡 시에는 측부인대의 긴장으로 약간의 움직임만 가능하다. 따라서 중수지절인대의 외측 안정성 검사는 90° 굴곡 자세에서 실시해야 한다.
- 근위 지절간관절: 굴곡, 115°; 신전 0°.
- 원위 지절간관절: 굴곡, 80°; 수동신전, 20°.

- 전체 손가락: 외전, 20°; 내전, 약간. 이 움직임은 중수지절관절의 기능이다. 손가락의 두께가 증가할수록 관절가동범위는 감소한다.

임상 : 지절골의 모든 관절들이 가동범위 전반에 걸쳐 안정되어 있지만, 중수지절관절은 신전과 과신전 시 측부인대가 느슨하기 때문에 덜 안정된다. 관절은 굴곡 상태로 고정될 수 있지만, 신전과 과신전 상태로는 고정될 수 없는데 그 이유는 느슨한 인대와 근육(골간근)이 장력하에 놓여 있을 때 보다 더 구축이 잘 생기고, 관절 잠김(joint locking)을 유발하기 때문이다.[9,47]

손가락 근육(Finger Muscles)

손가락에는 근복이 없으며 굴곡 건과 신전 건에 의해서만 굴곡과 신전을 한다.[47]

외재성 굴곡근(Extrinsic Flexors)

상완과 전완에서 기시하여 손에서 정지하는 외재성 근육들이 손가락을 굴곡시킨다. 천지굴근(flexor digitorum superficialis)은 두 번째에서 다섯 번째 손가락에 있는 중위 지절골의 장측 골간부에 정지한다. 이 근육은 엄지를 제외한 나머지 손가락의 중위 지절골을 굴곡시키고, 중수지절관절 및 손목의 굴곡을 보조한다. 심지굴근(flexor digitorum profundus)은 두 번째에서 다섯 번째 손가락에 있는 원위 지절골의 장측 기저부에 정지하고, 이러한 손가락들의 원위 지절골을 굴곡시킨다. 충양근(lumbricals)은 4개의 심지굴근건의 요측면에서 기시하여 중수지절관절 원위의 신전근 확장부(extensor expansions)의 요측면에 정지한다. 이 근육은 두 번째에서 다섯 번째 중수지절관절을 굴곡시키고 지절간관절들을 신전시킨다.

장측 골간근(volar interossei)은 다섯 번째와 네 번째 중수골의 장측면과 요측면, 두 번째 중수골의 척측면, 그리고 첫 번째 중수골 기저부의 척측에 있는 장측면에서 기시한다. 배측 골간근(dorsal interossei)은 모든 중수골들이 인접하고 있는 면 사이에서 기시한다. 장측과 배측 골간근 모두는 근위 지절골의 기저부와 손가락의 신전근 확장부에 이중으로 정지한다. 장측 골간근은 손가락을 내전시키고 배측 골간근은 손가락을 외전시킨다. 두 번째와 세 번째 손가락의 지절골에 정지하는 배측골간근은 집기(pinch)를 할 때, 엄지에 대한 저항을 제공하기 위해 외전한다. 충양근과 같이, 골간근도 중수지절관절을 굴곡시키고, 지절간관절들을 신전시킨다. Kapandji에 따르면,[6] 중수지절관절이 90° 굴곡될 때, 지절간관절들은 골간근의 작용없이 오로지 지신근에 의해만 신전된다. 그러나, 중수지절관절이 신전되었을 때, 지절간관절들은 골간근에 의해서만 신전된다. 지절골들의 움직임은 골간근 때문에 손목의 위치에 영향을 받지 않는다. 충양근은 중수지절관절 굴곡의 모든 단계에 관여하기 때문에, 이 근육은 중수지절관절의 굴곡근 시동기(starter)라 불린다.

골간근과 충양근 구축을 위한 번넬검사 (Bunnells Test for Interossei and Lumbrical Contracture): 골간근과 충양근이 타이트해지거나 구축되어 있다면, 근위 지절골(중수지절관절)이 신전 상태에 놓일 때, 근위지절간관절의 수동 굴곡은 어렵다(그림 5-31A). 이것은 중수지절관절이 굴곡된 상태에서(골간근이 이완됨) 근위 지절간관절이 수동으로 굴곡될 수 있다면 확실해진다[9,47,63](그림 5-31B). 중수지절관절이 굴곡되어 있을 때, 근위 지절간관절이 완전히 굴곡될 수 없다면 관절낭이 타이트한 것이다.

임상: 두 번째에서 다섯 번째 손가락과 관계 있는 나머지 내재성 근육들은 소지구 근육들(hypothenar muscles)로서 소지의 외전과 굴곡작용을 한다. 어떤 손가락 근육의 저항검사 시 나타나는 통증은 도수치료가 필요한 근육 병변을 나타낸다. 굴곡근들은 전완의 원위부에서 건으로 되는데, 이곳은 건염과 건초염이 발생하기 쉬운 곳이다. 횡수근인대 밑에 있는 천지굴근이 건초염으로 비대해진다면, 이것은 도수치료에 반응하는 수근관증후군을 유발한다.

외재성 신전근 (Extrinsic Extensors)

손가락을 신전시키는 외재성 근육들[12]은 다음과 같다. 지신근(extensor digitorum)은 활막초(synovial sheath)를 지나 손목 근위부에서 4개의 건으로 나뉘어지고, 손가락의 신전근 확장부에 정지하여 중위와 원위 지절골의 근위부 배측면 쪽으로 간다. 이 근육은 중수지절관절과 지절간관절들을 신전시키고 손목의 신전을 보조한다.

소지신근(extensor digiti minimi)은 신근지대에 자신의

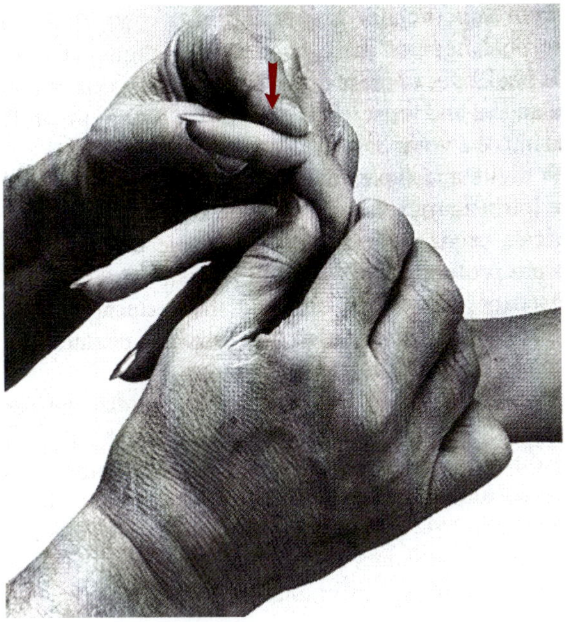

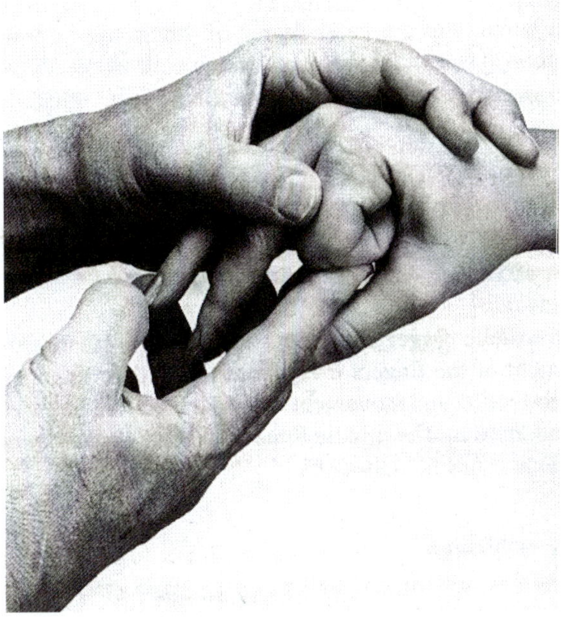

그림 5-31 번넬검사(Bunnell). **A.** 양성 번넬검사, **B.** 양성 번넬검사의 확증검사

구획과 활막초를 갖고 있으며 소지의 신전근 확장부에 정지한다. 이 근육은 소지의 중수지절관절과 지절간관절에 작용하는 중요 신전근이다. 소지로 가는 지신근의 건은 잘 발달되지 않았다.

시지신근(extensor indicis)은 지신근의 건과 같은 활막초를 통해 지나가고, 두 번째 손가락의 신전근 확장부에 정지한다. 이 근육은 시지를 신전시킨다.

외재성 신전근의 타이트니스 검사(Extrinsic Extensor Tightness Test): 중수지절관절의 배측면에는 횡인대들(transverse ligaments)이 없기 때문에, 타이트니스는 대개 손이나 손목의 배측면 위에 있는 신전근 건의 유착에 의해 발생된다.[63] 대개, 손목이 중립위치에 있고 중수지절관절이 수동으로 신전된 상태에서는 근위 지절간관절이 굴곡될 수 있다. 중수지절관절은 수동으로 굴곡되며 근위 지절간관절은 굴곡에 제한이 있다면, 외재성 근육들이 이러한 관절들의 굴곡을 제한하고 있거나, 관절가동기법에 의해 완화될 수 있는 관절낭의 구축이 있을 것이다.[47]

임상: 지신근과 소지신근은 외측상과의 신전근 공통건에서 기시하기 때문에, 외측상과염이 있다면 손가락 신전에 대한 저항검사시 양성(통증)을 보이게 된다. 병변이 중위 전완 신전근 영역에 위치해 있다면, 손가락 신전에 대한 저항은 특히, 통증을 보이게 된다. 똑같은 방법을 중위 전완의 굴곡근에 적용하여 천지굴근과 심지굴근을 검사해볼 수 있다.

엄지: 기능 해부학과 생체역학
THUMB: FUNCTIONAL ANATOMY AND PERTINENT BIOMECHANICS

Kapandji[6]는 엄지의 대부분 움직임은 수근중수관절에서 일어나며, 이 관절은 중수지절관절에서의 부가적인 움직임과 함께 하여 엄지가 손에 대한 대부분의 위치를 취할 수 있게 해준다라고 말하였다. 그는 두 관절에서의 움직임이 굴곡-신전과 내전-외전인 2°의 자유도로 일어나며, 인대들의 탄력성에 의해 제공되는 제3의 자유도도 있다고 언급하였다. 이러한 움직임들의 결합에 의해 대립(opposition), 회전(rotation), 그리고 회선(circumduction)의 원인이 된다.

운동면(Planes of Motion)

다음의 운동면들은 해부학적 위치에서의 손에 대해 언급한다.[53] 굴곡과 신전은 손바닥 면에 평행한 운동면에서 일어난다. 이러한 운동은 수근중수관절, 중수지절관절, 그리고 지절간관절에서의 결합된 움직임과 관계 있다. 외전과 내전은 중수지절관절에서도 약간은 일어나지만, 주로 수근중수관절에서 일어난다. 움직임은 굴곡과 신전의 운동면에 대해 직각으로 놓인 운동면에서 일어난다(즉, 손바닥의 면에 대해 수직이며, 손바닥에서 멀어지는 것은 외전이고 가까워지는 것은 내전이다).

가동범위(Range of Motion)

엄지에서의 가동범위는 다음과 같이 구성되어 있다:

- 굴곡: 지절간관절, 80° ; 중수지절관절, 55° ; 수근중수관절, 35°
- 수동 과신전: 지절간관절, 15° ; 중수지절관절, 10°
- 외전: 60°

엄지의 끝이 외전, 회전, 그리고 굴곡의 혼합 움직임을 이용하여 소지의 근위 지절 피부주름(proximal digital crease)까지 가는 대립[54]은 측정하기에는 힘들고, 방사선 분석을 필요로 한다.

엄지의 근육(Thumb Muscles)

엄지를 움직이는 9개의 근육이 중요한 이유는 다양한 방법을 통해 이 근육들의 작용이 결합될 수 있기 때문이다.[12,13]

외재성 엄지 굴곡근(Extrinsic Thumb Flexor)

장무지굴근(flexor pollicis longus)은 원위 지절골의 기저부에 정지하고, 이 근육을 위한 활막초를 갖고 있으며 요골의 전면에서 기시하는 심부에 놓인 근육이다. 이 근육은 엄지의 끝을 굴곡시킨다.

외재성 엄지 신전근과 외전근(Extrinsic Thumb Extensors and Abductors)

회외근의 바로 원위에 놓인 장무지외전근(abductor pollicis longus)은 첫 번째 중수골의 기저부에 정지한다. 이 근육은 수근중수관절에서 엄지를 외전과 신전시킨다. 단무지신근(extensor pollicis brevis)은 엄지 근위 지절골의 기저부에 정지한다. 단무지신근의 건은 요골의 경상돌기와 수관절의 외측측부인대 위에 장무지외전근과 함께 놓여 있으며, 이들은 코담배갑의 전연(anterior border)을 구성한다. 단무지신근은 수근중수관절과 중수지절관절에서 엄지를 신전시킨다. 장무지신근(extensor pollicis longus)은 코담배갑의 후연(posterior border)을 구성한다. 이 근육은 엄지 원위 지절골의 기저부에 정지하고, 중수지절관절과 지절간관절을 신전시킨다.

임상: 위에서 언급한 3개의 근육은 국소 건염, de Quervain 질환, 그리고 신전근 교차증후군에 연루된다(앞서 언급한 손목 참조).

내재성 엄지 근육(Intrinsic Muscles of the Thumb)

단무지외전근(abductor pollicis brevis), 무지대립근(opponens pollicis), 그리고 단무지굴근(flexor pollicis brevis)은 중수골과 근위 지절간관절에 정지하여, 엄지를 외전과 굴곡(대립)시킨다. 이 근육들은 모두 무지구를 구성한다.

무지내전근(adductor pollicis)은 엄지 근위 지절골 기저부의 내측면에 정지한다. 이 근육은 엄지를 내전시키고 대립을 보조한다. 첫 번째 장측 골간근(first palmar interosseous)은 엄지의 근위 지절골을 굴곡과 내전시킨다. 굴곡근들과 신전근들 모두는 손목에 가까워질 때, 건들을 둘러싸는 활막초를 갖고 있다. 천지굴근과 신지굴근은 공통 활막초를 갖고 있으며, 배측에는 6개의 골섬유성 관을 갖고 있는데 이들은 각각 자신의 활막초를 갖고 있다.[12]

임상: 활막초의 활막염은 손과 하위 전완의 배측면 그리고 전완의 장측면에 긴 종창부위가 나타난다. 대개 신근지대와 횡수근인대에서는 종창부위가 작다. 활막초에 염증이 있다면 대개 염발음이 있다. 신전근건의 활막염에 있어, 수동검사는 통증이 없다.[54] 활말초에 대한 마찰마사지는 활막초가 신장된 상태에서 수행되어져야 한다(즉, 침범 위치에 따라 손목의 굴곡이나 신전 또는 척측편위나 요측편위). 근막기법은 적어도 주관절에 있는 근막까지 평가와 치료를 포함해야 한다. 손에서의 활막염은 대게 류마티스와 관련이 있다. 관절의 활막염은 대개 손바닥에 대한 저항시 배측에서 명확히 나타나고, 늪지와 같은 종창(boggy swelling)의 느낌이 난다. 치료가 어려운 경우에는 스프린트, 약물 주사, 또는 수술(건초절제술, tenosynovectomy)이 요구된다.

손가락의 기능검사
FUNCTIONAL EXAMINATION OF THE FINGERS

- ***능동적인 주먹 쥐기와 그 이후의 손가락 신전*(Active fist clench and then extension of the fingers)**: 이 방법은 통증이나 구조에 의한 가동범위의 제한을 측정하는 것이다. 손의 굴곡근들은 신전근 보다 4배나 더 강하다.[64] 주먹을 쥐는데 있어, 중수지절관절, 근위 지절간관절, 그리고 원위 지절간관절이 적절한 순서에 맞춰 차례대로 굴곡되는지 관찰하는 것은 중요한데, 그 이유는 근위나 원위 지절간관절이 먼저 굴곡한다면 잡기 동작이 어려워지기 때문이다. 손가락들은 중립위치를 넘어 다 같이 신전될 수 있어야 한다. 완전한 굴곡에 있어, 손가락들은 주상골 결절을 향해 모일 수 있어야 한다.[11] 손가락의 외전과 내전 또한 확인되어야 한다. ***주의:*** 수동적인 관절 운동은 관절의 자유도 뿐만 아니라, 피부와 조직의 구축에 의한 제한 그리고 건 움직임에 대한 방해에 의해서도 달라진다.[9] 각각의 관절들은 근위와 원위 지절골을 안정시킨(수축시킨) 상태와 점차적인 조인트 플레이 가동 움직임의 수행을 통해 수동으로 검사된다. 측부인대의 파열이나 탈구에 의한 과도한 운동이 있을 수도 있다. 또한 환자가 "약한 관절(weak joint)"이라 표현하는 만성적인 상황도 있을 수 있다.[54]
- ***중수지절관절, 근위 지절간관절, 그리고 원위 지절간관절의 수동 굴곡*(Passive flexion of MCP, proximal IP, and distal IP joints)**: 검사자는 이러한 관절 모두 또는 개별적으로 검사해야 한다. 완전한 손가락의 굴곡범위를 검사하기 위해 손은 중립위치나 약간 신전된 위치에 둔다. 손가락 수동굴곡을 손목이 완전히 굴곡된 상태에서 검사할 때, 골관절염이나 신전근 건초염이 있다면 통증과 제한이 있을 것이다.
- ***중수지절관절, 근위 지절간관절, 그리고 원위 지절간관절 모두 또는 개별적인 수동 신전*(Passive extension of MCP and proximal and distal IP joints individually or together)**: 손목이 중립위치로 놓인 상태에서의 신전검사는 손가락과 손바닥에 있는 건들을 팽팽하게 한다. 손바닥의 구축과 방아쇠 결절(trigger nodule) 그리고 골관절염이 있다면 신전은 제한된다. 또한 굴곡근의 건초염이 있으면 통증이 있다.
- ***손가락 수동 외전* (Passive finger abduction)**: 이 검사는 장측 골간근을 긴장시킨다.
- ***손가락 수동 내전* (Passive finger adduction)**: 이 검사는 배측 골간근을 긴장시킨다. ***주의:*** 수동 내전과 외전은 중수지절관절을 긴장시킨다. 이러한 운동을 얻기 위해서는 관절이 신전된 상태에 있어야 한다. 관절이 90° 굴곡된 상태에서의 검사는 측부인대를 팽팽하게 만들기 때문에 어떠한 움직임도 허용되지 않을 것이다.
- ***손가락 굴곡 저항* (Resisted finger flexion)**: 검사자는 손가락 모두 또는 개별적으로 저항검사를 실시한다. 심지굴근을 검사하기 위해, 환자의 손목을 약간 신전시킨 상태에서 검사자는 근위와 중위 지절골을 안정시키고 원위 지절골의 전면에 대해 저항을 가한다(그림 5-32). 두 번째와 세 번째 손가락으로 가는 심지굴근의 약화는 정중신경 C8-T1이 침범된 것이고, 네 번째와 다섯 번째 손가락으로 가는 심지굴근의 약화는 척골신경 C8-T1이 침범된 것이다. 천지굴근을 검사하기 위해, 환자의 손목을 약간 신전시킨 상태에서 검사자는 근위 지절골을 안정시키고 중위 지절골의 전면에 대해 저항을 가한다(그림 5-33). 이 검사는 정중신경 C7-C8을 검사하기 위한 것이다. 이 방법을 통해 검사자는 천지굴근과 심지굴근을 구별할 수 있다. 예를 들어, 환자가 원위 지절간관절을 굴곡할 수 없다면, 심지굴근 건의 손상이나 신경학적 약화가 있을 것이다. 충양근 그리고 장측과 배측 골간근은 중수지절관절들을 고정한 상태에서 검사된다. 환자는 지절간관절들의 신전을 유지하면서 중수지절관절을 굴곡하려 한다. 이때 검사자는 두 번째에서 다섯 번째까지의 근위 지절골 전면에 저항을 가한다. 첫 번째와 두 번째 충양근은 정중신경 C8-T1을 검사하기 위한 것이고, 세 번째와 네 번째 충양근은 척골신경 C8-T1을 검사하기 위한 것이다. 또한 배측과 장측 골간근은 외전과 내전을 통해 검사 될 수도 있다(밑에 있는 골간근 건염 참조). 내재근의 타이트니스를 위해 번넬검사를 수행할 수 있다. 검

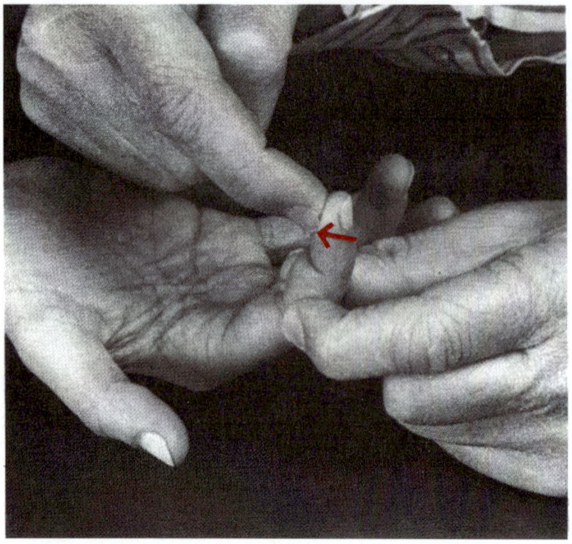

그림 5-32 단일 손가락에 대한 심지굴근의 굴곡 저항검사

사자는 원위 지절골의 굴곡 그 다음으로 중위 지절골의 굴곡에 대해 저항을 가하는데, 이것은 굴곡근 건초염을 검사하기 위한 것이다. 검사자는 소지 지절간관절의 신전된 상태를 유지하면서 근위 지절골의 전면에 대해 저항을 가함으로써 소지굴근을 검사할 수 있다. 척골신경 C8-T1의 지배를 받는 소지굴근을 검사하기 위해 환자에게 소지의 중수지절관절을 굴곡하라고 지시한다(그림 5-34). 손가락들에 골관절염이 있으면 통증이 있을 것이다. 근력은 약하나 통증이 없다면, 아마도 C-8 신경근 병변이 있을 것이다. ***주의:*** 다른 영역에서처럼, 손에 있는 건의 특정 파열은 저항검사 시, 약화와 통증이 같이 나타날 것이다.

- *손가락 신전 저항* (Resisted finger extension)*:* 검사자는 손가락 모두(모든 손가락의 근위 지절골들의 배측면에서 회내되고, 굴곡된 중수지절관절들에 저항을 가함으로써) 또는 개별적으로 검사할 수 있다(그림 5-35). 손가락을 신전시키는데 협력근으로 작용하는 손의 내재근 작용을 배제하기 위해 검사 동안 손가락은 굴곡되어야 한다. 또한 검사자는 소지신근(소지)과 시지신근(시지)을 각각 검사할 수 있는데, 이때 환자가 나머지 세 손가락을 구부리고 있는 동안 검사자가 시지 또는 소지의 근위 지절골에 각각 저항을 가하면 된다(그림 5-36). 이 방법을 통해 건초염을 위한 개별적인 신전근 구획을 검사할 수 있다. 골관절염에서는 통증이 있을 것이다. 근력은 약하나 통증이 없다면, C-7 신경근 병변이 있을 것이다.
- *손가락 외전 저항*(Resisted finger abduction)*:* 배측골간근을 검사하기 위해, 검사자는 시지와 중지의 근위 지절골 요측면에서 그리고 중지와 약지의 근위 지절골 척측면에서 외전에 대한 저항을 가한다(그림 5-37). 소지외전근을 검사하기 위해, 검사자는 소지의 근위 지절골 척측면에서 외전에 대한 저항을 가한다

A

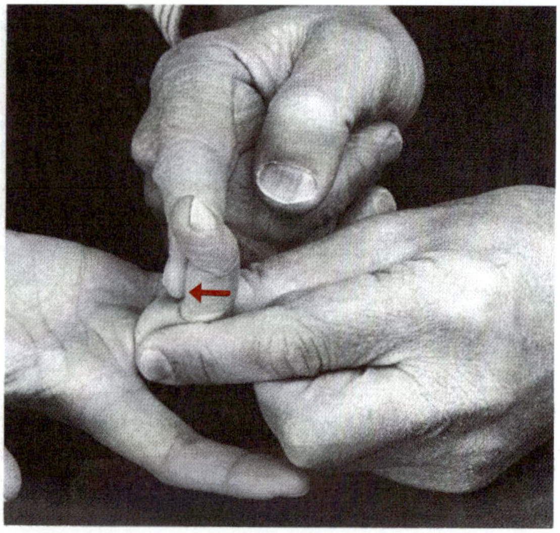

B

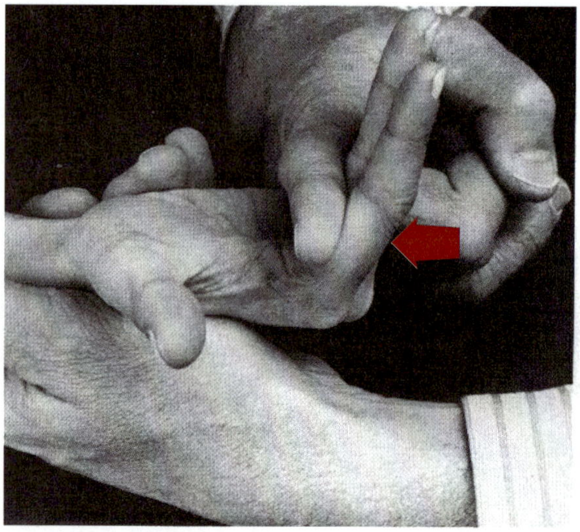

그림 5-33 천지굴근의 굴곡 저항검사. **A.** 단일 손가락; **B,** 4개의 손가락

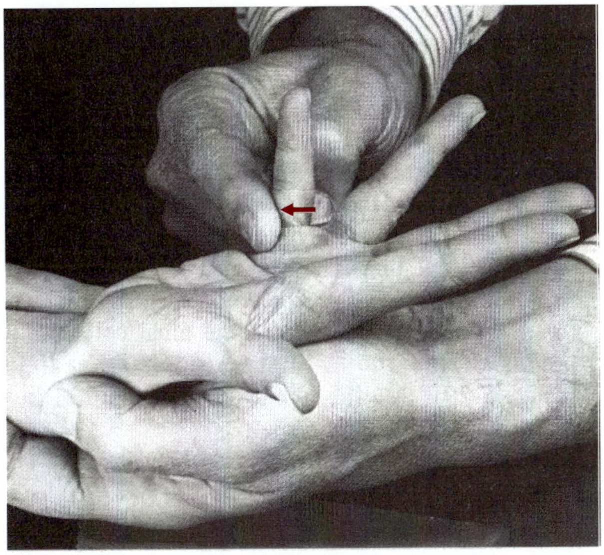

그림 5-34 소지굴근의 굴곡 저항검사.

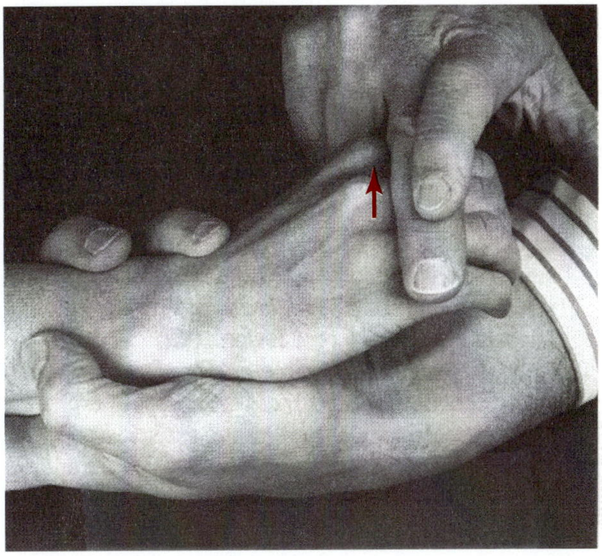

그림 5-35 손가락 신전 저항검사 (모든 손가락).

(그림 5-38). 배측 골간근의 건염이 있을 때 명확한 통증이 나타난다. 근력 약화는 있으나 통증이 없다면 T-1 신경근 병변이 있을 것이다.

- *손가락 내전 저항(Resisted finger adduction)*(그림 5-39): 장측 골간근을 검사하기 위해, 검사자는 엄지와 시지의 근위 지절골 척측면 그리고 약지와 소지의 근위 지절골 요측면에 내전에 대한 저항을 가한다. 내전근들은 중위 지절골까지 가지 않는다. 장측 골간근의 건염이 있다면, 명확한 통증이 있다. 근력 약화는 있으나 통증이 없다면, T-1 신경근 병변이 있을 것이다.
- *엄지 수동 움직임(Thumb passive movement):* 굴곡(손바닥을 가로지르는 내전, transpalmar adduction이라고도 함)은 엄지의 근위 지절간관절과 중수지절관절, 신전근, 그리고 내전근을 긴장시킨다(이 방법은 손목 척측편위 상태에서의 Finkelstein 검사로서, de Quervain 질환을 알아보기 위한 것이다) (그림 5-40). 신전(요측 외전, radial abduction이라고도 함)은 엄지

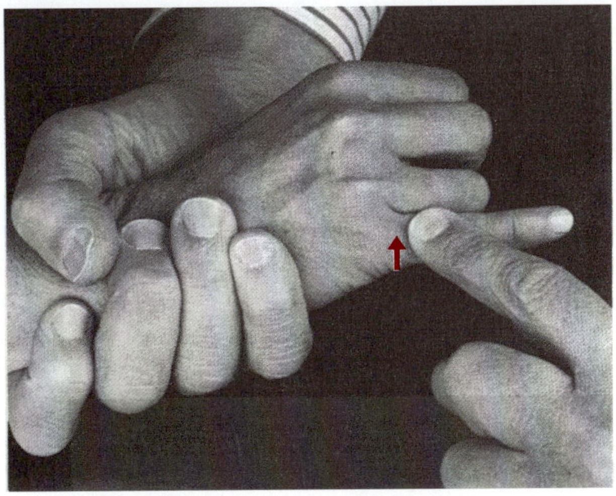

A

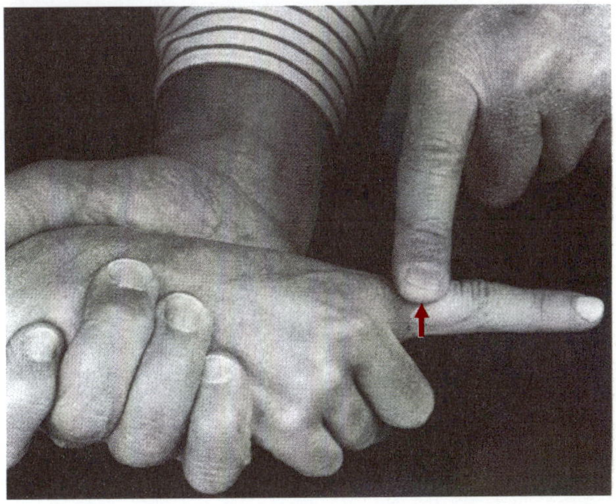

B

그림 5-36 A. 소지신근의 신전 저항검사; B. 시지신근의 신전 저항검사

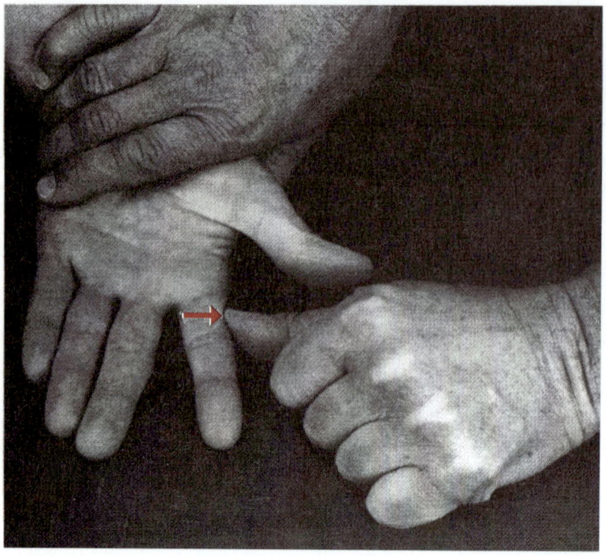

그림 5-37 시지의 외전 저항검사 (배측 골간근).

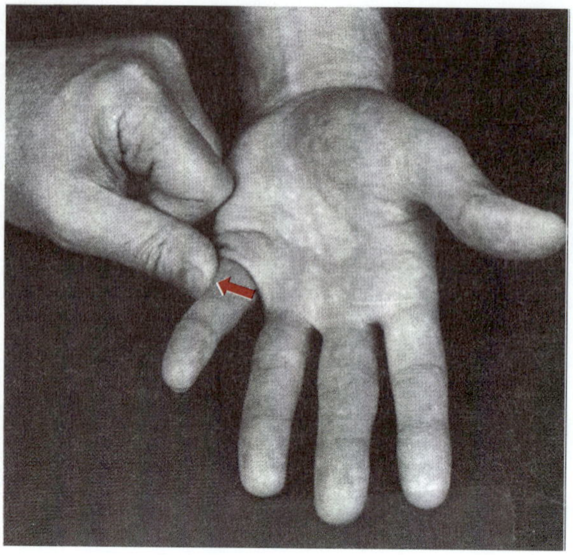

그림 5-38 소지외전근의 외전 저항검사.

의 굴곡근들을 팽팽하게 하며 근위 지절간관절, 중수지절관절, 그리고 대능형중수관절(trapeziometacarpal joint)을 긴장시킨다. 장무지굴근의 건초염이 있다면 통증이 있을 것이다. 후위(retroposition, 신전과 후방신장의 결합)는 무지구 근육들, 대능형중수관절의 전면, 그리고 엄지 중수지절관절의 요측측부인대를 긴장시킨다. 무지굴근의 건염이 있다면 통증이 있을 것이다(그림 5-41). 외전(장측 외전, palmar abduction이라고도 함. 여기서 장측은 손바닥면에 수직을 의미함)은 대능형중수관절과 엄지 중수지절관절의 척측측부인대를 긴장시킨다(그림 5-42). 대능형중수관절의 관절염은 위의 모든 방법에 통증을 유발한다.

- ***엄지 신전 저항(Thumb resisted extension):*** 이 검사에는 장무지신근에 의한 지절간관절의 움직임과 단무지신근에 의한 중수지절관절의 움직임이 사용된다. 장무지신근을 검사하기 위해, 환자 엄지의 중수지절관

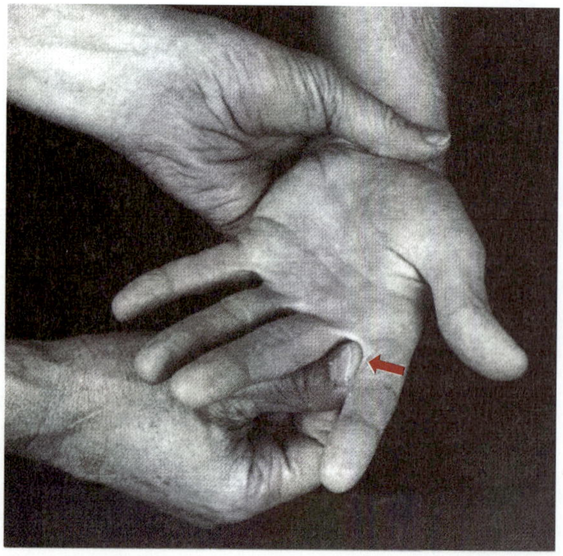

그림 5-39 손가락 내전 저항검사 (장측 골간근).

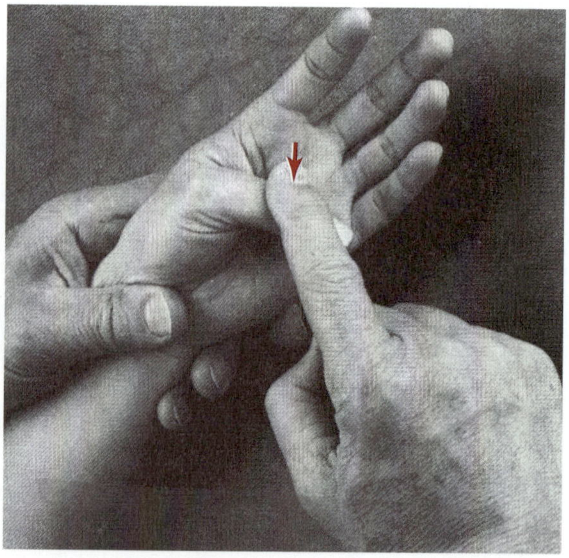

그림 5-40 엄지 수동 굴곡.

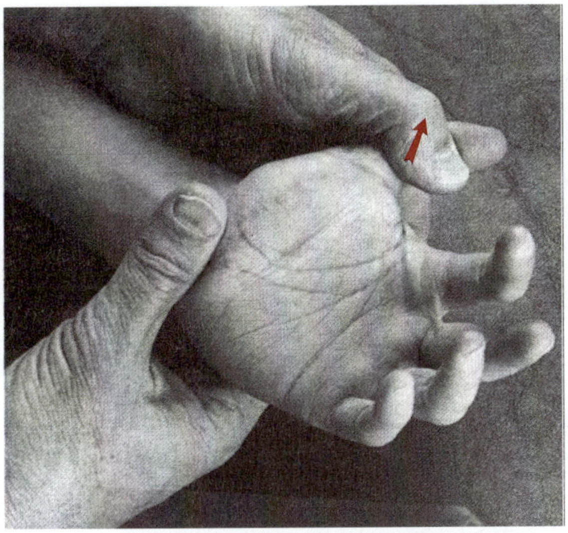

그림 5-41 엄지에 대해 수동으로 이루어진 후위(retroposition).

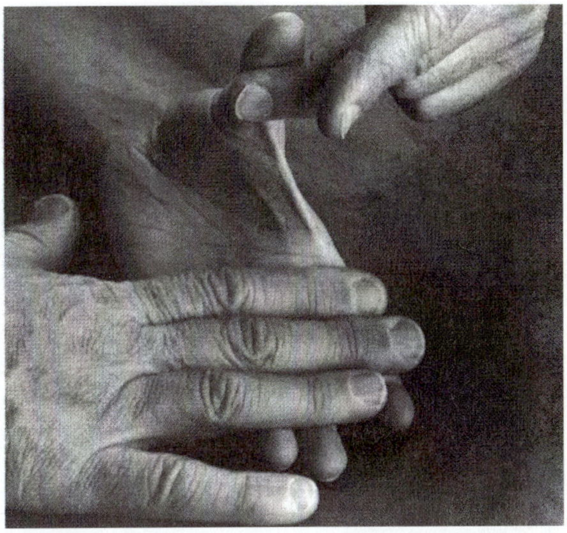

그림 5-42 엄지 외전.

절은 신전되고 지절간관절은 굴곡된다. 검사자는 근위 지절골의 양 측면을 고정하면서 엄지손톱 부위에 저항을 가한다[17](그림5-43). 단무지신근을 검사하기 위해, 환자의 엄지는 중수지절관절에서 굴곡된다. 검사자는 중수골을 고정하면서 엄지의 근위지절골 배측면에 대해 저항을 가한다[17](그림 5-44). 장무지외전근 또한 엄지의 신전(요측 외전이라고도 함)을 보조한다. 이 근육을 검사하기 위해, 검사자는 내전과 굴곡 방향에서 첫 번째 중수골 원위 말단부의 외측면에 대해 저항을 가한다[65](그림 5-45). de Quervain 질환이나 대능형중수관절의 골관절염이 있다면, 명확한 통증이 나타날 것이다. 근력 약화는 있으나 통증이 없다면 요골신경 C-7 신경근 병변이 있을 것이다.

- ***엄지 굴곡 저항*(Thumb resisted flexion):** 이 검사에는 지절간관절(장무지굴근)과 중수지절관절(단무지굴근)의 움직임이 사용된다. 장무지굴근(정중신경 C6-

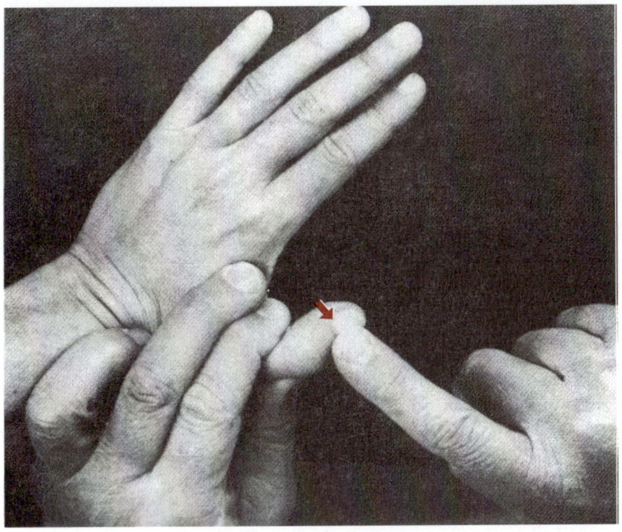

그림 5-43 장무지신근의 신전 저항검사.

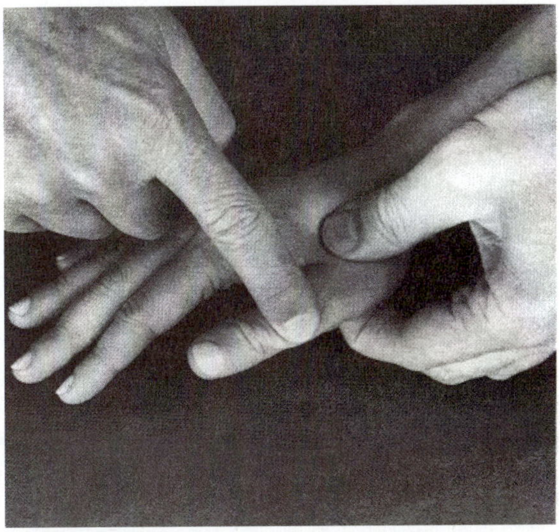

그림 5-44 단무지신근의 신전 저항검사.

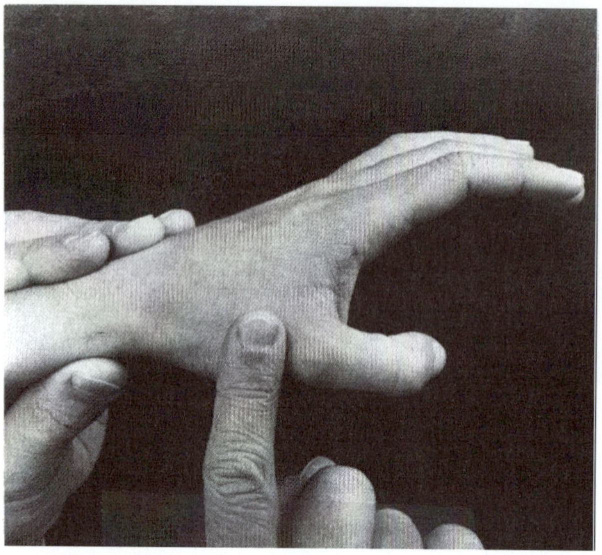

그림 5-45 장무지외전근의 신전 저항검사.

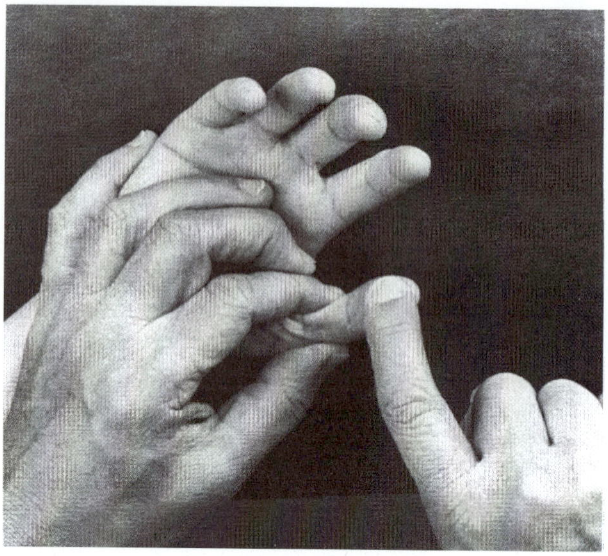

그림 5-46 장무지굴근의 굴곡 저항검사.

C7)을 검사하기 위해, 환자의 엄지는 신전과 외전된다. 검사자는 근위 지절골의 양 측면을 고정하면서 원위 지절골의 장측면에 대해 저항을 가한다[17](그림 5-46). 단무지굴근(표층 기시부는 정중신경의 지배를 받고, 심부 기시부는 척골신경 C8-T1의 지배를 받음)을 검사하기 위해, 환자의 엄지는 신전과 외전된다. 검사자는 첫 번째 중수골을 고정하면서 근위 지절골의 장측면에 대해 저항을 가한다(그림 5-47). 장무지굴근에 건초염이 있다면, 명확한 통증이 나타날 것이다. 근력의 약화는 있으나 통증이 없다면, C-7 또는 C-8 신경의 병변이 있을 것이다.

- ***엄지 외전(장측 외전 즉, 장측은 손바닥면에 수직) 저항** [Thumb resisted abduction(palmar; ie, perpendicular to the plane of the palm)]:* 이 움직임은 엄지의 근위 지절골 기저부의 요측면에 정지하는 단무지외전근(정중신경의 지배)에 의해 주로 일어난다. 첫 번째 중수골 기저부의 요측면에 정지하는 장무지외전근(요골신경 C6-C7의 지배)은 외전에 있어 단무외전근을 보조하지만, 주로 수근중수관절의 신전근으로서 작용한다. 엄지의 신전은 또한 요측 외전(radial abduction)이라고도 고려된다(엄지 신전 저항 참조). 단무지외전근을 검사하기 위해, 환자의 엄지는 손바닥에 대해 직각으로 위치된다. 검사자는 손목을 고정하면서

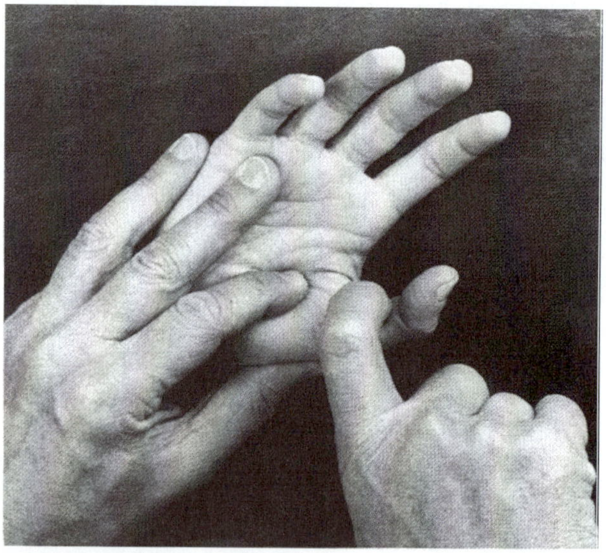

그림 5-47 단무지굴근의 굴곡 저항검사.

손바닥을 향해 내전방향으로 근위 지절골에 대해 저항을 가한다(그림 5-48). de Quervain 질환이나 대능형 중수관절의 골관절염이 있다면, 통증이 있을 것이다. 근력의 약화는 있으나 통증이 없다면, C-7 신경근 병변이 있을 것이다. 단무지외전근은 수근관증후군에서의 정중신경 압박을 찾아내기 위한 검사로서는 가장 적절한 근육이다(수근관증후군 참조).

- ***엄지 내전 저항**(Thumb resisted adduction):* Janda[19]

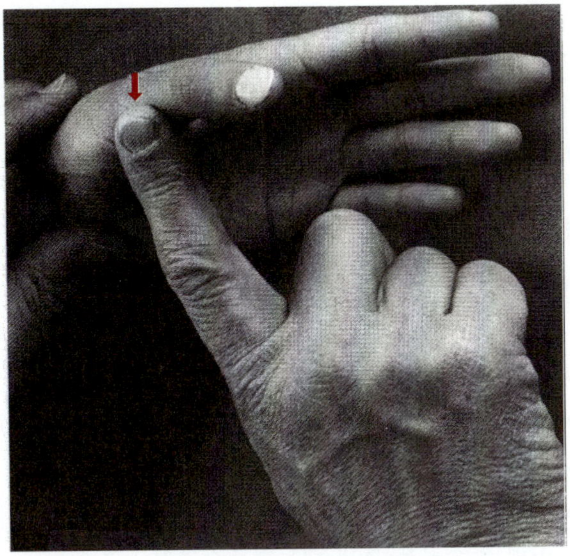

그림 5-48 단무지외전근의 외전 저항검사.

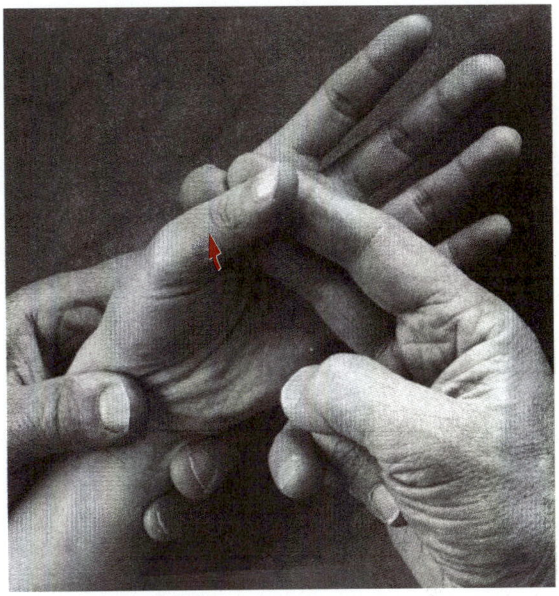

그림 5-49 엄지 내전 저항검사.

는 장측 내전(여기서 장측은 손바닥에 수직을 의미)이 무지내전근 보다는 첫 번째 배측 골간근에 의해 주로 이루어진다고 언급하였다. 검사를 하는데 있어 엄지의 척측과 장측부에 저항을 가하는데, 대부분의 저항력이 첫 번째 중수골의 원위부에 걸리도록 한다(그림 5-49). 이러한 검사는 첫 번째 배측 골간근과 무지 내전근을 평가하기 위한 것이다. 근력의 약화는 있으나 통증이 없다면, 척골신경 C-8 신경근 병변이 있을 것이다.

도수 방법으로 치료되는 손의 병변
HAND LESIONS TREATED BY MANUAL METHODS

장무지신근 건염(Extensor Pollicis Longus Tendinitis)

장무지신근(EPL)의 근복은 세 번째 배측 구획에 위치한다. 이 근육의 건염은 라켓을 이용한 운동선수에서 볼 수 있는 반복적인 엄지와 손목의 운동, 류마티스 관절염, 그리고 요골 원위부 골절에 의해 유발된다.[66] 통증, 종창, 압통, 그리고 염발음은 엄지의 움직임 시 나타나는데, 특히 리스터 결절 주위에서 나타난다. 통증은 전완 배측면으로 방사될 수 있다.[38] 리스터 결절에서의 뼈 이상에 의해도 유발될 수 있다.

기능 검사

엄지 원위부의 신전 저항검사 시, 통증이 있다.

치 료

엄지에 대한 스피카 스프린트(spica splint), 휴식, 그리고 냉으로 치료된다. 코티코스테로이드 주사는 국소 조직의 압력을 증가시키고, 건파열의 위험이 있기 때문에 추천되지 않는다.[66] 적용할 수 있다면, 환부 조직에 도수 방법을 적용하라.

시지신근 증후군(Extensor Indicis Proprius Syndrome)

시지신근(extensor indicis proprius, EIP)은 사체연구에 따르면, 263구의 75%에서 네 번째 배측 구획으로 들어간다고 보고되고 있다.[39] 증후군은 직접적인 외상 또는 운동에 따른 비대나 반복적 운동에 따른 활막염과 같은 과사용에 의해 유발된다. 네 번째 배측 구획에서의 통증과 종창이 흔하게 나타난다.[39]

기능 검사

손목의 굴곡 상태에서 시지에 대해 저항을 가하면, 통증이 있다.

감별진단

신근지대 원위부에 종창이 나타난다면, 치료사는 총지 신근의 건초염, 수근골 배측의 결절종(ganglion)[38] 또는 비정상적인 지신근 비대의 가능성을 고려해야 하며, 드물지만 손목의 관절낭과 중수골의 기저부에서 기시해서 시지와 중지의 신전근 덮개(extensor hood)에 정지하는 근육들도 고려해야 한다.[67]

치 료

항염증 치료와 손가락 신전근들을 안정시키기 위한 손목과 중수지절관절의 스프린트를 사용한다. 침범 부위에 도수 방법을 적용한다. 증상의 해결은 느리게 나타나며, 비수술적 치료는 수술에 의뢰되기 전 8~12주 동안 적용된다.[37]

소지신근 건염(Extensor Digiti Minimi Tendinitis)

소지신근 건염은 다섯 번째 배측 구획의 건초염으로서 대개 외상이나 과사용 후에 발생된다. 통증과 종창이 척골두 바로 원위부에서 나타난다.

기능 검사

근육의 저항검사 시 통증이 있다.

치 료

척골 구형성 스프린트(ulnar gutter splint),[38] 항염증성 약물, 그리고 환부 영역의 도수 방법으로 치료한다.

골관절염(Osteoarthritis)

골관절염의 호발 연령은 45세 이상이며, 지절간관절과 첫 번째 수근중수관절에 영향을 미치게 된다.[68] 원위 지절골의 헤베르덴 결절(Heberden's nodes)은 유전적 원인과 관계되어 나타나며 나이가 증가함에 따라 증가한다. 원위 지절간관절의 부샤르 결절(Bouchard's nodes)은 염증성 인자와 관계 있다. 부샤르 결절은 심각한 관절 변형을 초래하지만 진행성은 아니다. 헤베르덴 결절은 진행성이지만, 부샤르 결절에서 만큼 관절의 변형을 보이지 않는다.[68]

대능형중수관절의 골관절염은 안장관절의 형태에 의한 퇴행과 관계 있기는 하지만, 흔히 광범위한 골관절염과 관련이 있다[69](부록 5-A에 있는 표 5-A2 참조). 일단 대능형중수관절에서 과운동성이 나타나면, 통증성 활막염이 나타나게 되고, 관절 마모는 증가하게 될 것이다.[70]

기능 검사(대능형중수관절의 골관절염)

- 엄지의 수동 후위(retroposition)나 장측 굴곡(손바닥을 가로지르는 내전) 시 통증이 있다.
- 관절낭 패턴[41]과 통증성 엄지 외전이 있다.
- 관절의 전면이나, 후면(또는 양측)에 핀끝(pinpoint) 압통이 있다.
- Lister[54]는 중수지절관절이 약간 굴곡된 상태에서 첫 번째 중수골을 통해 대능형중수관절에 견인과 압박을 교대로 적용하면, 통증을 유발된다는 질병특유의 양상을 설명하였다.

치 료

Cyriax[18]는 관절낭에 대한 심부 마사지는 이 관절에서 발생한 외상성 관절염을 경감시킬 것이라고 말하였다. 손가락의 만성 관절염을 경감시키기 위해 통증 조인트 플레이 가동기법이 추천될 수 있다.

굴곡근건 건초염(Flexor Tendon Tenosynovitis)

Lister[54]는 굴곡근건의 활막염은 류마티스 환자들에게는 거의 대부분 발생하며 당뇨병 환자에게서도 또한 발생 할 수 있다. 만성적인 과사용(예를 들어, 과신장)은 건을 자극하기 때문에, 손목에서 근위로 2~5인치 되는 지점에 통증을 유발한다.

기능 검사

- 여러 또는 개별적인(특히, 소지와 엄지) 손가락 굴곡 저항검사 시 명확한 통증이 있다.
- 손가락의 수동 신전 시, 통증이 있을 것이다.
- 환자가 손을 능동적으로 움직이는 동안 건과 활막초에 대한 압박 시, 통증과 염발음이 있다.[45]

치 료

손목 근위부에 발생한 통증성 병변은 마찰 마사지와 근막

기법에 반응할 것이다. Cyriax[18]는 손바닥에 있는 긴 굴곡근의 건에 대한 마찰 마사지는 소용이 없다고 언급하였다.

방아쇠 손가락(손가락의 협착성 건초염)[Trigger Fingers (Stenosing Tenosynovitis of the Digits)]

병 인

방아쇠 손가락은 특발성이지만, 직접적인 외상이나 도구 사용 시 반복적인 강력한 파악에 의해 유발될 수 있다.[39]

증상과 징후

중수지절관절의 A1활차 위에 있는 건에 촉진할 수 있는 결절이 간혹 형성되는데 굴곡 시 손가락의 잠김이 유발되며 신전하려고 시도할 때, 결절에서의 갑작스런 자유로움 또는 방아쇠를 당겼을 때의 느낌(trigger)이 난다. 검사자는 활차를 촉진할 수 있으며, 환자의 손가락을 수동으로 굴곡과 신전시키는 동안 민감한 결절을 느낄 수 있다. Lister[54](그림 5-50)는 근위 활차에 압력을 가하고 환자로 하여금 능동으로 손가락을 굴곡하라고 지시하면서 방아쇠 손가락을 검사했다. 방아쇠 손가락은 굴곡근 건에서의 외상성 건초염을 유발할 수 있으며, 심지어 신전근 건에도 영향을 미쳐 배측 신전근 통증과 건염을 유발하게 된다. 횡수근인대의 근위부에 미만성 종창을 유발할 수 있으며, 이로 인해 수근관증후군의 원인이 되기도 한다. 손바닥에서의 종창은 시지의 기저부를 제외하면 감지하기가 어렵다. 손가락 굴곡 시 통증이나 제한은 있으나, 관절은 정상으로 보일 때 활막성 질환이 의심될 수 있다.[9]

치 료

결절에 대한 마찰 마사지와 능동이완은 시도될 가치는 있으나 성공률이 그리 높지는 않다. 성공적인 수술 후에도 증상과 합병증은 남아있을 수 있다.[39]

신전근건 활막염(Extensor Tendon Synovitis)

손과 손목의 배측에 과사용과 관계된 종창이 있을 것이다(그림 5-51). 활막은 신근지대를 침범하여 신전근 구획을 분리시킨다. 굴곡근에서 활막성 질환이 있다면, 신전근에서의 활막성 질환은 항상 의심되어야 한다. 대개 신근지대에서는 종창을 볼 수 없으며 손가락의 신전 저항 시, 좀 더 두드러지게 된다.

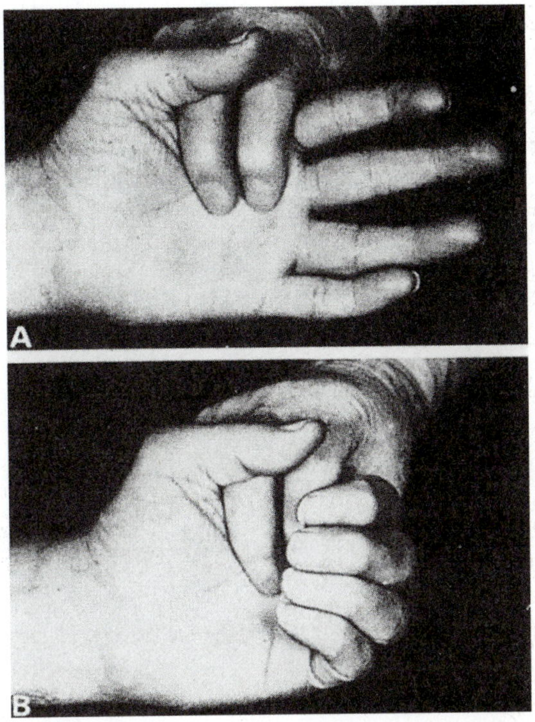

그림 5-50 방아쇠 손가락이 있는 환자의 검사. **A,** 검사자의 손가락은 손바닥 주름에 있는 근위 활차 영역 위에 둔다. **B,** 환자는 검사자의 손가락을 잡기 위해 손가락을 굴곡시킨다. 이것은 불가능 할 것이다. 굴곡이 된다면, 검사자는 자신의 손가락 밑을 지나가는 작은 결절을 느낄 것이며 환자는 통증을 호소할 것이다. 출처: G. Lister, *The Hand: Diagnosis and Indications*, 2nd ed., p. 243, © 1984, Churchill Livingstone.

기능 검사

- 여러 또는 개별적인(특히, 소지와 시지 그리고 엄지) 손가락 신전 저항검사 시 명확한 통증이 나타난다.
- 손목이 굴곡된 상태에서의 손가락 수동 굴곡은 통증이 있을 것이다.

치 료

치료는 굴곡근에서 했던 방법과 같다. 그림 5-52는 치료용 스프린트를 소개하고 있다.

골간근 건염(Interossei Tendinitis)

골간근 건염은 손가락의 과사용 결과로 음악가에서 흔

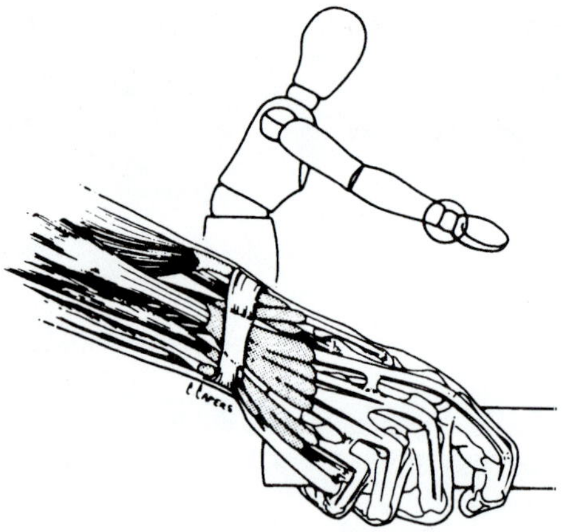

그림 5-51 신전근건 활막염. 백핸드(backhand) 기법으로 발생된 스트레스는 배측 건초염을 유발할 것이다. 출처: *Clinics in Sports Medicine*(1987; 6[2]:376), Copyright © 1987, W.B. Saunders Company.

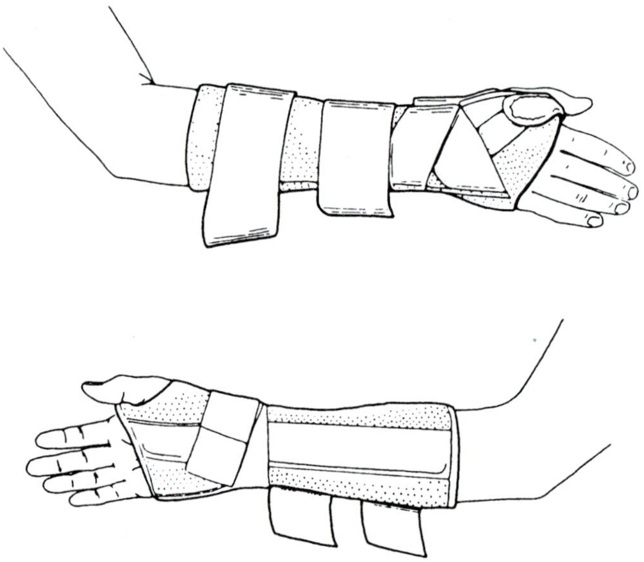

그림 5-52 배측 건초염의 치료를 위한 스프린트. 출처: *Clinics in Sports Medicine*(1987; 6[2]:376), Copyright © 1987, W.B. Saunders Company.

하게 나타나며, 외전이나 내전된 상태의 중수지절관절에서 갑작스런 손가락 신장은 근위 지절골로 가는 골간근의 정지부에 스트레스를 가하게 된다. 병변은 근복이나 정지부(또는 둘 다)에 위치한다.

기능 검사, 배측 골간근

- 손가락 외전 저항검사 시 명확한 통증이 있다.
- 중수지절관절의 수동 내전 시 통증이 있을 것이다.

수동 외전 시 통증 그리고 굴곡과 신전의 똑같은 제한을 보이는 관절낭 패턴이 중수지절관절에 있다면, 이러한 상황은 관절의 문제를 나타내는 것이다.

기능 검사, 장측 골간근

- 손가락 내전 저항검사 시, 명확한 통증이 있다.
- 중수지절관절의 수동 외전 시, 통증이 있을 것이다.

위에서 언급한 것과 같이, 관절의 문제는 구별되어야 한다.

치 료

Cyriax[18]는 골간근 건염의 일차적 치료는 마찰 마사지이며, 스테로이드 주사는 효과가 없다고 하였다(12장 참조).

참고문헌

1. Linscheid RL. Kinematic considerations of the wrist. *Clin Orthop Relat Res.* 1986;202:27.
2. Wilgis EF, Yates AY. Wrist pain. In: Nicholas JA, Hershman EB, eds. *The Upper Extremity in Sports Medicine.* St. Louis, MO: Mosby; 1990:483–493.
3. Linscheid RL, Dobyns JH. Athletic injuries of the wrist. *Clin Orthop Relat Res.* 1985;198:141–150.
4. Osterman AL, Moskow L, Low DW. Soft-tissue injuries of the hand and wrist in racquet sports. *Clin Sports Med.* 1988;7:329–348.
5. Culver JE. Instabilities of the wrist. *Clin Sports Med.* 1986;5:725–739.
6. Kapandji IA. *The Physiology of the Joints.* New York: Churchill Livingstone; 1970:1.
7. Palmer AK, Werner FW. Biomechanics of the distal radioulnar joint. *Clin Orthop Relat Res.* 1984;187:26–42.
8. Mennell JM. Manipulation of the joints of the wrist. *Physiotherapy.* 1971;57(6):248.
9. Tubiana R. *Examination of the Hand and Upper Limb.* Philadelphia: W.B. Saunders; 1984.
10. Cailliet R. *Hand Pain and Impairment.* 3rd ed. Philadelphia: F.A. Davis; 1984.
11. Bogumill GP. Functional anatomy of the forearm and hand. In: Pettrone FA, ed. *Symposium on Upper Extremity Injuries in Athletes.* St. Louis, MO: Mosby; 1986:71–72.
12. Moore KL. *Clinically Oriented Anatomy.* Baltimore: Williams & Wilkins; 1983.
13. Lehmkuhl LD, Smith LK. *Brunnstrom's Clinical Kinesiology.* 4th ed. Philadelphia: F.A. Davis; 1984.
14. Mirabello SC, Loeb PE, Andrews JR. The wrist: field evaluation and treatment. *Clin Sports Med.* 1992;11:1–25.

15. Mandelbaum BR, Bartolozzi AR, Davis CA, et al. Wrist pain syndrome in the gymnast—pathogenetic, diagnostic and therapeutic considerations. *Am J Sports Med.* 1989;17:305–317.

16. Sundberg SB, Linscheid RL. Kienböck's disease: results of treatment with ulnar lengthening. *Clin Orthop Relat Res.* 1984;187:43–51.

17. Linscheid RL, Dobyns JH. Physical examination of the wrist. In: Post M, ed. *Physical Examination of the Musculoskeletal System.* Chicago: Year Book Medical; 1986.

18. Cyriax J. *Textbook of Orthopaedic Medicine.* 8th ed. London: Baillière Tindall; 1982:1.

19. Janda V. *Muscle Function Testing.* London: Butterworth; 1983.

20. Watson HK, Weinzweig JP. Physical examination of the wrist. *Hand Clin.* 1997;13(1):17–34.

21. Torosian CM, Brown DE, Skirve T, Lichtman DM. Physical examination of the wrist. In: Lichtman DM, Alexander HA, eds. *The Wrist and Its Disorders.* 2nd ed. Philadelphia: W.B. Saunders; 1997.

22. Mayfield JK. Mechanism of carpal injuries. *Clin Orthop Relat Res.* 1980;149:45–54.

23. Kessler RM, Hertling D. *Management of Common Musculoskeletal Disorders.* New York: Harper & Row; 1983.

24. Mastey RD, Weiss Arnold-Peter C, Akellman E. Primary care of hand and wrist athletic injuries. *Clin Sports Med.* 1997;16:705–724.

25. Richards RS, Roth JH. Common wrist injuries. In: Chan, KM, eds. *Sports Injuries of the Hand and Upper Extremity.* New York: Churchill Livingstone; 1995:213–226.

26. McCue FC, Bruce JF. The wrist. In: DeLee JC, Drez D, eds. *Orthopaedic Sports Medicine: Principles and Practice.* Philadelphia: W.B. Saunders; 1994;1.

27. Savoie FH, Whipple TL. The role of arthroscopy in athletic injuries of the wrist. *Clin Sports Med.* 1996;15:219–233.

28. Zelouf DS, Bowers WH. Treatment of acute injuries of the triangular fibrocartilage complex. In: Lichtman DM, Alexander HA, eds. *The Wrist and Its Disorders.* 2nd ed. Philadelphia: W.B. Saunders; 1997.

29. Halikis MN, Taleisnik J. Soft-tissue injuries of the wrist. *Clin Sports Med.* 1996;15:235–259.

30. Posner MA. Injuries to the hand and wrist in athletes. *Orthop Clin North Am.* 1977;8:593–617.

31. Murray PM, Cooney WP. Golf-induced injuries of the wrist. *Clin Sports Med.* 1996;15:85–109.

32. Norman A, Nelson J, Green S. Fractures of the hook of hamate: Radiographic signs. *Radiology.* 1985;154:49–53.

33. Bishop AT, Beckenbaugh RD. Fracture of the hamate hook. *J Hand Surg Am.* 1988;13:135–139.

34. Weiker GG. Hand and wrist problems in the gymnast. *Clin Sports Med.* 1992;11:189–202.

35. Watson HK, Ryu J. Evolution of arthritis of the wrist. *Clin Orthop Relat Res.* 1986;202:57–67.

36. Wood MB, Dobyns JH. Sports-related extraarticular wrist syndromes. *Clin Orthop Relat Res.* 1986;202:93–95.

37. Johnson RK. Soft-tissue injuries of the forearm and hand. *Clin Sports Med.* 1986;5:701–707.

38. Kiefhaber TR, Stern PJ. Upper extremity tendinitis and overuse syndromes in the athlete. *Clin Sports Med.* 1992;11:39–55.

39. Plancher KD, Peterson RK, Steichen JB. Compressive neuropathies and tendinopathies in the athletic elbow and wrist. *Clin Sports Med.* 1996;15:331–371.

40. Burkhart SS, Wood MB, Linscheid RL. Posttraumatic recurrent subluxation of the extensor carpi ulnaris tendon. *J Hand Surg Am.* 1982;7:1–3.

41. Cyriax JH, Cyriax PJ. *Illustrated Manual of Orthopaedic Medicine.* London: Butterworth; 1985:67.

42. Curwin S, Stanish WD. *Tendinitis: Its Etiology and Treatment.* Lexington, MA: Collamore Press; 1984:1–43.

43. Grundberg AB, Reagan DS. Pathologic anatomy of the forearm: intersection syndrome. *J Hand Surg Am.* 1985;10:299–302.

44. Sailer SM, Lewis SB. Rehabilitation and splinting of common upper extremity injuries in athletes. *Clin Sports Med.* 1995;14:411–446.

45. Maitland GD, Corrigan B. *Practical Orthopaedic Medicine.* London: Butterworth; 1985.

46. Nalebuff EA, Potter TA. Rheumatoid involvement of tendon and tendon sheaths in the hand. *Clin Orthop Relat Res.* 1968;59:149.

47. Hoppenfeld S. *Physical Examination of the Spine and Extremities.* New York: Appleton-Century-Crofts; 1976.

48. Leahy M. *Active Release Seminar;* February 1995; Newark, NJ.

49. Szabo RM, Madison M. Carpal tunnel syndrome. *Orthop Clin North Am.* 1992;23:103–109.

50. Dawson DM, Hallett M, Millender LH. *Entrapment Neuropathies.* 2nd ed. Boston: Little, Brown; 1990.

51. Mosher JF. Peripheral nerve injuries and entrapments of the forearm and wrist. In: Pettrone F, ed. *Symposium on Upper Extremity Injuries in Athletes.* St. Louis, MO: Mosby; 1986:174–175.

52. Kaplan SJ, Glickel SZ, Eaton RG. Predictive factors in the nonsurgical treatment of carpal tunnel syndrome. *J Hand Surg Br.* 1990;15:106–108.

53. Williams PL, Warwick R. *Gray's Anatomy.* 36th ed. Philadelphia: W.B. Saunders; 1980:469.

54. Lister G, ed. *The Hand: Diagnosis and Indications.* 2nd ed. New York: Churchill Livingstone; 1984.

55. Green DP, Strickland JW. The hand. In: DeLee JC, Drez D, eds. *Orthopaedic Sports Medicine: Principles and Practice.* Philadelphia: W.B. Saunders; 1994;1:945–1017.

56. Fitton JM, Shea FW, Goldie W. Lesions of the flexor carpi radialis tendon and sheath causing pain in the wrist. *J Bone Joint Surg Br.* 1968;50:359–363.

57. Weinstein SM, Herring SA. Nerve problems and compartment syndromes in the hand, wrist, and forearm. *Clin Sports Med.* 1992;11:161–188.

58. Spinner M, Spinner RJ. Management of nerve compression lesions of the upper extremity. In: Omer GE, Spinner M, Van Beek AL, eds. *Management of Peripheral Nerve Problems.* 2nd ed. Philadelphia: W.B. Saunders; 1998:501–533.

59. Eaton CJ, Lister GD. Radial nerve compression. *Hand Clin.* 1992;8:343–357.

60. Leguit P. Compartment syndrome of the upper arm. *Neth J Surg.* 1982;3:123–126.

61. Bennett JB, Mehlhoff TL. Neurovascular injury. In: DeLee JC, Drez D, eds. *Orthopaedic Sports Medicine: Principles and Practice.* Philadelphia: W.B. Saunders; 1994;1:790–811.

62. Snider RK. *Essentials of Musculoskeletal Care.* Rosemont, IL: American Academy of Orthopaedic Surgeons; 1997.

63. American Society for Surgery of the Hand. *The Hand: Examination and Diagnosis.* 2nd ed. New York: Churchill Livingstone; 1983.

64. Hunter J, Schneider J, Mackin E, et al. *Rehabilitation of the Hand.* 2nd ed. St. Louis, MO: CV Mosby; 1984.
65. Kendall HO, Kendall FP, Wadsworth GE. *Muscle Testing and Function.* 2nd ed. Baltimore: Williams & Wilkins; 1971.
66. Stern PJ. Tendinitis, overuse syndromes, and tendon injuries. *Hand Clin.* 1990;6:467–476.
67. Riordan DC, Stokes HM. Synovitis of the extensors of the fingers associated with an extensor brevis manus muscle. *Clin Orthop.* 1973;95:278–280.
68. Peyron JG. Osteoarthritis: the epidemiologic viewpoint. *Clin Orthop Relat Res.* 1986;213:117–123.
69. North ER, Rutledge WM. The trapezium-thumb metacarpal joint: the relationship of joint shape and degenerative joint disease. *Hand.* 1983;15:201.
70. Eaton RG, Littler JW. Inflammation. In: Lister G, ed. *The Hand: Diagnosis and Indications.* 2nd ed. New York: Churchill Livingstone; 1984:234.

부록 5-A

손목, 손가락, 그리고 엄지의 기능적 진단 챠트

(Wrist, Fingers, and Thumb Functional Diagnosis Charts)

표 5-A1 손목의 기능적 진단

부호
- \+ 통증
- +/- 통증 유발 가능성
- L ROM 제한 가능성
- LAX 이완 가능성

검사 \ 병변	관절(Arthritis)	척측수근신근건 (Extensor Carpi Ulnaris Tendon)	요측수근신근건 (Extensor Carpi Radialis Tendon)	척측수근굴근건 (Flexor Carpi Ulnaris Tendon)	요측수근굴근건 (Flexor Carpi Radialis Tendon)	교차증후군 (Intersection Syndrome)	배측인대염좌 (Dorsal Ligament Sprain)	장측인대염좌 (Palmar Ligament Sprain)	척측측부인대염좌 (Ulnar Collateral Ligament Sprain)	요측측부인대염좌 (Radial Collateral Ligament Sprain)	요척인대염좌 (Radioulnar Ligament Sprain)	삼각섬유연골 (Triangular Fibrocartilage)	유두골아탈구 (Capitate Subluxation)
요척관절 수동 회내 (Passive Radioulnar Pronation)	+/- L										+		
요척관절 수동 회외 (Passive Radioulnar Supination)	+/- L										+		
수근골 수동 회내 (Passive Carpal Pronation)							+ L					+/-	
수근골 수동 회외 (Passive Carpal Supination)		+/-						+ L				+/-	
손목 수동 굴곡(75°) (Passive Wrist Flexion (75°))	+ L	+/-	+/-			+/-	LAX +L	+/-					
손목 수동 신전(65°) (Passive Wrist Extension (65°))	+ L			+/-	+/-		+/-	+ L LAX					+ L
수동 요측편위(20°) (Passive Radial Deviation (20°))		+/-		+/-					+ LAX			+/-	
수동 척측편위(30°) (Passive Ulnar Deviation (30°))			+/-		+/-					+ LAX		+ L	
저항 신전 요측편위 (Resisted Extension Radial Deviation)			+			+							
저항 신전 척측편위 (Resisted Extension Ulnar Deviation)		+											
저항 굴곡 요측편위 (Resisted Flexion Radial Deviation)					+								
저항 굴곡 척측편위 (Resisted Flexion Ulnar Deviation)				+									
관절 움직임 평가(Joint Play Evaluation)													

표 5-A2 손가락과 엄지의 기능적 진단

부호

+	통증
+/−	통증 유발 가능성
L	ROM 제한 가능성
LAX	이완 가능성

검사 \ 병변	골관절염 (Osteoarthritis): 대능형중수관절 (Trapeziometacarpal)	골관절염 (Osteoarthritis): 손가락 (Finger)	de Quervain	장측골간근 (Volar Interossel)	배측골간근 (Dorsal Interossel)	신전근건초염 (Extensor Tenosynovitis)	굴곡건초염 (Flexor Tenosynovitis)	장무지굴근건초염 (Flexor Pollicis Longus Tenosynovitis)
손가락(Fingers)								
수동 굴곡(Passive Flexion)		L +/−				+/−		
수동 신전(Passive Extension)		L +/−					+/−	
수동 외전(Passive Abduction)				+/−				
수동 내전(Passive Adduction)					+/−			
저항 굴곡(Resisted Flextion)		+/−					+	
저항 신전(Resisted Extension)		+/−				+		
저항 외전(Resisted Abduction)					+			
저항 내전(Resisted Adduction)				+				
엄지(Thumb)								
수동 굴곡(Passive Flexion)	+/−		+(1)					
수동 신전(Passive Extension)	+/−							+/−
수동 후위(Passive Retroposition)	+/−							
수동 외전(Passive Abduction)	L +/−							
저항 신전(Resisted Extension)	+/−		+					
저항 굴곡(Resisted Flextion)	+/−							+
저항 외전(Resisted Abduction)	+/−		+					
저항 내전(Resisted Adduction)	+/−							
관절 움직임 평가 (Joint Play Evaluation)								

(1) 수동 굴곡과 손목 척측편위

제 6 장

고관절과 대퇴
(The Hip and Thigh)

통증이 대퇴 앞쪽을 지나 슬관절 또는 정강이까지 확산되거나, 서혜부 중간지점, 대퇴 외측, 대퇴 내측, 슬관절 안쪽, 둔부 또는 장골 후부에 발생한다면, 고관절과 점액낭에서 기인된 연관통일 가능성이 크다. 하지만 하지의 원위부에서 통증이 발생할 경우, 흔히 요추 또는 천장관절에서 통증의 원인을 찾으려고 하기 때문에 종종 고관절에서 원인이 있을 수 있다는 점에 대해서는 과소평가하는 경우가 있다.

요부를 신전시킬 때, 둔부의 후 · 외측으로 발생하는 통증은 보통 척추질환 때문인 경우가 많지만, 요부가 신전될 때 동시에 고관절의 신전도 발생한다는 점을 감안한다면 고관절에서의 문제를 과소평가해서는 안된다. McGann[1]은 요부에 기인한 통증과 고관절에서 기인한 통증을 구별할 수 있는 검사방법을 기술하였는데, 전형적인 추간공 이상질환인 척주관 협착증(spinal stenosis)의 경우는 특히 슬관절 이하에서 증상이 야기된다고 하였다. 만약 환자에게 Kemp 징후(서 있는 자세에서 통증이 있는 쪽을 수동으로 신전과 회전시키게 되면 통증이 야기되는 징후)가 있다면, 서 있는 환자는 Kemp 자세에서 체간을 신전과 회전시키는 동안 통증이 있는 고관절과 슬관절을 구부리게 된다. 고관절과 슬관절을 구부리게 되면, 고관절이 굴곡되는 동안 모든 인대들이 이완되기 때문이며 결국 척추에만 긴장(stress)이 가해지는 자세가 된다. 따라서 만약 이 자세에서 고관절과 하지에 증상이 존재한다면, 척추에 문제가 있는 것으로 판단한다. 하지만 증상이 사라진다면, 척추가 아니라 고관절에 이상이 있다고 판단할 수 있다.

족부로 지면을 디디고 서게 되면, 하지의 구조물 전체는 닫힌 운동 사슬(closed kinetic chain)의 일부분이 될 것이며, 이 사슬에서는 사슬을 구성하는 모든 구조물에 긴장을 나누어주는 연결 시스템(linkage system)이 형성된다. 따라서 일차적인 병소 또는 병소들이 어느 부위에 있는지를 결정하기 위해서는 관계된(족부, 슬관절, 고관절, 천장관절, 척주) 모든 구조물들에 대한 검사가 필수적이다. 일반적으로 고관절이 원인이 되는 통증은 종종 보행하는 동안에 나타나며, 반면에 추간판탈출증에 의한 통증은 서있는 동안에 나타나게 된다.

기능해부학과 관계된 생체 역학
FUNCTIONAL ANDTOMY AND PERTINENT BIOMECHANICS

견관절 및 고관절과 같은 관절은 3개의 자유도를 가지고 있는데; 시상면(굴곡-신전), 관상면(외전-내전), 횡단면(내회전-외회전)이 있다. 대퇴간부와 대퇴경사이에는 중요한 두 개의 각도가 있다. 대퇴경과 대퇴간부간 각도를 대퇴경부 각도라고 하며, 관상면에서 발생하는 각으로써 정상적으로는 125°이다. 대퇴경부 각도가 125°보다 크면 외반고(coxa valga)라고 하고, 125°보다 작은 각을 갖고 있으면 내반고(coxa vara)라고 한다(그림 6-1). 많은 치료사들은 135°를 정상으로 보고 있으며, 140°보다 큰 경우를 외

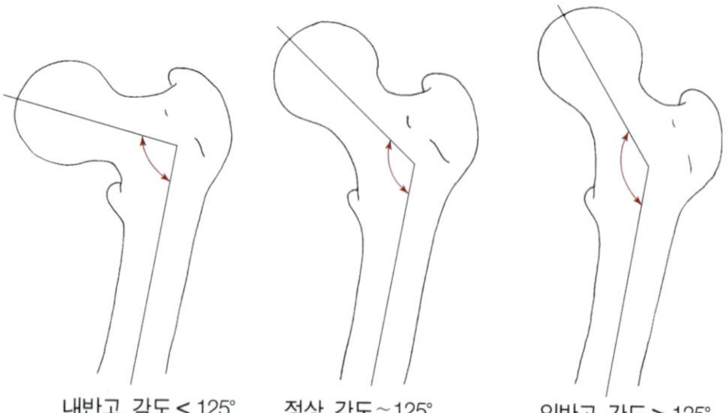

그림 6-1 대퇴경부와 간부가 이루는 각도. 출처: V.H. Frankel and M. Nordin, *Basic Biomechanics of the Skeletal System*, p. 151, © 1980, Lea & Febiger.

반고, 130°보다 작은 것을 내반고라고 하기도 한다(E. Rashkoff, personal communication, 1990).

임상적 평가: 외반고와 내반고를 명확하게 진단하기 위해서는 뢴트겐 사진 촬영(Roentgenography)이 필수적이다. 외반고가 있는 경우 동측 장골이 상방으로 움직이며 해부적으로 다른 측의 하지에 비해 길어지게 된다(골반 경사 유발). 외반고는 결과적으로 고관절 내전과 내전근의 과긴장을 초래할 것이다. 그리고 그것은 장경인대에 긴장을 초래하고, 심지어 전자부 활액막염(trochanteric bursitis)을 야기할 수 있다. Saudek[2]은 외반고가 발생하면 동측 외전근이 약화될 것이라고 기술했다. 외반고에 대한 치료는 삽입물(inserts)을 이용해 짧아진 하지를 보상하여 균형을 만들어 주는 방향으로 하고, 근막 이완술(fascial release techniques)로 주위 근육들을 하는데, 내전근을 신장하고 외전근을 강화시키는 것이 도움이 될 것인지에 대해서는 여전히 의문점으로 남아 있다. 외반고는 종종 내반슬(genu vara)과 함께 발생한다.

선천적인 병인에 의하지 않더라도 내반고가 있으면, 대퇴골두의 골단이 닳게 되어 관절염이 발생할 수 있다. 또한 내반고에 의해 동측 장골이 하방으로 처지게 되며 해부학적으로 하지 길이가 짧아지게 된다. 대전자가 장골에 더 가까워지게 되고, 만약 내반고가 120°보다 더 작다면 고관절 외전이 제한받게 될 것이다. 내반고와 외반고 모두 양성의 트렌델렌버그(Trendelenburg) 징후(아래 참조)를 갖고 있다. 골반 경사와 하지 길이가 짧기 때문에, 요부와 천장 관절에 문제가 종종 발생하게 된다. 내반고는 보통 외반슬(genu valgum)과 함께 발생하며, 대퇴골을 기준으로 슬개골이 반대 방향으로 이동하게 된다.

어린아이에게 발생하는 과도한 대퇴의 전경(anteversion)은 보통 특발성 또는 어떤 신경근육질환으로 인한 근육의 불균형 때문에 발생하는데, 어떤 원인이든 하지의 회전정렬에 영향을 미쳐 발생한 기형이라고 할 수 있다.[3] 대퇴경의 전경 또는 후경 즉, 염전 또는 경사각도는 대퇴전부와 대퇴과를 연결하는 장축(long axis)을 기준으로 하여 대퇴경의 전-후방 위치를 측정하여 결정한다(또는 대퇴경을 기준으로 하여 대퇴에서 내회전 또는 외회전이 얼마나 증가하였는지를 측정하기도 한다). 일반적으로 염전(torsion)의 각도는 방사선 사진을 가지고 측정하는데, 최근에는 각도계를 이용해 치료실에서 측정하기도 한다(그림 6-2). 비정상 대퇴전경(그림 6-3)을 보면 대퇴과(femoral condyles)가 대퇴경을 기준으로 내회전 되어 있다. 성인의 평균각도는 약 12~25° 정도이다.[4-6] 따라서 약간의 전경은 정상적인 것이라 할 수 있으며, 약간의 전경으로 인해 대퇴가 좀 더 긴 지레팔(long level arm) 역할을 하여, 고관절에서 대둔근이 작용하여 정위 자세(upright posture)를 유지하려고 할 때, 대둔근에서 충분한 수축력이 발생할 수 있게 한다. 반면 만약 25°보다 각도가 더 크게 되면(과도한 대퇴 전경), 보행하는 동안 대퇴에서 내회전이 발생하고, 슬관절에서는 외반슬(valgus knee)이 발생할 수 있으며, 족부에서는 발가락 내반(toe-in) 또는 과도한 회내(hyper pronation)가 야기될 수 있다. 반대로 만약 각도가 12°보다 작으면(대퇴의 후경), 보행할 때 족부에서 발가락 외반(toe-out) 또는 과도한 회외전이 발생할 것이다.

Kessler와 Hertling[5]은 고관절에서 대퇴경부가 과도하게 전경되는 원인과 관련하여, 고관절 표면의 어느 작은 한 부분에 체중부하가 지속적으로 주어지게 되면 발생할 수 있다고 기술하였다. 결국 과도한 선천성 전경증은 결국 골관절염을 초래하게 된다.[7]

임상적 평가: 손쉽게 대퇴전경을 알아볼 수 있는 방법으로 두 가지가 있는데, 족부를 정상 발가락 외반(toe-out) 각도인 30°로 하여 서도록 시키거나, 전경의 각도가 더 커질

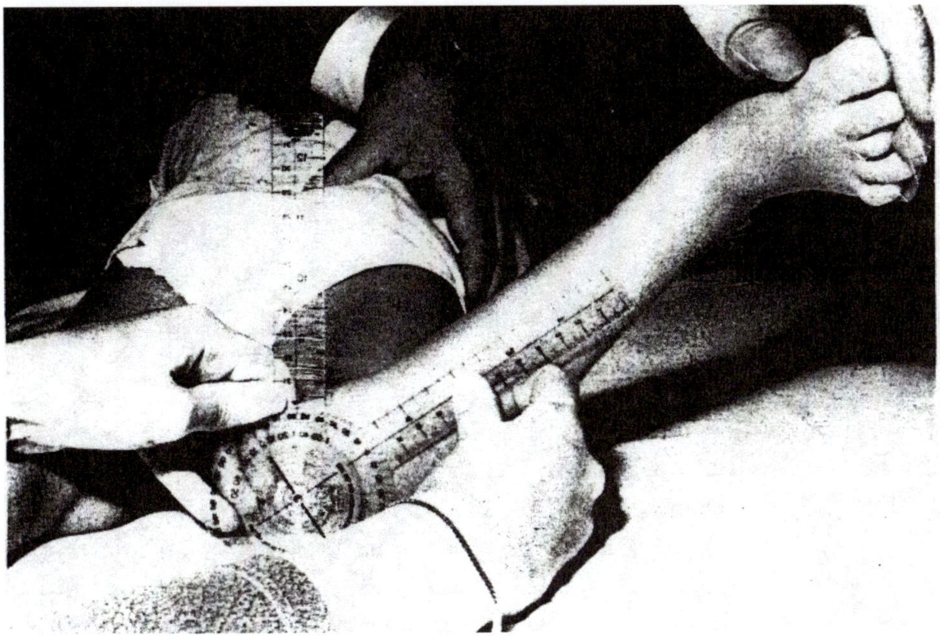

A

그림 6-2A 환자를 엎드려 눕힌 자세에서 의 대퇴전경에 대한 임상적 평가 방법. **A.** 오른쪽 고관절을 측정하기 위하여, 검사자는 검사하고자 하는 쪽의 반대편에 선다; 슬관절을 90° 굴곡시킨 상태에서 오른손으로 고관절 내회전을 시키고, 동시에 왼손은 대전자를 촉진한다. 전자의 가장 외측을 대표하는 대전자에서 가장 돌출되어 있는 지점과 슬관절을 일직선이 되게 한 다음, 측정 지점의 수직선과 경골의 종축이 이루는 각도를 각도계를 이용해 측정하는데, 이 각도가 대퇴전경의 각도를 의미한다. 출처: *The Journal of Bone and Joint Surgery*, Vol.74-A, No 6, p. 821, © 1992, The Journal of Bone and Joint Surgery.

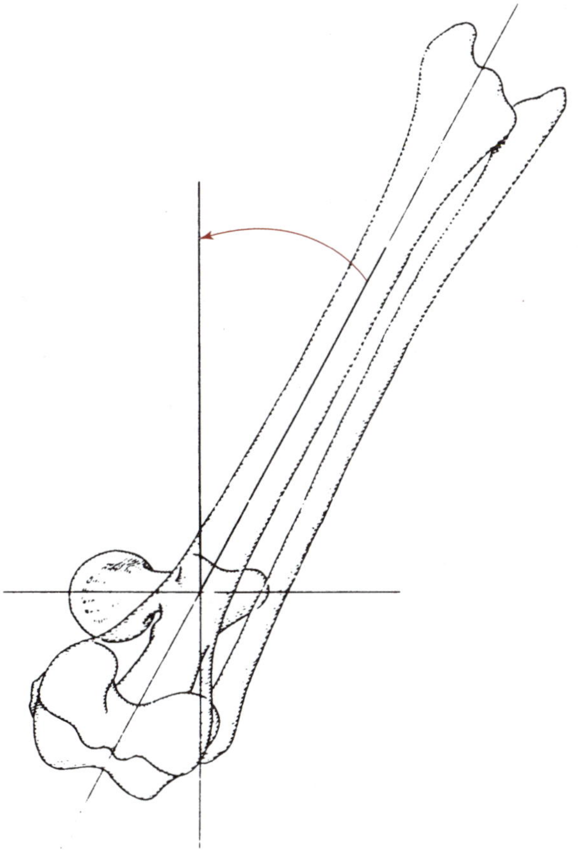

B

그림 6-2B 고관절을 내회전시킨 상태에서 대전자의 외측자세. 출처: *The Journal of Bone and Joint Surgery*, Vol.74-A, No 6, p. 821, © 1992, The Journal of Bone and Joint Surgery.

수 있는 자세인 평행한 자세를 시키면 전경(anteversion)이 있는지를 쉽게 관찰할 수 있다. "심한 부정렬 증후근"(miserable malalignment syndrome)[8]이라고 불려지는 질환이 있는데, 종종 골반의 전방회전, 슬개골(knee caps)의 내측 밀착(inward facing)을 보상하기 위해서 대퇴를 내회전시키고, 경골의 외회전 염전에 의해 증가된 Q각(대퇴직근과 슬개건이 이루는 각도; 7장 참조)을 보상하기 위하여 족부의 거골하부가 내회전(pronation) 된다(그림 7-12B). 환자를 바로 눕힌 자세(supine)에서 검사하면, 족부가 정상적인 발가락 외반(toe-out) 각도 30~45°를 나타내지 않고, 평행하게 나타난다. 후경(retroversion)이 있는 경우에 서게 되면, 대퇴에서 외회전 염전이 발생하고, 하퇴는 이를 보상하기 위해 경골 내회전 염전을 일으키며, 족부는 이에 대한 보상으로 회외(supinated)가 된다. 바로누운 자세와 엎드려 누운자세에서 고관절의 내회전과 외회전을 비교해 보면 전경인지 후경인지를 알 수 있다. 내회전이 외회전보다 30° 더 크거나 그 이상 차이가 나면, 대퇴의 전경(anteversion)이 증가된 것으로 생각할 수 있다.

치료: 전경을 치료하기 위한 도수(manual)접근 방법으로는 고관절 가동술(mobilization)이 있고, 더불어 긴장도가 증가된 내회전근의 신장(13장 참조), 외회전근의 강화, 근막 이상의 제거가 함께 이루어져야 한다. 비정상적인 대퇴

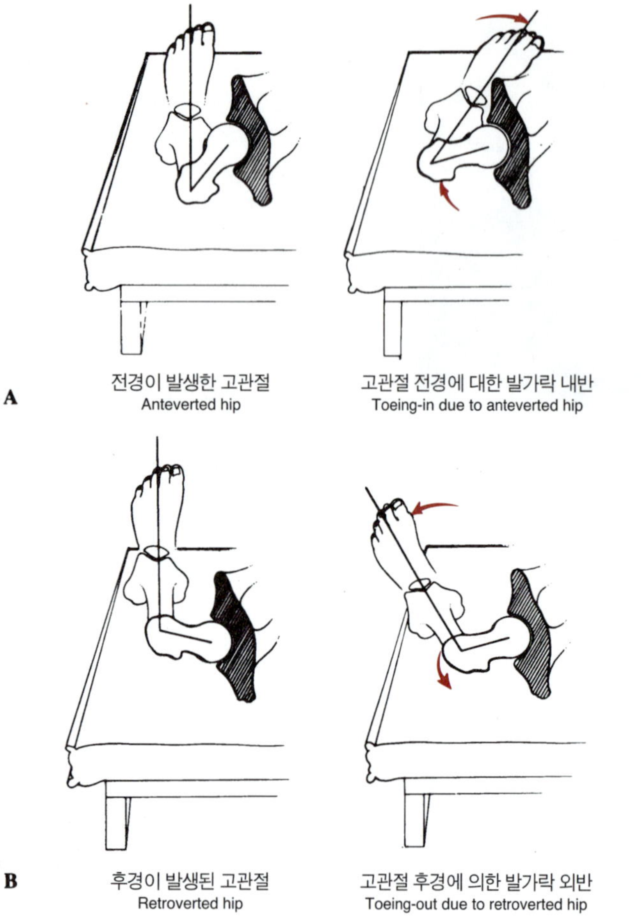

그림 6-3 비정상 각도를 보이는 대퇴전경. **A,** 대퇴전경의 각도가 증가된 경우. **B,** 대퇴 후경. 출처: *Physical Examination of the Spine and Extremities* (p 159) by S Hoppenfeld with permission of Appleton & Lange, © 1976.

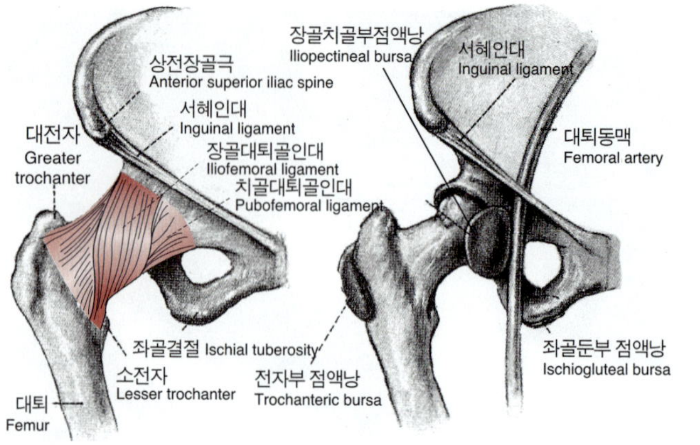

그림 6-4 고관절낭. **A,** 고관절의 전부와 주위에 존재하는 골구조물. 장골대퇴인대와 치골대퇴인대의 섬유들은 관절낭의 아래에서 융합한다. 활액막은 관절낭의 안쪽 표면에 놓여있다. **B,** 고관절에서 장골치골 점액낭, 전자부 점액낭과 좌골둔부 점액낭의 위치와 주위 골구조물. 출처: H.F. Polley and G.G Hunder, *Rheumatologic Interviewing and Physical Examination of the Joints*, 2nd ed., figure 12-1, © 1978, W.B. Saunders Company.

의 전경은 슬개대퇴에서 발생하는 문제의 원인 요소가 될 수 있다(7장 참조). 후경을 치료하기 위한 도수(manual)접근 방법으로는 고관절 가동술(mobilization)과 함께 외회전근의 신장, 내회전근의 강화가 있다.

고관절 안정성(Hip Stability)

고관절의 관절낭은 대퇴의 경을 둘러싸고 있고, 전방과 후방의 인대들에 의해 강화되어 있다(그림 6-4). 전방에는 Y자를 거꾸로 한 것 같은 인대가 있는데, 장경대퇴인대(인체에서 가장 강함)라고 알려져 있으며, 고관절 신전 시 특히, 내측회전을 동반한 신전 시와 외측회전을 동반한 굴곡 시에 대퇴의 골두가 전방으로 돌출되려는 작용 때문에 압박이 가해져 단단해진다.[9] 치골대퇴인대는 두 번째 전방인대이고, 좌골대퇴인대는 유일한 후부인대이다. 모든 인대들은 고관절이 굴곡하는 동안에는 이완된다. 전방 인대들의 경우는 대퇴를 외회전 하는 동안에 긴장하고(taut), 내회전하는 동안에는 이완한다. 반면 후방인대인 좌골대퇴인대는 반대로 내회전하는 동안에 긴장하고(팽팽하게 당겨지는), 외회전하는 동안에 이완한다.[10]

약간 내전한 상태로 하지를 교차해서 앉는 것은 인대들이 이완되는 자세이기 때문에 불안정한 자세가 되며, 대퇴 장축에서 어느 부위에서든 외상을 받으면, 고관절 탈구가 발생할 수 있다.

고관절 안정성과 관련 있는 다른 중요한 요인들로는 관골구(acetabulum)과 대퇴골두의 선천적인 구조와 관골구 자체의 강한 흡인력이며, Kapandji[10]의 견해를 보면, 짧은 회전근들(이상근, 외측 폐쇄근, 중둔근과 소둔근) 역시 대퇴골두와 관골구가 접합(coaptation)할 때 안정성에 도움을 주는 요인으로 작용한다는 것을 알 수 있다.

근육(Muscles)

아래에 언급되어 있는 근육들은 고관절에서 3개의 자유도를 가진 움직임이 발생하도록 하는 주요 작용근들이다. 하지만 고관절의 위치(굴곡, 신전 등)에 따라 근육의 기능과 근육의 능률(efficiency)이 변화될 수 있으며, 더불어 각각의 근육들은 주요 작용이 있지만, 부가적인 동작을 만드는 작용도 있다는 점을 기억해야한다. 예를 들어, 장내전근은 그 기시부가 대퇴의 전면에 위치해 있기 때문에 고관절 굴곡 50°까지는 굴곡근으로 작용한다. 그러나 고관절을 70°까지 굴곡하게 되면, 그땐 근육의 기시부가 대퇴의 후면에 위치하기 때문에 고관절 신전근으로 작용하게 된다. 대부분의 고관절 굴곡근들 역시 외전-내전 또는 외회전과 내회전근으로서 작용할 수 있으며, 신전근들은 외전 또는 내전작용이 있고, 외전근들은 외전뿐만 아니라, 굴곡하면서 내회전을 일으키거나 신전하면서 외회전을 일으킬 수 있다.[10]

고관절의 주요 동작근(Prime Movers of the Hip)

고관절의 주요 근육들은 다음과 같다(그림 6-5~8).

- 굴곡근들(Flexors): 대요근, 소요근, 장골근.
- 신전근들(Extensors): 대둔근, 슬괵근(hamstrings)
- 외전근들(Abductors): 중둔근
- 내전근들(Adductors): 대내전근, 장내전근, 단내전근, 박근
- 외회전근들(External rotators): 이상근, 외폐쇄근, 내폐쇄근, 상쌍자근, 하쌍자근, 대둔근
- 내회전근들(external rotators): 소둔근, 대퇴근막장근

고관절의 보조 동작근(Accessory Movers of the Hip)

고관절의 보조동작근은 다음과 같다

- 굴곡근들(Flexors): 봉곤근, 대퇴직근, 대퇴근막장근, 치골근, 단내전근, 장내전근, 대내전근(사선섬유), 박근, 소둔근과 중둔근의 전방부분.
- 신전근들(Extensors): 중둔근, 소둔근, 대내전근(좌골대퇴부분)의 후방부분
- 외전근들(Abductors): 대퇴근막장근, 소둔근, 대둔근, 이상근, 봉공근
- 내전근들(Adductors): 치골근, 대둔근, 내폐쇄근, 외폐쇄근, 대퇴방형근, 슬괵근, 대요근
- 외회전근들(External rotators): 단내전근, 장내전근, 대내전근; 중둔근, 소둔근의 후방 부분, 치골근; 대퇴이두근
- 내회전근들(Internal rotators): 중둔근, 소둔근, 박근, 반건양근, 반막양근, 치골근의 전방부분

임상적 평가: 고관절의 내회전은 특별한 근군(예로, 굴곡근 또는 외회전근들)에 의해서만 전문적으로 이루어지는 것은 아니며, 다른 근군에 속해있는 근육들의 부가적인

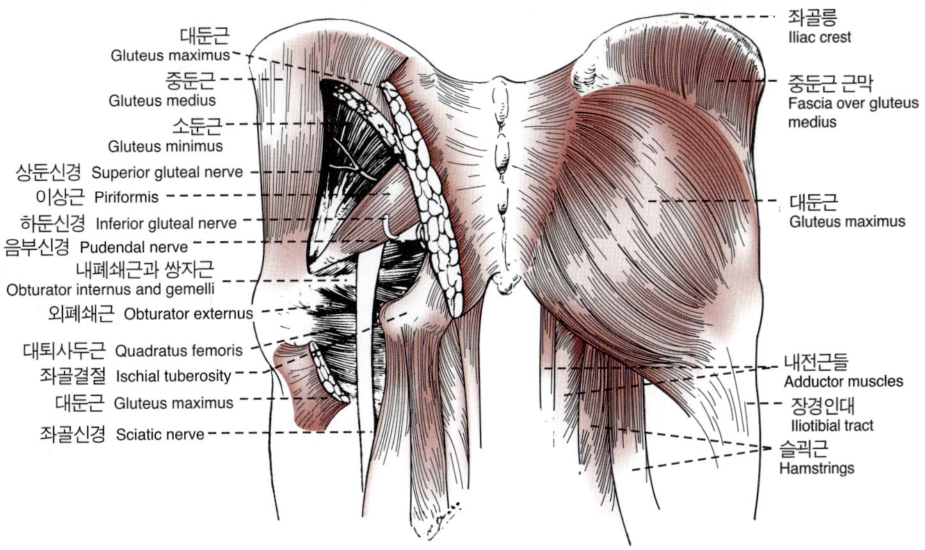

그림 6-5 둔부의 근구조물. 출처: W.H. Hollinshead, *Functional Anatomy of the Limbs and Back*, 5th., p. 17-2, © 1981, W.B. Saunders Company.

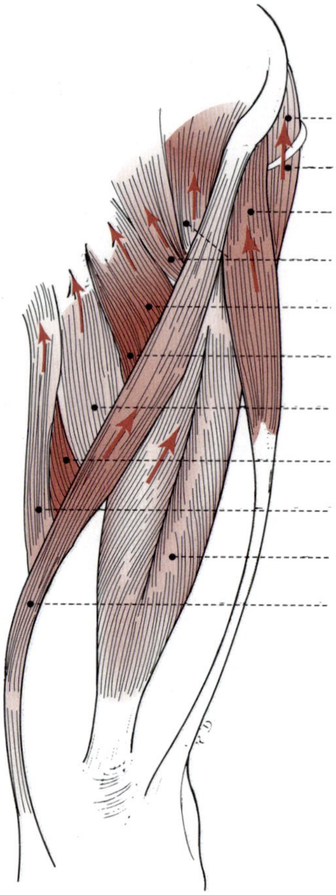

그림 6-6 대퇴의 굴곡근들. 출처: W.H. Hollinshead, *Functional Anatomy of the Limbs and Back*, 5th., p. 18-6, © 1981, W.B. Saunders Company.

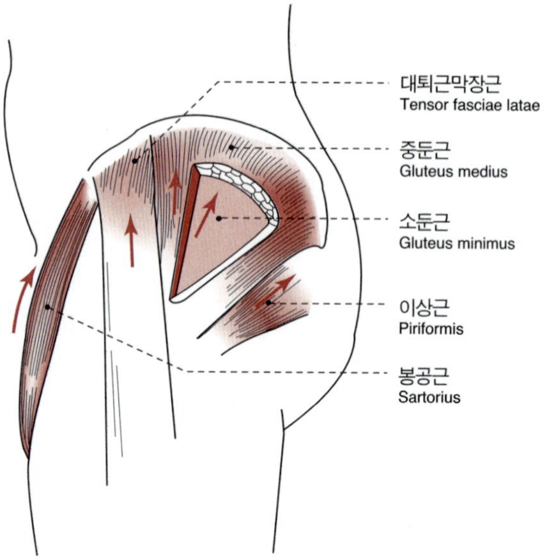

그림 6-7 대퇴의 외전근들. 출처: W.H. Hollinshead, *Functional Anatomy of the Limbs and Back*, 5th., p. 18-2, © 1981, W.B. Saunders Company.

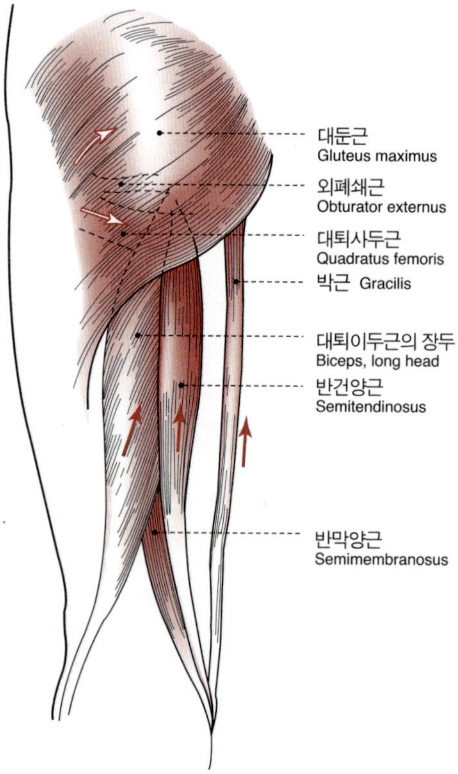

그림 6-8 대퇴의 내전근들 중 후부에 존재하는 근. 출처: W.H. Hollinshead, *Functional Anatomy of the Limbs and Back*, 5th., p. 17-4, © 1981, W.B. Saunders Company.

동작들과 어우러져 나타난다. 고관절의 신전근들은 부피가 크고, 능률적인 위치에 존재하기 때문에 정위자세를 유지하거나 걷을 때,[11] 기능적인 면에서 굴곡근들에 비해서 3배나 더 강하게 작용한다. 내회전근들은 외회전근들에 비해 1/3배 정도 더 강하다.[10] 고관절이 약간 굴곡된 상태로 고정되거나, 굴곡구축 또는 강직(ankylosis)이 발생하면, 환자는 이를 보상하기 위해 걷는 동안 골반의 전방 경사와 요부 전만을 증가(고관절 신전을 증가시키기 위해)시키고, 골반의 횡회전(transverse rotation)을 증가시키며, 슬관절을 더 많이 굴곡(고정된 측의 보폭을 늘리기 위해)시키게 된다.[2,9]

골반에 미치는 영향을 고려하여 외전근들에 비해서 내전근들의 유연성과 근력이 어느 정도 되는지를 평가하는 것은 중요하다. 한쪽의 하지에 내전구축이 발생하면, 동측

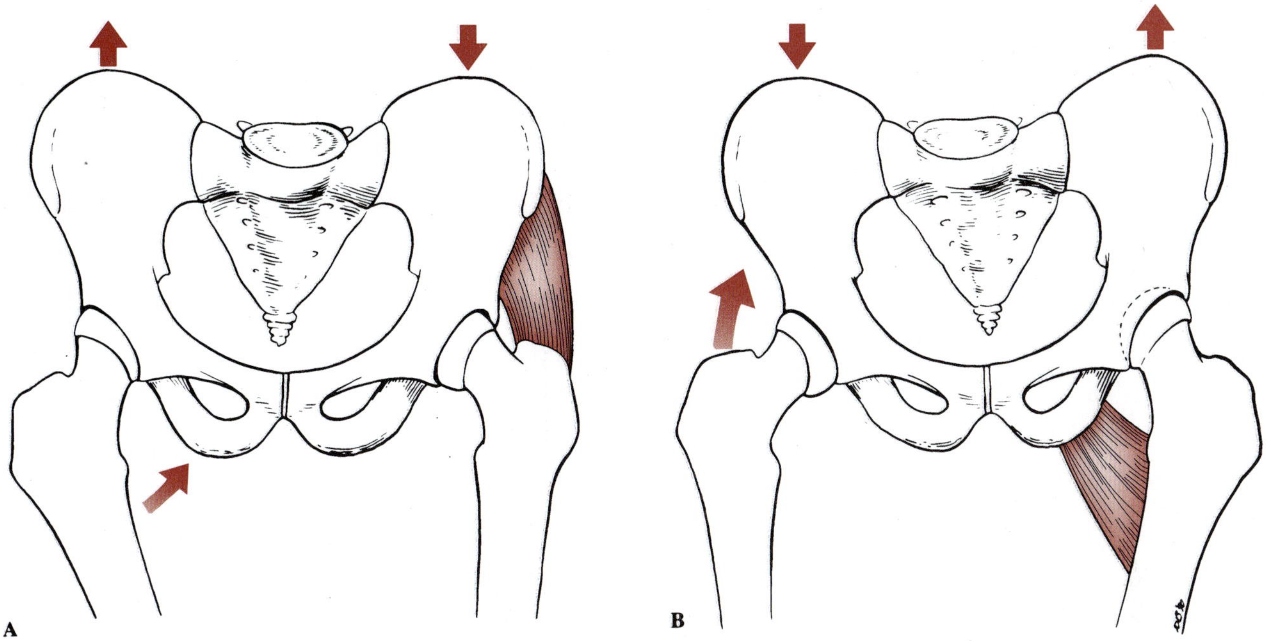

그림 6-9 고관절의 골관절염. 외전근들의 구축으로 골반이 경사져서 A, 하지가 길어지고, 골반이 낮아짐; 반대편 쪽에서는 고관절이 내전되고, 골반이 거상되어 있다. 만약 내전 구축이 있으면 B, 하지는 기능적으로 짧아지고, 골반이 거상된다; 반대편의 고관절은 외전되고, 골반이 낮아진다. 출처: A Stendler , *Kinesiology of the Human Body*, 1977, Courtesy of Charles C Thomas, Publisher, Springfield, Illinois.

의 장골이 거상되며, 눈에 보일 정도로 하지길이가 짧아지고(첨족의 가능성이 있음), 반대측 고관절에 외전이 발생한다. 반대로 외전 구축이 발생하면 동측의 장골은 떨어지고, 눈에 보일 정도로 하지 길이가 길어지며, 반대측 고관절에서는 내전이 일어난다. 고관절의 외전과 내전구축은 보통 골관절염으로 진행된다(그림 6-9).[9] 고관절 굴곡근들과 신전근들의 구축 또는 단축은 하지길이에 영향을 미치고, 골반과 요부만곡에도 영향을 미칠 수 있다. 내회전과 외회전근들은 골반의 횡회전에 영향을 줄 수 있고, 역시 하지의 회전에 영향을 줄 수 있다(표 6-1).

골반과 고관절의 비틀림(변형)과 하지길이와의 관계 (Relation of Leg Length to Pelvic and Hip Distortion)

장골릉에서부터 측정해서 하지길이에 결함(deficiency)이 없는 환자와 정상적인 자세를 갖고 있는 환자의 경우는 척추나 고관절에 변형 또는 심한 관절구축이 없다고 할 수 있지만, 반면 어느 쪽이든 한쪽 하지길이가 짧다면, 고관절과 천장부분(물론 다른 부분 예로, 족부, 슬관절, 대퇴 등의 부분)에 이상이 있는지, 관련된 근조직들의 긴장도가

표 6-1 골반의 움직임

움직임	근 육	작 용
전후방 골반 경사		
전방 경사	고관절 굴곡근	골반을 전하방으로 당김
후방 경사	요추 신전근	골반을 후상방으로 당김
	고관절 신전근	골반을 후하방으로 당김
	체간 굴곡근	치골결합부를 진방으로 당김
골반 외측 경사	고관절 외전근	서로 반대편 근육들의 원심성 수축과 구심성 수축에 의한 골반의 결합움직임

출처: F.M. Sim and S.G. Scott, Injuries of the Pelvis and Hip in Athletes: Anatomy and Function, in The Lower Extremity and Spine in sports Medicine, 2nd ed., J.A. Nicholas and E.B. Hershman, eds., p. 1033 © 1995, The C.V. Mosby Co.

균형을 이루고 있는지 평가해야만 한다.

하지 길이가 짧으면 골반의 역학구조가 바뀔 수 있는 것처럼, 골반, 천장관절, 고관절에 변형이 생기면 결과적으로 기능적 또는 해부학적 하지길이의 결손이 발생할 수 있다.

한 쪽에서 해부학적으로 장골의 수직축(vertical dimension)이 짧아지거나, Perthes 질병, 전자 간부 또는 대퇴경부 골절과 같은 과거의 문제가 있는 경우에 사지길이의 차이가 생길 수 있다. 기능적(외관상) 사지 길이의 차이는 고관절 외전근(외관상 긴 하지)이 단축된 결과이거나, 고관절 내전근(외관상 짧은 하지)이 단축된 결과로 나타나는 것이다. 고관절이 내려앉아 있고, 신전, 외회전되어 있으면, 기능적으로 하지길이가 길어지고, 고관절이 거상, 굴곡, 내회전되어 있으면, 기능적으로 하지길이가 짧아지게 될 것이다[12]. 장골이 전방으로 회전(rotated anterioly)되어 있으면, 기능적으로 하지길이가 길어지고, 후방으로 회전되어 있으면, 기능적으로 하지길이가 짧아지게 된다. 고관절에 골관절염이 발생하면(그림 6-9), 일반적으로 내전근들이 단축되어 외관상(기능적) 하지길이가 짧아지기 때문에, 환자에게 서도록 시키면, 고관절 내전근들의 단축을 보상하기 위하여 장골릉이 거상되는 것을 볼 수 있다. 고관절 외전근의 단축은 보상작용으로 장골릉의 하강을 일으키며, 기능적으로 하지길이가 길어지게 만든다. 따라서 장골릉 자체만을 비교해서는 사지결손의 유무를 알아내기에 충분하지 않다는 것이다. 천장관절의 회전, 근육의 불균형, 그것들이 고관절에 미치는 효과를 이해하기 위해서는 기능적으로 골반-고관절-천장관절의 상관관계를 고려해야만 한다. 보통 중둔근이 약화된 운동선수나 중증환자에서는 기능적으로 하지길이가 짧아진다.[12] 또한 드물기는 하지만, 이상근이 약화되면 고관절이 내회전되며, 고관절의 내회전은 기능적으로 하지길이를 짧아지게 한다. 고관절 굴곡근의 단축 역시 기능적으로 하지길이를 짧아지게 할 수 있다.

고관절의 관절낭성 유형(Capsular Pattern of the hip)

연구가들마다 고관절낭성 유형에서 나타나는 정확한 현상에 대해서 서로 다른 견해를 보이고 있다(1장 참조). 고관절낭에 문제가 있는 경우, 굴곡, 신전, 내회전, 외회전, 외전의 움직임 중에서 가장 제한이 많이 되는 동작이 무엇인지와 관련해서 서로 이견이 있지만, 일반적으로 제한이 가장 많은 것이 내회전이며, 다음으로 굴곡과 신전의 제한이 많고, 외전의 제한이 가장 적으며, 외회전과 함께 가장 나중에 제한이 생기는 것으로 알려져 있다. 고관절 전치환술을 시행해야 하는 환자들을 검사해보면, 보통 내회전 시 딱딱한 끝 느낌(hard end feel)이 들면서 회전이 거의 생기지 않거나 없는 경우가 많다.

고관절의 비관절낭성 유형(Noncapsular pattern of the hip)

비관절낭성 유형의 환자를 수동으로 검사해보면, 역시 움직임에 제한이 나타나게 되는데 보통 내회전보다는 외회전의 제한이 더 많이 발생하는 것을 볼 수 있다. 하지만 관절낭성 유형에서처럼 어떤 특정 움직임의 제한이 명확하게 나타나지는 않는다. 비관절낭성 유형을 논할 때는 일반적으로 관절염과 같은 형태의 관절은 배제되어야하며, 관절염을 제외한 나머지 모든 문제들은 염두에 두어야 한다. Cyriax[13]는 비관절낭성 유형 몇 가지를 언급했는데, 대퇴상부의 골수염, 만성 화농성 천장관절염, 좌골직장 농양, 화농성 점액낭염, 종양과 같은 것을 언급했다. Greenwood 등[14]은 관절낭/비관절낭 유형에 대한 Cyriax의 개념을 사용하면서 “둔부 징후(sign of the buttock; 아래 참조)”의 개념을 추가했으며, 고관절 문제와 요부의 문제를 차별화했다. 여러 가지 경우에 비관절낭성 유형의 수동적인 고관절 움직임은 부가적으로 어떤 검사를 해야하는지의 근거를 제시하며, 부가적 검사를 통해 대퇴경부의 횡 골절, 대퇴간부 골절, 관골구의 박리골절, 골 괴저성 골 붕괴, 기타 등등의 질환들을 확인할 수 있다.

“둔부 징후(Sign of the Buttock)”

Cyriax[13]는 “둔부 징후”가 무엇인지를 정의했는데, 하지직거상 검사(SLR test)에서 관절가동범위의 제한과 통증의 발생, 슬관절을 구부리고(슬괵근과 좌골신경통을 배제시키기 위해), 수동으로 고관절을 굴곡할 때, 관절범위의 제한과 통증의 발생, 비관절낭성 유형의 증상이 함께 나타나는 것으로 정의했다. 고관절을 수동으로 검사하는 동안 텅빈 느낌(empty feeling; 1장 참조)이 생기면서 고관절 굴곡의 제한이 발생할 수 있는데, 이런 경우에 검사자는 움직임이 조금 과다하게 생기는 느낌을 받는 반면, 환자는 심한 통증 때문에 움직임이지 않으려고 저항을 하게 된다. 고관절에서 이러한 느낌을 발견하면, 즉시 방사선 촬영을 추천하는 것이 좋다.

고관절 변성이 가장 많이 발생하는 부위는 관절의 상외측 공간이다.[11] 보행할 때 고관절에 통증이 있는 경우, 보통 고관절을 외회전(내회전의 감소 때문), 약간 굴곡, 외전의 자세를 취하는데, 위의 자세는 관절과 관절낭을 압박하지 않아 염증이 있는 고관절에서 받는 자극을 최소화할 수 있기 때문이다. 따라서 고관절에 관절염이 있는 환자가 하지를 내회전하면서 걷는 경우는 매우 드물다.

기능 검사
FUNCTIONAL EXAMINATION

고관절을 검사할 때는 대퇴사두근과 둔근의 쇠약(wasting) 여부, 내전근과 외전근의 경축(spasm) 유무, 골반의 경사(obliguity) 정도, 하지길이의 차이 여부 등을 조사해야 한다. 만약 고관절에 통증이 있거나 외전근이 약화되면, 체중을 지지하고 있는 하지의 반대측 골반이 하강하면서 서 있는 측으로 갑자기 몸이 기울어지는 비정상 보행 형태가 나타난다(Trendelenburg 징후; 아래 참조). 입각기 때 요부 전만이 갑작스럽게 출현한다면, 지지하고 서 있는 측의 고관절에 구축이 있다는 것을 의미할 것이다. 반면 입각기 동안 체간이 후방으로 비틀리며 기울어지게 되면, 지지하고 서 있는 하지의 고관절 신전근에 약증이 있거나 유각하고 있는 하지 측의 고관절 굴곡근에 약증이 있는 것을 의미할 수 있다.[5] 관절에 삼출이 있는지는 관절 위를 덮고 있는 근육들 때문에 촉진하거나 확인이 매우 어렵다.

일반적으로 일상생활동작(예로, 신발끈을 묶는 것과 같은 동작)을 위해서 필요로 하는 최소한의 고관절 운동범위는 굴곡이 최소 약 100°, 외전은 최소한 20°, 외회전은 최소한 20°는 되어야 한다.[10]

능동 검사(Active Tests)

선 자세에서 환자는 하지를 편 상태로 외전(45°)한 후 지지하고 있는 하지를 가로질러 내전(20°)한 다음, 슬관절을 가슴으로 굴곡(120°) 하고 이어서, 하지를 신전(20°) 하는데, 각각의 하지를 시행해 본다. 앉거나 바로 누운 자세에서 고관절을 90° 굴곡한 상태로 하지를 회전(내회전 40°, 외회전 60°)한다. 능동검사는 검사자의 도움 없이 이어지는 수동검사와 동일한 방법으로 시행할 수 있다.

수동 검사(Passive Tests)

수동검사를 할 때 장골의 양쪽 높이는 같아야 하고, 안정되어야 하기 때문에, 검사자는 검사를 실시할 때, 전상장골극(ASIS)을 압박하여 고정해야한다(부록 6-A 참조).

수동 굴곡(*Passive Flexion*)

수동으로 고관절을 굴곡시킬 때(그림 6-10), 검사자는 환자를 바로 눕히고, 한 손으로는 슬괵근을 이완시키기 위해 슬관절을 굴곡시키고, 한 손은 요천추 부위 아래에 놓는다. 검사자는 이어서 요천추 부위 아래에 놓았던 손에 압박되는 자극이 올 때까지 고관절을 수동으로 굴곡시키는데, 손에 압박은 골반이 움직인다는 것을 의미하고 골반이 움직인다는 것은 고관절에서만의 순수한 움직임이 끝났다는 것을 지적하는 것이다. 이때 정상 연부조직의 끝 느낌을 느껴보아야 한다. 정상 굴곡 각도는 능동으로 120°, 수동으로는 140°이다. 고관절 굴곡의 양은 슬관절의 굴곡에 영향을 받는데, 슬관절이 신전된 상태에서 고관절을 굴곡하면 슬괵근에 의해 제한을 받게 된다.

토마스(Thomas) 검사(그림 6-11)의 목적은 고관절에

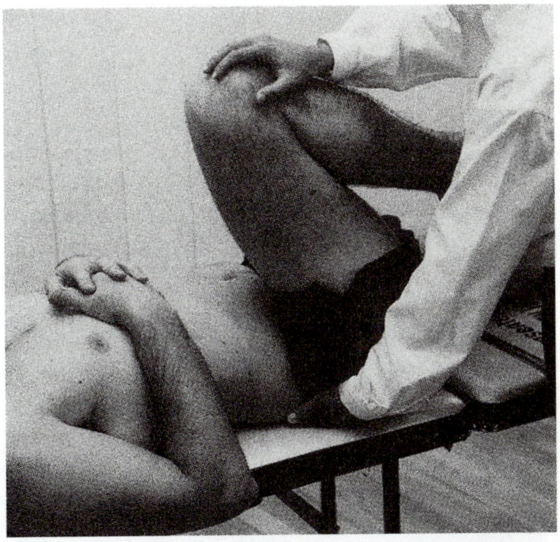

그림 6-10 수동으로 고관절 굴곡. 슬관절은 슬괵근을 이완시키기 위하여 굴곡시킨다. 검사자는 손으로 골반의 움직임을 감지하면서, 고관절을 끝까지 굴곡하도록 지시한다.

고정된 굴곡 변형이 있는 지를 확인하기 위한 것이다. 환자를 바로 눕히고, 환자의 반대편 고관절을 가슴까지 굴곡시키고, 슬관절을 붙잡은 다음, 검사자는 요부 척추가 편평해지고 전만이 감소하는지를 확인하기 위하여 허리 아래에 한 손을 놓는다. 고관절에 굴곡 변형이 있다면, 변형이 있는 동측 슬관절이 탁자에서 떨어져 뜨게 된다. 슬관절에 고정된 굴곡이 있는지 의심스럽다면, 슬관절에 대한 수동 굴곡 범위를 통해 확인할 수 있다. 12장을 참조할 수 있는데, 수정된 토마스(Thomas) 검사를 하기 위해 슬관절 후부를 촉진하면서 신장을 적용한다.

수동으로 고관절을 굴곡할 때 확인할 수 있는 병리 (Possible Pathologies in Passive Hip Flexion)

- 골관절염이 있는 경우에는 딱딱한 끝느낌이 있거나 움직임에 제한이 있다(관절낭성 유형의 일부).
- 고관절에서 용수철처럼 튕기는 듯한 느낌이 있으면서 저항이 있다면, 느슨한 신체(loose body)일 것이다(굴곡이 좀처럼 일어나지 않는다)
- 요근 또는 장골치골부 점액낭염이 있을 때, 통증이 있고, 전자부 점액낭염이 있을 때도 통증이 발생할 수 있는데; 위의 문제가 있을 때는 수동으로 굴곡, 내전, 내회전을 함께 적용하면, 통증이 발생할 수 있다.
- 대퇴직근의 상부에 건염이 있을 경우에도 통증이 발생할 수 있다.

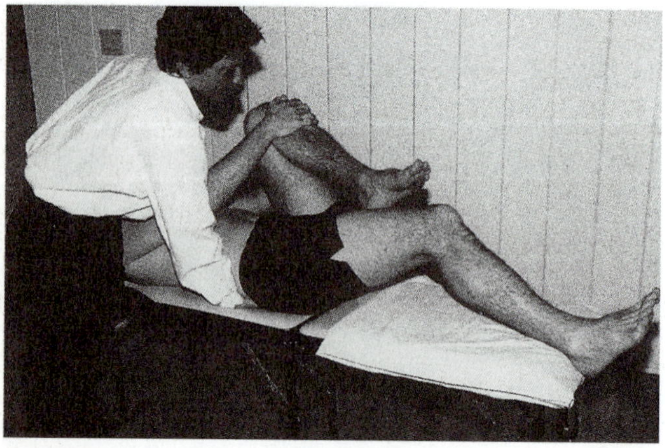

그림 6-11 Thomas 검사를 통해 고관절에 굴곡 변형이 있는 지를 확인할 수 있다.

수동 신전(Passive Extension)

수동으로 고관절을 신전할 때(그림 6-12) 정상 움직임은 능동으로 15~20°, 수동으로 30° 이상이 된다. 선 자세에서 고관절 능동 신전의 범위는 슬관절이 신전되어 있을 때 증가하는데, 슬관절이 굴곡되면 대퇴이두근이 짧아져서 신전 능력이 감소하기 때문이다. 엎드린 자세로 신전 범위를 검사하는 동안에는 골반에 움직임이 발생하지 않도록 하기 위해 장골릉을 하방으로 압박하여 고정하는 것이 중요한데, 골반이 전방으로 기울어져 있을 때와 마찬가지로 요부의 전만이 증가하면, 고관절 신전의 범위가 증가하기 때문이다.

환자를 엎드려 눕도록 하고, 검사자는 장골의 후부를 고정한 다음 신전된 슬관절을 잡아서 들어 올린다. 상대적으로 단단한 끝느낌은 정상이다. 고관절을 신전할 때, 만약 검사자가 환자의 슬관절을 굴곡하면 대퇴신경이 신장된다. 따라서 대퇴신경(L-2, L-3, L-4)에 문제가 있는지 없는지를 확인하기 위하여 이 방법을 실행할 수 있는데, 이 검사에서 대퇴신경에 이상이 있다면, 대퇴 앞부분과 좀더 아래쪽 후부 모두에서 통증이 일어날 것이다.

수동으로 고관절을 신전할 때 확인할 수 있는 병리 (Possible Pathologies in Passive Hip Flexion)

- 골관절염이 있는 경우에는 딱딱한 끝느낌이 있거나 움직임에 제한이 있다(관절낭성 유형의 일부).
- 요근 또는 장치골부 점액낭염, 요근 건염, 대퇴직근

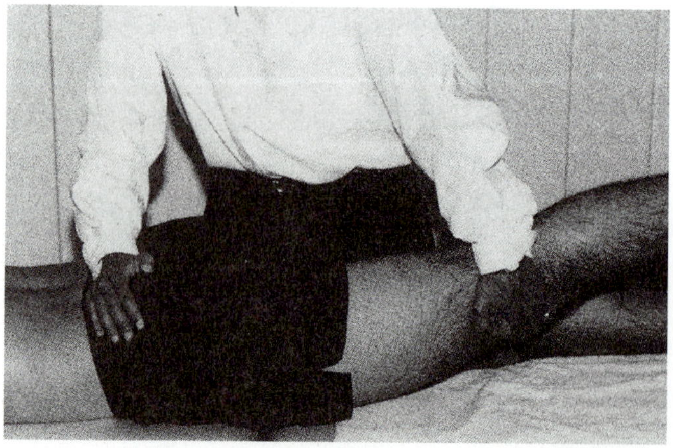

그림 6-12 수동으로 슬관절을 신전시킨 상태에서 고관절 신전.

상부 건염이 있을 때, 통증이 발생하는데 이때 움직임의 제한은 있을 수도 있고, 없을 수도 있다.

- 고관절 굴곡 구축이 있거나 장골대퇴인대나 좌골대퇴인대에 손상이 있는 경우에 움직임의 제한과 통증이 발생할 것이다.

수동 외전(Passive Abduction)

수동으로 고관절을 외전 시킬 때의(그림 6-13) 정상 움직임은 능동으로 45°, 수동으로 50° 또는 그보다 약간씩 더 많이 될 수 있다. 수동 외전 검사를 하기 위해 환자를 침대의 가장자리에 눕혀서 하지를 외전하기 편한 자세로 만든다. 골반을 고정하기 위해서 비검사측 고관절을 15~25° 외전시키고, 비검사측 하지의 발뒤꿈치를 이용해 고정한다. 검사자의 손으로 슬관절을 신전시키고, 중립위 자세를 만든 다음 하퇴 후부를 받친다. 검사를 할 때는 내전근들이 작용하지 않도록 이완시켜야 하는데, 그러기 위해 검사 시 고관절이 4~5° 이상 굴곡되지 않도록 해야한다. 검사자는 동측 골반을 고정해서 안정을 시킨다. 수동으로 외전 동작을 하는 동안 골반에서 움직임이 발생하면, 순수한 고관절 외전 동작의 범위를 넘어선 것으로 인식할 수 있다. 고관절 외전의 정상적인 끝느낌을 느끼기 위해서는 고관절에 과압박을 가하여 외전의 끝 범위까지 이르도록 해야 한다. 고관절에 병리가 있으면, 고관절 내전보다는 외전의 제한이 좀 더 많아진다.[15]

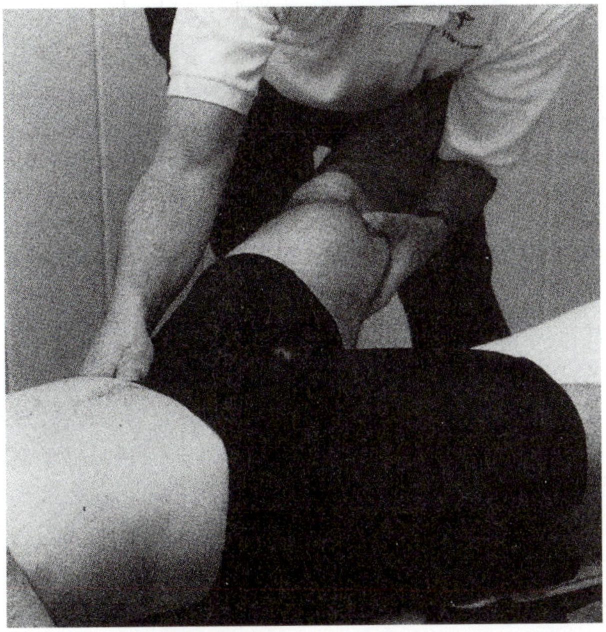

그림 6-13 수동으로 고관절 외전.

수동 외전을 통해서 내전근들의 유연성 역시 검사할 수 있다. 슬관절을 굴곡시킨 상태에서 대퇴를 외전시키게 되면, 박근의 신장을 피할 수 있기 때문에〔12장 참조 촉진 후 신장(Post facilitation)〕 짧은 내전근이 단축되었는지 긴 내전근이 단축되었는지를 결정하는데 도움이 된다. 만약 슬관절을 신전시킨 상태에서 고관절을 외전시키면, 서혜부에 통증이 발생하고, 슬관절을 굴곡시킨 상태에서 외전을 시키면 통증이 사라졌다가 외전 동작의 끝 부분에서 다시 통증이 증가한다면, 아마 박근의 문제로 생각할 수 있다.[2] 반면, 만약 서혜부 통증이 슬관절 신전상태로 외전하는 동안 나타났다가 슬관절을 구부렸는데도 통증이 사라지지 않는다면, 그땐 다른 내전근들의 침범을 의심할 수 있다.[16] 박근과 내전근들에 대한 특수검사는 근육에 문제가 있는지를 결정하는데 유용할 것이다(이어지는 저항을 가한 상태에서 외전 편을 참조). 일반적으로 외전 180°가 가능하기 위해서는 고관절의 외전, 외회전, 굴곡이 함께 일어나야 하고, 더해서 골반이 전방으로 기울(tilt)어져야 하는데, 고관절의 외전을 방해하는 장골대퇴인대가 느슨해지기 위해서는 요추가 과신전되어야 하기 때문이다.[10]

수동으로 고관절을 외전할 때 확인할 수 있는 병리 (Possible Pathologies in Passive Hip Abduction)

- 외전할 때 통증이 있다면, 내전근 또는 박근 건에 염증이 있을 수 있다.
- 관절의 움직임에 제한이 있다면, 고관절염일 것이다(관절낭성 유형).
- 외전할 때 통증이 발생한다면, 전자부 점액낭염을 의심할 수 있다.
- 치골염(osteitis pubis)이 포함될 것이다.
- 장골대퇴, 좌골대퇴, 치골대퇴인대에 염좌 또는 부분적 열상이 있을 수 있다.

수동 내전(Passive Adduction)

고관절을 수동으로 내전시킬 때(그림 6-14), 정상적인 움직임은 20~40°로 능동이나 수동이나 움직임 범위는 비슷하다. 환자를 바로 눕힌 자세에서 검사자는 골반을 안정화 시키고, 고관절을 약간 굴곡시킨 다음, 반대편 하지 위를 지나도록 내전을 시킬 수 있으며, 아니면 반대편 하지를 검사대 아래로 떨어뜨린 상태에서 내전을 시킨다(30°)

수동으로 고관절을 내전할 때 확인할 수 있는 병리 (Possible Pathologies in Passive Hip Adduction)

- 중둔근에 건염이 있을 때, 통증이 발생할 수 있다.
- 장골치골 점액낭염 또는 요근 점액낭염/건염이 있는 경우, 장경인대의 긴장이 증가하여 점액낭을 신장하고 압박함에 따라, 통증이 명확하게 나타날 것이다. 내전할 때 굴곡과 내회전을 함께 적용한다면, 긴장이 더욱 커질 것이다.

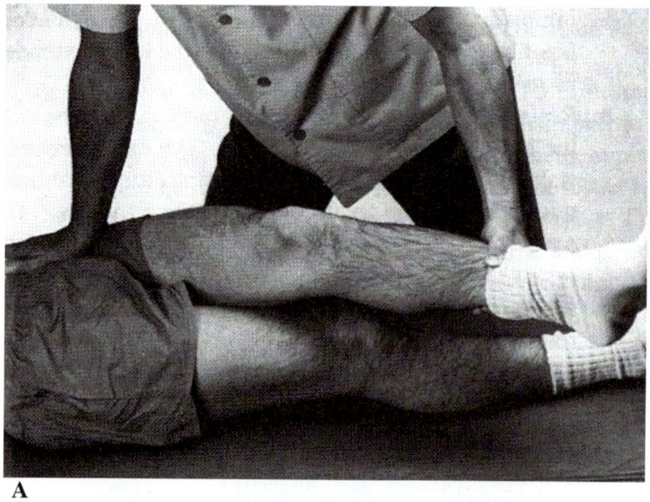

A

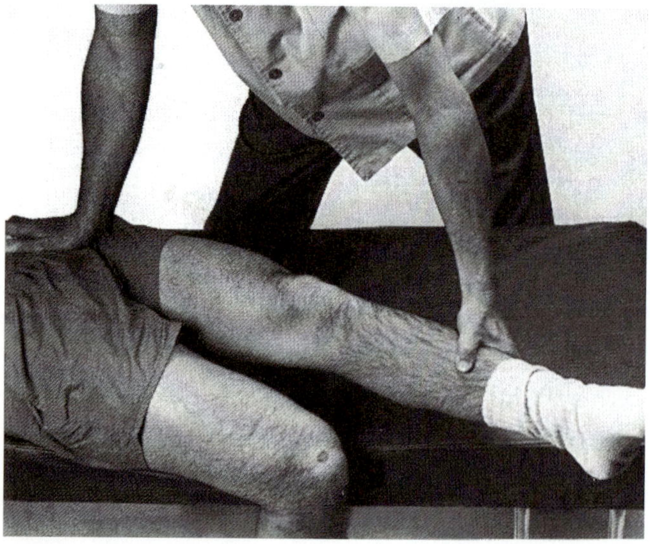

B

그림 6-14 수동으로 고관절 내전. **A,** 약간 고관절을 굴곡시키고 하지를 반대편 하지 위로 가져간다. **B,** 반대편 하지를 검사대에서 떨어뜨려 내전을 하도록 지시한다.

수동 내회전(Passive Internal Rotation)

수동으로 고관절을 내회전시킬 때, 정상 움직임은 30~40°로서 능동이나 수동이나 움직임 범위는 비슷하다. 검사는 엎드려 누운자세 (그림 6-15), 바로 누운자세 (그림 6-16), 앉은 자세 (그림은 없음)에서 할 수 있다. 엎드려 누운자세에서는 슬관절을 90° 굴곡시킨 상태에서, 하지를 외측(외부)으로 회전시킨다. 정상적으로는 정상 관절낭의 끝느낌이 있어야 한다. 바로 누운자세에서는 뻗은 하지를 내회전(40°) 시키며, 측정은 슬개골이 중립위 자세에서 시작하여 내회전의 끝 부분까지 움직인 자세를 측정한다. 정상적으로 탄력성 있는 끝느낌의 상실과 움직임의 상실은 골관절증(osteoarthrosis) 또는 골관절염의 초기 징후일 것이다(골변성증).

대퇴후경이 있으면 내회전에 대한 제한이 있지만, 외회전의 움직임은 정상보다 더 증가된다. 반면 대퇴전경이 있으면 비정상적으로 외회전보다 내회전이 더 많이 일어나게 되는데, 보통 30° 이상 더 증가된다. 이런 경우는 보통 엎드려 누워있는 시간이 많은 아이들에서 특히 많이 볼 수 있

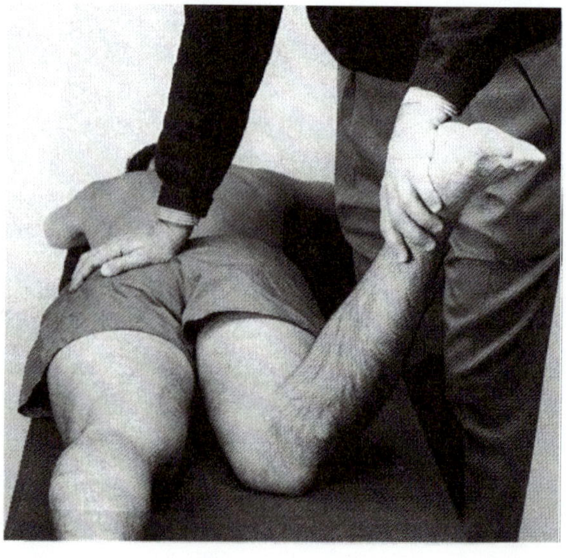

그림 6-15 수동으로 고관절 내회전.

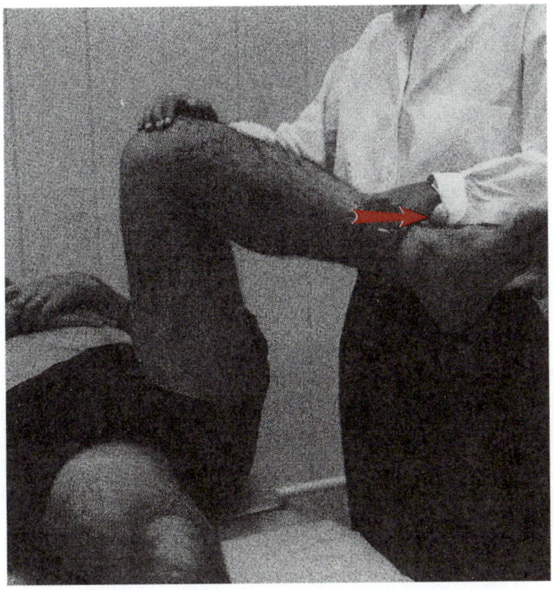

그림 6-16 바로 누운자세에서 수동으로 고관절 내회전.

다. 따라서 검사자는 슬관절을 90° 굴곡시킨 상태에서 양쪽 하지 모두 내회전 · 외회전을 시켜보고, 어느 쪽 하지의 움직임이 부족한지 비교할 수 있다.

수동으로 고관절을 내회전할 때 확인할 수 있는 병리 (Possible Pathologies In Passive Hip Internal Rotation)

- 내회전 움직임의 제한은 종종 골관절염(관절낭성 유형)의 초기증상을 대표한다
- 대퇴골두의 골단이 박리되어 있을 수 있다.
- 이 검사를 통해 외회전근(이상근을 포함한 다른 외회전근들)의 길이가 단축되었는지를 확인할 수 있는데, 검사자는 검사를 하는 동안 정상인 측과 비교해 움직임이 제한된다는 것을 느낄 수 있고, 가끔 이상근 징후(12장 참조, 촉진 후 신장)에서 볼 수 있는 통증을 볼 수 있다.
- 좌골대퇴 인대의 염좌나 부분열상이 있을 수 있다.
- 고관절 점액낭염과 대퇴직근 상부 건염이 있는 경우도 통증이 발생할 수 있다.

수동 외회전(Passive External Rotation)

수동 외회전 검사는 엎드려 누운자세(그림 6-17A), 바로 누운자세(그림 6-17B), 앉은 자세에서 할 수 있다. 보통 검사는 슬관절을 90° 굴곡시켜서 하지를 안쪽방향으로 회전시키는 방법으로 한다. 바로 누운자세에서의 검사는 하지를 신전시키고 외회전을 시킨 다음, 슬개골이 중앙에 온 상태에서 움직임을 측정한다. 장골대퇴 인대와 치골대퇴 인대는 고관절이 굴곡될 때 이완되기 때문에 하지를 신전시킨 상태에서는 외회전 움직임에 제한이 생기게 된다는 점을 감안해야한다.[17] 외회전의 경우는 골관절염에서도 좀처럼 심한 제한은 발생하지 않는다.

수동으로 고관절을 외회전할 때 확인할 수 있는 병리 (Possible Pathologies In Passive External Rotation)

- 고관절에서 용수철처럼 튕기는 듯한 느낌이 있으면서 저항이 있다면, 느슨한 신체일 가능성이 있다(loose boby).
- 병소가 있는 내회전근들이 외회전 검사 때 신장될 것이다. 따라서 내회전근들의 문제가 의심된다면, 개개의 근육들을 검사해야 할 필요가 있다.
- 장골대퇴 또는 치골대퇴 인대의 외측부에 염좌나 열상이 있을 것이다.
- 중둔근 건염이 있을 것이다.

굴곡 시 저항(Resisted Flexion)

고관절 굴곡 저항(그림 6-18) 검사를 위해 환자를 바로 눕히고, 고관절을 약 30° 정도 굴곡시킨다. 검사자는 전상장골극(ASIS)을 고정하여 복근을 이용한 요부 후만(kyphosis)을 만드는 대상작용을 방지해야 한다. 검사자는 환자가 굴곡할 때, 대퇴의 원위부 전방에 저항을 준다. 대퇴가 외회전과 외전하려는 경향이 있다면, 봉공근(sartorius)이 대상작용하는 것이고, 대퇴가 내회전된다면, 대퇴근막장근(tensor fasciae latae)이 대상작용하는 것이다.

등척성 고관절 굴곡 시 확인할 수 있는 병리(Possible Pathologies In Isometric Hip Flexion)

- 요근에 병소가 있을 때는 통증이 분명하게 나타나고, 요근 또는 장골치골 점액낭염이 있을 때, 대퇴직근 상부 건염이 있을 때 통증이 나타날 수 있다
- 요근에 농양(abscess), 복근사이에 염증, 또는 L-1에 염증이 있을 때 약증과 통증이 있을 것이다.

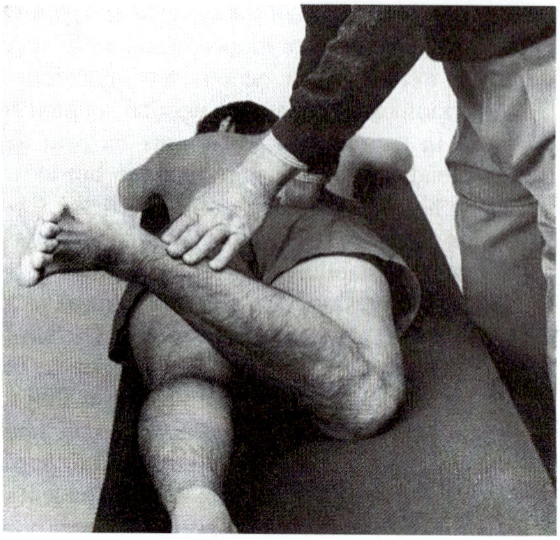

그림 6-17A 수동으로 고관절 외회전.

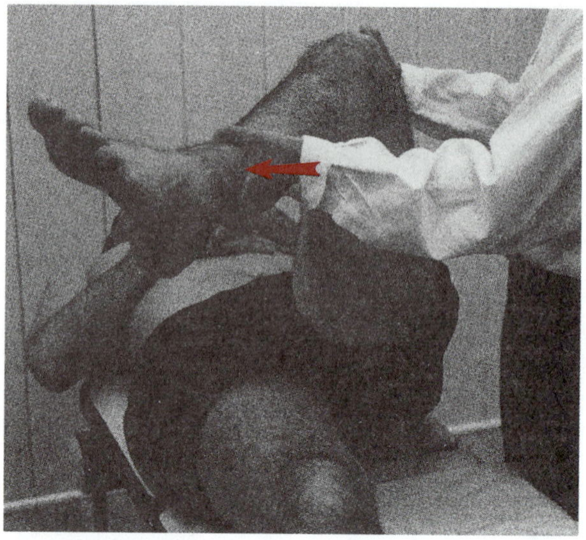

그림 6-17B 바로 누운자세에서 수동으로 고관절 외회전.

- 봉공근이 부착되어 있는 전상장골극(ASIS), 대퇴직근이 부착되어 있는 전하 장골극(AIIS)에 분리골절이 있을 때, 대퇴골의 소전자가 분리골절 되어 장요근(iliopsoas)이 박리된 경우에 통증과 약증이 있을 것이다.
- L-2 또는 L-3 신경근이나 요근에 열상이 있을 때, 통증과 약증이 있을 것이다.

신전시 저항(Resisted Extension)

고관절 신전 저항(그림 6-19)검사를 위해, 하지를 신전시킨 상태로 바로 눕힌다. 검사자가 환자의 고관절을 20° 굴곡시키고, 환자에게 신전된 하지를 검사대 방향으로 힘을 주어 누르라고 시킨 후, 발목의 후부에서 저항을 준다. 이 자세에서의 검사는 엎드려 누운 자세에서 슬관절을 굴곡시켜 대둔근(gluteus maximus)을 검사하는 방법보다 슬괵근의 기시부에 신전 긴장도가 더욱 증가되어 있다(그림 6-20).

등척성 고관절 신전 시 확인할 수 있는 병리 (Possible Pathologies in Isometric Hip Extension)

- 슬괵근의 좌골부에 병소가 있을 때, 통증이 명확히 나타난다.
- 좌골부에 점액낭염이 있을 때, 통증이 있을 것이다.
- 통증 없는 약증은 L-4, L-5, S-1 신경근에 이상을 의미할 수 있다.

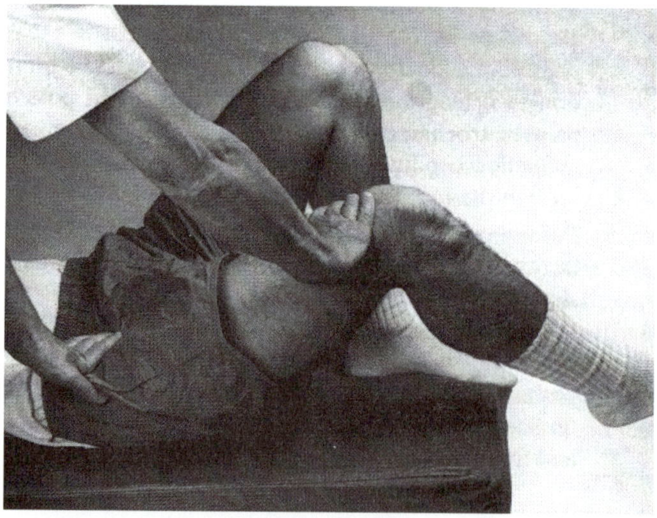

그림 6-18 저항을 준 상태에서 고관절 굴곡.

- 대둔근이 포함된 경우, 드물게 통증이 있을 수 있다.

내전 시 저항(Resisted Adduction)

고관절 내전 시 저항을 주는 검사는(그림 6-21), 환자를 옆으로 눕힌 자세에서 하는데, 안정성을 위해 환자에게 검사대의 측면을 붙잡도록 시킨다. 검사자는 위에 있는 하지를 약 30° 외전시키고 붙잡아서 고정한 다음, 아래의 하지를 내전시키도록 하고, 하퇴의 내측부에 저항을 준다.

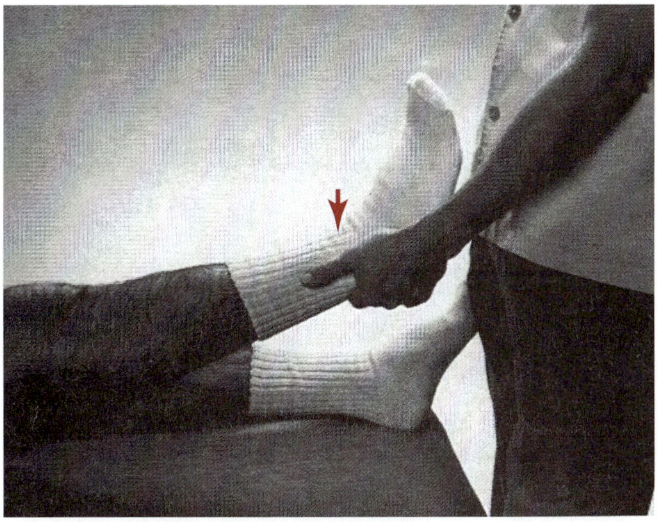

그림 6-19 저항을 준 상태에서 고관절 신전.

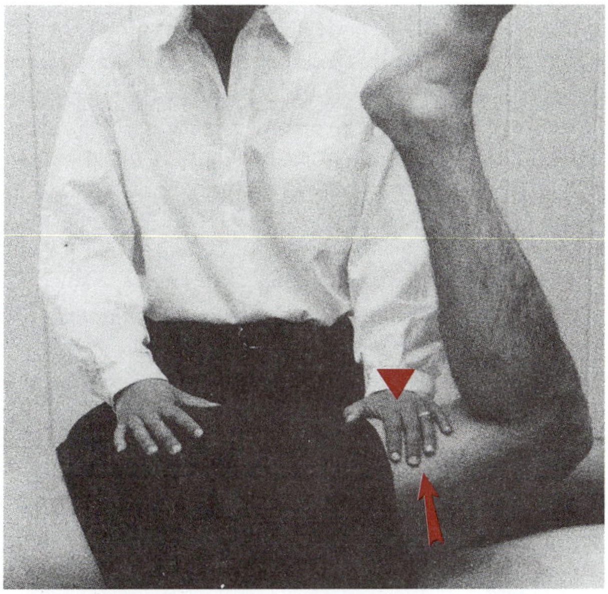

그림 6-20 대둔근에 대한 저항 검사.

등척성 고관절 내전 시 확인할 수 있는 병리(Possible Pathologies in Isometric Hip Adduction)

- 내전근에 병소 특히, 장내전근과 단내전근에 병소가 있을 때 통증이 있을 것이다.
- 치골에 골염이 있거나 치골 결합부에 불안정성이 있을 때 통증이 있을 것이다.
- 내전근이 절단된 경우는 날카로운 통증이 있다.
- 통증이 없는 약증은 L-2, L-3, L-4 신경근에 이상을 의미한다.

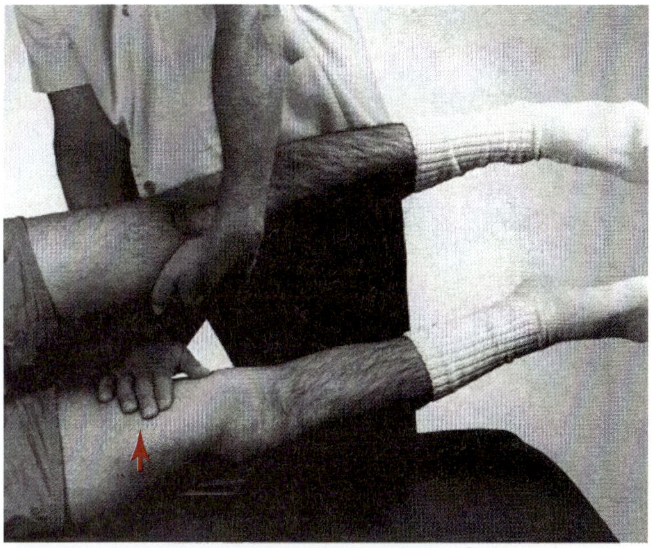

그림 6-21 저항을 준 상태에서 고관절 내전.

Winlket 등[16]은 치골근을 정밀하게 알아내기 위한 특별한 내전 검사를 만들었는데, 바로 누운 자세에서 고관절을 70° 굴곡시키고 내전하도록 한다. 환자에게 검사할 하지의 슬관절을 반대편 고관절에 닿도록 힘을 주라고 하고, 저항을 준다(그림 6-22; 고관절 내전과 굴곡을 함께 시킨다).

외전 시 저항(Resisted Abduction)

고관절 외전 시 저항을 주는 검사(그림 6-23)는 환자를 옆으로 눕힌 상태에서 하는데, 골반을 안정시키기 위해 비검사측 고관절과 슬관절을 굴곡시킨다. 이어서 검사자는 고관절의 움직임을 느끼기 위해 대전자에 한 손을 놓고, 다른 한손으로 대퇴의 원위부 외측에 저항을 준다. 고관절은 약간 신전되어야 하고, 검사하는 도중에 골반이 전방 또는 후방으로 움직이지 않도록 하는 것이 중요하다.

등척성 고관절 외전 시에 확인할 수 있는 병리 (Possible Pathologies in Isometric Hip Abduction)

- 전자부 점액낭염과 중둔근에 병소가 있을 때, 통증이 명확하게 나타난다.
- 치골에 골염이 있을 때, 통증과 약증이 발생할 수 있다.
- 장골릉의 병소, 장골 결합부 절단(분리)이 있을 때, 통

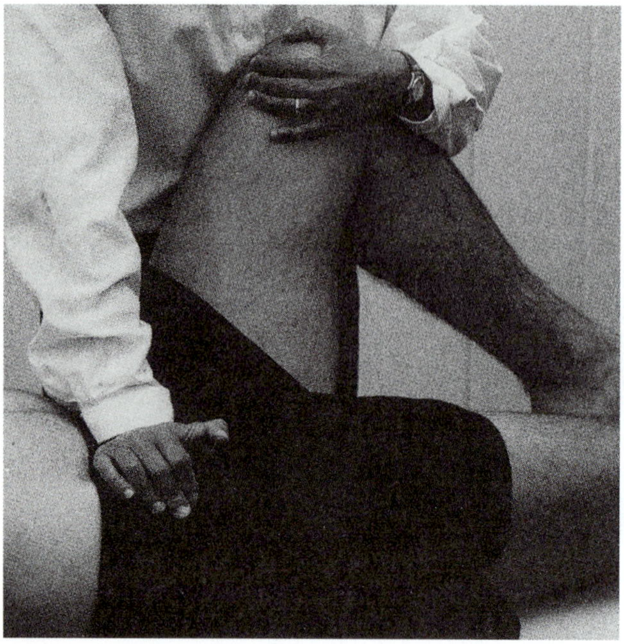

그림 6-22 치골근에 대한 저항검사. 환자는 고관절을 70° 굴곡하고 반대편 고관절 쪽으로 민다.

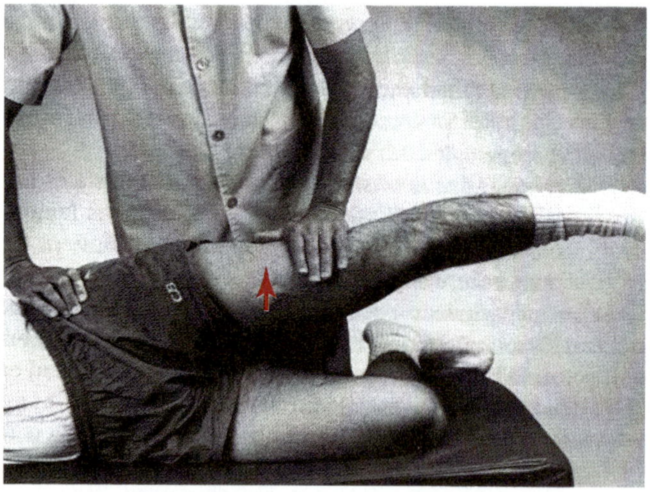

그림 6-23 저항을 준 상태에서 고관절 외전.

증이 있을 것이다.

- 통증 없는 약증은 L-4, L-5, S-1에 이상이 있음을 지적한다(지배적인 신경학적 수준은 L-5이다).

내회전 시 저항(Resisted Internal Rotation)

내회전 저항(그림 6-24) 검사는 요추의 과신전과 골반의 전방 경사를 하는 대상작용이 일어나지 않도록 하는 것이 중요한데, Janda[11]는 환자를 검사대 위에 비검사측 하지를 굴곡한 상태로 바로 눕히고, 검사측 하지는 검사대의 가장자리 밖으로 슬관절을 구부린 상태로 놓는다. 검사자는 한 손으로 대퇴의 하부 1/3 지점을 잡고, 다른 한 손으로는 외측과에 놓고 저항을 준다.[16]

등척성 고관절 내회전 시에 확인할 수 있는 병리 (Possible Pathologies in Isometric Hip Internal Rotation)

- 전자부 점액낭염이 있을 때, 통증이 명확하게 나타난다.
- 내회전근(소둔근, 중둔근의 전부, 대퇴근막장근, 반건양근, 반막양근)에 병소가 있을 때, 통증이 발생할 수 있다.

외회전 시 저항(External rotation)

고관절 외회전 저항 검사를(그림 6-25) 위해, 검사자가 내측과에 저항을 주는 것을 제외하고는 내회전에 대한 검사법과 유사하다.

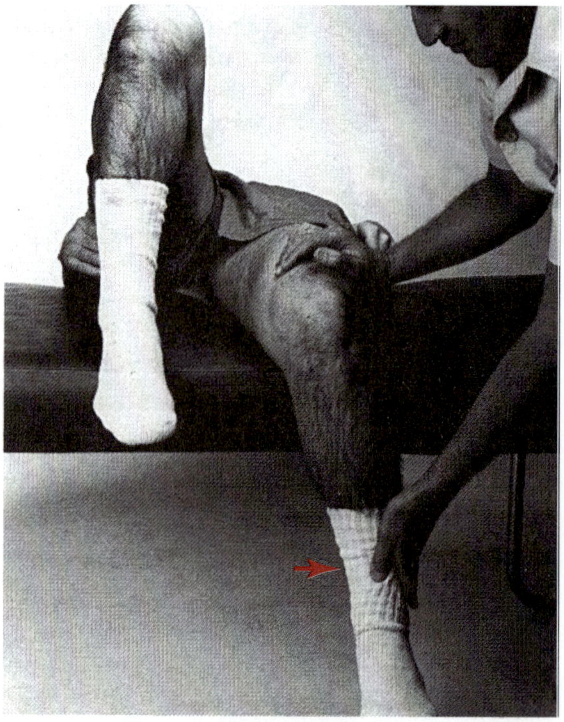

그림 6-24 저항을 준 상태에서 고관절 내회전.

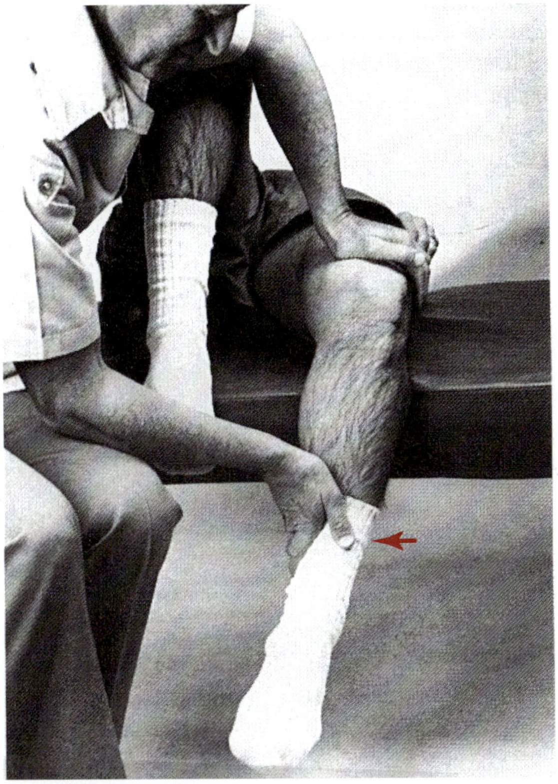

그림 6-25 저항을 준 상태에서 고관절 외회전.

등척성 고관절 외회전 시 확인할 수 있는 병리
(Possible Pathologies in Isometric Hip External Rotation)

- 전자부 점액낭염이 있을 때, 통증이 발생될 것이다.
- 이상근 증후근, 드물지만 내, 외폐쇄근과 같은 고관절 내회전근에 병리를 확인할 수 있다.
- 장요근, 봉공근과 같은 부가적인 외회전근의 병변으로 통증이 발생될 수 있다.

슬관절 신전 시 저항(Resisted Knee Extension)

Janda[11]는 고관절을 굴곡시키고 검사를 하게 되면, 대퇴직근의 온전한 근력을 검사할 수 없다고 지적했다(고관절 굴곡은 대퇴직근의 기시와 정기부 사이를 단축시키는 반면, 고관절 중립 또는 신전의 자세는 대퇴직근을 신장시켜 근육의 효율성을 증가시킨다). 환자를 바로 눕히는데, 검사대 위에 비검사측 하지를 굴곡시킨 상태가 되도록 하고, 검사하고자 하는 하지는 검사대 가장자리에 걸치도록 놓는다(그림 6-26). 검사자는 한 손을 대퇴 원위부 후방에 놓고, 다른 한 손으로 경골 원위부에서 저항을 준다. 엎드린 자세에서 슬관절 신전 검사를 할 때 통증이 일어날 수 있는데, 바로 누운 자세에서는 통증이 유발되지 않는다.

등척성 슬관절 신전 시 확인할 수 있는 병리
(Possible Pathologies in Isometric Knee Extension)

- 대퇴직근 상부, 대퇴직근의 근복, 슬개골 정지부에서 명확한 통증이 나타난다(7장 참조).
- 전하 장골극(AIIS) 부위에서 절단으로 통증과 약증이 발생될 수 있다.
- 통증 없는 약증은 L-2, L-3, L-4 신경근에 병변을 지적하는 것이다.
- 통증없이 양 외측부의 약증은 국소 근병증(myopathy)이 있음을 지적하는 것이다

슬관절 굴곡 시 저항(Resisted Knee Flexion)

환자를 엎드려 눕도록 하고, 슬관절을 90° 보다 약간 작게 구부린 상태를 만든다(그림 6-27). 검사자는 장골의 후부를 아래로 눌러 고정하고, 발목의 근위부에 저항을 준다. 여기서 두 가지의 구별된 검사를 실시할 수 있는데, 1) 고관절을 내측 회전시킨 상태에서 검사하는 방법(내측 슬괵근 검사)과 2) 고관절을 외측 회전시킨 상태에서 검사하는 방법(대퇴이두근 검사)이 있다.

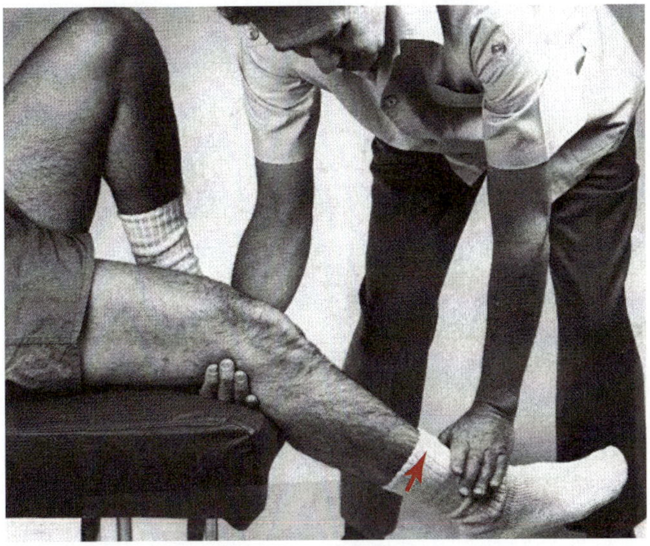

그림 6-26 저항을 준 상태에서 슬관절 신전.

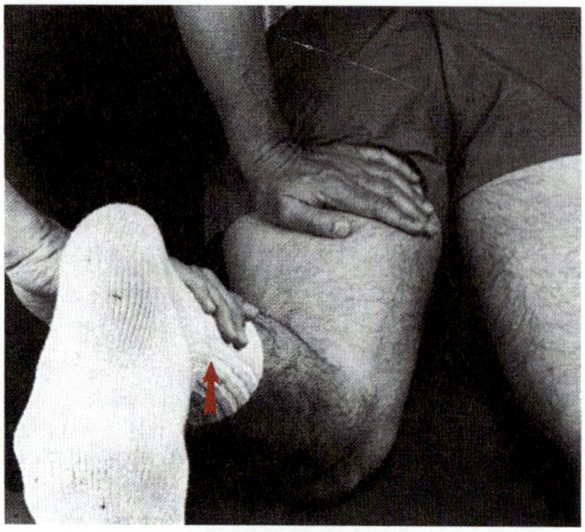

A

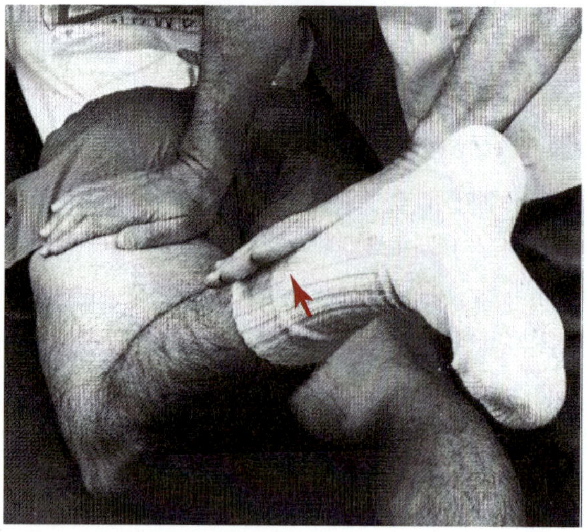

B

그림 6-27 저항을 준 상태에서 슬관절 굴곡. **A,** 고관절을 내회전시킨 상태에서 내측 슬괵근에 대한 검사. **B,** 고관절을 외회전시킨 상태에서 외측 슬괵근에 대한 검사.

등척성 슬관절 굴곡 시 확인할 수 있는 병리(Possible Pathologies in Isometric Knee Extension)

- 슬괵근의 좌골부에 병소(건염), 근복의 좌상, 슬괵근의 정지부에 병소가 있을 때, 명확한 통증이 발생한다(7장 참조).
- 내측 슬괵근 검사 시에 통증 없이 약증이 있으면 L-4, L-5(우세한 신경학적 수준[19]), S-1 신경근에 병변을 의미하며, 외측 슬괵근 검사시 통증 없이 약증이 있다면 L-5, S-1(우세한 신경 레벨[19]), S-2 신경근에 병변을 지적하는 것이다.

부가적 고관절 검사(Additional Hip Tests)

트렌델렌버그(Trendelenburg) 징후: 환자에게 병변이 있는 하지로 서게 하고, 건측 슬관절을 가슴 쪽으로 들어 올리도록 시킨다. 만약 양성이라면, 건측 골반이 아래로 떨어진다. 양성은 서 있는 하지 쪽의 중둔근이 약하다는 것을 의미한다. 또한 서 있는 쪽으로 몸이 이동하고, 중력선이 고관절 중심에서 외측으로 이동하여 외전을 보조하는 힘을 만든다.[9] 예를 들어, 오른쪽 고관절에 통증이 있다면, 환자는 대퇴골두 위에 있는 중력 중심을 분산시키기 위해 보행하는 동안 순간 순간 오른쪽으로 몸을 기울여 중둔근에서 받는 긴장을 감소시킬 것이다. 반면 환자에게 고관절 외전 구축과 고관절 통증이 있다면, 고관절 내전이 제한되어 위의 보행형태가 나타날 수 있는데, 이런 경우에는 트렌델렌버그(Trendelenburg) 징후가 나타난다 하더라도 음성이라고 할 수 있다. 따라서 징후가 양성임을 증명하기 위해서 병변이 있는 하지에 고관절 내전이 발생하는 지를 확인하는 것이 필수적이다. 고관절에 통증이 있다 하더라도, Trendelenburg 징후가 음성인 환자에게는 사용하지 않는다.[21] 일반적으로 골관절염, 신경학적 질환, 내반고가 있는 경우에 검사는 양성으로 나타난다.

오버(Ober) 검사: 오버(Ober) 검사(그림 6-28)는 고관절 외전근들의 구축여부를 알아보기 위해 사용하는 검사로서 환자를 건측이 밑에 가도록 눕히고, 슬관절을 굴곡시켜 요추 전만을 감소시킨 자세에서 시행한다. 검사자는 한 손으로 골반을 고정하고, 한 손으로는 검사하고자 하는 하지의 발목을 잡아 하지를 굴곡 또는 신전시킨 다음 체간과 동일 선상에서 고관절을 외전, 신전시켜 장경인대가 대전자의 후방으로 이동되도록 한다. 다음으로 검사자는 외전, 신전시킨 검사측 하지를 천천히 내린다. 만약 하지가 검사대로 떨어진다면 음성이다. 반면 만약 하지가 외전된 상태를 유지된다면 양성이 된다. Turek[22]는 장근(tensor)에 긴장도가 증가(tight)되어 있을 때, 대퇴가 검사대로 떨어지기 전에 외전 자세에서 잠깐 유지된다고 하였다. Ober[23]는 슬관절을 굴곡해서 검사하는 방법을 기술했다. 슬관절을 90° 굴곡하면 대퇴근막장근의 섬유가 더 단축된다.[20] 장경인대는 장골릉의 외측, 대둔근의 근막과 대퇴근막장근의 근위부로부터 뻗어 나온 건에서 기시하여 경골의 외측 근위부

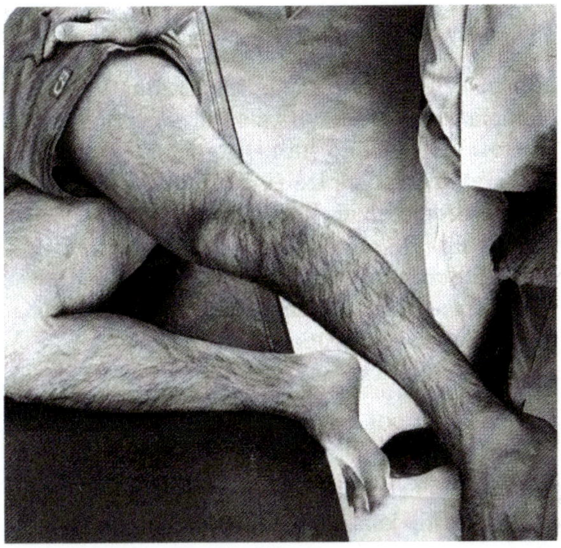

그림 6-28 오버(Ober) 검사 결과 양성

에 있는 Gerdy 결절에 정지한다.[24] 대퇴근막장근은 또한 슬관절을 신전시키는 기능이 있다[25](7장에 있는 전자부 점액낭염; 장경인대 마찰 증후군 참조).

오버(Ober) 징후 양성과 관련해서 발생 가능한 병변 (Possible Lesions Related to a Positive Ober Sign)

대퇴근막장근, 장경인대, 심지어 중둔근, 대둔근 또는 위의 모든 근육들 주위나 내부에 있는 근막에 경직 또는 구축이 있다. 대퇴근막장근이나 그 근육을 제한하는 근막에 좌상이 있는 경우에 오버(Ober)징후가 음성으로 나타날 수 있다. 오버(Ober) 징후에서 고관절 굴곡근의 구축에 의해 통증이 재현될 수 있다.[26]

병 변
LESIONS

골관절염 (Osteoarthritis)

병 인

고관절의 일차적(Primary) 골관절염(부록 6-A 참조)은 상당히 이례적인 것으로 드물게 나타난다. 한 논문에 의하면, 소위 일차적 골관절의 모든 경우의 90%가 실제로는 이차적인 것임을 알려주고 있으며, 성인에 대한 방사선 연구는 관절구 또는 대퇴골두(둘 모두)의 외형에 이미 존재하고 있는 미세한 또는 가시적인 이상을 평가하기에 충분한 정보가 있다.[27] 해부학적인 결함(후천성, 성장성 또는 선천성) 이외의 다른 원인들로는 가성통풍(pseudogout), 조직 갈변증(ochronosis; 인대, 연골, 표피, 결합조직 등이 암흑색 또는 갈색으로 변하는 상태로, 티로신 같은 페놀계 물질의 대사이상에 의해 발생), 혈색소증(hemochromatosis)과 같은 외상 또는 대사성 장애가 있다.[28]

증상과 징후

보통 환자는 중년 또는 노년층에 많다. 관절염의 초기 단계에서는 일과 후에 통증을 느끼게 되고, 약한 수준(low-grade)의 염증으로 인해 아침에 관절 경직이 있다. 또한 휴식 후에도 경직을 경험할 수 있다. 통증은 서혜부, 둔부, 대퇴 외측, 슬관절 내측 이외의 다른 부위에서 느낄 수 있다. 심지어 통증으로 인해 잠자는데 방해를 받을 수도 있다. 관절낭이 섬유화가 되거나 염증이 심해짐에 따라, 활동하는데 제한이 생기고, 특이한 통증과 관절낭성 유형이 나타난다. 통증으로 인해 고관절 내회전, 신전, 굴곡, 외전의 움직임이 제한을 받으며, 따라서 고관절은 더욱 외회전, 굴곡, 내전의 움직임을 취하게 된다. 특히 보행할 때 대퇴를 외회전하면서 걷는 형태를 취한다. 일반적으로 긴 하지 측에 외전, 갑자기 몸을 기울이는 움직임, 통증이 발생한다. Cyriax[13]는 보행하는 동안 고관절에서 신전이 일어나지 않으면 요추에서 보상적인 과신전이 발생하게 되고, 이것은 요통의 원인이 된다고 하였다.

기능 검사

- 관절낭성 유형은 수동으로 고관절을 내회전시킬 때 대부분 제한과 통증이 발생한다.
- 만약 심한 염증성 요소가 검사할 때 통증을 유발하지 않는다면, 등척성 근력 검사는 일반적으로 음성으로 나타나는데, 보통 통증이 있다면 모든 방향의 움직임에서 생긴다.
- 방사선 사진을 보면 관절 공간이 좁아져 있고, 준연골성 골(subchondral bone)의 방사선 밀집도, 준연골성 골수의 위낭포(pseudocysts), 말초관절에 골극 형성이 증가되는 것을 볼 수 있다. 혈액 연구는 관절염의 다른

원인(통풍, 류마티스 관절염)을 찾는데 주로 유용하다.[29]

감별 진단

류마티스 관절염, 강직성 척추염, 건성(psoriatic) 관절염, 혈청음성 척추관절염(seronegative spondyloarthropathies), 칼슘 피로인산염 결정체(calcium pyrophospate crystal) 침착 질환 같은 다른 일반적인 류마티스 질환은 배제해야 한다.

치 료

치료는 체중 감량과 운동학 사슬(kinetic chain)에 대한 평가를 포함해서, 외전근 강화와 고관절 근육의 유연성 증진; 움직임의 제한 범위를 증가시키기 위한 지속적인 신장법; 고관절, 슬관절, 족관절에 대한 관절 가동술; 지팡이 사용; 근막 이완; 척추와 천장관절에 대한 도수치료를 적용할 수 있다.

연부조직 손상(Soft Tissue Injury)

Medoff[30]는 운동선수에게 볼 수 있는 고관절 연부조직 손상을 두 가지로 분류했는데, 첫째는 전자부 점액낭의 천부와 장골인대의 반복적인 마찰로 인해 생기는 마찰손상 유형이고, 둘째는 고관절과 대퇴에 존재하는 건과 근육들의 교원질 섬유가 발휘할 수 있는 힘을 능가하거나, 움직임의 한계 범위를 초과하는 과압박으로(근육의 교원질 섬유에 최소한의 미세 손상을 일으켜 건염이 발생하거나, 출혈, 염증, 기능 감소가 동반된 건 열상이 발생할 수 있다) 인해 발생하는 기능부전 형태이다.

고관절 점액낭염(Hip Bursitis)

병 인

점액낭은 류마티스 관절염, 통풍, 감염과 같은 모든 염증에 의해 영향을 받는다.[31] 감염에 의해서도 통증, 발적, 팽윤이 발생하지만 여기서는 배제시켜야 한다.[29] 또한 건이나 근육의 파열, 화농성의 점액낭염, 활액막염, 골수염, 세포염 역시 배제해야 한다. 다른 원인 예를 들어, 점액낭에 출혈을 일으킬 수 있는 단단한 표면에 넘어져서 생긴 큰 외상은 포함한다. 반복 미세 외상[31]은 장경인대의 단축을 일으키고, 단축된 장경인대는 점액낭과 마찰을 일으켜 전자부 점액낭염을 야기할 수 있다. 고관절 점액낭염은 2차적으로 구조적(드물다) 또는 기능적 변형을 초래할 수 있다. 만성 요통 증후군, 비정성적인 자세, 고관절 또는 슬관절의 골관절염, 과거의 고관절 골절의 치료와 같은 원인에 의해서 고관절 점액낭염이 발생할 수 있다. 척추, 골반, 보행, 자세, 근력과 유연성, 관절 움직임, 하지 길이, 발 크기, 일하는 습관, 그리고 환경을 포함한 모든 동적, 정적상태를 평가하는 것이 매우 중요하다. 고관절 주변엔 적어도 13개의 점액낭이 존재한다.

견부에서 볼 수 있는 것처럼 고관절의 점액낭염에 대한 기능적 평가 결과 역시 다양하게 나타난다. 점액낭은 수동적인 구조물로서 정상적으로 수동 신장 또는 압박에 의해 통증이 일어날 수 있으며, 근육을 검사할 때 주는 저항에 의해서도 통증이 발생할 수 있다. Cyriax[13]는 둔부에 대한 진단이 가장 어렵다고 했다. 점액낭염은 건염과 비교해서 불특정한 증상을 나타낸다. 점액낭염은 등척성 검사와 수동 검사 등에서 불특정한 통증을 일으키기 때문에 특정한 근육이나 건에 대한 정확한 진단을 방해할 수 있다. 또한 중둔근 부위에서처럼 종종 건염과 점액낭염이 연관되어 발생할 때, 이 두 가지를 명확하게 구분하기는 거의 불가능하다. 따라서 검사자는 저항 검사와 수동 검사를 할 때 급성 또는 아급성 점액낭염에 대한 개념을 염두에 두고 검사해야 한다. 건염은 보통 하나 또는 두개의 특정한 근육이 포함되는데, 근육이나 건이 포함된 부위를 신장하는 수동 검사와 등척성 검사를 통해 확인할 수 있다.

수동 검사에서는 관절낭성 유형(이미 존재하는 관절낭성 유형이 나타날 수 있다)의 딱딱한 끝느낌 보다는 비관절낭성 유형의 부드러운 끝 느낌을 느낄 수 있다. 점액낭에서는 종종 국소 지점에 예민성이 증가하고, 야간통과 수면장애 역시 진단하는데 도움이 된다. 만성 점액낭염에서는 마찰에 반응하기는 하지만, 보통 두 번 또는 세 번의 마찰에 의해 통증이 발생된다(14장 참조, 마찰 마사지).

전자부 점액낭염(Trochanteric Bursitis)

고관절에 있는 전자부 점액낭은 일반적으로 점액낭염이

가장 많이 발생하는 부위이며, 상대적으로 빈번하게 발생하고 대퇴와 골반에 통증을 일으키는 원인으로 작용함에도 불구하고 검사할 때 간과되는 경향이 있다.[32] 전자부의 점액낭은 두 개의 큰 점액낭과 하나의 작은 점액낭으로 구성되어 있다. 한 개의 큰 점액낭은 중둔근의 아래, 대전자의 근위부 가장자리에서 약간 후 · 상방에 위치하고 있다. 대둔근의 하부에 있는 다른 큰 점액낭은 대퇴근막장근과 대둔근의 아래에서 마치 대전자 위에서 장경 인대를 수렴하는 것과 같은 형태를 이루고 있다. 이 점액낭은 대퇴골의 근위부 외측과 대전자 가장자리 하단 연접부 외측면에서 국소적으로 촉진이 가능하다.[33]

병인: 전자부 점액낭염은 고관절 질환, 요천추부의 좌상, 비만이 있는 동측에서 발생하는 경향이 있다. Schapira 등[32]은 요천추부의 좌상, 고관절 질환과 관련된 비정상적인 보행 형태가 고관절 내회전의 제한(초기 관절낭성 유형)과 고관절 외회전근들의 반사성 긴장도 증가와 관련이 있는데, 후자의 경우는 장경인대에서 대둔근과 연결된 섬유에 긴장을 일으키는 원인으로 작용한다고 하였다.

장경인대의 긴장은[오버(Ober) 검사가 양성] 종종 점액낭을 자극하는 요인으로 작용하는데, 고관절이 굴곡할 때 장경인대가 전방으로 움직임이고, 반대로 고관절이 신전할 때는 장경인대가 후방으로 움직이면서 점액낭을 자극하게 된다. 고관절을 굴곡하는 동안에는 대퇴근막장근이 장경인대를 전방으로 당기고, 고관절을 신전하는 동안에는 대둔근이 인대를 잡아당겨 후방으로 이동시킨다.[34] 허리가 뒤로 굴곡된 자세에서부터 슬관절을 곧게 뻗어서 신전을 하는 동안 지속적으로 하지를 들어 올리는 자세는 대둔군의 지렛대 작용을 증가시키기 때문에 전자부 점액낭염의 원인으로 간주되어 왔다. 특히 폭이 넓은 골반과 과도한 Q각을 가진 여자 달리기 선수 또는 가위걸음의 보행 습관이 있는 달리기 선수는 대전자를 내전으로 잡아당기는 작용이 과하게 일어기 때문에 전자부 점액낭염이 발생하는 것으로 알려져 있다.[35] 하지 길이의 차이, 과도한 족부의 회내 그리고 달리기하기에 좋지 않은 지면 역시 전자부 점액낭염의 원인으로 알려져 있다.

증상과 징후: 흔히 고관절의 외측 부위와 대퇴의 외측면에 깊고, 둔하거나 날카로운 통증을 호소한다. 통증은 일반적으로 야간에 더 심하고, 환자가 통증이 있는 부위로 누워 있을 때는 더욱 더 심해진다. 환자는 L-5의 신경근병과 비슷한 증상을 호소하거나, L-2의 영역을 따라 슬관절까지 방사통이 생길 수 있다. 여기서 발생하는 통증은 달리기를 한 후 과사용에 의한 것일 수 있다.[17] 하지를 편 상태에서 들어올리거나 대퇴신경이 신장되면, 통증을 호소할 수 있다. 하지만 전자부 점액낭의 위에 발생하는 팽윤은 주로 불편함의 원인이 된다.

감별 진단: 척수신경근병, 외전근의 좌상, 외회전근의 건초염(아래 참조, 건초염과 건 좌상), 골수염이 관련될 수 있는데, 이러한 질환은 배제해야 한다. 전자부 점액낭염을 고관절 골수염과 퇴행성 관절질환으로 오진할 수도 있다.[31]

기능 검사:

- 수동으로 고관절을 외회전과 내전시킬 때, 명확한 통증이 있다.
- 고관절 외전, 신전, 내회전, 외회전 시에 저항을 주게 되면, 점액낭을 압박하기 때문에 통증이 발생한다.
- Ober 검사가 양성으로 나타난다.
- 염증이 있는 점액낭의 국소 부위에 예민하게 반응하는 지점이 존재한다.

치료: 치료는 휴식, 냉치료, 신장, 대퇴근막장근과 장경인대의 근막 이완술이 포함되며, 만약 필요하다면, 대둔근 강화, 전기치료 기구 사용, 마찰마사지(오직 만성 점액낭염에 사용), 근막 주위의 근막 이완 기법(7장 참조, 장경인대의 마찰 증후군)을 사용할 수 있다. 또한 항염증제를 사용할 수 있다.

장골치골과 장요근의 점액낭염
(Iliopectineal and Ilopsoas Bursitis)

장골치골 점액낭은 고관절 관절낭 위에서 장요근과 고관절의 장골치골 융기(장골과 치골의 연접 부위) 사이에 위치한다.[26,36] 장요근 점액낭은 대퇴삼각에서 장요근의 정지부 가까이에 놓여 있다(점액낭의 상부는 서혜인대, 내측은 장내전근에, 외측은 봉공근에 접해 있다).[36]

병인: 장골치골과 장요근의 점액낭염의 원인에 대해서

는 다양한 의견들이 있다. 이 점액낭염의 경우는 종종 운동 선수에게 보다는 일반인들에게서 더 많이 발생하는 경향이 있다.[16] 장골치골 점액낭염은 고관절의 질환에도 영향을 받는데, 고관절에 발생한 골관절염이 원인요소로 작용할 수 있기 때문에 검사자는 관절낭 형태를 살펴보아야 한다.

증상과 징후: 전자부 점액낭염에서 볼 수 있는 것처럼 전형적인 염증의 증상이 있다. 두 가지 점액낭염 모두 서혜부와 대퇴 전부(때때로, 슬관절까지 내려온다)에 통증(특히 급성 통증의 가능성이 많다)이 존재한다. 환자는 보행할 때 발을 절 수도 있다. 보행 시 특히 고관절을 신전할 때, 심한 통증이 있다. 또한 자극에 예민하게 반응하는 국소 지점이 존재한다. 장골치골 점액낭염은 종종 장요근 점액낭염으로 오인되기도 한다. 장골치골 점액낭염은 대퇴골두 근처에서 촉진되고, 서혜인대를 3등분 했을 때 중간지점에서 1～2 cm 아래에 위치하며 치골결절과 대전자 사이의 중간부위 정도에서 수평으로 지나간다.[37] 서혜인대에 팽윤이 존재할 수 있다.

장요근 점액낭염 또는 건초염(이 둘을 구분하기는 어렵다)의 경우, 환자를 바로 눕히고 고관절을 90° 굴곡한 상태에서 촉진할 수 있는데,[38] 검사자는 다른 한 손을 이용해 수동으로 고관절을 외전시키고, 외전하는 동안 서혜인대 바로 아래에서 통증에 민감한 부위인 소전자의 상부를 촉진한다.

기능 검사

- 수동으로 고관절을 굴곡과 신전하게 되면, 명확한 통증을 호소한다(대부분 통증이 심하다).
- 수동을 고관절을 외회전, 내회전 그리고 내전시킨 상태에서 굴곡시키면, 통증이 나타날 수 있다.
- 고관절을 굴곡할 때 저항을 주면, 통증을 호소할 수 있다.

치료: 치료는 전자부 점액낭염과 비슷하다. 만약 팽윤이 존재한다면, 요근의 신장(12장 참조, 신장과 촉진법), 스테로이드 주사, 흡인(체내의 고름, 가스 따위를 빨아내는 일)을 적용할 수 있는데, 그럼에도 불구하고, 만약 통증이 지속적으로 존재할 때는 외과적 절제가 필요할 것이다.

좌골둔부의 점액낭염(Ischiogluteal Bursitis)

병인: 점액낭은 좌골결절과 대둔근 사이에 놓여 있다. 이 점액낭염은 보통 앉은 자세에서 일하는 사람에게 많이 발생하는데, 특히 앉아서 일하는 동안 둔근이 외측으로 미끄러져 이동된 경우에 더 많이 발생한다. 좌골결절의 손상에 의해서도 발생할 수 있다.

증상과 징후: 좌골둔부의 점액낭염이 있는 환자들을 대상으로 한 Swartout와 Compere[39]의 유명한 논문을 보면 강렬한 통증이 갑자기 발생한다고 알려준다. 앉아서 하는 작업이 반드시 관련되는 것은 아니지만, 앉은 상태가 상태를 악화시키는 것은 분명한 사실이다(부드러운 바닥에 앉는 것보다 딱딱한 바닥에 앉는 것이 더 심하다). 수면하는 동안 통증이 심해지고, 기침을 해도 대퇴부의 통증이 더 심해질 수 있다. 방사통이 있는데, 어떤 특정한 분절을 따라서 생기는 것은 아니다. 환자는 보행할 때 통증이 있는 쪽으로 몸을 기울이고, 보폭을 짧게 하여 걷는다. 요부에서 신전과 굴곡이 일어나면, 심한 통증이 발생할 수 있다. 좌골결절을 촉진하면, 그 부위의 근육이 처진 감촉을 느낄 수 있다. 남자의 경우는 전립선염에 의해서 좌골둔부 점액낭염에서 볼 수 있는 통증이 발생할 수도 있다. 좌골둔부 점액낭은 좌골결절의 위에 존재하며 좌골신경을 자극할 수 있다.[22]

기능 검사

- 수동으로 고관절을 굴곡할 때, 통증을 호소한다.
- 고관절을 신전할 때 저항을 주면, 통증을 호소한다.
- 슬관절을 굴곡할 때 저항을 주면, 통증을 호소할 수 있다.
- 하지를 쭉 펴고 올릴 때(straight-leg raise), 통증이 발생할 수 있다.

감별 진단: 슬괵근 증후군(건이 좌골 신경을 압박하여 통증이 일어날 수 있다), 직장과 복부의 질환, 추간판 탈출증, 급성 감염은 배제되어야 한다.[31]

치료: 오래 앉아 있어야 하는 경우에 쿠션이 없는 스펀지 방석(foam rubber cut-out cushion)을 사용하도록 한다.[26] 만약 슬괵근 증후군이 있으면, 보존적(conservative) 치료는 효과가 없을지 모르며, 이럴 경우에는 슬괵근 기시

부를 늘리는 외과적 처치가 필요할 수 있다.

관절순 질환(Labral Lesions)

견관절에서 처럼, 고관절에도 치밀한 섬유연골성 환이 관골구의 원형을 따라 골의 끝 부분에 견고하게 붙어 있다. 역시 견관절에서 처럼, 환자는 간헐적이면서 욱신욱신거리는 통증, 잡아당기는 느낌, 고관절이 무너지는 느낌을 호소한다. 때때로 통증성 염발음이 고관절에서 일어나는데 특히, 수동으로 고관절을 회전하면서 굴곡을 시킬 때 발생할 수 있다. 고관절의 느슨한 신체(loose boby) 상태에 대해 도수치료를 실시할 수 있지만, 그 전에 관절경 수술로 관절순의 파열된 부분을 제거하는 치료를 해야 한다. 관절경은 관절순 질환을 확인 진단하는데 필요한데, 일반적인 방사선 사진으로는 관절순 파열을 확인하기 어렵기 때문이다.[40]

일시적인 고관절 활액막염(Transient Hip Synovitis)

일시적인 고관절 활액막염은 어린이에게 발생하는 고관절 통증의 가장 일반적인 형태이다. 주로 6살 때 가장 많이 발생하며,[41] 대부분의 환자는 10살 이하의 어린이들이다.

병 인

원인은 알려져 있지 않지만, 보통 바이러스 감염, 알레르기, 미세손상 때문으로 생각되는데, 대부분의 경우가 감염이 가장 많이 발생하는 10월에 발생하는 것을 볼 때, 외상은 관련성이 적은 것으로 생각할 수 있다.[31] 따라서 고관절에 통증이 발생하기 전에 상부 호흡기(upper respiratory), 위장(gastrointestinal), 방광에 감염이 있었는지 확인해야 한다.

증상과 징후

고관절, 슬관절, 대퇴 전면에서 갑자기 통증이 발생할 수 있다. 환자들의 절반 정도는 바로 누운 자세에서 고관절의 굴곡, 외회전, 약간의 외전자세를 취한다.[31] 특별한 치료 없이도 상태는 호전되지만 수차례 재발할 수 있다.

기능 검사

관절낭성 유형이 존재할 수 있고, 특히 수동으로 내회전을 시킬 때 관절 제한과 통증이 있다. 실험실 검사들(Laboratory tests)과 방사선 사진은 정상으로 나온다.

감별 진단

실험실 연구 특히 혈구수 검사와 침강률 검사는 부패성 관절염증과 다른 화농성 질환들을 배제시키는데 도움이 된다. Perthes 질환은 활액막염의 증상과 거의 유사하며, 질환의 초기에는 두 질환을 거의 구별하기 어려운데, 초기 방사선 사진상에 Perthes 질환 역시 정상으로 나오기 때문이다. 하지만 시간이 지나면서 Perthes 질환의 경우에는 증상이 지속되기 때문에 구별이 가능해 진다. 따라서 만일 증상이 3주 이상 지속되면, 뢴트겐 사진[31]을 찍어서 확인해보는 것이 합당하다. 마찬가지로 Juvenile 류마토이드 관절염도 초기에는 활액막염과 구별이 어려울 것이다. 대퇴골두의 골단이 박리되는 현상은 보통 더 나이든 아동에게서 일어난다(약 13세 정도).

치 료

대부분의 환자들은 슬관절 밑에 베개를 넣고 휴식을 하면, 24~48시간 내에 증상이 호전된다. 하지만 통증이 완전히 사라질 때까지 지속적인 체중 부하는 주지 않는 것이 필요하다. 통증이 사라짐에 따라 2주간에 걸쳐서 활동량을 늘려야 한다. 만약 2~3주 후에도 증상이 지속적으로 나타난다면 재평가해야 한다.

염발음성 고관절(Snapping Hip)

병 인

염발음성 고관절(Snapping Hip)은 관절내 또는 관절외에서 발생한 문제로 인해 2차적으로 발생하는 경우가 많다. 관절내 원인으로는 느슨한 신체(loose body), 활액막연골증, 고관절의 아탈구,[42] 골연골성 외골증, 연골순의 열상 등이 있다. 관절외 원인은 대전자 위의 장경인대 후부의 비후(위에 있는 전자부 점액낭염 참조; 7장의 장경인대 마찰 증후군 참조), 일반적으로 적은 편이긴 하지만, 장골치골 융기부 위의 장요근건 비후, 대퇴골두 위의 장골대퇴 인대 비후, 좌골결절 위의 대퇴이두근의 장두 비후가 있다.[42]

증상과 징후

염발음성 고관절은 통증보다는 특정한 고관절 움직임과

연관된 염발음을 주로 호소한다. 만약 요근에 이상이 있는 경우라면, 보통 서혜부나 고관절의 전부로 문제를 국한시키는 경향이 있다.

기능 검사

- 오버(Ober) 검사에서 양성으로 나타날 것이다.
- 장요근이나 슬괵근이 단축된다(12장 참조, 촉진 후 신장(Postfacilitation Stretch), 단축을 검사하는 방법들)
- 만약 요근에 문제가 있다면, 고관절 외전과 외회전에 의해 염발음이 발생할 것이다.

치 료

침범된 부위 위에 근막 이완술과 마찰 마사지를 실시한다. 단단해진 근육들에 신장과 촉진 후 신장을 적용한다(12장 참조). 보행의 생역학적인 구조와 짧아진 하지 길이를 향상시켜준다.

고관절 포인터(Hip Pointer)

병 인

장골릉에 외상성 타박상이 원인이 될 수 있는데, 타박상은 골막하 혈종, 장골에 붙어있는 외복사근의 열상, 장골릉의 골막염과 같은 다양한 손상을 일으킬 수 있다.[43,44] 요부 포인터는 보통 스포츠 접촉 때문에 생긴다.

증상과 징후

통증은 급성이다. 환자는 환측 방향으로 몸을 구부릴 것이다. 부종과 극단적으로 예민한 부위가 장골릉의 위에 존재하는데, 복근의 경련이 함께 동반되기도 한다. 반상출혈의 증가와 부종의 확산이 24~48시간 이내에 발생한다.[44]

기능검사

- 능동이든 수동이든 통증으로 인해 체간 회전이 제한된다.
- 측굴의 반대편에 통증이 있다.

감별 진단

감별 진단은 보통 장골릉의 급성 골절 또는 골기(apophysis)의 분리골절을 제외한 후에 한다.

치 료

얼음 찜질, 휴식, 압박, 만약 필요하다면 목발을 사용한다. 초기 치료는 타박상을 치료하는 것과 같은 방법으로 하는데, 가능한 한 초기부터 능동으로 통증이 없는 범위까지 움직이도록 해야 한다. Ryan 등[45]은 타박상의 경우 초기에 출혈과 염증반응이 감소된 이후에는, 상당기간 손상된 근육을 고정하는 것이 필요한데, 단축된 자세보다는 신장된 상태로 고정하는 것이 치료효과가 더 좋다는 것을 발견했다. 이 원리는 근육이 좌상을 받은 다음에도 동일하게 적용할 수 있다.[46] 약간의 정적인 신장은 출혈과 부종을 감소시킨다. 부종이 제거된 다음 혈종이 치밀결합조직으로 바뀌고난 이후에는 마찰마사지와 근막이완술을 적용하는 것이 바람직하다(화골성 근염(Myositis Ossification) 참조).

화골성 근염(Myositis Ossification)

병 인

가장 일반적인 원인은 외상성 타박상으로, 타박상에 의해 혈종이 생기는 경우에 합병증으로 발생한다. 대퇴사두근과 상완근은 직접적인 외상을 받기 쉬운 부위이기 때문에 다른 부위에 비해 좀 더 자주 발생한다.

증상과 징후

대퇴사두근에 화골성 근염이 생기면, 점진적으로 슬관절의 굴곡이 상실되면서 통증성 덩어리가 만져지게 된다. 약한 타박상으로 생각하고 몇 번 치료를 한 후에도 운동범위의 감소, 온감의 지속적인 촉진, 딱딱한 혈종의 증가가 있다면 화골성 근염을 의심할 수 있다. 더 심각한 손상이 있는 경우라면 화골이 생길 가능성이 더 크다.[48] 신경주위에 화골성 근염이 있다면, 신경 포착이 발생할 수 있다.

기능 검사

- 능동과 수동 운동 범위가 점진적으로 감소한다.
- 손상 후 2~4주 사이에 방사선 사진에 양성으로 나타난다. 석회화된 구조는 식물의 줄기 같이 골의 아래에 연결되어 있는 것처럼 보인다.

감별 진단

대퇴의 스트레스 골절과 골형성 육종은 배제해야 한다. 골형성 육종과 유사한 형태의 증상을 보인다면, 초기에 조직 검사와 임상적 검사를 시행한다.

치 료

Sanders와 Nemeth[43]은 화골성 근염의 초기에는 통증과 염증이 가라앉을 때까지 휴식과 고정이 필요하며, 가능하면 목발을 사용하도록 제안하고 있다. 또한 적어도 4개월 동안은 강한 수동 신장은 피하는 것이 좋다고 제안한다. 통증이 사라지면, 부드러운 관절 운동과 편 상태로 하지 들기 운동을 실시한다. Anato[49]는 강한 마사지가 오히려 혈종을 증가시키고 새로운 골 형성의 원인이 된다는 것을 지적했다. 염증이 가라앉으면, 근막 이완술과 능동 이완술을 사용할 수 있다. 시간이 지나면, 이소성 골(heterotopic bone) 조직은 보통 흡수되며, 큰 골화 덩어리가 있다하더라도, 보통 기능이나 운동범위에 제한은 생기지 않는다.[43,46]

건염과 근좌상(Tendinitis and Muscle Strains)

급성 근좌상의 병리, 치료 방법, 치료 결과에 대해서는 아직까지는 다소 제한적인 정보만을 갖고 있다.[46] 새로운 정보는 에너지 흡수자로서 근육의 중요성을 설명하고 있는데, 자료를 보면 튼튼한 근육은 더 많은 에너지를 흡수할 수 있고, 피로를 쉽게 느끼는 근육들은 에너지 흡수 능력이 감소되어 있기 때문에 손상을 더 쉽게 받는 경향이 있다는 것을 볼 수 있다. 좌상은 보통 원심성 수축을 하는 근 섬유에 과한 장력(과부하력)이 가해져 근육이 파열되면서 발생하는 것으로 인식되고 있지만,[50] 최근의 동물실험을 보면 근육 손상은 단순히 기능적인 최고 근력과 관련있는 것이 아니라, 오히려 근육이 수축하는 동안에 발생하는 좌상의 크기에 더 많은 영향을 받는 것으로 나타났다. 마지막 결과를 보면, 창상조직과 구축이 제거되지 않는다면 좌상이 반복적으로 발생하는 것을 알 수 있다. 손상 받은 다음 4일까지는 근소관(myotubule) 형성과 섬유화가 생기면서 근육 변성이 진행되고, 섬유화가 더욱 우세해져서 손상된 섬유들 사이에서 결합조직이 형성된다. 운동을 하기 전에 몸풀기의 부족, 피로, 과거의 손상 경험이 좌상의 선행조건이 될 수 있다.

반복적인 과부하로 인해 건이나 건골막접합부에 건염이 발생할 수 있다. 건섬유는 골물질에 붙어있어 어느 각도에서 잡아당기든 관계없이 건의 종지부에 부하가 주어지면 건부착부 표면 전체로 퍼지게 되어있다. 건의 손상은 보통 부착부의 근위부나 원위부에서 발생하는데, 건 자체가 손상될 수도 있고, 골이 손상을 받을 수도 있다.[31] 하지에서 2개 또는 더 많은 관절에 걸쳐있는 근육들이 가장 빈번하게 손상받는 근육들이다(예로, 슬괵근, 비복근, 대퇴직근).[51] 예를 들어, 슬괵근의 손상은 일반적으로 슬관절 굴곡근으로서 작용할 때 보다는 슬관절을 신전하는 동안 하지를 감속시키려는 원심성 수축을 할 때 발생한다.

내전근(Adductors)

"서혜부 좌상" 혹은 "기수의 좌상"은 종종 치골에서 기시하는 근육들 예로, 장내전근, 단내전근, 박근과 같은 근육들에 발생한다. 장내전근(가장 일반적임)의 근건접합부와 대내전근의 상부가 역시 손상 받을 수 있다. 좌상은 만성적인 손상의 결과로 발생하는 경향이 있는데, 내전근들을 적절히 강화시키고 신장시킨다면, 그런 위험성은 무시할 수 있을 것이다.

병인: 내전근과 외전근 사이의 불균형이 원인이 되는 경향이 있다.[52] 골막염과도 관련이 있으며, 치료하는데 6개월에서 1년이 걸릴 수 있다.

증상과 징후: 일반적으로 서혜부에 날카롭고 찌르는 듯한 통증이 있다. 멍과 부종이 수일 후에 나타날 수 있다.

기능 검사:

- 고관절을 내전할 때 저항을 주면, 통증이 분명하게 나타난다.
- 수동으로 고관절을 내전할 때, 통증이 있을 수 있다.

감별 진단: 치골 골염, 전립선염,[53] 서혜부의 탈장은 배제시켜야 한다.

치료: 먼저 근육내의 출혈을 조절하기 위하여 휴식, 얼음 찜질, 압박, 거상(RICE)을 적용하면서 치료를 한다. 환자의 대퇴를 고정하는 고정끈(strap)을 사용할 필요도 있다. 능동저항운동과 신장이 필요하지만, 3주 후부터 시행

하는 것이 바람직하다. 효과적인 치료 방법으로 마찰마사지와 근막 이완술이 있다. 치료하는 부위의 근육과 근막에 유착이 있는지 촉진하는 것이 필요한데, 치료부위의 근처에 유착이 없어야 치료효과가 좋기 때문이다. 또한 재발을 방지하기위해 치료부의의 주변이나 좀더 멀리 떨어져 있는 모든 근육과 근막에 대한 치료와 평가가 필요하다(12장과 18장 그리고 다른 도수치료 부분 참조).

외전근(Abductors)

건염은 주로 근육의 정지부에 나타나지만, 중둔근의 경우 기시부에도 나타난다. 중둔근은 장골릉과 후대둔선 배측과 전둔근선 복측 사이에 있는 장골의 외측면에서 기시하고 대전자의 외측면에 정지한다.[36]

병인: 외전근에서 일반적으로 건염이 빈번하게 발생하는 부위는 중둔근이다.[54] Brody[55]는 넓은 골반, 증가된 Q각, 하지길이 차이, 그리고 중심선을 가로지르는 보행습관과 같은 신체적인 조건과 불규칙적인 인도나 경사진 면과 같은 조건하에서의 달리기는 중둔근의 기시부와 정지부에 과긴장(stress)을 줄 수 있다고 하였다. 또한 그는 짧은 하지는 골반의 경사를 일으켜 긴 하지쪽의 외전근에 과긴장을 준다고 하였다. 위의 모든 과긴장은 중둔근(그리고 소둔근)을 약화시켜 반대편 골반의 하강(Trendelenburg 징후), 동측의 골반의 거상, 반대측으로 요부의 만곡이 생기게 할 수 있다. 이러한 상태가 지속된다면 동측 중둔근이 짧아지고 긴 하지에서는 외전구축이 명확히 나타날 것이다.

증상과 징후: 환자의 고관절 외측에 전자부 점액낭염과 비슷한 통증이 나타날 수 있다. 이 통증은 보통 달리기를 하고 난 다음 주로 발생한다. 촉진하게 되면, 대전자의 정지부 근처나 근육의 근복을 따라 골반의 기시부까지 통증이 일어날 수 있다.

기능 검사:

- 외전할 때 저항을 주면, 명확한 통증이 있다.
- 수동으로 고관절을 내전과 내회전시키면, 통증이 발생할 수 있다.
- 수동으로 고관절을 내회전시키면, 통증이 발생할 수 있다.
- 수동으로 고관절을 외회전시키면, 통증이 발생할 수 있다.

감별 진단: 중둔근 건염을 전자부 점액낭염과 구별하기는 매우 어려울 수 있다. 하지만 점액낭염의 경우는 대전자의 외측 위에서 더 심한 통증이 발생하고, 중둔근의 건염인 경우는 대전자의 근위부와 후부에서 더 심한 통증이 발생할 것이다. 외전할 때 저항을 주어 통증이 발생한다면, 만성 전자부 점액낭염이라기 보다는 중둔근의 건염을 더 의심할 수 있다. 더해서 L-4나 L-5 신경근의 질환이 포함되어 있는 지를 고려해 보아야 한다.

치료: 좌상의 정도에 따라 치료 방법도 달라지겠지만, 일반적으로 거상(RICE), 냉치료(매 2시간 마다 20분씩), 고정, 마찰마사지, 근막 이완술, 등척성, 등장성, 등속성 운동을 증상이 감소될 때까지 실시한다.

대퇴직근 상부(Upper Rectus femoris)

대퇴직근(7장 정지부분 참조)은 약한 고관절 굴곡근과 강한 슬관절 신전근이며, 정상적으로 고관절 굴곡과 슬관절 신전의 동작이 요구되는 어떤 운동이나 동작을 할 때, 과도한 긴장을 받을 수 있다. 보통 대퇴직근이 내측광근이나 외측광근 보다 훨씬 더 빈번하게 손상을 받는다. 손상은 대부분 근복의 상부에서 중간 3분의 1지점까지의 지점에서 발생하지만, 대퇴직근의 기시점과 정지점에서도 손상이 발생한다. 대퇴직근은 2개의 관절에 걸쳐 있고, type Ⅱ 근섬유의 비율이 높으며(피로에 대한 저항성이 약하다), 고관절과 슬관절에서 움직임을 감속시키는 원심성 수축 작용이 있기 때문에 빈번하게 손상이 발생한다. 예를 들어, 단거리를 전속력으로 달리다가 갑작스럽게 감속할 때 손상이 발생할 수 있다.

병인: Teiz[56]는 댄서가 고관절을 굴곡할 때, 장요근 대신 대퇴직근을 사용할 경우, 대퇴직근에 건염이 어떻게 발생하는지에 대해 언급하면서 장요근을 사용하면, 하지를 더 높이 들 수 있을 거라고 주장했다. 대퇴직근의 고관절 굴곡 작용을 장요근이 대신 해주기 때문에 대퇴직근이 좀 더 이완될 수 있고, 그렇게 되면 서혜부에 주름이 더 많이 잡힐 수 있는 공간이 확보되기 때문이라고 하였다.

증상과 징후: 대퇴사두근을 따라 생기는 분리성 통증은 (discrete) 보통 손상 부위 근처에서 발생한다. 환자는 병소가 좀 더 원위부에 있을지라도 서혜부에 통증을 호소한다. 일반적으로 많이 발생하는 부위는 전상장골극(ASIS)에서 약 3인치 정도 하방에 존재하는 전하장골극(AIIS)에서 기시하는 근육들이다. 피하 조직에서는 팽윤이 나타낸다. 근복에서의 열상은 상완이두근의 열상으로 인해 생기는 근기능 상실과 유사하게 나타난다. Sander와 Nemeth[43]는 1도 수준의 좌상에서는 보행이 정상이고, 팽윤이 없거나 촉진 시 약간 불편감이 있으며, 고관절 신전 자세에서 슬관절을 신전하면 불편감이 있지만, 고관절을 굴곡한 상태에서 슬관절을 신전할 때는 불편감이 없다. 2도 수준의 좌상에서는 슬관절이 신전자세를 유지하게 되어 비정상적인 보행이 나타나고, 통증이 증가하며 팽윤의 가능성이 있고, 슬관절을 신전할 때 저항을 주면 통증이 있으며, 능동으로 슬관절을 굴곡할 때 가동범위의 제한이 발생한다. 3도 수준의 좌상은 매우 고통스럽고 목발이 필요하며, 슬관절을 신전할 때 저항을 주는 것이 불가능할 정도이다. 등척성 수축을 할 때 근육에 돌출부위가 보이거나 결손된 부위가 보일 수 있다.

기능 검사:

- 슬관절을 신전할 때 저항을 주면, 명확한 통증이 나타난다(7장 슬관절 신전 시 저항을 주어 평가하는 적절한 방법 참조).
- 수동으로 굴곡, 신전, 회전을 하면, 통증이 발생할 것이다.
- 엎드린 자세에서 환자는 슬관절 굴곡을 120°까지 할 수 없는데, 그것은 대퇴사두근이 단축되었다는 것을 지적하는 것이다(12장 단축된 대퇴사두근 검사 참조).

감별 진단: 하장골극(아래 참조)의 분리 골절을 배제해야하는데, 검사할 때 통증이 심하고 약증이 나타난다.

치료: 거상(RICE: 내전근 참조), 마찰마사지, 근막 이완술은 주로 사용하는 치료 방법이다. 간과되는 침범 부위는 관골구의 위에 있는 대퇴직근의 기시부이다. Hasselman 등[57]은 전하 장골극에 직접 붙어 있는 천부 근육과 근육들 사이 심부에서 간접적으로 붙어 있거나 관골구 상부에 붙어 있는 근육들을 지적했다(그림 6-29). 그들은 심부에서 간접적으로 붙어 있는 근육들에서 근건접합부에 열상을 동반한 좌상이 발생한다는 것을 증명했다. 따라서 마찰마사지와 근막 이완술을 이용해 치료하기 위해서는 이 부위에 대한 촉진이 필요하다(12장 단축된 대퇴사두근의 평가 참조).

장요근(Iliopsoas)

병인: 좌상은 일반적으로 대퇴가 굴곡되었다가 신전될 때, 근육의 과수축에 의하여 발생한다.

증상과 징후: O'Donoghue[58]는 장요근에서 좌상이 빈번하게 일어나는 위치는 정지부인 소전자 또는 근건접합부이

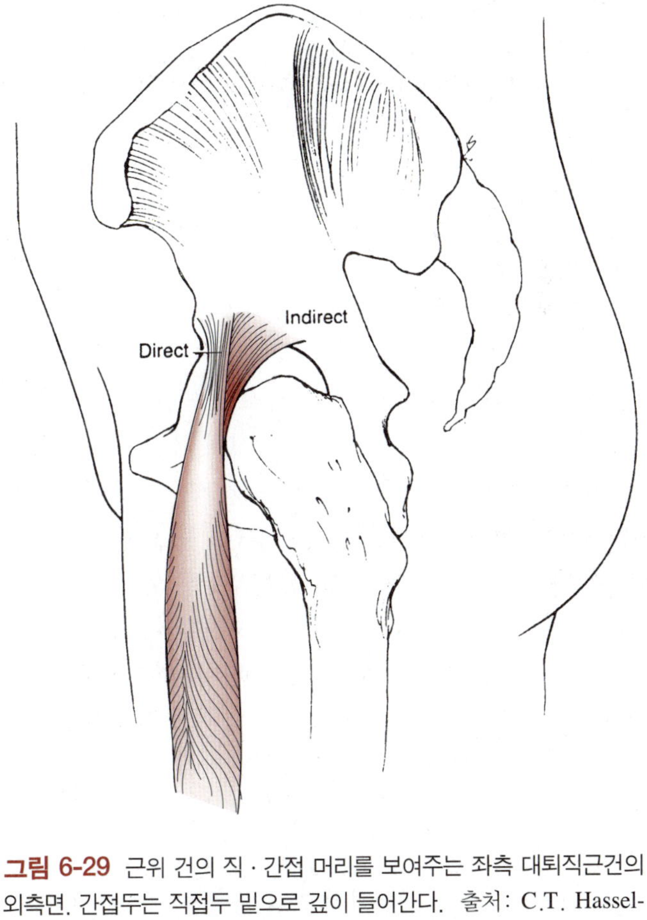

그림 6-29 근위 건의 직 · 간접 머리를 보여주는 좌측 대퇴직근건의 외측면. 간접두는 직접두 밑으로 깊이 들어간다. 출처: C.T. Hasselman et al, An Explanation for Various Rectus Femoris Strain Injuries Using Previously Undescribed Muscle Architecture, *American Journal of Sports Medicine*, Vol. 23, No. 4, p. 495, © 1995, American Academy of Sports Medicine.

며, 환자가 서혜부 통증을 호소하면서 고관절을 굴곡, 내전 그리고 외회전한 상태를 유지한다고 보고하였다. 음부대퇴신경의 침범에 대한 포착증후군은 아래를 참조하라.

기능 검사:

- 고관절 굴곡과 외회전 시 저항을 주면, 명확한 통증이 나타난다.
- 수동으로 고관절을 굴곡과 내전시키면, 통증이 가중된다.
- 수동으로 고관절을 신전과 내회전시키면, 통증이 나타날 수 있다.

감별 진단: 소전자의 박리성 골절을 배제해야 하는데, 고관절을 굴곡하고 외회전할 때 저항을 주면, 통증과 약증이 발생한다.

치료: 정지부에 대한 마찰마사지를 시행하고, 근복을 능동으로 이완시키는 치료를 시행한다(음부대퇴신경의 침범에 대한 아래의 포착증후군, 그리고 12장의 장요근 평가에 대한 내용 참조).

신전근: 슬괵근의 기시부와 근복
(Extensors: Hamstring Origin and Belly)

병인: 슬괵근 좌상의 병인은 슬괵근의 기능만큼 복잡하다(7장 정지부 참조). 슬괵근의 작용은 다양한 자세, 고관절과 슬관절의 안정성과 직접적으로 관련이 있다. 보행하는 동안에는 고관절과 슬관절이 동시에 움직이는데, 슬관절이 굴곡된 상태에서 고관절이 굴곡하거나 슬관절이 신전된 상태에서 고관절이 신전하는 동안에는 슬괵근의 한쪽 끝에서는 구심성 수축이 일어나고, 다른쪽 끝에서는 원심성수축이 일어난다. 보통 슬관절과 고관절의 작용을 보면, 고관절 굴곡과 슬관절 신전이 함께 일어나거나 고관절 신전과 슬관절 굴곡이 함께 일어난다. 걷다가 달리기를 하게 되면 근수축이 증가하는데, 슬괵근은 유각기 말기에 고관절 굴곡과 슬관절 신전의 움직임을 원심 수축을 통해 감속시키며, 이어서 고관절과 슬관절을 굴곡시키고(발꿈치 닿기를 위해), 고관절 신전과 슬관절 굴곡을 시키기 위해 구심성 수축을 한다(초기 입각기에서). 슬괵근은 이 시기 동안 슬관절의 안정근으로서 작용한다. 또한 발끝 떼기 바로 전에 구심성 수축을 하는데, 특히 대퇴이두근의 구심성 수축이 크게 증가한다.

속보 때, 두 시기에서 회전 과긴장의 원리가 나타날 수 있다. 첫째, 전방 유각기 후반부에 슬괵근은 대퇴의 굴곡과 슬관절 신전을 감속시키기 위해 원심성 수축을 하는데, 이 때 슬괵근의 수축과 대퇴사두근의 이완 사이에서 협조가 부족하면 열상(tear)이 발생할 수 있다.[60] 둘째, 슬괵근이 슬관절을 안정(중간입각기 동안)시키는 기능을 하다가 발끝 떼기를 할 때, 고관절 신전과 슬관절 굴곡으로 재빠르게 전환되어야 하기 때문에 근육의 손상이 많이 발생한다.[59] 대퇴이두근은 발끝 떼기에서 가장 활동적이며, 내측 슬괵근은 전방 유각기 말기에 가장 활동적이기 때문에 이 시기에 부조화는 손상의 원인이 된다. 따라서 손상기전을 분석하게 되면, 어느 근육에 손상이 발생했는지를 판단하는데 도움이 될 것이다. 보통 대퇴이두근의 건이 슬괵근 중에서 가장 일반적으로 손상되는 부위이다.[61]

Fox[62]는 슬괵근 좌상과 관련된 요인들을 다음과 같이 알려준다. 슬괵근의 유연성 부족, 양하지에서 슬괵근 장력의 불균형, 대퇴사두근과 슬괵근의 작용 비율의 불균형, 외부에서 가해진 힘에 의한 과도한 슬관절 신전과 고관절 굴곡(예로, 충돌), 이전의 손상, 근육의 약증, 하지길이의 불균형, 전해질 고갈 등이 슬괵근 손상의 원이라고 하였다. 이 외에 이론적으로 가능한 원인으로 몸 풀기 운동의 부족, 부적당한 훈련, 하지의 결함, 대퇴이두근 장두와 단두의 기능 부조화를 들고 있는데, 대퇴이두근의 단두(슬관절 굴곡)는 비골신경, 장두는 경골신경의 지배를 받기 때문에 기능적인 면에서도 대퇴이두근의 장두와 단두는 동일하지 않다.[63] Johagen 등[64]은 슬괵근 손상의 경험이 있는 단거리 달리기 선수들이 손상 경험이 없는 선수들에 비하여 슬괵근이 유의하게 단단했으며, 손상 받지 않은 선수에 비하여 원심성 수축의 속도도 낮았으며, 구심성 수축에서는 약증을 나타내었다. 슬괵근 손상의 재발 원인 역시 훈련을 재개할 때, 슬괵근이 여전히 단단하기 때문에 발생할 것이다.

증상과 징후: Puranen과 Orava[65]는 슬괵근 증후군의 경우 통증이 좌골결절에서 시작하여 대퇴 후부 쪽으로 방사된다고 보고하였다. 또한 대부분의 경우 통증이 외상과는 관계없이 시작된다. 앉은 자세, 대퇴 후부의 신장, 그리고 빨리 달리기를 하는 동안에 통증이 나타나지만, 환자가 천

천히 달리거나 누워있을 때는 잘 나타나지 않는다. 연구결과를 보면, 59명의 환자 중 23명이 이전에 슬괵근의 열상(tear)이 있었던 것으로 나타났다. 또한 슬괵근 내에서 단단한 부위를 촉진할 수 있고, 좌골결절에서 예민한 부위를 확인할 수 있다. 오직 이 두 경우에서만 하지 직거상 검사(SLR)가 양성으로 나타난다.[65]

일반적으로 빠른 활동 후 대퇴 후부에서 갑작스런 통증이 나타나며, 때때로 펑(pop) 소리가 들리기도 한다. 손상 부위에 나타나는 반상출혈의 정도가 반드시 심한 손상과 관련 있는 것은 아니다.[61]

기능 검사: 누운자세에서 환자가 하지를 펴고 들어 올릴 때, 고관절 굴곡이 60° 되지 않았는데도 불구하고 슬관절이 굴곡한다면, 슬괵근이 단단해진(tight) 것으로 간주할 수 있다. 고관절이 90° 굴곡 검사에서 고관절 굴곡이 80° 이하에서 슬관절이 구부러지면, 슬괵근의 길이가 비정상적임을 의미한다. 슬괵근에서 열상(tears)이 일반적으로 잘 생기는 부위는 반건양근이며, 이 근육은 대략 골반의 1/2 인치 후방, 대퇴 후부의 외측, 외측 근육 내 중격에 존재한다.

- 고관절을 신전할 때 저항을 주면, 약한 통증이 있다.
- 슬관절을 굴곡할 때 저항을 주면, 약한 통증이 있다. 이때 세 가지 자세 즉, 중립, 외측 회전, 내측 회전을 시킨 상태에서 검사한다.
- 수동으로 하지 직거상 검사에서 통증이 나타날 것이다. Winkel 등[16]은 하지 직거상 검사에서 관절 움직임의 제한이 일어나고, 슬괵근의 근복에 부분적인 열상(tear)이 있는 경우나 좌골결절의 박리성 골절이 있는 경우에 통증이 나타나는 반면, 저항 검사에서는 심한 경우에만 통증이 일어난다고 보고하였다.

감별 진단: 슬괵근에서 좌골신경통과 비슷한 문제가 생기는 것에서부터 대퇴 후부로 좌골신경통처럼 나타나는 요부의 문제에까지 다양하기 때문에 진단에 어려움이 있다. 수준 2와 3의 슬괵근 좌상은 일반적으로 반상출혈의 몇 가지 징후가 나타나며, 상대적으로 약한 슬괵근 좌상으로 진단을 한다. 신경학적 문제와 수준 1의 슬괵근 좌상을 구별하는 것은 보다 더 어렵다.

감별 진단이 필요한 또 다른 질환은 좌골둔부 점액낭염인데, 이 점액낭염은 밤과 안정시에 통증이 발생한다는 특징이 있다. 저항이 있는 상태에서 반복적으로 슬관절을 굴곡하거나 고관절을 신전해 부하가 가해질 때(위의 고관절 기능 검사 참조), 수동으로 고관절을 굴곡한 상태에서 슬관절을 뻗는 동작을 할 때, 증상이 악화될 수 있다.

이상근 증후군(이상근 증후군 참조)에서 자극에 예민한 부위는 일반적으로 이상근 근복 위의 둔부 근위부에서 발생하며, 통증은 이상근에 대한 저항 검사에 의해 악화된다.

대퇴 후부의 만성 구획 증후군(chronic compartment syndrome)에서 통증은 앉은 자세와 운동할 때는 발생하지 않는다.

좌골신경통과 같은 통증은 슬괵근의 열상(tear)으로 인한 상흔조직에 의하여 발생할 수 있다. Puranen과 Orava[65]는 슬괵근의 건이 단단한 경우 특히, 대퇴이두근의 부피가 커지게 되면, 좌골신경에 영향을 미칠 수 있는데 대부분의 슬괵근들이 좌골 신경과 좌골결절의 전방에 위치하고 있기 때문이라고 보고하였다(그림 6-30).

Kronberg와 Lew[66]는 슬괵근 통증의 원인이 신경의 긴장 때문인지를 확인하기 위하여 붕괴 검사(slump test)를 이용하였다. 그림 6-31은 붕괴 검사(slump test)를 시작하는 자세를 보여주고 있는데 슬관절을 신전한 상태에서 등과 머리를 가슴쪽으로 끝까지 구부린다. 이어서 검사자가 등과 경추에 압박을 증가시키면서 환자의 족부를 최대한 배측굴곡시킨다. 다음으로 그림 6-32에서 볼 수 있는 것처럼 환자가 머리를 신전시키는데, 이때 만약 신경에 긴장이 있다면 족부가 배측굴곡되고, 슬관절이 신전된 하지에 긴장이 제거 될 것이다. 반면 몇몇 경우에서는 신경의 긴장과 근육의 손상이 함께 존재할 수 있는데, Kronberg와 Lew는 일반적으로 슬괵근 좌상에 사용하는 전통적인 치료방법에 더해 붕괴 검사(slump test)법 신장을 함께 적용해줄 것을 제안했는데, 특히 신경 긴장이 함께 동반한 환자의 경우는 단지 전통적인 치료방법만을 적용했을 때보다 붕괴 검사(slump test)에서 사용하는 신장방법을 함께 적용하는 것이 더 유익하다는 것을 발견했다. Butler[67]는 좌골신경이 유동성을 갖도록 하기위해 그림 6-31의 자세를 사용했다. 더해서 그 자세에서 약 20초 동안 아주 부드럽게 진동

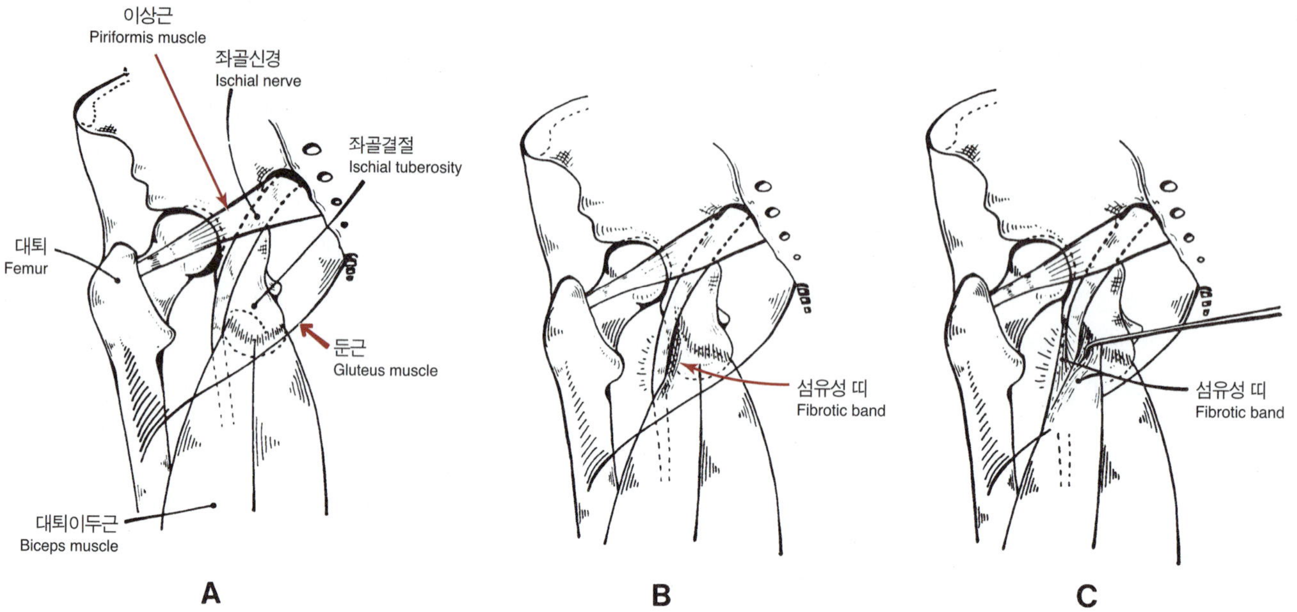

그림 6-30 **A,** 둔부근육의 심부영역에 대한 정상 해부; **B,** 대퇴이두근의 측면 근위 정지부의 건 섬유다발이 좌골신경을 자극한다; C, 좌골신경은 두 개의 실처럼 생긴 섬유다발 사이에서 압박되어 자극 받는다. 출처: J. Puranen and S. Orava, The Hamstring Syndrome: A New Diagnosis of Gluteal Sciatic Pain, *American Journal of Sports Medicine*, Vol. 16, No. 5, p. 519, © 1988, American Journal of Sports Medicine.

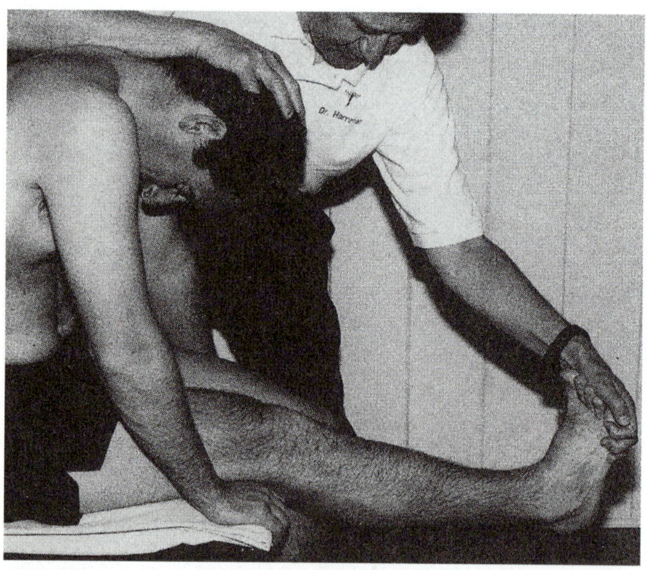

그림 6-31 슬괵근에 통증을 일으킬 수 있는 신경에 긴장이 있는지 알아보기 위한 붕괴(Slump) 검사의 첫 번째 방법.

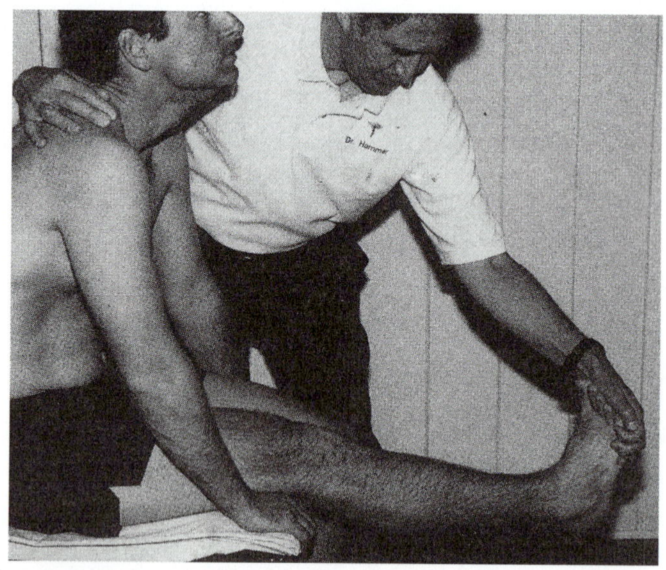

그림 6-32 신경에서 긴장이 완화되는지 알아보기 위해 환자에게 경부를 신전하도록 시켜보는 붕괴(Slump) 검사의 두 번째 방법.

(oscillation)을 시키고, 효과를 재평가 했다(이 기법의 사용에 대한 자세한 정보는 참고문헌 67에 언급되어 있다).

치료: 좌상이 경도, 중등도, 중증인지를 분석하고 열상의 정확한 위치가 어디인지를 확인하는 것이 매우 중요하다. 손상을 받으면 환자에게 하지를 15° 굴곡시킨 상태로 엎드려 눕도록 시킨 다음, 검사자는 예민한 부위와 결손된

부위가 있는지 촉진한다. 촉진을 돕기 위하여 환자에게 저항을 이기면서 굴곡하도록 요구한 다음, 통증이 어느 부위에서 생기는지 한 손가락으로 지적하도록 한다.[68] 검사자는 근육조직을 촉진한다. 수준 2 또는 중등도의 좌상은 일반적으로 촉진을 통해 결손 부위를 명확하게 알아내기 어렵지만, 수준 1의 좌상보다 통증 부위가 넓게 나타나면서 염증과 부종 현상이 증가한다. 수준 3의 좌상은 일반적으로 목발이 필요할 정도로 명확한 근 파열이 존재하는데, 부종, 반상출혈, 장력의 결손이 명확하게 나타난다. 좌골 기시부에서의 파열은 드문 현상이며, 슬관절이 신전된 상태에서 슬괵근이 힘차게 수축하는데, 갑자기 고관절에서 강한 굴곡이 생기면 발생할 수 있다.[39] Orava와 Kujala[69]는 성장기 어린이의 좌골융기에서 골이 박리되는 경우가 아니면 즉, 성인에서 슬괵근 기시부의 근위부에 발생한 급성 완전 파열의 경우는 신속하게 봉합수술을 해야 한다고 하였다. 만약 진단이 지연된다면, 초기에 좌골부에서 슬괵근의 봉합이 이루어지지 않을 것이고, 결국 이것은 기능저하의 원인이 될 것이다.

수준 1과 2의 좌상에 대해서는 얼음찜질(단지 20분 동안 적용하는데, 더 오래하면 오히려 조직 손상을 일으킬 수 있다), 압박 고정, 거상과 같은 보존적인 치료를 초기에 사용한다.[68] 환자를 검사대의 가장자리에 하지를 떨어뜨린 자세(원심성 수축)로 눕히고 심부 얼음 마사지를 하는 것이 좋은데 특히, 슬괵근은 빠르고 강한 힘을 발휘하는 type Ⅱ 섬유를 많이 가지고 있기 때문에 심부 얼음 마사지가 도움이 된다. 전기치료(modelity)와 고속 등속성 운동 역시 도움이 된다. 통증이 약간 생길 정도까지의 신장과 근력 증진 운동은 특히, 슬괵근에 포함된 개개의 근육들에 시행하는 것이 좋다. 신장은 고관절을 내회전, 외회전, 중립 상태에서 시행해야 하는데, 그래야 슬괵근에 포함된 근육들 전부를 신장시킬 수 있기 때문이다. 슬괵근 근력 증진 운동 역시 신장법과 동일한 모든 자세에서 해야한다. 가벼운 마찰마사지는 즉시 실행할 수 있지만, 심부 마찰마사지는 혈종이 생성되는 시기 동안에는 금기로 하는 것이 좋다. 횡마찰마사지, 능동 이완술, 근막 이완술은 상흔 조직을 올바로 정렬시키는데 매우 중요하며, 비정상적인 교차 연접이 일어나지 않도록 정상 선상을 따라 힘을 가해야 한다.

그림 6-33은 슬괵근 병변에 대한 능동 이완술을 시작하는 자세를 보여준다. 그림 6-34는 하지를 신전하는 동안에 능동 이완술을 적용하는 모습을 보여준다(17장 참조, 이완기술의 기본적인 원리).

일반적으로 슬괵근과 연관이 있는 모든 하지와 복부 근육들의 유연성과 근력을 검사하는 것은 항상 중요하다. Cibulka 등[70]은 천장관절에 기능이상이 있는 환자에게 도수 치료를 적용한 결과, 도수 치료를 하지 않은 환자군에 비해서 손상된 슬괵근의 최고 염력이 유의하게 증가하였다고 보고 하였다. Muckle[71]은 하부 요추분절의 저운동성이 반복적인 슬괵근 좌상의 원인이 된다고 하였다. 슬괵근의 신장을 증가시키는 원인으로 작용하는 전방 골반경사가 역시 슬괵근에 좌상을 일으키는 원인임이 증명되었다.[72] Heiser 등[73]은 슬괵근을 재활시켰던 비율이 대퇴사두근과 비교해서 0.55 또는 그 이상 더 많았으며, 재활을 시켰던 환자군에서는 이전의 슬괵근 손상이 재발되지 않았는데, 대조군의 경우 1/3의 환자에서 이전의 슬괵근 손상이 재발된 것과는 대조적인 것이었다.

복부 근육과 근막손상(Abdominal Muscle and Fascial Injury)

대부분의 모든 근육들은 골반 또는 장골릉에서 기시하거나 정지하며, 복직근, 외복사근, 광배근, 대둔근, 중둔근, 대퇴근막장근, 봉공근, 요방형근, 요장늑근, 복횡근이 있다. 보통 통증이 있는 반대편으로 몸을 구부릴 때 통증이 생긴다. 예로, 테니스 선수가 서브를 할 때 보면, 머리 위로 공을 던져서 신체를 약간 뒤로 젖혔다가 앞으로 갑자기 구부리면서 공을 치는 것을 볼 수 있는데, 이때 복직근이 수축을 하기 때문에, 이 근육에서 열상이 발생할 가능성이 있다.[74] 복직근에 열상이 있는 경우에는 복부를 신전할 때 통증이 발생한다. 따라서 환자는 보통 통증을 경감시키기 위해 굴곡자세를 취하게 된다. 장골릉에 붙어있는 근육들에 좌상과 타박상이 생기면, 고관절 포인터(pointer)에서처럼 연관통이 발생한다. 또한 부종과 반상출혈이 장골릉 부위에 나타날 수 있다. 만성 근막 좌상 때문에 서혜인대의 위부분인 서혜부에 통증이 발생할 수 있다.[55] 이 부위에 대한 손상은 보통 달리기 선수들에게서 잘 발생하는데, 치료하

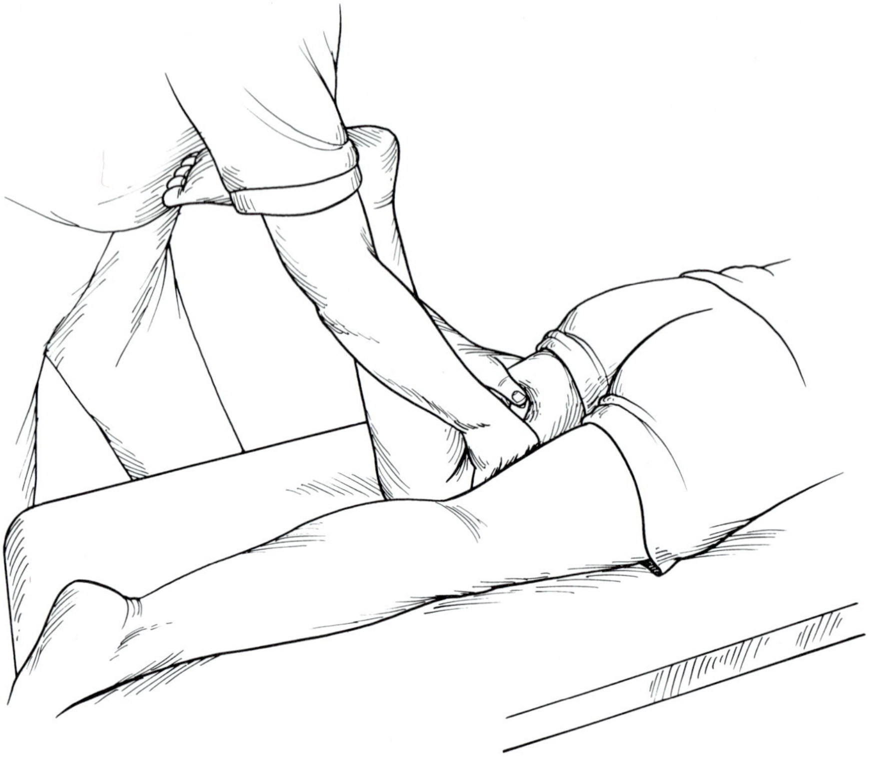

그림 6-33 검사자는 슬괵근이 짧아진 자세에서 병변부위에 엄지손가락을 편평하게 놓는다. 출처: Copyright © 1998, Warren I. Hammer.

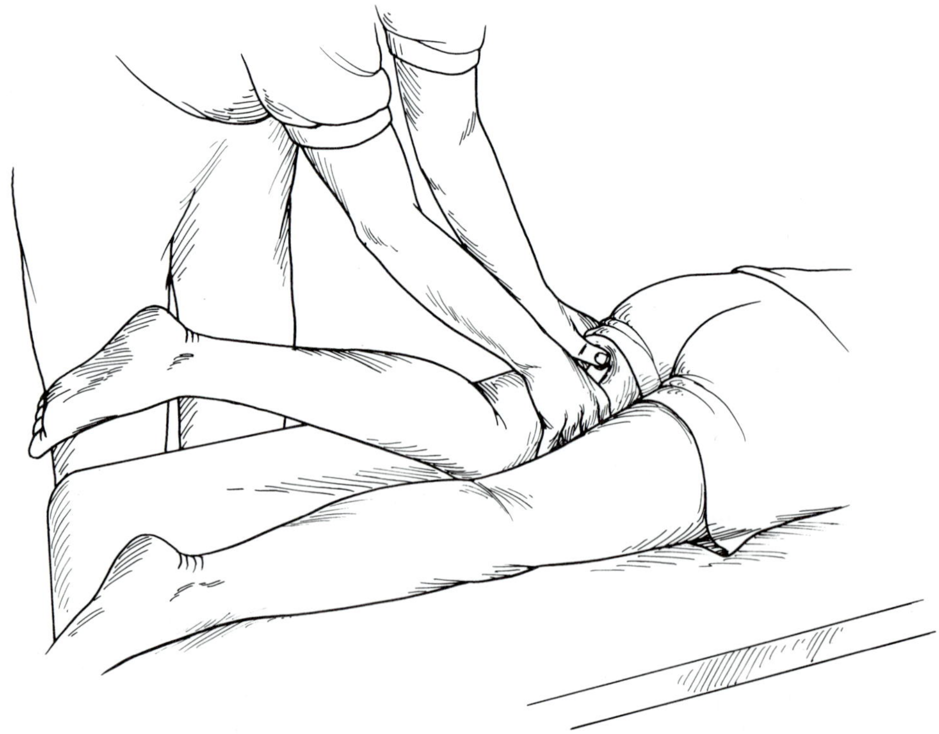

그림 6-34 환자가 하지를 신전함에 따라, 병변부위가 검사자의 손가락 밑으로 움직이게 되는데, 검사자는 계속 접촉을 유지하면서 하지가 신전되는 동안 손가락을 가볍게 머리쪽으로 움직인다.(능동 이완 기술에 대해 17장 참조) 출처: Copyright © 1998, Warren I. Hammer.

기 어려운 만성 문제로 끝나는 경우가 많다.[55]

치 료

치료는 휴식, 고정, 최종적으론 복부근의 강화로 구성된다. 복직근을 신장하기 위해서 신전 운동을 시키는 것은 중요하다. 손상 부위에 대한 마찰마사지와 근막 이완술은 만성 문제를 해결하는데 도움이 될 것이다. 파열된 근육은 일반적으로 만성으로 가기 때문에 4~6주간의 치료 기간이 필요할 것이다.

느슨한 신체(Loose Bodies)

병 인

수산화인의 침전, 골관절염, 박리성 골연골염, 관절순 열상, 외상이 원인이 될 수 있다.

증상과 징후

Cyriax[13]는 흔히 나타나는 증상으로 요추 병변의 증상과 비슷하게 걷는 동안 서혜부에서부터 슬관절까지 대퇴의 앞부분에서 쿡쿡 쑤시는 듯한 통증이 나타난다. 통증은 다리에 갑자기 힘이 빠지는 원인이 될 수 있고, 통증이 몇 걸음 동안 지속적으로 나타날 수 있으며, 몇 주후에 다시 출현하기도 할 것이다. 종종 느슨한 신체가 도수치료를 통해 좋아질 때까지는 만성 통증이 계속 남아 있게 된다.

기능 검사

- 고관절을 90° 굴곡하고, 수동으로 외회전을 시킬 때 정상적 관절낭의 느낌보다는 되튕기는 듯한 저항의 끝 느낌이 느껴진다.
- 드물지만, 수동으로 굴곡할 때도 비슷한 끝 느낌이 있다.
- 방사선 사진이나 자기공명사진(MRI)으로 확인하는 것이 필요한데, 간혹 특발성으로 발생하기 때문에 음성으로 나타날 수 있다. 도수치료를 시도하기 전에 분명히 방사선 사진을 확인해야 한다.

치 료

치료는 하지를 견인한 상태에서 회전을 시키는 방법으로 도수치료를 적용한다.[76] 환자를 바로 눕힌 상태에서 고정끈이나 다른 검사자가 견고하게 골반을 고정한다. 검사자는 검사대(또는 마루)의 가장자리에 서고, 하지의 내·외측과를 잡아서 하지를 중립자세로 고정한다. 이어서 검사자는 고관절을 약간의 외전과 90°에 가깝게 굴곡을 시킨 상태에서, 약 15초 정도 고관절을 견인한다(그림 6-35A). 그런 다음 검사자는 견인을 유지하면서 끝 범위까지 외회전을 시켰다가 다시 중립위로 내회전시키는데 몇 차례 반복하여 시행한다(그림 6-35B). 이어서 검사자는 하지를 끝 범위까지 외회전시키고, 장축 방향으로 하지를 잡아당긴다(그림 6-35C). 대략 3번 정도의 도수치료 후에 수동으로 외회전을 시킨 치료가 되튕기는 듯한 저항의 끝 느낌을 개선시켰는지 확인하기 위해 다시 검사할 수 있다. 만약 검사 결과 변화가 없다면, 위와 같은 동작에서 외회전 대신 중립위치에서 내회전을 시켜서 다시 치료해볼 수 있다. 그림 6-35D는 중립에서서 시작하여 내회전의 끝 범위까지 회전시키고, 내회전의 장축 방향으로 견인하는 최종단계를 묘사하고 있다. 이 방법은 주관절의 느슨한 신체를 치료하는 방법과 비슷한 절차이다(4장 참조).

치골염(Osteitis Pubis)

병 인

치골염은 달리기와 차기에 관여하는 근육의 과사용과 미세외상, 천장관절의 불안정성, 치골지에서 기시하는 내전근들의 반복적인 당김이 원인으로 작용하여 치골부에 전단력이 생겨 치골결합부에 염증이 발생하는 질환이다. 또한 골반의 전후방, 상하방, 수평위로의 동요가 과다한 경우, 고관절의 움직임이 제한된 경우,[77] 복직근에 과긴장이 주어진 경우에 치골결합부에 염증이 발생할 수 있다.

증상과 징후

치골결합부는 지배하는 신경분포 때문에 진단하기가 어려워서 종종 배제되는 경향이 있다. 이 부위에는 음부대퇴신경(L-1, L-2)과 외음신경(S-2, S-3, S-4), 요부와 천부로부터 교감신경과 부교감신경의 지배를 받는다. 증상은 L-1, L-2 피부분절(서혜부, 대전자부, 하부 요추, 대퇴 전부 영역), 고관절 굴곡과 내전근들이 포함되어 있는 L-2 근육절, 회음부, 대퇴의 내측면, 천골 하부, 둔부, 서혜부를

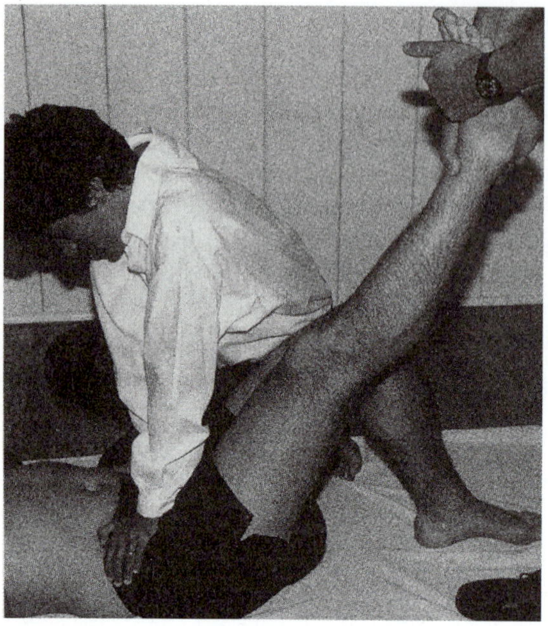

그림 6-35A 검사자는 고관절을 90°에 가깝게 굴곡시키고, 고관절을 약간 외전시킨다. 이어서 고관절을 약 15초 동안 견인한다.

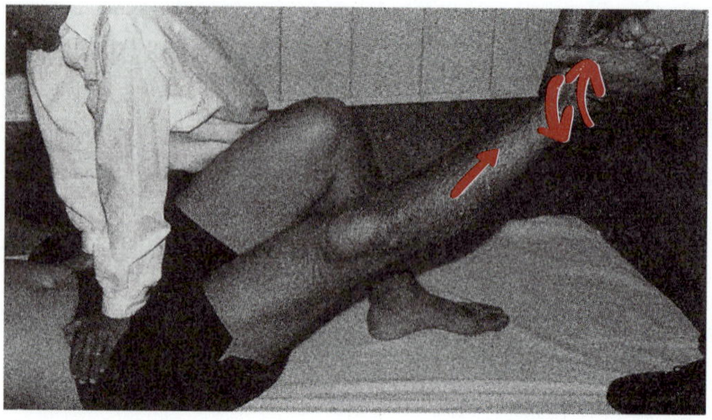

그림 6-35B 견인을 유지하는 동안, 검사자는 하지를 하방으로 서서히 내리면서, 하지를 여러 차례 내회전과 외회전시켜 중립 자세가 되도록 한다.

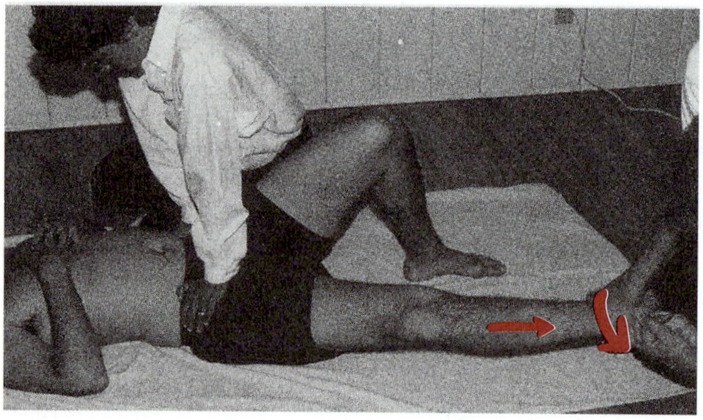

그림 6-35C 검사자는 마지막으로 장축을 외회전 상태에서 끌어당겨 마친다.

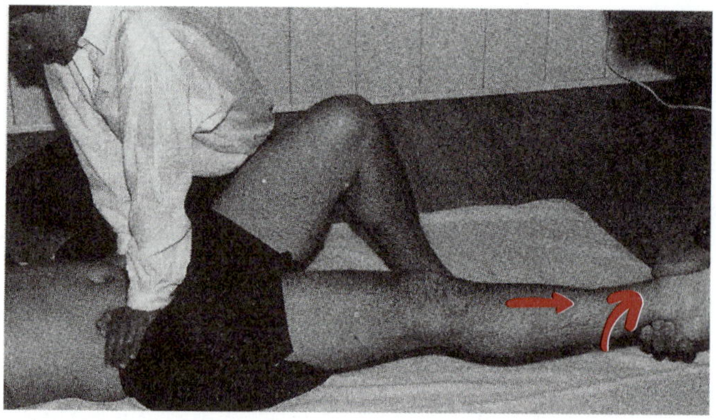

그림 6-35D 내측 회전상태에서 장축을 견인하는 마지막 단계.

포함하는 S-2, S-4 피부분절까지 연관통이 발생한다.[77] 환자는 고관절, 대퇴, 복부에 일반화된 통증을 호소하고, 그 외에도 관련된 어떤 특정한 부위들에 통증을 호소할 수 있다. 통증은 서혜부, 하복부, 치골부로 국소화 될 수 있으며, 치골부, 내전근, 복직근에 보통 국소화된 압통이 있다. 만약 병소가 심하다면, 내전근 경축을 일으키고, 내전근 경축은 오리걸음(waddling gait)이나 염발음을 일으키는데, 이것들은 고관절의 불안정성을 지적하는 것이다.[25]

기능 검사

- 방사선 사진은 치골부에 골 흡수의 흔적이나 치골부가 확장된 모습을 보여줄 것이다.[78] 골 스캔을 이용하면, 이를 확인할 수 있다.
- 모든 경우에 치골결합부에서 매우 자극에 예민한 부위가 존재한다.[77]
- 고관절을 내전할 때 저항을 주면, 통증이 있다.
- 수동으로 고관절을 외전할 때, 통증이 있다.
- 수동으로 고관절을 굴곡할 때, 통증이 있다.

감별 진단

서혜부 헤르니아, 과긴장성 골절, 치골 결합부의 박리 골절(박근 증후군), 내전근 좌상, 전립선염, 고환염, 골수염, 요석증, 류마토이드 관절염, 강직성 척추염, Reiter 증후군 같이 서혜부에 통증을 일으킬 수 있는 병변들을 배제해야 한다.

치 료

논문들을 보면, 치료에는 휴식, 항염증제 치료, 내전근 신장, 운동선수들의 경우엔 3~10개월 간 운동 중지가 포함되어 있다.[79] 증상은 몇 개월 내에 스스로 조절할 수 있게 된다. 통증이 없는 범위까지의 신장과 근력 강화는 환자가 참을 수 있을 정도가 되면 바로 시작할 수 있다. 손상부위를 싸고 있는 근막과 근육들 모두에게 근막 이완술과 능동 이완술을 시행하는 것이 필요하다. 만약 견딜 수 있다면, 마찰마사지를 치골인대에 시행할 수 있다. Holt 등[77]은 운동선수들이 빨리 복귀할 수 있도록 하기 위해서 증상들이 7~10일 내에 감소되지 않는다면, 치골부에 코르티코스테로이드를 주사할 것을 추천하고 있다.

박리 골절(Avulsion Fractures)

도수치료가 골절에 적당한 치료방법은 아니라 할지라도, 검사자는 박리 골절, 특히 청년기의 고관절과 치골에서의 박리골절의 가능성에 대해선 깨어 있어야 한다. 골격이 아직은 미성숙한 사람에게는 성장판 손상이 인대나 근건 손상들보다 좀 더 흔하게 나타난다.[80] 사실 성인의 경우, 박리 골절을 일으킬 수 있을 정도의 과긴장으로는 박리 골절보다는 근좌상을 일으키는 경우가 많다.

병 인

박리 골절은 14~17세 사이에서 가장 흔히 발생하고, 25세까지 발생한다. 성장판은 근건부착부보다 약하기 때문에 손상시 보통 건조직 보다 골이 박리된다. 성장기를 보면, 골이 건과 인대보다 빠르게 성장하지만, 유연성은 감소되고 골단에서 받는 긴장이 증가된다.[81]

심한 근수축이나 과신장에 의한 손상이 실제로 급성 외상에 의한 손상보다 흔하다. 흔히 손상 받는 부위(그림 6-36)는 전상장골극(봉공근)과 전하 장골극(대퇴직근의 직접적인 머리)이고, 달리기와 뛰어오르기를 할 때 주로 발생한다. 특히 좌골(내측 슬괵근)부에 박리 골절이 있을 때, "허들선수 골절"이라 부른다. 장골릉(복근, 보통 외복사근)에서의 박리 골절은 흔히 체간에서 외전과 함께 비틀림이 발생할 때 일어나게 된다. 드물기는 하지만, 대전자의 외전근 기시부에서 박리 골절이 발생할 수 있다.[80] 소전자(장요근)에서의 박리 골절은 고관절이나 서혜부에 급성 통증을 유발한다. 치골 결합부(장내전근)에 대한 방사선 사진을 보면 박리를 명확하게 찾기가 어려우며 치골의 편측으로 불규칙한 것이 치골지 아래쪽으로 퍼지는 것처럼 보이게 된다.

기능 검사

- 특정한 근육에 대한 저항검사에서 급성 통증과 약증이 있다.
- 국소적으로 자극에 예민한 부위가 있다.

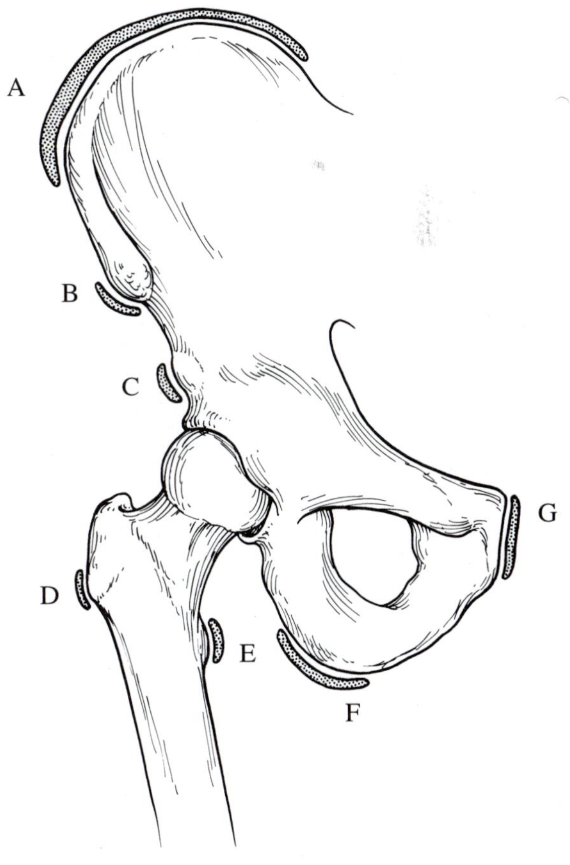

그림 6-36 박리 골절이 잘 일어나는 부위. **A,** 장골릉; **B,** 전상장골극; **C,** 전하 장골극; **D,** 대전자; **E,** 소전자; **F,** 좌골; **G,** 치골결합부 출처: Copyright © 1998, Warren I. Hammer.

- 방사선 사진은 질병 특유의 증상을 볼 수 있지만, 가능하면 다른 방사선 사진들과 비교하는 것이 좋다. 방사선 사진상으로 2차 골화중심이 나타나기 전에 골절이 발생하는 것을 볼 수 있다.

감별 진단

위의 증상들이 생기기 전에 먼저 골단의 파열이 선행된다. 따라서 골단염과는 구별해야 하는데, 골단염은 만성적이고 약한 수준의 염증성 통증이 있으며 점진적으로 진행되기 때문에 운동경기에 참가할 수도 있다.[43] 감염이나 종양은 배제되어야 한다.

치 료

치료는 휴식, 얼음찜질, 마찰마사지, 근막 이완술, 단축된 근육들에 대한 신장, 관련된 근육들 모두에 대한 근력강화가 있다. 대부분의 박리 골절들은 골유합과 함께 자발적으로 치료되며, 대부분의 섬유성 유합이 발생하면 기능적으로 문제가 없고, 자각증상도 없게 된다. 수술적 치료는 드물지만, 골절 파편의 전위가 큰 경우는 골 치유보다는 섬유의 불유합을 치료하기위해서 시행하며, 종종 특히 좌골결절 부위에 정복과 내고정이 필요할 수 있다.[44] 치료받지 않은 환자에겐 결국 굴곡구축, 만성통증, 궁극적으로 약증이 나타난다.[83] 환자가 운동 선수라면, 골절 치유와 함께 근력과 유연성이 완전히 회복된 다음에 시합에 참가하도록 해야 한다. 휴식과 통증이 없는 범위까지의 신장이 바람직하며, 위축을 예방하기 위해서 수동으로 비체중 부하 운동을 시켜 준다.

대퇴골두 골단 분리증 (Slipped Capital Femoral Epiphysis)

병 인

원인은 잘 알려져 있지 않다. 유전, 호르몬 이상, 기계적 자극이 원인으로 작용할 수 있지만, 더욱 유력한 선행조건은 비만이다. 근위부 대퇴골단(대퇴골두)이 문자 그대로 대퇴의 경부에서 떨어진다.

증상과 징후

대퇴골두 골단 분리증은 11~15세 사이에서 나타나고, 평균 연령은 소녀는 11세, 소년은 13세이다. 이 병변의 30~40%는 양측성으로 나타난다. 증상은 고관절에서의 통증을 포함해서, 서혜부 통증, 대퇴의 내측부 통증, 저는 것과 관계된 슬관절 통증이 있다. 갑자기 심한 고관절 통증과 함께 급성으로 분리가 일어나면, 체중부하가 어렵게 된다. 따라서 환자는 사지를 외회전하여 걷는다.

기능 검사

- 고관절을 능동과 수동으로 내회전할 때 가동범위의 제한이 있으며, 고관절에서 굴곡이 일어나는데 이것은 외회전이 일어나야 하기 때문에 생기는 결과이다.
- 급성 분리증이 발생하면, 모든 관절운동 범위에서 통증이 있을 것이다.
- 만성 분리증(증상이 3주 이상 지속되는 경우)의 경우에는 침범된 사지가 1~3인치 정도 짧아진다.

감별 진단

대퇴경피신경 포착질환(근육질의 소녀에게 더 일반적으로 많다), 성장호르몬의 부족, 갑상선 기능저하증, 갑상선 기능항진증, 범하수체전엽 기능감퇴증, 대퇴골두 골연골증을 배제해야 한다.[83]

치 료

무엇보다도 먼저 환자는 외과의사에게 보내진다. 만약 치료하지 않으면, 초기에 골관절염, 대퇴골두의 골괴저, 그리고 40%의 경우에는 반대측에 골단 분리증이 생기게 된다.

대퇴골두 골연골증 (Legg-Calvé-Perthes Disease)

병 인

원인은 잘 알려져 있지 않지만, 대퇴골두에 혈액 공급이 방해를 받아서 생기는 것으로 알려져 있다. 이 질병은 자동제어가 가능하고, 비염증성인 대퇴골두의 특발성 골괴사로 묘사되어 있으며, 결국 대퇴골두에서 체중부하 부분이 편평해지게 된다.[83,84] 대퇴골두의 관절 표면이 무너지고, 결과적으로 변형과 관절염이 생긴다.

증상과 징후

대퇴골두 골연골증은 주로 4~8세 어린이에게 자주 발생하지만, 보통 2~12세에서 발생하는 것으로 알려져 있다. 소년에게 흔히 발생하는 질환 가운데 4번째에 해당하며, 아프리카-미국계에서는 흔하지 않고, 단측성이 90%이다. 경한 통증이 사지에서는 2주에서 수개월 동안 발생하고, 서혜부 그리고/또는 근위부 대퇴에 통증이 있다. 환자는 전내측 대퇴와 슬관절에 국소화된 통증을 호소한다. 휴식은 통증을 완화시키고, 증상의 초기에는 고관절의 외전과 내회전이 근경축에 의해서 제한된다.[84] 고관절에서 생기는 외전의 제한은 대퇴골두 골단분리증에서 발생하는 내회전의 제한에 비견될 정도이다. 하지길이 결손과 대퇴의 위축이 생긴다.

기능 검사

- 수동으로 고관절을 외전과 내회전도 아마 근경축 때문에 제한된다.
- 트렌델렌버그(Trendelenburg) 검사는 양성이다.
- 방사선 사진을 보는 것은 필수적이다. "반월 징후(crescent sign)"를 볼 수 있는데, 하부연골에서 전단골절이 되는 것으로 골핵에 대해 방사선 조형제로 보면 골단의 파편들이 보이고, 재골화로 인해 대퇴골두의 모양이 변화되어 있으며, 말기 정도에 보면 변형이 존재하게 된다. 만약 양측에 병변이 있는 경우라면, 골단 이형성이나 갑상선 질환인지 확인하기 위하여 수부와 슬관절에 대한 전후 방사선 사진을 확인하는 것이 필요하다.[83]

감별 진단

비전형적인 패혈성 관절염(통증의 증가와 구조상의 증후), Gaucher 질환, 갑상선기능부전증, 다발성 골단 이형성증(양측성, 약간 짧은 신장, 상염색체성 우성), 겸상적혈구 빈혈, 척추골단 이형성증, Stickler 증후군 변종(양측성, 짧은 신장), 일시성 활액막염(통증이 아침에 더욱 분명하게 발생)에 대한 감별 진단이 필요하다.

치 료

정형외과 의사에게 환자를 의뢰한다. 6세 미만의 어린아이는 적어도 40~45°의 외전을 유지하되 의미 있는 아탈구가 나타나지 않도록 관찰해야 한다. 대퇴골두의 외측에 침범이 없는 좀 더 나이가 든 아이의 경우 역시 골절제술을 권하기 전에 일정 기간의 관찰을 통하여 평가해야 한다.[83] 초기 치료는 침상 휴식과 견인이며, 고관절에서 완전한 관절 범위를 회복해야 한다. 외전 보조기를 대퇴골두의 외측 부위가 재생될 때까지 12~18개월 정도 착용해야 한다. 성인과 대퇴골두의 침범 범위가 큰 어린아이에서 예후는 좋지 않은 편이다. 현재는 살아 있는 골과 함께 혈관을 이식하는 수술을 시도하고 있다.[83]

포착증후군(Entrapment Syndromes)

포착된 신경은 종종 원위 관절의 신장을 통해 확인할 수 있는데, 신경을 압박하는 자세를 통해 평가할 수 있고, 이상감각이 나타난다. 예를 들면, 수근관증후군에 대한 팔렌(Phelan) 검사가 있고, 대퇴 후부를 신장시켜 외측 대퇴근피신경을 신장시키는 방법이 있다. 섬유증이 신경의 외측에서 발생하거나 교원질의 탄성이 빠르게 감소되면, 신경의 압박과 포착이 가중되고 결국 정상적인 신경의 가동역이 제한을 받는다.[85] 종종 포착증후군은 압박 부위에 대한 타진(Tinel)에 반응하여 나타날 것이다. 운동이나 감각 신경이 포함될 수 있다. 근막이완기법을 통해 치료가 가능한 골반과 체간에서의 신경포착 영역은 아래와 같다.

이상근 증후군(Piriformis Syndrome)

병인: 이상근 증후군은 국소 외상, 섬유성 유착, 총비골신경이 근복사이를 지나가는 것과 같은 독특한 해부학적 구조에 의하여 발생하며,[86] 좌골신경 통로의 크기가 좁아서 생긴 것인지, 근육과 혈관에 대한 직접 압박 때문인지를 구분해야 한다.[87] Pace와 Nagle[88]은 보통 근복이 좌골신경 위를 지나가지만, 인구의 15% 정도는 근육의 근복이 두 개로, 신경을 사이에 두고 맞물린 모양을 하고 있다고 보고하였다. Goldner와 Hall[85]은 이상근에 의하여 좌골신경의 실제 압박 병변이 있다는 것을 증명하였고, 항상 근위 신경근의 자극이 원인이 되어 발생하는 것을 발견하였다. 또한

그들은 이상근에 부종을 야기하는 둔부에 대한 외상에 의해 이상근 증후군이 발생하는 것으로 보고했다.

증상과 징후: 천장골, 미골, 둔부, 서혜부, 고관절, 하지에 통증이 존재할 것이다. 요천추의 통증은 종종 나타나지 않는다. 종종 대전자와 좌골이나 후상장골극 아래의 몇 인치(inches) 사이에 자극에 예민한 부위가 있다. 드물게 여성에서 성교불쾌증이 발생할 수 있다.[88]

기능 검사

- 환자의 고관절과 슬관절을 90° 굴곡시켜 바로 눕히고, 하지의 외측면에 손을 놓고 환자에게 손을 밀도록 지시하여 외회전이 발생하도록 하면서 이상근의 수축성 회전 능력을 검사할 수 있다. 이 검사에서 이상근 증후군에 대한 양성반응이 필요한 것은 아니다(Pecina 등[87] 참조; 12장 이상근 단축에 대한 검사 참조).
- 이 검사에서 수동으로 고관절을 굴곡할 때, 또는 내회전할 때, 또는 두 동작을 함께 적용할 때, 통증이 발생할 것이다.
- Pecina 등[87]에 의하면, 좌골신경이 이상근의 두 개의 건두 사이를 지나면, 고관절 내회전시 이상근이 신장되면서 좌골신경을 압박하여 통증이 발생할 것이다. 이상근이 수축할 때는 건 주위의 공간이 넓어지기 때문에 포착현상이 감소될 것이다. 따라서 이상근을 신장시키면 통증이 증가되지만, 이상근이 구심성 수축을 하면 통증이 감소하는 현상을 이해할 수 있다. 또한 하지를 내회전시킨 상태에서 하지직거상(SLR)을 시키면, 포착현상이 더욱 가중되어 통증이 심하고, 외회전 상태에서 하지직거상(SLR)은 내회전 상태에서보다 통증이 덜 발생한다.
- 이상근은 하지직거상(SLR)의 약 20~25° 범위에서 신장되기 때문에, 이 범위에서 좌골신경통을 호소할 수 있다.

감별 진단: 좌골신경통을 일으킬 수 있는 다른 모든 원인을 제외한다.

치료: 능동이완술과 근막이완술, 촉진 후 신장을 적용한다. 그림 6-37은 이상근의 신장기법을 나타내고 있다. 치료사 환자의 고관절을 굴곡, 내전, 내회전시켜 이상근을 신장한다.

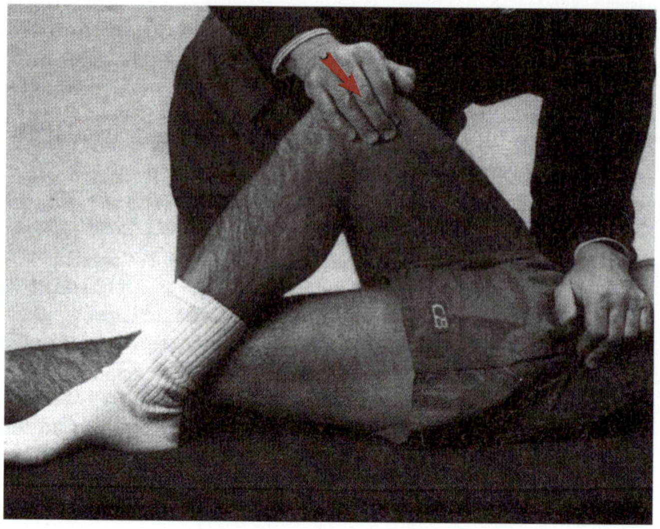

그림 6-37 이상근에 대한 신장 기법.

일반적인 골반포착증(Common Pelvic Entrapment)

그림 6-38은 척추에서 기시한 일반적인 골반포착을 나타내고 있다.

외측대퇴경피신경(지각이상성 고관절신경통)[Lateral Femoral Cutaneous Nerve(Meralgia Paresthetica]: 이 신경의 포착 영역은 요근 바로 밑에(드물게), 장골근을 따라서(보다 더 일반적임), 전상장골극(ASIS) 내측, 서혜인대의 외측 부위에 위치하며, 신경은 인대를 통과하거나 위로 가로질러 지나갈 것이다(그림 6-39와 6-40). 신경은 대퇴에 있는 봉공근 위로 지나고, 그 부위에서 전가지와 후가지로 나누어진다.[85,89] 이 곳에서의 문제는 운동쇠약을 동반하지 않고, 단지 감각 증상만을 나타낸다.

병인: 외부 원인으로 꽉 조이는 옷과 벨트의 착용, 직접 외상, 체간 또는 하지의 반복 동작에 의한 신장 손상, 복근과 근막을 신장시킬 수 있는 기립자세가 있다. 내부 원인은 복막후부의 혈종 또는 종양, 장요근의 농양, 복대동맥의 동맥류, 비만, 체중 감소가 있다.[87]

증상과 징후: 대부분의 환자는 경한 이상감각을 호소하는데, 이러한 증상이 사라지면서 통증이 나타난다. 타는 듯한, 찌르는 듯한, 따끔따끔한 감각이 환자의 대퇴부 전외측

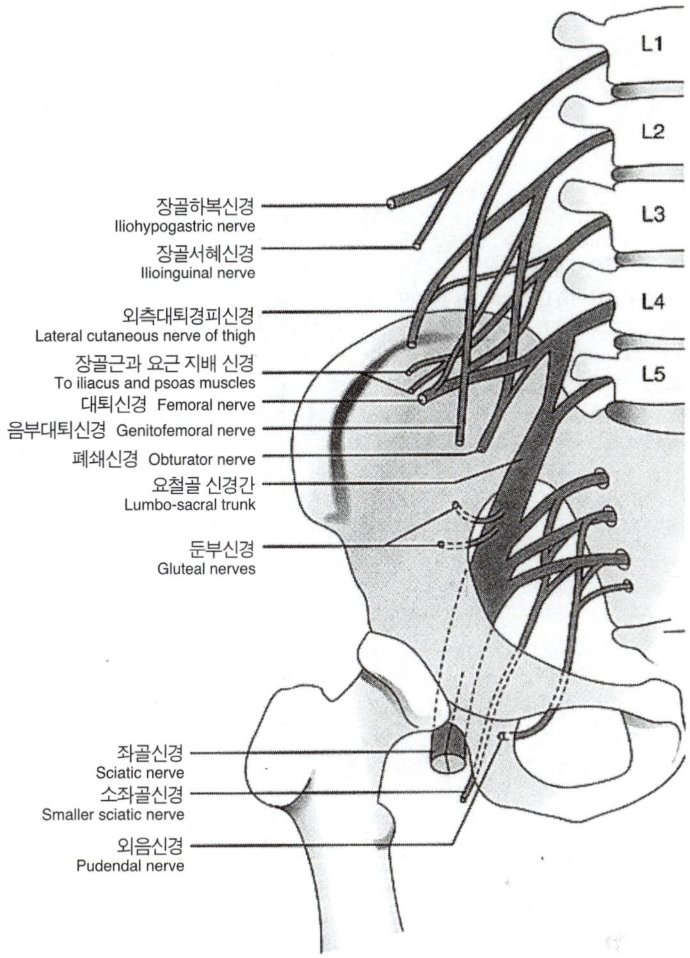

그림 6-38 신경은 척추체의 근처에서보다는 말초에서 포착되기 쉽다. 세 개의 큰 신경들은 L-1에서 시작되는데, 장골하복신경, 장골서혜신경, 음부대퇴신경이 있다. 이 신경들은 복막후부 공간에서 기시하여 골반의 가장자리에 존재한다. 외음신경과 대퇴에 있는 후부 경피신경을 주목해야 한다. 출처: J.D. Stewart, *Focal Peripheral Neuropathies*, 2nd ed., © 1993, Lippincott-Raven Publishers.

피부에서 나타난다. 증상은 종종 걷기 또는 신장된 기립자세에서 심해지고, 앉은 자세에서는 감소된다.

기능 검사:

- 대퇴 근위부 전외측에 감각 검사를 하면 부드럽거나 가벼운 접촉에 대한 지각이 감소하거나 반대로 지각과민의 증상을 호소할 수 있다.
- 증상은 수동으로 고관절을 신전키는 동작에 의해 악화될 수 있다.
- 서혜부 내측에서 전상장골극(ASIS)까지 타진 압력(Tinel)을 가하면, 신경이 지배하는 피부분절에서 통증이나 자극이 방사되는 것을 볼 수 있다.

감별 진단: L-2와 L-3 신경근에 발생한 병리는 제외한다.

치료: 장골근과 근막, 내측 서혜 인대, 전상장골극(ASIS)의 근처에서 대퇴까지 뻗어있는 근막에 대한 능동이완술과 근막이완술을 실행한다. 가능한 외부 원인을 제거하는데, 보존적 치료가 실패했을 경우에는 수술을 고려해보는 것이 필요하다. 아래의 음부신경포착에 대한 치료를 참고하라.

다른 골반포착증(*Other Pelvic Entrapment*)

골반 부위의 다른 포착증은 외측대퇴경피신경의 포착보다는 일반적이지 않지만, 도수 치료의 부적절한 적용에 의해 나타날 수 있으며, 장골하복신경, 장골서혜신경과 음부대퇴신경에 포착이 발생할 수 있다(그림 6-38과 6-39). 임상적으로 감각저하와 감각과민이 신경이 지배하고 있는 분절에서 발생하며(그림 6-41), 신경들의 지배 영역이 중복되기 때문에 대퇴 상부 중앙에서 발생하는 감각이상의 경우, 어느 신경이 포착되었는지를 구별하기는 어렵다. 장골하복신경은 외측 가지로 분리되어 장골릉 위에 존재하고 (주로 포착되는 부위), 둔부의 피부와 전방의 경피가지의

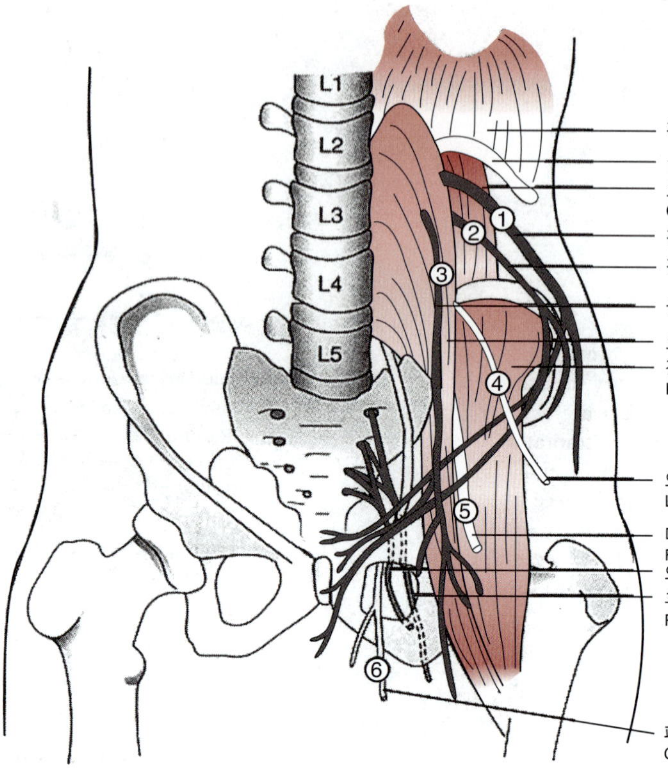

그림 6-39 서혜부에 존재하는 큰 신경들: 장골서혜신경, 음부대퇴신경, 외측대퇴경피신경, 대퇴신경, 폐쇄신경. 출처: J.D. Stewart, *Focal Peripheral Neuropathies*, 2nd ed., © 1993, Lippincott-Raven Publishers.

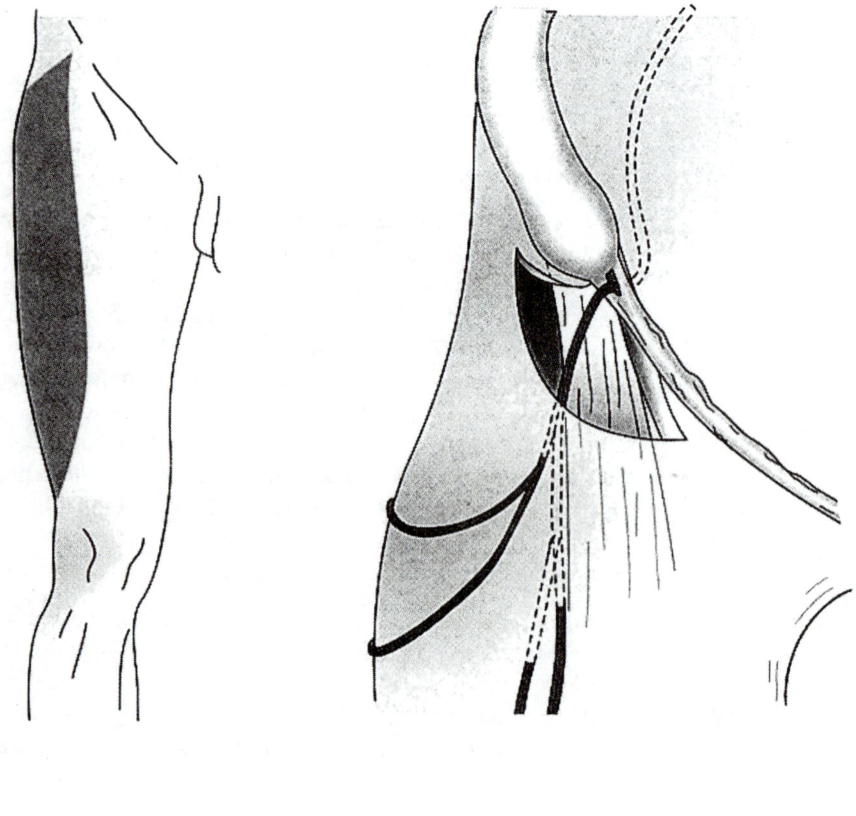

그림 6-40 외측대퇴경피신경의 주행경로를 따라 내측과 외측병소에서 신경을 압박할 가능성이 있는 다양한 원인이 나타나 있다. 출처: "Metalgia Paraesthetica" CMAJ, 1959; 81, pp. 631-633.

영역에 가지를 뻗으며, 피하 서혜부의 상부에서 하복부 영역의 피부까지 약 2.5 cm 정도 외복사근을 통과하여 지나간다.[85] 장골서혜신경은 복횡근과 근막(주로 포착되는 부위)을 통과하여 전장골극의 내측을 따라 원위부 주행하며, 이곳에서 포착이 되고, 타진 압박(Tinel 징후)에 양성의 징후를 나타낸다.

음부대퇴신경은 대요근의 근막 전방을 통과하고,[89] 근막 내 근육의 하방으로 주행한다. 대퇴의 일부는 대퇴삼각 위의 피부에 분지한다(그림 6-41). 이 신경은 대퇴근막내 서혜인대 아래의 대퇴동맥 외측을 통과한다. 이 신경은 거고근을 지배하고, 따라서 이 신경에 대한 포착은 거고근 반사의 상실을 초래할 수 있다. 이 신경에 대한 포착은 둔한 복부의 외상, 복부 수술로 인한 유착, 헤르니아 봉합술, 맹장 수술의 결과로서 일어날 수 있다.[90] 환자는 경미한 내복부의 통증이나 서혜부 또는 대퇴에서 헤르니아의 증상을 호소할 수 있다.[85] 고관절 과신전이나 회전의 동작은 통증을 증가시킬 것이다.[87]

치료: Lewit, Barnes, Leahy(15, 16, 17장 참조)의 실험에 기초로 하는 근막 이완술을 적용할 수 있다.[91] 그림 6-42는 배꼽 전방에 대한 심부 접촉을 통해 근막에 어떤 장벽같은 것이 있는지를 촉진하는 방법을 보여주고 있다. 치료는 우선 근막의 길이를 줄이기 위해 고관절을 굴곡시키고, 이어서 검사자는 이상이 있는 부위를 압박하여 멈추고, 근막이 이완될 때까지 기다린다. 근막이 이완됨에 따라(그림 6-43), 장벽이 느껴지는 근막을 더 찾아 다시 적용한다. 이완이 발생하면 굴곡되었던 대퇴를 신전시켜 고정한 다음, 근막을 효과적으로 신장시킨다. 그림 6-44는 다른 방향에서 근막을 촉진하여 장벽이 있는지를 확인하고 근막 이완술을 적용하는 모습을 보여주고 있다. 지속적으로 복근(그림 6-44A), 서혜부(그림 6-44B), 대퇴(그림 6-44C)에 대한 이완술을 적용할 때 주의할 점이 있다. 주변에 있는 모든 근막을 이완시켜야 한다(16장 참조). 장골근막에 대한 치료는 외측대퇴경피신경의 포착을 치료하기 위해 장골근에 적용하는 방법과 동일하게 적용한다.

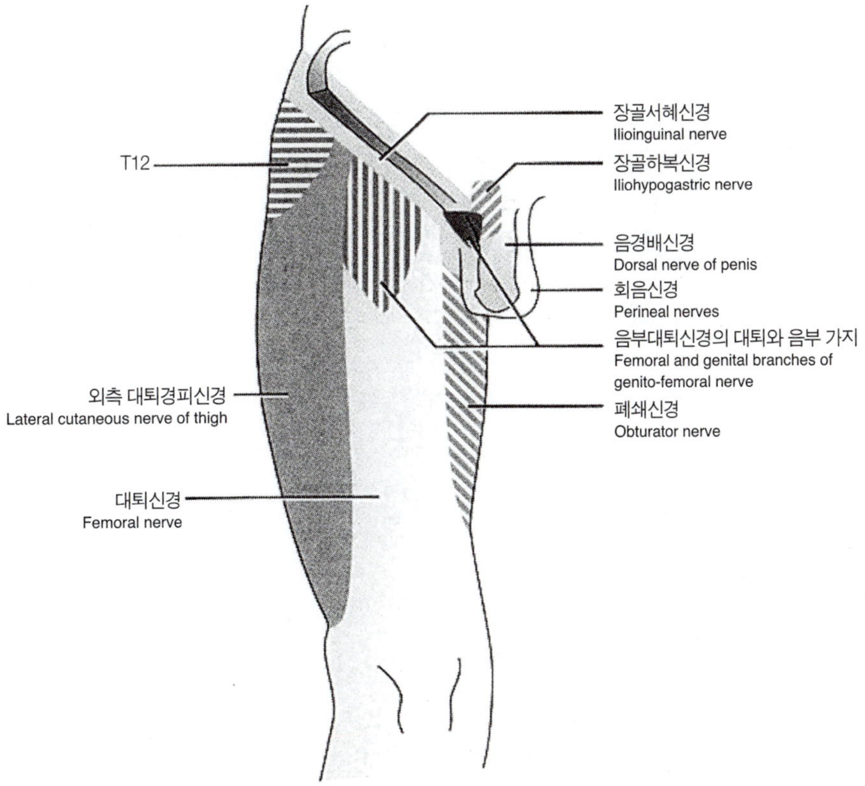

그림 6-41 감각신경 가지들이 지배하는 독립적인 위치와 겹치는 영역이 표시되어 있는데, 허리띠가 위치하는 부위의 전부와 외측부, 서혜부, 대퇴의 외측, 중앙, 내측부의 지배 영역이 표시되어 있다. 출처: J.D. Stewart, *Focal Peripheral Neuropathies*, 2nd ed., © 1993, Lippincott-Raven Publishers.

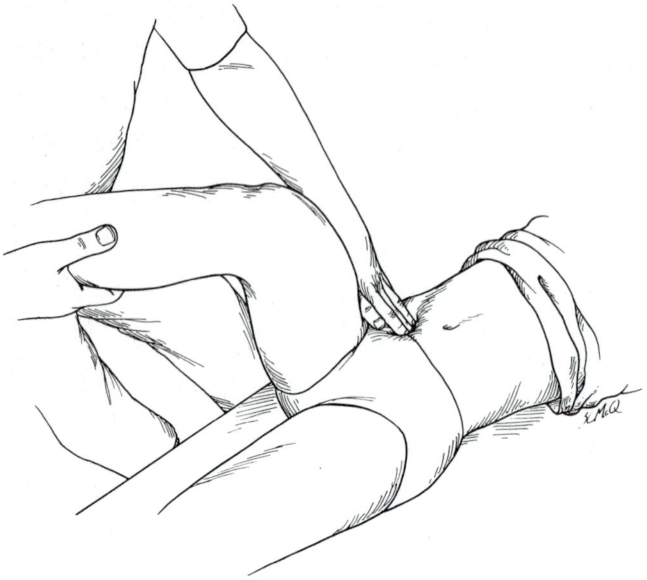

그림 6-42 근막 장벽이 배꼽방향으로 있기 때문에 그 방향으로 심부 접촉을 한다. 출처: W. Hammer, Genitofemoral Entrapment Using Integrative Fascial Release, *Chiropractic Technique*, 10, © 1998, Chiropractic Technique.

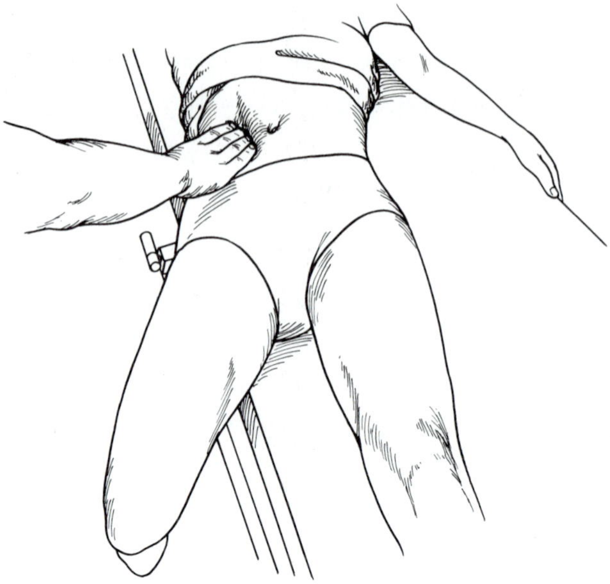

그림 6-43 치료사는 이완되는 방향으로 접촉을 계속해 간다. 출처: W. Hammer, Genitofemoral Entrapment Using Integrative Fascial Release, *Chiropractic Technique*, 10, © 1998, Chiropractic Technique.

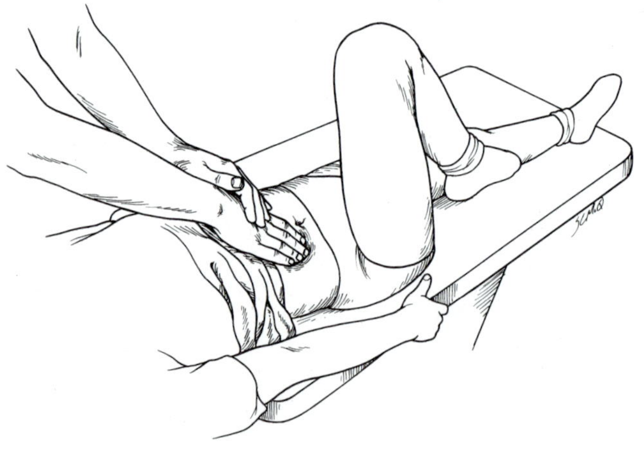

그림 6-44A 복부에 있는 제한된 근막을 이완시키기 위해서는 꼬리 방향으로 접촉을 한다. 출처: Copyright © 1998, Warren I. Hammer.

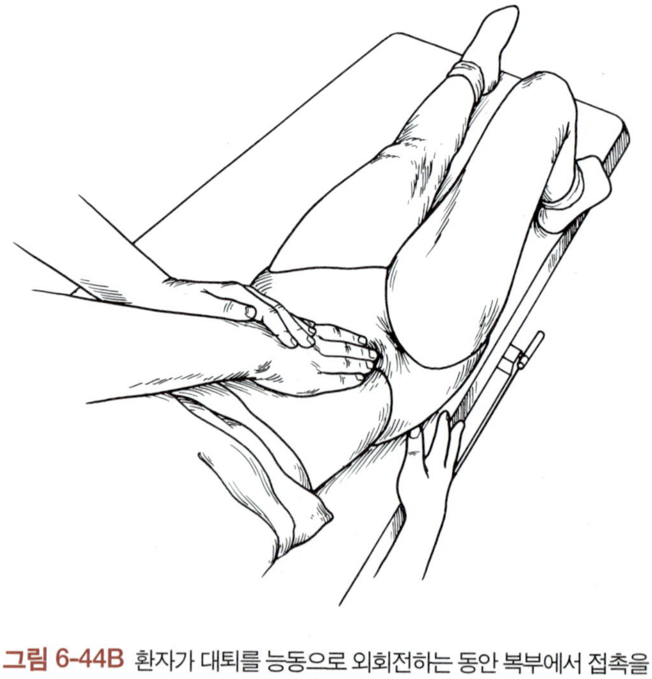

그림 6-44B 환자가 대퇴를 능동으로 외회전하는 동안 복부에서 접촉을 지속적으로 가해 신장을 얻을 수 있다. 출처: W. Hammer, Genitofemoral Entrapment Using Integrative Fascial Release, *Chiropractic Technique*, 10, © 1998, Chiropractic Technique.

상둔신경포착증
(Entrapment of the Superior Cluneal Nerve)

천장, 둔부, 요천추부에 발생하는 요통은 상둔신경의 내측 가지에 대한 국소 포착에 의해 발생할 수 있다. 이 신경은 장골릉의 천부을 지나서 치밀 섬유성 근막의 두 층을 덮

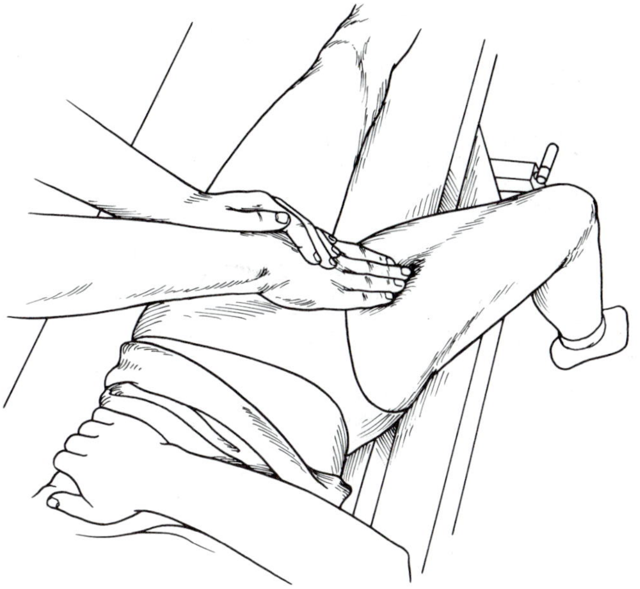

그림 6-44C 대퇴에서도 근막장벽이 존재한다면, 그림 6-44A와 B에서와 같은 방법으로 대퇴에 지속적인 접촉을 가할 수 있다. 접촉을 가하는 동안 근막이 이완되는 것을 느낀다면, 최종적으로 근막이 신장되는 자세를 취해준다. 출처: W. Hammer, Genitofemoral Entrapment Using Integrative Fascial Release, *Chiropractic Technique*, 10, © 1998, Chiropractic Technique.

고 있다.[92] 그림 6-45는 이 신경이 장골릉의 내측선(천골극)에서 후상장골극(PSIS)쪽으로 약 7~8 cm 외측에 존재하는 것을 보여주고 있다. 이 신경은 골섬유성 통로 안에 있으며, 촉진할 때 비후된 것처럼 느껴지며 타진 압박(Tinel)에 양성반응을 보이는 자극에 예민한 조직이 있다. 이 영역은 하장골극과 장골릉에서 골을 떼어내는 수술을 할 때, 외과 의사들이 신경을 써야하는 부위이다.[85,92]

치료: 효과적인 치료는 위에서 언급한 음부대퇴 신경에 대한 치료방법과 동일하다. 통증이 있는 측을 위로 하여 환자를 옆으로 눕히고, 하지는 신전을 시킨 자세를 만든다. 국소에 장벽이 느껴지는지 촉진한다. 장벽이 느껴지면, 그 부위에 접촉하여 압박을 가하고 이완될 때까지 기다린다. 이완이 시작되면 천천히 슬관절을 가슴쪽으로 굴곡을 시키고 계속해서 이완을 시킨다. 역시 근막에서 장벽이 느껴지는 부위의 주변도 동일하게 치료한다.

후부경피신경가지 포착증(Entrapment of Posterior Cutaneous Branches)

후부경피신경가지 포착증은 하둔신경과 후부경피신경에 더해서 둔부신경을 포함하고 있다. 상둔신경은 이상근의 위로 나와서 중둔근, 소둔근, 대퇴근막장근을 지배하며,

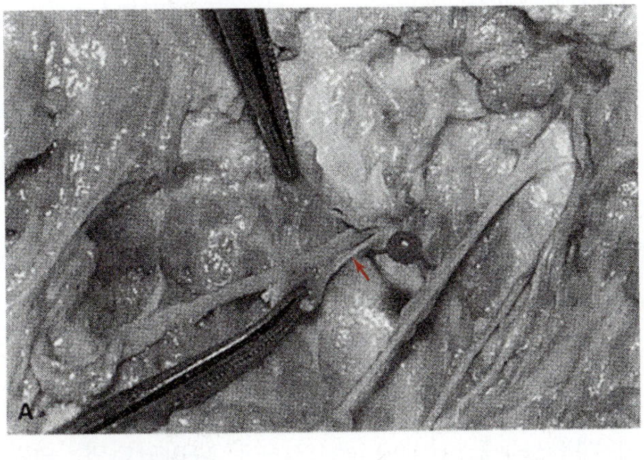

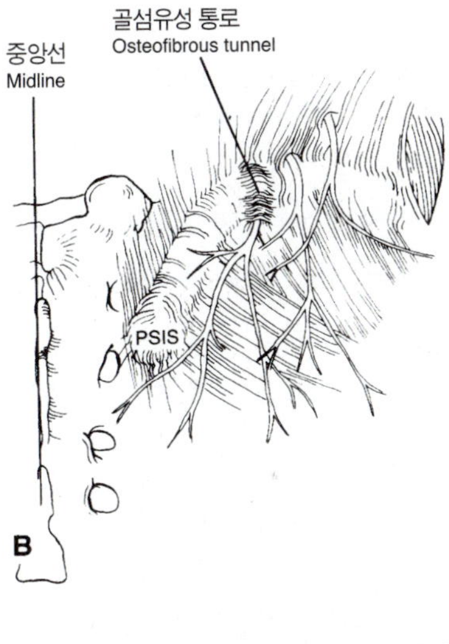

그림 6-45 A, 상둔신경의 내측가지가 오른쪽 장골릉을 지나 골섬유성 통로를 지나고 있다(화살표). **B,** 상둔신경의 내측가지가 통과하는 골섬유성 통로 부위. 후상장골극(PSIS). 출처: J. Lu et al, Anatomic Considerations of Superior Cluneal Nerve at Posterior Iliac Crest Region, *Clinical Orthopaedics and Related Research*, Vol. 347, p. 226, © 1998, Lippincott-Raven Publishers.

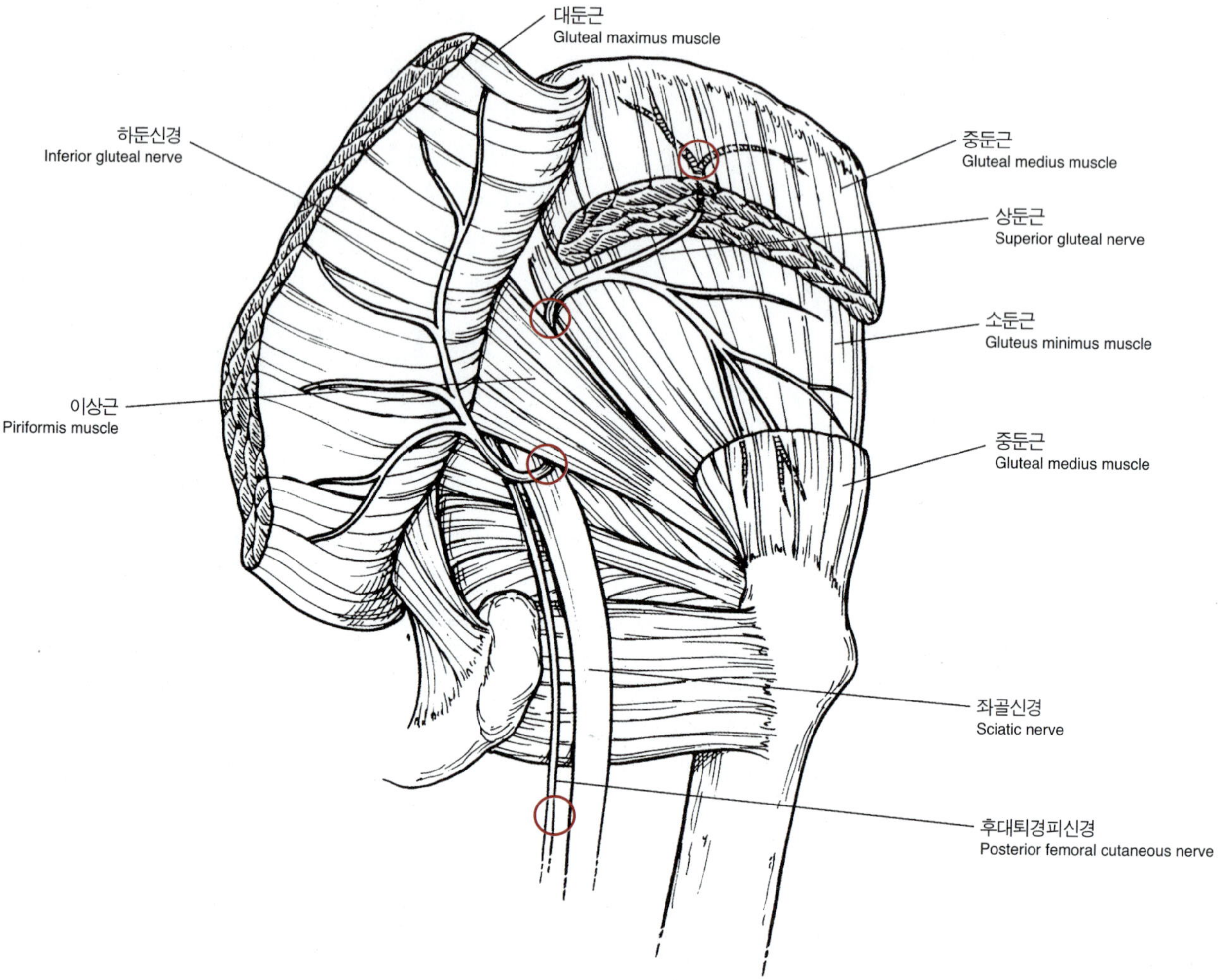

그림 6-46 원은 도수치료를 통해 완화시킬 수 있는 압박부위들을 표시하고 있다. 출처: Copyright © 1998, Warren I. Hammer.

하둔신경은 이상근의 아래로 주행하여 대둔근과 고관절낭을 지배한다.[87] 외상, 고관절 수술, 이상근에 대한 수술이 이 신경에 영향을 미치게 된다. 후부경피신경은 앉은 자세에서 신장되고, 자전거를 탈 때도 신장되는데, 하위 둔부와 대퇴후부의 반쪽에서 이상감각이 발생한다.[93] 포착은 단지 대둔근 아래에서 국소적으로 발생할 것이다. 후부경피신경(그림 6-47)은 좌골신경의 포착과 비슷하며, 대부분의 피부를 지배하지만 좌골신경과 같이 발까지 방사통이 발생하지는 않는다.[85] 근막에 대한 치료는 위의 징후를 치료하는데 효과적일 것이다(그림 6-33, 6-34; 17장, 치료를 위한 능동이완술 참조).

대퇴신경 포착증(Femoral Nerve Entrapment)

대퇴신경 포착(그림 6-39)은 요신경총과 같은 신경을 오랜 기간 동안 과긴장이나 신장시켜 서혜인대에 대한 압박이 증가하거나 척추의 갑작스런 굴곡과 신전에 의한 서혜인대의 압박에 의해서 발생할 것이다.[94] 모든 말초 병변에서와 마찬가지로 근위부 병변 예로, L-2, L-3 신경근이나 말초신경 포착에서처럼 원인을 구별해야 한다. 근전도를 통해 요신경근, 신경총, 대퇴신경에 병변이 있는지를 확인할 수 있다. 장요근의 약증은 신경근에 문제이지만, 신경병이 대퇴사두근 영역에 국소적으로 나타난다면, 슬관절 신전의 약증과 대퇴 전부, 하지 내측의 감각 상실과 슬관절 심부건 반사의 상실이 발생할 것이다.[94]

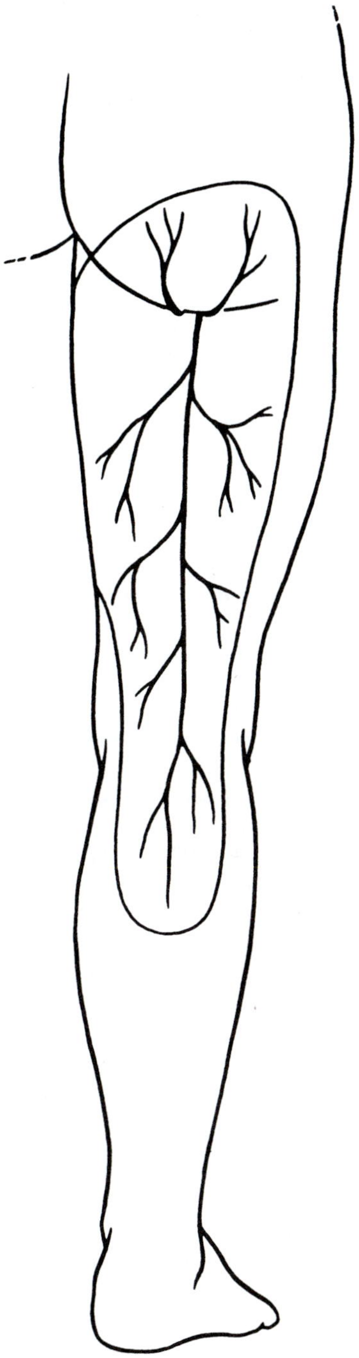

그림 6-47 원은 도수치료를 통해 치료가 가능한 후부 대퇴근피신경의 압박부위를 표시하고 있다. 출처: Copyright © 1998, Warren I. Hammer.

참고문헌

1. McGann WA. History and physical examination. In: Steinberg ME, ed. *The Hip and Its Disorders*. Philadelphia: W.B. Saunders; 1991.
2. Saudek CE. The hip. In: Gould JA, Davies GJ, eds. *Orthopaedic and Sports Physical Therapy*. St. Louis, MO: Mosby; 1985:365–406.
3. Ruwe PA, Gage JR, Ozonoff MB, DeLuca PA. Clinical determination of femoral anteversion. *J Bone Joint Surg Am*. 1992;74: 820–830.
4. Frankel VH, Nordin M, eds. Biomechanics of the hip. In: *Basic Biomechanics of the Skeletal System*. Philadelphia: Lea & Febiger; 1980.
5. Kessler RM, Hertling D. *Management of Common Musculoskeletal Disorders*. New York: Harper & Row; 1983.
6. Cailliet R. *Foot and Ankle Pain*. Philadelphia: F.A. Davis; 1968.
7. Halpern A, Tanner J, Rinsky L. Does persistent femoral anteversion contribute to osteoarthritis? *Clin Orthop*. 1979;145:213.
8. Mellion MB. *Sports Injuries and Athletic Problems*. St. Louis, MO: Mosby; 1988.
9. Steindler A. *Kinesiology of the Human Body*. Springfield, IL: Charles C Thomas; 1964.
10. Kapandji IA. *The Physiology of the Joints*. New York: Churchill Livingstone; 1970;2.
11. Janda V. *Muscle Function Testing*. London: Butterworth; 1983.
12. Wallace LA. Limb length difference and back pain. In: Grieve GP, ed. *Modern Manual Therapy of the Vertebral Column*. New York: Churchill Livingstone; 1986.
13. Cyriax J. *Textbook of Orthopaedic Medicine*. 8th ed. London: Baillière Tindall; 1982.
14. Greenwood MJ, Erhard RE, Jones DL. Differential diagnosis of the hip vs. lumbar spine: five case reports. *J Orthop Sports Phys Ther*. 1998;27:308–315.
15. Hoppenfeld S. *Physical Examination of the Spine and Extremities*. Norwalk, CT: Appleton-Century-Crofts; 1976.
16. Winkel D, Matthijs O, Phelps V. *Diagnosis and Treatment of the Lower Extremities*. Gaithersburg, MD: Aspen Publishers, Inc.; 1997.
17. American Academy of Orthopaedic Surgeons. *Athletic Training and Sports Medicine*. Chicago: American Academy of Orthopaedic Surgeons; 1985.
18. Kendall HO, Kendall FP, Wadsworth GE. *Muscle Testing and Function*. Baltimore: Williams & Wilkins; 1971.
19. Hoppenfeld S. *Orthopaedic Neurology: A Diagnostic Guide to Neurologic Levels*. Philadelphia: J.B. Lippincott; 1947.
20. Hartley A. *Practical Joint Assessment: A Sports Medicine Manual*. St. Louis, MO: Mosby; 1990.
21. Lippert FG, Teitz CC. *Diagnosing Musculoskeletal Problems*. Baltimore: Williams & Wilkins; 1987.
22. Turek SL. *Orthopaedics: Principles and Their Application*. Philadelphia: J.B. Lippincott; 1984.
23. Ober FR. The role of the iliotibial band and fascia lata as a factor in the causation of low back disabilities and sciatica. *J Bone Joint Surg Am*. 1986;18:105.
24. Hungerford DS, Lennox DW. Rehabilitation of the knee and disorders of the patellofemoral joint: relevant biomechanics. *Orthop Clin North Am*. 1983;14:397.
25. Sim FH, Scott SG. Injuries of the pelvis and hip in athletes: anatomy and function. In: Nicholas JA, Hershman EB, eds. *The Lower Extremity and Spine in Sports Medicine*. St. Louis, MO: Mosby; 1986;2:1130–1131.
26. Sheon RP, Moskowitz RW, Goldberg VM. *Soft Tissue Rheumatic Pain: Recognition, Management, Prevention*. Philadelphia: Lea & Febiger; 1982.
27. Harris WH. Etiology of osteoarthritis of the hip. *Clin Orthop Relat Res*. 1988;213:20–38.

28. Bomalaski JS, Schumacher RH. Arthritis and allied conditions. In: Steinberg ME, ed. *The Hip and Its Disorders.* Philadelphia: W.B. Saunders; 1991.

29. Berkow R, Fletcher AJ, Beers MH. *The Merk Manual.* 16th ed. Rahway, NJ: Merck Research Laboratories; 1997.

30. Medoff RJ. Injuries to the hip in athletes. *Ann Sports Med.* 1987;3: 73–76.

31. Lotke PA. Soft tissue afflictions. In: Steinberg ME, ed. *The Hip and Its Disorders.* Philadelphia: W.B. Saunders; 1991.

32. Schapira D, Nahir M, Scharf Y. Trochanteric bursitis: a common clinical problem. *Arch Phys Med Rehabil.* 1986;67:815.

33. Swezey RL. Pseudo-radiculopathy in subacute trochanteric bursitis of the subgluteus maximus bursa. *Arch Phys Med Rehabil.* 1976; 57:387.

34. Lindenberg G, Pinshaw R, Noakes TD. Iliotibial band friction syndrome in runners. *Phys Sports Med.* 1984;12:118–130.

35. Kulund DN. *The InjuredAthlete.* 2nd ed. Philadelphia: J.B. Lippincott; 1988.

36. Gray H, Goss CM. *Anatomy of the Human Body.* Philadelphia: Lea & Febiger; 1954.

37. Magee DJ. *Orthopedic Physical Assessment.* Philadelphia: W.B. Saunders; 1987.

38. Corrigan B, Maitland GD. *Practical Orthopaedic Medicine.* Stoneham, MA: Butterworth; 1983.

39. Swartout R, Compere EL. Ischiogluteal bursitis, the pain in the arse. *JAMA.* 1974;227:551–552.

40. Byrd JWT. Labral lesions: an elusive source of hip pain, case reports and literature review. *Arthroscopy.* 1996;12:603–612.

41. MacEwen GD, Bunnell WP, Ramsey PL. The hip. In: Lovell WW, Winter RB, eds. *Pediatric Orthopaedics.* Philadelphia: J.B. Lippincott; 1986.

42. Micheli LJ. Overuse injuries in children's sports: the growth factor. *Orthop Clin North Am.* 1983;14:337–361.

43. Sanders B, Nemeth WC. Hip and thigh injuries. In: Zachazewski JE, Magee DJ, Quillen WS, eds. *Athletic Injuries and Rehabilitation.* Philadelphia: W.B. Saunders; 1996.

44. Paletta GA, Andrish JT. Injuries about the hip and pelvis in the young athlete. *Clin Sports Med.* 1995;14:591–628.

45. Ryan JB, Wheeler JH, Hopkinson WJ, et al. Quadriceps contusions: West Point update. *Am J Sports Med.* 1991;19:299–304.

46. Jones VT, Garrett WEJR, Seaber AV. Biomechanical changes in muscle after immobilization at different lengths. *Trans Orthop Res Soc.* 1985;10:6.

47. Best TM. Muscle-tendon injuries in young athletes. *Clin Sports Med.* 1995;14:669–686.

48. Jackson D, Feagin J. Quadriceps contusions in young athletes. *J Bone Joint Surg Am.* 1973;55:95–105.

49. Anato NA. Myositis of the hip in a professional soccer player: a case report. *Am J Sports Med.* 1988;16:82–83.

50. Zarins B, Ciullo JV. Acute muscle and tendon injuries in athletes. *Clin Sports Med.* 1983;2:167.

51. Garrett WE. Basic science of musculotendinous injuries. In: Nicholas JA, Hershman EB, eds. *The Lower Extremity and Spine in Sports Medicine.* St. Louis, MO: Mosby; 1986;2:52–53.

52. Merrifield HH, Cowan RF. Groin strain injuries in ice hockey. *J Sports Med.* 1973;1:41.

53. Akermark C, Johansson C. Tenotomy of the adductor longus tendon in the treatment of chronic groin pain in athletes. *Am J Sports Med.* 1992;20:640–643.

54. Lloyd-Smith R, Clement DB, McKenzie DC, et al. A survey of overuse and traumatic hip and pelvic injuries in athletes. *Phys Sports Med.* 1985;13:131.

55. Brody DM. Running injuries. In: Nicholas JA, Hershman EB, eds. *The Lower Extremity and Spine in Sports Medicine.* St. Louis, MO: Mosby; 1986;2:1534–1579.

56. Teitz CC. *Scientific Foundations of Sports Medicine.* Philadelphia: Decker; 1989.

57. Hasselman CT, Best TM, Hughes C, et al. An explanation for various rectus femoris strain injuries using previously undescribed muscle architecture. *Am J Sports Med.* 1995;23:493–499.

58. O'Donoghue DH. *Treatment of Injuries to Athletes.* 3rd ed. Philadelphia: W.B. Saunders; 1976.

59. Coole WG, Gieck JH. An analysis of hamstring strains and their rehabilitation. *J Orthop Sports Phys Ther.* 1987;9:77–85.

60. Klafs CE, Arnheim DD. *Modern Principles of Athletic Training.* 4th ed. Baltimore: Williams & Wilkins; 1971.

61. Brunet ME, Hontas RB. The thigh. In: DeLee JC, Drez D Jr, eds. *Orthopaedic Sports Medicine: Principles and Practice.* Philadelphia: W.B. Saunders; 1994;2:1086–1112.

62. Fox JM. Injuries to the thigh. In: Nicholas JA, Hershman EB, eds. *The Lower Extremity and Spine in Sports Medicine.* St. Louis, MO: Mosby; 1986;2:1087–1117.

63. Burkett LN. Causative factors in hamstring strains. *Med Sci Sports.* 1970;2:39–42.

64. Johagen S, Nemeth G, Eriksson E. Hamstring injuries in sprinters: the role of concentric and eccentric hamstring muscle strength and flexibility. *Am J Sports Med.* 1994;22:262–266.

65. Puranen J, Orava S. The hamstring syndrome: a new diagnosis of gluteal sciatic pain. *Am J Sports Med.* 1988;16:517–521.

66. Kronberg C, Lew P. The effect of stretching neural structures on grade one hamstring injuries. *J Orthop Sports Phys Ther.* 1989;10:481–487.

67. Butler DS. *Mobilisation of the Nervous System.* New York: Churchill Livingstone; 1991.

68. Reese RC, Burruss TP. Athletic training techniques and protective equipment. In: Nicholas JA, Hershman EB, eds. *The Lower Extremity and Spine in Sports Medicine.* St. Louis, MO: Mosby; 1986;2:319–320.

69. Orava S, Kujala UM. Rupture of the ischial origin of the hamstring muscles. *Am J Sports Med.* 1995;23:702–705.

70. Cibulka MT, Rose SJ, Delitto A, et al. Hamstring muscle strain treated by mobilizing the sacroiliac joint. *Phys Ther.* 1986;66:1220–1223.

71. Muckle DS. Associated factors in recurrent groin and hamstring injuries. *Br J Sports Med.* 1982;16:37–39.

72. Klein KK, Roberts CA. Mechanical problems of marathoners and joggers and solution. In: Landry F, et al, eds. *Sports Medicine.* Miami, FL: Symposia Specialists; 1976:210.

73. Heiser TM, Weber J, Sullivan G, et al. Prophylaxis and management of hamstring muscle injuries in intercollegiate football players. *Am J Sports Med.* 1984;12:368–370.

74. Schneider RC, Kennedy JC, Plant ML, et al. *Sports Injuries: Mechanisms, Prevention, and Treatment.* Baltimore: Williams & Wilkins; 1985.

75. Xethalis JL, Boliardo RA. Soccer injuries. In: Nicholas JA, Hershman EB, eds. *The Lower Extremity and Spine in Sports Medicine.* St. Louis, MO: Mosby; 1986;2:1590.

76. Cyriax J. *Textbook of Orthopaedic Medicine.* 11th ed. London:

Baillière Tindall; 1984:193.

77. Holt MA, Keene JS, Graf BK, Helwig DC. Treatment of osteitis pubis in athletes: results of corticosteroid injections. *Am J Sports Med.* 1995;23:601–606.

78. Harris NH, Murray RO. Lesions of the symphysis in athletes. *Br Med J.* 1974;4:211.

79. Fricker PA, Taunton JE, Ammann W. Osteitis pubis in athletes: infection, inflammation, or injury? *Sports Med.* 1991;12:266–279.

80. Waters PM, Millis MH. Hip and pelvic injuries in the young athlete. *Clin Sports Med.* 1988;7:513–517.

81. Micheli LJ, Slater JA, Woods E, Gerbino PG. Patella alta and the adolescent growth spurt. *Clin Orthop.* 1986;213:159–162.

82. Nicholas JA. Football injuries. In: Nicholas JA, Hershman EB, eds. *The Lower Extremity and Spine in Sports Medicine.* St. Louis, MO: Mosby; 1986;2:1493.

83. Snider RK. *Essentials of Musculoskeletal Care.* Rosemont, IL: American Academy of Orthopaedic Surgeons; 1997.

84. Gross ML, Nasser S, Finerman GAM. Hip and pelvis. In DeLee JC, Drez D Jr, eds. *Orthopaedic Sports Medicine: Principles and Practice.* Philadelphia: W.B. Saunders; 1994;2:1063–1085.

85. Goldner JL, Hall RL. Nerve entrapment syndromes of the low back and lower extremities. In: Omer GE, Spinner M, Van Beek AL, eds. *Management of Peripheral Nerve Problems.* 2nd ed. Philadelphia: W.B. Saunders; 1998.

86. Kipell HP, Thompson WAL. *N Engl J Med.* 1960;262:56.

87. Pecina MM, Krmpotic-Nemanic J, Markiewitz AD. *Tunnel Syndromes: Peripheral Nerve Compression Syndromes.* 2nd. ed. Boca Raton, FL: CRC Press; 1997.

88. Pace JB, Nagle D. Piriform syndrome. *West J Med.* 1976;124:435–439.

89. Moore KL. *Clinically Oriented Anatomy.* Baltimore: Williams & Wilkins; 1983:260–264.

90. Dawson DM, Hallett M, Millender LH. *Entrapment Neuropathies.* 2nd ed. Boston: Little, Brown & Co; 1990.

91. Hammer W. Genitofemoral entrapment using integrative fascial release. *Chiropractic Technique.* 1998. In press.

92. Lu J, Ebraheim NA, Huntoon M, et al. Anatomic considerations of superior cluneal nerve at posterior iliac crest region. *Clin Orthop Rel Res.* 1998;347:224–228.

93. Arnolduseen WJ, Korten JJ. Pressure neuropathy of the posterior femoral cutaneous nerve. *Clin Neurol Neurosurg.* 1980;82:57.

94. Spindler KP, Pappas J. Neurovascular problems. In: Nicholas JA, Hershman EB, eds. *The Lower Extremity and Spine.* 2nd ed. St. Louis, MO: Mosby; 1995;2.

부록 6-A

고관절의 기능적 진단 챠트
(Hip Functional Diagnosis Charts)

요점
\+ 통증
+/- 통증 유발 가능성
L ROM 제한 가능성

검사 \ 병변	골관절염 (Osteoarthritis)	전자부점액낭염 (Trochanteric Bursitis)	장치골 & 장요부 점액낭염 (Iliopectineal & Iliopsoas Bursitis)	좌골 둔부 점액낭염 (Ischiogluteal Bursitis)	내전근 건염 (Adductor Tendinitis)	중둔근 건염 (Gluteus Medius Tendinitis)	복직근 상부 건염 (Upper Rectus Tendinitis)	장요근 건염 (Iliopsoas Tendinitis)	슬괵근 상부 건염 (Upper Hamstring Tendinitis)	이상근 증후군 (Piriformis Syndrome)	느슨한 신체 (Loose Bodies)	치골골염 (Osteitis Pubis)
수동굴곡(140°) [Passive Flexion(140°)]	L +/-	+/-$_{(1)}$	+	+/-			+/-	+/-$_{(1)}$	+/- L		탄력적 차단 +/-	+
수동 신전(30°)[Passive Extension(30°)]	L +/-	+/-	+/-				+/-	+/-				
수동 외전(50°)[Passive Abduction(50°)]	L +/-	+/-			+/-							+
수동 내전(30°)[Passive Adduction(30°)]	+/-	+/-				+/-						
수동 내회전(40°) [Passive Internal Rotation(40°)]	L +/-	+/-	+/-			+/-	+/-			+/-		
수동 외회전(60°) [Passive External Rotation(60°)]		+/-	+/-			+/-	+/-				탄력적 차단 +/-	
저항 굴곡(Resisted Flexion)			+					+				
저항 신전(Resisted Extension)		+/-		+					+			
저항 내전(Resisted Adduction)					+							+
저항 외전(Resisted Abduction)		+/-				+						
저항 내회전(Resisted Internal Rotation)		+/-										
저항 외회전(Resisted External Rotation)		+/-								+		
저항 슬관절 신전(Resisted Knee Extension)							+					
저항 슬관절 굴곡(Resisted Knee Flexion)				+/-					+			
관절 움직임 평가(Joint Play Evaluation)												

(1) 내전 상태에서 수동 굴곡.

제 7 장

무릎과 다리
(The Knee and Leg)

운동선수에게서 나타나는 손상 중에서 무릎과 관련된 손상이 많은 관심을 끌고 있으며,[1] 정형외과 진료실에서 보여지는 무릎 통증의 가장 빈번한 원인이 슬개골(patella)과 관련된 병리이다.[2] 대퇴 앞쪽에 광범위하게 퍼진 무릎 통증은 엉덩이나 척추로부터 전이된 것이지만, 무릎에 문제를 지닌 환자는 대개 무릎 그 자체가 원인으로서 국소적으로 나타난다. 무릎 뒤쪽에 나타나는 통증은 대개 슬개대퇴(patellofemoral)와 관련된 병리이다. 대퇴의 광범위한 통증과 함께 나타나는 특정한 무릎 통증은 Legg-Calvé-Perthes 병(3～12세에서 발병하며 6세에서 최고조에 이름)이거나 대퇴골두골단분리증(slipped capital femoral epiphysis, 10～15세에서 발병), 고관절의 잠행골절(occult hip fracture), 종양(neoplasm), 고관절염(arthritic hip), 요추 추간판탈출증(herniated lumbar disc)으로 인할 수 있다. 전 인대(total ligament)와 낭(capsule)의 병변 시에는 감각신경 섬유가 손상되기 때문에 통증이 덜하며 심한 손상의 경우 손상된 낭으로 삼출액(effusion)이 소진되어 삼출액의 양이 많지 않다. 무릎의 위치상, 그 위와 아래에 있는 모든 구조적이고 기능적인 이상을 고려해야 하며, 척추 역학, 발 역학, 다리 길이, 경골 회전, 대퇴골 회전, 외반슬(genu valgum)과 내반슬(genu varum), 슬개골 이상고위(patella alta), 슬개골 이상저위(patella baja), 근육의 균형, 유연성 등을 본다.

기능 해부학과 관련된 생체역학
FUNCTIONAL ANATOMY AND PERTINENT BIOMECHANICS

무릎은 두 개의 관절 즉, 경대퇴관절(tibiofemoral)과 슬개대퇴관절(patellofemoral)로 구성되어 있다. Kapandji[3]는 경대퇴관절에서 제 2자유도 즉, 시상면에서의 굴곡과 신전 및 횡단면에서의 회전이 있다고 하였다. Grood과 Noyes[4]는 인간의 척추에서와 같이 3차원에서의 제 6자유도를 언급하였는데, 굴곡-신전, 외전-내전, 내-외회전으로 표현되는 세 개의 회전(rotation)과, 압박-견인, 내-외측, 전-후측으로 표현되는 세 개의 병진(translation)이다. 이는 인대의 이완 검사 시 단일 또는 한 쌍의 움직임에 대한 도수 스트레스 검사를 좀 더 구체적으로 하기 위해 사용한다(기능검사 참조).

경대퇴 관절(Tibiofemoral Joint)

무릎 굴곡(Knee Flexion)

굴곡 관절가동범위는 매우 다양하며 아이와 여성에서 더 크다(능동, 140°까지; 수동, 160°까지). 무릎의 굴곡범위는 고관절의 자세와 관련이 있다. 고관절을 굴곡하면 무릎굴곡근이 신장되어 무릎 굴곡근으로서의 효율이 증가한다; 고관절을 신전하면 무릎의 능동굴곡은 120°로 감소되며, 강한 무릎굴곡근(hamstring)의 작용이 있다 할지라도 관절가동범위가 증가하는 “마무리 동작(follow-through)”

으로까지 도달하려면 무릎을 능동 굴곡한 마지막 범위에서 수동 굴곡을 하는 것이 필요하다.[3] 무릎의 수동굴곡 시에 대퇴사두근(quadriceps)이나 무릎의 관절낭 인대가 짧아지지 않는 한, 발 뒤꿈치가 엉덩이에 닿을 수 있어야 한다. 굴곡은 대개 전 · 후십자인대(anterior and posterior cruciate ligament), 반월판(menisci)의 후각(posterior horn), 수동적인 대퇴사두근에 의해 제한된다.[5] 보행 시 유각기 중간시기에서, 최대 무릎굴곡(75°)이 나타난다.[6]

무릎 신전(Knee Extension)

무릎의 완전신전은 0°이지만, 정상적으로 5~10°의 실제적인 신전이 나타난다. 고관절을 신전할 때, 대퇴직근(rectus femoris)이 훨씬 효율적으로 무릎을 신전할 수 있게 된다.[3] 신전은 전방 및 후십자인대, 관절낭 후방쪽, 반월판의 전각, 수동적인 무릎굴곡근에 의해 제한된다.[5] 보행기간 동안 무릎은 결코 완전 신전되지 않는다. 완전신전(5° 굴곡)은 입각기 초기의 뒤꿈치 닿기와 발끝 떼기 직전에 나타난다.[6]

Screw-home 기전(그림 7-1)은 무릎을 신전할 때 일어난다. 정상적으로 무릎 관절범위의 마지막 20°를 수동 및 능동신전을 하는 동안 경골은 고정된 대퇴에 대해 20° 외회전 한다. 이는 수의적인 기전이다. 의자에서 일어날 때, 대퇴는 고정된 경골에 대해 내회전하게 된다.[7] 이러한 기전이 나타나게 되는 주 이유는 대퇴의 내측과가 외측과에 비해 약 1.7 cm 정도 길기 때문이다. 때문에 무릎이 신전되는 동안 경골은 대퇴의 내측과 만곡을 따라 내려간 후 올라가며 동시에 외회전한다. 이와 같은 움직임은 무릎굴곡의 초기단계와 반대가 된다. 이러한 나선상 움직임은 단순한 경첩관절보다 좀 더 안정성을 얻는다; 무릎은 단순 경첩관절로 보지 않는다.[6] 이러한 마지막 범위의 회전으로부터 얻어지는 안정성은 대퇴사두근의 수축에 의존하지 않고도 똑바로 설 수 있게 하며 무릎이 신전된 상태에서 전후 힘을 견딜 수 있게 해준다.[7] 물론, 대퇴과의 길이 차이와 함께 근육 회전과 인대(십자인대)가 또한 마지막 회전에서 필요하다.

Helfet 검사는 (좀처럼 사용되지는 않지만) 이 중요한 기전을 설명하기 위해 사용된다. 환자는 무릎을 90° 굴곡한 상태로 앉는다. 슬개골의 중앙과 경골 조면(tibial tuberosity) 위에 선을 그린다. 무릎을 완전 신전할 때에는 경골 조면이 슬개골의 외측 약 1/2만큼 외회전해야 한다. 그렇지 못하다면 유리체(loose body), 만성 전십자인대 손상, 또는 관절 움직임이 멈추거나 연마되거나 내측 관절선의 통증이 있으면서 운동을 제한하는 퇴행성 반월판 파열으로 인한 비정상적인 경대퇴관절 압박을 나타내는 것이다.[5]

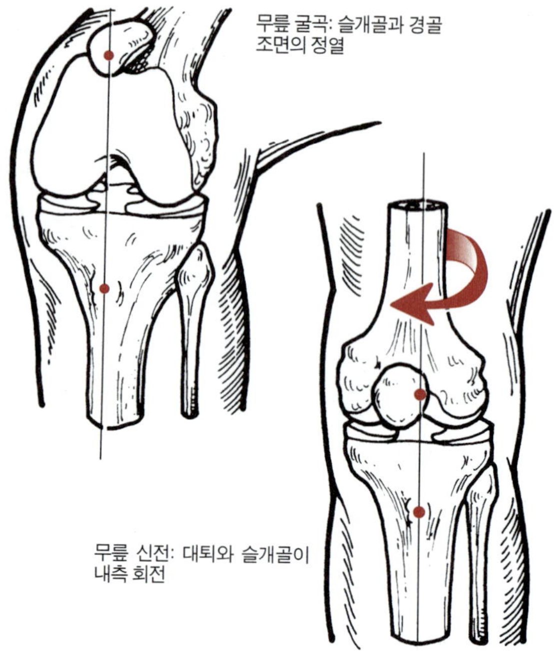

그림 7-1 Screw-home 기전. 경골축 주위를 회전하는 대퇴과. 출처: A.E. Ellison et al, *Athletic Training and Sports Medicine*, p. 281, © 1984, American Academy of Orthopaedic Surgeons..

내회전 및 외회전(Medial and Lateral Rotation)

내회전 및 외회전은 무릎의 신전상태에서는 거의 완전하게 제한된다. 무릎이 90° 굴곡될 때까지 점차적으로 내회전 및 외회전이 증가하다가 그 다음에 점진적으로 감소된다. 무릎의 90° 굴곡상태에서 외회전은 40°에서 45°까지, 내회전은 30°까지 이른다. 경골의 내회전은 후십자인대를 교대하는 전십자인대, 외측 측부인대, 후외측 관절낭, 궁상복합체(arcuate complex), 그리고 반월판에 의해, 경골의 외회전은 내측 측부인대, 후내측 관절낭, 반월판에 의해 거의 제한된다.[5]

외전-내전(Abduction-Adduction)

외전-내전은 무릎신전에서 0°이다. 이 두 회전은 무릎이 30° 굴곡일 때 최대의 움직임을 나타내지만, 그 후에 점차적으로 감소하며,[6] 이러한 이유로 외반슬과 내반슬 검사는 30°에서 이루어진다. 후십자인대는 완전신전 상태에서 경대퇴관절을 안정화시키는 중요 인자이며, 30° 굴곡에서 가장 이완된다. 내전은 외측 측부인대, 후외측 관절낭, 궁상 복합체에 의해 가장 제한되고, 이차적으로 전십자인대와 후십자인대, 그리고 내측 반월판에 의해 제한된다.[5]

외전은 내측 측부인대와 후내측 관절낭에 의해 가장 제한되며 이차적으로는 전십자인대와 후십자인대, 그리고 외측 반월판에 의해 제한된다.[5] 이러한 제한조직들은 대개 지나친 움직임에 의해 과도한 스트레스가 될 때, 단순 또는 복잡 외상을 입게 된다.

슬개대퇴 관절(Patellofemoral Joint)

무릎이 굴곡되는 동안(예로써, 대퇴골에 대한 경골의 움직임 시), 슬개골은 그 2배 길이인 8 cm 만큼 대퇴과(femoral condyle)를 따라 아래쪽으로 움직인다. 무릎이 90° 이상 굴곡되었을 때, 슬개골은 외측으로 회전한다.[6] 고정된 경골에 대해 대퇴골이 움직이면 대퇴과들은 슬개골에 대해 활주하게 된다.[7] 완전 신전상태에서는 과간 절흔(intercondylar groove) 안에 슬개골이 들어있다. 무릎을 신전하는 동안 슬개골의 아래 부분이 대퇴와 닿아있고, 무릎이 굴곡 시 슬개골의 윗부분이 대퇴와 가장 많이 닿게 된다. 이처럼 접촉이 증가함으로써 굴곡하는 동안 슬개대퇴의 압박이 증가하는 것을 보상하고,[6] 슬개골의 압박력을 좀 더 균일하게 배분하는데 도움을 준다. 슬개골은 몸에서 가장 큰 종자골(sesamoid bone)이며 대퇴사두근건 내에 위치한다. 슬개골의 중요한 두 가지 생체역학적 기능은 다음과 같다[6]:

1. 전 가동범위에 걸쳐 대퇴사두근이 앞쪽으로 옮겨지면서 대퇴사두근힘의 지레팔이 길어진다. 경골 부착부위로부터 잡아당기는 대퇴사두근 각도가 증가함으로써, 지레팔의 신전력이 약 30% 증가한다(그림 7-2).
2. 슬개건과 대퇴사이의 접촉면적이 증가하고, 그러므로써 대퇴사두근힘이 경골로 전달하면서 대퇴에 대한 좀 더 넓은 압박력을 허용한다.

45° 이상 신전하였을 때, 지레팔은 감소하고, 신전의 마지막 15°에서는 대퇴사두근력이 약 60% 증가된다. 완전

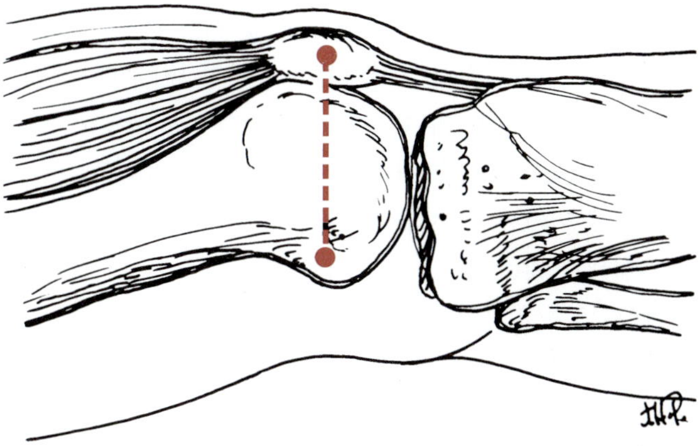

그림 7-2 슬개대퇴 관절. 슬개골은 무릎의 회전중심으로부터 건을 멀리 이동시키므로써 대퇴사두근건의 힘팔을 증가시키도록 한다. 출처: M. Post, *Physical Examination of the Musculoskeletal System*, p. 244, © 1987, Year Book Medical Publishers, Inc.

무릎신전 상태에서 슬개골은 슬개골위 주머니(suprapatellar pouch)의 지방패드 위, 대퇴과 상부에 있다.

움직이는 동안 대퇴 고랑 안에서 슬개골을 유지하는 중요한 요소는 내 · 외측 대퇴과의 높이, 내측광근(vastus medialis)과 외측광근(vastus lateralis)의 횡섬유 및 빗섬유들 사이의 근균형, 내 · 외측 슬개골 지대, 그리고 장경인대(iliotibial tract)이다.[8] 무릎을 90° 굴곡 상태에서 계단을 오르거나 내려올 때 대퇴사두근건의 힘이 일정하게 남아있어 슬개대퇴관절의 반력(대퇴에 대한 슬개골의 압박력)이 체중의 2.5에서 3.3배 까지 증가한다.[6-9] 30°에서 0°의 신전시 슬개대퇴관절의 반력(reaction force)이 감소한다. 그러므로, 무릎 신전의 마지막 범위에서 슬개-대퇴 접촉면과 힘이 감소할 때 대퇴사두근의 근력은 증가하지만, 무릎이 90° 굴곡할 때까지 슬개대퇴관절의 반력은 대퇴사두근력보다 더 높게 된다.[6]

임상적 평가: 이는 전십자인대와 슬개대퇴관절에 문제가 있는 경우 왜 무릎을 심하게 구부리거나 신장운동을 위해 무릎을 최대굴곡범위로 할 때에 주의가 요구되는지를 잘 설명한다. 정상적으로 무릎을 사용하는 동안, 대퇴에 대한 슬개골의 압박은 위에서 부하되지만, 운동 프로그램에서는 무릎이 원위로부터 부하된다. 무릎 아래쪽에 부하를 주지 않고 20°에서 60° 굴곡된 무릎을 신전하는 것은 최대 슬개대퇴력(특히, 40° · 30°)을 유발하기 때문에 추천되지

않는다.[10] 슬개대퇴관절에 문제가 있다면, 대퇴사두근을 위한 운동으로서 직거상 상태에서 등척성 대퇴사두근운동을 하거나, 20~0°의 마지막 신전상태("short-arc quad exercise")에서 하도록 한다. 마지막 범위에서 운동을 권하는 또 다른 이유는 슬개골의 퇴행성(관절염)이 슬개골 중간부위에서 나타나는데, 30~45° 사이에서 무릎이 굴곡될 때 대퇴와 접촉하기 때문이다. Hughton[11]은 대퇴사두근의 근력을 증가시키기 위한 좋은 생리적인 운동(슬개대퇴 관절이 정상적이고 통증이 없는 경우)은 언덕이나 계단을 오르는 것인데, 그 이유는 고정된 경골에 대해 대퇴의 신전근이 작용하는 신전 기전 때문이라고 하였다. 그는 고정된 대퇴에 대해 경골을 신전시키므로써 신전근 기전 강도를 증가시키는 것은 잘못된 것이라고 생각했다.

무릎의 앞부분(Anterior Knee)

무릎의 앞부분은(그림 7-3과 7-4) 일차적으로 대퇴사두근의 정지부분, 내·외측 섬유성 슬개골 지대(figrous patella retinacula), 그리고 슬개골과 슬개건으로 구성된다. 신전 기전의 주요 작용은 다양한 무릎관절자세에서 경대퇴관절에 대한 모멘트 변화(감속)를 안정화시키며, 슬개대퇴관절의 압력을 줄이는 것이다(E. Rashkoff, personal communication, 1989). 보행하는 동안 대퇴사두근의 주요 작용은 뒤꿈치 닿기부터 중간 입각기까지 굴곡을 유지하던 무릎이 갑자기 구부러지는 것을 막는 것이다.[13] 네 개의 대퇴사두근 중에서, 대퇴직근만이 두개의 관절에 영향을 미친다. 고관절 굴곡근의 근력이 약하면, 스스로 완전하게 무릎을 신전할 수 없게 된다.[3] 대퇴사두근 전체가 일제히 작용한다.

대퇴사두근은 중력에 대해 반작용을 해야하기 때문에 굴곡근들보다 세 배의 근력을 가지고 있다.[3] 내측광근과 외측광근은 슬개건이 파열될때 무릎을 신전할 수 있는 섬유성 지대를 형성하도록 돕는다.[2] 중간직근(rectus intermedius)은 슬개골 근위부에 정지하여 대퇴사두근의 심부층을 형성하고, 슬개건 원위부에 기시하는 슬개건으로 연결된다. 심부층에는 내·외측 슬개대퇴 및 슬개경골 인대가 있는데, 내·외측 지대가 가로로 이어진 응축물이다. 중간층은 내측광근, 외측광근, 대퇴직근으로 이루어졌다. 슬

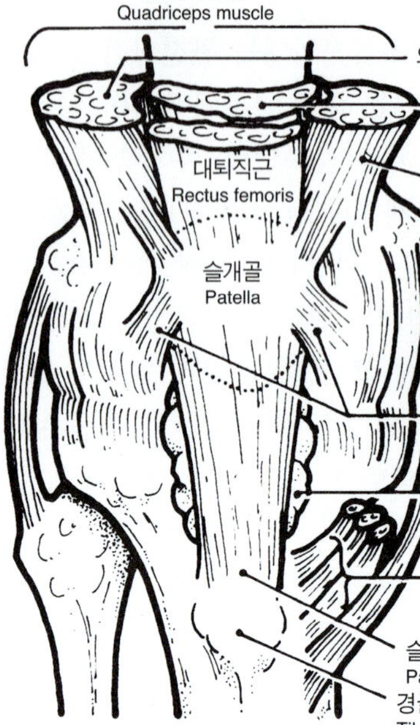

그림 7-3 무릎 앞쪽의 근육조직. 출처: A.E. Ellison et al, *Athletic Training and Sports Medicine*, p. 237, © 1984, American Academy of Orthopaedic Surgeons.

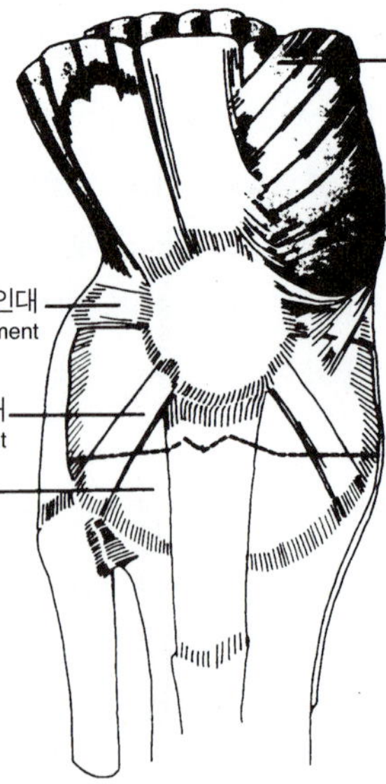

그림 7-4 무릎 앞면. 내외측 슬개경골 인대는 지대가 사선으로 기울어진 응축물. 출처: *Patellar Subluxation and Dislocation by* JC Hughston, WM Walsh, and G Puddu with permission of W.B. Saunders Company, © 1984.

개골 근위부에 정지하고, 슬개골 앞쪽을 지나 건의 신장(tendinous expansion)으로 원위부로 이어지며, 슬개건의 부분으로써 경골조면에 정지하게 된다.[12]

내측빗광근(vastus medialis obliquus, VMO)은 내측광근의 신장이며(분리된 근육이 아님), 55°의 각도로 내측 슬개골에 정지한다. 이 근육은 슬개골의 일차적인 내적 안정자로서의 역할을 하며(신전근의 역할은 하지 않음), 이 형성이나 위축 시에 슬개대퇴의 정열이상의 원인으로 여겨진다(그림 7-5). 이는 앉아있는 환자가 무릎을 45°로 신전할 때 내측 슬개골의 근위부를 따라 오목한 부분(dimple)이 크게 나타날 때 드러난다(그림 7-6)(슬개대퇴 검사 참조). 슬개대퇴 통증에 대한 재활은 종종 VMO 쪽으로 향한다. 정상적으로 VMO는 슬개골 중간지점의 1/3~1/2 부위에 정지하고 있다. 정지부가 아래쪽으로 갈수록 좀 더 안정적이 된다. 정지부가 높을수록 안정성은 떨어진다.

주름(plica)(그림 7-7)은 중간엽 조직의 잔여물인 무릎관절의 정상적인 활액 구조로서 8주 배아에서 대퇴원위와 경골근위 골단 사이 공간을 차지한다.[14] 정상적으로는 대퇴의 내측과 주위에 있는 내측 슬개골하(infrapatella) 지방 패드에서 촉진된다. 그 다음에 대퇴사두근건 아래에서 외측지대까지 연장된다.[15] 손상 시에는 염증이 생기고 섬유화 된다. 무릎의 세 개 주름 중에서, 슬개골내측 주름이 가장 중요하다(아래 참조, 내측주름증후군).

무릎의 내측부분 (Medial Knee)

내측측부인대(Medial Collateral Ligament)

도수방법에 의한 촉진과 치료적인 면에서 볼 때, 무릎 내측을 층(layer)으로 나누어 보는 것이 유용하다. 바깥층(제 1층)은 내측광근 위를 지나가는 심부 근막과 봉공근, 그리고 봉공근의 연장인 내측 측부인대(MCL)로 구성된다. 반건양근(semitendinosus)과 박근(gracilis)은 제1층과 2층 사이에 있다. 제2층은 표재 MCL과 그 앞에 있는 구조물들로 구성되고, 제3층은 관절낭(joint capsule), 심부 MCL, 관상인대들(coronary ligaments)로 이루어진다.[16]

무릎 내측에서(그림 7-8, 9) 경골측부인대(tibial collateral ligament)[17](내측관절의 틈새를 일차적으로 제한)라고 알려진 표재 MCL은 내전근 결절(adductor tubercle) 바로 아래에 있는 대퇴의 내측상과(medial epicondyle)에서 시작하여 거위발 심부 및 후방쪽 즉, 관절선(joint line) 아래 3~4인치 위치의 내측 경골에 부착한다. 인대는 중간에서 약간 후방쪽에 위치한다(이는 마찰 자세를 위해 중요하

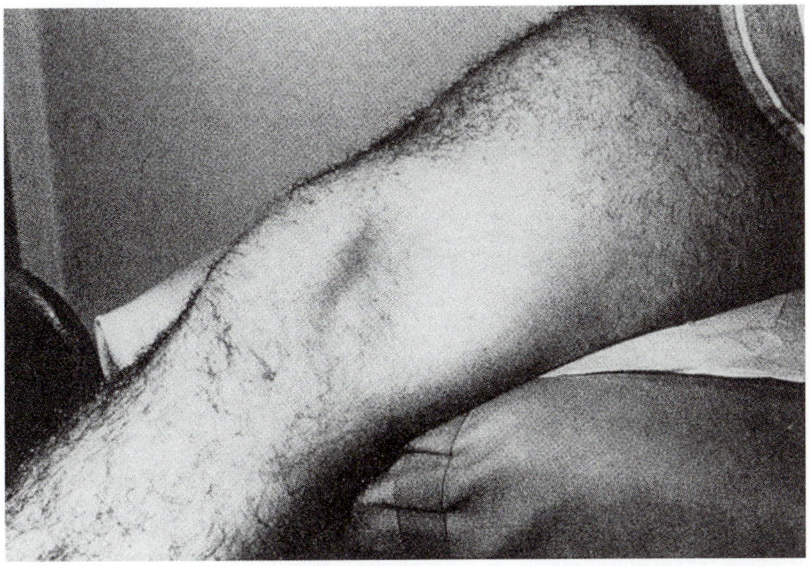

그림 7-5 내측빗광근이 정상적일 경우에 오목파인 곳에 주의. 내측빗광근이 정상 각도인 55°보다 큰 각도로 슬개골에 정지하여 커다란 오목부위를 형성하는데, 이는 내측빗광근의 이형성의 특징으로 나타남. 출처: J.A. Nicolas an E.B. Hershman, *The Lower Extremity and Spine*, 2nd ed., p. 940, © 1995, Mosby-Year Book, Inc.

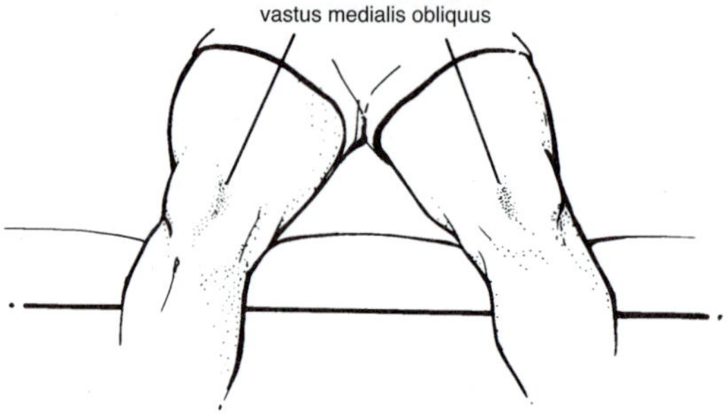

그림 7-6 내측빗광근의 오목파인 부분. 무릎을 능동적으로 45° 굴곡한 상태에서의 내측빗광근 이형성. 내측빗광근 결손으로 인해 내측 슬개골 근위부에 인접한 곳에 움푹 파인 부분이 보임. 출처: B.D. Beynnon and R.J. Johnson, The Knee: Relevant Biomechanics, in *Athletic Training and Sports Medicine*: *Principles and Practice*, Vol. 2, J.C. DeLee and D. Drez, eds., p. 1173, © 1984, American Academy of Orthopaedic Surgeons.

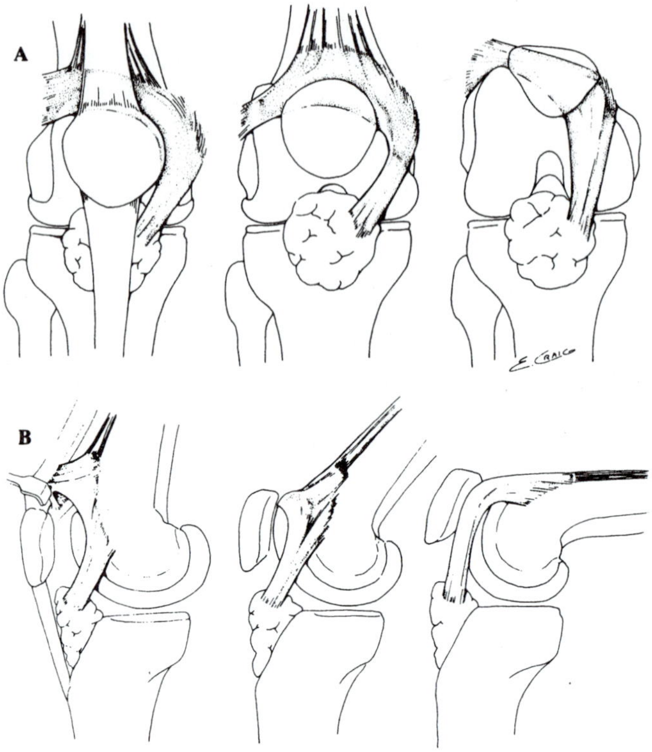

그림 7-7 슬개골 위의 주름 위치 및 해부학. 주름의 위쪽 부분에 정지한 무릎관절 근육에 주의. 출처: *Clinics in Sports Medicine*(1982;9[2]:188), Copyright © 1989,W.B. Saunders Company.

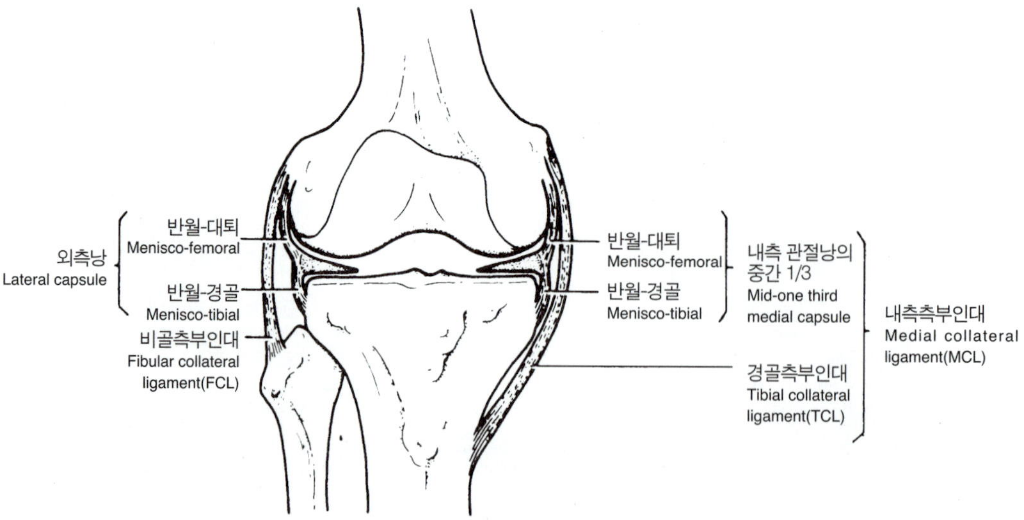

그림 7-8 무릎의 내측부분. 경골 측부인대는 내측상과에서 기시하여 관절선 아래 8cm 지점의 경골 내측에 정지한다. 중간 1/3 지점의 내측 관절낭은 내측상과에서 기시하여 관절선 부근의 경골에 정지한다. 기능적으로는(해부학적이 아닌) 총체적으로 내측 측부인대라고 간주한다. 섬유성 측부인대는 외측상과에서 기시하여 비골두에 정지한다. 출처: J.A. Nicolas an E.B. Hershman, *The Lower Extremity and Spine*, 2nd ed., p. 829, © 1995, Mosby-Year Book, Inc.

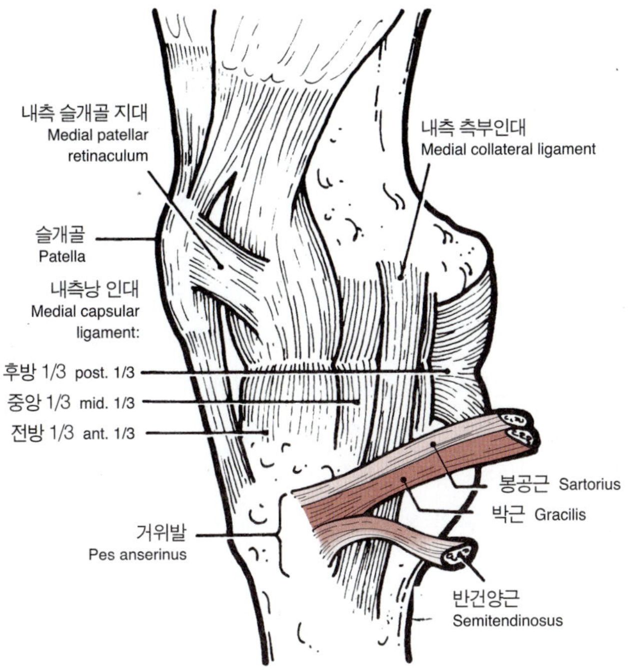

그림 7-9 무릎의 내측 부분. 출처: A.E. Ellison et al, *Athletic Training and Sports Medicine*, p. 238, © 1984, American Academy of Orthopaedic Surgeons.

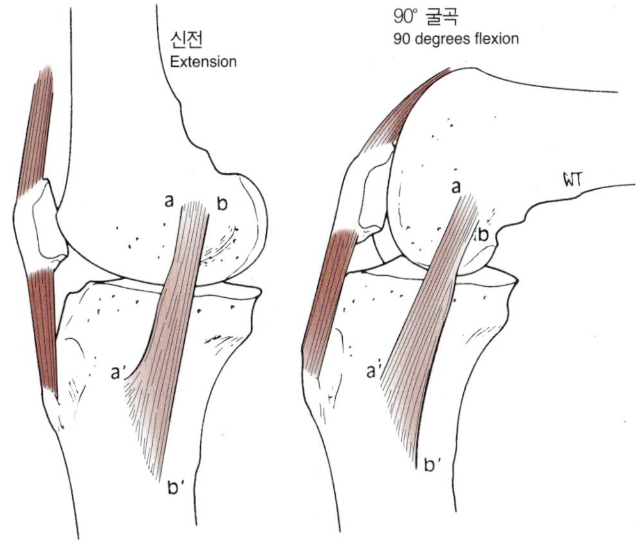

그림 7-10 표재 내측 측부인대의 관절운동 영향. 굴곡하는 동안 a-a' 가 팽팽해진다; 반대로, 신전하는 동안 b-b' 가 팽팽해진다. 출처: J.A. Nicolas an E.B. Hershman, *The Lower Extremity and Spine*, 2nd ed., p. 606, © 1995, Mosby-Year Book, Inc.

다). 정상적인 내측 측부인대를 가진 마른 사람의 경우, 관절선에서 촉진이 가능하나,[19] 인대 그 자체는 뚜렷이 촉진되지 않는다.[18] 인대의 앞쪽 평행한 섬유들은 굴곡 시에 팽팽해지고 신전 시에는 느슨해진다. 후방쪽 사선 섬유들은 그 반대이다(그림 7-10). 표재 MCL의 세 가지 기능은 다음과 같다[13]:

- 외반슬 기형을 일차적으로 제한한다
- 대퇴에 대한 경골의 외회전을 방지한다.
- 전십자인대가 없을 경우 2차적으로 전방으로의 경골 이동을 제한한다.

중간 1/3의 내측 관절낭으로 알려진 MCL의 심부는,[17] 관절낭이 두껍고 내측 반월판과 섞여있다. 이 부분은 외반슬이 유도되는 것을 이차적으로 제한하는데, 일차적인 제한을 깨기 위해 필요한 힘보다 더 큰 힘이 요구된다. 내측상과에서 기시하여 관절선 부근 경골에서 정지한다. 무릎 외측이 더 외부에 드러나고 자주 부딪치기 때문에, 내측인대가 무릎의 다른 인대보다도 자주 손상된다.[20] 외측 반월판이 내측 반월판보다 더 많이 움직이며, 외측 측부인대는 외측 반월판에 고정되어 있지 않다. 이 두 가지로 인해 외측이 내측보다 더 많은 움직임에 대한 부하를 견디어낸다.

거위발 (Pes Anseinus)

거위발(pes anserinus)은 세 개의 중요한 내측근육의 정지부위를 나타내는데, 슬와(popliteal fossa)의 내측벽을 이루고 외반 부하를 견딘다. 가장 후방과 외측에는 반막양근(semimembranosus)의 위를 가로지르는 반건양근의 단단한 건이 있다. 다음은 박근으로서, 반건양근에서 전방과 내측에 있다. 마지막으로 봉공근은 좀더 표재에 있으며 다른 두 개의 근육과 비교했을 때, 넓은 정지부위를 가지고 있다. 박근과 반건양근은 내측에서 경골조면까지, 무릎관절 아래 5 cm의 전내측 경골에 정지하기 위해 앞쪽 MCL을 지나는 구별되는 건들이다. 이러한 근육들은 환자를 굴곡시키고 경골의 내회전에 대한 저항을 주면 좀 더 확실해진다. 거위발의 정지부위에 위치한 점액낭이 있다(그림 7-11).

반월판(Menisci)

반월판은 경골에 부착되고, 반월판의 주위는 반월판경

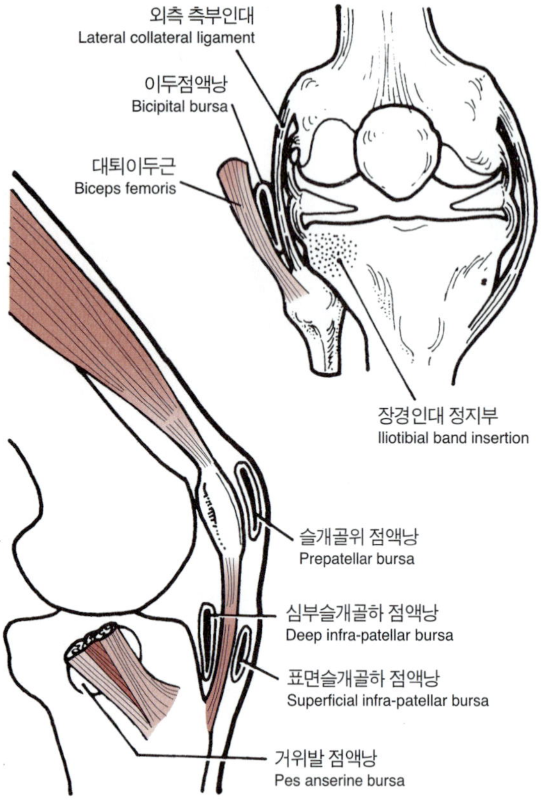

그림 7-11 무릎의 점액낭. 출처: A.E. Ellison et al, *Athletic Training and Sports Medicine*, p. 286, © 1984, American Academy of Orthopaedic Surgeons.

골이나 관상(심부 관절낭 조직)인대에 의해 경골고원(tibial plateau)에 부착된다. 반월판은 무릎이 굴곡되는 동안 후방쪽으로, 신전되는 동안 앞쪽으로 움직인다. 회전하는 동안에는 대퇴과들의 전위를 정확하게 따른다[3]; 즉, 대퇴와 함께 움직인다(그림 7-12). 그러므로 경골이 내회전되면 외측 반월판이 후방으로 물러나면서 반월판슬개 섬유가 팽팽해져 내측반월판은 앞쪽으로 움직인다. 내회전이 되는 동안 대퇴가 경골에 상대적으로 외회전을 하고 외측으로 슬개골을 끌어가기 때문에 반월판슬개 섬유는 팽팽해진다. 반월판의 내측 모서리를 촉진할 수 있고, 손상될 경우에만 통증을 나타낸다. 무릎을 90° 굴곡하고 근경련을 수반하지 않고서 경골을 내측으로 회전하는 경우에 손상된 내측 반월판이 촉진된다. 경골의 외회전 시에 여전히 내측 반월판을 촉진할 수 있다면, 찢어진 반월판이 경골의 외측 회전을 막게 된다. 이러한 검사가 반월판의 움직임 기전을 증명하더라도, 반월판의 완전함을 평가하기 위한 신뢰도는 떨어진다.

신전과 함께 반월판이 앞쪽, 굴곡과 함께 뒤쪽으로 움직인다는 사실은 측부인대 병변으로부터 반월판을 구별하기 위한 Steinmann 검사의 토대가 된다. 환자는 무릎을 굴곡한 상태에서 바로 눕는다. 검사자는 국소적인 관절선의 압통부위를 찾아 무릎을 굴곡 및 신전한다. 반월판 병변이 존재한다면 국소적인 압통은 사라지지만, 측부인대가 연관되었다면 지적한 압통은 굴곡과 신전동안 국소적으로 남게 된다. 내측 관상인대는 긴장되고, 이로써 경골이 외회전되었을 때 경골 위에서 가장 잘 촉진된다.

무릎의 외측부분(Lateral Knee)

무릎 내측과 같이 무릎 외측도 촉진과 치료적 도수방법의 견지에서 층으로 나누어 보는 것이 유용하다. 바깥층인

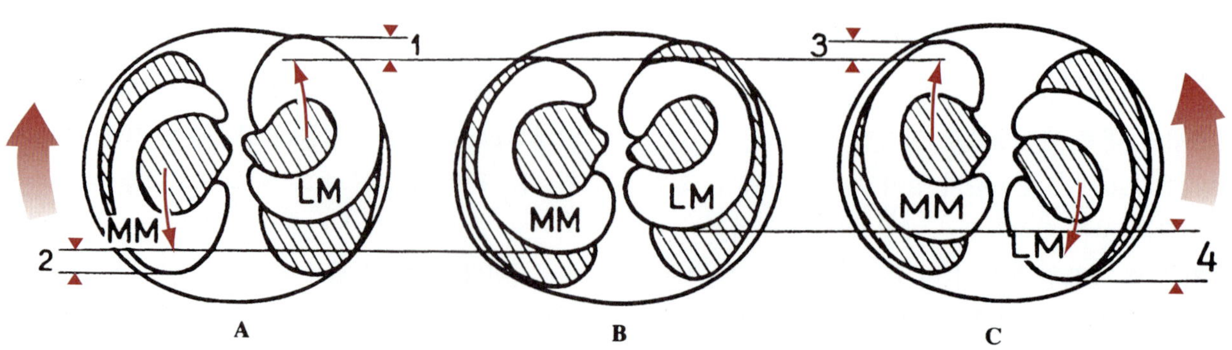

그림 7-12 무릎 반월판. 내측 반월판(MM)과 외측 반월판(LM)은 대퇴과의 전위를 따른다. **A,** 경골의 외회전으로 인해 외측 반월판은 앞쪽(1)으로 잡아당겨지고 내측 반월판은 뒤쪽으로(2) 물러난다; **B,** 중립자세; **C,** 경골의 내회전으로 인해 외측 반월판은 뒤쪽으로 물러나고 내측 반월판은 앞쪽으로 움직인다. 출처: *The Physiology of the Joint*, Vol 2 (p 101) by IA Kapandji with permission of Churchill Livingstone, © 1984.

제1층은 장경인대(iliotibial band)와 대퇴이두근(biceps femoris), 제2층은 대퇴사두근, 슬개지대(patellar retinaculum), 슬개대퇴 인대, 심부에 있는 제 3층은 외측 측부인대, 관절낭, 궁상인대, 종자골비골(fabellofibular) 인대로 구성되어 있다.[16]

장경인대(Iliotibial Band)

장경인대(그림 7-13)는 신축성 인대로서,[21] 대퇴근막장근(tensor fascia latae)과 대둔근(gluteus maximus)의 정지 부분에서 기시하고(6장의 Ober 검사와 대전자 점액낭염 참조) 경골의 외측결절(Gerdy 결절), 상과 결절, 슬개골, 슬개인대에서 정지하는 두꺼운 근막인대이다. 이 인대는 경골의 전외측에 안정성을 주고 슬개골의 내측 아탈구를 막는다.[22] 장경인대는 무릎을 약 30° 굴곡했을 때 대퇴의 외측상과 위를 움직이는데, 무릎 굴곡 시에 후방으로, 신전 시에는 전방으로 움직인다(이하 참조, 장경인대 마찰증후군과 축-이동 검사). 대퇴의 외측과와 경골조면 사이의 뼈 부착부위는 고정되어있지 않다.[23] 무릎 신전 및 굴곡과 함께 저항에 대한 다리 거상과 마루에 발뒤꿈치 누르기 또는 무릎을 20° 굴곡하고 고관절을 내전함에 의해서 촉진가능하다. 무릎을 편 채로 다리를 들거나, 무릎을 구부린 채 바닥을 뒤꿈치로 누르게 하여 저항을 주거나, 무릎을 20° 굴곡하여 고관절을 내전하는 것으로 촉진될 수 있다.

외측측부인대(Lateral Collateral Ligament)

외측측부인대(그림 7-8, 7-14, 7-15)는 대퇴 상과에서 비골두까지 부착되어 있고, 관절의 후방 1/3 위치한다. 4자 모양의 자세에서 더 쉽게 촉진할 수 있는 견고한 다발이며(책상다리), 외측 반월판이나 관절낭에 부착하지 않는다. 선택적인 절개 실험를 통해 슬와근이 외측측부인대보다 더욱 내반슬 틈을 막는 작용을 한다고 하였다.[13]

슬와근(Popliteus Muscle)

슬와근은 대퇴과의 외측면에서 기시하여 외측측부인대 바로 밑을 지나, 외측 반월판에 부착하고 경골의 후면에 정지한다. 다리는 굴곡하고 내회전 하도록 한다. 체중부하를 하는 동안, 무릎 굴곡의 초기에 대퇴와 외측 반월판이 외측으로 회전하여,[24] 대퇴가 내회전이 되지 않도록 안정성을 부여한다. 무릎을 굴곡하여 몸을 웅크린 자세(crouched position)에서 계속적으로 작용한다.[24] 후십자인대와 함께,

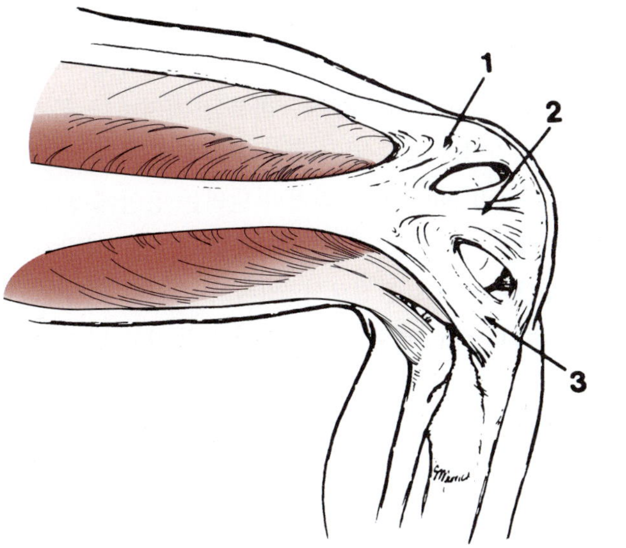

그림 7-13 장경인대의 정지부위 도해: 상과 결절(supracondylar tubercle)위과 근간중격(intermuscular septum)을 섞은 섬유들 (1), 슬개 및 슬개건 (2), Gerdy 결절 (3). 출처: *Journal of Orthopaedic and Sports Physical Therapy*, Vol. 11, No. 1,p. 12, © 1989, American Physical Therapy Association.

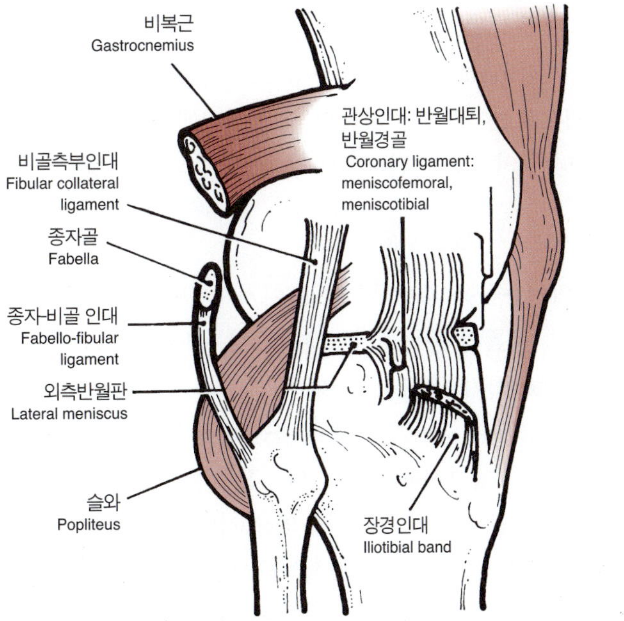

그림 7-14 외측인대 복합체. 출처: A.E. Ellison et al, *Athletic Training and Sports Medicine*, p. 240, © 1984, American Academy of Orthopaedic Surgeons.

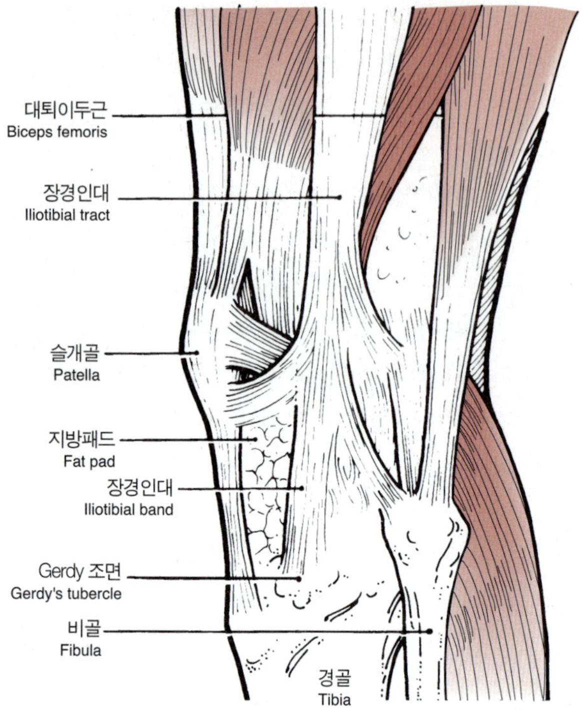

그림 7-15 외측 무릎의 근육조직. 출처: A.E. Ellison et al, *Athletic Training and Sports Medicine*, p. 239, © 1984, American Academy of Orthopaedic Surgeons.

보행 입각기 동안 굴곡된 경골에 대해 대퇴가 앞쪽으로 이동하지 못하도록 돕는다. 무릎을 굴곡하는 동안 외측반월판의 후각(posterior horn)이 앞으로 이동하는 것을 방지하는 것으로는 보이지 않는다.[25] 슬와근과 외측측부인대는 점액낭에 의해 구분된다[26](이하 참조, 슬와근건 병변).

대퇴이두근(Biceps Femoris)

대퇴이두근은 후방구조물로 여겨지지만, 대개 정지부위는 외측 무릎의 통증을 유발한다. 장두(long head)와 단두(short head)가 결합하여 비골두의 7.5~10 cm 근위부에 건을 형성한다. 과도한 무릎굴곡근의 당김(긴장)은 이두근(biceps)의 이중지배에 의한다. 장두는 경골신경에 의해 지배되고, 단두는 비골신경에 의해 지배된다. 그러므로, 이두근의 단두는 동시에 대퇴사두근으로써 수축할 것이다.[27] 결합된 건은 비골의 경상돌기에 정지하고 그다음에는 Gerdy 조면 위에, 그리고 경골 근위부를 통과하여 외측측부인대를 둘러싼다.[13] 무릎굴곡 상태에서 외측측부인대가 긴장되도록 도우며, 또한 경골을 외회전시킨다.

외측 반월판(Lateral Meniscus)

외측반월판과 외측관상인대의 손상은 드문데, 그 이유로는 외측반월판이 슬와근에 부착하여 내측반월판보다 좀 더 움직이기 쉬우며, 외측관상인대가 내측관상인대보다 좀 더 느슨하기 때문이다.

무릎의 뒷부분(Posterior Knee)

슬와(popliteal area)에서 위쪽와 안쪽으로는 반막양근과 반건양근 건, 위쪽과 바깥쪽으로는 대퇴이두근, 아래쪽으로는 비복근(gastrocnemius)이 두 갈래(two head)로 되어 있다. 반막양근은 네 건의 정지부위를 가진다[29]; 후내측 경골과, 내측 관절낭 섬유, 슬와 관절낭, 내측반월판의 후각. 반막양근은 반월판을 후방으로 당기고, 후방 관절낭과 후내 돌출부를 견고하게 하면서 무릎을 굴곡하고, 경골을 내회전 하는 기능을 한다.[13]

하퇴삼두근(triceps surae)은 비복근(gastrocnemius)과 가자미근(soleus)으로 구성되며, 둘 다 종골(calcaneus)에 정지하여 공동 건(common tendon)으로 붙는다. 비복근은 대퇴 관절낭과 후방돌기(posterior condyle)에서 기시하고 가자미근은 비골두와 비골체 상위 1/3 그리고 경골의 가자미 슬와선에서 기시한다.[24] 비복근의 내측두는 외측보다 자주 손상받는다. Waller[29]는 비복근-가자미근 복합체는 보행시 입각기의 20~50% 동안에 작용을 한다고 하였다. 장딴지근(calf muscle)은 걷거나 달리는 동안에 발끝 떼기(push-off)에서는 사용되지 않는다. 발목은 이 복합체에 의해 영향 받는 주요 관절로서, 입각기 초기에 원심성 수축(eccentrically)을, 발뒤꿈치가 바닥에 들리고 발가락이 수동 배측 굴곡을 하는 중에는 등척성 수축(isometrically)을 한다. 하퇴삼두근이 주로 원심성 수축을 하기 때문에, 활동 전에 미리 신장을 해주는 것이 중요하다. Waller[29]는 나아가 비복근-가자미근 복합체의 주요기능은 입각기 동안 경골의 전방 움직임을 제어함으로써 다리를 안정적으로 하는 것이라고 하였다. 이는 앞으로 나아갈수록 다리가 충분히 지탱할 수 있도록 한다.(이하 참조, 비복근-가자미근 긴장).

십자인대(Cruciate Ligaments)

전십자인대(Anterior Cruciate Ligament)

최근 시험관 연구(임상적으로 적용된 부하 범위내에서)를 통해, 경골의 회전 제한이 ACL에 의한 것이 아니고[31,32] 전십자인대가 아닌 측부인대, 장경인대의 손상, 관절낭의 제한 때문에 과도한 회전이 발생하더라도, 전십자인대(ACL; 병변 참조)은 대퇴에 대한 경골의 과도한 전방움직임과 비정상적인 경골의 내 · 외회전을 막는다.[30] 최근 연구에서는[32] 해부용 시체(cadaver)의 무릎을 절단한 후에 경골의 내회전이 증가하지 않았음을 보여주었다. 이 인대는 과간융기부(intercondylar shelf)에 대한 반대 힘으로 작용하여 과신전을 제한한다. 또한 다른 무릎 인대들을 팽팽하게 하므로써 과도한 힘으로부터 반월판을 보호한다.[30] 때문에 전십자인대가 손상되면 반월판이 손상되기 쉽다. ACL은 정적인 멈춤고삐(check-rein)로서 작용하고, 무릎의 움직임을 이끌 뿐만 아니라 무릎에서의 중요한 고유감각기로도 여겨진다.[33] 중요한 기능 중 하나는 screw-home 기전을 이루는 것이다; 이 기전에 대한 특정 힘 즉, 굴곡된 무릎에 대해 대퇴의 내회전 또는 외반력과 함께 경골의 외회전 시에 인대가 손상된다.[15]

인대는 외반과 내반 긴장에 대해 이차적인 안정자 역할을 한다. 관절가동범위를 통해 긴장되는 인대의 다른 부위에 따라 전내측, 중간, 그리고 후외측 섬유 다발로 나누지만,[34] 인대의 횡단 극미세절단을 통해 해부학적 다발로 분리할 증거가 없다고 보았다.[35] 어쨌거나, 전내측과 더 큰 후외측 섬유다발의 기능적 배열은 존재한다고 여겨진다.[36] 전내측 섬유는 굴곡 시에 경골의 이동 시 긴장되고, 후외측과 중간 섬유다발들은 신전 시에 과신전에 대해 좀 더 긴장된다.[37]

후십자인대(Posterior Cruciate Ligament)

후십자인대(병변 참조)의 주요 기능은 대퇴에 대한 경골의 과도한 후방전위 또는 경골에 대한 대퇴의 전방전위를 막는 것이다; 또한 과굴곡(hyperflexion)을 제한한다. 이 인대는 무릎의 90° 굴곡상태에서 경골의 후방전위를 막는데 90%의 역할을 차지한다. 완전 굴곡[38]과 신전에서 최대로 긴장된다. 무릎의 과굴곡은 가장 흔한 손상기전이다. 이는 "계기판 손상(dashboard injury)"으로도 알려져 있다.

무릎 검사
KNEE EXAMINATION

관절경 검사(arthroscopy)를 통해 임상적인 무릎 검사의 정확성을 비교한 연구에서[39] 296명의 무릎 환자 중, 정확한 진단 165명(56%), 불완전한 진단 92명(31%), 부정확한 진단 39명(13%)으로 나타났다. 관절경 검사는 임상적으로 뚜렷하지 않은 많은 병변을 가진 그룹들을 찾아낸다. 저자는 포괄적인 과거력에 대한 검사와 신체검사가 중요하다고 강조했으며 "무릎 내적장애"와 같은 용어를 사용하기보다는 가능한 구체적이려고 하였다. 임상적으로 진단하기 가장 어려운 무릎 손상은 연골골절(chondral fracture), 지방패드 섬유증(fat pad fibrosis), ACL 파열(ACL tear), 연골성 유리체(cartilaginous loose body)이다. 연골골절은 반월판 손상으로 가장 많이 혼동된다. 퇴행성 관절염(degenerative arthritis)과 내측 반월판 파열(medial meniscal tear)에 대한 진단은 복합 병변에 비해 개별적인 관절내 병변을 진단하는 것과 같이 상당히 쉽다.

검사에서 고려하는 중요한 인자로써 일차적인 제한과 이차적인 제한을 아는 것이다. 일차적인 구조가 움직임을 가장 제한한다. 일차적인 구조가 손상되었다면, 이차적인 제한물들이 움직임을 제한하는 구성단위가 될 것이다. 일차적인 제한 구조물들이 완전하다면, 이차적인 구조물들의 파열로 인한 병적 움직임이 유발되지 않는다. 구조물은 한 움직임에서는 일차적인 제한이 되고, 또 다른 움직임에서는 이차적인 제한이 된다. 예를 들면, MCL은 외반슬에서는 일차적인 제한이 되지만, 전방 전위(anterior translation) 시에는 이차적인 제한이 된다. ACL의 기능이 완전한 한, MCL이 파열되어도 전방 전위에 영향을 미치지 않지만, ACL이 파열되었다면 MCL은 전방 전위(anterior displacement)를 제한하는 구조물들 중의 하나가 된다.[40] 위에서 언급한 대로 MCL 이하 바깥쪽 경골측부인대는 일차적인 제한물이고, 내측 중간 1/3 관절낭은 이차적인 제한물이다. 경골측부인대 보다는 중간관절낭의 손상에 더 많은 힘이 요구된다 하더라도, 일차적인 제한물의 손상은 내측 이차적인 제한보다는 외반슬 움직임을 더 허용할 것이다. 반월판이 전후방 움직임에서 아주 미세한 이차적인 제한물로 고려되면서, ACL-손상 무릎에서는 손상이 증가한다.

시진(Inspection)

무릎을 검사할 때, 경골대퇴 관절과 슬개대퇴관절을 모두 이해해야 한다. 어떤 기능검사는 한 관절에 구체적일 수 있고, 어떤 기능적 검사는 중복될 수 있다. 슬개대퇴 장애가 있는 환자들은 인대의 이완, 반월판 문제, 유리체, 주름출현(plica involvement)과 같은 경골대퇴 증후가 함께 나타난다. 그래서 슬개대퇴관절의 분리된 검사가 포함된다. 과거력을 검사한 후, 무릎에 대한 시진과 관찰과 함께 아래에 언급된 사항을 고려한다.

피부 표면(Skin Surface)

반흔(이전의 수술), 털의 양(혈관 상태), 통증과 관련된 반점, 피부온도 감소(반사성 교감신경성 위축증); 전신성 스테로이드를 사용해서 생긴 위축도 찾아야 한다.[41]

종창(Swelling)

앉은자세에서 내측 슬개건에 인접한 부위의 정상적인 오목부위가 소실되거나, 엎드린 환자에게서 슬와 낭포(popliteal cyst)나 동맥류(aneurysm)를 발견할 수 있다. 검사를 통해 관절 삼출물(관절 내)이나 관절로의 출혈과 관절 외 연부조직의 종창을 구별해야 하는데, 후자의 경우 과사용 증후군일 경우이다. 관절 종창이 경미하고 슬개골위 주머니(suprapatellar pouch)를 눌러 구별된다 해도, 대개 슬관절(관절 내) 삼출물이 확산되고, 대칭적이며, 무릎윤곽이 소실된다. 슬개골은 대개 촉진된다. 다량의 관절 삼출물이 무릎을 신전한 상태에서 슬개골을 앞에서 뒤로 눌렀을 때 슬개골이 되튀는 현상으로 나타난다. 소량의 관절 삼출물은 무릎을 신전시킨 상태에서 검사자가 슬개골위 주머니를 아래쪽으로 밀고, 슬개골 바깥쪽을 안쪽으로 누를 때 두드러지는데 이는 안쪽에 종창이 나타나도록 하기 위함이다.[18] 관절내 종창이 활액막염 때문이라면, 부드럽게 느껴지지만 활액의 파동(fluid wave)은 발생하지 않는다(중간에서부터 넓은 관절 내 삼출액일 경우). 관절외 종창이 다소 두껍게 느껴지는 반면, 관절 내 종창은 연부조직이 움직여지고 가동성이 없다.[42]

관절 외 종창은 전슬개골 점액낭염(prepatella bursitis), 패혈성(septic) 전슬개골 점액낭염, 연골낭종(meniscal cyst)처럼 대개 국소적이다.[43] MCL 염좌에 의한 관절 외 종창은 무릎의 내측에 국소적으로 나타난다. 초기의 반상출혈(ecchymosis)은 외측 측부염좌를 나타내며, 종창이 좀처럼 나타나지 않는다(E. Rashkoff, personal communication, 1989).

관절주변의 돌출과 충만감은 골증식체(osteophytes) 일 것이다.[41] 반막양근(semimembranosus)과 비복근건(gastrocnemius tendon) 사이의 반막양근 점액낭은 관절외에서 나타난다; 종창이 있을 때에는 베이커 낭종(Baker's cyst)라고 부른다. 이 점액낭이 주로 무릎관절과 연결되기 때문에, 종창이 나타나면 반월판의 파열이나 관절염과 같은 관절 내 병리가 나타난다(E. Rashkoff, personal communication, 1989).

무릎의 즉각적인 종창은 대개 골연골 골절(osteochondral fracture), 반월판의 혈관주위 파열이나 관절낭 파열로 인한 급성 혈관절증(hemarthrosis)을 나타내며, 2~6시간 이내의 종창은 ACL의 파열을 설명한다. 하루 또는 그 이상의 삼출물은 연골 중심부의 파열을 나타내는데, 주변보다는 덜 혈관성이다.[42]

심각한 손상(혈관절증)으로 4~24시간 이내에 나타나는 팽팽한 삼출물은 ACL 손상의 80%에서 보인다. 슬개골 탈구는 급성 무릎 삼출의 중요한 요인이다.[44,45] 심각한 슬개골 아탈구나 골연골 골절은 또한 초기 삼출의 요인이 된다. 손상 직후 24시간 이후에 나타나는 종창은 대개 출혈보다는 염증성 액체 때문이다.[46] 청소년기에, 종창은 골단 골절로 인할 수 있다.[36] 십자인대는 혈관성이며 손상 시 많은 출혈을 보인다.[2] 측부인대의 단독 염좌(1-2 등급)는 대개 가벼운 정도로 때때로 중간 정도의 종창을 보여주는 반면, 찢어진 반월판은 거의 혈액공급이 되지 않지만 상당한 종창이 발생된다. 무릎에서 종창의 양은 손상의 심한 정도와 반드시 관련되는 것은 아니다. 이는 관절낭이 찢어져 관절에서 주변의 관절 외 연부조직으로 액체를 배출하기 때문이다. 관절낭 내 종창 시 무릎을 약 25°의 굴곡된 휴식자세로 취하여, 활액강이 다량의 액체를 유지하도록 한다.[47] 이러한 굴곡된 자세는 무릎이 실제로는 잠김상태가 아님에도 검사자가 잠긴 상태라고 믿게끔 한다.

신경혈관 상태(Neurovascular Status)

대퇴, 슬와, 경골 후방, 족배맥박을 촉진한다. 과도한 장딴지압(calf pressure)을 찾을 수 있다.

슬개대퇴 검사(Patellofemoral Examination)

슬개대퇴관절 검사는 구조적, 기능적 이상에 의한 만성 통증과 불안정성의 원인을 찾는데 목적을 둔다(슬개대퇴 기능이상 참조). Carson 등[48]은 환자를 선 자세, 앉은 자세, 바로누운 자세, 그리고 엎드린 자세에서 관찰, 촉진, 특수 검사 방법을 이용하여 슬개대퇴 관절을 검사했다(표 7-1과 7-2).

서있기(Standing)

환자는 발을 약간 벌린 상태에서 5°에서 10° 바깥쪽으로 향하도록 한다. 무릎은 대퇴의 내측과가 외측과보다 원위부로 더 길게 뻗어있기 때문에 약 7° 외반 된다(그림 7-16). 검사자는 골반 높이(6장 참조)와 대퇴와 경골의 전반적인 정열을 확인하고 대퇴 고랑(sulcus)이 경골 조면에서 내측에 있게 되고, 과도한 대퇴전경이 있는지 하지를 관찰해야 한다(예, 고관절에 대한 대퇴의 내측 회전). 슬개건은 슬개골에서 외측에 있게 되고, 대퇴사두근이 수축하는 동안 비정상적인 외측힘이 가해지며[49], 슬개대퇴 기전에 반대 영향을 미친다.

검사자는 슬개골이 정상적으로 중심에 있는지 여부를 확인한다. 대퇴 전경은 "사시" 슬개골 때문이며 외반슬과 연관이 있다. 무릎을 굴곡하는 동안 외반슬의 증가는 반대로 슬개골 추적(tracking)에 영향을 미친다. 외측으로 위치한 슬개골("메뚜기 눈")은 VMO의 약화나 후굴된 고관절에 의해 유발될 수 있다. 후굴(6장 참조)은 내반슬과 관련될 수 있다. 내반슬(신생아에서 1살 소아까지는 제외)은 비정상이며, 특히 경골 근위부에서 바로 시작되고 경골 내반과 관련될 경우 둘 다 대개 내측 경골 회전과 관계가 있다. 내반슬은 수년에 걸쳐 정상적으로 진행하는 현상이다(E. Rashkoff, personal communication, 1989). 외반슬은 대개 경골의 외측 염전과 관련된다.

대퇴 전경, 평발(hyperpronation), 팽팽한 장경인대는 외반슬과 관련될 수 있다. 위의 요인들은 외반슬이나 내반

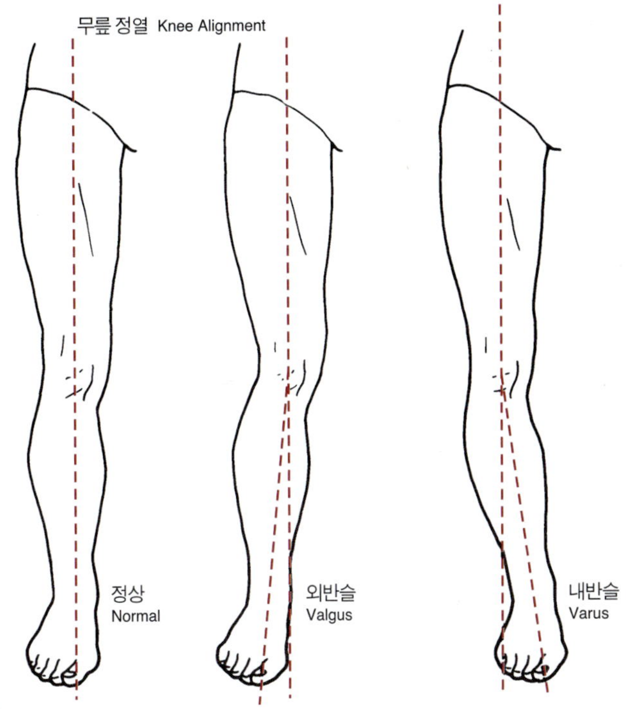

A

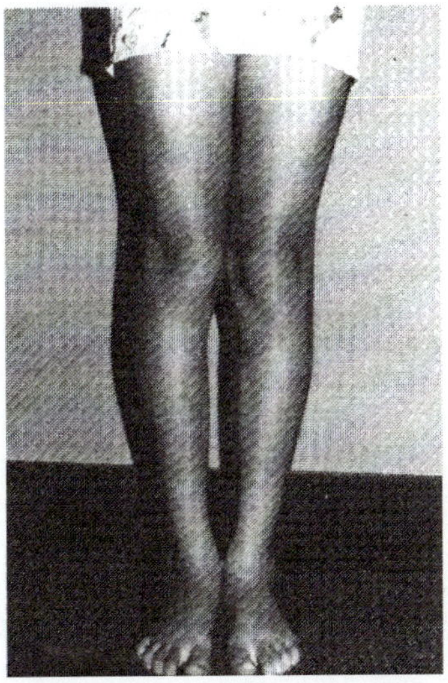

B

그림 7-16 슬개대퇴관절 검사, 선 자세. **A,** 외반 정열과 내반 정열. 정상적으로 무릎은 약 7° 외반된 자세. 출처: M. Post, *Physical Examination of the Musculoskeletal System*, © 1987, Year Book Medical Publishers, Inc. **B,** "불행 비정열 증후군". 환자는 대퇴 전경과 경골의 외회전 염전을 보임. 발을 나란히 할 때, 무릎이 서로 마주보는 "사시(squint)" 상태가 됨. 슬개점이 앞을 향할 때, 발은 뚜렷하게 외회전. 출처: *Office Management of Sports Injuries and Athletic Problems* (p 233) by M.B. Mellon(ed), © 1987, Hanley & Belfus.

표 7-1 신체검사의 요약: 사지측정은 자주 슬개대퇴 질환과 연관된다

검사 또는 측정 서술, 설명	정상	환자 자세	무릎굴곡 각 도	슬개대퇴 질환 또는 비정열
대퇴 또는 Q각—슬개 중심에서 전상장골극까지의 선과 슬개 중심에서 경골조면까지의 선 사이에 형성된 각	남자, 10° 여자, 15°	바로누운 자세	0	과도한 대퇴전경, 외반슬, 경골의 외측염전, 연골연화증과 함께 Q각 증가; 슬개골의 만성 아탈구와 함께 Q각 감소
대퇴사두근 부피—능동적인 하지직거상과 함께 슬개골의 10 cm 근위부 둘레	양측이 같음	바로누운 자세	0	VMO 이형성, 선천성 저형성, 전신 위축과 관련됨
고관절 가동범위; 내회전 및 외회전	대개 외회전 각도가 더 큼; 내회전이 외회전보다 30° 이상 초과한다면 비정상	엎드린 자세	90	비정상적인 대퇴 전경이나 후경 (과도한 대퇴 전경과 함께 Q각의 증가)
다리-기저 각도—경골 내반 평가	10° 이하	선 자세	0	내반슬 경골 내반 하퇴 삼두근 후족 내반 전족 회외
거골하 관절의 중립자세; 환자는 뒤꿈치의 내측 가장자리를 듬—거골두를 내측 및 외측에서 촉진하고 평발 조사	거골하 관절은 서 있는 동안 중립에 가까워야 함	선 자세	0	↘ ↓ ↓ ↙ 보상작용의 거골하 관절 회내 ↓
발목 배측굴곡	10° 이상	바로누운 자세	0	일차적으로 거골하 관절 회내 → 반드시 경골 내회전 (증가나 지속)
다리-뒤꿈치 정열—다리 종축에서 발뒤꿈치까지(발의 중립자세)	2~3° 외반	엎드린 자세(발은 테이블 가장자리에 매달려 있음)	0	↓
후족-전족 정열—뒤꿈치 장축에서 전족의 회축까지(발의 중립자세)	뒤꿈치의 장축은 정상적으로 전족의 횡단축에 90° 수직	엎드린 자세(발은 테이블 가장자리에 매달려 있음)	0	비정상적인 회전 스트레스는 무릎의 연부조직에 의해 흡수됨 ↓ 슬개골 주위와 무릎 앞쪽 통증

출처: *Clinical Orthopaedics and Related Research*(1984;185:167) 출판, 저작권 © 1984, Philadelphia, J.B. Lippincott/Harper & Row.

표 7-2 신체검사 요약: 시진

신체 소견	검사 또는 측정 서술, 설명	정상	환자 자세	무릎굴곡 각도	슬개대퇴 질환 또는 비정열
"사시" 슬개골	슬개골이 내측으로 향함	중앙에 슬개골 위치	선 자세, 발은 일직선	0	대퇴 전경 또는 염전 증가
외반슬	복사뼈 사이 거리 측정	중립 또는 약간의 외반	선 자세, 발은 일직선	0	Q각 증가(외반슬)
내반슬	무릎 사이 거리 측정				대상적인 거골하 관절 회내 가능
전반슬	측면에서 선 자세의 정열 관찰	중립	선 자세	0	생리적 전신 느슨함 또는 슬개골 이상고위
안짱(toe-in), 팔자(toe-out) 보행	보행 각; 보행이나 달리는 동안 관찰	10° 이하의 중간 편위	걷거나 달리기	다양	비정상적인 대퇴 전경, 경골의 내측 염전, 대퇴 후경, 경골의 외측 염전
"메뚜기 눈(Grasshopper-eye)" 슬개골	슬개골이 외측으로 향함 중간	중간	앉은 자세	90	재발성 아탈구 또는 탈구
부유 슬개골	슬개골 추적 검사; 능동 굴곡-신전시 갑작스런 슬개골 이탈	자연스런 중간선 궤적	앉은 자세	0-90	재발성 아탈구 또는 탈구, 외측 슬개골 압박 증후군, 골연화증
뚝하는 소리나는(snapping) 슬개골	능동 굴곡-신전 시 슬개골의 청각적 또는 시각적 튀는 소리	자연스런 중간선 궤적	앉은 자세	0-90	활막주름 증후군(plica syndrome), 연골이나 골연골 결손
높게 떠있는(High-riding) 슬개골	슬개골이 천장을 향함	슬개골이 대퇴 고랑에 쑥 들어감	앉은 자세	90	슬개골 이상고위(patella alta)
	근위부에 위치한 슬개골은 저형성	외측 대퇴과 근처의 하위 말단	바로누운 자세	0	슬개골 불안정
두드러진 앞쪽 지방 패드	대퇴과 원위면 아래의 팽창	매끈한 윤곽	바로누운 자세	0	슬개골 이상고위
낮게 떠있는(low-riding) 슬개골	슬개골은 아래쪽으로 이동	매끈하고 둥그런 윤곽	앉은 자세	90	슬개골 이상저위(patella infera)
슬개골 외측 경사	슬개골이 외측으로 향함	경사 없이 중간선	바로누운 자세	0과 30	재발성 아탈구 또는 탈구, 외측 슬개골 압박 증후군
슬개골의 외측돌출로 대퇴 내측과 두드러짐	노출된 대퇴 원위; 무릎 굴곡근의 심한 경련	슬개 중립	바로누운 자세	30 이상	급성 슬개골 탈구
VMO 위축, VMO의 정지부위가 높음	강제적인 저항에 대해 무릎 신전 시 VMO의 근복, 근력, 정지부위 높이를 관찰	VMO 내측으로 두드러짐; 정상적으로 슬개골의 내측면 아래 1/2-1/3 부위에서 정지	바로누운 자세	30	VMO 결핍(선천성, 위축선); 재발성 아탈구 또는 탈구; 외측 슬개골 압박 증후군

계속

표 7-2 신체검사 요약: 시진 *(계속)*

신체 소견	검사 또는 측정 서술, 설명	정상	환자 자세	무릎굴곡 각도	슬개대퇴 질환 또는 비정열
삼출액	두드러지면 슬개골의 흔적이 사라짐, 대개 만성 증후군과 함께 가볍게 나타남	삼출액이 없음	바로누운 자세	0	급성 아탈구 또는 탈구, 골연골 골절, 골연화증, 만성 아탈구

출처: *Clinical Orthopaedics and Related Research*(1984;185:172), 저작권 © 1984, Philadelphia, J.B. Lippincott/Harper & Row.

슬의 변형 압력을 가할지 모르지만, 무릎의 독립적인 구조 형태로써 내반 및 외반슬 변형을 유발할 수는 없다(E. Rashkof, personal communication, 1989). 비정상적인 외반슬은 내측 대퇴과를 함께 모아보면 알 수 있다. 비정상적인 내반슬은 내측 복사뼈를 모으고, 대퇴과간 거리를 측정함으로써 알 수 있다.

검사자는 경골의 내측 및 외측 염전이 있는지 여부를 찾는다(일반적이지 않음). 발을 나란히 하고 슬개골을 안쪽으로 마주보게 한 후방 슬개골이 중심을 향하도록 발을 외회전하면 경골의 외측염전이 나타난다(그림 7-16). 환자가 선 자세에서 발을 바깥쪽으로 하고, 슬개골이 앞쪽을 향한다면 경골의 외측염전이 확실하다. 경골염전은 벤치의 끝에 발이 나오도록 한 후 복사뼈를 측정한다. 정상적으로 외측 복사뼈는 내측 복사뼈보다 15° 후외측에 위치한다. 한 손가락을 외측 복사뼈에서 앞쪽에, 또 다른 손가락은 내측 복사뼈의 가장 튀어나온 부분에 두고, 검사자는 일직선의 횡단선을 주목한다. 그렇지 않을 경우 내측이나 외측 염전이 확실하다(그림 7-17). 경골 염전은 과거의 외상, 선천적 원인, 또는 텔레비전을 보면서 다리를 외회전한 상태에서 내측 대퇴로 자세를 유지하여 앉는 아이처럼 적절치 못한 지속적인 마루자세("재단사 자세")로 인한다. Carson 등[48]은 경골 각도가 10° 또는 그 이상 외측으로 나타나면, 이는 보상적인 경골 내회전을 일으키는 일차적 또는 보상적인 거골하 관절의 회내일 것이라고 언급하였는데, 무릎관절과 슬관절 주위 연부조직에 스트레스를 준다. 또한 보행 시 정상 걸음이나 달리기 시 10° 이상의 편차가 있을 경우, 과도한 대퇴 후경이나 전경 또는 경골의 내회전이나 외회전 염전을 생각할 수 있다.

검사자는 서있는 환자의 측면에서 또는 전반슬(과신전)을 위해 테이블의 가장자리에 두고 엎드린 환자의 다리를 관찰한다. 양측 전반슬은 슬개골 과가동성을 유발하는 전반적인 인대의 느슨함(10° 이상)과 관련된다. 검사자는 다른 관절들 즉, 손가락(엄지에서부터 전완 원위부까지), 팔꿈치, 무릎의 과신전 각도를 측정하고 무릎을 신전시킨 상태에서 마루에 닿도록 할 때 느슨함이 증가되는 것을 확인한다. 이러한 형태의 환자는 지지하는 인대 조직의 결손으로 인해 인대성 외상 후 적절히 치유되지 않을 것이다.[2] 느슨한 관절 환자는 무릎의 염좌를 경험하는 반면, 긴장된 관절 환자는 근육의 손상(tear)을 경험한다. 편측성 전반슬은 후십자인대나 후외측 관절낭 손상[15] 또는 느슨한 전십자인대로 인한다. 대신, 환자는 요추 전만 보상작용을 하게 된다. 전반슬은 주로 고위 슬개골(patella alta)과 연관된다. 환자가 앞쪽에 지방패드 염증을 가지고 있다면, 전반슬과 함께 슬개골의 아래 끝은 패드와 충돌하여 무릎 신전 범위를 제한할 것이다.

앉아 있기(Sitting)

환자는 무릎을 90° 굴곡한 상태로 앉고 다리는 자유롭게 걸친다.

슬개 높이(Patellar Level): 정상적인 슬개골은 90°에서 슬개대퇴 고랑 안에 있다. 슬개골 이상고위(patella alta)는 천장을 향해 있다. 슬개골 이상고위가 나타나면서 높아진 외측 대퇴 고랑으로 슬개골의 외측 아탈구를 막을 수 없게 된다. Micheli 등[49]은 슬개골 이상고위가 유전적일 뿐 아니라, 슬개건의 과신장을 유발하는 청소년기 뼈 과성장 결과로써 초래된다고 하였다. 슬개골 이상저위(patella baja)는

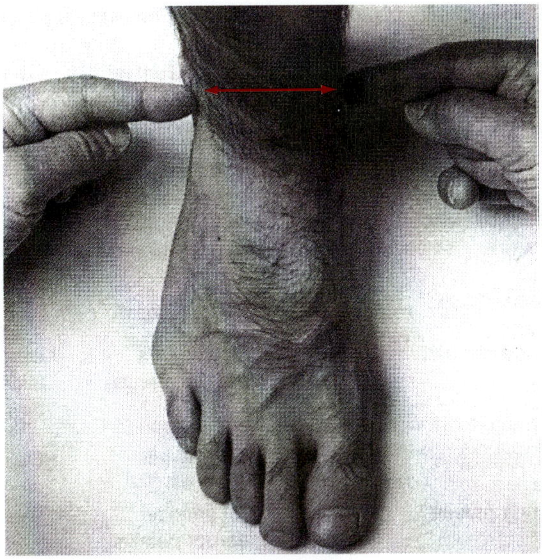

A

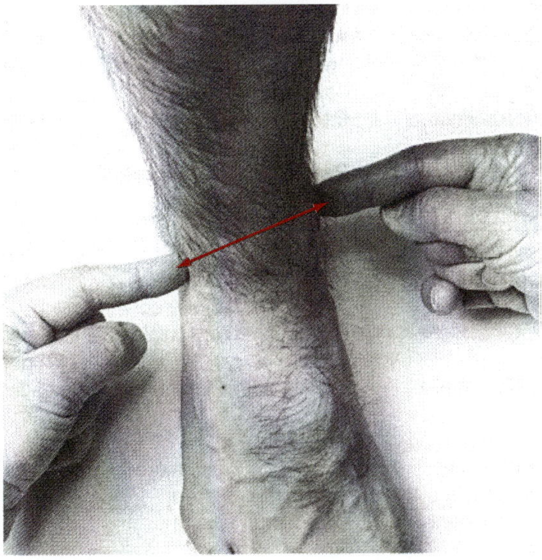

B

그림 7-17 경골 염전. **A,** 복사뼈 측정(본문 참조) **B,** 경골의 내측 염전과 함께 외측 복사뼈는 내측 복사뼈보다 앞쪽에 위치.

반대로 특히 무릎 굴곡 자세에서 슬개대퇴 접촉에 영향을 미치며, 슬개대퇴 안성정과 기능에 문제를 나타낸다.[12] 슬개골 이상저위에서 짧아진 슬개인대와 함께 슬개대퇴 압박이 증가된다.[50] 무릎을 굴곡시킨 상태의 슬개골 이상저위에서 슬개골은 경골 고원부에 훨씬 가까워진다. Insall과 Salvati[51]는 슬개골 이상저위와 슬개골 이상고위 사이를 구별하기 위해 방사선 방법을 이용했다. 슬개골 이상고위는 무릎을 30° 굴곡시킨 상태에서 무릎 외측의 방사선 사진으로 진단할 수 있다. 정상적인 슬개골의 길이가 슬개건의 길이와 거의 비슷하다(20%의 변이); 슬개골 이상고위에서 슬개골의 길이는 슬개건의 길이보다 더 짧다. 검사자는 슬개골이 내 · 외측으로 과도한지와 대퇴나 경골 염전과의 연관성을 평가한다. Osgood-Schlatter 병(경골조면의 압통)은 방사선 사진상 발견할 수 있다.

안측빗넓은근 평가(Vastus Medialis Obliquus Evaluation): 환자는 양쪽 무릎을 45° 능동신전하고 VMO의 근복과 슬개골에서의 정지부위 높이를 평가한다. VMO는 무릎의 신전근으로써 보다는 내측 안정자 역할을 하며, 외측광근과 함께 적절한 균형을 위해 필요하다. 슬개골에 정지하는 높이는 슬개골의 상위 1/3에서 55°이다. 좀 더 슬개골의 원위부에 정지하여 각도가 감소되는 것은 생체역학으로 불이익이 된다. 근육을 촉진하면, 과도한 유연함 보다는 약간의 부피감이 있다. 무용성 위축이나 선천적 이형성이 있을 수 있다.

슬개골 추적(Patellar Tracking): 정상적인 슬개골 추적은 연부조직의 적절한 제한과 동적인 근 조절의 조합에 달려있다.[52] 근육이 긴장하여 직 · 간접적으로 슬개골 추적에 영향을 미칠 수 있다. 체중 지지 시, 긴장한 고관절 굴곡근과 외회전근이 슬개대퇴 부하의 방향에 영향을 미친다. 긴장된 대퇴사두근은 슬개건염에서처럼 슬개대퇴 관절에 반작용하는 힘을 증가시킨다. 슬관절굴곡근의 긴장은 기능적인 무릎 굴곡구축을 유발함으로써 또한 슬개대퇴 관절에 반작용 힘을 증가시킨다. 긴장된 장경인대는 무릎을 굴곡함으로써 슬개골의 후외측 힘과 함께 슬개골의 외측 경사에 기여한다. 하퇴삼두근은 슬개대퇴 비정열과 연관되며 대상적인 거골하 관절의 회내를 초래하여 발목의 배측굴곡을 감소시킬 수 있는데, 이는 슬개골 비정열에 영향을 미치는 과도한 경골 내회전을 유발할 수 있다. 이렇게 짧아진 근육의 평가와 치료는 12장, 촉진 후 신장(Postfacilitation Stretch)에서 논의된다.

대퇴에 대한 경골 굴곡 시, 슬개골은 약 8 cm 정도 원위부로 미끄러진다. 처음 슬개골의 아래쪽 가장자리는 20° 굴곡 시, 대퇴와 접촉한다. 점차 굴곡되면서, 슬개골의 접촉된 부위는 상위로 움직인다. 중간 45° 부분에서 접촉상태에 있고, 90° 굴곡에서 슬개골의 상위 부분이 활차에 접촉한다.[13] 90° 이후에는 대퇴사두근 또한 활차에 접촉하게 된다. 무릎을 신전하는 마지막 15~20°에서 대퇴에 대해 경골은 외회전하고(screw-home 기전), 처음 굴곡하는 15~20°에서 대퇴에 대해 내회전한다.

검사자는 환자가 부드럽게 무릎을 굴곡하고 신전할 때 슬개골을 관찰하고 촉진한다. 최소한(15~20°)의 회전과 함께 부드러운 종축의 궤적이어야 한다. 어떠한 갑작스런 운동 특히, 20°와 35° 굴곡 사이에서 슬개골이 대퇴활차로 들어가고 오는 것은 비정상이다. 슬개골은 극단적인 굴곡상태에서 외측으로 경사진다. 마지막 10° 신전시에는 슬개골이 활차 고랑을 떠남으로써 약간 외측으로 벗어난다. 갑작스런 마지막 외측 운동으로 슬개골이 10~30° 굴곡상태에서 대퇴 활차를 벗어남으로써 슬개골이 아탈구되거나 외측 힘이 증가된다.[42]

슬개대퇴 마모 및 압박(**Patellofemoral Grind and Compression*****):*** 염발음과 통증은 30°와 60° 사이의 굴곡시, 슬개골이 압박될 때 나타난다. 통증이 나타나면, 검사자는 슬개골을 내측으로 움직여서 마찰되는 동안 통증이 완화되는지 여부를 본다; 이는 외측 슬개골 주위 조직이 긴장되었음을 나타낸다. 직접 압박으로 특정 굴곡 각도에서 통증이 유발될 경우, 대개는 관절의 퇴행이 슬개골이나 활차에서 나타나는 것이다.

슬개골 억제검사(**Patellar Inhibition Test*****):*** 환자는 바로 누운 상태에서 대퇴사두근의 능동 수축으로 통증을 유발하는지 여부를 보기 위해 하지를 직거상하여 대퇴사두근을 강하게 수축한다. 이는 근육의 문제를 의미한다. 그 다음에 하지를 신전시킨 상태에서, 검사자가 슬개골의 맨 위에 손가락 끝으로 압박을 하는 동안 환자는 다시 대퇴사두근 수축을 시도한다. 검사가 양성으로 나왔다면, 통증으로 인해 환자는 대퇴사두근을 다시 수축하지 못한다. 슬개상부와(suprapatellar pouch)가 끼이는 것을 피하기 위해 무릎을 5~10° 굴곡해야 한다. 이러한 검사를 통해 통증이 슬개대퇴 관절로부터 유발되도록 한다. 슬개골을 수축하지 않고 대퇴사두근을 수축하는 동안 슬개골을 관찰함으로써, 슬개골이 위쪽으로 활주하는 것을 관찰한다. 슬개골이 외측으로 활주하여 슬개골의 중심이 대퇴의 중심에서 바깥쪽에 위치한다면, 무릎의 외측 힘이 우세한 것으로 여겨진다.[42]

바로눕기(Supine)

환자의 무릎을 약 30~45° 굴곡시키기 위해 검사자의 대퇴를 환자의 무릎 아래에 둔다. 검사자가 지대인대의 느슨함,[53] 통증, 불안(Fairbank's sign) 정도를 결정하기 위해 슬개골을 내 · 외측으로 옮긴다. Carson 등[48]은 검사하는 동안 무릎의 수동굴곡의 범위를 적게 적용하도록 추천했다(그림 7-18). 완전 신전상태에서 무릎의 느슨함 검사는 슬개골이 과간 고랑에 가깝고 정상적으로 과가동성 상태이기 때문에 진단적이지 못하다.[11] 통증과 불안은 슬개골의 과도한 운동과 외측 경사가 있을 때, 내측에서 외측으로의 스트레스가 더 일반적이다. 내측 지대인대는 단단한 끝점(firm end point)을 가지고 있다.[45] 검사하는 동안 슬개골과 인접한 내 · 외측 긴장 상태를 촉진하는 것이 중요한데 이는 내측의 VMO의 부착 결함이 급성 탈구 이후에 촉진되거나 외측 슬개골 지대인대의 단단함이 슬개골의 통증을 유발하기 때문이다.[45] 슬개골이 1 cm 이상 내측으로 이동하지 못하면 외측 지대인대가 긴장된 상태임을 나타낸다. 환자가 슬개골의 "going out"을 호소하고 안정성 검사가 정상이라면, 아탈구-탈구 대신 활막 포착이라든가 활막주름으로 의심한다.[53] 제한된 움직임은 국소 유착 때문일 것이다. 인대지대에 대한 마찰 마사지(friction massage)와 주변의 짧아진 조직들에 대한 근막이완 기법이 기능을 향상시키는데 도움이 된다. 비정상적인 슬개골의 가동성은 슬개골 이상고위, 증가된 Q각(Q각; 아래 Q각 참조), 외반슬, 느슨해진 내측 지대인대,[45] 위축성 VMO와 관련있다.

엎드리기(Prone)

엎드린 자세 또한 슬개 관절면을 촉진하는데 유용하다.

대퇴사두근 각(Quadriceps Angle)

Q각은 대퇴직근의 잡아당기는 방향과 슬개건 정열 사이의 각도이다(그림 7-19). 신전기전의 생리적, 해부적 축 사이의 기능적 각도로 표현한다. 정상적으로 대퇴사두근은 내측으로 향하며 슬개골 인대는 외측으로 향하여 정상 외반슬을 이룬다. 외반슬이 증가되고 내측 무릎의 약화(VMO 위축), 대퇴 고랑의 비정상, 다른 슬관절, 고관절, 족관절의 내 · 외측 구조적 약화와 관련된다면, Q각이 중

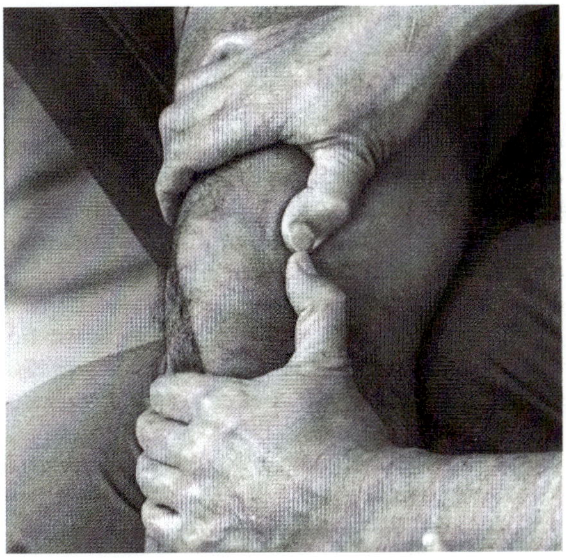

그림 7-18 환자가 바로누운 자세에서 무릎 검사. 슬개골 불안 검사는 무릎은 40~45° 굴곡 시에 가장 적합.

요하지만 그 자체로는 반드시 진단적으로 필요하지는 않다.

정상적인 Q각의 범위는 논쟁의 여지가 있는데, 여성에서는 평균범위 20°(골반너비가 넓기 때문), 남성에서는 평균범위 15°에 이른다. 반드시 서서(또는 바로누운 자세) 중위자세로 하고 측정해야 하는데, 전상장골극(ASIS)에서 슬개골의 중심을 연결한 선과 경골조면에서 슬개골 중심까지 연결한 선이 된다. 증가된 각도는 대퇴 전경, 경골의 외측 염전, 외반슬, 외측으로 정지된 슬개건, 평발, 발의 회내, 또는 여성에 있어 넓은 골반으로 인한다. 넓은 골반을 가진 여성의 경우, 고관절 외전근에 대한 신장 스트레스 때문에 고관절 통증을 호소한다. 만성 외측 슬개골 아탈구가 있는 환자에서 Q각은 감소된다.

Hughston[11]은 Q각이 대퇴사두근의 수축과 함께 측정되는데, 정상각도는 8~10°라고 하였다. 대퇴사두근의 수축은 슬개골의 외측 이동을 유발한다면, Q각을 감소시킬 수 있으며 슬개골이 외측으로의 아탈구가 감소한다면, Q각은 증가한다. 대신, 슬개골이 외측으로 위치하거나 경골조면이 일상적인 것보다 내측에 있기 때문에 Q각은 정상으로 측정한다. 이는 Q각을 측정하는 것 자체가 오해하기 쉽다.[54] 무릎을 굴곡 시 고정된 경골에 대해 대퇴가 외측으로 회전하기 때문에 Q각은 0°이다.[12] 무릎을 30° 굴곡하고 경

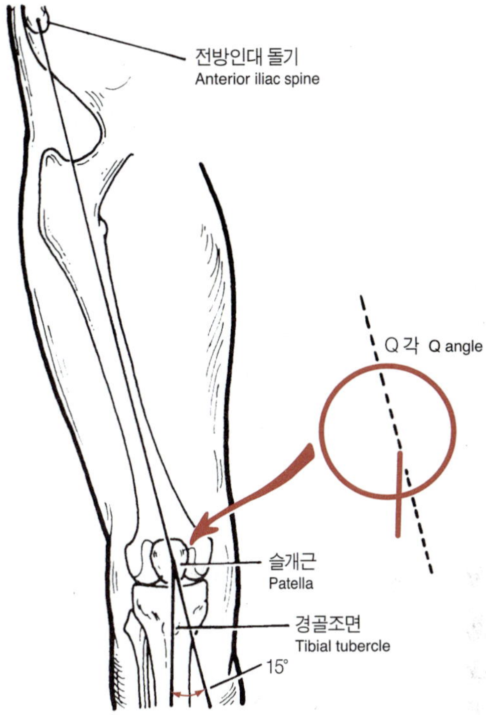

그림 7-19 Q각과 외반각. 출처: A.E. Ellison et al, *Athletic Training and Sports Medicine*, p.273, © 1984, American Academy of Orthopaedic Surgeons.

골이 외측으로 회전하면 검사자는 운동선수가 갑자기 방향을 바꿀 때 나타나는 것처럼 동적인 Q각을 측정하게 된다. 동적인 Q각은 또한 동작멈춤 촬영(stop-action photography)으로 보행평가를 하는 동안 측정될 수 있다.[55] 동적으로 측정된 Q각은 정적으로 측정된 Q각에서 나타나지 않는 비정상적인 가능성을 표현한다. Q각은 슬개골의 아탈구나 탈구에 작용하는 잠재적인 동적 힘을 표현한다.[48]

기능적 검진
FUNCTIONAL EXAMINATION

무릎에 대한 검사의 유형은 그 상태가 만성적 과사용 퇴행성 문제인지 급성 외상성 문제인지 여부에 따라 다르다. 만성적인 문제는 검사자가 여러 다른 자세에서 다양한 무릎 검사와 검진을 이용할 기회를 허락한다. 반면 급성 손상의 경우, 환자는 오직 바로누운 자세에서 인대의 수동 검진을 첫번째 고려해야 한다. 비록 본문에서 모든 기능적 검사가 수동 검진과 함께 시작될지라도, 외상성 무릎의 처음 수동

검사는 Lachman 검사이다. 왜냐하면 슬괵근의 경련에 의해 덜 제한되고, 인대의 안정성 검사에서 부하가 덜하고, 전십자인대의 기능부전을 발견하는 가장 신뢰적인 검사이기 때문이다.[44]

통증성 인대 스트레스 검사의 유발 증가 순으로 Clancy[44]는 급성 외상에서 이루어져야 하는 다음의 검사를 나열했다: Lachman 검사,[45] 전-후 끌림 검사, 30°와 0°에서의 내반-외반 검사, pivot-shift 검사, 반사 검사(jerk test, 또는 Slocum test), 그리고 역 pivot-shift 검사; 이들은 모두 아래에서 설명할 것이다. 검사의 급성 정도에 따라, 검사자는 자주 통증과 경련 때문에 검사하는 기회를 단 한번만 가지게 된다. 언제나 환자의 느슨함의 기준을 찾기 위해 첫 번째로 정상 무릎을 검사하는 것이 중요하다.

검사자는 정상적인 단단하고 딱딱한 끝느낌과 비교하여 무르거나 부드러운 끝느낌이 있는지 여부를 찾아야 한다. 틈이 벌어지면서 단단한 끝느낌은 섬유조직의 부분적 파열을 의미하는 반면, 부드러운 끝느낌은 대개 완전한 파열은 나타낸다. Noyes과 Mangine[56]은 급성 무릎 손상에서 임상적인 느슨함의 관찰은 통증, 종창, 혈관절증에 의해 저지된다고 하였다. 그러므로, "약간의 느슨함이지만 큰 영향을 줌" 심각하게 고려되어야 한다. 그들의 조사 중 하나는 104명의 무릎 손상 중, 오직 4% 만이 초기 손상 시에 정확히 진단된다는 것을 보여준다. 초기 삼출물과 근육 보호가 없다면, 손상 후 초기 6시간은 검진의 최적기로 고려된다. Noyes와 Mangine[56]은 급성 운동선수 환자에서 손상의 초기에 진단적 관절경 검사를 추천한다. 운동선수에서 만성 과사용 증후군을 다룰 때, 과거력은 이전의 손상들, 훈련 프로그램의 유형, 사용된 기구들을 포함해야 하는데[45] 이는 훈련 프로그램이 수정되어야만 하기 때문이다.

염좌의 등급(Grading Sprains)

Zarin과 Boyle[17]은 염좌를 위한 다음의 등급 체계를 설명했다(MCL 등급을 위한 내측 측부인대 염좌 참조)(표 7-3):

1 등급: 미세한 인대 손상으로 인한 5 mm 까지의 움직임; 기능소실 없음; 한정된 끝점

2 등급: 인대의 부분적인 파열 또는 신장으로 인한 6~10 mm의 움직임; 약간의 기능소실; 한정된 끝점

3 등급: 인대의 완전한 손상으로 인한 11~15 mm의 움직임; 완전한 기능소실; 무른 끝점

4 등급: 15 mm 이상의 움직임

각 관절은 일차성 및 이차성 관절 안정자이다(표 7-4). 예로써, 표재성 측부인대는 외반슬에 대한 일차적 안정자이고, 심부 관절낭 측부인대, 후방 경사 인대, 전십자인대와 후십자인대는 이차적인 제한물이 된다. 임상적으로, 일차적 안정자가 손상되고 이차적 안정자가 단단하다면, 낮은 힘의 외반슬 검사가 가벼운 느슨함을 보여줄 것이고, 검사자는 일차적 안정자가 심각하게 손상되었다고 알아채지 못할 것이다. 그러므로, 최소한으로 발견된 관절의 느슨함은 알아챈 것보다 더 심각할 수 있다. 만약 이차적인 제한물이 손상되었다면, 낮은 힘의 외반슬 검사는 더 큰 느슨함을 보여준다.[17] 수동적인 안정성 검사는 환자의 통증 역치와 관련되어 점차 증가된 초기의 작은 부하와 함께 이루어져야 한다. 급성 전십자인대 염좌는 이차적 제한물이 단단하다면, 과도한 앞쪽 움직임을 나타내지 않을 것이다. 그러나 만성기에서는 이차적 제한물이 좀 더 신장된 후, 전방 당기기 검사나 Lachman 검사가 좀 더 큰 느슨함을 보여준다.

기능적 검사(Functional Tests)

다음의 기능적 검사에서(부록 7-A 참조) 정상측은 언제나 처음에 검사한다.

능동검사(Active Tests)

환자는 수의적 제한의 정도를 나타내기 위해 다음의 능동 움직임을 한다. 굴곡(0~135°)은 무릎을 많이 구부려서 검사한다(웅크림 검사, squat test); 검사자는 굴곡의 정도와 환자가 얼마나 구부린 상태에서 몸을 일으킬 수 있는지 평가한다. 이러한 행동을 하는 동안, 검사자는 대퇴사두근의 근력과 가능한 통증부위를 평가한다; 슬개후(retropatellar) 또는 슬와와(popliteal fossa)와 관련되었다면 통증은 슬개대퇴 관절에 국소적이다. 신전은 환자가 앉은 후 굴곡된 무릎을 90° 신전시킨 상태에서 검사한다. 신전근의 지체(extensor lag)는 무릎이 0°까지 능동적으로는 신전될 수 없으나 수동적으로 신전 가능할 경우 나타난다. 수동적인 신전 범위는 신전의 지체의 정도와 같다. 수동적 신전이 제

표 7-3 손상된 인대의 기능적 능력

기능부전 정도	염좌	손상*	관절의 느슨함 정도	잔존하는 근력	잔존하는 기능적 길이	잔존하는 기능적 능력	치 료
최소	1 등급	1/3 이하의 섬유 손상; 섬유 손상이 극소수에서 약간까지 대부분의 염좌; 미세손상 또한 존재함	없음	유지되거나 약간의 감소	정상	유지됨	급성 증상이 완화될 때까지 휴식; 능동적인 재활; 조기에 활동 복귀
부분적	2 등급	1/3~2/3 까지의 인대 손상; 의미있는 손상이나 인대는 아직 기능적	틈이 0~5 mm 증가; 인대섬유들의 틈에 대한 저항	뚜렷한 감소	증가됨; 아직 기능적 범위에 있으나 견제로써 작용	뚜렷한 손상; 기능을 회복하기 위한 치료 필요	느슨함이 최소일 때, 완전한 손상 위험을 최소화; 초기 재활과 비석고 고정으로 치료됨
		미세손상 존재	손상이 좀 더 클 때 5~10 mm의 틈이 생김	완전한 손상 위험			느슨함이 커질 때(5~10 mm) 치료를 돕기 위해 석고 고정으로 치료; 재활; 활동 복귀 지연
완전	3 등급	2/3 이상에서 완전한 손상까지; 섬유들 사이에 어느 정도의 연속성 남음	10 mm 이상 틈이 있다면, 섬유들은 찢어졌음; 비연속성과 완전한 기능상실	약간에서부터 거의 없음	심각하게 손상되었으나 늦은 견제기능 작용	심각하게 손상되었거나 소실	석고 고정; 느슨함이 10 mm 증가되었을 때, 치유를 위한 보호; 인대의 연속성이 추측됨
		연속적 상실과 섬유들 사이에 완전한 분리	느슨함 정도를 제한하기 위한 이차적 제한물에 의존, 나중에 신장됨	없음	상실	상실	인대의 연속성이 기능적으로 상실될 때, 필요한 수술적 복구; 대개 내측이나 외측 틈이 10~12 mm일 경우 적용

* 손상정도의 측정은 매우 어려움. 그러나 나열된 상이한 유형들은 대개 구별 가능함.

† 전 · 후십자인대 손상도 포함되나 느슨함이 약간에서 거의 없는 것까지 급성 손상에서 일반적으로 존재하는 것은 제외.

출처: A.E. Ellison et al, *Athletic Taining and Sports Medicine*, p.268, © 1984, American Academy of Orthopaedic Surgeons.

한된다면, 대퇴사두근이나 슬개건 파열, 슬개골 골절, 경골 조면의 견열(avulsion), 관절내 병리, 슬괵근의 경련, 또는 단지 일반적인 대퇴사두근의 약화로 인한 통증과 약화 때문일 것이다. Helfet 검사는 정상적인 screw-home 기전을 평가하기 위한 것이며, 슬개골 추적이 관찰된다. VMO의 기전 높이 또한 조사하는데, 이는 슬개골에 정지하는 높이가 낮을수록 슬개골을 안정시키는데 좀 더 효과적이기 때문이다.[57] 내회전 및 외회전은 환자를 앉게한 후 무릎을

표 7-4 손상된 인대의 기능

움직임 형태	일차적 제한	이차적 제한
내측 관절 개방	경골의 측부인대	중간 1/3 내측 관절낭 후방 경사 인대 전, 후 십자인대
외측 관절 개방	비골의 측부인대	중간 1/3 외측 관절낭 슬와근 대퇴직근 전, 후 십자인대
전측 이동	전십자인대	장경인대 중간 1/3 내/외측 관절낭 경골 및 비골 측부인대
후측 이동	후십자인대	후외측 관절낭 비골과 경골 측부인대 슬와근

출처: *The Lower Extremity and Spine in Sports Medicine*, 2d ed., p.827, © 1995, The C.V. Mosby Co.

90° 굴곡한 상태에서 다리를 아래로 내려뜨린 채 능동적으로 검사한다(또는 무릎을 구부리고 엎드린 자세). 내회전은 30°에서, 외회전은 40~45°이다.

수동굴곡(*Passive Flexion)*

환자는 수동 굴곡 검사를 위해 바로 눕는다(그림 7-20). 검사자는 처음에 끝범위까지 고관절을 굴곡하고(대퇴사두근이 짧아짐) 무릎을 구부린다. 이론적으로 발뒤꿈치는 엉덩이에 닿아야 하고(0~160°), 부드러운 끝느낌이 느껴진다. 관절낭 패턴은 15~25° 신전 상실과 85~95° 굴곡상실이 있으며[58] 골관절염을 나타낼 수 있다.

다음 중 하나가 나타난다면, 굴곡은 제한되고 통증이 있다:

- 골관절염
- 혈종이나 좌상으로 인한 대퇴사두근 구축
- 내측 측부인대나 전십자인대의 첫 번째 또는 두 번째 등급의 손상에서의 거짓잠김(pseudolock)을 유발하는 삼출액
- 유리체, 반월판의 양동이 손잡이 열상(bucket-handle tear), 윤활막종(synovioma)으로부터의 진성잠김(true lock)
- 건염, 슬개건 좌상이나 찢어짐, 슬개골 점액낭염과 같은 슬개대퇴 기능부전
- Osgood-Schlatter 병
- 베이커씨 낭종(Baker's cyst)

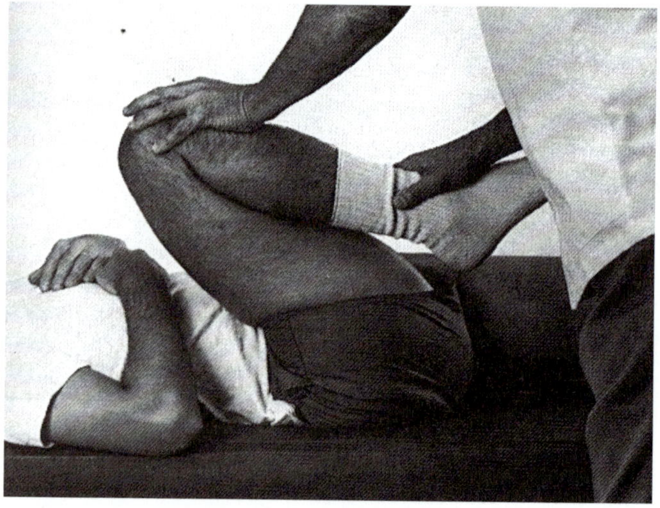

그림 7-20 무릎의 수동 굴곡(고관절 최대굴곡).

슬괵근의 단축은 고관절 90° 수준의 굴곡과 하지를 신전

함으로써 나타난다(슬괵근의 긴장감은 슬개대퇴 관절에 대한 대퇴사두근 힘의 증가를 유도한다).

환자는 엎드린 자세에서 수동적으로 무릎을 굴곡하여 대퇴사두근이 단축되었는지 알 수 있다. 단축된 대퇴사두근 대신에 가능한 관절내 문제로 인한 단축인지 여부를 결정하기위해, 검사자는 대퇴사두근을 이완시키기 위해서 고관절을 굴곡시킨채 환자를 바로눕게 하여 검사하고 가동범위를 비교하여야 한다.

내측 주름 검사에서, 환자는 바로눕는다. 검사자는 환자의 무릎을 약 45° 굴곡시키고, 한 손으로 발과 경골을 내회전 시킨후방 다른 손으로 외측 슬개골을 내측으로 압박한다. 슬개골을 손바닥으로 외측에서 내측으로 압박을 가하는 동안, 검사자는 손가락으로 내측 주름을 촉진한다. 검사자는 그 다음에 무릎을 굴곡 및 신전하여 30°와 60° 굴곡 사이에 슬개골의 가능한 갑작스런 도약이나 주름띠(plical band)의 탁 튀는 느낌[47]을 본다(그림 7-21). 주름은 무릎 굴곡과 함께 증가된 긴장 하에 있다. 무릎이 30~60°에서 수동 굴곡될 때, 내측 슬개골 주름은 슬개골 아래, 대퇴내측과 위를 미끄러지는 것이 관절경 상으로 보여질 수 있다.[59]

수동신전(*Passive Extension*)

환자는 수동신전 검사를 위해 바로 눕는다(슬개 추적 참조). 안정적인 무릎과 함께 과신전을 획득하는 환자의 능력은 내·외측 관절낭 및 인대성 구조와 후십자인대가 완전하다는 빠른 암시이다.[60] 두 가지 방법으로 이루어진다. 첫 번째(그림 7-22), 검사자는 테이블에서 발목 후방쪽을 들고 무릎 앞쪽을 아래로 누른다(0°에서 +10°는 정상범위). 두 번째(그림 7-23), 테이블 위에서 발목 후방을 들고 있는 동안 검사자는 무릎을 굴곡하고 다리를 신전하는 동안 무릎 위를 아래로 누름으로써 bounce-home 검사를 한다. 첫 번째 방법에서 다른 무릎과 비교하여 5~10° 과신전 이었다면 전반슬을 의미하며, 가능한 후십자인대의 파열, 후 관절낭의 찢어짐, 또는 느슨한 인대를 가리킨다. 첫 번째 방법에서 경골이 후외측으로 회전되었다면, 이는 후외측 회전성 불안정이다.

통증과 신전의 어려움은 다음과 같은 이유이다:

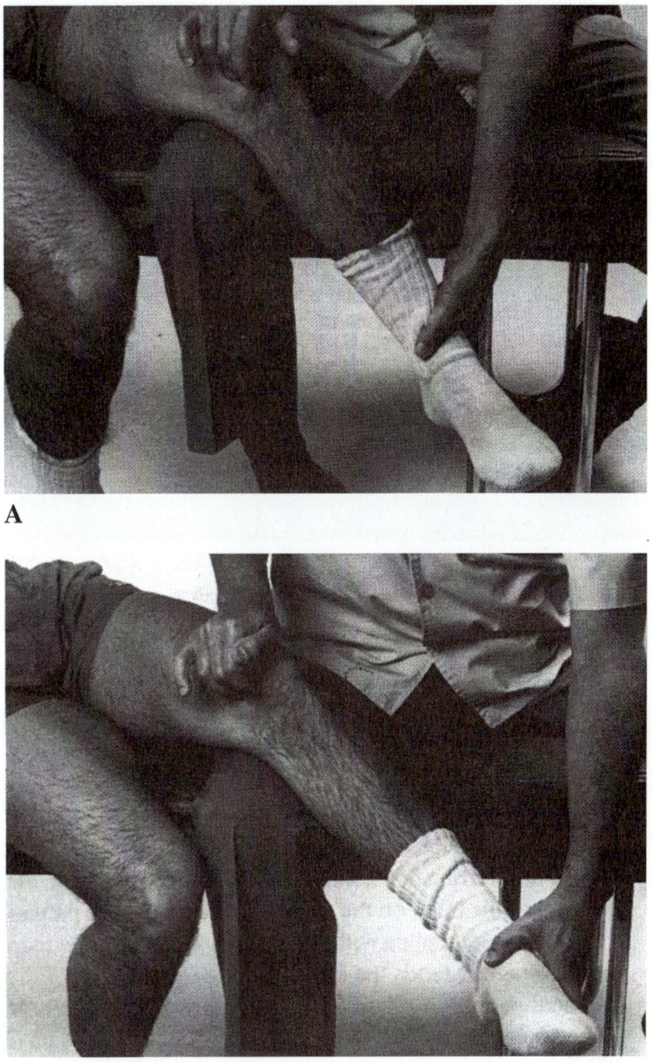

A

B

그림 7-21 내측 주름의 수동검사. **A**, 굴곡; **B**, 신전.

- 슬괵근 경련, 좌상이나 찢어짐, 또는 내·외측 측부인대 염좌(앞쪽 표재성 섬유들)로 인한 거짓 잠김.
- 유리체, 이동된 반원판 찢어짐, 또는 찢어짐 전십자인대의 포착으로 인한 진성 잠김. 진성잠김은 신전의 어려움과 함께 스프링 블록(springy block) 끝느낌으로 구별.
- 후방쪽의 통증은 슬괵근의 손상, 베이커씨 낭종, 또는 후관절낭 손상으로 인함.
- 관절염이나 관절증 (관절낭 패턴)이 나타남.
- 슬개건 아래의 통증은 지방 패드의 섬유화나 두꺼워짐으로 인함(Hoffa's disease)
- 대개 압통은 지방 패드의 내측과 외측에 있음.

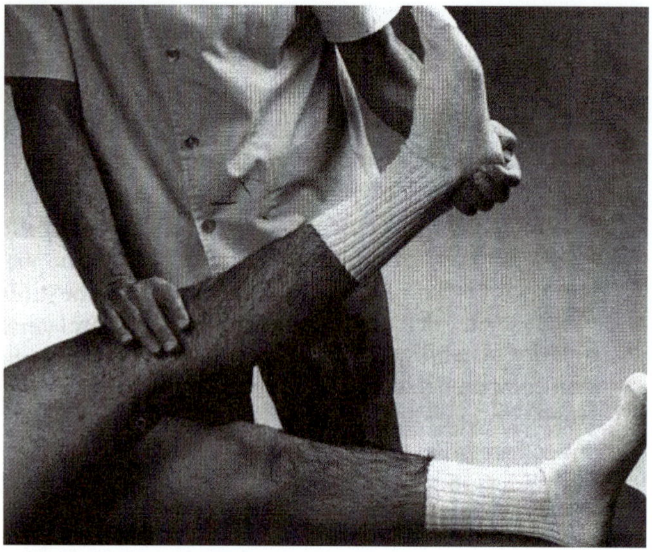

그림 7-22 무릎의 수동신전.

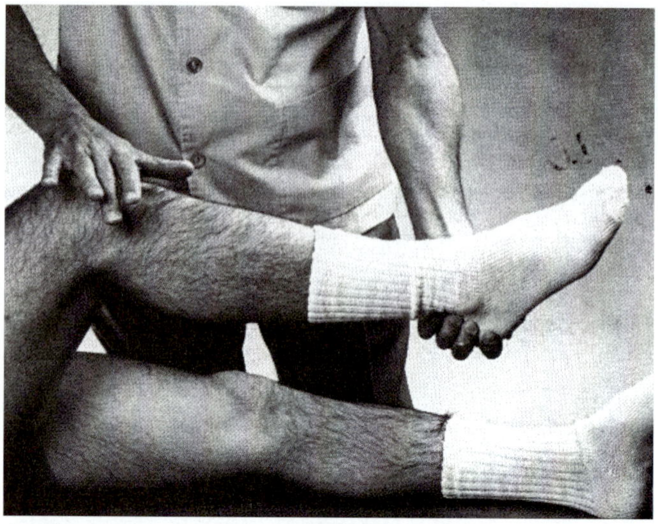

A

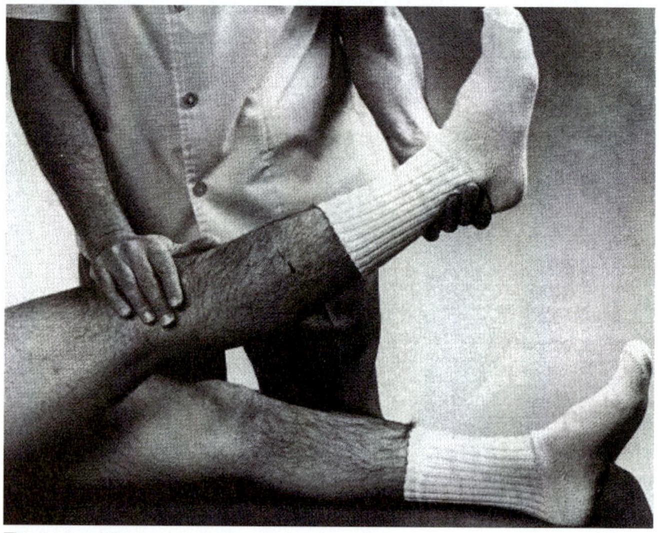

B

그림 7-23 무릎의 수동 신전. A, Bounce-home 검사의 시작; B, Bounce-home 검사의 끝.

- 관절낭의 섬유화
- 대퇴사두근 파열, 슬개골 인대 파열, 슬개골 골절, 또는 슬개골 탈구

수동 외회전(*Passive External Rotation*)

수동 외회전을 위해 환자는 바로누운 자세에서 무릎을 90° 굴곡시키고, 테이블 위에 발뒤꿈치가 닿게 한다(그림 7-24). 검사자는 경골 운동이 있는지 확인하기 위해 경골 조면을 촉진하는 동안 발을 쥐고, 끝범위까지 외측으로 회전한다. Gersoff와 Clancy[62]는 경골의 외회전은 처음에 경골을 30° 굴곡, 다음에 90° 굴곡을 하여 검사해야 한다고 하였다. 후십자인대가 완전하고 전십자인대와 후외측 구조물들이 침범되었다면, 더 큰 비정상적 외회전이 90°에서보다는 30° 굴곡에서 나타날 것이다. 후십자인대가 침범되었다면, 외회전은 무릎의 30°와 90° 굴곡에서 증가된다.

통증과 회전의 제한은 다음에서 나타난다:

- 내측 관상(반월판 경골) 인대의 병변. 반월판 검사와 외반슬 스트레스 검사가 정상이라면, 관상 인대 염좌의 가능성(아래 참조, 반월판경골(관상) 인대 염좌).
- 내측 반월판, 내측 측부 인대, 후내측 관절낭인대성 복합체의 병변.
- 거위발 점액낭염이나 반막약근, 반건양근, 박근 정지 부위의 좌상.
- 과가동성은 내측 측부인대나 후내측 관절낭인대성 복합체의 파열을 의미.

수동 내회전(*Passive Internal Rotation*)

수동 내회전 검사는 외측 구조물들이 압력을 받는 것을 제외하고는 위에 묘사한 것과 유사하다(그림 7-25). 통증과 운동제한이 다음의 병변에서 나타난다:

- 외측 관상 인대(내측은 훨씬 더 일반적임), 외측 반월판, 후외측 관절낭인대성 복합체, 비골 측부 인대와 활꼴 인대

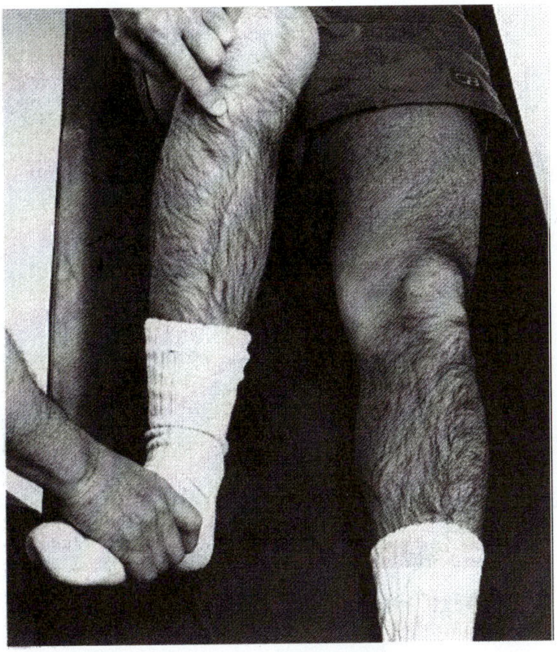

그림 7-24 경골조면을 촉진하는 동안 무릎의 수동 외회전. 무릎은 90° 굴곡됨.

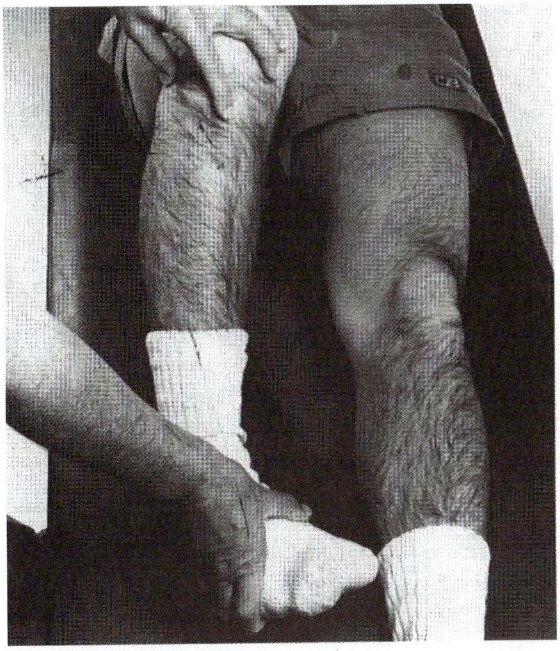

그림 7-25 경골 조면을 촉진하는 동안 무릎의 수동 내회전. 무릎은 90° 굴곡됨.

- 슬와건 좌상이나 찢어짐, 특히 근건 접합부
- 장경인대 정지부위의 좌상이나 찢어짐

0° 신전에서의 수동 외반(Passive Valgus at 0° Extension)

내반 및 외반 검사에서(그림 7-26) 긴장이 후방쪽 구조물에 있기 때문에 가성 안정성을 야기할 수 있는 최대신전은 사용되지 않는다.[63] 0° 신전에서의 수동 외반슬은 원래 전십자인대 및 후십자인대에 의해 지지된다; 그러므로, 경골의 측부인대 염좌는 통증이 있지만 느슨함을 보여주진 않는다. 굴곡 시 느슨함, 신전 시 안정성을 보이는 외반슬 검사는 측부인대 파열을 의미한다. 전십자 인대나 후십자인대와 관련하여 완전 신전 시 내반 또는 외반에서의 느슨함 결과는 만성적인 경우에서 보다는 급성의 경우에 좀 더 신뢰감이 있다.[62,64] 어떤 틈, 특히 10 mm 이상에서는 전십자 인대와 후십자 인대의 손상을 설명한다.[7] Feagin[60]은 과신전 상태에서의 외반슬 검사에서 양성반응인 경우, 불길한 징후이며 주로 내측 관절낭인대성 구조물 옆에 있는 PCL을 침범한다고 믿었다. 틈은 또한 심각한 인대 파열을 나타내며 심부 관절낭 인대, 경골 측부 인대, 후방 경사 인대(또한 후방 내측 관절낭로 알려짐), 내측 대퇴사두근을 포함한다.

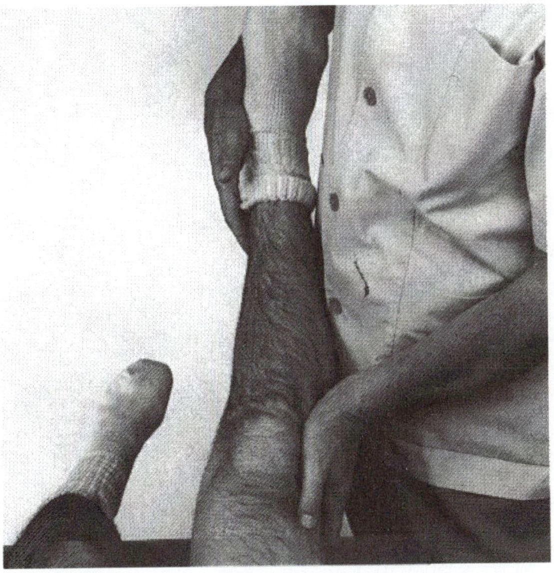

그림 7-26 완전 신전상태에서 수동적인 외반슬(valgus).

30° 굴곡에서의 수동 외반(외전) [Passive Valgus (Abduction) at 30° Flexion]

환자는 바로 눕는다(테이블 위에 머리를 둠)(그림 7-27A). Strobel과 Stedtfeld[63]은 환자의 머리가 테이블에서 떨어지게 하여 검사를 하는 것은 전방 대퇴 근육 사슬에 긴장을 줄 수 있다고 하였다. 이는 무릎 관절이 좀 더 안정적으로 보이도록 한다. 대퇴는 이완을 위해 테이블 위해 편안히 두고(상대적 고관절 신전) 다리가 테이블에서 떠날 때 슬괵근의 경련을 예방하도록 돕는다. 검사자는 외측 무릎 관절을 손바닥으로 오목하게 대며 특히, MCL에 부하를 주기 위해 중립 자세로 발과 경골을 유지한다. 30° 굴곡과 함께 외반 부하를 주는 동안 경골을 외회전으로 유지하여 또한 후방 경사 인대, 후내측 관절낭, 비골 측부 인대, 슬와근, 후방외측 관절낭에 부하를 준다.[19] 만성적인 상태에서 경련이 요인이 아닐 때, 발은 검사자의 옆구리에 대항하여 밀고, 한 손은 틈과 MCL의 완전함을 촉진하도록 하여야 한다(그림 7-27B). 검사자는 틈에 대한 관절 간격을 관찰하고 끝점을 느낀다.

30° 굴곡시 외반검사 시, 경골 측부 인대는 일차적인 제한물이 되며 30° 굴곡 시, 십자인대는 가장 이완된 상태가 되어, 측부 인대의 검사를 좀 더 한정적으로 검사할 수 있게 한다. 외반 스트레스로부터 내측면에 침범된 첫 번째 조직은 표재 경골 측부인대이다. 좀 더 큰 힘을 가하면 이차적인 심부 관절낭이 침범되게 된다. 대개 손상 순으로 다음에는 후방 경사 인대, 전십자 인대, 후십자 인대 순이다. 드물게, 전십자 인대의 단독 손상은 내측 측부인대와 후십자 인대의 손상 없이 나타난다(E. Rashkoff, personal communication, 1989). 외반 스트레스 동안 외측에 대한 통증은 유리체, 반월판 병변, 슬개대퇴 병리를 나타낸다.

무릎을 완전히 신전하거나 과신전상태에서 외반 스트레스를 하여 양성반응이 나타난다면 불길한 징후이다.

0° 신전에서의 수동 내반 (Pssive Varus at 0° Extension)

0° 신전 상태에서 수동적인 내반 시(그림 7-28), 느슨함은 특히, 후십자 인대와 아마도 30° 굴곡 시에 부하를 받는 상부의 지지조직들과 함께 전십자 인대에 침범된다.[65] 과도한 움직임은 심각한 파열을 나타낸다. 내반이 검사되는 굴곡 각도가 어떻든 간에, 반대쪽에 걸쳐 1 cm 이상 틈이 증가되면, 십자인대의 파열을 주의해야 한다.[2] 느슨함과 함께 과신전에서의 내반 검사는 대개 활꼴 복합체 옆의 PCL과 아마도 ACL을 침범한다.

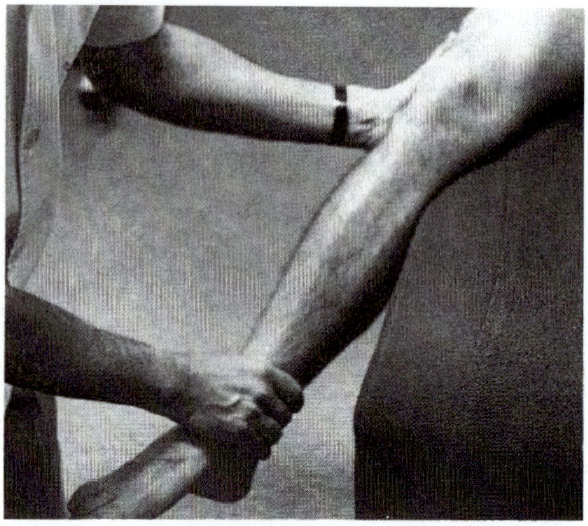

A

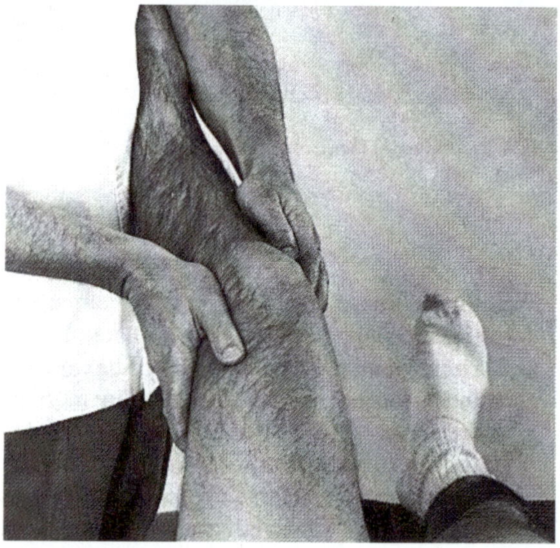

B

그림 7-27 30° 굴곡 시, 수동 외반슬. **A,** 슬괵근의 경련을 감소시키기 위해 테이블 위해 대퇴를 편하게 둠, 경골은 중위자세로 유지. **B,** 검사자의 옆구리에 대항하여 발을 벌리도록 하면, 내측 측부 인대의 틈이 촉진됨.

30° 굴곡에서의 수동 내반(내전) [Passive Varus (Adduction) at 30° Flexion]

무릎을 30° 굴곡한 수동 내반에서(그림 7-29), 비골 측부 인대가 내반 스트레스 시, 외측 관절 틈의 일차적인 제한물이라 할지라도,[6] 오직 슬와근만을 절개하는 선택적인 절단 실험에서, 비골 측부 인대를 절개하는 것 보다는 더 큰 내반을 유도하였다. 상위 슬와근은 인대로써 기능을 하는 반면 원위 슬와근은 근육으로 기능을 한다고 하였다.[13]

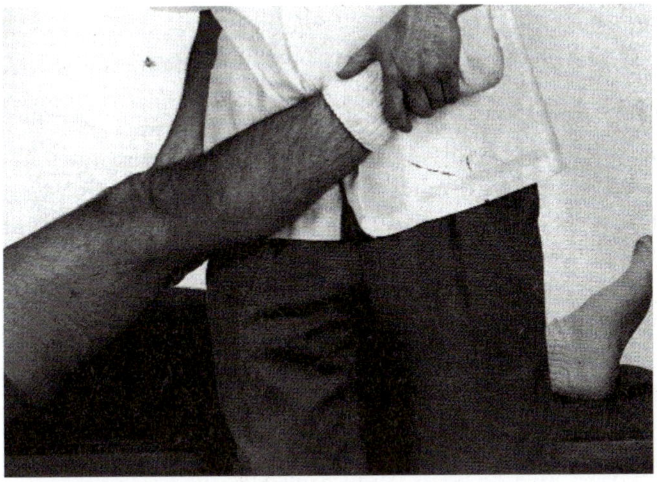

그림 7-28 무릎을 완전히 신전한 상태에서의 수동 내반(varus).

손상 순으로, 내반 정도에 따라, 침범된 구조물들은 처음에는 외측 측부 인대, 후외측 관절낭, 활꼴-슬와근 복합, 장경인대, 대퇴이두근건이다. 대개 30° 굴곡 시의 외반 보다는 내반에서 더 큰 가동성이 있다. 그러므로, 검사는 통상대로 반대쪽과 비교하여야 한다. 느슨함의 차이 때문에 각 무릎에 대한 내반검사를 하는 것이 더 좋으며 그 다음에 각 무릎에 대한 외반검사를 한다[63] 반대쪽의 압박된 쪽에 대한 통증은 가능한 유리체나 반월판을 설명한다.

양쪽 외반과 내반 검사를 위해, 첫 번째 등급의 손상은 단단한 끝점을 가지고 있고, 관절사이 공간은 정상 무릎의 약 2 mm 내이며, 관절선에 통증과 압통이 있다. 두 번째 등급의 손상은 비교적 단단한 끝점이 있고, 관절사이 공간은 정상 무릎과 비교하여 3~5 mm 증가해 있다. 세 번째 등급의 손상은 끝점이 부드럽고, 관절사이 공간은 정상 무릎보다 5 mm 이상 크게 열려있다.[67]

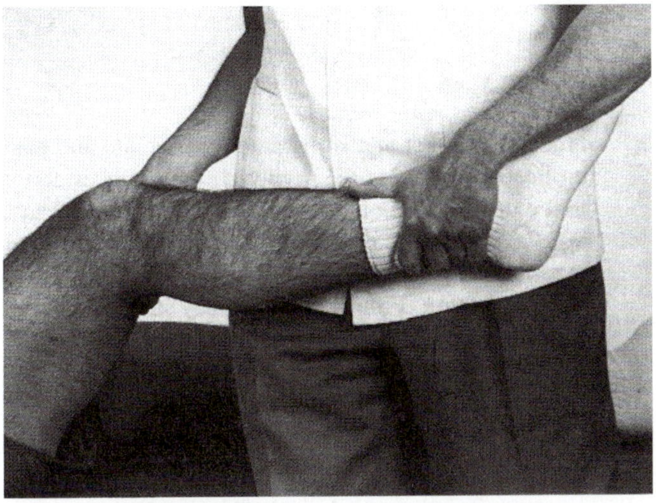

그림 7-29 무릎을 30° 굴곡한 상태에서의 수동 내반(varus).

전십자 인대를 위한 Lachman 검사 및 전방끌림 검사 [Lachman's and Anterior Drawer Test(for the Anterior Cruciate Ligament]

십자인대의 후외측 부분은 무릎 신전시에만 팽팽하고 무릎 굴곡시에는 이완되어 있다(병변, 전십자 인대 손상 참조). 전내측 띠는 굴곡과 신전의 모든 범위에서 팽팽하다. 전방 당기기 검사는 전내측 띠(band)를 위한 특정 검사이고, Lachman 검사는 두개의 띠 모두를 위한 좋은 검사로 고려된다. pivot-sift 검사는 몇몇 전내측 띠에서 양성 방응으로 나타났다 하더라도, 후외측 띠를 위해 우선적이다.[68] Lachman과 끌림 검사가 모두 양성반응이라면, 아마도 ACL의 완전한 파열일 것이다. 그러나 Lachman 검사는 양성반응이고, 끌림 검사는 음성반응이라면, 후외측 띠는 대개 파열되었으나 전내측 띠는 완전하다.

Lachman 검사를 하기 전에, PCL은 거짓양성을 제외하기 위해 첫 번째로 시행해야 한다(후방 안전성 검사 참조). Lachman 검사[45]는 환자가 앉은 자세에서 테이블에 무릎을 내밀어 등을 후방으로 기울이고 검사한다(그림 7-30). 검사자는 환자의 발목을 검사자의 다리 사이에 두고 손가락으로 오목하게 하여 후방 근위 경골에 대어 후방쪽에서 앞쪽으로 잡아당긴다. 이때 엄지손가락은 움직임을 위해 대퇴과와 경골 고원(plateau) 사이에 차이(step-off) 정도를 촉진한다. 경골은 완벽하게 일직선으로 유지해야 하는데, 이는 경골을 내외전이나 외회전 하면서 앞쪽으로 잡아당기면, 정상 무릎의 내재적인 짝 움직임(coupled motion)을 증가시키기 때문이다. 이는 관절외 제한물의 팽팽함을 증가시키기 때문에 진성 전방 이동(translation)을 제한단다.[19] 환자의 무릎은 20~30°만 굴곡시켜야 한다. Lachman 검사의 변형은 특히 대퇴가 클 경우, 검사자가 한 손으로 대퇴의 근위부를 잡고, 다른 손으로 경골 원위부를 잡아당겨야 하는 검사보다 쉽다. 검사는 환자를 바로 눕게 하여 이루질 수 있다; 두 번째 검사자는 첫 번째 검사자가 위에서처럼 같은 접촉을 사용하는 동안 대퇴를 고정시킬 수

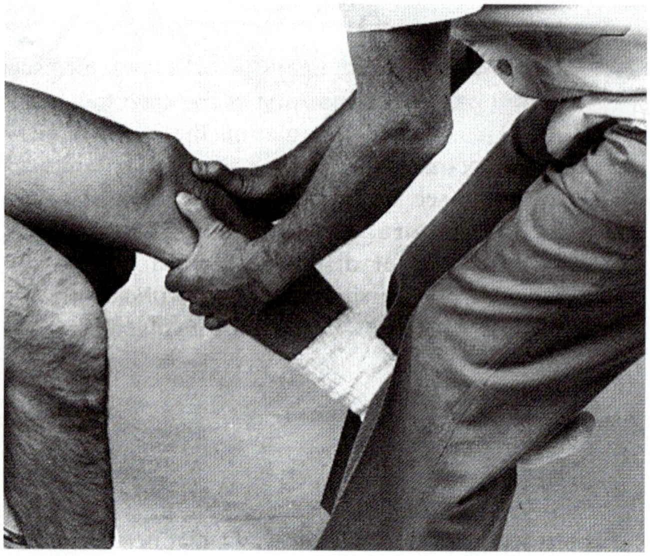

그림 7-30 Lachman 검사.

있다. 약간의 슬괵근 경련이 검사를 무효로 할 수 있기 때문에 검사 전에 슬괵근을 촉진하는 것이 중요하다.[44]

전방끌림 검사는 환자의 무릎을 90° 굴곡시켜 같은 방법으로 한다. 급성 상태에서 Lachman 검사는 통증이 덜하고, 좀 더 정밀하며, 시행하기 쉽다고 받아들여졌다. 손상된 무릎은 자주 90°로 굴곡 할 수 없으며, 15～20°의 굴곡에서 긴장한 혈관절증, 후방 내측 반월판에 의한 장애,[69] 이차적인 인대 제한물, 경련성 슬괵근은 전방 경골 운동을 제한하는 데에 그다지 실제적이지 않다. 전방끌림 검사는 또한 이차적 제한물이 완전하다면, Lachman 검사보다 경골의 전방 이동을 만드는데 더 많은 힘이 요구된다.[62]

전방끌림 검사를 시도하기 전에, 검사자는 대퇴의 내·외측과 및 경골의 내·외측 고원을 촉진해야 한다. 경골고원에서 8～10 mm 떨어지지 않았다면(반대쪽 무릎처럼), 후방 십자인대의 침범을 의심하고 가성-양성 전방십자 인대 검사가 나타날 것이다.[62] 양성 전방 당기기 징후와 관련하여 음성 Lachman 검사는 후십자인대 손상의 경향이 있다.[62] 느슨함은 증가된 관절 가동성 뿐만 아니라, 최종적인 비정상 관절 자세를 촉진하는 것으로 설명되어야 한다(아탈구).[19] Jackson[70]은 전십자인대가 부분적으로 찢어진 경우 전내측 띠만이 찢어졌다면 끌림 검사에서 양성이고, 후회측 띠만이 찢어졌다면 Lachman 검사에서 양성이라고 하였다. 가성-음성 Lachman 검사의 해석은 슬괵근의 충분한 경련이 있거나 변위된 반월판의 양동이 손잡이 열상이 있다면 나타날 것이다. 후내측 관절낭에서 확대되어 세 번째 등급의 내측 측부인대 찢어짐은 가성-양성 Lachman 검사를 만든다)(가성-Lachman). 촉진 가능한 끝점은 Lachman에서는 없고, 전방 당기기 검사에서 양성이다. Noyes와 Grood[19]는 완전한 이차적 인대성 제한이나 비기능적인 늘어난 전십자 인대는 때때로 딱딱한 끝점의 가성 감각을 준다.

무릎의 굴곡 저항(Resisted Knee Flexion)

환자는 무릎 굴곡에 저항하기 위해 엎드린다. 검사자는 환자의 무릎을 90° 이내로 구부린다. 슬와와(popliteal fossa) 통증은 베이커 낭종, 후관절낭이나 PCL의 손상, 거위발이나 슬괵근의 점액낭으로 인한다. 경련(cramp)이 나타나는 경향이 있기 때문에 검사하는 동안 검사자는 슬괵근 근복을 잡는다. 검사는 기시, 근복(6장 참조), 내·외측 정지부분을 포함하여 슬괵근의 좌상이나 건염에서 확실히 통증이 있다. 통증과 약화는 비골두 건열골절(비골신경 손상 가능성)이나 슬괵근 파열로 인한다.

내측 슬괵근을 검사하기 위해 검사자는 환자의 고관절을 내측으로 회전하는 동안 무릎 굴곡에 대한 저항을 한다(그림 7-31). 내측 통증은 거위발 정지부의 건과 관련된 질병, 거위발 점액낭염, 내측 반월판 손상, 반건양근과 반막양근의 손상으로 인한다. 내측 슬괵근에서 통증이 없는 약화는 L-5 신경근 손상을 의미한다.

외측 슬괵근(대퇴직근)을 검사하기 위해서, 무릎 굴곡에 대한 저항을 가하는 동안 환자의 고관절을 외측으로 회전한다(그림 7-31). 통증이 비골두에서 대퇴직근의 정지하는 건과 관련된 질병, 반월판 손상, 장경인대 손상과 함께 나타난다. 외측 슬괵근에서의 약화는 S-1 신경근 손상을 나타낸다.

환자는 바로누운 자세에서 무릎을 약 90° 굴곡하고, 내측 슬괵근을 위해서는 경골을 내회전, 외측 슬괵근을 위해서는 경골의 외회전을 하여 저항검사를 한다.

다른 이차적인 무릎 굴곡근들은 슬괵근이 매우 약할 때 상승작용으로 참여한다. 환자를 엎드린 자세에서 슬괵근을 검사하면서 대둔근의 대체작용으로 검사측 엉덩이가 들리거나, 봉공근의 작용으로 고관절의 굴곡 및 외회전이 나타나거나, 박근의 대체작용으로 고관절 내전이 증가한다. 발의 저측굴곡은 비복근의 대체작용이다.[71]

무릎의 신전 저항(Resisted Knee Extension)

무릎신전에 대한 저항을 하는 동안(그림 7-32), 고관절을 굴곡하여 검사하는 것은 완전하게 힘을 발휘할 때, 대퇴직근이 작용하는 것을 막는다. 그러므로, 환자는 바로 누운 자세로 비검사 다리는 테이블 위에 굴곡되고, 검사 다리는 테이블의 가장자리 위에 내민다. 검사자는 후방쪽 대퇴 원위부 아래 다른 손으로 경골 원위부에 대한 저항을 한다. 검사 시 대퇴직근 병변, 슬개건염, Sindin-Larsen-Johansson 병(슬개골의 원위끝), 골연화증, 슬개대퇴 관절염, 전십자인대나 반월판의 찢어짐으로 인한 이차적 삼출액, 슬개골 골절, 슬개건 침범, Osgood-Schlatter 병, 경골조면의 골절; 점액낭염에서 통증이 있다. 통증이 없이 근육의 약화는 L-2, L-3, 또는 L-4 신경근의 손상을 의미한다.

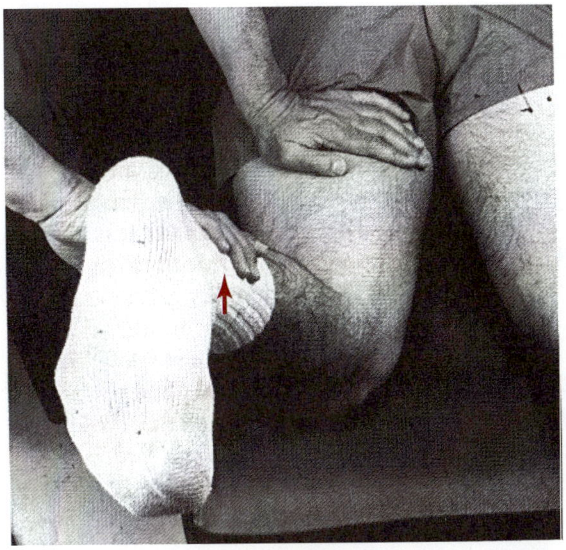

A

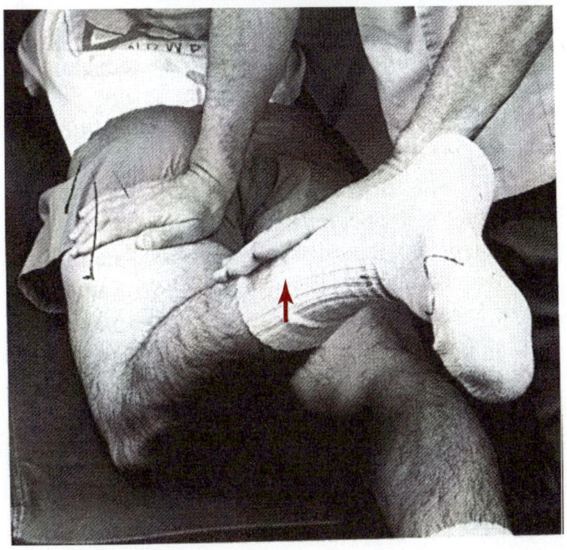

B

그림 7-31 무릎 굴곡에 대한 저항. **A,** 고관절을 내회전함으로써 내측 슬괵근에 강한 부하. **B,** 고관절을 외회전함으로써 외측 슬괵근에 강한 부하.

부가적 검사(Additional Tests)

능동 Lachman 검사(Active Lachman Test)

이해 가능한 환자에서 특히, ACL 손상을 이끄는 검사는 환자에 의해 능동적으로 시행된다. 그림 7-33은 환자가 테이블에서 발을 들도록 말하도록 하여 검사하는 것을 묘사하고 있다(검사자에 의해 고정). 대퇴사두근의 수축은 경골 근위부를 앞쪽으로 이동하도록 유발할 것이다. 완전한 ACL이 경골의 가벼운 전방 움직임을 허용하는 반면, 병변을 가진 ACL은 정상쪽과 비교하여 전방 움직임에서 명백하게 차이가 난다.

축-이동 검사(Pivot-Shift Test)

Feagin[60]은 Lachman과 pivot-shift 검사가 모든 practi-

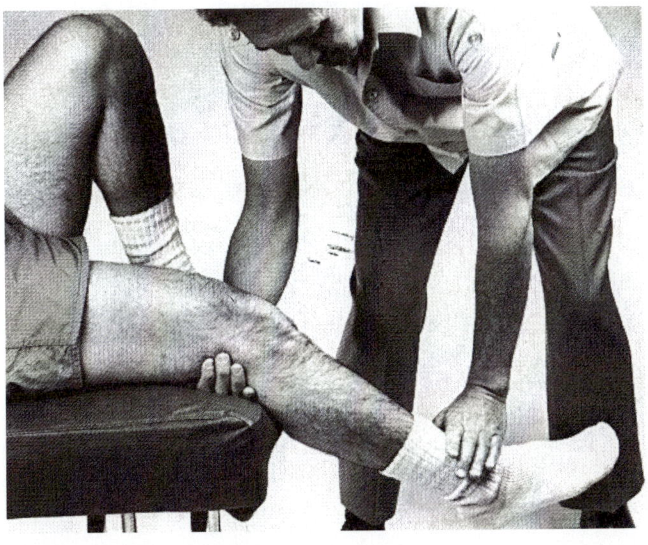

그림 7-32 무릎의 신전 저항.

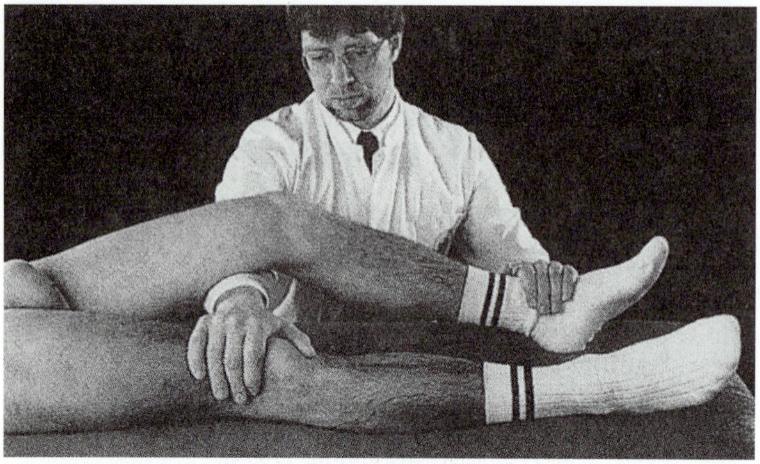

A

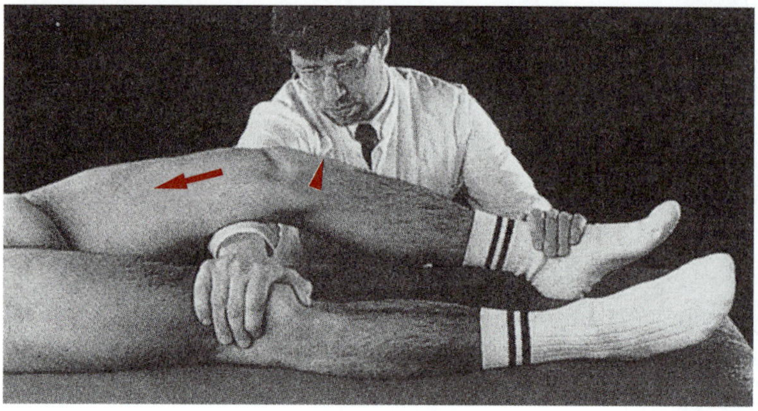

B

그림 7-33 능동 Lachman 검사(30° 굴곡에서 대퇴사두근의 능동 검사). 근육이 이완되었을 때, 무릎은 정상 외형을 나타냄**(A)**. ACL의 문제가 있는 경우, 대퇴사두근의 자발적인 수축은 경골 근위부의 뚜렷한 전방 이동을 보임**(B)**, 정상적인 무릎 외형의 흔적이 희미해짐. 발은 대퇴사두근의 힘을 증가시키기 위해 테이블에 향해 고정됨. 출처: *Diagnostic Evaluation of the Knee*, © 1990, Springer-Verlag New York, Inc.

tioner 으로부터 master에게 중요하다고 하였다. Pivot-shift 검사는 운동선수가 지시를 그만두거나 바꿀 때 나타나는 "무릎 무너짐(giving way)"을 재현한다. 급성의 경우 이 검사는 거의 수행하기가 불가능하며, 대개 마취가 필요하다. Johnson과 Warner[72]는 치료로 인해 생기는 외상의 가능성 때문에 최근의 손상에서 pivot-shift 검사를 하는 데에 주의를 주고 있다. Zarins과 Boyle[17]는 ACL의 불안정은 회전보다는 과도한 전방 이동에서 더 심하다고 하였다. Pivot-shift 검사에 의한 전외측 불안정성은 관절연골과 반월판의 병리적인 문제와 결과로 나타나는 무릎 골관절염을 이끌 것이다.[73]

Pivot-shift 검사는 전십자인대 손상 후 6주까지 양성반응이 나타나지 않는다. 급성 전십자인대 손상에서조차도, 검사는 마취 하에 일관되게 양성반응이다.[74] 외측 관절선에서 나타나는 pivot-shift 검사의 굴곡기에서 나타나는 염발음은 외측 반월판의 찢어짐을 나타낸다[45](아래, 반월판 검사 참조). Pivot-shift 검사에서 양성반응의 중요성은 무릎의 기능적인 불안정성에 대한 앞으로의 진전과 관계가 있다는 것이다. Lachman 검사는 전십자인대의 현재의 상태를 검사하나, 기능적 불안정성을 예측할 수 없다.[44,59]

이 검사의 기초는 무릎이 완전한 신전에서와 장경인대가 정상이라면 40° 이하의 굴곡에서 정복된다는 것이다. 불안정한 관절은 10~20° 굴곡에서 아탈구된다.[75] Losee[75]는 다음과 같이 검사를 수행한다(그림 7-34). 환자는 바로 눕는다. 검사자는 환자의 외측에 서서 무릎을 45° 굴곡 시킨다. 검사자는 외측 관절을 압박하기 위해서 검사자의 방향으로 외측에서 발을 잡아당긴다. 근위부측 손과 함께 검사자는 내측에서 무릎을 밀어 외반슬 긴장을 주고, 무릎이 신전하도록 한다. 무릎을 20°와 10° 사이에서 신전할 때 검사자는 관절의 병적인 미끄러짐을 느낀다. 완전 신전에

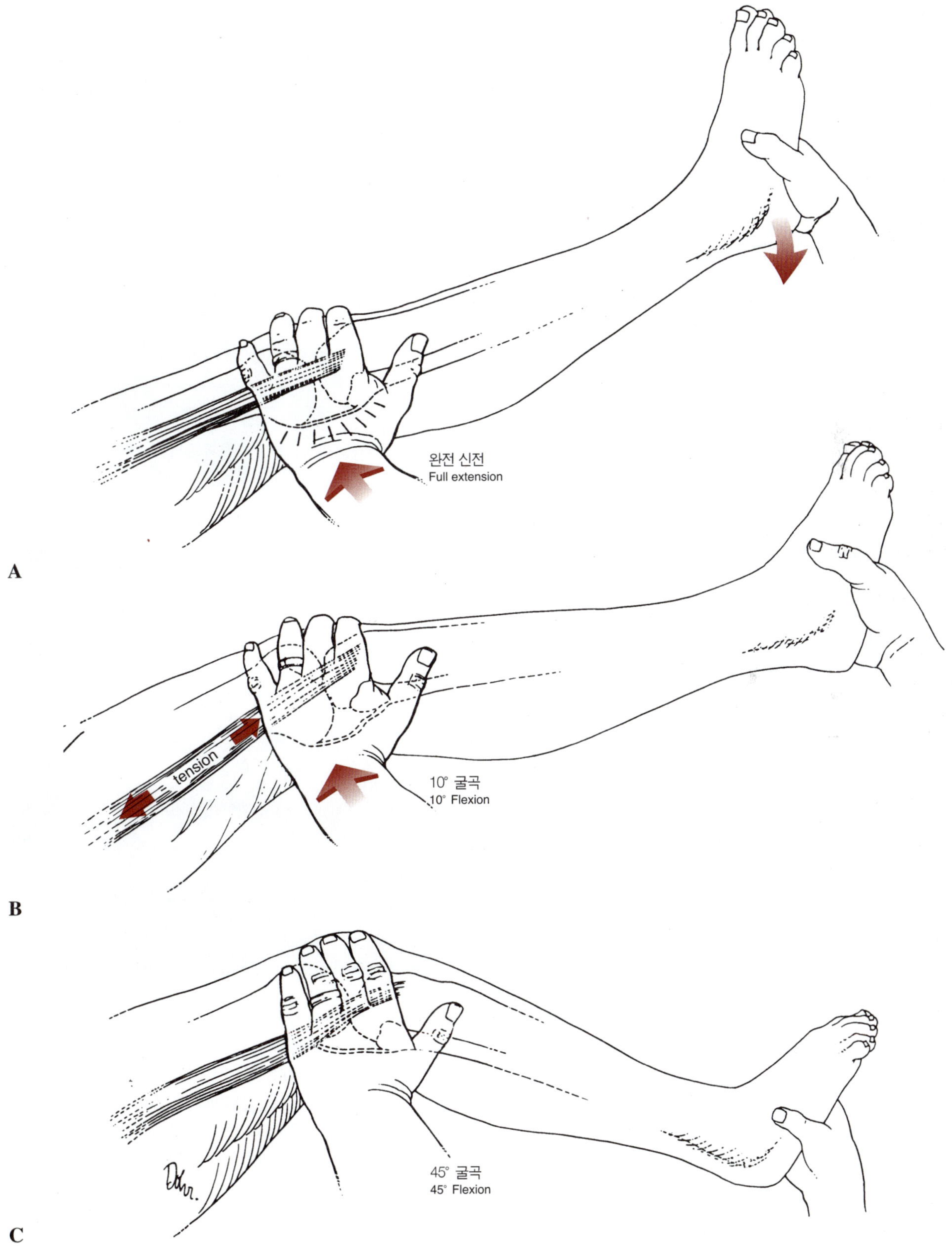

그림 7-34 Pivot-shift 검사. 출처: *The Crucial Ligaments: Diagnosis and Treatment of Ligamentous Injuries About the Knee*, 2nd ed., figure 15-6(a-c), © 1994, W.B. Saunders Company.

서 무릎은 어떤 미끄러짐이나 잡음 감각이 없이 다시 정복된다. 그림은 발과 경골이 초기에 외측으로 비틀리는 것을 보여주나 Losee[75]는 필요하지 않다고 하였다. 그는 외측 구획이 강하게 압박된다면, 무릎이 아탈구된 것처럼 자유롭게 발이 비틀린다고 하였다. 그는 환자가 "무너짐" 징후라고 느끼는 1 등급의 pivot-shift에서 조차도 알아차릴 것이라고 하였다.

가성-음성 반응 결과는 검사하는 동안 내측 측부 복합의 완전한 손상, 내측 지지물의 제거, 불충분한 외반력, 과도한 최대 내회전으로 인한다. 가성-양성 반응 결과는 내측 반월판의 변위된 양동이 손잡이 찢어짐과 함께 나타날 수 있다(E. Rashkoff, personal communication, 1989).

Pivot-shift 검사는 0(미끄러짐이 없음), 1+(경미한 미끄러짐), 2+(중간 정도의 미끄러짐), 3+(순간적인 잠김)으로 나누어진다.[60]

변형된 Pivot-Shift 검사(Modified Pivot-Shift Test)

Gersoff와 Clancy[62]는 변형된 pivot-shift 검사(그림 7-35)는 전십자인대의 불안정성을 평가하기 위해 pivot-shift 보다 좀 더 정확하다고 하였다. 그들은 경골의 내회전은 장경인대를 팽팽히 하는데, 이는 경골의 완전한 전방 이동을 막기 위해 관절외 건고정으로써의 역할을 한다고 주장하였다. 변형된 검사는 경골이 내회전보다 외회전에서 유지되어 경골의 전방이동을 증가시킨다는 것을 제외하고는 pivot-shift 검사와 유사하다. 이러한 변형된 검사는 표준 pivot-shift 검사보다 좀 더 전방이동을 명백히 한다.

굴곡-회전 끌림 검사(Flexion-Rotation Drawer Test)

Noyes와 Grood[19]는 전십자 인대 상태를 검사하기 위해 굴곡-회전 끌림 검사(그림 7-36)를 추천했다. 이 검사는 어느 관절 압박이나 외반력을 배제함으로써 pivot-shift 검사의 가능한 통증을 피한다. 바로누운 환자의 무릎은 20° 굴곡 및 중위 자세로 유지한다. 대퇴의 무게는 대퇴가 후방쪽으로 이동하고, 외측으로 회전하여 외측 경골 고원의 전방 아탈구를 초래하는 원인이 된다. 경골의 전방 이동은 경골 고원의 전방 움직임을 관찰함으로써 인지되고, 회전은 아탈구가 되는 동안 슬개골이 외측으로, 정복하는 동안 내측으로 회전하는 것을 봄으로써 관찰된다.[19] 검사자는 그

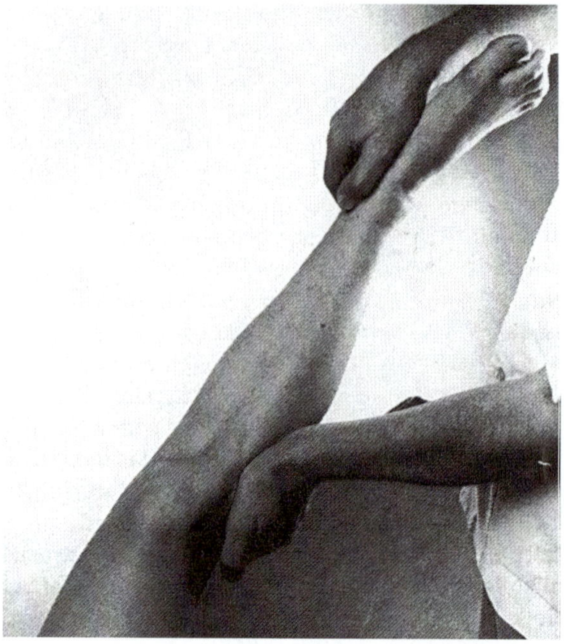

A

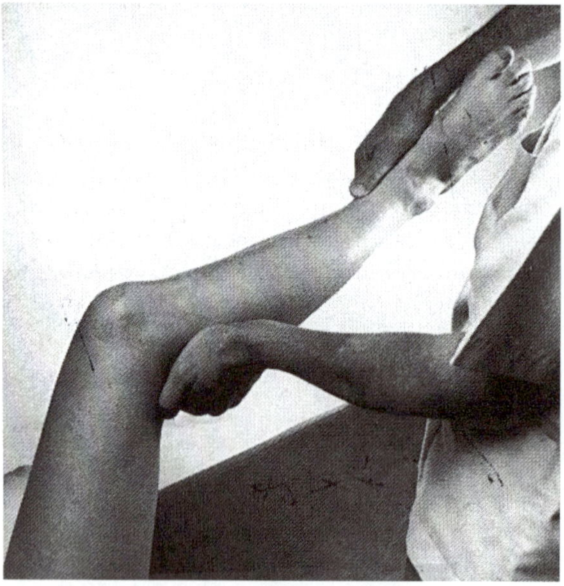

B

그림 7-35 변형된 pivot-shift 검사. **A,** 치료사는 강한 외반 및 전방 힘을 가하기 위해 왼쪽 손을 이용하는 동안 경골을 외측으로 회전함. 이 검사는 완전한 전방 경골 이동을 막는 장경인대의 가능성을 배제함. **B,** 검사자는 구릎을 굴곡시킴. 전십자인대가 찢어졌다면, 무릎 굴곡 20°와 40° 사이에서 전방으로 이동되는 경골 고원은 시각적, 청각적, 촉각적, 통증성 염발음과 함께 자체 정복이 된다.

다음에 경골에 대한 후방 힘이 적용되는 동안, 천천히 무릎을 굴곡시킨다. 무릎이 40° 굴곡에 이를 때, 경골을 자체적

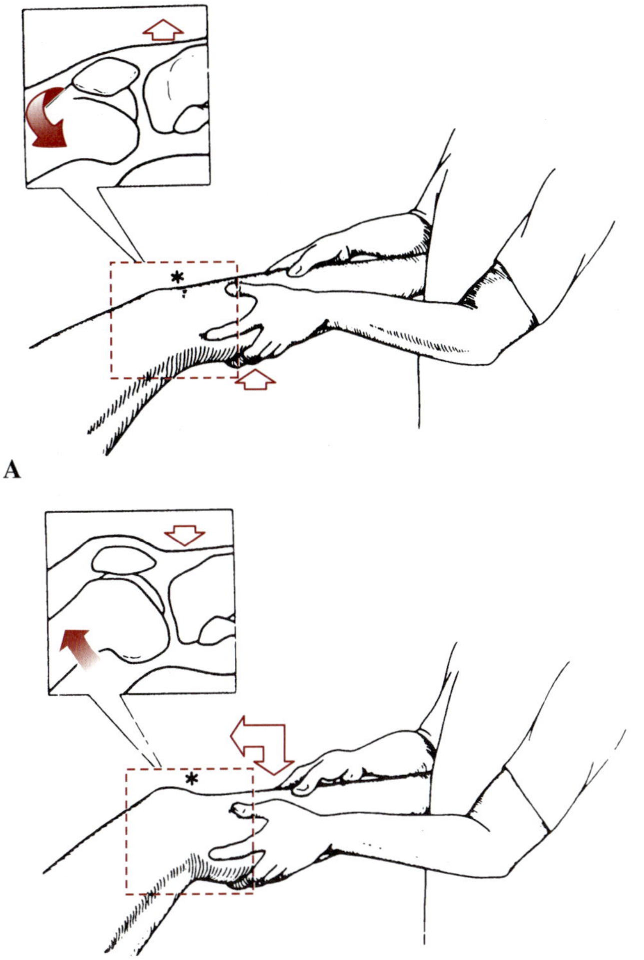

A

B

그림 7-36 굴곡-신전 회전 검사. **A,** 아탈구 시; **B,** 정복 시. 출처: Arthroscopy in Acute Traumatic Hemarthrosis of the Knee in *Journal of Bone and Joint Surgry* (1980;62A:687-695), Copyright © 1980, W.B. Saunders Company.

으로 정복된다.

회전 불안정성 검사(Rotational Instability Tests)

급성 무릎 손상에서, 일직선-면 검사(관상면에서 내반 및 외반, 시상면에서 내측과 외측)는 정말로 필요하다. 회전 불안정 검사는 급성기에서는 너무 어렵다.[76] Noyes와 Grood[19]는 외전 불안정성이나 아탈구는 무릎의 20° 및 90°에서 검사해야 한다고 하였다. 다른 굴곡 각도에서의 검사는 특정한 이차적인 인대성 제한물을 배제하도록 하고, 그러므로써 검사자가 느슨함 회전성 검사에서 좀 더 구체적이도록 한다(표 7-5).

다른 조사자들[77] 뿐만 아니라, 이들은[19] 검사 시에 일상적으로 하는 것처럼 90°에서만 검사하여 환자의 발로 앉는 것은 허용되는 회전의 정도와 이차적으로 제한하는 인대의 느슨함에 대한 판단을 제한한다. 90°와 20°에서 일직선의 전방 느슨함을 검사한 후에 다음 단계는 전방 부하를 다시 적용하고 경골을 내측이나 외측으로 회전하여, 각 경골대퇴 구획의 전방변위에 증가를 촉진한다. 경골의 전방 이동에서의 증가는 전십자인대의 느슨함과 관련된다. 내측이나 외측 구획에서의 더 많은 증가는 이차적인 내·외측 제한물의 침범 때문이다(표 7-5). 전내측 불안정성은 외회전 시 경골고 함께 전방 당기기 검사에 의해 결정된다.

역 Pivot-Shift 검사(Reverse Pivot-Shift Test)

Jakob[78]은 후외측 회전 불안정성을 평가하기 위해 이 검사를 사용한다. 검사자는 무릎을 완전히 굴곡한 채 경골을 외측으로 회전한다. 검사자는 그 다음에 경골 근위부에 외반 스트레스를 적용한다(그림 7-37A). 이는 후외측 아탈구를 야기한다. 외반 스트레스를 유지하는 동안 검사자는 천천히 외측으로 회전하는 경골을 신전한다. 약 40° 무릎을 굴곡하면, 후외측 아탈구의 정복 시 나타내는 염발음이 들린다(그림 7-37B).

Clancy[44]는 환자가 심각한 후외측 회전 불안정성과 전십자인대의 불안정성 모두를 가지고 있다면, 역 pivot-shift 검사를 하는 동안 염발음(clunk)이 40°에서 나타나며(후외측 경골의 정복), 약 30~20° 굴곡 시에는 두 번째 염발음이 난다. 두 번째 염발음은 전십자인대 불안정성의 결과로 경골의 전방 아탈구를 나타낸다(양성 반사 검사).

후방 불안정성 검사(Posterior Instability Tests)

후방 처짐 검사(Posterior Sag Sign): 후십자인대의 찢어짐으로 인해 경골이 후방에 있고 전방 당기기 검사가 시행된다면, 거짓으로 양성반응이 나타날 것이다. 후방 처짐(posterior sag)이나 후방 떨어짐 검사(dropback test)가 대신 사용된다. 환자는 무릎을 90° 굴곡한 상태로 바로 눕고 테이블 위에 발을 두거나 검사자가 발을 지지한다. 검사자는 양쪽 무릎의 경골 조면을 관찰한다. 침범된 경골은 후방으로 떨어진다. 촉진으로 떨어진 경골 고원이 보여진다.

표 7-5 느슨함 검사에 대한 일차적, 이차적 인대성 제한물

느슨함 검사	일차적인 제한				이차적인 제한		
	내측	중앙	외측		내측	중앙	외측
전방 당기기		ACL		20°/90°	TCL+MM		ALS
전방 당기기+내회전		ACL	ALS	20°/90°			FCL+PLS
전방 당기기+외회전	TCL+MM	ACL		20°/90°	PMS		
굴곡-회전 끌림+pivot-shift		ACL		15°	MM+TCL+PMS		ALS+FCL
후방 밀기		PCL		20°/90°	PMS+TCL		FCL+PLS
후방 밀기+외회전			FCL+PLS	30°		PCL	
		PCL	FCL+PLS	90°			
후방 밀기+내회전	TCL+PMS			20°		ACL+PCL	
	TCL+POL	PCL		90°		ACL	
외반	TCL+PMS		Bone	5°		PCL+ACL	
	TCL		Bone	20°	PMS	PCL	
내반	Bone		FCL+PLS	5°		ACL+PCL	
	Bone		FCL	20°		ACL	PLS
외회전	PMS+TCL		FCL+PLS	30°	MM	PCL	
	MM+TCL	PCL	FCL+PLS	90°	PMS		
내회전	TCL+PMS	ACL	ALS	20°		PCL	FCL
	TCL+POL	ACL+PCL	ALS	90°			FCL

약어: ALS, iliotibial band plus anterior plus midlateral capsule; PLS, popliteus, posterolateral capsule; PMS, posterior oblique ligament plus posteromedial capsule; MM, medial meniscus; POL, posterior oblique ligament; TCL, tibial collateral ligament; FCL, fibular collateral ligament.

출처: American Academy of Orthopaedic Surgeons Instructional Course Lectures XXXVI, p.194, 1987, American Academy of Orthopaedic Surgeons.

***동적 후방전위 검사*(Dynamic Posterior Shift Test)[79]:** 검사자는 다리로부터 옆에 선다. 환자의 엉덩이와 무릎을 90°로 구부리며 중위 자세에서 대퇴를 유지하기 위해 전완의 아래부위로 전외측 대퇴를 지지한다(그림 7-38A). 다른 손으로 종아리 원위부나 발뒤꿈치를 잡고, 검사자는 천천히 수동적으로 무릎을 신전한다(그림 7-38B). 경골의 후방 불안정성이 있다면, 무릎을 점점 신전하는 것은 슬괵근을 신장 및 팽팽하게 하며, 이는 경골의 후방 탈구를 유발하는 중력을 보조할 것이다. 무릎이 완전한 신전이 될 때, 후방 아탈구는 자체로 정복되고 관절의 움직임과 염발음이 발생(jerk)한다. 환자의 슬괵근이 이미 짧아졌다면, 검사자는 무릎이 완전 신전이 될 때에 고관절 굴곡은 감소해야 한다. 일직선 후방 불안정성과 함께, 양쪽의 경골 고원은 무릎을 신전하는 동안 동일하게 앞으로 움직인다(정복). 후외측 불안성정이 있다면, 외측 고원은 초기 신장하는 동안 후방으로 잡아당기고, 경골의 전방 회전은 무릎 신전의 끝으로 보여질 것이다.

***후방 또는 역* Lachman *검사*(Posterior or Lachman Test):** 후방이나 역 Lachman 검사(그림 7-39)에서 무릎을 15~20° 굴곡한 상태에서 경골의 근위부는 후방으로 변위

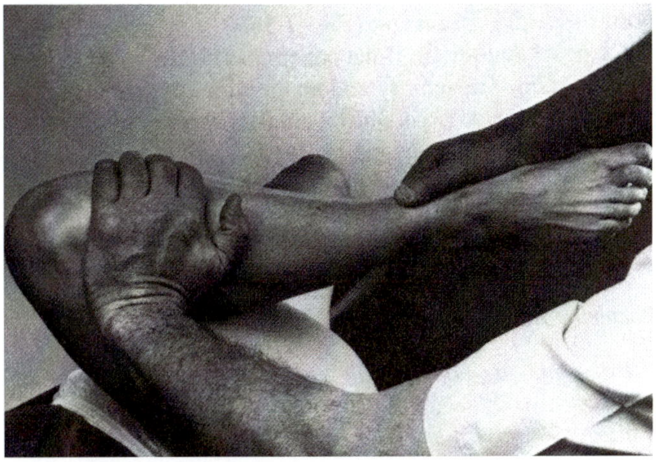

A

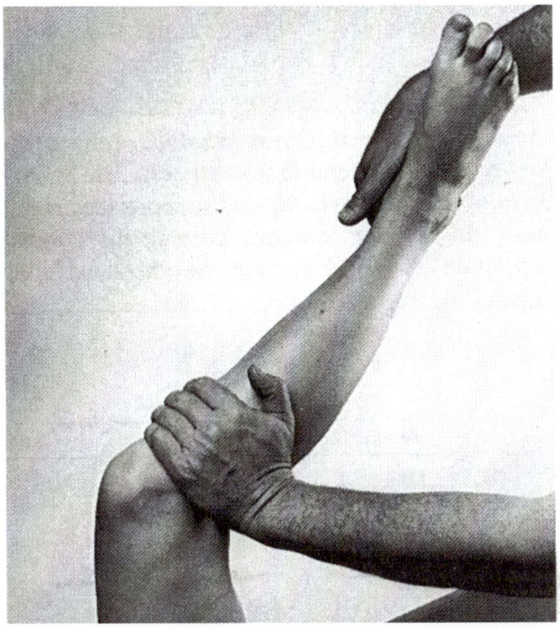

B

그림 7-37 후외측의 회전 불안정성을 위한 역 pivot-shift 검사. **A,** 치료사는 완전히 굴곡된 무릎에 대해 경골을 외측으로 회전하며 경골 근위부에 외반 스트레스를 가함. 이는 후외측 아탈구를 유발함. **B,** 치료사가 천천히 다리는 신전할 때, 무릎을 약 40° 굴곡시의 후외측 아탈구의 정복이 되면서 관절의 움직임과 촉진 시 염발음이 발생함을 느낄 수 있다.

된다. 판단 끝점(단단하거나 무른)과 변위의 정도는 정상 무릎과 비교한다. 검사는 PCL 손상을 나타낸다.

후외측 끌림 검사*(Posterolateral Drawer Test)*: 후외측 끌림 검사(그림 7-40)는 느슨함과 후외측 구조물의 가능한 손상이 있는지 여부를 알아보기 위해 사용된다. 30°

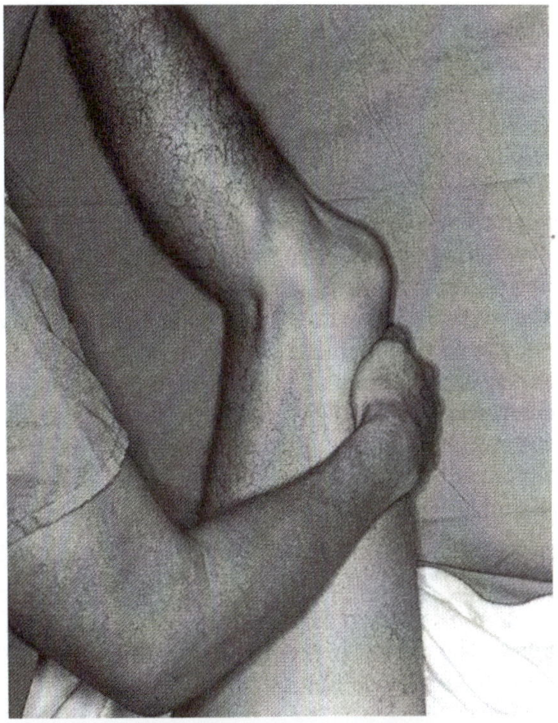

A

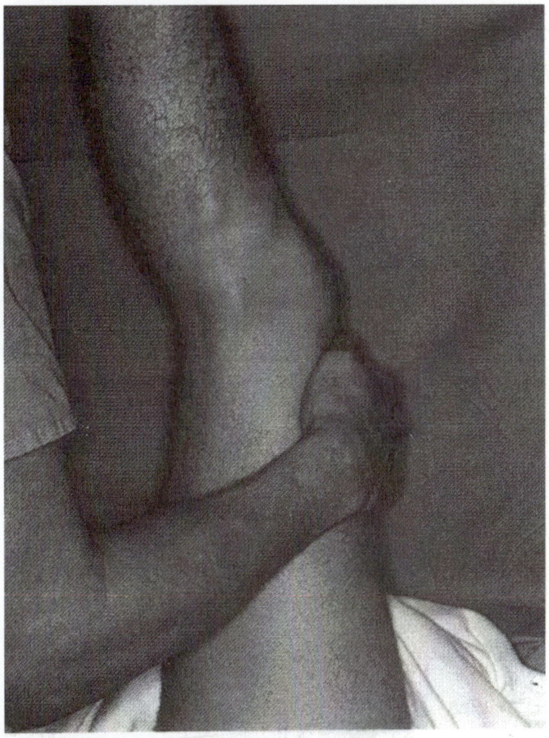

B

그림 7-38 동적 후방전위 검사(후방 경골 불안정성을 위함). **A,** 검사자는 환자의 엉덩이와 무릎을 90°로 굴곡함. 초기에 다리가 수동적으로 신전할 때, 팽팽한 슬괵근은 후방으로 경골을 아탈구 되도록 함. **B,** 무릎이 신전이 될 때, 후방 아탈구는 자체적으로 정복이 되면서 관절의 움직임과 촉진 시 염발음이 발생함을 느낄 수 있다. 출처: *American Journal of Sports Medicine* (1989,17[2]:76), Copyright © 1989, American Orthopaedic Society for Sports Medicine.

굴곡에서 증가된 외회전은 후외측 구조물의 손상을 나타내고(외측 반월판, 후외측 관절낭, 활꼴 복합), 90° 굴곡에서 증가된 외회전은 후외측 구조와 PCL의 손상을 나타낸다.

반원상 연골 검사(Meniscus Tests)

반월판의 병리를 진단하는데 임상적 정확성은 60~90% 범위이다.[80] 유용한 많은 임상적 검사 중에서 내측 관절선 압통은 76~86%[81]로 가장 높고, Apley 마모 검사 46%, 통증성 과신전 43%, Steinmann Ⅰ징후 42%, McMurray 검사 35%로 기록되었다.[63] 양성 McMurray 검사는 건강한 무릎을 가진 아이의 30%에 이르기까지 나타났다.[63] Shelbourne 등[82]는 양쪽 반월판 손상과 급성 전십자 인대의 찢어짐이 있는 환자의 관절선 압통 사용은 완벽하게 신뢰할 수 없다고 보고하였다. Fu와 Baratz[42]는 관절선 압통은 압통이 무릎의 후내측이나 후외측 구석에 제한되었을 때 가장 신뢰적이라고 하였다. 앞쪽 관절선 압통은 대개 슬개대퇴 질환에서 대개 나타난다. 그들은 환자가 쪼그린 자세(crouched position)로부터 자신을 낮추거나 높임으로써 간단한 "웅크림 검사(squat test)"를 하는 것은 웅크린 자세가 90° 이하로 굴곡하고 있는 한 슬개대퇴 문제를 좀 더 나타낸다고 하였다. 90° 무릎 굴곡 시 관절 부하의 85%가 반월판을 통해 전달된다. 반월판의 열상과 관련된 통증은 반월판의 주변과 관절낭에서 발견된 신경조직과 관련된 것으로 생각되었다.[83] Strobel과 Stedtfeld[63]은 치료사들이 무릎 검사를 위해 3~5가지 검사를 충분히 시행하는 것을 배우도록 권했다. 그들은 관절선 압통, 변형된 McMurray 검사, Steinmann징후를 추천했다. 모든 반월판 검사는 통증과 염발음(clicking)을 모두 유발하는 대퇴와 경골 사이 반월판의 비정상적인 가동성 조각(fragment)을 걸리게 하도록 한다.

McMurray's *검사*(McMurray's Test)[84]: 환자는 완전히 굴곡된 고관절 위에 무릎을 완전히 굴곡하도록 하여 눕고, 환자가 닿을 수 있는 만큼 엉덩이에 가깝게 발뒤꿈치를 댄다. 검사자는 발을 외측으로 회전하고, 대퇴 내측과로부터 내측의 반월판이 찢어진 곳에 압력을 넣는다(그림 7-41A). 검사자는 후내측 관절선을 촉진하는 동안 무릎을 천천히 신전하고, 동시에 경미한 내반력을 가하는데, 이는 통증성 염발음을 이끌도록 시도하기 위한 것이다. 같은 과정으로 발을 내측으로 회전한 채 무릎을 굴곡한 자세로부터

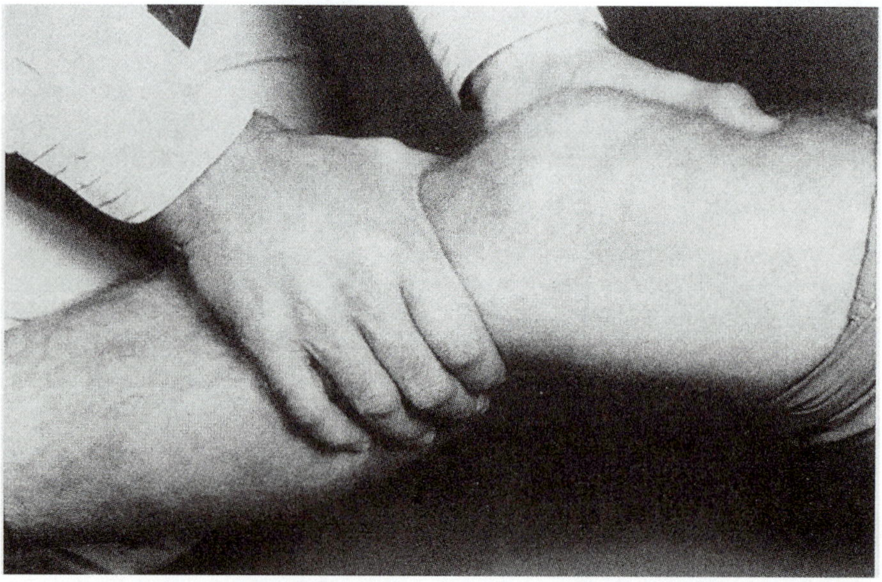

그림 7-39 후방 또는 역 Lachman 검사(Lachman-Trillat test). Lachman-Trillat 검사는 무릎의 15~20° 굴곡 시에 이루어짐. 한 손으로 대퇴 원위부를 고정하고, 다른 한 손으로는 경골 근위부를 뒤쪽으로 이동시킴. (후방 십자인대의 손상을 나타내는) 후방전위는 끝범위가 명확하게 느껴지지 않거나, 경골이 후방으로 전위되었을 때 확진. 출처: J.A. Feagin, *The Crucial Ligaments: Diagnosis and Treatment of Ligamentous Injuries About the Knee*, 2nd ed., figure 30-3, © 1994, W.B. Saunders Company.

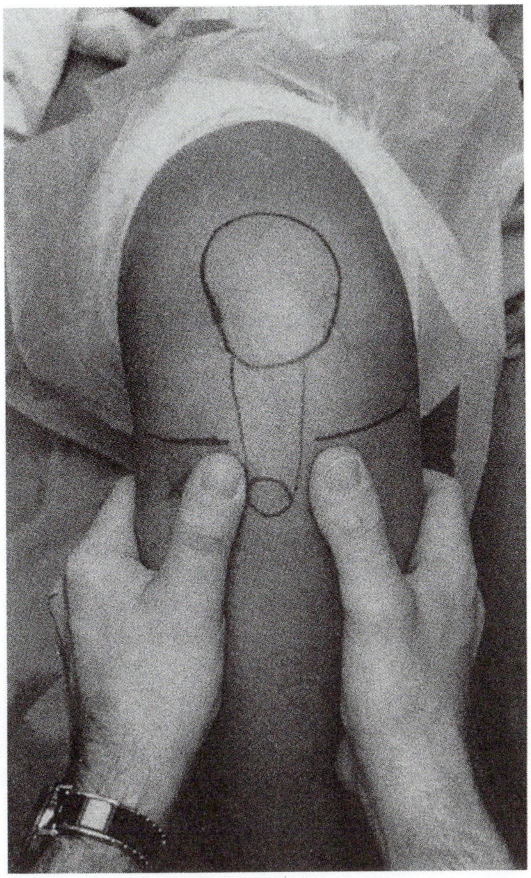

A

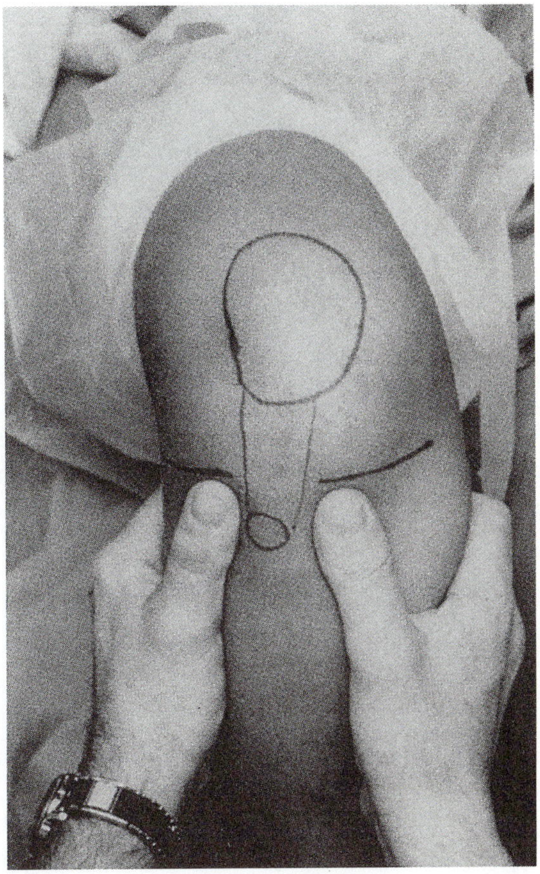

B

그림 7-40 후외측 끌림 검사. 무릎을 90° 굴곡 시, 경골에 후방 힘 적용. 발은 자유롭게 함. 경골이 후방으로 전위될 때, 외측 회전이 또한 발생한다. 양성 후외측 끌림 검사를 보여준다. **A,** 후외측 끌림 검사를 위한 시작 자세; **B,** 경골 조면은 후방쪽과 외측으로 회전. 출처: *The Crucial Ligaments: Diagnosis and Treatment of Ligamentous Injuries About the Knee*, 2nd ed., p.655. © 1994, W.B. Saunders Company.

시작을 따르며, 가벼운 외반력은 외측 반월판에 스트레스를 미친다. McMurray 검사는 반월판의 후방쪽 반의 손상을 평가하는데 가장 유용하다고 여겨져 왔다.[85] Kim 등[86]은 반월판 병변의 세 가지 다른 유형이 무릎 회전의 같은 쪽으로 나타났다는 McMurry 검사의 모순된 현상에 대해 보고했다. 그러므로, 다리의 외회전이 무릎관절의 내측면의 틈을 열지라도(open), 염발음이나 통증을 유발하는 병변은 외측 반월판 측면에서 나타난다.

첫 번째 변형된 검사는 검사자가 완전히 굴곡된 경골이 외반으로, 발은 외측으로 회전이 되도록 하고, 반월상(half-moon) 회전을 시행하도록 한다(그림 7-42). 그 다음에, 경골이 외반되는 동안, 검사자는 발을 내측으로 회전하고 다시 반월상 회전을 시행한다(그림 7-42B). 검사자는 그 다음에 내반으로 경골을 움직이고 같은 방법을 시행한다: 다시 발을 내회전과 외회전을 하면서 반월상 회전. 검사자는 이 과정 동안 후관절선, 통증, 불안, 그리고 염발음을 촉진해야 한다. 통증성 염발음은 조직 손상이 있는 경우로 매우 주의해야 한다. 염발음은 활막주름(plica), 슬개골 병변, 골연골 유리체, 또는 전십자인대의 열상의 결과로 나타나는 아탈구의 무릎 정복에 의한 굴곡-신전에 의해 유발된다. 위의 검사들은 후각의 열상(posterior horn tear) 위해 조사한다. 검사들은 명확히 찢어진 부위나 면을 나타내지는 않는다. 완전한 굴곡에서 검사가 완료된 후에, 같은 과정을 반월판의 중간 1/3를 부하하기 위해 굴곡정도를 감소시켜 실행될 수 있다. McMurray 검사는 청각적이나 촉각적 반월판 염발음과 함께 보다 통증에 대한 반응과 함께 좀 더 양성반응을 보인다.[87] 검사는 첫 번째 시도에서 양성 반응이 보이지 않으면 만족해야 한다. 만성 반월판 문제에

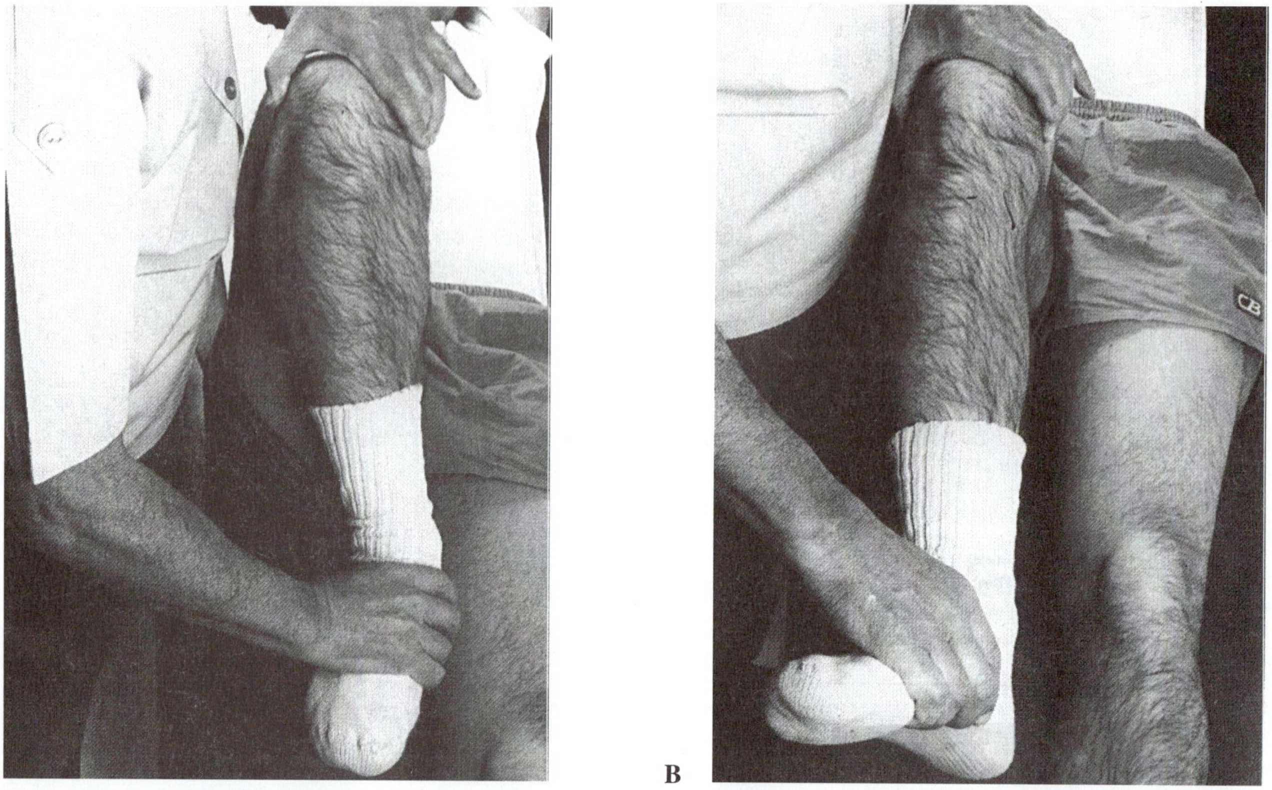

A B

그림 7-41 전위된 후각을 내측 중간 반월판으로 잠그기 위한 MucMurray 검사. 무릎은 완전히 굴곡하고 경골은 외측으로 외전. **A,** 검사 시작. **B,** 검사자는 왼손으로 약간의 내반력을 가하는 동안 외측으로 회전된 다리를 90°로 천천히 신전함. 양성반응이라면 환자는 통증성 염발음을 호소함. 반대과정은 외측 반월판 검사를 위해 유용함.

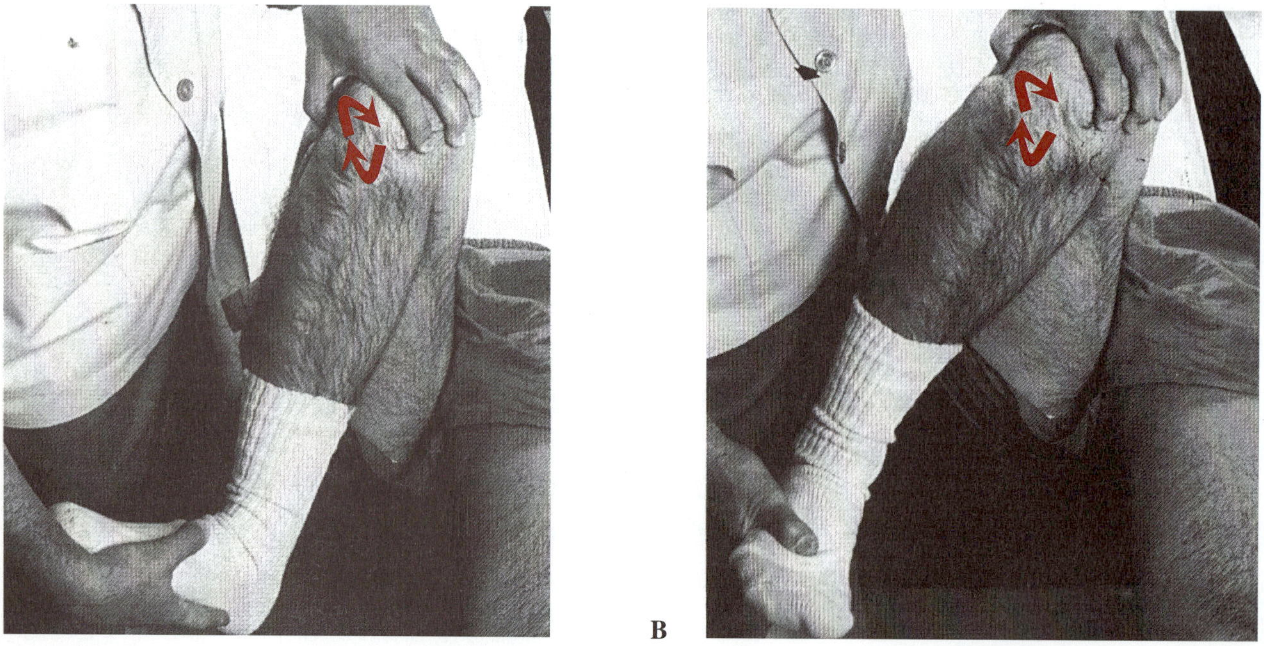

A B

그림 7-42 변형된 McMurray 검사. **A,** 검사자는 무릎을 완전히 굴곡하고, 외반으로 다리를 밀고, 경골을 외측으로 회전한 후방 무릎 굴곡을 유지하는 동안 반월상으로 회전함. **B,** 발을 내측으로 회전하는 것을 제외하고, 그림 7-41과 같은 자세와 과정이 사용됨.

서, 위의 검사는 음성반응이 나타난다. 검사자는 과거력과 관절선 압통에 의존한다.

부가적 반월판 검사(Additional Meniscus Tests): 전각의 찢어짐을 검사하기 위해,[2] 환자는 서서 신전된 무릎은 내측과 외측으로 회전한다.

Apley 검사에서 환자는 무릎을 90° 굴곡시킨 상태로 엎드린다. 검사자는 환자의 발을 눌러 무릎에 압박을 가한다. 반월판 내측을 압박하기 위한 변형된 검사는[2,43] 경골을 약간 내반하고 경골을 내회전으로 움직이며(그림 7-43A) 발의 압박을 유지하는 동안, 무릎을 굴곡 및 신전하는 동안(그림 7-43B). 같은 방법을 외반으로 압박을 적용하고, 외측 반월판을 압박하기 위해 경골을 외회전 함으로써 시행된다. 염발음이 45~60° 주위에서 들린다면, 중간 반월판이 손상된 것이다. 염발음 대신 마모를 통한 염발음은 퇴행성 관절질환으로 인할 것이다. 압박은 또한 반월판과 관련이 없이 슬개골의 문제를 악화시킨다.

Steinmann *압통전위 검사(Steinmann's Tenderness Displacement Test):* 이 검사는 여러 저자들[47,63,88]에 의해 약간씩 다르게 묘사되었으며 매우 효과적인 반월판 검사로 입증되었다. 무릎을 굴곡하여 반월판을 후방으로 움직이고 무릎을 신전하여 반월판을 전방으로 움직인다는 개념을 토대로 한다. 관절선의 압통이 골극이나 반월판 낭종 또는 방사선 사진에서의 신경절, 사례 과거력, 그리고 반월판 손상 가능성 때문이 아니라는 것을 확실히 한 후에 관절선 위의 압통점을 촉진한다. 관절선에 대한 대부분 압통의 촉진은 초기에 무릎을 굴곡이나 신전을 하는 동안 시도될 수 있다. 무릎을 굴곡이나 신전 시 반월판이 침범되었다면, 압통점은 사라진다. 예로, 내측을 검사한다면, 측부 인대의 움직임일 것이다. 측부인대 병변은 첫 번째 외반 부하 검사에 의해 제외하여야 한다. 90° 굴곡된 무릎의 관절선 촉진은 압통점의 출현 및 소실을 위해 무릎을 내회전 및 외회전하는 동안 이루어질 수 있다.[47]

설명(Comments): McMurray와 Apley 검사는 외측 인대가 침범되었다면 통증을 유발하는데, 이는 회전 부하가 인대를 악화시키기 때문이며, 그러므로 가성-양성 반월상 검사가 된다.[44] 내반, 외반, 그리고 내·외측 회전 검사는

A

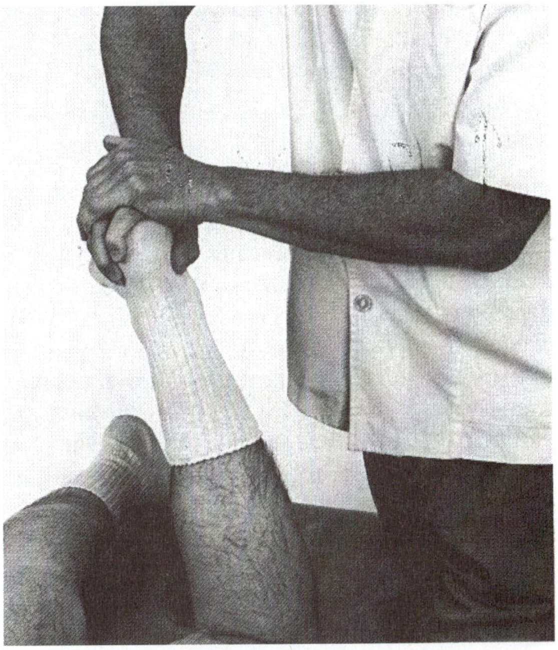

B

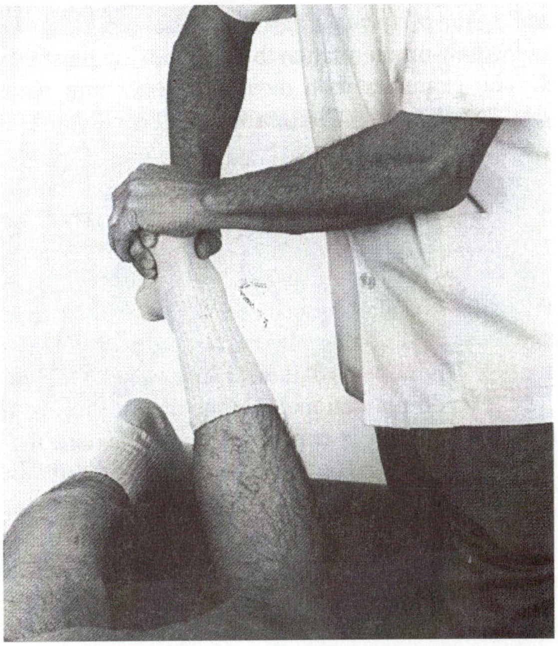

그림 7-43 변형된 Apley 검사. **A,** 내측 반월판을 압박하기 위해 검사자는 아래로 압박하고, 경골을 약간 내반으로 움직이며 발을 내회전함. **B,** A에서 보여진 자세를 유지하는 동안, 검사자는 천천히 무릎을 굴곡 및 신전하여 관절의 움직임과 통증성 염발음을 유도.

그러므로 처음에 시행되어야 한다. Garrick과 Webb[89]는 급성 상태에서 McMurray와 Apley 마모 검사의 사용은 반월판을 좀 더 가두고 손상을 증가시킨다고 믿었다. 그들은 반

월판의 낌(충돌)을 위해 좀 더 "부드러운(gentle)" 검사를 묘사했다. 내측 반월판 병변을 위해, 무릎을 90° 굴곡하고 내측으로 갑자기 굽히므로써 내측 관절 공간을 열도록 하였다. 검사자는 반월판에 대한 압력을 가하기 위해 관절 공간안으로 손끝을 넣는다. 고관절은 그 다음에 외전하고 무릎은 신전한다. 반월판이 찢어지지 않았다면, 통증은 없다. 통증이나 걸림증상이 있다면, 그 다음에 내측 반월판 병변의 가능성이 있다. 외측 반월판은 반대 방법으로 검사한다. 위의 모든 반월판 검사들은 관절염으로부터의 퇴행성 질병에도 불구하고 신뢰적이지 못하며, 반월판 검사에서 양성을 이끌 수 있다(E. Rashkoff, personal communication, 1989)(아래의 반원판 병변과 골관절염 참조).

병 변
LESIONS

대부분의 무릎 연부조직은 부록 7-A와 같은 기능적인 검사와 시험들을 통해 진단될 수 있다.

건염(Tendinitis)

과사용(overuse)으로 인해 발생하는 일반적인 건염(tendinitis)은 광범위하고, 대칭적인 관절내 부종이기 보다는 대부분 부분적인 관절외 부종일 것이다. 이런 경우의 통증은 대개 휴식 시에 감소한다.

신전근 슬개골 건염(Extensor Patellar Tendinitis / Tendinosis, Jumper's Knee)

병인: Jumper 무릎은 과도한 당김 증후군으로 그 부위가 슬개골 위쪽의 대퇴사두근(대퇴사두근) 뼈와 건의 연접부인지, 슬개골 아래의 뼈와 건의 연접부인지에 따라 대퇴사두근 건염과 슬개골 건염으로 나눌 수 있다.

대퇴사두근 건염은 젊은층에서 주로 발생하는 슬개골 건염과 비교하였을 때, 30대 이상의 연령에서 더 흔하게 발생한다. 젊은층에 대퇴사두근의 손상은 대퇴사두근 대개 건염보다는 근위 슬개골 끝(patellar epiphysis)의 건열(avulsion)에 의해 발생한다.[90]

이것은 전형적인 과도한 사용으로 인한 병상이다.[91] 대부분 병상은 섬유모세포 증식으로 인한 미세한 열상(microtearing), 점액종 퇴행(myxomatous degeneration), 뼈와 건연접부에 삽입섬유연골(insertional fibrocartilage)의 증가된 두께가 원인이다. 순수한 건의 병상은 스테로이드 주입으로 치료되는 것으로 알려져 있다.[92] 슬개골 건에 그렇게 치료받는 환자들은 오히려 파열될 위험에 처하게 된다. 아무도 급성 염증의 병상을 본 적이 없기 때문에 슬개골 건염이란 용어의 사용에 관하여 혼돈하고 있다.[93] 아마도 Tendinosis로 보는 것이 더 적합할 것이다. 미세한 아탈구는 슬개골 건의 과도한 부하로 발생할 수 있을 것이다.[94] 긴장된 슬괵근이 비정상적인 신장근 스트레스를 발생시킨다고 알려져 있었으나, Ferretti 등[95]은 힘든 운동경기나 과도한 훈련을 하는 동안에만 상관적인 요인을 가질 뿐이며, 신전근 기전의 비정렬을 유발하지는 않는다는 것을 발견하였다.

증상과 징후: 증상과 징후는 무릎을 사용하거나 오랫동안 앉아있고 난 후에 타는 듯한 통증이 나타날 것이다. 슬개골 건 주변에는 많은 염증을 동반한 국소적인 부종이 나타날 것이다. 관절내에 부종이 발생한다면, 아마도 또 다른 상태가 될 것이다. 만성적인 경우에는 흉터조직의 결절은 대개 건에서 압통이 촉진될 수 있고, 그것의 부착부위가 슬개골 안쪽 가까이에 있다.[2] 발병하는 가장 일반적인 부위는 슬개골 건이 부착하는 슬개골의 아래 끝부분이다. 나머지 다른 발병부위는 슬개골의 안쪽과 외측, 위쪽 끝부분 그리고 가끔 슬개골 건의 경골 부착부위 근처이다.[96,97]

Blazina[98]는 jumper's 무릎을 4단계로 설명하였다. 1단계는 활동 후에만 통증을 느끼는 것, 2단계는 활동을 시작할 때 통증이 있다가 쉬거나 활동을 마친 후에 통증이 사라지는 것, 3단계는 쉬는 동안에도 통증이 발생하고 운동에 참가할 수 없는 것, 4단계는 슬개골 건이 완전히 파열된 것이다.

기능적 검사:

- 대개 무릎을 펴는 동안 저항이 가하지면 통증이 발생할 것이다. 슬개골 아래 끝의 병변일 경우에는 검사에 의해 나타나지 않으므로 검사자는 슬개골 위쪽 끝을 아래로 눌러 아래 끝을 열어 손가락으로 누른다. 부분적인 압통이 발생할 것이다. 이때 항상 반대쪽 무릎의 압통정도와 비교해야 한다.

- 수동적인 무릎을 굽힐 경우에 통증이 발생할 것이다. 무릎을 수동적으로 구부릴 때, 건의 아래부분에 긴장되고, 건의 원위부분에서 촉진되는 것은 여러 부위가 손상된 것이다.

감별 진단: Osgood-Schlatter 병의증인 Sinding-Lasen-Johansson병은 경골 원위부위의 압박골절, 슬개골 밑 지방층의 염증이나 이것이 섬유화(fibrosis)되는 것(일반적으로 많은 수술이나 외상으로 생김), 부착부병증(enthesopathy), 앞쪽 1/3 반월판 열상으로 발생한다.[99] 섬유화가 증가되면 슬개골후방(retropatellar) 건윤활낭(tendon bursa)과 슬개골 아래에서 경골 근위부위까지 흉터조직이 형성될 것이다.[100] 주름진 부분이나 외측 인대의 섬유화는 미량의 슬개골 건염이다. Grelsamer와 McConnell은 슬개골 후방쪽에 있는 지방층과 슬개골 건의 측면까지 염증이 생기고 통증을 발생하는 것을 Hoff' s 지방층증후군이라고 하였다. 그러나 슬개골 아래끝 위로 국소적인 통증을 느끼는 것과 감별해 주어야 한다.

치료: 이런 상태는 스스로 제한할 수 없다. 적절한 치료 없이 과용하게 되면 더 높은 단계로 악화된다. 3단계는 때때로 회복할 수 없이 악화되어 수술을 요하기도 한다.[97] 과용으로 인한 급성단계를 치료하는 올바른 방법은 휴식, 사용 전 충분한 준비, 스트레칭, 사용 후 얼음찜질, 무릎보조기 착용(Palumbo 보조기의 사용은 뼈-건 연접부에 신장성(tensile) 스트레스를 감소시킬 수 있다.[94] 이 상태에선 마찰마사지에 아주 잘 반응한다. 능동적인 이완기법(release technique)은 슬개골 인대와 관계된 모든 근육에 적용할 수 있다. 근막기법들은 안쪽과 외측 지지대(retinacula)와 심부 슬개골 경골과 슬개대퇴(patellofemoral) 인대에 적용한다. 검사자는 대퇴후방근과 비복근(gastrocnemius) 스트레칭과 대퇴사두근 근력강화 또는 스트레칭의 필요성을 평가해야 한다. 슬개골 원위부가 전-후방으로 경사진 경우에는 McConnell 테이핑이 사용되기도 한다. 테이핑은 원위부의 슬개골을 앞쪽으로 기울이기 위해 슬개골 근위부에 부착한다(그림 7-56). Colosimo와 Basset[94]는 6개월간의 보존적 치료를 적용할 것을 권장하였다.[100,101]

Black과 Alten[2]은 급성과 만성상태의 통증을 완화시키며 선수들이 경기에 빠르게 복귀할 수 있는 운동을 제시하였다. 그들은 또한 일상생활에서 뿐만 아니라, 경기하는 도중에도 활동 전 스트레칭을 적용하였다. 첫째, 검사자는 전방 종아리근(anterior crural muscle)을 스트레칭하기 위해 발가락 위와 발등(dorsal foot)를 눌러 환자가 무릎을 펴고, 완전히 발은 발바닥쪽으로 굽힌다(plantar flexes). 10번 스트레칭 하는 것을 한 세트로 하여 각 30초 동안 실시한다. 그 다음 구심성-원심성 운동(concentric-eccentric)이 수행된다. 이때 환자는 무릎밑에 베개를 받쳐 30° 정도 굴곡한 채 바로 누운자세를 취한다. 검사자는 한손으로 경골 근위부, 다른 한손으로 발가락과 발허리뼈 등쪽을 잡고, 지속적으로 저항을 준다. Black과 alten[2]은 10~15회 정도 반복하여 3세트할 것을 권장하고 있다. 앞쪽에 있는 근육의 능동적인 단축이나 신장은 무릎 아래쪽 통증을 감소시킨다. 대퇴사두근의 구성에서 등장성적인 그리고 등척성적인 내측광근의 재활은 필수적인 요소이다.

Osgood-Schlatter 병

병인: Osgood-schlatter병은 경골 결절 뼈측부돌기염(apophysitis)인 또 다른 과용 형태의 성장중추나 당겨지는 뼈측부돌기에 있는 건의 기시점에 발생하는 병변이다.[89] 이것은 일반적으로 성장하는 13세 소년과 12세 소년에게 발생한다. 뼈측부돌기는 뼈와 건조직 주변보다 약하다. 이 질환은 긴장된 대퇴사두근과 성장하는 경골 근위부 성장판의 앞부분에 반복적인 외상과 관련이 있다.[102] 특히 농구나 배구를 하는 동안 많이 발생하며 과도하게 산을 오르거나 무릎을 구부리는 경우에 발생하기도 한다.[103] 이외에 다른 관계된 것들은 외반슬(genu valgum) 그리고 외측 경골 후방틀림이 있다.[104] 이것들은 무릎아래 건의 기시부과 종지부의 거리를 멀어지게 하여, 경골 결절의 긴장을 증가시킨다.[99]

증상과 징후: 경골 결절에 부분적인 통증이 발생한다. 경골 결절 바로 위에 부종이 발생하고, 점점 커진다. 대퇴사두근에 근위축이 있을 수 있다. 방사선상을 통해 정상적인 무릎에서 경골 결절의 전형적인 불규칙성을 볼 수 있다.[99]

기능적인 검사 : 저항을 주면서 무릎을 펼 때, 통증을 느낀다.

감별진단 : 신전근 슬개골 건염/건병증(tendinosis)와 동일하다.

치료: 통증이 심하게 느껴지는 활동들, 얼음찜질, 스트레칭, 그리고 근력강화 운동은 피할 것을 권장한다. 고정은 거의 필요하지 않고, 부드러운 활동을 하는 동안 무릎아래를 지지해주면 통증이 덜하다. 주변에 모든 근육과 근막에 근막이완기법을 적용한다. 성인 환자 중에서 10%가 부착점 부근에 분리된 작은 뼈 때문에 통증이 지속되는데 이런 경우에는 수술적인 제거가 필요하다.[102]

Sinding-Lasen-Johansson 병

Sinding-Lasen-Johansson병은 슬개골의 원위 아래끝에서 증후와 병적 증상이 발생한다는 것을 제외하고는 Osgood-Schlatter병과 유사한 반복적인 미세한 외상으로 인한 견인 건염(traction tendinitis)이다. 청소년기에 영향을 미치고 스스로를 제한한다. 무릎아래 건염과는 무릎 아래 끝의 골절과는 차이가 있고, 무릎 아래 끝에 틈을 촉진함으로써 진단할 수 있다. 치료는 Osgood-Schlatter병의 치료법과 유사하다.

슬괵근 부착점 건염(Hamstring Insertional Tendinitis)

병인: 장거리 달리기 선수들은 무릎의 후방쪽 안쪽 관절낭에 있는 반막양근(semimembranous)의 부착점의 건염에 손상받기 쉽다[96](그림 7-44). 반막양근과 슬와근(popliteus)은 경골의 과도한 외측으로 회전하는 것을 방지해준다[96]. 안쪽 후방틀림과 고관절과 대퇴의 앞돌림(anteversion)은 반막양근의 부착점에 스트레스를 준다. Carmody와 Prietto[105]는 좌골신경의 총비골(common peroneal)의 부분을 감싸고 10주간 연습한 수상스키선수에게 슬괵근 열상이 있었다고 보고하였다. 상처 조직은 슬괵근 안과 근육의 원위에서 부착점까지 발견되었다. 수술을 통해 손상된 운동과 감각 기능을 회복시킬 수 있다.

증상과 징후: 무릎을 능동적으로 구부릴 때, 통증이 발생한다.

기능적 검사:

- 안쪽이나 외측방향으로 무릎을 굴곡할 때, 통증이 발생한다.

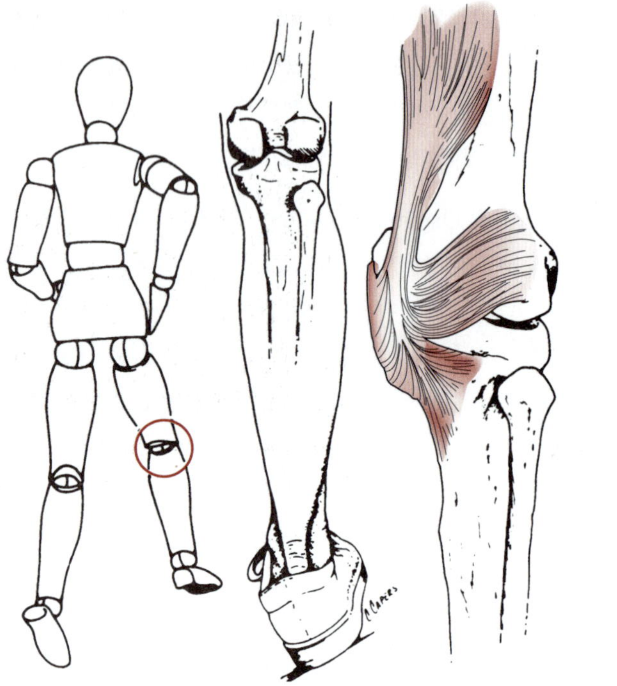

그림 7-44 슬괵근 부착점 건염. 발의 과도한 회내나 고관절과 대퇴의 안쪽 후방틀림은 무릎의 반막양근 부착점에 스트레스를 유발시킨다. 출처: *Clinics in Sports Medicine*, Vol. 6, No. 2, p. 385, © 1987, W.B. Saunders Company.

- 무릎을 펴고 바로 눕게 한 후, 대퇴를 잡고 수동적으로 경골을 안쪽 또는 외측으로 회전할 때 통증이 발생한다.
- 통증이 있는 장경인대에 스트레스를 감소시키기 위해 두갈래근의 원위부의 손위위을 촉진한다.

감별진단: 안쪽 슬괵근를 치료할 때에는 반드시 거위발 점액낭염(pes anserinus bursitis)과 안쪽 측부인대(측부 인대)의 손상을 감별해야 한다. 후방안쪽 구석에서 발생하는 반막양근의 특정한 통증부위를 통해 위의 2가지 질환들과의 감별이 가능할 것이다.

치료: 슬괵근 손상은 상처형성에 의해 회복되지만, 근육이 회복되는 것은 아니다.[106] 마찰마사지는 만성 슬괵근 긴장(strain)을 위한 우선적인 치료방법 중에 하나이다. 또한 능동적인 이완과 근막이완방법은 제한이 있는 모든 관계된 근육과 근막에 적용된다. Hunter와 Poole[96]은 발가락에 저항을 주어 구부리고, 박근의 근력강화를 권장하였다. 이외

에도 슬괵근의 신장이나 근력강화는 많은 활동을 하기 전에 반드시 필요하다.

슬와근건 병변(Popliteal Tendon Lesions)

병인: 슬와근건에 건초염(tenosynovitis), 건염, 파열 또는 열상이 발생하여 것을 말한다. 건염과 건초염은 과도한 회내와 경사진 언덕 위를 달리는 것이 주요한 원인이 된다. 과도한 안쪽 경골 회전은 슬와근 건의 부착부위를 외측 대퇴 상과절흔)까지 당긴다.[107] 때때로 반월판 손상은 외측 반월판의 외측 가장자리 주변을 지나가는 슬와근건의 손상이다. 이것은 MRI검사를 통해 진단될 수 있다.[108]

증상과 징후: 일반적으로 달리기선수들의 무릎의 후방 외측면에 통증이 발생한다. 대부분의 환자들은 언덕길을 내려가거나 걸을 때 통증을 호소하지만, 입각기(stance phase)에서 슬와근이 대퇴가 구부린 경골에 대해 대퇴가 앞으로 밀리는 것을 보상하기 때문에 인해 언덕을 오를 때는 통증을 느끼지 않는다. 장거리 선수는 보통 달리기 선수들에게 종종 지속되는 장경인대띠 증후군과는 달리 심한 통증이 느껴지지 않더라도, 2~3마일 후에 통증 때문에 달리기를 멈추게 된다.[99] 통증은 무릎을 15~30° 정도 구부린 채 체중지지를 할 때, 무릎의 바깥쪽에 발생한다.[109] 다리를 꼬고 앉아 있을 때 통증이 발생한다. 통증은 과도한 활동 후에 수시간에서 24시간 이내에 발생한다. 기능적인 검사 후에 슬와근의 통증부위를 촉진하는 쉬운 방법은 4-모양 자세(반대편 무릎위에 발목을 놓음)에서 비골측부인대를 촉진하면, 외측 대퇴 관절절흔위의 비골측부인대 바로 앞후방에 있는 슬와근에 부분적인 통증을 느낄 것이다.

4-모양 자세에서 슬와근을 촉진하면, 부착점 건질환(건염)에 반응하여 종아리측부인대의 기시점 바로 앞쪽에서 최대 통증을 느낄 것이다. 최대통증을 느끼는 부위가 비골측부인대 바로 후방인 경우는 슬와근 건초염일 것이다[63](14장 마찰 마사지). 윤활낭(synovial bursa)은 측부인대와 근육을 구분하고, 또 다른 윤활낭는 관절내에 있는 대퇴 관절절흔와 근육을 구분한다. 건초염과 점액낭염은 같이 발병하기 때문에, 임상적으로 그 차이를 구별하기 어렵다.

슬와근의 열상은 비틀림(twisting) 손상으로 발생할 것이다. 환자는 바깥쪽 무릎에 급성통증을 느끼며 혈관절증(hemarthrosis)이 발생한다.[110] 수술하지 않는 경우, 기능적인 손상이 나타난다. 찢긴 손상들에 대해 수술이 권장되는 것은 매우 드문 일이다.[111]

기능적인 검사:

- 슬와근의 저항 검사에서 명확한 통증이 있다(환자는 무릎을 20° 구부린 채 엎드린 자세). Basmajian과 Deluca는 무릎을 20° 구부린 채 엎드린 자세가 슬와근이 가장 많은 활동을 하는 상태라고 하였다. 검사자가 발 원위부 안쪽에 저항을 주면서 외측 발꿈치뼈에 반대방향으로 저항을 주면, 환자는 대퇴를 안쪽으로 회전한다(그림 7-45).
- 환자를 바로 눕히고 고정된 대퇴에 대하여 경골을 수동적인 외측 회전하면 통증을 느낀다.
- 손상받은 무릎을 30° 구부리고, 고정된 경골에 대해 능동적으로 대퇴를 안쪽으로 회전하며 서 있을 때 통증을 느낀다.[109]

감별진단: 외측 반월판 손상, 장경인대 마찰 증후군, 두갈래근 건염, 종아리 신경 죄임.

치료: 근막, 대퇴사두근, 대퇴근막긴장근(tensor fasciae latae), 장딴지근, 대퇴두갈래근에 마찰, 능동적인 근막 이완기법을 적용, 무릎과 발의 관절 가동범위 운동, 수치료, 손상받은 근육을 촉진한 후, 스트레칭을 적용하는 것은 모

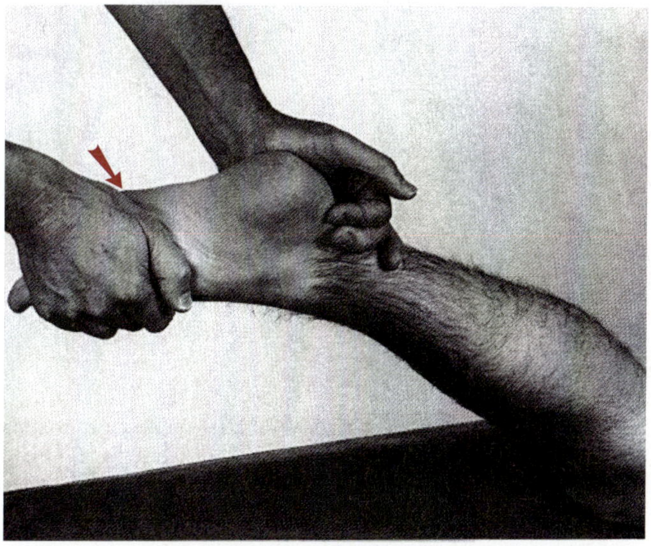

그림 7-45 슬와근의 저항 검사

든 손상받은 근육에 도움을 준다. 회복되기전에는 평지만 다닐 수 있다(10일에서 6주간).[96] 발이나 무릎의 기전(mechanism), 달리는 보행이 모두 평가되어야 한다. Garrick과 Webb[89]은 과도한 대퇴사두근 피로는 슬와근의 손상을 앞당길 수 있다고 하였다.

장경인대띠 마찰증후군(Iliotibial Band Friction Syndrome)

병 인

장경인대띠 마찰증후군(ITBFS)은 외측 대퇴 위관절융기를 가로지는 장경인대띠의 반복적인 마찰로 인한 과용 손상이다. 이 증후군의 다양한 원인이 언급되고 있다.[23,110,112,113] 예를 들어, 다리길이의 차이(다리가 짧은 쪽에서 증후군 발생), 교차보행(cross over gait), 고관절 벌림 구축(hip adduction contracture), 대퇴근막긴장근과 큰엉덩근의 구축, 슬괵근과 대퇴사두근에 유연성(flexibility) 손실, 대퇴사두근 약화, 내반형(내반) 무릎, 안쪽 경골 후방틀림, 발뒤꿈치 구조물의 긴장, 후방경골근건의 긴장, 내반형 앞발(forefoot), 무릎 대퇴사두근 각(대퇴사두근 angle)의 증가 등이 있다.[26] 싸이클 선수들의 다리를 안쪽 회전하여 힘을 전달하는 쐐기형 페달 정렬이나 안장을 높이는 것은 ITBFS와 관련이 있다.[114] Boland[26]는 내반형 무릎인 경우에 안쪽 쐐기 대신 외측 쐐기를 적용하는 것이 상태를 더욱 악화시킬 수 있다고 제시하였다.

Orchard 등에 의해 최근 연구결과에서는 장경인대띠의 증가된 폭(width)이 ITBFS를 더 앞당길 수 있다고 제시하였고, 마찰은 장경인대띠의 후방쪽 가장자리에서 발생한다고 하였다. 또한 그들은 무릎 30° 이하의 각도에서 손상이 쉽게 발생한다는 기존의 연구들과 같은 결과를 얻었고, 초기 입각기 시에 통증이 많이 발생한다는 것을 발견하였다. 이 지점에서의 평균 무릎 굴곡각도는 21.4°였다. Orchard 등은 충돌이 발생하는 부분을 제시하였고, 더 빠르게 달릴수록 충돌이 발생하는 시간이 더 짧아지므로 통증이 더 감소될 것이라고 하였다. 흥미롭게도 장경인대띠에서 기시되는 큰엉덩근과 대퇴근막긴장근은 입각기에 처음 35%만 활동한다(아래 치료를 참고). 언덕을 오를 때에는 후방축 딛기(heel strike) 시 무릎 굴곡이 감소되므로, 마찰이 더 많이 발생할 것이다(충돌이 발생하는 시점이 더 길어진다).

증상과 징후

이런 증후군은 장경인대띠와 고관절 내전근의 긴장 때문에 무릎 외측에 통증이 발생한다. 달리기 선수에게 쉽게 발생한다. 무릎(그림 7-46)과 고관절의 굽히고 펴는 동안 일어나는 움직임에 의해서 긴장된 근막띠는 엉덩경골 경로(tract)를 따라 윤활낭와 외측 대퇴 관절융기의 골막에 염증이 쉽게 발생한다. 환자들은 오르막 길이든 내리막 길이든지 걷거나 달리는 동안 통증을 느끼지만, 내리막에서 더 쉽게 통증을 느낀다. 통증은 대개 관절선의 2.5 cm 위쪽에 외측 대퇴 관절융기에서 발생하고, Gerdy 결절에 부착된 근육의 아래부분에서 방사된다.[113] 통증은 대개 유각기(swing phase)가 끝나는 지점에서 가장 분명하게 나타난다.[116] 외측 관절융기 위의 연부조직 부종이나 염발음이 생길 수 있다.

Mennell[117]은 후방쪽 천장관절(sacroiliac joint)의 아탈구(subluxation)가 긴장된 장경인대띠에 원인과 관련이 있다고 하였다. 그는 아탈구가 긴장된 근막띠가 이완되기 전까지 계속될 것이라고 보고하였다. 섬유성 침착물(deposit)을 손상하고 있다면, 대퇴에 전체적으로 통증이 나타날 것이다.

기능적 검사

- Ober' s 검사에서 양성을 보일 것이다.
- 무릎의 굽힘과 폄에서도 Ober' s 검사에서 양성반응을 보일 것이다. Ober' s에서 양성이 나오면, 위쪽 대퇴와 다리가 수동적으로 벌려질 것이다. 검사자는 다리를 안으로 모음으로써 다리에 긴장을 증가시킬 수 있고, 동시에 30～40° 범위 내에서 무릎 굽힘과 폄을 실시하면서 관절융기를 촉진한다. 이런 움직임을 통해 환자의 통증을 재현시킨다(그림 7-47).[45]
- 환자가 바로 누운자세에서 고관절 90°, 무릎 20°로 구부리고, 고관절 모음을 하면, 통증이 발생할 것이다.[45]
- 내반 무릎 스트레스 검사에서는 통증이 없다.[23]
- 충분히 신전하고 걷는 경우에는 통증이 없다(충돌이 발생하는 부분 이하의 범위로).[115]

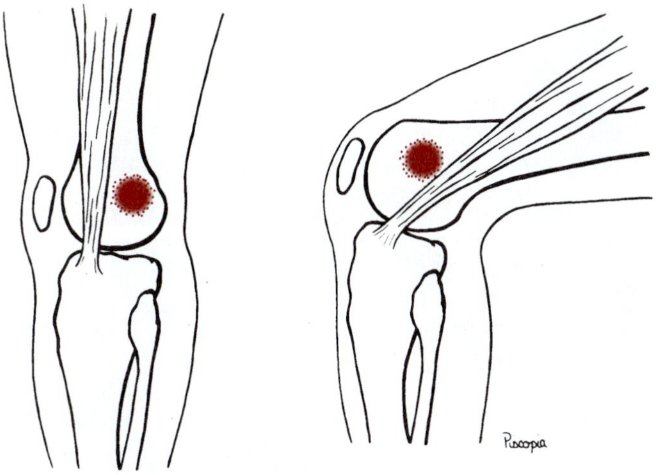

그림 7-46 장경인대띠 마찰증후군. 무릎의 움직임에 의해 장경인대띠는 대퇴 외측 관절융기를 지나가므로, 외측 관절융기에 통증이 발생할 수 있다. 출처: F.H. Sim and S.G. Scott, Injuries of the Pelvis and Hip in Athltes: Anatomy and Function, in *The Lower Extremity and Spine in Sports Medicine*, 2nd ed., J.A. Nicolas and E.B. Hershman, eds, p. 928, © 1995, The C.V. Mosby Co.

감별진단

슬개대퇴(patellofemoral) 스트레스 증후군, 외측 반월판 병변, 두갈래근 건염, 슬와근 건염, 스트레스성 골절[99], 외측 무릎면 자극(irritation), 외측 피부 지지띠 자극.[114]

치 료

생체역학적인(biomechanical) 문제는 고관절, 무릎, 그리고 발과 관련된 문제들이 평가되어야 한다. 연부조직의 긴장인 경우에는 장경인대띠와 관계된 모든 부분에 둘러쌓인 것들을 촉진해야 한다. 예를 들어, 대퇴사두근과 외측 슬괵근과 같이 관계된 모든 근육들은 단축과 근막제한에 대해 평가되어야 한다. 근막 기법은 국소적으로 제한이 있는 장경인대띠를 따라 모두 적용된다. 마찰마사지는 외측 관절융기에 있는 부착점 가까이에 적용하는 것이 효과적이다. 스트레칭하는 방법은 18장. 연부조직 손상의 재활에 나와 있다. McConnell과 Fulkerson[18]는 장경인대띠에 효과적인 자가-스트레칭을 제시하였다(그림 7-48). 그림 7-48은 환자의 고관절(근막띠가 짧아진 쪽)을 굽히고, 무릎을 앞으로 향하게 하여 자신의 발을 잡아당겨 유지하는 것이다. 그림 7-48B는 환자가 대퇴를 모으고 신전하면서, 고

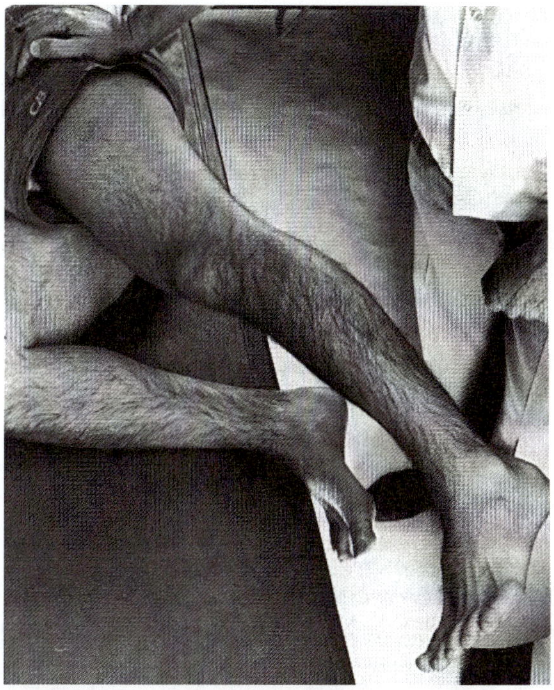

A

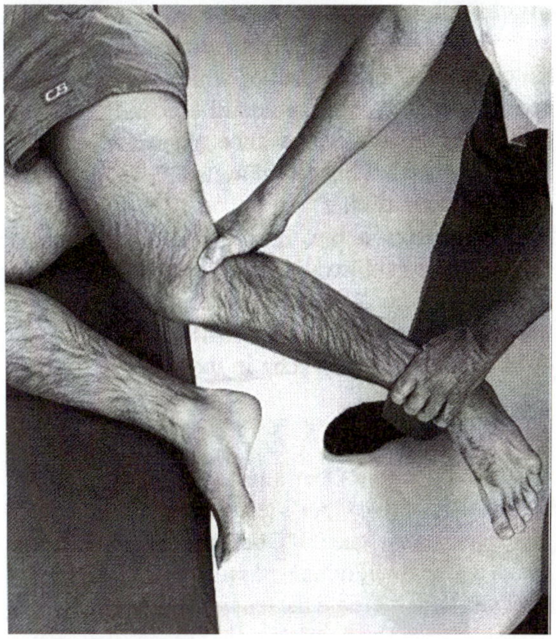

B

그림 7-47 장경인대 마찰증후군. **A,** 외측 관절융기의 통증에 대한 무릎을 검사하기 전에 양성 Ober' s 검사를 나타내고 있다. **B,** 양성 Ober' s 검사 후에 긴장된 장경인대띠를 나타내고 있고, 무릎 통증은 외측 관절융기를 지나가는 장경인대띠에 의해 발생한다.

관절 모음을 실시하는 것이다. 그림 7-48B에서 환자가 대퇴를 모으면서 신전하고, 엉덩이에 대하여 반대로 발에 저항을 준다. 환자는 계속 다리를 펴고 고관절을 안쪽으로 모

아서(그림 7-48B), 대퇴근막긴장근과 장경인대띠를 스트레칭 해준다. 그림 7-48D는 반대편 발뒤꿈치를 무릎 위에 대고, 더욱 안쪽으로 모으면서 스트레칭 한다. 장경인대띠 부착점에서 스트레칭을 느낄 것이다.

비복근-가자미근 긴장(Gastrocnemius-Soleus Strain)

병 인

비복근-가자미근 긴장은 주로 라켓볼, 농구, 달리기, 스키와 같은 스포츠를 하는 동안에 많이 발생한다. 테니스 다리(Tennis leg)라는 용어는 일반적으로 종아리근 안쪽 머리 부분의 긴장이나 부분적인 열상을 말한다. 열상이나 긴장은 오금부위 근처의 기시점, 근배부(muscle belly) 내, 근건 연접부, 또는 건의 부착부위에서 발생한다. 손상은 대개 지속적인 측측(side-to-side) 움직임 있는 스포츠나, 발목을 발등을 굽히고,[119] 웅크림 자세로 갑작스럽게 움직이거나 갑작스럽게 다리를 펼 때 발생한다. 대개 30대에게 주로 발생한다.

증상과 징후

환자들은 발바닥 굽힘 자세를 취하고 있다. 부종과 얼룩 출혈(ecchymosis)은 몇일이 지난 후에 분명하게 나타난다. 과도한 긴장이나 부분적인 열상은 근육의 후방당김(retraction)이나 틈(gap)이 생기는 원인이 되고, 완전한 파열은 환자가 발끝으로 서지 못하게 된다.[27]

기능적인 검사

- 발끝으로 설 때 통증을 느낀다.
- 무릎 펼 때 발바닥 굽힘에 대한 저항을 가하면, 통증을 느낀다. 무릎을 90°로 구부리고 발바닥 굽힘 시에 저항을 주었을 때 통증이 있으면, 종아리근이 손상된 것이다.
- 수동적인 발등굽힘 시 통증과 제한이 있다.
- 능동적, 수동적으로 구부리는데 제한이 있다.
- 수동적으로 무릎을 펼 때 제한이 있다.

감별 진단

후방낭의 염좌 의증 즉 후방 십자인대의 염좌[44], 발바닥 굽힘근(plantaris)의 파열, 반막양근 기시부(origin)의 손상, 슬와근 동맥 또는 정맥의 이상 그리고 척추간원판(intervertebral disc)의 문제이다.

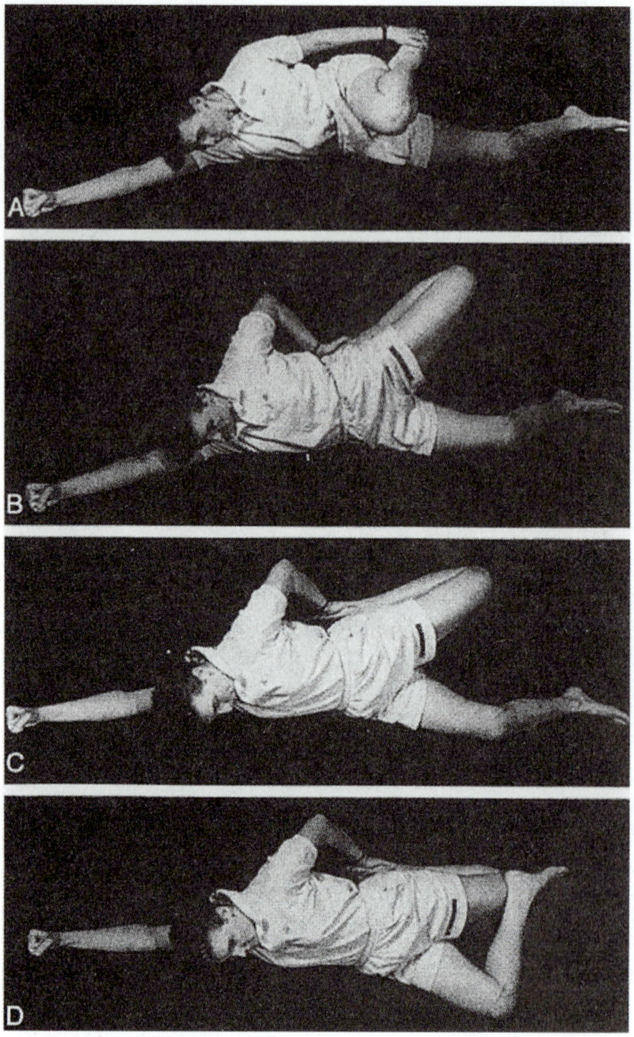

그림 7-48 A에서 D는 대퇴근막장근과 장경인대띠를 스트레칭하는 방법이다. 출처: J. McConnell and J. Fulkerson, The Knee: Patellofemoral and Soft Tissue Injuries, in *Athletic Injuries and Rahabilitation*, J.E. Zachazewski, D.J. Magee, and W.S.Quillen, eds.,p. 721, © 1996, W.B. Saunders Company.

치 료

RICE(rest, ice, compression, elevation; 휴식, 냉, 압박, 들어올림)의 적용연구 프로젝트는 출혈을 제한하고, 근 구축을 예방한다. Millar의 치료는[119] 이것에 따른다.

1. 처음 3일 동안 하루에 2~3회 시행한다: 20분 동안

얼음을 적용하고, 그 다음에 통증 없는 신장을 적용한다. 환자는 발 띠를 사용하고, 10초 동안 발을 배측굴곡하고 10초 동안 휴식을 취하는 형식으로 10분 동안을 진행한다.

2. 5분 동안 초음파는 통증을 완화하기 위함이다
3. 등장성 운동은 10분 동안 길항근과 손상된 근육을 위해 적용한다.

대부분의 근거와는 다르게 환자가 걸을 시에 통증을 더 덜 느끼게 되는 발뒤꿈치의 높이는 0.6~1.2 cm이다. Millar가[119] 언급한 납작한 발뒤꿈치는 더 정확한 걸음을 걸을 수 있게 한다. 그는 광범위한 부종과 타박상을 위해서 간섭치료를 권고하고, 마지막에는 기립상으로 장딴지근과 대퇴사두근의 신장을 시행한다(동반파열을 유발할 수 있기 때문이다) 목발은 처음의 단계에서 필요하다. 압박 띠는 다리 또는 후방의 다리의 부목은 발의 중립자세를 유지하는데 필요할 것이다. 석고붕대나 보조기는 발목첨족에 적용되어 증상을 완화시킬 수 있을 것이다.

가벼운 마찰은 초기단계에 아주 유용하다. 만일 그것들이 안쪽 머리의 부분적 파열이 생겼다면, 2에서 3개월 동안 치료를 위해 적용한다. 후방안쪽의 무릎의 부종은 장딴지근과 반막양근의 안쪽머리 근처의 활액낭의 염증에 의해 나타난다. 급성 무릎후방의 통증은 장딴지근들 중, 하나의 염좌, 약한 후방낭의 또는 후십자인대의 염좌, 또는 족저근(plantaris muscle)의 파열로 인해서 나타난다. 장딴지근은 앞무릎 벽에 착용된 밴드, 후방쪽 다리의 확장(수축된 근육), 바닥에서의 발뒤꿈치 그리고 발의 작은 접힘의 경사에 의해서 신장된다. 종아리근은 앞발의 짧아진 근육 즉, 무릎 밴드가 착용된 방향 그리고 바닥에서의 발뒤꿈치의 경사 방향으로 신장된다. 신장은 앞발의 아래 장딴지 부위에서 느껴져야 한다.

활액낭염(Bursitis)

Baker의 낭

병인: Baker의 낭는 무릎관절안의 물질이 아닌 초기의 활액낭염의 특발성 형태이다. 그것은 6세에서 8세 그리고 12세에서 14세의 아동에게서 일반적으로 발견되어 지속적 성장을 한다. 이차적인 증상은 성인에서 나타난다.[121] 일반적으로 낭 속의 문제 즉, 안쪽 반월판 후방각질의 퇴행 또는 활액막 자극이다. 따라서 Henning등[45]은 Baker의 낭은 반막양근와 장딴지근건의 사이에 있는 반막양근 낭의 부종에 의해서 유발된다: 그것은 역시 반막양근 낭염이라고 불러진다. 즉, 이 활액낭염은 장딴지근와 슬괵근의 유연성의 부족으로 유발되고, 결과적으로 건염을 나타낸다. 건염의 치료는 때때로 낭를 치료한다. 그들이 촉진될 수 있는 상태는 관절의 퇴행성 질환이나 반월판 파열, 또 다른 질환의 원인이 될 가능성이 있다.

증상과 징후: 부종과 압통이 나타나거나 슬와근 부위의 쑤시는 느낌이 온다. 그 주머니는 대개 오금부위의 안쪽 경계선 외측에 위치한다, 일반적으로 외측에서 안쪽 슬괵근쪽으로 이어진다. 환자가 경직의 불평을 한다면, 이것은 아마도 관절 내부의 삼출에 의한 것일 것이다.[112] 만일 그 낭의 확장되면 증상은 증가한다. 환자가 선 자세의 뒷부분을 눈에 보이게 시도해 보고, 그 다음 엎드린 자세에서의 무릎과 바로 누운자세에서의 무릎의 완전신전 상태에서 촉진한다. 류마티스 관절염(rheumatoid arthritis)인 경우에 낭는 원위부에서 발목까지 절개해야할 수도 있다. 그 환자는 Baker의 낭에 의해서 장딴지의 비대(enlargement)와 혈전정맥염(thrombophlebitis)이 나타날 것이다.

기능적 검사: 일반적인 무릎움직임의 범위는 이것들의 관절염이나 반월판열상에 의한 연합적인 삼출은 제외한다.

감별 진단: 류마티스 관절염이나 다른 관절염들, 연부조직 육종 그리고 혈전정맥염의증.[122] 이것들은 신경혈관 구조의 동반적 압박에 의한 것일 것이다.

치료: 낭이 초기에 건염와 슬괵근과 장딴지근의 유연성의 부족으로 나타난다면, 연부조직의 치료와 재활을 해야한다. 흡인증상은 완화 될 것이다 하지만 결과적으로 재발할 확률이 높아진다.

거위발 낭염(Pes Anserinus Bursitis)

병인: 거위발 낭는 안쪽 관절선의 아래 거위발 위와 안쪽 측부 인대와 안쪽근위 앞경골의 아래의 5 cm 크기로 나타난다.[123] 가능한 병인은 과도한 훈련(과도한 거리나 과도한 언덕 보행 그리고 부적당한 신장[124]): 안쪽 슬괵근의 수

축으로써 낭의 과도한 사용으로 압박되어: 외반무릎: 외반 발뒤꿈치: 외측 경골 후방틀림: 대퇴 전경(femoral anteversion) 그리고 골반판(pelvic board)의 (여성에 있어) 대퇴사두근의 각이 증가한다. Larsson 과 Baum은[123] 그들의 대부분의 50세에서 80세의 환자들에게서 발견하였다, 특히 비만의 여성에게 많이 발견되었다. 그들의 환자에게서 퇴행성 관절 질환이 있었고, 그들의 75%는 거위발 낭염을 가지고 있었다. 다른 이들은 달리기 선수나 축구선수에게서 발견되었다.[124,125]

증상과 징후: 통증은 계단을 오를 때, 초기의 훈련단계에 있거나, 이후의 지속적인 사용에 의해서 발생한다(장거리 달리기). 이것은 일반적으로 극소압통은 안쪽 관절선의 아래 5 cm 부분에서 나타나고 이것은 중간 정도의 부종이 발생할 것이다. 통증은 안쪽 관절후방 그리고 안쪽 슬괵근에 방사통이 올 것이다.

기능적 검사:

- 안쪽 슬괵근 검사 시에 지속적인 통증이 발생할 것이다.
- 경골을 안쪽으로 회전하면서 무릎굽히고, 펼 때에 통증이 지속될 것이다.
- 슬괵근 건염이 동반되며, 거위발 위에 나타나는 국소적 감각과 부종은 2가지를 구별하는데 도움을 줄 것이다.

감별진단: 안쪽 반월판열상, 안쪽 구획의 골관절염, 그리고 염증성 관절염.

치료: 하지의 관한 비틀림과 경사의 생물 기계적 평가는 필수적이다. 슬괵근, 장딴지근 그리고 종아리근의 유연성과 근력은 중요하다. 발뒤꿈치와 무릎의 외반을 위한 보조기는 필수적이다. Boland[26]는 코르티손은 염증을 줄여 줄 수 있으나, 그것은 생물 기계적 문제로 권장할 사항은 아니라고 하였다(10장과 14장을 참고).

활액낭, 즉 건 또는 인대구조는 환자가 처음 일어날 때 심각한 통증을 유발한다. 그 다음 환자는 움직이거나 밤에 더 악화된다. 환자가 지속적인 운동을 할 경우 두통을 호소할 것이다.[122]

골관절염(Osteoarthritis)

병 인

Peyron[126]의 역학연구로 골관절염이 나이에 영향을 준다는 것이 확실시 되었다: 그것은 더 잦게 45세보다 젊은 나이의 남자와 많은 55세 이후의 여성에게 나타났다. 그는 증거자료로 기계적 과 사용과 연골 뼈의 취약성의 구조적 요소의 가능성을 보였다. 특발성 무릎 관절염은 경골대퇴나 슬개대퇴관절에서 발생할 것이다. Turek[127]는 요소들은 손상(반월판열상, 골절, 탈구 또는 슬개골 아탈구), 유리체, 비만(외반과 내반), 감염, 중추신경계 질환, 통풍 그리고 류마티스 관절염 그리고 연골밑괴사(골괴사 그리고 골연골염)는 무릎의 골관절염과 연관이 있을 것들이다. 슬개대퇴관절 지점은 매우 손상받기 쉬운 부위로 경골의 위험을 초래하게 하고, 능동적인 움직임을 나타낼 때 통증을 유발하는 원인이 된다. 그는 슬개골의 연골연화증의 악화가 골관절염의 원인이 될 수 있다고 제시하였다.

증상과 징후

경직, 통증 그리고 변형은 대부분 공통된 불평이다. 골증식체는 관절의 모서리에서 촉진될 것이다. 경직은 2가지 변종의 발생에 있어 공통된 증상이다. 첫 번째는 건염 그리고 낭염은 운동으로 회복되는 반면에 관절의 퇴행성 단계동안 특히 커다란 삼출은 움직임에 의해 회복되지 않는다[122] 움직임이 있는 건염 그리고 낭염의 부종은 역학적으로 움직임이 자유롭지만, 압박을 가하게 되어 결국 움직임의 확대는 염증을 유발하여 통증을 증가시키며 경직을 발생시킨다. 퇴행성 관절염의 마지막 단계는 경직으로 움직임이 증가하지 않는다. 왜냐하면 어떤 압력으로 인해 제한되기 때문이다. 관절의 움직임은 내부의 삼출의 경직으로 인해 방해되고, 이것들은 외부의 부종으로 반드시 나타나지는 않는다. 초기의 관절염의 단계의 현저한 증상으로는 활동이 증가하든 그렇지 않든 묵직한 두통이 나타난다는 것이다. Post[43]는 무릎관절염 환자들의 특별한 보행을 제시하였다. 안쪽과 외측 무릎 부분의 퇴행에 의한 협착이 나타난다. 안쪽 퇴화는 무릎의 내반을 가져오고, 걸을 때에 외측으로의 강한 밀림을 유발한다.

Barrett 등[128]은 이런 변화를 설명한다. 안쪽 부분에 발생할 경우, 내반의 퇴행성 관절 질환에 의해서 관절의 공간은 좁아지고, 경화증(sclerosis), 골증식체 그리고 낭종이 나타난다. 그리고 그것이 슬개대퇴 관절에서 발생할 때에의 초기 슬개대퇴 관절염에 의해서 설명된다. 연구자들은 외반 퇴행성 관절 질환은 남자보다 여성에게서 2배 더 많이 발견하였고, 슬개대퇴 관절염은 7배 더 많은 것을 발견하였다.

그들은 수술시에 외반 퇴행성 관절 질환은 내반의 경우보다 후방쪽의 대퇴 관절융기에 더 발생함을 발견하였다. 그러므로 임상을 위해 X-ray를 통한 무릎의 퇴행성 관절 질환의 평가는 환자의 체중지지자세에 있어 측정하는데 중요하다. Rosenberg 등[129]은 무릎의 45° 굴곡 그리고 슬개골의 아래의 막대의 높이의 중심에 빔을 위치하고 앞후방의 체중지지 연구를 하고 꼬리 쪽으로 10° 향하게 하는 것은 무릎의 골관절염의 심각성을 추정하기 위하여 중요하다(그림 7-49). 정상적인 연골 공간은 일반적으로 4 mm 또는 더 안쪽에 있고, 5 mm 또는 더 외측에 있다 1에서 2 mm의 내부공간의 비좁아짐은 큰 퇴행을 나타내는 것이다. 지평선 시선을 사용하여 슬개대퇴 관절염을 진단한다.

기능적 검사

- 낭의 형태는 무릎을 펼 때보다 구부릴 때, 더 제한된다.
- 관절이동범위 손실

감별진단

류마티스 관절염의 골관절염은 조조 경직(morning stiffness)은 부드럽고 오래가지 않는다는 것으로 감별이 가능하다.[130] 혈색소침착증과 혈우병.

치 료

관절 가동 움직임의 복원은 종종 손상된 불수의적 보조 움직임을 회복시켜 통증을 없애준다. 외전과 내전의 보조적 움직임의 손실은 공통적이다. 관절염의 염발음(crepitus)은 종종 아교질의 파괴를 말한다. 왜냐하면 아교질(collagen)의 하나의 기능은 비틀기의 스트레스, 운동, 즉, 비트는 힘을 만들어내는 지속적인 저항(대퇴사두근을 위한)으로 무릎의 관절염에 유해한 운동에 저항하는 것이다. 운동은 일반적으로 압력을 주는 운동을 말한다.[131] 예를 들어, 뻗은

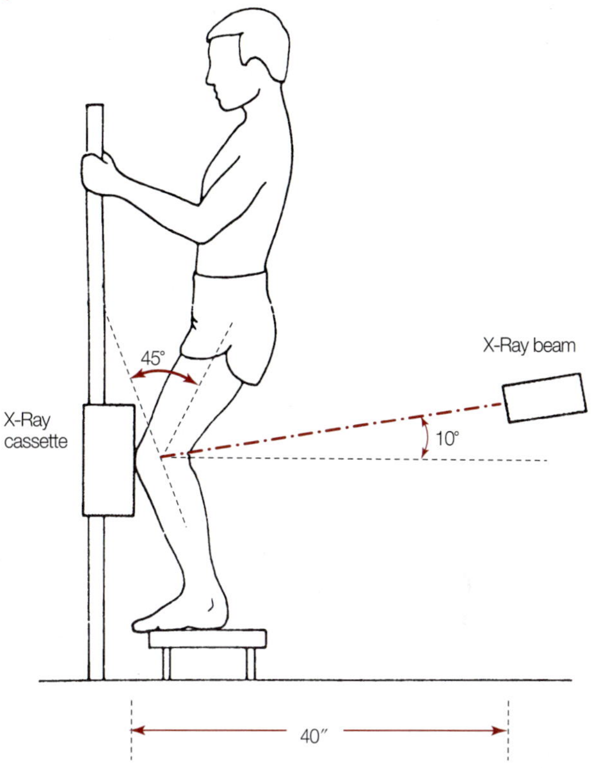

그림 7-49 무릎의 골 관절염의 정확한 경중 도를 증명하기 위해 체중지지 방사선 촬영을 위한 자세이다. 안쪽 공간의 1에서 2mm의 비좁아짐으로의 큰 퇴행을 나타내는 것이다. 출처: TD Rosenberg, LE Paulos, RD Parker, et al, "The Forty-five Degree Posteroanterior Flexion Weight-bearing Radiograph of the Knee" in *Journal of Bone and Joint Surgery*(1988;70A[10]:1479), Copyright © 1988, Journal of Bone and Joint Surgery, Inc.

발올림, 수영은 더욱 효과적이다. 그 보존적 치료단계에서 환자는 일시적으로 체중지지가 저하되기 때문에 목발적용이 필요하다. 냉동요법(하루에 3회 20분에서 30분 적용한다)과 초음파나 침술같은 기기치료들은 통증을 줄여준다. 다리의 생체역학적인 평가는 필수적이며, 보조기의 적용도 효과적이다. 특히 대퇴사두근의 근력과 유연성이 중요하다.

인대성 염좌(Ligamentous Sprains)

최근의 인대의 기능에 있어서의 가설에 따르면, 인대는 높고 낮은 부하기능을 가지고 있다고 한다. 높은 부하는 인대의 근육이 더 이상 지지 할 수 없는 부하에 대한 관절의 안정성을 위해 인대의 힘으로 완화한다. 높은 부하는 외상

과 연관이 있다. 이때의 근육은 평형을 유지하기 위해 급속도로 작용한다. 그러므로 인대는 신경근 구성성분의 보상이 불가능할 때, 갑작스런 손상에 스트레스를 받는다. 이 상황에서 근육은 보상작용을 하게 되고, 그 근육은 인대에서 발생하는 장력에 의해서 인대성 근육 반사에 의해 자극되어 수축한다. 인대에 있어 수용자는 그러므로 수축을 위해 자극을 한다. 그것에 의해서 관절은 안정성을 갖는다. 낮은 부하의 인대의 기능은 정상적인 관절의 운동역학을 유지하는 것이고, 그러기 위해서는 정상적인 관절의 윤활과 근육 기능이 요구된다. 손상기전의 결정은 무릎의 진단에 있어 매우 중요하다. 표 7-6을 보면 무릎 손상의 기전을 알 수 있다.

인대적 손상은 일반적으로 국소적인 압통으로 나타난다. 직접적으로 발생하는 것에 있어서 통증은 필수적으로 나타나지 않는다. 그리고 만일 인대가 완전히 찢어졌다면 (등급3), 그것은 최소한의 통증과 더 많은 불안정성이 나타날 것이다. 부분적 손상 조직은 아직 스트레스를 받을 수 있어 완전히 찢어진 것 보다 더 많은 통증이 발생한다.[4]

인대성 손상의 설명과 실험에 있어서의 논문은 단독인대 손상을 대상으로 한다. 그것은 실현가능성이 있어야 한다. 즉, 힘에 의존되는 것이고, 외상은 한 개의 인대보다는 많은 구조물을 침범한다. 예를 들어, 외측 회전을 동반한 외반 스트레스는 경골측부인대 열상을 발생하게 하고, 안쪽 관절주머니의 열상은 결국 전십자인대의 열상을 일으킨다.

표 7-6 무릎손상의 일반적인 기전

손상 기전	인대 손상
외반	안쪽 측부인대와 낭인대
외측 회전 외반	안쪽 구조물, 안쪽반월판, 앞십자
내반	외측 측부인대와 낭인대
안쪽 회전 내반	외측 인대와 앞십자
외측 회전 내반	외측 인대와 후방십자
과다 폄	후방낭와 후방십자
경골 후방방향으로 직접타격	후방십자
경골 앞방향으로 직접타격	앞십자

측부인대 염좌(Collateral Ligament Sprain)

무릎의 손상에 안쪽 부분의 손상과 외측의 손상을 비교했을 때, 안쪽의 손상이 더 많은 이유는 안쪽의 연부조직이 더 외측 부분보다 안정성을 더 제공하기 때문이다. Dye와 Cannon[33]은 경골에 대한 대퇴의 되돌림(rollback)에 있어 안쪽은 10 mm이고, 외측은 24 mm라고 비교하였다. 이들은 무릎의 안쪽면은 안정성(stability)을 위해 구성되어 있고, 반면에 외측면은 가동성(mobility)을 위해 구성되어 있다고 보고하였다. 그러므로 외측면은 이완하는데 있어 더 큰 저항에 적용해야 할 것이고, 움직임 스트레스에 더 잘 반응할 것이다. 안쪽 측부 인대의 심부 특히, 낭의 1/3지점은 안쪽 반월판이 손상되어 있다(그림 7-8). 힘의 양에 의해서 외측 경골측부인대는 더 깊은 안쪽 관절주머니 이전에 찢어질 것이다. 안쪽 측부 인대의 염좌는 비골측부인대보다 말초의 반월판 열상이 더 먼저 발생할 것이다. 그 후에 슬와근건, 건초(tenosynovium) 그리고 지방층에 의해 반월판이 분리될 것이다.

안쪽 측부인대 염좌(Medial Collateral Ligament Sprain)

병인: 이 손상은 접촉성 손상이 원인이다 예를 들어, 축구를 하다가 나타나는 외측 "집힘(clipping)" 또는 비접촉 손상 때문에 발생한다. 예를 들어, 스키를 탈 때 스키 손잡이의 안쪽 가장자리를 잡으면, 외측으로 외측 회전되면서 외반의 힘을 유발하게 된다. 무릎의 움직임에 있어 굽힘에서 폄의 움직임에 있어 인대가 늘어날 때 발생하게 된다. 대부분의 공통적으로 비접촉성 손상으로 다리의 감속(deceleration), 외반 그리고 외측 회전이 나타난다. 일반적으로 반월판은 외반력으로 째지지 않는다. 왜냐하면 그것이 파열되기 위해선 압박과 후방틀림이 나타나야 하기 때문이다.[46] 그래서 반월판이 파열되는 경우는 적다.[17] 무릎의 외측 집힘(clip)은 처음에 외측 무릎통증으로 나타날 것이다. 무릎에 불편한 느낌이 수시간 전에 나타난다.[62]

환자의 나이는 인대가 파열될 때 매우 중요하다. 구부러진 무릎의 외측이나 후방 외측 부분에 끊어지는 형태 외상을 입는 10세에서 16세의 환자들은 원위측 대퇴끝이 분리되어져 있다. 이유는 인대가 성장판 보다 강하기 때문이다. 어떤 이는 16세에서 40세 까지 내측측부인대 그리고 전십자인대의 열상을 가지고 있다.[4]

증상과 징후: 내측측부인대의 손상으로 인해 그것의 관절선상에 있는 기시부에서 큰 통증이 나타난다. 또는 관절선상에 있는 기시부 아래의 3개에서 4개의 손가락 넓이로 나타난다. 그것은 모든 인대의 촉진은 필수적이다. 인대가 일시적으로 촉진된다면, 가장 큰 촉진이 느껴진 부위가 파열부위이다. 하루 지난 후에는 통증은 퍼지고, 가장 큰 압통점은 촉진할 수 없을 것이다. 외측 관절에는 부종이 생길 것이다 왜냐하면 경골측부인대는 외측 관절에 낭과 삼출액 또는 출혈관절증으로 안쪽의 관절 손상이 나타난다. 예를 들면, 반월판 병상은 만일 그 안쪽 낭이 찢어졌다면 삼출액은 연부조직 내부로 흘러들어 부종이 작게 나타날 것이다. 반월판이 찢어져 내측측부인대 염좌가 나타난다면, 그것은 다른 인대성 위험을 동반할 것이다.[134] 만성 측부인대 손상은 일반적으로 무릎의 굽힘과 폄에 있어서 관절가동범위의 제한을 가져온다. 사용 이후에 측정하지 않으면, 외반 스트레스로 인한 통증이 있을 수도 있고 없을 수도 있다.

기능적 검사:

- 무릎을 30° 굽힌 상태에서 외반 스트레스를 가했을 때 명확한 통증이 있다(검사자는 염좌의 등급을 결정해야 한다). 내반 스트레스를 가하는 경우에는 통증이 감소한다.[63] 만일 무릎이 0° 외반에서 안정적이고, 30° 굽힘 시에 불안정하다면, 내측측부인대에 손상을 입은 것이다. 0°로 폄 시 증가된 이완성은 완전한 내측측부인대와 후방안쪽의 피막 그리고 양십자인대의 파열을 나타내는 것이다.[135]
- 폄 시의 외반 스트레스에 대한 다양한 통증이 있다.
- 인대 염좌가 나타나면 수동적으로 경골 외측 회전이 나타나 통증이 생기고, 인대가 파열된다면 안쪽에 있어서 앞으로 전환된다. Zarins와 Fish[135]는 30° 굽힘 시에 내측측부인대의 손상의 분류화를 사용하였다. 그들은 첫 번째 등급은 단단한 끝느낌이 있고, 유연성이 없는 단계를 말하고 두 번째 단계는 5 mm 또는 단단한 끝느낌이 더 적게 나타나 유연성을 보이는 것이다. 세 번째 단계는 5 mm 이상이거나 부드러운 끝느낌의 유연성을 보이는 단계이다. 안쪽 관절이 10 mm 이상 열려있다면, 십자인대는 대부분 손상을 입을 것이라고 보고하였다.

감별진단: 반월판 열상, 전십자인대 열상, 골연골성 골절, 후십자인대 열상, 경골 플래토골절.[60]

치료: 등급 1과 2는 수술적 처치가 없이도 치료가 가능하다: 완전한 열상은 수술이 필요하다. 왜냐하면 십자인대와 반월판의 손상을 동반하기 때문이다.[136] 만약 그것이 정상적인 전십자인대가 임상적 검사(음성 Lachman's검사와 축이동검사) 또는 관절경으로 확인된다면, 인대의 완전한 열상은 수술 없이 치료되어 질 것이다.[137] 가벼운 마찰 마사지는 급성 염좌의 1, 2단계에서 권장된다. 2주 동안 적용된다. 표 7-7에는 검사결과와 인대성 손상진단이 요약되어 있다. 그리고 표 7-8은 Clancy[44]의 국한된 측부인대 손상을 위한 치료 연구계획서이다.

Zarins와 Nemeth[46]는 등급 2 염좌의 경우에는 석고붕대로 고정하지 말아야 한다고 하였다. 그 이유는 긴 부목은 안쪽의 열려진 부분을 고정하는데 있어서 중요하기 않고, 인대가 고정되어 장력을 상실하기 때문이다. 치료는 보호적 체중지지, 통증 완화를 위한 부목, 관절가동범위 유지, 등척성 운동이다. 이 요법으로 선수들은 3주에서 6주 후에 복귀한다. Ellsasser 등[138]에 의해 측부인대 손상 시의 비수술적인 치료기준을 제시하였다.

- 무릎 0°로 펴고, 외반과 내반 시 안정성을 가져야 한다.
- 외반-내반 범위가 30° 굽힘 되었을 시에 손상 이전의 범위보다 10° 이상 이어서는 안된다(만일 알고 있거나, 다른 쪽의 무릎으로 판단되었을 때).
- 유의한 회전 또는 시상 불안정이 나타나지 않아야 한다.
- 측부인대의 압통은 국소적이어야 하고, 광범위하지 않아야 한다.

연구자들은 잘 발달된 근육을 가진 환자들은 그들의 무릎을 지지하는데 있어서 일반적으로 외측의 지지가 필요하지 않다고 보고하였다.

Mulawka와 Jensen[134]은 과도한 부하가 부종의 발생시키며, 이러한 부종은 일반적으로 대퇴사두근의 수축을 억제

표 7-7 검사결과와 진단의 요약

검사와 소견	진단
외반 30°	
이완성이 없고, 안쪽 통증	등급 1. 얕은 안쪽 인대의 염좌는 앞, 후방, 그리고 외측 구조의 손상은 의심되지 않는다.
약한 정도에서 중간 정도의 이완성(laxity) 또는 끝지점(end point)을 구별함, 안쪽 통증	등급 2. 얕은 안쪽 인대의 염좌는 다른 질병을 배제하지 않는다.
중간 정도에서 심각한 이완성, 연하거나 구별하지 못하는 끝지점	등급 3. 얕은 안쪽 인대: 손상 있는 다른 구조이다 왜냐하면 본래의 안정제가 부재하기 때문이다 — 폄을 체크한다.
외반 0°	
이완성 없는, 안쪽 통증	등급 1. 얕은 안쪽 인대 염좌는 다른 손상을 배제하지 않는다.
약한 정도에서 중간 정도의 이완성, 끝지점을 구별하지 못함, 안쪽통증	등급 2. 얕은 안쪽 인대 염좌는 다른 질병을 배제하지 않는다.
중간 정도에서 심한 이완성, 연하거나 구별하지 못하는 끝지점, 다양한 통증	등급 3. 얕은 안쪽 인대 염좌는 후방안쪽 그리고 후방낭의 열상을 나타낸다. 대부분 등급 3에서는 전십자인대의 열상이 나타난다(앞쪽 위치변화를 확인). 더 심각한 손상은 후십자인대를 손상한다(후방쪽 위치변화를 확인).
내반 30°	
안정적인, 외측 통증	등급 1. 외측 측부인대의 염좌
약한 정도에서 중간 정도의 불안정성, 구별할 수 없는 끝느낌, 외측 통증	등급 2. 외측 측부인대 염좌, 슬와근-활꼴복합체(popliteus-arcuate complex)
중간 정도에서 심한 불안정성, 연한 끝느낌, 다양한 통증	등급 3. 외측 측부인대 염좌, 슬와근-활꼴복합체.
내반 0°	
안정적인, 외측 통증	등급 1. 외측 측부인대 염좌
약한 정도에서 중간 정도의 불안정성, 단단한 끝지점, 다양한 통증.	등급 2. 외측 측부인대 염좌, 슬와근-활꼴복합체
약한 정도에서 중간 정도의 불안정성, 연한 끝느낌	등급 3. 외측 인대 염좌, 슬와근-활꼴복합체. 전십자인대는 거의 항상 손상 받는다. 후십자인대도 자주 손상받는다. 다른 구조물도 일반적으로 손상받는다(예. 대퇴이두근과 장경인대띠). 심각한 손상. 종아리신경과 순환을 체크하여 확신할 수 있다.
0°에서 전방경골전위(Lachman 검사)	
안정적인, 좋은 끝느낌	전방십자인대 손상(안쪽이나 외측 구조물의 손상은 의심되지 않음)
운동하는 동안 증가하지 않음, 연한 또는 구별할 수 없는 끝느낌	등급 3. 전방십자인대의 파열; 안쪽과 외측면에 임상적인 손상
운동하는 동안 증가함, 연한 끝느낌	등급 3. 전방십자인대의 파열; 안쪽, 외측 또는 양측에 높은 손상 확률
90°와 회전에서 전방경골전위(전방끌림검사)	
위치변화가 증가하지 않는다. 구별할 수 없는 끝느낌	전방십자인대손상은 의심되지 않는다.
약한 정도에서 중간 정도의 위치변화, 다양한 통증, 구별할 수 없는 끝느낌	전위와 끝느낌은 평가하기 어렵다; 무릎을 펴고 검사하는 것이 더 정확하다
중간정도에서 심한 위치변화, 끝느낌이 연하거나 전혀 없음	단독 전십자인대 손상일 가능성이 있다.
	등급 3. 전방십자인대 파열. 안쪽, 외측 또는 양측에 손상

(계속)

표 7–7 검사결과와 진단의 요약 *(계속)*

검사와 소견	진단
후방경골전위	
연한 끝느낌, 최소한에서 약한 불안정성	등급 3. 후방십자인대 파열
연한 끝느낌, 중간정도에서 심한 불안정성	등급 3. 후방십자인대 파열. 다른 구조물들이 손상받는다(후방낭, 슬와근-활꼴복합체, 외측 측부인대, 내측측부인대).

출처: J.L. Marshall and W.H. Baugher, Examination of the Knee: A Simple Anatomic Approach, *Clinical Orthopaedics and Related Research*, No. 146, Jan-Feb, pp. 81-82, © 1980, J.B. Lippincott Company/Harper & Row.

표 7–8 단독측부인대 손상을 위한 치료 연구계획서: 단독 안쪽과 외측 측부인대 손상의 첫 번째, 두 번째, 세 번째 단계의 재활

검사와 소견	진단

1일에서 3일:

1. 부분적인 체중지지에 있어 목발
2. 압박 드레싱-만약 발목이 부었다면 느슨하게 하라.
3. 10분 동안 3번에서 4번 얼음을 적용하라.
4. 대퇴사두근 등척성 운동-20회 반복으로 3세트적용, 하루에 3번 적용하라.
5. 곧게 뻗은 다리 올리기-20회 반복으로 3세트 적용, 하루에 3회 적용한다.
6. 밤에는 무릎을 고정하는 보조기를 착용한다.

3일에서 대략 7일:

1. 관절가동범위의 증가를 위해서 와류적용(whirlpool), 처음 3~4일은 차가운 물에서 그 다음은 따뜻한 물에서 한다.
2. 수영장을 대신 사용 가능. 30분에서 45분간 굽은 무릎을 앞으로 차 보아라.
3. 곧게 편 다리를 12회 들어 올릴 수 있는 최고의 무게를 적용하여 들어 올려라.
   a. 고관절 폄
   b. 고관절 굽힘
   c. 고관절 벌림
      1. 무릎은 곧게 펴서 유지한다.
      2. 고관절 모음을 하지 말아야 한다.
4. 계속해서 목발과 무릎 고정 보조기를 적용한다. 그리고 체중을 견딜 수 있다.
5. 계속해서 대퇴사두근 등척성 운동을 한다.
6. 7일 이후에 고정기를 제거 할 수 있다.

7일에서 14일 (만일 무릎의 90° 굽힘 상태일 경우에):

1. 관절가동범위의 증가를 위해서 와류나 수영을 적용한다.
2. 15분 동안 자전거 운동을 한다. 만일 Fitron일 경우 60rpm
3. 대퇴사두근 등척성 운동을 계속 적용한다.
4. Orthotron–속도 5~10회 반복으로 3 set 적용 또는 Universal 또는 Nautilus 체중 프로그램
   a. 대퇴사두근– 최고의 체중 부하를 적용하여 12회 반복으로 3 set
   b. 슬괵근– 최고의 체중 부하를 적용하여 12회 반복으로 3 set
5. 환자가 절름거림 없이 걸을 수 있을 때까지 적용한다.

(계속)

표 7-8 단독측부인대 손상을 위한 치료 연구계획서: 단독 안쪽과 외측 측부인대 손상의 첫 번째, 두 번째, 세 번째 단계의 재활 *(계속)*

검사와 소견	진단

14일에서 지속적으로(만일 굽힘과 폄의 범위가 최대일 때):

1. 와류적용
2. 자전거 15분
3. Orthotron-10회 반복으로 3set 속도는 3; 반대측과 균형을 이룰 때, 10회 반복으로 3 set 속도는 5 적용: 그 다음 속도 7로 10회 반복으로 3 set 적용
4. 달리기 프로그램 시작

   Jog 1 mile then:

   6×80 yards at 1/2 speed

   6×80 yards at 3/4 speed

   6×80 yards at full speed

   6×80 yards at 1/2 speed cutting

   6×80 yards at full speed cutting

   통증이나 절름발 걸음을 할 때 어느 지점이든지 멈추어라. 각각의 날에 환자는 1일 안에 완전히 할 수 있을 때까지 달리기 프로그램에 참여해야 한다.

연습에 의한 회복, 환자

1. 최대의 관절가동범위를 실시해야 한다.
2. 통증이 없어야 한다.
3. 대퇴사두근과 슬괵근 근력이 일반적인 다리의 90%를 유지해야 한다.
4. 완전한 달리기 프로그램을 할 수 있어야 한다.
5. 만일 그것이 2에서 3정도의 인대 손상 정도라면, 당신이 완전히 프로그램을 해냈을 때 의사의 체크를 받아야 한다.

출처: WG Clancy, Conservative Treatment of Acute Knee Ligamentous Injuries, *Symposium on Sports Medicine: The Knee,* No. 195-196, the American Academy of Orthopaedic Surgeons, © 1985, J.B. The C.V. Mosby Co.

하는 경향이 있다. 그들은 내반띠 즉, 굽힘 30°를 유지 할 수 있는 경첩고정 보조기를 사용한다. 그 고정 보조기는 등급1 염좌 단계에서 7일에서 10일간 사용한다. 등급 2단계에서는 7일에서 18일 그리고 등급 3단계에서는 10일에서 21일 동안 적용한다. 그들은 만일 통증과 삼출, 움직임, 잡기 또는 맞물림의 회복력이 부족한 현상이 지속된다면, 재평가를 해서 진단해야 한다.

Indelicato[137]는 3단계의 비수술적 치료 연구계획을 권장하였다. 첫째 단계는 보조기 적용과 30°의 굽힘, 부목을 사용하여 약간의 체중지지가 가능한 단계이다. 그리고 근력운동 단계이다. 두 번째 단계는 만약 견딜 수 있다면, 부목 없이 등척성 운동과 등장성 운동 그리고 최대의 체중지지가 가능하고, 무릎의 30°에서 90°의 움직임이 가능한 단계이다

3번째 단계는 보조기의 제거, 운동요법의 지속, 달리기 프로그램의 지속성을 손상한다. Garrick와 Webb[89]는 일시적 무릎의 부분 탈구는 등급 3단계로 적용해야 한다. 그러므로 방사선 촬영은 내부의 관절 구조나 뼈의 열상을 위해 필수적이다.

Reider와 D' Agata[139]는 5년 동안 35명의 선수들의 기능적 재활에 있어서 단독 내측측부인대의 등급 3의 염좌에 대한 예비연구를 하였다. 그들의 치료 연구 계획은 손상 이후에 이루어졌고, 굽힘과 폄의 고정 없이 외반 지지를 위한 외측의 고정 보조기를 적용하였다. 와류 또는 수영장에서 관절가동 운동을 시행한다: 대퇴사두근을 조절하고 다리는 올린다. 그리고 90° 굽힘 이루의 지속적으로 운동을 시

행하면서 유지한다. 회복에 있어 환자들은 제한되지 않는 운동으로 회복이 가능하다. 치료와 관련하여 움직임을 최소로 하고 더 급속도로 회복되는 고정법은 효과적이다.

그것은 안쪽 측부의 뼈와 낭의 붙어있는 섬유의 상처로부터 얻어지는 만성적 움직임에 있어서의 많은 통증을 예방하기 위함이다. 만성적 측부 인대 손상에 깊은 마찰과 무릎 관절의 고정화는 섬유질의 만성적 손상을 막아 주기 위함이라고 권장한다.

환자들에 있어 급성 단독의 부분적 내측측부인대의 손상과 급성 복합성의 내측측부인대 그리고 전십자인대의 손상을 초기의 치료 이후에 10년 동안 가진 환자들을 비교했을 때, 복합적인 파열을 가진 환자는 더 재발되고 수술이 반복되어 시상이완이 증가하였고 방사선 골관절염의 발생빈도가 높음을 보인다. 등급 1과 등급 2의 염좌는 항상 4에서 6주 동안에 보조기를 적용하고, 등급 3의 열상은 3달 동안에 보조기가 요구될 것이다.

Pellegrini-Stieda[140] 질환은 대퇴 관절융기의 원위부의 내측측부인대의 골화이다. 그 내측측부인대는 첫 단계 또는 두 번째 단계의 염좌의 통증이 6주 동안 지속될 것이다. 그리고 방사선으로는 2에서 3개월 후에 특징을 찾을 수 있을 것이다(그림 7-50). 환자는 능동적, 수동적 외반과 약한 무릎의 굽힘 수축 시에 국소적인 통증을 경험할 것이다.[135] 무릎 관절의 움직임과 초음파가 회복에 도움을 줄 것이다.

외측(비골)측부 염좌[Lateral(fibular) Collateral Sprain]

병인: 외측 측부 염좌는 일반적으로 과도한 폄 동안의 내반 부하로 유발된다. 종아리 측부 손상은 내측측부인대만큼 자주 발생하지 않는다. 그것이 발생했을 때는 주변의 섬유조직의 손상을 동반한다 예를 들어, 외측의 낭와 이두근건, 장경인대띠 그리고 복합체(popliteus muscle과 비골의 사이에 있는 관절주머니 인대) 그 인대는 4자세의 무릎 자세로 쉽게 촉진될 수 있다.

증상과 징후: 비골측부는 외부의 관절이고 만일 그것이 그것 차체에 의해서 찢어지고, 그것이 더 깊은 층의 구조물을 손상하지 않았다면, 내부의 관절 삼출이 일어나지 않을 것이다.

기능적 검사: 수동적 내반검사

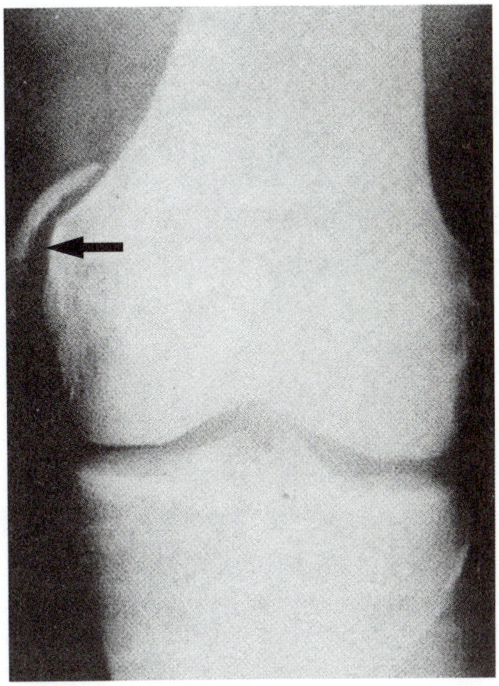

그림 7-50 Pellegrini-Stieda 병. 내측측부인대의 골화(화살표). 출처: Woods, Stanley, and Turlos, Lateral Capsular Sign: X-ray Clue to a Significant Knee Portability, *American Journal of Sports Medicine*, vol. 7, no. 27, Copyright © 1979, Williams & Wilkins Company.

- 외반 검사에 의해서 완화된 30°에서의 내반 스트레스 검사에 있어서 통증이 정의 된다
- 폄의 내반검사에 있어 다양한 통증이 나타난다.
- 인대의 염좌가 발생한다면, 수동적 경골 안쪽 회전 시 통증이 나타난다. 그리고 인대가 파열된다면, 외측면의 앞 위치변화에 있어 통증이 나타날 것이다.

감별진단: 반월판 열상, 전십자인대 열상, 골연골성 골절, 후십자인대 열상, 경골 플래토 골절,[60] 대퇴이두근건, 장경인대띠, 활꼴슬와근 복합체(arcuate popliteus complex), 후방 외측 관절주머니, 그리고 외측 장딴지근 손상의증.

치료: 치료는 내측측부인대의 염좌를 위한 치료법과 비슷하다.

반월판경골 인대 염좌(Meniscotibial Ligament Sprain)

내측측부인대의 더 깊은 부분, 반월판대퇴 그리고 반월판경골 인대의 안쪽 부위는 관절낭과 경골측부인대에 합쳐

진다. 이 인대는 대퇴 또는 경골 플래토의 말초로부터 기시한다. 그리고 반월판의 말초 부분에 붙는다. 그것들은 반월판의 안정성을 유지하는 역할을 한다. 반월판대퇴 인대는 반월판경골 인대와 비교했을 때 거의 손상되지 않는다.

병인: 반월판경골인대는 일반적으로 무릎의 회전 또는 굽힘 동안의 염좌의 발생이고, 대부분 안쪽부위에서 발생한다. 8년이 넘게 2,000개의 넘는 관절 조영상을 본 Khoury과 관련단체들은[141] 관절의 외측면에서 발생하는 반월판경골 인대의 열상에 대해 논의하지 않았다.

증상과 징후: 종종 환자들은 테니스 이후, 반월판 수술 또는 이후의 염좌로 수년을 불편하게 지내와서 무릎이 아프다는 불평을 한다. 만성적 상황에 있어 관상 통증 발견은 대퇴경골에서 극도의 수동적 회전에 의한 것이다 그리고 수동적 굽힘 또는 폄 힘에 의한 통증이 나타날 수 있다. 만일 관상에 작용 부전이라면 반흔이 형성될 것이고, 반월판의 회전, 굽힘 그리고 폄의 움직임이 감소하는 결과가 나타날 것이다. Rashkoff[142]는 이것은 낭에서 잘 발생할 것 이라고 주장하였다. Hughston 등[143]은 전방끌림검사에서 반월판경골 인대 손상 시, 전십자인대의 열상보다 더 긍정적인 결과를 가져옴을 확인하였다. 관상 인대 염좌는 종종 반월판 또는 측부인대의 문제가 나타날 때 간과될 수 있다.

기능적 검사:

- 외측 무릎의 수동적인 회전 시에 안쪽 플래토의 통증이 나타난다. 외측의 관상의 문제는 거의 없다.
- 무릎에 있어 극도의 굽힘 또는 폄 시에 통증이 나타날 것이다
- 수동적인 외반 그리고 반월판검사에서 음성반응이 나타난다(독립된 관상 인대의 문제로 인함)
- 전방끌림검사 시에 정상적인 끝느낌과 함께 통증이 나타난다.

감별진단: 전십자인대, 내측측부인대, 안쪽 반월판 말초부위 열상.

치료: 손상은 마찰 마사지에 아주 잘 반응한다.

전십자인대 손상 (*Anterior Cruciate Ligament Injury*)

병인: 접촉(집힘)과 비접촉 시, 손상에서 이 인대의 파열이 있을 것이다. 전방 십자는 갑작스러운 감속이나 갑자기 멈추는 동작에 있어서 발생할 것이다. 비접촉 손상은 점프를 한 후, 바닥에 내려오는 것(무릎에 있어 과도한 폄을 유발), 갑작스러운 멈춤동작(고정된 경골에 있어서 대퇴의 외측 회전과 폄을 유발), 그리고 고정된 무릎의 경골의 안쪽 회전 시 모든 형태의 손상이 가능하다. 갑작스러운 방향의 변경을 위해서 감속할 경우, 거대한 대퇴사두근의 수축을 유발하여 결과적으로 앞 경골 위치변화가 일어날 것이다. 스키를 타는 동안에 넘어지는 것을 보호하기 위해서 몸을 후방으로 젖히게 된다. 이것은 대퇴사두근의 수축을 유발하여 근위경골에 있어 전방끌림힘(anterior drawer force)을 유발한다.[62]

증상과 징후: 큰 관절음과 급성출혈관절증이 몇 시간 동안 지속되는 경우에는 전십자인대 손상을 의심해야 한다. 환자는 통증 있는 절름발 걸음을 할 것이다. 관절주머니가 찢어졌다면, 외부 관절 연부조직에 내부출혈이 발생할 것이다. 부종의 정도의 감소는 무릎의 상태와 관련이 있다. 앞십자의 손상이 단독적이라면, 내반, 외반 그리고 후십자인대 검사에 있어 부정적으로 나올 것이다. 통증은 종종 외측 대퇴 관절융기의 인대 열상으로 후방 외측에서 나타난다. 앞후방 방사선상에서 병변의 특성은 외측 관절주머니 징후이다.[44] 이것은 외측 반월판의 반월판관절주머니의 열상으로 인해 외측 경골플래토에서 열상과 골절이 나타난 것이다(그림 7-51). 만성 전십자인대 손실은 무릎에 있어 대부분 3가지 일반적인 증상은 통증과 관련된 활동, 약한 정도의 부종이 활동 시에 발생한다는 것이다. 앞후방 이완은 Lachman 검사와 전방끌림검사를 통해 볼 수 있고, 앞외측의 불안정은 축이동검사를 통해 볼 수 있다.

Dehaven[66]은 전십자인대 환자의 65%에서 반월판열상을 발견하였다. 반월판은 전십자인대 손상을 입은 환자의 무릎 안정에 도움이 된다. 반월판제거술은 앞쪽이동의 증가를 현저하게 보여준다. Lachman 검사는 양성일 것이고 축이동검사 시에는 많은 통증을 호소할 것이다. Warren[67]은 급성 손상에 있어 축이동검사에서 양성결과는 38% 뿐이라 하지만, 마취 시에는 양성반응이 거의 100% 나왔다고 주장하였다. 추가적으로 반월판와 관절면 그리고 음성

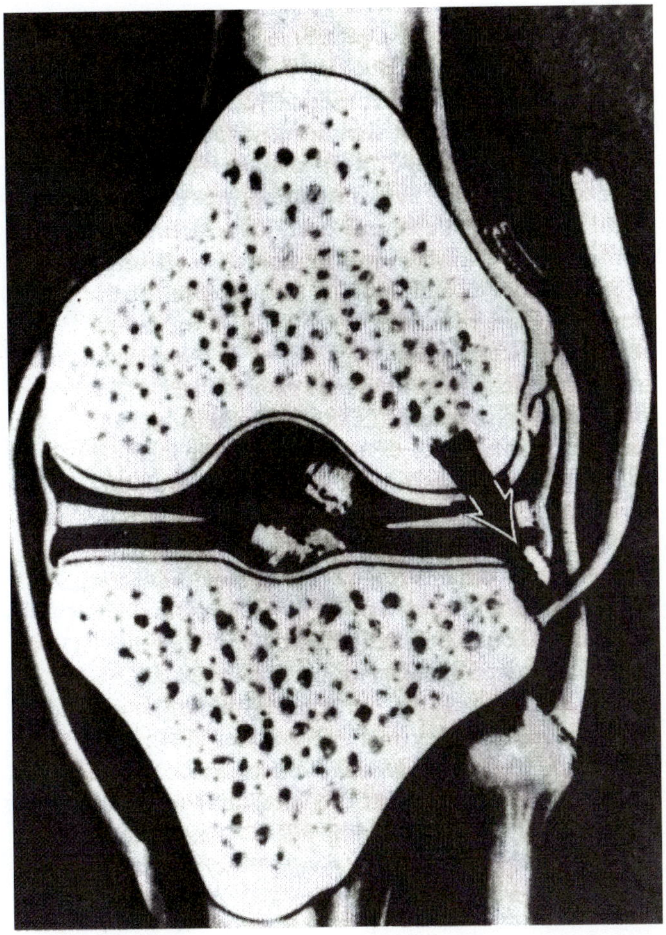

그림 7-51 외측 관절주머니 징후. 아래 반월판관절주머니 부위에 Segond의 골절. 출처: P.J. Flower and S.S. Messick, Isolated Posterior Cruciate Ligament Injuries in Athletes, *American Journal of Sports Medicine*, Vol. 15, No. 6, p. 554 © 1987, American Journal of Sports Medicine.

실험이 있고, 이에 있어 몇몇의 정형외과의사들은 관절경을 사용하고 있다.

외측 무릎의 방사선촬영은 경골앞과 위쪽 열상을 나타낼 것이다. 그곳은 전십자인대의 부착(insert)부분이다. 이완성의 증가 또는 전십자인대의 손상 의증의 정당성에 있어 정형외과의사에게 의뢰한다. 그 열상이 급성인지 만성인지 아님 부분적인지 완전한 것인지? 개인적으로 젊고 활동적인 운동선수인가? 단독적인지 또는 통합적으로 다른 손상이 있는지? 이완에 있어 기능적 검사에 기본이 되는 것과 기능적 불안정성에 있어 환자의 해석에 기본이 되는 이 두 가지는 그것을 구별하는 데 중요하다. 항상 증가된 이완은 불안정성과 상관성이 있다 하지만, 증가된 이완성이 있는 환자들이 불안정성의 경험을 하지는 않을 것이다.

기능적 검사: 손상 이후에 부종이 있기 전, 즉 처음 한 시간 후가 진단하기에 가장 좋은 시점이다. 과거록은 작성해야 하지만, 환자는 대부분 이완된 상태가 가능하다 이것은 무릎을 약간 구부려 지지하는 자세를 말한다.

- Lachman 검사 또는 전방당기기검사는 양성이다
- 축이동검사는 양성이다.

십자 손상이 이완성을 나타내지 않는다는 것이다. 진단은 손상과 증상학적 기전으로 해야할 것이다.

감별진단: 측부인대 열상, 반월판열상, 골연골성 골절, 슬개골 건의 파열, 후방십자 열상, 경골플래토골절, 그리고 슬개대퇴 탈구.[122]

치료: 만약 이완성의 등급과 활동의 정도가 약한정도에서 중간정도이며 그것이 임상적으로 근거가 없는 반월판 질환 이라면 비수술적 방법으로 치료를 시도해야 한다. 앞십자 인대의 손상의 치료는 모든 손상에 있어서 개별적 이어야 한다. Buckley 등[147]은 보존 방법에 의해서 부분적인 인대의 열상을 성공적으로 치료하였다. 그들의 발견은 부분적인 열상에 있어 49개월의 평균 동안 유의한 악화가 없었다. 그들의 본 치료는 초기의 슬괵근의 근력, 체중지지의 지속 그리고 활동적인 대퇴사두근의 근력을 중점으로 하였다. 초기의 연 조직의 부종을 감소하여야 했다 그리고 관절가동범위의 증가가 이루어 져야 했다. 앞십자의 긴장은 적어도 완전한 굽힘 그리고 40° 굽힘 되어야 한다 하지만 폄의 증가와 함께 증가된다. 특정한 무릎의 보조기로 처방되어 질 수 있다.[142] 그것은 무릎의 폄의 45° 제한을 주는 것으로 무릎 굽힘 그리고 폄의 저항을 주는 운동 시에 사용한다.[147] 종말 무릎의 폄시에 2차적 제약의 보호 반흔(scar)이 나타나야 하고, 이로써 관절의 안정성의 증가가 나타나게 된다.

전십자인대의 손상의 재활에 있어서 중요한 근육은 슬괵근이다. 왜냐하면 그것들은 과도한 경골 회전 그리고 대퇴에 있어 앞경골 미끄러짐을 보호하기 때문이다. 슬괵근은 강해야 한다. 즉, 그것들이 손상되지 않은 부분의 대퇴사두근과 비교 했을 때, 균형 있는 근력정도까지를 의미한다.[30] Shields 등[30]은 곧게 편 다리를 올리는 것은 인정하지 말아야 한다고 한다. 이유는 그들이 대퇴의 경골의 앞아탈구가 증가하기 때문이다. 등척성에서 등장성(isotonic), 등속성(isokinetic)에 이르기까지(특히, 원심성 수축)의 진행성 운동을 권장한다. 슬괵근은 앞십자의 파열에 있어 보상을 위한 기능적인 운동을 할 수 있다. 연구자는 경골의 앞-외측 아탈구를 만드는 것을 시도하는데 있어서 바로누운자세에서 환자의 무릎을 굽힌 채 신장시킨다. 그 환자는 슬괵근은 수축하고 약 20～30°의 굽힘을 보인다. 부분적인 무릎의 웅크림은(슬개대퇴 관절의 보호를 위해서 절대로 90° 이상은 안된다.) 대퇴사두근과 슬괵근들과 함께 슬괵근과 종아리근의 동시수축을 유발한다. 재활을 위한 좋은 방법은 목발보행(crutch walking), 싸이클(cycling), 느린걸음(slow running) 그리고 빠르게 달리는 것(fast running)이다.

Aune 등과 다른 이들은 단독으로 수축하는 대퇴사두근 근육은 전십자인대가 파열되지 않도록 하고, 전십자인대 파열을 대한 경골의 앞위치변화를 보조한다. 대퇴사두근에 의한 직접적인 힘은 경골플래토에 수직방향으로 관절의 압력과 대퇴경골 위치변화에 대한 안정성이 나타난다.[153]

후십자인대 손상
(Posterior Cruciate Ligament Injury)

병인: 후십자인대의 일반적인 손상기전은 과도한 굽힘(그림 7-52), 과도한 폄, 그리고 발바닥 굽히고 발목과 발과 함께 구부러진 무릎으로 떨어질 때 발생한다. 대부분의 손상은 다른 심각한 무릎 인대 적 손상에 관련된다.[152]

증상과 징후: 무릎 뒤쪽의 통증이 나타나고 지속적인 장애가 나타난다. 혈 관절증은 전십자인대 안에서 1시간에서 4시간 안에 발생한다. 하지만 많지는 않지만 종종 후방관절 주머니 안에서 내부출혈이 나타난다. 환자는 일반적으로 전십자인대의 손상에 있어 불안정성을 가지고 있지 않다.

기능적인 검사: Fowler와 Messieh[38]는 병력(history), 끌림 검사(drawer test ; 앞후방으로 5 mm 활주운동), 음성 전방끌림 검사나 Lachman 검사, 무릎을 30° 정도 구부리고, 폈을 때의 음성 내반과 외반검사, 과신전(recurvatum) 결핍 등을 통해 후십자인대 손상의 임상적인 진단을 제시하였다.

- 음성 후방끌림 검사와 함께 후십자인대가 완전히 파열된 경우라도, 후방쪽 늘어짐과 동적인(dynamic) 후방 변위 검사(posteior shift test)들은 양성을 나타낸다.[153]
- 슬괵근이나 장딴지근의 경련 때문에 일반적으로 급성인 경우에는 수동적인 무릎 신전이 제한된다.
- 무릎을 90°로 구부리고 촉진하였을 때, 경골 플래토

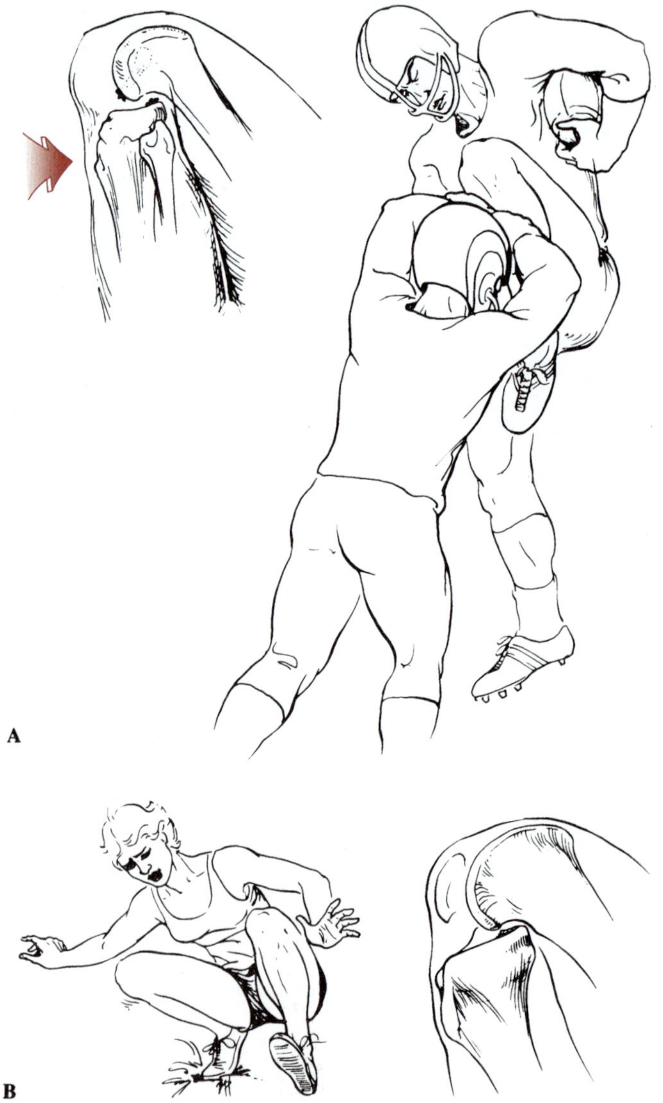

그림 7-52 무릎의 과도한 굴곡은 후십자인대(posterior cruciate ligament)를 손상시킨다. **A,** 무릎의 과도한 굴곡은 경골앞 외상과 함께 후십자인대를 손상시킨다. **B,** 무릎의 과도한 굴곡은 후십자인대를 손상시키는 가장 일반적인 기전이다.

융기(plateau ridge)가 반대편 무릎만큼 나타나지 않는다.

- 특히 비수술적인 치료를 적용한 단독 후십자인대 파열보다 더 불분명하게 진행하는 후십자인대와 후방십자 후외측부위에 연합된 손상들이 발생한 후에는 후방 외측부위 구조물에 생길 수 있는 질환의 가능성에 대한 의심하는 것이 매우 중요하다.[153] 무릎을 30° 구부리고 내반 방향으로 스트레스를 가할 때, 후방 외측끌림 검사, 역방향 축변위(pivot-shift) 검사, 무릎을 30°와 90°로 구부리고 외측회전 검사에서의 양성검사는 후방 외측면 병변을 나타내는 것이다. 급성의 경우, 외측회전검사를 제외한 나머지 검사들에 대해서는 마취가 필요하다.[153]

감별진단: 전십자인대(앞십자 인대; 전십자인대) 파열(tear), 파열, 반월판 파열, 골연골(osteochondral) 골절, 슬개골 건열상, 슬개골 탈골, 경골 플래토 골절

치료: 보존적 치료는 뼈의 손상이 없는 단독손상인 경우에만 적용한다. 이완증(laxity)의 정도와 활동의 수준이 중간정도인 경우와 반월판의 임상적 증상이 나타나지 않는 경우에는 비수술적인 치료가 적용되어야 한다.

Shields 등은 치료에 있어서 주로 강조해야 할 점은 대퇴사두근의 근력강화이다. 왜나하면 슬괵근은 후방쪽 아탈구를 가중시킬 수 있기 때문이다. 이런 연구자들은 슬괵근 운동을 생략하고 가능한 한 신장성(eccentric) 대퇴사두근 운동을 시작해야 한다. 환자들은 초기단계에 발꿈치 들기, 발뻗음 올림, 짧은 활에서의 대퇴사두근 운동을 해야 한다. 초기에는 안쪽과 외측 회전운동이 강조되지 않는다. 왜냐하면 이런 운동들이 후방쪽 경골 아탈구를 증가시키기 때문이다. 보호적 보조기는 선수들에게 필요하다.

반월판 질환(Meniscus Lesions)

측부인대와 함께 안쪽 반월판의 본래의 안정성은 외측과 비교해 보면, 안쪽 반월판에 더 먼저 손상이 증가한다. 반월판경골(meniscotibial) 인대는 안쪽보다 더 신장되고 느슨하다. 슬와근건은 외측반월판으로부터 외측 측부인대를 구분한다. 외측 반월판이 더 잘 움직이는 것은 그것이 앞후방각의 부착면이 넓은 간격으로 부착되어 있는 안쪽 반월판의 것보다 더 가깝게 있기 때문이다.

병 인

손상기전은 외측면에 접히는 부위와 같은 접촉면에 무릎의 회전과 함께 외반형 부하가 발생하는 것이다. 가장 일반적인 기전은 접촉면이 없는 형태로 회전하는 동안 외반형이나 내반형 부하와 혼합되어 나타난다. Corrigan과 Maitland[154]는 무릎을 굽히고 경골이 외측으로 회전하는 것이 중심쪽으로 안쪽 반월판을 밀어내는 전형적인 기전이며, 대퇴와 경골의 관절융기 사이에 스트레스를 준다고 제시하였다. 환자들이 무릎을 곧게 펴는 것은 대퇴가 안쪽으로 회전하는 원인이 되고, 이로 인해 반월판이 찢어진다. 위에 제시된 기전들은 비슷한 기전으로 측부인대와 십자인대 손상이 혼합형 반월판 손상에 원인이라고 하였다.

증상과 징후

일반적으로 통증, 부종, 절흔, 잠김(locking)이 있다. 종종 반월판 열상은 안쪽십자인대와 전십자인대 병변과 함께 나타난다. 일반적으로 급성 반월판 병변은 단독인대손상과는 달리 보조하지 않고는 평지를 걸을 수 없다. 반월판이 손상받는 것은 무릎을 펼 수 없는 직접적인 원인이 될 것이다. DeHaven과 Bronston[155]은 안쪽 반월판 열상이 있는 환자들이 무릎굽힘 10°에서 30° 사이에서 무릎 잠김이 나타나는 반면에 외측적으로 반월판 열상이 발생하는 경우에는 더 큰 각도의 굽힘에서 잠김이 나타나며 특히, 70° 이상에서는 후방열상이 발생한다고 보고하였다. 무릎을 펼 때 나타나는 통증은 앞쪽 각에 의해 영향을 받고, 무릎을 구부릴 때 발생하는 통증은 후방쪽 각에 영향을 받는다. 안쪽 반월판 손상의 통증은 종종 후방쪽의 내, 외측의 관절선에서 더 많이 발생하고, 앞쪽 안쪽에는 거의 드물게 국소적으로 발생한다.[44]

40세 이상의 환자들에게 나타나는 반월판의 퇴행성 파열은 단독병변인 경우가 많다. 나이가 많은 환자들은 파열되는 이유나 느낌이 명확하지 않고, 의자에 앉아있는 자세로 인해 발병한다. 만일 만성적 증상으로 발전한다면 통증, 삼출액(effusion)을 동반한 대퇴근육의 위축과 약화가 있

을 것이다. 단독 반월판 병변은 손상이 발생한 후에 바로 부종이 발생하는 전방십자인대 손상과는 달리 손상을 입은 며칠 후에 점차적으로 삼출액이 증가할 것이다. 하지만 말초혈관 부분에서는 반월판 병변 시에도 빠르게 부종이 발생한다. 부종이 하루나 이틀 후에 발생했다면, 파열이 비혈관적 중추 반월판 부분에 발생한 것이다. 반월판의 10%에서 20%의 말초부위에만 혈액이 공급되기 때문에 반월판 병변에 의한 부종은 활막, 말초 반월판, 활액낭의 손상으로 인해 발생하는 것이다. 말초혈관공급은 말초 파열에 대한 좋은 가능성을 제공한다. 양동이손잡이 열상(bucket-handle tear)이 발생했을 경우에는 즉각적인 잠김(무릎펴기에 제한을 가져옴)이 발생할 수 있다. DeHaven은 무릎폄이 안되는 것은 손상 시에 발생될 수 있는 삼출액(슬괵근 경련과 거짓잠김(pseudolocking) 때문이므로 손상직후에 무릎이 완전하게 펴지는 지에 여부가 환자를 진단하는 중요한 사항이라고 제시하였다. 매우 드물게 외측 반월판의 후방수직적 파열은 무릎펴기 시 잠기는 원인이 된다. 대부분 무릎을 펴는 동안에 무릎잠김이 발생한다.

환자는 초기에 심하게 발병한 몇주 후에 중간 정도 이하로 부종과 긴장이 발생할 것이다. 부종은 무릎을 사용할수록 발생할 것이고, 사용을 줄이면 사라질 것이다. 환자는 무릎이 삐걱거리고, 약한 느낌, 잠김과 풀림에 대한 불편함을 느낄 것이다. 지속적인 무릎서기자세는 관절융기가 퇴행적인 후방반월판각을 압박하는 원인이 되고, 결과적으로 파열하게 된다. 이런 질환을 가진 환자는 쪼그려 앉는 자세에서 안쪽 무릎에 심한 통증을 느끼고, 안쪽 반월판이 파열된 가능성이 생긴다(positive squat test; 양성 쪼그려앉기 검사).

기능적인 검사

Rankoff[153]는 반월판 병변에 대한 기능적 검사들은 완전히 신뢰할 수 없다고 제시하였다. 예를 들어, 대부분의 검사에서 음성결과를 얻었더라도 삼출액이 생겨서 완전히 무릎을 펼 때 제한이 있고, 내측측부인대와 후방경사인대(후방 oblique 인대)사이의 관절선상을 촉진했을 때 통증이 있다면, 안쪽반월판 병변을 의심해야 한다. 십자인대의 손상을 제외하고는 내반한 채 안쪽회전을 할 때 통증이 없으면서, 외측관절선상을 촉진했을 때 통증이 있다면, 외측반월판 병변을 의심해야 한다. Simonsen 등[154]은 급성손상에 대한 반월판 병변을 진단하는 것이 어렵다고 하였다. 반월판 병변의 7%만 임상적인 진단을 받을 수 있다. 이것은 급성환자들의 경우 반월판 검사들을 견딜 수 없기 때문이다.

때때로 음성 반월판 검사가 퇴행성 무릎관절로 가려지는 경우가 있다. 45° 무릎굴곡상태에서 체중지지를 하면 X-선을 찍는 것이 다른 질환들과의 감별에 도움을 줄 것이다.

- 후방안쪽 또는 후방 외측 부분에서 통증을 느낀다.
- Steinmann의 압통 위치변화 검사, McMurry's 검사, Apley's 검사에서 양성반응을 보인다.
- 수동적으로 무릎을 완전히 펼 때와 가끔 구부릴 때, 탄력적인 차단(springy block)이 있다.
- 안쪽 반월판 파열이 있다면, 수동적인 내반 검사에서 심한 통증이 있다.
- 외측 반월판 파열이 있다면, pivot-shift 검사를 하는 동안 외측 관절에 염발음(crepitation)이 난다.[45]
- 쪼그려앉기 검사에서 안쪽 또는 외측 관절에 통증이 있다.

감별진단

전십자인대 또는 후십자인대 파열, 앞경골골절, 전십자인대 파열, 골관절염(osteoarthritis), 골연골(osteochondral) 골절, 골연골염(osteochondritis dissecans) 또는 관절내 유리체(intra-arthritis loose body), 슬개골 비정렬(malalignment), 경골 플래토 골절의증.[112]

치 료

도수기법(manipulation)은 급성이나 만성 잠김이 발생한지 24시간 내에 수행되어야 한다. Mennell은 안쪽 잠김이 있는 파열된 반월판에 대한 도수기법을 제시하였다(그림 7-53). 그는 수기법으로 인한 반월판 잠김의 치료가 결코 외측 잠김은 치료할 수 없다고 하였다. 왼쪽 안쪽반월판 수기법 진행 과정은 다음과 같다.

1. 검사자는 환자의 왼쪽편에 서서 환자의 무릎을 대략 110° 정도 구부린다.

2. 검사자는 왼쪽 팔위에 환자의 다리를 올리며 안쪽 복사(malleolus)와 후방발꿈치를 잡고 발을 외측으로 돌린다.
3. 오른손은 환자의 무릎에 대고 약하게 외반력을 가한다. 수기법을 적용하는 동안 경골이 수직면상에 바르게 위치하는 것(내반이나 외반이 되지 않도록 함)이 가장 중요하다.
4. 검사자는 엉덩이에 무릎이 반동될 만큼 무릎을 완전히 구부린다.

만약 잠김이 즉시 감소되지 않는다면, 환자를 정형외과 의사에게 의뢰해야 한다.

병변의 심각성에 대한 평가, 환자의 나이, 무릎의 안정성 정도, 환자의 작업과 같은 모든 유의한 결정에 따라 보존적 치료의 적용여부가 결정된다. 지속적인 무릎 폄의 제한은 만성 심각한 통증, 잠김, 부종들은 수술의 가능성을 분명하게 결정해 준다. 반월판은 저항을 받는 중요한 역할을 하고, 완전한 반월판 절제술(meniscectomy) 또는 파열의 지속은 골관절염을 유발한다. 부분적인 반월판 절제술은 수술적인 선택이 권장된다.

초기에 보존적인 치료는 통증과 부종감소를 고려해야 하고, 충분한 관절가동범위 회복을 재활 프로그램 구성에 손상해야 한다. 선수들은 근력의 손실이 반대편의 근력과 비교하였을 때, 20%에서 30% 범위 이내에 있어야 경기에 복귀할 수 있다.

유리체(Loose Body)

병 인

무릎의 유리체는 다양한 원인이 있다. 관절내 유리체는 골연골염, 골증식체(osteophyte), 윤활막종(synoviomas) 때문에 발생한다. 관절후방에 위치하는 유리체는 연골연화증(chondromalacia) 또는 아탈구 때문에 발생한다. 대부분 일반적인 위치는 무릎위 오목한 부위와 과간 절흔(intercondylar notch)이다.

처음 결정하는 것은 실질적인 잠김인지 가상 잠김인지의 여부이다. 도수기법은 실질적인 잠김에 효과적이다. Cross와 Crichton은 양동이손잡이열상, 유리체, 윤활막종

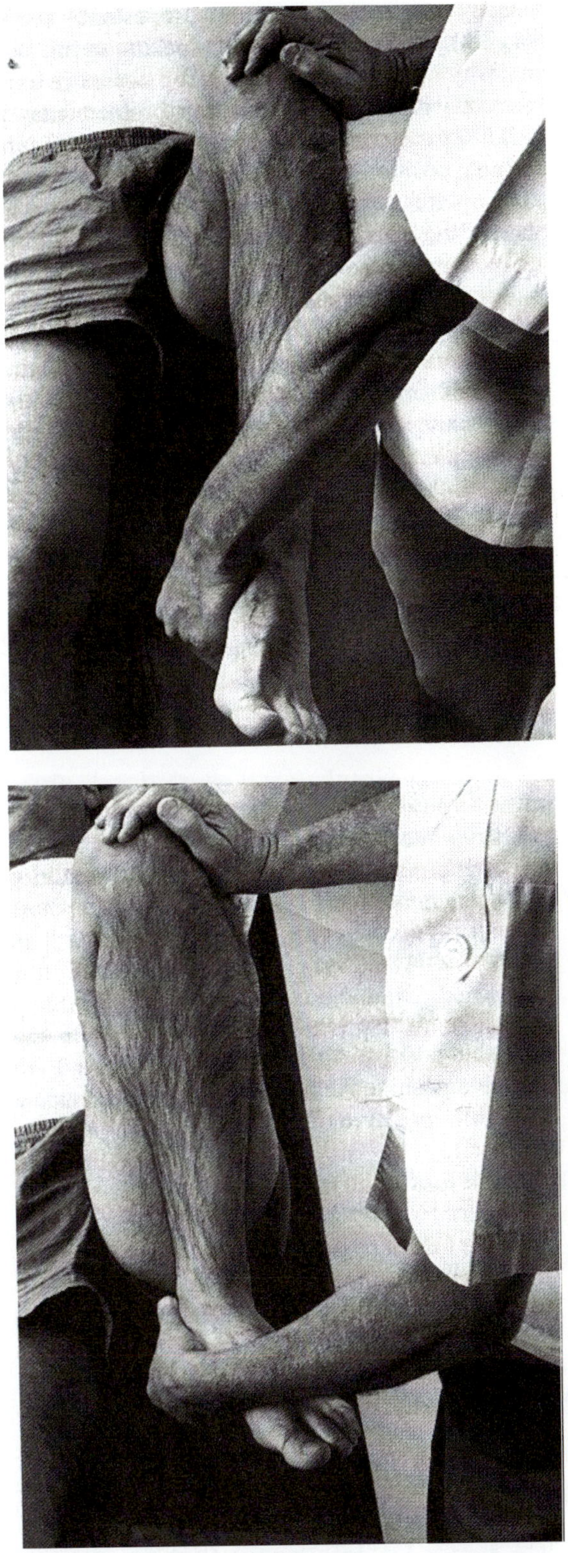

A

B

그림 7-53 안쪽 반월판 파열에 대한 급성 안쪽잠김 무릎을 위한 치료. **A,** 발을 외회전. **B,** 검사자는 무릎을 굽혀 엉덩이에 반동될 만큼 무릎을 완전히 구부림.

으로 발생하는 실질적인 잠김과 슬괵근 경련, 측부인대와 전십자인대의 긴장, 무릎굽힘을 방해하는 삼출액, 안쪽주름증후군(무릎을 완전히 펴는 것을 방해함)으로 인한 가상잠김 간의 차이를 구별하였다.[160]

증상과 징후

발병하게 되는 주된 문제는 관절의 잠김이나 갑작스러운 가시통증(twinge)으로 무릎을 흔드는 동안에 종종 발생한다. 때때로 유리체는 자세를 위치 변화하는 것이 같은 쪽 무릎의 반대편 면에 통증을 유발하기도 한다.

기능적인 검사

- 수동적인 무릎 폄에 제한(거의 드물게 굽힘에 제한이 나타나기도 함)
- 수동적으로 튕기는 무릎 폄을 하는 동안 탄력적이거나, 견고하게 탄력적인 차단이 나타난다. 탄력적으로 튕기는 느낌이었다면, 아마도 근육의 경련으로 인한 가상잠김일 것이다. 무릎을 펼 때 견고한, 딱딱한 끝지점은 관절내에 유착이나 뼈관련 병변이 분명하다.[63]

감별진단

감별진단은 반월판 파열, 주름증후군, 연골종증(chondromatosis), 무릎아래지방층의 융모비대(enlarged villus), 골관절성 골증식체(거의 드뭄), 찢긴 전십자인대 섬유, 색소 융모결절윤활막염(pigmented villonodular synovitis)에 의한 간헐적인 잠김(intermittent locking)이 주된 원인을 이룬다.[63]

치 료

40세 이상의 사람들 대부분은 도수치료를 한다. 10대의 어린이들은 갑작스러운 골관절염을 예방하기 위해서 수술이 필요하다. 방사선 촬영술로 뼈의 병소만을 구별하는 것이다. 이것은 더 커질 것이다. 주변의 연골 때문이다. 유리체는 방사선 비투과율이 80%이다.[15]

유리체 도수기법의 원칙으로 Cyriax에[161] 의해 적용되었다(그림 7-54). 관절은 관절의 개방과 인대의 이완을 위해서 약 10초간 동안의 견인과 90° 구부려 주어야 한다. 조사자는 견인된 상태를 유지하고 다리를 펴는 동안에 안쪽 또는 외측 회전에 있어서 구부러진 무릎을 동시적으로 회전시킨다. 다리가 폄을 회복 시에 조사자는 중립의 자세에서부터 외부의 회전을 지속적으로 시행한다. 결국 다리의 외측 회전과 허용된 범위에서 펴지는 동안 장축으로 세게 밀림이 나타난다. 만일 5번의 외측 회전 후에 수동적인 bounce-home검사에 있어 잠겨진 느낌(blocked feeling)을 잃어버리지 않는다면, 조사자는 같은 방법으로 안쪽 회전을 적용해서 지속해 봐야 한다. 한번 또는 2번째의 방문을 한 모두에게 적용된다.

골연골염(Osteochondritis Dissecans)

병 인

골연골염은 대부분 공통적으로 젊은 어린이의 무릎 관절에 있어 유리체를 유발한다.[162] 원인은 외상, 허혈, 비정상적 골화 그리고 유전적 요소를 근본으로 한다. 관절연골과 겹치는 부분과 함께 무 혈관 뼈의 조각은 혈관재생을 막는 섬유성 조직에 의한 일반적인 뼈로부터 분리된다. 그것은 뼈끝 연골의 열림을 가진 13세에서 21세의 환자들과 닫힌 성인에게 볼 수 있다. 일반적으로 5세에서 50세의 범위이다. 그것은 젊은 나이에 운동의 과도함이 원인이다. 주로 외측, 체중부하가 없는 쪽, 안쪽 대퇴 관절융기의 뒷중간부위에서 발생한다(85%).

증상과 징후

이것은 애매한 무릎 통증, 대퇴사두근 위축증, 간헐적인 관절 삼출액 그리고 통증보행에 의해서 악화된다. 절흔, 잠김의 불편함을 느끼는 것으로 조각이 분리된 것을 말한다. Obedian과 Grelsamer은 그 상태는 2차적 유리체에 대한 잠긴 무릎으로써 매우 드물게 나타난다고 보고하였다. 환자는 다리를 외측으로 회전을 하며 걸을 것이다.

기능적 검사

- Wilson은 무릎의 90°로 구부리고 안쪽으로 회전한 자세로부터 느린 신장을 보인다고 한다. 통증은 20°에서 30° 굽힘 시에 경골의 부딪힘을 느낄 것이라고 제시하였다.
- 외측 회전과 함께 구부릴 경우에는 통증이 발생하지

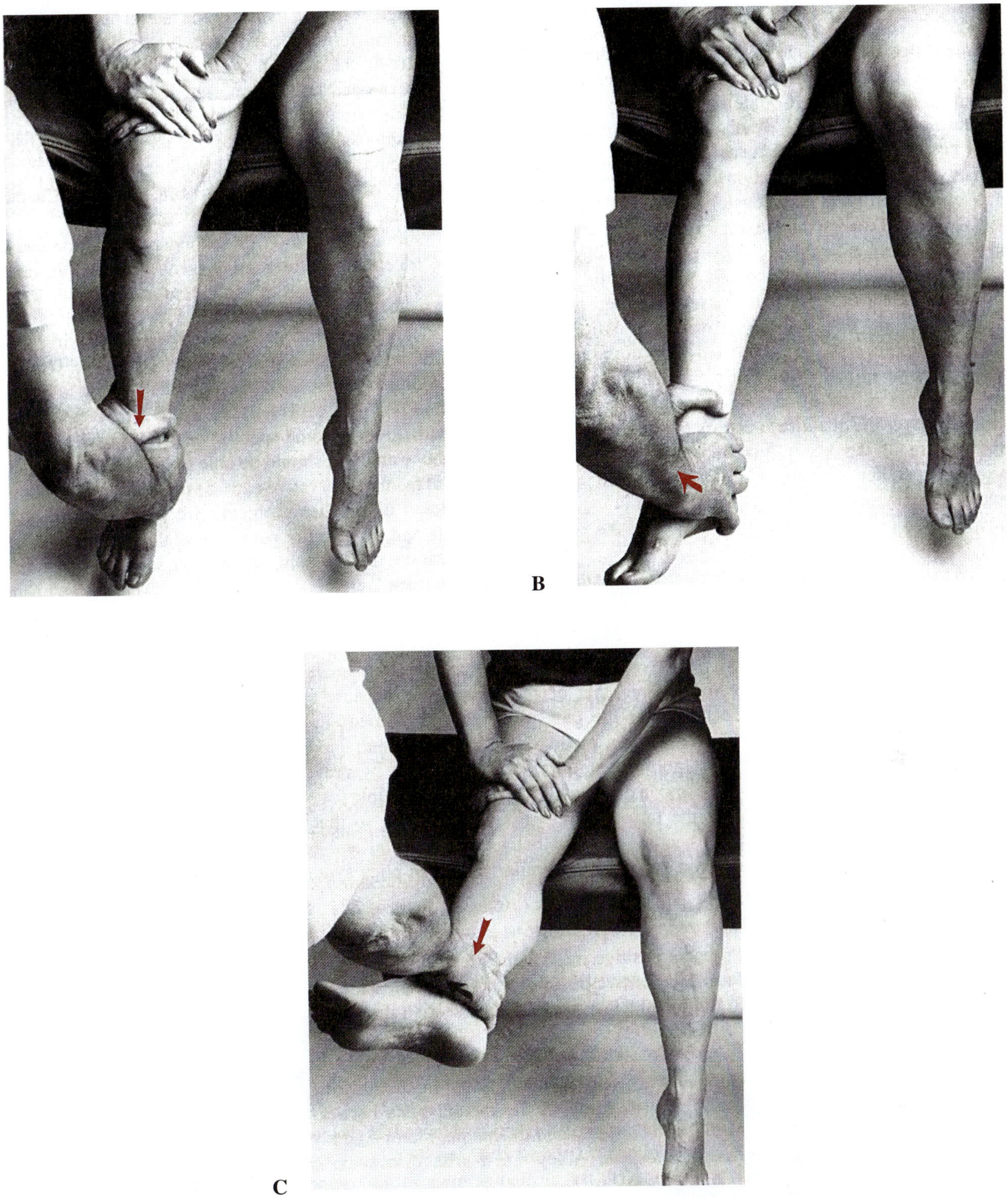

A B C

그림 7-54 유리체도수기법. **A,** 관절을 열기위해 무릎을 구부린 채 10초 동안 당김. **B,** 검사자는 당김을 유지하면서 환자는 무릎을 신전시킴. **C,** 검사자는 축방향으로 도수기법을 실시하면서 외측으로 회전하면서 당김.

않고, 이 손상으로 있어서 양성반응을 보이는 검사는 안쪽 대퇴 관절융기 지점을 촉진하는 것이다.

- 앞후방 방향을 기준으로 보는 것 보다 관통한 시야(tunnel view)에서 더 관찰된다(그림 7-55).

감별진단

감별진단은 유리체에서 말한 것과 같다

치료

모든 활동은 악화된 상태를 6에서 8주 동안 제거해야 한다. 운동에 있어서는 수영이나 자전거 타기 그리고 사지의 운동은 결국에는 오랫동안 증상 나타나지 않게 한다. 어떤 이들은 고정기로 고정하거나 보조기의 사용으로 체중부하를 주지 않아 7달 동안 또는 방사선 촬영으로 치료가 증명될 때까지 사용하라는 의견도 있다.[168] 만일 보존치료는 작업하지 않고 환자는 12살이 넘으면 1 cm보다 더 커진다. 이것은 수술에 있어 미래의 관절증의 예방을 위해 필수적이다. 성인은 일반적으로 잠김의 증상을 가지고 있고, 유리체를 위한 수기법이 더 효과적이다.

안쪽 주름 증후군(Medical Plica Syndrome)

병인

주름은 정상적으로 인구의 60%에서 나타나고 주름증후군은 대개 청소년기에 나타나지만, 다른 나이층에서도 볼 수 있다.[169] 안쪽슬개골 주름은 외상으로써, 대개 염증성 진행을 유발하고, 정상적인 탄력성을 감소시키는 섬유증이 나타난다.[59] 앞안쪽 대퇴 부하에 있어 조깅, 자전거 타기 또는 과도한 신장으로 인해 과용의 작은 외상이 반복되어 점차적으로 발달할 것이다. 긴장된 슬괵근은 증상을 앞당기는 원인이다.

증상과 징후

Jacobson과 Flandry[53]는 통증에 의한 증상은 무릎을 구부린 채로 앉아 있는 동안, 환자가 일어나고 걸을 때 증가할 것이라고 제시하였다. 굽힘 시의 통증은 안쪽 대퇴 관절융기 위로의 짧아진 주름의 처지기 때문이다. 연구자들은 주름이 대퇴사두근의 수축에 의해서 슬개대퇴 관절에 주름이 포착된다면, 통증은 무릎 절흔의 느낌을 줄 것이라고 하였다(이것은 슬개골 아탈구와 혼동될 수 있다). 통증은 대퇴사두근의 근력 프로그램 이후에 발생할 것이다. 일반적으로 통증은 슬개골안쪽의 아래끝 근위부에 한 손가락 넓이 정도의 위치에서 발생할 것이다. 주름은 정상적으로 촉진될 것이다. 하지만 더 두껍거나 끈 모양 구조에서 슬개골

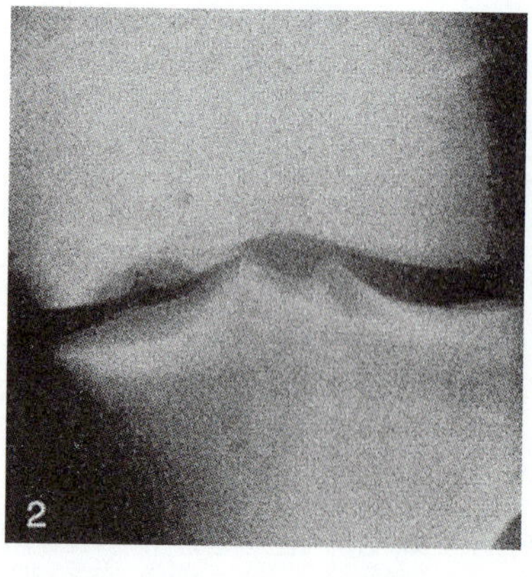

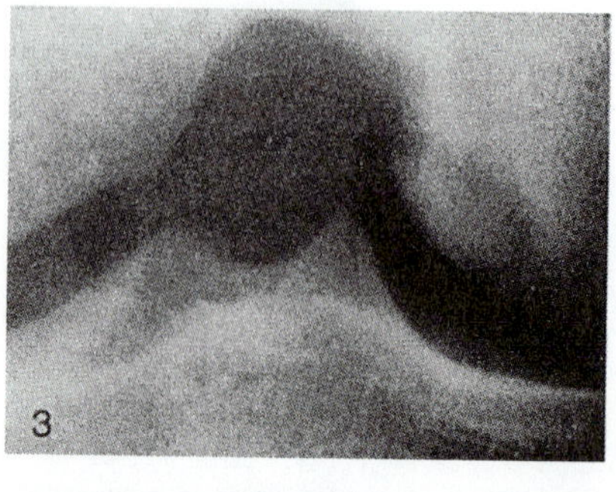

그림 7-55 **A,** 안쪽대퇴 관절융기의 방사선 촬영사진(앞후방면). **B,** 안쪽대퇴 관절융기(관통면). 출처: R.S. Obedian and R.P. Grelsamer, Osteochondritis Dissecans of the Distal Femur and Patella, *Clinics in Sports Medicine*, Vol. 16, No. 1, figures 2 and 3, © 1997, W.B. Saunders Company.

아래의 안쪽 지지띠 위와 안쪽의 압통이 촉진될 것이다. 이것은 아마도 작은 유출일 것이다. 대퇴사두근 위축증 그리고 안쪽 또는 외측 관절선의 통증이 나타날 것이다. 연골화증의 마찰음은 주름증후군의 경우와 구별된다. 왜냐하면 그것은 안쪽 보다는 슬개골 밑에서 나타나는 것이기 때문이다. 수축된 주름은 정상적인 슬개대퇴 기전에 영향을 줄 것이다. 그것은 지방층와 활액막의 비대를 발생이 집힌 슬개골과 대퇴사이에서 나타나 통증과 염발음 즉, 주름증후군과 유사한 증상을 유발한다.

기능적 검사

- 양성 안쪽 주름 검사를 실시한다.
- 슬개골 그리고 안쪽 대퇴 관절융기 사이의 안쪽 주름이 원인으로 양성 슬개골의 미끄러짐 또는 압박검사를 실시한다.[59]
- 다리 회전 시, 거짓-양성 McMurray 검사를 실시한다. 경골의 외측 회전은 안쪽 슬개골면과 안쪽대퇴 관절과 간의 안쪽 주름에 있어서 긴장을 유발할 수 있다.
- 압박보다 밀기에 대한 양성 Apley 검사를 실시한다.
- 수동적인 무릎 굽힘의 끝부분에서 통증을 보일 것이다
- 관절경 검사법은 최종적인 방법이다 왜냐하면 주름증후군은 종종 연골연화증과 혼동이 되기 때문이다.

감별진단

지방층 비대증, 안쪽 반월판 열상, 유리체들, 슬개대퇴 증후군.

치 료

마찰마사지는 흉터조직을 약화시키기 위해서 사용된다. T-막대는 필요한 압력을 얻기 위해서 필요하다. 주름증후군은 지방층 또는 지지띠의 섬유증에 의해서 나타난다. 이 두 가지는 마찰 시험에 반응할 것이다. 그것은 슬괵근의 신장을 위해서 중요하다. 만일 필요하다면 그리고 대퇴사두근의 근력을 위해서 내측광근의 강화가 필수적이다. 대퇴사두근의 최대 범위의 운동은 권장하지 않는다. 왜냐하면 이것은 90°에서의 과도한 슬개골 압박을 만들어 내기 때문이다. 대신 뻗은 발올림, 짧은 범위의 대퇴사두근 운동 그리고 고관절 모음 근력운동을 해야 한다.

슬개대퇴 기능장애(Patellofemoral Dysfunction)

슬개대퇴 기능장애는 무릎신전근의 과용과 관절통증의 원인이 되는 기전적인 장애를 말하는 것으로 퇴행성 관절이나 비정렬을 유발한다. Ford와 Post[52]에 따르면, 외상이나 탈구의 과거력이 없고, 현재 무릎에 통증이 있다면 슬개대퇴 비정렬이 주된 요인으로 의심해야 한다. 슬개대퇴 기능장애의 보존적인 치료는 고관절에서 발까지 전체적인 다리의 관찰과 검사가 필요하다. 슬개골의 비정상적인 끌림에 대한 양성 검사는 일반적으로 압박검사, 30°에서 무릎폄검사, 쪼그려앉기 검사가 있다. 비정렬로 인한 슬개대퇴 문제에 대한 분석이 매우 중요하다.

- 비정상적인 대퇴사두근 각
- 대퇴의 전경(anteversion) 또는 후방굽힘(retroversion)
- 내측광근과 외측 대퇴사두근의 무형성(aplasia), 위축, 비대(hypertrophy)
- 긴장된 슬괵근, 외측광근, 안쪽(내측광근)과 외측 대퇴사두근, 장경인대띠
- 외반형과 내반형 무릎정렬
- 슬개골의 높이와 위치
- 증가된 고랑각(sulcus angle)은 외측 대퇴 관절융기의 외측 버팀벽 효과(buttress effect)의 손실(대퇴의 외측 기울어짐과 아탈구을 앞당긴다[170])이나 외측 대퇴 관절융기가 부적절하게 발달하는 것(접선방사선(tangential radiographic) 촬영 시 발견된다)과 같은 해부학적인 비정상
- 슬개골 주변 조직들(지지띠, 주름, 슬개골 인대)의 과도한 긴장이나 이완
- 슬개골 부속물의 손실(10장 참조)
- 경골 비틀림
- 거골하 회내나 장딴지근 수축, 내반형 무릎, 경골 내반, 발꿈치 외반, 전족 회외(forefoot supination)에 의한 간접적인 회내(8장 참고)

슬개골 비정렬(Patellar Malalignment)

Fadale과 Hulstyn[171]은 슬개골의 비정상적인 끌림이 앞쪽 무릎통증에 가장 일반적인 요인이라고 하였다. 무릎의 정렬에 영향을 미치는 많은 연부조직과 뼈의 비정상적인

정렬을 이번 장에서 알아보도록 하자. 대퇴경의 전경은 대퇴 활차(trochlea)를 안쪽방향으로 가져오므로 슬개골을 외측으로 위치하게 한 원인이 된다. 외측 경골 비틀림에 대한 보상으로 슬개골이 건 기시점을 외측으로 당겨 슬개골의 위치가 변하게 될 것이다[171]. 더 작은 외측 대퇴 활차표면은 슬개골의 외측위치변화를 더 쉽게 한다.

발의 과도한 회내와 경골의 안쪽 회전은 슬개골 정렬에 영향을 미친다. 증가된 대퇴사두근 각과 증가된 근위 경골의 안쪽 회전은 슬개골의 외측 위치변화에 영향을 미친다. 내측광근의 약화는 슬개골의 외측위치변화를 더욱 증가시킬 것이다. 다양한 아래다리 근육의 긴장도 영향을 미친다.

증상과 징후

슬개골의 과도한 긴장, 무릎후방과 무릎주변의 통증(특히, 내측면), 염발음, 통증, 계단을 오르거나 내려갈 때의 통증, 무릎서기를 한 후에 무릎에 잠김, 부종, 통증과 같은 증상이 나타나면 슬개골 문제로 의심해야 한다.

기능적인 검사

- 비정상적인 무릎 추적(tracking)
- 저항을 받으면서 무릎을 펼 때 통증을 느낀다.
- 슬개골 압박검사에서 통증을 느낀다.
- 쪼그려앉기 검사에서 무릎후방과 오금부위에 통증을 느낀다.
- 안쪽에서 외측으로, 외측에서 안쪽으로 위치변화검사를 할 때, 통증을 느낀다.
- 긴장한 슬괵근으로 인해 수동적인 무릎 펴기의 제한이 있다.

치 료

슬개대퇴 기능장애의 원인을 명확하게 찾아내기는 쉽지 않다. 슬개대퇴에 대한 치료에서 무릎의 정상적인 기능과 당김을 위해서는 무릎의 안쪽과 외측 구조물의 균형을 고려해야 한다. 외반의 법칙 2라는 것은 정상적인 대퇴사두근 각으로 인해 정상적으로 무릎에 증가된 외측 외력을 받는 것으로 더 강하고 외측에 안정화를 위한 더 많은 섬유성 구조물이 있다. 안쪽 구조물의 약화와 외측 구조물의 긴장을 동반한 대퇴사두근 각의 증가는 무릎을 구부리는 동안 슬개골을 외측으로 위치 변화시킨다. 이것은 대퇴사두근을 수축할 때 심한통증을 유발시킨다. 경골의 안쪽회전을 동반한 엎친 발(pronated foot)은 발꿈치를 지면에 댈 때 외측으로 스트레스를 받고 불안정이 발생하는 활시위(bow-string) 효과의 원인이 된다.

Arroll 등은 최근에 슬개대퇴 통증증후군(patellofemoral pain syndrome)에 대한 비수술적인 치료의 많은 임상적인 시도들을 평가했다. 그들은 슬개대퇴 통증증후군에 적용되는 많은 치료들은 오직 몇몇 좋은 근거에 바탕을 두고 있다는 발견했다. 또한 그들은 대퇴사두근 운동은 효과적이지만, 보조기착용은 효과적이지 않다는 것을 발견했다. 슬개골의 외측 위치변화에 대해 신장기법을 적용한 논문들을 연구한 결과, 슬개골을 안쪽으로 당기는 내측광근을 강화에 의한 정상적인 생체역학(biomechanics)에 초점을 두어야 한다고 하였다.

그들은 많은 연구들을 바탕으로 통증의 원인이 되는 신체적인 활동을 피해야하고, 단순한 근육 신장과 강화가 보존적인 치료로 가장 효과적이라고 결론을 내렸다. 그들은 단독적으로 생체역학적에서 강조하는 것 대신에 이런 치료 이론들의 더 많은 타당성이 필요하다고 하였다.

슬개골의 외측 끌림과 통증이완을 위한 최근 치료는 대퇴사두근 재활과 함께 McConnell 테이핑치료를 혼합하여 적용하는 것이다.[101] Oberlander 등[173]은 슬개골 테이핑의 효과를 평가하였고, 슬개대퇴 통증을 위한 재활프로그램에 함께 적용되는 것에 대해 슬개골 테이핑 프로그램은 아무런 효과가 없다고 결론을 내렸다. 그러나 그들은 이를 증명하기 위해서는 더 많은 연구가 선행되어야 한다고 제시하였다. McConnell과 Fulkerson[118]에 의한 테이핑 이론은 다리의 기전을 향상시키기 위한 적절한 슬개골 위치설정에 근거를 두고 있다. 그들은 특정한 테이핑을 사용하여 슬개골 위치를 평가하는 것에 기초한다. 그 과정은 지속적으로 약하게 저항을 주면서 시작한다. 환자들은 내측광근을 활성화시키는 방법을 배울 때까지 매일 착용한다. 테이핑은 통증이 느껴지지 않는 범위의 저항을 가하고, 대퇴사두근에 기전적인 이점을 준다. 또한 테이핑은 내측광근 활성화를 촉진한다고 하였다.

피부를 보호하기 위해 테이핑의 부착면은 저알레르기성

(hypoallergenic)으로 처리되었다. 후방쪽 기울어짐은 지방층 바깥쪽 아랫끝을 올리기 위해 슬개골 위쪽에 테이핑을 한다(그림 7-56). 외측 미끄러짐을 교정하기 위해서는 늘이지 않은 테이프로 슬개골 외측 경계선에서 안쪽 대퇴 관절융기를 지나 안쪽면의 연부조직을 올리면서 그 위에 부착한다(그림 5-57). 외측 기울어짐은 슬개골 중심선에서부터 안쪽 연부조직을 들어올리면서 안쪽 대퇴 관절융기까지 부착한다(그림 5-78). McConnell과 Fulkerson[174]은 아래슬개골끝의 외측 회전을 교정하기 위해서 위끝을 외측으로 회전하면서 아래끝을 위쪽과 안쪽으로 당겨 부착하였다(그림 7-59). Kramer[132]는 실험식(empirical) 수기 치료법을 제시하였다. 과도한 외측 압박이나 긴장을 치료하기 위해 초기에 슬개골을 안쪽으로 밀면서 외측 지지띠를 신장하고, 그것을 1분 동안 유지하였다(그림 7-60 A과 B). 환자 상태가 향상됨에 따라 연골기전을 촉진하기 위한 압박당김방법을 적용한다. 검사자를 무릎을 내측으로 당기면서, 슬개대퇴 관절에 압박을 가하기 위해 슬개골 표면 위에 가하는 압박을 유지한다. 무릎은 90°로 구부리고 압박을 시작하고, 무릎을 펼 때까지 유지한다(그림 7-60C). Kramer[132]는 신장과 압박당김기법의 추가는 무릎 비정렬을 향상시킨다. 그는 환자 스스로가 집에서 자가적으로 매일 압박당김을 실시하는 것을 매우 중요하게 생각했다. 그는 또한 부드러운 보조기, 전기치료, 대퇴사두근 신장의 사용과 진보적인 대퇴사두근 운동(짧은 범위에서 등척성, 등장성)을 권장하였다. Barnes[121]는 슬개골을 위해 근막이완기법을 사용하였다. 근막에 대한 모든 방향으로 끝느낌(end feel)을 평가하였다. 그리고 나서 엄지와 앞손가락 사이로 잡고 저항을 받는 방향으로 압박을 적용하였다. 슬개골이 움직일 때까지 90초에서 120초까지 지속하면서 기다린다. 모든 제한된 구조물들을 평가하고 치료한다. 무릎을

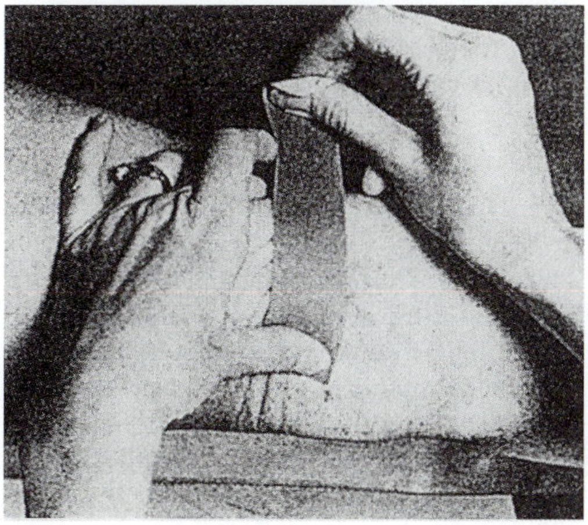

그림 7-56 슬개골 테이핑. 앞후방쪽 기울어짐의 교정은 지방층 바깥쪽 아랫끝을 올리기 위해 슬개골 위쪽에 테이핑. 출처: R.P. Grelsamer and J. McConnell, *The Patella: A Team Approach*, p. 122, © 1998, Aspen Publishers, Inc.

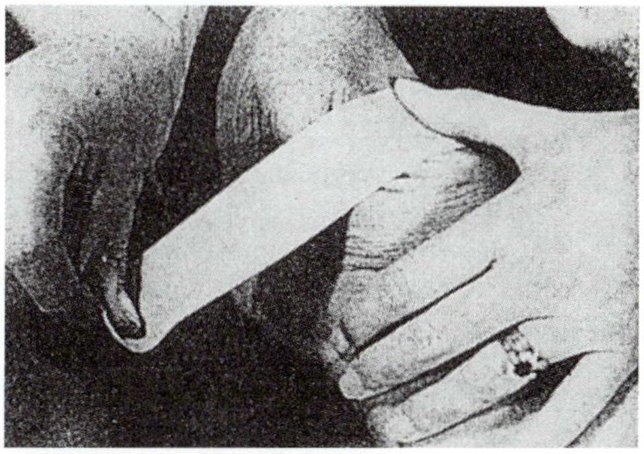

그림 7-57 미끄러짐 요소의 교정. 외측 미끄러짐은 교정하기 위해서는 늘이지 않은 테이프로 슬개골 외측 경계선에서 안쪽 대퇴 관절융기를 지나 안쪽면의 연부조직을 올리면서 그 위에 부착. 출처: R.P. Grelsamer and J. McConnell, *The Patella: A Team Approach*, p. 122, © 1998, Aspen Publishers, Inc.

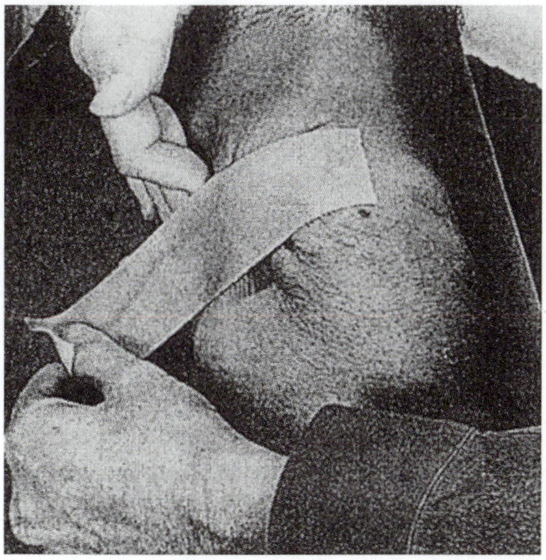

그림 7-58 기울어짐 요소의 교정. 외측 기울어짐은 슬개골 중심선에서부터 안쪽 연부조직을 들어올리면서 슬괵근건의 내측으로 테이프를 당김. 출처: R.P. Grelsamer and J. McConnell, *The Patella: A Team Approach*, p. 123, © 1998, Aspen Publishers, Inc.

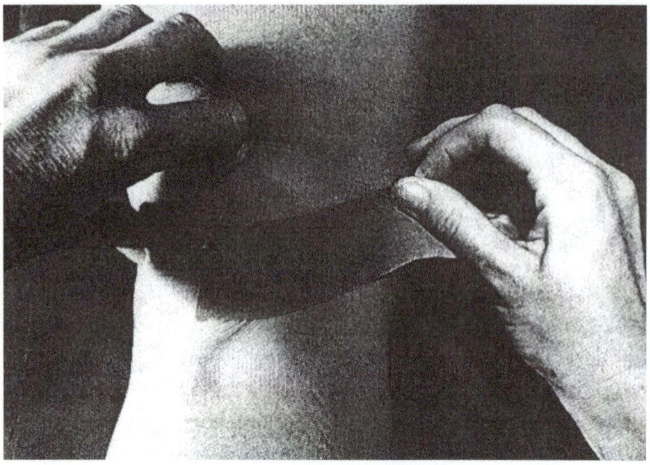

그림 7-59 외측 회전요소의 교정. 아래슬개골끝의 외측 회전을 교정하기 위해서 위끝을 외측으로 회전하면서 아래끝을 위쪽과 안쪽으로 당겨 부착. 출처: R.P. Grelsamer and J. McConnell, *The Patella: A Team Approach*, p. 123, © 1998, Aspen Publishers, Inc.

피고 슬개골을 위로 올리면서 이완된 테이프 위로 수행하기도 한다.

Baycroft[175]는 슬개대퇴 기능장애에 대한 자가 치료법을 제시하였다. 환자는 처음에 4가지 모든 방향으로 통증과 제한이 감소될 때까지 슬개골 미끄러짐(gliding) 방법을 교육받는다(대개 2~5일 이상). 다음 환자는 대퇴사두근과 슬개골 위쪽 손을 대고 저항주는 방법을 교육받는다. 수축하는 동안 통증이 발생하는 경우에는 가능한 멈추는 것이 중요하다. 환자는 2~3일 동안 3초에서 6초간 이런 수축을 유지하는 운동을 수행한다. Baycroft[175]는 이 기법을 너무 강하게 적용하지 말아야 하고, 통증이 없는 범위가 빠르게 증가할 것이라고 하였다. 통증이 없는 범위에서 충분한 능동적인 슬개골 미끄러짐을 성취한 후에는 압박을 증가하면서 연속적인 안쪽과 원위쪽 미끄러짐, 대퇴사두근 저항운동, 빠른 이완을 반복하여 실시한다. Baycroft는 이 기법을 통해 긴장된 연부조직을 신장하고, 슬개골 가동성과 함께 대퇴사두근을 재활시킬 수 있다고 하였다.

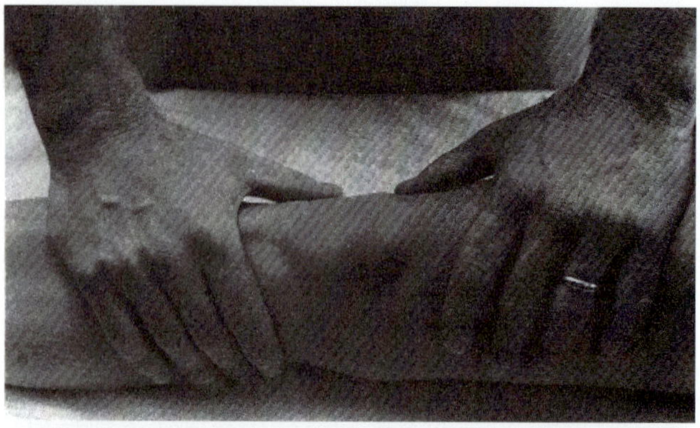

A

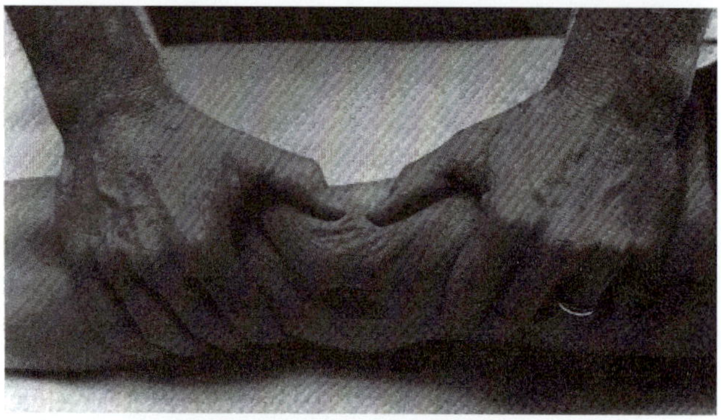

B

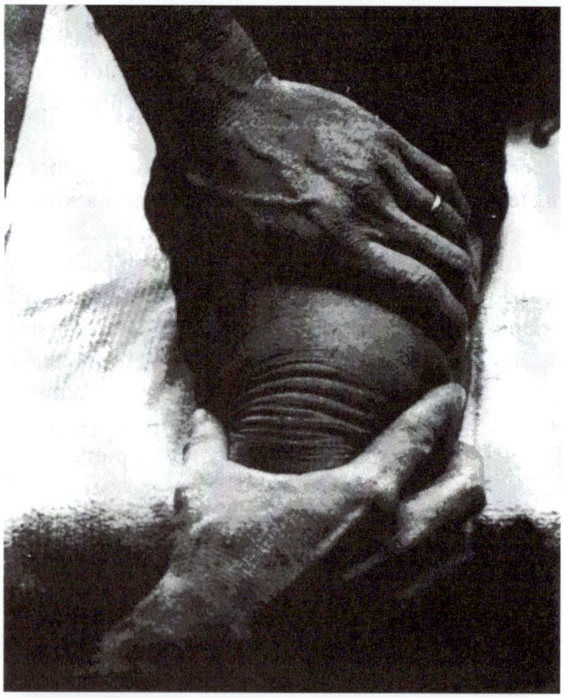

C

그림 7-60 외측 지지띠 신장기법. A, 슬개골을 중심선상에 위치; B, 외측 지지띠를 신장하여 내측으로 위치변화; C, 무릎을 능동적으로 펴고, 슬개골은 슬개대퇴 안쪽면과 반대방향으로 압박. 출처: *Journal of Orthopaedic and Sports Physical Therapy*, Vol. 8, No. 6, figure A, pp. 307-308, © 1986, Orthopaedic and Sports Physical Therapy Sections of the American Physical Therapy Association.

슬개대퇴 관절증/관절염 (Patellofemoral Arthrosis/Arthritis)

병 인

생체역학적인 비정상들은 퇴행될 수 있다. 슬개골 추적(tracking)의 변화는 관절연골의 퇴행에 원인이 될 수 있다.[173] Hughston[11]는 연골연화의 원인이 되는 슬개골 관절연골의 손상은 반복적인 엇갈림힘(shear 스트레스)과 연골의 영향결핍으로 인해 발생하고, 안쪽 대퇴 관절융기에 부적절한 압박 때문에 외측면보다 안쪽면에서 연골연화증이 더 많이 발생한다. 연골의 최적이하의 저항은 영양의 확산을 감소시키는 원인이 된다.[53] 또한 너무 많은 압박이 발생한 경우에는 외측면에 연골연화가 발생하는 원인이 된다. 과도한 외측 압박은 안쪽면 접촉력의 결여로 인해 안쪽면 변성을 가져올 수 있고, 외측면도 접촉면 압력증가로 인한 이차적인 변화가 발생할 수 있다. 관절 변성과 함께 염증, 윤활자극, 재발성(recurrent)삼출액, 단백질 분해효소의 배출(release of proteolytic), 슬개대퇴 관절증이 발생한다. 연골연화가 하나의 질환인지 아니면, 비정렬과 불안정(부분 탈구)의 이차적인 증상인지에 대해서는 아직도 논쟁중이다.[54] 많은 다양한 슬개대퇴 진단들은 전체적인 병인이 같지만, 연골연화는 하나의 병리적인 진단이고, 슬개대퇴 관절염과 구분되어야 한다. Rashoff는 이 두가지 질환을 감별할 수 있는 목록을 만들어 냈다(표 7-9).

슬개골 아탈구(Patellar Subluxation)

과도한 외측력이 슬개골에 영향을 미치고, 무릎을 펴는 기전의 구조물 또는 기능의 선천적인 결여로 나타나는 외반은 아탈구의 가능성을 증가시킨다. 외상과 대퇴사두근이 접촉하는 동안, 경골의 비접촉 외측 회전은 아탈구를 유발시킨다. 외측 아탈구는 일반적으로 안쪽구조물의 통증을 발생시킨다. 환자는 무릎에 통증과 불안정감을 느낀다. 윤활부종과 슬개골 건염, 지대염(retinaculitis)이 발생한다(표 7-10, 표 7-11).

기능적인 검사

- 양성 불안 징후를 나타낸다.
- 저항을 받으며 무릎을 펼 때 통증을 느낀다.

표 7-9 슬개골의 연골연화와 슬개대퇴 관절염간의 감별

외반질환	병인	위치	나이	성별	무릎정렬
연골연화	과용	안쪽면	40세 이하	대개 여성	내반 또는 외반
슬개대퇴 관절염	원인불명	외측면	60세 이상	남녀	대부분 외반

Courtesy of Evan Rashkoff, M.D., Sharon, Connecticut.

표 7-10 슬개대퇴 아탈구

증상(환자 465명)	%
계단을 내려갈 때 통증	76
무릎을 구부릴 때 통증	75
약화	73
절흔	61
부종	60
계단을 오를 때 통증	54
잠김	50
부종	50

* 일차에서 슬개대퇴 아탈구로 진단받은 약 500명의 사례에서 환자가 호소하는 증상이 감소하는 빈도순. 모든 환자가 같은 증상을 호소하거나, 모든 증상을 호소하지는 않음.

출처: J.H. Henry, Conservative Treatment of Parellofemoral Subluxation, *Clinics in Sports Medicine*, Vol. 8, No. 2, p. 263, © 1989, W.B. Saunders Company.

- 긴장된 슬괵근 때문에 수동적인 무릎 펴기에 제한이 있다.
- 일반적인 관절 이완증이 있다.

치 료

Henry[170]는 많은 연구자들이 마지막 15～30°에서 무릎 펴기 운동을 할 것을 권장하면서, 45° 보다 더 큰 범위의 무릎 굽힘은 증상을 재발시킬 것이라고 강조하였다. 그는 무릎을 구부리고 펴기나, 쪼그려 앉기 또는 계단오르기와 같은 운동을 생략하였다.

- 대퇴사두근 등척성 운동: 환자를 무릎을 구부리거나 펴고, 발과 발가락을 배측굴곡한다. 발뒤꿈치로 바닥

표 7-11 슬개대퇴 아탈구의 징후

증상(환자 465명)	%
이형성 내측광근(Dysplastic VMO)	91
슬개골 이상고위(High patella)	68
긴장된 슬개대퇴 인대(Tight 슬개대퇴 인대)	68
Fairbank 징후	66
비대성 외측부(Hypertrophied lateralis)	65
압통(Tenderness)	60
느슨한 지대(Loose retinaculum)	49
작은 슬개골(Small patella)	45
전반슬(Genu recurvatum)	38
외반슬(Genu valgum)	29
대퇴사두근 각(Q-angle)	21
대퇴경 전경(Femoral neck anteversion)	17
회내 발(Pronated feet)	2

* 500명 이상의 환자가 일차에서 슬개대퇴 아탈구로 진단됨. 표는 감소된 빈도순으로 검사자에 의해 진단된 징후. 슬개대퇴 아탈구가 있는 모든 환자가 같은 징후를 나타내지는 않음.

† Patella apprehension sign.

출처: J.H. Henry, Conservative Treatment of Parellofemoral Subluxation, *Clinics in Sports Medicine*, Vol. 8, No. 2, p. 266, © 1989, W.B. Saunders Company.

을 밀면서 10초간 유지한 후에 5초간 휴식을 취한다(처음에는 10번 반복하여 1 세트를 실시하고, 나중에는 10번 반복하는 것을 3 세트로 늘린다)

- 하지 거상(테이블에서 30 cm 들어올려 10을 세는 동안 유지한다)
- 약하게 무게를 가하고, 고관절 벌림, 모음 그리고 굽힘을 실시한다. 체중의 1/3까지 견딜 수 있는 만큼의 최대 무게를 3~4일 마다 증가시킨다.
- 슬괵근, 고관절 내전근, 발뒤꿈치의 신장

포착증후군(Entrapment Syndromes)

병인에 따라 몇몇 포착 부위는 수기법으로 효과를 얻을 수 있다. 압박은 낭(cyst), 신경절(ganglion), 지방종(lipomas), 구획증후군(compartment syndrome), 수술후 처치, 석고붕대 또는 섬유유리와 같은 외력으로 발생하는 압박은 이 병변을 치료하기 전에 신중히 고려해야 한다. 다리의 특정부위에 발생한 포착병변은 수기법을 이용하여 치료할 수 있다. 손상받은 부위는 대개 신경경로가 바뀌는 곳이나 뼈돌출부위이다. 부분적인 염증으로 발생하는 섬유성 유착복합체는 수기법으로 회복될 수 있다. Mayfield와 True는 다양한 복합체들은 반복적인 운동이 신장, 충돌, 근건구획 안에 있는 말초신경의 부분 이탈이 원인이 된다고 보고하였다. 주로 통증을 호소하고, 감각장애(dysesthesia)와 약화가 있다. 무감각(numbness)은 원위에서 포착부위까지 발생한다. 감각신경압박은 통증이 발생하는 선을 따라 나타나고, 운동신경은 통증이 확산되어 나타난다. 감각신경활동전위(sensory nerve action potential)와 복합된 운동활동전위(combined motor action potential)는 손상된 후 7일에서 10일이 있어야 하고, 근변성으로 인한 세동(fibrillation)은 3주에서 5주 있어야 하고, 근전도는 손상된 후 3주에서 3~6달이 있어야 하다.[176]

아랫다리에 나타나는 신경병들(neuropathies)을 진정으로 이해하기 위해서는 말초신경에 대한 해부학적 지식을 이용한 진단을 이해할 수 있어야 한다. Schon과 Baxter[177]는 포획증후군이 운동선수들의 발과 발목에 발가락사이(interdigital) 신경, 외측 저측굴곡(plantar) 신경의 첫 번째 가지, 단독 안쪽 또는 외측 저측굴곡 신경, 후방경골 신경, 심부 비골(deep peroneal) 신경, 표재 비골(superficial peroneal) 신경, 장딴지(sural) 신경, 두렁(saphenous) 신경에서 가장 빈번하게 발생한다고 보고하였다.

비골 신경포착(Peroneal Nerve Entrapment)

병인:

얕은 가지: 달리기 선수들은 내반(inversion)과 발바닥 굽힘하는 동안 반복적인 신장 때문에 이 신경에 손상을 입고, 비골목에 대항하여 신경을 미는 원인이 된다. 환자들은 또한 비골 머리부위에 신경이 늘어나고 손상받는다. 이와 반대로, 포착 직전에는 비복근의 약화가 나타나고, 결과적으로 발목 염좌(sprain)가 재발된다. 지속적으로 무릎을 꼬고 앉기, 긴장된 무릎띠, 석고붕대, 반복적인 외상, 신경절, 근위 경골과 비골의 골연화, 낭포가 주된 원인이 된다.

깊은 가지: 발목 염좌, 꼭 끼는 신발이나 스키화의 착용, 금속막대기를 발에 걸고 앉아있었던 병력이 있다.[178] 원위

경골, 거골(talus), 주상골(navicula), 설상골(cuneiform), 중족골에 생기는 골증식체나 신경절이 원인이다. 깊은 가지는 대개 발의 원위부에서 포착된다.[178]

포착 부위: Leach등[178]은 이 신경은 무릎에서 발의 후방쪽에 있는 여러 긴장된 근막의 구획들을 조절한다고 보고하였다. 총비골신경은 비골 머리를 지나 대퇴이두근건과 장딴지근 외측머리 사이에서 나온다. 비골 머리에서 얕은 가지와 깊은 가지는 J모양의 섬유가장자리 밑에 장비골근(peroneus longus)의 기시점 밑을 지나(그림 7-61), 비골 위쪽 1/3지점에서 발등외측까지 지나간다(그림 7-62). 얕은 가지는 단비골근(peroneus brevis)과 장비복근를 지배하고, 외측종아리, 외측복사, 발등 그리고 3, 4번째 발가락 안쪽에서 지절관절(interphalangeal)까지의 감각을 제공한다. 앞쪽 근육간 사이막(septum)과 외측 복사의 끝에서 12.5~15 cm 위로 깊은 근막을 뚫고 지나가는 외측 구획의 근막사이에서 발견된다. 이 곳에서 근막가장자리가 신경과 충돌한다(그림 7-62). 총비골신경은 촉진할 수 있고, 비골 두 후방쪽에 뼈와 후방 외측 비골경에 대고 굴릴 수 있다. 깊은 가지의 포착은 대개 아래 폄 지지띠 아래와 단무지신전근(extensor hallucis brevis)의 건 아래에서 발생한다.

증상과 징후: 천비골신경: 환자는 일반적으로 몇 년간 통증이 있고, 원위 종아리 바깥쪽 가장자리 위와 발과 발목 위에 타는 듯한 통증이 있고, 1/3지점에서 무감각과 감각이상이 나타난다.[178] 외측 종아리에 감각손상과 통증이 발생하거나 운동하는 동안, 발등 위에 국소적인 부종이 발생한다. 때때로 통증은 다리 원위에만 국소적인 통증이 발생한다. 통증은 신체적인 활동으로 증가되고, 야간 통증은 거의 없다. 환자의 25%가 발목 염좌의 병력을 가지고 있다.[178]

심부 비골 신경: 비골머리에서 발생하는 손상으로 달리

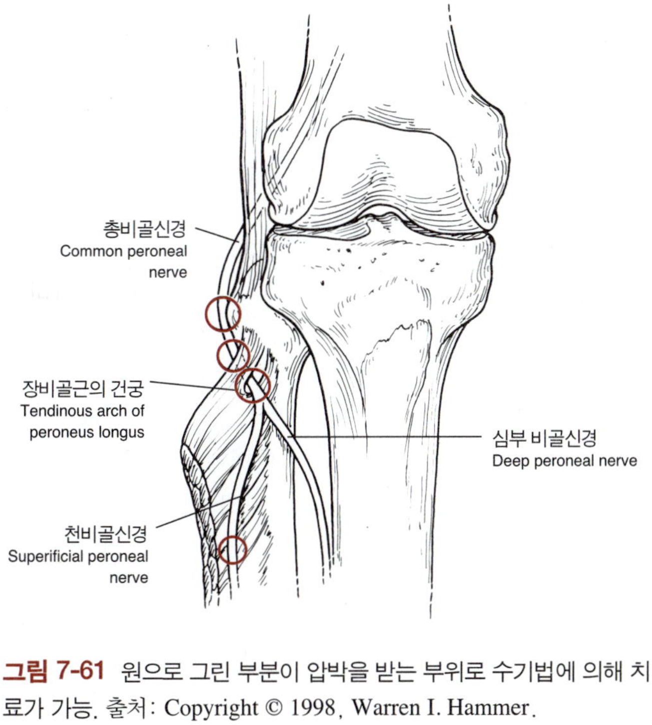

그림 7-61 원으로 그린 부분이 압박을 받는 부위로 수기법에 의해 치료가 가능. 출처: Copyright © 1998, Warren I. Hammer.

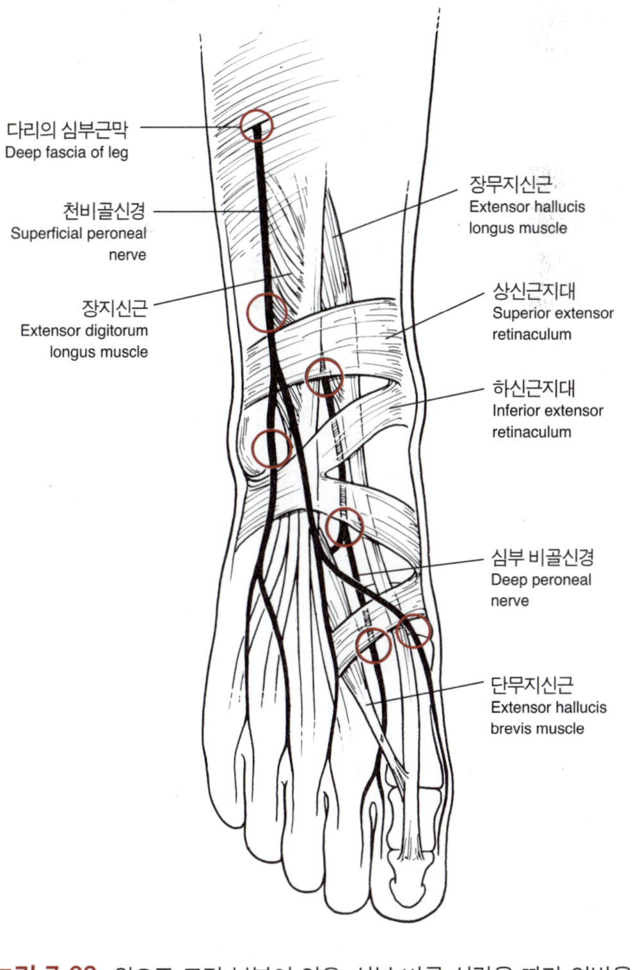

그림 7-62 원으로 그린 부분이 얕은, 심부 비골 신경을 따라 압박을 받는 부위로 수기법에 의해 치료가 가능. 출처: Copyright © 1998, Warren I. Hammer.

기 선수들은 거의 나타나지 않고, 신장이나 압박으로 손상 받을 수 없다.[178] 심부신경 손상은 앞쪽구획 근육들(전경골근, 장지신근(extensor digitorum longus), 장무지신근(extensor hallucis longus)의 약화로 발생한다. 발등의 감각저하(hypoesthesia)는 거의 드물다. 심부 신경은 첫 번째와 두 번째 발가락에 국소적인 감각소실을 가져온다.[180] 일반적으로 전방 경골 증후군으로 알려진 발등에서 첫 번째 발가락으로 펴져나가는 통증을 느낀다. 통증은 구부러진 길을 달리는 활동을 하는 동안에 발생한다.

천비골신경에 대한 기능적 검사

- 일반적으로 원위 비골의 끝에서 위로 12.5~15 cm 외측 종아리에 포착된 부위 위로 양성 신경타진 검사(nerve percussion test)를 하면, 저림(tingling)이 나타난다. 촉진과 압력은 근위와 원위 방사통증(radiation of pain)의 원인이 된다.
- Styf[181]는 3가지 유발검사(provocative tests)를 제시하였다: 첫째, 검사자가 포착된 부분을 촉진하면서, 환자의 발을 발등쪽으로 굽히고, 외반(evert)에 대하여 저항을 준다. 다음, 검사자는 수동적으로 발을 발바닥 굽힘을 하고, 내반(invert)시킨다. 검사자는 반응을 위해 신장된 위치를 유지하면서, 신경을 따라 타진한다.
- 종아리 신경손상과 인대나 관절손상으로 발생하는 국소적인 발목 통증을 감별하기 위해서는 환자를 바르게 눕히고, 처음에는 외반과 저측굴곡을 하고, 국소적 조직에 스트레스를 가한다. 그 다음, 이 자세를 유지하면서, 하지 거상을 실시한다. 종아리 신경손상이라면, 증상이 증가할 것이다.[176]
- Leach 등[178]은 총비골신경 포착과 얕은 포착을 감별하고, 압박이 발생하는 해부학적 지점을 찾기 위해 근전도와 신경전달 속도검사를 사용하였다.

심비골 신경에 대한 기능적인 검사

- 포착부위에 따라서, 발이 배측굴곡을 하거나 저측굴곡을 하는 둘 중에 한 경우 통증이 발생한다.[177]
- 타진 검사는 포착부위에서 양성을 나타낸다.
- 첫 번째 섬유막 공간에 감각이 감소한다.
- 전경골과 발가락의 신전근들이 약화된다.
- 단지신전근은 비교적 쉽게 위축이 나타난다.

감별진단: L-5 신경근병증(radiculopathy). 종아리 신경은 발의 내반(후경골근)을 제공하지 않는다.[179] 일반적으로 L4, L5, S1으로부터 제공받는다. 이로 인해 공급받은 근육들은 부분적으로 신경근병증에 손상받지 않는다.[182] 일반적으로 종아리마비는 발의 배측굴곡의 완전한 마비를 유발한다. 경골 부목(shin splint), 앞구획증후군(anterior compartment syndrome), 당뇨성 신경병증(diabetic neuropathy), 종양(tumor).

치료: 경비관절의 관절 가동성(joint mobilization), 근막이완기법, 비복근 신장과 근력강화가 필요하다. 고유수용성-균형판(proprioceptive-balance board) 방법. 근막절개술(fasciotomy).

복재신경 포착(*Saphenous Nerve Entrapment*)

복재신경은 대퇴 신경에서 나온 가장 큰 피부가지(cutaneous branch)로 내전근관(adductor canal) 내에서 포착될 수 있다. 대퇴의 안쪽 관절융기의 10 cm 위에 있는 봉공근아래(subsartorial) 근막을 뚫고 지나간다(그림 7-63). 신경이 내전근굴을 나간 후에 내측광근, 봉공근(sartorius), 장내전근(adductor longus)의 근막에 의해 포착된다.[99] 슬개골 앞쪽 피부에 공급을 하는 슬개골 아래가지에 문제가 생긴다. 복재신경은 안쪽 종아리, 안쪽복사, 발의 아치의 안쪽의 작은 부분의 감각을 제공한다.[182]

병인: 복재신경 포착은 과도한 무릎펴기 또는 쪼그려앉기, 거위발 낭염, 직접적인 외상, 무릎 수술후, 정맥 혈전성 정맥염(venous thrombophlebitis), 내전근굴 내에서의 공간 감소, 봉공근에 의한 무릎아래가지의 압박에 의해 발생한다.[183]

증상과 징후: 증상은 안쪽앞무릎 통증과 다리 통증으로써 걷는 동안 증가되고, 무릎 아래에 감각과민(hyperesthesia)와 통각과민(hyperalgesia)이 나타나고, 안쪽다리와 발을 따라 통각감퇴(hypalgesia)와 감각감퇴(hypoesthesia)가 나타난다.[184] 야간 통증이 발생한다. 내전근관 또는 내측 대퇴 관절융기의 압박은 안쪽 복사뼈까지 통증이 방사된다.

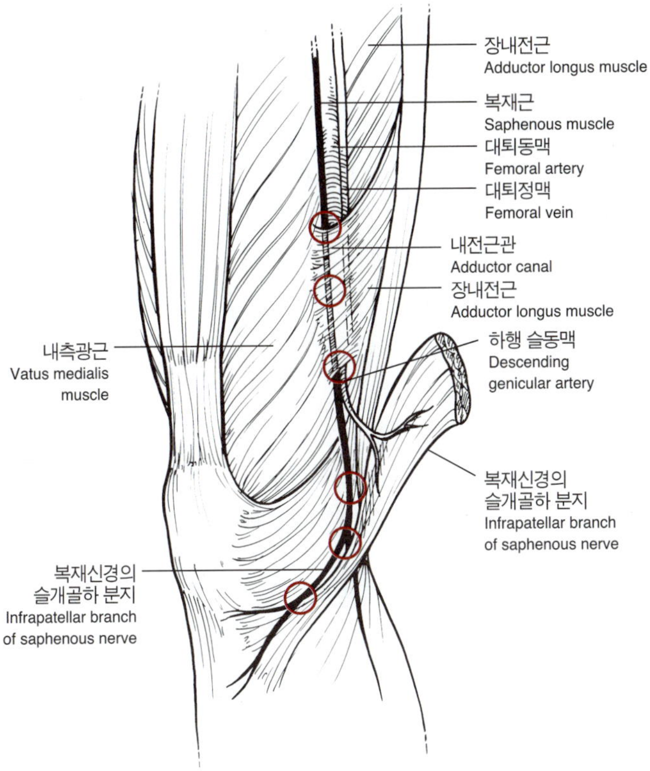

그림 7-63 복재신경 포착부위. 원을 그린 부분이 복재신경의 압박이 발생하는 지점. 출처: Copyright © 1998, Warren I. Hammer.

기능적인 검사:

- 내전근관 출구 또는 신경을 따라 포착된 부위에 대한 양성 신경타진검사를 한다.
- 저항을 받으면서 대퇴를 모으면, 내전근관에서 통증이 발생한다.

감별진단: 혈관성 파행증(vascular claudication), 정맥염(phlebitis), 혈전증(thrombosis), 대퇴동맥 폐색(femoral artery occlusion; 파행증상을 동반한 내전근굴증후군), 안쪽 반월판파열, 내전근 건염, 슬개대퇴 증후군, 신경근압박(L3-L4), 고관절 병변.[184]

치료: 내전근 부위와 신경을 비롯한 주변 조직에 근막이완기법을 사용. 얼음적용과 초음파치료 적용, 수술적으로 이완하는 경우는 거의 드물다.

비복신경 포착(Sural Nerve Entrapment)

비복신경은 경골신경 위로 가지를 뻗어 비복근의 두 머리 사이로 내려가, 다리후방쪽 중간 또는 위부분에 깊은 근막을 통과하여 총비골신경의 가지와 연합된다. 그것은 외측 복사까지 계속된다(그림 7-64). 다리의 아래 1/3 외측과 후방쪽 그리고 발의 외측과 새끼발가락의 감각을 제공한다.

병인: Pecina등[183]은 Baker낭, 지방종, 상처조직, 종아리 근막, 신경절과 같은 것들이 비복신경 포착의 원인이 된다고 하였다. 딱딱한 부츠는 비복신경의 원위부를 압박하는 원인이 된다. Mann[187]은 외부 압박이 이 신경에 영향을 미치지만, 이 신경을 압박으로부터 보호하기 위해 연부조직에 의해 둘러싸여 있기 때문에 증상은 일정하지 않다. 이 신경의 포착은 특이하다. 비복신경포착은 거의 발목과 발부분에서 발생한다. 3가지 주요부위는 발목위 근막에서 나가는 지점, 외측 복사후방, 5번째 중족골이다.

증상과 징후: 통증, 감각장애(dysesthesia), 작열통

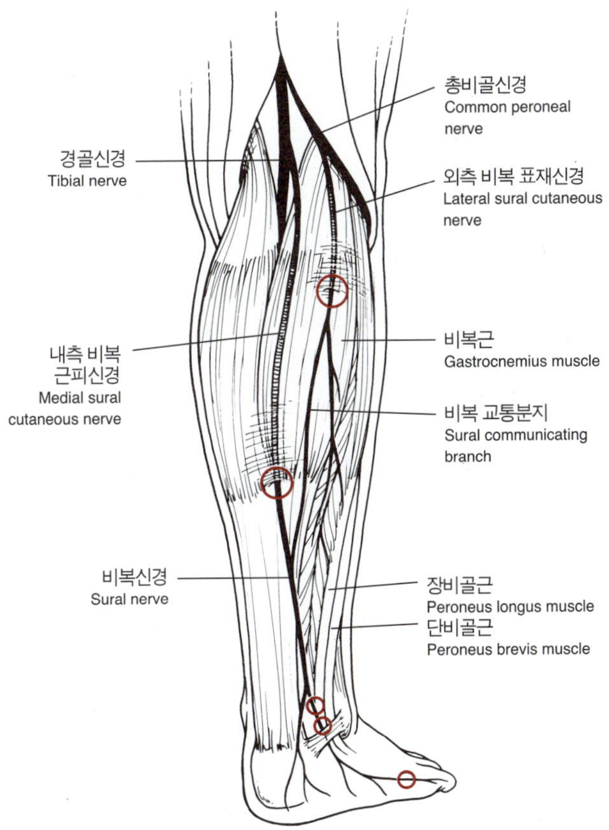

그림 7-64 비복신경의 포착부위. 원으로 그린 부분이 비복신경의 압박이 발생하는 지점. 출처: Copyright © 1998, Warren I. Hammer.

(burning)이 신경을 따라 분포한다. 압박은 비복근의 중간과 원위 1/3 사이의 근막 특히, 비복근의 두 머리사이에서 발생한다. Spindler와 Pappas[186]는 발부분에 대하여 포착은 외측복사부위와 5번째 발허리에서 발생한다고 제시하였다. Schon과 Baxter[177]는 두 가지를 제시하였다. 하나는 알킬레스건을 따라 양측적으로 통증이 나타나고, 비골 원위부에 있는 또 다른 압통점을 압박하면, 발꿈치 외측면에 날카로운 통증과 함께 다리의 근위부에서 발의 원위부까지 방사통이 발생한다.

기능적 검사:

- 포착부위 위에 양성 신경타진과 민감성 검사
- 배측굴곡 시에 통증이 발생할 수 있다.
- 양상 증상은 발의 저측굴곡과 내반 시 나타난다.

감별진단: 하퇴삼두근(triceps surae) 병변, S1 디스크 병변, Baker의 낭, 혈전성 정맥염.

치료: 발생부위가 안쪽이든지 외측이든지 원인을 정확하게 찾아야 한다. 손상조직에 근막이완기법을 적용한다.

경골신경병증(Tibial Neuropathy)

Golder와 Hall[187]은 경골신경은 어디든지 포착될 수 있다고 제시하였다(그림 7-65). 그러나 특히, 오금부위, 종아리 근위, 다리 원위부위에 많이 발생한다. 섬유화된 근육과 아교질이 신경손상과 통증의 원인이 된다.[187] 또한 후경골근과 장무지굴근의 만성건초염은 경골에서 복사부위까지의 경골신경을 압박하게 된다. 이러한 근막 제한을 병리적 요인으로 간주하기 전에 신경섬유종(neurofibroma), 근염(myositis), 골화(ossificans), 운동구획증후군(exercise compartment syndrome), 종양, 수술 후 문제점들과 같은 다른 요인들의 제거가 필요하다.

발목터널증후군(Tarsal Tunnel Syndrome)

병인: 발목터널 내부의 포착이다. 발목터널은 굴곡지지대(flexor retinaculum)에 의해서 덮혀 있는 내측 복사뼈후방에 뼈바닥(osseous floor)이다. 비록 터널은 후방경골, 장지굴근, 그리고 장무지굴근건이 지나지만, 그 윤활막에는 경골신경, 동맥 그리고 정맥이 함께 있다. 안쪽으로 또는 정확하게 통로로 지나가는 후방경골신경은 안쪽과 외측

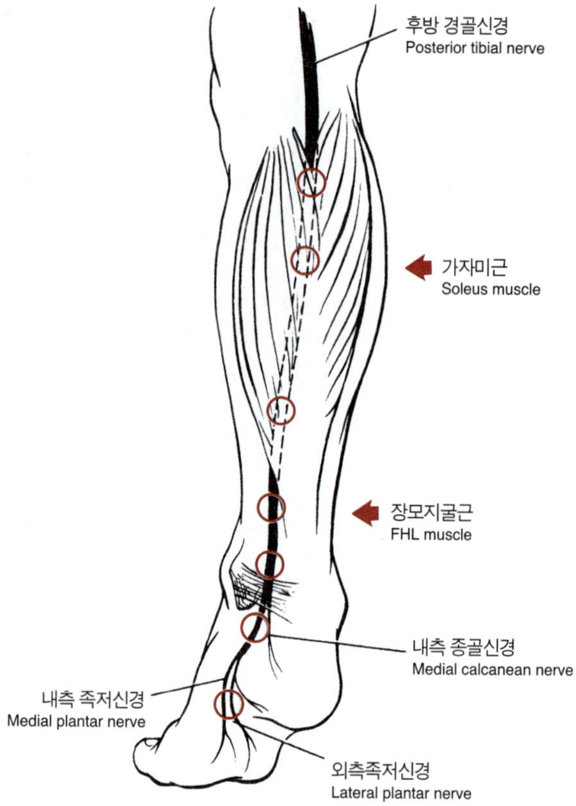

그림 7-65 가자미근 밑으로 지나가는 경골신경. 원을 그린 부분이 치료를 적용해야 할 지점. 출처: J.L. Goldner, *Foot & Ankle*, © 1984, Williams & Wilkins.

발바닥 신경으로 나누어진다(그림 7-66). 그 안쪽 부분은 발과 안쪽 3번째 그리고 1번째 발가락 안쪽 발바닥 표면의 감각을 위해서 공급된다. 그리고 무지외전근(abductor hallucis), 단무지굴근 그리고 첫째 충양근(first lumbrical)은 운동기능을 제공한다. 외측 발바닥은 발의 내재근(intrinsic muscle)의 휴식을 위한 운동기능의 공급과 함께 발의 외측 발바닥과 첫 번째 발가락과 발가락 1/2의 감각을 제공한다. 발꿈치 뼈에서 안쪽 발뒤꿈치로 가는 감각가지도 후방경골신경에서 시작된다. 단지 감각의 증상이나 징후라면, 그것은 혈관압박에 의한 신경의 혈관성 손상의 원인으로 유발된다; 운동과 감각의 징후나 증상이라면, 직접적인 압박 신경병증일 것이다.[177]

증상과 징후: 작열통과 감각이상은 발목과 발에서 나타나고 발바닥에서는 감각이상이 있거나 없다. 증상은 지속적으로 서 있거나 걷거나 뛸 때 진행된다. 이것은 공통적이

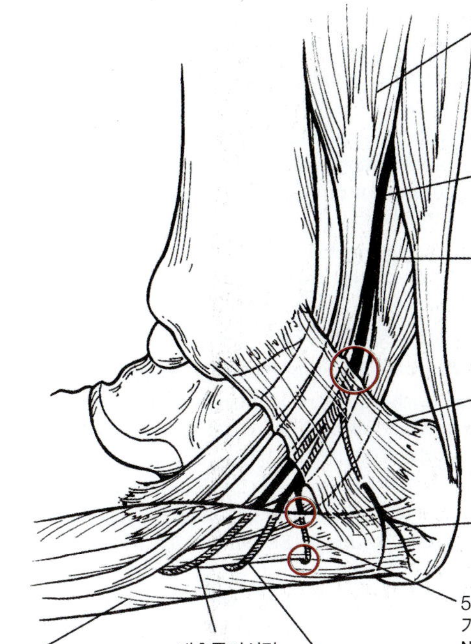

그림 7-66 발목터널. 원을 그린 부분은 발목터널증후군과 함께 압박이 발생하는 지점. 출처: Copyright © 1998, Warren I. Hammer.

사항은 아니다.

기능적 검사:

- 포착지점 위의 Tinel 징후에 있어서 긍정적인 반응을 보인다.
- 안쪽 또는 외측 발바닥신경을 따라 감각은 감소된다.
- 골간(interosseous) 근육의 약화가 나타날 것이다
- 과대 회내에 대한 검사

감별진단: 척추간디스크증후군(intervertebral disk syndrome), 발바닥근막염(plantar fasciitis), 당뇨병신경병증(diabetic neuropathy), 신경절, 지방종, 정맥염주(venous varicosities), 그리고 무지내전근 기시점의 비대.[185]

치료: 근막의 이완방법으로 모든 근막 문제점을 가진 국소적 섬유나 주변의 섬유를 향상 시킨다.

보조기, 외과적 감압술 그리고 일시적인 짧은다리 석고붕대가 효과적일 것이다.

내측 경골스트레스 증후군(Medial Tibial Stress Syndrome)

병 인

다양한 이론들은 내측 경골스트레스 증후군을 위한 제안을 한다. 하지만 어떤 것도 증명된 것은 없다. 스포츠 손상에 있어서의 American Medical Association 분과위원회는 근건염증, 제외된 부하골절과 급성, 만성 구획증후군에 있어서의 정의를 제한(limit)하였다. 과다 회내와 긴장된 발꿈치 특히, 조깅하는 사람과 달리기를 하는 사람에게 발생하는 것과 관련이 있다.[189] 그것은 후경골근은 근본적으로 근육염, 근막염, 골막염을 사전에 고려해 봐야 한다. 하지만 Michael과 Holder[190]는 뼈 스캔을 사용하고 직접 촉진을 하여 경골의 후방안쪽 경계선과 함께 종아리근 기시부에서의 국소적인 골막염이 있음을 발견하였다. 가자미근은 부착부위가 발꿈치뼈 안의 발뒤꿈치 다발의 안쪽 1/3을 덮는다. 이와 관계된 하나의 이론은 안쪽 가자미근 부착부위로부터 당겨짐으로 인한 뼈막의 만성적 열상으로 가자미근의 골막염과 연관된다.[189]

증상과 징후

통증은 원위부 경골의 후방 안쪽면에서 나타난다. 이것은 과다 사용의 징후이다 예를 들어, 활동 시에 무딘 통증에서 날카로운 통증이 나타날 것이고, 즉 휴식에 의해서 완화된다. 이것은 약간의 부종이 생긴다.

기능적 검사

- 이것은 발바닥 굽힘과 발가락의 올림의 저항으로 통증이 나타난다.
- 뼈 스캔은 특징적이다.

감별진단

구획증후군, 스트레스성 골절, 후경골염좌.

치 료

보조기적 치료로 과도한 회내에 대한 후방발꿈치 신장 그리고 특히 근막이완기법은 적용이 가능하다. Michael과 Holder[190]은 증상에 있어 경골의 후방안쪽면에 가자미근

부착부위 표면적을 둘러싸고 있는 근막의 증상완화를 보고 하였다.

참고문헌

1. Garrick JG. The epidemiology of knee injuries in sports. In: Finerman G, ed. *Symposium on Sports Medicine: The Knee.* St. Louis, MO: Mosby; 1985.
2. Ellison AE. *Athletic Training and Sports Medicine.* Chicago: American Academy of Orthopaedic Surgeons; 1985.
3. Kapandji IA. *The Physiology of the Joints.* New York: Churchill Livingstone; 1970;2.
4. Grood ES, Noyes FR. Diagnosis of knee ligament injuries: biomechanical precepts. In: Feagin J, ed. *The Crucial Ligaments.* New York: Churchill Livingstone; 1987.
5. Peterson L, Frankel VH. Biomechanics of the knee in athletes. In: Nicholas JA, Hershman EB, eds. *The Lower Extremity and Spine in Sports Medicine.* St. Louis, MO: Mosby; 1986;1:697–709.
6. Nordin M, Frankel VH. *Basic Biomechanics of the Musculoskeletal System.* 2nd ed. Philadelphia: Lea & Febiger; 1989.
7. Lehmkuhl DL, Smith LK. *Brunnstrom's Clinical Kinesiology.* Philadelphia: Davis; 1984.
8. Brody DM. Running injuries. In: Nicholas JA, Hershman EB, eds. *The Lower Extremity and Spine in Sports Medicine.* St. Louis, MO: Mosby; 1986:1534–1579.
9. Reilly DT, Martens M. Experimental analysis of quadriceps muscle force and patellofemoral joint reaction force for various activities. *Acta Orthop Scand.* 1972;43:16–37.
10. Brunet ME, Stewart GW. Patellofemoral rehabilitation. *Clin Sports Med.* 1989;8:323.
11. Hughston JC. Patellar subluxation. *Clin Sports Med.* 1989;8:153–161.
12 Terry GC. The anatomy of the extensor mechanism. *Clin Sports Med.* 1989;8:163–176.
13. Warren R, Arnoczky SP, Wickiewicz TL. Anatomy of the knee. In: Nicholas JA, Hershman EB, eds. *The Lower Extremity and Spine in Sports Medicine.* St. Louis, MO: Mosby; 1986;1:674–676.
14. Dupont JY. Synovial plicae of the knee: controversies and review. *Clin Sports Med.* 1987;16:87–122.
15. Cross MJ, Crichton KJ. *Clinical Examination of the Injured Knee.* Baltimore: Williams & Wilkins; 1987.
16. Pagnani MJ, Warren RF, Arnozcky SP, Wickiewicz TL. Anatomy of the knee. In: Nicholas JA, Hershman EB, eds. *The Lower Extremity and Spine in Sports Medicine.* 2nd ed. St. Louis, MO: Mosby; 1995.
17. Zarins B, Boyle J. Knee ligament injuries. In: Nicholas JA, Hershman EB, eds. *The Lower Extremity and Spine in Sports Medicine.* St. Louis, MO: Mosby; 1986;1:929–982.
18. Hoppenfeld S. *Physical Examination of the Spine and Extremities.* Norwalk, CT: Appleton-Century-Crofts; 1976.
19. Noyes FR, Grood ES. Diagnosis of knee ligament injuries: clinical concepts. In: Feagin J, ed. *The Crucial Ligaments.* New York: Churchill Livingstone; 1987.
20. Salter RB. *Textbook of Disorders and Injuries of the Musculoskeletal System.* 2nd ed. Baltimore: Williams & Wilkins; 1983.
21. Williams PL, Warwick R. *Gray's Anatomy.* 36th ed. New York: W.B. Saunders; 1980.
22. Terry GC, Hughston JC, Norwood LA. The anatomy of the iliopatellar band and iliotibial tract. *Am J Sports Med.* 1986;14:39–45.
23. Renne JW. The iliotibial band friction syndrome. *J Bone Joint Surg Am.* 1975;57:1110–1111.
24. Basmajian JV, Deluca CJ. *Muscles Alive.* 5th ed. Baltimore: Williams & Wilkins; 1985.
25. Staubli HU, Birrer S. The popliteus tendon and its fascicles at the popliteus hiatus: gross anatomy and functional arthroscopy evaluation with and without anterior cruciate ligament deficiency. *Arthroscopy.* 1990;6:209–220.
26. Boland AL. Soft tissue injuries of the knee. In: Nicholas JA, Hershman EB, eds. *The Lower Extremity and Spine in Sports Medicine.* St. Louis, MO: Mosby; 1986;1:983–1012.
27. Kulund DN. *The Injured Athlete.* Philadelphia: J.B. Lippincott; 1988.
28. Cailliet R. *Knee Pain and Disability.* Philadelphia: F.A. Davis; 1984.
29. Waller JF Jr. Biomechanics and rehabilitation of the gastroc-soleus complex. In: *Symposium on the Foot and Leg in Running Sports.* St. Louis, MO: Mosby; 1982:86–91.
30. Shields CL, Brewster CE, Morrissey MC. Rehabilitation of the knee in athletes. In: Nicholas JA, Hershman EJB, eds. *The Lower Extremity and Spine in Sports Medicine.* St. Louis, MO: Mosby; 1986;1:1055–1085.
31. McQuade KJ, Crutcher JP, et al. Tibial rotation in anterior cruciate deficient knees: an in vitro study. *J Orthop Sports Phys Ther.* 1989;11:146–149.
32. Gollehon DL, Torzilli PA, Warren RF. The role of posterolateral and cruciate ligaments in the stability of the human knee: a biomechanical study. *J Bone Joint Surg Am.* 1987;69:233–242.
33. Dye SF, Cannon WD. Anatomy and biomechanics of the anterior cruciate ligament. *Clin Sports Med.* 1988;7:715–725.
34. Welsh RP. Knee joint structure and function. *Clin Orthop.* 1980;147:7–14.
35. Odensten M, Gillquist J. Functional anatomy of the anterior cruciate ligament and a rationale for reconstruction. *J Bone Joint Surg Am.* 1985;67:257–262.
36. Arnoczky SP. Anatomy of the anterior cruciate ligament and supporting structures. *Orthop Clin North Am.* 1985;16:15–28.
37. Cabaud HE. Biomechanics of the anterior cruciate ligament. *Clin Orthop.* 1983;172:26–31.
38. Fowler PJ, Messieh SS. Isolated posterior cruciate ligament injuries in athletes. *Am J Sports Med.* 1987;15:555.
39. Oberlander MA, Shalvoy RM, Hughston JC. The accuracy of the clinical knee examination documented by arthroscopy: a prospective study. *Am J Sports Med.* 1993;21:773–778.
40. Daniel DM, Stone ML. Diagnosis of knee ligament injury: tests and measurement of knee motion limits. In: Snider RK, ed. *Essentials of Musculoskeletal Care.* Rosemont, IL: American Academy of Orthopaedic Surgeons; 1998.
41. Shybut GT, McGinty JB. The office evaluation of the knee. *Orthop Clin North Am.* 1982;497–509.
42. Fu FH, Baratz M. Meniscal injuries. In: DeLee JC, Drez D, eds. *Orthopaedic Sports Medicine: Principles and Practice.* Philadelphia, W.B. Saunders; 1994;2.
43. Post M. *Physical Examination of the Musculoskeletal System.* Chicago: Year Book Medical Publishers; 1987.
44. Clancy WG Jr. Evaluation of acute knee injuries. In: Finerman G, ed. *Symposium on Sports Medicine: The Knee.* St. Louis, MO: Mosby; 1985:185–193.
45. Henning CE, Lynch MA, Glick KR. Physical examination of the knee. In: Nicholas JA, Hershman EJB, eds. *The Lower Extremity and Spine in Sports Medicine.* St. Louis, MO: Mosby; 1986.

46. Zarins B, Nemeth VA. Acute knee injuries in athletes. *Clin Sports Med.* 1983;2:149–165.

47. Magee DJ. *Orthopedic Physical Assessment.* Philadelphia: W.B. Saunders; 1987.

48. Carson WG, James SL, Larson RL, et al. Patellofemoral disorders; physical and radiographic evaluation, part I: physical examination. *Clin Orthop.* 1984;185:165–177.

49. Micheli LJ, Slater JH, Woods BS, et al. Patella alta and the adolescent growth spurt. *Clin Orthop Relat Res.* 1980;213:159.

50. Rusche K, Mangine RE. Pathomechanics of injury to the patellofemoral and tibiofemoral joint. In: Mangine RE, ed. *Physical Therapy of the Knee.* New York: Churchill Livingstone; 1988; 35–37.

51. Insall J, Salvati E. Patella position in the normal knee joint. *Radiology.* 1971;101:101.

52. Ford DH, Post WR. Open or arthroscopic lateral release. *Clin Sports Med.* 1997;16:29–49.

53. Jacobson KE, Flandry FC. Diagnosis of anterior knee pain. *Clin Sports Med.* 1989;8:179–195.

54. Minkoff J, Fein L. The role of radiography in the evaluation and treatment of common anarthrotic disorders of the patellofemoral joint. *Clin Sports Med.* 1989;8:203–232.

55. Hunt GC. Examination of lower extremity dysfunction. In: Gould JA, Davies GJ, eds. *Orthopaedic and Sports Physical Therapy.* St. Louis, MO: Mosby; 1985:428–429.

56. Noyes FR, Mangine RE. *ACL and Meniscal Injury: Arthroscopically Aided ACL Allograft and Meniscal Repair.* ProClinica; 1990.

57. Outerbridge RE, Dunlop J. The problem of chondromalacia patella. *Clin Orthop.* 1975;110:177–196.

58. Kessler RM, Hertling D. *Management of Common Musculoskeletal Disorders.* New York: Harper & Row; 1983.

59. Nottage WM, Sprague NF, Auerbach BJ, et al. The medial patellar plica syndrome. *Am J Sports Med.* 1983;11:211–214.

60. Feagin JA, ed. *The Crucial Ligaments: Diagnosis and Treatment of Ligamentous Injuries about the Knee.* 2nd ed. New York: Churchill Livingstone; 1994.

61. Fochios D, Nicholas JA. Football injuries. In: Nicholas JA, Hershman EB, eds. *The Lower Extremity and Spine in Sports Medicine.* 2nd ed. St. Louis, MO: Mosby; 1995.

62. Gersoff WK, Clancy WG. Diagnosis of acute and chronic anterior cruciate ligament tears. *Clin Sports Med.* 1988;7:727–737.

63. Strobel M, Stedtfeld HW. *Diagnostic Evaluation of the Knee.* New York: Springer-Verlag, 1990.

64. Mellion MB. *Sports Injuries and Athletic Problems.* St. Louis, MO: Mosby; 1988.

65. Hughston JC, Andrews JR, Cross MJ, et al. Classification of knee ligament instabilities, part II: the lateral compartment. *J Bone Joint Surg Am.* 1976;58:173.

66. Grood ES, Noyes FR, Butler DL. Ligamentous and capsular restraints preventing straight medial and lateral laxity in intact human cadaver knees. *J Bone Joint Surg Am.* 1981;63(8):1257–1269.

67. Daniel DM, Stone ML. Diagnosis of knee ligament injury; tests and measurement of knee motion limits. In: Feagin JA, ed. *The Crucial Ligaments: Diagnosis and Treatment of Ligamentous Injuries about the Knee.* 2nd ed. New York: Churchill Livingstone; 1994.

68. Jackson RW. The torn ACL: natural history of untreated lesions and rationale for selective treatment. In: Feagin JA, ed. *The Crucial Ligaments: Diagnosis and Treatment of Ligamentous Injuries about the Knee.* 2nd ed. New York: Churchill Livingstone; 1994.

69. Torg JS, Conrad W, Kalen V. Clinical diagnosis of anterior cruciate ligament instability in the athlete. *J Sports Med.* 1976;4:84–93.

70. Jackson RW. The function of the anterior cruciate ligament during anterior drawer and Lachman's testing: an in vivo analysis in normal knees. *Am J Sports Med.* 1984;12:322.

71. Hislop HJ, Montgomery J. *Daniels and Worthingham's Muscle Testing.* 6th ed. Philadelphia: W.B. Saunders; 1995.

72. Johnson DL, Warner JJP. Diagnosis for anterior cruciate ligament surgery. *Clin Sports Med.* 1993;12:671–684.

73. Cabaud HE, Slocum DB. The diagnosis of chronic anterolateral instability of the knee. *Am J Sports Med.* 1977;5:99–105.

74. Galway HR, MacIntosh DL. The lateral pivot shift: a symptom and sign of anterior cruciate ligament insufficiency. *Clin Orthop.* 1980;147:45–50.

75. Losee RE. Pivot shift. In: Feagin JA, ed. *The Crucial Ligaments: Diagnosis and Treatment of Ligamentous Injuries about the Knee.* 2nd ed. New York: Churchill Livingstone; 1994.

76. Marshall JL, Baugher WH. Stability examination of the knee: a simple anatomic approach. *Clin Orthop.* 1980;146:78–83.

77. Butler DL, Noyes FR, Grood ES. Ligamentous restraints to anterior-posterior drawer in the human knee: a biomechanical study. *J Bone Joint Surg Am.* 1980;62:259–270.

78. Jakob RP. Observations on rotatory instability of the lateral compartment of the knee. *Acta Orthop Scand.* 1981;52:191.

79. Shelbourne DK, Benedict F, McCaroll JR, Rettig AC. Dynamic posterior shift test, an adjunct in evaluation of posterior tibial subluxation. *Am J Sports Med.* 1989;17:2.

80. Zippel H. Meniskusverletzungen und Meniskusschaden. Barth Leipzig; 1973. In: Strobel M, Stedtfeld HW, eds. *Diagnostic Evaluation of the Knee.* New York: Springer-Verlag, 1990.

81. Shakespeare DT, Tigby HS. The bucket-handle tear of the meniscus. a clinical and arthrographic study. *J Bone Joint Surg Br.* 1983;65: 383–387.

82. Shelbourne KD, Martini DJ, McCarroll JR, VanMeter CD. Correlation of joint line tenderness and meniscal lesions in patients with acute anterior cruciate ligament tears. *Am J Sports Med.* 1995;23: 166–172.

83. Schmitz MA, Rouse LM, DeHaven KE. The management of meniscal tears in the ACL-deficient knee. *Clin Sports Med.* 1996;15: 573–593.

84. McMurray TP. The semilunar cartilages. *Br J Surg.* 1942;29:407.

85. Ahstrom JP. Reliability of history and physical examination in diagnosis of meniscus pathology. *Curr Pract Orthop Surg.* 1977;7: 203–222.

86. Kim SJ, Min BH, Han DY. Paradoxical phenomena of the McMurray test. *Am J Sports Med.* 1996;24(1):83–87.

87. Ray JM. A proposed natural history of symptomatic anterior cruciate ligament injuries of the knee. *Clin Sports Med.* 1988;7: 697–711.

88. Winkel D, Matthijs O, Phelps V. *Diagnosis and Treatment of the Lower Extremities.* Gaithersburg, MD: Aspen Publishers, Inc; 1997.

89. Garrick SG, Webb DR. *Sports Injuries: Diagnosis and Management.* Philadelphia: W.B. Saunders; 1990.

90. Carson WG, James SL, Larson RL, et al. Patellofemoral disorders: physical and radiographic evaluation, part II: radiographic examination. *Clin Orthop.* 1984;185:178–186.

91. Black JE, Alten SR. How I manage infrapatellar tendinitis. *Phys Sports Med.* 1984;12:86–92.

92. Ferretti A, Ippolito E, Puddu G. Jumper's knee. *Am J Sports Med.* 1983;11:58–62.

93. Kapetanos G. The effect of the local corticosteroids on the healing and biomechanical properties of the partially injured tendon. *Clin*

and biomechanical properties of the partially injured tendon. *Clin Orthop Relat Res.* 1982;63:170–179.

94. Colosimo AJ, Basset FH. Jumper's knee: diagnosis and treatment. *Orthop Rev.* 1990;19:139–149.
95. Ferretti A, Puddu G, Mariani PP, et al. The natural history of jumper's knee. *Int Orthop.* 1985;8:239–242.
96. Hunter SC, Poole RM. The chronically inflamed tendon. *Clin Sports Med.* 1987;6:371–387.
97. Martens M, Wouters P, Burssens A, Mulier JC. Patellar tendinitis: pathology and results of treatment. *Acta Orthop Scand.* 1982;53: 445–450.
98. Blazina M. Jumper' s knee. *Orthop Clin North Am.* 1973;4:665–668.
99. Cox JS, Blanda JB. Peripatellar pathologies. In: DeLee JC, Drez D, eds. *Orthopaedic Sports Medicine: Principles and Practice.* Philadelphia, W.B. Saunders; 1994;2.
100. Grelsamer RP, McConnell J. *The Patella: A Team Approach.* Gaithersburg, MD: Aspen Publishers, Inc; 1998.
101. McConnell J. The management of chondromalacia patellae: a long term solution. *Aust J. Physiother.* 1986;3:215–223.
102. Outerbridge AR, Micheli LJ. Overuse injuries in the young athlete. *Clin Sports Med.* 1995;14:503–516.
103. Smith AD, Tao SS. Knee injuries in young athletes. *Clin Sports Med.* 1995;14:629–650.
104. Yost JG, Ellfeldt HJ. Basketball injuries. In: Nicholas JA, Hershman EB, eds. *The Lower Extremity and Spine in Sports Medicine.* St. Louis, MO: Mosby; 1986;2.
105. Carmody C, Prietto C. Entrapment of the sciatic nerve as a late sequela of injury to the hamstring muscles: a case report. *J Bone Joint Surg Am.* 1995;77:1100–1102.
106. Garrett WE, Mumma M, Lucaveche CL. Ultrastructural differences in skeletal muscle fiber types. *Orthop Clin North Am.* 1983;14:413.
107. Brody DM. Running injuries. In: Nicholas JA, Hershman EB, eds. *The Lower Extremity and Spine in Sports Medicine.* 2nd ed. St. Louis, MO: Mosby; 1995.
108. Albert S, Katz R, Schneider M, Haimes AB. Imaging of the knee. In: Nicholas JA, Hershman EB, eds. *The Lower Extremity and Spine in Sports Medicine.* 2nd ed. St. Louis, MO: Mosby; 1995.
109. Mayfield GW. Popliteus tendon tenosynovitis. *Am J Sports Med.* 1977;5:31–36.
110. Messier SP, Pittala KA. Etiologic factors associated with selected running injuries. *Med Sci Sports Exerc.* 1988;20:501–505.
111. Mirkopulos N, Myer TJ. Isolated avulsion of the popliteus tendon. *Am J Sports Med.* 1991;19:417–419.
112. Noble CA. The treatment of iliotibial band friction syndrome. *Br J Sports Med.* 1979;13:51–54.
113. Lindenberg G, Pinshaw R, Noakes TD. Iliotibial band friction syndrome in runners. *Phys Sports Med.* 1984;12:118–130.
114. Holmes JC, Pruitt AL, Whalen NJ. Iliotibial band syndrome in cyclists. *Am J Sports Med.* 1993;21:419–424.
115. Orchard JW, Fricker PA, Abud AT, Mason BR. Biomechanics of iliotibial band friction syndrome in runners. *Am J Sports Med.* 1996; 24:375–379.
116. Noble CB. Iliotibial band friction syndrome in runners. *Am J Sports Med.* 1980;8:232–234.
117. Mennell JM. *Back Pain: Diagnosis and Treatment Using Manipulative Techniques.* Boston: Little, Brown and Company; 1960.
118. McConnell J, Fulkerson J. The knee: patellofemoral and soft tissue injuries. In: Zachazewski JE, Magee DJ, Quillen WS, eds. *Athletic Injuries and Rehabilitation.* Philadelphia: W.B. Saunders; 1996.
119. Millar AP. Strains of the posterior calf musculature ("tennis leg"). *Am J Sports Med.* 1979;7:172–174.
120. Friedman MJ. Injuries to the leg in athletes. In: Nicholas JA, Hershman EB, eds. *The Lower Extremity and Spine in Sports Medicine.* St. Louis, MO: Mosby; 1986.
121. Barnes JF. *Myofascial Release: A Comprehension Evaluatory and Treatment Approach.* 3rd ed. Paoli, PA: MFR Seminars; 1990.
122. Snider RK. *Essentials of Musculoskeletal Care.* Rosemont, IL: American Academy of Orthopaedic Surgeons; 1998.
123. Larsson L, Baum J. The syndrome of anserinus bursitis: an overlooked diagnosis. *Arthritis Rheum.* 1985;28:1062–1065.
124. Reilly JP, Nicholas JA. The chronically inflamed bursa. *Clin Sports Med.* 1987;6:345–370.
125. Helfet AJ. *Disorders of the Knee.* 2nd ed. Philadelphia: J.B. Lippincott; 1982.
126. Peyron JG. Osteoarthritis: the epidemiologic viewpoint. *Clin Orthop Relat Res.* 1986;213:13–17.
127. Turek S. *Orthopaedics: Principles and Their Application.* 4th ed. Philadelphia: J.B. Lippincott; 1984.
128. Barrett JP, Rashkoff E, Sirna E, Wilson A. Correlation of roentgenographic patterns and clinical manifestations of symptomatic idiopathic osteoarthritis of the knee. *Clin Orthop.* 1990;253:179–183.
129. Rosenberg T, Paulos LE, Parker RD, et al. The forty-five degree posteroanterior flexion weight-bearing radiograph of the knee. *J Bone Joint Surg Am.* 1988;70:1479–1482.
130. DiStefano VJ. Skeletal injuries of the knee. In: Nicholas JA, Hershman EB, eds. *The Lower Extremity and Spine in Sports Medicine.* St. Louis, MO: Mosby; 1986;1.
131. Mangine RE. Rehabilitation considerations in arthritis: exercise vs. immobilization. Presented at a symposium, 1990 Advances in the Knee and Shoulder; April 4, 1990; Cincinnati Sports Medicine and Deaconess Hospital.
132. Sherman MF, Bonamo JR. Primary repair of the anterior cruciate ligament. *Clin Sports Med.* 1988;7:739–749.
133. Schneider RC, Kennedy JC, Plant ML. *Sports Injuries: Mechanisms, Prevention, and Treatment.* Baltimore: Williams & Wilkins; 1985.
134. Mulawka SM, Jensen T. *Medial Collateral Ligament: Isolated Injury to MCL.* ProClinica; 1989.
135. Zarins B, Fish D. Knee ligament injury. In: Nicholas JA, Hershman EB, eds. *The Lower Extremity and Spine in Sports Medicine.* 2nd ed. St. Louis, MO: Mosby; 1995.
136. Holden DL, Eggert AW, Butler JE. The nonoperative treatment of grade 1 and 2 medial collateral ligament injuries to the knee. *Am J Sports Med.* 1983;11:340–344.
137. Indelicato PA. Nonoperative management of complete tears of the medial collateral ligament. *Orthop Rev.* 1989;18:947–952.
138. Ellsasser JC, Reynolds FC, Omohundro JR. The nonoperative treatment of collateral ligament injuries of the knee in professional football players. *J Bone Joint Surg Am.* 1974;56:1185–1190.
139. Reider B, D'Agata SD. Factors predisposing to knee injury. In: DeLee JC, Drez D, eds. *Orthopaedic Sports Medicine: Principles and Practice.* Philadelphia: W.B. Saunders; 1994:1113–1133.
140. Lundberg M, Messner K. Ten-year prognosis of isolated and combined medial collateral ligament ruptures: a matched comparison in 40 patients using clinical and radiographic evaluations. *Am J Sports Med.* 1997;25:2–6.
141. Khoury GY, Usta HY, Berger RA. Meniscotibial ligament tears. *Skeletal Radiol.* 1984;11:192.
142. Hammer W. Meniscotibial (coronary) ligament sprain: diagnosis and treatment. *Chirop Sports Med.* 1988;2(2):48–50.

143. Hughston JC, Andrews JR, Cross MJ, Moschi A. Classification of knee ligament instabilities, part 1: the medial compartment and cruciate ligaments. *J Bone Joint Surg Am.* 1976;58:159–172.

144. Woods GW, Stanley RF, Tullos HS. Lateral capsular sign: x-ray clue to a significant knee instability. *Am J Sports Med.* 1979;7:27–33.

145. DeHaven KE. Diagnosis of acute knee injuries with hemarthrosis. *Am J Sports Med.* 1980;8:9–14.

146. Warren RF. Initial evaluation and management of acute anterior cruciate ligament ruptures. In: Finerman G, ed. *Symposium on Sports Medicine: The Knee.* St. Louis, MO: Mosby; 1985:212–221.

147. Buckley SL, Barrack RL, Alexander HA. The natural history of conservatively treated partial anterior cruciate ligament tears. *Am J Sports Med.* 1989;17:221–225.

148. Kennedy JC, Weinberg JW, Wilson AS. The anatomy and function of the anterior cruciate ligament as determined by clinical and morphological studies. *J Bone Joint Surg Am.* 1974;56:223–235.

149. Antich TJ, Brewster CE. Rehabilitation of the nonreconstructed anterior cruciate ligament deficient knee. *Clin Sports Med.* 1988; 7:813–826.

150. Aune AK, Cawley PW, Ekeland A. Quadriceps muscle contraction protects the anterior cruciate ligament during anterior tibial translation. *Am J Sports Med.* 1997;25:187–190.

151. Chiang AL, Mote CDJ. Translations and rotations across the knee under isometric quadriceps contraction. In: Johnson RJ, Mote CDJ, Zelcer J, eds. *Skiing Trauma and Safety: Ninth International Symposium.* ASTM STP 1182. Philadelphia: American Society for Testing and Materials; 1993:62–74.

152. McMaster WC. Isolated posterior cruciate ligament injury: literature review and case reports. *J Trauma.* 1975;15:1025–1029.

153. DeHaven K, Sebastianelli WJ, Diment MT. Arthroscopy: defining and treating cruciate ligament injuries. In: Snider RK, ed. *Essentials of Musculoskeletal Care.* Rosemont, IL: American Academy of Orthopaedic Surgeons; 1998.

154. Corrigan B, Maitland GD. *Practice Orthopaedic Medicine.* London: Butterworth.

155. DeHaven KE, Bronstein RD. Arthroscopic medial meniscal repair in the athlete. *Clin Sports Med.* 1997;16:69–86.

156. Arnoczky PS. The blood supply of the meniscus and its role in healing and repair. In: Finerman G, ed. *Symposium on Sports Medicine: The Knee.* St. Louis, MO: Mosby; 1985:109.

157. DeHaven KE. Injuries to the menisci of the knee. In: Nicholas JA, Hershman EB, eds. *The Lower Extremity and Spine in Sports Medicine.* St. Louis, MO: Mosby; 1986:905–928.

158. Simonsen O, Jensen J, Mouritsen P, Lauritzen J. The accuracy of clinical examination of injury of the knee joint. *Br J Accident Surg.* 1984;16:100.

159. Dandy DJ, Jackson RW. The diagnosis of problems after meniscectomy. *J Bone Joint Surg Br.* 1975;57:349.

160. Nisonson B. Arthroscopy of the knee. In: Nicholas JA, Hershman EB, eds. *The Lower Extremity and Spine in Sports Medicine.* 2nd ed. St. Louis, MO: Mosby; 1995.

161. Cyriax J. *Textbook of Orthopaedic Medicine.* 8th ed. London: Baillière Tindall; 1982;1.

162. Cugat R, Garcia M, Cusco X, et al. Osteochondritis dissecans: a historical review and its treatment with cannulated screws. *Arthroscopy.* 1993;9:675–684.

163. Obedian RS, Grelsamer RP. Osteochondritis dissecans of the distal femur and patella. *Clin Sports Med.* 1997;16:157–174.

164. Marcove RC, Arlen M. *Atlas of Bone Pathology.* Philadelphia: J.B. Lippincott; 1992:176–179.

165. Roberts JM, Kennedy JC. Osteochondritis dissecans. In: Roberts JM, Kennedy JC, eds. *The Injured Adolescent Knee.* Baltimore: Williams & Wilkins; 1979.

166. Cahill BR. Osteochondritis dissecans of the knee: treatment of juvenile and adult forms. *J Am Acad Orthop Surg.* 1995;3:237–247.

167. Wilson JN. A diagnostic sign in osteochondritis dissecans of the knee. *J Bone Joint Surg Am.* 1967;49:477–480.

168. Green WT, Banks HH. Osteochondritis dissecans in children. *J Bone Joint Surg Am.* 1953;35:26–47.

169. Jackson RW. The pathologic medial shelf. *Orthop Clin North Am.* 1982;13:307.

170. Henry JH. Conservative treatment of patellofemoral subluxation. *Clin Sports Med.* 1989;8:261–277.

171. Fadale PD, Hulstyn MJ. Common athletic knee injuries. *Clin Sports Med.* 1997; 16:479–499.

172. Arroll B, Ellis-Pegler E, Edwards A, Sutcliffe G. Patellofemoral pain syndrome: critical review of the clinical trials on nonoperative therapy. *Am J Sports Med.* 1997;25:207–212.

173. Oberlander MA, Baker CL, Morgan BE. Patellofemoral arthrosis: the treatment options. *Am J of Orthop.* 1998;27:263–270.

174. Kramer PG. Patella malalignment syndrome: rationale to reduce excessive lateral pressure. *J Orthop Sports Phys Ther.* 1986;8:301–309.

175. Baycroft CM. A self treatment method for patello-femoral dysfunction. *J Manage Med.* 1990;5:25–26.

176. Drye C, Zachazewski JE. Peripheral nerve injuries. In: Zachazewski JE, Magee DJ, Quillen WS. *Athletic Injuries and Rehabilitation.* Philadelphia: W.B. Saunders; 1996.

177. Schon LC, Baxter DE. Neuropathies of the foot and ankle in athletes. *Clin Sports Med.* 1990;9:489–509.

178. Leach RD, Purnell MB, Saito A. Peroneal nerve entrapment in runners. *Am J Sports Med.* 1989;17:287–291.

179. Moore KL. *Clinically Oriented Anatomy.* Baltimore: Williams & Wilkins, 1983.

180. Sridhara CR, Izzo KL. Terminal sensory branches of the superficial peroneal nerve: an entrapment syndrome. *Arch Phys Med Rehabil.* 1985;66:789–791.

181. Styf J. Entrapment of the superficial peroneal nerve: diagnosis and results of decompression. *J Bone Joint Surg.* 1989;71:131.

182. Dawson DM, Hallett M, Millender LH. *Entrapment Neuropathies.* 2nd ed. Boston: Little, Brown and Company; 1990.

183. Pecina MM, Krmpotic-Nemanic J, Markiewitz AD. *Tunnel Syndromes: Peripheral Nerve Compression Syndromes.* 2nd ed. Boca Raton, FL: CRC Press; 1997.

184. Bruner ME, Hontas RB. The thigh. In: DeLee JC, Drez D, eds. *Orthopaedic Sports Medicine: Principles and Practice.* Philadelphia: W.B. Saunders; 1994.

185. Mann RA. Entrapment neuropathies of the foot. In: DeLee JC, Drez D, eds. *Orthopaedic Sports Medicine: Principles and Practice.* Philadelphia: W.B. Saunders; 1994.

186. Spindler KP, Pappas J. Neurovascular problems. In: Nicholas JA, Hershman EB, eds. *The Lower Extremity and Spine.* 2nd ed. St. Louis, MO: Mosby; 1995:2.

187. Goldner JL, Hall RL. Nerve entrapment of the low back and lower extremities. In: Omer GE, Spinner M, Van Beek AL, eds. *Management of Peripheral Nerve Problems.* Philadelphia: W.B. Saunders; 1998:554–584.

188. Jones DC, Singer KM. Soft-tissue conditions of the ankle and foot. In: Nicholas JA, Hershman EB, eds. *The Lower Extremity and Spine.*

2nd ed. St. Louis, MO: Mosby; 1995:2.

189. Milgrom C, Giladi M, Chisin R, et al. The long-term follow-up of soldiers with stress fractures. *Am J Sports Med.* 1985;13:398–400.

190. Michael RH, Holder LE. The soleus syndrome: a cause of medial tibial stress (shin splints). *Am J Sports Med.* 1985;13:87–94.

부록 7-A

무릎의 기능적 진단 챠트

(Knee Functional Diagnosis Chart)

부호

+	통증
+/–	통증 유발 가능성
L	ROM 제한 가능성
LAX	이완 가능성

검 사 \ 병변	대퇴슬개건염 (Quadriceps Patellar Tendinitis)	슬개건 원위부 [Hamstrings (Distal)]	슬와 (Popliteus)	장경 (Iliotibial)	골관절염 (Osteoarthritis)	내측 측부인대 [MCL (opposite for LCL)]	반월판 경골 (Meniscotibial)	전십자인대 (ACL)	후십자인대 (PCL)	반월판 (Meniscus)	유리체 (Loose Bodies)	주름 (Plica)	슬개대퇴 (Patellofemoral)
수동굴곡 (160°)(Passive Flexion)	+/–				L Most		+/– L	+/–	+/–	L	L	+/–	L
수동 신전 (0°)–(+10°) (Passive Extension)		+/– L			L Less		+/– L	+/–	+/– LAX	L	L		
수동 외회전 (Passive External Ratation) (45°)		+/–	+/–		L	+/–	+	+/–	+/–	L	+/–		
수동 내회전 (Passive Internal Rotation) (30°)		+/–			L		+/–	+/–	+/–	L	+/–		
외반슬(Valgus) 30° 굴곡						+ LAX					+/–		
외반슬(Valgus) 0° 신전								+/– LAX	+/– LAX				
내반슬(Varus) 30° 굴곡											+/–		
내반슬(Varus) 0° 신전								+/– LAX	+/– LAX				
Lachman–전방 당기기 (Lachman–Anterior Drawer)							+/–	+LAX					
축–이동 검사(Pivot–Shift Tests)								+LAX					
동적인 후방 이동(Dynamic Posterior Shift) 후방 처짐(Posterior Sag)									+LAX				
반월판 검사(Meniscus Tests)										+			
저항 굴곡(Resisted Knee Flexion)		+											
저항신전(Resisted Knee Extension)	+												+/–
부가적인 검사(ADDITIONAL TESTS)													
저항 내회전(Resisted Internal Rotation)			+										
Ober–굴곡–신전(Ober–Flextion–Extension)				+L									
회전성 끌림 (Rotational Drawer)								+/– LAX	+/– LAX				
내측 주름(Medial Plica)												+	
슬개골 추적(Patella Tracking)												+/–	+/–
슬개골 압박(Patella Compression)												+/–	+/–
슬개골 불안 (Patella Appreension)													+/– LAX
관절내 운동 평가 (Joint Play Evaluation)													

제 8 장

발: 과회내와 저회내
(The Foot: Hyperpronation and Hypopronation)

척추 교정 전문가들은 비정상적인 발 기능이 골반의 변형과 하지 손상에 기여할지도 모른다고 오랫동안 인정해 왔다. 사실, 80년 전, Palmer[1]는 하나 또는 더 많은 족근골 아탈구가 신체의 만성적인 질병을 광범위하게 일으키는 것이 가능하다고 주장하였다.

최근, Rothbart와 Estabrook[2]는 비대칭적인 거골하관절 회내가 대퇴의 내회전 증가와 연합하여 동측 좌골의 신전과 함께 입각기 다리(측면의 회내 증가)의 과도한 저하를 일으킨다고 주장했다. 저자들은 이러한 복합적인 작용이 정상적으로 반관절인 천장관절을 가동 관절로 변화시킴에 따라 만성적인 천장관절(SI)의 불안정성을 생산할 수 있다고 주장했다.

비정상적인 발 기능과 손상에 관련되는 근위 구조의 관계를 명확히 하는 것을 돕기 위해, 이 장에서는 보행 주기 동안의 이상적이며 비정상적인 발 기능을 검토하고, 이 정보를 다양한 치료적 선택 특히, 발 보조기를 이용한 치료와 관련짓는다.

이상적인 발 기능
IDEAL FOOT FUNCTION

Saunders 등[3]에 의하면, 이동의 과정은 "최소의 에너지 소모로 경로에 따른 공간에서의 체 중심의 전이"를 포함한다. 이동 동안 일어나고 있는 여러 가지 구조상과 기능적 상호작용을 정확하게 기술하기 위하여, 이 과정은 그 대부분의 기본적인 구성요소, 보행주기를 분석하게 되었다. 하나의 완전한 보행 주기는 연속적인 동측 발뒤꿈치 닿기 사이에서 시간의 기간을 표현한다. 즉, 발 뒤꿈치가 처음 지면에 닿았을 때 시작하여 다음 스텝에서 같은 발 뒤꿈치가 지면에 닿았을 때 끝난다. 평균적으로, 보행 주기는 대략 1초[4] 동안 지속되며 입각기와 유각기(각각 대략 0.6초와 0.4초 계속된다)로, 입각기는 접촉기, 중간입각기와 추진기(그림 8-1)로 더 세분하여 나눈다. 다음 절에서는 보행 주기의 각 부분과 관련되는 생체 역학을 검토한다.

입각기동작(Stance Phase Motions)

접촉기

접촉기(contact period)는 발뒤꿈치 닿기(heel strike: HS)에서 시작하여 완전한 전족 체중부하(full forefoot load: FFL)에서 끝난다. 평균적으로, 이 주기는 0.15초[5]에서 발생하고, 입각기의 약 30%를 차지한다. 이상적인 뒤꿈치 닿기는 약간 내반되는 후족부, 대략 5° 정도의 족관절 배측굴곡과 슬관절의 거의 완전한 신전과 함께 발생한다. 발이 접촉기를 통하여 진행하는 것에 따라, 거골하관절이 대략 8° 내전(땅에 내측 전족부를 가지고 오는 것)되고, 족관절은 빠르게 저측 굴곡 그리고 슬관절은 대략 30° 굴곡된다.

접촉기 동안의 발과 발목의 일차적 기능은 충격흡수와 지면과의 불일치에 적응하는 것이다. Katoh 등[6]에 의하면

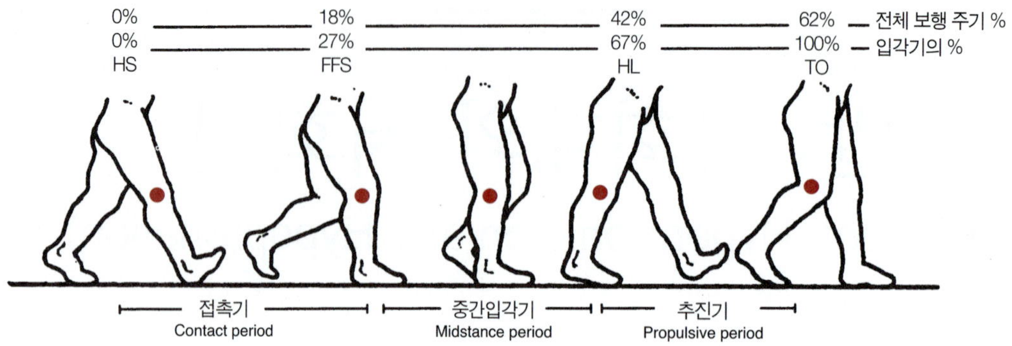

그림 8-1 오른쪽다리의 보행주기. 발뒤꿈치 닿기(HS, Heel strike); 완전한 전족체중부하(FFL, full forefoot load); 발뒤꿈치 들기(HL, heel lift); 발끝떼기(TO, toe-off). 출처: T.C Michaud, *Foot Orthoses and Other Forms of Conservative foot Care*, p. 28, © 1993, Newton, MA.

접촉기 동안 지면반발력은 수직, 앞, 내측 방향에서 각각 체중의 110%, 15%와 10%로 평균적으로 보여진다. 지면에 발이 닿는 것이 하루 평균 15,000번이고, 흡수되는 충격이 거의 640미터 톤 이라는 것을 고려해 볼 때,[7] 충격을 흡수하는 발의 능력이 손상을 예방하는 중추적 역할을 하는 것은 명확해진다.

충격을 흡수하기 위해 가장 중요한 기전은 거골하 관절의 회내이다. 거골과 종골 사이가 연합된 거골하 관절은 몇 가지 이유로 향상된 충격 흡수를 허용한다.

우선, 거골하 회내는 지면반발력에 쿠션역할을 하는 족관절 장부(ankle mortise)의 점진적인 저하를 만들어 낸다. 즉, 점진적인 저하는 수직적 힘을 감소하게 할 전경골근과 후경골근에 더 많은 시간을 허용한다. 이것은 속구를 잡을 때, 삼두근 조직들이 충격을 흡수할 시간을 더 많이 주기 위해 팔꿈치를 굽히고 있는 방법과 유사하다. Radin과 Paul[8]에 의해 기록된 것처럼, 장력 아래에서 길어지고 있는 근육은 충격 흡수를 위한 주요한 운동역학적 처리과정이다.

충격 흡수에 대한 그 직접적인 효과에 더하여, 거골하 회내는 또한 그 결과로 거주상(talonavicular)과 종입방(calcaneocuboid) 축의 평행성에서 인근 중족골관절에서의 충격-흡수 능력을 향상시킨다(그림 8-2).

Phillips와 Phillips[9]에 의해 보여지는 것처럼, 족근골간 운동의 추가적인 11.60°로 인해 개선된 축의 정렬은 중족

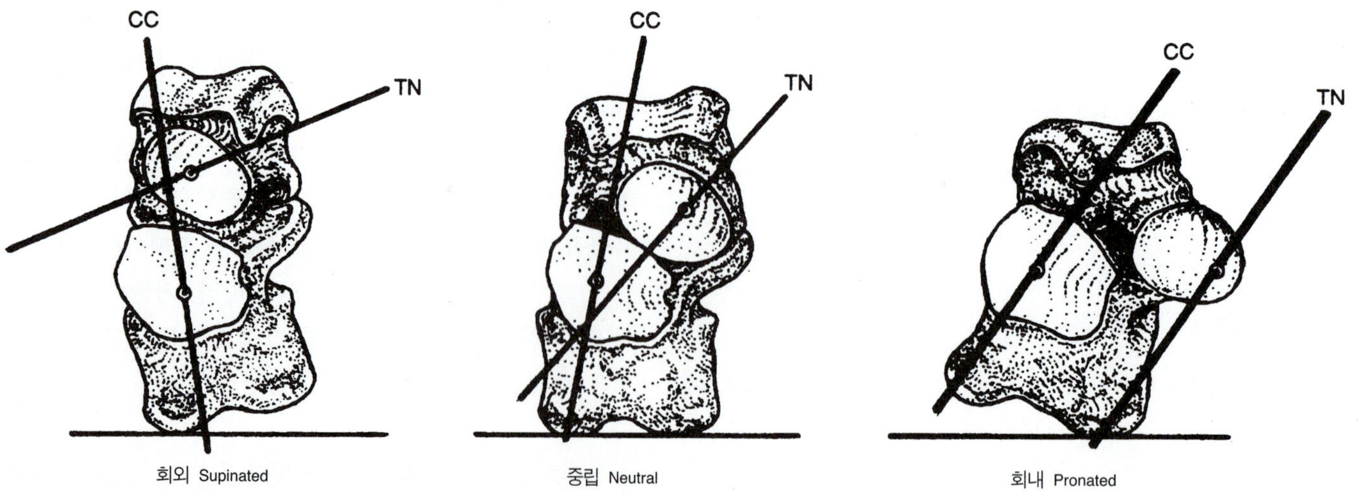

그림 8-2 오른쪽 거골과 종골의 전면. 거골하관절 회내 시 거주상관절(TN) 축과 종입방관절(CC) 축의 평행성. 출처: T.C. Michaud, *Foot Orthoses and Other Forms of Conservative Foot Care*, p 30, © 1993, newton, MA.

부(midfoot)에서 충격을 더 효과적으로 흡수하고, 지면과의 불일치에 적응이 가능하게 한다.

접촉기의 마지막에, 전족부 외측은 지면에 접촉하여, 점진적으로 제5중족골두에서 첫번째 중족골두로 부하를 준다. 이 시기는 충격 흡수와 함께 충격흡수를 상당히 도와주는 신경계 상호작용의 흥미있는 시기다. 전족부가 지면에 닿으면, 중족골이 밖으로 향함에 따라(즉, 전족은 더 넓게 된다) 그것은 차례로 골간근과 중족지절관, 지절관절에서 역학적 수용기를 자극한다. 이 역학적 수용기로부터의 구심성 정보는 그것이 신전근 (예를 들면, 대퇴사두근)의 즉각적인 반사 수축을 고려하는 것에 따라 전체 다리를 더 많은 힘과 함께 차례로 안정시키므로 보행기간 동안 필수적이다.

양성 지지반응으로서 알려져 있는 이 반사의 중요성은 O' Connell과 Gardner[10]에 의해 보여지고 있는데 그들의 기록에 의하면, 발을 마취시킨 후 체육관 마루 매트 위 높은 의자에 눈을 가리고 계속해서 있는 것은 불가능했다(같은 사람들이 그들의 발이 마취되지 않았을 때에는 균형을 쉽게 유지했다). 이 정보의 임상적 유의성은 딱딱한 구두가 이 반사를 억제할지도 모른다는 것이며 그 때문에 충격흡수를 잠재적으로 나쁘게 한다는 것이다.

접촉기 마지막에 거골하관절은 내전되면서, 발목은 약간 저측굴곡, 그리고 무릎은 30° 굴곡되었다. Mann에 따르면,[11] 접촉기 동안 이용 가능한 거골하 회내의 범위는 명료하게 표현하고 있는 표면의 그리고 인대를 연결하는 기하학에 의해 제한된다. 그들은 거골하 회내를 제한할 때에 근육이 대수롭지 않은 역할을 한다고 주장한다. 이것은 거골하 회내의 속도와 전체 범위를 제한하는데 중요한 역할을 하는 것을 근조직 특히, 전경골근과 후경골근으로 생각하는 McPoil과 Cornwall[12]의 믿음과 대조적이다.

중간 입각기

중간 입각기는 FFL부터 시작되어, 발뒤꿈치가 지면을 떠나는 순간(heel lift : HL) 끝난다. 최근까지, 이 주기 동안의 운동은 그 중립 위치에 단지 발뒤꿈치 들기에 앞서 거골하관절 배부의 점진적인 재회외 운동으로 구성된다고 간주되었다. 발을 큰 수직의 힘이 현재에 대비하여 추진기 동안 잠궈, 중간 입각기 동안 거골하관절의 회외운동이 족근골간 축의 부정렬을 만드는 데 도움이 되었다고 생각되어진다. 이 이상적인 구조적 상호작용 이론은 원래 Engsberg와 Andrews[13]에 의해 제기되었으며, 중간 입각기는 내전된 거골하관절과 함께 대개 종료한다는 Campbell 등[14] 연구자의 보고에 의해 다시 한번 제기되었다. 이러한 관찰은 McPoil과 Cornwall[15] 에 의해서 확증되었는데, 그들이 50명의 젊은 성인의 후족부 동작을 비디오 테이프에 녹화하고, 거골하 관절이 정말로 중간입각기 전체에 내전된 상태라고 기록하였다(이 연구자들은 많은 변이가 최대 회내 시간 안에 있는 것 또한 확인했다). 이러한 복합적 연구소견으로 인하여, 중간입각기는 거골하 관절의 점진적인 재 회외 운동을 위한 시간이라고 더 이상 간주될 수 없다. 오히려 그것은 거골하 관절이 외번된 후족부와 내번된 전족부와 함께 안정적인 입각기를 지속하기 위하여 유지하는 시기로 간주되어야만 한다.

중간 입각기 동안 발의 일차적 기능은 그것을 추진기 동안 돌려주게 될지라도, 접촉기 동안 흡수된 에너지를 저장하는 것이다. 이 작용은, 오직 탄성 반동 형태로 입각기 후반부에 이 에너지를 돌려주기 위해, 반원형(주로 족저근막과 길고 짧은 척측인대)의 근육과 인대가 17 J 이상의 에너지를 입각기의 처음 이분의 일 동안 저장하는 능력이 있었다는 Ker 등[16]의 기록에 의해 보여진다. 저자는 이것을 잘 튀는 고무공이 발생하는 에너지를 저장했다가 되돌아오는 것과 비교한다.

내측 종 족궁(medial longitudinal arch)의 안정성을 유지하는 족저근막의 중요성은 연속적으로 족저근막, 길고 짧은 척측인대와 탄성인대를 구분하고 난 후, 사체의 발을 채워 넣었던 Huang 등[17]에 의해 보여지고 있다. 이 저자는 인대를 자르는 것은 족궁 경화에서 25%의 감소를 생산했던 것에 따라 족궁 안정성을 유지할 때에 족저근막이 필수라는 점에 주의했다. 이것은 이 인대의 만성 족저 근막염 치료시 외과적 절개가 자주 내측 종축궁의 점진적인 파괴를 초래하는 이유를 설명한다.[18]

추진기

추진기는 발뒤꿈치가 발 끝떼기(toe-off: TO)와 함께 지상(HL)끝을 떠나는 순간 시작된다. 이 주기는 입각기의 33%를 차지하고, 대략 0.2초 지속된다. 추진기 동안, 발은 뒤꿈치 들기 이후 그 최고점을 극단적인 수직의 힘으로부터 보호하기 위해 그 관절을 효과적으로 바로 잠가야만 한다. 그것은 이 작업을 발뒤꿈치 들기가 발생하는 순간, 거골하 관절을 빠르게 회외하는 것에 의해 달성된다.

추진기 동안 전족부 외측 아래에 유지된 압력 중심이 허락하는 것에 따라 차례로 입방골을 배측굴곡하고 종골을 외번하여 돌출시키는 거골하 회외운동은 필수불가결하다. 이것은 입방골의 이동으로 완전히 닫힌 위치로 인하여 동작이 여러 가지 제지하고 있는 인대(특히, 길고 짧은 족저인대와 종주상인대 그리고 두 갈래로 갈라진 인대)에서 만들어지는 긴장에 의해 후족부에 반대하는 전족부의 골성잠김을 생산한다.

지속적인 족근골간 동작이 근육이 아니라 강력한 인대에 의해 종골에 반대하여 입방골을 잠그는 것은 골성 차단을 대표한다는 것을 의미한다. 이것은 추진기 동안 수직적 힘이 체중의 125%를 초과할수 있어서 손상으로부터 보호하는데 필수적이다. 잠겨지는 측주를 통하여 힘의 부드러운 전이를 고려하는 것에 의해 근육의 긴장을 최소로 하는 것처럼, 후족부에 반대하여 전족에서의 골성 잠김은 정상 보행을 위해 필요한 전제 조건이다. Hicks[19]는 종입방 관절에서 잠기는 것은 개선된 이족 보행을 허용하고 있는 인간의 유일한 소질이라고 말한다. 명백하게, 발은 보행시 더 빠르고 더 효율적인 방법을 생산하기 위한 기능적 필요성에 의해 종입방 관절의 재배치를 획득하며 진화되어왔다. 다시 말하면, 이러한 잠김이 없다면, 중족부는 추진력에 의하여 뒤틀리게 될 것이다.

발뒤꿈치 들기 직후, 거골하관절은 추진기가 중족골두의 사선축으로부터 떨어져서 발 회전을 계속하는 것에 따라 회외하기를 계속한다(그림 8-3). 두 번째 중족골이 제5발 허리뼈보다 더 길기 때문에, 이 축의 사용은 전체 발을 횡적 경사에 허락하고, 후족부가 비스듬한 족근골간 관절축에 관해 선회하는 것을 가능하게 한다(그림 8-4). 이 작용은 족저근막의 권양기 효과(windlass effect)로 알려져 있는 것에 의해 강화된다(그림 8-5). 거골하와 중족골 회외운동은 그들이 거주상과 종입방 축의 부정렬을 만들기 때문에 추진기 안정성에 있어 필수적이다. 이것은 근육을 제지하는 기전이 아니라 발을 단단한 레버 팔로 바꾸는 것

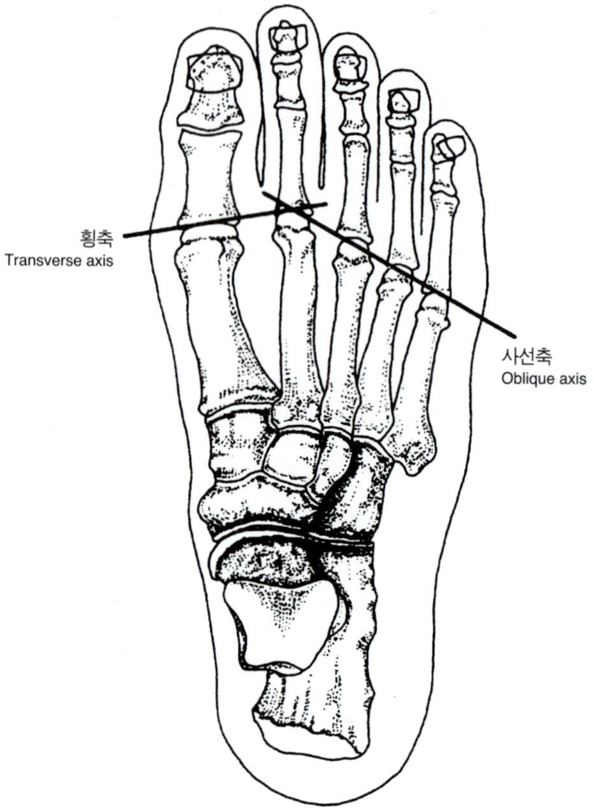

그림 8-3 중족골두의 횡축과 사선축. 출처: T.C. Michaud, *Foot Orthoses and Other Forms of Conservative Foot Care*, p. 37, © 1993, Newton, MA.

과 같은 관절 부조화에 의해 종입방골 관절에서 잠기는 것처럼 근육의 안정화에 대한 요구를 줄인다.

중간추진기 동안 거골하와 족근골간 관절의 회외운동은 족궁의 상승이 발바닥 굴곡에 제1지선을 강요하는 흥미있는 생체역학적 시기에 맞춰지며 그것은 첫번째 중족지골관절 횡축의 배 후측 이동을 차례로 생산한다(그림 8-6). 추진기 동안 엄지발가락을 65° 관절가동범위 안에서 움직이기 위해 이러한 횡축의 이동이 필요하다.

추진기가 진행될 때, 중족골 두(head)가 사선축으로부터 횡축까지 이동하는 것을 보조하기 위하여 비복근이 구심성 수축(concentrically contract)한다(그림 8-7). 그림에서 설명된 것처럼, 이것은 긴장을 족저근막에서 지탱하고, 최종적인 힘의 전이가 엄지발가락을 통하여 발생하는 것을 허락한다. Bojsen-Moller[20]의 기록에 의해, 횡축은 발목관절에서 매번 15~20% 더 오랫동안 지레팔을 움직여야만

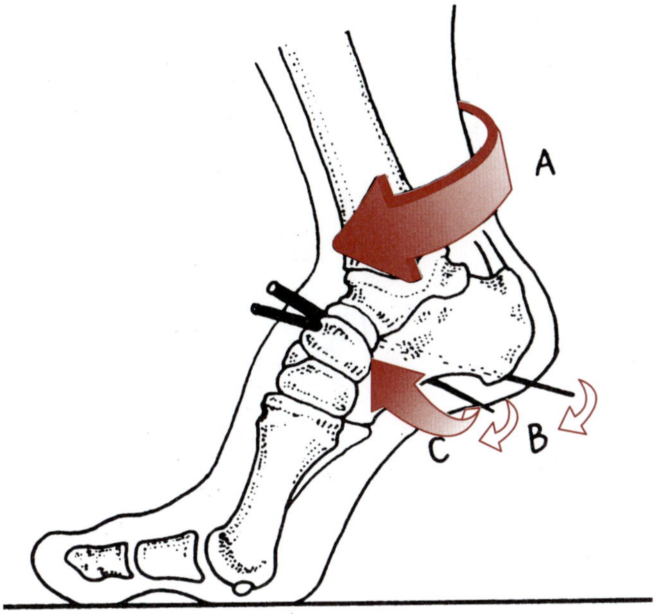

그림 8-4 추진기 동안, 다리의 외회전 (A), 거골하 관절 회외 (B), 그리고 비스듬한 중족관절 회외의 결과로 족궁의 높이 증가 (C). 출처: T.C. Michaud, *Foot Orthoses and Other Forms of Conservative Foot Care*, p. 34, © 1993, Newton, MA.

하기 때문에 더 효과적인 밀기(push-off)를 허용한다. 급속하게 효율적인 전방추진을 생산하는 사선 축 위에서의 횡축의 사용은 최종적인 진화의 변화 과정을 대표한다.

추진기 동안 발생되는 중요한 신경학적 사건 중 하나는 압력 중심이 중족골 두 아래에 옮겨질 때, 일어나는 근위부 굴곡근의 반사적인 수축이다. Robbins 등[21]에 의하여 증명된 것처럼, 발 아래에 위치하는 피부수용기들(예를 들면, 마이스너 소체)의 유해한 자극은 자극이 주어진 부위에 의하여 근위부 굴곡근 또는 신전근들의 반사 수축을 생산한다. 만일 측주(lateral column) 또는 중족골두가 자극되면, 근위부 굴곡근은 더 큰 힘으로 수축된다. 반대로, 만일 내측 중족궁 아래의 피부가 자극되면, 근위부 굴곡근은 억제되고 근위부 신전근들은 활발하게 발화된다.

근위부 굴곡근육 조직이 자극되는 동안 수직력과 결합된 가속력이 오직 중족골두에서만 지지되어 손상 가능성이 증가되기 때문에 원위부 굴곡근의 수축이 발가락 근위부 쪽으로 지면반발력의 더 많은 비중을 배포하는 것에 의해 중족골두의 손상 가능성을 줄이는 것처럼 이 정보의 임상적 중요성은 줄여서 말할 수 없다.

저자들은 족궁 높이의 증가가 나타날 수 있는 맨발(중족골두 아래 피부수용기에 자극을 증가시키는)로 달리는 사람들 개개인의 힘을 측면 체중부하 방사선 사진(lateral weight-bearing radio-graphs)으로 측정하여 그들의 임상자료를 지원한다. Robbins 등[21]은 맨발 달리기가 반복적으로 족저 수용기들을 자극하여 내측 중족궁을 올리는 것이 가능한 단지굴근(flexor digitorum brevis)의 긴장도를 증가를 만들어 낸다고 제안한다.

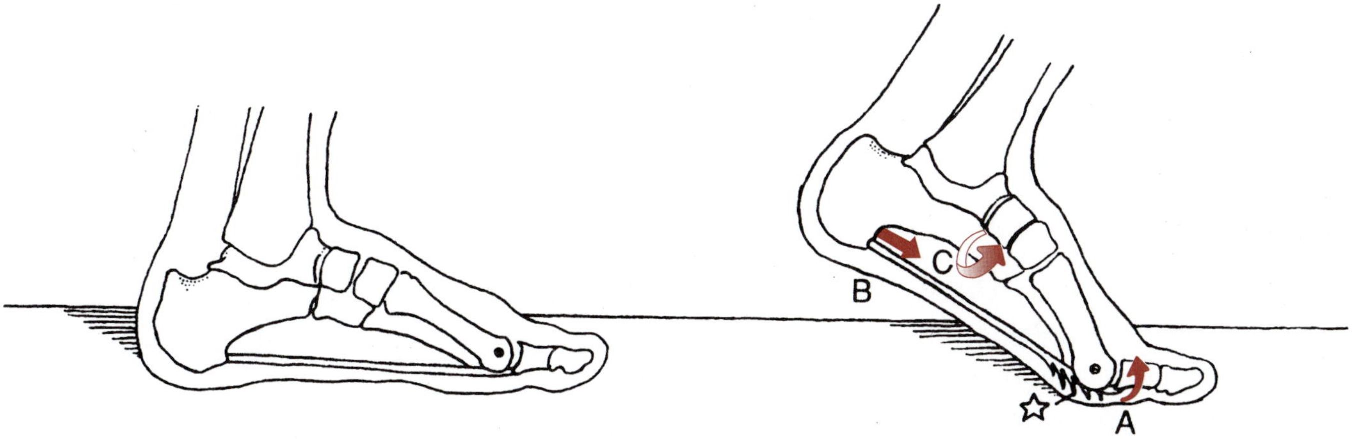

그림 8-5 족저근막의 권양기 효과. 추진기동안 발가락 배측굴곡 (A) 결과 전족과 후족부가 가까워져서 (B) 안정성에 필요한 족궁의 높이 증가를 허용한다.

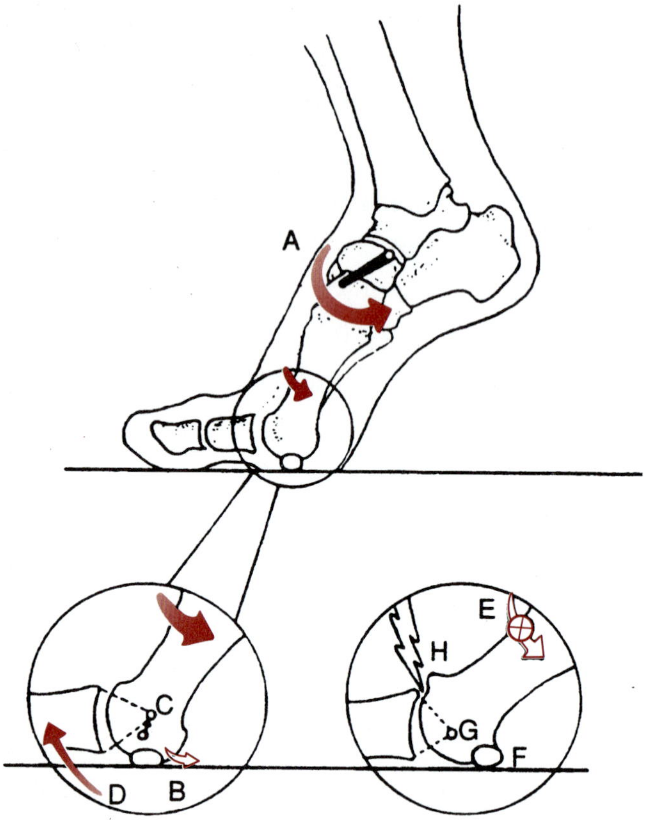

그림 8-6 첫 번째 중족골이 정상적으로 제2중족골보다는 더 짧기 때문에, 추진기 동안 지면과의 접촉을 유지하기 위하여 저측굴곡하여야 한다(a). 첫 번째 중족골이 저측굴곡할 때, 첫번째 중족 지절관절의 횡축의 배-후측 이동을 허용하기위해(c) 중족골두는 종자골을 따라서 뒤쪽으로 활주한다(b). 이 새로운 축은 엄지 배측굴곡 범위를 무제한으로 허용한다(d). 추진기동안 첫 번째 중족골의 저측 굴곡 실패(e)는 차례차례로 횡축의 배-후측 이동을 허용하는 중족골두와 중족골두 종자골(f)의 뒤쪽 활주을 억제한다. 엄지발가락은 이제 원래 축(g)에 의하여 배측굴곡 된다. 이것은 연골하부 뼈의 독특한 재흡수로 배측 연골의 "움직이지 않게 하기(jamming)" (h)와 첫 번째 중족골두의 배측 lipping을 초래한다. 출처: T.C. Michaud, *Foot Orthoses and Other Forms of Conservative Foot Care*, p. 37, © 1993, Newton, MA.

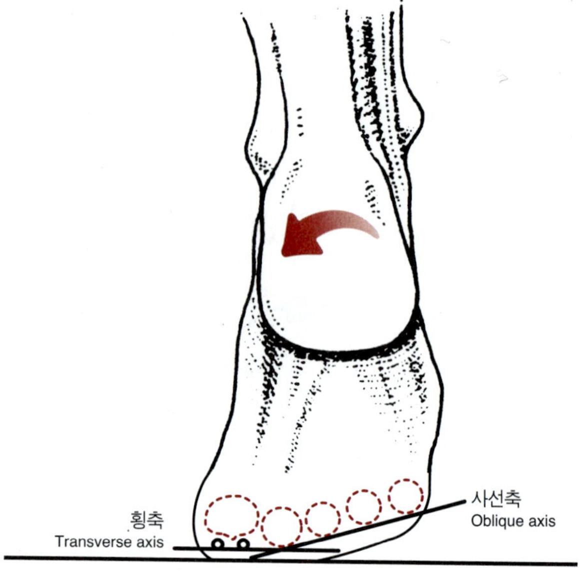

그림 8-7 추진시 중족골 횡축의 사용. 출처: T.C. Michaud, *Foot Orthoses and Other Forms of Conservative Foot Care*, P. 82, © 1993, Newton, MA.

유각기동작(Swing Phase Motion)

유각기는 발가락 떼기에서 시작되어 뒤꿈치 닿기가 끝나는 대략 0.4초 동안 지속된다. 이 기간 동안 기본적인 생체역학적 요구는 중간 유각기에 적절한 지면 정리와 발뒤꿈치 닿기에 앞서 발과 발목의 안정적인 자세를 제공하는 것이다.

지면 정리는 조기 추진기 동안 비복근과 늦은 입각기와 조기 유각기 동안 고관절 굴곡근의 복합적인 수축에 의해 달성된다. 지면 정리를 향상하는 고관절 굴곡근의 중요성은 명백하지만, 비복근이 추진기 동안 활발한 수축으로 무릎을 굽히는 동시에 발목을 저측 굴곡시켜 아마도 훨씬 더 중요한 역할을 하는지도 모른다(비복근은 무릎과 발목관절 모두를 가로지른다는 것을 기억하라). 이것은 슬관절 전방과 상방운동 시 슬관절 굴곡을 만들기 위해 고관절 굴곡과 슬괵근 근육조직을 생산하는 장요근에 대단히 향상된 역학적 이득을 전달한다.

유각기 중간에, 전방추진과 조기 유각기 동안 생성된 관성력에 의하여 동작이 유지되는 조용한 주기가 있다. 이 조용한 주기는 단지 발뒤꿈치 닿기에 앞서 전방 구획 근육이 동시에 수축하여 충격을 감소시킬 것을 내다보고, 접촉기와 연합하여 유지된다. 유각기 동안 다른 작용을 가지는 것은 전경골근이 유일하다. Basmajian과 Deluca[22]에 따르면, 전경골근은 조기 유각기 동안 족관절 배측굴곡과 말기 유각기 동안 전족의 내번을 허용한다.

단지 뒤꿈치 닿기에 앞서, 발은 족관절 배측굴곡, 전족부는 내번되고, 여러 가지 충격을 흡수하는 근육과 함께 발뒤꿈치 닿기와 관련되는 지면반발력을 감소하는 것을 내다

보고 약간 회외된 거골하관절과 함께 배치된다. 보행 주기 동안 근육 활동은 그림 8-8에서 그래프로 요약되어 설명된다.

비정상적인 발 기능
ABNORMAL FOOT FUNCTION

이전에 기술된 운동 패턴은 거골하 관절이 접촉기 동안 단지 6°에서 8° 내전했다고 하는 점에서 이상적으로 고려되어야만 한다. 그리고 거골하와 족근골간 관절은 (잠김기전이 예정되어 있는 종입방관절과 더불어) 중간추진에 의해 회외된 위치를 띨 수 있다. 그러나 이 이상적인 형태에는 이상적으로 기술된 것으로부터 의미있는 변화를 만들어내는 여러 가지 구조적 그리고 기능적 비정상에 대한 다수의 예외가 있다. 다음에서는 일반적으로 보이지만 동작에 해롭게 영향을 미칠지도 모르는 생체역학적 이상을 검토할 것이다. 병인학, 병리역학(pathomechanics) 그리고 이러한 상태의 치료를 위해 각각의 표제어에 관하여 논의된다.

후족 내번 변형(The Rearfoot Varus Deformity)

후족 내번 변형은 종골이 후족부 그리고/또는 하지가 안쪽을 향하여 반대 위치에 놓여 있는 뼈의 기형이다(그림 8-9). 이 변형의 원인은 유아기 동안에 반대로 되어있던 위치를 바르게 하는 경골 그리고/또는 종골의 기능상실과 관련이 있다. Kling[23]은 하지가 구부려지는 위치에서 자연스럽게 이루어진 physis 위에서 압력을 바꾸는 것을 내번 변형을 영속시키거나, 심지어 확대하는 초기 성숙 전 보행으로 제시했다.

종골을 내번하게 하는 경향 때문에, 발뒤꿈치 닿기 동안 초기 접촉 지점은 발바닥 외측의 종골이다. 종종 극단적인 외측 접촉에 의해 거골하관절이 중앙에 내전된 위치로 꺽이게 된다. 그림 8-10에서 보여지는 것처럼, 거골하관절은 단지 지면에 발바닥 내측 발을 가져오기 위해 많은 양의 내전을 할 것을 강요당한다. 회내의 정도가 직접적으로 변형의 정도에 비례한다는 점에 주의하라.

놀랍게도, 비록 후족부 내번 변형의 대부분이 회내와 관련된 손상의 결과로 만들어진 일반적인 생체역학적 과실이지만, 이 변형안에 후족부가 전형적으로 정적 입각기 동안 지면에 수직으로 남아있기 때문에 그것은 과잉 회내의 중요한 원인으로서 정당하게 평가되지 않는다. 과잉 회내를 평가할 때 대부분의 개업의가 후족부 외번을 찾기 위해, 훈련되므로 수직의 후족부는 자주 검사자에게 거골하관절이 그 중앙선 위치 근처에 있을 것임에 틀림없다는 인상을 준다. 이러한 논리의 과실은 그림 8-11의 두 그림을 보는 것에 의해 명백하게 된다. 첫눈에, 후족부 외번이 있는 오른쪽 사람이 과도하게 내전된 것은 명백해 진다. 그러나, 이 두 사람 모두 종골이 14° 외번(everted)된 것에 따라 하지를 이등분해 보면, 거골하관절은 동등하게 회내(pronated)된다. 오른쪽 사람에게 보조기를 처방할 것이었던 동일한 개업의는 왼쪽사람에게서 경골의 내반과 관련되는 과잉 회내를 간과했을지도 모른다.

손상기전을 고려해보면, 이른 중간 추진기 동안 거골하관절에서 단계적으로 정상적인 회외를 구성할 수 있고, 접촉기 동안 발에 부상을 당하는 경우가 자주 있으므로 후족부 내번 변형이 있는 사람이 더 많은 것 같다. 접촉기 동안 과다한 회내는 과다한 거골 내전과 족저굴곡을 허용하는 것에 따라, 거골하관절 안정에 책임이 있는 연부조직을 잡아당기고 있으므로 다루기 힘들다. 과다한 회내는 12°를 초과하고 있는 dorsiplantar 체중부하 방사선 사진[24] 또는 거골하 회내 위에서 측정된 것에 따라 7 mm를 초과하고 있는 거골 내전으로서 정의된다.[25] 광범위한 손상을 일으키기 위하여 과다한 회내가 스트레스를 뼈, 근육 및 인대안에서 현저하게 바꿀지도 모른다는 것을 다수의 연구[26-28]가 증명했다. 사실, Lutter[29]는 무릎 손상의 77%가 발과 발목의 생체 역학적 결점과 관련되어있다고 한다. 이것은 과다한 거골 내전 전이의 결과가 대부분 경골의 과다한 내회전에 있다(거골하관절의 활동은 정강이의 수평면운동으로 발뒤꿈치의 전두면의 운동을 바꾸는 직접적인 염력을 전달하는 역할을 한다는 것을 기억하라). 이것은 아마 Matheson 등[30]이 기록한 대로 과다한 경골의 회전이 원인이 되어 과도하게 훨씬 더 많이 회내되어 더 아래쪽 경골의 피로골절로 고생하는 사람이 있을 것이다. 더 최근, Hefzy 등[31]은 과잉 회내가 슬개후 힘의 내측 재분포를 생산하는 방법을

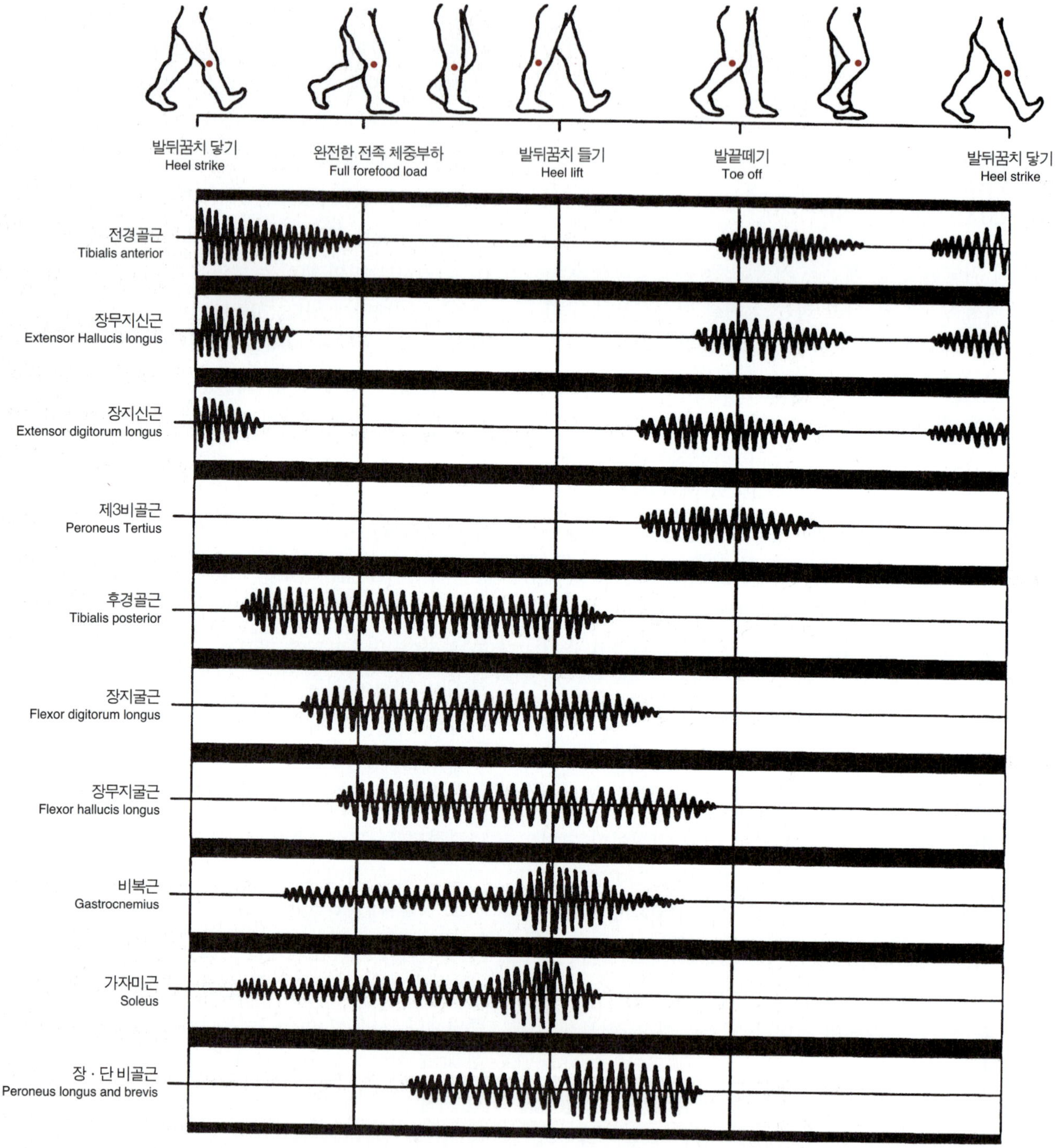

그림 8-8 근육 기능. 출처: T.C. Michaud, *Foot Orthoses and Other Forms of Conservative Foot Care*, p. 51, © 1993, Newton, MA.

계속

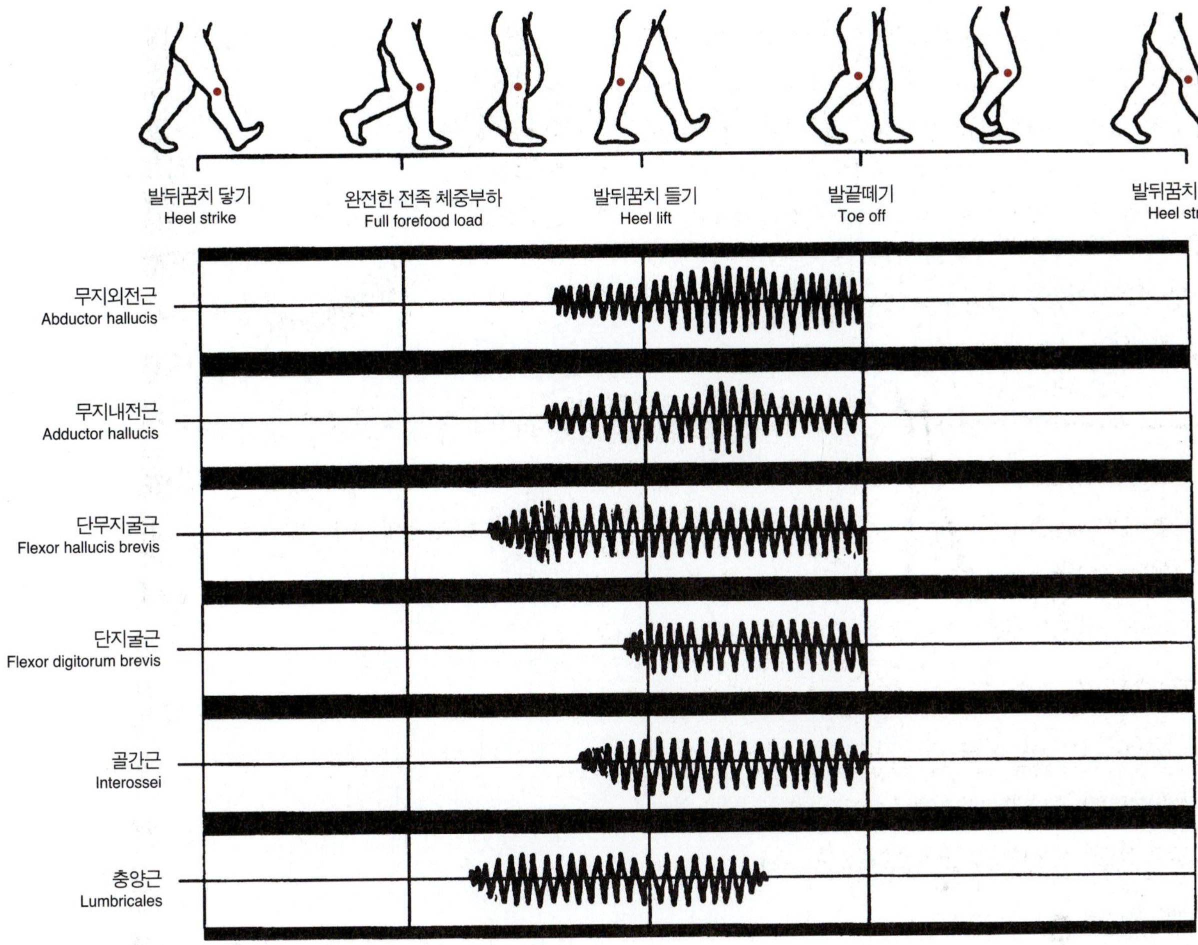

그림 8-8 근육 기능. *(계속)*

보여주기 위해 3차원 생체역학적 모형을 개발했다. 이것은 자주 과다한 내전이 나타나는 사람이 왜 plical band 증후군이 나타나는지 설명한다.

발의 잠재적 상처에 관해서, Manter[32]는 과다한 거골하 회내가 설상골과 첫 번째 3중족골을 외전시키게 되는 위치에 밀어 넣었던 주상골의 전방 전위를 생산하는 것을 제안했다. Carrrier 등[33]은 이 작용이 족저근막을 잡아당기고, 세 번째 빈틈에 이 신경이 외전되는 내측주와 안정화되는 제 4 와 제5중족골두를 사이에서 갇힘에 따라 족근골간 신경염에 걸리기 쉽다고 이론화하였다. 거골하 회내와 연합된 주상골 전방전위는 최근에 제기되었으나, 거골하 움직임의 사체 평가에 의하여 인구의 단 20% 만이 거골하관절이 내전하는 것에 따라 주상골이 전방전위 된다는 것을 증명했다고 하는 점에서 유의하다.[34]

아마도 후족부 내번 변형과 관련되는 잠재적 손상을 일으키는데 책임이 있는 가장 중요한 인자에 반드시 과다한 회내의 총체적인 범위가 필요한 것은 아니며, 무엇보다 더 중요한 것은 회내가 발생하는 속력이다. 이것은 회내의 각속도가 손상을 발전시킴에 있어서 더 중요한 역할을 할 것이라 제안하는 최근의 연구[35]와 일치한다. 만일 당신이 그림 8-10을 다시 참조한다면, 당신은 거골하관절이 14° 운동범위동안 접촉기의 처음 0.18초에서 내전한다는 점에 주목할 것이다. 이러한 회내의 상당히 급속한 비율은 그것이 감속할 시도에서 거골하 동작을 원심성 수축하는 것에 따라 후경골근을 상당히 잡아당긴다. 이것은 내측 경골의 스트레스 반응이 후족부 내번 변형과 관련되는 가장 일반적으로 보이는 손상인 이유를 설명한다(이상한 일이지만, 전경골근이 거골하 회내의 중요한 감속기라도, 그것은 좀처

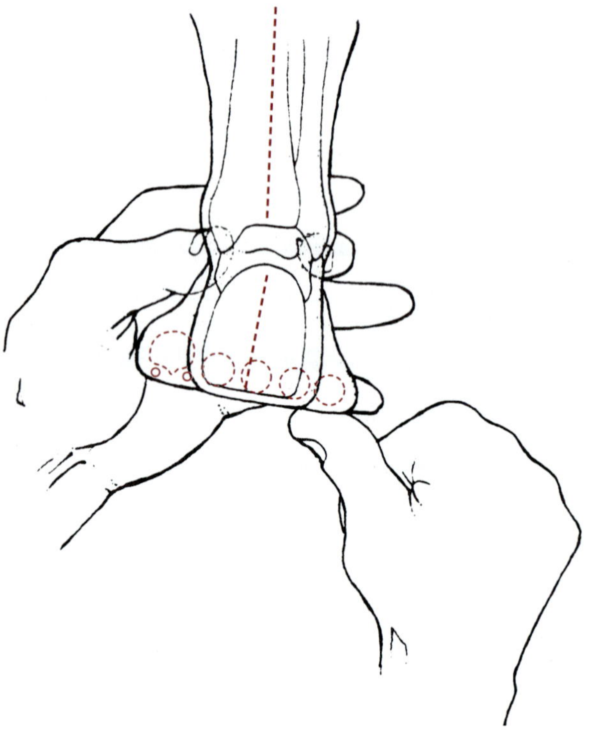

그림 8-9 후족부 내번 변형. 출처: T.C. Michaud, *Foot Orthoses and Other Forms of Conservative Foot Care*, p. 58, © 1993, Newton, MA.

럼 이러한 발모양으로 다치게 되지 않는다).

후족부 내번 변형의 성공적인 관리는 전체적인 범위를 감소시키거나, 치료의 일부 형태나 보상성 거골하 회내의 비율을 반영하는 것을 필요로 한다. 이러한 변형이 있는 사람이 오직 약간 과다한 회내와 함께 나타나면, 치료의 첫번째 방침은 거골하 회내 감소에 대해 책임이 있는 근육강화를 위한 운동을 처방해야만 한다. 이전에 언급된 것에 따라, McPoil과 Cornwall[12]은 이 근육이 발을 안정시킬 때에 중요하지만, 자주 과소 평가받는다고 생각한다.

근력강화운동의 중요성이 아직도 명확하지 않다는 것을 명심해라. Perry[36]에 의해 언급되어진 바와 같이 "심지어 최대한의 근육 참가로, 발에 강요되는 외번 염력을 만날 가능성은 제한되며, 신발류의 신중한 선택과 부수적인 지지대를 추가하는 것이 강한 정당성을 제공한다." 근력강화운동을 하는 것은 Donatelli 등[37]과 Aubrey 등[38]이 여러 가지 발 손상 재활에 있어서 여러 가지 발과 다리 근육을 강화하는 것은 여러 가지 회내와 관련된 손상의 치료에서 비교적 효과가 없었다고 확증한 것처럼 대수롭지 않은 역할을 할지도 모른다. 이것 때문에, 근력강화운동은 주로 오직 약간 과다한 회내와 관련되는 비교적 가벼운 또는 최근의 손상을 위해 고려되어야만 한다.

의심할 바 없이, 후족부 내번 변형을 다루는 가장 효과적인 방법은 내번증 쐐기 또는 지주(post)를 가지는 보조기가 그 발바닥 내측면 아래에 놓이는 것이다(그림 8-12). 진짜 후족부 내번 변형은 변형을 수용하기 위해 뼈를 외과적으로 똑바르게 하는 뼈의 기형이기 때문에, 내번증 쐐기는 지면으로 내측 발을 움직이게 만드는 것보다 내측발을 지면으로 가져와 기형에 적응하도록 한다. 다수의 연구[39,40]는 내번증 쐐기가 회내의 전체적인 범위를 감소시킬뿐만 아니라, 회내가 발생하는 각속도 또한 감소시키는 것을 증명했다. 또, Cavanagh 등[41]은 내번증 쐐기가 발뒤꿈치 닿기에 나타나는 내측 전단력의 현저한 감소를 만들어내는 것을 증명했다.

보조기 제작에 관하여 개업의는 몇 개의 옵션을 적용할 수 있다. 가장 단순하고 가장 저렴한 방법은 과다한 발 동작을 통제하기 위해 "paste-in"으로 알려져 있는 방법을 사용하는 것이다. 이 과정은 여러 가지 부드러운 물질(예를 들면, 펠트 또는 Plastazote)를 내번증 쐐기의 형태로 만들고, 안창(inner sole)의 바닥 위에 이 형태에 아교를 바르는 것을 포함한다. 이것의 변조(modification)는 또한 코브라 패드로 알려져 있다. 이 비교적 단순한 디자인에도 불구하고, paste-in 보조기는 효과적으로 거골하 회내의 범위와 속력을 줄일 수 있다.[42]

단순하지만 약간 더 비싼 다른 옵션은 내번증 쐐기를 발뒤꿈치에 통합하게 하는 주 보조기를 처방하는 것이다. 가장 인기가 있는 주 장치(stock devices)는 에이펙스(Apex) 내번증 쐐기다. 만성적인 족저 근막염에 대한 여러 가지 치료의 효능을 평가하고 있는 한 연구에서, Aubrey 등[38]은 주 내번증 쐐기가 환자의 50%에서 1개월에, 3개월에 90%에서 95%와 6개월에는 100% 증상의 성공적인 해결을 가져왔다는 점에 주목했다. 이 결과는 코티손을 주사하여 7번 치료에서 2번 실패한 것과 운동(대조군과 비교하여 아무런 변화없음)의 저조한 성공 비율과 비교된다. 코티손이 창상 치유를 나쁘게 하기 때문에,[43] 이 치료 형태는 오직 최후의

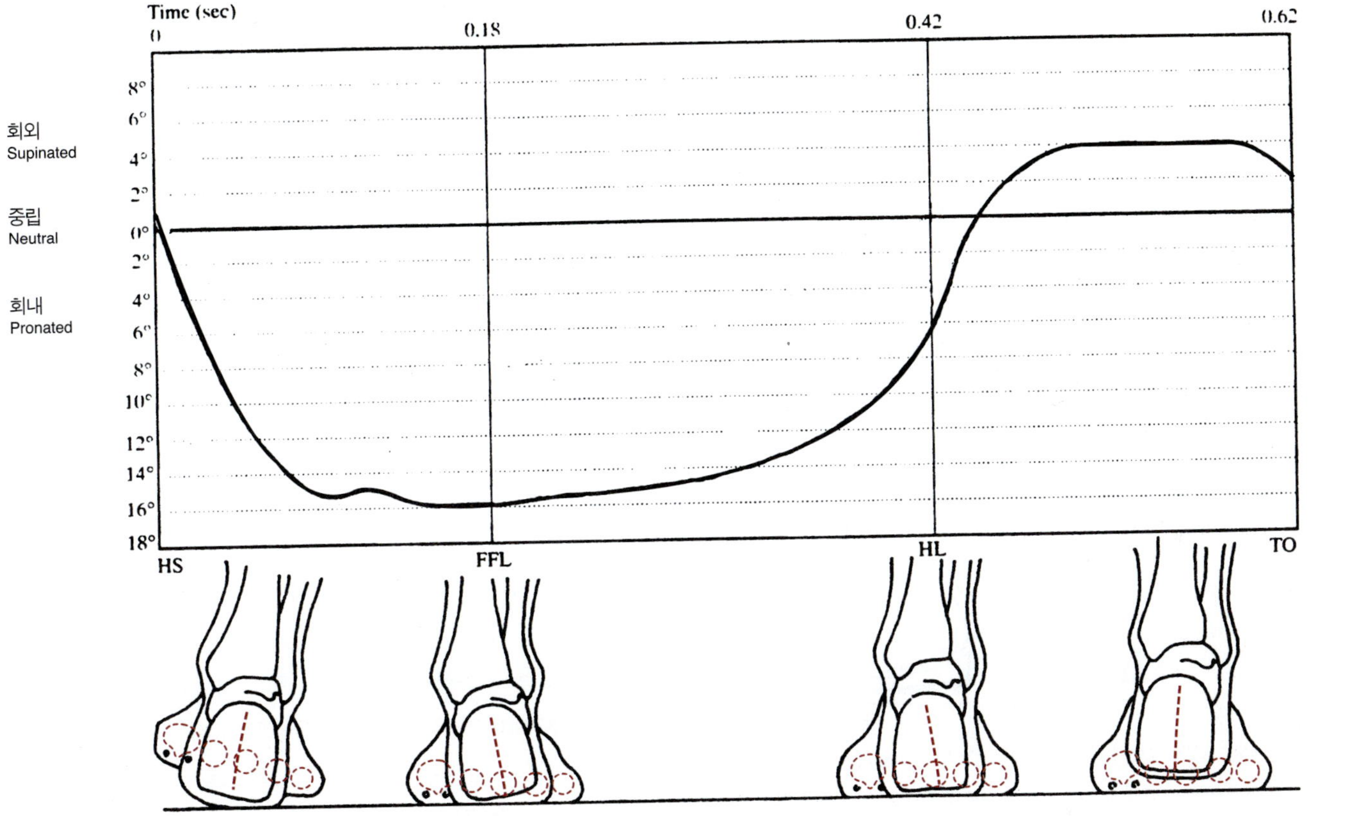

그림 8-10 후족부 내번 변형이 있는 입각기 동작. 출처: T.C. Michaud, *Foot Orthoses and Other Forms of Conservative Foot Care*, p. 59, © 1993, Newton, MA.

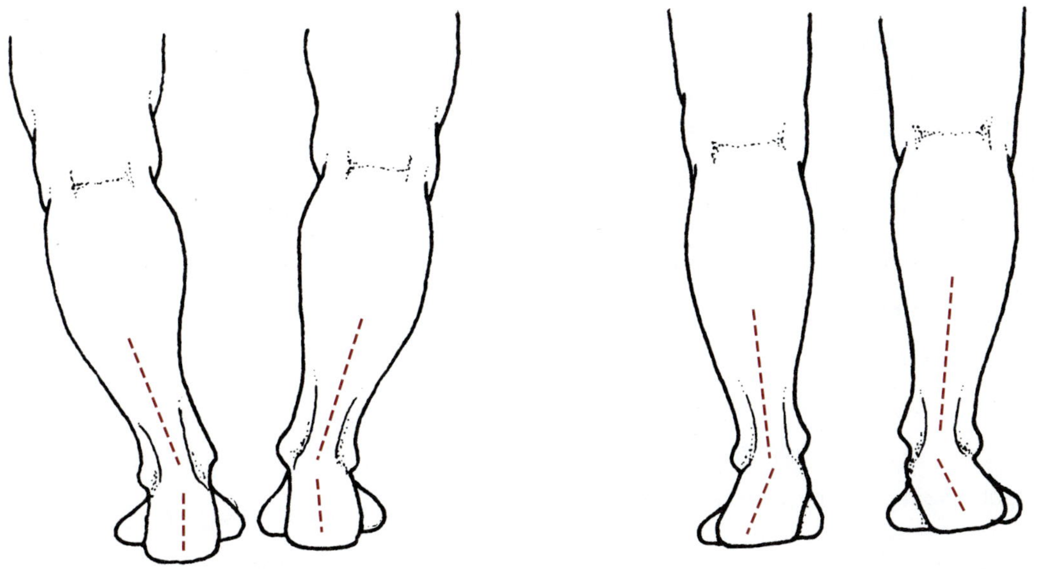

그림 8-11 경골 내번과 연합된 거골하 회내(좌)와 후족부 외번과 연합된 거골하 회내(우).

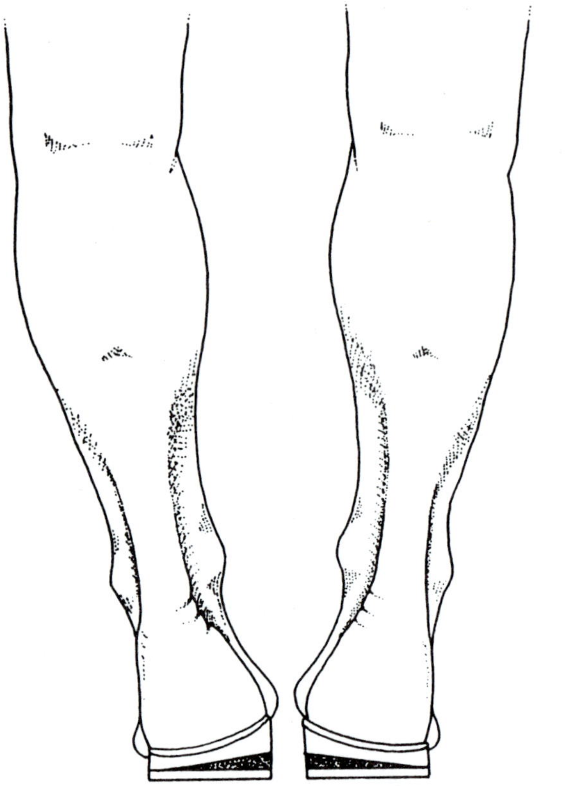

그림 8-12 후족부 내번 지주. 출처: T.C. Michaud, *Foot Orthoses and Other Forms of Conservative Foot Care*, p. 63, © 1993, Newton, MA.

수단으로 고려되어야만 한다고 강조했다.

후족부 내번 변형을 위한 치료의 최종적인 방법은 주문 제작된 보조기의 사용을 포함한다. 이 보장구의 비용 때문에, 족부의들이 이러한 발 모양에 좀처럼 추천하지 않고, 보통 내번증 변형이 나타나는 후족부가 전족부 그리고/또는 중족부의 기형을 더욱 복잡하게 했을 때만 처방한다는 것을 명심해라.

관행적인 보장구가 처방된다면, 이것이 입각기와 관련되는 발바닥 연부조직의 전이를 효과적으로 바로잡고, filling-out에 대한 요구를 부정하든지, 또는 긍정적인 면의 모델이 되는 "fudging"가 모든 무체중부하주조(off-weight-bearing casting) 기술과 더불어 필요에 따라 반-체중부하 캐스팅(semi-weight-bearing casting)처치가 사용되는 것이 추천된다.

반-체중부하 캐스팅 처치가 사용되면, 족부의는 두 개의 옵션을 가진다: 발의 모양(impression)은 중립자세에서 (실험실 사례의 경우, 내측 족궁은 회내의 6~8°까지 허용한다) 거골하관절을 지속적으로 유지할 수 있는지 또는 회내된 거골하관절에서 원하는 각도의 발의 모양을 얻어낼 수 있는지이다. 변형된 발의 모양을 충격흡수에 필요한 회내의 원하는 정도로 바로잡고, 내측 족궁을 더 이상 낮추지 않기 위해 시행한다.

캐스팅을 회내에 적합한 정도에 따라 족부의는 정확하게 얼마의 회내가 허락될 것이냐에 대하여 완전한 제어를 가진다. 후족부 내번 변형이 있는 치료의 목표가 내측 족궁을 지지하지 않아, 지주(post)와 함께 발 보조기를 내측면에 가지고 오는 것이라고 강조되어야 한다. 이것은 거골하관절이 가장 빠르게 내전하고 있을 때, 발뒤꿈치 아래에 놓이는 내번증 쐐기가 접촉기 동안에 작용하는 동안, 내측 족궁의 지지가 주로 중간입각기 동안 작용하는 것처럼 중요한 개념이다. 접촉기 동안 나타나는 회내 정도를 최소화하는 것에 의해, 공유되는 족근골간 축의 평행성은 발생하지 않고, 내측 종축궁은 지지물의 필요성 없이 스스로 지지할 수 있다. 게다가, 비록 내측 족궁의 지지는 여러 발 형태에 적합하지만, 내번증 변형은 기능적으로 잘 만들어진 내측 족궁에서 전형적으로 나타난다.

후족부 내번 변형이 있는 개인에게 과도하게 높은 족궁 지지의 사용은 피부 수용체(즉, 마이스너 소체)를 자극하는 것이 조기 입각기동안 내측 족궁의 반굴과 관련되는 에너지의 저장과 우발적인 복귀를 막을지도 모르고, 심지어 신전근의 반사적 수축 시 더 많은 힘을 초래하므로 전형적으로 유해하다. 이 작용의 부정적 효과는 명백하다. 아마 이것은 최근 독일의 연구에서 족궁 지지와 함께한 치료에 응답하지 않았던 개인이 족궁 지지와 적절한 지주에 있는 보장구로 교체되었을 때 81%에서 증상의 성공적인 해결을 가진 이유를 설명한다.[44]

정확한 각도를 보조기에 통합하여 결정하는 것과 관련하여, 가장 효과적인 방법은 후족부 내번 변형(즉, 거골하 내번, 더 아래쪽 경골의 내번이 더하여 지고, 어떤 내번이라도 교차 보행 패턴과 함께 연합된다)의 전체 각도(total degree)를 발견하고, 적어도 6° 또는 8°의 거골하 회내의 적절한 범위를 고려하여 이 수로부터 줄인다. 예를 들면, 4° 거골하 내번, 아래쪽 경골의 8° 내번과 정상 보행의 기저에 4° 후족부 내번증후(4 더하기 8 빼기 8)가 있는 사람은 접촉기 동안 거골하 관절이 외전하는 것을 허용하기 위해 8°의 운동범위를 필요로 할 것이다. 이 방법을 사용하여, 거골하관절은 그 이상적인 범위를 통하여 내측 종골이 외곽틀을 치기 전에 벌써 외번할 것이다. 그때, 보조기는 오직 과잉 동작을 막기 위해 충격 흡수에 필요한 이상적인 범위를 고려하여 작용할 것이다.

기능적이든 아니든, 주(stock) 또는 보조적인 paste-in이 처방된 사람은 보조기를 착용하는 것에 점차적으로 익숙해진다. 처음 보조기를 착용한 날은 1시간, 둘째 날은 2시간, 셋째 날은 3시간, 등 7시간 동안 연속적으로 착용할 수 있을 때까지 길들여가는 과정이 요구된다. 만일 증상이 이 과정 동안 발전되면(외측의 무릎 통증은 매우 일반적이다), 환자는 어디에 어떠한 불편함도 없는 선으로 착용시간을 줄이고, 그 다음 착용시간은 더 작은 증가분으로 늘리도록 하여야 한다. 후족부 내번 지주는 내번 발목 염좌의 경향이 있는 사람은 항상 조심해야하고, 측면운동이 있는 경기(예를 들면, 농구)에 참여하는 사람에게 조심하도록 항상 주의시켜야 한다.

처방된 보조기에 더하여, 환자가 적절한 구두 기어의 중요성을 이해하는 것 또한 중요하다. McPoil 등[45]은 잘 설계된 구두는 심지어 보조기 없이 발 동작을 유리하게 수정할 능력이 있다는 것을 보여주고 있다. 구두에서 찾는 더 중요한 가치(qualities)는 환자의 종골이 체중부하에 굽히지 않는 강한 정강이와 중족골두를 압축하지 않는 광대한 발가락 박스에 밀접하게 등고선을 기록하는 단단하고 깊은 발뒤꿈치 계수기를 포함한다. 가능한 한, 후족부 내번 변형이 있는 사람은 뒤꿈치가 이중 밀도(duo-density)로 되어있고, 외측 발뒤꿈치 벌어짐을 최소화하는 운동화를 신어야 한다. Nigg와 Morlock[46]에 의하면, 외측 발뒤꿈치 벌어짐이 있는 운동화는 거골하 회내의 범위와 속도를 증가시켜 지면에 너무 빨리 접촉된다. 그 결과, 신발의 외측 발뒤꿈치의 적절한 정도는 실제로 유익하다. 또한 환자에게 후족부 내번 지주가 있는 보조기가 신발의 외측 발뒤꿈치 양을 줄이지 않을 것이고, 실제로 자주 과도한 내번으로 지면을 후족부로 치는 사람의 경우, 이 시기에 신발의 외측 발뒤꿈치를 늘리게 될지도 모른다고 설명되어야 한다. 후족부 내번 변형이 있는 사람의 치료시 또 다른 고려사항은 맨발이 회내의 비율과 속도를 감소시키므로 그 또는 그녀는 맨발이어야만 한다.[47]

후족부 내번 변형의 치료에 관한 최종적인 설명은 이 기형이 가끔 하지의 여러 가지 근육조직들의 불균형의 결과라는 것이다. 이것은 뒤쪽 심부 구획 근육의 과다 사용이 발뒤꿈치 닿기에 앞서 후족부를 내번하는 것으로 구축을 만들어낼 가능성이 있으므로 장거리 주자들에게서 꽤 일반적이다. 이것은 근육의 외측 구획이 약한 상황에서 더 많이 일어날 것이다. 이것이 연부조직 이상이어도, 후족부는 아직도 과도하게 내번된 뒤꿈치로 지면에 닿아 거골하관절을 중앙에 내전된 위치에 치우치게 한다. 이 상황에서의 치료는 환자가 외측 구획의 근육을 운동시키고, 뒤쪽 심부 구획 근육을 신전시키는 동안 일시적으로 pasted-in 보장구를 사용할 것이다. 이것은 결국 후족부가 더 중립적 위치에서 지면에 닿는 것을 허락할 것이며 그 경우, paste-in 후족부 내번 지주는 버려져야 한다.

전족 내번 변형(The Forefoot Varus Deformity)

전족 내번 변형은 발이 그 중립자세를 유지할 때, 발바닥 전족부가 발바닥 후족부와 거꾸로 되는 관계로 남아 있게 될 때, 나타나는 골성 이상을 대표한다(그림 8-13). 비록 원래는 영아기 동안 역회전하는 거골 두와 거골 경(neck)의 기능상실의 결과라고 생각되지만, 최근의 연구는 그것이 아마 거주상 또는 종입방 관절의 골성 이상의 결과일 것이라고 제안하고 있다.[48] 대립 팔이 후족부 이분선에 수직으로 유지되는 동안, 단순히 측각계의 1개의 팔을 발바닥 전족과 평행하게 놓는 것에 의해 변형의 정확한 정도를 측정하는 것은 가능하다. 이 측정법이 족부의의 눈을 필요로 한다는 사실에도 불구하고, 심지어 미숙한 평가자도 팔과 발바닥 전족을 측정하는 것으로 1° 범위에서 전족부와 후족부의 여러 가지 관계를 정확하게 증명하게 되었다.[49]

병리역학(pathomechanics)적 소견으로, 이 발 형태는 오직 지면에 발바닥 내측 전족을 가지고 오기 위해(그림 8-14) 때때로 극단적인 운동범위를 통하여 전족부를 내번시키는 소인이 거골하관절에 주어지는 것에 따라 광범위한 손상을 야기하는 것으로 유명하다. 후족부 내번 변형과는

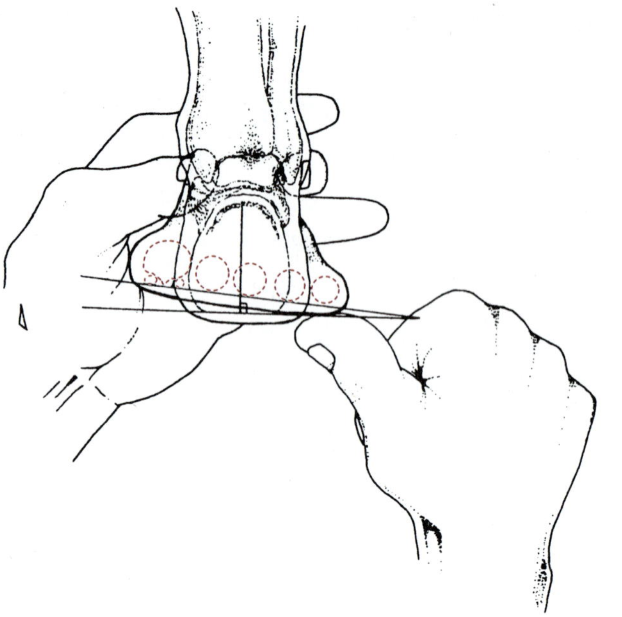

그림 8-13 전족부 내번 변형. 출처: T.C. Michaud, *Foot Orthoses and Other Forms of Conservative Foot Care*, p. 64, © 1993, Newton, MA.

다르게, 전족부 내번은 입각기의 모든 주기 전체에 대상성 거골하 회내를 초래한다. 다행히, 접촉기 동안 거골하 동작은 비교적 천천히 발생하므로 특별히 까다롭지는 않다. 그러나, 중간입각기 동안의 회내는 때때로 과다한 회내 범위를 유지하기 위해 체중에 중요한 지레팔을 유지하는 종골과 관련있는 거골의 내측 전위를 허용한다. 그 결과, 전족 내번 변형이 있는 사람은 대개 최대한으로 외번(everted)된 후족부와 함께 추진기로 들어간다.

발뒤꿈치 들기로 나타나는 과다한 종골 외번(eversion)은 몇가지 이유로 손상을 일으킬 수 있다. 먼저, Glancy[50]가 언급한 바와 같이, 과다한 종골 외번은 거골하 내번을 줄이기 위해, 입각기 초기에 탄성 에너지를 저장하는 그들의 능력을 잃어버린, 책임있는 근육을 과다 신장시킬지도 모른다. 이것은 이 근육이 지레팔에 공급된 체중을 극복하는 데 충분한 힘을 생성하고, 추진기 동안 거골하 관절을 회외하는 것을 상당히 어렵게 한다. 그 결과, 종입방 관절

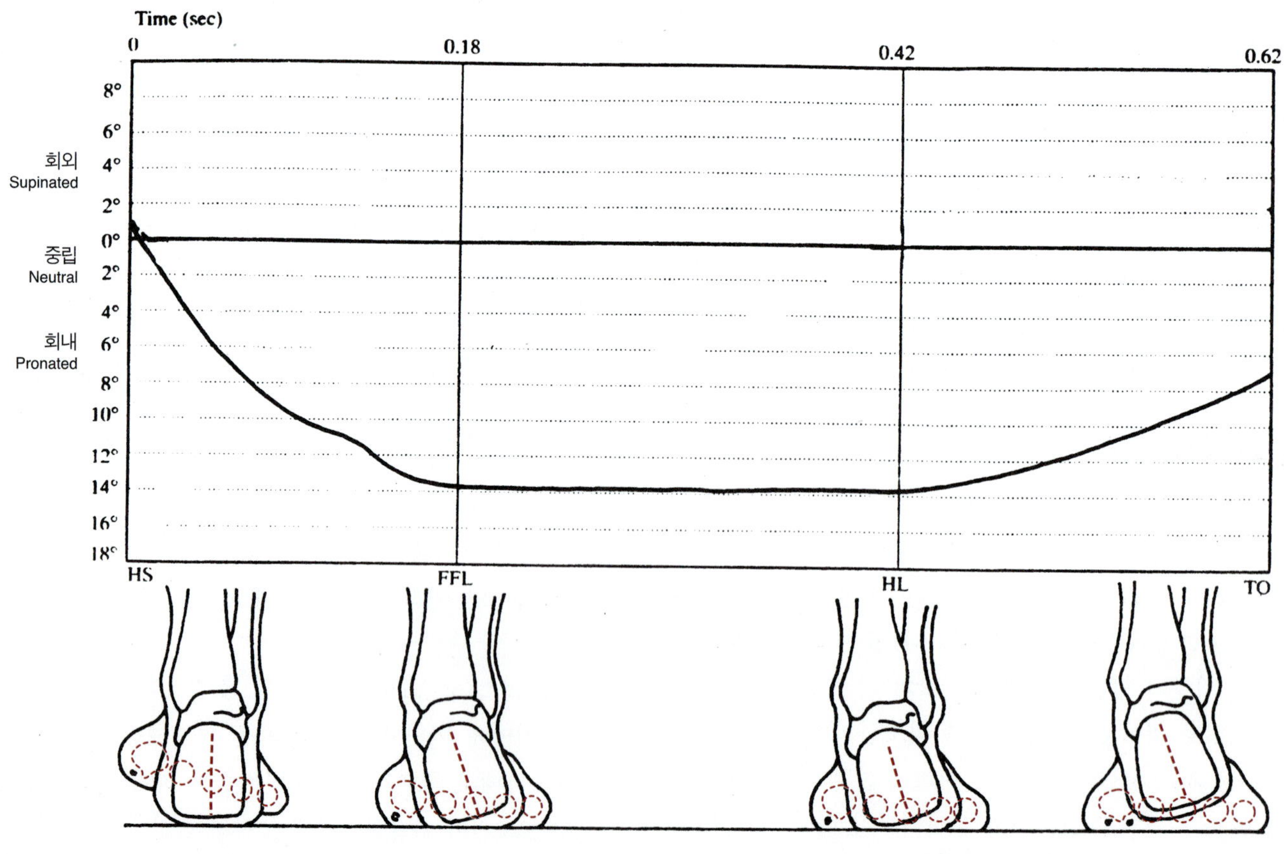

그림 8-14 전족부 내번 변형이 있는 입각기 동작. 출처: T.C. Michaud, *Foot Orthoses and Other Forms of Conservative Foot Care*, p. 66, © 1993, Newton, MA.

에서 잠길 수 없게 되고, 수직적인 힘이 가해해지고 있을 때 거주상과 종입방 관절 축의 평행성은 추진기 전체에 유지된다. 전족부에서 후족부에 반대하여 적절하게 잠기지 않고, 족근골간 관절은 추진기와 관련되는 복합적이고 수직적인 가속력에 의하여 무너지게 된다(이 힘은 보행 시 체중의 125%를 초과할지도 모른다). 이러한 파괴적 동작을 최소화하기 위한 노력으로 조기 추진기 동안에 인대를 안정시키는 내재근이 활기차게 발화(fire)한다. 이것은 Mann과 Inman[51]이 기록한 평발이 있는 사람에게 전형적으로 나타나는 무지 외전근 근전도(EMG)활동이 왜 늦은 중간입각기와 조기 추진기 뿐만 아니라 입각기 주기 전체에 늘어나는지 그 이유를 설명한다. 불행히도, 무지외전근(abducotr hallucis)의 과다한 활동은 경골 신경의 가지가 이 근육과 종골의 날카로운 근막 가장자리 사이에서 가위 같은 작용에 간힘에 따라 내 · 외측족저신경의 포착성 신경병증을 초래할지도 모른다.

족저근막은 특히, 전족부와 후족부가 권양기(windlass) 기전과 관련하여 정상적인 접근이 족근골간 관절 허탈로 내전된 위치로 허가되지 않음에 따라 후족부가 발뒤꿈치 들기 동안 과다하게 외번될 때 손상되는 경향이 있다. 그 결과, 추진기 동안 엄지 발가락의 반복된 배측굴곡은 족저근막에서 엄청난 외상성 신장성 긴장도를 발생시킨다. 족저근막은 거의 완전히 탄력이 없기 때문에(그것은 2.4% 신장력 미만이다), 배측굴곡하고 있는 엄지발가락에 의해 생성된 신전성 긴장도는 내측 종골 관절융기 위에서 족저근막의 골성 기시부를 직접 변형시키게 된다. Smith[52]에 의해, 족저근막의 주기적 부하는 미세한 피로골절이 내측 종골 관절융기와 종골체에 연결되어 진행되기에 충분한 신전성 긴장도를 생성하는 능력이 있다고 규정되었다. 이것은 Williams 등[53]이 알고 있었던 발뒤꿈치가 아픈 60%에서 scintography 동안 테크네튬 섭취를 99 m 늘리게 되는 이유를 설명한다.

추진기 동안 과다한 회내와 관련되는 일반적인 또 다른 손상은 아킬레스건주위염이다. Subotnick[54]의 보고에 의하면, 아킬레스건은 정상 발달과정에 의하여 종골 위에 붙기 앞서 내부적 회전을 획득한다; 그것은 후부 섬유가 되기 위해 내측 섬유 비틀게 된다. 이 결과가 건을 훨씬 더 비틀게 되면서 늦은 중간입각기와 조기 추진기 동안 아킬레스건이 내부적으로 회전 되는 위치에서 과다한 거골하 회내를 유지하며 전체 하지를 지탱하는 "ringing out"이다. 이것은 특히, 아킬레스건에 놓이는 신전성 긴장도가 추진기 동안 최고조에 (예를 들면, 아킬레스건의 신전성 긴장도는 추진기 동안 체중의 5.3에서 10배에 이른다) 도달함에 따라 조기 추진기 동안 아킬레스건의 신전성 긴장도를 다루기 힘들다. 종골 근위의 2~6 cm부위에 이분되어 부착되어 있는 건은 무혈관 상태 때문에 특히 손상의 경향이 있다 .

횡단면 비틀림에 더하여, 과다한 종골 외번이 더 큰 신전성 긴장도를 건 내부에 삽입하여 배치함에 따라 아킬레스건이 전두면에서 부상당하는 것은 또한 가능하다(내측 기시부 건염에 걸리기 쉽다). 이것은 Smart 등[55]이 고속의 영화 촬영술을 사용하여 과다한 회내가 아킬레스건에서 "활시위 효과(bowstring effect)"를 만들어 내는 것을 보여주고 있다. 저자는 전족부 내번 변형이 지속적 회내의 빈번한 원인이 되며 아킬레스건 딸깍거림의 결과 미세한 열상과 내측으로 치우침을 만들어 낼지도 모른다는 점에 주목했다. 이것은 전족부 내번 변형과 아킬레스건주위염 사이에서 강한 상관관계를 보여주고 있는 최근의 연구와 일치한다.[56]

전족부 내번 변형과 관련되는 잠재적 손상은 최종적으로 과다한 회내의 자세효과와 관련이 있다. 그림 8-15에 도해화된 것처럼, 과다한 거골하 회내(A)는 거골의 내전과 저측 굴곡을 초래하고, 그 결과 하지 전체의 과다한 내회전과 저하를 초래한다(각각 B와 C). 이것은 차례로 장요근과 이상근에서 신전성 긴장도를 증가시켜(D) 대 좌골 절흔이 좁아지도록 한다(그 때문에 좌골신경 포착에 걸리기 쉽다). 게다가, 하지가 아래로 떨어짐에 따라 동측의 좌골은 낮아지며(E), 그것은 Fryette's law와 일치하며 L-5 몸체는 기능상 짧아지는 다리쪽으로 회전한다(F). 그 결과, 요추가 그 자체를 곧게 하려고 긴 다리를 향하여 측면으로 구부러지게 되어(G에 삽입), 구부러진 쪽과 오목한 절흔에서 추간원판의 외측을 압박하여 과신전되거나 꽉 잠긴 위치(별)가 된다. 여러 해 동안 이러한 움직임이 지속되면, 다양한 과사용 손상(over-use injuries)을 초래할지도 모른다. 사실, 1971년 스위스의 척추교정(Chiropractic) 협회에

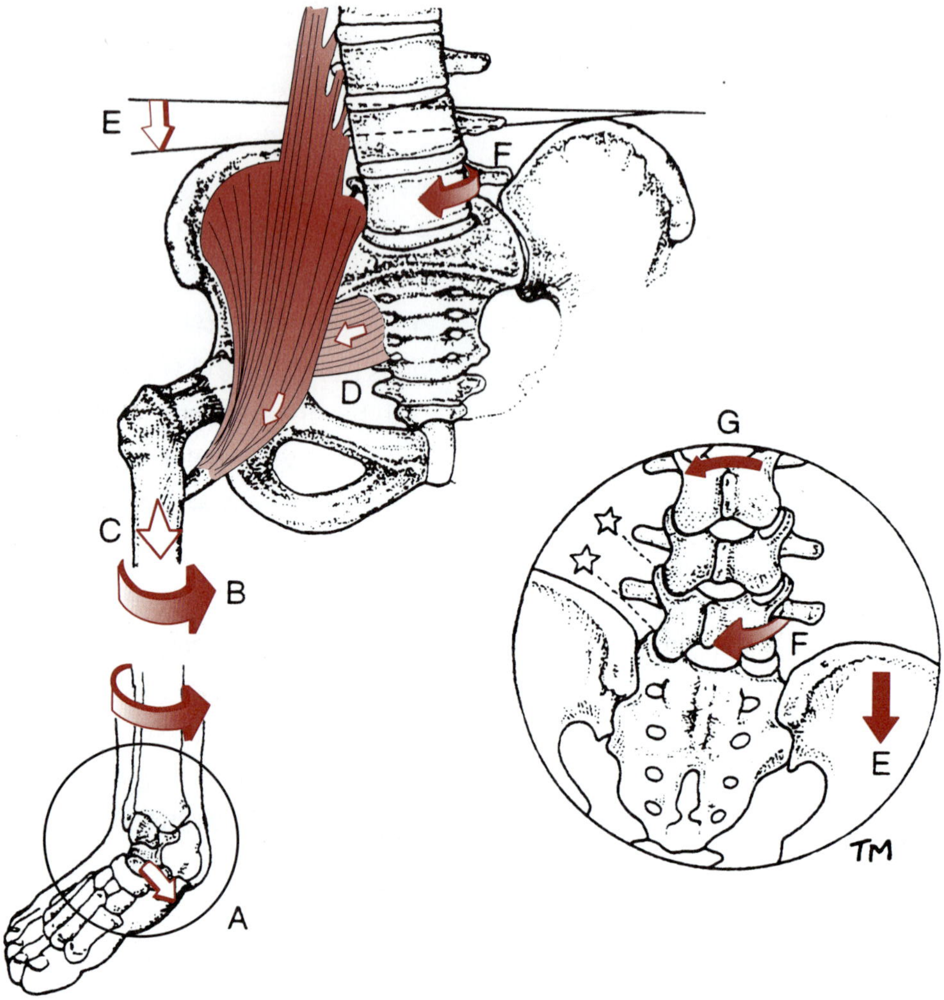

그림 8-15 과다한 거골하 회내의 자세효과(교재의 설명 참조). 출처: T.C. Michaud, *Foot Orthoses and Other forms of Conservative Care*, p. 118, © 1993, Newton, MA.

서 출판된 논문에서, Curchod[57]는 특히 종골이 외번된 위치에서 지지되었을 때, 대략 5%의 좌골 증례가 모두 결점이 있는 발 자세로부터 기인한다고 주장했다.

전족 내번 변형의 보조기 관리는 내번되는 전족부를 수용할 수 있는 보조기를 처방할 것을 족부의에게 요구한다. 이것은 내번증 쐐기를 내측 원위부 외곽틀(shell)에 통합하는 주문형 보조기에 의해 가장 완성된다(그림 8-16).

체중이 중족골두에서 지지되고, 표준 전족부 지주에서 지지되지 않기 때문에 보조기 외곽틀과 지주가 추진기 동안 그들이 통제하는 것이 불가능하고, 따라서 표준 전족부 내번 지주는 단지 중족골두의 근위부 끝에 관여한다는 점은 중요하게 고려되어야 한다.

비교적 작은 전족부 내번 변형(즉, 4° 보다 작은)를 가지면, 이것은 추진기 회내가 비교적 천천히 발생하고, 역학적으로 효율적인 근육에 의해. 통제됨으로 주요한 관심사가 아니다. 그러나 만일 변형이 4° 보다 더 크면, 회내의 범위가 더해질 때 중족골간 관절이 고정되지 못하여 손상을 야기할 가능성이 있다. 이것이 고랑(보조기 관련 어떤 실험실은 긴 중족골 지주 또는 LMP로서 이것을 추가한다)에 압축용 지주로 알려져 있는 것을 통합하기 위한 증례라면 그것은 필요하다. 이 추가는 압축용 축면사(crepe)가 중족골 머리 아래에 확장되어 고랑(즉, 발가락의 기저)에서 끝

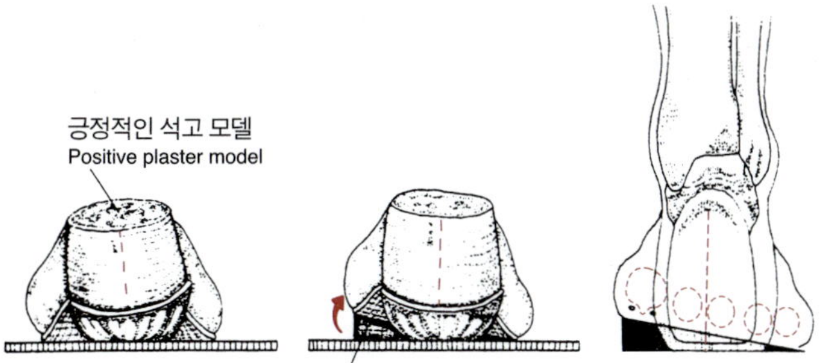

그림 8-16 전족부 내번 뒷면. 출처: T.C. Michand, *Foot Orthoses and Other Forms of Conservative Foot Care*, p. 76, © 1993, Newton, MA.

난다는 점에서 표준 전족부 지주의 신전을 대표한다. 큰 전족부 내번 변형을 다룰 때에 이러한 추가는 그것이 추진기 전체에 중족골두를 지원하는 것에 따라 추진기 회내를 막기 때문에 가치를 헤아릴 수 없다. 불행히도, 환자마다 다르게 적용되어 맞춰지는 구두는 전족부 지주를 9° 보다 더 크게 적용하는 것에 한계가 있다. 이 때문에, 큰 전족부 내번 변형이 있는 사람은 광대한 발가락 박스(spacious toe box), 단단한 발뒤꿈치 계수기(firm heel counter)와 강한 허리쇠(shank)가 있는 신발을 신도록 제안되어진다. McPoil 등[45]에 의해면, 잘 설계된 신발은 심지어 보조기 없이도 전족부 내번 변형이 있는 사람에게 유리하게 압력중심을 변화시킬 수 있는 능력이 있다.

특별한 캐스팅 기술을 선택하는 것에 관해서, 전족/후족 관계가 체중부하와 함께 소실되는 것에 따라, 캐스팅 기술을 체중부하를 하지 않은 중립자세에서 적용하는 것은 전족 내번 변형의 효과를 획득하는데 중요하다. 체중부하가 있는 기술을 사용했던 동일한 횡단면에서 전족부와 후족부 발바닥 이동하는 것은 진짜 전족/후족 관계를 파괴하기 때문이다. 오직 체중부하를 하지 않은 중립자세에서만 전족/후족 관계를 중복하여 정확히 할 수 있다는 것은 여러 가지 캐스팅 기술의 최근의 평가에서 보여지게 되었다.[58] 이 캐스팅 과정은 발을 젖은 석고로 감싸고, 석고가 굳어지는 동안 그것을 중립자세로 유지하여 얻을 수 있다. 이 기술에 관하여 흥미를 가진 독자는 더 상세히 서술되어 있는 다른 자료를 참조하여라.[59,60]

전족부 내번 발 모형을 다룰 때, 가장 중요하게 고려될 점은 전족부 내번 변형이 실제로 나타난다고 족부의가 확신하는 것이다. 나는 이 보고가 약간 이상하게 보이지만, 그러나 심지어 경험이 풍부한 족부의가 그들 환자의 80% 이상을 전족 내번 변형으로 보고하는 것이 드물지 않다는 것을 알 수 있다. 이것은 전족 내번 변형이 실제로 인구의 9% 미만에 존재한다는 사실에도 불구하고 나타난 결과이다. 이 현상은 화상(burn)[61]을 "전족부가 내전된 발을 보고 있는 대부분의 치료사가 전족부 내번의 원인이라고 가장 많이 생각하면서 각자의 마음에 설정된 이 전제조건과 더불어, 전족부 내번 변형의 부정확한 측정을 초래할지도 모르는 전족부 내번을 알고 있다"라고 매우 쉽게 말하는 것에 의해 가장 잘 설명되어진다. 발을 그것의 중립위치에 두고 있는 동안, 다른 인자는 외측 전족에 부적합한 부하를 하여 부정확한 전족부 내번 측정을 초래할지도 모른다; 전족/후족 관계를 측정하기에 앞서, 벗어난 체중부하 검사(이 선이 진짜로 이분하여 외번성 관계물이 될 것인 것에 따라 보통 종골의 외측면과 평행한 선을 표시하는 것)동안의 발뒤꿈치에 결점이 있는 이등분, 그리고 기능적 전족부 내번 변형을 확인하는 것의 불이행이 가장 크고 중요한 실패의 요인이다.

기능적 전족부 내번 변형에서, 전족부는 후족부에서 역으로 하게 되는 관계물처럼 보이지만, 이 위치는 연부조직 제한, 골성 부정렬의 결과가 아니다. 이 변형의 가장 일반적인 원인은 거골하관절의 과운동 그리고/또는 제1지선의 과운동이다. 이 상태의 양쪽 모두에, 거골하관절이 입각기 동안 큰 범위의 회내를 하는 것이 가능하다. 이 이상과 관련되는 과다한 종골 외번은 족근골간 관절과 과잉 뒤굽힘에 관한 전족과 제1지선 내번의 과잉 내번에 의해 보상된다. 이 시간 동안, 전족을 반대되는 위치에 유지하여 연부조직 구축이 발생하게 되고, 이 때문에 기능적 전족 내번 변형을 초래한다.

이러한 상황에서 전족부 내번 지주의 사용은 기능적 전족부 변형을 유지하고, 심지어 잘못된 전족부 내번 지주가 엄지발가락이 전 운동범위를 통하여 움직이는데 필요한 정상적인 저측굴곡적 동작을 저해하여 배측의 첫번째 중족지골 관절에서의 퇴행성 변화를 일으키는 것을 막는 것에 대해 책임이 있을지도 모른다(그림 8-6 참조).

이 변형의 적절한 치료는 내번된 전족부와 배측 굴곡된

제 1지선의 활발한 관절 유동술/도수조작을 필요로 한다. 가장 효과적인 도수조작법은 그림 8-17과 8-18에서 설명된다. 기능적 전족 변형의 재발을 막기 위해, 거골하 회내의 과잉 범위를 통제하기 위하여 보통, 전족부 지주 없이 제작된 보조기가 필요하다. 또한 내측 전족부를 안정시키는 것을 돕기 위해, 장비골근과 단무지굴근 강화 운동이 추천된다.

과운동성 제1지선(The Hypermobile First Ray)

제1지선은 첫 번째 중족골과 내측 설상골로 이루어진 기능적 단위이다. 일련의 여러 가지 인대들이 구분되었던 최근 사체 평가로 제1지선의 배측 굴곡적 동작이 얇지만 강한 첫번째 중족지절 관절낭에 의해 제한되는 것을 드러내었다.[62] Klave 등[63]에 의해 보여진 바와 같이, 제1지선의 연부조직을 제한하고 있는 기전은 이상적인 첫번째 중족지절

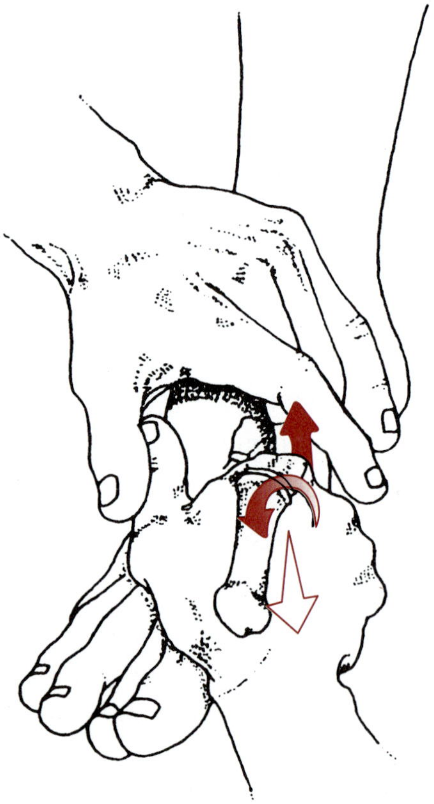

그림 8-17 첫 번째 족근중족관절 하방 활주 도수조작. 출처: T.C. Michaud, *Foot Orthoses and Other Forms of Conservative Foot Care*, p. 138, © 1993, Newton, MA.

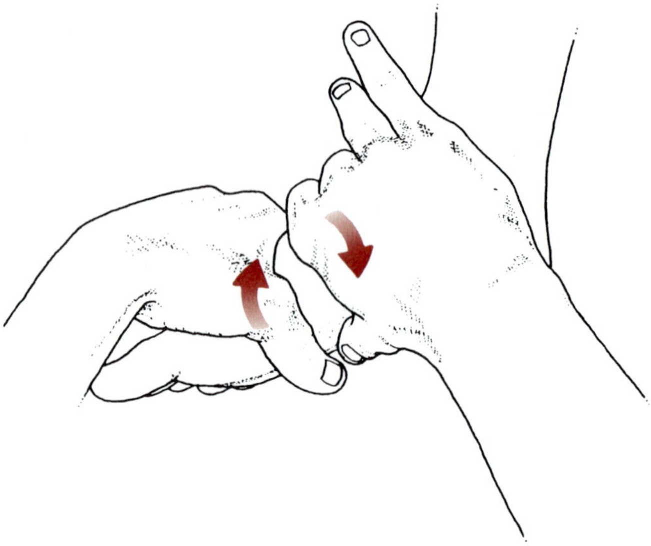

그림 8-18 족근중족관절의 상방-하방 활주(glide). 손은 기능적인 전족부 내번 치료의 반대방향으로 한다. 출처: T.C. Michaud, *Foot Orthoses and Other Forms of Constrvative Foot Care*, p. 139, © 1993, Newton, MA.

두의 수동적 상방 움직임을 대략 5.5 mm(그 중앙선 위치로부터 측정된 것에 따라)까지 제한한다. Hiss[64]는 첫 번째 중족골을 통과하여 제5중족골 상/하 방향에서 단절되는 제1지선 이동성을 평가하는 교대성 방법을 기술했다. Hiss[64]는 기능적으로 안정된 발이 첫 번째 중족골을 통과하여 제5중족골 사이에서 따로따로 2, 1, 2, 4, 5중족골 운동 비율과 함께 나타날 것이다고 주장했다. 바꾸어 말하면, 제1지선은 2번, 두 번째와 같게, 세 번째와 같게, 네 번째의 절반, 그리고 네 번째 등으로 움직일 것이다.

이 운동 패턴이 나타날 때, 첫번째 중족골은 근육과 인대같은 제한기전에 의해 충분히 안정되므로 추진기 동안 내측 전족을 첫번째 중족골 두 아래 중앙에 두어 때때로 극단적인 힘으로부터 보호할 수 있다. 불행히도, 중족골 사이의 운동 비율이 5, 1, 2, 4, 5가 될 만큼 제1지선이 약하게 안정되는 것은 드물지 않음에 따라 이 운동 패턴은 반드시 나타나지는 않는다. 그림 8-19에 도해된 것처럼 적절한 근육/인대의 지지 없이 제1지선이 지면반발력에 저항하는 것은 불가능하여, 배측 굴곡되고 내번된 자세로 강제된다(그 때문에 과다한 거골하 회내가 허락된다).

제1지선 불안정성의 가장 일반적인 원인은 첫번째 족근

중족관절(tarsometatarsal jt.)의 기울기이다. Bojsen-Moller[65]은 내전되는 첫 번째 중족골이 결국 "제1지선의 전체적인 붕괴"를 초래한다는 것을 증명하기 위해 생체역학적 모형을 개발했다. 사실은 과운동성 제1지선이 아마도 전족부 손상에 대해 책임이 있을지도 모른다는 것을 첫 번째 중족골두 위 반진폭의 수동적 범위가 중립자세에서 측정된 동안 두 번째 부터 제5중족골두가 알루미늄 판에 반대하여 안정되었던 최근의 연구에서 보여주고 있다. 이 연구의 저자는 제1지선 배측굴곡으로 건막류가 늘어나는 동안 건막류 통증이 있는 사람은 평균 9.3 mm의 상방 전이와 함께 나타나고, 증상이 없는 사람은 평균 5.3 mm의 상방 전이가 함께 나타났다는 직접적인 상관관계에 주목했다.[63] 이 저자는 이것은 아픈 엄지발가락 외전외번변형이 만들어낸 증가된 운동범위라고 강조했다, 그 반대가 아니라.

내측 전족부 고유의 불안정성 때문에, 과운동성 제1지선의 치료는 low-gear 발끝떼기를 시작할 때, 힘의 진행을 횡적으로 재배포하는 것을 필요로 한다. 이것은 후족부 내번 지주와 평평한 전족부 지주를 함께 처방한 보조기에 의해 가장 잘 달성된다(그림 8-20). 보조기가 고장(Break-down)에 저항할 수 있도록 하는 반 유연성(semiflexible) 플라스틱(예를 들면, polyethelene)으로 만들도록 추천되며 보조기의 외곽틀은 중앙에 내측 종축궁 아래에서 확장된다(이러한 변조는 내측 변연(medial flange)로 알려져 있다). 후족부와 전족부 지주의 혼합, 플라스틱 외곽틀과 내측 변연은 과다한 회내를 막는 물리적 장벽을 만들기 위해 함께 작용한다(그 때문에 압력을 첫번째 중족골두 아래에서 줄이면서). 게다가, 발 전체를 내변하는 것에 의해, 보조기는 제1지선 저측 굴곡근으로서 장비골근 기능의 역학적 효율을 개선한다.[59] 이것은 또한 과운동성 제1지선이 있는 사람에게 장비골근, 장무지굴근과 단무지굴근 강화 운동과 더불어 처방 할 것을 제안한다. 근력향상은 추진기 동안 더 이상 보조기로 지지받지 않는 사람의 제1지선을 안정시킨다.

첫 번째 족근중족관절의 기울기에 더하여, 과운동성 제1지선은 또한 Morton's 발 구조의 결과일지도 모른다. 1935년[66] Morton에 의하여 처음 기술된 이 변형은 과도하게 짧아지는 첫번째 중족골, 두꺼워지는 두 번째 중족골 줄기, 뒤쪽으로 전이되어 놓이는 종자뼈와 과운동성 제 1 지선으

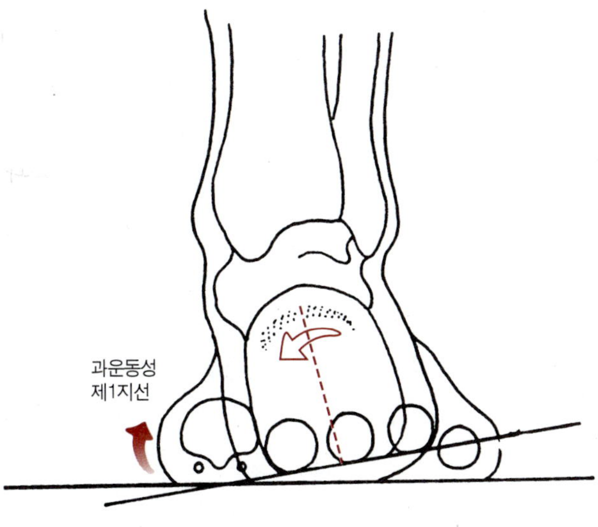

그림 8-19 과운동성 제1지선은 과다한 거골하 회내를 허용한다. 출처: T.C. Michaud, *Foot Orthoses and Other Forms of Conservative Foot Care*, p. 139, ©, Newton, MA.

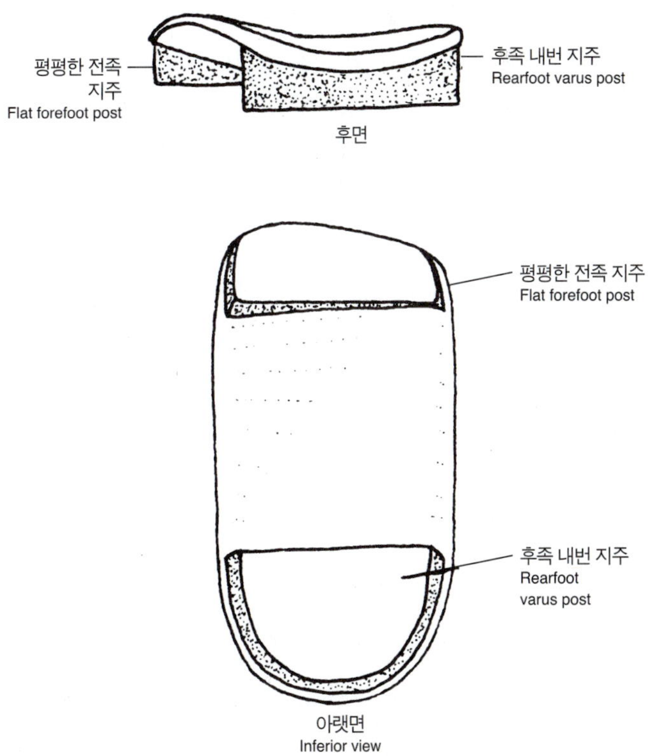

그림 8-20 평평한 전족부 지주는 내반되는 위치에서 전체 틀을 안정시키는 후족부 지주의 연속이다.

로 구성된다. 제1중족골이 제2중족골보다 보통 8 mm 이상 더 짧기 때문에, 과도하게 저측굴곡하지 않고, 지면과의 접촉을 유지하는 것이 불가능하다. 과다한 족저굴곡은 족근중족관절을 제지하고 있는 인대를 상당히 강조한다. 그것은 오직 제1지선이 점차 더 많이 움직이게 됨에 따라 내측 전족의 안정성을 훨씬 더 침해하기 위해 움직인다. 제1중족골 두의 무능은 Morton's 발 구조가 지면반발력에 저항하기 위한 것임을 Rodgers와 Cavanagh[67]에 의해 보여지게 되었다. 이 연구자는 짧은 제1중족골이 있거나 없는 사람들의 제2중족골 두 아래의 최고의 발바닥 압력을 측정하고, 압력이 짧은 제1중족골이 있는 사람에게서 현저히 더 크다는 점에 주목했다. 이것은 Morton's 발을 가진 사람에게 자주 보이는 두 번째 중족골두 주위의 타박상을 설명한다.

Morton's 발 구조의 치료는 제1중족골 두 아래에 펠트(felt) 또는 크레이프 플랫폼(crepe platform)을 놓는 것을 필요로 한다. Morton's 신전이라고 불리면서, 이 플랫폼은 추진기 동안 필요한 제1지선 족저굴곡의 범위를 현저하게 감소시키는 것에 의해 내측 전족을 안정시킨다.

이것은 차례로 첫번째 중족골두 (두 번째 중족골두 아래의 압력감소와 더불어) 아래에 중앙에 두게 되는 압력의 증가를 초래하고, 과운동성 제1지선과 전형적으로 관련되는 과다한 거골하 회내를 막는다.

많은 족부의가 Morton's 발 구조를 가진 그들의 환자를 짧은 제1중족골이 전족부 내번 변형과 유사하여 엄청나게 큰 퍼센트로 부정확하게 관찰하는 점에 유의하여야 한다. 이것은 가장 자주 발생하며 족부의가 긴 두 번째 중족골(그것은 짧은 첫번째 중족골보다 훨씬 일반적인)을 정확하게 확인하는 기능을 상실한 결과다. 기본적으로, 중족골 길이는 앙와위 환자의 발가락을 굽히고, 배측 중족골 두의 각각의 위치에 주의하면서 발바닥에서 부드럽게 측정되어야 한다.

전형적으로, 진짜 Morton's 발 구조는 세 번째보다 약간 짧고, 두 번째 중족골보다 적어도 8 mm 짧은 첫번째 중족골과 함께 나타날 것이다. Morton's 신전의 부적당한 사용이 만성 종자뼈염 그리고/또는 중족지절간 관절 그리고/또는 족근중족관절에 있어서의 퇴행성 변화에 기여할지도 모르기 때문에, 이 추가는 정적 그리고 동적 평가를 신중하게 완료하고 난 후, 이상이 있는 사람에게만 처방되어야 한다.

과회내의 기능적 원인 (Functional Causes of Hyperpronation)

결점이 있는 발 기능에 대해 책임이 있는, 이전에 기술된 골성 이상에, 과회내가 여러 가지 기능적 이상의 결과일지도 모른다는 것을 더하는 것이 가능하다. 과도한 회내에 대해 책임이 있는 더 일반적인 기능적 원인 중의 하나는 비복근/가자미근의 구축이다. 발목이 12° 배측굴곡 되어야만 걸을 수 있고, 달리기에는 22°, 조깅에는 28°[11]가 되어야 하고, 심지어 경미한 제한에도 족관절 배측굴곡은 거골하 그리고/또는 중족근골 회내가 연합되어 보상작용을 할지도 모른다. 즉, 거골하관절의 회내 기울기는 비스듬한 중족근골간 관절의 축보다 더 수평 위치이므로, 전족부 배측굴곡에 비스듬한 중족근골간 관절축을 허용하게 된다(그림 8-21). 불행히도, 족관절 배측굴곡의 제한된 범위를 보상하는 과정에서, 과다한 거골하와 중족근골간 회내는 결국 내측 종축궁의 안정성과 타협할지도 모른다. 이것은 제한된 족관절 배측굴곡이 있는 사람의 내측 종축궁이 특히, 추진기 동안 자주 완전히 무너지는 것에 따라 명백해진다(족관절 배측굴곡에 제한이 있는 사람을 기술하기 위해 첨족이란 용어가 자주 사용되는 점에 주의해라).

이 상황의 치료는 첫번째로 관련된 근육을 확인하는 것을 필요로 한다. 가자미근의 단단함(tightness)은 무릎을 곧게 펴서 구부리는 족관절 배측굴곡을 제한할 것이고, 단단한 비복근은 무릎을 곧게 펴있는 동안의 족관절 배측굴곡에 제한을 가져 올 것이다(즉, 가자미근이 경골과 비골 뒤쪽에 시작되는 동안 무릎 관절에서 비복근이 교차된다). 따라서, 가자미근은 무릎이 약간 굴곡 되어질 때 함께 신장 되어야만 하고, 이에 반하여, 비복근은 신전된 무릎과 함께 신장되어야만 한다. 양쪽 상황에서, 거골하관절은 그렇지 않을 경우 족저근막에 손상을 입히게 될 중족근골간 보상을 막기 위해 중립이거나 회외 위치에서 유지되어야만 한다.

정적신장에 더하여, 수축된 근조직의 길이를 길게 하기 위해 여러 가지 고유수용성신경근촉진법(PNF) 신장이 통합될 수도 있다. 이러한 신장은 다양한 유발점을 따라 허혈

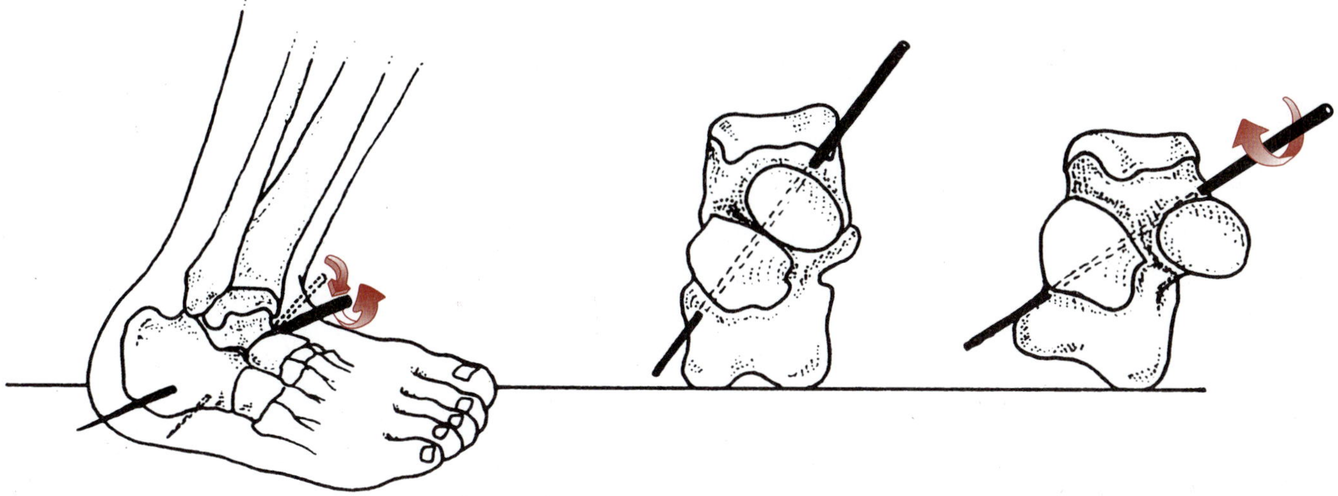

그림 8-21 과다한 거골하 회내는 중족관절 사선축을 더 수평의 위치로 기울게 하고, 그것은 더 큰 전족부 배측 굴곡을 허용한다. 출처: T.C. Michaud, *Foot Orthoses and Other Forms of Conservative Foot Care*, p. 124, © 1993, Newton, MA.

성 압박법(ischemic compression) 또는 교차 마찰 마사지(cross-friction massage)를 적용하고 난 후에 수축을 유지하기 위해 수행될 때 특히 효과적이다. 후족부 내번/외번의 정도를 약간만 바꾸는 것에 의해, 검사자는 서로 다른 근육의 유발점에 접근할 수도 있다(예를 들면, 거골하관절을 내번하면 비복근에서 유지-이완(hold-relax) 신장이 수행되어 이 근육의 외측 섬유가 신장되어지고, 거골하관절을 외번하면 내측 섬유가 신장되어진다). 이것은 근육 구축이 의사 및 환자 모두의 가장 근면한 노력에도 불구하고 지속될지도 모른다고 자주 주장되어지는 사례이다. 이것은 구축을 지속시키는 여러 요소를 명확하게 하는 것을 불이행한 결과다. 가장 명백한 예는 굽 높은 구두의 습관적 사용일 것이다. 심지어 하루에 2시간만 신장시켜도 이 구두기어의 지속적 사용과 관련되는 가자미근 구축은 줄어들지 않을지도 모른다. 더 명백하지 않지만 가자미근/비복근 근조직의 만성 구축의 훨씬 일반적인 원인은 일정한 수면 자세에서의 사용이다. 만약 발목을 최대한으로 저측 굴곡시키는 것과 더불어 엎드려 자는 사람이라면, 비복근과 가자미근은 만성적으로 짧아질 것이다. 비복근은 특히 발목이 저측 굴곡되는 동안, 엉덩이와 무릎이 굴곡되는 태아자세(fetal position)로 자는 사람의 경우 더 영향을 받는다(이 위치는 또한 만성 가자미근 구축에 대해 책임이 있다).

이 상황의 치료는 수면시 자세를 바꾸고 구축으로 마모되는 것을 줄이기 위해 많은 사례에서 야간 보조기(night brace) 처방이 필요하다고 추천한다. 야간 보조기는 원래 Wapner과 Sharkey[68]에 의해 만성 족저근막통 치료에 효과적인 방법으로 기술되었고, 또한 야간내내 비복근/가자미근을 부드럽게 신장시켜 이 근육의 구축을 감소하기 위하여 사용되어지기도 한다. 야간보조기(매사추세츠 AliMed, Dedham로부터 이용할 수 있다)가 비복근/가자미근의 극심한 단단함(tightness)으로 신장을 허용할 수 없을 정도의 사람에게 발목의 5° 배측굴곡을 유지하여준다. 이러한 문제는 종아리 긴장도를 감소하기위하여 발뒤꿈치 아래에 천을 놓아 미리 피할 수 있다. 발목 배측굴곡의 이용 가능한 범위가 증가하는 것에 따라 천은 제거될지도 모른다. 발가락 아래에 말려진 목욕용 수건을 놓는 것에 의해 장지굴근(long digital flexors)을 신장시키는 것으로 야간 보조기를 변조하는 것 또한 언급할 만한 가치가 있다. 이것은 장지굴근의 유발점의 결과인 깊은 장딴지 통증을 다룰 때 상당히 효과적이다(그것은 일반적인 치료로 다루기 특히 어렵다).

가끔, 가장 포괄적인 보수적인 치료에도 불구하고, 발목 배측굴곡 운동범위에 제한이 남을지 모른다. 이것은 발목 배측굴곡을 막는 여러 가지 뼈의 제한(예를 들면, 충돌 뼈돌출증, 거퇴관절 기능장애 그리고/또는 넓은 앞 거골)으로 인한 연조직 구축의 결과일지도 모른다. 그것은 몇 번의 hold-relax가 반복되는 동안 발목 배측굴곡 범위를 측정하여 근육과 뼈 제한의 차이를 인정하는 것으로 가능하다. 뼈의 제한은 반복 측정 시 변화를 감지할 수 있는 정도의 변화 없이 돌연한 끝 느낌을 가지고 근육의 제한은 부드러운 끝 느낌을 가지든지 각 hold-relax 신장과 함께 배측굴곡 범위가 약간 개선된다. 관절 기능장애에 어떠한 2차성 제한이라도 적절한 도수조작 치료와 함께 다뤄져야 한다는 것이 강조되어야 한다.

제한이 뼈에 있든 연부 조직에 있든, 발목 배측굴곡에 제한된 범위가 있어 수기치료에 반응을 보이지 않는 사람은 양쪽 발뒤꿈치 들기가 처방되어야 한다. 전족부와 관련있는 발뒤꿈치를 들어 올리는 것에 의해, 제한된 발목 배측굴곡이 있는 사람은 대상성 거골하/중족근골간 회내 없이 추진기를 진행할 수 있다. 제한된 발목 배측굴곡과 관련한 토론의 최종적인 기록은 발목 배측굴곡의 무-체중부하 측정이 보행 주기 동안 이용할 수 있는 동작의 정도를 정확하게 반영하지 않는다는 최근의 연구[69]를 확인한다. 이것 때문에, 족부의에게 서있는 환자의 거골하 관절이 중립위치에 놓이는 거주상 관절 아래를 촉진하는 "보상 테스트 (compensation test)"를 수행하도록 추천되어진다. 환자는 그 다음 앞으로 기대도록(손으로 벽을 밀며) 명령받고, 거골하 관절이 내전하기 전에 경골이 수직에서 옮기는 범위에 주의하며 배측굴곡 정도가 측정된다. 이 검사는 무릎을 곧게 펴거나 구부리는 것에 따른 가자미근 대 비복근 수축의 차이를 반복될 수 있다.

제한된 발목 배측굴곡이 회내의 유일한 기능적 원인은 아니다. 요근(psoas), 이상근(piriformis)(그리고 다른 고관절 외전근) 그리고/또는 대퇴 이두근 (bicep femoris)의 구축은 유각기 동안 전체 하지가 외회전 함에 따라 발끝이 바깥을 향하는 보행 패턴을 만들지도 모른다. 발끝이 바깥을 향하는 보행 패턴은 입각기 동안 발바닥을 따라 진행하는 힘이 내측 전위를 초래함에 따라 추진기 동안 거골하관절을 내전된 위치에서 유기하는 기능은 손상반응일 수 있다(그림 8-22). 전형적으로 후경(retroverted)된 고관절 그리고/또는 경골의 외측 비틀림(external tibial torsion)의 결과 이전에 언급된 근육의 구축은 항상 적절한 다음과 같이 스트레스 검사를 하여야 한다. 단단한 요근은 Thomas 검사와 동일시될 수 있고, 단단한 이상근은 고관절을 90° 굽혔을 때 수평 굴곡범위에 제한을 가져올 수 있으며, 단단

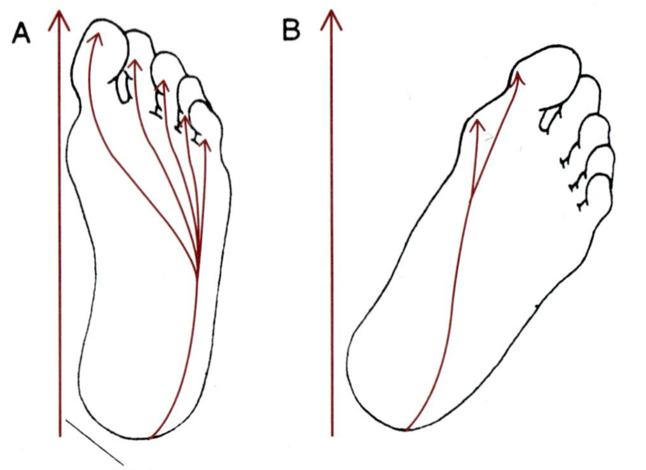

그림 8-22 **A,** 힘의 정상적인 진행; **B,** toe-out 보행 형태 힘의 진행. 출처: T.C. Michaud, *Foot Orthoses and Other Forms of Conservative Foot Care*, p.69, © 1993, Newton, MA.

한 대퇴이두근은 다리가 내회전되어 다리를 곧게 펴서 올리는(straight-leg raise) 운동범위를 제한한다. 근육 구축이 발끝이 바깥을 향한 형태의 원인인 것을 알아냈다면, 구축을 줄이기 위해 적절한 수기치료가 처방되어야 한다. 반대로, 발끝이 바깥을 향한 형태가 뼈의 비틀림(예를 들면, 고관절 후경)의 결과라면, 내번 지주와 내측 변연이 있는 보조기가 고려되어야 한다. 주 Lynco 내번증 쐐기(stock Lynco varus wedge)의 사용은 이 변형을 관리하는 매우 효과적인 방법이다.

뼈의 비틀린 위치를 정확히 고립시키기 위해서, 외부에서 경골의 비틀림을 평가하는 쉬운 방법은 환자를 앉게 하여 환자의 내, 외측 복사뼈를 수기로 둘로 나누는 것이다. 정상적으로, 25° 미만의 외부 경골의 비틀림이 있다. 후경된 고관절을 평가하기 위한 단순한 방법은 앙와위 환자의 다리를 교대로 내회전 그리고 외회전시키는 것이다. 대퇴의 후경증은 내회전의 감소와 함께 대퇴의 외회전 범위를 크게 한다.

구조적 다리 길이 차이가 과회내의 원인이 되는 것 또한 가능하다. 많은 사람이 하지를 외회전시키고, 짧은 다리의 쪽에서 발뒤꿈치 닿기에 앞서 거골하관절을 내번하는 것으로, 다리 길이 차이를 보상하기 때문에 다리 길이 차이가

어떻게 보상성 거골하 회내를 초래하는지 알아보는 것으로 더욱 명확해진다. 게다가, 입각기 동안 과회내가 긴 다리의 쪽에 일어나는 것은 골반을 평평하게 하면서 골반을 긴 다리 쪽 위로 지면에 더 가깝게 가지고 올 것임에도 불구하고 좀처럼 토의되지 않았었다. Sanner 등[70]은 1/2인치를 초과하고 있는 구조적 다리 길이 차이를 보상하기 위해 평균적 단지 3 mm의 수직적 변화로 거골하관절을 중립위치에서 회내위치로 옮긴다고 보고하고 있다. 일부의 경우, 보상성 거골하 회내의 범위는 거골 두가 실제로 지면에 닿을 정도로 극단적일지도 모른다.

구조적 다리 길이 차이로부터 기인하고 있는 과회내의 치료는 짧은 다리 아래에 발뒤꿈치를 들어 올릴 수 있는 것(heel lift)을 놓는 것을 필요로 한다. 한 가지 방법은 발뒤꿈치 들기(heel lift)의 적합한 크기를 결정하기 위하여 요추 정렬과 능 높이를 평가하면서 짧은 다리 아래에 여러 가지 크기의 들기(lifts)를 놓아 보는 것이다. 이상적인 발뒤꿈치 들기는 장골릉 선을 평평하게 하고, 무엇보다 중요한 것은 요추를 수직으로 가지고 온다. 또 다른 방법은 전상장골극(ASIS)과 내과 사이에서 거리를 측정하는 것을 포함한다. 거골이 발바닥 종골와 중족골두 사이 3분의 1지점에서 멈추기 때문에, 처방된 발뒤꿈치 들기는 측정된 거리보다 대략 33% 더 커야만 한다. 의인성 손상(iatrogenic injury)을 야기할지도 모르므로, 절대 발뒤꿈치 들기가 요추에서 멀리 떨어져 짧은 다리의 외측으로 굴곡되면 안된다는 것 또한 강조되어야 한다.

과회내의 기능적 원인으로 최종적으로 고려되는 것은 근력 약화이다. 과다한 회내를 제지하는 근육의 정확한 역할이 논쟁의 여지가 있지만, 근육 약점이 주원인이면 언제든지 근력 강화운동은 항상 추천되어야 한다.

이것은 특히 거골하관절에서 중요한 지레 팔을 소유하고, 내측 종족궁 아래 9개의 서로 다른 지점에 붙어 건성 미끄러짐(tendinous slips)을 가지는 것에 따라 후경골근에 들어맞는다(sustentaculum tali에 한 개의 미끄러짐이 직접 붙는다). 그것이 이 근육이 심지어 가벼운 약화에도 내측 족궁의 안정성을 나쁘게 할지도 모른다고 후경골근의 열상이 내측 종족궁의 완전한 허탈을 초래할지도 모른다는 이유 때문이다. 비록 Harris와 Beath[71]가 내측 족궁의 안정성을 유지할 때에, 근육이 대수롭지 않은 역할을 한다고 주장하지만(그들은 소아마비로 완전히 마비된 발에 거의 변형이 나타나지 않는다는 것에 주목하며 이 믿음을 지지한다). Robbins 등[72]은 최근 맨발 달리기가 발 근육을 강화하여 족궁의 높이 증가를 일으키는 것을 외측 체중부하 방사선 사진으로 정확히 측정하여 증명했다. 이러한 이유로, 거골하 회내 감소에 책임이 있는 근육(특히, 후경골근)의 어떠한 약화라도 과다한 회내에 공헌하고 있을 가능성 있는 인자로 간주되어야만 하기 때문에 근력이 항상 평가되어야 한다.

이것은 특히 무사용(disuse) 그리고/또는 부동(immobilization)후에 뒤 구획의 표면과 심부 근육에 들어맞고, LeBlanc 등[73]에 의하여 5주의 평평한 침상 안정이 발목 저측굴곡근의 선택적인 위축(26%의 근력감소)을 만들어 대수롭지 않은 고생을 하는 동안 발목 배측굴곡근 근력에 변화가 있음을 증명하였다(등속성 악력계로 측정).

저회내(Hypopronation)

너무나 자주, 비정상적인 발 기능을 기술하고 있는 연구자들은 그들의 토론을 과회내와 관련되는 인자에만 한정한다. 이것은 손상의 중요한 퍼센트가 실제로 저회내로부터 기인하고 이러한 손상은 다루기 더 많이 어려운 경향이 있어 불행하다. 이것은 Lutter[29]가 213명의 주자들을 평가하여 특이적 무릎 손상과 관련된 발 모양을 평가한 연구에서 보여지게 되었다. 저자는 저회내인 사람은(그는 그것을 종골 외번이 5° 미만인 사람으로 정의하였다) 외측 무릎 통증이 더 나타나는 점에 주목하였고, 평균적으로, 86일 달리기 전에 충분한 반환이 가능하지만, 회내 관련 상해에서는 46일이였다.

불행히도, 족부의가 자주 오직 과회내와 연관된 손상을 찾기 위해 훈련되기 때문에, 저회내와 무릎 통증의 관계는 일반적으로 주목되지 않게 된다.

의심할 필요 없이, 저회내의 가장 간과된 원인은 저측굴곡된 제1지선 변형이다. 비록 인구의 대략 15% 이내에서 나타나지만, 이 일반적인 변형의 병인과 보존적 관리는 좀처럼 논의되지 않는다. 사실, 이용 가능한 족병학(podiatric) 그리고 의학 문헌의 최근 전자 논문은 저측굴곡된 제1지선의 보존적 관리를 기술하고 있는 논문을 한개도 싣지 않았다.

이 변형은 복와위인 환자의 발을 중립 위치에 놓는 것에 의해 확인 가능하며, 중족골두의 관련위치는 아니다: 통상, 중족골두(metatarsal heads)는 같은 횡단면 위에서 정지한다. 더 작은 중족골이 일반적으로 횡단면에 있을 때, 저측 굴곡된 제1지선은 제1중족골이 더 아래로 투사되는 것을 주목하라(그림 8-23). 이 변형이 보행 시 입각기 동안 대상성 거골하 회외운동을 생산할지도 모르기 때문에, 저측굴곡된 제1지선은 재발성 발목 내번 염좌, 외측의 무릎 통증, 발가락 사이의 신경염과 종자골염과 같은 변동하고 있는 여러 가지 손상에 대해 책임이 있을지도 모른다(그림 8-24). 그 결과, 족부의가 이 변형을 어떻게 평가하고, 치료하는지 배우는 것은 중요하다.

Root 등[74]에 따르면, 저측굴곡된 제1지선은 선천적이거나 후천적이다. 변형(선천성 변형은 매우 더 큰 경향이 있다)의 정도를 평가하고, 첫번째 중족골에서 배측굴곡과 저측굴곡 범위를 측정하는 것에 의하여 둘의 차이를 이해하는 것이 가능하다. 후천성 변형이 전형적으로 저측굴곡 범위를 초과하는 배측굴곡 범위가 나타나는 반면, 선천성 변형은 전형적으로 동일한 배측과 저측 동작을 가진다.

따라서 선천성 변형이 매우 큰 경향이 있고(종종 첫번째 중족골두가 5 mm 이상 두 번째 중족골두 하방에 위치하기도 한다), 발 변형을 더 많이 만드는 것 같다. 이것은 특히 변형이 단단(rigid)할 때 사실이다. 즉, 저측굴곡된 제1지선은 단단하기 때문에 만일 그것이 더욱 작은 중족골의 수

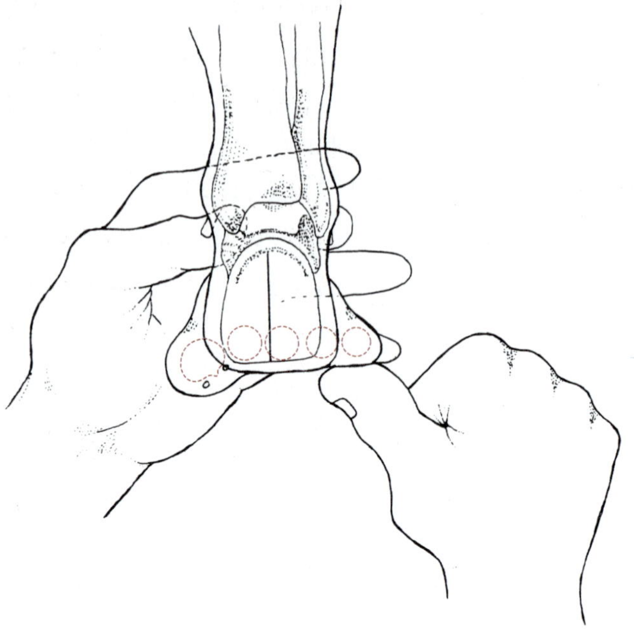

그림 8-23 저측굴곡된 제 1지선 변형. 출처: T.C. Michaud, *Foot Orthoses and Other Forms of Conservative Foot Care*, p. 93, © 1993, Newton, MA.

준의 배측굴곡을 할 수 없으면 분리된다. 만일 더 작은 중족골이 일반적인 횡단면 위 배측굴곡을 할 수 있으면, 제1지선이 유연한 특성을 나타내는데 그러나, 반대로 반 유연성(semiflexible)변형은 오직 더 작은 중족골 수준의 배측굴곡만 가능하다. 반 유연성이고 심지어 더욱 작은 중족골과 함께 수준의 연성 변형이 능력이 있기 때문에, 이 변형은 손상(비록, 반 유연성 변형이 만성 종자골의 통증을 생

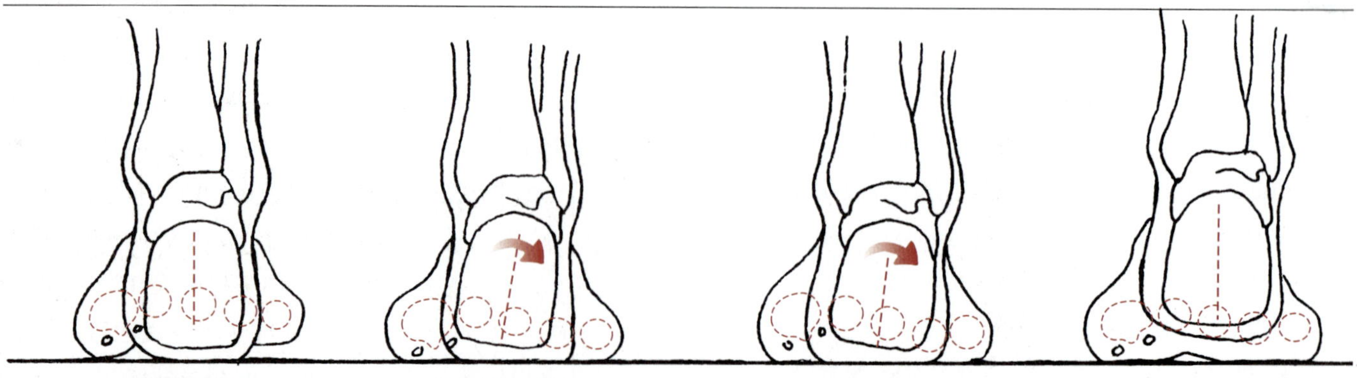

그림 8-24 단단하게 저측굴곡된 제1지선 입각기 동작

산할지도 모르지만)을 만들어 내는데 좀처럼 책임이 없다. 반면에, 크고 단단한 변형은 내번되는 위치로 후족부를 기울여 대상성 거골하와 중족근골간 회외운동을 생산한다. 이것은 거골하와 족근골간 회외운동의 범위를 늘리는 것으로 오직 변형을 과장하기 위해 움직이므로, 후족부의 내번 기능이 제1지선 저측굴곡근으로서 장비골근의 역학적 효율을 개선한다는 점에서 결점이 있는 주기를 만든다. 전 시간 동안, 내측 종축궁의 높이가 지속적으로 발끝에서 외측으로 점차 더 회외된 위치로 증가하기를 계속하여 cavovarus 발 모양이 형성될지도 모른다.

Cavovarus 변형과 연합된 단단하게 저측굴곡된 제1지선이 몇 가지 이유로 손상을 만든다. 첫 번째로, 이 발 모양은 첫번째 중족골두가 지면에 닿는 순간 거골하 회내가 돌연히 정지하는 것에 따라 매우 불충분한 충격 흡수제다(그림 8-24를 보라). 이것은 저회내된 사람에게 중족골과 대퇴의 피로골절과 외측 무릎 통증에 더 나타나는 이유를 설명한다. 또한, 더 작은 중족골두와 관계가 있는 첫번째 중족골두의 발바닥 위치는 전족부 아래 압력 분포를 상당히 바꾼다. 이것은 Cavanagh 등[75]에 의해 보여지게 되었다. 그들은 입각기 동안의 최고점 압력을 측정하고, 정상적으로 발의 최고점 압력 중심이 두 번째와 세 번째 중족골두 아래에 있고, 단단하게 저측굴곡된 제1지선이 있는 사람은 압력중심이 첫 번째와 다섯 번째 중족골두 아래 중심에 있다는 점에 주목했다. 이것은 이 사람에게서 가장 일반적인 손상이 종자골염인 이유를 설명한다.

단단하게 저측굴곡된 제1지선을 소유하고 있는 사람의 손상의 또 다른 중요한 생체역학적 원인은 발뒤꿈치가 늦은 중간 입각기/조기 추진기 동안 내번된다는 것이다. 내번되는 발뒤꿈치는, 추진기 동안 외측 Achilles 삽입에 놓이는 신장성 부하를 늘리고, 비골근을 잡아당기며, 심지어 천비골신경이 앞쪽과 외측 구획 근육 사이 근막을 관통할 때 천비골신경의 신경차단(neuropraxia)을 생산할지도 모른다. 신경 손상과 관련하여, Radin[76]은 그것이 내측 종골과 굴근지대 사이 간격을 좁히는 것에 따라, 족근관증후군(tarsal tunnel syndrome) 생산에 내번되는 발뒤꿈치가 또한 책임이 있을지도 모른다는 점에 주목한다. 그것은 추진기 동안의 후족부 내번은 더 작은 발가락에 배측굴곡을 과도하게 강요하여, 가로의 중족인대에 반하고 그 때문에 족간신경(interdigital nerve)을 당기므로 만성적으로 내번되는 후족부가 발가락 사이의 신경염을 초래하는 것 또한 가능하다(그림 8-25).

접촉기 동안 불충분한 충격 흡수와 추진기 동안의 과다한 후족부 내번이 혼합된 생체역학적 요인은 족궁이 높은 사람보다 평발이 있는 사람이 실제로 부상당하는 경향이 더 적은 기이한 소견을 설명하는 것을 돕는다.[77]

선천적으로 저측굴곡된 제1지선의 치료는 제1중족골 두의 발바닥 위치를 포함하는 것을 필요로 한다. 이것은 고랑에 제1지선 제거와 함께 2-5 바 지주가 있는 보조기를 처방하는 것에 의해 가장 잘 달성된다(그림 8-26). 이러한 추가(그것은 또한 pasted-in 기술을 사용하여 제작될지도 모른다)는 그로 인하여 충격 흡수를 개선하면서 접촉기 동안 거골하 회내의 범위를 늘이기 위해 고려한다. 발뒤꿈치 들기를 하는 동안 후족부 수직자세가 가능하게 한다(그 때문에 외측의 Achilles 삽입 건염, 내번 염좌, 등의 위험을 줄이는). 그리고 첫번째 중족골 두 아래에 압력 중심을 두어 더 작은 중족골를 지원하는 것으로 만성 종자골염의 잠재성을 상당히 줄인다는 것에 유의할 필요가 있다.

보조기를 만들기 위해 사용되는 변형된 발의 모양(nega-

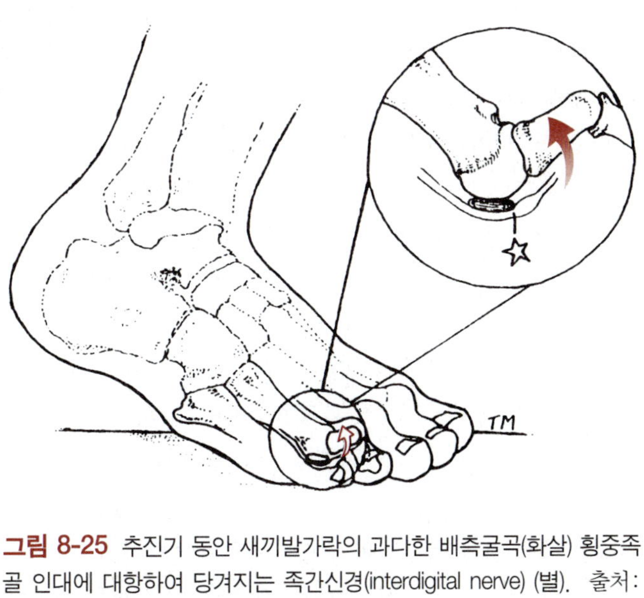

그림 8-25 추진기 동안 새끼발가락의 과다한 배측굴곡(화살) 횡중족골 인대에 대항하여 당겨지는 족간신경(interdigital nerve) (별). 출처: T.C Michaud, *Foot Orthoses and Other Forms of Conservative Foot Care*, p. 83, © 1993, Newton, MA.

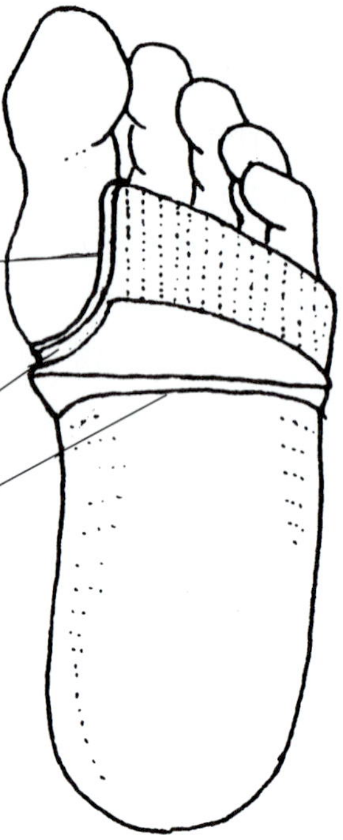

그림 8-26 2-5 바 지주(Bar Post)와 고랑의 압축성 지주.

tive impression)이 무-체중부하 캐스팅으로 만들어지면, 형성된 외곽틀이 거골하 회내의 더해지는 범위를 막기 위해 움직이지 않게 하기 위해 내측 종족궁을 현저하게 낮추어야 하고 이것은 이 변형을 다루는데 매우 중요하다.

이 발 모양은 2-5 바 지주와 제1지선 제거에 더하여, 보조기의 발뒤꿈치 아래에 후족부 외반 지주를 더하는 것으로 다뤄질지도 모른다. 이것은 만성적으로 내번되는 발뒤꿈치와 연합된 통증을 다룰 때 특히 도움이 된다. 축 방향으로 로드될 때, 감압성 필름(pressure-sensitive film)을 사체의 거골하관절의 관절면에 놓았던 최근의 연구에 의하면, 내번되는 거골하관절은 더 큰 전체 평균 압력과 함께 외번성이거나 중성의 거골하관절보다 더 작은 접촉면을 가진다.[78] 이것은 내번되는 발뒤꿈치를 가진 사람이 자주 미만성 발목과 발뒤꿈치 통증과 함께 나타나고, 더 많이 거골하관절에 있어서의 조기 퇴행성 변화로 고생하는 것 같은 이유를 설명한다.[79]

보조기를 이용한 치료와 관련하여, 저측굴곡된 제 1지선의 성공적인 치료는 족근중족과 거골하 동작을 복원하고, 외측 구획 근육조직의 유연성을 개선하는 것을 여러 가지 수기 기술과 자주 결합된다. 가끔, 특히 후천성 저측굴곡된 제 1지선을 다루는 것은 스포츠에 의해 유발되는 장비골근의 과다활동과 결합했을 때, 그것이 더욱 작은 중족골의 수준으로 돌아오기 위해 저측굴곡된 제1지선을 줄이는 것은 가능하다. 만일 이것이 발생하면, 2-5 바 지주는 제거되어야만 한다. 그러나 저측굴곡된 제1지선의 심지어 획득된 형태의 감소도, 실제로는 고정된 골성 변형(예를 들면, 보상되지 않는 후족/전족 내번 변형)과 가장 자주 관련되어 발생하는 것은 강조되어야만 한다.

이것 때문에, 도수조작의 목표가 더욱 작은 중족골의 일반적인 횡단면에 저측굴곡된 제1중족골두를 되밀지 않아, 증후학적으로 더해질지도 모르는 잠재적으로 아픈 연조직 유착을 제거하여 약간의 유연성을 개선한다. 만일 적극적 적인 도수조작이 사용되면, 더욱 작은 중족골에 선천적으로 저측굴곡된 제 1지선을 되돌리기 위해, 발바닥 족근중족관절 또는 족근골간 관절을 제지하고 있는 인대의 병리학적 이완이 일어나게 된다.

선천적으로 저측굴곡된 제1지선이 계속 저측 굴곡될 때(즉, 그것은 배측과 저측 동작시 같은 범위를 갖는다), 기능적으로 가장 안정된 위치에 있다는 것을 기억하고, 이러한 변형의 보존적 치료 목표를 바꾸지 말고 적용하라.

보조기
ORTHOTICS

발 보조기에 표시된 것을 환자가 시험하여 명확하게 된 후, 족부의는 이제 외곽틀과 지주를 어느 물질로 만들어야 하는 가와 비록 장치에 통합되어 질수 있다 해도 어떠한 추가가 있어야 하는지 결정해야 한다. 가장 인기가 있는 물질은(rohador 같은) 매우 단단한 아크릴 제품, 약간 더 유연한 열가소성 물질(폴리에틸렌과 폴리프로필린)과 부드러운 압축 폴리에틸렌 폼(다양한 농도의 Plastazote)를 포함하여 선택한다. 경험에 의하여, 치료의 목표가 동작을 바꾸는 것이 아니라 전단력을 감소시키고(당뇨 발과 같이), 발바닥 압력를 재분배하는 것이라면, 조절 가능한 보조기를 제작하기 위해 더 부드러운 물질이 사용된다. 반대로, 동작의 제어가 일차적 관심일 때에는 반 경화(semi-rigid)되거나, 경화된 물질(rigid materials)이 사용된다. 보조기는 기능적 보조기로부터 연관되어지는 이러한 물질적 특징으로부터 만들어진다.

보조기 외곽틀(shell)이 경화 플라스틱으로 만들어 졌는지 또는 부드러운 스펀지로 만들어 졌는지가 후족부 그리고/또는 전족부 뒤에서 회내 속도의 정도를 통제하는 보조기의 능력을 결정하는 가장 중요한 인자이므로 고려되어야만 한다.

이것은 Smith 등[40]이 회내의 속도를 통제할 때, 부드러운 지주와 반경화성 보조기 외곽틀이 이상적으로 동등하게 효과적이었다고 한 점에 대해 설명된다. 이 연구자들은 또한 반경화성 보조기가 회내의 총체적인 범위를 더 효과적으로 줄인다는데 주목하여 언급할 만한 가치가 있다. 이 정보의 임상 유의성은 회내의 속도를 감속하는 것이 일차적 관심(후족부 내번 변형에 2차성 내측 경골의 스트레스 반응의 치료와 같이)일 때, 더 부드러운 외곽틀이 사용될지도 모른다는 것이다. 그러나, 회내의 범위를 통제하는 것이 관심(과운동성 제1지선이 있는 사람을 치료하는 때 같이)일 때에는, 더 단단한 외곽틀이 사용되어야만 한다.

보조기 외곽틀을 제작하기 위해, 다양한 재질들로부터 선택하는 것에 더하여, 족부의는 내측 flange(족궁 아래 중앙에 넓어지는 외곽틀의 연속), 제1지선 제거 (저측 굴곡된 제1지선 치료에 사용) 그리고/또는 심부 발뒤꿈치 cup(그것은 종골하 지방대가 유지되는 것을 돕는다)를 통합하는 것에 의해 보조기의 형체를 수정할지도 모른다. 후자의 변조는 지방 패드(fat pad)가 충격 흡수하는 능력을 49% 정도 늘릴지도 모르므로 발뒤꿈치 통증의 치료에서 도움이 된다.[79]

중족골 패드(그것은 더 작은 중족골두에 주어지는 압력을 60% 정도 감소시킬 수 있다)를 포함하여, 완료된 외곽틀에 추가될지도 모르는 다른 변조(즉, 압력을 재분배하기 위하여 사용하는 U 또는 J 형태의 제거)는 발뒤꿈치 들림, Morton's 신전, 2-5 바 지주와 여러 가지 균형과 관련된 질환에 포함된다.

완료된 보조기 제작에 앞서, 환자는 처방된 보조기의 기능적 상호작용(특히, 만일 기능적 장치가 처방되었더라면)에 따라 전체 운동 사슬이 현저하게 바뀐다는 것에 대하여 알아야 한다. 그 결과, 점차적으로 보조기에 길들여져야 한다; 즉, 보조기를 첫째 날 1시간, 둘째 날 2시간, 셋째 날 3시간, 그리고 넷째 날 불편함 없이 8시간 연속적으로 착용되어야 한다. 그리고 나면 보조기를 지속적으로 착용될 수 있다. 만일 증상이 일어나면(예를 들면, 큰 후족부 내번 지주가 있는 외측의 무릎 통증), 환자는 착용시간을 감소시켜달라고 말해야만 하고, 더 천천히 과정을 진행시켜 나아가야 한다.

이 장을 마무리 하며, 발 보조기가 보행 주기 동안 구조적 상호작용을 수정하는 것으로, 값을 헤아릴 수 없는 도구일 수 있다는 것이 명확하게 되었기를 바란다. 보조기 처방 능력과 함께 족부의는 광범위한 구조적, 기능적 이상을 다루고 여러 가지 뼈의 변형에 연부조직간 상호작용을 개선하며, 다양한 도수조작의 유효성을 제공하기 위해, 필요한 임상 기술을 갖추어야 할 것이다.

참고문헌

1. Palmer DD. *The Science, Art and Philosophy of Chiropractic.* Portland, OR: Portland Publishing; 1910:56.
2. Rothbart BA, Estabrook L. Excessive pronation: a major biomechanical determinant in the development of chondromalacia and pelvic lists. *J Manipulative Physiol Ther.* 1988;5:373–379.
3. Saunders JB, Inman VT, Eberhart HT. The major determinants in normal and pathological gait. *J Bone Joint Surg Br.* 1953;58:153.
4. Inman VT, Ralston HJ, Todd F. *Human Walking.* Baltimore: Williams & Wilkins, 1981.
5. Scranton PE, et al. Support phase kinematics of the foot. In: Bateman JE, Trott AW, eds. *The Foot and Ankle.* New York: Thieme-Stratton, 1980.
6. Katoh Y, Chao EYS, Laughman RK. Biomechanical analysis of foot function during gait and clinical applications. *Clin Orthop.* 1983; 177:23–33.
7. Magee D. *Orthopedic Physical Assessment.* Philadelphia: W.B. Saunders; 1987:317.
8. Radin EL, Paul IL. Does cartilage compliance reduce skeletal impact loads? The relative force attenuating properties of articular cartilage, synovial fluid, periarticular soft tissues and bone. *Arthritis Rheum.* 1970;13:139–144.
9. Phillips RD, Phillips RL. Quantitative analysis of the locking position of the midtarsal joint. *J Am Podiatr Assoc.* 1983;73:518–522.
10. O'Connell AL, Gardner EB. *Understanding the Scientific Bases of Human Movement.* Baltimore: Williams & Wilkins; 1972.
11. Mann RA. Biomechanics of running. In: Pack RP, ed. *The Foot and Leg in Running Sports.* St. Louis, MO: CV Mosby; 1982.
12. McPoil TG, Cornwall MW. The influence of tibialis anterior muscle activity on rearfoot motion during walking. *Foot Ankle Int.* 1994;2: 75–79.
13. Engsberg JR, Andrews JG. Kinematic analysis of the talocalcaneal/talocrural joint during running support. *Med Sci Sports Exerc.* 1987;19:275–284.
14. Campbell KR, Grabiner MD, Hawthorne DL, Alexander IJ. Three-dimensional kinematic analysis of tibial-calcaneal motions during the support phase of gait. *Med Sci Sports Exerc.* 1989;21(2):S88.
15. McPoil TG, Cornwall MW. Relationship between subtalar joint position and pattern of rearfoot motion during walking. *Foot Ankle Int.*

1994;3:141–145.

16. Ker RF, Bennett MB, Bibby SR, Kester RC, Alexander R. The spring in the arch of the human foot. *Nature.* 1987;325:147–149.
17. Huang C, Kitaoka HB, An KN, Chao EY. Biomechanical evaluation of longitudinal arch stability. *Foot Ankle Int.* 1993;6:353–357.
18. Daly PJ, Khaoka HB, Chao EY. Plantar fasciotomy for intractable plantar fasciitis: clinical results and biomechanical evaluation. *Foot Ankle.* 1992;4:188–195.
19. Hicks JH. The mechanics of the foot, I: the Joints. *J Anat.* 1954;88: 345–357.
20. Bojsen-Moller F. Calcaneocuboid joint and stability of the longitudinal arch of the foot at high and low gear push off. *J Anat.* 1979; 129:165–176.
21. Robbins SE, Gouw GJ, Hanna AM. Running-related injury prevention through innate impact-moderating behavior. *Med Sci Sports Exerc.* 1989;21(2):130–139.
22. Basmajian JV, Deluca CJ. *Muscles Alive: Their Functions Revealed by Electromyography.* 5th ed. Baltimore: Williams & Wilkins; 1985: 377.
23. Kling TF. Angular deformities of the lower limbs in children. *Orthop Clin North Am.* 1987;4:513–527.
24. Gould N. Evaluation of hyperpronation and pes planus in adults. *Clin Orthop Relat Res.* 1983;181:37–45.
25. Brown LP, Yavorsky P. Locomotor biomechanics and pathomechanics: a review. *J Orthop Sports Phys Ther.* 1987;1:7.
26. Viitasolo JT, Kvist M. Some biomechanical aspects of the foot and ankle in athletes with and without shin splints. *Am J Sports Med.* 1983;11:125–130.
27. Clarke TE, Frederick EC, Hamill CL. The effects of shoe design parameters on rearfoot control in running. *Med Sci Sports Exerc.* 1983;15:376–381.
28. James SL, Bates BT, Osternig LR. Injuries to runners. *Am J Sports Med.* 1978;6:40–50.
29. Lutter LD. Foot related knee problems in the long distance runner. *Foot Ankle.* 1980;1:112–116.
30. Matheson GO, Clement DB, McKenzie DC. Stress fractures in athletes: a study of 320 cases. *Am J Sports Med.* 1987;15:46–58.
31. Hefzy MS, Jackson WT, Saddemi SR, Hsieh YF. Effects on tibial rotations on patellar tracking and patello-femoral contact areas. *J Biomed Eng.* 1992;14:329–343.
32. Manter JT. Movements of the subtalar and transverse tarsal joints. *Anat Rec.* 1941;80:397–409.
33. Carrier PA, Janigan JD, Smith SD, Weil LS. Morton's neuralgia: a possible contributing etiology. *J Am Podiatr Assoc.* 1975;65: 315–321.
34. Isman RE, Inman VT. Anthropometric studies of the human foot and ankle. Biomechanics Laboratory, University of California, San Francisco and Berkeley. Technical Report 58. San Francisco: The Laboratory; 1968.
35. Messier SP, Pittala KA. Etiologic factors associated with selected running injuries. *Med Sci Sports Exerc.* 1988;5:501–505.
36. Perry J. Anatomy and biomechanics of the hindfoot. *Clin Orthop Relat Res.* 1983;177:9–15.
37. Donatelli R, Hulbert C, Conaway D, St Pierre R. Biomechanical foot orthotics: a retrospective study. *J Orthop Sports Phys Ther.* 1988; 6:205–212.
38. Aubrey BJ, Bernardone JJ, Connolly TJ. The prospective evaluation of invasive and non-invasive treatment protocols for plantar fasciitis. *Rehabil Res Dev Prog Rep.* 1989;50.
39. Bates BT, Osternig LR, Mason B. Foot orthotic devices to modify selected aspects of lower extremity mechanics. *Am J Sports Med.* 1979;6:338–342.
40. Smith LS, Clarke TE, Hamill CT, Santopietro F. The effects of soft and semirigid orthotics upon rearfoot movement in running. *J Am Podiatr Med Assoc.* 1986;76:227–233.
41. Cavanagh PR, et al. An evaluation of the effect of orthotics on force distribution and rearfoot movement during running. Presented at the American Orthopaedics Society Sports Medicine Meeting; 1978; Lake Placid, NY.
42. Clarke TE, Frederick EC, Hiavac HF. Effects of a soft orthotic device on rearfoot movement in running. *Podiatr Sports Med.* 1983;1(1):20.
43. Wiggins ME, Fadale PD, Barrach H, et al. Healing characteristics of a type one collagenous structure treated with corticosteriods. *Am J Sports Med.* 1994;2:279–288.
44. Vitek M, Kerkoc P. Treatment of positional anomalies of the foot with a functional supportive inlay. *Orthopade.* 1989;127:15–21.
45. McPoil TG, Adrian M, Pidcoe P. Effects of foot orthoses on center of pressure patterns in women. *Phys Ther.* 1989;69:149.
46. Nigg BM, Morlock M. The influence of lateral heel flare of running shoes on pronation and impact forces. *Med Sci Sports Exerc.* 1987;19:294.
47. Baycroft CM, Culp V. Running shoes: design facts and functional fantasies. *Chirop Sports Med.* 1993;1:6–7.
48. McPoil T, Cameron JA, Adrian MJ. Anatomical characteristics of the talus in relation to forefoot deformities. *J Am Podiatr Med Assoc.* 1987;7:77–81.
49. Kaye JM, Sorto LA. The K square: a new biomechanical measuring device for the foot and ankle. *J Am Podiatr Assoc.* 1979;69:58.
50. Glancy J. Orthotic control of ground reactive forces during running (a preliminary report). *Orthot Prosthet.* 1984;3:12–40.
51. Mann R, Inman VT. Phasic activity of intrinsic muscles of the foot. *J Bone Joint Surg Am.* 1964;46A:469–481.
52. Smith S. Fatigue perturbation of the calcaneus. In: *Foot and Leg Function.* Deer Park, NY: Langer Biomechanics Group; 1989;4:2.
53. Williams PL, Smibert JG, Cox R, et al. Imaging study of the painful heel syndrome. *Foot Ankle.* 1987;7:345–349.
54. Subotnick SI. Ankle injuries. In: Subotnick SJ, ed. *Sports Medicine of the Lower Extremity.* New York: Churchill Livingstone; 1989.
55. Smart GW, Taunton JE, Clement DB. Achilles tendon disorders in runners: a review. *Med Sci Sports Exercise.* 1980;4:231–243.
56. Kvist M. Achilles tendon injuries in athletes. *Ann Chir Gynaecol.* 1991;2:188–201.
57. Curchod G. Sciatic pain and the feet. *Ann Swiss Chirop Assoc.* 1971;5:207–213.
58. McPoil TG, Schuit D, Krecht HG. Comparison of three methods used to obtain a neutral plaster foot impression. *Phys Ther.* 1989;69:448.
59. Michaud TC. *Foot Orthoses and Other Forms of Conservative Foot Care.* Baltimore: Williams & Wilkins; 1993.
60. Valmassy RL. Advantages and disadvantages of various casting techniques. *J Am Podiatr Assoc.* 1979;69:707.
61. Burns MJ. Non-weightbearing cost impressions for the construction of orthotic devices. *J Am Podiatr Assoc.* 1977;67:790.
62. Mizel MS. The role of the plantar first metatarsal first cuneiform ligament in weightbearing on the first metatarsal. *Foot Ankle.* 1993;2:82–84.
63. Klave K, Hansen ST, Masquelet AC. Clinical, quantitative assessment of first tarsometatarsal mobility in the sagittal plane and its relation to hallux valgus deformity. *Foot Ankle Int.* 1994;1:9–13.

64. Hiss JM. *Functional Foot Disorders.* Los Angeles: Oxford Press; 1949.
65. Bojsen-Moller F. Anatomy of the forefoot, normal and pathologic. *Clin Orthop Relat Res.* 1979;142:10.
66. Morton DJ. *The Human Foot.* New York: Columbia University Press; 1935.
67. Rodgers MM, Cavanagh PR. Pressure distribution in Morton's foot structure. *Med Sci Sports Exerc.* 1989;21:23.
68. Wapner KL, Sharkey PF. The use of night splints for treatment of a recalcitrant plantar fasciitis. *Foot Ankle.* 1991;12:135.
69. Baggett BD, Young G. Ankle joint dorsiflexion: establishment of a normal range. *J Am Podiatr Med Assoc.* 1993;83:251–254.
70. Sanner WH, Page JC, Tolboe HR, et al. A study of ankle joint height changes with subtalar joint motions. *J Am Podiatr Assoc.* 1981;3: 158–161.
71. Harris RI, Beath T. Hypermobile flatfoot with short tendo achilles. *J Bone Joint Surg Am.* 1948;30A:116–138.
72. Robbins SE, Gouw GJ, Hanna AM. Running-related injury prevention through innate impact-moderating behavior. *Med Sci Sports Exerc.* 1989;21:130–139.
73. LeBlanc A, Gogia P, Schneider V, et al. Calf muscle area and strength changes after five weeks of horizontal bed rest. *Am J Sports Med.* 1988;16:624–629.
74. Root MC, Orion WP, Weed JH. *Normal and Abnormal Function of the Foot.* Los Angeles: Clinical Biomechanics; 1977.
75. Cavanagh PR, Rodgers MM, Iiaboshi A. Pressure distribution under symptom-free feet during barefoot standing. *Foot Ankle.* 1987;7: 262–276.
76. Radin EL. Tarsal tunnel syndrome. *Clin Orthop Relat Res.* 1983;2: 167–170.
77. Cowan D, Jones B, Robinson J, Polly D. Medial longitudinal arch height and risk of training associated injury. *Med Sci Sports Exerc.* 1989;2:60.
78. Sangeorzan BJ. Biomechanics of the subtalar joint. In: Stiehl JB, ed. *Inman's Joints of the Ankle.* 2nd ed. Baltimore: Williams & Wilkins; 1991.
79. Jorgensen U, Bojsen-Moller F. Shock absorbency of factors in the shoe/heel interaction: with special focus on the role of the heel pad. *Foot Ankle.* 1989;9:294.

제 9 장

사지 평가에서 보행의 영향
(The Effect of Gait on Extremity Evaluation)

배 경
BACKGROUND

정상적인 하지의 생역학적 이해에 대한 최근의 발전은 Serge Gracovetsky가 명명한 배부 힘 전달체계(back force transmission system, BFTS)이다[1,2](그림 9-1).

BFTS로 인해 인체 해부학의 동적, 기능적 측면을 더 잘 이해하는 결과를 가져왔다. 정적인 해부학보다는 기능적 해부학에 대한 새로운 이 개념은 9장의 주제이며, 골반뿐만 아니라, 척추, 흉곽, 상지, 후두의 정상 기능에 대해 폭넓게 암시하고 있다. 또한 하지의 주요 생역학적 기능장애의 중요성에 대해서 설명될 것이다. *기능해부학*이라는 용어는 뼈나 근육, 인대와 같은 구조에 대한 의미를 설명하기 위해 사용되고 있으며, 근위 구조나 원위 구조는 생역학적인 움직임, 또는 생역학적 짝운동(coupled motions)에 영향을 미치게 된다. 근위, 원위 구조의 기능장애로 인하여 보상형태의 생역학적 변화가 초래될 것이다.

배부힘 전달체계
BACK FORCE TRANSMISSION SYSTEM(BFTS)

White와 Panjabi[3]가 배부힘 전달체계를 처음으로 언급하였으며, Bogduk과 Twomey[4]는 '요추에 대한 임상해부학(clinical anatomy of lumbar spine)' 에서 척추근에 대한 기능적인 정보를 제공하였고, 기능해부학에 기초한 생역학적 적용들을 소개하고 있다. 예를 들면, 다열근(multifidus muscle)의 작용으로 요추가 축회전 된다. 그러나 Bogduk과 Twomey[4]는 이것을 분명히 잘못된 정보라고 지적하고 있는데, 비록 다열근이 주요 동작에 대한 길항근으로 회전에 관여하고 있지만, 이 근육의 주요 기능은 요추의 후방시상회전(신전)이라는 것을 지적하고 있다. Gracovesky[5]는 '척추기관(Spinal Engine)' 이라는 저서 6장에서 다열근의 기능을 설명하고 있다. 1992년에 열린 '요통과 천장관절에 대한 요통의 관련성' 을 주제로 한 첫 번째 이분야 세계학술대회(Interdisciplinary World Congress)의 회보에서 Vleeming 등은 하지의 기능과 요추의 기능을 통합하여 크게 발전시켰다.[6-8] 이것은 1995년에 열린 '요통' 을 주제로 한 두 번째 이 분야 세계학술대회에서 재확인되었으며, BFTS와 카이로프랙틱, 현재 학술연구에 대한 임상적 적용들이 뒤이어지고 있다.

보행 주기
GAIT CYCLE

유각기(Swing Phage)

BFTS를 가장 쉽게 설명하기 위해 아마도 보행주기 중 유각기에서 근육과 인대, 편평한 근막이 연속된 슬링(slings)을 예로 들 수 있을 것이다. 유각기 후기 동안 슬괵

감사의 글: **Paul D. Powers, DC, DABCN**에게 이 장의 그림을 제공해 주셔서 감사를 드립니다.

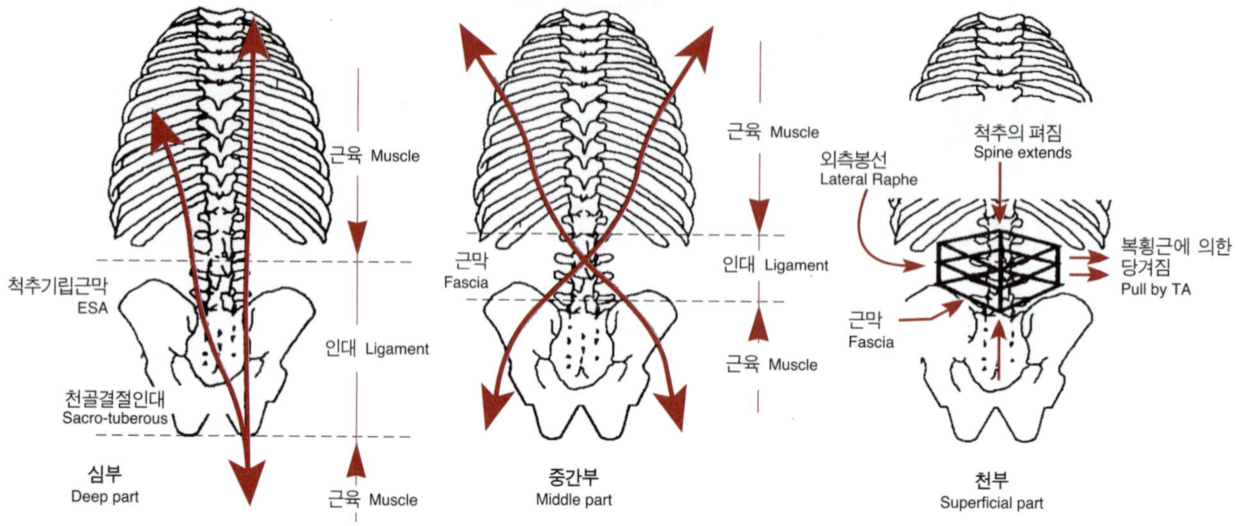

그림 9-1 힘전달 체계: 세 가지 파트로 이루어진다. 심부는 대퇴이두근이 천골결절인대와 척추기립 근막(ESA)을 통해 상부 체간과 직접적으로 연결되고, 중간부는 둔부근육들이 배측 요부 근막을 통해 광배근과 외측 봉선(raphe)과 연결된다. 천부는 정렬된 섬유들의 네트워크 형태로 외측 봉선 위에서 복횡근에 의한 당겨짐은 척추가 펴지는 것을 감소시킨다. 출처: Copyright © 1992, Serge Gracovetsky.

근들이 활성화되고, 유각기에 있는 하지가 적절하게 신전되도록 제한하게 된다. 유각기에 있는 오른쪽 장골은 횡축에 대해 후방회전되고, 수직축에 대해서는 두 번째 천골결절과 후상장골극(PSIS)이 접근하는 짝운동을 하게 된다. 반대쪽 장골은 외회전되어 반대 방향으로 움직이게 된다. 짝운동 회전이 일어나는 장골의 기능처럼 천골은 후방회전된 장골 위에서 아주 작은 양의 전굴(nutation)이 일어나게 되고, 발뒤꿈치 닿기(heel strike) 동안에 골반이 안정되어 인대에 부하가 발생되게 된다.

슬괵근, 특히 대퇴이두근의 장두의 활성화로 척추기립근의 천골부와 다열근, 천골결절인대에 부하가 가해지기 시작되고, 전경골근은 발뒤꿈치 닿기 바로 직전까지 발목이 배측굴곡 되도록 구심성 수축을 하게 된다. 전경골근은 첫 번째 중족골의 내측 저부에 정지되고, 장비골근의 정지부와 친밀한 조화를 이루고 있다.[8] 전경골근과 장비골근은 보행 주기 동안 조화된 기능을 위해 발을 둘러싸고 있으며, 종적인 근육-건-근막 슬링(longitudinal muscle-tendon-fascia sling[8])의 하단 영역을 함께 형성하게 된다(그림 9-2).

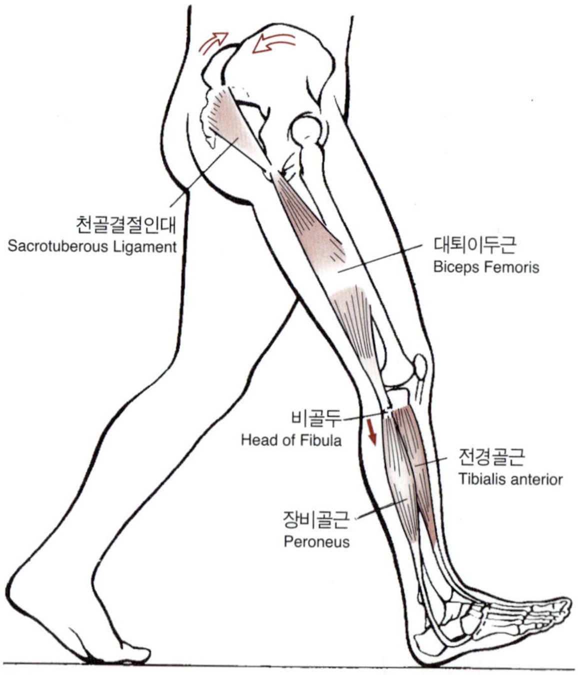

그림 9-2 종적인 근육-건-근막 슬링(longitudinal muscle-tendon-fascia sling)의 하단 영역: 말기 유각기에서 관련성. 이 슬링을 완성하기 위해 다열근과 척추기립근군이 추가되어져야 한다(그림 9-7 참고). 출처: Copyright © 1995, Andre Vleeming.

또한 외측 구획에 있는 근육들도 비골두와 친밀하게 연결되어 있다. BFTS 안에는 세 가지의 슬링이 있는데, 적어도 이론상 그 기능은 에너지를 보존하면서 체간으로부터 사지까지 저장된 에너지를 전달하는 것이다. 다른 두 가지 슬링은 나중에 논의하겠다.

발뒤꿈치 닿기(Heel Strike)

발뒤꿈치 닿기 시 종골은 대략 2°에서 4°까지 내반되며, 전경골근의 원심성수축 조절과 체간 모멘트 하에서 경골이 전진될 때, 최소 10°(정상 범위는 대략 10°에서 20°) 전방 움직임이 일어나 종골의 중립(calcaneal neutral) 위치로 이동하게 된다. 즉, 종골의 중립 위치는 거퇴관절(talocrural joint)의 일치성이 최대이고, 아킬레스건의 중심선과 바닥의 각도가 90°일 때를 말한다.

경골은 거의 고정된 거골 위로 움직이기 때문에 내회전되며, 거골의 움직임이 발생되도록 한다. 경골은 슬관절이 굴곡될 때 직접적으로 내회전된다. 보행 중 발뒤꿈치 닿기로부터 중간입각기(mid-stance phase)까지 발목은 배측굴곡되며, 대퇴골의 회전율은 경골과 비교하여 두 배가 되고, 또한 충격 흡수가 일어나게 된다.

경골은 이제까지 배운 것과는 다르게 발뒤꿈치 닿기 바로 직후에 하방으로 떨어지며,[8-10] 천골결절인대와 대퇴이두근 장두에 이미 가해진 부하 상태에서 근긴장을 더 증가시키게 된다.[8,11] 일차적 또는 보상적 요인으로 경골의 기능장애가 발생된다면, 골반뿐만 아니라 척추, 상지 기능장애의 원인이 될 수 있다.

비록 체중 부하에서처럼 모든 사람에게 똑같이 적용되지는 않으며, 경골의 하방 떨어짐으로 족관절의 안정성을 증가시키게 되고, 비골에는 정상적인 영향을 주지 않는다. 이전에 언급한 것처럼, 대퇴이두근 장두는 비골두에 긴밀하게 부착되며, 천골결절인대까지 대퇴이두근이 부착되기 때문에, 종적인 근육-건-근막 슬링의 연속성을 이루게 된다. 대퇴이두근이 수축될 때, 그리고 비골의 하방 떨어짐(inferior fibular dropping)의 결과로 대퇴를 펴게 하고, 입각기 하지의 장골 쪽으로 천골을 당기게 된다. 그래서 발뒤꿈치 닿기 시 천골이 전굴되는데 기여하게 된다. 이것은 배측 천장인대와 함께 결합되어 작용되고, "지나친 관절가동을 방지하는 역할"로 작용된다. 다열근도 슬링의 일부이며, 천골을 당겨 전굴되도록 한다.

거골이 관여되면서 내전, 족저굴곡, 내회전이 결합된 움직임이 발생되며, 이 모든 움직임은 경골이 전진되는 정상 생리학적 가동에 의존하게 되고, 연속으로 일어나는 거골하관절의 참여로 전체 거골의 가동성이 분명해진다. 거의 동시에 거골이 짝운동을 하게 될 때, 종골은 발뒤꿈치가 완전히 회내되도록 하는 움직임을 시작하게 된다. 종골의 회내(종골의 외반)는 작은 거골하 관절면의 볼록-오목법칙 특성 때문에 복잡하게 일어난다. 종골 후방의 작은 관절면은 볼록하며 그 자체의 관절면을 가지고 있지만, 중앙과 전방의 작은 관절면은 오목하며 생리적으로 거골종골주상골 관절을 형성하는 주상골과 관절낭을 공유하고 있다. 종골이 회내되면서 외반되기 때문에, 거골하 관절의 후방 볼록면이 미끄러지는 방향은 종골의 움직임과는 반대 방향이다. 즉, 중앙과 전방 오목면의 미끄러짐 방향은 종골의 움직임과 같은 방향에 있다.

보행 중에서 발뒤꿈치 닿기부터 중간입각기까지 발은 열린 운동학적사슬에서 이루어지고, 그 다음 단계는 한발지지기(single-support phase)로 닫힌 운동학적사슬로 진행된다. 환자가 닫힌 운동학적 사슬에 도달할 때까지(중간입각기부터 후반 중간입각기까지) 거골종골주상골 관절은 관여되지 않는다. 그러므로 닫힌 운동학적사슬에서 검진이 이루어져야 한다. 거골종골주상골 관절은 배측에서 저측으로 연결된 축에서 볼록한 거골 위를 움직이는 주상골의 오목면과 함께 회내된다.

원위 구조들을 제거한 상태에서 횡족근 관절의 전후 관절면을 살펴보면 이해하기가 쉽다(그림 9-3). 중간 입각기에서 횡족근 관절의 축은 평행한 위치에 있게 되며, 이것은 사람이 서 있는 위치에 대하여 최대로 적응하기 위한 것이다. 발끝떼기(toe-off) 동안 중족 구조는 휘지 않는 형태의 견고함이 요구되며, 후족이 회외되고 중족과 전족이 회내되는 동안 축의 수렴에 의해 만들어지는 플랫폼 형태가 된

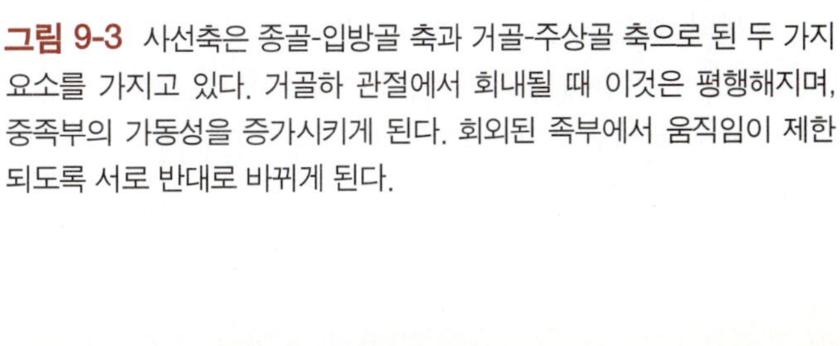

그림 9-3 사선축은 종골-입방골 축과 거골-주상골 축으로 된 두 가지 요소를 가지고 있다. 거골하 관절에서 회내될 때 이것은 평행해지며, 중족부의 가동성을 증가시키게 된다. 회외된 족부에서 움직임이 제한되도록 서로 반대로 바뀌게 된다.

다(그림 9-8 참고).

한발 지지기(Single-Support Phase)

보행 중 한발 지지기는 발뒤꿈치 닿기에 이어 일어나며, 보행 주기 동안 닫힌 운동학적 사슬 위치의 연속성을 나타낸다. 유각기-발뒤꿈치 닿기-한발 지지기와 같은 순서의 연속적인 동작은 거의 동시에 일어난다. 그러나 9장의 목적을 위해 이것을 여러 구성 부분으로 나누었다. 제 1열 복합체(첫 번째 설상골과 첫 번째 중족골)는 또한 회내에 참여하고, 엄지발가락은 외번(valgus) 형성과 동반되어 증대된 내회전 작용과 함께 회내가 완성된다. 매우 중요한 점은 이와 같은 외번 위치가 정상적이며, 무지 강직증(hallux rigidus)에서 볼 수 있는 크립(creep)과 이력현상(hysteresis), 고정(set)과 같은 병리적 문제라고 생각을 해서는 안 된다.

중간입각기와 한발 지지기 동안 대퇴이두근 장두의 활동은 감소되고, 천골의 전굴을 제한시키는 요인인 천골결절 인대의 긴장도 감소하게 된다. 생역학적이고 기능적으로 천골의 전굴 위치는 안정성(예, 발뒤꿈치 닿기) 증대시키며, 요추 전만을 증가시키는 반면, 후굴은 불안정한 위치로 가동성을 증가시키고, 요추 전만을 감소시키거나 편평한 배부를 만들게 된다.[9]

입각기 하지 쪽으로의 대퇴전자의 이동(trochanteric shift)과 외회전 근육들, 특히 대둔근의 수축으로 우측 천장관절이 폐쇄되어 마찰이 일어나게 된다. 장골 표면은 섬유연골로 덮여있으며, 한쪽 장골로부터 반대쪽 장골까지 두드러지게 볼록하다. 오목한 천골 표면은 초자연골로 늘어서 있기 때문에 큰 차이가 난다. 이런 차이들은 천장관절의 가동범위를 제한하는데 기여된다.[12]

Dorman[13(p656)]은 관찰을 통하여 이런 차이를 알 수 있다고 하였다. 목발의 기능과 마찬가지로 천장관절의 기능을 살펴볼 때, 닫힌 운동학적사슬을 위한 견고한 버팀목을 제공하기 위해 입각기에 있는 하지를 보강하고, 탄력성을 허용하기 위해 유각기의 하지를 보강하지 않음으로써 하지가 전방으로 추 움직임이 일어나도록 후방 천장인대를 이완시켜 보행의 효율성을 더 높이게 된다. 이것이 정상 관절의 역할이라고 가정해본다면, 입각기 하지를 보강하고, 유각기 하지의 천장관절이 풀리는 정상 역학적 기능을 이해할 수 있을 것이다. 일반적으로 주요 손상에 따른 쇠약과 약화에 의해 후방 천장인대와 골반의 근막과 인대 구조들의 불충분으로 이런 역학적 기전이 방해될 수도 있다.

사선축
OBLIQUE AXES

장골이 후방회전되면 천골에서는 약간의 전굴이 일어나 입각기 하지 위에서는 보강되고, 유각기 하지에는 "풀림"이 발생된다. 이런 두 가지 사실로부터 추정하면, 한쪽은 보강에 의해, 다른 쪽은 풀림에 의해 만들어지는 천골의 회전축을 시각화할 수 있다. 이 회전축은 본질상 사선이 되어야 하고 위쪽의 닫힌 쪽으로부터 자유롭게 가동되는 쪽으로 주행되어야 한다(그림 9-4).

사선축의 개념은 많은 정골요법책이나 일부 카이로프랙틱 문헌에서 언급되고 있기 때문에 특별히 새로운 것은 아니다. 저자는 문헌을 통해 임상에서 이론을 검사하여 일치되는 것을 발견하였다. 9장에 언급되는 검사들은 환자를 검진하고 진단하여 치료할 수 있도록 한 것이다. '폐쇄 형태(form closure)' 라는 용어는 관절면이 최대로 일치되고, 그 고유의 안정성을 위해 어떤 외부적 힘도 필요하지 않는 상황을 말한다. 목수가 최대의 안정성을 부여하기 위해 어떤 평면상에서 최소한의 지지 메카니즘을 사용하여 전단력을 견디게 할 때 이런 형태의 구조가 사용된다.

다시 말해, 폐쇄 형태는 전단부하에 반작용되도록 추가

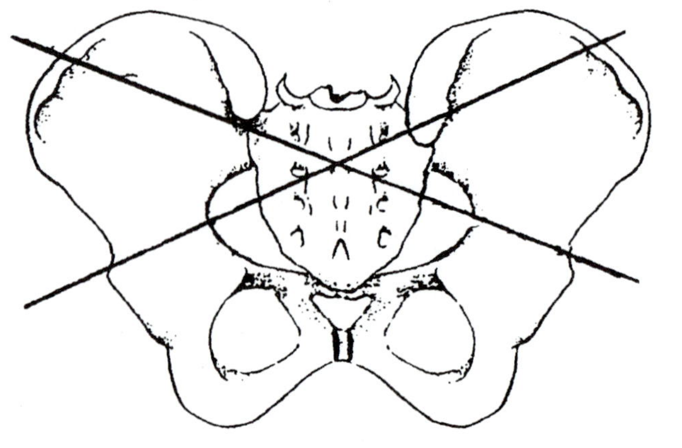

그림 9-4 천장관절의 좌우 사선축

된 외측 압박력과 상부 마찰을 결합한 것이다. 천장관절의 경우, 이 힘은 하행하는 수직 부하가 된다. Vleeming[14]에 의하면, "천장관절에서의 전단력은 특별한 해부학적 형태(폐쇄 형태)와 부하 상황에서 조절 가능한 근육과 인대에 의해 발생된 압박력(폐쇄력)과의 결합에 의해 저지되어진다." 대둔근은 천장관절로부터 거의 90° 각을 이루고 있기 때문에, 힘을 폐쇄하는 기능을 수행하는데 있어 이상적이다(그림 9-5).

천골의 전굴과 후굴
NUTATION/COUNTERNUTATION

앞에서 언급된 것처럼 천골의 전굴/후굴은 천장관절의 안정성/불안정성의 위치이며, 전방이든 후방이든 간에 양측 장골의 대칭적 움직임 동안 일어난다. 대부분의 연구자들은 이런 작용들에 대해 동의하고 있지만, 단원 초반부에 언급된 것처럼 짝운동하는 장골 회전의 기능으로써 후방회전되는 장골에 대해 천골은 아주 작은 양의 전굴이 발생되고, 이 때문에 인대적 부하와 골반 안정성이 일어나게 된다. 여기에서 가장 중요한 것은 천골의 전굴/후굴이 편측 천장관절 사선축 위에서 발생되고 있다는 것이다.

천골의 전굴 작용은 대부분의 천장관절 인대에 부하를 가하는 경향이 있는데, 특히 다음 세 가지 인대에 부하가 가해진다. 골간인대(interosseous ligaments)는 부하가 가해질 때 장골의 후방 부위와 근접하게 되고, 증가된 천장관절을 압박하는 네트효과(net effect)를 가지게 된다. 천골의 전굴 작용에 부하가 강제적으로 가해질 때, 천골결절인대(sacrotuberous ligament)는 대퇴이두근 장두와 천골, 다열근과 연결되어 일어난다. 천골결절인대 내에서의 긴장 소실로 천골의 후굴 작용이 초래될 수 있다는 것을 주의해야 한다. 천골의 후굴 작용은 장배측 천장인대(sacroiliac ligament)에 의해 대항된다. 그림 9-6에서 장배측 천장인대와 천골결절인대를 주의해라. 비록 이들 인대가 독립적인 기능을 하지만, 실제로는 양측 또는 편측 움직임 동안 천골의 지나친 움직임과 불균형한 느슨함(slackening)을 방지하는 피드백 기전으로써 서로 연결되어 있다.

다열근과 척추기립근은 요추와 골반을 신전시키는 기능을 한다. 척추기립근이 수축될 때 좌우 장골 기시부를 후상방으로 잡아당기게 되고, 천골의 지나친 전굴 작용을 제한한다. 보행 주기 중, 중간입각 후반기과 한발 지지기를 생각하면 이해하기 쉬운데, 여러 작용들과 두 가지 동적 슬링의 시작을 자세히 볼 수 있다. 두 가지 동적 슬링에는 상부의 종적 근육-건-근막 슬링(다열근과 척추기립근)과 사선상의 배부근육-근막-건 슬링(광배근, 흉배근막, 흉요근막, 대둔근)이 있다(그림 9-7).

흉요근막은 천장관절의 폐쇄력(자가적 잠김 기전)에 크게 기여하는 것으로 알려져 있지만 이것은 두 번째 기능이다. Vleeming 등[7]은, Willard[15], Dorman[16]과 Abitibol 등[17]은 다양한 슬링을 통한 에너지/부하 전달 개념과 탄력 조직과 이중 코일에 에너지를 저장하는 개념에 대해 논의하였다. 천골결절인대의 섬유 배열은 상내측방의 경로를 가짐으로써 하부섬유가 상부섬유가 되고, 상부섬유가 하부섬유가 되는 것처럼 코일이나 스프링을 만들게 된다. 마찬가지로 광배근은 상완골의 결절간구의 능에 부착되기 때문에 비슷한 코일과 같은 감김이 일어난다. 이런 코일이나 스프링에 대한 정확한 기능들에 대해서는 아직 알려져 있지 않

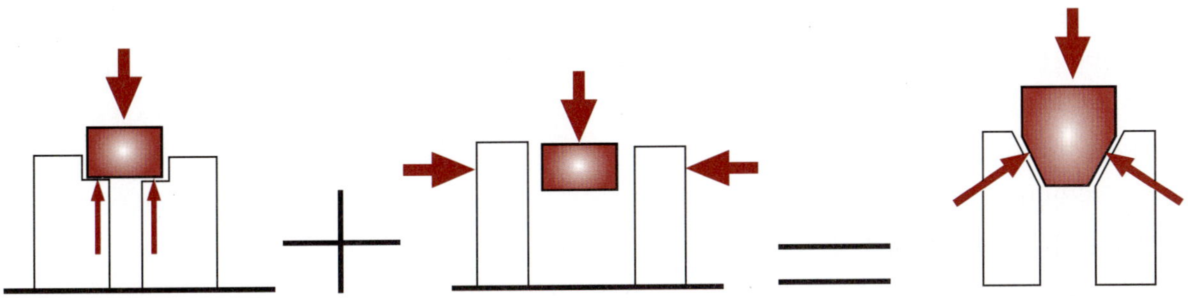

그림 9-5 자가 잠김기전 모델. 폐쇄형태와 폐쇄임의 결합으로 천장관절에서 안정성이 달성된다. 출처: Copyright © 1995, Andre Vleeming.

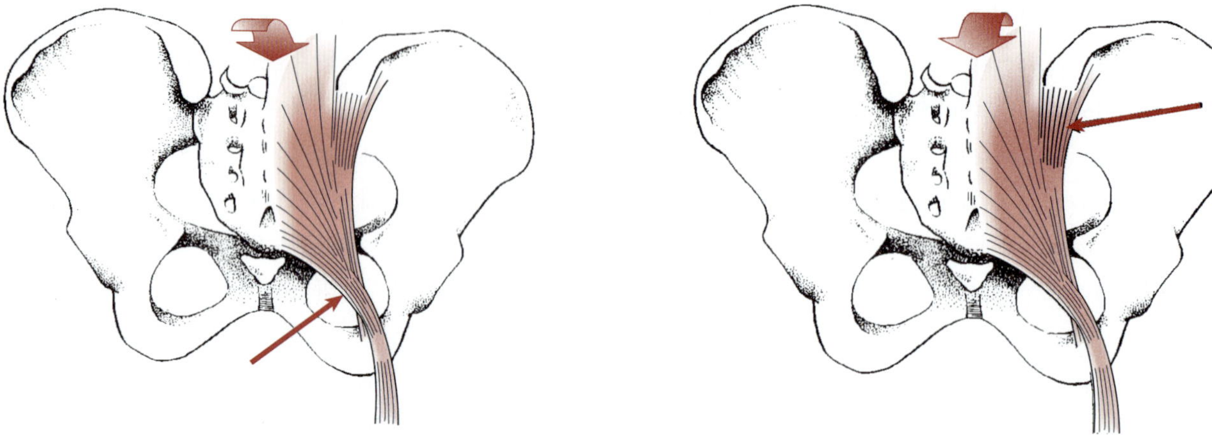

그림 9-6 A, 천골의 전굴은 천골결절인대를 감아올린다. B, 장배측 천장인대의 후굴. 출처: Copyright © 1995, Andre Vleeming.

다. 그러나 상지에서 하지까지 에너지를 전달하고 저장하는데 도움을 주는 기능이 있다고 생각되어 진다. 세계 단거리 주자와 기록보유자에 대한 임상 경험에서도 에너지 전달과 저장에 대한 신뢰를 보여주고 있다.

회 전
ROTATION

체간과 팔의 반대회전은 슬링의 기능에 있어 중요하다. 우측 발뒤꿈치 닿기에서 좌측 팔과 체간은 반대 방향으로 회전된다. 즉, 흉곽을 포함한 좌측 체간이 전내측방향으로 회전될 때, 좌측 팔은 전두면에서 위로 올라가게 된다. 걷기나 달리기, 골프치기, 기타 다른 활동들을 할 때, 체간과 흉곽, 팔의 전방 굴곡으로 인한 회전은 동측의 광배근과 흉배쪽 근육, 흉요근막, 반대쪽 대둔근을 완전히 긴장시키는 요인이 된다. 간단히 말해서, 우리는 사선상의 배부근육-근막-건 슬링의 상부를 이용하고 있다(그림 9-7).

족부의 회외 운동은 입각기 하지측으로 대퇴골 전자 이동과 곧이어 일어나는 입각기 하지의 외회전이 조합된 체간의 연속적인 반대측 회전, 반대측으로 전방 고관절 가동에 의해 시작된다. 입각기 시, 외회전을 발생시키는 외측광근의 수축으로 장경인대의 긴장력은 증가된다. 아마도 이 긴장은 풍선을 불거나 물침대의 물을 넣는 것으로 설명될 수 있다. 즉, 공기와 물의 증가로 더 큰 긴장을 가져오는 형상과 같다.

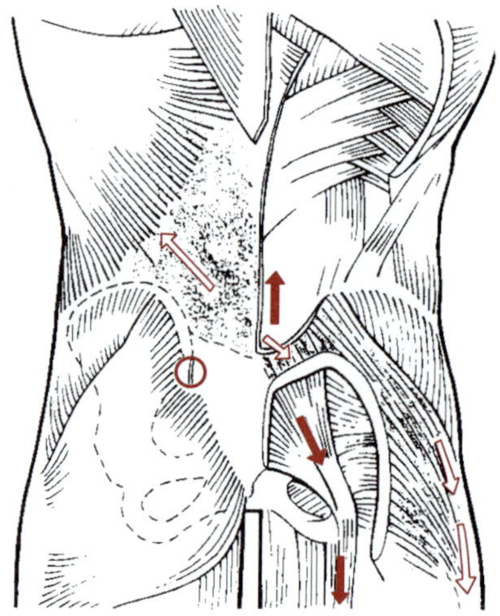

그림 9-7 배측 요부의 도식. 우측은 종적인 근-건-근막 슬링의 일부를 보여준다. 아래로는 대퇴이두근과 천골결절인대의 연속을, 위로는 척추기립근이 있다. 흉요근막의 일부인 우측 척추기립근을 보기 위해 제거된 상태이다. 좌측은 천장관절(o)과 사선상의 배부 근-근막-건 슬링인 광배근과 흉요근막의 상단부를 보여주고 있다. 흉요근막의 좌측은 좌측 광배근과 우측 대둔근에 의해 긴장되어 있다. 출처: Copyright © 1995, Andre Vleeming.

신체에서 가장 큰 근육 중의 하나인 외측광근은 슬관절을 신전시킨다. 광근은 입각기 동안 슬관절 굴곡의 길항근으로 작용된다. 장경인대는 무릎과 경골의 외측 관절낭에 정지함으로써 수축하는 외측광근이 긴장되고, 부하를 받을 때 정적으로 외회전 중인 경골에 대해 대퇴골이 전방으로 과운동되는 것을 방지하는 작용을 한다.

전방전단력의 억제는 사선상의 배부근육-근막-건 슬링

요소로써 작용되기도 한다. 광배근과 흉배근, 흉요근막, 대둔근, 대퇴근막장근, 장경인대는 상지의 전방 굴곡과 체간의 반대쪽 회전 시 안정성을 제공하기 위해 입각기 하지와 천장관절에 영향을 미친다.

경골의 외회전과 지면반발력은 엄지발가락의 회외와 신전 운동에서 시작된다. 제1열 복합체와 주상골, 종골은 다음과 같은 운동의 조화를 이룬다. 거골은 경골의 바깥쪽 염력으로 인해 먼저 회전되고, 발은 완전히 회내된다.

발끝떼기에서는 발의 회외가 일어나지 않는다. 오히려 회내된 발의 나머지 부분과 함께 발의 후족부에 회외가 발생된다. 문제는 발의 중족부와 전족부에서 지면에 대한 궁극적인 추진력이 발생될 수 있는가에 있다. 횡족근 관절축은 적응(adaptation)과 견고성(rigidity)의 중간이 되는 위치(전체 족부 회외 위치)가 된다. 경골이 전진되면서 지면반발력이 일어나 내측종아취는 증가되고, 발의 회외는 Hicks[18]의 권양기 효과(windlass effect)로 알려진 단계로 진행된다(그림 9-8). 이 효과는 장비골근의 수축으로 유발되며, 회내에서처럼 지면에 대해 중족부와 전족부에 회전력이 발생된다(그림 9-3). 이러한 작용의 네트효과는 횡족근 관절의 축이 바뀌게 되고, 발끝떼기 동안 견고한 지레대를 만드는 것이다. 이러한 움직임은 거골하 관절의 3개 족저축을 따라 발생된다. 이 이론은 최상의 런닝 슈즈로 가시화될 수 있다(아디다스는 거골하 관절축면에 비틀림 바(torsion bar)를 이용하여 신발을 제작하였다).

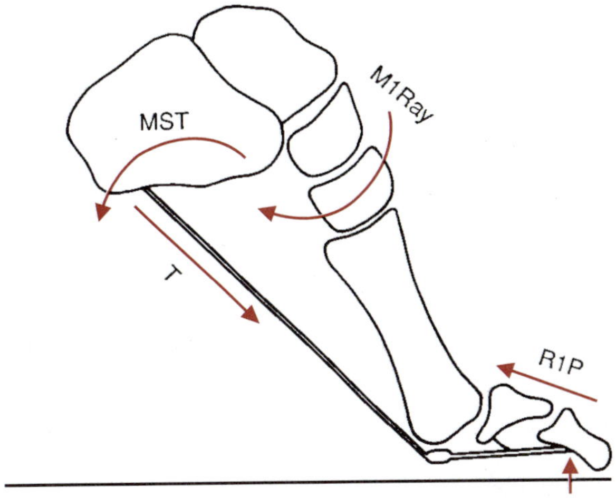

그림 9-8 Hick의 권양기(windlass). 1954년 Hick는 중족골두 주위의 축회전으로 내측 종아취가 상승된다는 기전을 설명하였다. 중족골두 전방에 발생된 지면반발력은 엄지발가락을 배측굴곡시키고, 족저근막에 긴장을 만들어낸다. 이것은 발가락을 후방으로 당겨 첫 번째 중족지 절관절에 반발력과 제1열 관절 주위에 족저굴곡 모멘트를 만들어낸다. 근막에 생긴 장력은 거골하관절 주위로 회외 모멘트를 만들게 된다. 출처: Neale's Common Foot Disorders: Diagnosis and Management, D.L. Lorimer Bed, ed., p. 13, © 1993, by permission of the publisher Chruchill Livingstone.

근육-관절 상호작용
MUSCLE-JOINT INTERACTIONS

하지는 지면에 대한 충격을 골반과 요천관절, 상체에 많이 전달한다고 여러 문헌에서 밝히고 있다. 또한 척추기립근은 하지 또는 골반의 비정상적인 짝운동 패턴의 결과로써 수축될 때, 장늑골근(iliocostalis)과 장근그룹(longissimus group)에 현저한 충격을 가하게 된다. 개별적 근정지부에 대한 상세한 논의가 없이도 흉부 장늑근(iliocostalis thoracic)의 수축으로 늑곽의 움직임이 상당히 감소되고, 더군다나 경장근(longissimus cervicus)과 두장근(longissimus capitus)의 수축으로 경추부와 후두부의 기능을 방해시킬 수 있다 것을 분명히 말할 수 있다.

광배근의 기능 중 하나는 상지의 내회전이고, 견갑대를 전방으로 움직이는 것이다. 이런 견갑대의 전방 이동의 결과로 상완골두를 전하방으로 병진시키는 활주가 초래된다. Porterfielder와 DeRosa[19]는 이것을 골두의 전방이동(anterior head carriage)이라고 언급하였다. 보행 분석 연구에 있어 골두의 전방이동을 이해하는 것이 중요하며, 결과적으로 짧은 보폭을 초래할 수도 있고, 호흡과 심폐기능에 심각한 영향을 준다는 사실을 이해해야 한다. 우리 사회는 굴곡이 우위(flexion-dominant)에 있는 사회이며, 시간이 지남에 따라 자세는 직업과 생활 형태에 따라 변화가 많이 일어나 대부분의 환자에서 이런 변화를 쉽게 볼 수 있다. 견부와 상완 골두의 움직임에 따라 대흉근은 단축되고, 반복에 의해 흉추 후만이 증가하게 될 것이다.

생역학적으로 광배근에 가해진 부하와 골두와 견부의 견방 이동, 대흉근의 단축이 발생될 때, 견쇄관절의 회전종축을 따라 압박력이 유발된다. 이 압박력은 쇄골의 S자 모양에 의해 흡수되고 감소되어 흉쇄관절에서 안정성이 유지된다. Lweit에 따르면, 흉늑골반사(Sternocostal reflex)

로 알려진 늑간근 반사(intercostal reflex)에 의해 개시된다. 흉늑골반사는 작은 늑간근을 단축시키는 요인이 되고, 극도로 과긴장된 부위에 존재하여 촉진 시 민감해진다. 통증유발점(trigger point)과는 혼돈해서는 안 된다. 이런 근육들의 수축 형태로 나타날 수 있고 다시 한번 흉추 후만을 증가시키는 요인이 된다. 비정상적인 짝힘 형태와 선자세에서 임상적 보상 형태의 변화를 가진 하지의 기능 이상으로 나타날 수 있기 때문에, 과환기 증후군(hyperventilation syndrome)이나 섬유종(fibromyalgia)과 같은 임상 증후군은 감별 진단에 논리적으로 포함될 수 있다.

흉추 후만의 증가는 외복사근을 수축시키는 경향이 있다. Bogduk과 Twomey[4]은 축회전 시 요추의 주동근은 외복사근이고, 길항근은 다열근이라고 보고하였다. 물론 복사근은 체간 회전뿐만 아니라, 양쪽 복사근 수축 시 체간 굴곡근으로 작용될 수도 있다. 다열근은 복사근의 굴곡 모멘트에 대한 반작용으로 수축한다. 그래서 순수한 축회전을 허용하게 된다. 이러한 모든 것들을 종합해 볼 때 굴곡 우세의 자세는 하지 기능 이상의 원인이 될 수 있다.

세 번째 슬링은 사선상의 복측 근-건 슬링(oblique ventral muscle-tendon sling)으로 알려져 있고, 다음과 같이 내복사근과 외복사근, 복직근, 복횡근으로 구성된다. 현재의 연구에 따르면, 서기와 보행과 같은 기립 자세 동안 복사근과 복직근이 더 많이 수축한다고 보고하고 있다. 그러나 내복사근의 수축은 앉은 자세 동안 크게 증가된다. 분명히 더 많은 연구가 필요하지만, 사선상의 복측 근-건 슬링이 천장관절의 압박력을 통해 골반의 안정화에 기여한다는 것이다.

요약하면, 이런 모든 것들이 폐쇄력 개념에 기여되는 것처럼 후방 근육과 전방 근육 사이에는 상호 작용이 있다. 하지 또는 다른 체계의 기능 이상 상태가 발생되는 동안 그 상태는 장기화되는 경향이 있으며, 만성적인 슬괵근 단축에 따른 흉벽의 통증과 견부의 전방 이동과 같은 주요한 인자로부터 오진을 할 수도 있다. 치료는 그 원인인 슬괵근뿐만 아니라, 통증 경감을 위해 증상이 있는 부위에도 해야 한다.

검진 절차
EXAMINATION PROCEDURES

이상이 없더라도 우수한 사례와 전신에 대한 물리적, 신경학적 검진을 전체적으로 세밀히 해야 한다. 기립 자세의 이상이나 심한 외상을 다룰 때, 국소 검사만 하는 것은 부적당하다. 가정(assumption)은 널리 알려져 있고 이미 실시되었던 적용 가능한 표준 카이로프랙틱과 정형외과적 검사법으로부터 나올 수 있다.

고관절 회전검사(Hip Rotation Test)

골반의 고관절 회전검사(골반의 관절운동성 검사)는 '*성인척추*(The Adult Spine)[21]' 에서 Classidy[22]에 의해 처음 소개되었고, Bernard와 Classidy에 의해 다시 한번 더 알려지게 되었다(그림 9-9). 그 검사는 두 부분으로 되어 있는데 하나는 "관절(athro)" 부분이고, 다른 하나는 "운동성(kinetic)" 부분이다. 관절 부분은 관골구내에서 기능하는 대퇴골두의 능력을 검사하는 것이고, 반면 운동성 부분은 고관절 근육의 능력, 특히 고관절 외회전 근육이 그들의 기능을 생역학적으로 정확하게 수행하는지를 다루고 있다. 검사에서 운동성 부분은 환자를 앙아위로 눕힌 자세에서 수행한다. 검사자는 환자의 경골 양측에 표시 지점을 찍는데 일반적으로 내측과(malleoli)의 위쪽에 많이 표시한다. 원위 경골에 검사자의 손을 올려놓고 환자의 다리를 외전시킨다. 외전 범위 끝에 도달할 때, 환자에게 그 다리를 내회전하도록 한다. 검사자는 내회전된 다리를 유지시키고, 처음 위치로 다시 돌아오도록 지시한다. 외전된 다리는 단시간 내에 내전 위치로 돌아와야 한다. 만약 그렇게 할 수 없다면, 이것은 하지의 외회전근에 대한 양성검사로 기록될 것이다. 바꾸어 말해, 외회전근들이 우세적이고 단축되었기 때문에 하지를 내회전할 수 없다는 것이다. 이 검사는 양측에 똑같이 실시하고, 또한 내회전근에 대해서도 검사가 실시되어야 한다. 생역학적으로 하지가 내회전되면 다리는 짧아지고, 외회전되면 다리가 길어진다는 것을 상기해야 한다. 사실 이것은 모든 보행주기에서 보여진다.

Classidy는 이 검사가 양성일 때, 종종 요통과 요천관절의 통증을 일으키게 된다고 하였다.

이런 과정은 비슷하게 신경지배되는 형태에 기인하기

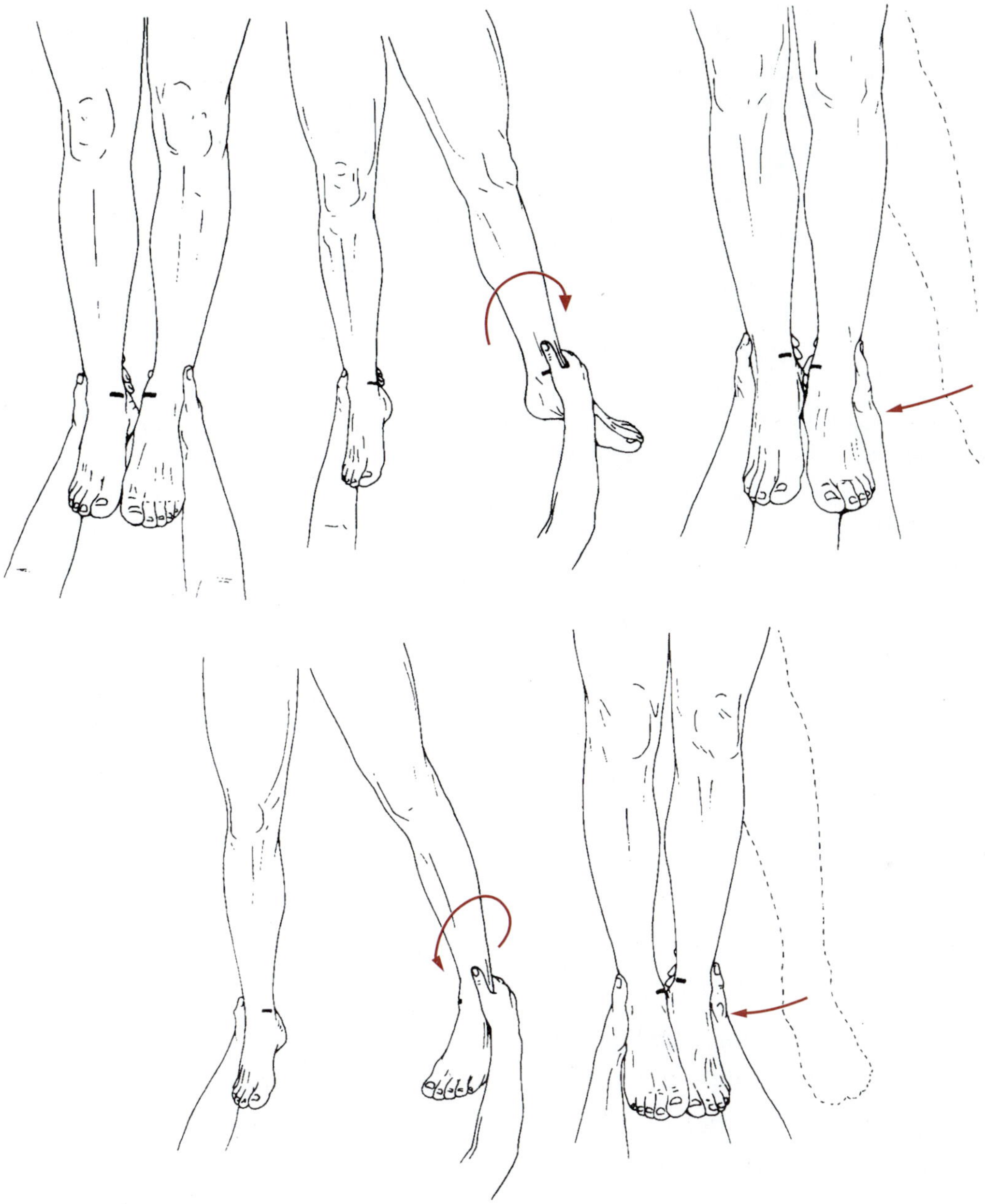

그림 9-9 고관절 회전 검사. 출처: T.N. Bernard and J.D. Cassidy, The Sacroiliac Joint Syndrome: Pathology, Diagnosis, and Management, in *The Adult Spine: Principles and Practice*, 2nd de., p. 2355, © 1997, Lippincott-Raven Publishers.

때문이다. 실제로 이 검사의 의미를 해석하기 위해 외회전근들이 단축될 때, 장골이 후방회전/내회전을 지속하는 원인이 됨을 이해해야 한다. 이것은 부분적으로 우리의 굴곡우세적 자세와 생활 습관에서 기인된다. 회전근들이 짧아지고, 외회전근에 의해 천장관절이 압박되는 결과로 장골이 전방으로 움직이는 능력이 제한될 때, 천골은 상대적으로 전굴되는 위치로 힘을 받게 된다. 이 위치는 보다 초기에 제거되었을 때, 천골결절인대와 장배측 천장인대 사이에 서로 반대되는 제한을 일으키게 되고, 두 인대 모두 지속적인 긴장상태에 놓이게 된다. 사선계(oblique system)의 다른 구성부들은 부하를 받게 되고 작용하게 된다. 다열근과 척추기립근의 근조직은 전굴 작용에 의해 동원되고 천골에 의한 제한이 사라지거나 근육이 이완 될 때까지 지속된다. 크립과 이력현상, 고정 과정이 시작되는데 이것은

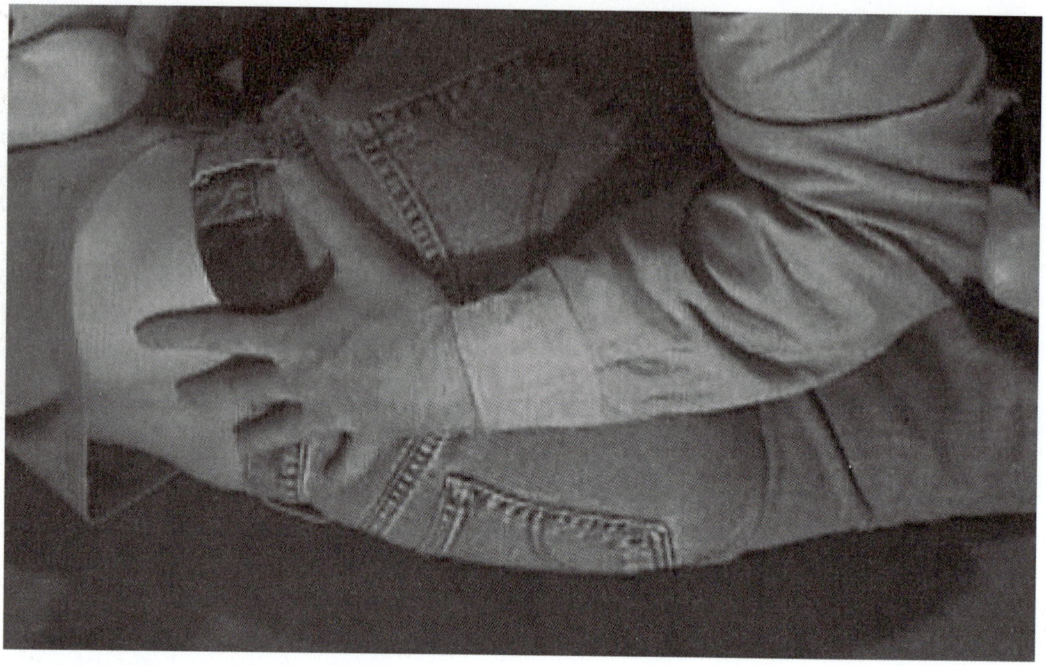

그림 9-10 천골의 후굴 적용. 출처: Copyright © 1994, MPI.

매우 나쁜 상태이다.

상대적으로 전굴된 자세와 상대적으로 후굴된 자세는 골반과 요천관절, 척추에 불안정성을 야기하게 되며, 이것은 또한 전체 배부힘 전달체계에 관여하게 된다. 적어도 초기에 요통이 발생될 수도 있는데 그 원인은 외회전근의 기능 이상 때문이다. 치료는 잘 알려진 방법을 이용하여 대둔근을 신장시키는 것이고, 회복을 위하여 전방회전과 외회전이 허용되도록 골반을 조정하는 것이다. 장골은 정적으로 후방 회전되기 때문에 전방 회전을 억제한다. 가장 효과적인 조정은 Ib구심성 섬유의 신장으로 천골의 후굴을 조정하는 것이다.

후굴조정은 위쪽 하지를 90° 이상 굴곡한 옆으로 누운 자세에서 실시 한다(이 과정은 환자에 따라 다를 수 있다). 이 방법은 천골의 후방운동을 일으키는 요인이 된다. Ib 구심성신장 구성부인 다열근 위에 손을 접촉시키고, 천골 위에는 전완을 위치시킨다. 환자에게 숨을 들어 마시도록 하고(천골이 흡기동안 후굴 되기 때문이다), 천골의 자연스러운 만곡을 따라 천골첨을 향하여 하방으로 미는 힘(thrust)을 가한다. 후굴 방향에서 천골의 움직임은 다열근을 신장시키고(Ib구심성 고리), 천골을 후굴시키기 위해 장골의 전방 움직임이 상대적으로 일어나도록 허용한다. 또한 앞에서 언급한 두 인대 사이의 관계는 중립이 되게 한다(그림 9-10).

웅크리기 검사(Squat Test)

웅크리는 능력은 대부분의 사람들이 이용할 수 있는 정상적인 기능이다. 이 검사는 지난 4년 동안 MPI Spine 1과정에 참석한 자들로부터 아주 성공적이라고 보고되었다.

웅크리기 동작은 간단한 동작이 아니라, 오히려 그것은 골반과 경골거골관절을 포함한 연속적이고 상호작용에 의한 것이다. 경골거골관절에서 일어나는 동작은 이전에 설명되었으며, 다시 언급할려고 한다. 최소 10° 정도의 전방동작을 허용하도록 기능하는 경골거골관절의 이상으로 너무 빠른 발뒷꿈치떼기(heel off)가 되거나, 횡족근관절을 통한 보상적 과회내되는 결과를 초래한다.

환자의 두 발은 정상적으로 선 자세와 상관없이 평행한 위치가 되게 한다. 즉, 각 발을 10시와 2시 위치로 선자세는 외회전근이 우세한 위치가 됨으로 이 검사에 있어 가장 실패의 원인이 된다. 웅크리기 동안 천골은 전굴이 초기에 시작된다. 주의할 점은 양쪽의 천장관절은 서로 똑같지 않아서 전굴이 시작되고 끝나는 위치는 환자마다 다양하다. 초기 전굴 동작이 일어난 후 천골은 저절로 반대로 되는데 골반의 후방 회전을 허용하고 웅크리기를 제한하는 전굴 위치를 피하도록 후굴이 일어난다. 이 검사에서 환자가 웅크리기 자세를 할 수 없을 때 양성이다.

천골의 후굴 동작을 할 수 없는 것은 우세한 외회전근의 단축과 사선계의 상부에 가해진 부하와 장력, 장골의 후방 회전, 또는 다열근과 척추기립근의 경축(spasm), 천골의 후굴을 제한하는 요인인 복측 사선계에 과부하되기 때문이다. 이러한 모든 원인들은 배부힘 전달체계내에서 기능이상을 초래한다. 웅크리기를 시도할 때 보다 전방으로 기울어지는 환자들을 시각적으로 관찰할 수 있다. 이것은 천골이 후굴되지 않는다는 것을 나타낸다. 물론 천골의 기능이상의 정도는 가능한 후굴 범위에 영향을 주게 될 것이다. 그러나 경험으로 볼 때 15° 이상 전방으로 기울어지는 것은 배부힘 전달체계와 관절 기능이상의 비정상 짝힘형태를 나타낸다. Snijders는 요추-골반 클릭-클랙(lumbo-pelvic click-clack) 현상으로써 전굴과 후굴 동작을 언급하고 있다[9](그림 9-11).

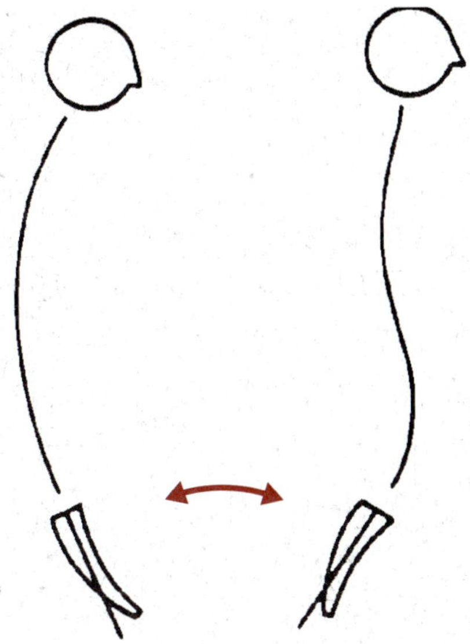

그림 9-11 요부-골반 클릭-클랙 현상(lumbo-pelvic click-clack phenomenon). 출처: C.J. Snijders, *SPINE: State of the Art Reviews*, Vol. 9, No. 2, p. 421, © 1995, Henley & Belfus, Inc.

치료를 위해 상실된 후굴이나 전굴 동작을 재확립할 필요가 있다. 이전에 논의된 것은 후굴의 상실을 치료하기 위해 Ib 구심성 신장에 의한 후굴 조정이었다. 전굴 제한은 3가지 체계의 관점으로 신장을 요구하는데 이것은 전굴되는 방향으로 기능이상을 조정하고, 천골을 조정하는 것이다. Gonstead 체계(Clarence Gonstead, Mt. Horets, Wisconsiw)는 이런 상황에 이상적인 기초적인 천골 후방 조정을 가르치고 있다.

슬괵근은 전반적인 기준이 되기 때문에 언급할 필요가 있다. 슬괵근의 단축 결과로 천골의 전굴이 제한된다. 전굴은 골반과 천장관절에 대해서 안정적인 위치라는 것을 알아냈다. 전굴 능력이 떨어지면 손상되기 쉽게 되고, 이차적으로 재손상되어 만성화될 수 있다.

흥미롭게도 전체적인 종적 체계를 포함시키지 않은 전

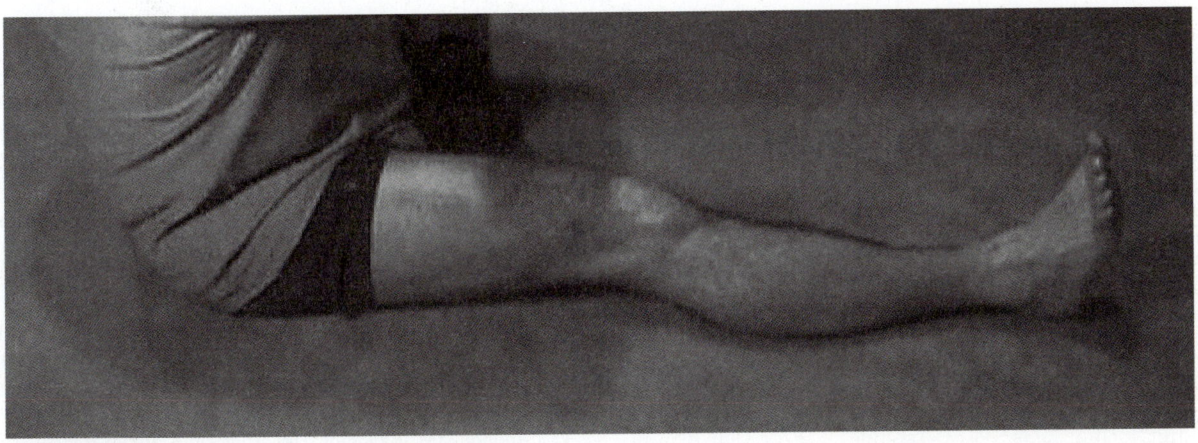

그림 9-12 세가지 위치의 부하전 슬괵근 신장. 출처: Copyright © 1994, MPI.

통적인 슬괵근 신장은 전굴 작용에 대한 큰 향상을 가져오지 않으며, 이것을 세가지 위치의 부하전 신장(three-position preload stretch)이라고 불리어진다(그림 9-12). 환자는 벤치나 테이블 위에 앉아야 하는데 한쪽 하지를 바닥 위에 올려놓고, 다른 쪽 하지를 테이블 바깥쪽으로 신장시키기 위해서이다. 환자에게 대퇴사두근을 수축하도록 하고 테이블 안쪽으로 무릎을 움직이도록 하여 유지한다. 다음으로 발을 배측굴곡시켜 유지한다. 환자는 요추가 전만되도록 하고 전방으로 기울어지게 하는 동안 이 자세를 유지하도록 한다. 이것은 대부분 환자에서 큰 차이를 보이게 되고 불필요한 치료에 대한 필요성을 감소시킨다. Vleeming 등은 비슷한 신장운동을 제안하고 있다[8](그림 9-13). 두 가지 신장방법사이에는 환자의 선호도뿐 차이는 거의 없다. 두 방법은 거의 비슷한 효과로써 이용되고 있다.

결 론

CONCLUSION

천장관절과 척추는 각각 분리된 것이 아니라 복합체이며, 믿기지 않을 정도로 하지-골반-척추-늑곽-상지가 전체적으로 서로 결합되어 상호작용하고 있다. 이 장은 1992년도 첫 심포지움 이후로 작자의 임상적 경험을 추가하고 현재의 문헌을 요약하기 위해 시도되었다. 뿐만 아니라, 검사와 치료에 있어 몇몇 사례들을 제공하려고 하였다. 1998년 11월 세번째 심포지움으로 새로운 문헌을 공부하고 읽어주기를 희망한다.

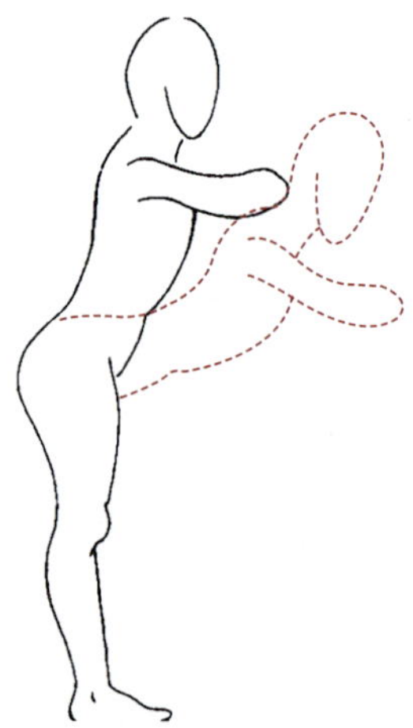

그림 9-13 요추 전만과 천장관절의 천굴에 대한 제시된 운동. 대퇴이두근과 대둔근, 기립근은 동시에 수축되어진다. 출처: Copyright © 1995, Andre Vleeming.

참고문헌

1. Gracovetsky S. In: *First Interdisciplinary World Congress on Low Back Pain and Its Relation to the Sacroiliac Joint.* 1992:555. (Published through an educational grant from Philips Medical Systems.)
2. Innes KA. Motion Palpation Institute S-2 Class Notes, Appendix 1. Huntington Beach, CA: Motion Palpation Institute; 1994.
3. White AA, Panjabi MM. *Clinical Biomechanics of the Spine.* 2nd ed. Philadelphia: JB Lippincott; 1990.
4. Bogduk N, Twomey LT. *Clinical Anatomy of the Lumbar Spine.* New York: Churchill Livingstone; 1991: chap 6.
5. Gracovetsky S. *The Spinal Engine.* (Published as a separate text by the Spinex Corporation, 800 Rene Levesque Blvd. West, Montreal, Canada.)
6. Vleeming A, Pool-Goudzwaard AL, Hammudoghlu A, Stoeckart R, Snijders CJ. The function of the long dorsal sacroiliac joint ligament: its implication for understanding low back pain. In: *Second Interdisciplinary World Congress on Low Back Pain.* 1995:123–139.
7. Vleeming A, Pool-Goudzwaard AL, Stoeckart R, Van Wingerden JP, Snijders CJ. The posterior layer of the thoracolumbar fascia. In: *Second Interdisciplinary World Congress on Low Back Pain.* 1995: 139–146.
8. Vleeming A, Snijders CJ, Stoeckart R, Mens JMA. A new light on low back pain. In: *Second Interdisciplinary World Congress on Low Back Pain.* 1995:147–168.
9. Snijders CJ, Vleeming A, Stoeckart R, Kleinrensink GJ, Mens JMA. Biomechanics of sacroiliac joint stability: validation experiments on the concept of self locking. In: *Second Interdisciplinary World Congress on Low Back Pain.* 1995:75–92.
10. Weinert CR, MacMaster JH, Ferguson RJ. Dynamic function of the human fibula. *Am J Anat.* 1973;138:145–150.
11. Michaud TC. *Foot Orthoses and Other Forms of Conservative Foot Care.* Baltimore: Williams & Wilkins; 1993:33.
12. Bernard T, Cassidy JD. The sacroiliac syndrome. In: *First Interdisciplinary World Congress on Low Back Pain and Its Relation to the Sacroiliac Joint.* San Diego: Philips Medical Systems; 1992: 120–143.
13. Dorman T. Failure of self bracing at the sacroiliac joints: the slipping clutch syndrome. In: *Second Interdisciplinary World Congress on Low Back Pain.* San Diego: Philips Medical Systems; 1995:653–656.
14. Vleeming A. *The Sacroiliac Joint: A Clinical-Anatomical, Biomechanical and Radiological Study.* Rotterdam, Netherlands: Erasmus University; 1990.
15. Willard FH. The lumbosacral connection: the ligamentous structure of the low back and its relation to back pain. In: *Second Interdisciplinary World Congress on Low Back Pain.* San Diego: Philips Medical Systems; 1995:29–58.
16. Dorman TA. Storage and release of elastic energy in the pelvis: dysfunction, diagnosis, and treatment. In: *First Interdisciplinary World Congress on Low Back Pain and Its Relation to the Sacroiliac Joint.* San Diego: Philips Medical Systems; 1992:585–600.
17. Abitbol MM, Randolph DW, Thigpen Y, Taylor-Randall U. Energy storage in the vertebral column. In: *Second Interdisciplinary World*

Congress on Low Back Pain. San Diego: Philips Medical Systems; 1995:259–290.

18. Lorimer DL, ed. *Neale's Common Foot Disorder: Diagnosis and Management.* 4th ed. New York: Churchill Livingstone; 1993:13–16.
19. Porterfield JA, DeRosa C. *Mechanical Neck Pain: Perspectives in Functional Anatomy.* Philadelphia: WB Saunders; 1995.
20. Lewit K. *Manipulative Therapy in Rehabilitation of the Locomotor System.* 2nd ed. Oxford, England: Butterworth-Heinemann; 1991.
21. Cassidy JD. *The Adult Spine.*
22. Bernard T, Cassidy JD. The sacroiliac syndrome. In: *First Interdisciplinary World Congress on Low Back Pain and Its Relation to the Sacroiliac Joint.* San Diego: Philips Medical Systems; 1992:120–143.

제 Ⅲ 부

도수 치료
(Manual Treatment)

제 10 장

관절 가동기법
(Joint Mobilization)

척주주위 구조물에 대한 가동기법(mobilization)과 도수교정(manipulation)은 근골격통증 증후군에 오랫동안 치료로 사용 되어져 왔다. 카이로프랙틱 임상 발전에 있어, 척추주위 관절들에 대한 도수치료(manual therapy)는 카이로프랙터에게는 좀 더 중요한 요소가 되었다. 경쟁화되는 사회가 될수록 임상적으로 1. 2차적인 관절손상을 동반하는 과사용 증후군이 발생하게 된다. 그러므로 사지의 가동성을 회복시키는 기술은 도수치료사들의 관심을 높이게 한다.

말초관절의 기능을 회복시키는 기술은 Mennell의 자료를 토대로 기술하였다.[1] 그는 활막 관절에서의 역학적 움직임 상실로 나타나는 관절 기능장애의 병인론에 대해 기술하였다. 또한 인간의 관절과 기계의 관절에 해당하는 것을 비교하였고 모든 역학적 장치를 이용해 움직임을 설명했다. 인간 관절에서의 움직임은 0.125인치 보다 작다. 이 거리를 넘어선 검사나 치료는 관절주위의 손상가능성을 증가시킨다.

Sandoz[2]는 관절의 조정 또는 도수교정에 대한 가동범위를 설명하였는데, 그는 운동(exercise), 가동기법(물리치료), 그리고 조정(adjustment)을 나타내는 운동의 범위를 구별하여 그림으로 제시하였다. 그림 10-1은 이들 세 범위를 그림으로 표현하였다. 관절의 운동(exercise)은 대개 능동범위(active range)로 국한된다. 관절과 관련 조직들에 대한 가동기법은 수동범위(passive range)에서 일어난다. 이러한 범위는 관절이 탄성장벽(elastic barrier)에 막 도달했을 때까지이며 그 이상의 범위로는 넘어가지 않는다. 카이로프랙틱 조정 또는 도수교정은 탄성장벽을 지나 부수적인 생리적 공간(paraphysiological space)이라 알려진 세 번째 범위까지 간다. 부수적인 생리적 공간을 넘어서면, 해부학적 본연의 한계점(limit of anatomical integrity)에 스트

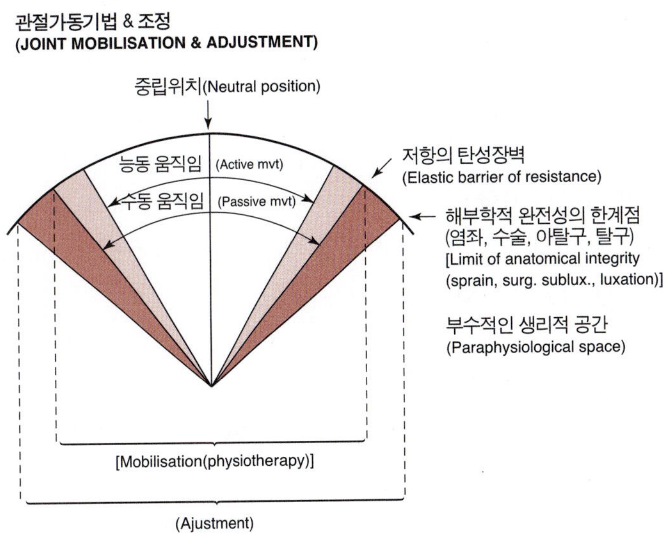

그림 10-1 정상 가동관절에 대한 가동기법(mobilization)과 조정(adjustment)의 가동범위 도식표. 수동적인 가동기법에 있어, 운동범위는 탄성장벽의 저항에 의해 제한된다. 움직임이 이러한 장벽을 넘어서까지 수행된다면, 부수적인 생리적 공간으로 들어가게 된다. 이 공간의 끝 지점에 도달하면 관절에서의 해부학적 완전성의 장벽에 직면하게 된다. 출처: R. Sandoz의 "some physical mechanism and effects of spinal adjustments" in *Annals of the Swiss Chiripractic Association VI*, pp 91-141, © 1975.

레스를 가하게 되어 부작용이 발생하게 한다. 이것이 Mennell이 관절 안에 0.125인치를 넘지 않는 자극(impulse)을 적용한 이유가 된다.

Mennell은 Sandoz의 도식과 보는 관점이 같았다(그림 10-1). 그는 관절 움직임(joint play)이 근육의 수의적 활동에 의해서는 발생하지 않는다고 언급하였다. 그러나 관절 움직임이 제한되어 있을 때, 수의적 가동범위의 상실은 나타난다. Mennell은 또한 운동(exercise)은 관절 움직임을 회복시킬 수 없다고 하였으며, 이것 또한 Sandoz's 그래프에서 볼 수 있다. Mennell은 관절 움직임이 감소된 상태에서의 운동은 통증을 더욱 증가시키고, 구조적인 대상작용을 일으켜 기능장애가 발생하게 된다고 하였다.

이것에 대한 임상적 예로 약 1년 동안 하지 외측면의 통증에 대해 치료를 받은 환자가 있다. 주로 운동으로 구성된 물리치료를 하였는데, 환자는 발의 배측면과 외측면에 저린감과 따끔거리는 감각을 경험하였다. 그의 상태는 더 나아가 대퇴의 후면에 통증을 수반하게 되었다. 정형외과적 진단은 좌골신경염(sciatic neuritis)이었다. 검사를 통해 상부 경비관절의 제한을 찾을 수 있었다. 제한된 관절에 대한 도수교정 시, 거의 즉각적인 호전을 보였으며, 만성적인 관절제한으로 인한 근육의 대상작용 때문에 생긴 근육의 제한을 완화하기 위해 근막치료는 몇 주가 필요하였다.

운동이 관절 움직임이 상실된 관절의 가동성을 회복시키는 일은 거의 드물다. 시간이 지나면, 주변조직과 활막관절은 비정상적 스트레스에 놓이게 된다. 이것은 Mennell 또한 기술하고 있는 대상작용이다.

말초 관절가동기법과 도수교정의 접근법에 있어 매우 중요한 개념은 관절치료 뿐만 아니라 그 주위 구조물에 대한 치료도 생각해야 한다는 것이다. 예를 들어. 견관절 통증을 호소하는 환자가 있다. 치료사는 견관절을 이루는 구성요소에 대해 판단하는 것을 배워야 하는데 활막관절의 어떤 일부분 또는 주위 연부조직이 환자 통증의 원인이 될 수 있기 때문이다. 치료사는 관절 움직임의 촉진에 능숙해졌을 때, 좀 더 세밀한 수준까지 진행할 수 있도록 노력해야 한다.

여기에 나오는 많은 기법들은 Mennell과 다른 도수교정사들에 의해 설명된 것들이다. 차이점은 진성 활막관절이 아닌 관절구조에 가동기법을 적용한 것과 관절 움직임의 상실을 위해 관절 도수교정을 하는 것이다. 가동기법과 도수교정에는 중요한 차이가 있다. 활막관절치료에 양쪽 모두의 치료가 사용 되었을 때, 도수교정은 가동기법으로 얻은 것 보다 더 많은 관절 가동성에서의 전반적인 증가를 보였다. 도수교정은 활막관절 기능장애를 위한 치료법으로 선택된다. 두 기법 모두 환자의 기능장애를 완전한 기능으로 회복하는데 필요하다. 예를 들어, 견갑골과 흉벽 사이에는 진성관절이 없다. 그럼에도 불구하고, 제한된 견갑골에 대한 가동기법은 어깨의 기능을 회복하는데 있어 관절와상완관절의 도수교정 못지않게 중요하다.

이 장에서 논의되는 모든 도수교정 기법 적용 시, 기본이 되는 2가지 규칙이 있다. 첫째, 환자의 촉진은 항상 가벼운 접촉으로 한다. 촉진은 라틴어인 palpare에서 유래되었고 이 뜻은 "조심스럽게 다루다 또는 조심스럽게 접촉하다"이다. 이것은 치유과정에 필수적이다. 두 번째 규칙은 움직임 촉진을 위해 사용된 검사과정은 가동성이 제한된 방향으로 짧고, 고속(high-velocity)의 밀치기를 적용하는데, 이를 통해 치료될 수도 있다. 자극(0.125인치보다 작은)을 이용한 검사는 치료가 된다. 관절에 따라 가동기법이 좀 더 효율적일 수도 있고, 도수교정이 더 효율적일 수도 있다.

발목과 발 복합체
THE ANKLE AND FOOT COMPLEX

발목과 발은 장부관절(mortise joint), .거골하관절(subtalar joint), 중족관절(Midfoot articulations), 중족지절관절(metatarsophalngeal joint)로 이뤄져 있다.

장부 관절(Mortise Joint)

장부관절은 경골과 비골의 원위과(distal malleoli)와 거기에 꼭 맞는 거골의 상면으로 구성되어 있다. 이러한 관절구조는 발목의 안정성에 주된 역할을 한다.

환자가 오르막을 걷거나 계단을 오를 때 발목통증을 호소하는 경우, 대부분은 장부관절의 저가동성 때문이다. 즉, 배측굴곡 통증은 장부관절의 병리역학을 나타낼 것이다.

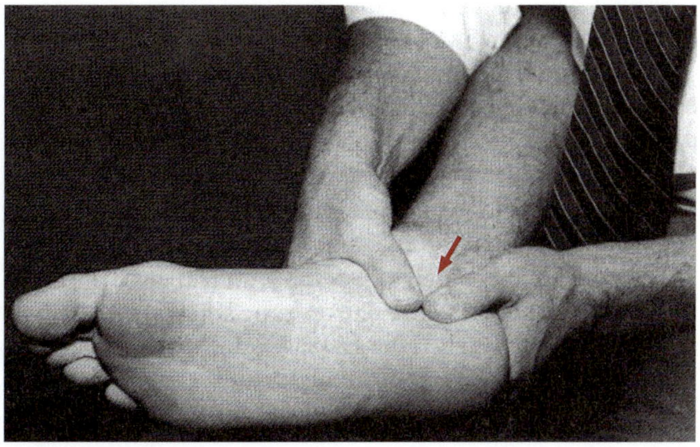

그림 10-2 장부관절: 장축 신전.

장축 신전(그림 10-2)[Long-Axis Extension]

환자: 바로누운 자세에서 슬관절과 고관절을 90° 굴곡한다.

치료사: 치료사는 환자의 대퇴 후면에 자신의 요추부를 대고 앉는다. 치료사는 양손으로 발목을 요람잡기(cradle hand) 한다. 외측에 있는 손은 발의 거골 배측부에 접촉한다. 다른 쪽 (내측)손의 무지갈퀴(thumb web)는 아킬레스건 정지부 바로 위쪽에 있는 발목 관절의 후면에 접촉한다. 거골하관절이 잠긴 위치에 있도록 하기 위해 발은 외반되어야 한다.

동작: 치료사는 환자의 대퇴에 대해 자신의 몸을 뒤로 밀어 약간의 반대압을 만들어 낸다.

거골에 대한 장부관절의 전후방(AP) 활주(그림 10-3) [Anteroposterior(AP) Glide of the Mortise on The Talus]

환자: 바로누운 자세에서 슬관절을 90° 굴곡한다. 또한, 발목도 90° 굴곡시킨다.

치료사: 접촉하는 손(contact hand)은 장부관절 위를 잡는다. 고정하는 손(stabilizing hand)은 발목이 90° 굴곡될 때까지 발의 저측면을 잡는다.

동작: 치료사는 밀고 당기는(push-pull) 가동기법을 사용한다.

거골하관절(Subtalar Joint)

거골하관절은 거골과 종골 사이에 위치한다. 거골은 근육의 부착이 없으며 종골 위에 얹혀져 있다. 여기에는 촉진할 수 있는 3가지 움직임이 있다.

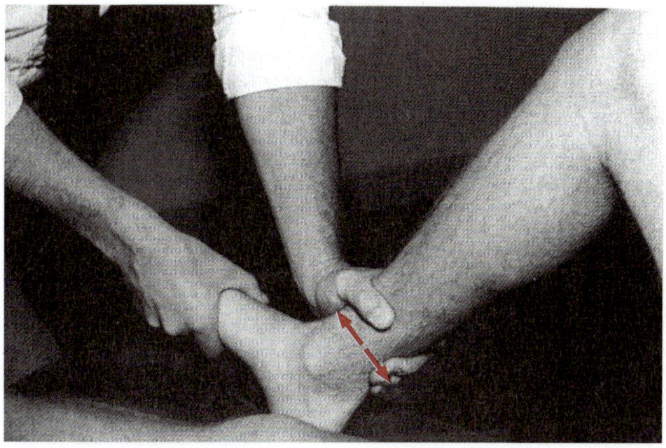

그림 10-3 장부관절: 전후방 활주.

거골하 관절에 기능장애를 가진 환자는 일반적으로 계단을 내려 갈 때나 언덕을 내려갈 때 통증을 호소한다. 그러므로 저측굴곡 시 통증이 나타난다면, 치료사는 거골하관절에 관심을 가져야 한다.

장축 신전(Long-Axis Extension)

환자: 환자는 장부관절의 견인과 같은 바로누운 자세로 한다.

치료사: 치료사는 무지갈퀴를 주상골의 배측면에 접촉시키고, 다른 쪽 무지갈퀴는 아킬레스건 정지부위 바로 위에 접촉시킨다.

동작: 외반 없이 견인한다.

거골하관절 흔들기(그림 10-4)[Subtalar Rock]

환자: 환자는 장부관절의 견인과 같은 바로누운 자세로 한다.

치료사: 치료사는 거골하관절의 장축 신전에서와 같이 손을 접촉한다.

동작: 우선 관절은 견인되어야 한다. 그런 다음 종골에 접촉하고 있는 무지갈퀴는 약간 굴곡된 손목 상태로 민다. 다른 쪽 무지갈퀴는 똑같은 힘으로 반대방향에서 민다. 이것은 거골에 대해 종골을 흔들거리게 한다.

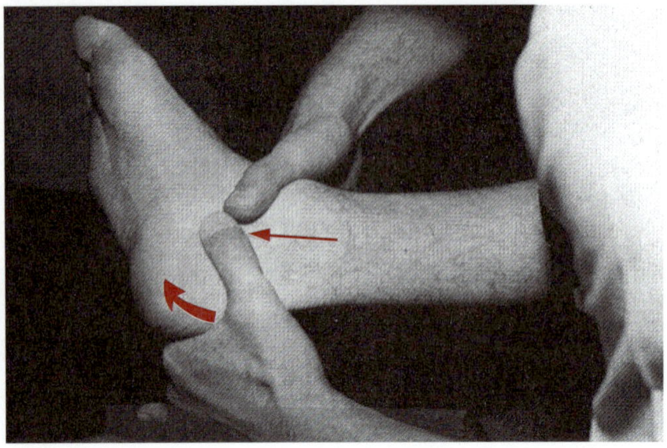

그림 10-4 거골하관절 흔들기.

거골하관절의 내측과 외측 경사(그림 10-5) *[Medial and Lateral Tilt of the Subtalar Joint]*

환자: 환자는 장부관절의 견인과 같은 바로누운 자세로 한다.

치료사: 치료사는 거골하관절의 장축신전에서와 같이 손을 접촉한다.

동작: (1) 치료사는 장축신전을 사용한다. (2) 치료사는 비틀림 없이 발을 바닥쪽을 향해 아래로 움직이게 한다. 이는 관절 내측을 개방시킨다(기울어지게 한다). (3) 치료사는 발을 지지하는 동안 하퇴를 바닥쪽을 향해 아래로 움직이게 한다. 발이 외반 되어서는 안된다.

중족관절(Midfoot articulations)

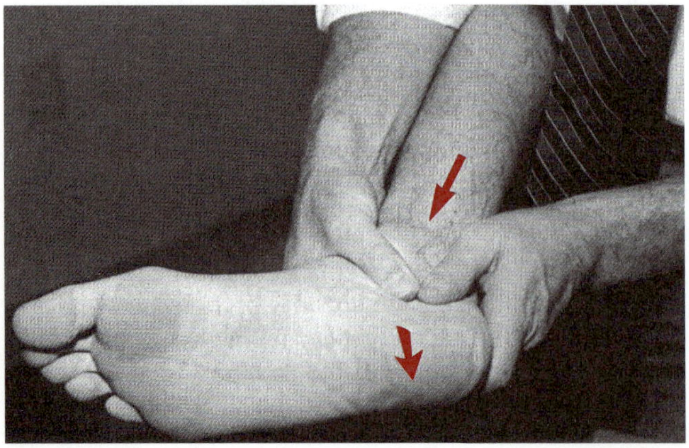

그림 10-5 거골하관절: 내측 경사.

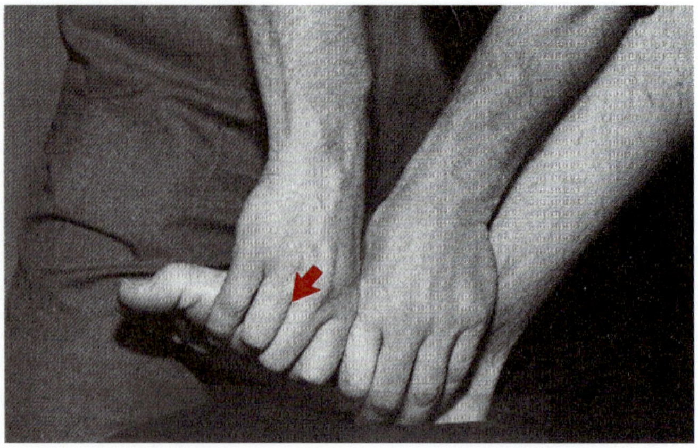

그림 10-6 설상골에 대한 중족골의 전후방 활주.

설상골에 대한 중족골의 전후방 활주(그림 10-6) *[AP Glide of the Metatarsals on the Cuneiforms]*

환자: 바로누운 자세에서 슬관절을 90° 굴곡한다.

치료사: 치료사는 환자의 외측에 선다. 치료사는 첫 번째 중족골의 기저부를 찾는다. 치료사의 위쪽 손(superior hand)은 설상골 위에 위치하고, 아래쪽 손(inferior hand)은 첫 번째 중족골 위에 위치한다

동작: 양손의 시지와 중수지절관절을 맞댄 상태에서 아래쪽 손을 움직여 중족골이 설상골에 대해 전후방 활주가 일어나게 한다.

주상골에 대한 설상골의 전후방 활주(AP Glide of the Cuneiforms on the Navicular)

환자: 위와 동일하다.

치료사: 위쪽 손이 주상골 위에 놓이도록 하기 위해 위에서 언급한 치료사의 손의 위치에서 근위쪽으로 거의 손가락 하나 넓이 정도를 움직인다. 아래쪽 손은 설상골에 위치한다.

동작: 위와 동일하다.

거골에 대한 주상골의 전후방 활주(AP Glide of the Navicular on the Talus)

환자: 환자는 바로누운 자세로 한다.

치료사: 치료사의 위쪽 손은 손가락 하나 넓이만큼 근위로 움직여 종골 외측과 거골 내측으로 이동한다. 아래쪽 손

(가동손)은 주상골 내측과 입방골 외측에 위치한다.

동작: 위와 동일하다.

중족골-족근골 가동기법(그림 10-7): 설상골과 입방골에 대한 중족골 기저부의 회전[Metatarsal-Tarsal Mobilization: Rotation of the Metatarsal Bases on the Cuneiform and Cuboid]

환자: 환자는 바로누운 자세로 한다.

치료사: 치료사는 시지와 무지갈퀴로 설상골과 입방골 배측면을 고정한다. 가동성을 주는 손의 시지는 중족골에 접촉시킨다.

동작: 중족골두는 가볍게 들고, 시계방향으로의 가동력을 준 다음, 시계반대방향으로 가동력을 준다.

중족골간 가동기법 [진상관절이 아님 (그림 10-8)] [Intermatatarsal Mobilization (Not a True Joint)]

환자: 환자는 바로누운 자세로 한다.

치료사: 치료사는 환자의 발쪽에 앉는다. 치료사는 다섯 번째와 네 번째 중족골의 골간부에 접촉한다. 중족골두 근위부의 전족부 배측면에는 시지를 그리고 저측면에는 엄지를 댄다.

동작: 전후면(AP plane)에서 네번째 중족골을 고정하고 있는 동안 다섯 번째 중족골을 가동시킨다. 회전 가동기법(rotational mobilization)은 시계방향으로 한 다음, 시계반대방향으로 시행된다. 네 번째 중족골에 가동성을 주는 동안 세 번째 중족골은 고정된다. 두 번째 중족골은 발의 축이기 때문에, 세 번째와 첫 번째 중족골은 두 번째 중족골에 대해 가동된다.

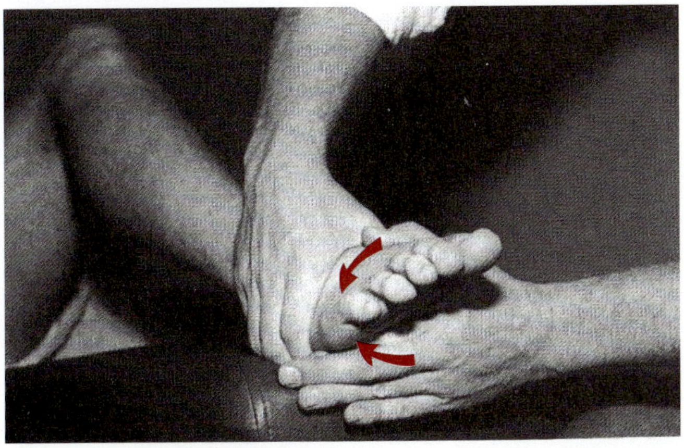

그림 10-7 중족골-족근골 가동기법.

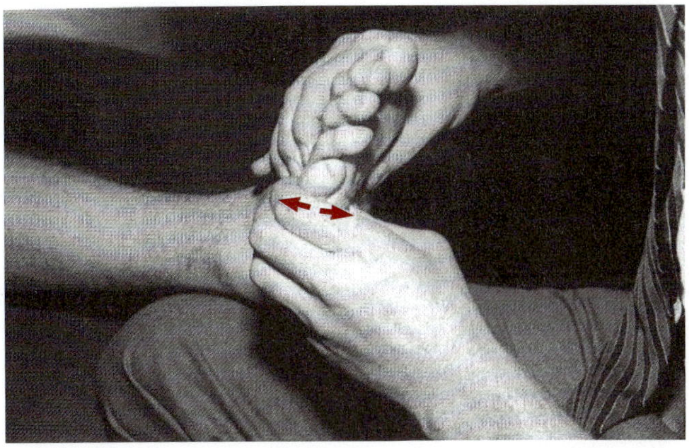

그림 10-8 중족골간 가동기법.

중족지골관절 도수교정(Matatarsophalangeal Joint Manipulation)

장축 신전(그림 10-9)[Long-Axis Extension]

환자: 환자는 바로누운 자세로 한다.

치료사: 치료사는 플랫폼 잡기(platform contact)로 족지골에 접촉한다. 플랫폼 잡기란 엄지가 지절골을 잡고 있는 동안 시지는 완전히 굴곡된 상태를 말한다.

동작: 중족골두를 고정하는 동안, 치료사는 족지골의 근위 기저부를 잡고 당긴다.

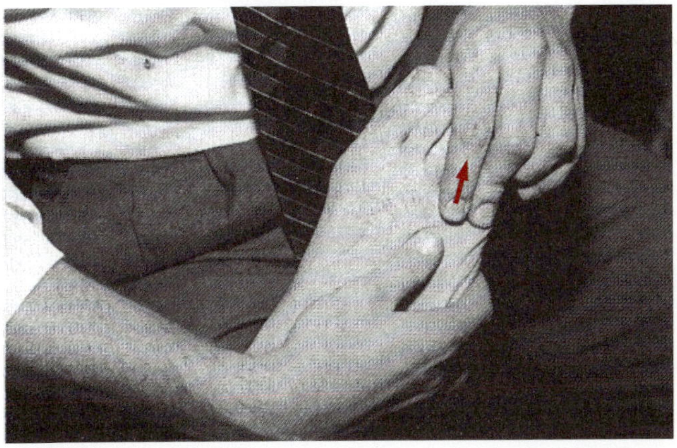

그림 10-9 중족지골관절: 장축 신전.

내측과 외측 경사(Medial and Lateral Tilt)

환자: 위와 동일하다.

치료사: 위와 동일하다.

동작: 중족골두에 대해 족지골을 내측 방향으로 한 다음 외측방향으로 경사시키는 것을 제외하고는 위와 동일하다.

전후방 활주(전단이 아니다)[AP Glide(Not Shear)]

환자: 위와 동일하다.

치료사: 치료사는 중족골두를 고정하면서 족지골에 대해 플랫폼 잡기를 한다.

동작: 저측방향으로 경사시킨 다음 배측방향으로 경사시킨다.

회전(Rotation)

환자: 위와 동일하다.

치료사: 치료사는 시지와 중지를 족지골의 배측면에 대고, 엄지를 저측면에 접촉한다(마치 꽃을 꺾듯이). 중족골을 고정하는 동안 회전력을 시계방향으로 적용한 다음, 반시계방향으로 적용한다.

입방골: 전후방 활주(그림 10-10과 10-11)[Cuboid: AP Glide]

환자: 환자는 바로누운 자세로 한다.

치료사: 치료사는 시지와 엄지로 각각 입방골의 배측면과 저측면에 접촉한다. 다른쪽 손은 다섯 번째 중족골 골간부의 배측 근위면에 접촉한다.

동작: 관절 움직임은 저측에서 배측으로, 배측에서 저측으로 움직임을 이끌어낸다. 도수교정 동작은 수건을 비틀어 짜듯이 회전방법으로 양손을 움직인다.

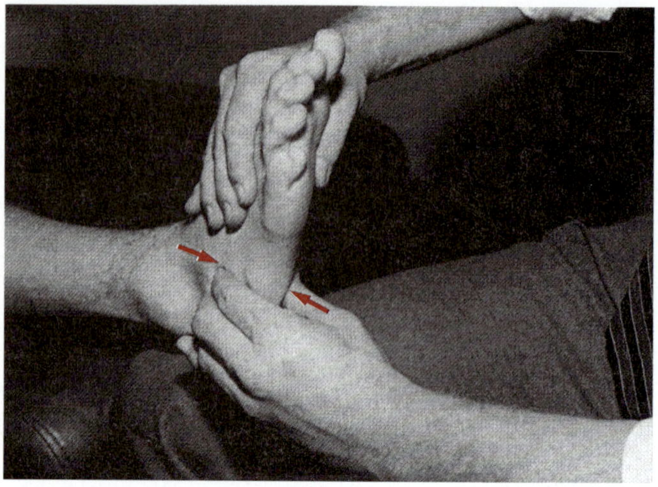

그림 10-10 입방골: 전후방 활주.

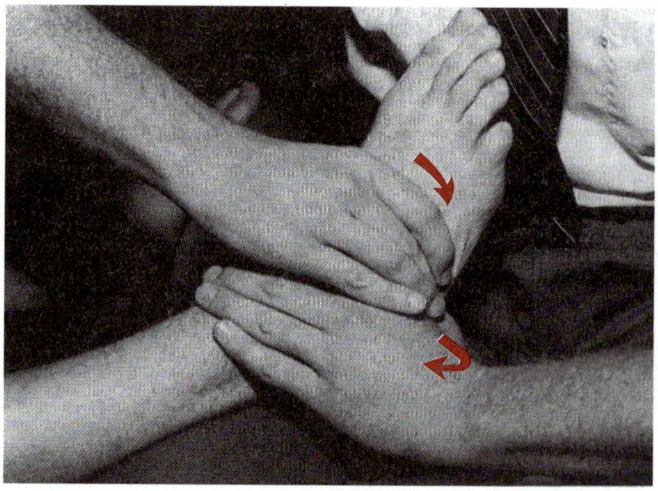

그림 10-11 입방골: 전후방 활주.

어 깨
THE SHOULDER

견부를 논의하기 위해 4개의 구획인 흉쇄관절, 견쇄관절, 견흉관절, 그리고 관절와상완관절로 나눈다.

관절와상완관절의 가동성은 흉쇄관절, 견쇄관절, 그리고 견흉관절의 움직임이 있어야 한다. 관절와는 오직 상완골두의 1/3~1/4 크기인 작고 배처럼 생긴 연골성 와이다. 상완골두의 약 50%는 초자연골로 덮여 있다. 관절와상완관절의 90° 외전에서는 거의 모든 관절연골이 사용된다. 첫 90° 이내에 있어, 관절와에 대한 상완골두의 구르기와 활주의 방향은 상방이다. 90° 이후에 있어, 동작은 관절와에 있는 고정점에 대한 회전이 필수적이다. 관절와상완관절의 완전한 외전 시 흉벽에 대한 견갑골은 40°에서 60°의 호를 갖는다. 관절와상완관절의 기능은 장축에 대한 약 60°의 쇄골회전 즉, 흉쇄관절의 내측 연골단에서의 40°와 견봉단에서의 20°에 달려 있다.

흉쇄관절(그림 10-12) [Sternoclavicular Joint]

환자: 환자는 배꼽 위에 손바닥을 대고, 바로누운 자세로 한다.

치료사: 치료사는 각 손의 시지와 엄지로 쇄골의 내측 3분의 1을 촉진한다.

동작: 관절 움직임을 통해 상방에서 하방(머리에서 발쪽)으로의 움직임을 이끌어 낸다. 도수교정은 환자가 앉은 자세로 하거나, 검사의 과도한 동작으로 실행된다.

견쇄관절(그림 10-13과 10-14) [Acromioclavicular Joint]

환자: 환자는 배꼽 위에 손바닥을 대고, 바로누운 자세로 한다.

치료사: 치료사는 무지와 시지로 쇄골의 외측 3분의 1을 촉진한다.

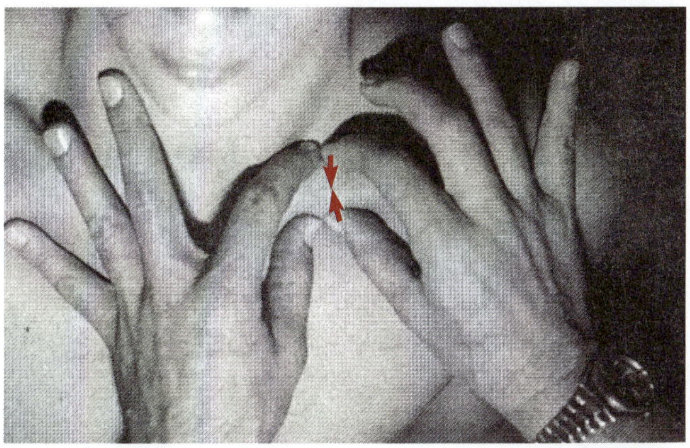

A

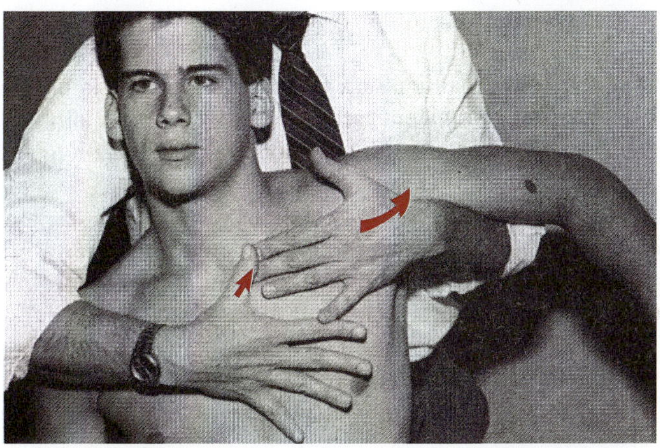

B

그림 10-12 흉쇄관절의 검사와 도수교정. **A,** 환자는 바로누운 자세; **B,** 환자는 앉은 자세.

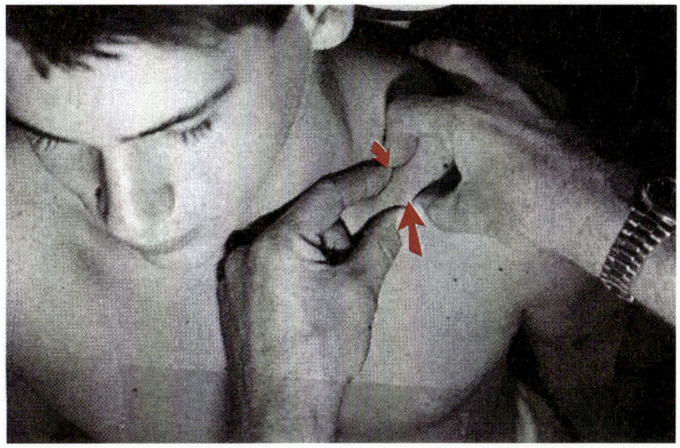

그림 10-13 견쇄관절: 검사와 도수교정.

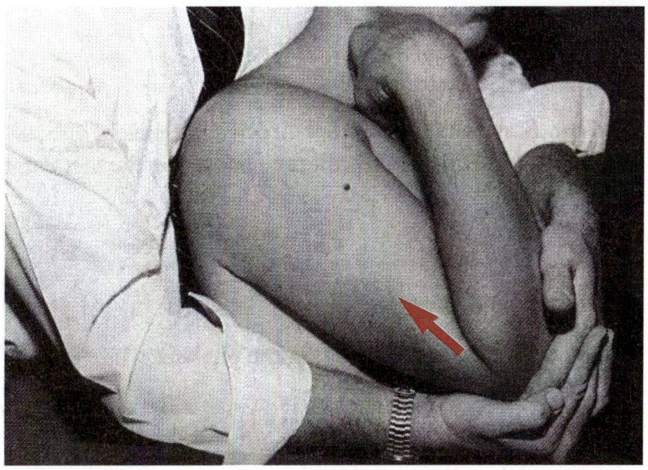

그림 10-14 견쇄관절: 앉은 자세에서의 도수교정.

동작: 전방에서 후방으로 그런 후 후방에서 전방으로 교대적인 압력을 가한다. 도수교정은 환자가 앉은 자세로 하거나 검사의 과도한 동작으로 실행된다.

견흉 접합(그림 10-15) [Scapulothoracic Articulation]

이것은 흉벽과 견갑골 사이에 있는 골-근-골 접합을 말한다. 비록 진성관절은 아니지만, 이곳에서의 움직임이 없다면 관절와상완관절 운동은 방해를 받게 된다.

검사(Examination)

환자: 환자는 엎드린 자세로 한다.

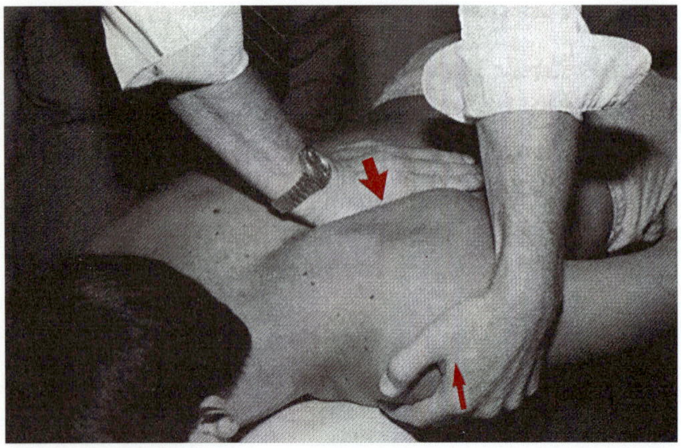

A

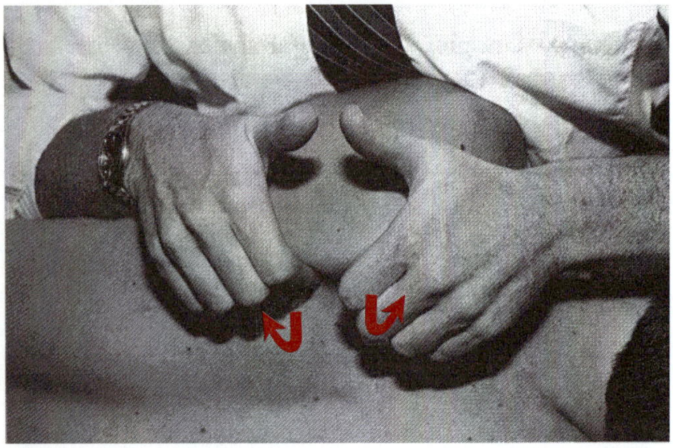

B

그림 10-15 견흉관절. **A,** 엎드린 자세; **B,** 옆으로 누운자세.

치료사: 치료사의 한손으로는 어깨의 끝을 감싸서 고정하고, 다른 손의 살이 많은 척골측 부분은 견흉부에 접촉한다.

동작: 견흉부에 압박을 적용한다. 치료사는 움직임이 자유로운지 제한적인지 기록한다.

가동기법(Mobilization)

환자: 환자는 환측을 위로 하여 옆으로 눕는다.

치료사: 위와 같다.

동작: 견갑골의 전인과 흉벽을 따라 회전시킨다.

관절와상완관절(Glenohumeral Joint)

상완와관절에는 8가지의 관절 움직임이 있다. 모든 8가지 동작에 있어, 관절와상완의 특성 때문에 회전 움직임이 있다. 모든 8가지 움직임에 있어, 환자는 바로누운 자세로 검사를 받는다. 주관절은 관절와상완관절의 생리적 안정을 위해 반드시 약간 올린다. 도수교정은 0.125 인치보다 크지 않은 밀치기를 사용한다.

관절와 강 안에서의 상완골두의 외측 편위(그림 10-16) [Lateral Deviation of the Head of the Humerus in the Glenoid Cavity]

환자: 환자는 배꼽 위에 손바닥을 대고, 주관절은 90° 굽힌다.

치료사: 치료사는 환자와 나란히 앉는다. 손은 환자의 액와가 위치한 곳에 가까이 두는데 손바닥은 바깥을 향하도록 한다. 다른 쪽 손은 환자의 팔꿈치를 지지한다.

동작: 치료사는 상완골두를 관절와에서 멀어지게 외측으로 민다.

관절와 강 안에서의 상완골두의 전방 움직임(그림 10-17) [Anterior Movement of the Head of the Humerus in the Glenoid Cavity]

환자: 주관절이 후방으로 위치하도록 하여 느슨한 것이 팽팽하게 한다.

치료사: 치료사는 엄지와 손가락들이 서로 가까워지도록 하기 위해 심지굴근을 사용한다.

동작: 상완골은 관절와에 대해 후방에서 전방으로 이동한다.

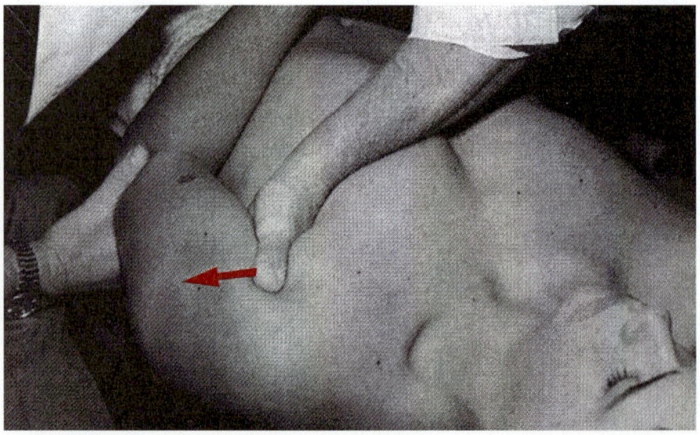

그림 10-16 관절와상완관절: 외측 편위.

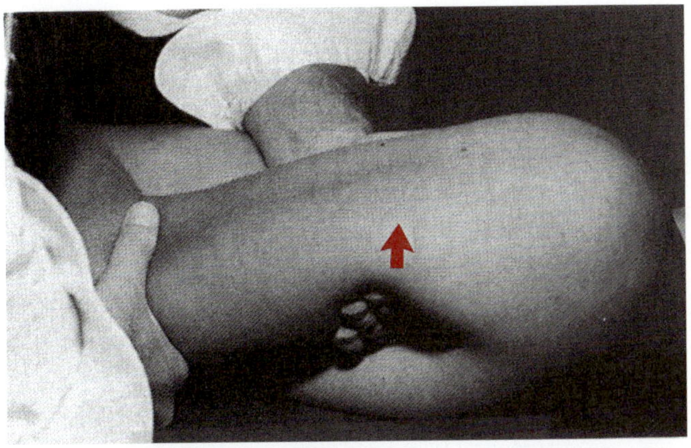

그림 10-17 관절와상완관절: 관절와 강 안에의 상완골두의 전방 움직임.

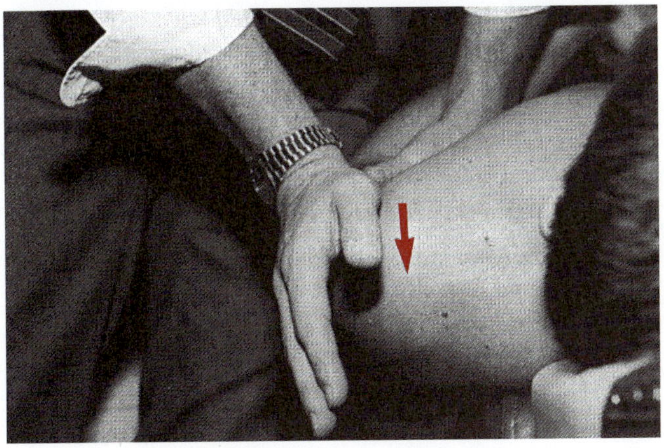

그림 10-18 관절와상완관절: 상완골두의 후방 전단.

관절와 강 안에서의 상완골두의 후방 전단(그림 10-18) [Posterior Shear of the Head of the Humerus in the Glenoid Cavity]

환자: 환자의 주관절은 후방으로 위치되지 않는다.

치료사: 치료사는 환자와 나란히 앉는다. 치료사는 환자의 주관절 내측면을 고정한다. 다른쪽 손은 대결절에 위치하게 한다.

동작: 접촉한 손이 테이블을 향해 후방으로 미는 동안 주관절은 약간 든다.

관절와 강 안에서의 상완골두의 후-하방 활주(그림 10-19)[Posterior-Inferior Glide of the Head of the Humerus in the Glenoid Cavity]

외전하는 동안 활주 동작에서 상완골 대결절의 회전과

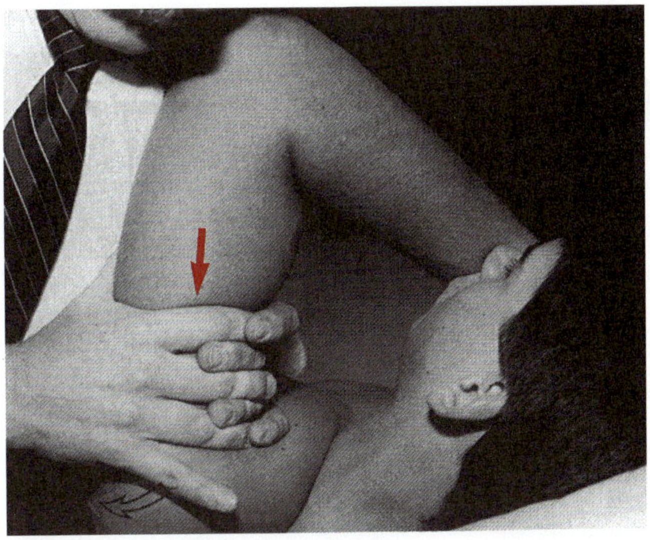

그림 10-19 관절와상완관절: 후-하방 활주.

하강이 동시에 일어나지 않는다면, 충돌이 발생 할 수 있다.

환자: 환자는 손은 가슴 위에 두고 주관절을 90° 굽힌다.

치료사: 치료사는 손가락들을 서로 깍지 끼고, 가능한 가까이 환자의 상완골을 잡는다. 치료사의 어깨는 환자의 상완골을 지지한다.

동작: 후-하방으로 퍼내는 동작(scooping motion)이다.

관절와 강 안에서의 상완골두의 외측-후방 편위(그림 10-20) [Lateral-Posterior Deviation of the Head of the Humerus in the Glenoid Cavity]

환자: 후-하방 활주와 같다.

치료사: 치료사는 환자에 대해 수직상태로 앉는다. 양손은 상완골의 근위부를 움켜진다. 환자의 주관절은 치료사의 어깨로 지지한다.

동작: 외측-후방으로 퍼내는 동작(scooping motion)이다.

관절와 강 안에서의 상완골두의 외회전(그림 10-21) [External Rotation of the Head of the Humerus in the Glenoid Cavity]

환자: 환자는 편안한 범위 내에서 팔을 외전, 외회전 시키고 주관절은 90° 굴곡한다.

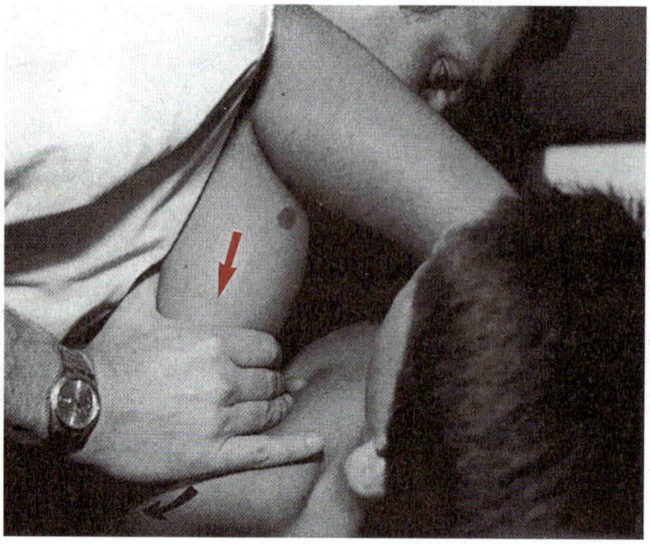

그림 10-20 관절와상완관절: 외측-후방 편위.

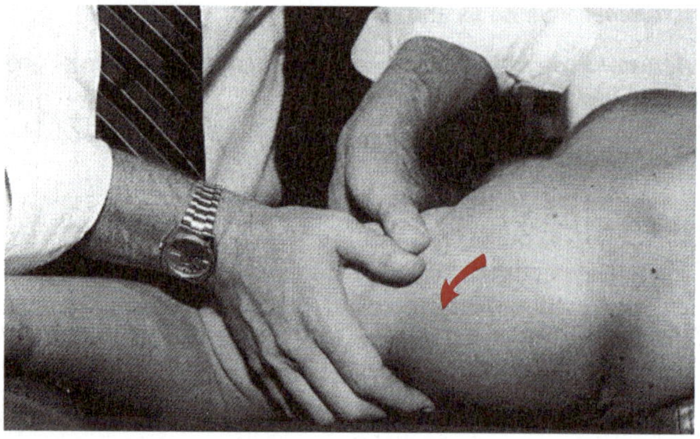

그림 10-21 관절와상완관절: 외회전.

치료사: 치료사는 전면에 엄지를, 그리고 후면은 손가락으로 받쳐서 상완골 간부를 잡는다.

동작: 외회전.

90° 에서의 후방 전단(그림 10-22)[Posterior Shear at 90°]

환자: 환자는 어깨를 90°로 굽히고, 주관절을 완전히 굴곡한다.

치료사: 치료사는 견관절의 후면을 받친다. 반대 손은 환자의 주관절을 접촉한다.

동작: 후방으로의 밀치면서 관절낭의 후방을 신장시킨다.

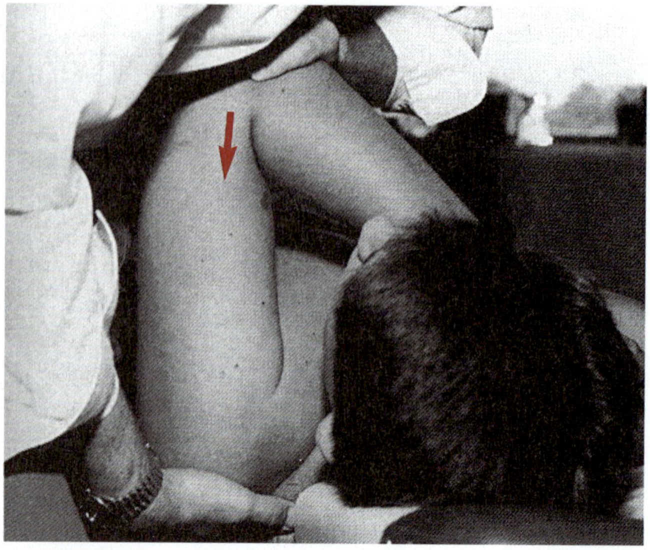

그림 10-22 관절와상완관절: 90° 후방 전단.

관절와 강 안에서의 상완골두의 장축 신전(그림 10-23) [Long-Axis Extension of the Head of the Humerus in the Glenoid Cavity]

환자: 환자는 체간 옆에다 팔을 편안히 둔다.

치료사: 치료사는 환자의 액와 바로 내측의 흉벽을 고정한다. 다른 쪽 손은 손목 근위부의 요골과 척골을 잡는다.

동작: 통증지점 전까지 팔을 외전 한다. 도수교정은 느슨한 것이 팽팽하도록 장축 신전으로 감압시킨 후 당긴다. 손목과 주관절에서의 충분한 관절 움직임이 있는 한, 도수교정의 힘은 관절와상완관절에 전달될 것이다.

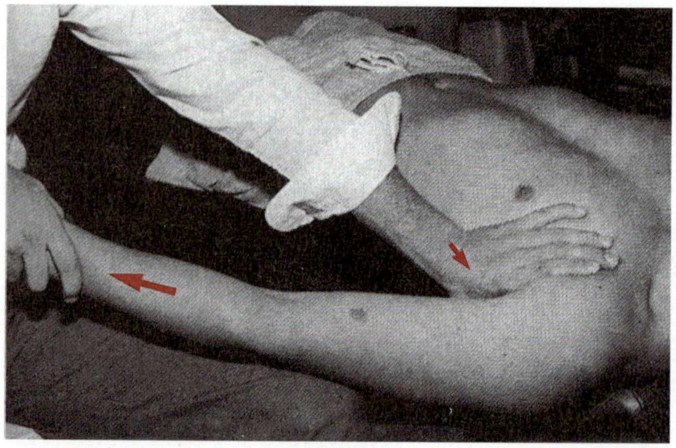

그림 10-23 관절와상완관절: 장축 신전.

주관절
THE ELBOW

주관절의 구성부분은 상요척관절, 완척관절, 완요관절이다.

상요척관절(Superior Radioulnar Joint)

척골에 대한 요골두의 상방 활주(당겨진 주관절)(그림 10-24)[Upward Glide of the Head of the Radius on the Ulnar(Pulled Elbow)]

상요척관절의 기능장애는 예전부터 어린이에서 볼 수 있었다. 경고 없이 어린이의 팔을 갑자기 당길 때 생긴다. 원위 전완을 당기고 있는 동안 환자의 원위 상완골 고정은 통증의 증가를 만들어내지 않는다. 요골의 장축에 대해 신전된 손목을 밀면, 증상의 증가가 발생된다. 일반적으로 주관절에서의 부종, 발적, 또는 열감은 없다.

환자: 환자는 주관절을 90° 굴곡해서 선 자세로 손목은 완전히 신전한다.

치료사: 치료사는 환자의 외측 곁에 선다.

동작: 치료사는 손목을 신전시켜 환자의 무지구에 접촉한다. 치료사는 환자의 주관절 후면을 고정한다. 동작은 회외와 함께 요골의 장축을 따라 상방으로 고속(high-velocity) 밀치기를 가한다. 그런 후 환자는 통증에 대해 재검사한다.

척골에 대한 요골두의 하방 활주(밀린 주관절)(그림 10-25)[Downward Glide of the Head of the Radius on the Ulnar(Pushed Elbow)]

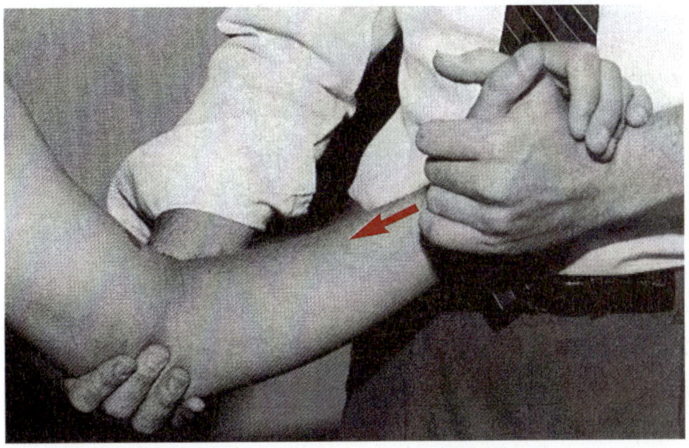
A

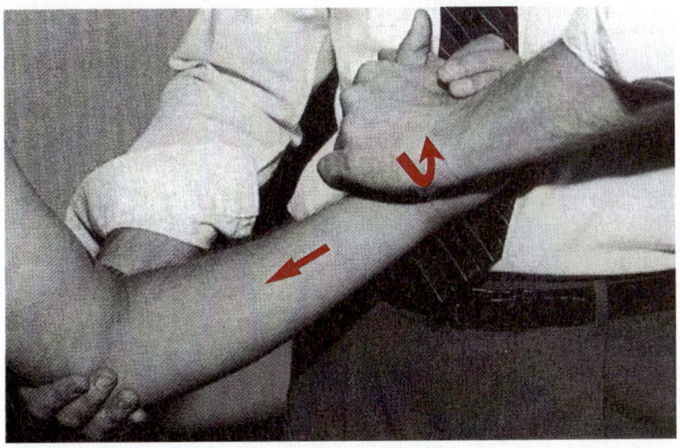
B

그림 10-24 상요척관절 A, 상방 활주; B, 회외하면서 상방 밀치기(impulse).

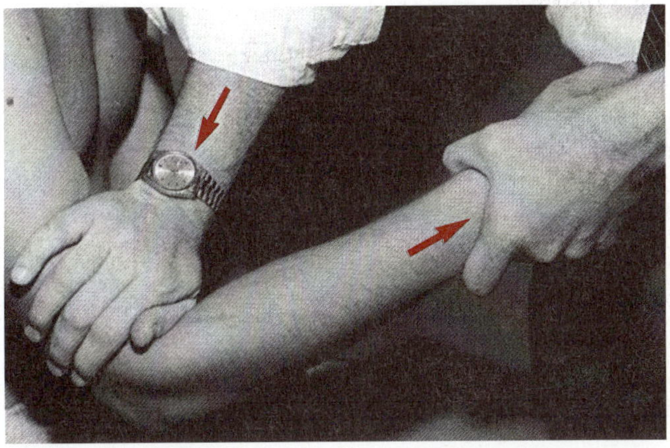
A

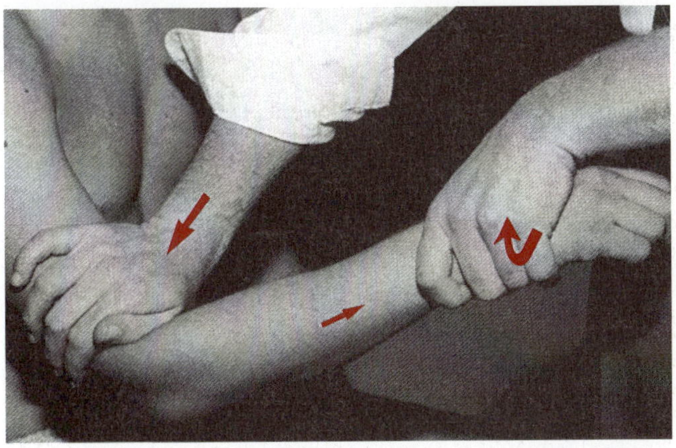
B

그림 10-25 상요척관절: 요골두의 하방 활주. A, 주관절은 손바닥으로 고정; B, 회내하면서 장축으로 당김.

이러한 기능장애는 낙상과 관련해 자주 볼 수 있다. 손의 과신전 상태로 떨어지거나 넘어질때 자주 발생한다. 상요척관절은 충격력의 대부분을 흡수하기 때문에 기능장애가 유발된다. 치료사는 검사하는 동안 요골을 상요척관절 쪽을 향해 위로 밀면, 통증이 증가되지 않을 것이다. 치료사가 환자의 원위요골과 척골을 당기는 동안 주관절에서 팔을 고정하면, 대개 급성통증이 있다. 당겨진 주관절에서처럼 열감, 발적, 부종은 없다.

환자: 환자는 서서 주관절을 90° 굴곡한다.

치료사: 치료사는 환자의 전면 중앙으로 선다. 주관절은 손바닥으로 고정한다. 원위 요골과 척골은 다른 쪽 손으로 손목 위쪽을 잡는다.

동작: 회내하면서 장축으로 당긴다(원래 요골두는 척골에 대해 회전한다).

척골에 대한 요골두의 회전(그림 10-26)[Rotation of the Head of the Radius on the Ulnar]

이러한 기능장애는 일반적으로 주관절과 전완의 강한 회내-회외로 발생한다. 검사 절차는 대개 급성통증을 발생시킨다. 그러므로 요골에 대한 척골의 비회전(derotating)은 기능을 개선시킨다.

환자: 환자는 바로누운 자세에서 주관절을 완전 회외한다.

치료사: 치료사는 환자를 마주하고 앉는다. 가장 외측의 손은 환자의 요골두에 놓는다.

동작: 주관절이 회외된 상태를 유지하면서 전완을 가동범위를 통해 움직이면서 전완을 외측(운반각을 증가시킴)으로 가져온다. 요골두가 치료사의 엄지를 누르는 시점에서 동작을 멈춘다. 이 시점에서 전완을 회내로 가져온다. 기능장애가 있다면, 이 기법은 급성적인 통증이 있으며, 정상적이라면 통증이 없다. 도수교정은 요골이 고정을 유지하는 동안 전완을 빠르게 회내시킨다.

완척관절(척골-주두 차단)(그림 10-27)[Ulnohumeral Joint(Ulna-Olecranon Block)]

완척관절이 원인이 되는 주관절 통증은 진짜 기능장애가 아니다. 척골의 주두는 주두와에 꼭 맞게 일치되는 구조

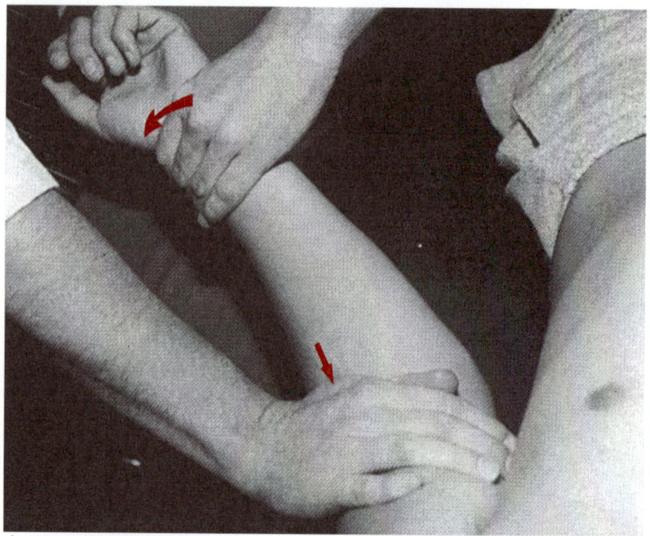

A

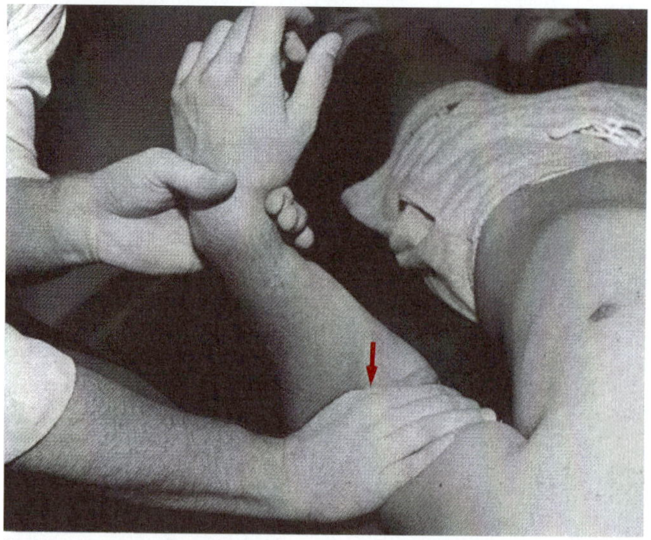

B

그림 10-26 상요척관절: 척골에 대한 요골두의 회전. **A,** 치료사 외측 손은 환자의 요골에 둔다; **B,** 전완은 회외된 상태를 유지하면서 굴곡되고, 그 후에 회내와 신전된다.

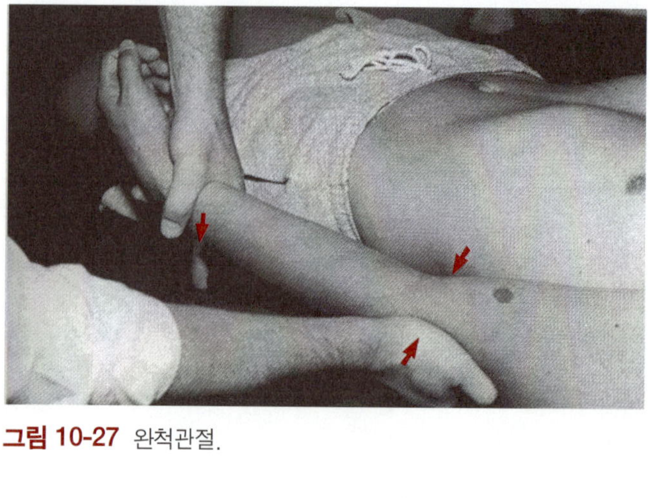

그림 10-27 완척관절.

를 하고 있다. 비정상적인 신전 움직임은 활액 가장가리가 끼이게 되는 원인이 될 수 있다. 종창이 발생하게 되는데, 이러한 병리로 인해 너무 많은 활액 종창이 만들어져 주두의 끝이 주두돌기에 꼭 맞지 않게 된다. 주두 와에서는 급성통증과 함께 습지(boggy)와 같은 느낌이 촉진된다.

환자: 환자는 바로누운 자세를 하고, 주관절은 약 10° 굴곡한다.

치료사: 치료사는 위쪽 손의 손바닥을 컵모양으로 해서 상완골 과에 접촉한다. 이 때, 치료사의 엄지는 상완 외측에 놓고 손가락은 내측에 둔다. 다른 한 손은 손목을 잡고 주관절의 굴곡을 유지한다.

동작: 치료사는 위쪽 손을 상완골에 대해 직각을 유지하면서 상완골을 외측과 내측으로 경사시킨다. 이러한 동작은 주관절이 천천히 신전되는 동안 주두와가 주두의 끝으로 오게 한다.

완요관절(관절내 반월 차단) (그림 10-28) [Radiohumeral Joint(Intra-Articular Meniscus Block)]

환자: 환자는 선자세이다.

치료사: 치료사의 엄지는 요골두에 둔다. 치료사는 주관절을 완전굴곡으로 가져온다. 환자의 손목은 완전굴곡으로 전완은 완전 회내로 가져온다.

동작: 치료사는 엄지로 요골두를 잡고 있는 동안 환자의 팔을 신전으로 이르게 한다. 반월 병리로 인해 치료사가 신전에 가까이 감에 따라 동작이 차단될 것이다. 이러한 통증 지점에서 손목의 굴곡과 회내의 상실없이 신전으로의 밀치기(0.125인치보다 작게)를 적용한다. 도수교정 밀치기(thrust)는 요측 접촉을 하고 있는 손에서 시행되며 다른 쪽 손은 밀치지 않는다.

공통 신전근 건 반흔(그림 10-29) [Common Extensor Tendon Scar]

공통 신전근 건 열상은 감각신경섬유를 포착하는 반흔을 야기한다. 이것은 통증상황을 유발한다. 이 병변에서의 치료목표는 손상을 유발하여 상흔을 찢는(열상시키는) 것이다.

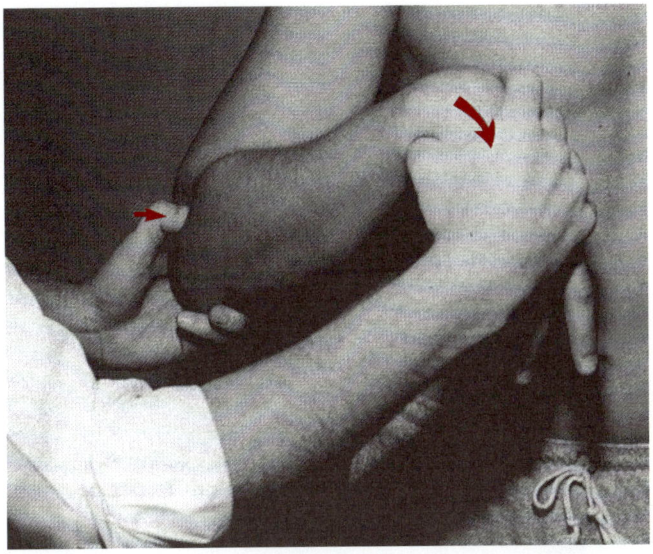

A

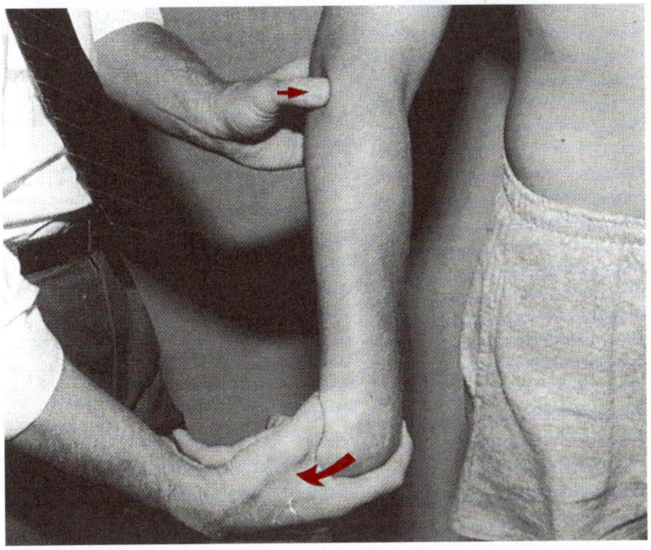

B

그림 10-28 완요관절(관절내 반월 차단). **A,** 주관절을 회내 시키면서 완전 굴곡시킨다; **B,** 주관절 차단이 나타날 때 까지 신전시킨 후에, 1/8인치 이하의 자극을 가한다.

환자: 환자는 선자세이다.

치료사: 치료사는 무지로 공통 신전근 건의 압통점을 촉진한다.

동작: 치료사는 반월 도수교정에서 처럼 환자의 주관절과 손목을 굴곡시키고 전완을 회내한다(위에서 언급). 치료사가 주관절을 신전으로 가져감에 따라 신전근 건은 신

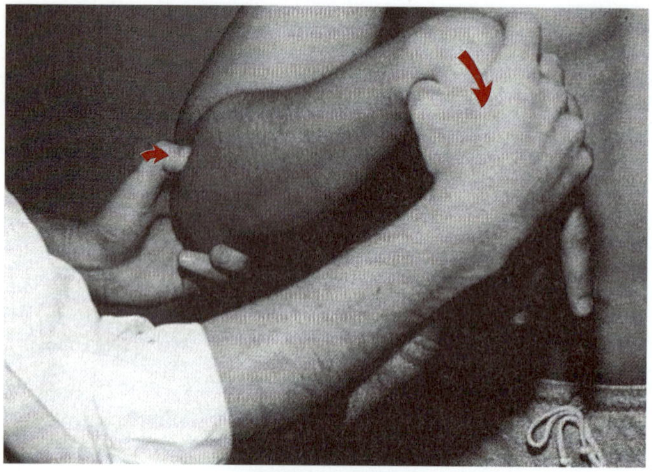

A

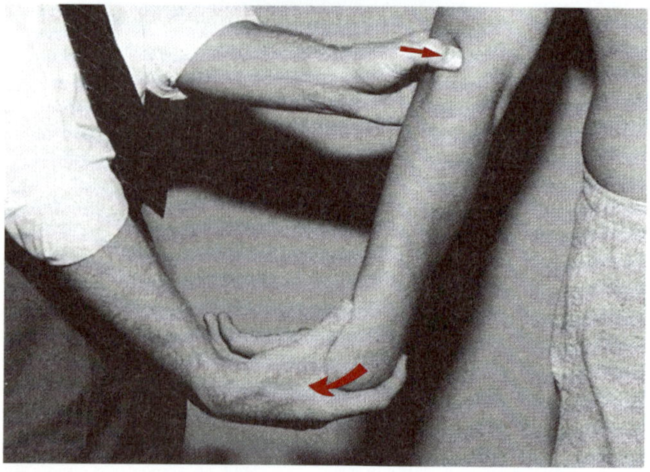

B

그림 10-29 공통 신전근 상흔을 열상시키기 위한 도수교정. **A,** 주관절은 굴곡시키고 손목은 회내시킨다. **B,** 주관절을 신전시킨 상태에서 1/8인치 이하의 밀치기를 적용한다.

장된다. 밀치기는 그 지점에서 적용되는데, 이때 반흔은 스트레스를 받아 가벼운 열상이 유발된다.

그런 후, 건은 안정(테니스 주관절 보조기)과 10일 동안의 열과 냉의 교대욕을 실시한다. 이것은 근육과 건이 길어지게 하는 감속 운동 후에 한다.

손 목
THE WRIST

손목의 평가는 4개의 구획인 요수근관절, 원위 요척관절, 척골반월삼각관절, 중수근관절 로 나누어 한다.

요수근관절(Radiocarpal Joint)

이 관절의 관절 움직임 상실은 종종 손목의 굴곡을 억제한다. 요골의 원위 말단부와 주상골과 월상골의 근위부는 각각 요골의 내측과 외측면에 관절한다.

요수근관절의 장축신전(그림 10-30)[Long-Axis Extension of the Radiocarpal Joint]

환자: 환자는 선 자세에서 주관절을 90° 굴곡한다(악수자세).

치료사: 치료사는 엄지와 시지로 척골과 요골의 경상돌기를 잡는다. 반대압은 주관절의 장측면에 적용한다.

동작: 느슨해진 것이 팽팽해지게 한 후, 치료사 쪽으로 0.125인치 이하의 빠른 당김을 적용한다.

요골 주상골에서 주상골과 월상골의 후방경사(그림 10-31)[Posterior Tilt of the Scaphoid and Lunate on the Radius Scaphoid]

환자: 환자는 손바닥을 회내하고 똑바로 선다.

치료사: 치료사는 요골을 촉진한다(요수근 부분은 함몰 또는 약간 들어간 부분; 이것은 주상골이다). 치료사는 두 손으로 접촉한다. 한손은 고정하고 다른 한손으로 촉진한다. 치료사의 촉진하는 손의 시지는 환자의 손바닥에 위치하고 엄지는 주상골 배측에 둔다.

동작: 도수교정 동작은 손목을 하방으로 움직이게 하는

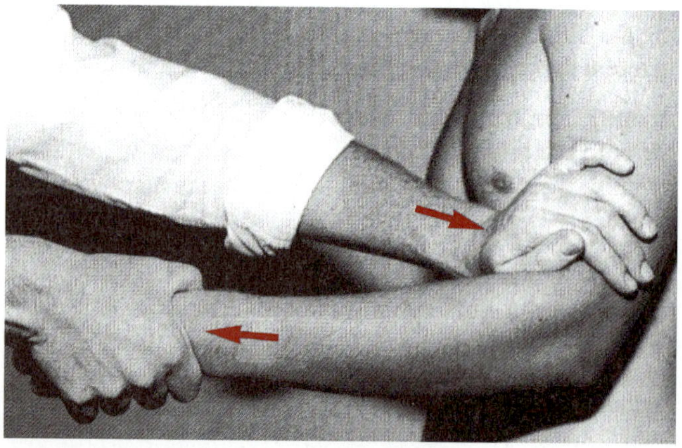

그림 10-30 요수근관절: 장축 신전.

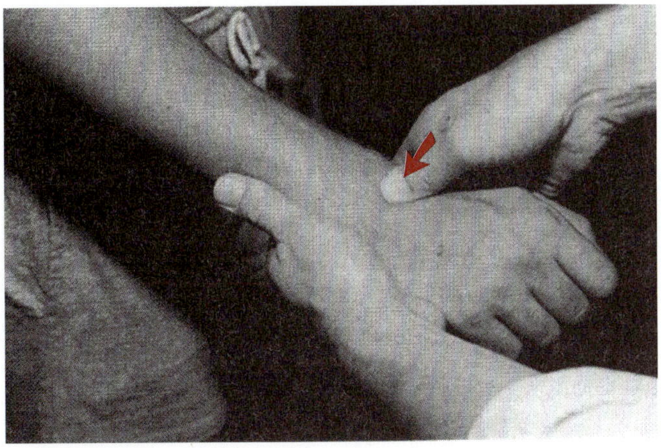

그림 10-31 요수근관절: 요골에 대한 주상골의 후방 경사.

것이다; 이것은 요골에서 주상골을 경사시키는 것이다.

월상골(Lunate)

환자: 위와 같다.

치료사: 위와 같다(월상골은 주상골 외측에 위치해 있다).

동작: 요골을 아래쪽으로 움직인다.

원위 요척관절(Distal Radioulnar Joint)

이 관절에서의 관절 움직임 상실은 전완의 회내를 제한시킨다. 원위 요척관절은 척골두의 볼록한 요측면이 요골의 척골절흔과 관절한 것이다.

요골에 대한 척골의 전후방 활주(AP Glide of the Ulna on the Radius)

환자: 환자의 손목과 팔꿈치는 중립위치에 둔다.

치료사: 치료사는 환자의 요골을 고정시키면서 손을 잡는다.

동작: 치료사는 시지와 엄지로 환자의 척골을 전후방으로 움직인다.

축에 대한 척골의 회전(그림 10-32)[Rotation of the Ulna on the Its Axis]

환자: 위와 같다.

치료사: 치료사는 척골 골간부의 편평한 면을 촉진한다.

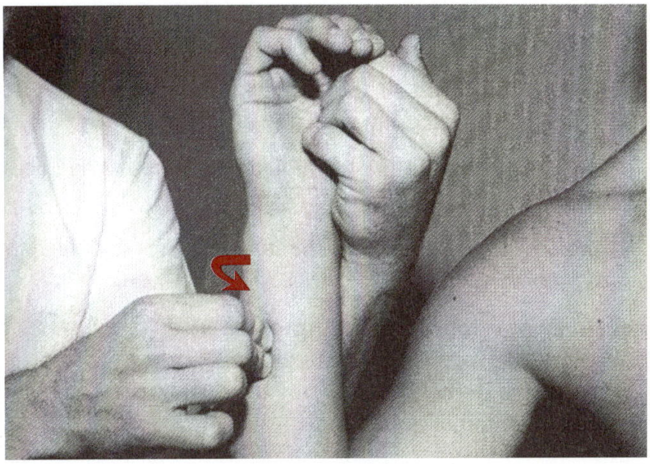

그림 10-32 원위 요척관절: 축에 대한 척골의 회전.

동작: 축에 대해 척골을 회전시킨다.

척골반월삼각관절(Ulnomeniscotriquetral Joint)

척골의 원위 말단부는 관절반월을 통해 삼각골과 연결된다. 일반적으로 이 부분에서의 기능장애는 손목과 전완의 회외를 제한한다.

전후방 활주(그림 10-33)[AP Glide]

환자: 환자의 전완과 손목 그리고 손은 중립위치에 둔다.

치료사: 치료사는 시지와 엄지를 이용하여 촉진과 도수교정을 한다. 지절관절을 굴곡시킨 시지를 삼각골과 두상골 위에 둔다. 엄지는 원위 척골의 배측면에 둔다.

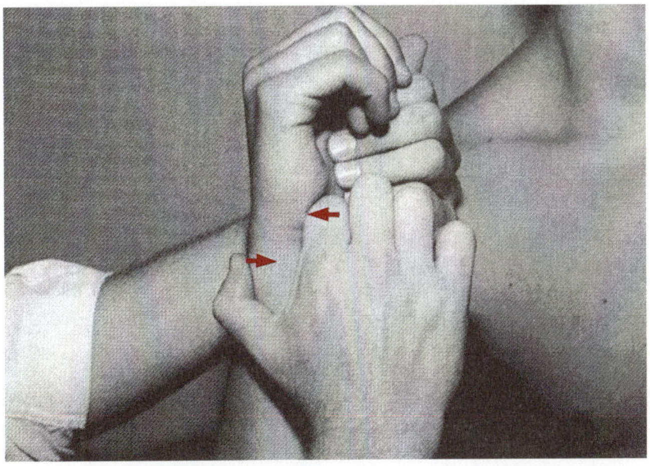

그림 10-33 척골반월삼각관절; 전후방 활주.

동작: 치료사는 시지와 엄지를 접근하여 밀어 넣는다.

중수근관절(Midcarpal Joint)

수근골의 근위열과 원위열 사이에는 약간의 움직임이 존재한다. 이러한 이유 때문에 수근골 사이에서 관절 연골을 찾을 수 있다. 중수근관절에서의 불충분한 움직임과 기능의 감소는 신전의 기능 감소 원인이 된다.

장축 신전(Long-Axis Extension)

환자: 환자의 주관절은 전완의 중립위치에서 90° 굴곡한다.

치료사: 치료사는 손바닥으로 환자의 전주와(antecubital fossa)에서 주관절을 고정시킨다. 치료사의 접촉된 손은 척측과 요측 경상돌기의 바로 원위에 둔다.

동작: 손목을 부드럽게 당기는데, 고정 손은 반작용으로 작용한다.

중수근관절의 전후방 활주(그림 10-34)[AP Glide of the Midcarpal Joint]

이 기법은 주상골과 월상골에 대해 유두골과 유구골을 도수교정하는 것이다.

환자: 환자의 전완과 손목은 중립위치에 둔다.

치료사: 치료사는 수근골 근위열인 주상골과 월상골을 고정한다. 원위 손의 시지와 엄지는 손목의 장측면 주위를 감싼다. 접촉한 손의 시지와 엄지갈퀴는 수근골(유두골과 유구골)의 원위열에 위치시키고; 무지는 손목의 장측면 주위를 감싼다.

동작: 치료사는 근위열을 고정시키는 동안 원위열을 활주하며 그리고 원위열을 제자리로 오게 한다.

주상골과 월상골에 대한 유두골의 후방 경사(그림 10-35) [Backward Tilt of the Capitate on the Scaphoid and Lunate]

환자: 환자의 주관절은 굴곡시키고, 전완과 손목은 중립위치를 취한다.

치료사: 치료사는 가운데 중수골 기저부를 촉진한다. 중수골 기저부의 바로 외측은 유두골의 후면이 놓인 곳에서 압박한다. 치료사는 자신의 무지구 유지의 근위부를 대능형골에 대해 압박한다. 치료사는 고정을 위해 환자 손목의 장측면에 있는 가운데 주름을 촉진하고, 자신의 다른 쪽 손

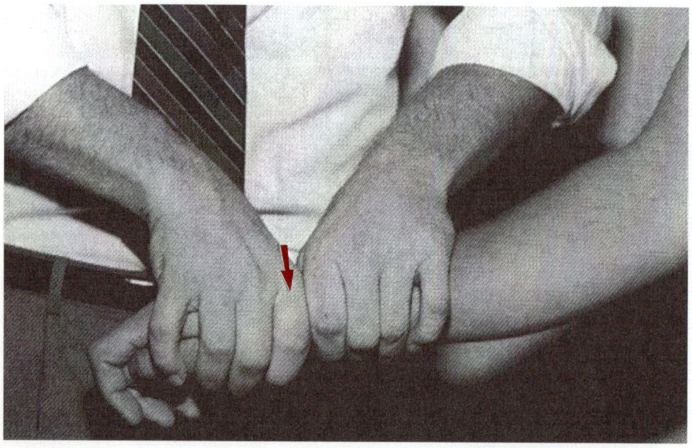

그림 10-34 중수근관절: 전후방 활주.

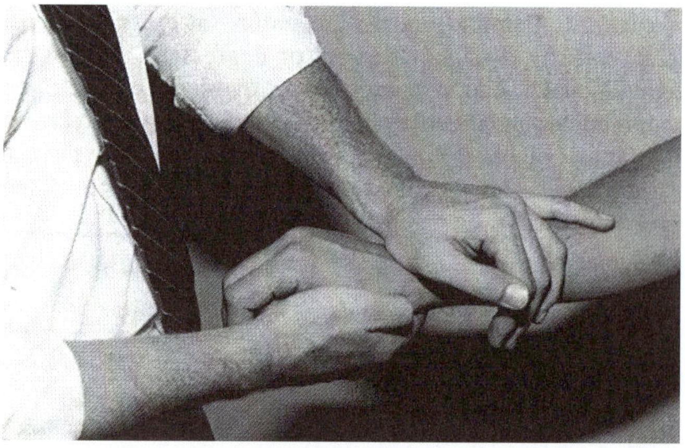

A

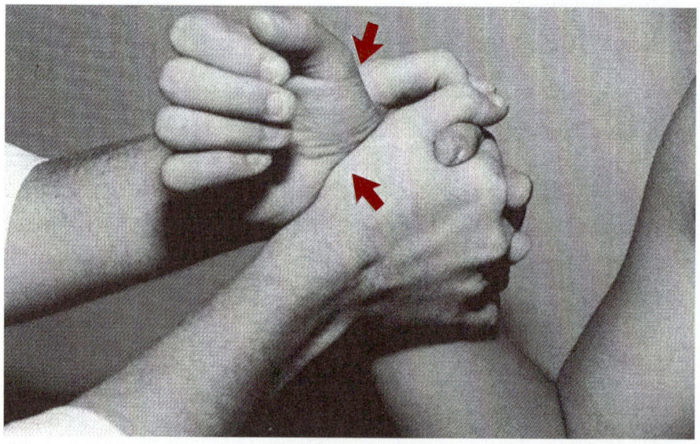

B

그림 10-35 유두골 조정.

무지구 융기를 환자 손목의 가운데 주름에서 요골과 수직이 되게 둔다.

동작: 환자는 손에 힘을 뺀다. 치료사의 양손으로 환자의 중수근관절을 꽉 쥔다. 정확하게 이루어지지 않았을 경우 환자의 손가락은 신전된다.

고관절
THE HIP

고관절은 굴곡과 신전, 내회전과 외회전, 그리고 외전과 내전 움직임이 가능한 안정성 있는 구와관절(ball-and socket joint)이다. 고관절의 구성요소 검사에는 장축 신전, 굴곡-수축 징후, 굴곡 내전호 검사, 그리고 굴곡상태에서의 외측 견인 검사를 포함한다.

장축 신전(그림 10-36) [Long-Axis Extension]

고관절의 장축 신전은 다른 어떤 방법보다 고관절 내에서 더 견고한 가동성 변화를 일으킨다.

환자: 환자는 하지가 중립 외전과 중립 외회전하여 바로 누운 자세를 취한다.

치료사: 치료사는 환자의 종골과 발등에 접촉한다.

동작: 이것은 밀치면서 체중을 아래로 가져가면서 수행되는 도수교정이다. 치료사는 하지를 내회전시켜서는 안된다. 그렇게 하면 대퇴골두는 관골구에 밀려 들어가게 된다. 또한 내회전은 고관절에 적용된 도수교정력을 천장관절 또는 요추의 면관절(facet joint)쪽으로 전달하게 된다.

굴곡-수축 징후(그림 10-37) [Flexion-Contraction Sign]

환자: 환자는 바로누운 자세를 취한다.

치료사: 치료사는 환자의 반대쪽 슬관절과 고관절을 굴곡 상태로 들어올린다.

동작: 고관절 구축은 구축이 있는 쪽 하지의 슬관절을 굴곡시키고 하지가 테이블에서 들리게 하는데, 이것은 양성 굴곡-수축 징후이다. 도수교정의 치료적 목표는 환측 고관절의 신전을 회복하는 것이다. 치료사는 테이블에 환측 대퇴골을 고정하는 동안, 동시에 반대쪽 고관절을 과굴곡시킨다. 이러한 방법은 대퇴골두에 대해 골반(관골구)를 회전시킨다.

굴곡-내전호 검사(그림 10-38) [Flexion-Adduction Arc Test]

환자: 환자는 슬관절이 굴곡된 상태로 바로누운 자세를 취한다.

치료사: 치료사는 환자에 대해 수직으로 선다. 치료사는 환자의 굴곡된 슬관절 위에 손가락을 서로 깍지 끼고, 치료사의 가슴에 붙여 편안하게 유지한다.

동작: 대퇴 골간부를 통해 고관절로 하방 압력을 적용한다. 치료사는 고관절 90° 굴곡 상태에서 완전 내전상태로 호를 그리면서 움직이고, 그 후 고관절 140° 굴곡 상태에

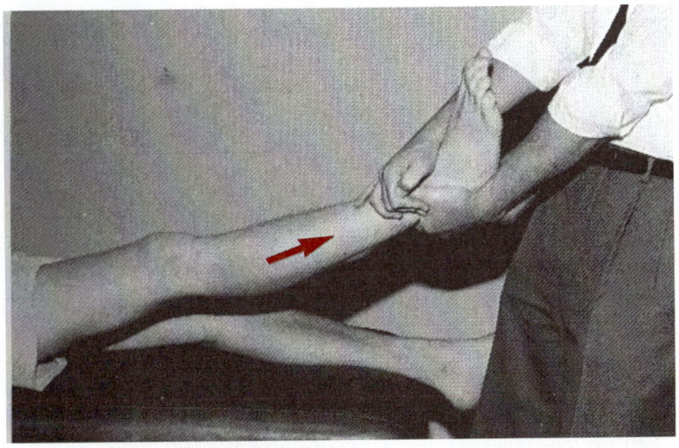

그림 10-36 고관절: 장축-신전.

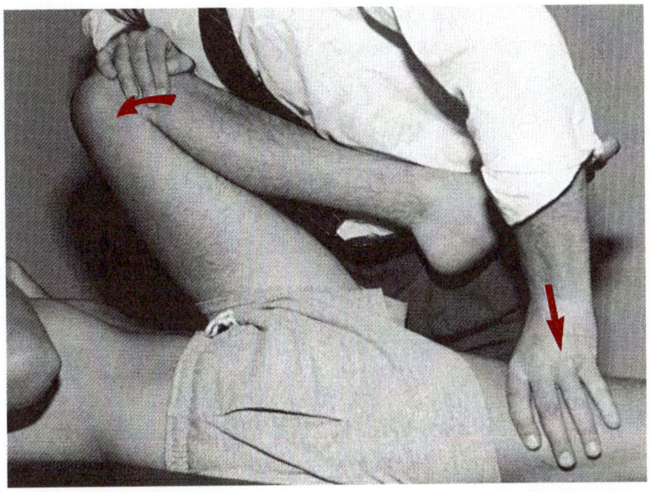

그림 10-37 고관절: 굴곡-수축 징후.

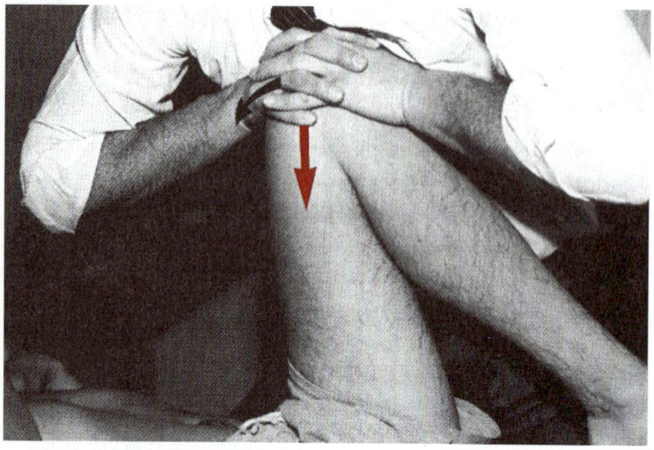

그림 10-38 고관절: 굴곡-내전호 검사.

서 완전 내전상태로 움직인다. 이러한 움직임 호(arc)안에서 국소 고정점을 느끼게 된다. 날카롭고, 짧은 밀치기로 움직임은 회복되어진다.

관골구에서 대퇴골두의 외측 견인(그림 10-39) [Lateral Distraction of the Femur Head in the Acetabulum]

환자: 환자는 바로누운 자세; 환자는 환측 고관절을 10° 굴곡시킨 상태로 바로누운 자세를 취한다.

치료사: 치료사는 환측 하지의 내측에 선다. 위쪽 손의 엄지갈퀴는 내측 대퇴골의 근위면에 둔다. 치료사의 고정시키는 손은 하퇴의 외측면에 접촉시킨다.

동작: 외측 편위로 힘을 발휘한다. 치료용 띠를 이용하여 가동기법을 적용할 수 있다.

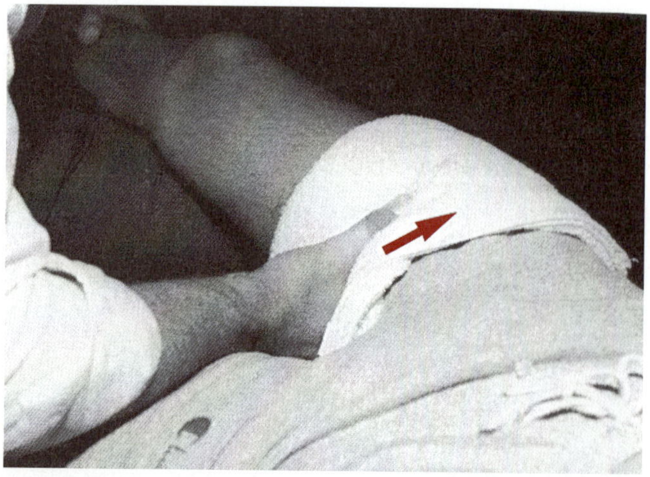

그림 10-39 고관절: 외측 견인.

무 릎
THE KNEE

무릎은 경대퇴관절과 슬개대퇴관절의 이관절(two-joint) 구조로 구성되어 있다.

슬개대퇴관절(Patellofemoral Joint)

슬관절의 손상은 대부분 대퇴사두근군의 위축으로 인한 것이다. 내측광근의 약화로 인해 슬개골은 상방과 약간의 외측으로 이동한다. 슬개대퇴관절과 관련하여 4가지 동작의 검사가 있다.

상방에서 하방으로의 편위(그림 10-40)[Superior-to-Inferior Excursion]

환자: 환자는 바로누운 자세에서 슬관절 5° 상태에서 지지된다.

치료사: 치료사는 양손의 엄지와 시지로 슬개골의 상면과 하면을 잡는다.

동작: 치료사는 대퇴골쪽으로 가해지는 압박력 없이 슬개골을 위에서 아래쪽으로 민다. 슬개골은 일반적으로 1-2인치 활주가 일어난다. 가동성으로 위해 고정상태에서 수회의 신장 형태의 밀치기를 수행한다.

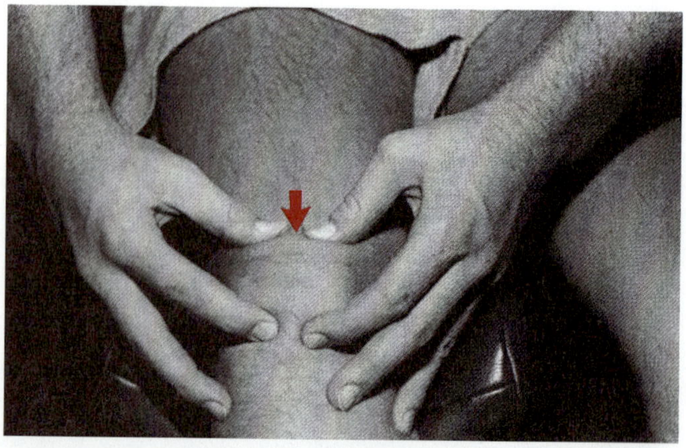

그림 10-40 슬개대퇴관절: 상방-하방 활주.

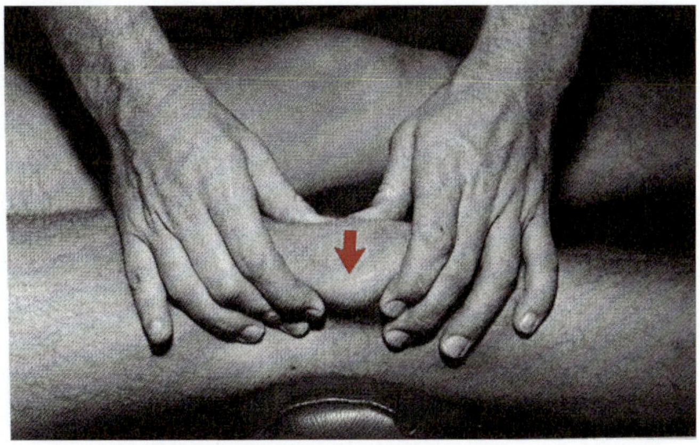

그림 10-41 슬개대퇴관절: 내측-외측 활주.

내측에서 외측으로의 편위(그림 10-41)[Medial-to-Lateral Excursion]

환자: 위와 같음.

치료사: 슬개골의 양 측면을 잡는 것을 제외하면 위와 같다.

동작: 치료사는 슬개골을 내측에서 외측으로 밀어 대퇴골에 대해 활주시킨다. 고정은 섬유성제한으로 나타난다.

외측에서 내측으로의 편위(Lateral-to-Medial Excursion)

환자: 위와 같음.

치료사: 위와 같음.

동작: 외측에서 내측으로 활주한다.

전후방 흔들기(그림 10-42)[AP Rock]

환자: 위와 같음.

치료사: 치료사의 한손 엄지는 슬개골의 상면을 잡고, 다른 손의 엄지는 슬개골의 하면을 잡는다.

동작: 치료사는 먼저 슬개골의 상면에 대해 전후방으로 밀고난 후, 슬개골의 하면에 대해 전후방으로 민다. 이렇게 하여 흔들기 동작을 일으킨다.

경대퇴관절(Patellofemoral Joint)

내반경사(그림 10-43)[Varus Tilt]

환자: 환자는 다리를 신전하고 바로누운 자세를 취한다.

치료사: 치료사는 환자의 하지 내측면을 바라보고 선다. 위쪽 손은 내측 대퇴과에 둔다. 아래쪽 손은 발목을 잡는다.

동작: 치료사는 슬관절을 잠그며 내측에서 외측으로 경사시킨다. 도수교정은 짧고, 빠른 진동으로 직접 내측에서 외측방향으로 적용한다.

외반경사(그림 10-44)[Valgus Tilt]

환자: 위와 같다.

치료사: 위와 같다.

동작: 치료사는 슬관절을 잠그며 외측에서 내측으로 경사시킨다.

전후방 활주(그림 10-45)[AP Glide]

환자: 환자는 무릎을 90° 굴곡하여 바로누운 자세를 취한다.

치료사: 치료사는 고정을 위해 환자 발의 원위면 쪽에서

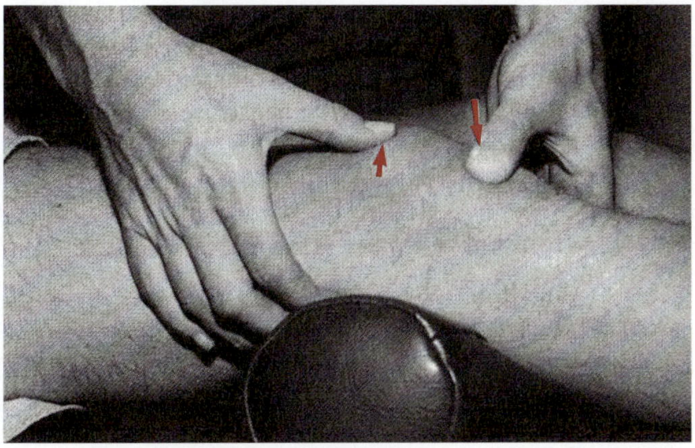

그림 10-42 슬개대퇴관절: 전후방 흔들기.

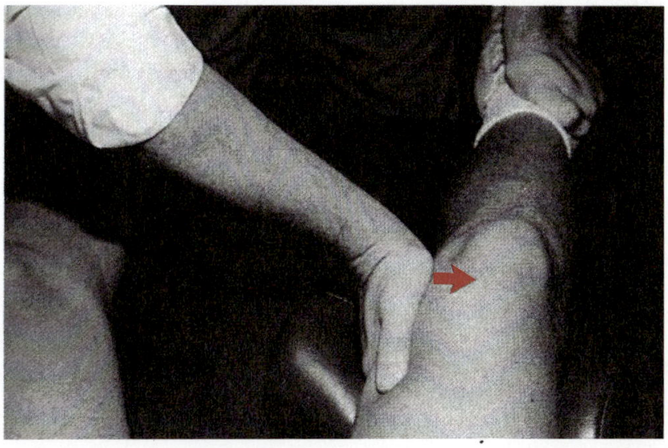

그림 10-43 경대퇴관절: 내반 경사.

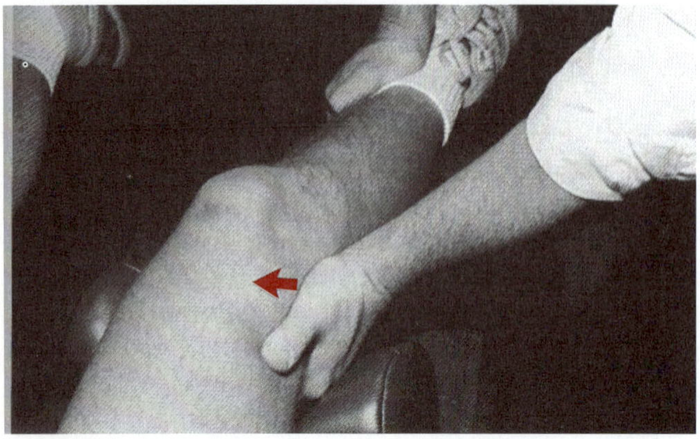

그림 10-44 경대퇴관절: 외반 경사.

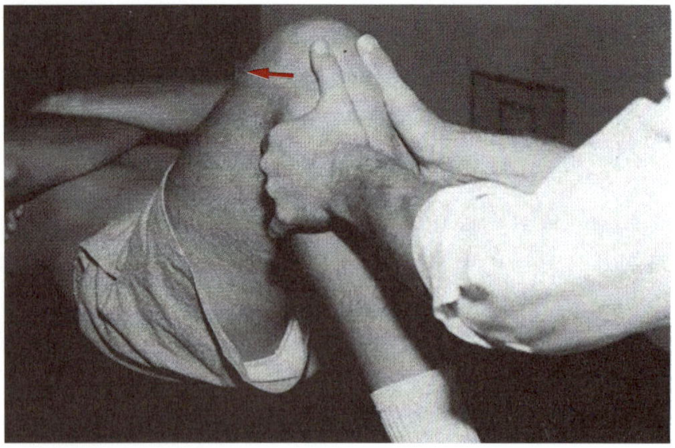

그림 10-45 경대퇴골 관절: 전후방 활주.

마주보고 앉는다. 치료사는 손가락으로 경골 근위의 후면을 잡는다. 양 엄지는 경골조면 양쪽으로 둔다.

동작: 짧은 밀치기를 후면에서 전면으로 적용한 후에 전면에서 후면으로도 적용한다.

대퇴과에 대한 경골과의 회전(그림 10-46)[Rotation of the Tibial Condyles on the Femoral Condyles]

환자: 환자는 무릎을 90° 굴곡하여 바로누운 자세를 취하고, 굴곡된 슬관절은 치료사의 대퇴로 지지된다.

치료사: 치료사는 위쪽 손의 엄지와 중지로 대퇴과를 잡는다. 치료사의 다른 손 엄지와 시지는 환자의 종골을 잡는다.

동작: 치료사는 내측회전 관절 움직임과 외측회전 관절 움직임을 실시한다.

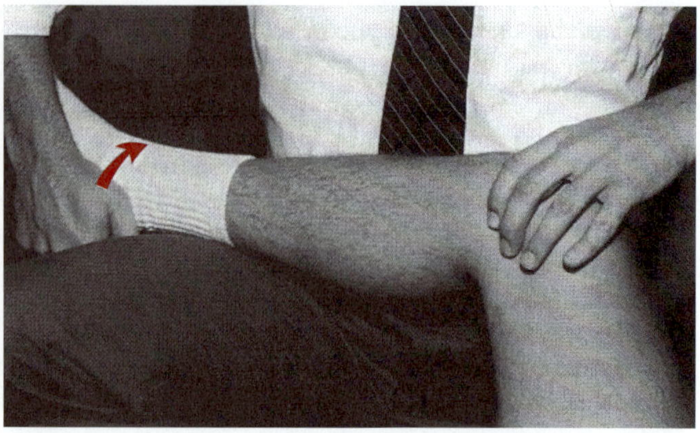

그림 10-46 경대퇴관절: 경골(외측) 회전.

대퇴과에 대한 경골과의 장축 신전(그림 10-47) [Long-Axis Extension of the Tibial Condyles on the Femoral Condyles]

장축 신전에서 치료사에게 특정한 촉진으로 움직임 상실을 알게 해주는 어떠한 움직임의 동작이 없다. 그럼에도 불구하고, 경대퇴관절을 치료할 때 필요한 기법이 되기도 한다.

환자: 환자는 테이블 밖으로 다리를 45° 외전하여 바로 누운 자세를 취한다.

치료사: 치료사는 자신의 대퇴 내측으로 환자의 경골을 고정시킨다. 접촉은 대퇴과의 근위부 양옆을 양손으로 한다.

동작: 치료사가 양손으로 두측으로 밀치기하는 동시에 치료사의 양쪽 무릎을 신전한다.

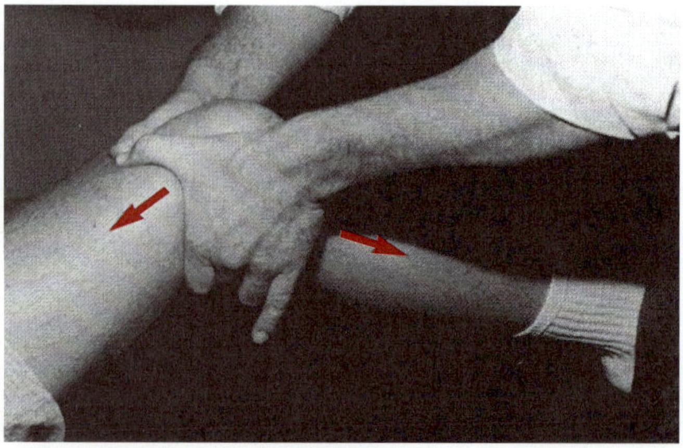

그림 10-47 경대퇴관절: 장축 신전.

상경비관절: 전후방 전단(그림 10-48)[Superior Tibiofibular Joint: AP Shear]

환자: 환자는 슬관절을 90° 굴곡하여 바로누운 자세를 취한다.

치료사: 치료사는 상 비골두를 엄지와 시지를 이용하여 전면과 후면에서 잡고, 슬관절을 45° 구부린다.

동작: 전방에서 후방으로 그리고 후방에서 전방으로 전단력을 준다.

부분적 낙하 기구를 이용한 도수교정 SECTIONAL DROP UNIT MANIPULATION

사지 관절의 도수교정은 카이로프랙터에게 정밀한 일이 될 수 있다. 만성적으로 제한된 말초관절을 가진 많은 운동선수는 특히 시술자의 손이 작다면, 도수 조정이 매우 어렵다. 그렇기 때문에 부분적 낙하 기구를 이용한 도수교정은 고속 조정 밀치기(high-velocity adjustive thrust)를 사용하는데 이용되어 진다. 이러한 기구를 이용했을 때, 치료사에게 주어지는 한 가지 이점은 긴장 메카니즘(tension mechanism)을 다양화 할 수 있어, 다양한 힘의 사용을 허락함과 동시에 속도를 최대화 할 수 있다는 것이다.

모든 도수교정 치료사들이 관절 기능장애를 촉진하는 능력을 익힌 것이 아니기 때문에, 기능부전이 있는 관절을 도수교정 전 긴장(premanipulative tension) 상태로 가져갈 수 없을 것이다. 낙하 기구를 이용하는 이점들 중의 하나는 치료사가 특별한 긴장전 지점(prestressed point)을 찾지 않아도 되기 때문에, 편안하고 효율적인 관절 공간화(관절 도수교정과 수압현상)를 실시할 수 있다. 환자의 병력과 유발 검사들을 통해 관절 기능장애가 일단 확인되면, 치료사는 오직 낙하 기구에 관절을 위치하게 하고, 고정된 관절에 빠르고 짧게 밀치기를 적용한다. 이것은 보다 전통적인 도수교정 기법보다 더 적은 힘, 균형, 그리고 운동기술을 필요로 한다. 과거에는 측와위에서 고관절의 장축 신전을 익히는 데 실패한 체구가 작은 치료사들이 말초관절 도수교정을 교육받아 왔다. 많은 사례들에서, 낙하 기구는 환자와 치료사의 체구 차이에 관계없이 치료사가 적절한 역학적 이득을 가질 수 있게 하였다. 다음은 다양한 말초관절에서 낙하 기구를 사용하는 예들을 제시하였다. 치료사들이 사용하는 낙하 기구는 Thuli, Corporation, Dodgeville, Wisconsin(그림 10-49)에서 만들어진 것이다. 이 휴대용 기구는 치료사가 쉽게 이동할 수 있고, 고정관절과 치료사에 맞게 각도를 조절할 수 있게 되어 있다. 기억해야할 중요한 규칙은 교정되어지는 관절은 가능한 기구 앞쪽에 항상 가까운 위치에 있어야 한다는 것이다(그림 10-50). 긴장은 옆에 있는 작은 손잡이에 의해 조절될 수 있는데, 완요관절과 같은 작은 관절의 전후방 활주와 고관절과 같은 큰 관절의 치료에 따라 조절할 수 있다.

설상골에 대한 중족골의 전후방 활주(그림 10-51) [AP Glide of the Metatarsals on the Cuneiforms]

환자: 환자는 중족골/설상골 관절을 가능한 장치 앞쪽에

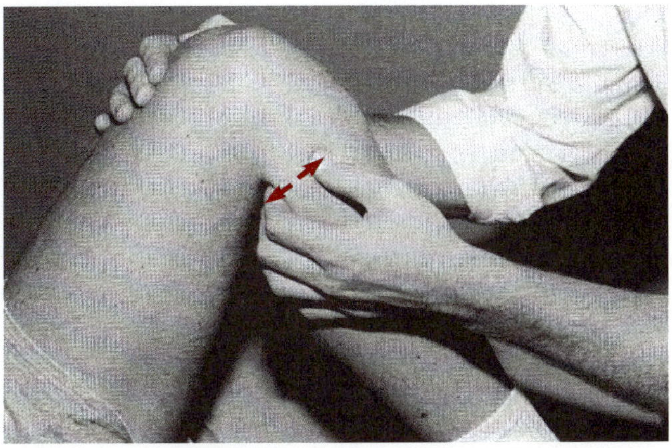

그림 10-48 상경비관절: 전후방 전단.

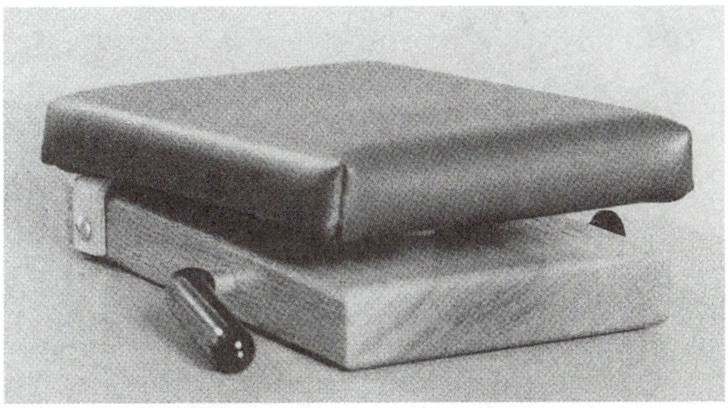

그림 10-49 Thuli Corporation, Dodgeville, Wisconsin에서 만들어진 휴대용 낙하 조정 기구.

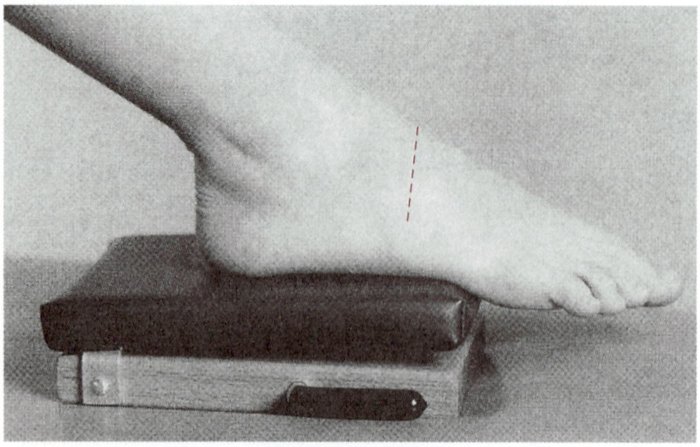

그림 10-50 설상골에 대해 중족골의 전후방 활주를 위한 적절한 위치.

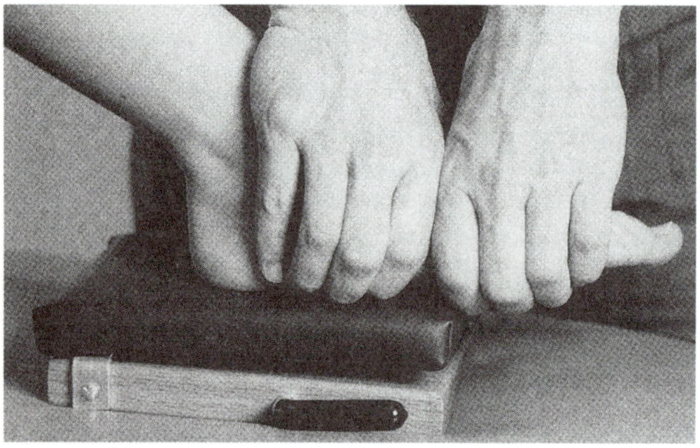

그림 10-51 설상골에 대한 중족골의 전후방 활주. 설상골이 고정된 상태에서, 아래쪽 손을 이용하여 밀치기를 적용한다.

가까이 위치시킨다.

치료사: 치료사는 환자의 옆에 선다. 치료사는 위쪽 손의 물갈퀴로 설상골에 접촉하고, 아래쪽 손의 물갈퀴로 중족골에 접촉한다.

동작: 설상골을 고정시킨 상태에서, 빠르고 짧은 밀치기를 관절을 통해 적용한다.

거골에 대한 장부관절의 전후방 활주(그림 10-52) [AP Glide of the Mortise on the Talus]

환자: 환자는 바로누운 자세로 하고, 종골이 조정 패드를 조금 넘어 밖으로 나오도록 발을 위치시킨다.

치료사: 종골은 치료사의 비우세 손(nondominant hand)으로 고정된다. 밀치기를 하는 손의 엄지 물갈퀴는 거골의

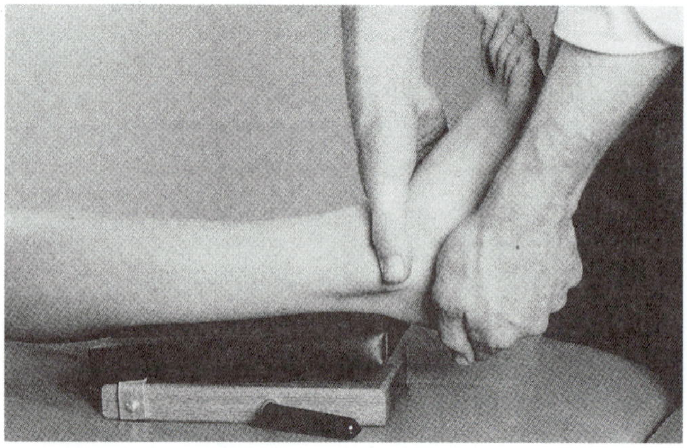

그림 10-52 거골에 대한 경골과 비골의 전후방 활주.

전면위에 둔다.

동작: 밀치기를 적용하는 손을 수직방향으로 배치시킨 상태에서 짧은 진동을 관절에 적용한다.

종입방골의 전후방 활주(그림 10-53) [AP Glide of the Calcaneocuboid]

환자: 종입방관절이 조정 패드의 앞쪽 가까이에 놓이도록 환자의 발바닥을 위치시킨다.

치료사: 치료사는 비우세 손으로 전족의 내측을 고정하고, 다른 한손으로는 입방골의 전면을 잡는다.

동작: 고정하는 손으로 발을 내측에서 외측으로 가져옴으로써 긴장을 찾는다. 그리고 밀치기하는 손은 전후방 힘을 적용한다.

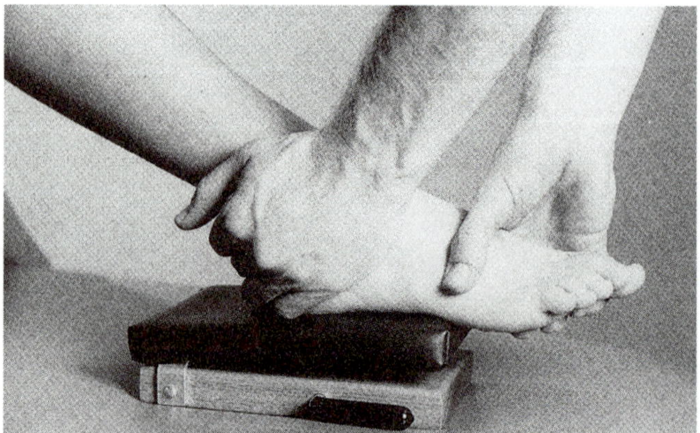

그림 10-53 종입방 관절의 전후방 활주.

중족근 전후방 활주(그림 10-54) [Midtarsal AP Glide]

환자: 환자는 엎드려 누운자세로 하고, 고정되는 관절이 조정 패드 앞쪽 가까이에 놓이도록 발등을 위치시킨다. 중족골, 설상골, 주상골 그리고 입방골은 이와 같은 방식으로 모두 조절된다.

치료사: 관절이 조절되면, 치료사는 양쪽 엄지 또는 엄지/두상골 접촉 사용한다.

동작: 저측에서 배측으로의 밀치기를 적용한다.

관절와 공간에서의 상완골의 후방 전단력(그림 10-55)[Posterior Shear of the Humerus in the Glenoid Cavity]

환자: 환자의 관절와 공간을 낙하기구로 지지한 상태로 바로누운 자세를 취한다. 환자의 주관절은 최대한 굴곡 시킨다.

치료사: 치료사의 한손은 어깨의 전면을 고정시킨다. 밀치기를 적용하는 손은 주관절을 감싸 잡는다.

동작: 고정 상태에 따라 빠른 전후방 밀치기를 20° 와 90° 에서 실시한다.

관절와 공간에서의 상완골두의 외회전(그림 10-56) [External Rotation of the Head of the Humerus in the Glenoid Cavity]

환자: 관절와상완관절 밑에 낙하기구를 두고, 바로누운 자세를 취한다.

치료사: 치료사는 외회전 상태에 있는 상완골의 가장 근위면를 양손으로 감싸 잡는다.

동작: 전후방 밀치기를 적용한다.

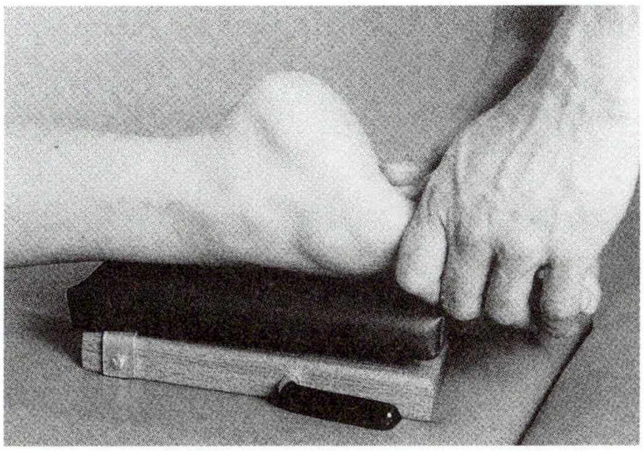

그림 10-54 설상골/주상골 관절에 대한 저측에서 배측으로의 활주.

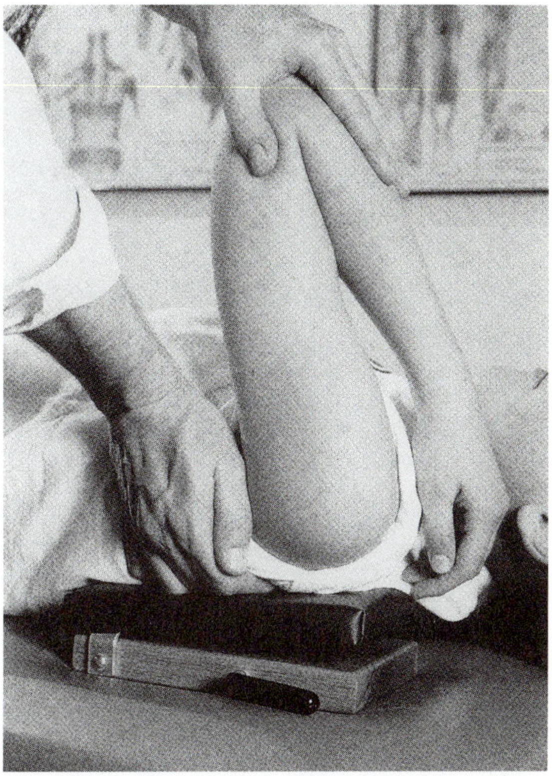

그림 10-55 90° 에서의 관절와상완관절의 후방 전단력. 밀치기는 상완골의 장축을 통해 적용된다.

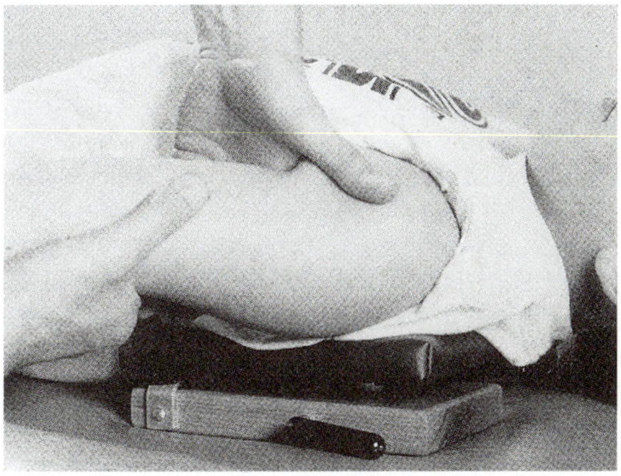

그림 10-56 관절와 공간에서의 상완골두의 외회전. 외회전으로 관절의 느슨함이 팽팽해지게 한 후, 전후방 밀치기를 적용한다.

고관절의 전후방 활주(그림 10-57) [AP Glide of the Hip Joint]

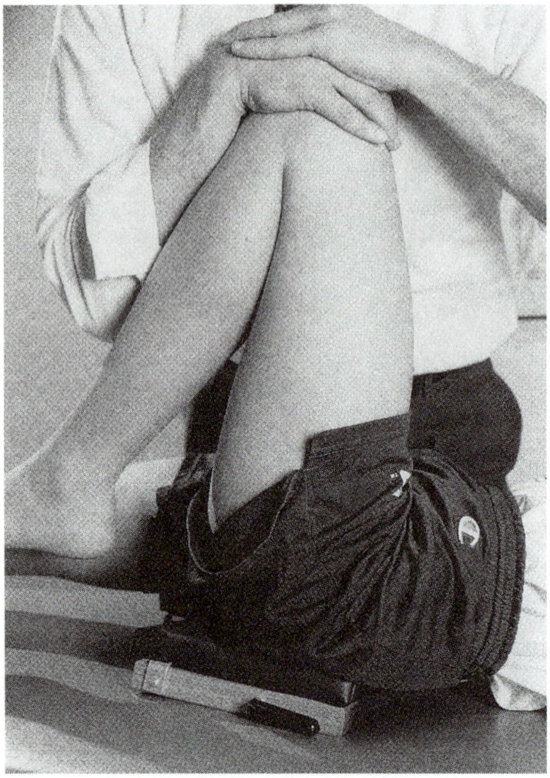

그림 10-57 고관절의 전후방 전단력. 고관절은 약간 내전된 상태로 굴곡되고, 대퇴골의 장축을 따라 밀치기를 적용한다.

환자: 고관절 밑에 낙하 기구를 바로누운 자세를 취한다. 반대쪽 고관절 밑에는 수건이나 또 다른 낙하 기구를 두어야 한다.

치료사: 치료사는 환자의 굴곡된 무릎에 양 손바닥을 두고, 대퇴골을 약간 내전시킨다.

동작: 전후방 낙하를 적용한다.

요골/상완골 관절의 전후방 활주(그림 10-58) [AP Glide of the Radial/Humeral Joint]

환자: 환자는 똑바로 누운 자세를 취하고, 낙하 기구 위에 약간 굴곡된 주관절을 위치시킨다.

치료사: 치료사의 한쪽 손 엄지는 요골두 위에 두고, 이 위에 다른 한손의 무지구는 댄다.

동작: 전후방 낙하를 적용한다.

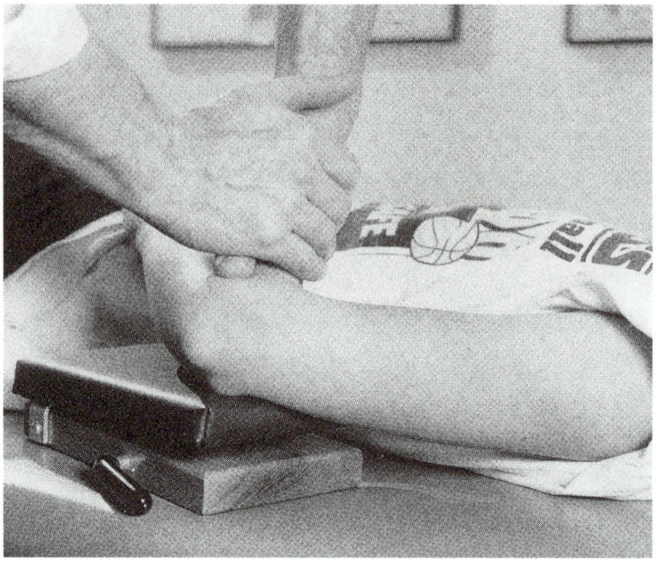

그림 10-58 요골/상완골 관절의 전후방 활주. 치료사는 요골두에 엄지를 댄다.

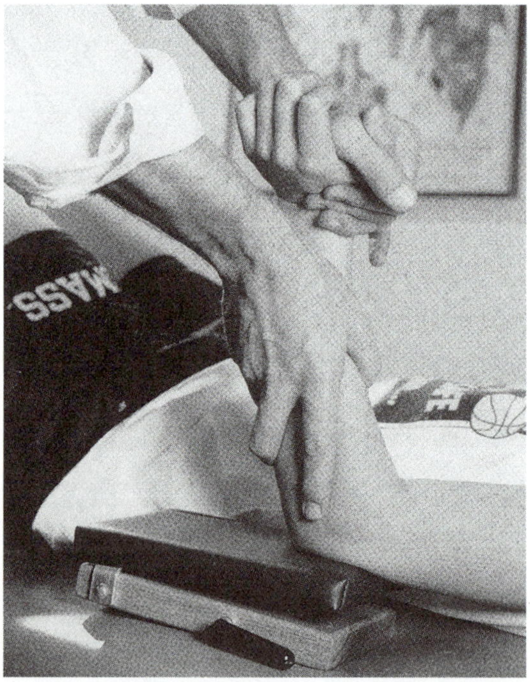

그림 10-59 척골에 대한 요골의 상방 활주. 환자의 손목은 요골을 통해 밀치기를 하기 전에 최대로 신전되어야 한다.

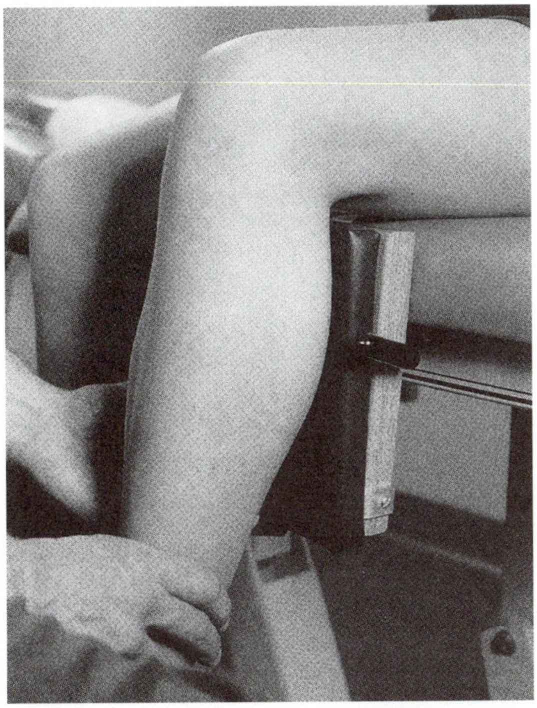

그림 10-60A 후방 대퇴 1인치 아래에 놓인 낙하 조정 기구의 올바른 배치.

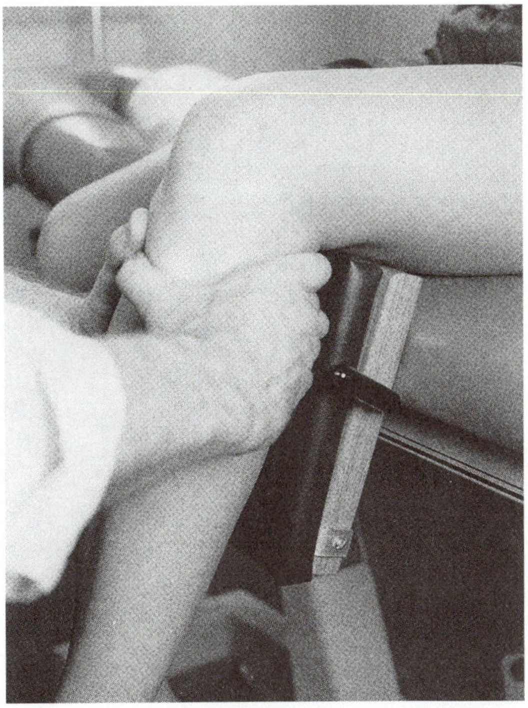

그림 10-60B 대퇴과에 대한 경골과의 외/내 회전. 조직의 느슨함이 팽팽해진 후에, 전후방 밀치기를 적용한다.

척골에 대한 요골두의 상방 활주(그림 10-59) [Upward Glide of the Head of the Radius on the Ulna]

환자: 환자는 바로누운 자세를 취하고, 낙하기구 위에 굴곡된 주관절을 위치시킨다. 환자의 손목은 신전되어 있다.

치료사: 치료사는 요골두와 주관절을 부드럽게 안정시킨다. 치료사는 환자의 신전된 무지구 위로 자신의 무지구 외측을 댄다.

동작: 짧고 빠른 상방으로 활주 낙하를 요골에 적용한다.

대퇴과에 대한 경골과의 외/내 회전(그림 10-60) [External/Internal Rotation of the Tibial Condyles on the Femoral Condyle]

환자: 환자는 조정 테이블 끝에 무릎을 굴곡하고 앉는다. 낙하기구는 슬관절 후면 1인치 아래에 둔다.

치료사: 고정에 따라, 치료사는 경골을 끝 범위까지 내회전 시키거나 외회전 시킨다.

동작: 빠른 전후방 밀치기를 경골에 적용한다.

참고문헌

1. Mennell JM. *Joint Pain: Diagnosis and Treatment Using Manipulative Techniques.* Boston: Little, Brown; 1964.
2. Sandoz R. Some physical mechanisms and effects of spinal adjustments. *Swiss Annals.* 1976;6:91–141.
3. Mierau D, Cassidy JD, Bowen V, Dupuis P, Noftall F. Manipulation/mobilization of the third metacarpophalangeal joint. *Man Med.* 1988;3:135–140.
4. Nordin M, Frankel VH. *Basic Biomechanics of the Musculoskeletal System*, 2nd ed. Philadelphia: Lea & Febiger; 1986.
5. Grieve GP, Dip TP. The hip. *Physiotherapy.* 1983;69(6):196–204.

제 11 장

체성기법

(Somatic Technique)

웰빙산업에 대한 최근의 동향을 보면, 의료법에 대항하여 방어적인 자세들을 엿볼 수 있다. 의료 과실소송으로부터 의사들을 보호하기 위해 병원들은 불필요한 실험실 검사들을 지시하고 있다. 치료 프로토콜을 위해 시행된 많은 정형외과적 검사들은 환자의 보험사들에 의해 입증될 것이다. 이렇게 수집된 많은 정보들은 환자가 회복하는데 얼마나 유용한 것들이었는지를 실질적으로 알려주게 될 것이다.

체성기법(somatic technique)은 이러한 상황에 놓인 수많은 의사들에게 새로운 해법으로 제시될 것이다. 간편하고 효율적으로 만성 근골격계의 문제들을 재활하기 위한 시도는 Thomas Hanna에서 비롯된다.[1] Hanna는 정신과 육체의 연결(mind/body connection)에 깊은 관심을 갖고 연구한 1970년대의 플로리다 대학교의 철학강사였다. 그는 신경근 학습(neuromuscular learning) 분야의 선구자인 이스라엘의 과학자 Moshe Feldenkrais의 연구를 소개하는 첫 번째 세미나를 주최하였다. Hanna의 저서인 체성학(Somatics)에서 소개되는 많은 견해들은 Feldenkrais의 방법인 움직임을 통한 자각(awareness through movement)에서 많은 영향을 받았다. 또한, Feldenkrais는 정신과 육체의 협응(mind/body coordination)에 대한 연구의 선구자인 F.M. Alexander와 함께 연구하였다.

Hanna는 연구를 통해 우리는 비정상적으로 타이트해진 신경근의 스트레스에 적응하고 있다고 이해하게 되었다. 이러한 견해는 캐나다의 내분비학자이며 질병의 인자로서 스트레스의 개념을 처음으로 소개한 Hans Selye의 연구 결과에서 영향을 받은 것이다. Hanna는 만성적으로 유지된 근수축에 의해 초래되는 학습된 신체 보상작용(learned body compensation)의 기본적 반사들 또는 패턴들에 대해 분류하기 시작하였다. 이후, 그는 내담자(client)나 환자가 자신의 체성 유지(somatic holding)를 지각할 수 있게 도와주는 일련의 기법들 또는 절차들을 만들어 냈다. 그는 시술자가 근육에 적용한 저항으로 근육은 점차적으로 길어지게 된다는 짧아진 근육의 과수축(hypercontraction) 개념을 소개하였다.

체성접근법(somatic approach)은 감각 지각과 운동 조절이 되먹임 고리(feedback loop)를 형성하고 있으며 이것은 뇌에 의해 지배되고 있다는 단순한 전제에 근거를 두고 있다. 이것은 근육이 수의적으로 수축하거나 이완할 수 있는 능력은 근육이 감지하거나 느낄 수 있는 정도에 따라 전적으로 좌우된다는 것을 의미한다. 스트레스나 외상은 이러한 주기(cycle)를 붕괴시킬 수 있으며, 이것에 의해 움직임의 범위는 제한될 수 있다. Hanna는 이것을 *감각-운동 기억상실*(sensory-motor amnesia, SMA)이라 명명하였다.

예를 들어, 상완골 골절과 같은 신체의 외상은 견부 복합체 전체의 반사적 타이트함(reflexive tightening)을 유발하게 된다. 이러한 상황이 적응성 반응으로 계속 유지될 때, "동결견(frozen shoulder)"과 같은 새로운 패턴으로 쉽게 발전하게 된다. 속담에 "그것을 사용하거나 그것을 잊

어버려라(use it or lose it)"라는 말이 있다. 결국, 대뇌피질에서 척수의 운동전각(anterior motor horn)으로 가는 경로는 견부의 대뇌피질성 지각을 제공하는데 작용하지 않게 되어 의식적 조절의 상실을 동반하게 된다. 내담자나 환자는 정상적인 방법으로 견부를 움직일 수 없게 된다. 이것은 습관적이고 영구적인 근수축을 유발하여 "동결견" 증후군이 될 가능성을 증가시키게 된다.

Hanna의 임상적 업적인 체성기법(somatic technique)은 만성적으로 타이트한 근육을 해리시키고, 정신과 육체의 지각(mind/body awareness)을 강화시키는 간편한 방법이다. 이것은 쉽게 배우고 사용할 수 있으며, 카이로프랙터나 근골격계 도수치료사 시술자들을 위한 이상적인 연부조직 방법으로서 금기증이 거의 없다. 시술자는 만성 유지 패턴(chronic holding pattern)의 근원이 되는 근육군의 식별을 빠르게 배울 수 있다. 근육 검사와 응용 운동학(applied kinesiology)에 경험이 있는 사람들은 몇 시간만에 기법을 쉽게 익힐 수 있을 것이다. 가장 크게 요구되는 기술은 새로운 과제를 성취하는데 요구되는 특정한 지시를 환자에게 전달하는 것이다.

이 장에서 제시된 기법들을 공부한 후에, 시술자는 기계나 다른 접근법에 잘 반응하지 않았던 연부조직 병변 환자들에게 새로운 치료 프로토콜을 제공해줄 수 있을 것이다. 심지어 급성 상황에서도 가벼운 형태의 체성기법을 적용함에 따라 증상을 경감시킬 수도 있게 된다. 예를 들어, 경추의 아탈구로 인한 사경(torticollis)과 같은 중증의 근경련(muscle spasm)은 카이로프랙틱이나 수동 근육 치료로 해서는 해결하기가 매우 어렵다. 이러한 문제를 가진 환자들에게 체성기법을 적용하게 된다면, 단 몇분의 치료를 통해 성공적으로 해결할 수 있다.

감각-운동 기억상실을 유발하는 세가지 반사들
THE THREE REFLEXES THAT CAUSE SENSORY-MOTOR AMNESIA

Hanna의 저서 체성학에서는 감각-운동 기억상실을 유발하는 세가지의 중요한 증후군 또는 패턴을 정의하였다. 첫 번째 증후군은 "적색(red light)" 또는 놀람(startle) 반사로서, 자신을 보호하기 위해 본능적으로 몸을 앞으로 구부리는 공포 또는 움추림 반응이다. 적색이란 용어는 전방으로의 움직임이 멈춘다는 데에서 유래한 것이다. 예를 들어, 아주 극단적인 공포의 상황에서 근육들은 사실 일시적으로 마비가 될 수 있다. 매우 민감하여 성냄이나 걱정이 많은 사람은 적색반사를 나타낸다. 이러한 사람들에게서 볼 수 있는 징후들로는 주름진 이마, 전방으로 이동된 머리의 위치, 등에 혹이 나온 것과 같은 귀부인 자세의 시작, 구부정한 어깨, 편평한 가슴, 웅크린 자세, 그리고 얕은 호흡을 보인다. 이러한 모든 징후들은 신체의 앞쪽에 있는 근육들의 만성적 수축에 의해 유발된다.

두 번째 증후군은 "녹색(green light)"반사로서, 신체의 뒤쪽에 있는 근육들의 타이트함에 의해 유발된다. 이 반사는 극단적인 움직임(assertive movement)으로서 어떤 것을 요구할 때 나타나는 본능적인 반응이다(녹색이란 어디를 가기 위해 또는 움직이기 위해 라는 의미이다). 전화가 울릴 때, 어떤 사람이 우리를 부를 때, 그리고 해야 할 어떤 것이 생각날 때와 같이 어떤 동작으로 움직이려고 준비할 때 우리는 즉각적으로 등을 약간 뒤로 구부리게 된다. 우리가 살고 있는 성취 지향적 사회에서는 신체 후방 근육들에서 나타나는 만성적이고 습관적인 타이트함의 역효과로 두통, 경부통과 요통, 추간판 문제, 좌골신경통, 척추만곡(swayback), 그리고 튀어나온 복부를 보인다.

중년이나 중년을 넘어선 사람들은 흔히 적색반사와 녹색반사의 징후를 보인다. 대부분의 사람들은 시간의 중압감과 좀더 성취하려는 욕구에 시달리고 있으며, 대부분의 사람들은 어느 정도의 걱정을 갖고 있다. 이러한 두가지 상황의 결합은 Hanna가 명명한 "어두운 바이스(dark vise)"를 야기할 수 있다. 여기서, 신체의 뒷부분은 신체의 앞부분에 대항해 당기고 있으며 신체의 앞부분은 신체의 뒷부분에 대항해 당기고 있다. 이러한 결과로 뻣뻣하고 제한된 움직임, 만성 통증, 견관절, 고관절, 및 슬관절의 문제, 피로, 얕은 호흡, 그리고 타이트하게 억제된 자세에 의한 부정적인 자아상 등을 나타낸다.

감각-운동 기억상실의 중요한 세 번째 원인은 "외상(trauma)"반사이며, 신체는 손상된 영역 또는 수술을 받은 영역의 주변에서 수축하려는 경향이 있다. 이 반사는 신체의 한쪽 면에 있는 근육이 다른쪽 면에 있는 근육보다 더 타이트하고 짧아져 있는 것을 말한다. 외상반사의 전형적인 징후는 사선적인 수축에 의해 낮아진 어깨와 높아진 장골이 같은 쪽에서 나타난다. 또한 외상 반사는 양쪽보다는 인체의 한쪽에서 관절통증과 건강문제가 왜 발생하는지를 설명해주는 이유 중의 하나이다.

신경생리학*
NEUROPHYSIOLOGY

감각-운동 기억상실의 역작용(The Negative Effect of Sensory-Motor Amnesia)

방금 설명한 3가지의 중요한 체성반사들은 감각-운동 기억상실의 원인에 대해 설명하고 있는 것이며, 이전에 Hanna는 운동-감각 기억상실을 단순히 "자유롭게 움직이는 것을 더 이상 기억하지 못하는 것"이라고 정의한 바 있다.[1(pxiii)]

스트레스와 손상이 근육의 반사적(불수의적) 타이트함을 유발한다는 것은 명백하다. 스트레스가 계속 주어지거나 외상성 손상의 치유가 느리게 일어날 때, 반사적 근수축이 뇌간과 척수로부터 나오게 되며 이러한 상황이 지속되면 결국에는 습관화가 된다. 즉, 근육은 영구적으로 타이트하게 된다. 환자가 느끼거나 감지하는 능력이 상실되기 때문에, 관련된 근육들은 타이트하고 수축된 상태로 남게 된다. 문제는 근육에 있는 것이 아니기 때문에, 신장이나 도수치료를 적용했다 하여 완전히 문제를 해결할 수 있는 것은 아니다. 문제는 뇌에 있다. 환자의 인지와 근육사이를 연결하는 연결고리가 차단되어 있는 것이다. 환자는 느낄 수 없는 것을 조절할 수 없다. 이것은 감각-운동 기억상실의 가장 중요한 요소인 인지와 조절의 상실을 의미한다.

1. 가동범위의 감소와 뻣뻣함. 만성적으로 타이트한 근육 그 자체는 관절운동의 제한 원인이 된다. 예를 들어, 수축된 상태의 경추 신전근들이 머리와 목의 굴곡을 제한하는 것과 같이, 수축된 상태의 광배근은 상지의 완전한 거상을 막는다. 또한, 타이트한 근육은 근막이나 다른 결합조직을 단단하게 만들기 때문에 뻣뻣함(stiffness)을 초래하게 된다. 결합조직은 *요변성*(thixotropy)이라는 현상을 보이게 된다.[2(pp68,69)] 결합조직은 짧아지기, 길어지기, 비틀리기, 그리고 구부러지기와 같은 일상적인 움직임에 노출되면 좀 더 부드러워지고 유연해 진다. 이와는 반대로, 결합조직이 어떠한 모든 움직임에도 노출되지 않는다면 건조해지고 뻣뻣하게 되어 단단해지기 시작한다. 근육이 만성적으로 수축되어 있을 때, 근막은 "동결(freeze)"되고, 머지않아 평상시의 유연성은 상실된다. 타이트한 근육과 유연성이 상실된 근막, 건, 인대와 같은 결합조직의 단단함은 관절과 사지의 움직임에 영향을 미쳐 정상 가동범위의 감소를 유발하게 된다.

2. 통증. 통증은 젖산의 축적으로 주로 일어난다. 젖산과 근수축의 다른 대사산물들은 근육이 길어지고 짧아지는 동안 림프계를 통해 정상적으로 빠져나간다. 근육이 만성적으로 타이트할 때, 이러한 과정은 잘 일어나지 않는다. 림프 배액이 동원되지 않으면 젖산은 축적된다. 지속적인 근수축에 의해 통증이 일어나는 또 다른 원인은 제한된 영역에 있는 모세혈관에서의 감소된 혈류로 초래된 허혈이다. 아주 짧은 시간이라도 산소의 수송이 감소된다면, 그 지역에 있는 건강한 세포에서조차도 통증이 유발된다.[2(p330)] 일반적인 통증에 있어, 인류가 겪고 있는 만성통증의 약 50% 이상이 감각-운동 기억상실 때문이라고 Hanna는 추정하고 있다.[3]

3. 척추 아탈구. 부척추근에서의 만성적인 근수축은 척추의 정렬이상 또는 아탈구를 발생시키는 중요한 원인이 된다. R. C. Schafer[4(p233)]는 아탈구를 "인접한 관절 구조들에서 일어나는 정상적인 해부학적, 생리학적, 또는 동적인 관계의 변경"이라고 정의하였으며, 아탈구 증후군에서 일어날 수 있는 생체역학적, 신경학적, 그리고 혈관적 영향의 범위를 광범위하게 열거하였다. 또한 그는 "대개 병변은 지속적인 자극의 병소가 되어 척수로 연속적인 자극을 전달하게 되고 척수에 있는 중간신경원은 이것을 받아서 운동경로로 중계하게 된다. 따라서 아탈구로 유발된 근수축은 계속해서 근수축을 강화하게 되고, 이로 인해 아탈구와 병리적 과정은 지속되게 된다."라고 서술하였다. 이것은 시술자가 체성 기법과 같은 절차를 적용할 때, 신경근 요소를 중요하게 언급하는 이유가 된다.

---

*이 단원과 다음 단원인 "기법들"은 ACA Press.의 허락하에 J. Dreaver가 쓴 체성기법에서 인용되었다.

4. 피로, 에너지 상실, 그리고 약화. 타이트한 근육은 항상 작용하고 있기 때문에, 상당한 양의 유효 에너지를 사용하게 된다. Juhan이 언급한 것과 같이, 근육은 인체에서 가장 큰 에너지 소비자이다. "만성〔근〕긴장은 그 영역을 극심한 대사부채(metabolic debt)의 상태로 만들게 되고, 인체의 다른 부위에서 에너지를 끌어오며, 허혈과 독성 산물을 생산해 내어 불편함을 유발함에 따라, 결국에는 근육을 사용할 수 없게 만드는 악순환의 고리를 시작하게 된다"고 그는 서술하였다.[2(p133)]

그 외에도, Sherrington의 법칙인 상반억제에서는 어떤 근육의 증가된 활동은 길항근의 억제를 유발하여 약화를 초래한다고 언급하고 있다. 우리가 인식하지 못하고 있는 것은 만성적으로 수축된 근육이 좀 더 정상적인 길이를 갖기보다는 약화된다는 것이다. Brooks에 따르면, "척수로부터의 운동신경 자극은 얼마나 자주 근육이 흥분하게 되는가를 결정하며 어떻게 수축하고 이완하는 가는 근조직의 특성에 의해 결정된다. 이러한 특성 중의 하나는 근육이 짧아져 있는 동안보다는 신장되어(길어져) 있을 때, 좀 더 수축력을 발생시킬 수 있다는 것이다. 길어진 근육은 점성력과 탄성력을 좀 더 저장하게 되고, 이것은 수축력으로 방출될 때 유용하게 된다. 이것을 다른 말로 말한다면, 길어진 근육은 짧아진 근육보다는 좀 더 효율적으로 수축하게 된다는 것을 의미한다."[5(pp48-50)] Brooks가 언급한 것과 같이, 이러한 인자는 보행이나 모든 운동 기술의 학습에 있어 중요하다. 감각-운동 기억상실(또는 다른 원인)에 의해 만성적으로 타이트한 근육은 효율적이면서 강력한 수축의 능력이 감소되기 때문에 이러한 기능들에 방해가 된다.

5. 앞당겨진 노화. 사람이 늙었다고 느끼는 주요한 생리적 변화중의 하나는 뻣뻣함, 나쁜 자세, 에너지 저하, 그리고 순환장애로서 감각-운동 기억상실과 연관되어 나타나는 만성적으로 타이트한 근육에 의해 초래된다. 노화가 앞당겨진 현상은 Thomas Hanna에게는 특별한 관심의 대상이었으며, 그의 저서 체성학에서 "노화의 사회통념"이라는 제목으로 집중적으로 소개하고 있다. 그는 "일단 인류가 네발기기에서 두발 걷기로 진보하게 되면, 노인이 되기 이전에 절뚝거리는 자세로 역행하지 않는다. 즉, 다시 말한다면, 노화의 사회통념에 의한 신체의 노쇠는 피할 수 있는 것이다."[1(pxii)]

2,500년 전 위와 같은 주제의 내용에 대해 말한 중국의 현자인 노자는 그의 저서 도덕경에서 평형, 균형, 그리고 평정을 갖고 살아가는 방법에 대해 말하였다.

인간의 산 몸은 부드럽고 연약하다.
인간의 죽은 몸은 굳고 단단하다.
살아 있는 초목은 부드럽고 연약하다.
그러나 죽은 초목은 말라 딱딱해진다.
그러므로 굳고 강한 것은
죽음의 현상이다.
부드럽고 연약한 것은
생의 현상이다.

단단하고 굳은 것은 부러지고 만다.
부드럽고 약한 것이 이기게 된다.[6(p76)]

6. 증가된 손상의 민감성. 타이트한 신체는 어떤 저항(미끄러지거나 넘질 때, 또는 들어올리거나 굽힐 때)에 대해 휠 수 있는 능력인 탄성이 부족하다. 탄성에 대해 반대하는 힘이 너무 강하게 되면, 어떤 것이 붕괴될 수 있는데, 인체에서는 대개 배부(back), 목, 또는 사지관절 중의 하나가 될 수 있다. 대부분의 시술자들은 이러한 예들을 많이 보아 왔는데, 전형적인 사례중의 하나로 여러 해 동안 무거운 금속재를 들어올리기 위해 허리를 숙이게 되는 건설 노동자들에게서 찾아 볼 수 있다. 처음에 그 사람들은 자신의 배부에서 간헐적인 피로, 통증, 또는 뻣뻣함을 느낀다고 말하다가, 어느날 도시락 가방을 들어올리기 위해 허리를 숙이다가 요추 부위에서 뚝하는 소리나 잡아당기는 듯한 느낌을 느끼게 되고, 이것에 의해 허리에 경련이 생겼다고 호소한다. 이러한 상황에서, 사람들은 은유적인 표현으로 "빨대로 낙타의 등을 터뜨리는 것"과 같다고 거칠게 표현한다.

의도성 재인식을 통한 감각-운동 기억상실증의 교정(피질성 조절)[Correcting SMA through Reawakening Intentionality(Cortical Control)]

체성기법의 목적은 정상적인 감각-운동(신경근) 조절을 재인식하게 하는 것 즉, 의도성(intentionality)을 가지고 환자의 움직임 패턴을 되찾게 하는 것이다. 피질성 인식

(cortical awareness)은 관계된 근육을 분리시켜 시술자에 의해 적용된 저항력에 대해 환자가 완전히 수축하게 함으로서 활성화된다. 수축을 의도적으로 함으로써 근육은 감각 인지를 좀 더 갖게 된다. 근육을 좀 더 쉽게 느낄 수 있게 됨에 따라, 환자는 근육을 좀 더 조절할 수 있게 된다.

저항에 대항하기 위해 근육을 수축시키기보다는 저항과 함께 수행되는 의도적인 근수축을 이용한 방법은 Moshe Feldenkrais의 연구에서 나온 것이다. Hanna에 따르면,[1] Feldenkrais의 가장 중요한 기여 중의 하나는 이러한 방법을 통한 신경근 문제의 교정이며, 이 방법의 일부는 유도에 대한 이해에서 나왔다. Feldenkrais는 유도 사범이었으며, 유럽인으로서 처음으로 검은 띠를 달게 된 사람들 중의 한 명이다. 유도에서 내던지기 기술의 성공은 자신의 에너지를 사용하기 위해 상대방의 움직임 방향을 감지할 수 있느냐에 달려 있다. 상대방을 내던지기 위해서는 상대방의 힘을 자신의 힘으로 맞서기보다는 오히려 상대방과 같은 방향으로 움직임으로서 이길 수 있다.

위와 같은 방법으로 Feldenkrais는 타이트한 근육을 다루게 될 때, 시술자가 건에 대한 장력을 감소시키고 근방추를 짧게 하기 위해 근육의 기시부와 정지부를 가깝게 배치시킨다면, 근육은 이완되고 부드러워지게 될 것이라는 것을 발견하였다. 근육이 이러한 시도를 함에 따라, 반사적인 수축억제를 초래하는 고유수용성 되먹임을 유발하게 된다. 다음 단락에서 이러한 현상을 설명할 수 있는 신경생리학적 기전을 설명할 것이다.

스웨덴의 물리치료사인 Evjenth와 Hamberg는 이 점에 대해 영국의 신경학자인 C. S. Sherrington의 연구결과인 "수축이 강력할수록(통증이 없이), 그 다음에 일어나는 이완은 더 크다."[7]를 인용하였다. 이러한 방법은 근육에 대항하기보다는 근육과 함께 함으로서 이완을 얻게 되는 현명한 방법이다. 전형적인 이증요법적 접근법(allopathic approach, 반대되는 상태를 일으킴으로서 병을 치료하는 치료체계)에서는 타이트한 근육을 해결하기 위해 근육을 신장시킨다. 이러한 방법으로 했을 때의 문제점은 근육을 너무 세게 잡아당기면, 신장반사를 유발하여 반대방향에서 똑같은 양의 당김이 자동적으로 일어나게 되고, 경련(spasm)으로 발전하게 된다.

환자에게 5~15파운드(환자의 크기와 근력에 따라 달라짐)의 저항력에 대해 자신의 근육을 수축시키라고 해보자. 이러한 방법은 뇌에 강력한 감각 되먹임을 제공하여, 근육을 의식적으로 타이트하게 하였을 때의 느낌이 어떤지에 대한 근육의 인식을 증가시켜 준다. 감각-운동피질과 근육은 되먹임 고리의 형태로 연결되어 있다(그림 11-1). 감각입력이 증가할 때, 감각정보는 운동피질로 곧장 몰려가게 되고, 그 결과 운동조절이 강화된다.

바꾸어 말한다면, 근육에서의 감각과 느낌에 대한 인식의 강화는 근육이 수축하거나 이완하는 능력 그리고 수축이나 이완의 속도를 조절하는 능력을 증가시킨다. Brooks가 말한 것과 같이, "이러한 감각-운동 통합의 과정은 다양한 감각 자극을 통해 환자의 '노력 감각(sense of effort)'을 인식시키게 되고, 이것은 생체되먹임으로서 기능하게 된다. 이러한 방법으로 '느끼지' 못해 왔던 움직임을 수행할 때 우리는 '집중'하게 되는 것을 배울 수 있게 되고, 이로 인해 운동학습은 조성된다."[5(p55)]

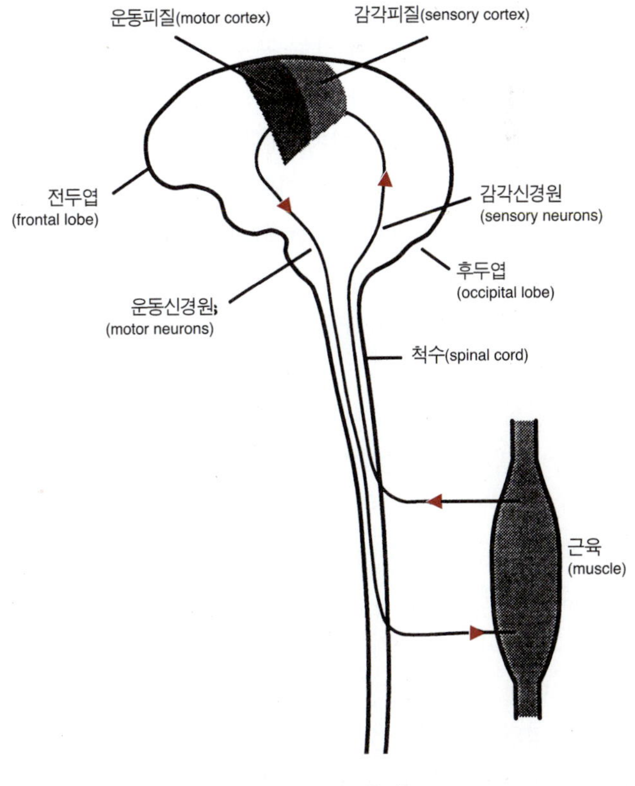

그림 11-1 감각-운동 되먹임 고리. 출처: J. Dreaver, *Somatic Technique*, p. 31, © 1997, ACA Press.

감각 인식을 좀 더 자극하기 위해, 환자에게 눈을 감으라고 지시하여 운동감각성 느낌을 좀 더 증대시킬 수 있다. 만약 눈을 뜨고 있다면, 환자는 신체 외부에 집중하거나 아무생각 없이 단순히 공중을 응시하게 되는 경향이 있다. 이 두가지 경우 중 어떤 경우에라도, 내적인 체성과정(somatic process)으로부터 자신을 단절시키게 된다. 사람은 근수축을 하면서 숨을 들여 마시게 된다. 근수축이 풀리기(release) 전에 강한 근수축을 유지하려고 한다면, 우리는 호흡패턴을 확대시킨다. 사람은 자신의 근육을 긴장시킬 때, 숨을 들여 마신 후 유지하려는 경향이 있다. 전반적인 근수축의 패턴을 강하게 유지할수록, 호흡은 더 얕아진다. 근수축의 유지를 강력하게 하기 위해서는 참았던 호흡을 완전히 내쉬기 전에 근수축을 해야 한다. 의식적인 완전한 흡기는 좀 더 완전한 호기를 허락한다.

근육의 수축 후에 저항이나 장력이 여전히 유지되는 동안, 근육이 점점 길어지는 수축인 원심성 수축을 1/3 지점까지 한다. 환자가 원심성 근수축을 할 때 동시에 숨을 내쉬라고 지시한다. 근육이 최대 길이의 1/3 지점까지 천천히 원심성 수축을 한 후에, 다시 원심성 수축으로 1/3 지점을 더 가기 전에 1~2인치 정도 근육이 짧아지도록 구심성 수축을 짧게(간단하게) 하라고 지시한다.

근육을 간헐적으로 짧아지게(구심성으로) 수축시키는 이러한 방법의 목적은 자극을 다양화하기 위한 것이다. 이것은 생리학에서 말하는 Weber–Fechner 원리와 일치하는 것으로, 이 원리는 "감각자극이 크면 클수록, 정신(psyche)이 이러한 변화를 감지할 수 있도록 자극 세기의 변화 역시 더 커야한다.[8(p594)]" 자극에 변화가 없다면, 결국 자극을 인식하지 못하게 된다. 예를 들어, 고속도로 근처로 이사 간 사람은 머지않아 일정하게 발생된 교통 소음을 인지하지 못하게 된다. 근육을 주기적으로 1~2인치 정도 짧아지게(구심성으로) 함에 따라, 그 사람의 뇌는 근육에서 일어나는 일에 관심을 갖게 된다. 자극이 없거나 가만히 있는 것 보다 이렇게 주기적인 자극을 제공함으로서 관심을 근육에 다시 집중할 수 있도록 도와준다. 이때 피질로 가는 감각 되먹임의 흐름을 다양하게 제공하여야 한다. 이러한 기법은 느리고 조절된 방식을 의식 상태에서 수행하기 때문에, 환자는 근육에서 실제적으로 일어나는 일들을 좀 더 운동감각성과 고유수용성으로 인식하게 된다.

근육이 마지막 1/3 지점까지 원심성 수축을 수행하여 길어지게 되었을 때, 전체적인 과정을 한번 더 실시한다. 그런 후에, 근육을 구심성으로 한번 더 완전히 수축시키고, 그 다음에 빠른 동작으로 원위치로 돌아온다. 마지막에 실시한 완전한 구심성 수축과 빠른 원위치 동작은 감각–운동 인식을 좀 더 자극하는데 도움이 된다. 어떤 근육에서는 강화단계로서 길항근을 간단히 수축시킨다. 이러한 기법은 사지나 어떤 신체의 일부에 해당하는 피질 부위를 상기시키기를 원할 때 사용된다. 예를 들어, 타이트한 상승모근과 견갑거근은 견부를 귀쪽 방향으로 들어올린다. 환자가 하승모근과 광배근을 수축시켜 견부를 하방으로 잡아 내림에 따라, 견부가 있어야 된다고 예상되는 지점이 이곳이라고 해당 감각 피질은 생각하게 된다. 새로운 감각의 기억흔적(학습된 움직임 패턴)은 피질에 저장된다.[8(p668)] 이에 따라, 운동계의 반응은 새로운 감각 패턴에 맞춰 나타나게 된다. 이러한 근육들을 위해 집에서 해야 할 운동을 제공함에 따라, 환자는 새로운 학습을 익히게 되고 스트레스에 의해 견부가 타이트해지기 시작할 때마다 자신의 견부를 새로 학습된 위치로 재위치 시킬 수 있게 된다.

초기에 언급했던 것과 같이, 즉각적인 치료효과를 나타내는 이러한 기법들의 신경생리학적 이유가 다음 단락에서 설명된다. 치료적 효과로는 근육의 부드러워짐과 길어짐, 통증의 감소나 제거, 개선된 가동범위, 그리고 증가된 에너지가 있다. 근경련, 통증유발점, 그리고 관련통을 치료하는데 있어 능동적 근이완 기법이 매우 효과적이라는 것은 의심의 여지가 없다.[9(p278)] 중요한 교육적 또는 재활적 효과는 환가가 근육을 좀 더 새롭게 인식하게 된다는 것이다. 근육을 의식적으로 독립시키고, 수축시키며, 그리고 길어지게 할 수 있는 경험을 몇년만에 처음으로 하게 될 것이다.

인식의 강화로 더 큰 조절을 하게 된다. 환자는 정상적이고 건강한 기능의 상태로 근육을 좀 더 수축시키고 이완시킬 수 있게 된다. 치료사는 환자에게 스스로 자기 자신의 신체 조절을 어떻게 다시 되찾을 수 있는가를 제공함으로서, 치료사는 환자에게 큰 선물을 안겨주게 된다. Craig Leibenson이 언급했던 것과 같이, "최근 만성통증의 관리

경향은 수동적인 치료에서 능동적인 재활과정의 환자 참여 쪽으로 이동하고 있다"[10] 체성기법은 이러한 환자의 능동적 참여를 효과적으로 수행할 수 있는 능동적인 근이완 절차이다.

피질하 수준에서의 체성기법의 작용 (How Somatic Technique Works at the Subcortical Level)

근육이 저항에 대해 수축할 때, 신경근에서의 변화는 국소 수준에서 일어나고, 그 후 점차적으로 근육은 길어진다. 이러한 것을 연구한 Irvin M. Korr는 이러한 과정에 관여하는 되먹임 기전과 척수반사에 대해 제시하였다[11](그림 11-2).

첫 번째로, 저항이나 장력에 대해 근육을 수축시키는 기법은 신경근 연접부위 근처에 위치한 골지건기관에서의 반응을 유발한다. 장력 하에서 근육이 신장되거나 길어지는 수축(원심성 수축)은 골지건기관으로부터의 구심성 자극

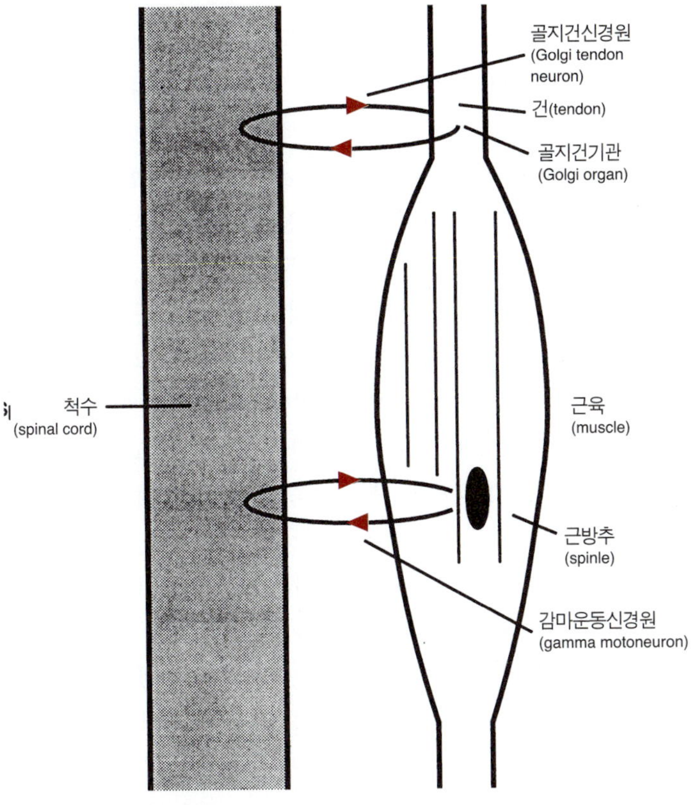

그림 11-2 피질하 조절 기전. 출처: J. Dreaver, *Somatic Technique*, p. 34, © 1997, ACA Press

증가를 유발하고, 이것은 같은 근육을 조절하는 억제성 중간신경원을 흥분시킨다. 골지건기관으로부터의 구심성 자극이 결과적으로는 억제성으로 작용하기 때문에 근육은 이완하게 된다. 이러한 기법의 효과는 근육이 신장되거나 길어지는 속도가 느리게 진행되었을 때 특히 잘 나타난다. 건에 대한 장력이 증가될수록, 골지건기관은 이완을 통해 좀 더 견제하려고 한다.

(부가적으로 설명한다면, 이러한 기전의 이해는 운동으로서의 신장의 가치를 부각시켜줄 수 있다. 근육이 불편해하지 않고 최대로 갈 수 있는 편안한 길이로 천천히 신장시킨 후 이 위치를 유지하고 있으면, 골지건기관은 작용하기 시작한다. 15~20초 후에, 근육을 좀 더 신장시키는 것이 쉬워진다. 그러나 너무 빠르게 신장시킨다면, 골지건반사는 활성화되지 않을 것이다. 골지건반사의 활성화 대신 통증이 유발되어 좀 더 움직임이 일어나는 것이 심각하게 제한되며, 바로 다음에 설명될 신장반사가 나타나 반작용적 경련(reactive spasm)을 유발하게 된다.)

두 번째로, 근육의 길이는 골격근에 있어 또 다른 중요한 되먹임 기전인 근방추를 통해 조절된다. 각 근육에는 많은 근방추들이 있으며, 이 근방추들은 중요한 방추내 근섬유들을 에워싸고 있다. 근방추는 "작은 근육(mini-muscle)"과 같다. 근육이 신장되거나 길어질 때, 근방추 또한 신장되어 척수로 들어가는 감마 운동신경원의 자극 증가를 유발하게 된다. 이러한 감마 운동신경원의 자극 증가는 반사적인 근수축을 결과적으로 유발한다. 이러한 것을 신장반사라 한다. 이러한 신장반사는 환자가 앉아 있을 때 쉽게 관찰될 수 있다. 견갑거근과 상승모근을 최대로 신장시키기 위해 단순히 양쪽 어깨를 밑으로 민다. 양쪽 어깨가 완전히 하강되었을 때, 치료사의 양손을 어깨에서 떼자마자 길어진 근방추에 의한 반사적 근수축에 의해 양쪽 어깨는 원래의 위치로 되돌아가게 된다.

그러나, 체성기법에서처럼 근육이 짧아졌을 때, 감마 운동신경원의 자극은 줄어들게 된다. 이러한 상황은 운동신경원의 흥분성을 감소시켜 근육의 이완과 이에 따른 근육의 길어짐을 가져오게 된다. Korr[11]는 "긴장과 불안의 상태" 또는 "위협적인 상황(또는 위협을 받을 것이라고 감지하게 된 상황)에서는 효율적이고 부드러운 협응된 운동을

위해 감마 운동신경원의 활동은 매우 높게 설정될 것이다. 이러한 상황에서 근육들은 길이 변화에 대해 긴장되고 뻣뻣한 저항을 나타낸다." 체성기법에서 첫 번째로 하게 되는 저항에 대한 근육의 완전한 수축은 이러한 긴장, 뻣뻣함, 그리고 저항을 극복할 수 있는 한 신경생리학적 방법이 된다.

불수의적 작용 또는 피질하 작용을 요약한다면 다음과 같다. (1) 저항에 대한 능동적인 근수축은 골지건기관의 자극을 통한 이완 유발에 의해 긴장요소를 줄이게 된다. (2) 체성기법들은 감마 운동신경원 고리를 재설정함으로서 길이요소를 제공하게 되며, 이에 따라 만성적으로 수축된 근육은 스스로 이완하여 좀 더 정상적인 근긴장 상태로 되돌아가게 한다.

약화된 근육들에 대한 고려(Addressing Weak Muscles)

체성기법의 목적이 만성적으로 타이트한 근육을 이완시키는 것이라면, 약한 근육에 대해 언급한다는 것은 의문이 될 것이다. 첫 번째로, Sherrington의 법칙을 생각해본다면 근약화의 가장 흔한 원인 중의 하나는 지나치게 타이트한 주동근이 길항근을 억제한다는 것이다. 이에 따라 초래된 불균형은 빈약한 협응 움직임을 생산하는 경향이 있다. 신장이나 체성기법과 같이 타이트한 근육의 길이를 정상화시키는 방법들은 좀 더 약해진 길항근의 자발적 탈억제(disinhibition)를 초래하여 길항근의 활성, 수축성 근력, 그리고 전반적인 운동패턴을 증진시키게 된다.[12(p200)]

약한 근육을 강화시키기 위한 특정 운동들에 대해, Janda는 "약화된 근육의 강화와 지구력 훈련은 아주 세심한 절차다. 따라서, 치료사는 정확한 근육이 활성될 수 있도록 운동을 신중히 계획해야 한다. 게다가, 환자가 근육 활성의 느낌과 운동에 대한 완전한 이해와 인식을 가질 수 있도록 해야 한다. 각 단계에서 강조하게 되는 사항은 속도가 아닌 운동의 질, 반복 횟수, 또는 최대 저항이다. 근육의 길이, 지구력, 그리고 근력을 재획득하는 것뿐만 아니라, 환자가 근활성의 좋은 협응과 조절을 갖도록 하는 것은 중요하다"라고 언급하였다."[12(p274)]

이러한 언급은 단일 근육으로 분리하여 작업하는 것이 왜 이로운지를 설명하는데 도움이 된다. 그러나 표준화된 신경생리학적 지식은 다른 관점을 제시한다. Korr가 언급한 것과 같이 "뇌는 개별적인 근육이 아니라 전체적인 동작에 관여한다"[13] 그리고 다른 연구자들이 언급한 "정상적인 근작용은 패턴화된 근육군의 작용이다. 근육은 해부학적 단일체이지 기능적 단일체는 아니다"[14]라는 것은 사실이지만, 시스템의 개개 부위를 통해 전체 시스템에 접근할 수 있는 방법이 있다. Janda가 언급한 것과 같이, 단 하나의 타이트한 근육이 여러 가지 방법으로 전반적인 움직임 수행에 영향을 미칠 수 있다. 예를 들어, 이러한 현상은 근육 그 자체의 과활성을 통해 일어날 수 있으며, 이것은 균형된 움직임을 위해 요구되는 근수축보다 특정방향에서의 근수축을 좀 더 유발하게 된다. 또 다른 사항은 위에서 언급한 것과 같이 길항근에 대한 억제성 효과 때문에 협응은 붕괴된다.

어떤 방법이든 간에 Janda는 약한 근육을 촉진시키고 강화시키려고 노력하기 전에 수축된 근육의 정상길이를 회복하는데 치료적 강조를 두어야 한다고 추천하고 있다. 또한, 그는 주어진 상황에 대한 근육의 반작용이 반드시 국소 영역에 한정되지 않는다고 언급하고 있다: "근육들은 연쇄반응(chain reaction)을 유발하며, 이것은 결국 전체 운동 시스템에 영향을 미쳐 다른 영역에서의 증상을 유발하게 된다. 바꾸어 말해, 요통은 다른 영역에서 발생한 근육 불균형의 증상이다. 따라서 요통은 전체적인 근육의 국소 발현이며 운동 기능부전이 된다."[12(p260)]

이것은 우리가 임상 경험에서 관찰되는 현상을 강조한 것이며, 이를 "파급효과(ripple effect)"라 하고 Janda가 설명한 연쇄반응 현상의 반대현상이다. 환자가 특정 근육에 대한 인식을 느끼게 되고 완전한 감각-운동 조절의 회복을 학습하게 될 때, 환자는 특정 근육과 함께 무엇을 해야하는지를 운동감각적으로 이해하기 시작한다. 즉, 자유자재로 특정 근육을 어떻게 수축하고 이완하는지를 이해하기 시작한다. 그런 후, 이러한 새로운 이해와 조절은 인접 근육으로 좀 더 쉽게 확장되는 경향이 있다. 약화되었거나 반응이 약한 근육들은 전체적으로 좀 더 균형된 움직임 패턴으로 점차 "동원"되거나 촉진된다.

신경근 시스템에 있어 만성적인 근긴장과 수축은 약화보다 더 큰 문제가 되는 경향이 있기 때문에, 여기에서는 근력강화 운동에 대해 논의하지 않을 것이다. 기억하고 있어야 할 것은 근력강화는 주로 의지(intention)의 기능이지 근부피의 기능은 아니다라는 것을 기억하고 있어야 한다. 예를 들어, 비교적 연약함에도 불구하고 자신의 아이 위로 굴러가려는 자동차를 들어올린 젊은 어머니의 예를 생각해 볼 필요가 있다. 이와 같이 생각지도 못한 근력의 작용은 극단적으로 집중된 의지와 결단의 결과로서만 일어날 수 있다.

체성기법의 일차적인 재활 목표는 신경근에 이러한 종류의 의도성(intentionality)을 정확하게 회복하는 것이며 이것과 함께 협응과 근력을 개선시키는 것이다.

체성기법의 장점에 대한 요약
(Summarizing the Benefits of This Work)

체성기법은 환자의 신체에서 가장 기초가 되는 시스템들 중의 하나인 감각-운동 학습 시스템의 조절을 회복하는 것이다. 환자 자신 또한 치유과정 속에 포함된다. 이러한 새로운 조절의 느낌의 결과로서, 환자는 좀 더 유연성을 갖게 되고, 통증에서 좀 더 자유로워지게 되며, 좀 더 이완되고 활동적으로 느끼게 된다. 카이로프랙틱 관점에서 보면, 치료사가 경험하는 새롭고 좀 더 동적인 근육의 균형 때문에 자신의 치료기법이 좀 더 쉽게 적용될 수 있다.

손으로 치료하는(전기나 기계적 치료도구를 사용하기보다는) 근골격 시술자들은 가동범위의 증진, 자세 변화, 통증 경감, 에너지 증가와 웰빙을 초래하는 미세한 기법을 갖고 있다.

환자가 새로운 인식과 자유로움을 갖고 감지하고, 느끼며 움직임일 수 있도록 교육시키기 때문에, 체성기법은 중요한 효과들을 나타낸다. 대부분의 근골격 실행에 있어 수동치료(예, 도수교정, 마사지, 근막치료)에 대한 필요는 있지만, 진정한 치료는 바로 교육에 있을 것이다. 훌륭한 교육자의 특징은 학생(환자)이 치유하고 자신의 생활속에서 변화시켜 나가는 것이다. 환자의 자각이 근육으로 다시 이입될 때, 체성기법을 정확히 수행한 것이 된다.

체성기법은 환자나 의뢰인과 관계된 것들에 대해 새롭고 매우 만족할 만한 것을 제공해주며 근골격 문제의 전반적인 상황을 인식하게 해준다. 체성기법은 수축되거나, 뻣뻣하거나, 정렬을 벗어난 구조를 찾는 것뿐만 아니라, 건강해지기 위해 체성적으로 인지하지 못했던 것들의 기능을 수행할 수 있도록 어떻게 다시 감지하고, 신장하고, 구부리고, 비틀고, 호흡하고 움직일 수 있는지를 다시 학습하게 해준다.

기법들
SELECTED TECHNIQUES

엎드린 상태에서의 체간 신전(배부 신전근)
[Trunk Extension Prone(Back Extensors)]

적응증: 이 기법은 부척추근이 양측성으로 타이트할 때 사용된다. 양 팔에 의해 보조가 제공되기 때문에 환자가 수행하기 쉬운 기법이다. 이 기법에서 사용되는 자세는 하타 요가(hatha yoga)에서 사용되는 코브라 자세와 같다.

금기증: 하지로의 방사통이 증가될 경우, 주의해야 한다.

적용 근육: 이 기법은 배부 신전근에 대해 적용하게 되는데, 특히 요천추 부위에서 중위 흉추까지의 근육이 적용된다.

환자의 위치: 엎드려 눕는다. 턱은 테이블 위에 위치시키고, 주관절은 체간 옆에 두며, 양 손은 테이블 위에 위치시켜 손가락 끝이 양어깨의 위치에 오도록 한다.

치료사의 위치: 환자의 왼쪽 편(이 예에서)에 선다.

접촉: 왼손은 양 견갑골 사이에 있는 척추에 댄다. 오른손은 요추에서의 긴장을 감지한다.

절차: 요추와 하흉추에 있는 부척추근을 가볍게 두드리면서, 다음과 같이 환자에게 설명한다: "저는 당신의 요추와 하흉추에 있는 근육들이 타이트해지기를 원합니다. 허리 수준에서 몸을 뒤로 구부려 당신이 할 수 있는 한 멀리 머리와 상체를 위로 들어 올리세요. 이상적인 것은 당신의 머리 꼭대기 바로 뒤에 있는 것을 보기 위해 시도하는 것과 같이 상체를 뒤로 구부리는 것입니다."

치료사는 배부 근육에서의 증가된 수축에 관심을 기울일 수 있도록 환자를 격려한다. 이 위치를 몇초간 유지한 후, 테이블을 향해 원위치로 다시 천천히 내려온다. 그런 후 이러한 과정을 몇 번 반복하는데, 다음과 같은 사항을 추가한다. "저는 당신이 똑같은 것을 다시 하기를 원합니다. 그러나 이번에는 당신의 양 팔과 손을 이용한 약간의 보조를 사용하여, 당신이 할 수 있는 한 멀리 상체를 뒤로 구부립니다."

주의: 이 동작은 배부 근육들을 사용하여 수행하는 것이 중요한 사항이며, 이차적인 보조는 단지 양 팔에 의해 주어진다. 대부분의 환자가 갖게 되는 실수는 배부 근육들을 사용하기보다는 흉근들을 사용하여 팔굽혀펴기를 시도한다는 것이다. 이러한 사항이 일어나는지 치료사는 신중히 살펴보아야 한다. 또한 나이든 사람이나 약한 사람들은 양 전완으로 엎드려 누운 상태를 유지하기 좋아하며 양손으로 팔굽혀펴기를 하기보다는 이 상태에서 팔굽혀펴기를 하려 한다.

척추가 최대의 신전이 되었을 때, 치료사의 오른손으로는 근긴장을 계속 모니터 하는 동안 왼손으로는 몇 파운드 정도의 저항을 적용한다(그림 11-3; 화살표는 환자의 수축 방향으로 표시한 것이다). 그런 후, 저항을 계속 유지하면서 약 1/3 정도 상체를 낮춘다. 이후 배부의 근육들을 다시 수축시키기 위해 환자에게 "1~2인치 정도 위로 들어 올리시오"라고 말하는데, 이때 치료사는 저항을 약간 더 증가시킨다.

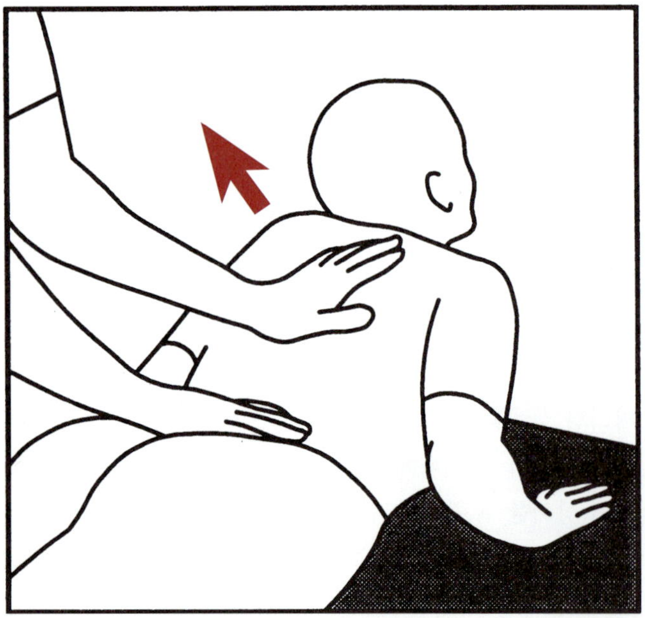

그림 11-3 엎드린 상태에서의 체간 신전: 출처: J Dreaver, *Somatic Technique*, p 74, © 1997, ACA Press.

그런 후, 다시 1/3씩 더 낮추면서 이러한 과정을 반복한다. 전체적으로 약 3번의 원심성 형태의 길이 신장이 있으며, 각 단계 사이에 짧은 구심성 수축을 강조한다. 상체가 다시 테이블 위에 완전히 놓이게 될 때, 전체적 과정을 한 번 더 실시한다. 그런 후, 환자는 치료사의 저항에 대해 최대 신전까지 마지막 수축을 한번 더 실시한다. 다음과 같이 지시한다: "셋을 세는 동안, 저는 당신이 최대신전까지 수축한 후에 바로 테이블로 내려가기를 원합니다."

고유수용성 인식을 강화하기 위해 척추의 양쪽 옆에 있는 신전근들을 가볍게 두드리거나 주무르면서 치료를 마친다.

장골-액와(체간 측굴근)
[Ilium-Axillary(Lateral Trunk Flexors)]

적응증: 이 기법은 편측의 요천추와 천장골 문제가 있는 경우 좋은 기법이 된다.

금기증: 하지로의 방사통은 중요한 금기증이다.

적용 근육: 체간의 측굴근-요방형근, 외복사근, 그리고 내복사근

환자의 위치: 엎드린 자세, 양 손은 테이블의 머리맡을 잡는다.

치료사의 위치: 환자의 발쪽 테이블 끝에 선다.

접촉: 환자의 환측 하지에 서서 양 손으로 족관절의 바로 위를 잡는다(이 예에서는 환자의 오른쪽 족관절 바로 위).

절차: 오른쪽 고관절(장골)을 오른쪽 겨드랑이(액와) 쪽으로 끌어당김으로서 오른쪽에 있는 근육이 수축될 수 있도록 환자에게 지시한다. 이 기법의 목적은 오른쪽에 있는 액와와 장골사이를 가능한 많이 짧아지게 하는 것이다. 이 기법을 수행할 때 환자의 고관절이 테이블에서 떨어져 위로 들어올리게 하는 것이 아니라, 환자의 신체가 테이블에 붙어 있는 상태를 유지하면서 수행할 수 있도록 유념한다.

환자가 올바른 움직임을 수행할 수 있도록 도와주기 위해 치료사는 다음과 같이 시범을 보일 수 있다. (A) 환자의 앞에 서서 테이블을 잡고 있는 것처럼 양 팔을 직각으로 들어올린 상태에서 자신의 오른쪽 고관절을 겨드랑이 쪽으로

당기는 움직임을 시범 보인다. 그리고/또는 (B) 자신의 양손을 환자의 고관절에 위치시킨 후, 수동으로 움직임을 안내한다.

일단 장골이 액와쪽을 향해 완전히 수축되었다면, 환자의 다리는 반대 방향(치료사쪽)으로 당기기 위한 지렛대로서 사용하여 환자의 수축에 대한 저항력을 제공한다(그림 11-4). 환자는 수축을 몇초간 유지한 후, 장골의 원위치 방향으로 1/3지점까지 천천히 그리고 의식적으로 근육이 길어지게 한다. 이 지점에 도착하면, 1~2인치 정도 다시 액와쪽으로 수축하게 한다. 환자의 오른쪽이 완전히 길어질 때까지 이러한 과정을 몇 번 반복한다(그림 11-5).

전체적인 과정을 한번 더 실시한 후에, 고관절이 액와쪽으로 향하는 마지막 수축을 한번 더 실시한다. 전과 같이, 하지에 대한 견인으로 저항을 적용한다. 셋을 세는 동안 환자는 재빠르게 원위치한다.

주의: 환자가 빠른 원위치로의 이동을 할 때, 환자의 하지를 당기지 않는다. 이런 움직임과 관계된 조정된 절차가 있다. 그러나 이것을 사용하지 않고 체성 근육에 의한 원위치 동작을 이용한다면, 고관절이나 요추에 손상을 유발할 것이다.

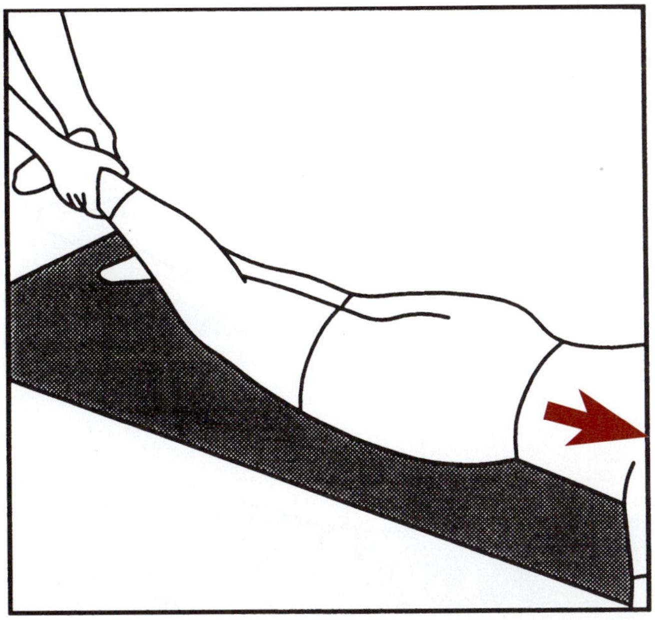

그림 11-4 장골-액와. 출처: J Dreaver, *Somatic Technique*, p 80, © 1997, ACA Press.

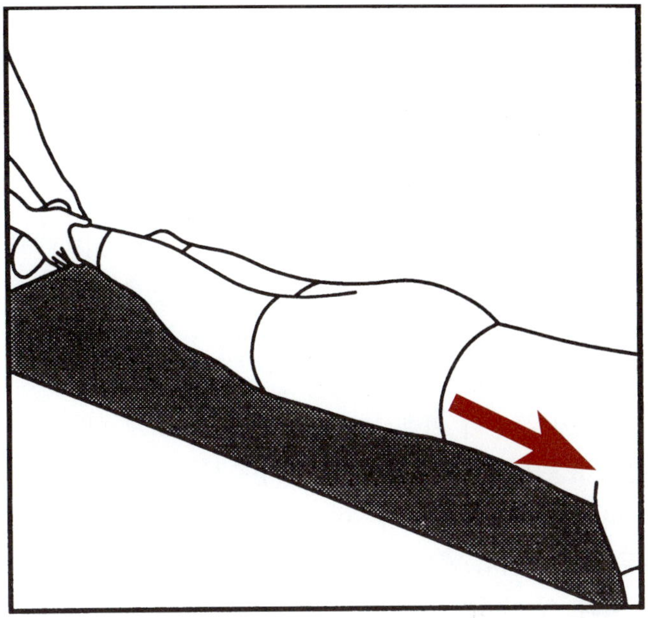

그림 11-5 장골-액와. 출처: J Dreaver, *Somatic Technique*, p 81, © 1997, ACA Press.

강화: 치료사가 환자의 하지와 장골을 액와쪽으로 밀려고 시도하는 동안, 환자는 자신의 오른쪽이 완전히 신장되게 하고 이러한 신장된 상태를 유지한다(다른 쪽 근육의 수축을 이용한다. 몇 초 후에 하지와 고관절은 겨드랑이 쪽을 향한 위쪽과 아래쪽으로 여러 번 펌프질 한 후에 고유수용성 인식을 좀 더 자극하기 위해 관계 근육들 가볍게 두드린다.

요근(요추의 문제)[Psoas(Low Back Problems)]

적응증: 요근은 골반과 요추를 안정화시키는 중요한 근육이기 때문에, 만성 요추 문제가 있을 때에는 언제나 양측성으로 확인해 보아야 한다. 환자는 똑바로 누운 상태에서 치료사는 테이블의 머리맡에 서고, 치료사의 허리 수준에서 환자의 양 팔을 잡아 환자의 머리 위에서 완전히 양 팔이 신전되게 한다. 환자에게 다음과 같이 지시한다: "동시에 양 손을 모아서 당신의 손가락이 나를 향하도록 하시오." 환자의 팔이 완전히 신전된 상태를 만들기 위해 환자의 팔을 부드러우면서도 견고하게 견인한다.

한쪽의 요근이 수축되어 있다면, 다음과 같은 3가지 소견을 대개 제시하게 된다. (1) 요근의 수축이 있는 쪽의 견갑대에 "끌림(drag)"이 있다(수축된 요근은 그 쪽으로의 체간 측굴을 유발하기 때문이다). (2) 손가락의 끝이 균등하게 만나지 못한다. 수축된 쪽에 있는 손가락이 정상 쪽 손가락 보다 더 짧다(이러한 경우라면, 양 손을 서로 유지한 채로 환자의 주관절을 구부리라고 지시한다. 그런 후, 환자의 양 손을 자신의 얼굴 위로 가져가게 하여 길이에서의 차이를 확인할 수 있게 한다). (3) 요근은 촉진에 민감할 것이다(복강이나 골반강을 누를 때, 항상 부드럽게 했을지라도 민감하다).

때때로 통증이 편측성이 아니라 광범위하게 나타나는 만성 요통의 경우에 있어, 요근은 양측성으로 타이트할 것이며 손바닥을 마주한 후 손가락의 길이를 검사하는 방법(두 번째 검사법)에서도 어떠한 길이차이를 발견하지 못할 것이다. 첫 번째와 세 번째 검사법은 여전히 유용하게 사용될 수 있으나, 의심의 여지가 있다면 한쪽에 대해 요근의 이완기법을 간단히 적용한 후에 두 번째 검사를 확인해 보면 된다. 기법을 적용한 쪽의 손이 더 길게 된다면, 이것은 요근이 양측으로 수축된 상태임을 확정하게 된다.

금기증: 이 기법은 일반적으로 언제라도 사용할 수 있는 안전한 기법이다.

적용 근육: 장골근 및 대요근과 소요근을 구성하는 장요근. 이러한 3개의 근육은 중요한 고관절 굴곡근이다. 정지부가 고정된 상태에서 이들 근육이 양측성으로 작용하면, 바로누운 자세에서 일어나 앉기를 수행할 때와 같이 대퇴골에 대해 체간을 굴곡시킨다.

환자의 위치: 양발을 18~24인치 벌린 상태로 똑바로 눕는다.

치료사의 위치: 환측에 있는 슬관절의 바로 밑에 선다.

접촉: (왼쪽 요근을 위해) 치료사의 오른쪽 손으로 환자의 왼쪽 슬관절을 잡는다. 환자의 왼쪽 발은 치료사의 왼쪽 손에 놓고, 대퇴가 약간 굴곡, 외회전, 그리고 10~15° 외전되게 하기 위해 슬관절을 바깥쪽으로 떨어뜨린다. 이러한 위치에서 왼쪽 발은 반대쪽 하지를 향하게 한다.

절차: 환자의 왼쪽 슬관절을 요근의 작용선에 따라 오른쪽 어깨를 향하도록 움직인다. 치료사는 견관절을 가볍게 두드리면서 다음과 같이 지시한다: "당신의 슬관절을 이 어깨쪽으로 가져오시오." 그러면서 다음과 같이 말한다: "눈을 감고, 근육을 수축할 때 숨을 들여 마시고, 여기서 무엇이 일어나는지에 집중하시오."(환자의 관심을 여기에 집중시키기 위해 복부 영역을 가볍게 두드린다.) 이 시점에서 치료사의 오른손을 환자 슬관절의 상내측면에 위치시켜 수축에 대한 저항을 가한다(그림 11-6).

환자는 수축을 몇초간 유지한 후에, 저항을 유지하면서 1/3지점까지 천천히 원심성 수축으로 근육이 길어지게 한다. 그런 후 치료사가 저항을 약간 증가시킬 때, 환자는 약 2인치 정도 근육이 다시 짧아지게 수축한다. 이후 원심성 수축을 이용해 근육이 길어지게 되는 단계를 다시 실시하고, 슬관절이 테이블에 근접할 때까지 이러한 패턴을 반복한다(그림 11-7).

전체적 과정을 한번 더 실시한 이후, 한번의 마지막 수축을 한 후 근육을 빠르게 해리시킨다.

주의: 이 기법 동안, 요근의 작용선을 시각화한 후, 그 작용선에 따라 실시하게 하는 것은 중요하다. 하지가 너무 외측으로 움직임이게 하는 실수를 범해서는 안된다(이러한 상황은 내전근들이 좀 더 작용하게 된다).

강화: 요근이 완전히 길어져서 슬관절이 테이블 가까이

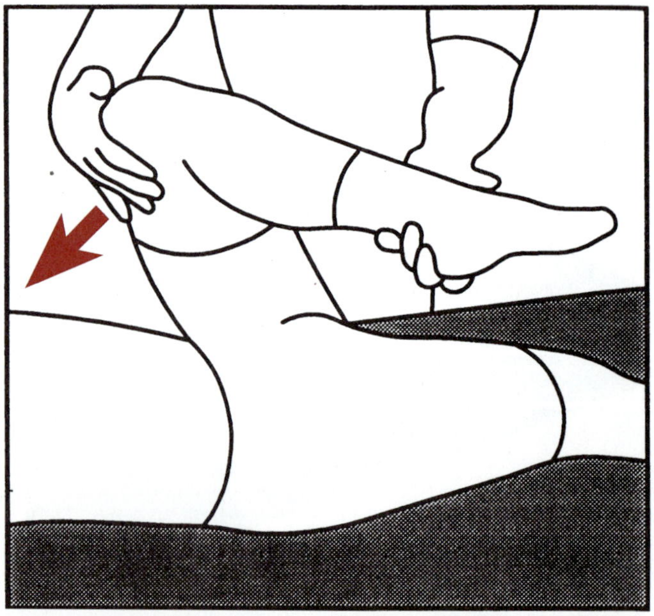

그림 11-6 요근. 출처: J Dreaver, *Somatic Technique*, p 84, © 1997, ACA Press.

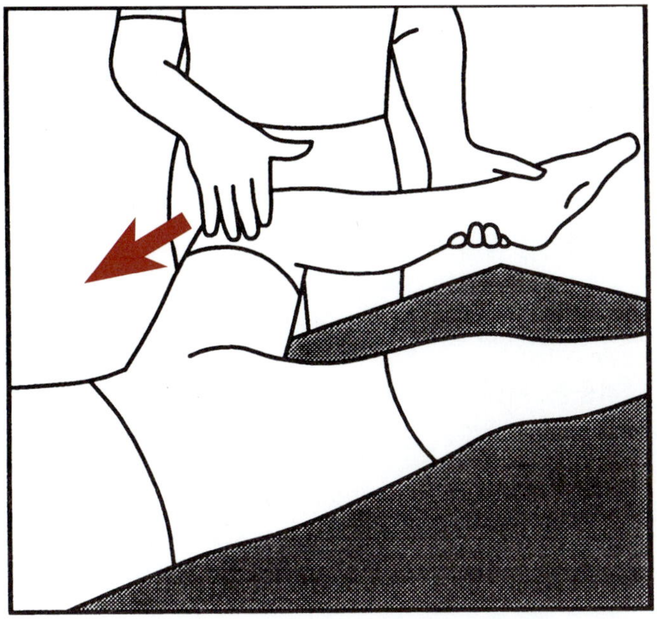

그림 11-7 요근. 출처: J Dreaver, *Somatic Technique*, p 84, © 1997, ACA Press.

근접하게 되었을 때, 치료사의 오른손을 슬관절 외측면 밑에 두고 다음과 같이 지시한다: "테이블 쪽으로 누르시오." 슬관절과 하퇴를 잡은 후 요근이 뒤쪽과 앞쪽으로의 움직임을 완전한 가동범위를 통해 여러 번 수행한 후에 종결한다.

바로 누운 상태에서의 고관절(고관절 외회전근) [Hip Supine(Lateral Hip Retators)]

적응증: 환자는 똑바로 누워서 양다리를 쭉 펴고 18~24인치 정도 벌린다. 그런 후 양 발 중 가장 바깥쪽으로 회전된 발을 찾는다. 이런 상황은 수축된 고관절 외회전근을 찾는 첫 번째 방법이며 가장 확실한 방법이다. 한쪽 발이 바깥쪽으로 회전되어 있다면 그쪽 하지가 정말로 외회전되었는지 확인하기 위해 치료사는 양 발을 안쪽으로 돌려보면 된다. 외회전된 하지의 발은 그렇게 많이 안쪽으로 움직이지 않을 것이다.

확인을 위한 두 번째 방법은 일단 한쪽 슬관절을 세우고 발은 테이블에 둔다. 이때 발의 위치는 반대편 슬관절 수준에 있게 한다(양하지는 여전히 벌어져 있는 상태로 둔다). 그런 후 치료사는 세워진 슬관절 쪽에 서서, 부드러우면서도 빠르게 슬관절을 반대편 하지쪽으로 민다. 이 검사 동안 환자는 가만히 있어야 하며, 수동으로 이루어지게 어떠한 도움도 제공하지 않아야 한다. 고관절 외회전근이 수축되어 있지 않다면, 슬관절은 반대편 하지쪽으로 쉽게 넘어갈 것이다. 고관절 외회전근이 수축되어 있다면, 슬관절과 하지가 내측으로 움직이는 것을 방해할 것이다. 하지는 단지 일부만 움직인 후에 멈추게될 것이다.

금기증: 고관절 병변은 이 기법의 금기증이 된다.

적용 근육: 고관절 외회전근은 이상근, 폐쇄근, 쌍자근, 대퇴방형근, 대둔근, 그리고 중둔근(후섬유)로 구성되어 있다.

환자의 위치: 환자는 똑바로 눕고, 양다리는 쭉 펴서 18~24인치 정도 벌린다. (이 예에서) 오른쪽 슬관절은 세우고 오른쪽 발은 테이블에 둔다. 이때 발의 위치는 반대편 슬관절 수준에 있게 한다.

치료사의 위치: 환자의 오른쪽 편에 서서, 환자의 장골과 슬관절 사이의 중간에 위치한다.

접촉: 치료사의 왼쪽 손은 장골을 고정하고, 오른쪽 손은 슬관절을 잡는다.

절차: 환자는 자신의 오른쪽 슬관절을 바깥쪽으로 밀어서 고관절 외회전근을 수축시키고, 치료사는 자신의 손으로 이것에 저항한다. 환자는 고관절 근육에서의 수축을 느끼게 될 것이다(그림 11-8).

환자는 몇초 동안 수축을 유지한 후, 치료사의 저항을 유지하면서 오른쪽 슬관절을 반대편 하지쪽으로 점차 움직이기 시작한다.

반대편 하지 쪽으로 1/3정도 원심성 수축으로 근육이 길어지게 한 후, 치료사의 저항에 대해 2인치 정도 다시 바깥쪽으로 향해 수축한다. 몇 초간 유지한 후, 천천히 원심성 수축을 한다.

오른쪽 슬관절이 왼쪽 하지쪽으로 완전히 내려갈 때까지(또는 가능한 가장 근접할 때까지) 이 과정을 몇 번 반복한다(그림 11-9).

전체적 과정을 한번 더 실시한 후, 환자는 마지막 수축을 위해 초기 시작위치로 오른쪽 슬관절을 가져온 후, 빠르게 해리시킨다.

주의: 환자가 고관절/골반 영역에서 많은 수축을 하게 되면, 이 기법은 환자에게 불편함을 줄 수 있다. 본 저자는

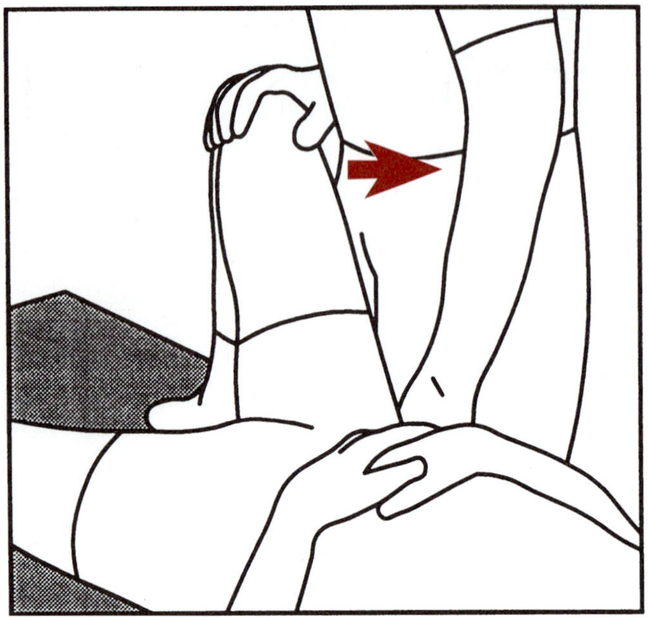

그림 11-8 바로 누운 상태에서의 고관절. 출처: J Dreaver, *Somatic Technique*, p 91, © 1997, ACA Press.

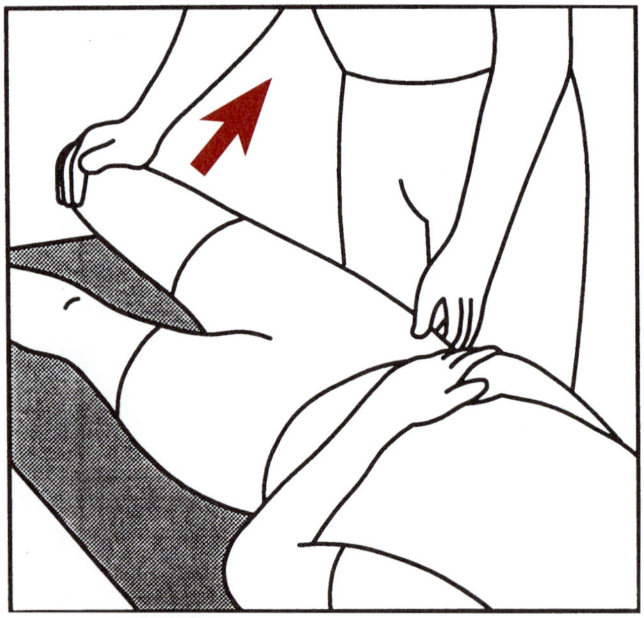

그림 11-9 바로 누운 상태에서의 고관절. 출처: J Dreaver, *Somatic Technique*, p 91, © 1997, ACA Press.

아주 민감한 여성에게서 특히 이러하다는 것을 알게 되었다. 이러한 불편함은 골반과 고관절을 못 움직이게 만든다. 치료사는 오직 환자의 얼굴 표정을 관찰함으로써 편안함의 수준을 모니터 할 수 있게 된다.

강화: 치료사의 왼쪽 손으로 환자의 오른쪽 장골을 고정하고, 오른손을 환자의 오른쪽 슬관절 밑에 위치시킨다. 환자에게 다음과 같이 지시한다: "내가 오른쪽 슬관절 위쪽으로 당기는 동안 당신은 슬관절 밑으로 가져가려고 노력하시오." 이 기법의 끝에는 고관절 외회전근에 니딩(kneading)과 마사지를 짧게 적용하여 종결한다.

견관절 외측(능형근) [Shoulder Lateral (Rhomboids)]

적응증: 때때로 심호흡의 어려움이 동반된 찌르는 듯한 통증인 편측 능형근/중승모근 경련(spasm)에 적절하다.

금기증: 일반적으로 안전하다.

적용 근육: 견관절 내전근, 특히 능형근과 승모근(중섬유).

환자의 위치: (이 예에서) 환자는 오른쪽이 밑으로 오게 하여 옆으로 눕는다. 양하지는 약간 구부리고, 왼쪽 팔은 체간 위에 놓고, 오른쪽 팔은 머리 밑이나 밖에 있게 한다.

치료사의 위치: 환자의 어깨 수준 뒤에서 선다.

접촉: 치료사의 왼쪽 손으로는 환자의 왼쪽 장골을 고정하고 오른손으로는 견관절 후면에 저항을 적용한다.

절차: 이 기법을 시작하기 전에, 치료사는 환자로 하여금 견관절에서 만들어지는 움직임의 종류를 느낄 수 있도록 해주어야 한다.

첫 번째로 능형근이 수축되도록 견관절을 끝까지 뒤쪽으로 움직이게 하는데(치료사의 손으로 움직임을 안내한다), 견갑골의 내측연과 척추 사이의 간격이 완전히 좁아지도록 한다. 견관절은 환자 뒤쪽의 테이블 위에 새롭게 위치된다.

그런 후, 능형근이 완전히 길어질 수 있도록 견관절을 끝까지 전방으로 가져가서, 견갑골의 내측연과 척추 사이의 간격이 넓게 벌어지도록 한다. 이후, 견관절을 완전히 후방으로 가져와 시작 위치로 돌아오게 한다. 치료사는 환자에게 저항에 대해 견관절을 수축하라고 지시한다(그림 11-10). (치료사의 주관절을 자신의 체간으로 고정한 상태에서 몸을 아래쪽으로 기대면, 치료사의 체중으로 저항을 제공할 수 있기 때문에 좀 더 쉽게 기법을 수행 할 수 있다).

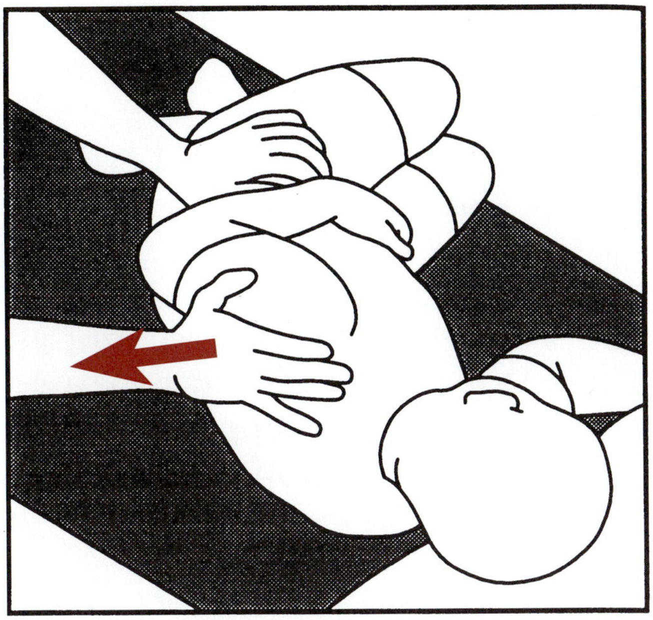

그림 11-10 견관절 외측. 출처: J Dreaver, *Somatic Technique*, p 102, © 1997, ACA Press.

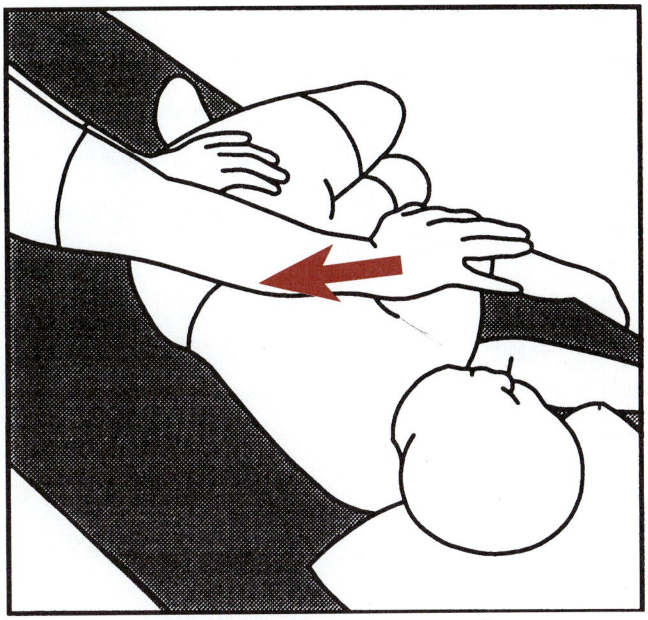

그림 11-11 견관절 외측. 출처: J Dreaver, *Somatic Technique*, p 102, © 1997, ACA Press.

그런 후, 환자는 1/3 지점까지 근육이 길어지도록 견관절을 전방으로 점차 가져가게 하고, 이후 치료사의 저항에 대해 1~2인치 정도 다시 뒤쪽으로 수축하라고 지시한다.

견관절이 완전히 전방으로 올 때까지 이러한 과정을 몇 번 반복한다(그림 11-11). 이러한 과정을 한번 더 반복한다.

주의: 이 기법을 하는 동안 환자의 머리는 테이블 위에 그대로 놓여 있어야 한다.

마지막 수축을 위해 견관절이 완전히 후방에 위치한 시작위치로 오게 한 후, 빠르게 해리시킨다.

강화: 견관절이 끝까지 전방으로 당겨져서 능형근이 완전히 길어지게 되면, 환자는 자신의 오른손으로 견관절을 밀치기 시작한다(여기에서 환자는 흉근을 사용하게 된다.)

적용 근육이 탭핑(tapping)과 니딩(kneading)을 짧게 적용한 후 기법을 종결한다. 그런 후 반대편 근육에 기법을 적용한다.

변화: 환자가 이 위치에 있는 동안, 치료사는 환자에게 견관절이 귀쪽을 향해 수축하라고 지시하여 상승모근과 견갑거근에 대해서도 기법을 적용할 수 있다. 상승모근이 완전히 길어지도록 견관절 가능한 장골쪽을 향해 내려오게 할 때까지 체성기법을 적용한다.

광배근(견갑대 문제)
[Latissimus Dorsi (Shoulder Girdle Problems)]

적응증: 즉각적인 결과로 본다면, 이 기법은 상지와 견관절의 가동범위에 있어 극적인 증가를 종종 만들어 낸다. 이 기법의 중요 적응증은 상지의 움직임이나 기능에서의 통증 그리고/또는 제한이다. 광배근이 수축되어 있다면, 대개 촉진에 대해 민감할 것이다. 다음과 같은 방법을 통해 가동범위를 검사해 볼 수 있다.

환자는 옆으로 누워서 양 슬관절을 체간쪽으로 90° 정도 끌어올린다. 치료사는 테이블의 머리맡에 서서 환자의 상완을 잡은 후, 상완과 견관절을 머리쪽으로 당기기 시작한다. 광배근이 수축되어 있지 않다면, 견관절과 늑곽 사이에서의 자유로운 움직임의 느낌이 있을 것이다. 견갑골은 어느 정도 늑곽에 대해 독립적으로 움직일 것이다.

환자의 셔츠나 블라우스에 나타난 액와부 주름도 지표로서 사용될 수 있다. 몇 인치의 팔과 견관절의 자유로운 움직임이 있을 것이다. 많은 환자들은 앞서 말한 움직임의 절반 이하를 보이거나, 어떤 환자들에서는 전혀 보이지 않는 경우가 있다. 이러한 경우, 광배근은 글자 그대로 아주 얼어있는 것이 된다.

금기증: 견관절 자체의 병변은 이 기법의 중요한 금기증이 된다. 염려가 된다면 이 기법을 부드럽게 적용하여 검사해 보기 바란다. 견관절을 쉽게 탈구시킬 수 있기 때문에 신중해야 한다.*

적용 근육: 광배근은 견관절 움직임(내회전, 내전, 신전)에 있어 중요한 근육이다. 또한 이 근육은 체간의 측굴, 골반의 전방과 외측 움직임, 그리고 척추의 과신전과 굴곡에 관여한다.

환자의 위치: (이 예에서) 환자는 왼쪽을 밑으로 하여 옆으로 눕는다. 양 슬관절은 체간쪽으로 90° 정도 끌어올린다.

치료사의 위치: 테이블의 머리맡에 선다.

접촉: 환자는 주관절을 굴곡하고, 치료사는 환자의 전완과 주관절 주위를 잡는다. 이때 치료사는 타이트하게 잡을 필요는 없다(노인, 허약한 환자, 또는 피부의 타박상이 있는 환자에게는 불편함을 유발 할 수 있다.) 또 다른 방법으로서 환자의 팔을 신전시켜 한 손으로는 손목을 잡고, 다른 한 손으로는 주관절 근처의 전완을 잡는다.

일단 기법이 시작될 때 할 수 있는 다른 방법은 한 손으로는 주관절을 잡고, 다른 한 손으로는 장골릉을 고정하는 것이다(이것은 Thomas Hanna[1]가 사용했던 방법이다. 본 저자는 좋은 지법의 적용을 위해 고정이 필수라고는 생각하지는 않지만, 이러한 방법은 기법의 효율성을 강화시킬 수는 있다. 많은 시술자들은 특히 체격이 큰 환자를 치료할 때, 장골의 고정과 팔에 대한 견인의 적용을 둘 다 사용하기는 어렵다고 말하고 있다.)

절차: 환자가 과전만 자세가 되게 한다. 이렇게 하기 위해 환자에게 다음과 같이 지시한다: "당신은 가능한 멀리 복부를 전방으로 내밀어 과전만 자세를 만드시오." 이러는 동안 광배근은 부분적으로 짧아지게 된다. 환자에게 이러한 사항을 설명함으로써 움직임의 이면에 있는 근본적 원리를 환자는 이해하게 된다.

그런 후, 치료사의 오른 손을 환자의 오른쪽 견갑골에 위치시키고, 견갑골이 고관절 쪽을 향해 하방으로 부드럽게 움직일 수 있도록 다음과 같이 지시한다. "당신의 견관절을 고관절 쪽을 향해 하방으로 수축시키시오." 이러한 방법은 광배근을 완전히 수축시키는 것이다. 이것이 정확히 수행되었을 때 광배근의 수축을 촉진할 수 있게 될 것이다. 치료사는 광배근의 하면을 가볍게 두드리면서 다음과 같이 환자에게 말한다. "당신은 가능한 많이 근육이 짧아지도록 생각을 집중하시오." 이렇게 함으로써 근육은 짧아지고 단단해질 것이다. 근육에서 일어나고 있는 것을 느끼도록 환자를 격려한다(그림 11-12).

주의: 환자는 단지 팔이 아니라, 견갑대 전체를 하방으로 당겨야 한다. 이러한 움직임은 사실상 체간 전체를 후외측으로 굴국시키는 방법 중의 하나이며, 이렇게 함으로써 견갑골과 장골은 근접하게 된다. 이런 움직임을 정확하게 수행하기가 어렵기 때문에 초기에는 도움이 필요한데, 수축된 위치로 움직이도록 치료사의 도수보조를 제공하면서 다음과 같이 지시한다: "언제나 '수축' 하시오, 허리의 과전

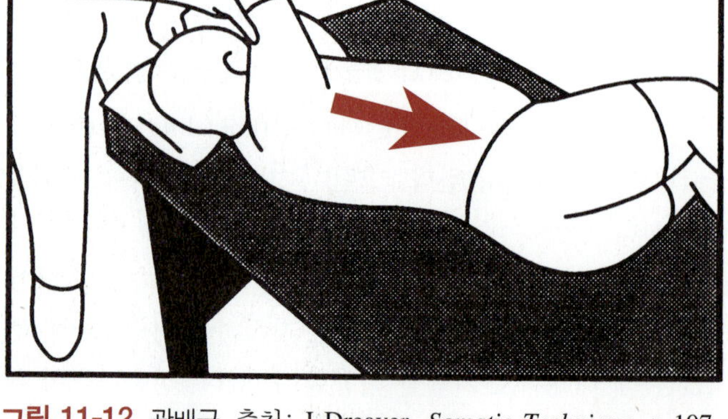

그림 11-12 광배근. 출처: J Dreaver, *Somatic Technique*, p 107, © 1997, ACA Press.

* 견관절이 탈구되려는 경향을 갖고 있다면, 대개 회전근개 근육들 중 하나 또는 몇몇 근육들이 너무 타이트하기 때문이며, 이로 인해 견관절을 정렬에서 벗어나도록 부분적으로 당겨진다. 이러한 근육들에 대한 이완기법은 견관절의 균형과 정렬을 도와준다. 이러한 기법을 적용할 때에는 아주 신중하여야 한다.

만을 만드시오. 견갑대를 고관절 쪽을 향해 하방으로 당기면서 근육을 수축하시오. 그리고 숨을 들여 마시도록 하시오— 이 모든 것을 동시에 하시오."

그런 후, 광배근이 완전히 수축 또는 타이트해지도록 환자에게 지시한다. 환자가 이것을 수행할 때, 치료사는 주관절 주위를 잡고 있는 양손을 반대 방향으로 당겨 저항을 적용한다. 5~15파운드의 힘을 사용한다.

몇초를 유지한 후에, 환자는 1/3지점까지 천천히 원심성 수축을 하여 근육이 길어지게 하고, 그런 후에 치료사의 저항에 대항해 2인치 정도 다시 수축한다.

광배근이 완전히 길어질때까지 이러한 과정을 몇 번 반복한다. 광배근이 완전히 길어지는 시점은 환자가 과전만 자세를 더 이상 보이지 않을 때이다. 체간은 길어질 것이며, 오른쪽 팔은 머리 위로 완전히 신전될 것이다(그림 11-13).

주의: 견갑대가 매우 타이트한 환자는 광배근이 길어질 때, 이 근육에서의 당김과 많은 불편함을 느낄 것이다. 이러한 상황이 발생한다면, 부드럽게 실시하여야 한다. 치료사는 첫 번째 치료에서 끝지점까지 시행할 필요는 없다. 치료사는 여러번의 치료에 걸쳐 점차적으로 수행하면 된다. 감각-운동 시스템의 재교육이나 재패턴화는 시간이 걸림

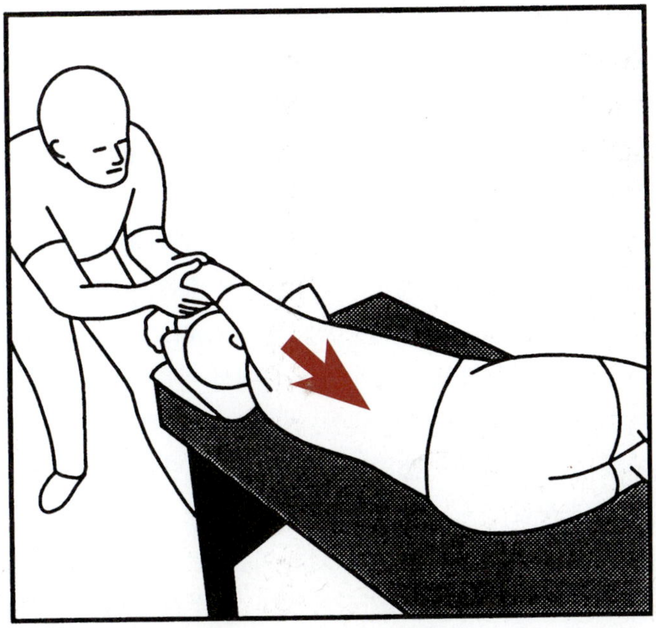

그림 11-13 광배근. 출처: J Dreaver, *Somatic Technique*, p 107, © 1997, ACA Press.

을 기억하라.

위의 방법을 한번 더 실시한 후에, 치료사가 팔에 대한 저항을 적용하는 동안 환자는 다시 끝까지 수축을 한번 더 한다. 그런 후에 다음과 같이 지시한다: "이제, 내가 셋을 셀 때, 나는 당신이 빠르게 그리고 완전히 해리하기를 원한다. 그리고 펜싱의 찌르기 자세처럼 당신의 팔이 머리 위로 뻗기 원한다."

환자가 찌르기 자세를 하는 동안 치료사는 셋을 세면서 팔을 머리 쪽으로 부드러우면서도 빠르게 당겨, 환자가 수행하는 찌르기 자세와 근육의 길어짐을 도와준다.

주의: 치료사는 마지막 수축을 하지 전에 무엇을 하게 되는지를 설명해 주면 좋다. 치료사는 환자에게 당신의 오른쪽 팔을 잡아서 머리를 지나 끝까지 부드러우면서 빠른 당김을 적용할 것이고, 이때 팔은 쭉 펴지게 된다고 설명한다.

체성기법의 응용에 관심이 있다면, 팔과 견관절의 다른 움직임과 결합하여 좀 더 기법을 적용해 볼 수 있다. 제한이 되는 움직임에 대해 체성기법을 사용하여 제한을 해리시켜보기 바란다.

승모근(상배부, 견부, 그리고 목의 긴장) [Trapezius (Upper Back, Shoulder, and Neck Tension)]

적응증: 이 기법은 목과 견부의 스트레스와 긴장 특히 환자의 견부가 전방으로 나오면서 위쪽으로 수축된 자세(Hanna의 적색반사)인 "구부정한" 어깨 증후군("hunched" shoulders syndrome)에 뛰어난 기법이다.

금기증: 일반적으로 사용하기에 안전한 기법이다.

적용 근육: 머리쪽을 향해 어깨를 거상시키는 근육들—상승모근, 견갑거근, 능형근(능형근은 약간 기여함).

환자의 위치: 앉은 자세. 양발은 바닥에 대고 있으면 더 좋다.

치료사의 위치: 환자의 뒤에 선다.

접촉: 환자의 양어깨에 치료사의 양손을 올려놓는다.

절차: 환자에게 양어깨를 귀 근처까지 들어올려 상승모근을 완전히 수축시키라고 지시한다. 치료사는 양손으로 저항을 적용한다(그림 11-14).

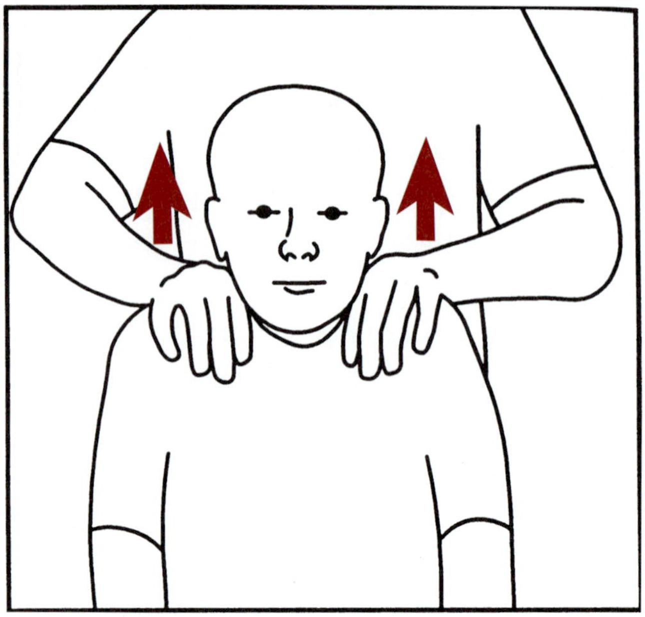

그림 11-14 승모근. 출처: J Dreaver, *Somatic Technique*, p 122, © 1997, ACA Press.

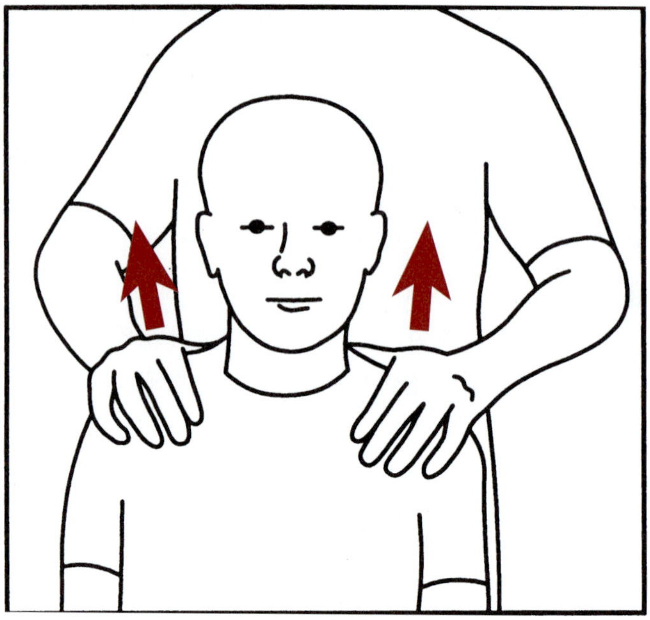

그림 11-15 승모근. 출처: J Dreaver, *Somatic Technique*, p 123, © 1997, ACA Press.

몇 초 후에, 환자는 양 어깨를 1/3지점까지 내림으로써 천천히 원신성 수축을 하여 근육이 길어지게 한다. 그런 후, 치료사가 저항을 약간 증가시키는 동안 환자는 다시 수축하여 2인치 정도 어깨를 들어 올린다.

양어깨가 완전히 내려올 때까지 이러한 과정을 몇 번 더 반복한다(그림 11-15). 그런 후, 이 기법을 한번 더 실시한다.

이후, 치료사의 저항에 대해 마지막 수축을 하기 위해 시작위치로 양어깨를 거상시킨다. 그 후 빠르게 해리시킨다.

강화: 양어깨를 완전히 내려 상승모근이 길어지게 한 후, 치료사는 환자의 양팔을 잡아서 위로 올리려고 시도하고 환자는 어깨가 밑으로 내려온 상태에서 양팔을 마루쪽으로 밀려고 시도한다.

그런 후 치료사는 다음과 같이 말한다: "자 이제 당신의 어깨를 완전히 이완하시오." 치료사는 환자의 팔을 잡아 양어깨를 위 · 아래로 크게 움직이게 하여 움직임의 자유로움을 환자가 경험할 수 있게 해준다.

견부 근육들을 가볍게 두드리고 니딩(kneading)하여 기법을 종결한다.

변화: 이 기법은 앉은 자세에서 수행되는게 가장 효과적이지만(중력의 작용이 고유수용성 인식의 자극을 도와준다), 엎드리거나 바로 누운 상태에서도 수행될 수 있다. 또한 이 기법은 환자가 옆으로 누워있을 때 한쪽 어깨에 대해서도 실시될 수 있으며, 이러한 방법은 편측의 긴장이 극심할 때 유용한 기법으로 사용된다.

운동: 상승모근에 만성적인 타이트함이나 압통이 있는 환자는 자신의 긴장을 해결하는 방법을 배워야 한다. 치료사는 환자에게 양어깨를 귀 근처까지 의식적으로 수축하여 들어올린 후에 천천히 밑으로 내리도록 교육시킨다. 환자는 수축 시 숨을 들여 마시고, 이완 시 숨을 내 뱉는다.

이러한 과정을 3번 정도 반복한 후에, 한번의 마지막 최대 수축을 하고 빠르게 이완한다. 그런 후에, 어깨를 흔들기 위해 6번 정도 양어깨를 위 · 아래로 빠르게 움직인다. 이 운동은 하루에도 여러번 일상 속에서 예를 들어, 신호등이 바뀌길 기다리는 차안에서, 전화 통화를 하거나 사무실에서 상담을 하는 중간 중간에, 또는 어떤 활동의 휴식시간에 하면 좋다.

이러한 운동은 긴장과 이것을 이완시키는 환자의 능력에 대한 인식을 둘 다 증가시켜 준다. 이렇게 훈련함으로서 매우 긴장되었을 때, 그 타이트함을 스스로 느낄 수 있기 때문에 이를 쉽게 스스로 이완시킬 수 있게 된다.

후두부(후두하 긴장) [Occipitals (Suboccipital Tension)]

적응증: 이 기법은 후두하 스트레스와 긴장, 지속적인 상경추 고정, 또는 척추 아탈구에 뛰어난 기법이다.

금기증: 일반적으로 사용하기에 안전한 기법이다.

적용 근육: 상경추에 대한 머리의 신전, 측굴, 그리고 회전에 관여하는 후두하 근육군으로서 대후두직근, 소후두직근, 하두사근, 상두사근으로 구성되어 있다.

환자의 위치: 바로 누운 자세를 취하고, 머리는 상경추에 대해 후방으로 신전시킨다(주의: 목 자체는 신전시키지 않는다. 단지 머리를 뒤로 기울려 턱이 천장을 향하도록 하여 후두와 환추 사이의 간격을 완전히 좁힌다).

치료사의 위치: 침대의 머리맡에 있는 의자에 앉는다(이 예에서는 환자의 약간 왼쪽에 앉는다).

접촉: 왼손은 후두골을 감싸 쥐어서 저항을 제공하고, 오른손은 머리의 움직임을 안내하기 위해 전두골의 상면에 댄다(치료사에 따라 양손의 위치를 바꾸는게 편하다면, 바꾸어도 된다).

절차: 후두근의 타이트함을 만들기 위해 턱을 들어 천장쪽을 향하도록 환자에게 지시한다. 이러한 자세는 목 전체를 신전시키기 보다는 환추/축추에 대해 단지 머리만을 후방으로 신전시키면 된다(그림 11-16).

치료사의 왼손은 후두에 대해 전두방향으로 저항을 가한다. 몇 초 후에, 환자는 턱을 흉골쪽으로 향해 1/3지점까지 천천히 움직인다. 그런 후, 1~2인치 정도 다시 뒤로 기울인다. 치료사가 저항을 약간 증가시킬 때 환자는 수축을 몇초간 더 유지하고, 그런 후에 2/3지점까지 천천히 움직이고, 이후 다시 1~2인치 정도 뒤로 기울인다.

흉골절흔을 향해 턱을 밀어 넣어 후두하근이 완전히 길어지게 될 때까지 이러한 과정을 몇번 반복한다(그림 11-17).

이 기법을 한번 더 실시한 후에, 마지막 수축을 위해 시작위치로 되돌아 온 후 빠르게 해리한다.

강화: 턱을 흉골절흔쪽으로 밀어 넣은 상태에서, 치료사의 왼손은 여전히 후두골을 감싸 쥐고 오른손은 전두골에 댄 상태에서 다음과 같이 지시한다: "내가 당신의 앞이마를 누르고 있는 동안, 당신의 턱이 흉골쪽으로 가려는 노력을 유지하시오."

후두하 근육에 니딩(kneading)과 마사지를 실시한 후에 이 기법을 종결한다.

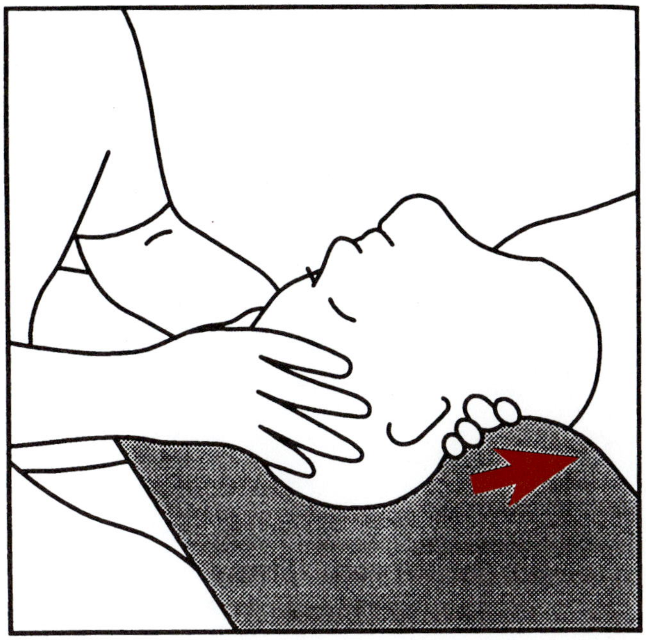

그림 11-16 후두부. 출처: J Dreaver, *Somatic Technique*, p 136, © 1997, ACA Press.

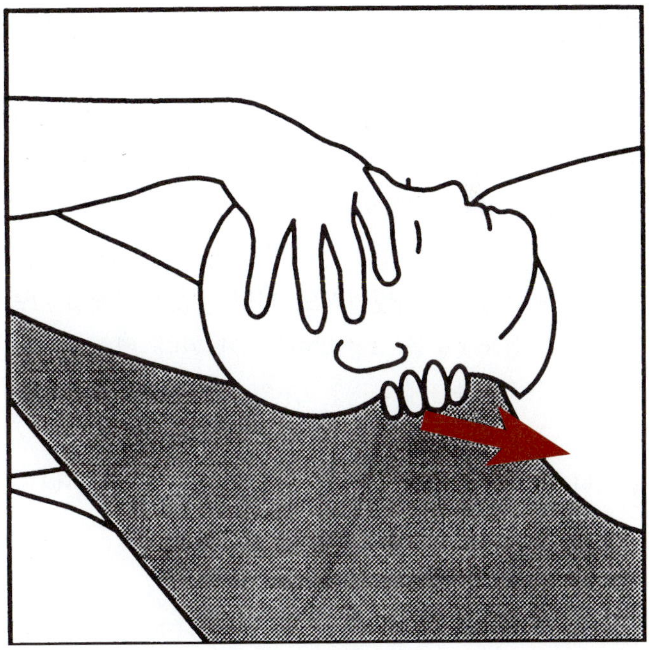

그림 11-17 후두부. 출처: J Dreaver, *Somatic Technique*, p 136, © 1997, ACA Press.

변화: (1) 이 기법을 위한 다른 방법은 양손으로 후두골을 감싸 쥐고 수행하는 방법이 있다. 치료사의 손가락으로 후두융선을 누름으로써 환자의 수축에 저항한다(이 기법을 할 때 주의해야 할 2가지 사항은 다음과 같다: 손가락이 후두융선에서 미끌어질 수 있으며, 때때로 손가락에 의한 압력이 환자에게 불편함을 유발 할 수 있다). (2) 근육의 긴장이 후두하 영역의 한쪽에서 더 증가되어 있다면, 환자의 머리를 긴장이 더 증가된 쪽을 향해 45° 정도 돌린 상태에서 이 기법을 그 부위에만 적용한다.

사례연구
CASE HISTORIES

체성기법과 관계된 특이할만한 몇몇의 사례들은 치료사들의 연수기간 동안에도 찾아볼 수 있다. 참석한 치료사들이 특정 근육군을 위한 실제적인 절차를 연습하고 있을 때, 그들의 파트너는 기법 수행의 방법에 대해 종종 물어본다. 이런 실습을 할 때, 흥미 있는 것은 환자 역할을 맡은 사람 중에 손상이나 문제 영역에 대해 호소하는 사람은 한 명도 없다는 것이다. 이러한 사람들은 운동-기억 상실(SMA)이 되어 제한된 가동범위, 근막의 단단함, 또는 일정한 통증 역치에 길들여진 사람들의 정확한 예가 된다. 이런 사람들은 신체의 자연스런 리듬과 움직임을 망각하게 된다. 심지어 이들이 건강 전문가일지라도, 만성 통증과 뻣뻣함 그리고 감소된 신체활동을 그냥 받아들이게 된다. 뻣뻣한 신체의 움직임이 자유롭게 움직일 수 있게 회복되면, 이 때 나타나는 즉각적이고 극적인 반응들을 환자 역할을 맡은 사람이나 연수 참가자가 직접 느낄 수 있게 해주어야 한다.

사례 1 (Case 1)

D.W.박사는 좋은 건강상태를 갖고 있다고 생각하는 43세의 남자다. 실기 세미나 첫날의 끝 무렵에 경추-견부 기법에 대해 공부하고 있었다. 이 기법은 목과 견부의 긴장이나 경련 특히 사경(torticollis)과 같이 편측성으로 오는 문제에 대해 치료하는 내용이었다. 세미나에 참석한 사람들은 각각 치료사와 환자의 역할을 맡아서 연습하였다. 환자 역할을 맡은 D.W.는 바로 누운 자세를 취했다. 그는 가장 일반적인 목의 움직임 외의 다른 움직임을 하락하려 하지 않았다. 치료사는 그에게 목에 대한 과거 병력이 있는지 아니면, 이 기법의 절차를 두려워하는 다른 이유가 있는지를 물어 보았다. 그는 다시 앉아서 9년 전의 수술에 대해 이야기하였다. 그는 경추의 오른쪽에 있는 림프선 전체를 제거하는 장시간의 수술을 받았다고 하였다. 그는 셔츠의 깃을 열어 보이면서 그가 말한 8인치의 수술자국을 보여주었다. "수술한 이후로 나의 목 근육은 지그재그 모양이 되었으며, 매 15분 정도씩 목 근육을 풀기 위해 노력해 왔다. 나는 어떠한 경감이라도 얻기 위해 모든 온갖 기구들을 사용하였다."

이 시점에서 체성기법이 그의 만성적인 경부긴장에 도움이 되는지를 알아보는 것은 흥미 있는 일이 될 것이다. 또한, 이러한 경우는 오래된 손상을 보호해 온 사람을 어떻게 다루어야 할지 연수과정에 온 사람들에게 소개할 기회가 된다. 9년 동안 자신의 목을 보호해온 환자와 신뢰를 쌓기 위해서는 시간이 걸린다. 힘든 점은 과거의 보호적 기억흔적(defended engram)이나 습득된 신체 패턴에 대한 정보를 얻는 것이다. 이러한 사실을 나타내는 모든 증거들은 수술후 외상에 근거한 감각-운동 기억상실(SMA)의 전형적인 예가 된다.

그의 병력에 대한 얼마간의 논의 후에, 그는 자신의 문제가 이번 연수과정을 통해 도움이 될 것이라고 이해하고 받아들이게 되었다. 기법은 신중히 사용될 것이며, 이와 유사한 많은 사례들이 성공적으로 검사되어 왔기 때문에 어떤 통증이나 부가적인 문제를 유발하지 않을 것이라는 것을 강조하였다.

처음, 머리의 움직임 동안 약간의 저항을 사용하였으며, 이를 몇 번 반복하였다. 이러한 것의 목적은 효율적인 기법에 필요한 특정 저항의 양을 찾기 위한 것보다는 환자의 믿음과 이완을 좀 더 관찰하기 위한 것이다. 견부와 목에서 뻣뻣함과 딱딱함이 천천히 감소되었다. 그후 중등도의 압력을 적용하다가, 나중에는 10파운드까지 증가시킨다. 이러한 패턴을 몇분간 더 계속했으며, 이후에 경부의 외측굴곡근은 길어지게 되었다. D.W.의 얼굴에서 경감의 표정을 읽을 수 있었다. 기법의 강화를 실시한 후에, 그는 일어나서 그 방을 걸어다니면서 목의 움직임이 쉽게 되는지를 검사하고 있었다. 그는 자신의 목근육에서 나타나는 일정한 타이트함을 경감시킬 수 없어 포기하려 했다고 거의 울먹이면서 연수 참가자들에게 말하였다.

연수 이틀째 날, D.W.는 자유롭게 목이 움직일 수 있는 것에 대해 감사의 표현을 멈출 수 가 없었다. 사후 논의에서 그가 잃어버렸던 정상적인 근육 긴장도를 개각성 할 수 있는 신호를 감각-운동피질에 계속적으로 제공할 수 있도록 가정 운동을 계속할 필요가 있다고 강조하였다. 그는 감각-운동 기억상실이 있었던 목근육에 짧아짐과 길어짐을 반복하는 규칙적인 가정운동 프로그램을 유지하는 것이 얼마나 중요한지를 이해하게 되었다. 그는 "어떤 것에 에너지를 더욱 불어넣을수록, 더욱 더 돌려 받게 된다"라는 격언에 동의하게 되었다.

사례 2 (Case 2)

P.L.은 또 다른 연수과정에 참석한 약간 과체중의 40세 여성이다. 그녀는 이전에 능형근의 이완을 위한 체성기법을 받기 위해 진단을 받았던 환자였다. 그녀의 치료사는 검사에서 어떤 양성의 소견이나 뚜렷한 수축을 감지하지는 못하였지만, 어쨌든 기법의 수행을 계속하였다. 치료사는 과도한 저항을 사용하지 않았으며 학습운동(learning exercise)으로서 근육이 짧아지고 길어지는 동작을 주로 수행하였다. 일련의 동작을 완성한 후에, P.L.은 오른쪽에 있는 흉근에서의 강한 통증을 호소하였다. 능형근에 대한 기법 적용 후에 증상을 악화시킬 수 있는 이전의 어떤 손상이나 오래된 통증이 있었는지를 물어보았다. 그녀는 "없습니다. 정말로 없습니다' "라고 단호히 대답하였다. 그녀에게 좀 더 검사와 평가를 받을 의향이 있는지 물어 보았다. 그녀는 망설이다가 잠시 후 동의하였다.

오른쪽 흉근에서의 긴장 상태를 검사하기 위해 치료대에 누워 기다리고 있는 동안, 그녀는 땀을 흘리기 시작하였다. 흉근을 가볍게 검사하고 있을 때, 그녀는 견부를 보호적 자세로 움츠리고 있었다. 그녀는 많은 땀을 흘리기 시작했고, 이와 동시에 손은 끈적거렸다. 그녀는 충격을 받은 사람의 전형적인 증상을 보이기 시작했다. 연수과정에 참석한 사람들에게 이러한 현상을 관찰할 수 있도록 일어나고 있는 일들에 대해 관심을 갖고 지켜보라고 지시하였다.

흉근에서의 통증을 조사하기 위해 환자인 P.L.에게 이러한 반응에 대해 숨겨진 내용이 있는지 천천히 물어 보았다. 그녀는 울기 시작했고, 5~6년 전에 자동차 사고를 당해 오른쪽 쇄골이 골절되었었다고 고백하였다. 여기서 이것이 운동-감각 기억상실(SMA)을 가진 사람들의 전형적인 예라고 연수과정에 참석한 사람들에게 설명하였다. 그녀는 매우 제한된 자신의 견관절이 정상이라고 생각하고 있었다. "나는 결코 개선될 수 없다고 생각했다. 이러한 것은 정형외과 의사가 나에게 말한 것이다" 라고 그녀는 말했다. 이것은 현재 생활의 일부로서 습관화되어, 영구적인 "동결견"이 되었다고 믿고 있었다.

그녀의 흉근이 수동으로 짧아지고 길어지는 과정을 느리고 매우 신중하게 시작하였다. 짧아지는 단계에서는 상완골이 내회전되고, 길어지는 단계에서는 외회전이 되도록 특별히 신중을 가하였다. 힘은 사용되지 않았으며, 물론 그녀도 수의적인 노력을 사용하지 말라고 지시하였다. 이러한 절차를 4-5회 실시한 후에, 길어지는 단계에서는 좀 더 능동적으로 참여하라고 격려하였다. 이제 그녀는 완전히 땀이 나서 그녀의 윗옷은 완전히 젖게 되었다.

그녀가 긴장하거나 힘을 너무 쓰지 않도록 대화를 계속 나누었다. 그녀에게 그녀가 기울이는 노력의 수준을 감소시키라고 지시하였다. 그녀는 약간 이완되었다. 운동피질로의 감각 되먹임의 양을 증가시키기 위해 만성적으로 수축된 근육에 천천히 약간의 저항을 좀 더 적용하였다. 그녀의 얼굴색은 변하기 시작했고, 입가에 미소를 띄기 시작했다. 그녀의 주름진 앞이마에서 근심이 사라져 깊은 이완이 오고 있음을 알 수 있었다. 외상으로 유발된 운동-감각 기억상실(SMA)의 신경근 재교육에서는 이러한 반응을 보인다. 그녀는 침대에서 내려와 어깨를 움직여 보면서 믿을 수 없다는 듯이 소리쳤다. "사고 때문에 내 어깨는 몇 년 동안 이처럼 움직일 수 없었다." 그녀는 울먹였다. "나는 이것을 믿을 수 없다. 정말 놀랍다."

다음날 아침 예전의 일에 대해 언급해달라고 그녀에게 요청하였다. 그녀는 쇄골이 부러진 일에 대한 얘기를 했다. 이때의 분위기는 일요일날 아침 기도하는 사람을 만났을 때와 거의 같았다.

"자동차 사고를 당해 응급실로 갔을 때, 그들은 나의 골절 부위를 고정하기 위해 부목을 대었다. 부목의 끈은 양어깨의 겨드랑이를 지나 단단히 묶었고, 이후 나는 집으로 돌아 왔다. 나는 학생이었고 여전히 집에서 살고 있었다. 3일 후 나의 어머니는 나에게서 악취가 난다고 목욕을 하라고 말하였다. 나는 부목이 젖지 않도록 최대한 노력하였다. 어머니는 냄새에 대해 매일 불평하였다. 나는 젖은 스펀지로 몸을 더욱 닦았다. 나의 겨드랑이 밑이 가렵기 시작했고 불쾌한 냄새가 난다는 것을 나는 인정했다. 나는 점검해야 할 것을 묻기 위해 응급실 의사를 두 번 방문했고, 두 번의 방문 때마다 부목은 사고났을 때의 재위치에 잘 놓여있다고 들었다. '걱정하지 마세요, 치유되는데 시간이 걸립니다,' 라고 간호사는 말했다."

연수에 참석한 사람들은 귀 기울여 그녀의 얘기를 듣고 있었다. 그녀는 지금 울고 있었다. 연수에 참가한 몇몇 여성들도 울고 있었다. 연수 모임 장소에서는 침묵과 공감이 가득했다.

"결국 나는 검사를 요청하기 위해 병원으로 갔고 다른 의사가 나의 겨드랑이 밑을 보았을 때, 괴저(gangrene)가 진행된 것에 대해 놀라 소리쳤다. 연부조직의 상태와 뼈의 감염이 얼마나 심각했으면 그들은 절단을 고려하기 위해 전문가를 불렀다." 그녀는 흐느껴 울었고 눈가를 계속해서 닦았다. "나는 너무 두려웠기 때문에, 어제 어떤 사람이 나에게 치료하려고 시도하는 것을 원하지 않았어요. 오늘 이러한 얘기를 하게 되어 너무 좋아요. 나는 나의 오른쪽 어깨를 움직일 수 있게 되었어요. 나는 통증이나 손상의 두려움이 없이 정말로 움직일 수 있게 되었어요."

연수가 끝난 이후, 그녀와의 대화를 통해 그녀의 개선된 상태를 유지하고 있으며 대뇌피질로의 감각-운동 정보입력을 유지하기 위해 몇가지의 단순한 가정운동을 계속하고 있음을 알 수 있었다.

사례 3 (Case 3)

또 다른 연수과정에서 있었던 사례이다. 참석한 어떤 한 치료사가 자신에게 검사를 받으러 왔던 어떤 환자를 연수과정에 데려와 치료할 수 있는지 물어 왔다. 그 환자의 이름은 B.R.이며 체성기법을 받으러 온 40세의 남자로서 직업은 측량기사이다. 연수 다음 날 아침 B.R.은 연수장소에 절뚝거리며 들어왔다. 그는 약간 과체중이었으나 일반적인 건강상태는 좋았다. 그는 요통으로 몇 달간 시달리고 있으며 현재 하지로의 심한 방사통으로 고생하고 있다. 그가 호소하는 부위는 왼쪽이었다. 그는 측량회사에서 일하고 있으며 그가 하는 일은 안좋은 지형을 걸어다니기 때문에 증상을 악화시키고 있었다.

왼쪽 다리에 대한 검사를 짧게 하였다. 체간의 외측굴곡근인 요방형근, 외복사근, 내복사근(이러한 근육은 장골-액와 기법으로 해결됨)의 수축을 검사하기 위해, 환자에게 왼쪽 장골릉을 왼쪽 겨드랑이 쪽으로 들어 올리라고 지시하였다. 그는 왼쪽 근육을 사용한 어떠한 움직임도 할 수 없었으며 단지 오른쪽에서의 최소 움직임만이 나타났다. 하지로의 방사통은 장골-액와 기법에서의 금기증이기 때문에, 관계 근육의 짧아짐과 길어짐을 수동으로 적용하여 매우 부드럽게 절차를 시험적으로 실시하였다. 3번을 실시한 후에 통증의 증가가 없고 약간의 운동조절 개선으로 움직임이 좀 더 나타나려고 할 때, 능동으로 수축하라고 B.R.에게 지시하였고, 그 후 왼쪽의 근육이 길어지게 하려는 시도를 시작하였다. 그는 이러한 과정에 몰두하였으나 움직임을 수행할 수는 없었다. 이러한 사항은 운동-감각 기억상실(SMA)의 또 다른 사례가 된다. 그는 자신의 근육을 수의적으로 수축시키거나 길어지게 하는 능력을 상실하였다. 이 사람의 예는 연수과정에 참석한 사람들에게 관심의 대상이 되었으며, 참석자 자신의 환자들에게서 나타났던 유사한 사례를 이해하는데 도움이 되었다.

5분 동안의 지도와 기법 적용 후에, B.R.은 체간 외측굴곡근에서의 개선된 운동조절의 징후들을 보이기 시작했다. 그가 갖고 있는 통증에 대한 치료의 효과를 보기 위해 치료대에서 내려오라고 지시하였다. 그는 환하게 미소지으며 훨씬 느낌이 좋아졌다고 말하였다. 문제의 핵심이 만성적으로 수축된 요방형근에 있는지를 결정하기 위해 다른 기법이 환자에게 사용되지는 않았다. 때때로 간편한 것이 최상인 경우가 있다. 사후평가를 위해 4시간 뒤에 다시 올 수 있는지 B.R.에게 물어 보았다. 그는 동의했고 쇼핑센터를 걸어다닌 후에 연수장소에 다시 나타났다. 그는 다시 오기로 약속한 시간의 1시간 전부터 다시 타이트해지기 시작했다고 말하였다.

그는 다시 치료대에 누웠고 문제가 되는 쪽에 대해 장골-액와기법을 3번 더 받았다. 그는 확실히 개선된 운동조절을 보여 주었으며 체간 외측굴곡근에 대한 3번의 치료 후에 요추에서의 이완과 편안함의 느낌을 보고하였다. 그는 다리 통증이 사라졌다고 덧붙었다. 최근에 요추에 대한 도수치료를 한 적이 있는지 담당 치료사에게 물어 보았다. B.R.의 치료사는 환자의 근육이 너무 수축되어서 요추에서의 어떠한 움직임을 얻는데 실패했다고 말하였다. 연수가 끝난 이후, 요추의 조정(adjustment)을 시도하기 위해 치료사는 환자를 불렀다. 놀랍게도 치료사는 요추의 가동기법을 성공적으로 적용할 수 있었다. 환자는 많이 이완되어 있었고, 허리를 굽혀 발까지 내려갈 수 있었으며, 춤을 출 수 있을 것처럼 보였다.

이후 이 치료사와의 대화에서 양쪽 체간 외측굴곡근들을 능동적으로 짧게 하고 길어지게 하는 가정운동을 처방하였기 때문에 B.R.은 계속적인 개선이 느끼고 있다고 말하였다.

참고문헌

1. Hanna T. *Somatics: Reawakening the Mind's Control of Movement, Flexibility and Health.* Reading, MA: Addison-Wesley; 1988.
2. Juhan D. *Job's Body: A Handbook for Bodywork.* Barrytown, NJ: Station Hill; 1987.
3. Hanna T. Clinical somatic education: a new discipline in the field of health care. *Somatics: Magazine-Journal of the Bodily Arts and Sciences.* Autumn-Winter 1990–1991;8(1):7.
4. Schafer RC. *Clinical Biomechanics: Musculoskeletal Actions and Reactions.* Baltimore: Williams & Wilkins; 1987.
5. Brooks VB. *The Neural Basis of Motor Control.* New York: Oxford University Press; 1986.
6. Mitchell S. *Tao Te Ching: A New English Version.* New York: Harper & Row; 1988.
7. Evejenth O, Hamberg J. *Muscle Stretching in Manual Therapy.* Stockholm, Sweden: Alfta Rehab Forlag; 1985.
8. Guyton AC. *Textbook of Medical Physiology.* 6th ed. Philadelphia: W.B. Saunders; 1981.
9. Lewit K. *Manipulative Therapy in Rehabilitation of the Locomotor System.* Oxford, England: Butterworth-Heinemann; 1991.
10. Liebenson C. Active muscular relaxation techniques. *J Manipulative Physiol Ther.* 1989;12:453.
11. Korr IM. Proprioceptors and somatic dysfunction. *J Am Osteopath Assoc.* 1975;74:640–649.
12. Janda V. Muscles and motor control of low back pain. In: Twomey LT, Taylor JR, eds. *Physical Therapy of the Low Back.* New York: Churchill Livingstone; 1987.
13. Korr IM. The spinal cord as organizer of disease processes: some preliminary perspectives. *J Am Osteopath Assoc.* 1976;76: 34–45.
14. Little K. Toward more effective manipulative management of chronic myofascial strain and stress syndromes. *J Am Osteopath Assoc.* 1969;68:675–685.

제 12 장

근육 불균형과 촉진 후 신장
(Muscle Imbalance and Postfacilitation Stretch)

Vladimir Janda[1]에 따르면, 이동 시스템(locomotor system)에서의 통증은 전체적인 운동계 내에서의 기능부전과 항상 관계된다. 대부분의 통증성 병변은 국소적인 원인에 의해 발생되는 것은 드물며 대개 근육계와 중추신경계(CNS) 둘 다 연관된다는 것을 이해하고 있어야 한다고 Janda는 말하였다. 통증이 단 몇 일만 지속되더라도 전체적인 운동계는 이러한 통증에 적응되기 때문에, 국소적인 기능부전은 광범위한 병변의 발현으로 이해되어야 한다. 흔히 상체에서의 통증은 하체의 일차적인 기능부전 때문이다. 말초(관절)에서의 모든 변화는 중추신경계에서의 적응과정에 영향을 미친다. 뇌는 반응을 나타내기 전에, 기능부전이 통증이 있건 통증이 없던 간에 관계없이 말초구조에서 올라온 모든 정보들을 해석할 것이다. 무통성 또는 통증성 기능부전은 근수축의 질에 영향을 미치는 손상된 고유수용성 정보의 원인이 된다. 근골격계와 중추신경계는 하나의 기능적 단위이다.[1]

이 장에서는 운동계 분석의 중요 단계(즉, 근육 불균형), 자세와 운동패턴에 대한 근육 불균형의 영향, 그리고 마지막으로 촉진 후, 신장을 통한 타이트한 근육의 치료에 대해 다룬다. 이러한 분석과 치료는 만성적인 요통의 수수께끼에 대한 해답들 중의 하나를 제시하게 된다.

이 장에서의 진단과 치료적 절차는 Janda에 의해 개발된 것이다. 많은 정보들은 Janda에 의해 제시된 세미나의 강의 노트에서 나온 것들이다.[1]

환자의 초기 진단은 대개 환자가 언급한 급성 증상들에 근거하고, 치료는 즉각적으로 통증을 경감시키기 위해 사용된다. 그러나, 치료사의 중요 의무는 발생된 급성 증상의 배경을 이해하기 위해 전체 운동계의 기능부전을 평가해야 하는 것이다. 불행하게도, 임상에서는 이러한 단계가 무시되거나 충분히 강조되지 않아 왔다. 만성 통증 증후군은 대뇌피질(두정엽의 감각피질)에 고정된 말초 통증 패턴의 중심화(centralization)이다. 오늘날 중추신경계 기전에 영향을 미칠 수 있는 몇몇 방법들이 있다. 흔히 우리는 통증 패턴의 중심화를 늦추는 데에만 관여해 왔으며, 이러한 방법들은 치료적 결과를 얻기 위한 대부분의 접근법들에서 사용되어 왔다. 최근의 연구에 따르면, 임상에서 볼 수 있는 요통 환자들의 90%는 3개월 이내에 통증이 없어진다는 이전의 개념은 사실이 아니라고 지적하고 있다.[2] 치료 후 1년에 대부분의 환자들(82%)은 요통을 다시 갖게 된다고 보고되고 있다.[2]

만성화에 대한 전체적인 치료는 근육계의 균형을 잡기 전에 가능한 많은 최대 관절 운동(가동기법과 도수교정을 통해)의 회복과 확실한 통증의 감소가 있은 후에 시작되어야 한다.[3] 근육의 균형을 성취한 후에, 무의식 상태에서도 자동적으로 보행, 자세, 그리고 협응을 개선시킬 수 있도록 고유수용성 자극이 주어지게 된다(그림 12-1). 이러한 단계는 이 장의 끝에서 짧게 언급된다. 움직임 패턴과 자세의 재교육에 대한 또 다른 마지막 단계에 대해서는 이 장에서 언급되지 않는다.

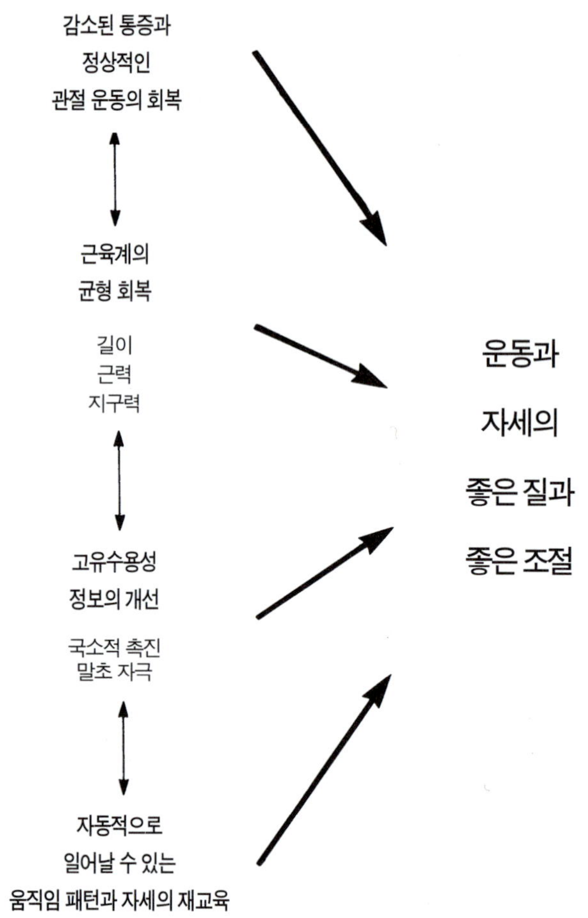

그림 12-1 좋은 운동조절을 성취하기 위해 사용되는 치료적 방법들. 완전한 재활을 얻기 위해서는 하나 또는 그 이상의 치료적 방법들이 요구된다. 출처: L.T. Twomey and J.R. Taylor, *Physical Therapy of the Low back*, p. 273, © 1987, Churchill Livingstone.

근육 불균형
MUSCLE IMBALANCE

근육 불균형이란 어떤 근육이 단축/타이트하며 과활동되거나 약화되고 억제되는 경향을 발한다. 이러한 경향은 흔하게 일어나며 특정 근육에서 발생된다. 자세성 항중력 느린 연축 근육들(postural antigravity slow-twitch muscle)은 타이트해지는 경향이 있는 반면, 위상성 빠른 연축 근육들(phasic fast-twitch muscle)은 약화되는 경향이 있다(표 12-1).[1] 이러한 "자세성 근육들"은 보행동안에 특히 중요하게 되는데, 이러한 근육들은 보행주기의 단하지 지지기(85%) 동안 주로 중력에 대항하기 위해 기능하게 된다.[4,5] 흔히 단축된 근육의 길항근에는 약화가 있다(Sherrington

표 12-1 근육군의 기능적 분류

타이트해지기 쉬운 근육 (자세성 근육)	약화되는 쉬운 근육 (위상성 근육)
비복근	비골근
후경골근	전경골근
짧은 고관절 내전근들	내측광근과 외측광근
슬괵근	대둔근, 중둔근, 소둔근
대퇴직근	복직근
장요근	전거근
대퇴근막장근	능형근
이상근	하승모근
부척추 요추 신전근들	짧은 경추 굴곡근들
요방형근	상지의 신전근들
대흉근	사각근
상승모근	
견갑거근	
흉쇄유돌근	
상지의 굴곡근들	

출처: G.A. Jull and V. Janda, Muscles and Motor Control in Low Pack Pain: Assessment and Management, in *Physical Therapy of the Low Back*, L.T. Twomey and J.R. Taylor, eds., p. 253, © 1987, Churchill Livingstone.

의 상반지배의 원리).[6] 이런 중요한 사실을 통해 약화된 근육을 위한 운동을 처방하기 전에 짧게 단축된 근육들을 평가하고 치료하는 것이 중요하다는 것을 알 수 있게 된다. 흔히 억제된 근육은 타이트한 근육이 정상화된 후에 자발적으로 근력이 회복된다. 따라서 약화는 반드시 운동 부족으로 유발되는 것이 아니라 신경학적으로 억제되어 나타날 수도 있다. 물론, 무용(disuse)에 의해 약화가 되었다면 근력강화가 필요하게 된다. 따라서, 근력 훈련을 시작하기 전에 근육의 타이트함과 신경학적으로 억제된 근육(다음에 나오는 움직임의 패턴: 정상과 비정상적인 순서를 참조)을 결정할 필요가 있다는 것을 이해하는 것은 중요하다.

검사자는 근육을 촉진시킴으로써 근육이 억제되어 있는지를 검사할 수 있다(움직임 패턴에 나오는 고관절 신전 참조).

병리적인 대뇌성 경직 상황을 갖고 있는 환자들과 골관절계의 손상이나, 나쁜 자세와 통증성 요통을 갖고 있는 사람들 사이에는 타이트나 약화를 갖는 근육들의 유사성이 있다. 이러한 관점으로 볼 때, 경직성 증후군(spastic syndrome)은 다른 근육군들과의 생리적 관계에 대한 최후의 표현이라고 말할 수 있다.

근육의 타이트 또는 단축
MUSCLE TIGHTNESS OR SHORTENING

근육의 타이트/단축에 대한 다양한 원인이 있다. 아마도 가장 흔한 원인은 만성적인 과사용이나 손상 그리고 그로 인한 근육 탄력성의 변화이다.[8] 다양한 움직임을 방해하는 부적절한 자세와 좌식의 생활습관(sedentary lifestyle) 또한 원인이 될 수 있다. 결합조직은 짧아진 위치에 놓이면 단축되는 경향이 있다. 스트레스, 제한된 움직임 그리고 만성적인 피로는 결국 근육 불균형을 초래하게 되어 중추신경계 운동 프로그램화에 영향을 미치게 되고, 이로 인한 움직임 패턴의 변경은 불균형을 지속시키게 된다. 관절로부터의 구심성 정보에 문제가 있기 때문에, 근육은 타이트와 단축 또는 억제와 약화로 반응하게 된다. Wyke[9]는 유해수용기와 기계적 수용기의 영향에 따른 관절낭의 반사발생의 결과는 분절적으로 그리고 분절간으로 근육의 긴장도에 영향을 미치게 된다고 언급하였다. 통증에 의한 만성적인 근긴장의 증가는 결국 만성적인 근단축을 초래하게 된다.[10]

근육의 타이트와 근경련(muscle spasm)은 같은 상황으로 고려되지는 않는다. 타이트함은 비대성 결합조직의 증식에 의한 것이다. 타이트한 근육은 가만히 있게 되면, 더 단축되고 수동이나 능동적인 방법을 통해 정상 길이로 신장될 수 없게 된다. 근육의 단축은 어떤 자발적인 전기적 활성을 보이지 않게 되는데, 이는 신경계와 능동적인 근수축에서의 활동이 결여되어 있음을 나타내는 것이다. 단축은 회백수염과 같이 길항근군에서의 상대적 근력 변화나 신경 손상 후에 발생할 수 있다. 타이트한 근육의 수동신장이나 길항근의 수축 동안, 관계된 관절에서의 완전한 가동범위는 타이트한 근육에 의해 일어나지 않게 된다. 이러한 것은 타이트한 근육을 측정할 때 나타날 수 있다. 단축된 근육은 휴식 시 관절이 비정상적인 위치에 놓이게 되는 원인이 된다(슬괵근에 의한 굴곡된 슬관절 또는 대퇴직근이나 요근에 의한 굴곡된 고관절). 타이트한 근육은 자발적인 통증을 초래하지는 않으나 촉진 시 압통은 유발하게 된다. 타이트함의 초기 단계에서는 근력의 증가가 있으나, 시간이 지남에 따라 정상 섬유들이 비수축성 조직들로 대체되기 때문에 근력은 감소하게 된다. 흔히 신장치료 후에 타이트한 근육에서의 빠른 근력 회복과 그 길항근에서의 자발적인 근력회복이 일어나 좀 더 정상적인 움직임 패턴을 허락하게 된다.

타이트한 근육은 낮아진 자극 역치를 갖게 되는데 즉, 정상적으로 억제되어야 할 때의 운동에서 조차도 쉽게 활성하게 된다. 근전도 연구에서, 타이트한 척추기립근을 갖고 있는 환자가 윗몸 일으키기를 통해 약화된 복근들을 강화시키려고 시도한다면, 이는 사실 타이트한 척추기립근을 강화시키게 되고, 약화된 복근의 강화는 거의 불가능하게 만든다는 것을 보여주었다.

위상성 근육들은 저긴장, 억제, 그리고 약화되는 경향이 있다. 이러한 근육들은 비활성되고 위축되는 경향이 있다. 이 근육들은 대부분의 움직임 패턴에서 쉽게 활성되지 않으며 정상적인 움직임 패턴의 순서를 변화시킨다.

움직임 패턴의 변화를 만드는 근육의 타이트와 약화의 결합은 관절의 생체역학을 변경시켜 이차적인 퇴행성 변화를 유발하게 된다. 만성적인 근육의 타이트함에 의해 제한된 관절 가동범위를 갖고 있다면, 이차적으로 관계된 관절 과운동성의 문제를 발생시킬 수 있다.

흔하게 일어나는 근육 불균형 증후군들
COMMON MUSCULAR IMBALANCE SYNDROMES

골반 교차 증후군 (Pelvic Crossed Syndrome)

골반 교차 증후군(그림 12-2)은 단축된/타이트한 고관절 굴곡근들(주로 장요근, 약간의 대퇴직근)과 요추 기립근 그리고 약화된/억제된 둔근과 복근들 사이의 불균형이 특징이다. 타이트한 고관절 굴곡근들은 약간의 고관절 굴곡, 골반의 전방경사, 그리고 추간판의 후방부위에 대한 압력의 집중과 전방부위 압력의 감소를 유발하는 요추의 증가된 전만을 유발하게 된다. 이것은 요추 면관절의 움직임 방해, 추간판의 후방에 대한 압력의 분포 증가, 그리고 이에 따른 이 영역에서의 퇴행을 유발하게 된다. 이러한 불균

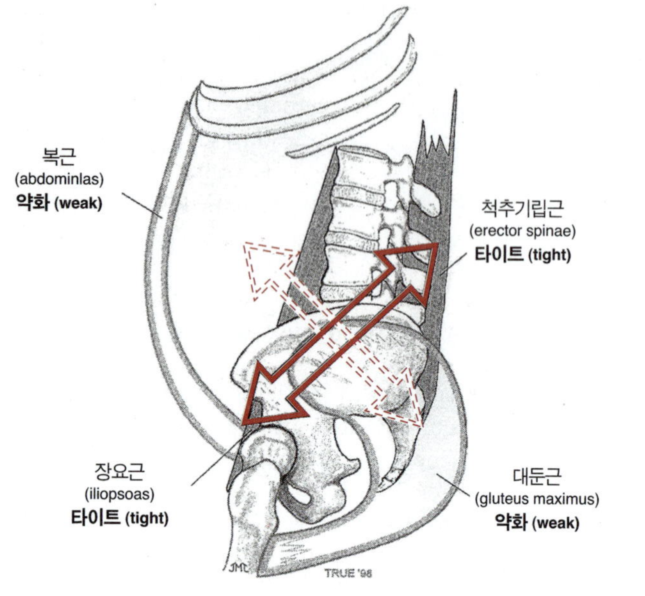

그림 12-2 골반 교차 증후군. 출처: Copyright © 1998, Jerome M. True, DC.

형은 특히, L5–S1 영역에 과도한 스트레스를 주게되어 과운동성, 자극, 그리고 통증을 유발하게 된다. 슬괵근은 골반경사를 감소시키고 약화된 근육을 보상하기 위해 이 증후군에서는 흔하게 타이트해진다. 증가된 전만과 골반경사는 정적인 상태에서의 시각적 평가(자세성 근육 평가 참조)와 보행 분석을 통해 확인할 수 있다.

동적인 상황에서 타이트한 척추기립근과 장요근 그리고 약화된 둔근들은 보행 동안 고관절 신전의 패턴을 변경시킨다. 타이트한 요근은 고관절 신전의 감소를 초래한다. 가동성 관절이 신체에서 정상적인 기능을 수행하기 위해서는 그 관절보다 위쪽에 고정점이 있어야 한다. 정상적인 고관절 신전을 수행하기 위해서는 골반은 원래 고정되어야 한다. 그러나 골반 증후군에 있어 고관절이 신전하기 위해서는 골반의 전방경사를 증가시켜야 한다. 증가된 골반의 전방경사는 정상적인 고관절 신전을 수행하는데 필요한 고정점으로서 더 이상 기능하지 못하게 된다. 하위요추는 골반을 위한 고정점으로서 작용하여야 하는데, 보행동안의 골반 전방경사는 L4와 L5 분절의 과운동성을 유발할 것이다. 하위요추가 더 이상 골반을 위한 고정점으로서 작용할 수 없기 때문에, 새로운 고정점이 하위흉추/상위요추에 영역에 만들어져야 한다. 운동 시 촉진해 보면, 하위 요추에서의 과운동성과 하위흉추/상위요추의 저운동성 보일 것이다. 이러한 비정상적인 동작 패턴은 엎드린 자세에서의 고관절 신전 검사를 해보면, 하위요추 영역을 대신한 흉요추 영역에 있는 근육의 과활동을 확인할 수 있다(후반부에 논의됨).

협력근인 타이트한 장요근은 약화된 복근들을 위해 대신 작용하기 때문에, 바로누운 자세에서 앉은 자세로의 윗몸 일으키기 움직임 패턴은 타이트한 장요근과 약화된 복근들에 의해 변경될 것이다.

중둔근의 약화와 동측에 있는 요방형근 그리고/또는 대퇴근막장근의 타이트함은 외측 요천추의 역학을 변경시킬 수 있기 때문에 보행, 선자세, 그리고 고관절 외전의 정상적 패턴에 영향을 미친다. 중둔근의 안정화가 없다면 보행 동안 외측이동이 있을 것이며 환자는 대퇴근막장근과 장경인대에 완전히 의존하게 된다. 타이트한 요방형근은 보행 동안 골반 거상의 증가를 유발할 수 있다. 골반의 사선위치와 측방경사가 증가하게 된다.

견부(근위부) 교차 증후군 [Shoulder (Proximal) Crossed Syndrome]

견부(근위부) 교차 증후군에 있어(그림 12-3), 타이트한 근육은 대흉근, 소흉근, 상승모근, 견갑거근, 그리고 흉쇄유돌근(SCM)이다. (교근, 측두근, 악이복근, 경부의 직근들, 그리고 복사근들과 같은 근육들도 타이트해진다.) 약화 그리고/또는 억제되는 근육은 견갑골의 하위 안정자들(전거근, 능형근, 중승모근, 하승모근), 심부의 경부 굴곡근들, 설골상근, 그리고 악설골근이다. 사각근의 타이트함은 드물게 나타나며, 대개는 약화되거나 경련이 발생한다. 견부의 거상과 전인 그리고 두부전방자세(심부 경부 굴곡근들의 약화와 흉쇄유돌근의 타이트) 와 같은 특징적인 자세가 발생된다. 짧은 경부의 신전근들의 타이트함에 의해 두개경부 영역에 과잉스트레스(과신전)가 발생하여 C1의 후방아치에 통증을 유발하고, 경부 신전근들의 정지부에 압통을 유발하게 된다.[12] 과잉스트레스가 발생되는 두 번째 영역은 C5/C6에서 T4까지의 영역에서 나타난다. 2가지의 흔한 비정상적 경추 만곡이 발생하는데, 하나는 C4까지의 상위 경추에서는 전만이 증가하고, C5이하로는 후만

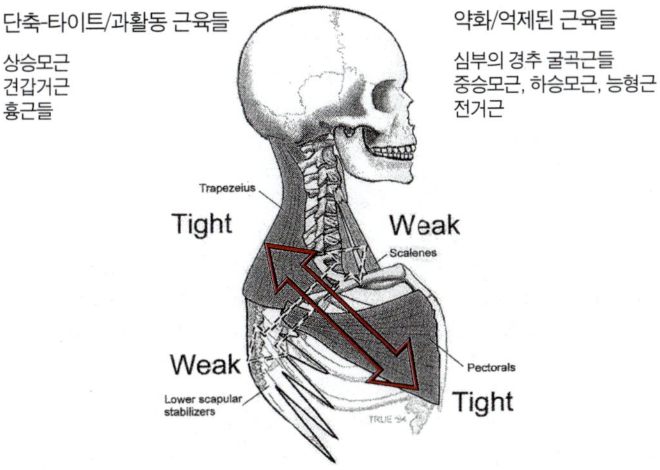

그림 12-3 견부 교차 증후군. Copyright © 1994, Jerome M. True, DC.

이 발생하는 만곡이며 두 번째 만곡의 유형은 C5가 정점이 되는 경추 전체의 전만이다. 이러한 근위부 증후군은 경부와 견부의 기능부전과 관계 있다. Perry[14]는 평균적인 관절(glenoid fossa)와의 정렬은 5° 하방을 향하고 있다고 말하였으나, Basmajian과 Deluca[13]에 따르면, 관절와의 경사는 약간 상방, 전방, 그리고 외측을 향하고 있다고 말하였다. 그러나 견갑골 하위 안정자들의 약화나 불안정성이 있다면, 팔이 체간 옆에서 중력 부하를 받거나 견갑골이 거상하게 되면 견갑골은 익상견갑(winging)과 함께 외전되고 회전되며 관절와의 축은 비교적 좀 더 수직이 된다. 관절와 아래쪽으로의 증가된 상완골두 활주는 상관절낭의 긴장을 증가시키고, 삼각근 후섬유와 극상근의 타이트함을 증가시키게 된다.[13] 극상근과 삼각근의 활동이 증가되면, 반사적으로 견갑거근과 상승모근을 더 활동하게 만들어 정상적인 견갑골 회전을 회복하려고 한다. 증가된 견갑거근과 상승모근의 활동은 역으로 경부와 견부 영역에 영향을 미치게 된다.

견부와 경부 영역에 있는 근육들은 안정화 기능을 갖고 있다.[12] 상지의 거상은 고정점을 필요로 하는데 관계된 근육에 문제(상승모근과 견갑거근의 과활동)가 있기 때문에 고정점은 머리와 목으로 이동하며, 이것은 경추에 부가적인 스트레스를 유발하게 된다. 증가된 상승모근의 타이트함은 경추의 반대측 회전을 유발하게 되는데, 머리의 수평과 고정된 위치를 유지하기 위해 반대측 상승모근이 활동하게 된다. 따라서, 양쪽의 상승모근들은 결국 타이트해지게 되어 경추와 반대측 견부도 연루되게 된다.

층 증후군 (Layer Syndrome)

층 증후군(그림 12-4)은 앞서 언급한 두 증후군의 결합형이다. 아마도 이것은 광범위한 근육 불균형을 나타내는 가장 비정상적인 형태일 것이다.[1] 환자를 뒤쪽에서 관찰해 보면, 양측이 똑같이 감소되어진 근육들과 비대해진 근육들이 이루는 연속적인 층들을 관찰할 수 있을 것이다. 슬괵근은 비대해 보이고, 둔근들과 하위 요추 주위 신전근(L3에서 L5)들은 감소해 보이며, 흉요추(L2에서 T9)에 있는 근육들은 비대해 보이고, 중위와 상위 흉추 근육들(하위 견갑골 안정자, 즉 능형근과 중승모근)은 감소해 보이며, 경추 기립근 · 상승모근 · 견갑거근은 비대해 보인다. 이러한 증후군은 경추, 흉추, 그리고 요추 영역에서의 증후군들 때문이다. 환자를 앞에서 관찰해 보면, 감소된 복직근과 복횡근이 나타난다. 복사근의 과활동은 복직근들 중의 어느 한쪽에 나타난 홈(groove)을 보면 알 수 있다(자세성 근육 평가 참조).

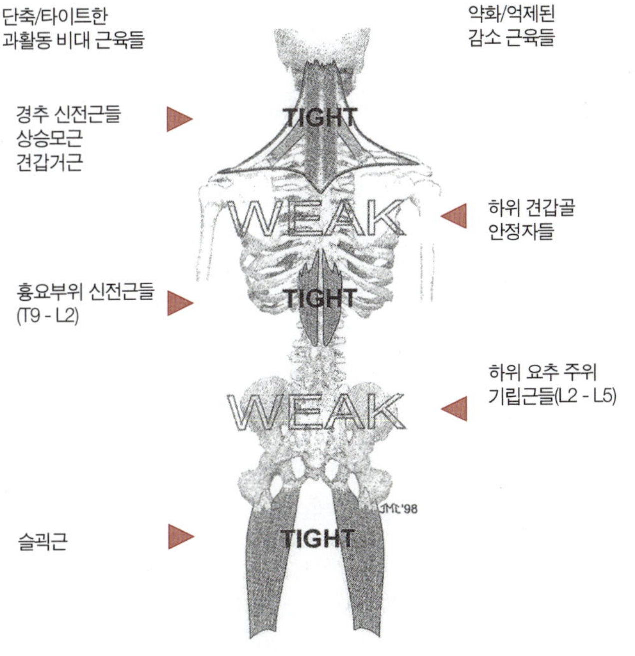

그림 12-4 층 증후군. Copyright © 1998, Jerome M. True, DC.

자세성 근육 평가
POSTURAL MUSCLE EVALUATION

자세성 근육 평가의 목적은 환자 근육의 기능에 대한 전반적인 관찰을 얻기 위한 것이다. 이러한 평가는 근육의 관점에서 습관적인 자세를 관찰해야 하기 때문에 급성 단계 이후에 수행되어져야 한다. 이러한 평가를 통해 위에서 언급된 특정 증후군이나 특정 타이트함과 약화를 지적하게 된다. 또한 단축된 근육에 대한 평가의 지침으로도 사용될 수 있다. 과활동과 타이트 또는 약화와 억제를 나타내는 표층 근육들의 크기 그리고/또는 형태를 평가하는 것은 중요하다(그림 12-2, 12-3, 12-4). 시진을 통해 표층 근육들의 관찰 외에도 검사를 통한 심부 근육들의 측정도 수행되어야 한다.

후방에서의 환자 관찰(Observation of the Patient from Posterior)

골 반

시상면 내에서의 전후(AP)경사 증가는 골반 교차 증후군에서 제시한 불균형을 나타낸다. 정적인 자세에서 관찰할 때, 불균형이 타이트한 장요근과 약화된 둔근들 사이에서 주로 나타난다면 전만의 깊이와 짧아짐을 살펴봐야 한다. 불균형이 타이트한 척추기립근과 약화된 복근들 사이에서 나타난다면, 얕아지고 더 길어진 전만이 흉추 영역까지 확장되었는지를 살펴보아야 한다.

골반의 측방 이동은 급성 또는 만성의 요추 문제나 하지 길이의 차이에 의해 유발될 것이다. 타이트한 이상근은 하지를 더 길어지게 하는 반면, 대퇴근막장근, 내전근, 장요근, 또는 요방형근의 타이트함은 하지를 더 짧아지게 할 것이다.

장골의 비틀림(torsion)은 천장관절의 기능부전과 관계있다. 차단(blocked)된 쪽 천장관절에 있는 근육들 중 대둔근은 약화를 보이고, 이상근과 장요근은 증가된 긴장을 대개 보인다. 반대측 쪽에 근육들 중, 중둔근은 대개 약화의 소견을 보인다.[1]

골반의 회전이 있을 때, 이상근의 단축/타이트를 살펴봐야 한다.

가자미근

가자미근(soleus)이 정지하는 종골건(tendocalcaneum)의 내측면에 융기가 있는지 관찰해 본다. 이 영역에 위축이 있다면, 오래된 족관절 염좌나 S1의 탈신경지배 때문일 것이다.

내전근

내전근(adductor)(치골근, 단내전근 — 일관절 근육들)은 대퇴 내측 근위 1/3 지점 내에 있는 근육들이다. 치골근의 단축은 길항적 관계에 있는 중둔근의 약화와 연관이 있다. 이관절 근육인 박근 또한 단축되는 경향이 있다. 원래 이 근육은 대퇴의 내측에서 직선으로 지나간다. 타이트나 경련에 의해 내전근들이 단축된다면, 고관절이나 치골결합에서의 문제 또는 골반의 비틀림(torsion)을 나타내게 된다. 방사선으로 관찰해 보면, 동측의 치골이 낮아져 있음을 알 수 있다.

슬괵근

슬괵근(hamstring)은 큰 크기의 부피를 갖고 있는 근육으로서 이 근육의 타이트는 같은 쪽 대둔근의 약화를 보상하기 위한 것이다.

대퇴근막장근

대퇴근막장근(tensor fascia latae)은 근위 대퇴의 외측면에서 편평하거나 구(groove)의 형태로 관찰된다. 대퇴근막장근의 비대는 전상장골극의 바깥면을 벗어난 곳에서 관찰된다. 정상적인 대퇴근막장근은 육안관찰이 되는 얇은 근육이다. 이 근육의 편평함은 남자에게는 정상이지만, 여자에게는 비정상이다. 이 근육에 명확한 구가 보인다면, 남녀 모두 비정상이다. 장경인대의 타이트함은 하방으로 계속된 외측구가 있거나 슬개골의 외측 이동이 있음을 나타낸다.

대둔근

원래 대둔근(gluteus maximus)은 대칭적이고 둥근 라인이 잘 형성되어 있으며 단단하다. 이 근육에 긴장저하가 발생되면 편평해지거나 늘어진다. 층 증후군에 있어 둔부는 체간에 비해 양측성으로 작게 보인다.

대둔근의 약화는 다음과 같은 사항들과 연관이 있다.

- 고관절 신전의 상실. 이것은 아마도 타이트한 장요근

에 의해 유발될 것이다〔완전한 고관절 신전을 성취하기 위해 환자는 "눈속임(trick)" 움직임 즉, 고관절 신전 동안 과다 전만증(hyperlordosis)〕.

- 골반 교차 증후군
- 천장관절의 문제: 차단된(blockage) 쪽에 있는 대둔근의 약화
- 고관절 병리(대둔근의 저긴장성이 고관절 내회전과 함께 나타난다).
- 고관절 내회전을 유발하는 편측 장골의 전방 회전에 의한 다리 길이의 차이. 이것은 그 쪽에 있는 대둔근의 약화에 의해 초래된다.

척추기립근

요추에서 흉요추 부위까지의 척추기립근(erector spinae)을 좌우로 비교해 본다. 양측 사이의 크기에 차이가 없다면, 어느 쪽이 더 높은 근복을 갖고 있는지를 찾는다. 한쪽이 좀 더 돌출되어 있다면, 과활동/타이트함을 갖고 있는 것을 나타내는 것이다. 편평한 요추 근육들과 관계된 흉요추 근육들의 우세는 하위 요추 분절들의 안정화가 나쁘다는 것을 나타낸다.[1]

척추기립근에 국소적인 구(groove)가 있는지 살피는데, 특히, L4나 L5 분절의 외측에 있는지 관찰한다. 환자에게 선자세에서 팔을 90° 전방으로 뻗게 한다. 요추 근육에서 국소적인 수평의 구가 나타나면서 그 구의 깊이가 깊어진다면, 협응의 감소와 억제된 척추기립근의 징후를 의미하게 되는데, 이것은 척추에서의 미세한 운동조절이 상실되었음을 나타낸다. 이러한 소견은 환자 상태의 예후가 좋지 않다는 증거가 된다.

견갑골 사이에 있는 근육

견갑골 사이에 있는 근육(능형근, 중승모근, 하승모근)은 대개 약화/억제된다. 견갑골 하연과 극돌기 사이의 거리 증가와 함께 견갑골 사이에 있는 공간의 편평함과 움푹 들어감이 있다. 또한 견갑골 사이의 거리 증가는 대흉근의 타이트함을 나타낸다. 견갑골에 익상이 나타난다면, 견갑골의 고정 또는 안정화가 어떤지 알아보기 위해 전거근을 이용한 밀기를 시도한다. 견갑골이 쉽게 밀린다면, 검사자는 전거근의 약화를 결정할 수 있다.

상승모근

경부와 어깨 사이의 선은 고딕풍 성당의 탑처럼 경부쪽을 향해 일직선으로 뻗어있다. 타이트함은 경추 주위의 상승모근쪽으로 확장된다. 증가된 근육의 크기는 견부의 내측에서 볼 수 있다.

견갑거근

견갑거근은 상승모근과 흔히 연관된다. 견갑골 척추연의 상내측 부위에서 볼 수 있는 증가된 근부피를 통해 상승모근과 구별하면 된다.

전방에서의 환자 관찰 (Observation of the Patient from Anterior)

대퇴직근

대퇴직근(rectus femoris)은 약간 상방에 놓인 슬개골의 위치를 만들어 낸다.

복 벽

이상적으로 상위와 하위 복벽(abdominal wall)은 편평해야 한다. 복직근의 약화는 복사근의 단축과 관계 있다. 편평한 복사근은 정상으로 고려된다. 타이트한 복사근이 복직근의 외측에서 깊은 구(groove)를 만들어 낼 때, 복직근은 처지게 된다. 이것은 과활동의 복사근과 저활동의 복직근 사이의 불균형을 나타내는 것으로, 요통을 가진 환자들에게는 더욱 불리한 상황에 놓이게 한다. 복직근의 약화는 체간을 안정시킬 수 없어 나쁜 체간의 자세조절을 초래하게 되는데, 특히 요통을 갖고 있는 환자들이 예상 못한 움직임이나 미끌어질 때 문제를 더욱 초래하게 된다. 환자가 갑자기 전방으로 세게 민다면, 과다전만증이 갑자기 나타날 것이다.[1]

체간 안정화가 감소된 또 다른 원인은 복횡근의 약화나 가성허니아(pseudohernia)이다.

대흉근

우성측 손 쪽에 있는 대흉근(pectoralis major)은 비대해 보인다. 양 견부는 전인되고 둥글게 된다. 유두들은 모이게 된다.

흉쇄유돌근

흉쇄유돌근(sternocleidomastoid)은 원래 육안 관찰이 되기는 하지만, 쇄골 정지부가 보인다는 것은 타이트함의 징후가 된다. 흉쇄유돌근의 후방을 따라 생긴 구는 사각근이나 경추 굴곡근의 약화를 나타낸다.

일직선의 인후선(throat line)은 악이복근에서의 증가된 긴장의 징후에 대한 가능성을 나타내는 것이다.[15] 두부전방자세는 경부의 심부 굴곡근들의 약화 그리고 흉쇄유돌근과 후두하근의 타이트함 때문이다(견부 교차 증후군).

경추의 전만과 흉추의 후만 정도를 평가해 보아야 한다.

움직임 패턴: 정상과 비정상적인 순서
MOVEMENT PATTERNS: NORMAL AND ABNORMAL SEQUENCES

일반적으로 뇌는 개별적인 근육들보다는 근육군들의 움직임을 생각하기 때문에, 근육군들의 상호관계는 개별적인 근육들보다 더 중요하다고 할 수 있다. 다른 근육군들과의 협응된 활동에 대한 평가 없이 수행된 개별적인 근력검사는 근기능의 문제를 해결하는데 도움이 안 된다. 일상적인 근력검사에 있어, 검사자들은 해부학적 기시와 정지와 관련한 근육의 방향과 힘을 검사한다. 그러나 실제적인 움직임에 있어 주동근, 협력근 또는 안정근, 그리고 길항근과 같은 일련의 근육들이 움직임을 생산하기 위해 함께 작용해야 한다. 근육이 활성되는 순서나 타이밍에 관심을 기울이면서 운동의 패턴을 관찰할 필요가 있다. 예를 들어, 고관절 신전 시 처음에 움직이는 근육과 마지막으로 움직이는 근육을 관찰해 본다. 그런 다음 검사자는 특정 움직임 동안 그 순서에 맞는 근수축의 정도에 관심을 기울여야 한다.

정상적인 순서를 인식하는데 있어, 검사자는 정상적인 안정화 대신 과부하되는 어떤 영역이 있는지 또는 특정 움직임과 연관성 없는 근육이 활성되는지를 관찰하여야 한다. 예를 들어, 슬괵근, 둔근, 그리고 척추기립근을 사용한 고관절 신전의 근력은 강하다고 판정되지만, 둔근의 부적절한 수축에 의해 운동의 질은 나쁠 것이다. 급성 손상이 사라지기 전에 움직임의 질에 대한 관심을 기울이지 않는다면, 만성 통증과 퇴행의 발달을 초래할 것이다. 그러나 움직임의 순서를 개선한다면, 만성 통증의 치료에 도움이 될 것이다. 나쁜 움직임 패턴은 관절과 근육의 역학에 역효과를 미치게되며 척추 차단을 만들어 내거나 지속시키게 된다.[16(p31)] 개개인의 운동조절 패턴의 질을 결정하기 위한 6가지의 기본적인 움직임이 있다.[4] 검사에 의한 운동 순서의 관찰은 쉬운 일이 아니며 경험을 필요로 한다. 많은 환자들을 관찰한다면, 정상적인 패턴과 비정상적인 패턴을 좀 더 구별하게 될 것이다.

고관절 신전 (Hip Extension)

10~15°의 고관절 신전은 경제적인 보행을 하기 위한 필수적인 조건이다. 이러한 운동을 시각화하는 동안, 검사자는 초기 운동을 구성하고 있는 근활성의 순서를 관찰하여야 하는데 대개 제일 먼저 활성되는 슬괵근(대둔근이 처음이 될 수도 있음)을 시작으로 대둔근, 반대측 요추 기립근, 동측 요추 기립근, 반대측 흉요추 기립근, 그리고 동측 흉요추 기립근 순으로 근활성이 일어나는 것을 관찰하여야 한다(그림 12-5). 신체에서의 안정된 운동을 위해, 상위 분절은 항상 고정되거나 안정되어야 한다. 고관절 신전에서의 정상적 움직임을 위해 골반은 안정될 필요가 있고, 정상적인 골반 운동을 수행하기 위해서는 요추 안정화가 요구된다. 정상적인 고관절 신전에 있어 반대측 요추 기립근은 동측 요추 기립근에 앞서 활성되는데, 그 이유는 골반을 안정시키기 위해 동측 대둔근에서부터 반대측 요추 기립근까지의 긴 지레가 요천추축(lumbosacral axis)을 가로질러야 하기 때문이다. 이러한 순서는 요추를 보호하는데 필요하다. 그렇지 않다면 정상적인 고관절 신전이 일어날 수 있도록 요추 전만을 증가시킬 가능성이 있기 때문에 골반은 충분히 안정되지 않을 것이다. 이러한 과정은 밑에서 설명하는 비정상적인 고관절 신전의 순서에서 일어날 것이다.

환자는 엎드려 누운 상태에서 테이블 밖으로 발을 내놓고 중립위치를 유지한다. 발이 외회전된다면 대둔근이 촉진된 것이고, 내회전된다면 대둔근이 억제된 것이다. 이것은 내회전된 고관절이 왜 요통의 경향이 있는지에 대한 이유가 된다. 관절염성 관절낭 패턴에 있어 고관절 내회전은 가장 제한되는 움직임이다(6장 참조). 엎드려 있는 환자에게 슬관절은 편 상태에서 고관절과 하퇴를 신전하라고 지시한다. 환자와의 접촉은 근육을 촉진시킬 수 있기 때문에,

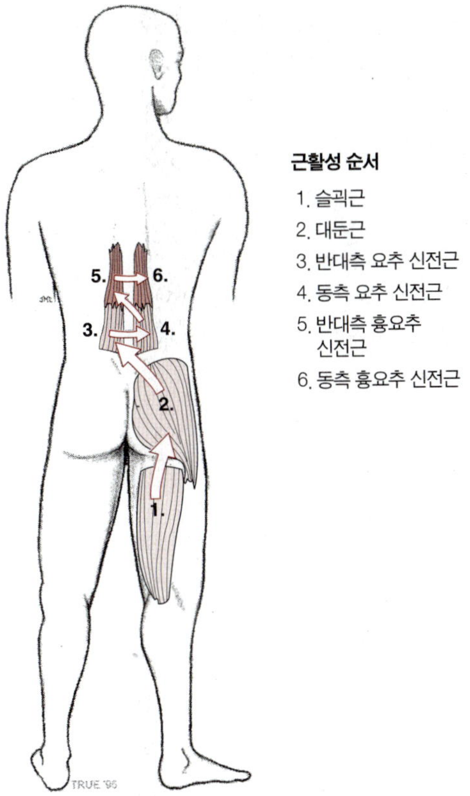

그림 12-5 이상적인 고관절 신전. 출처: Copyright © 1995, Jerome M. True, DC.

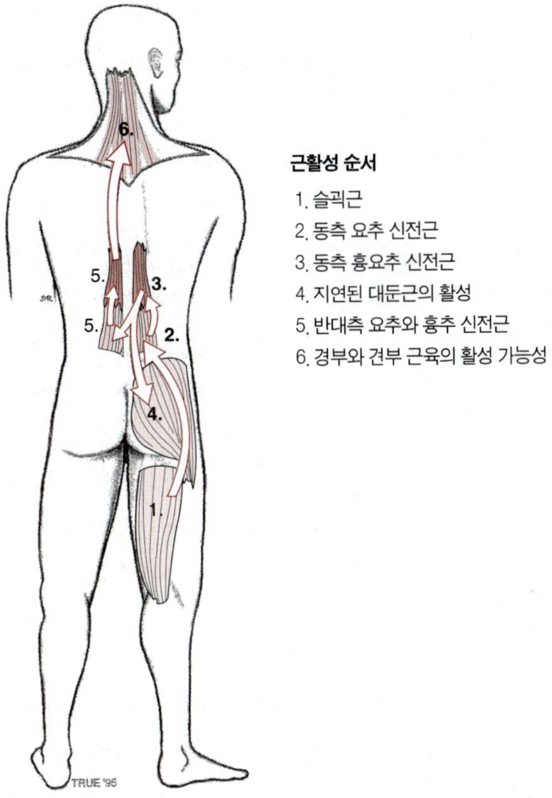

그림 12-6 비정상적 고관절 신전 순서 I. 출처: Copyright © 1995, Jerome M. True, DC.

검사자는 움직임 패턴을 평가하는 동안 환자를 만져서는 안된다.

대둔근의 근력, 타이밍, 그리고 활성에 따라 3가지의 중요 병리를 시각적으로 알아낼 수 있다.[1]

비정상적 순서 I

비정상적 순서 I(abnormal sequence I)(그림 12-6)은 변경된 근활성의 첫 번째 단계를 나타낸다. 대둔근 활성의 지연은 반대측 요추 신전근의 활성보다 동측 요측 신전근의 활성을 먼저 유발시킨다. 골반을 안정화시키기 위한 요천추축이 교차되지 않고, 동측 척추로 지나가기 때문에 안정화는 약화되게 되며, 이것에 의해 요추에서의 보상작용 상실을 유발하여 하위 척추가 손상에 쉽게 노출되게 된다.

비정상적 순서 II

비정상적 순서 II(abnormal sequence II)(그림 12-7)에 있어, 대둔근은 비정상적 순서 I보다 좀 더 비활성되기 때문에 골반과 요추의 안정화 불량을 또다시 초래하게 된다. 고관절 신전은 즉각적인 슬괵근과 흉요추 신전근의 과활동으로 일어나며, 이로 인해 불안정한 요추를 초래하게 된다. 흉요추 영역은 안정화의 새로운 지점이 되며, 이는 정상적인 하위 요추 기립근 안정화를 대신하게 된다.

비정상적 순서 III

비정상적 순서 III(abnormal sequence III)(그림 12-8)에 있어, 대둔근은 완전히 비활성되고 고관절 신전은 오직 슬괵근과 흉요추 분절에 의해서만 수행된다. 제일 처음 활성되는 근육은 상승모근이고, 그 다음으로 광배근, 바로 뒤이어 슬괵근과 흉요추 근육이 활성된다. 임상적으로 대둔근은 매우 저긴장 상태이며, 서있는 환자를 보면 마치 둔부에 물이 차 있는 것과 같이 흔들거리는 둔부를 보이게 된다.

대둔근의 약화가 있다면, 검사자는 정상적인 10~15°의 고관절 신전 전에 초기의 고관절 외회전 및 외전과 함께 골반의 들림을 관찰할 수 있을 것이다. 약화된 대둔근은 촉진

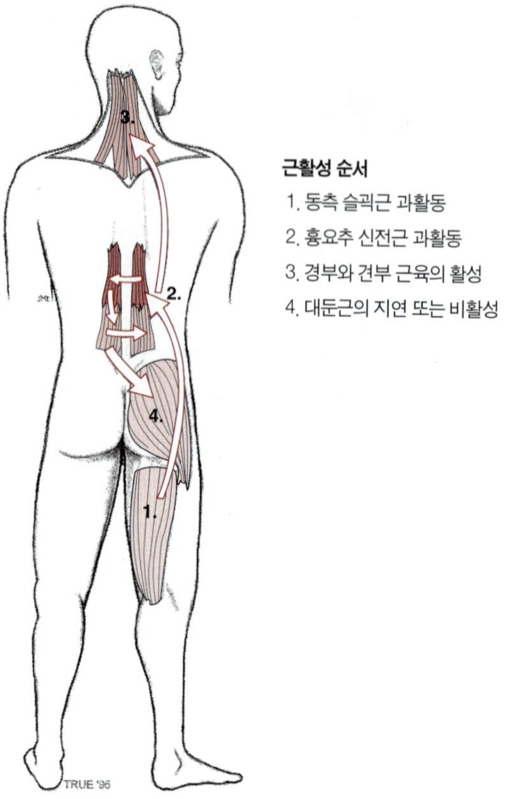

그림 12-7 비정상적 고관절 신전 순서 II. 출처: Copyright © 1995, Jerome M. True, DC.

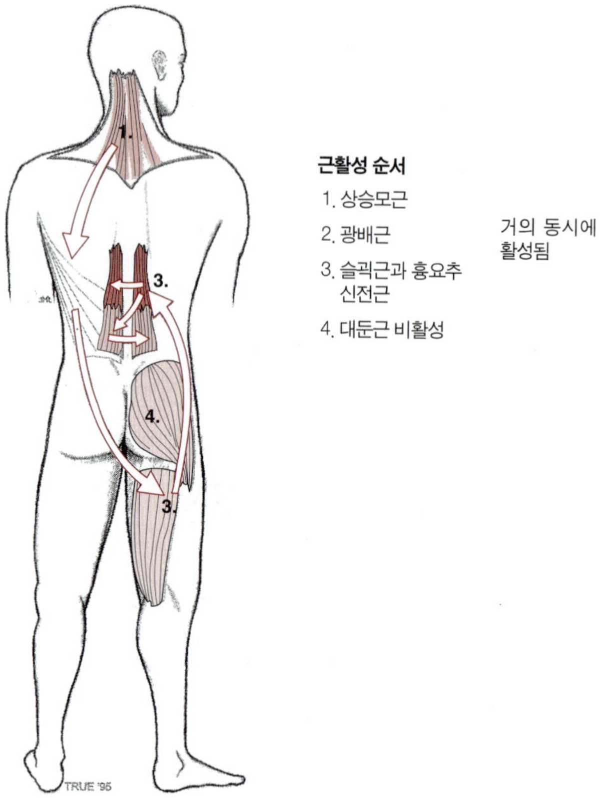

그림 12-8 비정상적 고관절 신전 순서 III. 출처: Copyright © 1995, Jerome M. True, DC.

되는 위치를 찾기 위해 골반을 외회전시키게 된다. 그림 12-9A는 정상적인 고관절 신전을 나타낸 것이다. 그림 12-9B는 비정상적인 고관절 신전을 나타낸 것이다.

위에서 언급한 병리들 중 어떤 것 하나라도 발생한다면 견부와 경부 근육의 과활동을 초래할 수 있으며, 이것은 경추의 장애를 유발하게 된다. 보행을 할 때, 각 고관절 신전 동안의 감소된 대둔근 활성과 증가된 상승모근의 활성이 일어나게 되면, 하위 경추 분절(주로 C6이며 부분적으로 C5와 C7에서도 일어남)의 전방경사와 회전 즉, 전방경사와 고관절 신전과 같은 쪽으로 경추 회전이 발생하게 된다.[12] 이러한 경부 근육과 상승모근의 과활동은 경추의 기능장애와 통증을 유발하게 되며 견관절도 침범할 가능성이 있게 된다. 상승모근의 편측 활성은 머리의 수평과 그 수평의 고정을 유지하기 위해 결국 반대측 상승모근의 활성을 초래하게 되는데, 그 결과로 반대측 경추와 견관절도 침범하게 된다.

환자가 엎드린 상태에서 수행된 고관절 신전의 관찰이 명확하지 않다면, 다른 수정된 방법을 통해 고관절 신전을 시도해보면 된다. 환자는 발가락 서기를 한 상태에서 테이블 모서리에 배를 대고 엎드린다. 환자는 슬관절이 신전된 상태로 한쪽 다리를 들어 올린다. 다리를 뻗어 수평면까지 들어 올리기를 할 때 대둔근이 약하다면, 골반을 들어 올리면서 고관절과 대퇴골은 외전하면서 외회전할 것이다.

위의 위치에서, 환자에게 양 하지를 함께 들어 올리라고 지시한다. 좀 더 약한 쪽에서는 골반의 들림과 고관절의 외전 및 외회전이 나타날 것이다. 약한 쪽에서는 고관절 신전 동안 톱니바퀴 움직임(cogwheel movement)을 나타내며, 좀 더 강한 쪽 또는 정상인 쪽 만큼 높이 들어올릴 수 없거나 같은 속도로 완전히 신전하지 못한다.

고관절 신전 촉진

고관절 신전근들이나 그 근육들 중의 어떤 한 근육이 사

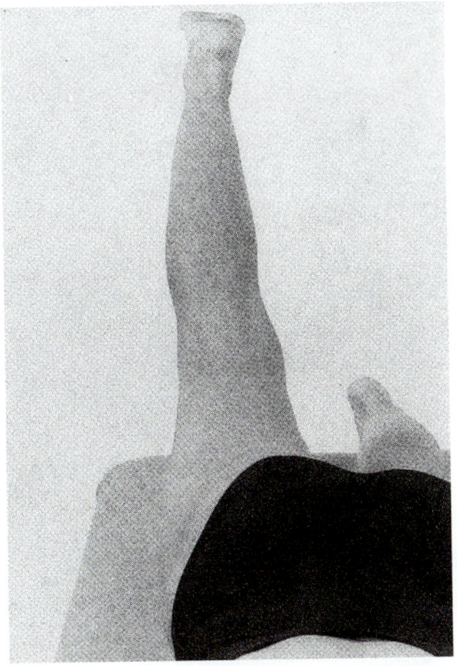

그림 12-9A 정상적 고관절 신전

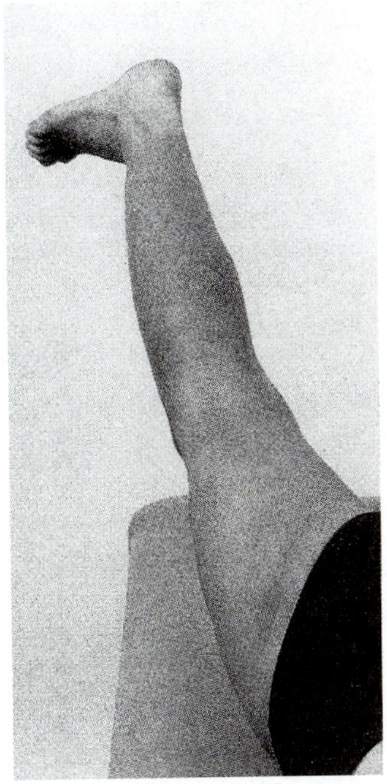

그림 12-9B 비정상적 고관절 신전

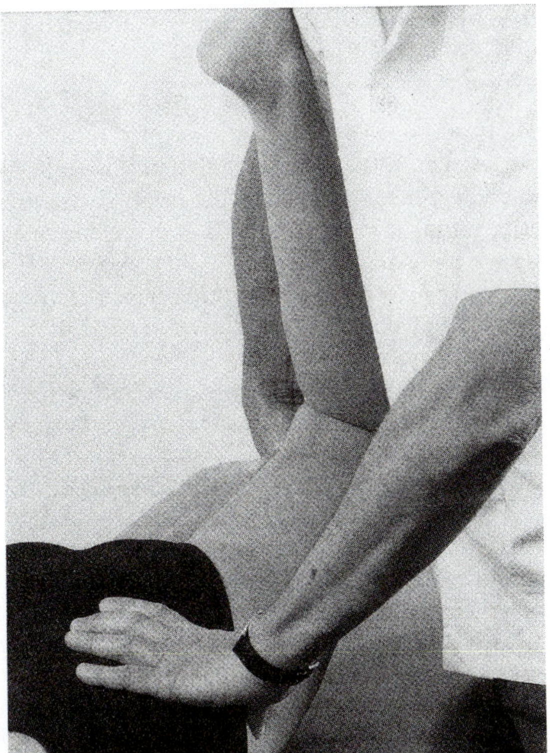

그림 12-10 고관절 신전 촉진

용되지 않아서 보다는 억제에 의해서 약화된 것인지를 결정하기 위해, 그 근육을 촉진시킨 후에 검사해보면 된다. 예를 들어, 대둔근의 약화가 위에서 언급한 비정상적인 순서 즉, 환자가 고관절 신전 검사에서 약화를 판정받았고, 고관절 신전 동안 골반, 고관절, 그리고 대퇴가 외회전 되거나 테이블에 엎드린 상태에서 슬관절을 굴곡한 상태로 고관절을 신전하여 유지(대둔근 검사)할 수 없는 것이 육안적으로 관찰된다면, 검사자는 다음과 같은 방법을 통해 대둔근을 촉진시킬 수 있다. 검사자의 한 손으로는 골반을 안정시키면서 엄지로는 대전자에 두고, 다른 한손으로는 환자의 무릎을 잡는다. 그런 후 검사자는 고관절 굴곡과 신전의 순수한 움직임을 몇 번 반복하게 되는데, 처음에는 빠르고 짧은 범위의 굴곡과 신전 움직임으로 시작하고, 마지막에는 약 15° 신전까지 굴곡과 신전을 실시한다(그림 12-10). 근육을 좀 더 촉진하기 위한 이 시기 동안 검사자는 약 10회 정도 대둔근을 손바닥으로 때린다. 재검사를 하였을 때 근력이 즉각적으로 증가되었다면, 근육은 억제되었다고 고려될 수 있다. 환자는 굴곡된 슬관절 상태로 고관절 신전을 하여 좀 더 쉽게 유지할 수 있게되거나, 근력에 대한 재검사에서 증가를 나타내거나, 또는 움직임 패턴이 개선될 것이다(고관절과 대퇴는 덜 외회전 될 것이다). 이러한 고유수용성 활성은 10~15분 정도 지속된다. 이러한 유형의 환자는 고유수용성 훈련으로부터 이득을 얻을 수 있을 것이다.

고관절 외전(Hip Abduction)

고관절 외전은 외측 근육의 코르셋(corset) 및 보행동안의 골반 안정화와 관계 있다. 정적인 자세는 인체의 기본적 기능이 아니기 때문에, 모든 적응성 과정들이 보행 기전에 걸쳐 나타나게 된다. 보행주기의 85%는 한쪽 다리로 서 있는 것이다. 고관절 외전을 위한 정상적인 움직임 순서로 처음에는 중둔근과 소둔근, 그 다음으로 대퇴근막장근, 그 다음은 요방형근의 안정화 기능, 그리고 나서 복근, 장요근, 그리고 대퇴직근이 활성된다. 환자는 옆으로 누운 자세에서 아래쪽에 있는 하지의 슬관절을 약간 굴곡시킨 상태에서 체간과 일직선 상에 있게 하거나 약간 전방으로 나오게 한다(체간의 후방으로 가게해서는 절대 안된다. 그러면 복근이 과활동하게 된다). 이러한 자세를 취하게 한 후, 환자에게 위쪽에 있는 하지를 위로 들어 올리게 하면, 순수한 외전의 최종 위치를 잡게 된다(그림 12-11).

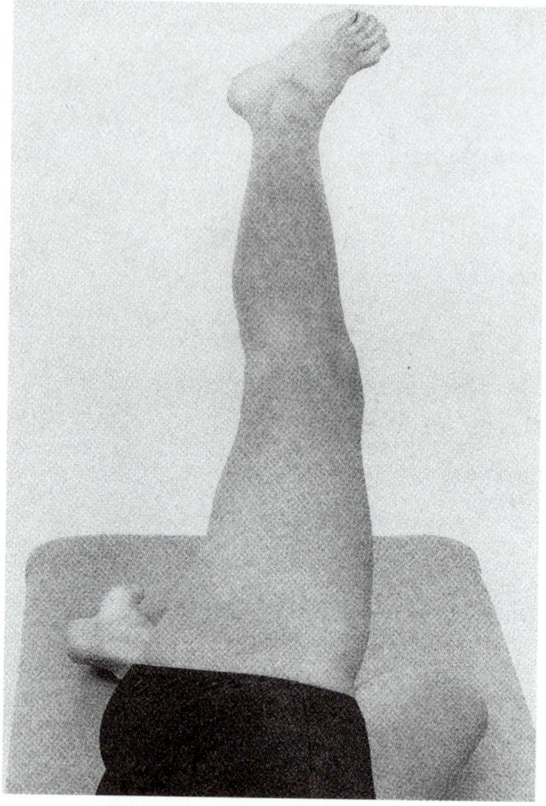

그림 12-11 고관절 외전.

비정상적 순서 I

비정상적 순서 I(abnormal sequence I)〔고관절 외전의 장근 기전(tensor mechanism)〕(그림 12-12)은 중둔근 활동의 감소로 일어난다. 대퇴근막장근은 중둔근을 대신하여 주동근으로 작용하게 된다. 대퇴가 외전할 때, 고관절 외전, 외회전, 그리고 굴곡이 동반된 골반의 외회전이 함께 일어난다.

보행동안 골반의 외측이동과 함께 중둔근의 차단이 있는 상황은 여자 특히 사춘기 시작에 있는 10대 소녀들에게서 좀 더 흔하게 일어난다. 중둔근은 골반 벽(pelvic wall)을 이루는 근육에 속하는데 몇 년간의 정상적 호르몬 변화의 결과로 약해지게 된다. 대퇴근막장근은 골반 벽을 형성하는 근육이 아니다. 소녀들은 보행 시 골반 흔들림이 커지게 되며 대퇴근막장근과 장경인대에만 오직 의존하게 된다.

비정상적 순서 II

비정상적 순서 II(abnormal sequence II)는 요방형근의 과활동으로 일어난다. 그림 12-11에서 처럼 옆으로 누운 자세에서 환자가 고관절 외전을 정상적으로 수행하는 동안, 외측 장골릉은 25°의 고관절 외전 전까지는 두측으로 움직이지 않아야 한다. 고관절 외전동안 외측 장골릉의 움직임에 대해 매우 세심한 관찰을 기울여야 한다. 10~15° 이내의 고관절 외전 동안 장골릉이 두측으로 이동하였다면, 요방형근의 기능이 자세성 근육의 기능에서 위상성 근육의 기능으로 바뀐 것을 의미하며 이로 인해 과활동을 나타내게 된다(그림 12-13). 요방형근의 기능 변경은 요추 신전근들의 과활동과 관련이 있다.

일어나 앉기(Sit-up)

일어나 앉기 움직임은 복근의 질을 평가하기 위해 사용된다. 협력근인 장요근의 타이트함은 복근의 기능을 억제하는데 흔히 연루된다. 일어나 앉기의 평가는 서 있는 환자의 견갑골 하각에 표식점을 부착하는 것에서부터 시작된다. 그런 후 환자는 똑바로 누운 자세를 취하고, 양팔은 가

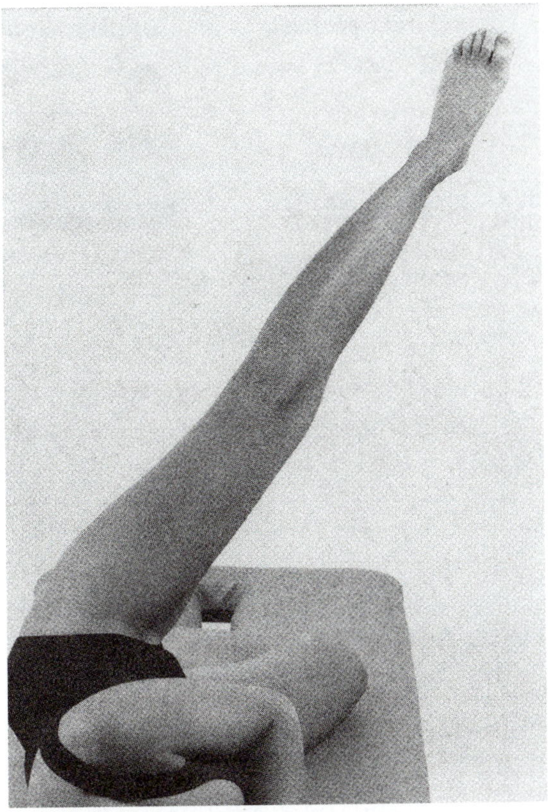

그림 12-12 비정상적인 고관절 외전 순서 I.

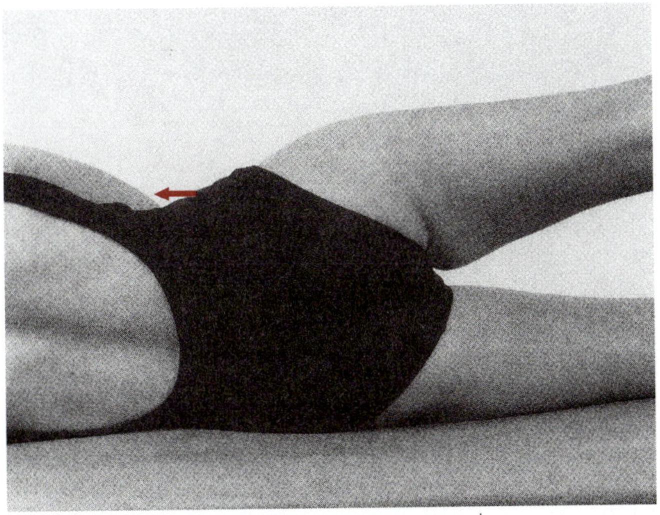

그림 12-13 비정상적인 고관절 외전 순서 II.

슴 위에 교차한 상태로 둔 상황에서 윗몸 일으키기를 실시하는데, 윗몸 일으키기의 처음에는 머리를 먼저 굴곡시키고, 그 다음으로는 가슴을 굴곡시키고, 좀 더 진행하여 견갑골 하각에 부착된 표식점과 테이블 사이에 검사자의 세 손가락(2인치)이 들어갈 정도까지 실시한다. 환자의 양 무릎이 굴곡되거나 신전된 것은 관계가 없는데, 그 이유는 이러한 자세가 요근의 활성을 제거할 수 없기 때문이다. 원래 장요근은 세손가락 이상으로 윗몸 일으키기를 할 때, 활동하게 된다.

장요근이 과활동하여 복근에 대한 대상작용을 하고 있는지를 결정하기 위해, 검사자는 골반의 초기 전방경사, 요근 정지부에서의 초기 고관절 굴곡근 수축, 또는 하위 요추의 편평함 즉, 체간의 굴곡 대신 고관절 굴곡으로 윗몸 일으키기를 하는지 관찰하여야 한다. 장요근의 과활동 또는 복근의 약화를 나타내는 또 다른 증상은 복근의 초기 떨림인데, 이는 환자가 더 많은 운동단위를 활성시키기 때문이다. 또한, 환자가 무릎을 신전시킨 바로 누운 자세에서 윗몸 일으키기를 수행할 때 양 발이 들리면, 장요근의 과활동 또는 복근의 약화를 나타내는 것이 된다.

복근의 약화를 관찰한 후에, 검사자는 장요근의 협력근들을 촉진함으로써 복근의 질을 평가할 수 있으며, 이러한 촉진에 의해 환자는 일어나 앉기를 좀 더 쉽게 할 수 있게 된다. 전경골근과 대퇴사두근은 장요근을 촉진시키기 때문에, 검사자는 환자가 일어나 앉기를 수행할 때 신전된 하지를 누르고 있어야 한다(그림 12-14). 이러한 방법은 다음에 수행하게 되는 방법보다 일어나 앉기를 비교적 쉽게 만

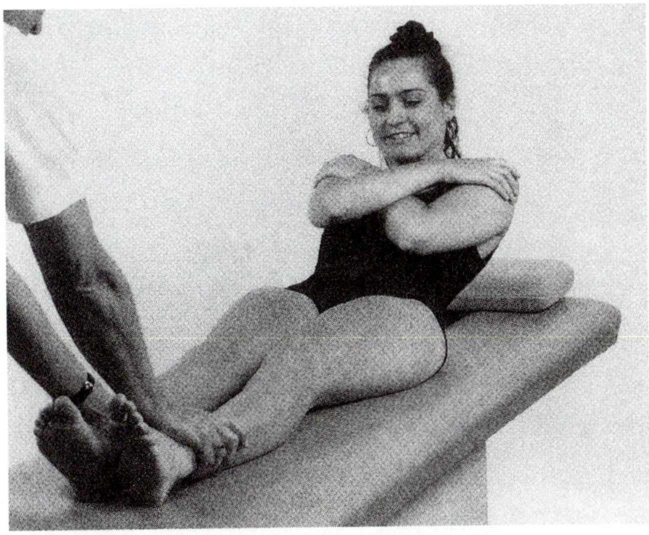

그림 12-14 일어나 앉기.

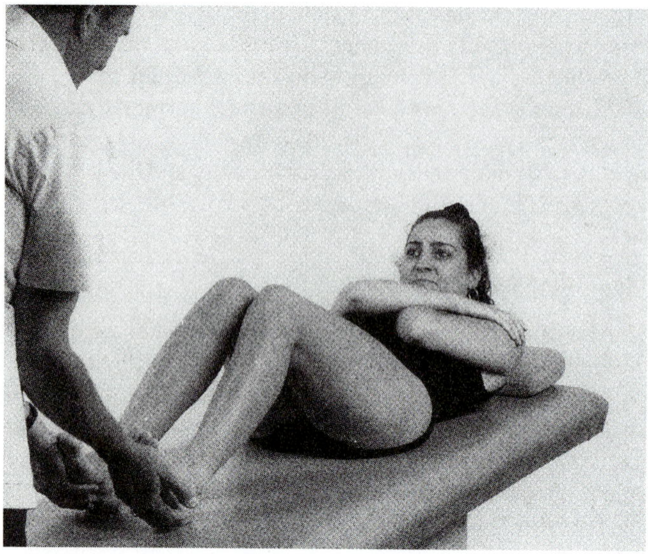

그림 12-15 일어나 앉기 동안 요근의 과활동/타이트함을 검사하게 위한 방법.

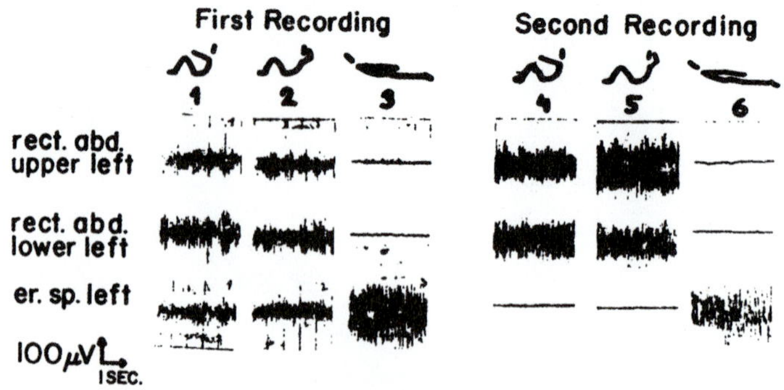

그림 12-16 타이트한 근육을 신전시키기 전과 후의 근전도 활동.
출처: I.M. Korr, *The Neurobiologic Mechanisms in Manipulative Therapy*, p. 34, © 1978, Plenum Publishing Corp.

든다. 검사자는 장요근의 길항근들을 자극함으로써 환자가 복근에만 의존하도록 유발할 수 있다. 장요근을 억제하는 길항근에는 비복근, 슬괵근, 그리고 대둔근이 있다. 한 근육의 촉진은 그 사슬에 있는 모든 근육을 촉진시키게 된다. 똑바로 누워 슬관절을 약간 굴곡시킨 상태에서(그림 12-15), 환자에게 둔부를 압착시키면서 발뒤꿈치는 바닥을 누르고, 발바닥은 검사자의 손을 눌러 저측굴곡을 실시하라고 지시한다. 요근에 과활동/타이트함이 있다면, 환자는 첫 번째 방법으로 수행된 일어나 앉기 보다 두 번째 방법이 더 어렵다는 것을 경험하게 된다. 첫 번째 방법을 이용하여 완전히 일어나 앉기를 수행하게 되면, 장요근을 과활성시키고 복근의 약화를 증가시키게 된다. 즉, 하퇴를 지지한 상태에서의 일어나 앉기의 수행은 복근보다는 장요근을 활성시키게 된다.

그림 12-16에서 설명하고 있는 것과 같이 척추 기립근(신전근)의 타이트함은 길항적 관계에 있는 복근들의 약화로 나타날 수도 있다.[11] 첫 번째 기록은 일어나 앉기 동안 타이트한 척추 기립근이 활성되는 것과 복근들이 억제되는 것을 보여주고 있다. 타이트한 척추 기립근을 신장시킨 후에 시행된 두 번째 기록은 복근에서의 증가된 활동을 소개하고 있다.

경부 굴곡(Neck Flexion)

Daniels과 Worthingham[17]에 따르면, 경부 굴곡의 주동근은 흉쇄유돌근이다. 부가적인 근육으로는 두장근과 경장근, 사각근, 전두직근, 그리고 설골하 근군이 있다. 흉쇄유돌근이 경부를 굴곡시킬 때, 부가적인 근육들은 머리를 굴곡시키고 경추를 안정시킨다. 부가적인 근육이 약화된다면, 강력한 흉쇄유돌근의 수축은 경추의 전만을 증가시키게 된다. 흉쇄유돌근이 과활동하면 머리는 들어 올려지고 두부는 후방으로 회전되며 턱은 위로 들리게 된다.[15] 흉쇄유돌근이 과활동할 때, 후두하근들도 동시에 과활동하게 된다.

똑바로 누운자세에서의 경부 굴곡 동작은 심부의 경부 굴곡근의 약화와 흉쇄유돌근의 타이트를 평가하기 위해 사용된다. 환자에게 머리를 들어 올리라고 지시한다. 정상적으로는 머리가 먼저 전방으로 이동되고, 뒤이어 목이 전방으로 이동하게 된다[18](그림 12-17). 부가적인 근육의 약화와 흉쇄유돌근의 타이트가 있다면, 환자는 처음에 후두를 과신전시키게 되고 그런 후에 머리를 내밀면서 턱이 전방으로 나오게 되고 그 후에 경부 굴곡이 뒤따르게 된다(그림 12-18). 타이트한 흉쇄유돌근은 후두를 신전시킨다. 경부 굴곡에서 후두가 신전되는 비정상적인 움직임 순서는 머리 운동의 첫 5° 동안에 일어나다.[19] 이러한 비정상성은 편타성 외상(whiplash trauma) 후에 흔히 볼 수 있다. 그러나 이러한 비정상적인 움직임 순서를 정확하게 찾아 낼 수 없다면, 환자가 굴곡하려고 하기 전에 환자의 머리에 손가

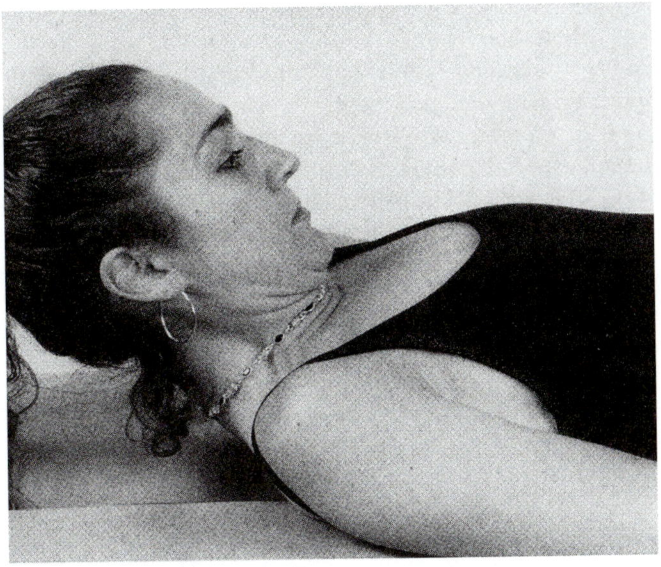

그림 12-17 정상적인 경부 굴곡.

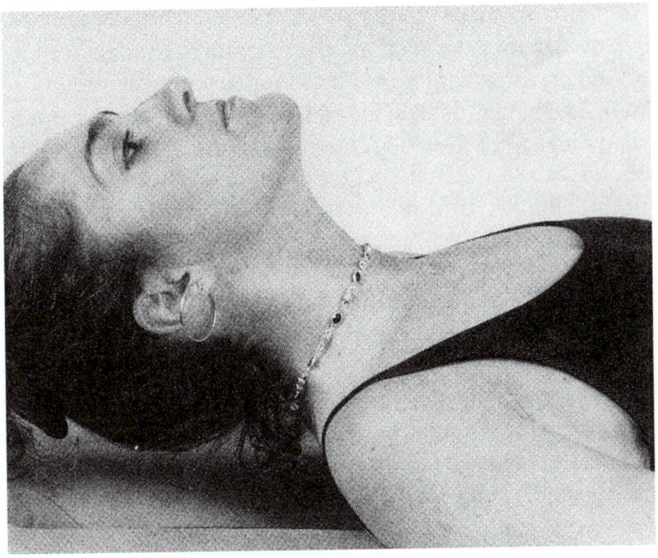

그림 12-18 비정상적인 경부 굴곡.

락을 대서 2~5 g의 압력을 적용해보면 된다. 이러한 압력은 흉쇄유돌근의 활동을 증가시키기 때문에 머리와 목을 굴곡시키기 전에 턱을 전방으로 밀게 된다. 약한 부가적인 근육(accessory muscles)을 가진 어린아이에 있어, 15~20초간 머리를 굴곡된 위치로 유지하게 하면 경부는 흔들리기 시작할 것이다. 부가적인 근육에 있어 약화와 관계된 중요 근육은 사각근이다.

팔굽혀 펴기(Push-Up)

팔굽혀 펴기 움직임 패턴은 견갑골 안정자들의 질을 결정하기 위해 사용되는 것으로 견갑골 안정자들은 상지의 모든 움직임에 있어 중요한 역할을 담당하고 있다. 팔굽혀 펴기 동안 다리를 쭉 편 상태에서 전신이 일직선상에 있어야 하지만, 여자와 어린이는 무릎을 구부린 상태에서 팔굽혀 펴기를 하게 될 것이다.

팔굽혀 펴기를 할 때 견갑골 움직임의 양 특히, 상승 단계의 끝부분과 하강 단계의 시작부분을 관찰하는 것이 중요하다. 환자는 천천히 몸을 상승시킨 후 유지하고 다시 천천히 낮춘다. 견갑골들을 비교하면서 움직임의 양을 검사한다. 조금 더 움직인 것은 대개 근육들간에 협응이 잘 안 된 것을 의미한다. 견갑골이 즉각적인 상방 이동을 보인다면, 이것은 상승모근의 타이트와 경추 문제의 가능성을 나타내는 것이다. 견갑골이 외측으로 이동(즉, 외전)된다면, 능형근과 중승모근의 약화 또는 대흉근과 소흉근의 타이트를 나타내는 것이다. 익상견갑은 전거근의 약화 또는 억제의 가능성을 나타내는 것이다. 팔굽혀 펴기 동안 환자의 요추에서 과전만이 나타난다면, 복근의 약화가 있을 것이다. 견갑골의 내회전은 상승모근과 견갑거근의 과활동 그리고/또는 중승모근과 하승모근의 억제 때문에 나타날 것이다.

견갑골 외전(Shoulder Abduction)

견갑골 외전은 견갑골의 하위 안정자들과 상승모근 및 견갑거근 사이의 상호작용을 검사하기 위한 움직임 패턴이다. 이러한 운동은 견갑골 움직임에 있어 중요한 내용이다. 견관절과 팔의 외전 동안에 일어나는 정상적인 순서는 극상근 및 삼각근과 같은 주동근에 의해 시작되고, 이러한 근육들의 수축 바로 직후에 경부를 안정시키기 위해 반대측과 동측 상승모근에 의한 정적인 자세 수축이 뒤따른다. 그런 다음에 반대측 요방형근과 반대측 비골근에 의한 긴사슬(long-chain) 활성이 뒤따른다.

환자는 서 있는 자세에서 주관절을 굴곡하여 체간 옆에 두고 전완은 시상면에 위치시킨 상태를 취하게 하고, 치료사는 환자의 뒤에 선다. 그런 후 환자에게 팔을 외전하라고 지시한다. 정상적으로 견갑대의 정점(외측 견봉의 끝)은 60°의 외전까지는 거상되지 않는다. 60° 이전에 견갑대 끝의 초기 거상은 환자의 견부나 경부에 문제가 있다는 말이다. 견갑대의 초기 거상(60° 외전 이전에)은 상승모근의 과활동이 있는 것이다. 견갑골의 상내측 회전은 견갑거근의 과활동에 의한 것이다. 때때로 상승모근의 비대에 의해 중삼각근이 편평해 보이는데(정상적인 볼록함 상실), 이것은 견부에 문제가 있거나 임박해 있음을 나타내는 것이다. 이러한 연관성은 고관절 신전 동안에 나타나는 슬괵근의 비대와 대둔근의 약화 상태를 비교해 보면 된다.

비정상적 순서 I

비정상적 순서 I(abnormal sequence I)에 있어, 상승모근의 활동은 자세성 근육에서 위상성 근육으로 전환된 것으로 60° 외전 이전에 견갑대의 상승을 보이게 된다. 환자는 물건을 들어 올리는 초기에 자신의 어깨를 으쓱하게 된다.

비정상적 순서 II

비정상적 순서 II(abnormal sequence II)에 있어, 요방형근은 초기 주동근이 되는데, 이러한 상황에 의해 환자가 오른쪽 상지로 물건을 들어 올릴 때, 극상근과 삼각근이 수축하기 이전에 요방형근, 비골근, 그리고 상승모근이 먼저 수축하여 왼쪽으로의 측굴을 먼저 하게 된다.

촉진후 신장
POSTFACILITATION STRETCH

촉진후 신장(postfacilitation stretch, PS)은 만성적으로 타이트해진 근육을 치료하기 위해 사용되는 고유수용성신경근촉진(PNF)기법이다. 촉진후 신장은 7초 정도 등척성 수축을 유지한 후에 12초 정도 신장을 적용하는 방법을 사용한다. 이 방법은 Sherrington이 언급한 근육의 촉진과 억제에 관한 개념에 근거하고 있으나,[20] ROM 증가와 근이완 사이의 관계에 대한 이해는 명확하게 밝혀지고 있지는 않다.[18] PNF의 수축-이완(contract-relax) 기법에 대한 연구들을 예로, 슬괵근(길항근)을 수축시킨 다음에 "이완된" 슬괵근에 대해 신장을 적용하면, 신장된 슬괵근에서 현저한 EMG활동을 보이게 된다고 보고하고 있다.[18,19,21] 이것은 이완이 가동범위를 증가시키는데 있어 가장 중요한 필수조건은 아니라는 것을 지적하고 있다. 고려할만한 길항근의 저항과 불편함에도 불구하고 확신에 대한 환자의 느낌과 잘 조절된 능동 신장기법, 그리고 좀 더 슬관절을 신전하려는 의지의 결과로 가동범위의 증가를 얻게 된다고 설명할 수 있다.[21]

Moore와 Kukulka[22]는 H-반사가 운동신경원의 흥분성을 나타내기 때문에 근육의 수축상태를 조절하는 운동신경원의 상태를 측정하기 위해 호프만 반사(H-반사)를 연구하였다. 그들은 PNF 기법이 운동신경원과 이와 관계된 근육들의 반사성 흥분에 대한 억제를 만들어 냈다고 입증하여 PNF 이완기법 후에 H-반사의 폭이 감소된다는 것을 보여주었다. H-반사에 대한 해석이 논쟁의 여지가 있기는 하지만,[23] Moore와 Kukulka는 기준으로서 H-반사를 사용하여 수축후 반사 저하와 관련한 가능한 기전을 제시하였다. 그들은 H-반사 반응에 근거해 근피로, 상반억제, 근방추, 골지건기관, 운동신경원 후과분극(afterhyperpolarization), 그리고 주기적인 억제(recurrent inhibition)에 근거한 반사성 억제 이론은 연관되지 않는다고 믿었다. 그들은 가장 근거 있는 설명으로 다음과 같이 설명하고 있는 연접전 억제(presynaptic inhibition)라고 생각하였다:

> 다른 Ia 구심성과 연접하고 있는 Ia 구심성 신경종말에 의한 일차 구심성 탈분극은 반사성 자극에 대한 근방추의 Ia 반응성을 감소시키기 때문에 운동신경원의 연접전 억제를 만들어 낸다.[22] 수의적 수축 동안의 Ia 구심성 발화(알파-감마 동시활성으로 통해 얻어진)는 H-반사 자극에 뒤이은 Ia와 운동신경원의 반응성 감소를 유발한다. 이러한 기전은 수축후 H-반사 저하에 기여한다.

사석(1994년 10월)에서 Kukulka는 H-반사의 저하를 지배하는 곳이 어딘지에 대한 직접적 증거는 여전히 없다고 말하였다. 연접전 억제가 동물실험에서는 유효하다는 매우 좋은 증거가 있기는 하지만, 이러한 이론은 인간에게 적용할 필요는 없을 것이다. PNF에서 억제기간을 유발하는 것에 대한 궁극적인 대답은 여전히 추론적인 것이다.

Moore와 Kukulka[22]는 H-반사 진폭에서 보여준 알파 운동신경원 반사 흥분성의 감소에 근거해, 등척성 수축 후에 일어나는 억제기간은 1초 이하로 지속되고 5초 이내에 70%가 회복된다고 결론지었다. 따라서 수축 후 바로 근육을 신장시키는 것이 중요하다.

촉진후 기법(Postfacilitation Technique)

1. 단축된 근육을 중간위치(midposition)로 배치시킨다.
2. 환자가 7~10초 동안 최대 근력을 사용하여 등척성 수축을 유발시키기 위해 검사자는 환자가 발휘하는 힘만큼만 저항을 가한다. 튕기는 움직임(bouncing movement)을 허락해서는 안되는데, 이러한 움직임은 억제기간을 단축시켜 신장효과를 감소시키게 된다.
3. 환자에게 힘을 빼라고 말한 후, 즉각적으로 근육을 신장시킨다. 신장동안 최소한의 불편함은 있을 수 있으나, 통증이 있다면 신장을 계속하지 않아야 한다. 환자가 완전히 이완하고 있는 것은 중요하다. 처음에 환자는 즉각적으로 이완하는 방법을 배워야 한다.
4. 약 10~15초 정도의 억제기간을 갖게 되는데, 이 기간은 신장의 기간이다. 신장은 똑같은 속도로 수행되어야 한다.
5. 근육이 원래의 흥분성을 갖출 수 있도록 다음 신장을 하기 전에 20초 정도 기다려야 한다.
6. 3~5회 정도 신장을 하게 되는데, 5회 이상의 신장은 근육을 예민하게 만들어 억제기간을 감소시키게 된다.
7. 마지막 신장의 효과로 ROM이 증가됨에 따라, 새롭게 얻은 ROM에서 다음 신장을 시작한다. 개선이 없다면, 중간범위에서 다시 시작한다.
8. 환자가 6~10회 정도 방문했을 때, 치료사는 좋은 결과를 제시할 수 있어야 하며, 근육은 격일로 치료한다.
9. 타이트하여 약화된 근육은 흔히 자발적으로 회복되기 때문에, 근력운동을 처방하기 전에 2주 정도 기다린다.
10. 환자는 치료기간 동안 근육이 신장되는 운동을 해서는 안된다.

금기증(Constraindications)

- 기법은 급성단계 상황에서 사용되어서는 안된다.
- 이 기법이 관절낭 제한을 감소시킬 수는 없기 때문에, 제한된 관절 움직임(관절낭 패턴)과 단축된 근육은 구별되어야 한다.
- 중등도의 경련이 있거나 환자가 이완할 수 없다면, 기법을 사용하지 않는다. 환자는 즉각적으로 이완할 수 있어야 한다.
- 일차적인 근육의 질환이나 류마토이드 관절염이 있는 상황에서는 기법을 사용하지 않는다. 시도를 한다면, 근육이 적응하는데 오랜 시간이 걸리기 때문에 신장은 느리고 오래 적용해야 한다.
- 관절 질환, 골다공증, 또는 과운동성 관절이 있는 경우에는 기법을 사용하지 않는다.

단축된 근육들을 위한 선별검사와 신장
SCREENING AND STRETCHING FOR SHORT MUSCLES

장요근(Iliopsoas)

선별검사

수정된 토마스 검사 자세를 사용한다: 환자는 테이블의 가장자리에 미골(coccyx)로 앉아서 고관절 영역이 자유롭게 하고, 검사 받지 않는 슬관절과 고관절은 수동으로 가능한 많이 굴곡한 후 환자가 그것을 고정한다. 이러한 자세는 요추 전만이 편평해지는 것과 골반의 후방경사를 성취하게 해주며, 요근을 최대로 신장시키는데 도움이 된다. 환자가 자세를 낮출 때 전만이 발생되는 것을 방지하기 위해 환자의 등을 지지한다. 환자의 슬관절에 통증이 있다면, 고관절과 슬관절의 굴곡을 유지할 때, 하퇴 대신 원위 대퇴 후방을 잡게 한다. 요추 전만을 제거하기 위해 검사 내내 환자의 발은 검사자의 체간에 의해 지지되어 환자의 자세를 계속 유지하고 있어야 한다.

대퇴가 수평면 이상으로 굴곡된다면(그림 12-19), 장요근은 타이트하다고 고려된다. 대퇴골이 수평면 위치에 놓

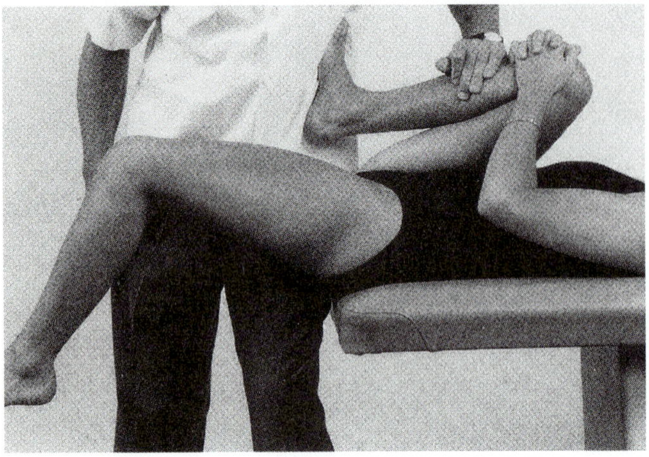

그림 12-19 타이트한 장요근을 위한 선별검사.

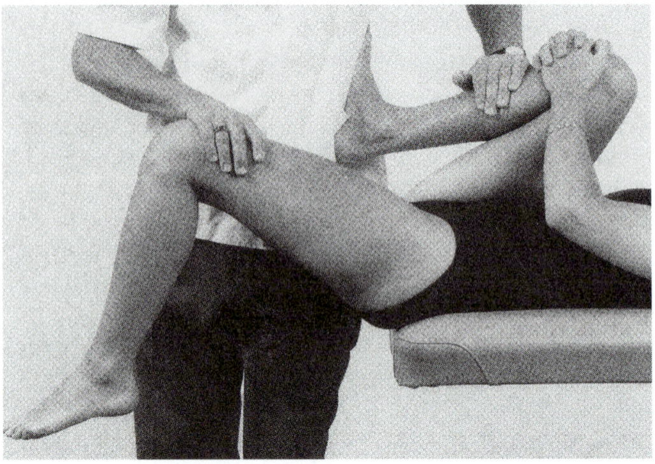

그림 12-20 타이트한 장요근을 위한 치료: 저항위치.

이게 된다면 장요근은 정상으로 고려된다. 검사자가 신전을 증가시키기 위해 대퇴골에 수직압을 적용한다면, 부드러운 끝느낌(soft end feel)이 나면서 적어도 5° 정도 ROM이 증가할 수도 있다. 대퇴골이 수평에 놓인다 하더라도, 단단한 끝느낌(hard end feel)이 있다면, 장요근이 타이트하다고 고려된다. 늘어난 관절낭과 근육에 의해 대퇴골은 과운동성을 보일 수 있다. 15°는 과운동성에 대한 경계각도다. 5~15°의 고관절 신전은 정상적인 보행을 위해 필요하다.

대개 장요근 검사에서 정상을 보인다면, 근육의 관점에서 골반이 잘 정렬되어 있다면, 골반영역에 있는 대부분의 다른 근육들은 그렇게 연루되지 않는다. 물론, 아직 골반영역을 침범하지 않은 근위(견부–견부)영역에서 시작된 일차적인 침범이 있을 수 있다. 원위 골반 영역의 침범은 근위 문제의 원인으로 항상 고려된다.

치료

그림 12-20은 장요근을 중간위치에 둔 상태에서 등척성 수축을 통한 저항위치(7초)를 보여주는 것으로 수축 이후에 환자는 이완한다. 그림 12-21은 신장위치(12초)를 보여주고 있다. 모든 근육에서의 촉진 후 신장기법에서와 마찬가지로, 환자가 증가된 ROM을 보이자마자 새로운 범위에서 다음 신장을 시작한다. 굴곡되어 고정된 쪽의 서혜부에서 통증이 있다면, 대퇴와 고관절 사이에 베개를 두어 도움이 되게 한다.

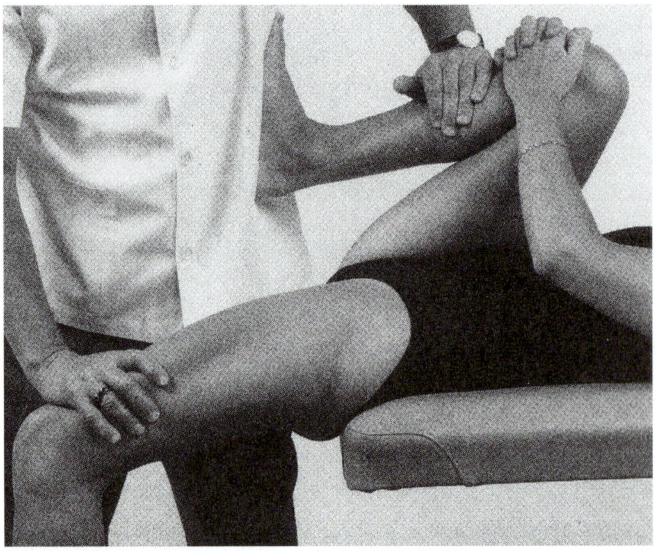

그림 12-21 타이트한 장요근을 위한 치료: 신장 위치.

대퇴직근(Rectus Femoris)

선별검사

장요근에서처럼 수정된 토마스 검사 자세를 사용한다. 정상적인 대퇴직근은 하퇴와 지면이 수직이 되는 슬관절의 직각상태를 나타낸다. 하퇴가 전방에 놓이게 되면, 대퇴직근은 타이트하다고 고려된다(그림 12-22). 대퇴가 수평으로 놓인 상태에서의 슬관절 굴곡은 불편함 없이 135° 허용되어야 한다. 근육이 타이트하다면, 슬관절 굴곡을 증가시키기 위해 하퇴에 압력을 적용할 때 통증이 있으며 슬개골

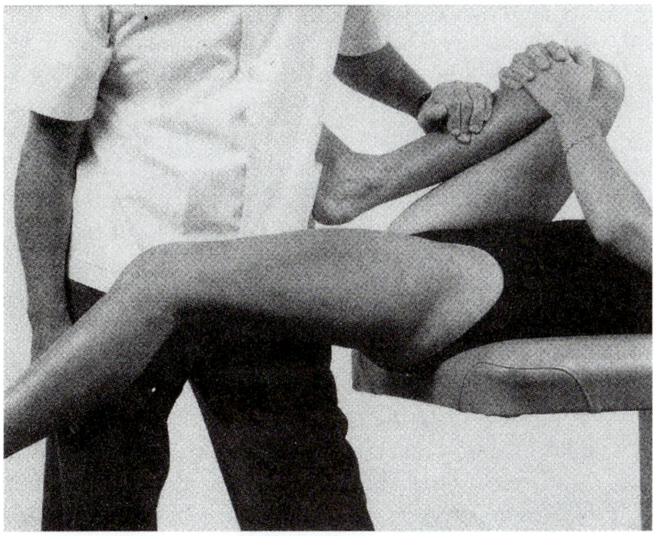

그림 12-22 타이트한 대퇴직근을 위한 선별검사.

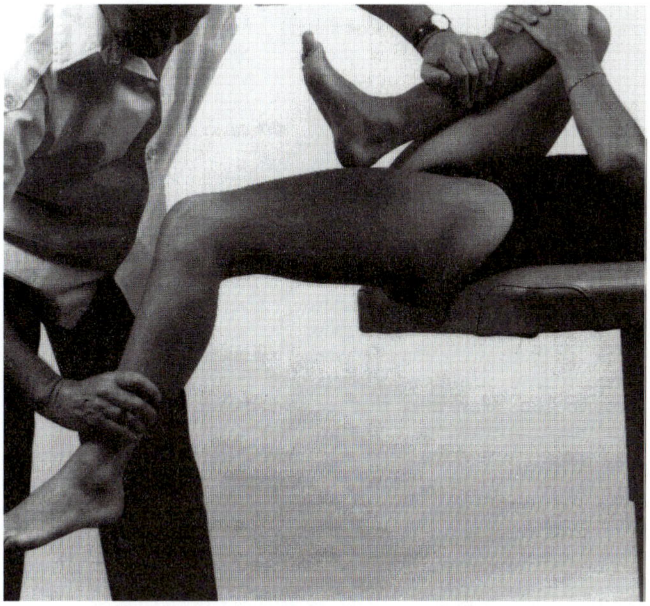

그림 12-23 타이트한 대퇴직근을 위한 치료: 저항 위치.

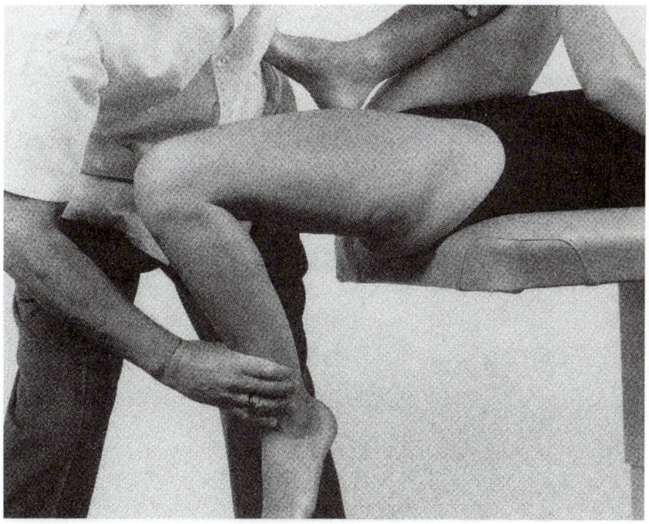

그림 12-24 타이트한 대퇴즉근을 위한 치료: 신장 위치.

바로 위쪽의 증가된 구(groove)와 고관절의 보상적 굴곡을 유발하게 된다.

치 료

그림 12-23은 대퇴직근을 중간위치에 둔 상태에서 등척성 수축을 통한 저항위치(7초)를 보여주는 것으로 수축 이후에 환자는 이완한다. 그림 12-24는 신장위치(12초)를 보여주고 있다. 검사자는 환자의 저항을 증가시킴이 없이 가능한 많이 그리고 빨리 슬관절을 굴곡시켜야 하며 이때 불편함은 있을 수 있으나 통증이 유발되어서는 안된다. 근육의 떨림이 있다면, 검사자가 너무 많은 것을 요구한 것이며 이것은 통증유발점을 유발하게 될 것이다.

대퇴직근과 장요근이 함께 치료될 수도 있다(그림 12-25A와 B).

슬괵근(Hamstrings)

선별검사

고관절 굴곡근들이 단축되어 있지 않다면 검사되지 않고 있는 환자의 하지는 테이블에 위에 편평하게 놓일 수 있지만, 장요근이 타이트하다면 골반의 전방경사가 발생되며 이것은 슬괵근의 10% 단축의 원인이 된다. 환자는 테이블의 외측 모서리에 바로 누워 있는데 장요근이 타이트하다면 검사 받지 않는 슬관절은 굴곡된 상태에 있게 되고, 고관절 굴곡근들이 정상이라면 테이블 위에 편평하게 놓일 것이다. 환자의 발뒤꿈치는 외회전을 방지하기 위해 검사자의 주관절 위에 놓이게 된다. 다른 한손은 골반(전상장골극)을 촉진하기 위해 사용된다(그림 12-26). 검사자는 골반의 움직임이나 슬관절의 구부러짐이 일어나기 전에 80°까지 하지를 거상시킬 수 있어야 한다.[24] 70°나 그 이하

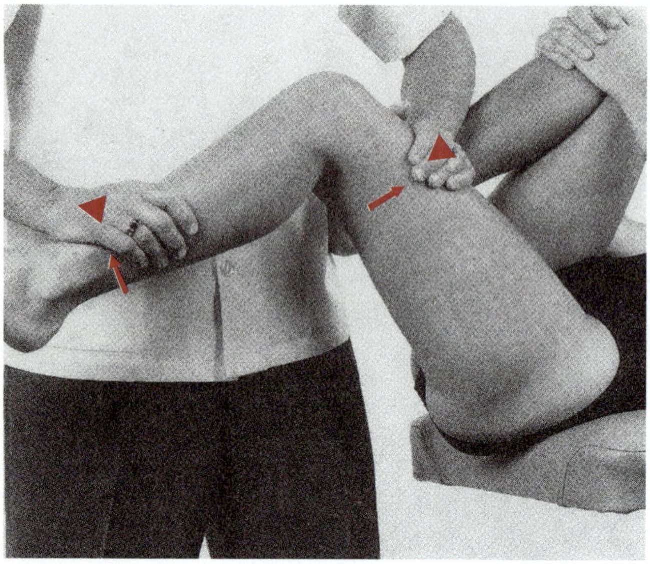

그림 12-25A 대퇴즉근과 장요근을 함께 치료하기: 대퇴직근.

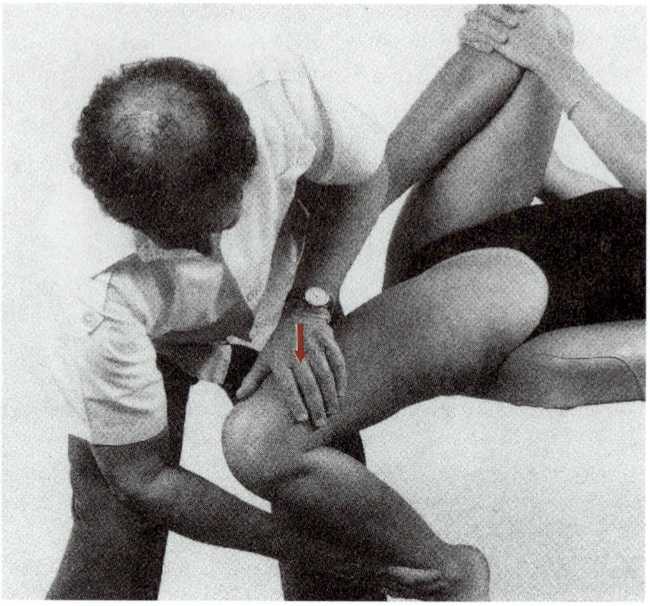

그림 12-25B 대퇴즉근과 장요근을 함께 치료하기: 장요근.

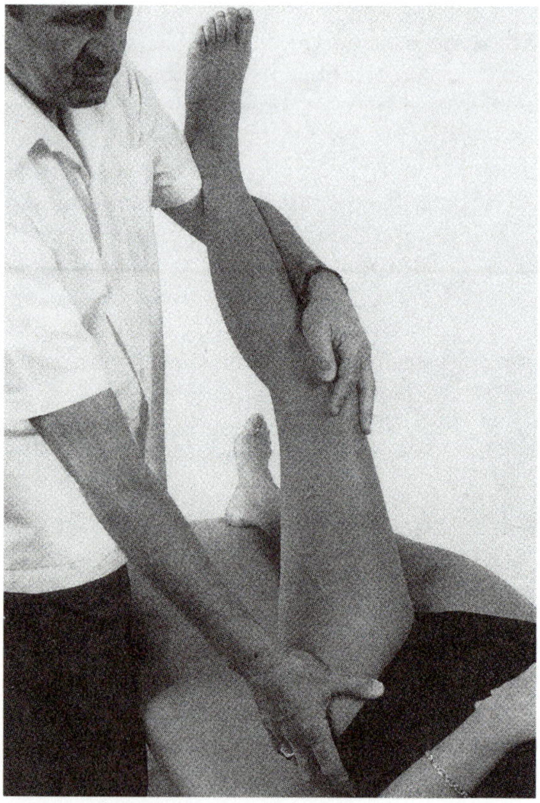

그림 12-26 타이트한 슬괵근을 위한 선별검사.

에서 제한이 있다면, 광근들(vasti muscles)의 억제가 있는 것이다. 따라서, 광근의 좋은 질과 슬관절의 좋은 잠김기전(locking mechanism)을 위해 슬괵근은 70° 이상으로 신장되어야 한다.

치 료

슬관절은 슬관절이 구부러지거나, 골반이 회전하거나 또는 통증이 나타나기 바로 직전의 위치로 가져간다. 환자는 검사자의 견관절에 대해 하지를 7초 정도 민다(그림 12-27A). 검사자는 슬관절이 신전되도록 누르면서 골반이 회전하거나 테이블에서 들리지 않도록 환자의 고관절 쪽으로 민다. 그런 후 환자는 이완한다. 이후, 검사자는 자신의 신체를 전방으로 이동하면서 쭉 뻗어 있는 하지를 신장위치로 들어 올리는데 통증이 발생되기 전까지 12초 정도 유지한다(그림 12-27B).

대퇴근막장근과 장경인대(Tensor Fascia Latae and Iliotibial Band)

선별검사

환자는 수정된 토마스 검사 자세를 취하고, 검사자는 굴곡된 고관절을 고정하면서 한 손으로는 중립위치(고관절

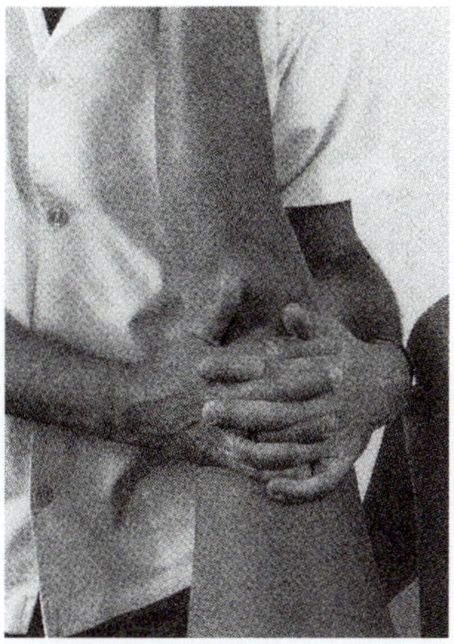

그림 12-27A 타이트한 슬괵근을 위한 치료: 7초 동안 하지를 검사자의 어깨쪽으로 민다.

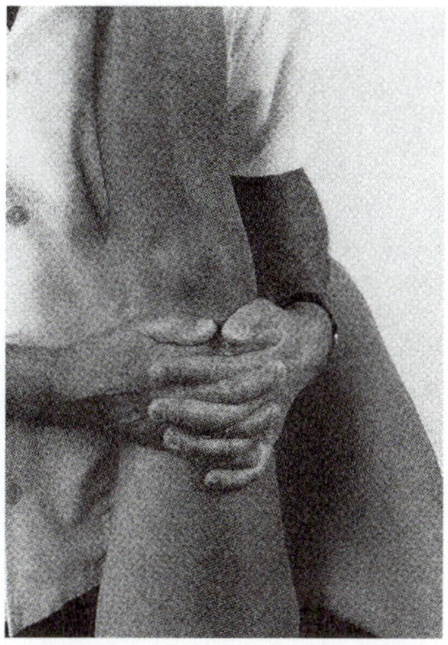

그림 12-27B 타이트한 슬괵근을 위한 치료: 12초 동안 검사자는 쭉 뻗어 있는 하지를 신장위치로 들어 올린다.

은 4° 이상 굴곡되지 않는다)에 놓인 반대측 대퇴의 원위부에 접촉한다. 또한 검사자는 다른 한손으로 반대측 장골과 접촉한다. 골반을 고정하여 움직이지 않게 방지하는 것이 중요하다. 반대측 대퇴의 15° 내전 전에 골반이 움직인다면, 대퇴근막장근의 단축이 있는 것이다.[16(p193)] 신전된 고관절의 대퇴 상부 외측을 검사해 본다. 정상적으로 대퇴는 둥글어야 한다. 편평함이나 구(groove)가 있다면, 대퇴근막장근이나 장경인대가 타이트한 것이다. 남성에서의 편평함은 정상이지만 대개 여성에서는 비정상이다. 구가 나타난 것은 남녀 모두에서 비정상으로 고려된다. 대퇴가 내전하는 동안 대퇴에 증가된 깊어짐이 있는지 관찰해야 한다. 슬개골이 외측으로 이동된 것에 대한 검사는 장경인대가 정지하는 곳으로 큰 부피의 섬유들이 있음을 나타내거나 정상보다 슬개골이 더 외측으로 회전되었음을 나타낸다.

치 료

환자는 수정된 토마스 검사 자세를 취하게 한다. 검사자의 한 손으로는 골반을 고정하고, 다른 한손으로는 7초 동안 등척성 수축을 통한 저항을 하는 동안 원위 대퇴를 잡는다(그림 12-28A). 검사자는 12초 동안 대퇴를 신장시키기 위해 내전시킨다(그림 12-28B). 벨트의 사용은 골반을 고정하는데 도움이 된다.

내전근(Adductors)

내전근들은 골반 영역에 있어 가장 낮은 자극역치를 갖고 있으며, 골반에서 문제가 발생하게 되면 짧은 내전근들(치골근과 단내전근)에서의 증가된 긴장을 유발하게 된다. 내전근들은 고관절과 슬관절의 모든 움직임에서 활동한다. 일관절 내전근들은 대퇴골에 정지하는 모든 내전근들을 말한다. 이관절 내전근들에는 대퇴이두근, 반건양근, 반막양근, 그리고 박근이 있다. 고관절과 슬관절의 운동 동안 대부분의 모든 내전근들이 활성되기 때문에, 어떠한 고관절 운동을 하더라도 고관절 내전근들은 자동적으로 강화된다. 이것은 다른 소견 없이 통증성 고관절을 갖고 있는 환자들이 짧은 내전근들에서 통증과 경련을 왜 갖게 되는지에 대한 이유가 된다.

선별검사

환자는 바로 누워서 검사 받을 하지를 테이블의 가장자리에 둔다. 검사 받지 않는 하지는 15~20°의 고관절 외전을 시키고, 골반의 고정을 위해 발은 테이블 밖에 나오도록 한다. 검사자의 주관절에 검사 받는 하지의 발을 올려놓아 외회전을 방지하고, 슬관절의 신전을 유지하기 위해 검사자의 손으로 검사 받는 하지의 정강이를 잡는다. 고관절은 4~5° 이상으로 굴곡시키지 않는데, 이렇게 함으로써 내전근들이 이완할 수 있게 된다. 치료사의 다른 한손은 골반의

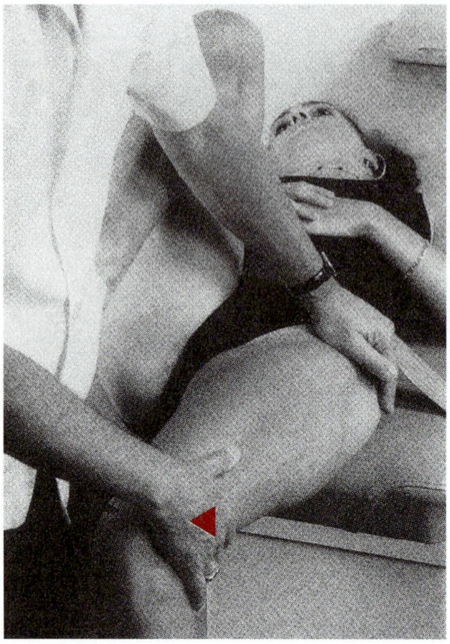

그림 12-28A 타이트한 대퇴근막장근과 장경인대의 치료: 검사자는 환자가 7초 동안 저항하는 동안 원위 대퇴를 잡고 있는다.

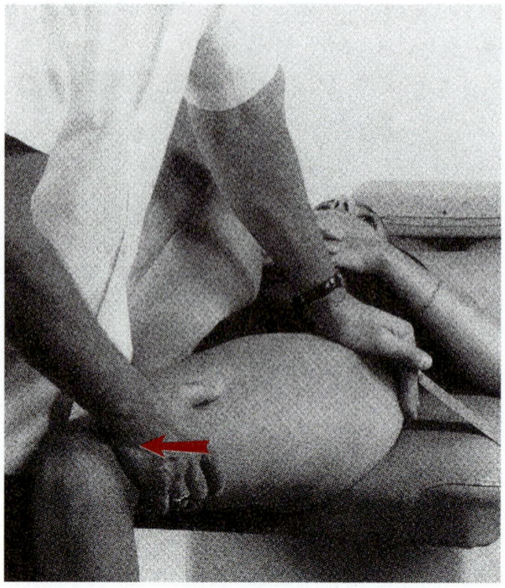

그림 12-28B 타이트한 대퇴근막장근과 장경인대의 치료: 검사자는 12초 동안 대퇴를 신장시키기 위해 내전시킨다.

외측을 촉진한다. 검사자는 하지를 외전시키는데, 정상적인 하지라면, 골반의 어떤 움직임이 일어나기 전에 40~45°의 외전을 할 수 있을 것이다. 외전의 제한(40° 이하)이 있다면, 검사자는 일관절 내전근들과 이관절 내전근들(주로 박근)을 구별해야 한다. 외전을 통해 테이블 밖으로 나온 하지의 슬관절을 굴곡시키면, 박근의 작용을 배제할 수 있다. 슬관절이 신전된 상태에서 고관절 외전에 제한이 있고 슬관절이 굴곡된 상태에서는 고관절 외전이 정상이라면, 이것은 이관절 내전근들이 단축된 것을 의미한다. 슬관절의 굴곡이나 신전에 의해 고관절 가동범위가 제한된다면(40° 이하), 긴 내전근들 또는 짧은 내전근들 중의 하나 또는 둘 다가 연루되었기 때문이다(6장에 있는 수동 고관절 외전 참조).

또한 내전근의 단축은 수정된 토마스 검사 자세에서 골반을 고정하고, 대퇴를 외전시켜 봄으로써 평가되어 질 수 있다. 15° 이하의 외전에서 골반의 움직임이 있다면, 내전근들의 단축이 고려된다.

치료

환자는 양 슬관절을 90° 굴곡시킨 상태로 옆으로 눕는다. 검사자는 자신의 체간으로 환자의 골반을 고정하면서 약간 전방으로 민다. 검사자는 굴곡된 위쪽 슬관절을 잡는데 환자의 하퇴는 검사자의 체간과 팔 사이에 놓여 고정되고, 고관절은 신전된 상태에 놓여야 한다. 환자는 검사자의 저항에 대항해 내전을 7초간 시도(그림 12-29A)한 후, 이완한다. 환자가 이완한 후 검사자는 환자의 골반을 고정하면서 하지를 완전한 외전상태로 가져간다(그림 12-29B).

이상근(Piriformis)

천장관절과 이상근 사이에는 상호작용이 있다. 대개 천장관절의 차단(blockage)이 있다면, 이상근에서의 증가된 긴장이 있기 때문에 천장관절의 모든 문제에 있어 이상근은 검사되어야 한다. 이상근 또는 천장관절의 치료는 종종 다른 문제를 완화시키기도 한다. 이상근의 타이트함이나 경련은 좌골증후군(sciatic syndrome)과도 연관이 있을 것이다.

선별검사

이 근육의 첫 번째 선별검사는 촉진에 의해 이루어진다. 이상근에 압통이 있다면, 이 근육에 대한 한번 이상의 촉진

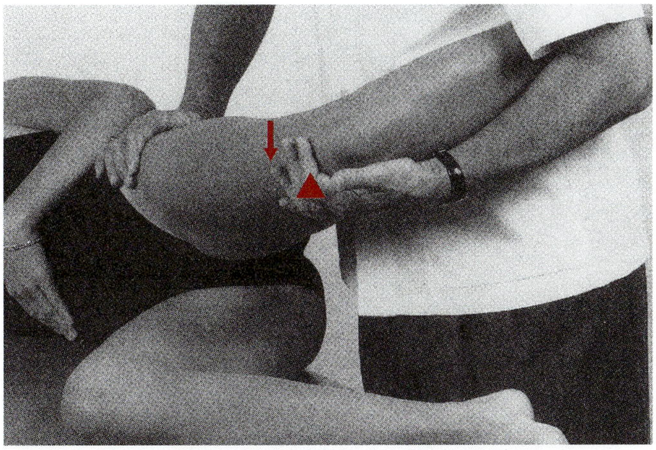

그림 12-29A 타이트한 내전근들을 위한 치료: 환자는 7초간 검사자의 저항에 대해 내전한다.

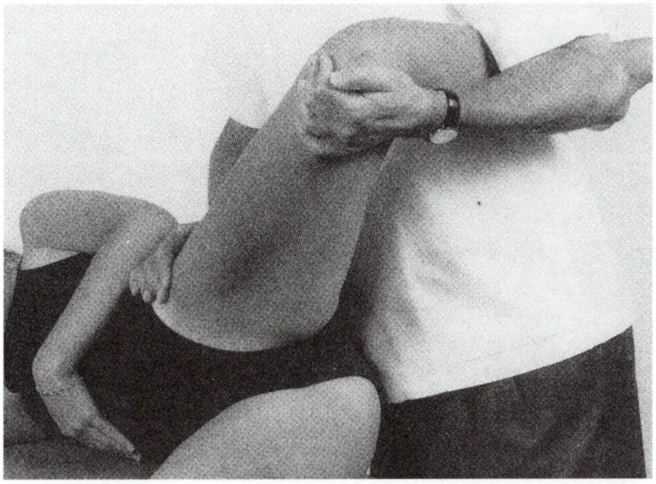

그림 12-29B 타이트한 내전근들을 위한 치료: 검사자는 환자의 골반을 고정하면서 하지를 완전한 외전상태로 가져간다.

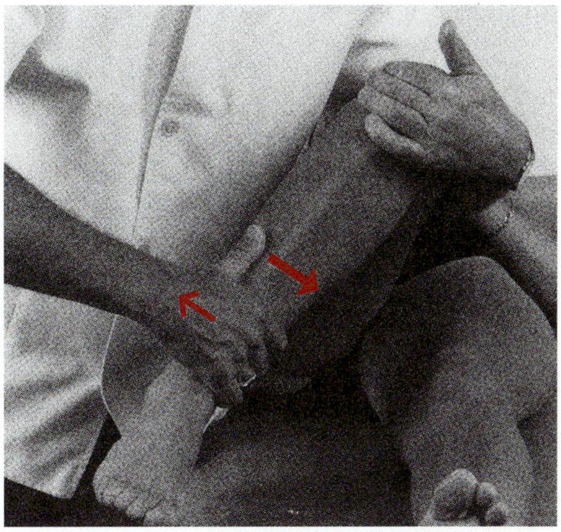

그림 12-30A 타이트한 이상근을 위한 치료: 검사자는 환자의 하지를 잡고 환자는 반대쪽 하지쪽을 향해 7초간 저항에 대해 민다.

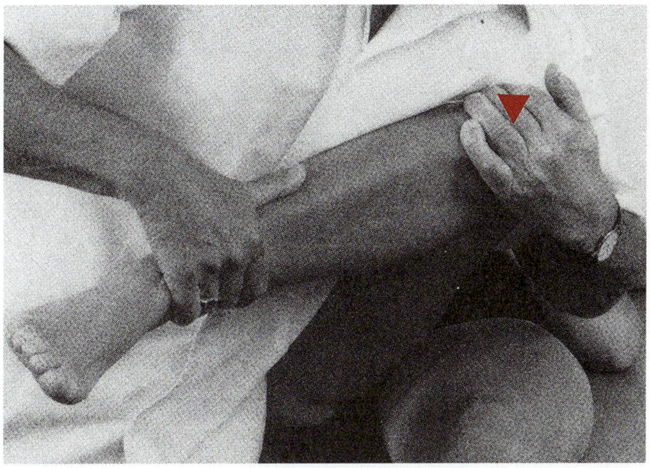

그림 12-30B 타이트한 이상근을 위한 치료: 검사자는 하퇴를 외회전시킴으로써 고관절을 내회전시키고, 대퇴골을 내전시키면서 12초간 신장을 적용한다.

은 압통의 증가를 흔히 유발하게 된다. 이 근육의 근복을 찾기 위한 기준점은 좌골결절과 전상장골극을 연결한 선과 대전자와 후상장골극을 연결한 선이 교차하는 지점이다. 이상근은 대둔근 밑에 놓여 있으며, 두 손을 이용해 촉진하게 되는데 한쪽 손가락들 위에 다른 쪽 손가락들을 올려놓고 하면 된다. 밑에 있는 손이 대둔근 밑쪽으로 누를 때, 위에 있는 손은 수직방향으로 밑으로 민다. 이에 따라 검사자는 이상근의 상외층 가장자리를 촉진하게 되는데, 근육이 타이트하다면 소시지와 같은 느낌의 근육을 촉진하게 될 것이다.

다른 방법의 선별검사는 이상근의 끝느낌과 ROM을 느끼는 것이다. 그림 12-30B와 같은 위치를 취하게 하고 굴곡된 고관절(60° 이하)을 내회전과 내전시킨다. 근육이 타이트하다면 운동이 제한되는 느낌, 좀 더 단단한 끝느낌, 그리고 통증 유발을 경험하게 된다. 단축된 고관절 관절낭에 의한 내회전의 제한을 구별하게 위해, 90° 굴곡 상태에서도 실시한다.

치 료

검사자는 그림 12-30A에 나와 있는 자세를 취한다. 골반이 테이블에서 들리지 않게 유지하고, 굴곡된 고관절이 60° 이하를 유지할 수 있도록 대퇴골의 장축을 골반쪽으로 눌러 고관절을 고정하는 것은 중요하다. 검사자는 그림에서처럼 하퇴를 잡은 후, 환자에게 저항에 대해 하지를 반대쪽 하지쪽으로 7초간 밀라고 지시하고, 그 후 이완하게 한다. 그 다음으로 검사자는 하퇴의 외회전을 통해 고관절을 내회전시키고, 이와 동시에 골반이 테이블에서 떨어짐이 없이 대퇴골을 내전시키면서 12초 동안 신장시킨다(그림 12-30B).

요방형근(Quadratus Lumborum)

배부의 신전들과 같이 요방형근 또한 많은 분절들을 가로지르기 때문에 평가하기가 어렵다.

선별검사

(고관절 외전에 나와있는 비정상적 순서 II를 참조.) 환자는 허리 수준에서 상체가 테이블 밖으로 나와있는 상태로 엎드려 눕는다. 또 다른 검사자가 상체를 지지해 준다. 검사자는 골반을 고정하기 위해 환자의 대퇴 옆에 앉고, 주관절로는 골반의 회전을 방지한다. 그런 후 검사자는 요방형근이 정지하는 장골릉 외측을 촉진하면서 움직임 동안 일어나는 긴장을 감지해야 한다. 그 다음으로 검사자는 환자가 체간을 오른쪽과 왼쪽으로 외측 움직임을 하는 동안 요추의 만곡을 평가한다(그림 12-31A). 오른쪽 장골릉 외측에서의 긴장이 증가되고 점진적인 왼쪽으로의 요추만곡 대신에 편평해지면서 흉요추 접경부위에서 왼쪽으로의 만곡이 나타나기 시작한다면, 오른쪽 요방형근의 타이트를 의심하게 된다. 이러한 환자에 있어 오른쪽 요방형근은 단축된 것이라 여겨진다.

치 료

치료에는 다음과 같은 두가지 방법이 있다.

1. 환자는 장골릉 바로 위에 15인치 정도의 지지대를 두고, 그 위에 옆으로 눕는다. 검사자는 양손을 교차하여 하위 늑골의 기저부와 장골릉 외측에 대고, 환자가 테이블에서 양하지를 들어 올리는 것에 대해 저항을 7초간 제공한 후, 환자에게 이완하라고 지시한다(그림 12-32A). 환자가 이완하여 양하지가 축 늘어지게 될 때, 검사자는 12초간 신장을 적용한다(그림 12-32B).
2. 환자는 양 슬관절을 굴곡시킨 상태로 옆으로 눕는다. 검사자는 아래쪽에 있는 슬관절과 하부 늑곽에 손을 접촉한다. 환자는 약간 전방으로 회전된다. 환자의 양 슬관절은 굴곡되는데 양 하퇴는 검사자의 체간과 상지에 의해 지지된다. 검사자는 양 슬관절을 테이블에서 들어올리고, 환자에게 7초간 테이블 쪽으로 양 슬관절을 누르라고 지시한 후, 이완하게 한다(그림 12-33A). 검사자는 양 하퇴를 테이블로부터 위로 당겨서 12초간 유지한다. 이렇게 함으로써 테이블 쪽에 있는 요방형근은 신장된다(그림 12-33B).

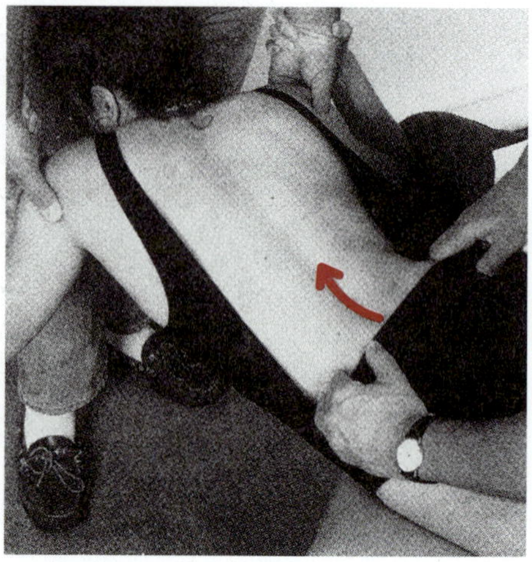

그림 12-31A 환자의 상체가 오른쪽으로 움직이는 동안 검사자는 요추 만곡을 평가한다.

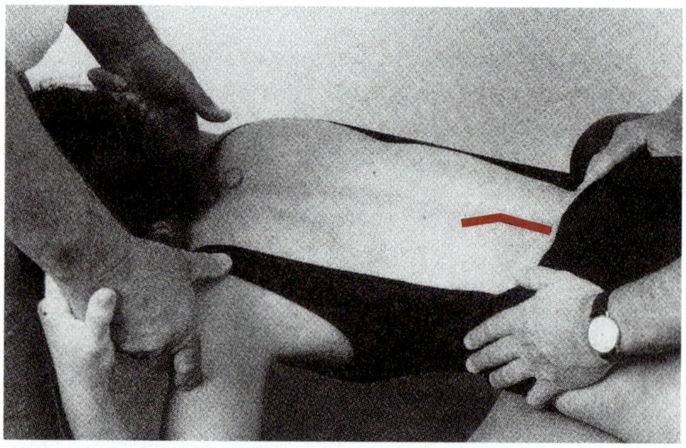

그림 12-31B 환자의 상체를 왼쪽으로 움직인다.

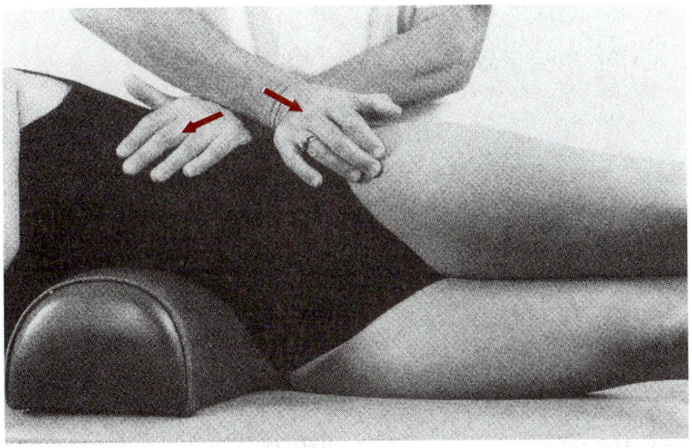

그림 12-32A 타이트한 요방형근의 치료: 검사자의 양손을 교차하여 하위 늑골의 기저부와 장골릉 외측에 대고 환자가 테이블에서 양하지를 들어 올리는 것에 대해 저항을 7초간 제공한다.

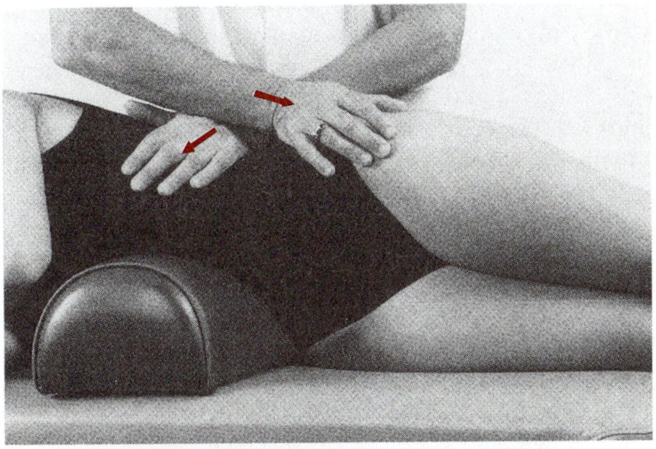

그림 12-32B 환자가 이완하여 양하지가 축 늘어지게 될 때, 검사자는 12초간 신장을 적용한다.

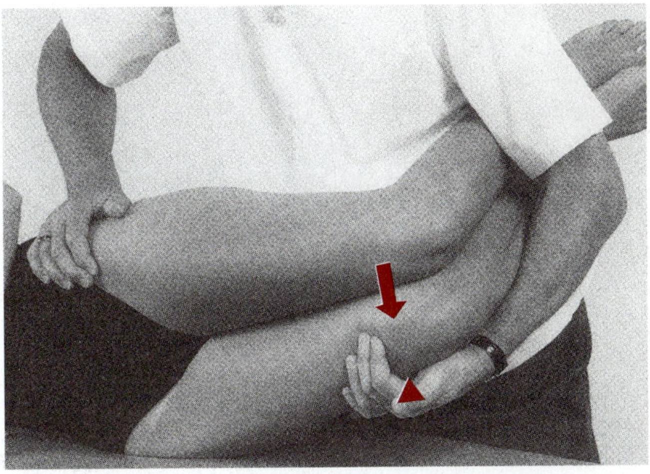

그림 12-33A 타이트한 요방형근을 위한 또 다른 치료: 검사자는 양 슬관절을 테이블에서 들어올리고, 환자에게 7초간 테이블 쪽으로 양 슬관절을 누르라고 지시한 후 이완하게 한다.

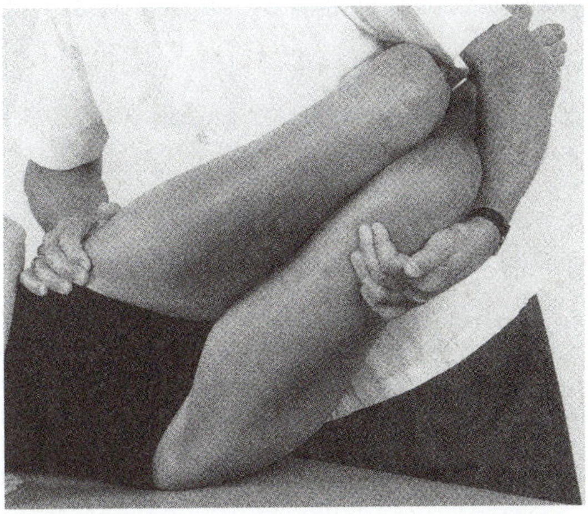

그림 12-33B 검사자는 양 하퇴를 테이블로부터 위로 당겨서 12초간 유지한다. 이렇게 함으로써 테이블 쪽에 있는 요방형근은 신장된다.

척추 기립근(Erector Spinae)

선별검사

환자는 슬괵근을 이완시키기 위해 슬관절을 테이블의 끝에 대고 앉는다. 검사자는 장골릉의 외측과 후장골극(postrior iliac spine)을 촉진한다. 환자에게 경부를 굴곡시키면서 체간을 앞으로 구부리라고 말하는데, 그 순서는 머리를 먼저 앞으로 가져간 후 흉추와 요추의 굴곡이 그 다음으로 이어지게 한다. 검사자는 골반의 움직임이 느껴지려는 순간 이 위치를 유지하라고 환자에게 말한다(그림 12-34). 환자의 슬관절과 전두 사이의 거리가 8인치 (15~20 cm) 이하인 경우, 배부 신전근들이 단축된 것으로 고려된다.

Lewit[16(p115)]은 환자가 짧은 체간과 긴 대퇴를 갖고 있다면 짧은 척추기립근에도 불구하고, 증가된 굴곡을 보일 것이고, 체간이 길고 대퇴가 짧다면 정상적인 척추기립근은 짧게 보이기 때문에 이러한 검사는 가치가 없다고 말하였다.

요추 굴곡을 위한 선별검사의 두 번째 방법은 Schober 검사[25]로 원래 강직성 척추염의 진단을 위해 사용되는 방법이다. 수정된 Schober 검사[26]가 사용되는데, 이 검사는 서있는 환자에 대해 요천추 접경부위의 위쪽 10 cm 지점과

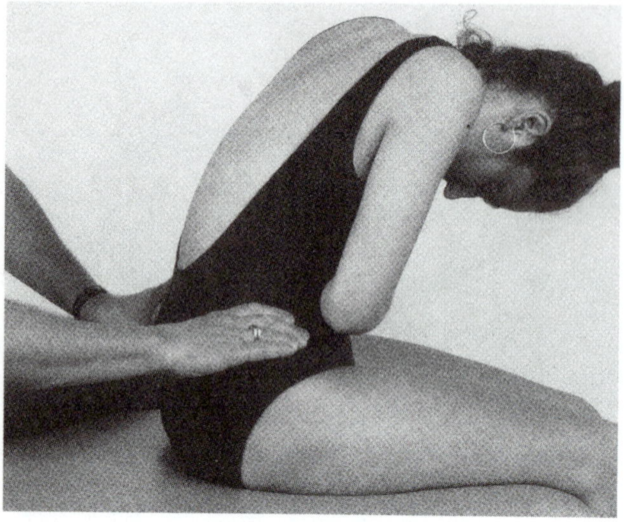

그림 12-34 타이트한 척추기립근을 위한 선별검사.

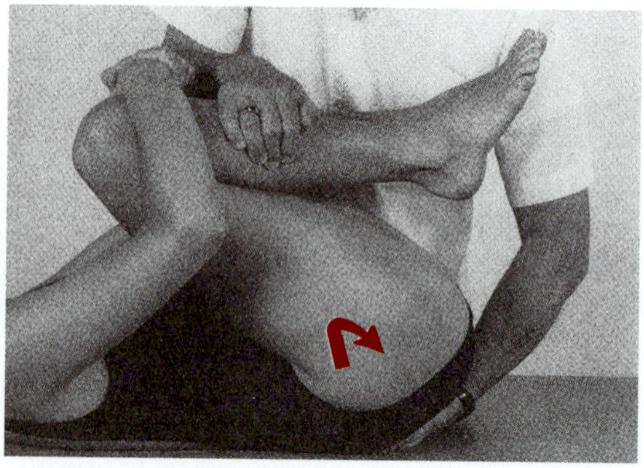

그림 12-35A 타이트한 척추기립근을 위한 치료: 검사자는 손의 수근수지 부위를 대고, 환자의 천골 기저부에 대고, 양 고관절을 굴곡시킨다. 환자의 골반과 요추는 테이블 위에 편평한 상태로 있게 한다.

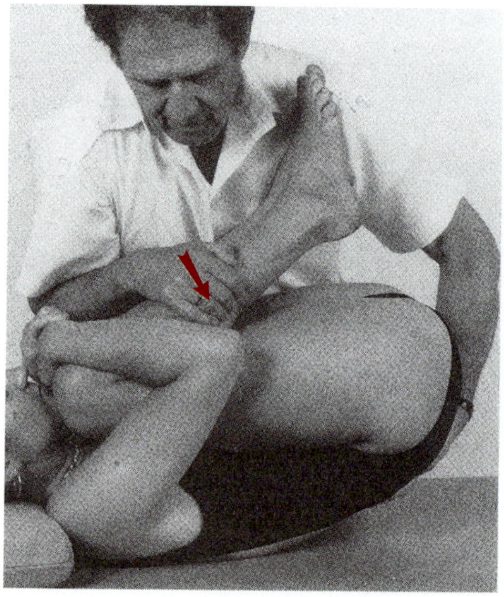

그림 12-35B 검사자는 환자를 후방으로 굴곡시킨 후, 환자의 하지에 대해 하방으로의 압력을 제공하여 굴곡을 유지시킨다.

아래쪽 5 cm 지점의 피부에 표시를 한다. 완전히 굴곡한 후에, 줄자로 표시된 두 지점 사이의 거리를 측정한다. 표시점 사이의 거리가 증가한 것은 요추 굴곡이 증가된 것을 나타낸다. 인구의 90%는 완전한 굴곡 동안 피부 표시점들이 적어도 5 cm 정도가 더 벌어지게 된다. 따라서 5 cm 이하의 수치는 척추기립근의 단축으로 고려될 것이다.

치 료

치료에는 다음과 같은 두가지 방법이 있다.

1. 환자는 바로 눕는다. 검사자는 손의 수근수지(carpophalangeal) 부위를 환자의 천골 기저부에 대고, 양 고관절을 굴곡시킨다. 환자의 골반과 요추는 테이블 위에 편평한 상태로 있게 한다(그림 12-35A). 환자는 배부 신전근을 수축시켜 골반을 전방경사시킬 수 있어야 한다. 검사자는 손바닥을 통해 천골에서 전해지는 압력을 느끼면서 손가락으로는 하부의 척추기립들의 수축을 느껴야 한다. 7초간 유지한다. 그런 후 환자에게 이완하라고 지시한다. 이후, 검사자는 팔로 환자의 체중을 들어 올리는 것 대신에 자신의 신체 움직임을 이용하여 환자를 후방으로 굴곡시킨 후, 환자의 하지에 대해 하방으로의 압력을 제공하여 굴곡을 유지시킨다(그림 12-35B). 상흉요추 분절들의 신장을 위해 굴곡의 각도를 증가시킨다.

2. 환자의 골반이 테이블 끝을 벗어난 상태로 엎드려 누운 자세를 취하여 하지를 늘어뜨리는데, 이 때 하지는 마루에서 떨어진 상태를 유지한다. 검사자는 천골 기저부와 상요추에 접촉한다. 위에서 언급했던 것과 같이, 처음에 환자는 골반을 전방으로 경사시켜야 하고 검사자는 천골 기저부와 요추에 적용한 압력을 유지하고 있어야 한다. 그런 후 환자에게 양 무릎을 굴곡시켜 하퇴를 들어 올리라고 지시하고, 검사자는 7초간 접촉을 유지한다(그림 12-36A). 환자에게 이

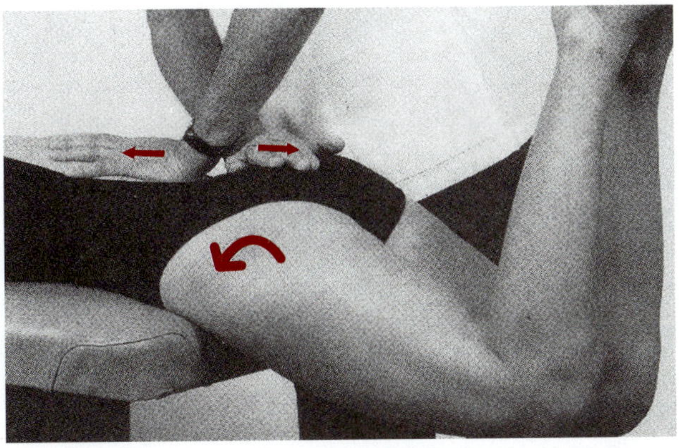

그림 12-36A 타이트한 척추기립근을 위한 다른 치료: 환자에게 하퇴를 들어 올리라고 지시하고, 검사자는 7초간 접촉을 유지한다.

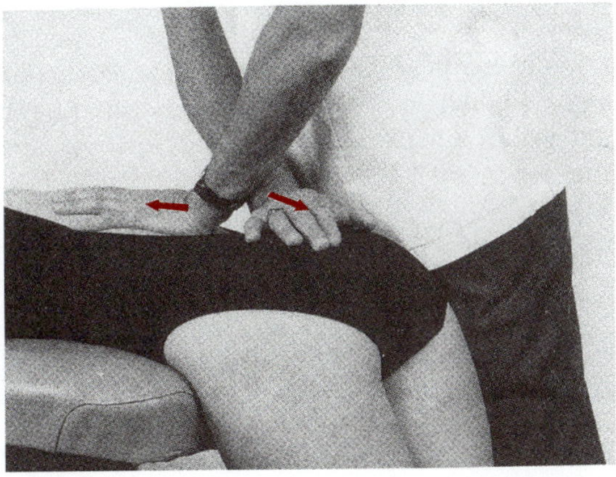

그림 12-36B 좀 더 위쪽에 있는 신전근을 위해 환자는 테이블에서 좀 더 떨어져야 하고, 검사자는 좀 더 높은 곳에 접촉점을 유지하고 있어야 한다.

완하라고 지시한다. 검사자는 신장을 위한 접촉을 유지하는 동안 환자는 하퇴를 마루쪽으로 떨어뜨린다. 좀 더 위쪽에 있는 신전근에 기법을 적용하고 싶다면, 환자는 테이블에서 좀 더 떨어져야 하고 검사자는 좀 더 높은 곳에 접촉점을 유지하고 있어야 한다(그림 12-36B).

비복근-가자미근(하퇴삼두근)[Gastrocnemius-Soleus(Triceps Surae)]

하퇴삼두근은 우리가 생각하고 있는 것만큼 신체의 전진을 위한 밀기(push-off)의 힘을 제공하지 않는다. Perry[24]에 따르면, 말기입각기 동안 하퇴삼두근의 주요 기능은 족관절의 배측굴곡을 안정화시키기 위한 원심성 수축이며 이는 발뒤꿈치의 상승을 허락하게 된다. 사실 이러한 근육들은 전족부 락커(rocker)시 발과 경골이 동시에 전방으로 구르기를 할 수 있도록 허용하는 족관절의 안정화에 기여한다. 이때 족관절보다 오히려 전족부가 받침점이 되기 때문에, 발뒤꿈치 떼기(push-off)라는 말보다는 구르면서 떼기(roll-off)라는 용어가 대신 사용된다. 따라서, 하퇴삼두근의 주요 기능은 발뒤꿈치 들어 올리기이며, 저측굴곡은 이차적인 움직임이 된다. 하퇴삼두근의 최고 활동은 중간입각기 동안에 일어난다.[27]

선별검사

환자는 발이 침대 끝을 벗어난 상태로 바로 눕는다. 오른쪽 발을 위해, 검사자는 오른손으로 환자의 하퇴를 잡은 후 소지가 종골의 상부 주위에 걸릴 때까지 밑으로 미끄러져 내려간다. 검사자는 팔을 신전시킨 상태로 족관절과의 접촉을 유지하면서 장축 방향의 견인을 시도한다. 왼쪽 손은 지지를 제공하는데, 엄지는 후족부[족관절의 협부(mortise) 수준]의 외측면에 위치하게 한다. 발뒤꿈치를 누르는 것은 가자미근을 촉진시키는 것이고 중족부를 누르는 것은 족척방형근을 촉진시키는 것이며 전족부를 누르는 것은 전경골근을 촉진시키는 것이 되기 때문에, 검사자는 발의 외측부위에 대고 있는 왼쪽 엄지의 위치를 유지하고 있어야 한다. 오른손으로의 견인을 유지하고 있는 동안, 왼쪽 엄지와 무지구로 족관절 하부를 배측굴곡시킨다. 정상적인 가동범위는 90° 와 100° 사이이다. 가자미근을 평가하기 위해 슬관절을 30° 굴곡시킨다(비복근을 배제하기 위해). 슬관절이 신전된 상태에서는 가동범위가 제한되나 슬관절이 굴곡된 상태에서는 정상 범위로 증가한다면, 비복근이 단축되었다고 고려된다. 슬관절이 굴곡된 상태에서도 여전히 가동범위가 제한된다면, 비복근과 가자미근 모두가 단축된 것이다. 슬관절이 굴곡된 상태에서만 가동범위가 제한된다면, 비복근이 단축된 것으로 고려된다.

치 료

슬관절이 신전된 상태에서 위에서 설명된 발의 위치를 유지한다. 환자에게 검사자의 저항에 대항해 7초간 저측굴곡하라고 지시한다(그림 12-37A). 환자에게 이완하라고

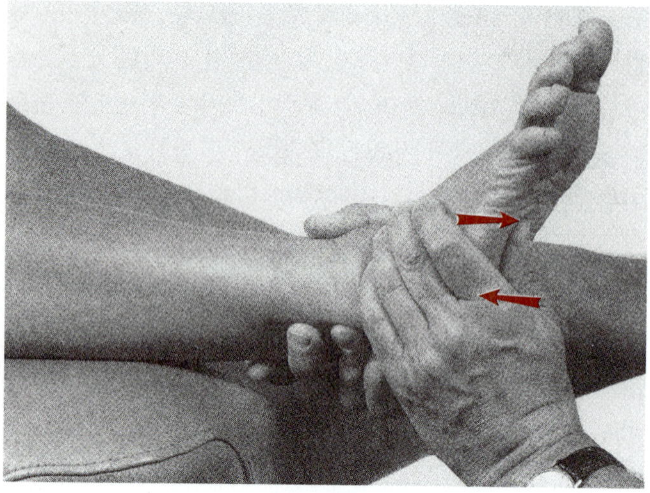

그림 12-37A 슬관절이 신전된 상태에서, 환자에게 7초간 저항에 대항해 저측굴곡하라고 지시한다.

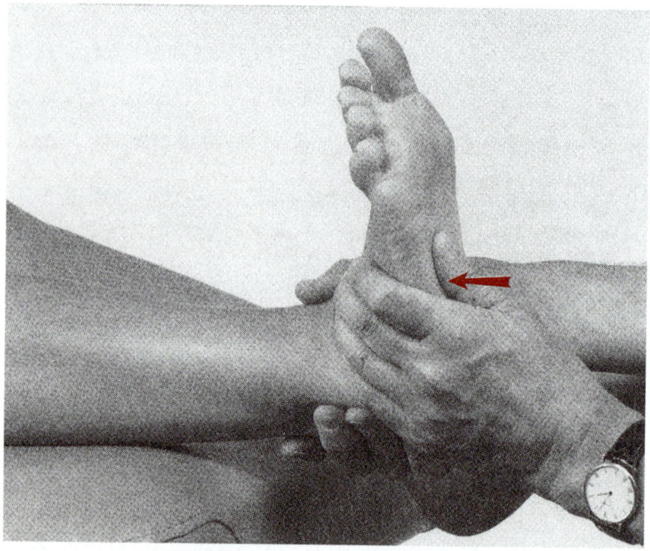

그림 12-37B 환자에게 이완하라고 지시한 후, 종골을 당기고 있는 동안 후족부의 배측굴곡을 12초간 적용한다.

한 후, 종골을 당기고 있는 동안 후족부의 배측굴곡을 12초간 적용한다(그림 12-37B). 가자미근을 위해 사용된 똑같은 절차를 슬관절의 30° 굴곡상태에서 실시한다.

상승모근(Upper Trapezius)

상승모근은 비정상적인 고관절 신전 운동에 의해 영향을 받고 경추 및 견부의 문제와 직접적으로 관계되는 중요한 근육이다.

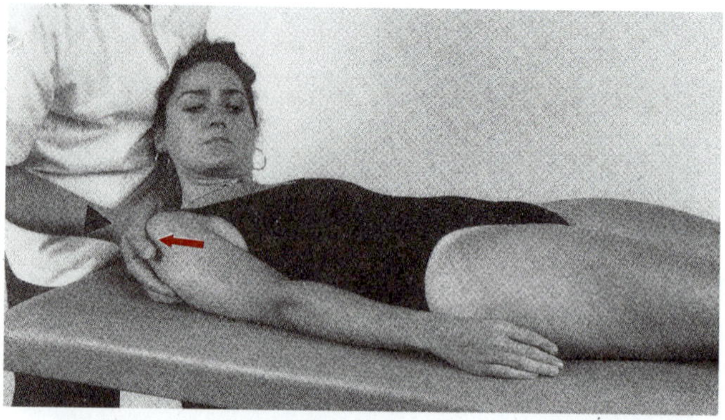

그림 12-38A 환자에게 치료사의 저항에 대해 7초간 견부를 위쪽 방향으로 밀라고 지시한다.

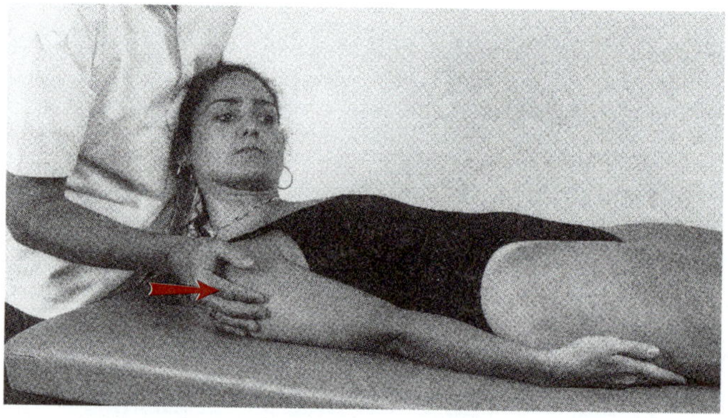

그림 12-38B 머리와 목을 고정하는 동안 견부를 가능한 12초 동안 하강시킨다.

선별검사

환자는 바로 눕는다. 검사자의 한 손은 목의 굴곡, 반대측 측굴, 그리고 동측 회전을 시키기 위해 머리를 지지한다. 경추 전체와 후두가 고정된 상태에서 장축 방향으로의 견인을 유지한다. 검사자의 다른 한손은 전완이 테이블에 평행한 상태로 견부와 접촉하는데 끝느낌을 결정하기 위해 견부를 하방으로 민다. 정상이라면 부드러운 끝느낌(soft end feel)을 느낄 것이다. 반대측과도 비교해 본다.

치 료

위의 자세를 유지하고 있는 동안, 치료사의 저항에 대해 7초간 견부를 위쪽 방향으로 밀라고 지시한다(그림 12-38A). 환자에게 이완하라고 지시한 후, 머리와 목을 고정하는 동안 견부를 가능한 12초 동안 하강시킨다(그림 12-38B).

견갑거근(Levator Scapulae)

선별검사

선별검사는 머리와 목을 반대측으로 회전시키는 것을 제외하면 상승모근과 유사하다. 머리와 목을 고정하고 있는 동안, 정상적인 끝느낌과 반대측과의 비교를 위해 견부를 하강시킨다.

치 료

환자는 바로 눕는다. 검사자의 한 손으로 머리와 목을 감싸 잡고, 장축 방향으로의 견인과 함께 굴곡, 반대측 측굴, 그리고 반대측 회전의 위치를 유지한다. 검사자의 다른 한 손으로는 전완이 테이블에 평행한 상태로 견부와 접촉한 후, 검사자의 압력에 대해 7초간 저항하라고 환자에게 지시한다(그림 12-39A). 또 다른 방법의 접촉은 무지구로 견갑골의 상내측각에 대는 것이다. 환자에게 이완하라고 한 후, 머리와 목을 안정시키는 동안 견부를 가능한 12초 동안 하강시킨다(그림 12-39B).

다른 방법의 치료

견부에 병리가 없고 정상적인 범위의 견관절 외전을 환자가 갖고 있다면, 위에서 설명한 것과 같이 똑같은 머리와 목의 위치를 유지한다. 환자의 견관절을 완전히 외전시킨 후, 주관절은 굴곡시키며 전완은 머리 뒤에 위치되도록 한다. 검사자는 바깥쪽에 있는 손으로 견갑골을 지지한다. 검사자의 서혜부나 하복부로 환자의 주관절을 7초간 누른다(그림 12-40A). 환자가 이완한 후 검사자의 서혜부 영역을 이용해 굴곡된 환자의 주관절을 미측방향으로 밀면서, 경추의 장축방향 견인, 굴곡, 그리고 반대측 회전을 유지함과 동시에 견갑골의 하강을 12초간 유발한다(그림 12-40B).

대흉근(Pectoralis Major)

선별검사

대흉근은 신장을 위해 3개의 부분인 하위 흉골부, 중위 흉골부, 그리고 쇄골부로 나뉘어 진다. 대흉근의 모든 선별검사와 치료는 가슴을 고정한 상태에서 주관절과 전완을 흉골 및 하위 늑골과 대각선 방향으로 놓이도록 배치한 후

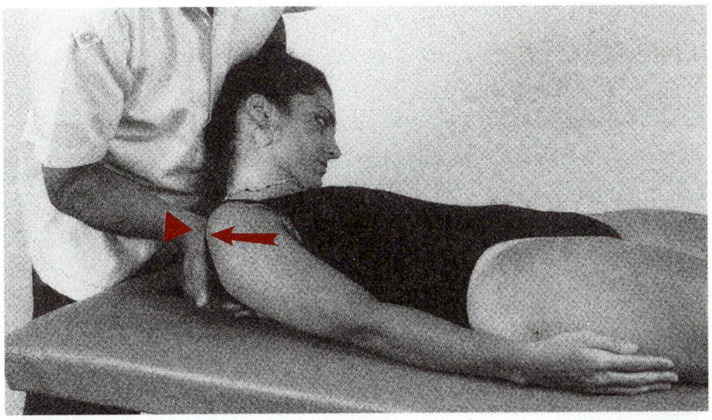

그림 12-39A 타이트한 견갑거근을 위한 치료: 검사자의 무지구로 견갑골의 상내측각에 접촉한다.

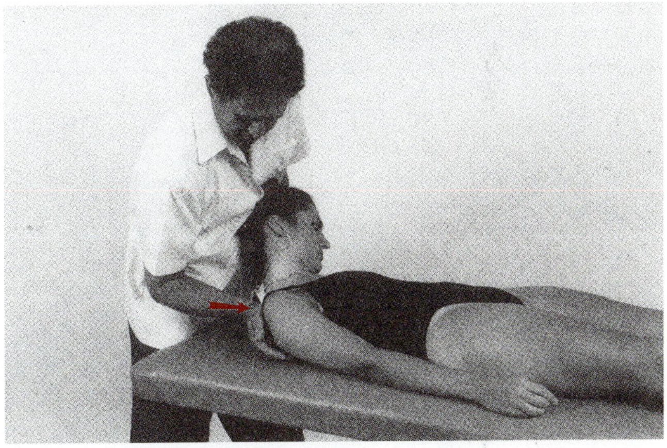

그림 12-39B 환자의 머리와 목을 안정시키는 동안, 검사자는 견부를 가능한 12초 동안 하강시킨다.

에 시행된다.

하위 흉골부: 환자는 테이블의 외측 모서리에 눕는데 견관절이 테이블 밖에 놓이도록 한다. 환자의 팔을 적어도 110° 정도 외전시킨다. 대흉근이 정상이라면, 외전된 팔에 대해 10~15°의 신전이 허용되며, 이때 부드러운 끝느낌을 느낄 수 있게 된다. 동시에 검사자는 타이트함과 압통을 위해 액와 앞쪽의 주름을 촉진해야 한다(그림 12-41A).

중위 흉골부: 검사자가 통증유발점이 자주 발생하는 부위인 두 번째 늑간사이 공간을 촉진하고 환자가 90°로 견관절을 외전시키는 것을 제외하면, 하위 흉골부에서 설명한 자세와 유사하다. 그런 후 검사자는 끝느낌을 위해 견관절을 수직하방으로 누른다(그림 12-41B).

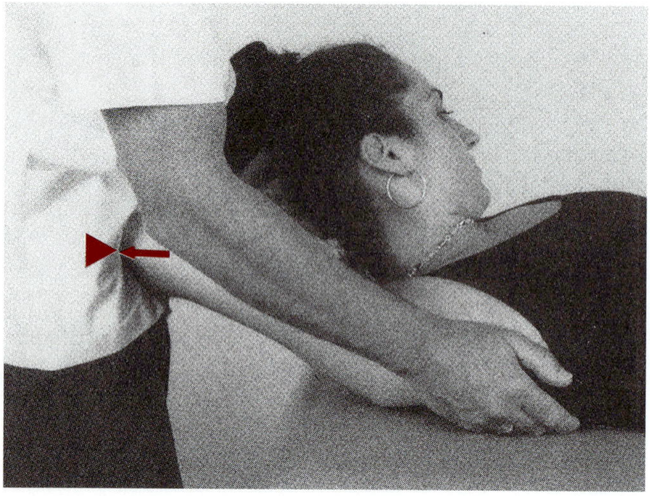

그림 12-40A 타이트한 견갑거근을 위한 다른 방법의 치료: 검사자의 하복부로 환자의 주관절을 7초간 누른다.

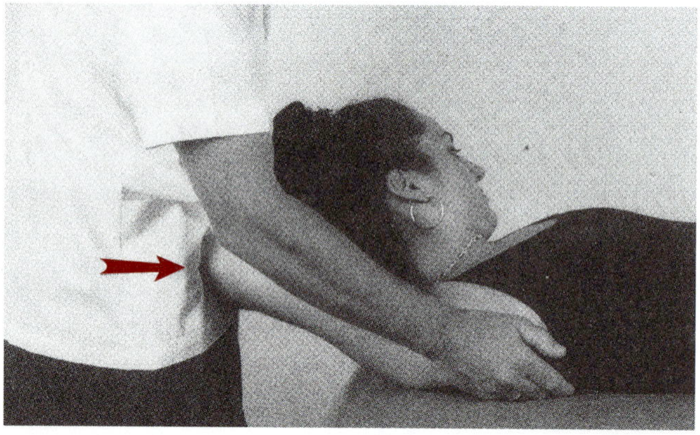

그림 12-40B 검사자의 서혜부 영역을 이용해 굴곡된 환자의 주관절을 미측방향으로 밀면서, 경추의 장축방향 견인, 굴곡, 그리고 반대측 회전을 유지함과 동시에 견갑골의 하강을 12초간 유발한다.

쇄골부: 환자가 견관절을 70° 로 외전시키는 것을 제외하면, 하위 흉골부에서 설명한 자세와 같다. 타이트함과 압통을 위해 쇄골에 정지하는 대흉근의 쇄골부를 촉진한다. 그런 후 검사자는 끝느낌을 위해 수직하방으로 누른다(그림 12-41C).

치 료

견관절이 테이블 밖에 놓인 상태로 위의 위치를 유지한다.

하위 흉골부: 치료사가 대흉근의 하위 늑골부 섬유 방향으로 견부에 접촉을 유지하고 있는 동안 환자의 견관절을

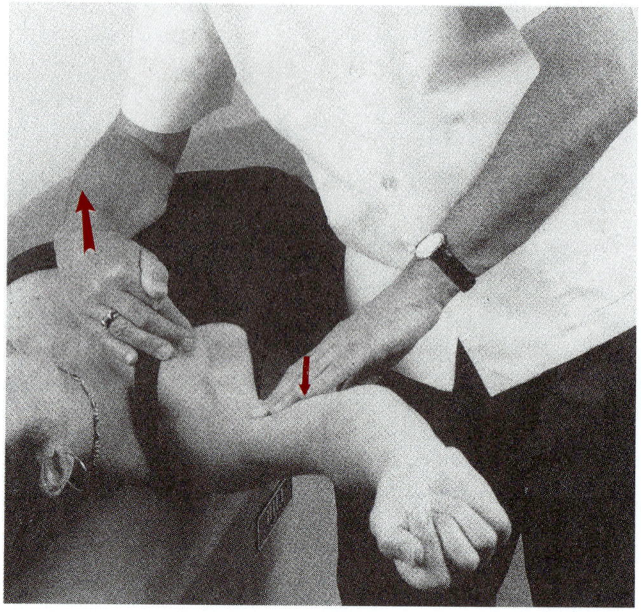

그림 12-41A 하위 흉골부. 환자는 테이블의 외측 모서리에 눕는데 견관절이 테이블 밖에 놓이도록 한다. 환자의 팔을 적어도 110° 정도 외전한다.

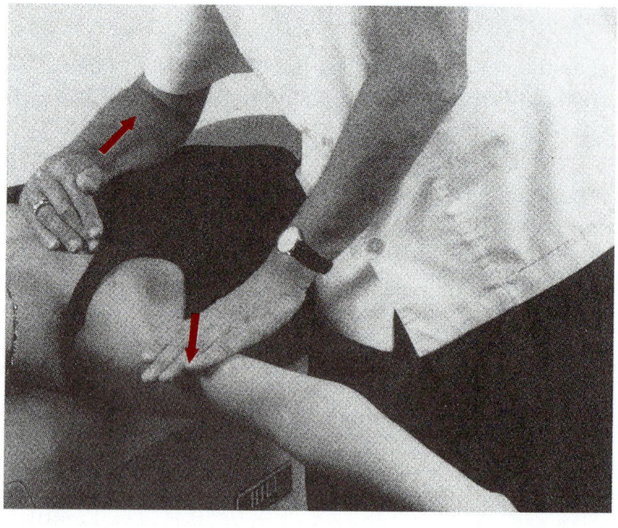

그림 12-41B 중위 흉골부. 검사자가 두 번째 늑간사이 공간을 촉진하고, 환자가 90° 로 견관절을 외전시키는 것을 제외하면 위에서 설명한 자세와 유사하다.

전방(전인)으로 가져가라고 지시한다. 환자와 검사자는 서로에 대해 7초간 저항한다(그림 12-42A). 환자에게 이완하라고 지시한 후, 검사자는 12초 동안 하위 늑골부 섬유 방향으로 신장을 시킨다.(그림 12-42B).

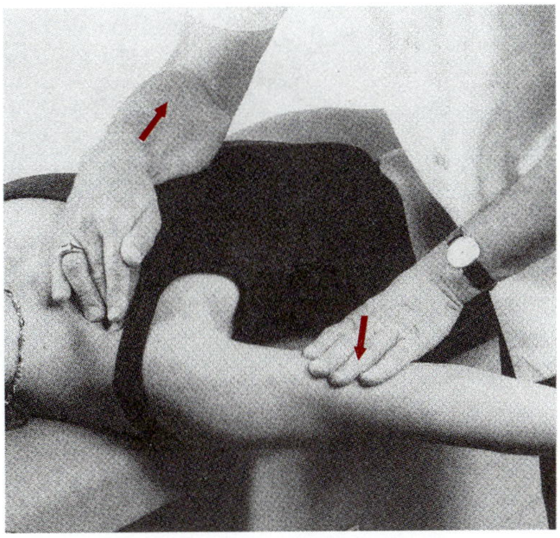

그림 12-41C 쇄골부. 환자가 견관절을 70°로 외전시키는 것을 제외하면, 하위 흉골부에서 설명한 자세와 같다. 타이트함과 압통을 위해 쇄골에 정지하는 대흉근의 쇄골부를 촉진한다.

중위 흉골부: 치료사가 수직하방으로 견부에 접촉을 유지하고 있는 동안 환자의 견관절을 전방(전인)으로 가져가라고 지시한다. 환자와 검사자는 서로에 대해 7초간 저항한다(그림 12-42C). 환자에게 이완하라고 지시한 후, 검사자는 12초 동안 수직하방으로 신장을 시킨다.(그림 12-42D).

쇄골부: 검사자의 손이 외측과 두측방향(쇄골부의 방향)으로 향한 상태로 견부에 접촉하는 동안 환자는 견관절을 전방으로 가져간다(그림 12-42E). 환자는 7초간 저항한 후 이완한다. 검사자는 12초 동안 쇄골부 섬유의 방향으로 신장한다(그림 12-42F).

후두하근(Suboccipital)

선별검사

Lewit에 따르면,[16(p193)] 두개경부에 있는 짧은 신전근들의 긴장과 압통은 머리가 전굴된 상태로 바로 누었을 때에만 촉진될 수 있다.

치 료

환자는 바로 눕는다. 검사자의 한 손(첫 번째와 세 번째 손가락)은 후두 밑에 두고, 다른 한 손은 전두에 둔다. 환자의 머리는 약간 굴곡된다. 환자에게 7초간 검사자의 접촉에 대항해 머리를 후방으로 경사시키라고 지시한다(그림 12-43). 환자에게 이완하라고 지시한 후, 검사자는 후두에 대한 견인을 가하면서 후두/C1-C2에서의 국소 굴곡을 만들기 위해 환자의 전두를 수직 하방으로 민다. 검사자는 12초간 신장을 가한다(그림 12-43B).

감각 운동 자극
SENSORY MOTOR STIMULATION

감각 운동 자극은 좋은 자세의 유지와 보행과 같은 반복

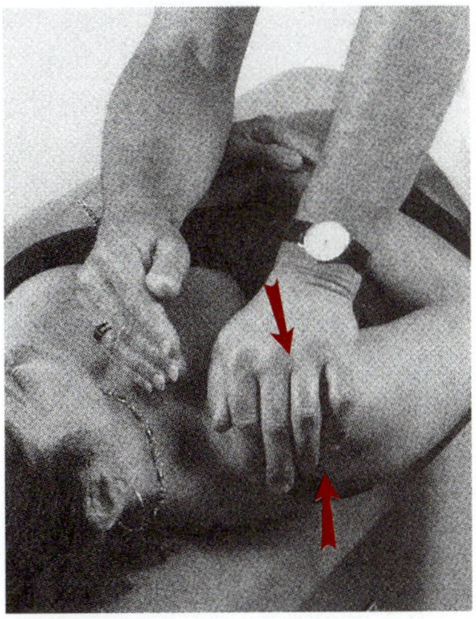

그림 12-42A 하위 흉골부. 이 위치에서 환자와 검사자는 서로에 대해 7초간 저항한다.

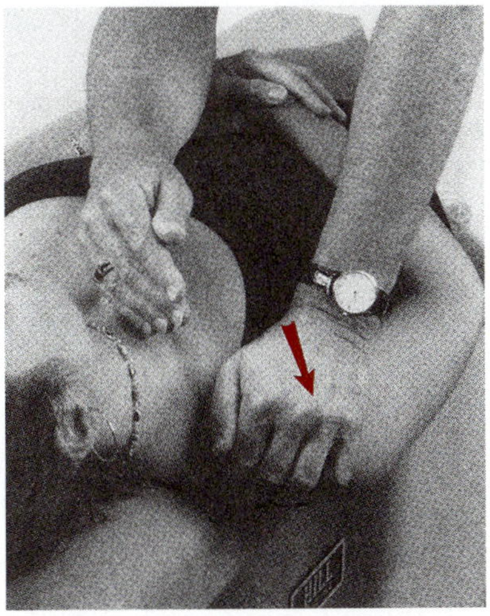

그림 12-42B 하위 흉골부. 환자에게 이완하라고 지시한 후, 검사자는 12초 동안 하위 늑골부 섬유 방향으로 신장을 시킨다.

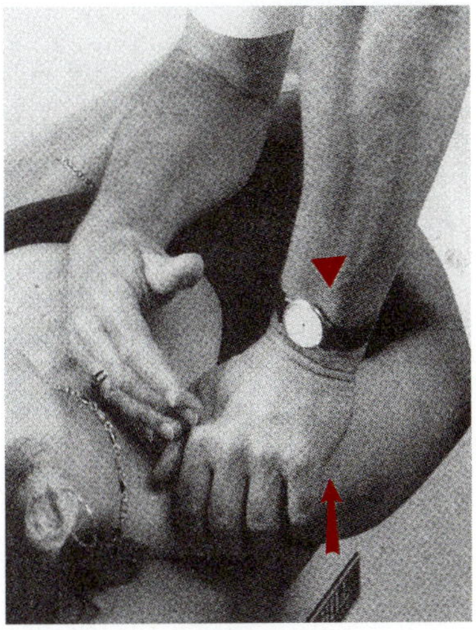

그림 12-42C 중위 흉골부. 치료사가 수직하방으로 견부에 접촉을 유지하고 있는 동안 환자는 7초간 저항한다.

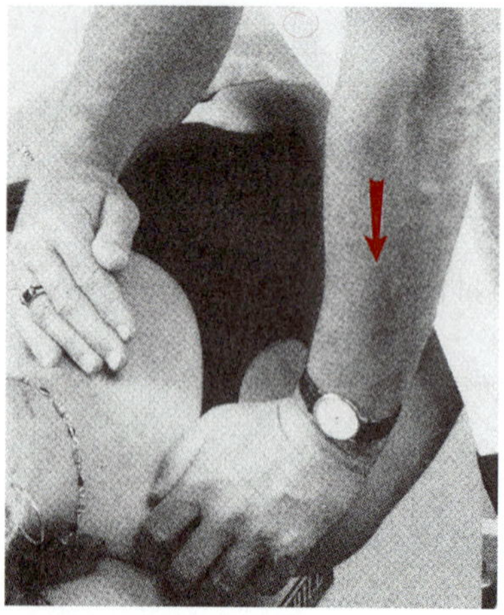

그림 12-42D 중위 흉골부. 환자에게 이완을 지시한 후 검사자는 수직방향으로 12초간 신장시킨다.

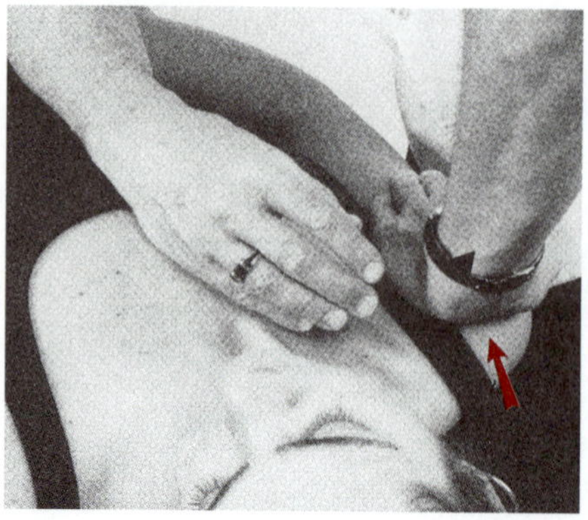

그림 12-42E 쇄골부. 검사자의 손이 외측과 두측방향으로 향한 상태로 견부에 접촉하는 동안 환자는 견관절을 전방으로 가져간다.

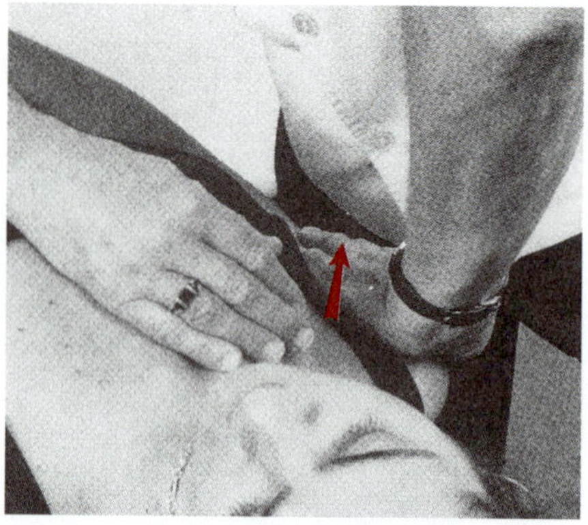

그림 12-42F 쇄골부. 환자는 7초간 저항한 후 이완한다. 검사자는 12초 동안 쇄골부 섬유의 방향으로 신장한다.

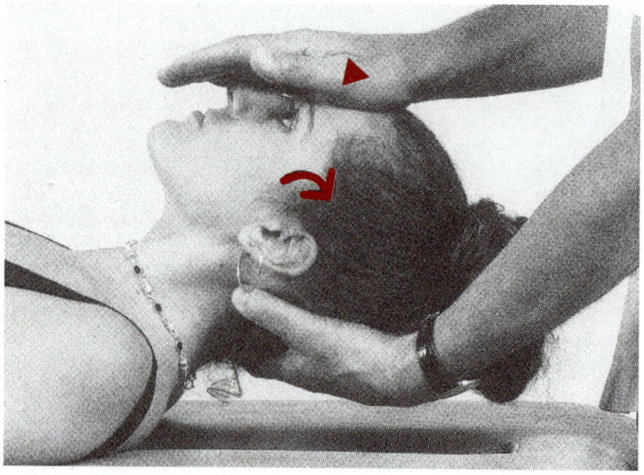

그림 12-43A 타이트한 후두하근을 위한 치료. 환자에게 7초간 검사자의 접촉에 대항해 머리를 후방으로 경사시키라고 지시한다.

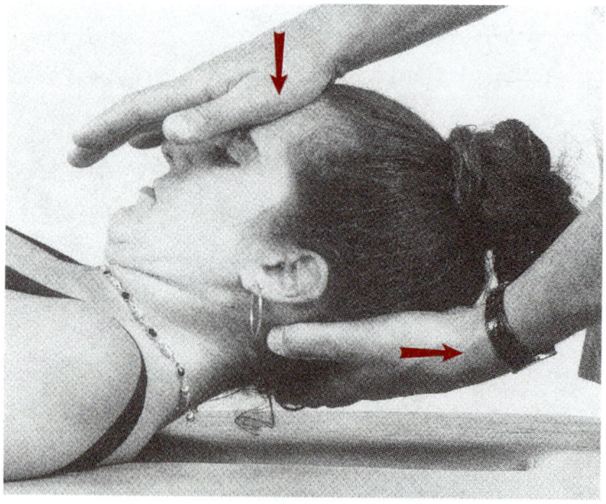

그림 12-43B 환자에게 이완하라고 지시한 후, 검사자는 후두에 대한 견인을 가하면서 후두에서의 국소 굴곡을 만들기 위해 환자의 전두를 수직 하방으로 민다. 검사자는 12초간 신장을 가한다.

적인 움직임의 적절한 조절에 중요한 자동적인 근활성을 자극하는 재활의 한 기법이다.[28] 자동적인 무의식적 움직임(autonomic subconscious movement)의 활성인 소뇌전정회로의 촉진을 통해 신체는 보행, 협응, 신체 자세, 그리고 골반의 안정화를 개선시킬 수 있다.[29] Freeman 등[30]은 만성적인 족관절 염좌와 불안정한 족관절이 인대의 약화와 관련 있는 것이 아니라, 적절한 고유수용성 입력의 결여와 그 결과로 인한 중추신경계의 조절기전 장애와 관련이 있다고 입증하였다. 뇌는 충분한 정보(즉, 고유수용성 입력) 없이 우리의 움직임을 프로그램화하기 때문에, 여러 방법들이 고유수용성 반응을 자극하기 위해 사용되어 질 수 있다. 이러한 반응은 전체적인 구심성 시스템에 영향을 미칠 수 있으며 반사성 수축을 가속시킬 수 있다. 불안정한 지지면을 만들어내는 균형 신발(그림 12-44)은 저활동성, 저긴장성, 그리고 약화를 보이는 만성요통 환자의 둔부 근육들을 촉진시켜 준다.[29] 동요판과 흔들판도 사용될 수 있다. 비정상적 움직임 패턴에서 보여주고 있는 것과 같이, 억제

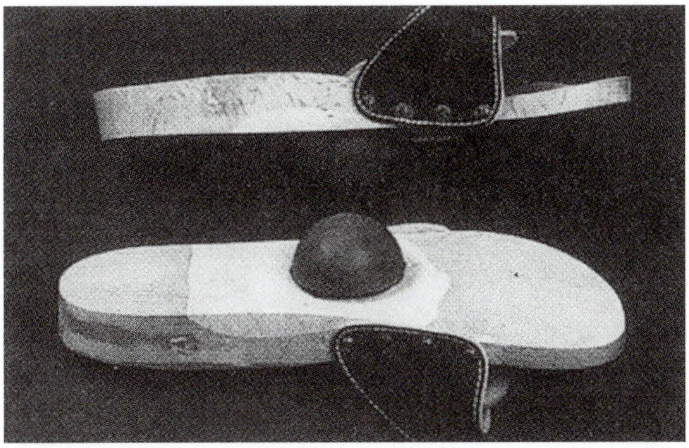

그림 12-44 균형 신발. 출처: J.E. Bullock-Saxton and V Janda, An Approach to Restoration of Muscle Function for Patients with Low-back Pain, *Spine*, Vol. 18, No. 6, p. 705, © 1993, J.B. Lippincott Company.

된 근육에 의해 척추 안정화의 결여가 발생한다면, 플리오메트릭운동(plyometrics)과 율동적 안정화운동과 같은 피질하 반사성 운동을 통해 도움을 받게 될 것이다.[31] 개선된 근육들의 활동은 수의적인 근수축 없이 자동적이고 무의식적으로 완성되어야 한다는 것은 중요하다.

참고문헌

1. Janda V. Class notes from a seminar; February 23–25, 1993, Las Vegas, NV; and June 1993, Prague, Czechoslovakia.
2. Von Korff M, Deyo RA, Cherkin D, Barlow W. Back pain in primary care (outcomes at 1 year). *Spine.* 1993;18:855–862.
3. Jull GA, Janda V. Muscles and motor control in low back pain: assessment and management. In: Twomey LT, Taylor JR, eds. *Physical Therapy of the Low Back.* New York: Churchill Livingstone; 1987.
4. Janda V. Pain in the locomotor system: a broad approach. In: *Aspects of Manipulative Therapy*. Melbourne, Australia: Churchill Livingstone; 1984;253–278.
5. Janda V. On the concept of postural muscles and posture in man. *Aust J Physiother.* 1983;29(3):83–84.
6. Sherrington CS. On plastic tonus and proprioceptive reflexes. *Q J Exp Physiol.* 1909;2:109–156.
7. Janda V. Comparison of spastic syndromes of cerebral origin with the distribution of muscular tightness in postural defects, V: international symposium on rehabilitation in neurology. *Rehabil Supp (Bratisl).* 1977:14–16.
8. Janda V. Muscle spasm: a proposed procedure for differential diagnosis. *J Manual Med.* 1991;6:136–139.
9. Wyke B. Neurology of the cervical spine joints. *Physiotherapy.* 1979;65:72–76.
10. Muhlemann D, Cimino JA. Therapeutic muscle stretching. In: Hammer W. *Functional Soft Tissue Examination and Treatment by Manual Methods: The Extremities.* Gaithersburg, MD: Aspen Publishers, Inc.; 1991.
11. Janda V. Muscles, central nervous motor regulation and back problems. In: Korr IM, ed. *The Neurobiologic Mechanisms in Manipulative Therapy.* New York: Plenum Press; 1978.
12. Janda V. The relationship of shoulder girdle musculature to the etiology of cervical spine syndromes. Proceedings of an International Conference on Manipulative Therapy; Perth, Western Australia; 1983:156–161.
13. Basmajian JV, Deluca CJ. *Muscles Alive: Their Functions Revealed by Electromyography*. Baltimore: Williams & Wilkins; 1985:273.
14. Perry J. Biomechanics of the shoulder. In: Rowe CR, ed. *The Shoulder.* New York: Churchill Livingstone; 1982.
15. Janda V. Muscles and cervicogenic pain syndromes. In: Grant R, ed. *Physical Therapy of the Cervical and Thoracic Spine.* New York: Churchill Livingstone; 1988:153–166.
16. Lewit K. *Manipulative Therapy in Rehabilitation of the Locomotor System.* 2nd ed. Boston: Butterworth; 1991:31.
17. Daniels L, Worthingham C. *Muscle Testing: Techniques of Manual Examination.* 5th ed. Philadelphia: W.B. Saunders; 1986:16–18.
18. Osternig LR, Robertson RN, Troxel RK, Hansen P. Differential responses to proprioceptive neuromuscular facilitation (PNF) stretch techniques. *Med Sci Sports Exerc.* 1990;22:106–111.
19. Moore MA, Husston RS. Electromyographic investigation of muscle stretching techniques. *Med Sci Sports Exerc.* 1980;12:322–329.
20. Sherrington CS. *The Integrative Action of the Nervous System.* New Haven, CT: Yale University Press; 1906.
21. Osternig LR, Robertson R, Troxel R, Hansen MS. Muscle activation during proprioceptive neuromuscular facilitation (PNF) stretching techniques. *Am J Phys Med.* 1987;66:298–307.
22. Moore MA, Kukulka CG. Depression of Hoffmann reflexes following voluntary contraction and implications for proprioceptive neuromuscular facilitation therapy. *Phys Ther.* 1991;71:321–333.
23. Burke D. Critical examination of the case for or against fusimotor involvement in disorders of muscle tone. In: Desmedt JE, ed. *Motor Control Mechanisms in Health and Disease.* New York: Raven Press; 1983:133–150.
24. Perry J. *Gait Analysis: Normal and Pathological Function.* Thorofare, NJ: Slack; 1992:64–65.
25. Schober P. The lumbar vertebral column and backache. *Meunchener Med Wochenschr.* 1937;84:336.
26. Macrae IF, Wright V. Measurement of back movement. *Ann Rheum Dis.* 1969;28:584–589.
27. Reber L, Perry J, Pink M. Muscular control of the ankle in running. *Am J Sports Med.* 1993:21(6):805–810.
28. Janda V, Vavrova M. *Sensory Motor Stimulation: A Video.* Presented by JE Bullock-Saxton, produced by Body Control Systems; Brisbane, Australia; 1990.
29. Bullock-Saxton JE, Janda V. Reflex activation of gluteal muscles in walking: an approach to restoration of muscle function for patients with low-back pain. *Spine.* 1993;18:704–708.
30. Freeman MAR, Dean MRE, Hanham IWF. The aetiology and prevention of functional instability of the foot. *J Bone Joint Surg Br.* 1965;47:678.
31. Murphy DR (ed). *Conservative Management of Cervical Spine Syndromes.* Norwalk, CT: Appleton & Lang, 1999.

제 13 장

스트레인/카운터스트레인
(Strain/Counterstrain)

카운터스트레인 기법의 역사
HISTORY OF COUNTERSTRAIN TECHNIQUE

카운터스트레인은 오리건주에 사는 정골의학 의사인 Dr. Lawrence H. Jones에 의해 개발된 도수기법이다. 그는 우연한 계기로 이 기법을 개발하게 되었으며, 이 기법을 통해 임상에서 체성 기능부전을 바로 잡는데 기초가 된다는 것을 알게 되었다. Dr. Jones는 어려서 크리스찬 사이언스(기독교의 한 종파) 가정에서 성장하였으며, 이러한 종교는 그에게 역증요법(allopathy)을 신봉하지 않도록 영향을 미쳤다.

1955년 그는 농장 일로 손상을 당하게 된 젊은 청년을 만나게 되는데, 그 사람의 병명은 그 당시 가장 흔하게 진단되는 요근염(psoasitis)이었다. 환자는 전굴된 위치로 고정되어 있었으며 똑바로 설 수가 없었다. 환자는 Dr. Jones와 만나기 전 여러 시술자를 찾아 다녔다. 그 당시 Dr. Jones는 고속 저진폭(high-velocity, low-amplitude) 또는 밀기(thrust) 기법을 주로 사용하고 있었다. 그는 이 기법으로 상당한 성공을 얻었으며, 이러한 이유 때문에 이 젊은 청년으로부터 의뢰를 받게 되었다. 이 시기는 환자가 정골의학자, 신경과의사, 물리치료사, 카이로프랙터, 그리고 다양한 다른 접근법을 받은 이후였다.

약 2주간의 전통적 치료 후에, Dr. Jones는 진전이 없음을 알게 되었다. 어느 수요일날 그 젊은 사람은 "오직 잠만이라도 잘 잔다면 좋겠다"라고 말하였다. 이런 사항을 염두해 두고, 젊은 사람이 잠을 잘 잘 수 있는 편안한 위치를 찾는데 시간을 할애하기 시작했다. 다양한 베개와 다양한 회전위치를 이용한 여러 번의 시도 후에 다소 이상한 위치를 발견하였으나, 젊은 청년에게는 아주 편안한 위치였다. Dr. Jones는 이 환자가 이 위치를 아주 빠르게 벗어나는 움직임을 취하게 하면 불편해 한다는 것을 알게 되었다. 그는 이런 어색한 위치에 환자를 위치시킨 후 다른 방에 다른 환자를 치료하러 갔다. 다른 환자를 치료한 후에 그는 젊은 사람을 보러 돌아 왔고, 그 환자는 처음에 취한 자세를 그대로 유지하고 있었다. 이제 그는 환자가 스스로 회복될 수 있음을 깨달았고, 환자에게 배치했던 베개들을 부드럽게 뺀 후 천천히 일어나도록 도와주었다. 환자가 완전히 똑바로 된 자세를 취하게 되자 그와 환자 모두 놀라게 되었다. 얼굴에 미소를 띄면서, 그는 금요일날 다시 찾아오겠다고 약속하고 떠났다. 그러나, 금요일이 되어도 환자는 다시 오지 않았다. 주말동안, Dr. Jones는 젊은 환자를 치료할 때 일어난 일들에 대해 깊이 생각하게 되었다.

이 시기에 Dr. Jones는 도수기법을 완성하기 위해 노력하고 있었다. 이 시기에 그는 Dr. T.J. Ruddy 및 Dr. T.H. Hoover와 함께 일하고 있었다. 또한 이 시기에 Dr. Irwin Korr와 Dr. Denslow는 체성 기능부전이 있을 때 신체내에서 일어나는 것들에 대한 이해를 발달시키고 있었다. 다시 본론으로 돌아와, 다음 월요일이 되어서도 그는 환자가 돌아오기만을 기다렸다. 화요일날, 그는 환자가 돌아오지 않는 것에 대해 매우 화가 나기 시작했다. 그래서, Dr. Jones

는 저번 수요일에 했던 엉뚱한 시도로 환자가 화가 났는지 아니면, 더 몸에 이상이 생기게 되었는지 확실히 알기 위해 환자를 방문하였다. 그가 설명하는 동안 젊은 청년은 말을 가로막고 다음과 같이 말하였다. "Dr. Jones, 당신의 치료에 의해 저는 매일 밤 편히 잘 수 있었음을 이해해 주시기 바랍니다. 그리고 당신이 저에게 어떤 다른 치료를 하시려 한다면, 그러실 필요가 없습니다."

이러한 사건에 의해 Dr. Jones는 깊은 사색에 빠지게 되었다. 환자가 편안한 위치에 놓이게 되었을 때, 어떻게 장기간 동안 복잡한 통증성 문제가 경감될 수 있는지 이해하려고 하였다. 이렇게 해서, 카운터스트레인은 임상에서 도움이 될 것이라 것과 임상적 불편함을 완화시키려는 노력으로 탄생되었다. Dr. Jones는 많은 다양한 위치가 어떤 특정한 호소에 대해 사용되었을 때, 이러한 문제들을 완화시키는데 매우 성공적이라는 것을 알게 되었다. 그는 과거 수년간 공부해 왔던 척추의 후면에 있는 압통점들이 특정 문제 영역을 설명하는데 도움이 되도록 이용될 수 있다는 것을 발견하게 되었다. 이러한 방법을 이용해 그는 특정 호소를 치료하기 위한 체계적인 방법을 개발하였다.

1958년 봄 일요일 오후에, Dr. Jones는 친구로부터 한 통화의 전화를 받았다. 그 친구는 정원에서 괭이로 땅을 파고 있었는데, 괭이의 끝머리를 잡고 돌을 파고 있을 때, 괭이의 손잡이가 그의 서혜부를 강타하였다. 친구는 중증의 급성 통증을 경험하였다. 친구는 "파열"(탈장의 예전 용어)되었다고 확신하면서 고민하였다. 사실 Dr. Jones는 일요일 오후를 방해받는 것을 매우 싫어했으나, 일단 진료실로 가서 친구를 세밀히 검사 한 후에 "파열(탈장)"이 아님을 알게 되었다. 친구는 다음주에 와서 치료받으려 했으나, Dr. Jones는 친구가 다시 진료실에 오는 수고를 덜기 위해 지금 치료하자고 제안하였다.

친구를 경감위치(position of ease)로 배치시킨 후, 그는 격렬한 통증 부위를 일단 관찰하기 시작했다. 통증 부위는 오른쪽 서혜부 하부 영역의 압통부위였다. 편안한 위치에 놓인 친구의 압통 영역을 촉진했을 때, 급성 압통이 완전히 해결되는 것을 보고 Dr. Jones는 놀라게 되었다. Dr. Jones는 신체의 후면에 있는 압통점에서처럼 이제까지 그렇게 특별하게 언급하지 않았던 신체 전면의 압통점도 특정한 분절적 기능부전(specific segmental dysfunction) 의 반응점이 될 수도 있을 것이라고 생각하게 되었다. 이러한 개념에 유의하면서, 그는 신체 전면에 있는 압통점들이 무엇을 의미하는지 그리고 압통점들이 어떻게 특정한 분절적 기능부전과 관계되는지를 이해하려고 노력하기 시작하였다. 이런 생각을 갖고 그는 이전에는 실행하지 않았던 환자들의 여러 지점들을 눌러보았다. 그는 여러 분절 수준들과 척추분절들에 있는 지점을 찾게 되었다. 이러한 지점은 기능부전이 있는 영역을 발견하는데 도움이 되었으며, 이것은 신체의 전면에서 발견된 압통 지점과 연결하게 되었다.

몇 년이 지나서, Dr. Jones는 일정하게 존재하는 압통지점의 체계적 양상을 밝혔으며 신체의 특정 영역들과 확실하게 연결하게 되었다. 1964년, 그는 카운터스트레인에 대한 최초의 설명인 "위치화에 의한 자발적 경감(Spontaneous Release by Positioning)"이라는 제목의 논문을 제출하였다.[1]

몇 년이 지나 카운터스트레인은 좀 더 완성되게 된다. 그러나 Dr. Jones가 개발한 초기의 설명과 방법은 오늘날에도 여전히 중요한 치료의 중점사항이 된다. 카운터스트레인은 임상을 통해 발전되고 과학적 이해를 통해 완성되었다. 이러한 사항을 염두에 두고, 이제부터는 도수기법의 생리학에 대해 논의한다.

도수기법의 생리학
PHYSIOLOGY OF MANPULATION

자신의 환자를 위해 치료기구 외에 도수치료를 선택한 치료사들은 우리가 알고 있는 것들을 과학적으로 파악하기 전에 임상적으로 이해하려고 노력해야 한다. 그러나, Dr. Jones에 근거한 그의 후반 업적과 좀 더 발전된 카운터스트레인의 이해에 대한 많은 가설과 이론들 그리고 실질적인 임상적 사용들이 사실이라고 입증되었다 라는 것을 우리는 알고 있다. 이러한 과학적 토대를 이해하려는 시도에 있어, 우리는 감각기 또는 신체에 제공되는 입력 정보에 대해 우선 관심을 가져야 한다.

관절낭에는 4개의 다른 수용기가 있다. 첫 번째에서 세 번째까지의 수용기는 주로 고유수용성 정보와 관계가 있다. 능동적인 운동은 물론 정적인 상황에 대한 정보도 제공하는 이러한 수용기들은 신장에 대한 정보 및 그 밖의 다른 정보도 제공하는 기능을 수행한다. 이러한 수용기들은 근육의 수동신장 및 능동신장에 대한 정보와 근육내의 장력의 양에 대한 정보를 끊임없이 전달하는 근복 내 구조인 근방추와 매우 유사한 작용을 한다고 알려졌다. 관절낭 내에 있는 마지막 4번째 수용기는 유해수용기 또는 통증수용기이다. 유해수용기는 통증 입력과 과도한 신장 또는 손상에 대한 정보를 중추신경계로 전달한다. 유해정보를 받아들이는 이들 세포들은 후근신경절에 세포체를 갖고 있으며 척수의 Rexed IV층에서 연접한다. 다른 수상돌기와의 연접에 따라, 정보는 전척수시상로와 외측 척수시상로를 통해 뇌로 전달된다.

고유수용성 수용기 또한 후근신경절에 세포체를 갖고 있으며 다른 신경과 연접한다. 신경의 일부는 후척수소뇌로를 통해 뇌간의 기저부를 지나 소뇌까지 고유수용성 정보를 전달한다. 신경의 다른 일부는 중간신경원과 연접한다. 중간신경원은 유해수용성 신경섬유와 연접하고 있다. 중간신경원은 유해수용성 신경섬유로부터의 연접후 신경전달물질의 방출을 억제하기 위해 기능한다. 따라서, 충분한 고유수용성 입력은 유해수용성 신경섬유의 전달을 억제하기 때문에 부적절한 통증을 정지시키게 된다. 그러나, 통증성 자극이 제공된다면, 이 자극에 의해 고유수용성 억제는 무효화되어 통증이 중추신경내로 전달될 것이다. 불충분한 고유수용성 입력이 제공된다면, 통증 자극이 주어지지 않아도 통증이 인지되는 곳에서는 회피현상(escape phenomenon)이 일어나게 된다.

중간신경원에 불충분한 계속적인 자극을 전달할 수 있는 장기간의 통증 자극을 환자가 받고 있다면, 중간신경원 내에서는 mRNA 수준에서의 변화가 초래된다. 이러한 변화는 주로 사용되는 신경전달물질에서의 변화를 말한다. 이러한 변화로 인해 글루타민(glutamin)의 증가가 있게 되는데, 이 신경전달물질은 세포 내로의 칼슘 유입을 증가시키게 되고, 장기간 동안 이러한 변화가 계속된다면 세포의 죽음을 초래하게 된다. 이러한 신경전달물질은 환자의 미세해부학(microanatomy)를 변화시켜 통증자극에 민감한 사람으로 만든다. 즉, 뇌는 자신이 해야할 일보다는 오히려 통증에 좀 더 귀기울이게 된다.

이러한 자극들과 신경사이의 연결에 대한 예들은 근육 내에서도 찾아볼 수 있다. 근육은 두 개의 특정 유형인 속근(fast-twitch) 근육과 서근(slow-twitch) 근육으로 나눠어 진다. 속근 또는 위상성(phasic) 근육들은 약화와 통증에 따른 만성 자극에 반응한다. 서근 근육들인 자세근들은 경축(cramping)과 경련(spasm)에 따른 과잉자극에 반응한다. 이러한 내용은 주동근과 길항근 사이에서 일어나는 불균형을 이해하는데 중요하다. 이러한 설정에 있어, 길항근보다 더 긴장된 근긴장도를 가진 근육군은 비통증성 긴장을 갖게 된다. 그러나, 반대 근육군은 신장된 상태에서 나타나는 국소 반사성 발화패턴에 의해 정상적인 길이를 유지하려고 시도할 것이다. 이러한 근육군은 수축하게 되지만, 시간이 지나면서 서서히 피로해지기 시작해서 다시 신장되고, 이는 또 다시 근수축을 유발하게 된다. 이러한 과정이 발생한다면, 환자는 치료를 필요로 하는 통증을 나타내게 된다. ***주의:*** 통증성 근육은 기능부전성 근육이 아니다. 이러한 개념은 카운터스트레인을 이해하고 적용하는데 있어 중요하다.

어떻게 해서 한 근육군이 다른 근육군에 비해 더 긴장되는지를 이해하기 위해서는 고유수용성 활동과 감마 운동신경원의 발화률에 대한 Dr. Irwin Korr의 연구를 고찰해야만 한다.[2] 그러나, 여기에서는 오직 근방추 기관의 기능에 대해서만 논의된다.

근복 내에는 두가지의 다른 근섬유인 방추내 섬유와 방추외 섬유가 놓여 있다. 방추내 섬유는 근방추 기관을 구성한다. 이러한 섬유들은 감마 운동신경원에 의해 자극된다. 감마 운동신경원의 발화빈도(또는 발화률)은 중추신경계 내에 있는 고위중추로부터 영향을 받는다. 감마 운동신경원은 또한 스트레스, 통증, 그리고 내장기 입력과 같은 다른 원인에 의해 영향 받기도 한다. 그러나 여기에서는 중추신경계를 통한 감마 신경지배에서 파생된 증가된 발화률에 대해 집중적으로 논의한다.

근방추 기관은 근육 고유의 섬유인 방추외 섬유로 둘러싸여 있다. 방추외 섬유는 알파 운동신경원에 의해 자극된다. 알파 운동신경원은 알파1(α1)과 알파2(α2)로 나눠어지는데, 알파1은 위상성 근육을 자극하고 알파2는 자세성

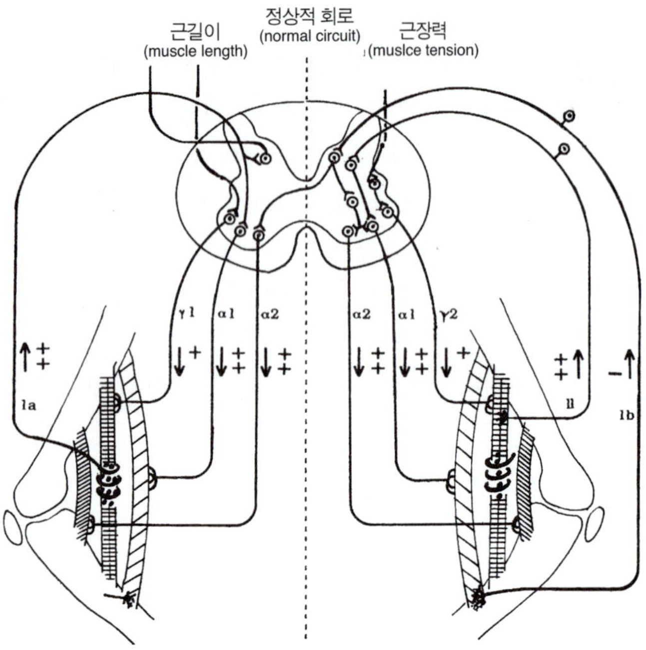

그림 13-1 근길이(왼쪽의 회로)와 근장력(오른쪽의 회로)의 조절을 보여주는 반사궁. 주의: γ_1은 근방추 기관을 위한 운동신경원, γ_2는 근방추 기관을 위한 운동신경원, α_1은 방추외 섬유를 위한 운동신경원, α_2는 방추외 섬유를 위한 운동신경원, Ia는 근방추 기관의 중심에서 나오는 감각신경 섬유, Ib는 근건접합부에서 나오는 감각신경섬유, II는 근방추 기관의 방추내 섬유에서 나오는 감각신경섬유. 출처:L. H. Jones et. al, *Jones Strain/Counterstrain*, © Jones Strain-Counterstrain, Inc.

근육을 자극한다. 알파 운동신경원에 의한 방추외 섬유들의 자극은 근방추 기관 내의 type 1과 type 2 섬유들을 통해 척수의 국소 수준에서 받게되는 장력의 수준에 따라 결정된다. 근방추 기관을 이해하기 위해서는 그림 13-1을 살펴보아야 한다. 그림 13-1에서, 감마 운동신경원은 근방추 기관에 적용되어 일정한 양의 장력을 유발하게 되는데, 이러한 장력이 증가됨에 따라 type 2 섬유에서는 장력의 증가를 감지하게 된다. 이후, type 2 섬유는 이러한 정보를 척수로 전달하여 알파 운동신경원의 자극을 유발하게 되고, 이는 방추외 섬유에서의 장력을 증가시킴으로서 근방추 기관에서의 장력을 경감시키게 된다. 이러한 양적인 피드포워드 체계(positive feed-forward system)는 근육 전체가 계속적으로 자극됨이 없이 근육내의 장력이 매우 부드럽게 유지되도록 작용한다. 그러나, 이 근육의 길항근에서는 반사적으로 억제되는 기전이 나타나게 된다. 이러한 반사성 억제는 연접기전(synaptic mechanism)을 통해 일어나게 되는데, 이로 인해 수축되는 근육의 길항근은 적절하게 억제된다.

그러나, 휴식 시에 이러한 근육군들은 그 기능에서의 자발성이 일어난다. 안정 시의 근긴장도는 관절을 둘러싸고 있는 근육의 장력을 결정하게 되고, 이것은 유해수용성 그리고/또는 장력에 관한 효과를 갖게 된다. 한 근육군이 다른 근육군 보다 더 자극될 때, 불균형이 발생된다. 이러한 불균형은 다양한 방법으로 나타나게 되는 체성기능부전을 초래하게 된다. 급성 단계에서는 근육통, 경련, 그리고 경축이 나타난다. 증상은 주로 정상적인 길이로 돌아가려는 길항근에서 주로 보이게 된다. 만성적인 상황에서는 만성 섬유증, 위축, 그리고 만성적인 신장과 당김의 결과를 보이는 길항근에서 볼 수 있다.

그러나, 부적절하게 너무 타이트해진 근섬유에서는 이러한 패턴이 일어나지 않는다. 방추외 근육 자체는 과도하게 자극되지 않는다. 그 이유는 방추외 근육의 장력은 감마 운동신경원에 의한 국소 수준에서 결정되기 때문이다. 이것은 근방추 기관의 기능을 나타낸다. 방추외 섬유들은 근길이를 유지하기 위해 ATP를 이용하지 않기 때문에, 젖산의 축적이나 다른 대사산물의 축적이 없다. 그러나, 길항근에서는 그 반대의 상황이 일어난다. 길항근은 신장되어 있기 때문에 계속해서 수축에 대한 자극을 받게 되고, 이러한 수축과 피로는 근복에 병리적 통증을 초래하게 된다. 카운터스트레인을 이용한 치료는 이렇게 과도한 감마 운동성 입력을 관리하기 위해 사용된다.

어떻게 해서 이러한 불균형이 일어나게 되었는지에 대해 종종 의문을 갖는다. 불균형을 갖고 있는 환자들의 대부분은 환측 근육에 장기간 또는 급성의 단축 상황에 놓인다는 소견을 보인다. 근육들이 최대로 단축되어 있는 시간 동안, 급성 단계에서는 중추신경계로부터의 비정상성(panic)이 일어나게 되며, 이로 인해 그 근육군으로부터의 적절한 입력을 갑자기 상실하게 된다. 이러한 자극의 결여로 인해, 중추신경계는 감마 운동신경원의 발화률을 증가시켜 해당 신체 부위를 인지하려고 시도한다. 이러한 발화률은 비정상적으로 증가되어, 환측 근육내의 근방추는 갑작스럽게 수축하게 된다. 신체 부위가 갑자기 정상적인 길이로 돌아가려고 할 때, 이러한 장력에서의 부적절한 증가는 유지된다. 그러나 장력에서의 이러한 변화 때문에, 편타성 손상에서와 같이 환자의 머리가 갑자기 전방으로 스윙되었다가 원래의 위치로 되돌아갈 때, 후방 근육에 대한 점진적인 당김을 초래하는 전방 근육에서의 장력 증가가 있게 된다. 이에 따라 후방근육은 과신장과 미세열상에 의해 손상되지만, 전방 근육들에서도 과도한 장력을 보이게 된다. 이것은 만성적인 편타성 유형 손상을 초래하는 장기간의 상황에서 나타난다. 이것은 조직을 정상적인 기능으로 되돌리려는 카운터스트레인을 위한 위치화의 지점이 되기도 한다.

족관절의 내번 염좌 시에도 이와 유사한 문제가 나타난다. 족관절의 외측면은 손상을 받는 영역이 된다. 그러나, 치료사가 족관절의 내측면을 부드럽게 촉진한다면, 급성의 압통 영역을 발견하게 될 것이다. 족관절의 내측면에 대한 치료는 완전한 치료를 위해 필수적으로 요구된다.

근방추 기관의 과자극은 전반적으로 근육군의 통증을 초래하지는 않으나, 근육의 근건염(musclotendinitis) 영역 또는 근막층 내의 특정 위치에서 급성 압통 영역을 초래하게 된다. 이러한 상황을 Jones의 카운터스트레인의 용어에서는 압통점(tender pont)이라 부른다. 이러한 압통점들은 전신에 걸쳐 발견된다. 출판된 저서인 *Jones Strain/Counterstrain*[3]에서 설명하고 있는 것과 같이 압통점들은 전신적 양상으로 나타난다.

통증성 압통점(tender point)은 감마 운동신경원의 만성적인 과자극을 반영한다. 이러한 감마 운동신경원은 근방추 기관의 근복내에서 증가된 장력을 유발한다. 이러한 증가된 장력은 같은 방법을 통해 길항근에서의 증가된 장력을 초래한다. 그러나, 길항근은 압도적인 감마 운동신경원의 긴장도를 갖고 있지 않다. 장력이 증가함에 따라, 길항근은 수축하여 정상적인 길이를 유지하려고 하거나 문제가 있는 관절 주위의 정상적 균형을 유지하려고 한다. 이러한 만성적인 수축에 의한 피로와 수축은 장기간에 걸쳐 섬유증(fibrosis)과 만성적 변화를 초래하게 된다. 이러한 변화들 중에 만성적 통증이 포함되는데, 만성적 통증은 감마 운동신경원의 자극을 유발하게 되고, 이로 인해 양적인 피드 포워드 체계를 유지하게 된다.

인류는 이러한 유형의 체계를 진화론적으로 유지하고 있는지 의문이 될 것이다. 인류의 관점에서 볼 때, 이러한 보호기전은 인류가 계속해서 통증이 있는 활동을 수행하지 않도록 신체 부위를 위치시키기 위한 것이다. 따라서, 이러한 것을 이해한다면 체성기능부전이 왜 발생되는지 알 수 있게 되며, 카운터스트레인에 의한 방법을 이해하는데 도움이 되게 된다.

카운터스트레인 시스템
COUNTERSTRAIN SYSTEM

카운터스트레인은 신체 전반에 걸쳐 있는 160 부위 이상의 압통점(tender point) 시스템으로 구성되어 있다. 이러한 압통점(tender point)은 Tavell이 언급한 통증 유발점(trigger point)과 혼동되어서는 안된다. 통증 유발점은 근복내에 있는 과민한 부위를 말하며, 이 부위에 대한 자극은 명확하고 매우 일관된 방사통 패턴을 나타낸다. 통증 유발점이 있는 근육에는 통증이 있으며, 이러한 통증은 압통(tenderness)과는 다른 의미를 갖는다. 압통은 촉진에 의해 나타나는 통증을 말한다. 이에 비해 통증은 자극 없이도 나타나는 감각을 말한다.

반면, 압통점은 직경이 0.5 cm인 작고 명확한 지점으로서, 이들 대부분은 근복의 원위 끝지점에 놓여 있으며 일부는 근막층에 있기도 한다. 이 영역은 접촉에 과민성이 보이며 인접조직보다 4배나 더 민감하다. 특정 압통점을 확인하기 위해 손톱 바닥 부분이 하얗게 될 정도로 압력을 가해서는 안된다. 환자를 위치화시킨 후 검사를 할 때에는 압통점을 확인하기 위해 초기에 사용했던 정도의 압력보다 더 많이 사용해서는 안된다.

카운터스트레인을 이용하여 치료를 하는 동안, 치료사는 초기의 손상위치를 자극하는 위치로 배치되도록 한다. 이것을 편안한 위치(position of comport)라 한다. 환자가 이러한 위치로 배치될 때, 압통점 부위에서 유발되는 초기의 압통이 완전히 사라지지는 않지만, 적어도 70% 정도가 감소된다. 치료사는 압통점의 현 상황을 10으로 규정한 후, 통증이 3정도로 느끼게 될 때까지 환측부위를 움직여 편안한 위치를 찾는다. 그런 후 치료사는 이러한 편안한 위치를 최소 90초 정도까지 유지시킨다. 이러한 시간동안 여러 단계의 생리학적 과정이 일어나게 된다. 초기 5~10초 동안에는 중추신경계에서의 재설정을 위한 신경학적 단계(neurologic phase)가 일어난다. 이후 30~45초 동안에는 혈관 단계(vascular phasic)가 일어난다. 이 단계 동안에는 맥박, 조직의 감촉 변화, 또는 조직의 온감이 종종 나타난다. 이러한 것들은 모두 혈관/근막 이완기전과 연관된다. 마지막 30~45초 동안에는 림프 단계(lymphatic phase)와 관계된 변화들이 일어난다. 이러한 단계동안 융기된 조직이 거의 정상적인 상태로 변하게 된다. 90초 후에 환자는 정상 또는 중립위치로 부드럽게 움직인다. 이 시점에서 환자는 환측 신체 부위에 대한 중추신경계의 조절을 다시 받게 된다. 중립위치로 되돌아온 이후, 개선의 상황을 측정하기 위해 재평가를 실시한다. 치료가 성공적인지를 알기 위해서는 70% 또는 그 이상의 압통 감소가 있어야 한다.

중립위치로 되돌아갈 때 적어도 첫 30~45°의 움직임은 매우 천천히 수행되어야 한다는 것은 아주 중요하다.

다시 살펴본다면, 카운터스트레인에서는 중요한 6가지 절차가 수행된다. 처음에, 치료사는 과민점을 찾아야 한다. 이러한 영역은 이후에 제시될 그림에서 소개된다. 이후, 환자를 편안한 위치에 배치시킨다. 그 다음으로 환자는 이 위치를 90초간 유지한다. 환자가 적절한 위치화를 유지하고 있는지 확인하기 위해 주기적으로 주의 깊게 재평가해야 한다. 90초 이후에, 치료사는 환자를 천천히 중립위치로 배치시킨다. 이러한 과정 이후에 치료사는 환자의 과민점을 재평가해야 한다. 70% 또는 그 이상의 압통점 감소를 얻었다면, 치료는 성공적이라고 고려된다.

카운터스트레인은 환자의 상황이 급성이건 만성이던 간에 모두 사용될 수 있다. 불편함이나 혈관 손상을 초래하는 아주 극단적인 위치화를 제외하면 거의 금기증은 없다. 물론, 이러한 상황은 다른 많은 기법에서도 금기증이 될 것이다.

척추의 특정 영역들에 대한 도수기법
MANIPULATION OF SPECIFIC REGIONS OF THE SPINE

전방 경추의 평가와 치료 (Exaluation and Treatment of the Anterior Cervical Spine)

정중선 외측의 전방(그림 13-2)과 후방(그림 13-3) 지점들을 위해, 목은 정상적인 해부학적 운동의 위치에서 대게 치료되는데, 이 지점은 압통점이 있는 지점에서 멀어지는 방향으로 측굴하고 회전하는 위치가 된다. 이따금 C3와 C7 경추는 이러한 규칙에서 제외되기도 한다. 일반적으로 전방 지점들은 굴곡된 위치에서 치료되는 반면, 후방 지점들은 신전된 위치에서 치료된다. 정중 지점들〔민감한 극돌기 지점들 또는 기관(tracheal) 지점들〕은 순수한 굴곡 또는 신전에서 치료된다. 카운터스트레인을 받는 환자들은 항상 편안한 위치에 배치되어야 한다.

전방 제1경추(anterior first cervical)

전방 제1경추(AC1)는 하악골 하행지의 후면에 위치해 있다(그림 13-4, 집게손가락).

치료: 환자의 머리는 압통점이 있는 부위의 반대방향으로 회전된다. 이러한 회전 위치에서 5~10파운드의 과압력을 적용한다.

적응증: 이러한 환자들은 귀에서의 통증, 메스꺼움, 압통점과 같은 쪽에 있는 눈에서의 통증, 또는 측두하악관절의

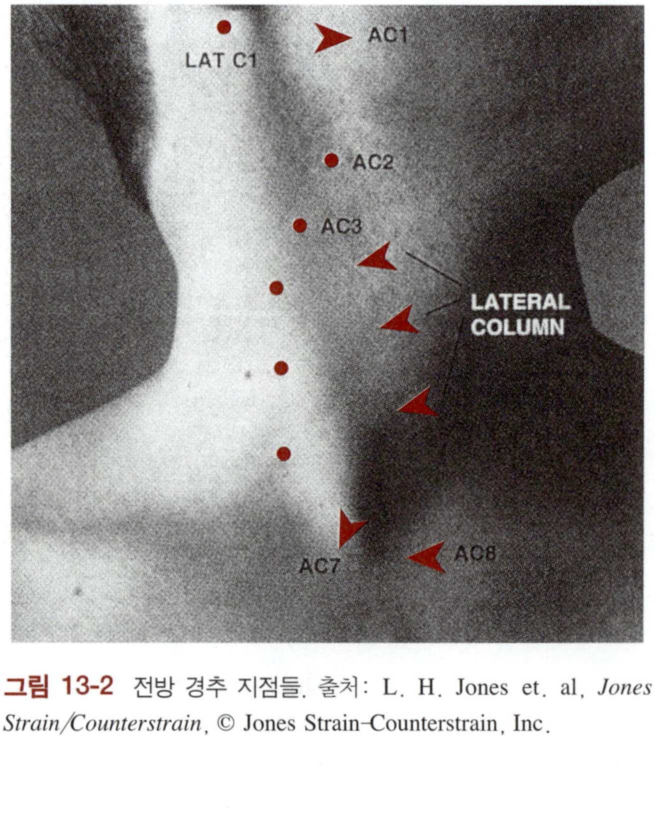

그림 13-2 전방 경추 지점들. 출처: L. H. Jones et. al, *Jones Strain/Counterstrain*, © Jones Strain-Counterstrain, Inc.

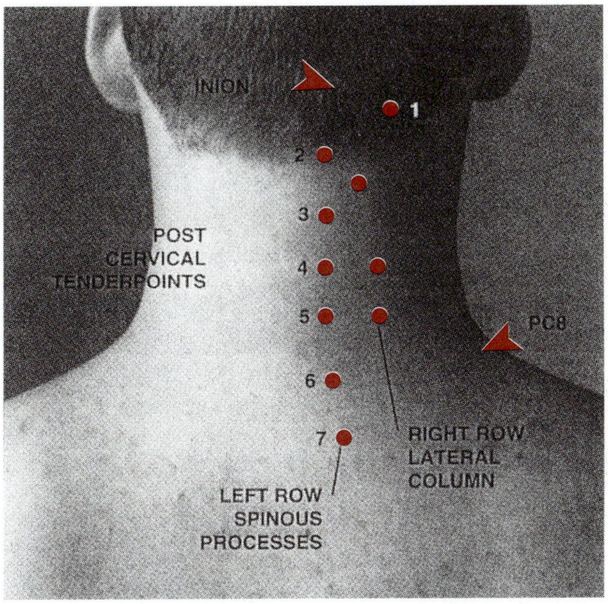

그림 13-3 후방 경추 지점들. 출처: L. H. Jones et. al, *Jones Strain/Counterstrain*, © Jones Strain-Counterstrain, Inc.

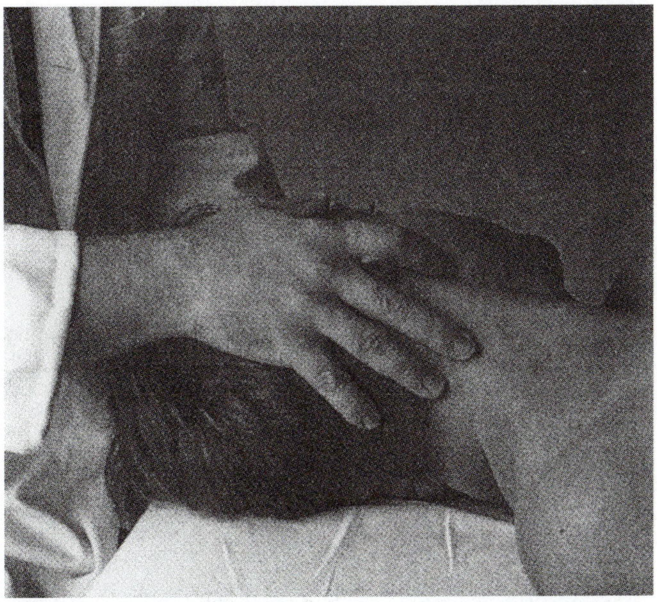

그림 13-4 AC1을 위한 치료 위치. 출처: L. H. Jones et. al, *Jones Strain/Counterstrain*, © Jones Strain-Counterstrain, Inc.

기능부전을 호소한다.

전방 제2경추(anterior second cervical)

전방 제2경추(AC2)의 압통점은 제2경추 횡돌기 끝지점의 전면에 위치해 있다(그림 13-2).

치료: 압통점의 반대 방향으로 머리를 약간 측굴시키고 확실한 회전의 위치를 취한다.

적응증: 환자는 흔히 전두나 안구 또는 눈 주위의 통증을 갖고 있다.

전방 제3경추(anterior third cervical)

전방 제3경추(AC3)는 제3경추 횡돌기 끝의 전면에 있다(그림 13-2). 촉진은 전방 또는 후방에서 한다.

치료: 환자는 똑바로 눕는다. 머리는 C3 수준에서 굴곡되고, 압통점의 반대 방향으로 측굴되며, 약 50% 정도만 압통점의 반대방향으로 회전시키는데, 이러한 이유는 비중립 구조(nonneutral structure) 내의 중립 척추체(neutral vertebral body)로서 작용하는 경추 내에서의 C3의 위치 때문이다. 따라서, 압통점쪽으로 향한 측굴과 압통점의 반대방향으로 회전된 상태에서 치료되기도 한다. 그러나, 압통점의 해결은 이러한 분절의 기능부전에 대한 올바른 위치화 때문에 한정적일 수 있다.

적응증: 경추성 현기증은 C3 기능부전과 연관이 있다. 또한 C3의 기능부전이 있는 사람들은 대개 눈 자체 또는 안와 주위 영역에서 발견되는 두통을 가지고 있다. C3는 또한 흉부 횡격막(thoracic diaphragm)에 영향을 미치는 첫 번째 레벨이다.

전방 제4경추(anterior forth cervical)

전방 제4경추(AC4)(그림 13-2)의 압통점은 제4경추 횡돌기 끝의 전면을 촉진하면 찾을 수 있다.

치료: 환자의 머리는 침대의 끝을 벗어나 신전된 상태로 위치시킨다(그림 13-5). 그러나, 압통점의 반대방향으로 측굴과 회전된 C4는 C5에 대해 굴곡된다. 이러한 회전과 측굴은 압통점을 해결하기 위한 지점으로 이용된다.

적응증: C4는 흔히 C3와 C4 복합체의 일부로 고려되며, 이곳은 경추성 현기증과 관계있다. C4는 또한 주로 전두부와 가끔 외이 위쪽 부분에 두통을 나타낸다.

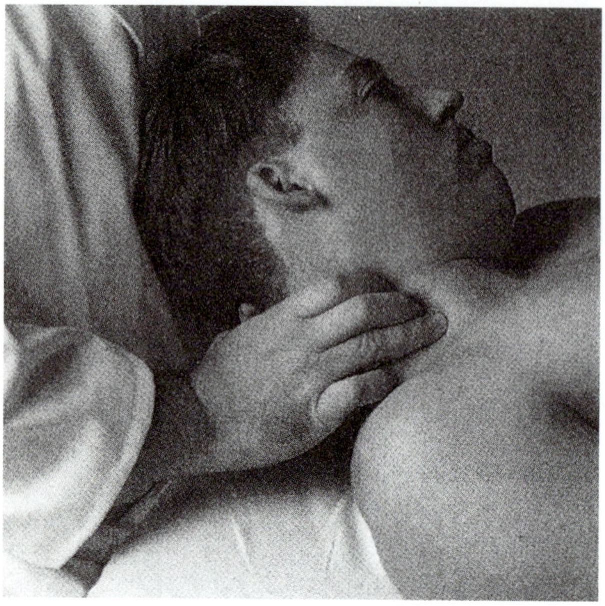

그림 13-5 AC3-AC6의 압통점들을 위한 치료위치. 경추의 굴곡 위치는 AC3에서 AC6로 갈수록 증가된다. 출처: L. H. Jones et. al, *Jones Strain/Counterstrain*, © Jones Strain-Counterstrain, Inc.

전방 제5경추

전방 제5경추(AC5)의 압통점은 제5경추 횡돌기 끝의 전면에 위치해 있다.

치료: C6에 대해 C5를 전방으로 구부리기 위해 환자의 머리를 전방으로 굴곡시킨다(그림 13-5).

적응증: 환자는 대개 머리 두정부 영역에 두통을 갖고 있다. 또한 목의 후측면은 통증은 물론 긴장을 갖고 있다.

전방 제6경추

전방 제6경추(AC6)의 압통점은 제6경추체 전면에 위치해 있다(그림 13-2).

치료: 환자의 머리를 전방으로 굴곡시키고, 압통점의 반대방향으로 측굴과 회전을 시킨다(그림 13-5).

적응증: C6는 두정부 후방 영역과 후두하 영역에 두통을 나타낸다.

전방 제7경추

전방 제7경추의 압통점은 쇄골 후상면에서 찾을 수 있다 (그림 13-2). 이 위치는 흉쇄유돌근의 두 기시부 사이에서 발견되는데, 이곳은 쇄골 내측단에서 외측으로 약 1~2 cm 지점이 되는 곳이다.

치료: 기능부전을 위한 치료를 위해, T1에 대해 C7을 전방으로 굴곡시키고, 압통점의 반대방향으로 측굴과 회전을 시킨다(그림 13-6). 이것은 압통점 영역 위에 뺨/턱을 얹어 둔다고 생각하면 되고, 이러한 방법이 압통점을 해결하는데 가장 도움이 된다.

적응증: 환자는 경흉추 근육 특히, 견갑거근과 능형근에 경직을 갖고 있다.

전방 제8경추

전방 제8경추는 쇄골을 외측방향으로 밀었을 때, 쇄골의 내측단에서 찾을 수 있다.

치료: 치료를 위해 최소한의 전방 굴곡 상태에서 압통점의 반대방향으로 확실한 회전을 시키고, 측굴은 필요에 따라 약간 제공한다.

적응증: C7과 C8은 하위 경부와 후상방 견관절 통증과

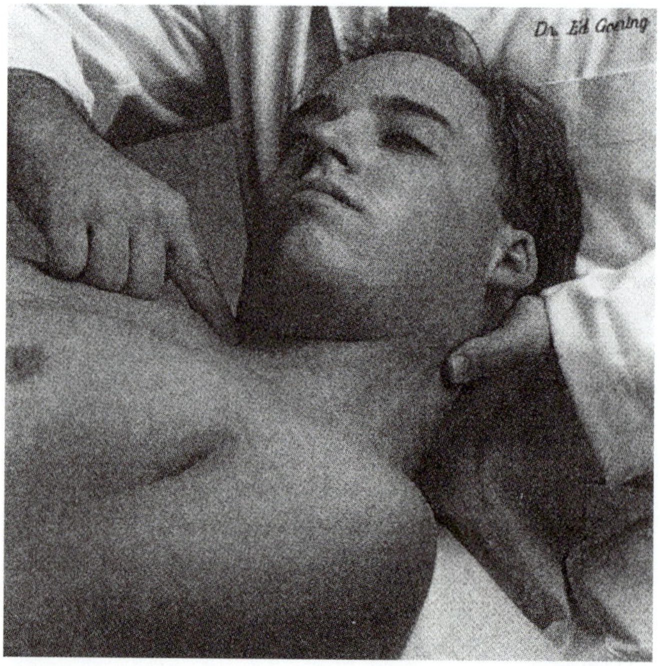

그림 13-6 AC7을 위한 치료 위치. 출처: L. H. Jones et. al, *Jones Strain/Counterstrain*, © Jones Strain-Counterstrain, Inc.

연관이 있다. 가장 흔한 발생은 견갑거근과 능형근의 경직이다. 이러한 상황은 편타성 손상 후에 자주 나타난다.

후방 경추의 평가와 치료(Evaluation and Treatment of the Posterior Cervical Spine)

후방 제1경추

후방 제1경추(PC1)는 후두하 영역에서 후방 근육들의 외측 가장자리와 유양돌기 사이의 중간에 위치해 있다(그림 13-3). 이 부위는 작고 편평한 부위이며, 아주 민감함을 나타낸다.

치료: 후방 제2경추는 물론 후방 제1경추를 위한 치료(그림 13-7)는 후두환추(occipito-atlantal, OA)관절의 확실한 신전과 압통점 반대방향으로의 측굴과 회전으로 실시된다.

후방 제2경추

후방 제2경추(PC2)는 후두부의 같은 부위에 위치해 있다. 그러나, 외측면에 있는 근육들에 바로 인접해 있다.

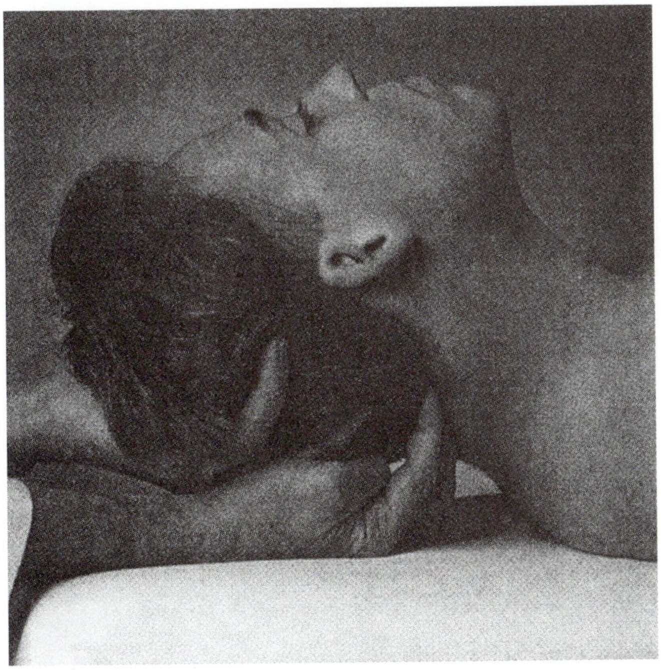

그림 13-7 압통점 PC1과 PC2를 위한 치료 위치. 출처: L. H. Jones et. al, *Jones Strain/Counterstrain*, © Jones Strain-Counterstrain, Inc.

치료: 치료는 후두환추관절이 확실히 신전된 상태에서 압통점의 반대방향으로 측굴과 회전을 시킨 후 실시된다.

후방 제3경추

후방 제3경추(PC3)는 C2 극돌기의 하면과 C3 횡돌기의 후면에 위치해 있다.

치료: 치료는 확실히 신전된 상태에서 압통점의 반대방향으로 측굴과 회전을 시킨 후 실시된다(그림 13-8). 그러나, C3는 비중립 구조내에서의 중립 척추로서의 위치 때문에 후방 압통점에도 불구하고, 종종 굴곡된 상태에서 치료되기도 한다. 임상적 적응증은 전방 경추에서의 적응증과 유사하다(그림 13-9). 신전, 측굴, 그리고 회전된 위치에서 압통점의 70%가 감소되지 않았다면, 전방으로 굴곡된 위치에서 실시되어야 한다.

후방 제4-7경추

후방 제4-7경추(PC4-PC7)의 압통점은 관계된 경추의 횡돌기 후면에서 모두 찾을 수 있다(그림 13-3). 또한 관계된 경추의 극돌기에도 압통점이 있다.

치료: 치료는 환측 수준까지 경부를 신전시키고, 압통점

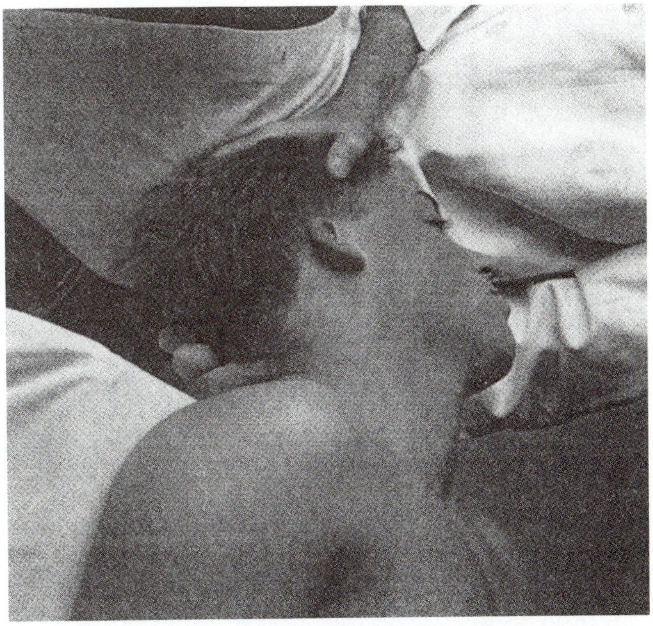

그림 13-8 신전된 상태에서의 PC3를 위한 치료 위치. 출처: L. H. Jones et. al, *Jones Strain/Counterstrain*, © Jones Strain-Counterstrain, Inc.

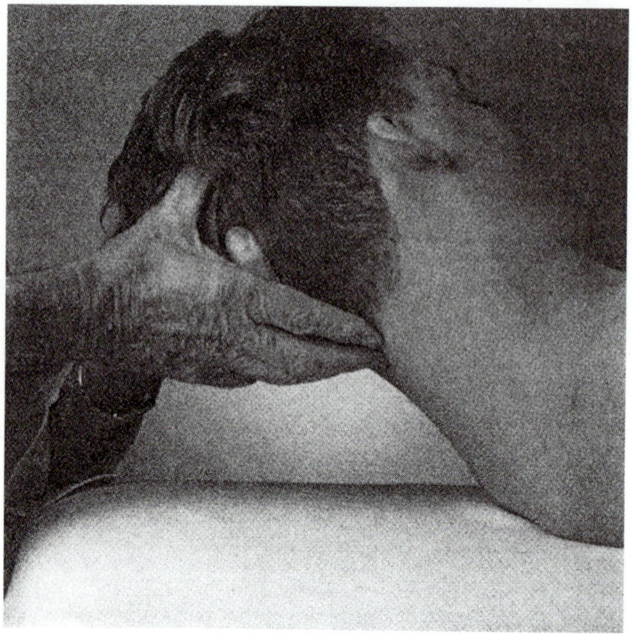

그림 13-9 굴곡된 상태에서의 PC3를 위한 치료 위치. 출처: L. H. Jones et. al, *Jones Strain/Counterstrain*, © Jones Strain-Counterstrain, Inc.

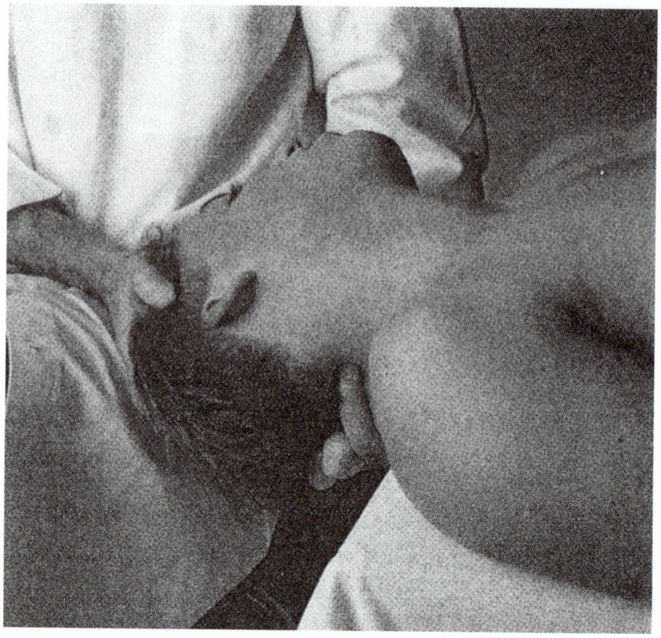

그림 13-10 PC4-PC7 압통점을 위한 치료 위치. 출처: L. H. Jones et. al, *Jones Strain/Counterstrain*, © Jones Strain-Counterstrain, Inc.

의 반대방향으로 측굴과 회전을 시킨 상태에서 실시된다(그림 13-10). 압통점이 극돌기 영역에서 나타난다면, 측굴과 회전없이 신전만 적용한 상태에서 경감이 나타나게 된다.

후방 제8경추

후방 제8경추의 압통점은 C7의 횡돌기 끝에서 찾을 수 있다.

치료: 치료는 중등도 또는 최소의 신전상태에서 압통점의 반대방향으로 최소한의 측굴과 확실한 회전상태에서 실시된다.

경추에서 가장 흔하게 발견되는 압통점은 후방 제3경추, 전방 제1경추, 그리고 전방 제7경추이다.

슬관절의 평가와 치료(Evaluation and Treatment of the Knee)

슬관절은 단순 경첩관절이다. 우리는 굴곡과 신전에 관계된 힘만을 주로 생각하지만, 슬관절이 손상되었을 때 슬관절에 발휘되는 많은 힘들은 여러 인자들에 의해 발생하게 된다. 슬관절 내에서 발생하는 일차적인 기능부전은 십자인대들을 과신장시킬 때 일어나는 전단력에 의해 발생된다. 회전력은 반월판과 측부인대들에서의 비정상을 유발한다. 경골의 전면에 정지하는 대퇴사두근군의 건이 부드럽게 운동할 수 있도록 기능하는 슬개골의 주위에는 기능부전의 영역들이 있다.

카운터스트레인을 이용한 슬관절의 치료에 있어, 치료법은 신체의 다른 영역에서 수행되었던 방법과 매우 유사하다. 치료사는 편안함의 위치를 찾아야 한다. 이러한 위치의 대부분은 손상의 위치와 매우 유사하다. 이러한 사항을 염두해 두고, 슬관절에서 기능부전을 나타내는 일차적인 압통점들(그림 13-11)을 제시하게 된다.

슬관절 전면에는 슬개골 주위 압통점(PAT)이 있다(그림 13-12). 이러한 압통점들은 치료사가 슬개골의 둘레를 촉진할 때 찾을 수 있다. 이 압통점들은 연골연화증(chondromalacia)과 같은 진단들과 종종 연관이 있다. 이러한 압통점들의 경감은 슬개골 반대편에서의 압력 적용 즉, 슬개골의 반대편에 있는 압통점을 지나가는 힘 벡터의 적용에 의해 얻어진다.

슬개인대(PL)의 과민점(경골 정지부에 바로 인접한 부

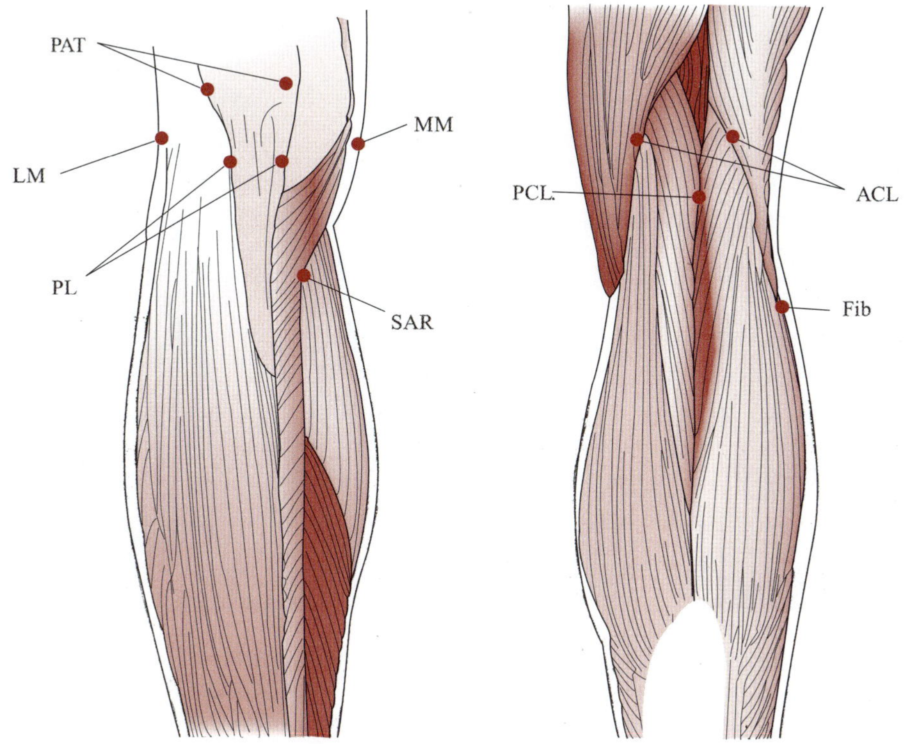

그림 13-11 슬관절의 압통점(과민점). 슬개골(PAT), 외측 반월판(LM), 내측 반월판(MM), 슬개인대(PL), 봉공근(SAR), 전십자인대(ACL), 후십자인대(PCL), 그리고 비골(Fib). 출처: L. H. Jones et. al, *Jones Strain/Counterstrain*, © Jones Strain-Counterstrain, Inc.

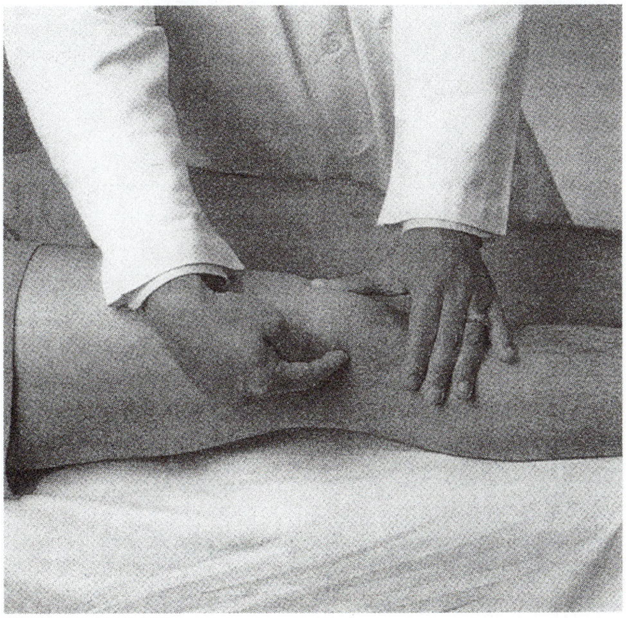

그림 13-12 슬개골 주위 압통점을 위한 촉진. 출처: L. H. Jones et. al, *Jones Strain/Counterstrain*, © Jones Strain-Counterstrain, Inc.

위)에 대한 치료(그림 13-13)는 구조의 단축에 의해 시행된다. 이 구조는 슬관절의 과신전시 가장 흔하게 손상된다. 이러한 힘 벡터들을 재현시키기 위해, 치료사는 단단하게 말아 둔 수건과 같은 받침점을 이용한다. 이러한 받침점들은 족관절의 후면에 위치시킨다. 그런 후, 슬관절은 부드럽게 과신전된다. 이러한 배치 후에, 과민점에 대한 촉진 시 압통이 없어야 한다.

슬관절의 양 측면에 두 개의 압통점들이 있는데, 하나는 내측 반월판(MM)과 관계 있고, 다른 하나는 외측 반월판(LM)과 관계 있다. 내측 반월판과 외측 반월판의 압통점들은 경골의 관절선 양측에 위치해 있다. 이러한 압통점들은 우리가 걸을 때, 압통 부위에 압력을 주기 때문에 관절통증 또는 압통 부위와 주로 연관되기도 한다.

내측 반월판 기능부전의 치료에 있어(그림 13-14), 치료사는 환자의 하퇴가 치료대 밖을 벗어나 매달려 있도록 해야 한다. 이러한 자세는 발을 통해 가벼운 외번력이 적용되는데, 이것은 압통점에 있는 치료사의 손가락 아래 부위에 압박을 유발하게 된다. 경골은 대개 외회전 되나 이것은 가변적이다.

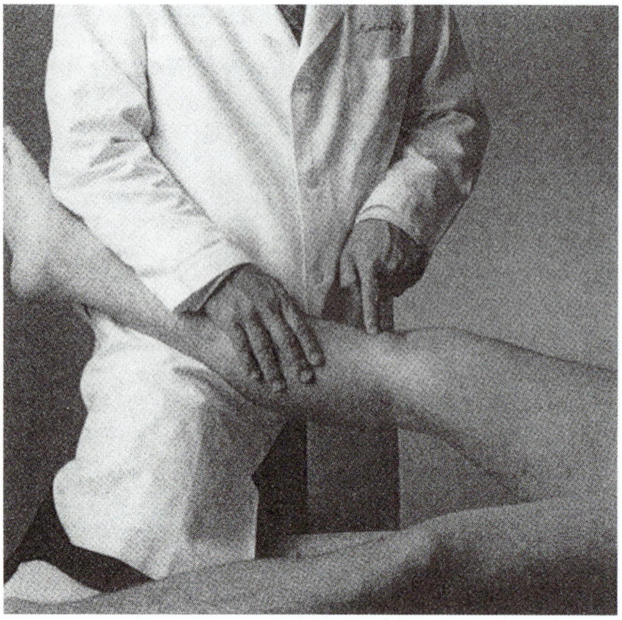

그림 13-13 슬개인대의 압통점들을 위한 치료 위치. 출처: L. H. Jones et. al, *Jones Strain/Counterstrain*, © Jones Strain-Counterstrain, Inc.

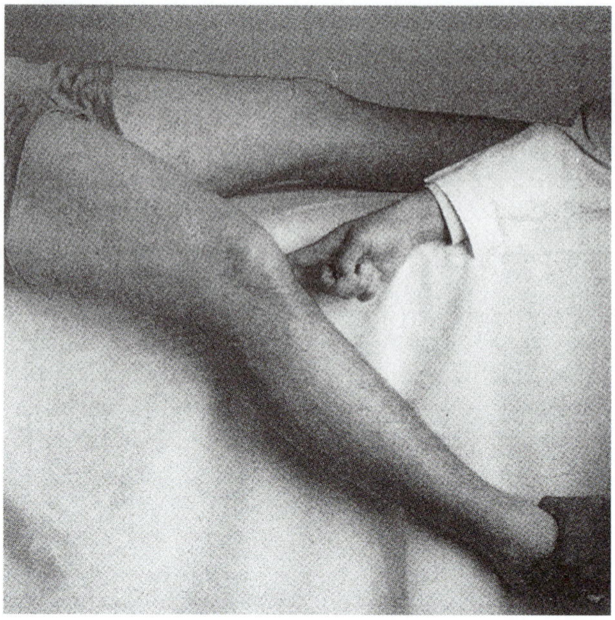

그림 13-14 내측 반월판을 위한 치료 위치. 출처: L. H. Jones et. al, *Jones Strain/Counterstrain*, © Jones Strain-Counterstrain, Inc.

내측 반월판의 압통점에서 원위로 내려가 경골조면의 바로 아래지점에 해당하는 수준에서 약간 전면쪽으로 가면 봉공근(SAR)에 대한 압통점이 있다. 이 압통점은 거위발(pes anserine)의 정지부 위치에 해당된다.

봉공근의 치료는 확실한 슬관절의 신전과 외회전 그리고 약간의 고관절 굴곡상태에서 실시된다. 이러한 위치는 거위발 또는 봉공근의 정지부에서부터 전상장골극의 아래에 있는 봉공근의 기시부까지가 일직선 상으로 놓이게 하기 위해서이다.

환자들은 요통이나 고관절 통증의 호소를 나타낸다. 이러한 통증은 매우 약하다. 또한 슬관절 수준에서의 통증과 압통도 있다. 그러나, 슬관절이 일차적인 호소 부위가 되는 것은 드물다. 슬관절의 치료는 요추의 기능부전과 슬관절의 기능부전 둘다를 경감시키는데 도움이 된다. 이러한 환자의 보행을 보면, 환측 발의 외회전과 두드러진 하퇴의 뻣뻣함을 볼 수 있다.

슬관절의 후면에는 3개의 일차적 압통점들이 있는데(그림 13-15), 이들은 십자인대들의 기능부전을 나타낸다. 슬와의 양 측면에 있는 비복근두종자골(fabella) 또는 비복근

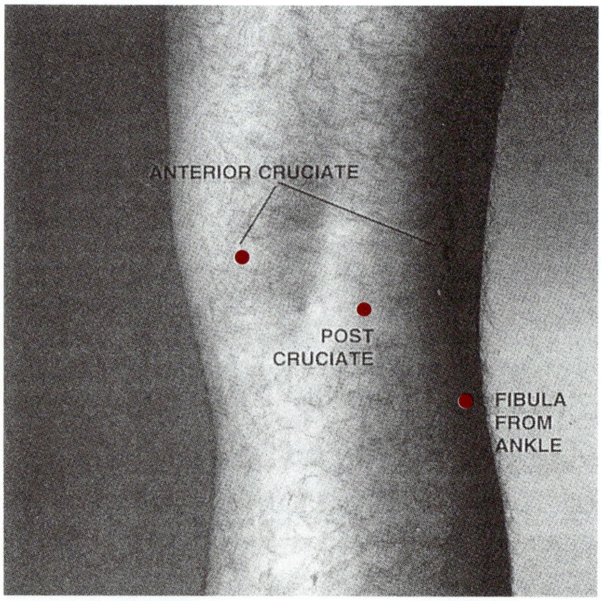

그림 13-15 슬관절의 후면에 있는 일차적인 과민점들. 출처: L. H. Jones et. al, *Jones Strain/Counterstrain*, © Jones Strain-Counterstrain, Inc.

의 양 기시부에는 전십자인대의 압통점을 나타내는 영역이 있다.

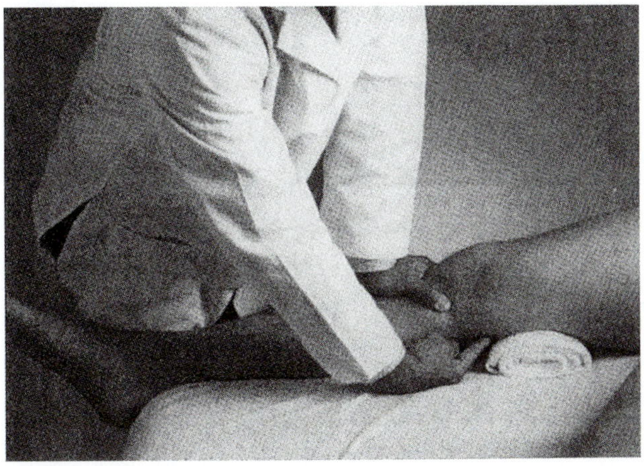

그림 13-16 전십자인대를 위한 치료 위치. 출처: L. H. Jones et. al, *Jones Strain/Counterstrain*, © Jones Strain-Counterstrain, Inc.

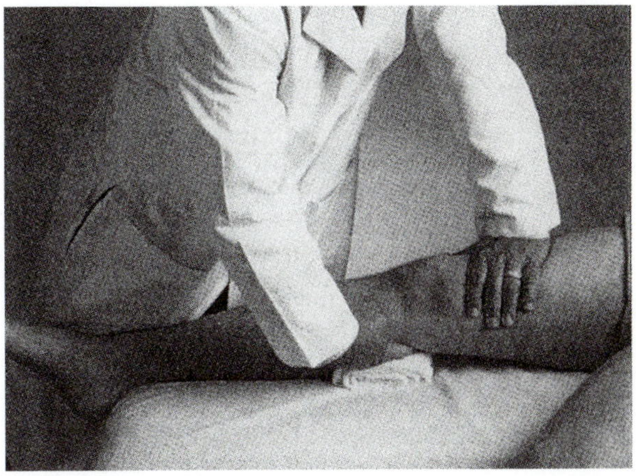

그림 13-17 후십자인대를 위한 치료 위치. 출처: L. H. Jones et. al, *Jones Strain/Counterstrain*, © Jones Strain-Counterstrain, Inc.

슬와의 중앙부에는 후십자인대(PCL)의 기능부전을 나타내는 압통 부위가 있다.

전십자인대의 치료(그림 13-16)는 인대의 단축 자세에서 시행된다. 이러한 자세를 얻기 위해서는 슬관절을 지나가는 전단력이 제공되어야 한다. 이것은 바로 누워있는 환자의 대퇴 원위의 후면 밑에 작은 베개나 단단히 말아 둔 수건과 같은 받침점을 위치시킴으로써 얻을 수 있다. 이렇게 받침점을 위치시킨 이후에, 테이블 쪽을 향해 경골의 전면을 하방으로 미는 압박력을 제공한다. 이러한 압박력은 25~45 파운드 정도의 힘으로 민다. 이러한 압박력을 제공하면서, 치료사는 대퇴 원위의 후면에 대한 압통을 해결해 나간다. 환자의 편안한 위치에 따라 경골의 내회전이나 외회전을 통해 미세 조율(fine-tuning)을 시도한다.

후십자인대의 치료에 있어, 전십자인대의 치료에서 했던 것과는 반대 방향으로 전단력을 제공한다. 이것을 위해 경골 근위의 전면 밑에 받침점을 위치시킨다(그림 13-17). 그런 후, 치료사는 대퇴의 전면에서 슬관절을 지나가는 힘 벡터를 적용하여, 후십자인대의 단축된 위치를 얻는다. 슬와의 중심에 대한 촉진을 통해 이러한 치료 위치에서의 압통 감소나 소실을 확인하게 된다.

십자인대의 기능부전을 갖고 있는 환자들은 슬관절의 약화를 호소한다. 이것은 매우 흔한 호소하는 내용이다. 카운터스트레인에 대한 좀 더 자세한 설명과 교육은 *Jones Strain/Counterstrain*을 참조하기 바란다.

참고문헌

1. Jones LH. Spontaneous release by positioning. *Diagn Osteopath.* January 1964;4:109–116.
2. Korr IM. Proprioceptors and somatic dysfunction. *J Am Osteopath Assoc.* 1975;74:638.
3. Jones LH, et al. *Jones Strain/Counterstrain.* Boise, ID: Jones Strain-Counterstrain, Inc.
4. Travell JG, Simons DG, *Myofascial Pain and Dysfunction: The Trigger Point Manual.* Baltimore, MD: Williams & Wilkins; 1992.

제 IV 부

세포수준에서의 연부조직 기법의 효과

(The Effect of Soft Tissue Techniques at the Cellular Level)

마찰 마사지, 근막 통증에서의 연부조직과 이완기법, 근막 이완술, 그리고 능동 이완술을 다루고 있는 14-17장은 연부조직에 도수부하가 적용되는 방법들이다. 이러한 기법들의 효과를 설명하기 위한 많은 이론들이 있지만, 최근 20년 동안의 연구들은 세포수준에서 일어나는 기계적 부하의 효과에 관심을 기우려 왔다. 이러한 기법들을 매일 사용하고 있는 임상가들은 연부조직에서 실제적 변화가 일어나고 있으며 이것이 환자들에게 이득이 된다는 것에는 의심의 여지가 없다고 말한다.

기능적인 힘들은 성장기 동안 뼈들의 형태에 영향을 미칠 수 있다고 받아들여져 왔다. 볼프의 법칙(Wolff' s law)은 뼈가 주어진 기능적 힘들에 저항하기 위해 형태를 변화시킨다고 가정한다. 이러한 변화는 파골세포에 의한 오래된 조직의 흡수 후에 새로운 조직의 침착에 영향을 미친다. 오늘날 의문은 볼프의 법칙이 연부조직에도 일어나는가 하는 것이다.[1]

1978년 Curtis와 Seehar는 배양상태에 있는 병아리 배아의 섬유아세포는 장력에 대한 반응으로 유사분열이 증가되었음을 보여주었다. 1997년 Davidson 등[3]은 과학현미경을 통해 증대된 연부조직 가동기법(마찰마사지의 형태)이 섬유아세포의 활성 증가를 유발하였다고 할 수 있다. 섬유아세포는 상흔조직을 구성하는 새로운 기질 요소를 합성하고 재형성하며, 이것은 나중에 원래의 정상적인 결합조직으로 대체된다. 섬유아세포는 교원질, 파이브로넥틴(fibronectin), 프로테오클리칸 그리고 다른 결합조직 기질의 단백질을 합성하고 유지한다. 이러한 기질은 교원질분해효소, 프로테오글리칸분해효소, 글라이코스아미노분해효소, 그리고 다른 단백질 분해효소와 같은 다양한 효소와 섬유아세포에 의해 낮은 비율로 계속해서 대체되고 재형성된다.[4] Frank와 Hart[5]는 세포가 지정한 부하의 전달자로 새롭게 고려되고 있으며 근육, 건, 인대, 피부, 그리고 연골에 있는 세포는 기질의 합성 증가, 대사활동 증가, 복제율 증가, 기질 요소의 생산 수정을 통해 증가된 부하에 반응한다.

부하의 유형에 따라 연부조직에 대한 효과는 달라진다. 예를 들어, 건조직은 장력 형태로 변형될 때 보다 압박을 받을 때 섬유아세포가 더 많은 프로테오글리칸을 좀 더 쉽게 합성한다.[6] 간헐적 강력에 노출된 섬유아세포는 스트레스를 받지 않을 때 보다 더 높은 비율의 유사분열을 보이며, 배양된 근세관은 신장에 의해 마이오신의 합성이 자극받는다.[7] 섬유아세포와 신경 축삭의 경우, 광범위한 이동활동의 발생 이후 장력의 해리가 뒤따른다. 신경에 있어, Bray[8]는 성장 뿔(growth cone)의 확장은 축삭에 적용된 장력에 의해 조정될 수 있다. 이러한 확장은 장력의 축에 평행의 방향에서 적용될 때 가장 크고, 수직 방향에서 적용될 때 감소된다.

기능적 스트레스의 증가는 세포 활동의 증가를 유발한다는 것과 물리적 부하 유형의 변경이 세포의 대사작용, 기질 형태학 그리고 기능적 능력에서의 변화를 유발한다는 것은 이제 의심의 여지가 더 이상 없다.

다음에 제시되는 4개의 장들은 이전에 촉진과 기능적 검사를 통해 평가된 연부조직 영역에 대한 기능적 부하의 사용을 검사한다. 따라서, 구조(세포)와 이러한 조직의 기능은 변화된다. 치료 후에 실시된 기능검사와 촉진은 조직 변화가 일어났는지 입증해 준다.

18장은 연부조직 손상을 위한 보전적 치료와 재활 프로그램에 대해 집중한다.

참고문헌

1. Farmer JA, Pearl AC. Provocative issues. In: Leadbetter WB, Buckwalter JA, Gordon SL, eds. *Sports-Induced Inflammation: Clinical and Basic Science Concepts.* Park Ridge, IL: American Academy of Orthopaedic Surgeons; 1990.
2. Curtis ASG, Seehar GM. The control of cell division by tension or diffusion. *Nature.* 1978;274:52–53.
3. Davidson CJ, Ganion LR, Gehlsen GM, et al. Rat tendon morphologic and functional changes resulting from soft tissue mobilization. *Med Sci Sports Exerc.* 1997;29(3):313–319.
4. Postlethwaite AE. Failed healing responses in connective tissue and a comparison of medical conditions. In: Leadbetter WB, Buckwalter JA, Gordon SL, eds. *Sports-Induced Inflammation: Clinical and Basic Science Concepts.* Park Ridge, IL: American Academy of Orthopaedic Surgeons; 1990.
5. Frank CB, Hart DA. Cellular response to loading. In: Leadbetter WB, Buckwalter JA, Gordon SL, eds. *Sports-Induced Inflammation: Clinical and Basic Science Concepts.* Park Ridge, IL: American Academy of Orthopaedic Surgeons; 1990.
6. Vogel KG, Keller EJ, Lenhoff RF, et al. Proteoglycan synthesis by fibroblast cultures initiated from regions of adult bovine tendon subjected to different mechanical forces. *Eur J Cell Biol.* 1986;14:102–112.
7. Kolega J. Effects of mechanical tension on protrusive activity and microfilament and intermediate filament organization in an epidermal epithelium moving in culture. *J Cell Biol.* 1986;102:1400–1411.
8. Bray D. Mechanical tension produced by nerve cells in culture. *J Cell Sci.* 1979;37:391–410.

제 14 장

마찰 마사지
(Friction Massage)

만성 과사용 연부조직 증후군(chronic overuse soft tissue syndrome)의 원인을 치료하기 위하여 실시하는 전기치료를 포함한 여러 가지 치료 방법들 중에 가장 효과적인 치료법은 마찰 마사지(friction massage)일 것이다. 마찰 마사지 방법은 Mennell(1940)[1]에 의해 연구되었으며, 임상에서는 Cyriax의 심부 마사지(Cyriax's deep massage)와 도수법(manipulation)으로 알려지게 되었다.[2,3]

치료사(practitioner)들은 마찰 마사지를 '과학적이며 혁신적인 치료 방법'라고 표현하기도 했지만 단순하며 시간을 낭비하는 치료 방법이라고도 생각하기도 했다. 하지만, 통증의 원인이 되는 부위를 발견하기 위해서는 기능적인 검사를 실시해야 하기 때문에 단순한 방법이라고는 여겨서는 안될 것이다. 앞장에서도 강조했듯이 압통이 있다고 해서 압통이 있는 부위가 반드시 통증의 원인일 것으로 생각해서는 안된다. 마찰 마사지를 가하기 전에 통증의 원인이 될만한 모든 부위를 촉진해 보지 않고 치료를 시작한다면, 원인을 치료하지 못하는 낭패를 겪게 될 수도 있다. 모든 원인들을 촉진해 보았다고 할지라도, 치료사의 테크닉이 부족하거나, 원인이 되는 정확한 부위와 조직의 방향을 인지하지 못하여 부적절한 방법을 적용하여 치료에 실패할 수도 있다.

연부조직(soft tissue)의 병리에 대해 2장에서 설명한 것처럼 근육과 건 그리고 인대 등의 연부조직이 회복되는 기전은 비슷하다. 연부조직이 생체역학적인(biomechanical) 범위 이상으로 변형력(stress)을 받았을 때(건이 휴식시 길이의 4% 이상으로 신전되었을 때[4]), 미세파열(microtearing)된다. 교원질(collagen)에 미세파열이 발생하면, 정상적으로 염증반응이 나타난다. 만약 초기 염증기에 휴식을 취해주면 회복이 되기 시작하는데 이때 정상적인 탄성체 내부의 저항선을 따라 상처(scar)가 생긴다. 과사용(overuse)하거나 고정(immobilization)을 하는 경우에는 섬유성(fibrous) 상처조직이 증가하게 되어 정상 조직을 침범하게 된다. 섬유성 상처조직이 증가하면, 가동성(mobility)과 신장성(extensibility)이 감소된다. 신장성이 감소되면 기능이 소실된다. 기능이 소실되면, 움직이는 동안 조직이 다시 악화되는 '미세파열-염증반응-상처조직의 형성'의 악순환이 나타난다. 상처조직이 통증을 발생시키는 원인이 되기도 한다.[5]

마찰 마사지에서는 마찰은 상처조직을 가로지르는(across) 방향으로 압력을 적용하는데, 이러한 방법은 조직의 움직임에 영향을 주어 회복하는데 도움을 줄 것이라고 다수의 연구자들이 이론적으로 뒷받침을 하고 있기 때문이다. 최근에는 이러한 이론을 적용하여 상처 조직을 가능한 빨리 움직이도록 하여 상처조직의 형성이 감소되는 결과를 얻었다.[6-8] 상처조직은 초기 회복단계에서는 이후의 단계보다 견고하지 않으며, 염증반응의 재구성기에 기능적 자극이 얼마나 주어지는가에 따라 견고성이 달라진다. Forrester 등(1970)[9]은 조직에 장력이 주어져야 섬유의 교원질 분자가 적절한 방향으로 배열을 하게 되며 이는 뼈조직의 특성을 설명하는 볼프의 법칙(Wolff's law)과 유사하다고 제시하였다. Munro 등(1970)[10]은 교원질과 점액다당류(mucopolysaccharides)는 상호의존적인 과정으로 결합을 하게 되며, 건(tendon)에 외상이 발생하면 새로운 교원질이 합성되도록 유도한다고 발표하였다.

Cyriax[3]는 마찰 마사지에서 조직 섬유의 가로지른 방향으로 적용하는 횡운동(transverse motion)과 외상성 충혈(traumatic hyperemia)이 회복의 주요소로 작용한다고 언급하였다. 섬유결을 가로지르며 수직 방향으로 압력을 주면, 정상적인 회복조직은 손상시키지 않으면서 비정상적인 상처조직이 생성되는 것을 억제한다고 하였다. 가로방향으로 마찰을 가하는 것은 세로방향으로 가하는 마찰과는 달리 혈액과 림프의 순환을 도와주어 필요한 조직으로 운반하는데 도움을 준다. 외상성 충혈은 브래디키닌(bradykinin)과 히스타민(histamine)이 유리되는 국소적 손상을 가져올 수도 있지만, 결과적으로 혈관이 확장되며 부종이 감소되는 결과를 가져온다.

최근에 Davidson 등(1997)[11]은 쥐의 손상된 아킬레스건(achilles tendon)을 세로 면(longitudinal plane)에서 마사지하는 방법인 증대된 연부조직 가동기법(augmented soft tissue mobilization, ASTM)을 적용하여 연구하였다. 광현미경, 전자현미경, 그리고 면역 전자현미경을 사용하여 심부 압력이 미치는 효과를 알아보고, ASTM를 적용한 군에 섬유아세포(fibroblast)의 증식이 증가되었는지를 확인하였다. 마사지는 섬유결합소(fibronectin)가 증가하고 교원질 섬유의 재정렬이 촉진되는 것으로 보아 섬유아세포가 증가시켰다고 볼 수 있다.

손상 초기인 급성기에 교원질은 미성숙한 상태를 보이며, 손상 후 처음 4일 동안에 섬유아세포는 겔(gel)같은 상태로 존재한다.[4] 손상 후 2주가 되어야 교차연결(cross-link)을 형성한다.[4,12] 손상 초기인 급성기에는 가벼운 마찰 압력을 사용해야 한다. 만성기에는 심부에 강한 마찰을 주어 마사지해야 한다. 급성기에 적용하는 가벼운 마찰(light friction)은 주로 교원질의 정상적인 적응하도록 도와주고, 조직의 가동성을 유지하며, 유착(adhesion)을 예방하기 위해 사용한다. Cyriax[3]는 내측측부인대(medial collateral ligament)의 외상과 같은 인대 염좌(sprain)가 발생했을 때 흔하게 발생하는 유착 등의 부작용을 예방하기 위해서 손상부위에 즉각적으로 치료할 것을 권장하였다. 무릎 같은 부위가 손상되었을 경우에는 인대의 심부에 마찰을 가하기 어렵기 때문에 마찰은 뼈에 있는 인대를 움직여서 치료하도록 한다.

Cyriax[3]는 근육이 수축했을 때와 같은 근 확장(muscle broadening)을 만들어내기 위해서 근복부(muscle bellies)를 치료하는 경우에는 이완된 자세에서 마찰해야 할 것을 제시하였다. 건(tendon)에는 최소한의 장력을 사용하여 마찰을 가해야 하고, 초(sheath)가 있는 건은 건 주변의 말려있는 초를 치료하기 위해서는 신장시킨 후 치료해야 한다.

Mennell[13]은 급성 건염(tendinitis)의 경우에는 과민한 근육의 통증유발점(trigger point)을 발견하면 진단이 가능하다고 하였다. 건염은 휴식상태에서 압통(tenderss)이 있는 부위를 눌러보았을 때, 심하게 통증을 호소하는 현상을 보인다. 압통점을 누르면 "점프 징후(jump sign)"가 나타나며, 특정한 형태의 연관통(refer pain)도 나타난다. 압통점에 마찰을 가하면 날카로운 통증을 발생시킬 수도 있다. 마찰은 압통점에 팽팽해진 근막을 제거하기 위해 압통 발생지점에 적용할 수 있다.

마찰 마취
FRICTION ANESTHESIA

마찰 마사지를 적용하면 마취(anesthesia)효과가 나타난다는 것은 주목할 만한 점이다. 이 효과는 통증의 관문조절이론(gate theory)에 근거를 두고 있다.[14,15] 마찰 마사지를 적용하면, 직경이 굵은 섬유 기계수용기(large fiber mechanoreceptor)를 자극하여 척수에서 연접전 억제(presynaptic inhibition)가 유발되어 직경이 가는 섬유들(small-diameter(slower) fibers)이 전달하는 통증을 의식하지 못하게 된다. 중추 신경전달(cental neurotransmission)에서의 통증억제(pain inhibition)도 가능할 수 있다. 대개 마찰 마사지를 적용하고, 3분 이내에 마취가 시작된다.

마찰 마취는 간접검사 방법으로 통증의 원인을 발견하기 위한 정보를 수집하는데 이용되기도 한다. 예를 들어, 견관절의 수동 수평 내전 시, 견쇄 관절(acromioclavicular joint)과 극하근(infrasupinatus)에서 통증이 유발되고, 극하근(infraspinatus)에 저항 검사를 하고 난 후에 극하근에 미세한 통증이 유발된다면, 마취가 될 때까지 견쇄 관절에 마찰을 가하여 관절과 극하근 중에 어느 것이 통증의 원인인지를 감별진단 할 수 있다. 마찰 후에 견관절 수평 내전을 재검사하고, 극하근을 재검사하여 통증이 감소되면 통증의 원인이 관절에 있음을 알 수 있다. 그러나 여전히 통증이 나타난다면, 극하근에 원인이 있다고 볼 수 있다. 등척성(isometric) 검사시 민감하게 통증을 호소하는 부위에 마찰을 가하여 마취가 되고, 등척성 검사를 다시 실시하면 통증을 덜 느끼게 되어 치료사와 환자에게 되먹임(feedback)을 줄 수 있다. 치료사가 통증의 원인을 치료하는데도 도움이 된다.

또한 마찰 마취는 부분 파열(partial tear)인지, 완전 파열(complete teat)인지를 구별하는데 도움을 준다. 예를 들어, 환자가 능동적으로 팔을 35° 이상 견관절 외전(abduction)을 하기가 어렵고, 외전(abduct) 시 저항을 가하여 검사하는 경우에 근약화(weakness) 현상을 보이는 경우에 극상근(supraspinatus)에 마찰을 적용하여 마취를 일으키면, 135°까지 견관절 외전이 가능하다면 이런 경우는 완전 파열보다는 부분 파열일 가능성이 높다. 중간 정도에서 심한 정도로 염증이 발생한 조직(윤활주머니)에서는 마찰로는 마취가 발생하지 않는다(아래 금기증 참고).

마찰법

FRICTION TECHNIQUE

기능검사로 손상받은 근육, 건 또는 인대를 찾은 후 건을 가로질러 마찰을 가한다. 예를 들어, 족저 근막염(plantar fascitis), 주름(plica), 슬개인대손상(patella ligament lesion)은 고무 팁으로 된 T바를 사용하기도 한다. 근복부(muscle belly)에 마찰을 적용하는 경우에는 이완시키거나 굴곡시킨 자세에서 치료한다. 치료사들은 한손 또는 양손 손가락을 구부려 압통부위(tender area)를 잡고, 수축한 근육을 당긴다. 손가락이 미끄러지지 않도록 잘 유지한다.

치료사가 마찰을 적용할 때 피부는 건조한 상태를 유지해야 적절하게 실시할 수 있다(바디로션 등을 사용하지 않도록 한다). 피부가 건조하게 유지되지 않은 상태에서 마찰을 적용하면 타박상이 발생할 수 있다. 마찰은 환자가 견딜 수 정도의 충분한 압력으로 조직을 가로지르는 방법으로 적용한다.

마찰 마취를 적용하는 경우에 치료사들은 마사지를 하는 동안 환자에게 편안한 상태를 유지하도록 해야 한다. 마찰을 가하지 않고 압력만을 가하는 것은 효과적이지 못하다. 마찰을 가하는 피부의 감각이 예민한 부위라면 치료사는 마찰 마취가 조직의 심부에 도달하도록 적용한다. 마취가 시작되기 전까지 가볍게 마찰을 가하고, 완전히 마취될 때까지 압력을 증가시킨다. 이런 치료 방법은 몇 회만 실시하여도 가장 심부의 조직까지 치료할 수 있다.

마찰 적용 후 운동

POSTFRICTION EXERCISE

근복부의 열상을 다룰 때, 마찰은 실제로 조직에 운동을 제공한다. 통증을 호소하지 않는 범위에서 능동 수축을 하도록 하거나, 통증을 호소하지 않는 범위에서 수동 운동을 실시하도록 권장한다. 손상 초기단계에 신장(stretching)시키면, 병변을 더욱 악화시킬 수 있다.

마찰을 가한 후, 불편함을 호소하지 않거나 통증이 없는 경우에만 건을 수동적으로 신장시키는 운동을 실시한다. 환자가 통증을 거의 느끼지 않으면서 움직일 수 있다면 항상 마찰 치료가 끝난 후에 전 관절가동범위(full range of motion)에서 능동 및 수동운동을 실시한다. 회복기의 마지막 단계에서는 등척성 운동, 고무탄력튜브를 이용한 운동, 등장성 운동을 실시하는 것이 중요하다.

치료 시간

TREATMENT TIME

치료는 최소 10분 정도 소요된다. 상처의 깊이와 발병기간에 따라 매우 드물기는 하지만 20분 이상 적용하는 경우도 있다. 5분 정도 초음파치료를 실시한 후에 마찰법을 적용하면, 보다 효과적으로 치료할 수 있다.

치료 회수

NUMBER OF TREATMENTS

마찰법으로 치료하는 중에 환자의 상태가 악화되거나 3～5분 이내에 마취되지 않을 경우라면, 마찰치료법을 적용해도 치료효과를 볼 수 없다. 마찰법으로 치료할 수 없는 3가지 경우에 대해서는 아래 금기증에 해당되는 경우이다(밑에 있는 금기증 참조). 치료사들은 염증이 가라앉기 전까지 마찰법을 적용하지 않도록 한다.

과사용 증후군의 대부분은 2주~2달 이내에 치료효과가 나타난다. 1주일에 3회, 이틀에 1번씩 치료하도록 계획한다. 저항검사 시 통증이 발생하는 부위가 발견될 경우, 마찰법으로 치료하기 전에 통증 없이 연속적으로 저항검사를 10회 수행할 수 있을 때까지 치료한다.

금기증
CONTRAINDICATIONS

급성 염증조직, 혈종(hematoma), 석회화(calcifications)가 진행된 부위 그리고 말초신경에는 직접적으로 마찰법을 적용하지 않도록 한다. 그러나 견관절과 고관절의 만성 점액낭염(bursitis)에는 좋은 치료효과를 얻을 수 있다. 견관절에 만성 건염이 발생된 경우에 이차적으로 점액낭염이 발생된다. 점액낭염이 진행되면 점액낭(bursa)은 섬유화되고 미세한 염증반응이 나타난다. Rahme 등(1993)[16]은 충돌증후군(impingement syndrome)이 있는 환자 30명을 대상으로 견봉하점액낭(subacromional bursa)를 생검하였다. 충돌증후군이 없는 정상인 13명의 어깨를 부검한 한 결과와 30명의 환자를 대상으로 한 생검 결과를 비교해 보았을 때, 충돌증후군이 있는 환자군에서 점액낭 섬유화가 특징적으로 진행되었음을 발견하였다.

만성 점액낭염이 있는 환자들을 치료하기 전에 처음 3회 방문 시까지는 치료 전보다 통증이 심해질 수 있다고 알려주어야 하고, 치료 초기에 마취효과가 나타나지 않을 수도 있다. 정적 및 동적 요소들을 모두 고려하여 검사하거나, 유연성과 근력강화를 증진시키기 위한 재활시 에도 마찰치료법을 적용할 수 있다.

도해와 치료 과정
ILLUSTRATIONS AND PROCEDURES

그림 14-1부터 14-44는 마찰치료법을 실시할 때, 어느 부위에 정확하게 마찰을 실시해야하는지에 대한 내용을 표시한 것이다. 화살표는 마찰할 지점을 나타내고 있다. Hoppenfeld(1976)[17]가 저술한 책에는 치료사가 정확하게 마찰법을 적용하기 위해서는 반드시 해부학적으로 촉진한 후에 실시하도록 권장하고 있다. 치료는 일반적으로 손상된 부위에 적용하나 인체가 항상 대칭적이지 않다는 것을 고려해야 한다. 해부학 책에 기술된 근육과 인대의 기시부(origin)와 정지부(insertion)를 정확하게 알고 있지 않아도 치료할 수 있다. 저항검사를 실시하는 경우에 압통점(tenderness)이 일반적으로 통증이 발생하는 부위에서 약간 떨어져 있는 경우도 발견되기도 한다. 마찰은 특정한 적용점에 실시해야 한다. 마찰치료법은 다음 그림에서 표시한 특정 근육지점에 적용하지만, 좌상(strain)이나 미세외상(micro-trauma)이 나타나기 쉬운 근육이나 인대 또는 건에 적용할 수 있다.

아래 그림에서는 건염으로 인해 발생한 섬유성 유착염이나, 근복 유착(muscle belly adhesion), 미세한 열창(minor tear), 인대, 만성 점액낭염에 대한 예를 보여준다.

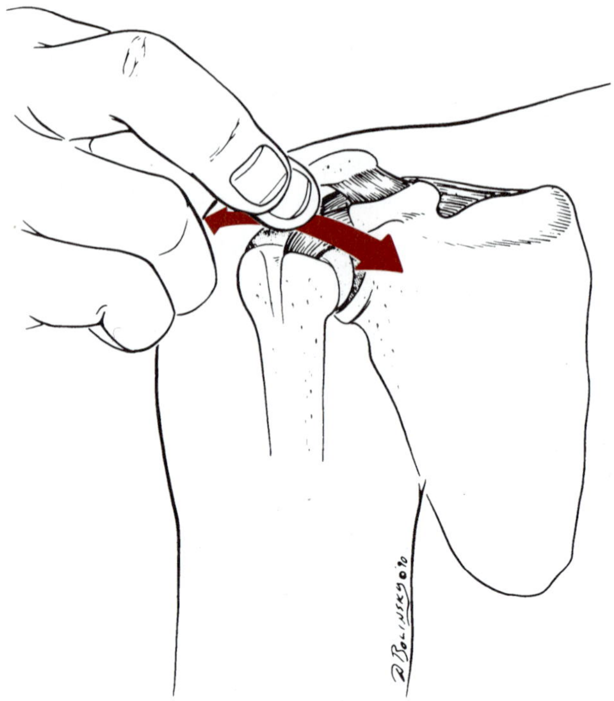

그림 14-1 측면에서 보았을 때, 팔의 위치는 편하게 하고 앉은 자세에서 극상근(supraspinatus)은 대결절 근위부에 정지한다. 마찰은 일반적으로 전외측(anterolateral) 견봉돌기 밑에 적용한다. 출처: Copyright © 1990, David Bolinsky.

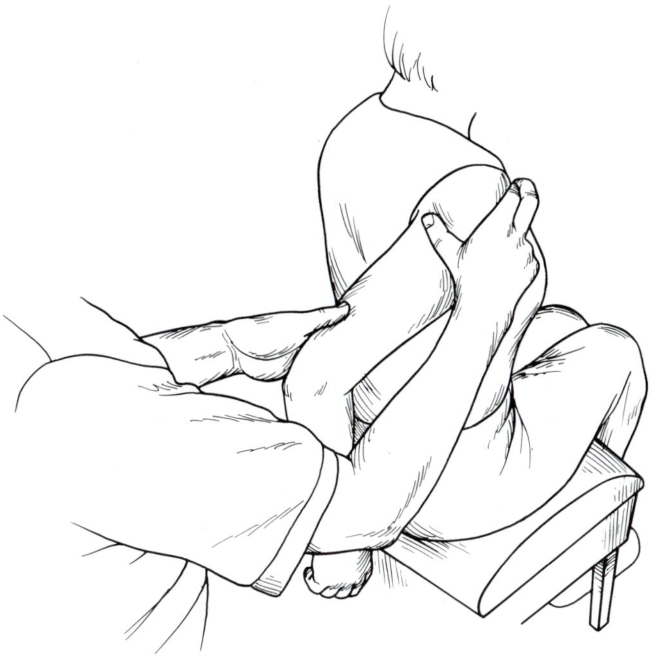

그림 14-2 극상근(supraspinatus). 환자의 어깨를 최대로 과신전, 내전, 내측 회전한 자세는 극상근의 정지부가 가장 잘 노출되어 있는 상태이다. 출처: Copyright © 1990, Warren I. Hammer.

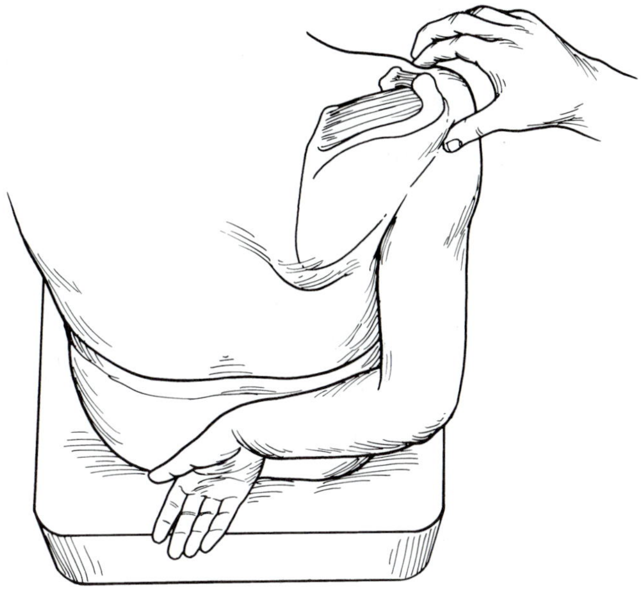

그림 14-3 극상근 정지부의 상면은 견봉 전방 아래쪽, 대결절 근위부에 위치한다. 출처: Copyright © 1990, Warren I. Hammer.

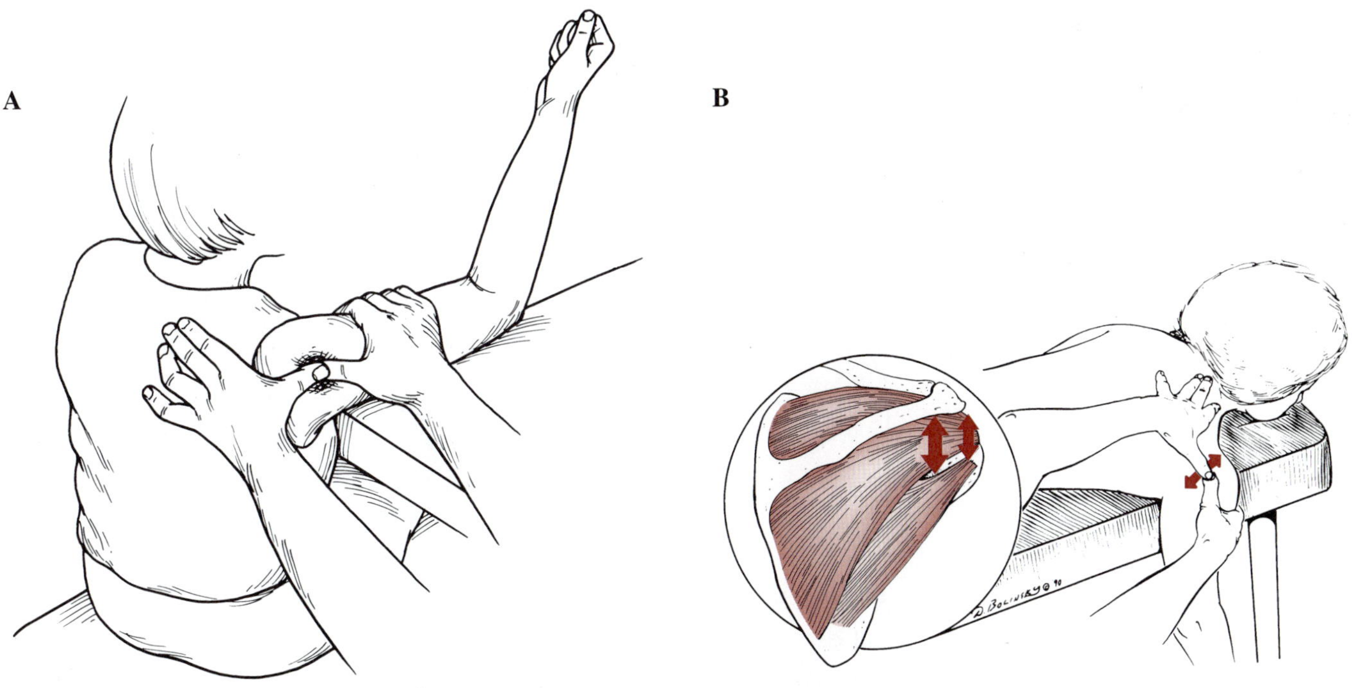

그림 14-4 많은 조직이 겹쳐져 있는 극하근 정지부와 건을 마찰할 수 있는 가장 이상적인 자세. A, 어깨 90° 굴곡, 10° 내전, 20° 외측 회전하고 앉은 자세. B, 이 자세에서는 삼각근을 이완시켜 더 깊게 적용할 수 있다. 출처: Copyright © 1990, David Bolinsky(그림 3-17 참조).

건염과 과도한 근좌상(muscle strain)은 저항검사 시, 통증이 나타날 정도로 수동적으로 신장하는 경우, 통증이 있는 경우에 나타나며 촉진할 수 있다.

최근 Mattingly와 Mackarey[18]가 사체(cadaver)를 대상으로 근육들이 최소한으로 겹쳐지는 부위를 연구하여 치료에 적용할 수 있는 자세를 제시하였다. 극상근(supraspinatus)은 환자가 앉은 상태에서 견관절을 과신전(hyperextension), 내전(adduction), 내측회전(internal rotation)한 자세이다(그림 14-2). 견관절을 과신전하면, 가시위건(supraspinous tendon)이 견봉 지역(acromial area) 바로 아래에 위치하게 된다. 극하근(infrasupinatus)과 소원근(teres minor)의 정지부를 치료하기에 가장 좋은 자세는 견관절 굴곡(flexion) 90°, 내전(addution) 10°, 외측회전(lateral rotation) 20° 상태로 앉은 자세이다(그림 14-4).

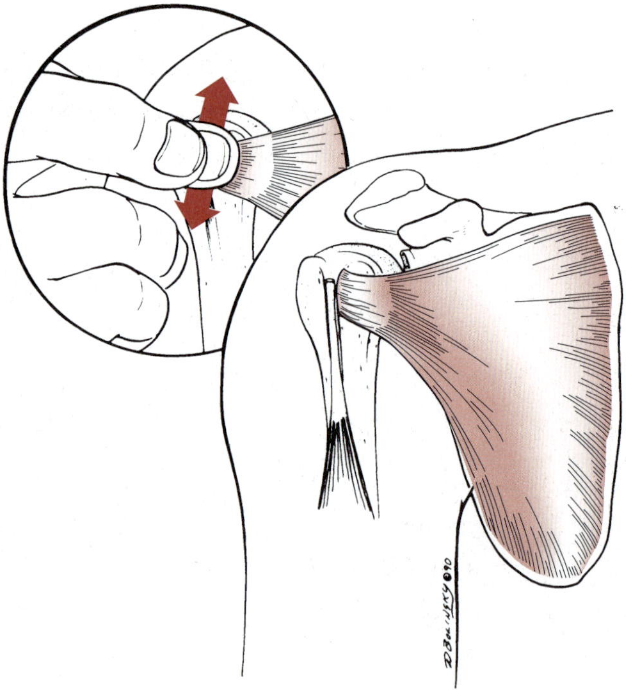

그림 14-5 견갑하근(subscapularis). 마찰은 상완골 소결절에서 통증이 가장 심한 부위에 적용한다. 견갑하근위에 삼각근이 겹쳐 있으므로 삼각근을 외측으로 움직여서 뼈와의 접촉면을 늘려서 마찰법을 적용한다. 출처: Copyright © 1990, David Bolinsky.

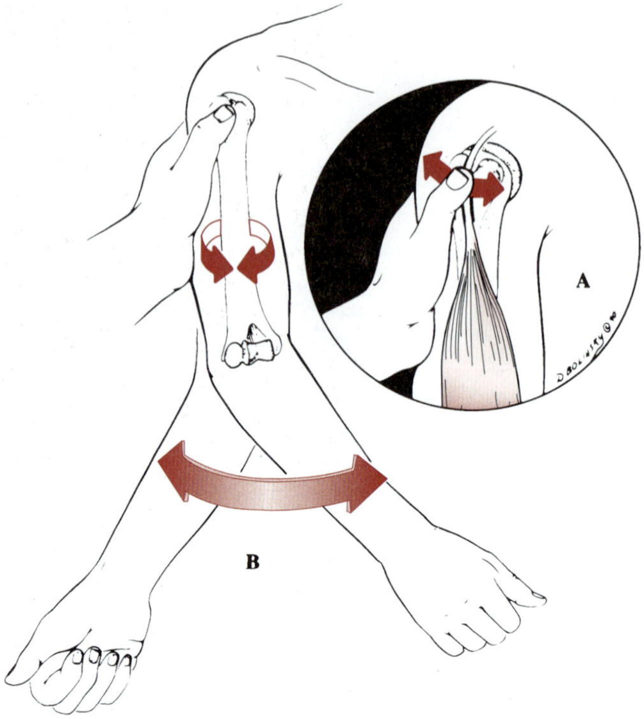

그림 14-6 이두근구(bicipital groove)에 위치한 이두근건(biceps tendon). 이두근건의 장두는 직접 마찰할 수 있다. 주관절을 굴곡한 상태에서 견관절을 외측 회전한다(A). 환자가 전완을 내외측으로 움직이는 동안 건에 접촉할 수 있다(B). 출처: Copyright © 1990, David Bolinsky.

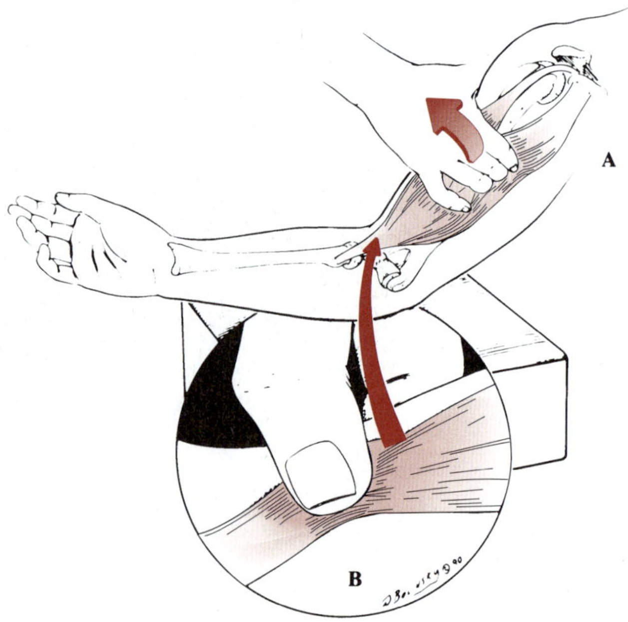

그림 14-7 이두근 근복부(biceps muscle belly)와 근건부위(musculo-tendinous portion). 근복부를 손끝으로 잡아당긴다(A). 근건부위는 손가락 끝으로 집어 당긴다(B). 손상부위는 이두근에 저항검사를 하는 동안 나타나는 통증의 위치에 따라 진단할 수 있다. 출처: Copyright © 1990, David Bolinsky.

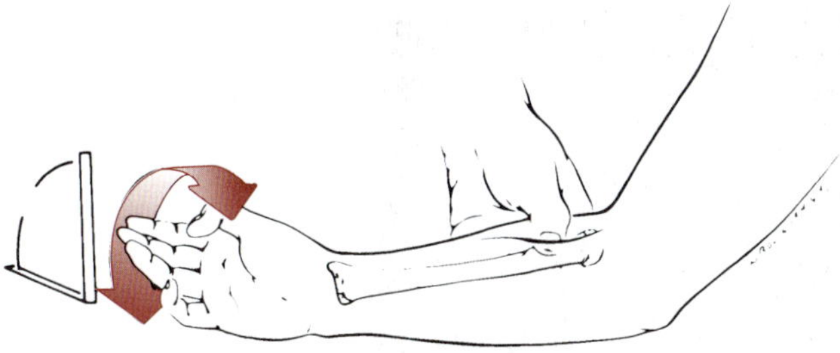

그림 14-8 이두근건 기시점(biceps tendon insertion). 치료사는 통증이 있는 요골 결절(radial tuberosity)에 접촉하면서 전완을 90°로 회내 · 회외한다. 출처: Copyright © 1990, David Bolinsky.

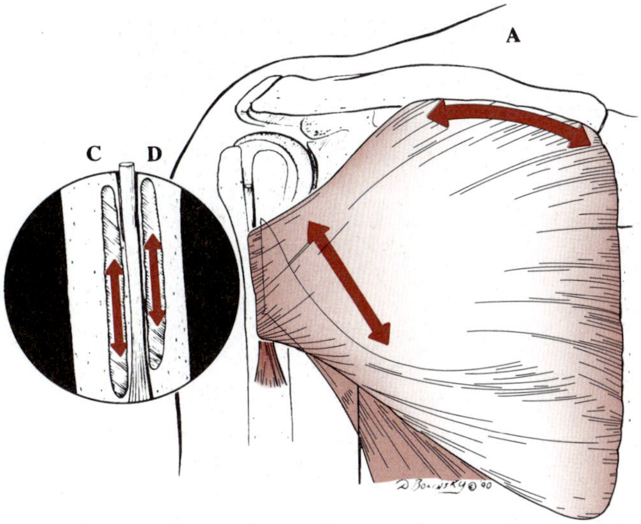

그림 14-10 대흉근(pectoralis major)과 광배근(latissimus dorsi). 대흉근은 내측 쇄골에 있는 기시점에 마찰법을 적용한다(A). 액와부위 방향으로 대흉근 배복부에 마찰(B), 또는 결절간구(intertubercular groove)의 대흉근 기시점 외측에 마찰(C). 광배근은 기시점 내측과 결절간구의 아랫부위를 마찰한다(D). 위 근육들에 마찰법을 적용하는 경우에는 어깨를 약간 외전하고 외측회전한 자세에서 실시한다. 출처: Copyright © 1990, David Bolinsky.

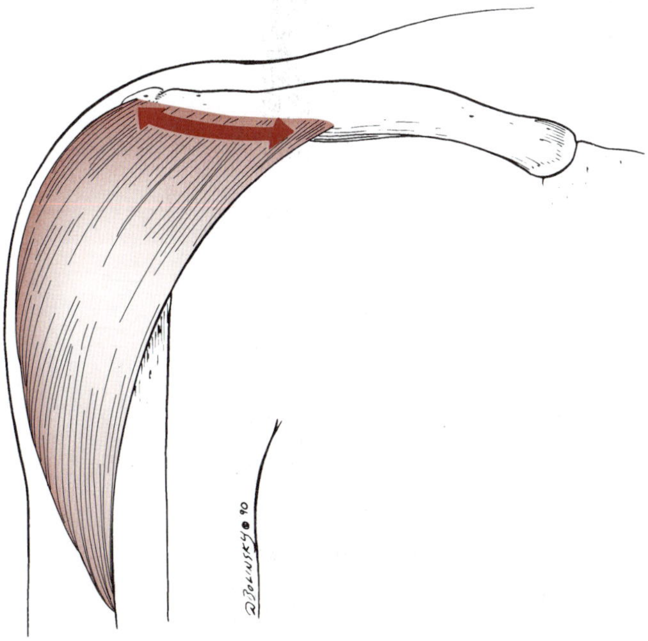

그림 14-9 전삼각근(anterior deltoid). 전삼각근이 외상으로 과도하게 긴장된 경우에는 쇄골(clavicular) 기시점에 마찰법을 적용한다. 출처: Copyright © 1990, David Bolinsky.

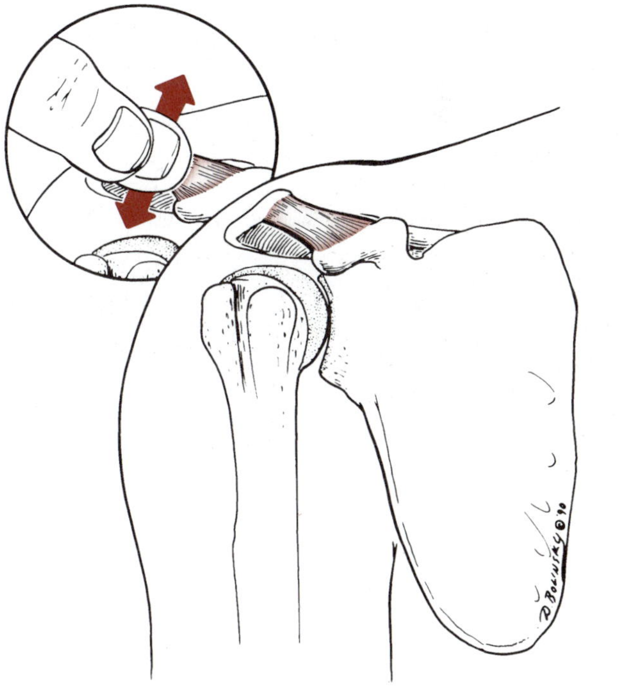

그림 14-11 오훼견봉 인대(coracoacromial ligament). 이 인대의 촉진이 불가능 한 경우도 있다. 촉진은 오훼 끝부분(coracoid tip)의 위쪽 외측면에서부터 시작한다. 마찰법은 인대 촉진 시 통증이 있거나 견관절과 주관절을 90° 굴곡하고, 전완을 완전히 내회전한 자세로 충돌 검사(impingement test)를 했을 때 양성반응이 나오는 경우에 실시한다. 출처: Copyright © 1990, David Bolinsky.

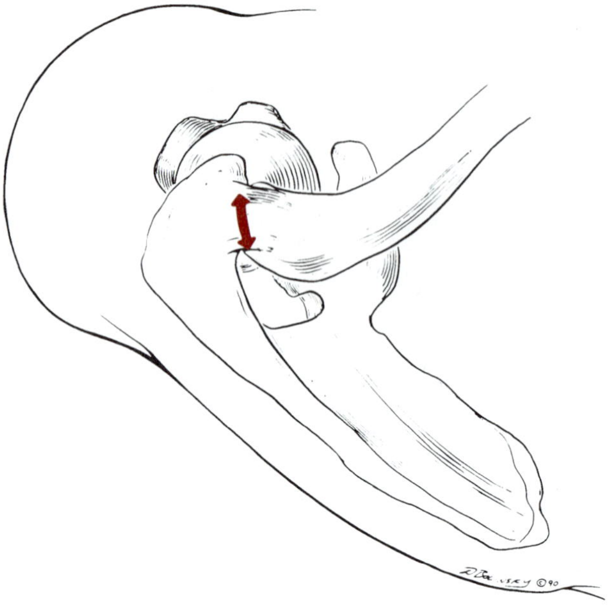

그림 14-12 견쇄 인대(acromioclavicular ligament). 마찰법은 관절선을 따라가며 앞손가락(forefinger)으로 실시한다. 견쇄 관절의 각도는 다양하다. 출처: Copyright © 1990, David Bolinsky.

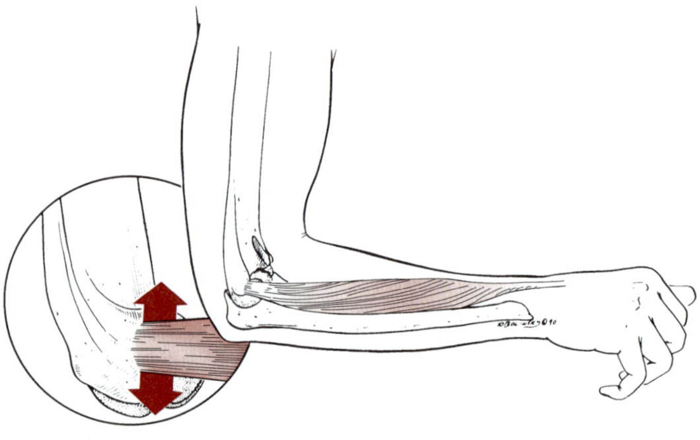

그림 14-13 요측수근신근(extensor carpi radialis). 주로 외측상과염(lateral epicondylitis)이 있을 경우에는 주로 외측상과 바로 앞쪽을 마찰한다. 출처: Copyright © 1990, David Bolinsky.

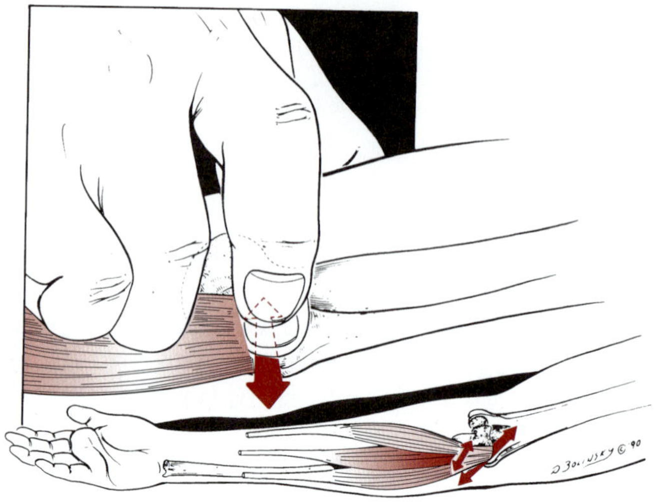

그림 14-14 총굴근건(common flexor tendon). 대개 전내측상과(anterior medial epicondyle)나, 내측상과의 아래를 마찰한다. 환자의 팔을 신전한 상태에서 상완골(humerus) 방향선을 따라 마찰한다. 출처: Copyright © 1990, David Bolinsky.

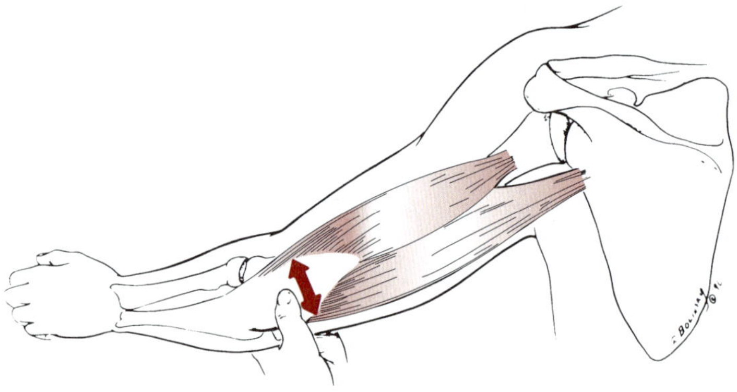

그림 14-15 삼두근건(triceps tendon). 마찰은 주두(olecranon) 뒤쪽 부분에서 통증이 가장 심한 부분에 실시한다. 출처: Copyright © 1990, David Bolinsky.

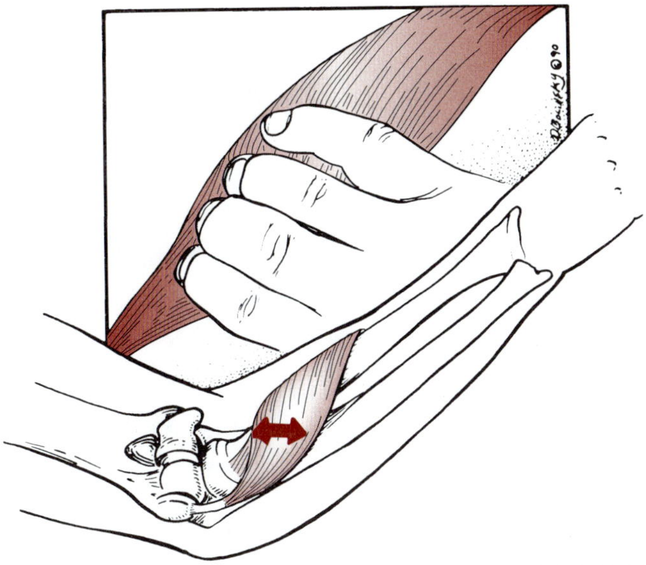

그림 14-16 회외근(supinator). 환자의 팔을 회내(pronated)한 자세에서 마찰한다. 근복을 마찰하거나 손가락으로 국소부위를 마찰한다. 출처: Copyright © 1990, David Bolinsky.

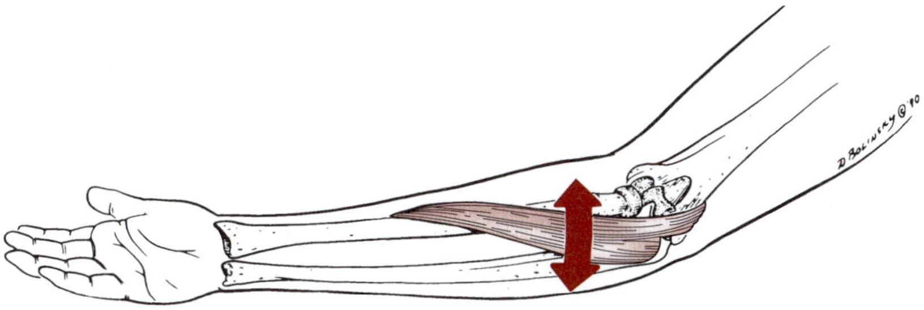

그림 14-17 원회내근(pronator teres). 환자의 팔을 회외시킨다(supinate). 출처: Copyright © 1990, David Bolinsky.

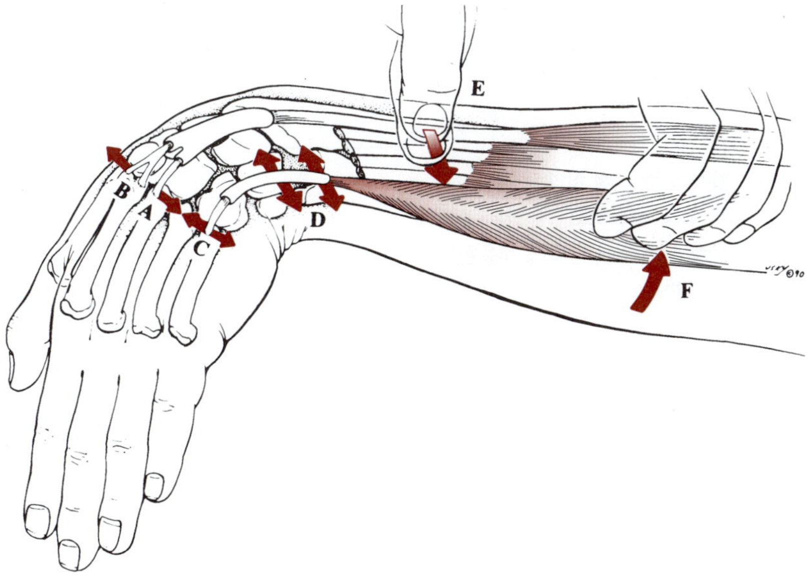

그림 14-18 수관절 신전근(extensors). 단요측수근신근(extensor carpi radialis brevis) (A), 장요측수근신근(extensor carpi radialis longus) (B), 척측수근신근(extensor carpi ulnaris) (C)의 기시점을 마찰한다. 손목은 신전건의 초(sheath)를 신장시킨 상태에서 치료하기 위해 굴곡한다 (D). 저항주면서 손가락을 펴게 하면 지신근(extensor digitorum) 근위부(proximal)의 건에 통증을 유발할 수 있다(E). 근복부를 치료하기 위해서는 근위부를 마찰한다. 근위부의 마찰을 필요로 할 것이다 (F). 출처: Copyright © 1990, David Bolinsky.

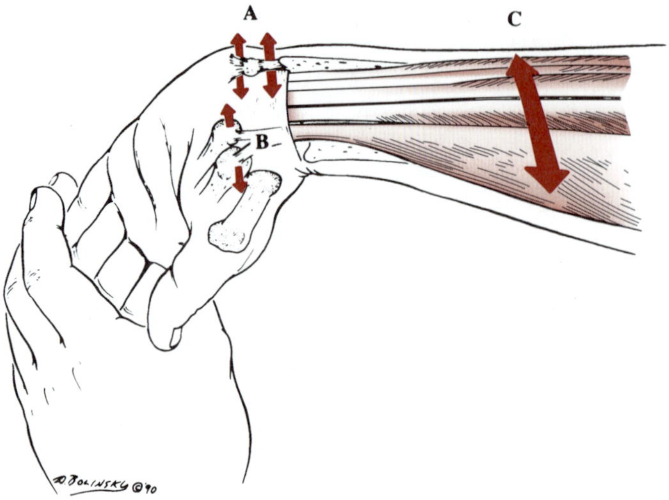

그림 14-19 수관절 굴곡근(wrist flexors). 마찰은 척측수근신근(flexor carpi ulnaris), 요측수근굴근(flexor carpi radialis), 손가락 굴곡근 건의 기시점에 실시한다. 출처: Copyright © 1990, David Bolinsky.

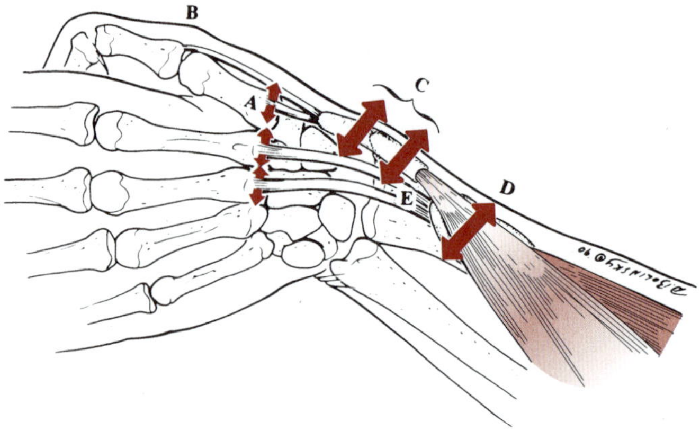

그림 14-20 장무지외전근(abductor pollicus longus) A)과 단무지신근(extensor pollicus brevis) (B)의 기시점과 초(de Quervain sheath) (C) 마찰을 해야 하는 부위(D)는 수관절 신전근을 지나 위쪽 근육에 적용한다(D). 출처: Copyright © 1990, David Bolinsky.

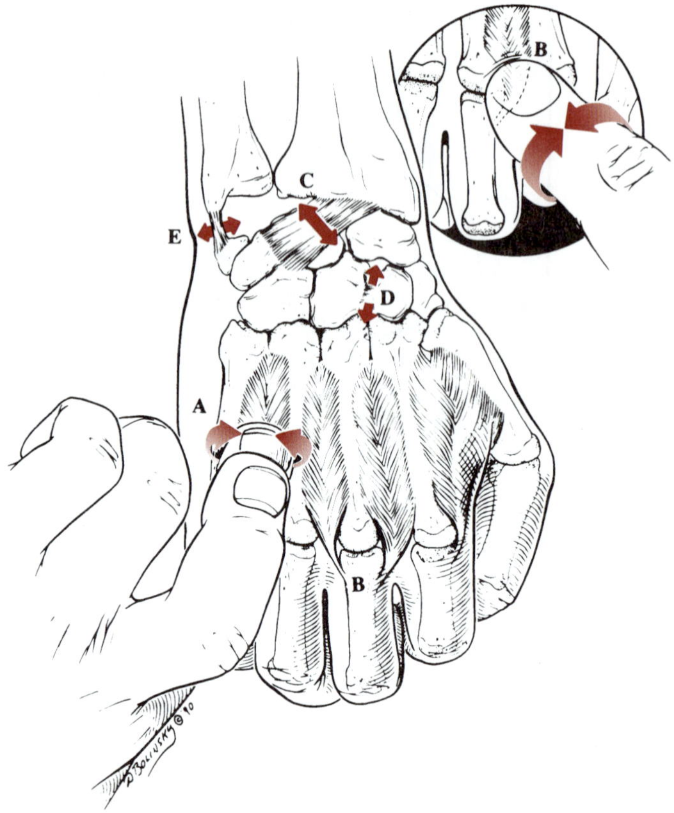

그림 14-21 후골간근의 근복(A)과 기시점(B). 이런 근육들에는 회내-회외 마찰을 실시한다. 손목인대들-관절낭 내(intracapsular) (C), 수근골간(carpal interosseous)(D), 그리고 측부(collateral) (E)에 마찰을 실시해야할 것이다. 출처: Copyright © 1990, David Bolinsky.

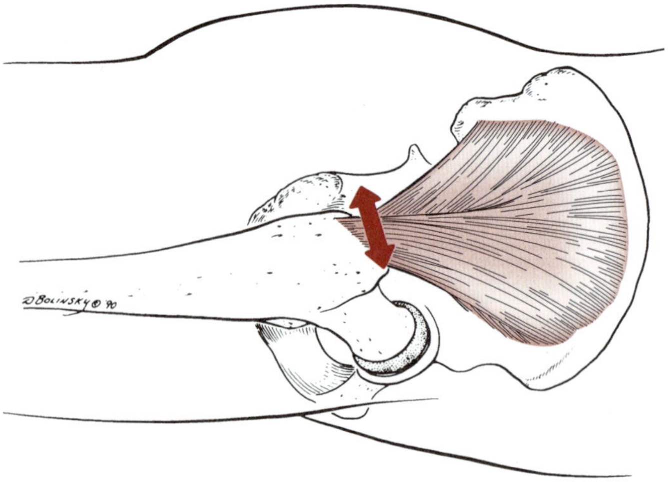

그림 14-22 큰돌기(greater trochanter) 외측면에 기시하는 중둔근(gluteus medius). 만성 돌기성 점액낭염(chronic trochanteric bursitis)이 발생될 수 있는 부위이다. 건염은 기시부분에서 발생할 수 있다. 출처: Copyright © 1990, David Bolinsky.

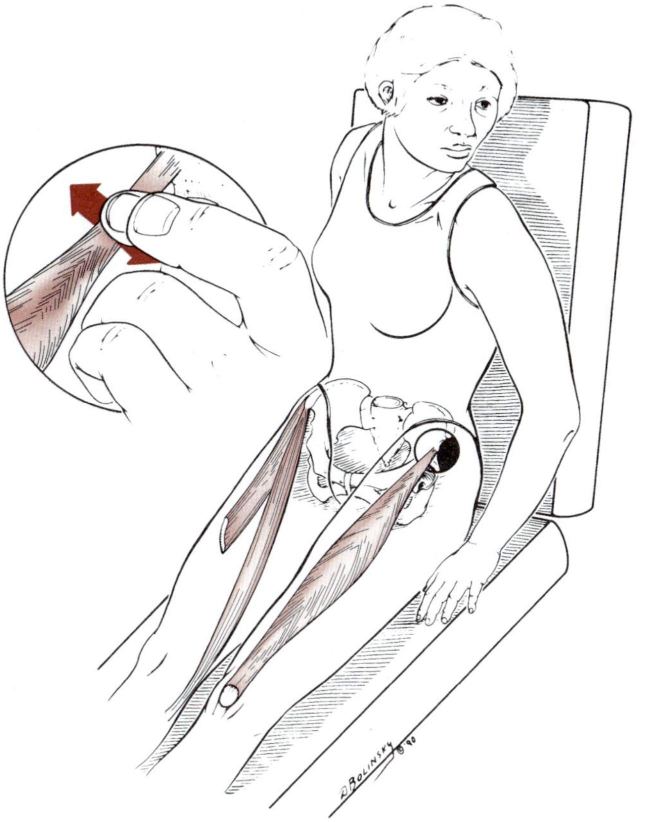

그림 14-23 전하장골극(anterior-inferior iliac spine)에 기시하는 대퇴직근(rectus femoris)(전상장골극(anterior-superior iliac spine)에서 약 3인치 아래지점). 환자는 봉공근(sartorius muscle)을 이완시키기 위해 앉도록 한다. 출처: Copyright © 1990, David Bolinsky.

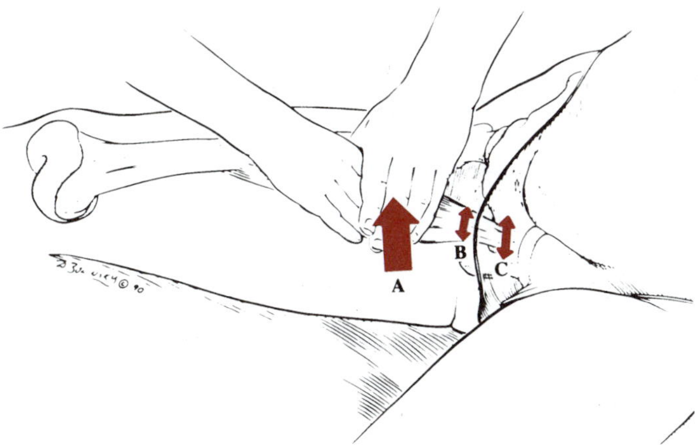

그림 14-24 장내전근(adductor longus). 이 근육은 근복(A), 근건부위(B), 치골(pubic) 기시부분을 마찰한다. 출처: Copyright © 1990, David Bolinsky.

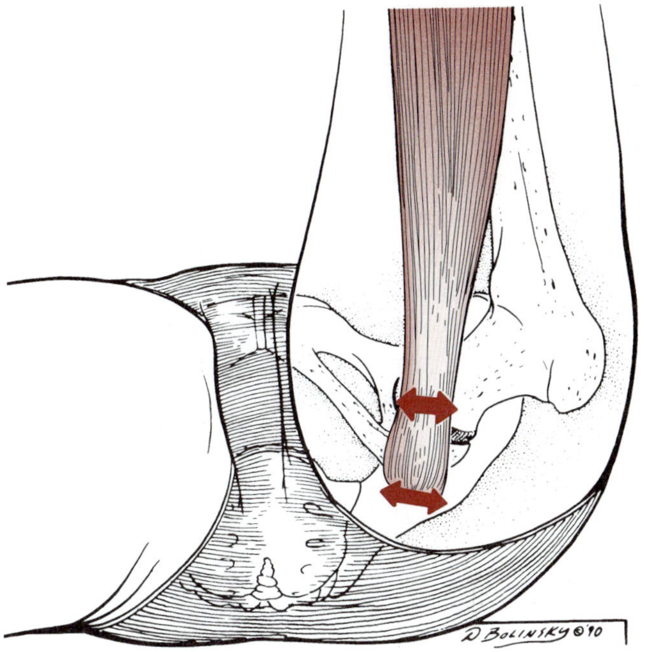

그림 14-25 슬괵근(hamstring). 슬괵근의 기시점은 좌골결절이나 좌골결절에서 2인치 아래에 있는 슬괵근의 기시점을 마찰한다. 근육을 약간 신장하기 위해 무릎은 의자 위로 올린다. 출처: Copyright © 1990, David Bolinsky.

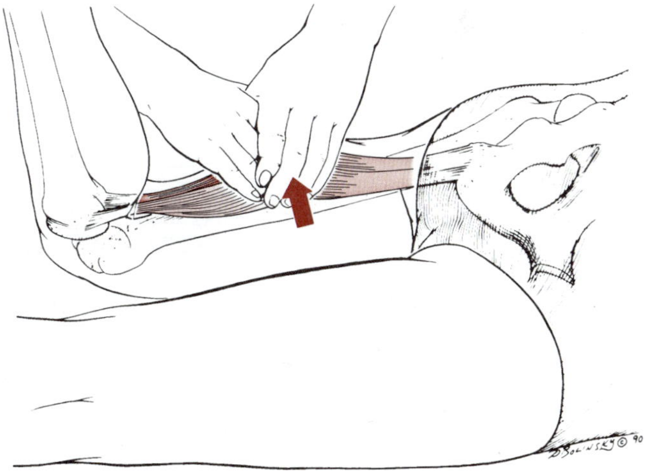

그림 14-26 슬괵근 근복부. 근육을 이완시키기 위해 슬관절을 굴곡한다. 출처: Copyright © 1990, David Bolinsky.

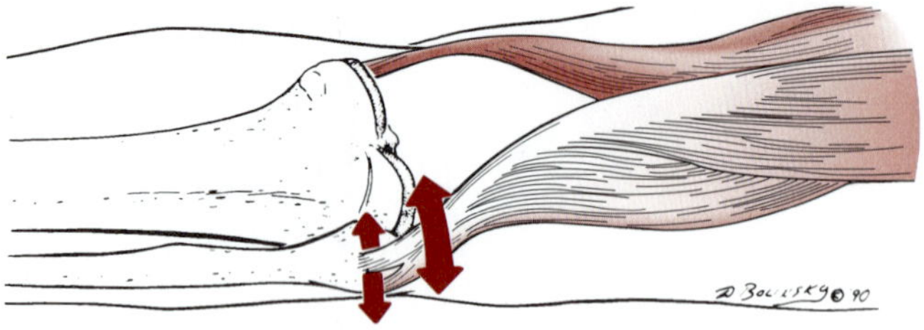

그림 14-27 비골골두(fibular head) 외측 면에 기시하는 대퇴이두근(biceps femoris). 그림에 표시하지는 않았지만, 후내측 경골 관절융기에 기시하는 반막양근(semimembranosus)을 덮고 있는 경우도 있다. 출처: Copyright © 1990, David Bolinsky.

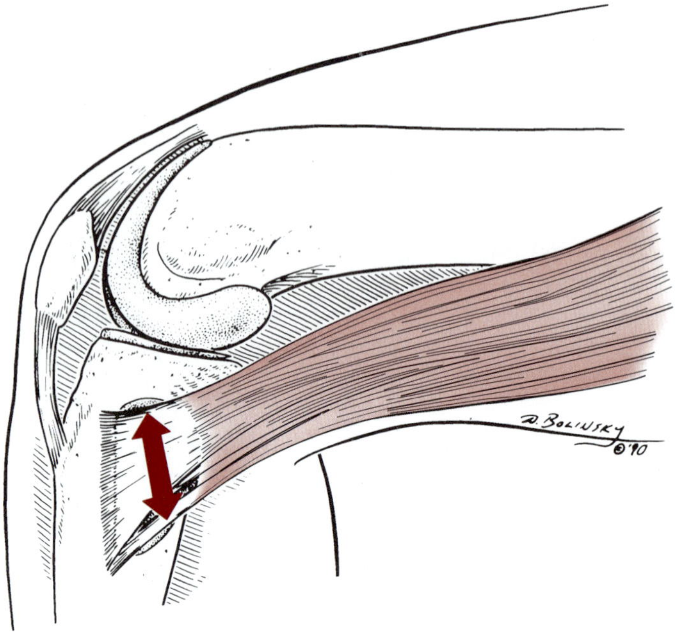

그림 14-29 거위발(pes anserinus)(건염/만성 점액낭염). 출처: Copyright © 1990, David Bolinsky.

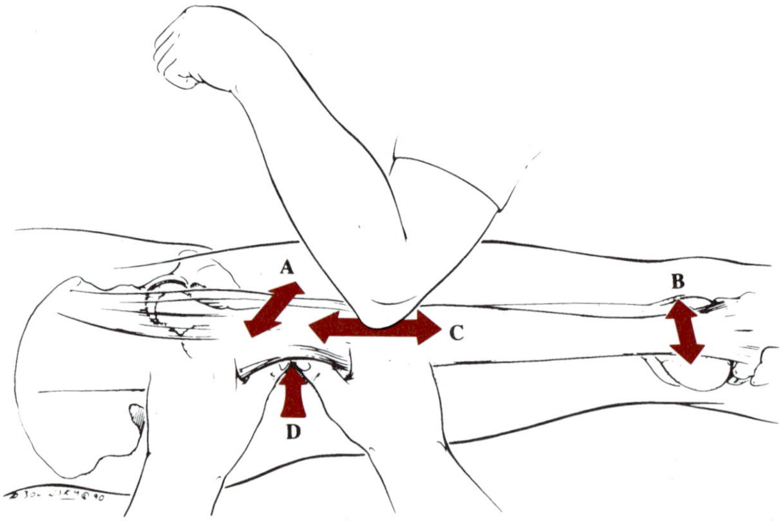

그림 14-28 장경인대(iliotibia band). 이 근육은 대둔근(gluteus maximus)과 대퇴근막장근(tensor fasciae latae)이 만나는 곳(A), 외측상과(B), 경골 근위의 기시점을 마찰한다. 마찰법이외에 적용할 수 있는 치료는 세로방향으로 심부압박을 하거나(C) 조직을 들어 올리는 방법(tissue-lifting procedure)(D)이 있다. 출처: Copyright © 1990, David Bolinsky.

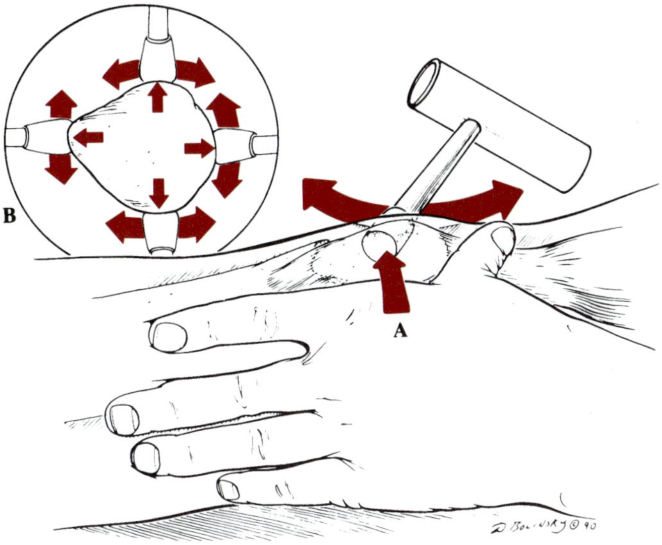

그림 14-30 슬개골(patellar) 건염시에는 슬개골 밑 부분을 마찰한다. **A,** 슬개골 아래에 있는 조직을 마찰하기 위해 T-bar(손가락)를 이용하여 슬개골을 반대편으로 밀어내고 실시한다. 슬관절을 신전하여 치료한다. **B,** 위아래 지주(poles)와 내외측 지대부위(retinacular area). 출처: Copyright © 1990, David Bolinsky.

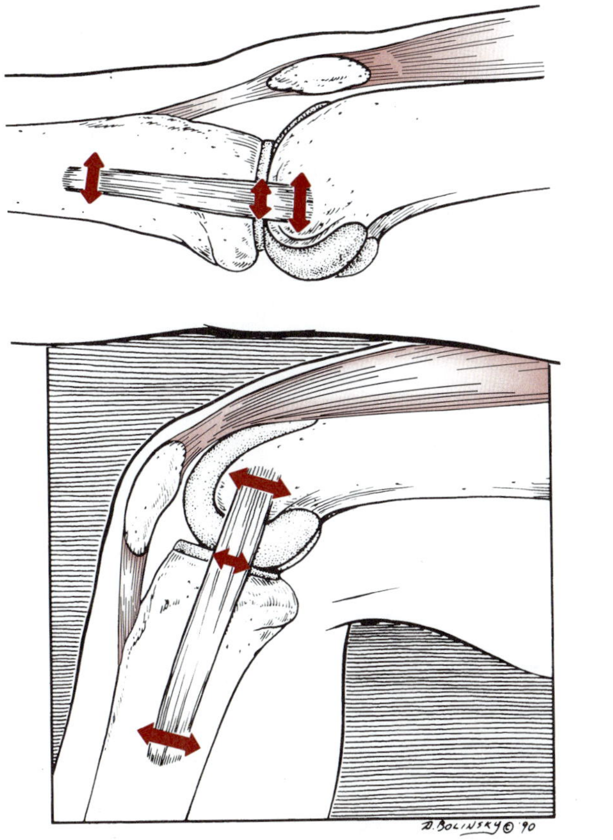

그림 14-31 내측측부인대(medial collateral ligament). 이 인대의 염좌가 있을 경우에는 최대 신전과 굴곡을 하는 동안 가장 압통이 심한 부위에 마찰한다. 출처: Copyright © 1990, David Bolinsky.

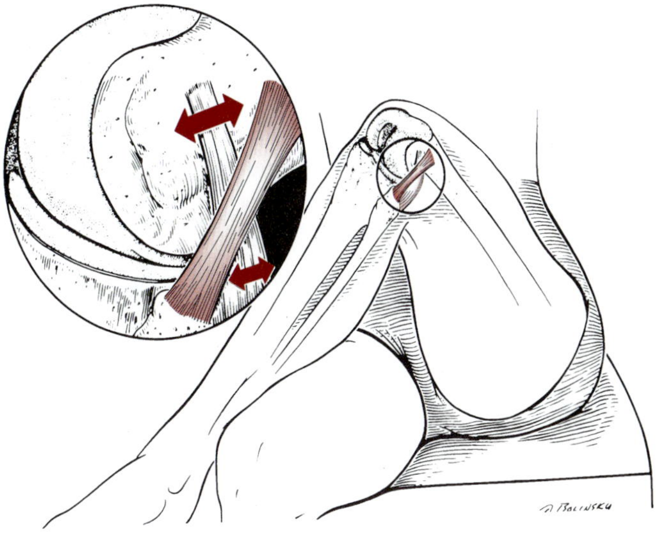

그림 14-32 슬와근(popliteus). 슬와근건염(popliteal tendinitis)이 있을 경우에는 4자 모양으로 앉은 채로 비골측부인대 앞쪽이나 뒤쪽을 마찰한다. 슬와근의 기시부인 경골의 근위후방을 마찰하는 경우도 있다. 비골측부인대(fibular collateral ligament) 앞쪽에 슬와근의 압통점이 나타나면 기시부에 발생한 건병증(tendinopathy)이고, 비골측부인대 뒤쪽에 압통점이 나타나면 건초염(tenosynovitis)이다. 출처: Copyright © 1990, David Bolinsky.

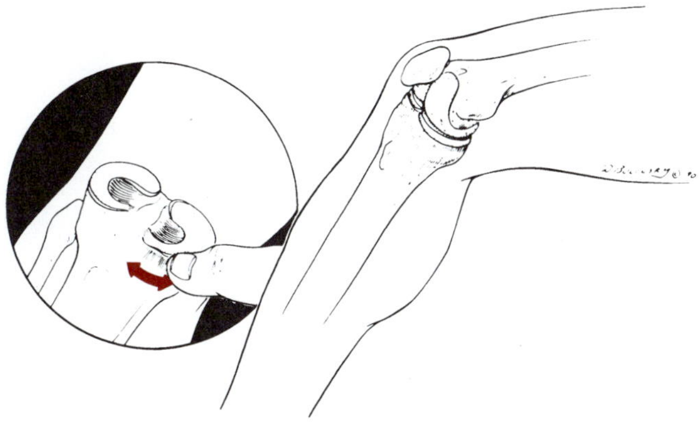

그림 14-33 반월경골 인대(meniscotibial ligament). 슬관절을 90° 굴곡하고, 경골을 외회전하여 내측이 보이도록 한다. 외측부분이 손상받는 경우는 거의 없다. 경골의 평평한 면에 수평으로 압력을 주도록 한다. 출처: Copyright © 1990, David Bolinsky.

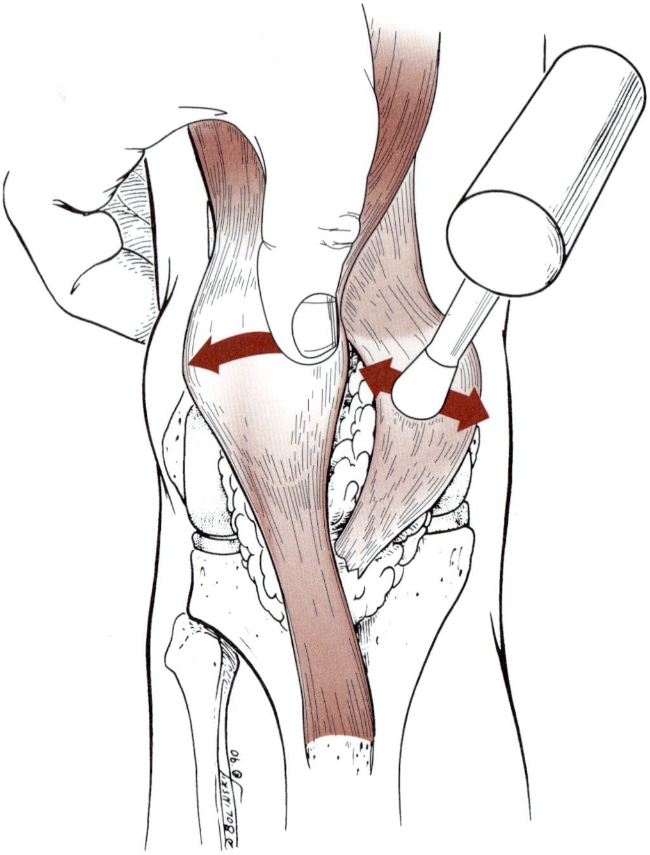

그림 14-34 주름 증후군(plica syndrome). 무릎을 신장하고, 슬개골을 외측으로 유지하고, 주름이 있는 내측면을 마찰한다. 출처: Copyright © 1990, David Bolinsky.

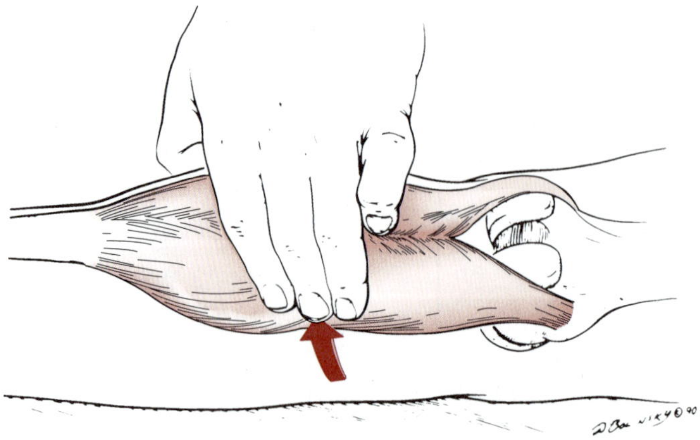

그림 14-35 비복근(gastrocnemius) 근복부. 환자는 엎드려서 발을 저측굴곡(plantar flexed)한다. 출처: Copyright © 1990, David Bolinsky.

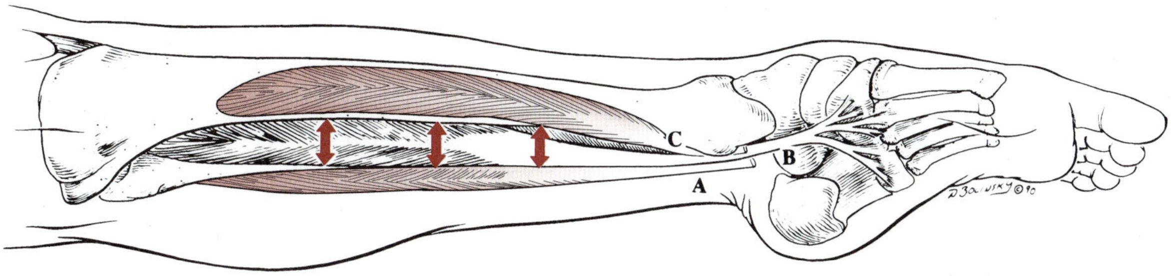

그림 14-36 후방 구획(compartment) 근육들: 장무지굴근(flexor hallucis longus)(A), 후경골근(tibialis posterior)(B), 장지굴근(flexor digitorum longus)(C). 이 근육들은 뒤쪽 경골 부목(shin splint)을 한 경우에 손상을 받을 수 있다. 출처: Copyright © 1990, David Bolinsky.

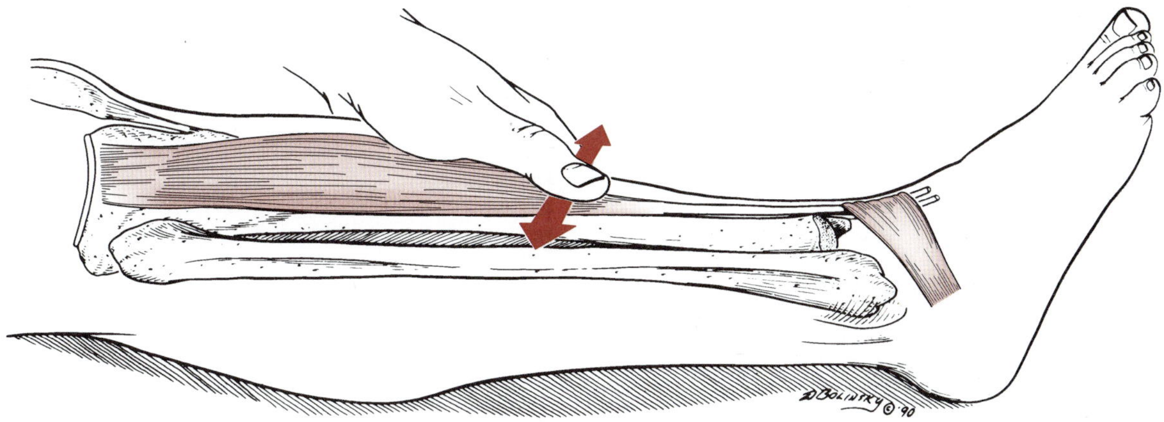

그림 14-37 전경골근(tibialis anterior). 대개 앞쪽 경골부목을 한 경우 근건부위에 손상을 받는다. 출처: Copyright © 1990, David Bolinsky.

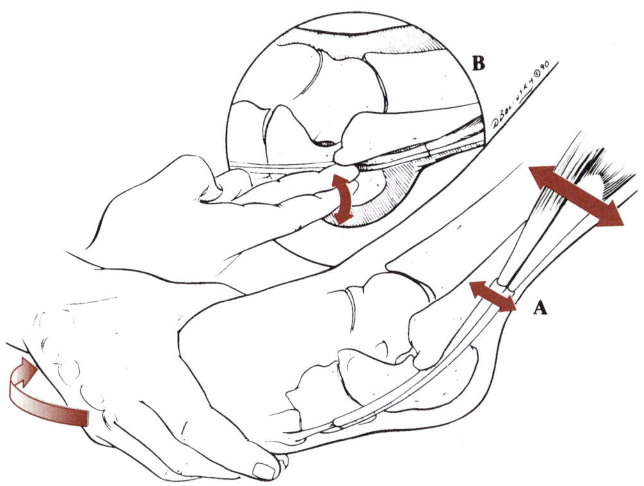

그림 14-38 비골근(peronei muscles). 마찰하는 동안 내반(inversion)과 배측굴곡(dorsiflexion) 시에 신장된다**(A)**. 발을 회내-회외하면서 외측 복사(malleolus) 부위를 마찰한다**(B)**. 출처: Copyright © 1990, David Bolinsky.

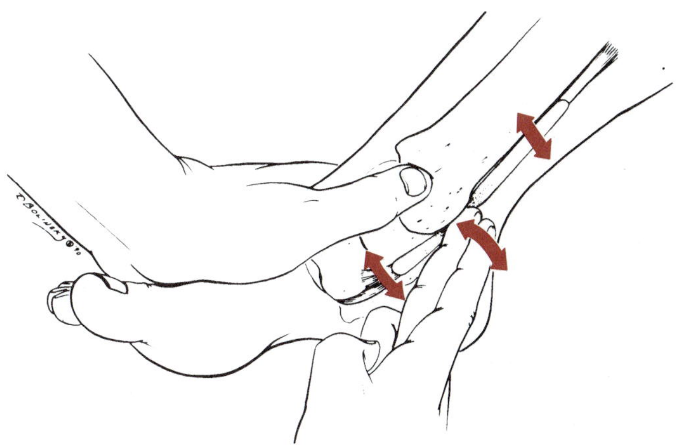

그림 14-39 후경골근(tibialis posterior). 마찰시 외반(eversion), 배측굴곡하여 신장시킨다. 발을 회내-회외하며 내측 복사를 마찰한다(B). 출처: Copyright © 1990, David Bolinsky.

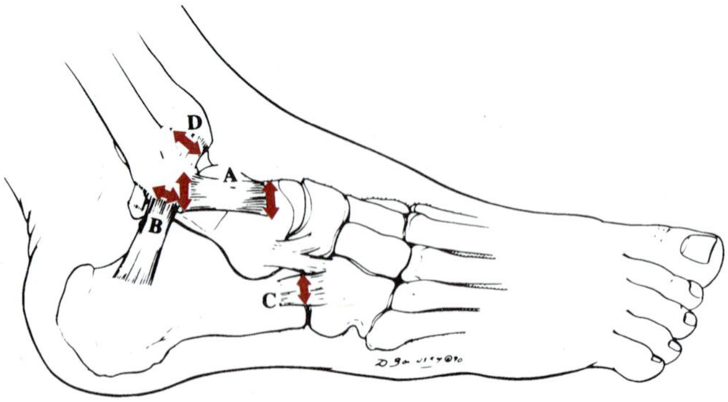

그림 14-40 외측발목인대(lateral ankle ligament)에는 주로 발목염좌(ankle sprain)가 발생한다. (A) 전경비(anterior talofibular), (B) 종비골(calcaneofibular), (C) 종입방(calcaneocuboid), 그리고 (D) 전경비(anterior tibiofibular). 출처: Copyright © 1990, David Bolinsky.

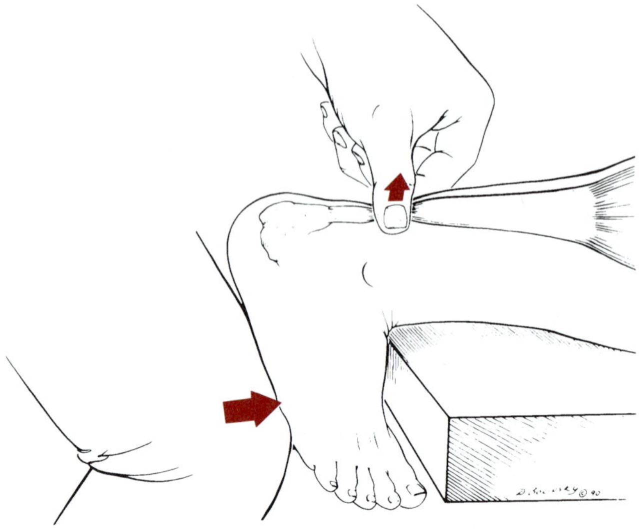

그림 14-42 아킬레스건 (achilles tendon). 손상 시에는 발목을 배측굴곡하고 건을 집어 당긴다. 출처: Copyright © 1990, David Bolinsky.

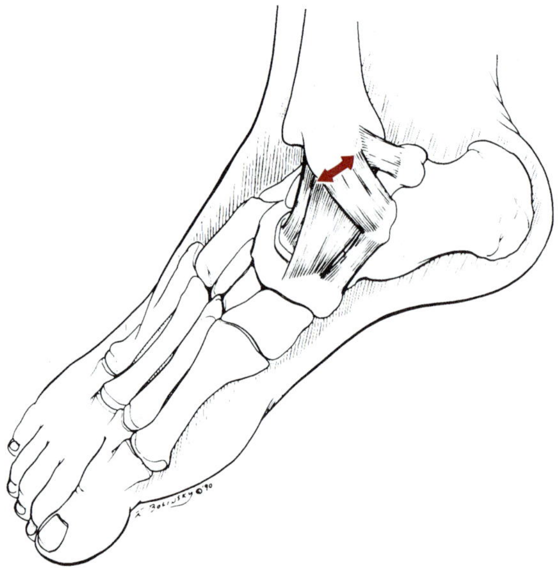

그림 14-41 내측발목인대(medial ankle ligament)에서도 발목염좌가 발생한다. 출처: Copyright © 1990, David Bolinsky.

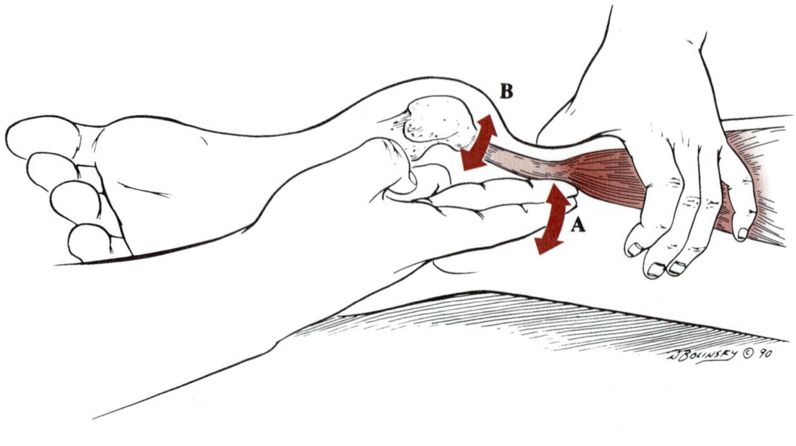

그림 14-43 아킬레스건(앞부분). **A,** 이 건은 손가락으로 회내-회외방향으로 마찰을 하기 위해 엄지손가락을 이용하여 밀어낸다. 기시점**(B)**에는 일반적으로 적용하는 가로지르는 방향으로 마찰한다. 발은 저측굴곡을 한다. 출처: Copyright © 1990, David Bolinsky.

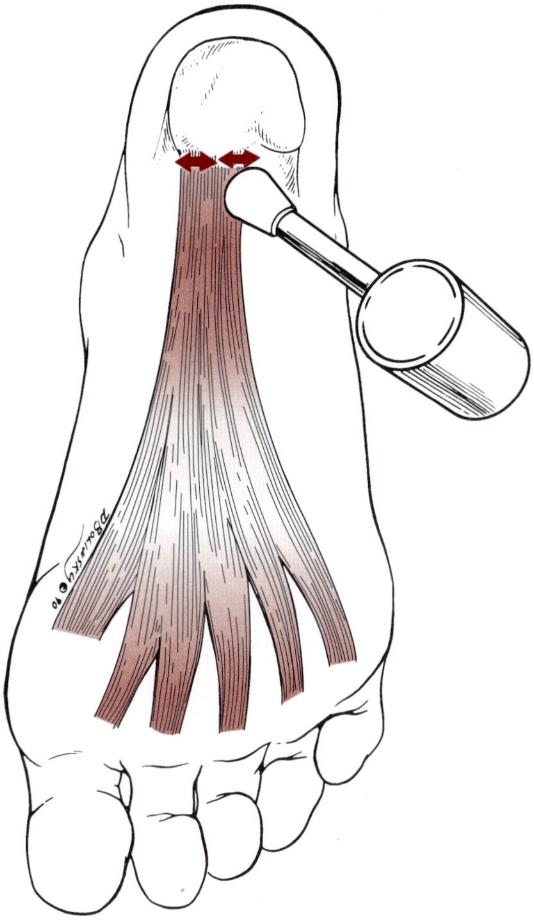

그림 14-44 족저근막. 조직의 밀도때문에 끝이 고무로 된 T바가 필요하다. 전체근막을 가로지르기 어렵기 때문에 마찰은 한번에 한 부위에서만 실시되어야 한다. 출처: Copyright © 1990, David Bolinsky.

참고문헌

1. Mennell JB. *Physical Treatment by Movement, Manipulation and Massage.* 5th ed. Philadelphia: Blakiston; 1947.
2. Chamberlain GJ. Cyriax's friction massage: a review. *J Orthop Sports Phys Ther.* 1982;4(1):16, 22.
3. Cyriax J. *Textbook of Orthopaedic Medicine.* London: Baillière-Tindall; 1984:2.
4. Teitz CC. *Scientific Foundations of Sports Medicine.* Toronto: Decker; 1989.
5. Palastanga N. The use of transverse frictions for soft tissue lesions. In: Grieve GP, ed. *Modern Manual Therapy of the Vertebral Column.* New York: Churchill Livingstone; 1986:819–826.
6. Hitchcock TF, Light TR, Bunch WH, et al. The effect of immediate controlled mobilization on the strength of flexor tendon repairs. *Trans Orthop Res Soc.* 1986;11:216.
7. Duran RJ, Houser RG. Controlled passive motion following flexor tendon repair in zones 2 and 3. In: *American Academy of Orthopaedic Surgeons Symposium on Tendon Surgery in the Hand.* St. Louis, MO: CV Mosby; 1975:105–114.
8. Salter RB, Simmonds DF, Malcolm BW, et al. The biological effect of continuous passive motion on the healing of full-thickness defects in articular cartilage: an experimental investigation in the rabbit. *J Bone Joint Surg Am.* 1980;62:1232–1251.
9. Forrester JC, Zederfeldt BH, Hayes TL, et al. Wolff's law in relation to the healing skin wound. *J Trauma.* 1970;10:770–779.
10. Munro IR, Lindsay WK, Jackson SH. A synchronous study of collagen and mucopolysaccharide in healing flexor tendons of chickens. *Plast Reconstr Surg.* 1970;45:493–501.
11. Davidson CJ, Ganion LR, Gehlsen GM, et al. Rat tendon morphologic and functional changes resulting from soft tissue mobilization. *Med Sci Sports Exerc.* 1997;29(3):313–319.
12. Ross R. The fibroblast and wound repair. *Biol Rev.* 1968;43:51–90.
13. Mennell JM. Therapeutic use of cold. *J Am Orthop Assoc.* 1975;74: 1157
14. Melzack R. *The Puzzle of Pain.* New York: Basic Books; 1973.
15. Melzack R, Wall P. *The Challenge of Pain.* New York: Penguin USA; 1982.
16. Rahme H, Nordgren H, Hamberg H, Westerberg C-E. The subacromial bursa and the impingement syndrome: a clinical and histological study of 30 cases. *Acta Orthop Scand.* 1993;64:485–488.
17. Hoppenfeld S. *Physical Examination of the Spine and Extremities.* Norwalk, CT: Appleton-Century-Crofts; 1976.
18. Mattingly GE, Mackarey PJ. Optimal methods for shoulder tendon palpation: a cadaver study. *Phys Ther.* 1996;76:166–174.

제 15 장

연부조직과 근막통의 이완기법

(Soft Tissue and Relaxation Techniques in Myofascial Pain)

연부조직이란 뼈와 관절을 제외한 모든 조직을 칭하는 용어이며, 이러한 모든 조직들은 마사지로 치료될 수 있다. 하지만 임상적, 생리학적 그리고 특정 치료기법의 관점에서 볼 때 수축성조직(근육)과 결합조직 구조 즉, 건과 인대의 부착부위에 있는 피부, 피하조직, 근막 그리고 골막하조직을 구분하여야 한다.

결합조직 구조
CONNECTIVE TISSUE STRUCTURES

결합조직 구조는 운동계(locomotor system)중에서 가장 관심을 덜 가진 부분이었다.[1] 결합조직은 상호 밀접하게 연결되어 있으며, 뼈, 관절 및 근육이 움직일 때 모든 움직임에 상응한 반응을 보여야 한다. 체간의 전방 굴곡시 등의 피부는 신장되며, 후방 굴곡시에는 배부위의 피부가 신장된다. 상완이두근의 수축시에는 상완골을 중심으로 주관절과 전완부가 신장 또는 단축된다. 그러므로 뼈와 관절 주변의 모든 연부조직 구조는 하나의 조직에 대한 또 다른 조직의 움직임과 이동이 있어야 한다. 연부조직은 운동계의 한 부분으로서 특이한 기능을 가지는데 이러한 기능에 이상이 생기면, 관절과 근육의 기능에 심각한 손상을 유발한다. 그러므로 이러한 장애는 적절한 진단과 치료가 되어야 한다.

촉진(Palpation)

촉진은 연부조직의 주된 진단방법으로서, 이것을 통해서 알아낸 정보를 이해하기 위해서는 촉진시 범하기 쉬운 실수가 무엇이고, 촉진 기술의 분석이 필요하다.[2-5]

피부 접촉

환자의 피부를 접촉한 후 맨 먼저 해야 할 일은 치료사가 진단하고자 하는 세부 정보 — 저항정도, 탄성도(resilience), 거친 정도, 온도, 습도, 질감, 운동성 등 — 에 주의를 집중하는 것이다. 이러한 모든 기계적 특성은 중요한 정보이다(그림 15-1).

운 동

치료사가 환자의 피부를 거쳐 천부근막(superficial fascia)이나 근육을 진단하거나, 또는 근육보다 심부에 위치한 심부근막이나 뼈를 진단하는 등과 같이 특정 조직을 거쳐 다른 조직을 진단하고자 할 때에는 치료사의 손에 의해 환자에게 가해지는 압력을 증가시키지 않은 상태에서 아주 미세한 움직임으로 진단하여야 한다. 만약 근육과 건의 접합부와 같은 구조의 생김새를 검사하고자 한다면 치료사는 손가락을 이동시키면서 검사를 진행시켜야 한다. 운동은 특정 조직의 다른 조직에 대한 가동성을 검사하는데 필수적이다. 관절의 운동성을 촉진하는 것은 뼈에 대한 근육의 가동성을 의미한다. 또한 얇은 피부의 촉진도 운동을 의미한다.

동작(motion)은 촉진의 필수적인 요소이며, 이것은 접촉감각뿐만 아니라 고유수용성감각을 의미하는 것으로서 접촉이나 압력만큼이나 중요하다.

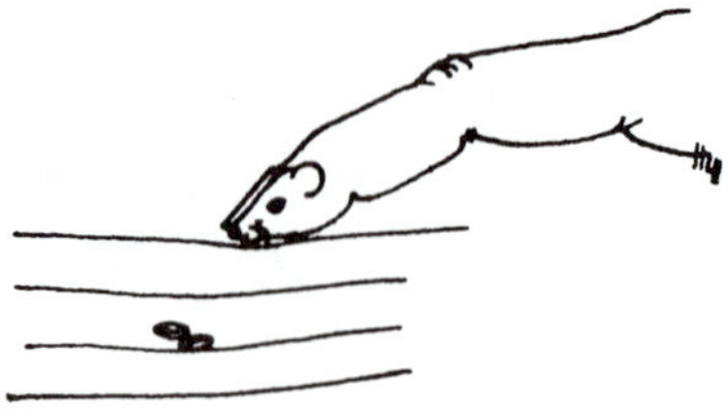

그림 15-1 촉진 손가락이 목표물을 찾는 모형

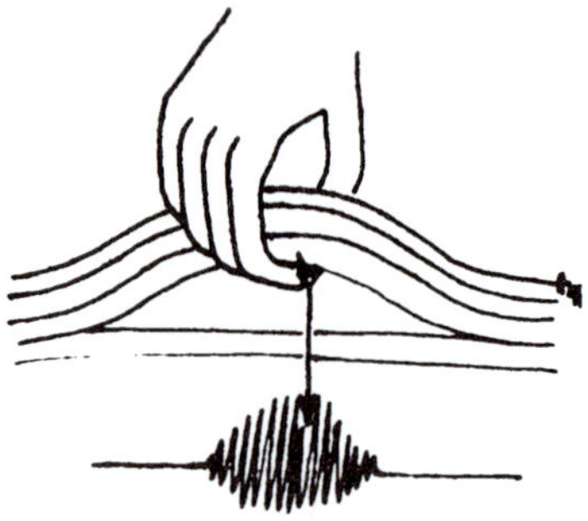

그림 15-2 연축반응 유발

통증유발점 촉진(Trigger point palpation)

통증유발점 촉진(그림 15-2)은 또 다른 중요한 특징을 가진다. 연축반응(twitch reaction)[6(pp58-62)]의 유발은 단단한 띠(taut band)의 영향 때문이다(통증유발점 부위의 과긴장도는 매우 미약하여 간과하기 쉽다). 즉, 검사자가 환자의 근육에 반응을 유발하는 것은 환자와의 상호작용(interaction)을 위한 것이다. 이것은 진단적인 의미뿐만 아니라 마사지치료의 효과도 있다.

그러므로 촉진은 접촉감각과 고유수용성감각을 조정할 뿐만 아니라 환자와의 되먹임 관계를 설정하기도 한다. 그래서 촉진은 적절하게만 사용된다면, 다른 어떤 진단도구보다 많은 정보를 얻을 수 있다. 이 방법은 특히 운동계의 기능부전에 의한 근막통증에 중요한데, 운동기능부전은 통증과 강한 상관성이 있는 장력(tension)증가를 유발한다. 해리(release)는 통증의 이완과 상관성이 있다. 그래서 촉진은 운동계의 통증부위의 평가에 중요한 역할을 한다. 숙련된 치료사는 환자의 통증을 느낄 수 있는데, 이러한 현상은 우연한 일치가 아니라, 근육이나 근육의 부착부위, 인대, 관절낭, 섬유륜, 수막초(meningeal sheath)에 위치하고 있는 통증감수기가 장력에 민감하게 반응하기 때문이다.[7(pp28-30)]

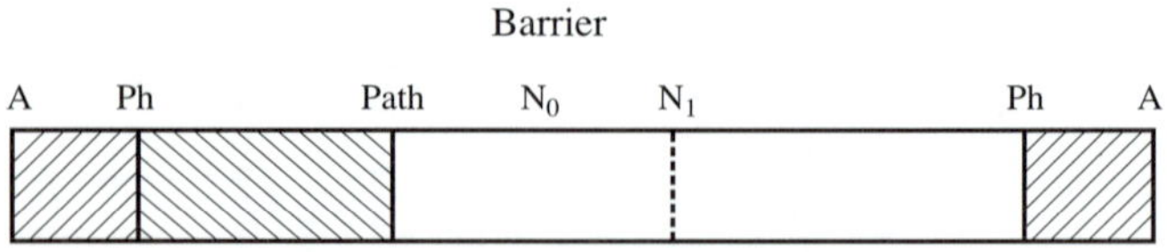

그림 15-3 장벽. *A,* 해부학적 장벽; *Ph,* 생리학적 장벽; *Path,* 병리학적 장벽; *N,* 중립위치

장벽과 해리현상[8-10]

장벽(barrier): 장력의 변화는 장벽현상과 밀접히 연관되어 있다(그림 15-3). 장벽은 관절에서 먼저 언급되었으나, 뼈를 제외한 대부분의 운동계의 구조에 적용된다. 그림 15-3에서 A는 정상 상태에서의 해부학적 장벽이다. 임상적으로 중요한 운동범위는 Ph에서 Ph까지이다. 이것을 생리학적 장벽으로서 정상상태에서의 운동범위로 정의된다. 중간범위에서의 촉진 시에는 저항을 감지하기 어렵다. 최소저항을 촉진하려면, 장벽쪽으로 움직여야 한다. 압력이 미세하게 증가되면, 운동범위도 증가하게 된다.

그림 15-3의 Path는 병리학적 또는 제한적 장벽을 의미한다. 이것은 운동의 제한을 의미하는 것뿐만 아니라 제한의 질적 변화 — 탄력의 감소 — 에 의해 생리학적 장벽과 구별된다. 이러한 질적 변화는 촉진을 통해 쉽게 감지할 수 있다("end feel"). 병리학적 장벽은 관절에서의 중립점(N_0에서 N_1까지)이 변화함에 따라 나타날 수도 있다. 장벽현상은 뒤에서 언급될 연부조직을 신장(stretch)할 것인가(피부) 또는 이동(shift)할 것인가(고정된 뼈에 대한 근막의 이동)를 결정하는데 매우 중요하다.

해리(release): 병리학적 장벽의 진단은 짧은 시간에 간단히 할 수 있다. 2~4초간의 잠복기 이후에 해리현상이 나타나는데 정상적 장벽(normal barrier)에 이르러서 가동성이 회복될 때까지 약 10~30초 또는 그 이상 계속된다. 이러한 과정을 거치고 나면 장력은 정상화되고, 통증은 감소하게 된다. 장벽현상은 연부조직의 관절가동술과 마사지의 가장 중요한 차이점을 설명하는데 이용된다. 즉, 마사지는 빠른 연속운동을 통해 해리현상을 유발할 수 없기 때문에 장벽현상을 치료에 이용하지 않는다.

장벽현상의 진단과 이것의 치료를 위한 해리현상의 유발만이 연부조직장애를 치료하는 유일한 방법은 아니며, 이것을 위해서는 마사지, 침, 주사 등과 함께 물리치료의 모든 방법들이 언급되어야 한다. 하지만 장벽현상의 진단을 통한 치료는 가장 효과적이고 정확하며, 동시에 진단과 치료를 위한 간단하면서 유용한 방법이다. 이것은 도수 기법에 가장 많이 이용된다. 그러므로 연부조직 관절가동술이란 용어는 적절하여, 이 장에서는 연부조직치료를 이 용어를 사용하기로 한다.

피부 신장(Skin Stretch)

피부 신장에서 먼저 언급될 구조는 피부 표면이다(그림 15-4).[7(pp186-188)] 병리학적 장벽은 일반적으로 통각과민피부영역(hyperalgesic skin zone, HAZ)에서 발견된다. 가장 훌륭한 screening 방법은 피부끌기(skin drag) 검사법으로서 이 방법은 손가락 끝부분을 이용해서 피부표면을 stroking movement하면서 탐색하는데, HAZ에서 과도한 땀분비로 인해 피부끌림 현상이 증가됨을 알 수 있다. 또한 이 영역에서는 장력과 저항이 증가되어 있음을 발견할 수 있으며(병리학적 장벽), 피부접기(skin fold) 검사를 해보면 피부가 두껍게 느껴지면서 압통점이 존재한다.

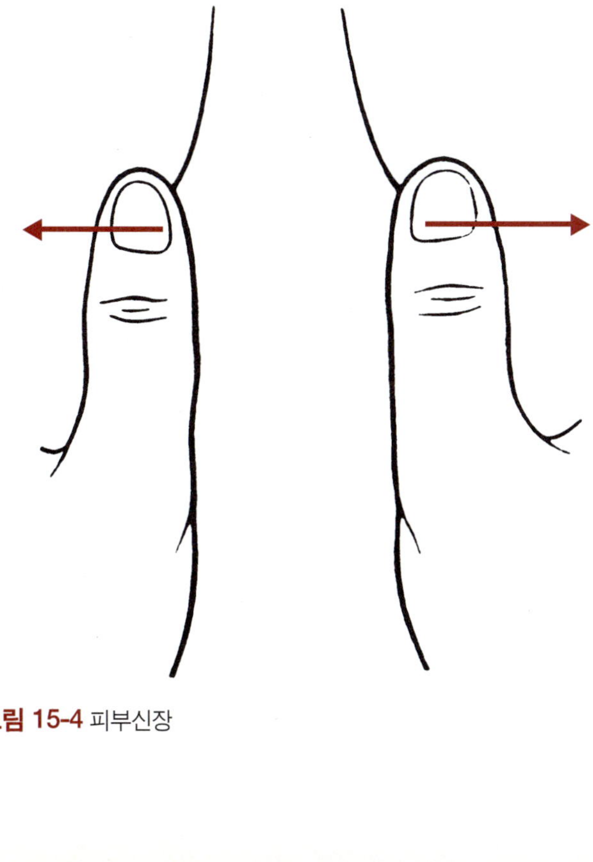

그림 15-4 피부신장

장벽을 재차 확인하기 위해서 HAZ영역의 피부표면을 신장한다. 작은 신장 영역내에서는 저항이 없지만, 신장을 계속 진행하면 저항이 나타난다. HAZ영역의 가장 좋은 검사법은 신체 반대편의 동일 부위(사지)에 같은 방향으로 신장을 한 결과와 HAZ영역과 비교하는 것이다. 비교를 해보면 다소 차이가 있다. HAZ영역에서의 느낌은 신장이 용이하지 않고 다소 질긴듯한 질감이 있지만, 정상측에서는 신장이 용이하다. 근막이완술을 적용할 때는 최소의 힘을 적용한다. 만약 HAZ영역이 작다면 치료사는 검사하는 손가락 끝을 이용하며, 영역이 크다면 양쪽 엄지손가락 전체를 이용한다. 만약 HAZ영역이 매우 크다면 교차된 손의 측골측 면을 이용한다. 치료를 적용할 시에는 장벽을 확인할 때까지 신장상태에서 기다리는 것이 중요하다. 신장력을 증가시키지 않는 상태에서 몇초를 유지하면 이완이 시작되는데 이 상태에서 약 10초 또는 그 이상 신장력을 유지하는 것이 중요하다. 이러한 신장에 따른 이완을 치료사는 정확히 느낄 수가 있어야 한다. 이완이 된 이후에는 장벽이 신장되면서 정상화되며, 피부의 미끄러짐 정도도 정상화된다.

비록 피부신장의 효과를 정확히 얻었다고 하더라도, 체성(분절) 기능부전이라는 더 중요한 원인이 해결된 것 아닙니다. 피부신장은 내장기관 장애와 같은 반사적 장애의 원인이 되는 능동성 반흔(active scars)의 진단과 치료에 매우 중요하다. 피부에 존재하는 반흔조직은 피부신장의 병적 장벽을 증가시킨다. 특히 발가락이나 손가락사이 피부의 HAZ는 매우 중요하며, 주의깊게 검진해야 한다(그림 15-5). 장벽이 확인된 후에는 이완을 유도해야 한다. 이러한 HAZ는 발가락이나 손가락에 방사통을 유발하는 특성이 있다. 척수분절 신경근 장애로 인한 HAZ유발 영역을 보면 제 5요추 신경근은 1-2와 2-3발가락 사이, 제1천추 신경근은 3-4와 4-5발가락 사이, 제7경추 신경근은 2-3과 3-4손가락 사이 그리고 제8경추 신경근은 4-5손가락 사이에 HAZ를 유발한다. 이러한 병적 장벽을 치료하는 것은 매우 중요하며, 신경근 통증과 감각이상이 말초부위에 있을 때에는 특히 중요하다.

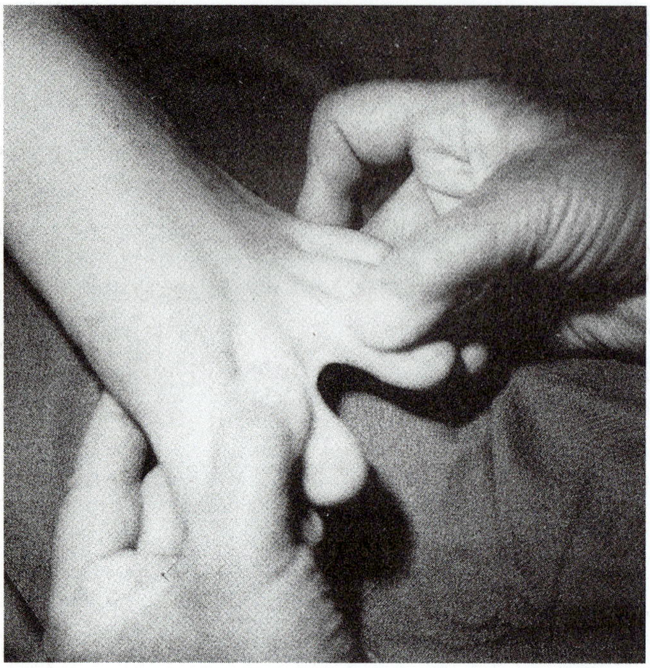

그림 15-5 발가락사이 피부신장

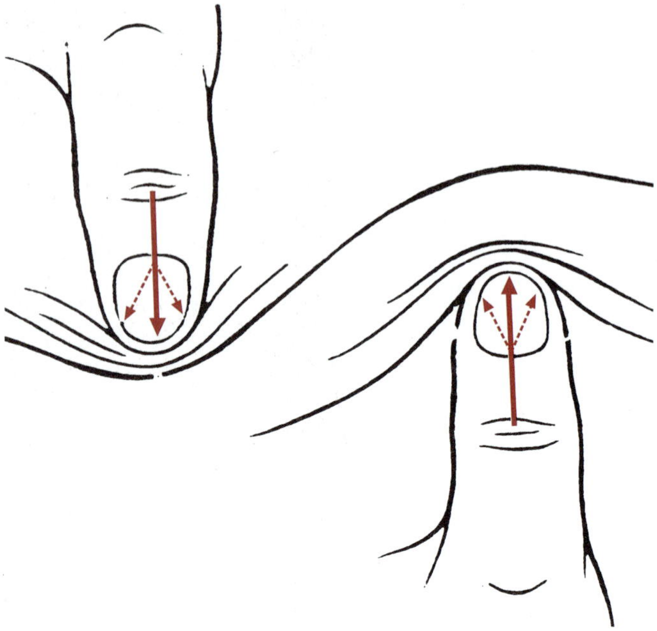

그림 15-6 연부조직 주름 신장

결합조직 주름의 신장 (Stretching a Connective Tissue Fold)

피하 결합조직 및 기타 결합조직 구조는 주름이 잡힐 수 있으며 신장도 가능하다(그림 15-6).[7(pp186-188)] 치료를 위해서는 주름 부위에 치료사의 양쪽 손가락에 위치시켜서 서로 반대방향으로 손가락을 움직이면서 시행하는데, 이때 장벽을 확인하기 위해서 압력을 가하지 않은 상태에서 최소한의 힘을 이용해야 한다. 장벽이 병적상태라면 장벽이 확인된 영역에서 움직임을 잠시 멈춘 상태에서 기다리면서 주름이 펴지면서 이완이 되는 것을 확인해야 한다. 이 기법은 피부표면의 HAZ내에 있는 능동성 반흔에 주로 적용한다. 깊은 층에 있는 반흔은 압력을 가했을 때 압통을 주로 나타내며, 주름은 얕은 층에서와는 달리 잘 형성되지 않는다. 손가락 사이의 반흔조직과 같은 주름은 장벽을 확인한 후 신장을 통해 이완될 수 있으며 이 방법이 가장 효과적이며 비침습적이다.

근경련이나 통증유발점이 있는 근육이 아닌 단축된 근육에 존재하는 이러한 형태의 결합조직에 신장을 가하는 것은 특히 좋은 효과가 있다. 그러므로 근조직의 주름은 그 크기에 따라 치료사의 양쪽 손가락 사이나 손바닥 사이에 위치시키고 신장을 가한다. 신장을 적용하면서 장벽을 확인하고 그 위치에서 몇 초간 기다리면서 이완을 감지한다. 이 기법은 얕은 층의 근육 즉 상부 승모근, 상완이두근, 대흉근, 슬건근, 내전근 그리고 하퇴삼두근 등에 존재하는 주름에 적용할 수 있다(그림 15-7과 15-8). 치료사의 한쪽 손가락들과 다른 손의 엄지를 이용하는 방법이 좋다. 이런 기법은 근육조직의 주름이 있는 다양한 부위에 적용할 수 있다. 신장을 근육수축 방향이 아닌 다른 방향으로 적용하면 신장반사(stretch reflex)를 유도하지 않아서 이런 방식의 근육신장은 가장 효과적이면서도 적은 힘으로 적용할 수 있다.

압력의 적용(Application of Pressure)

압력을 적용할 때에도(그림 15-9)[7(pp186-188)] 장벽과 이완 현상을 이용할 수 있다. 압력은 신체 표면에 매우 작은 힘으로 적용하며, 저항이 증가되는 부위가 장벽의 위치로서 감지될 수 있다. 병적 장벽 부위에서의 이런 저항은 쉽게 느껴질 수 있으며 단단한 느낌(과긴장)이 있다. 장벽부위에서 기다릴 때, 압력을 더 이상 가하지 않아도 손가락이 더 깊게 움직이는 것을 통해 이완이 되는 것을 확인할 수 있다.

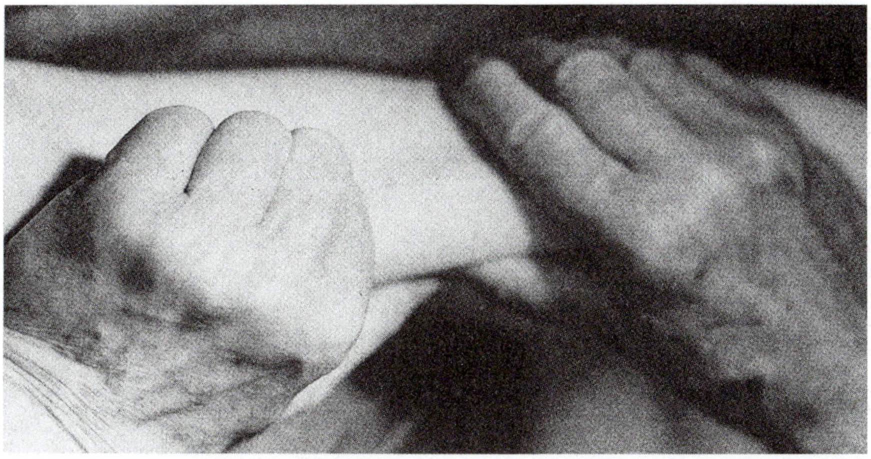

A

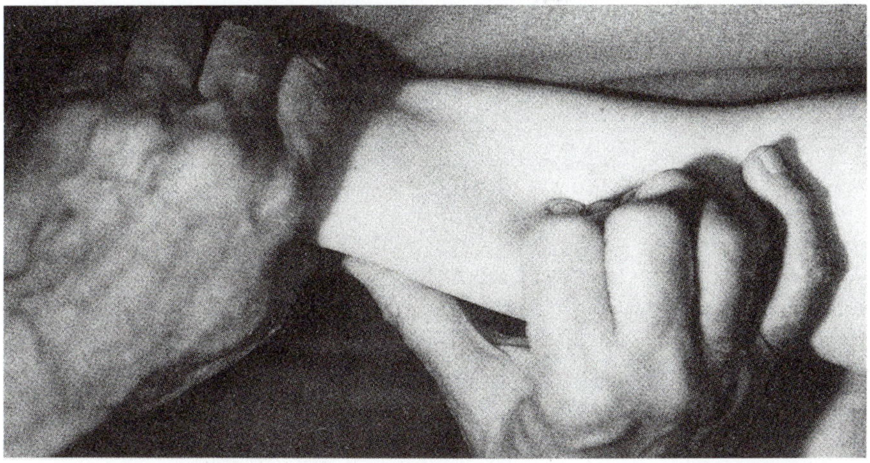

B

그림 15-7 A와 B, 상완이두근의 신장(양방향)

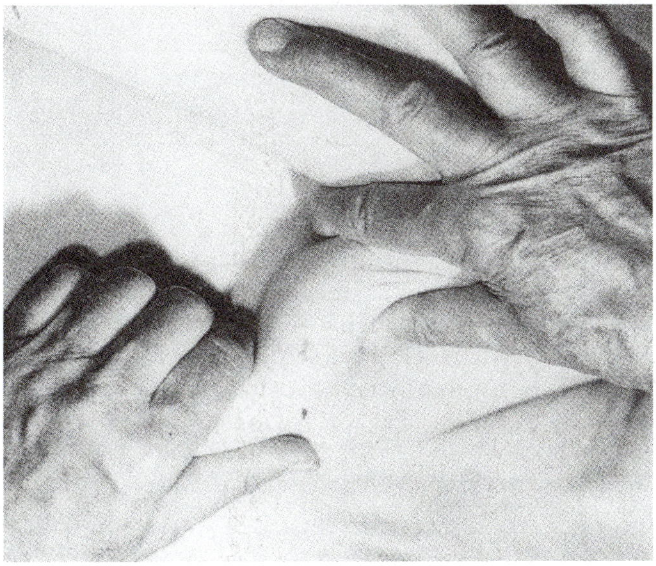

A

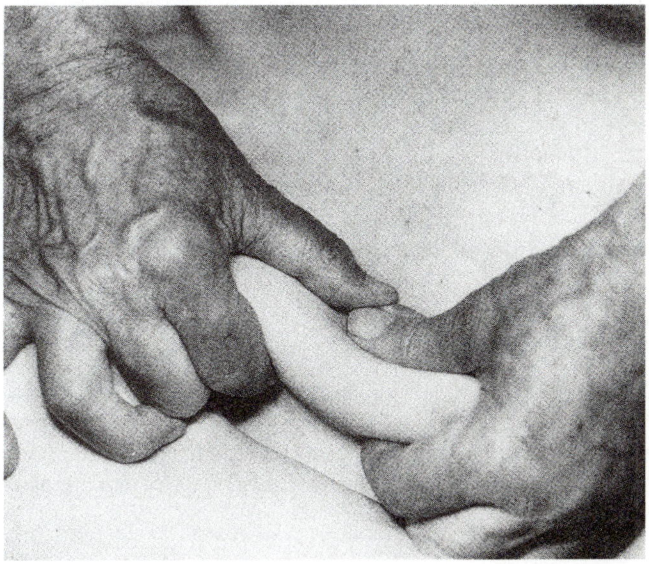

B

그림 15-8 A와 B, 대흉근의 신장(양방향)

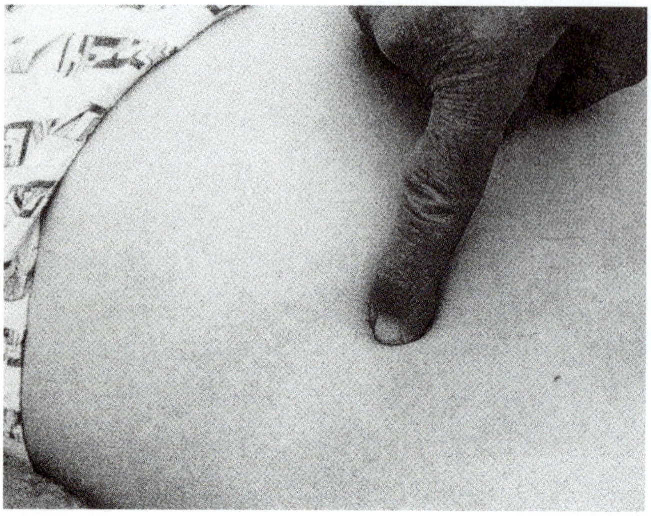

그림 15-9 척추기립근에 압력 적용

이 기법은 임상적으로 얕은 층 근육 특히 척추기립근에서의 근육 통증유발점에 유용하게 적용할 수 있다. 또한 전경골근, 발가락 신전근, 대퇴직근, 상완삼두근, 손목과 손가락 신전근 등에 적용할 때 유용하다. 흉쇄유돌근, 상완이두근, 상완삼두근, 내전근, 대퇴이두근 등과 같은 근육에서 치료사의 두 손가락사이에서 통증유발점이 촉지된다면 통증유발점의 양쪽에 손가락을 대고 위에서 언급한 대로 적용하면 된다. 이런 근육에 매우 약한 압력을 가하는 기법은 등척성수축 후 이완(PIR)기법보다 효과적이다. 정확한 통증유발점 부위에 압력을 가하는 것이 중요하며, 환자는 통증을 느끼지 않을 정도의 약한 압력을 가해야 한다.

근막(Fasciae)

연부조직의 가장 중요한 기능 중 한 가지가 근육의 가동성이다. 운동범위는 상당히 중요하다. 상완이두근이 주관절 굴곡과 신전시에 얼마나 수축과 신장되는지가 그 예이다. 이런 움직임의 기능이 손상되면 근육수축과 관절기능 또한 손상된다. 이런 운동은 깊은 근막에 의해 가능해진다. 깊은 근막과 연관된 증상은 근막통증의 만성기이다. 이런 증상은 조직이 서로 엉겨붙어서 심하게 꼬여있는 상태를 의미한다. 이러한 만성상태는 dystrophy라는 용어를 사용하는데 기능부전 상태로서 적절한 치료가 주어지면 회복될 수 있다는 것을 의미한다.

이런 변화는 만성기의 특징이며, 급성 관절 또는 근육 기능부전의 이차적인 증상으로 발현된다. 하지만 이런 변화가 나타나서 고착되면, 관절과 근육기능을 방해하여 재발의 원인이 되기도 한다. 그러므로 근육과 관절의 치료전에 이러한 현상을 반드시 치료하여야 한다.

근육의 가동성을 검사하는 전형적인 기법은 주관절, 전완, 손목, 대퇴주변, 슬관절, 하퇴 그리고 족관절 등의 사지 관절축 주변근육의 회전운동을 검사하는 것이다. 작은 힘을 통한 회전을 통해 장벽을 확인(진단)할 수 있다. 만약 이런 검사 결과 병적인 상태로 확인되면, 장벽부위에서 약한 압력을 가한 상태로 몇 초간 기다리면서 이완을 확인할 수 있고, 정상 장벽으로 회복된다. 변형된 또 다른 치료기법으로서 치료사의 양손으로 수건을 짜는 동작을 가할 수 있다. 이러한 운동동작 또한 긴장된 조직을 느슨하게 하여 이완을 유도할 수 있다(그림 15-10과 15-11).

발뒤꿈치 통증(Pain at the Heel)

발뒤꿈치 통증의 치료에 연부조직기법은 매우 효과적이다. 두 가지 형태의 발뒤꿈치 통증을 구분하여야 한다. 한 형태는 족저근막이 부착된 종골극(calcaneal spur)으로 인한 통증이며, 다른 한 형태는 발뒤꿈치의 후면의 아킬레스건의 부착부위에서 기인한 통증이다. 첫 번째 경우에는 치료사의 손가락을 이용한 압력을 통해 발뒤꿈치 연부조직 패드의 가동성을 검사해서 장벽과 탄력성을 확인해야 한다. 저항이 증가되는 부위가 있으면, 반대쪽 발의 같은 부위와 비교한다. 병적 장벽이라고 진단되면, 이완을 유도하기 위하여 압력을 유지한 채로 기다린다(그림 15-12). 손가락에 의한 압력은 연부조직 패드가 부착되는 뼈 부위에 가해야 한다. 발뒤꿈치의 연부조직 패드 가동성 손상은 통증성 종골극을 유발하는 단지 한 원인에 불과하다.

만약 발뒤꿈치의 후면에 통증이 있다면, 아킬레스 건에 의한 것이며 이런 경우에는 가자미근의 등척성수축 후 이완(PIR) 기법의 적응증이 된다. 이런 형태의 통증은 아킬레스 건과 뼈사이 연부조직의 민감성 때문이다. 이런 경우에는 치료사의 양쪽 엄지손가락을 이용하여 연부조직 주름을 건과 뼈사이에 형성시켜 조직의 이완과 신장을 유도한다(그림 15-13). 한 방향으로 형성한 주름을 통해 이완이

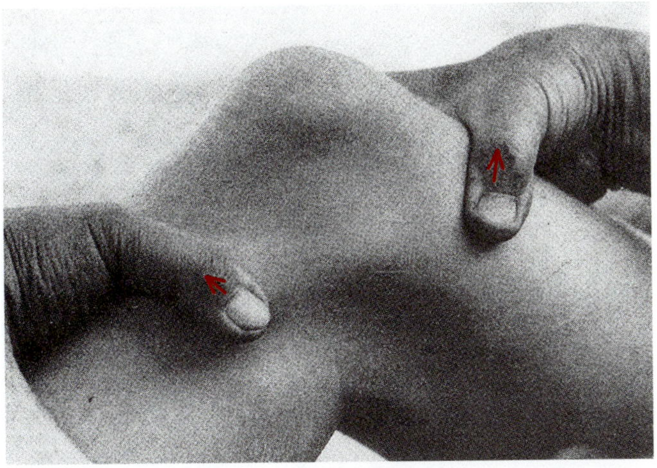

A

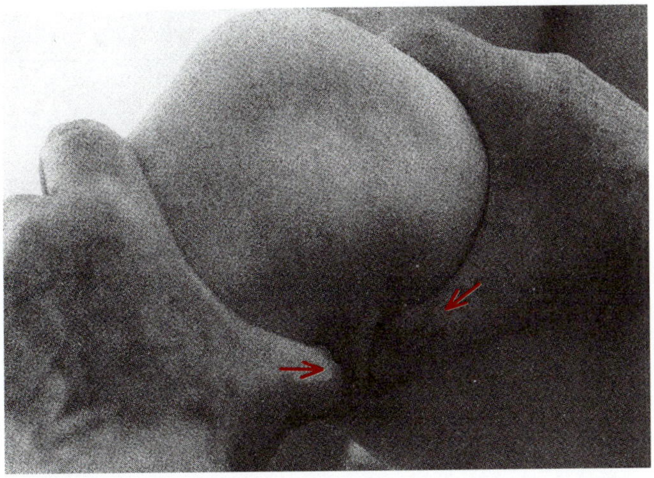

B

그림 15-10 A와 B, 무릎부위에서 하퇴의 축을 중심으로 연부조직의 회전(양방향)

되면 반대방향으로 신장을 같은 방식으로 적용한다.

중수골/중족골의 가동기법 (Mobilization of Metacarpals/Metatarsals)

종족골과 중수골 사이에서 많은 가동성이 있지만 이 뼈들 사이에는 관절이 아닌 연부조직에 의해서 움직임이 있다. 어떤 임상상황에서는 중수골 사이나 중족골 사이에서 저항성이 증가된 경우가 있다. 이런 증상은 통증과 감각이상이 손가락이나 발가락 쪽으로 방사되는 신경근증후군에서 나타나는 확연한 증상이다. 제7경수 신경근증후군의 경우에는 2-3와 3-4중수골 사이에서 저항성이 증가되며, 제8경수는 4-5중수골 사이, 제5요수는 1-2, 2-4, 4-5중수골 사이에서 저항성 증가의 증상이 나타난다.

검사를 위해서(그림 15-14) 치료사의 한쪽 손 엄지와 검지로 다섯 번째 중족골을 잡고, 다른 손의 엄지와 검지로 네 번째 중족골을 잡는다. 장벽을 확인하기 위해 다섯 번째 중족골을 발등쪽과 발바닥쪽으로 차례대로 움직이면서 저항성을 확인한다. 다른 부위의 중족골이나 중수골도 같은 방식으로 검사한다.

치료를 위해서 양손의 엄지를 겹쳐서 하나의 중족골(중수골)에 대고, 양손의 검지도 겹쳐서 다른 중족골(중수골)에 위치시켜서 장벽이 확인된 부위에서 약한 압력을 이완될 때까지 유지한다. 그런 후 엄지와 검지의 위치를 바꾸어서 반대방향으로의 가동성을 회복시킨다(그림 15-15).

이와 같은 기법을 경골과 비골간 관절의 가동술로 활용하면 좋은 효과를 볼 수 있다. 경비관절에서의 움직임 제한이 있을 때 먼저 배쪽 방향의 움직임 제한을 확인한 후 이완을 유도한 후에 등쪽 방향을 시도한다. 경비관절이 제한이 있을 경우, 대퇴이두근에서 통증유발점이 흔히 나타나는데 이럴 경우에도 이 기법이 유용하다.

골막 부위(Periosteal Points)

골막 부위의 통증은 근막통증의 흔한 증상으로서 인대와 건의 부착부에서 흔히 나타난다. 이런 경우의 검사는 골막하 조직의 가동성을 다양한 방향으로 실시한다. 그러면 적어도 한 방향 이상에서 움직임의 제한과 병적 장벽이 있다. 이런 경우의 치료는 이완과 통증 완화를 위하여 가볍고 비침습적인 기법을 적용한다.

상지에서의 가장 두드러진 통증 지점은 상과부위이다. 이런 경우에 적어도 연부조직의 한 방향에서는 움직임의 제한이 있으며, 그 인접부위에서 전형적인 병적 장벽이 있다(그림 15-16). 진단 후에는 장벽을 확인하고, 이완을 유도한다. 이때 당기거나 압력을 가하는 힘을 증가시켜서는 안된다. 이런 기법이 효과적이기는 하지만 상과통증은 골막하 조직의 움직임 제한의 원인이외에도 많기 때문에 치료의 성공을 위해서는 다양한 원인에 따른 적절한 치료를 해야하는 것이 중요하다.

하지의 가장 중요한 통증 부위는 경골의 거위발(pes

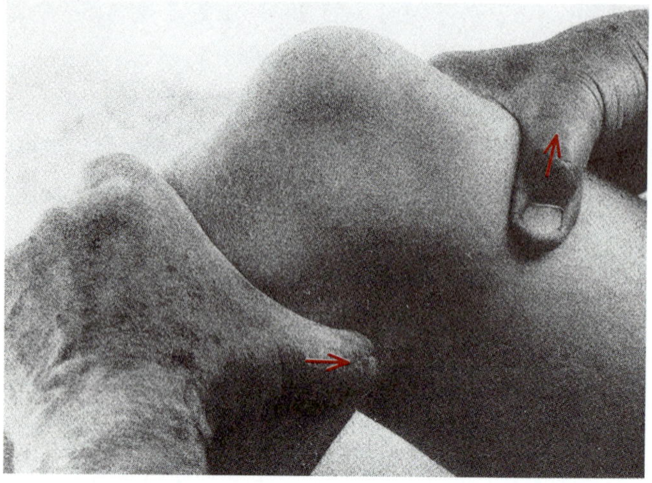

A

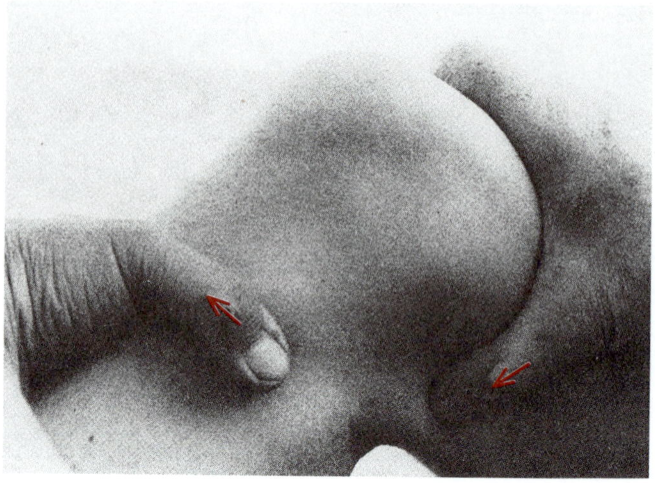

B

그림 15-11 A와 B, 하지의 연부조직(근막) 치료를 위한 비틀기(양방향)

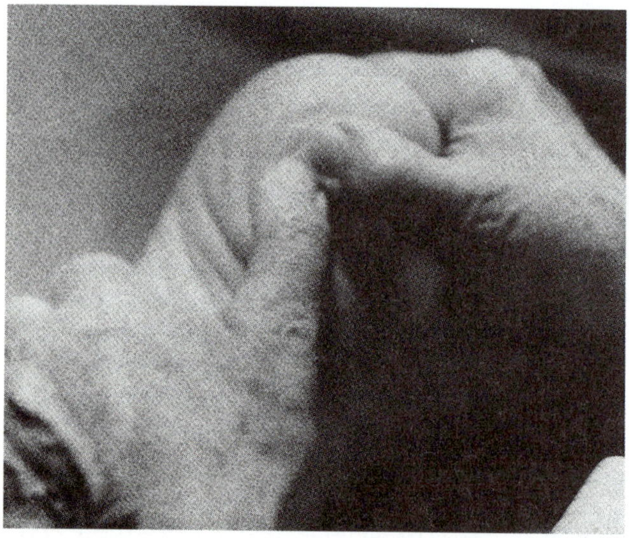

그림 15-12 발뒷꿈치 연부조직 패드의 가동성 검사 및 치료

anserinus) 부위이다. 이 증상은 내전근의 장력과 관련있다. 또 다른 중요한 골막 부위는 비골두로서 대퇴이두근과 관련이 깊다. 이런 경우에는 장벽을 확인하여 골막조직의 이완을 유도하거나, 통증유발점이 있는 관련 근육에 등척성수축 후 이완(PIR)을 통해 도수치료를 할 수 있다.

이런 치료는 운동과 관련된 모든 연부조직에 적용할 수 있는 도수기법을 종합적으로 고려한 개념이다. 이 기법은 비침습적이면서 부드럽게 적용하는 효과적인 기법으로서 치료사와 환자 모두에게 유용한 치료이다.

등척성수축 후 이완
POSTISOMETRIC RELAXATION

원칙(Principles)

운동계중에서 통증을 가장 자주 나타내는 구조물이 근육이며, 그 중에서도 통증유발점이 가장 중요한 통증 구조물이다. 통증유발점은 단축된 근육에서와 같이 수동운동에 대해 저항이 있다. 이러한 근육의 치료로서 수동신장은 신전반사를 유발하여 이완을 유도하지 못하기 때문에 적절한 치료가 되지 못한다.[11,12] 만약 근육에 통증유발점이 있고, 단축된 결합조직 구조로 인해 긴장되어 있다면, 첫째로 이완을 시킨 후 신장을 하여야 한다.

Travell과 Simons에 의하면,[6(p3)] 통증유발점은 과민성 영역으로 주로 근육의 긴장성 띠(taut band)내부에 존재하여, 압박을 가했을 때 통증이 유발되는데 특히 스냅 촉진(snapping palpation)(그림 15-17) 시 더욱 그러하여 연축반응과 연관통을 유발한다.

통증유발점의 과민성은 스냅 촉진(snapping palpation) 뿐만 아니라 침근전도 검사를 위한 침삽입시에도 나타난다. 최근에 Hubbard와 Berkoff[13]는 침근전도 연구를 통하여 국소통증과 연관통을 유발하는 대부분의 압통점을 찾는데 성공하였다. 이 압통점은 근전도상 고전압 활동성이 기록되었으며, 통증유발점이 임상적으로 활동성을 보일 때 더욱 확실하게 그 특징을 나타내었다. Hubbard와 Berkoff

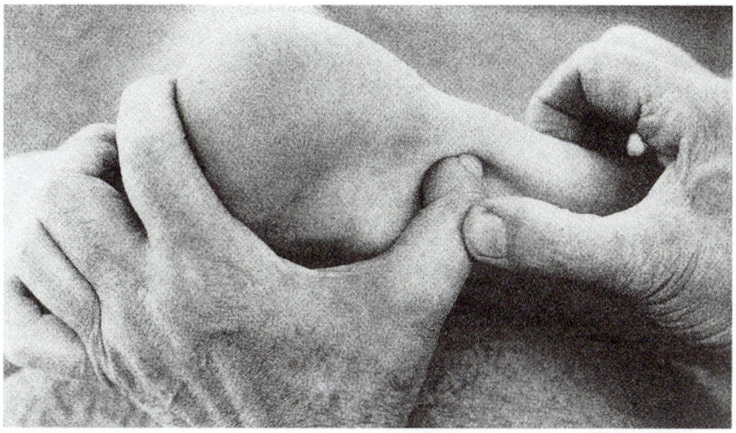

A

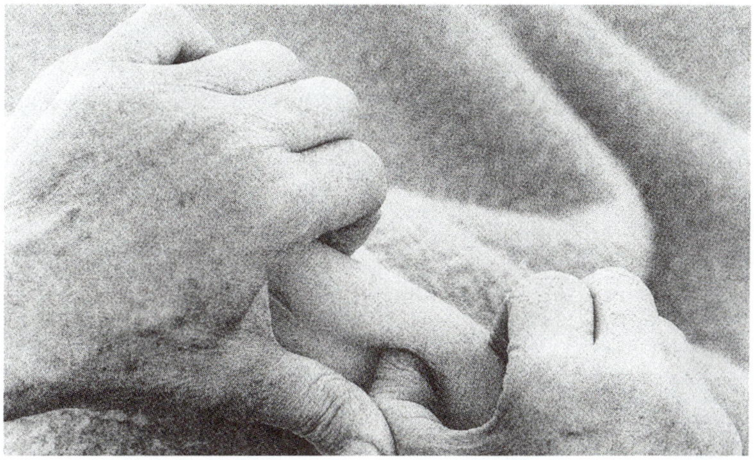

B

그림 15-13 A와 B, 양방향 주름 형성을 통한 아킬레스 건과 경골사이의 연부조직 신장(양방향)

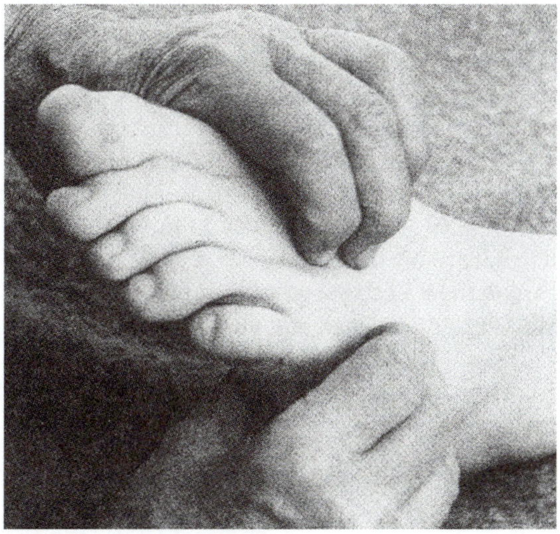

A

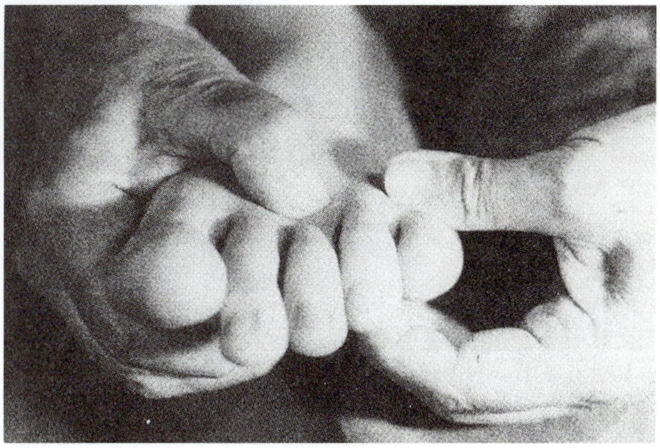

B

그림 15-14 A와 B, 중족골간 가동성 검사(양방향)

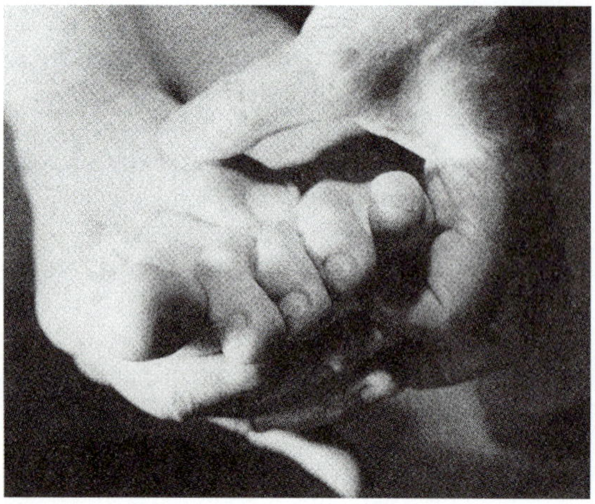
A

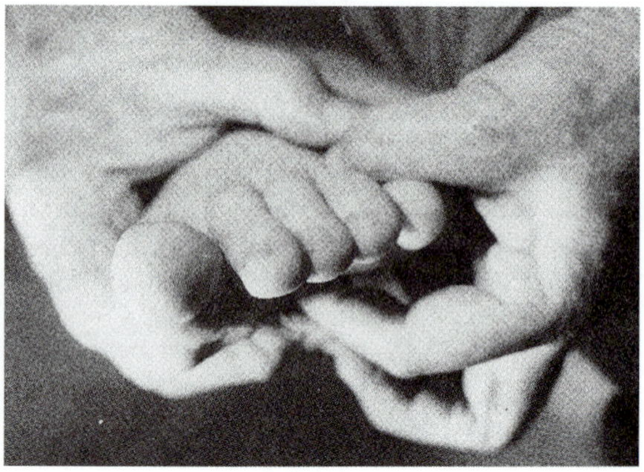
B

그림 15-15 A와 B, 중족골간 가동성 회복을 위한 pincer movement(양방향)

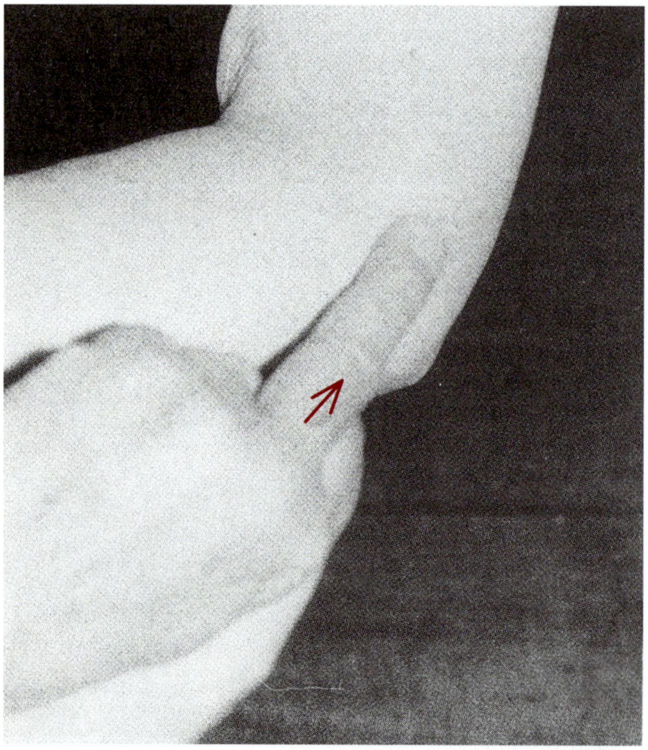

그림 15-16 압통점의 골막하 조직 가동성 검사

는 이러한 고전압 활동성은 교감성 자극을 받은 intrafusal fiber의 수축에 의해 유발되었다고 하였다. Simons[14]에 의하면, 저산소증과 칼슘펌프의 장애가 통증유발점의 병리적 원인이라고 하였다.

임상적으로 볼 때 일반적으로 연관통이 있는 환자는 촉진시에 압통이 심하게 있어도 그 부위에서 통증유발점을 찾을 수 없는 경우가 많은데 그 예로서, 견갑하근에 통증유발점이 있는 경우 손목에 통증이 있을 수 있으며, 대퇴직근에 통증유발점이 있는 경우에는 슬개골 부위에 통증이 있을 수 있다. 그러므로 통증유발점을 찾기 위해서는 각 근육별 연관통 패턴을 아는 것이 중요하다.

견갑하근이나 장요근과 같이 깊게 위치한 근육에 통증유발점이 있으면 촉진시 압통이 현저하게 나타난다. 그래서 치료사는 이러한 통증유발점을 반드시 찾아야 한다. 또한 통증유발점이 있는 근육의 뼈 부착부위도 촉진시 압통이 있으며, 통증이 나타난다(예로, 경골의 pes anserinus).

통증유발점의 임상적 진단은 그림 15-17에서와 같이 스냅 촉진(snapping palpation)을 통해 이루어진다.[7(pp28-30)] 척추기립근과 같은 납작한 근육은 압통점이 있을 것이라고 예상되는 지점에 검사자의 손가락을 이용하여 피부아래 통증유발점을 찾아서 움직이면서 긴장성 띠를 함께 탐색한다. 이러한 과정 중에 새끼줄과 같은 구조물(긴장성 띠)이 손끝에 감지되는 순간에 근육에서는 연축반응이 유발된다. 검사자의 엄지와 검지를 이용하여 근육을 집을 수 있다면, 집게 촉진(pincer palpation)을 통해 긴장성 띠와 통증유발점을 집어 손끝에서 굴리면서 긴장성 띠를 수축시킨다. 통증유발점이란 용어는 새끼줄과 같은 전형적인 긴장성 띠가 있으면서 연축반응이 촉진될 때에만 사용되어야 하며, 그 외의 경우에는 압통점(tender point, TeP)이란 용어를 사용하게 되는데 압통점 또한 연관통을 유발할 수 있다. 이러한 통증유발점은 건, 근막, 근육 등과 같은 결합조직 구조물에

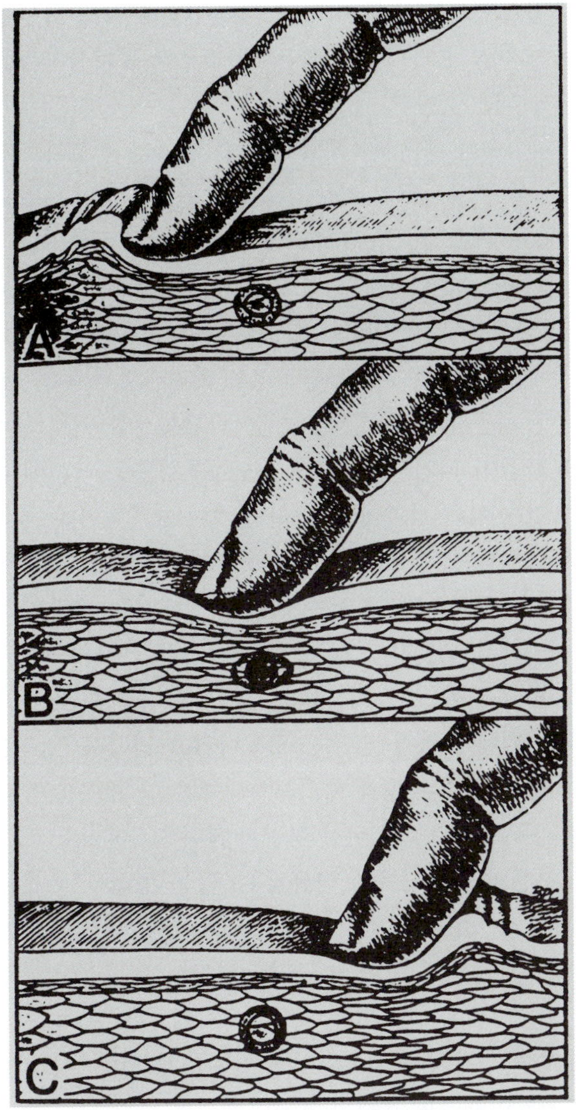

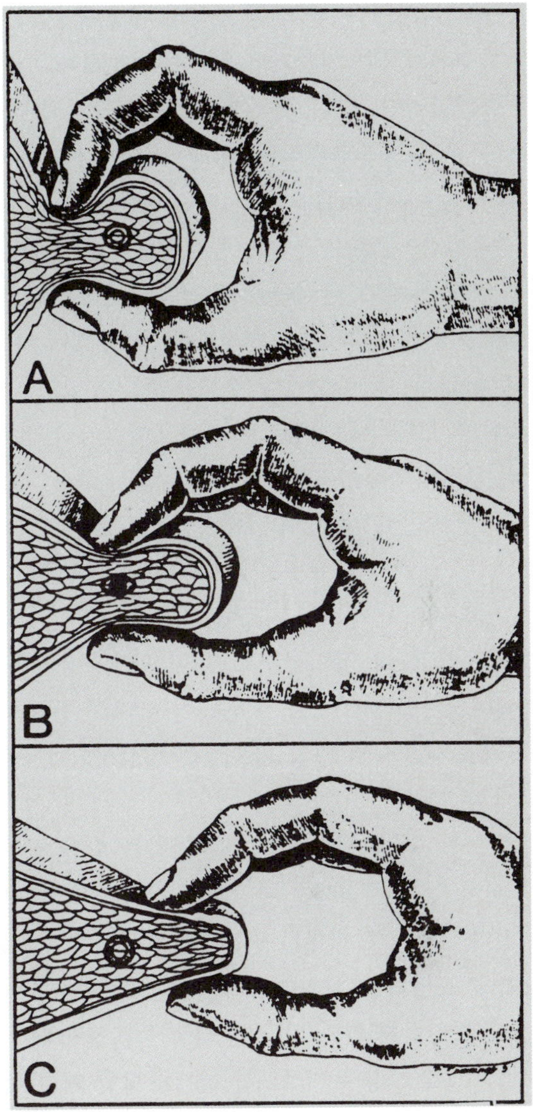

그림 15-17 통증유발점 촉진. 왼쪽; 횡단면에서 단단한 띠(taut band)와 통증유발점의 평면 촉진. 평면 촉진은 한 방향으로만 접근할 수 밖에 없는 근육 즉 극하근 등에 이용된다. **A,** 촉진의 시작을 위해 피부를 한 방향으로 민다. **B,** 손가락 끝으로 근육을 가로지르면서 피부아래의 단단한 띠가 구르는 느낌을 감지한다. **C,** 피부를 반대방향으로 민다. 오른쪽; 단단한 띠와 통증유발점의 pincer movement를 나타내는 횡단면 그림 Pincer palpation은 흉쇄유돌근, 대흉근, 광배근 등과 같이 손가락으로 집을 수 있는 촉진에 이용되는 방법이다. **A,** pincer grip을 통해 엄지와 검지로 근육 섬유을 감싼다. **B,** 단단한 띠의 질긴 정도는 손가락 사이의 굴림 동작을 통해 감지한다. 원위지절간 관절의 각도 변화를 통해 좀더 세밀한 감각을 느낀다. **C,** 단단한 띠의 가장자리를 감지할 수 있으며 이때 가끔 연축반응이 나타나기도 한다. 출처: Reprinted with permission from J.G. Travell and D.G. Simons, *Myofascial Pain & Dysfunction: The Trigger Point Manual*, Vol. 1 & 2, P. 61, © 1992, Williams & Wilkins.

위치하는데, 근섬유통(fibromyalgia)의 경우에는 몇몇의 근육들에 압통이 있지만, 긴장성이 없이 부드러운 반응을 나타내는 근섬유통의 전형적인 통증유발점이 있다.[15]

통증유발점 자체는 연관통과 같은 증상을 나타낼 수도 있고 그렇지 않을 수도 있는데, 촉진시 압통과 연축반응은 나타나는 것이 일반적이다. 통증유발점에 의한 통증은 가장 흔하게 나타나고, 다양한 원인 — 정적 또는 동적 긴장(strain), 신체 다른 기관으로부터의 통증 자극 — 이 있다. 운동계의 연관통을 나타내는 원인이 되는 구조물 또는 운동계 자체의 일부분(내부장기, 관절, 추간판, 활동성 반흔 등)이 통증유발점을 유발하기도 한다. 근육은 다른 구조물보다 신경계에 의해 현저히 조절되기 때문에 규칙적인 반응과 통증을 나타낸다. 흔히 한 근육의 통증유발점은 다른 근육의 통증유발점과 연관되어 있어서, 한 근육의 통증유발점을 이완시키면, 다른 근육에서도 이완되는 경향이 있다. 이것을 위성 통증유발점(satellite TrP)이라 할 수 있으나, 연관 통증유발점(related TrP)이란 용어가 보다 적절하다. 통증유발점이 있는 근육은 등척성수축시 통증반응이 있을 수 있으나(예로, 극상근, 극하근), 다른 많은 근육(예로, 장요근, 저작근)에서는 그렇지 않을 수도 있다.

근경련(muscle spasm)이나 통증유발점이 있는 근육의 이완을 위한 효과적인 방법으로서 스프레이와 신전, 길항근 자극, 등척성수축 후 이완(PIR), 마사지, 주사, 침 등과 같은 다양한 방법이 있다. 이 장에서는 주로 등척성수축 후 이완(PIR)에 대해서 다루겠는데, 이 방법은 간단하고, 안전하며, 효과적이어서 자가 치료에 적합한 장점이 있다.

역사적으로 볼 때, 등척성수축 후 이완은 관절가동을 위한 "근에너지기법(MET)"에 이용되어 왔다.[16] 등척성수축은 근경련을 이완시켜 관절 가동성을 향상시키며, 근육을 이완시킬 수 있다.

등척성수축 후 이완의 첫 단계는 장벽을 확인하기 위해 초기 저항이 있는 지점까지 관절을 움직여 근육의 길이를 신장시킨다. 두 번째 단계는 연부결합조직의 경우와는 달리, 장벽에 도달하면 환자에게 최소의 등척성수축력으로 이 운동에 저항하게 한다. 이러한 최소 등척성수축에 의한 저항을 약 10초 가량 유지하도록 한 뒤, 힘을 빼서 이완하도록 한다. 이때 치료사는 환자가 완전히 이완된 것이 감지될 때까지 기다리는 것이 매우 중요하다. 이완이 확인된 후에는 근육의 자발적 이완에 의해 근길이가 신장되는데, 이러한 근육 이완은 다른 연부조직가동술에서와 같이 약 10초 또는 그 이상 지속될 수 있는데, 새로운 장벽에 도달할 때 까지 길면 길수록 좋다. 이러한 과정을 반복하게 된다. 만약 이러한 반복으로 더 이상의 관절가동범위의 증진이 없다면, 정상적인 생리적 장벽에 도달한 것을 의미한다.

이러한 기본적인 과정이 효과적이지만, 환자가 치료사의 치료행위에 적절한 협조가 있어야 된다는 문제가 있다. 환자는 자신의 통증을 비롯한 문제를 해결하려는 적극적인 바램을 가지고 있기 때문에 환자에게 최소한의 힘을 사용하게 하게 하는 설득하는 것이 쉽지 않은 문제이고 또한 이완을 유도한다는 것도 어려운 문제이다. 환자의 이완을 유도하는 가장 효과적인 방법은 약 30초간 등척성수축을 지속하게 하는 것이다.

등척성수축 후 이완 기법을 위한 환자의 협조와 치료의 효과성을 향상시키기 위해서는 안구운동과 호흡운동(흡기(inhalation)와 호기(exhalation) 등의 촉진과 억제기법을 함께 이용하여야 한다.[17] 이 기법은 구부정한 허리를 바로 펴거나, 체간의 전방굴곡, 체간회전 등의 기능을 촉진시킨다. 일반적으로 흡기는 근활동성을 촉진시켜서 등척성수축 시기에 유용하며, 반대로 호기는 근활동성을 억제하여 이완에 도움이 되기 때문에 흡기는 등척성운동 시기에 그리고 호기는 이완 시기에 함께 하는 것이 효과적이다. 이러한 흡기와 호기는 각각 약 10초간 지속되도록 하는 느린 호흡 리듬이 바람직하다. 하지만 환자 입장에서는 이렇게 느린 호흡을 하기란 쉽지 않을 수 있다. 그래서 이완을 위한 느린 호흡 리듬을 보다 용이하게 하기 위해 흡기와 호기의 마지막 시기에 호흡을 멈추는 방법이 효과적이다. 안구운동과 호흡운동 모두 목과 체간근육에 확실한 효과가 있지만, 사지근육에는 그렇지 못한 경향이 많다.

대부분의 사지근육에 적용될 수 있는 방법이 중력-유도성 등척성수축 후 이완(gravity-induced PIR)이다. 이 방법은 사지를 중력에 대항하여 사지를 최소한 약 20초간 들어올린 상태로 유지한 후(등척성수축시기) 사지를 내려놓은 상태로 이완하여 약 20초 이상 유지하게 된다. 이 방법은 자가치료법으로도 흔히 이용된다.[18]

다양한 형태의 등척성수축 후 이완 기법을 시행한 후에는 등척성수축 후 이완을 통해 도달한 마지막 지점에서 환자로 하여금 이완 방향으로 능동운동을 수행하게 하여 상반억제(reciprocal inhibition)를 유도하거나[19], 또는 반대방향으로 환자의 저항에 대항하여 반복적인 약한 압력을 가할 수도 있다.

견갑대 근육(Muscles of the Shoulder Region)

승모근 상부(*The Upper Part of the Trapezius Muscle*)

승모근 상부(그림 15-18)[6(p183)]는 가장 흔한 통증유발점 발생 부위로서 견갑대 통증의 원인이 되며, 연관통이 머리에 나타난다. 승모근은 관절와가 위로 향하도록 하여 견갑대를 거상과 회전시키는 기능이 있다. 이 근육에 통증유발

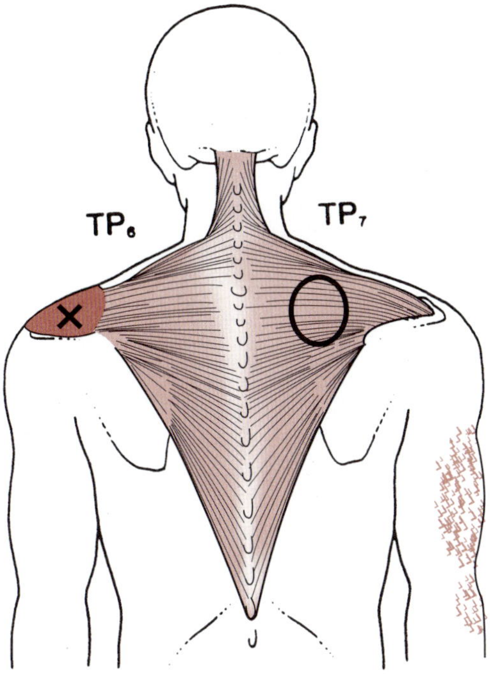

그림 15-18 왼쪽 중부 승모근의 연관통 패턴과 통증유발점6(TP6)(X)의 위치. 오른쪽 중부 승모근의 원형 영역에 위치하는 통증유발점7. 이 부위에서는 소름이 돋는 특징이 있다. 출처: Reprinted with permission from J.G. Travell and D.G. Simons, *Myofascial Pain & Dysfunction: The Trigger Point Manual*, Vol. 1 & 2, P. 186, © 1992, Williams & Wilkins.

점이 존재하거나 근단축이 있다면, 견갑대가 고정되어 있는 상태에서 목의 측방굴곡을 제한한다. 통증유발점은 검사자의 엄지와 검지손가락으로 통증유발점과 긴장성 띠를 촉진하는 집게 촉진을 통해 검진될 수 있다.

자가치료법으로는 중력-유도성 등척성수축 후 이완(gravity-induced PIR)이 가장 효과적이다(그림 15-19). 환자는 등받이 의자에 앉아서 양팔을 낮은 높이의 등받이에 걸쳐 놓고 허리를 펴서 곳곳이 앉는다. 이 자세에서 환자는 위를 쳐다보면서 숨을 들이마시는 동작을 함께 하면서 어깨를 거상시킨다(그림 15-19A). 이 상태에서 호흡을 멈춘 후에는 시선을 아래로 향하면서 어깨를 하강시키는 동작을 숨을 내쉬면서 실시한다(그림 15-19B). 둥근 어깨(rounded shoulders) 또는 머리가 전방으로 돌출된 자세를 가진 환자의 경우에는 이 기법으로 효과적인 이완이 되지 않는 경우가 있다. 이 기법은 견갑거근(levator scapulae)의 통증유발점에 대한 치료로서 이완을 유도할 수 있다.

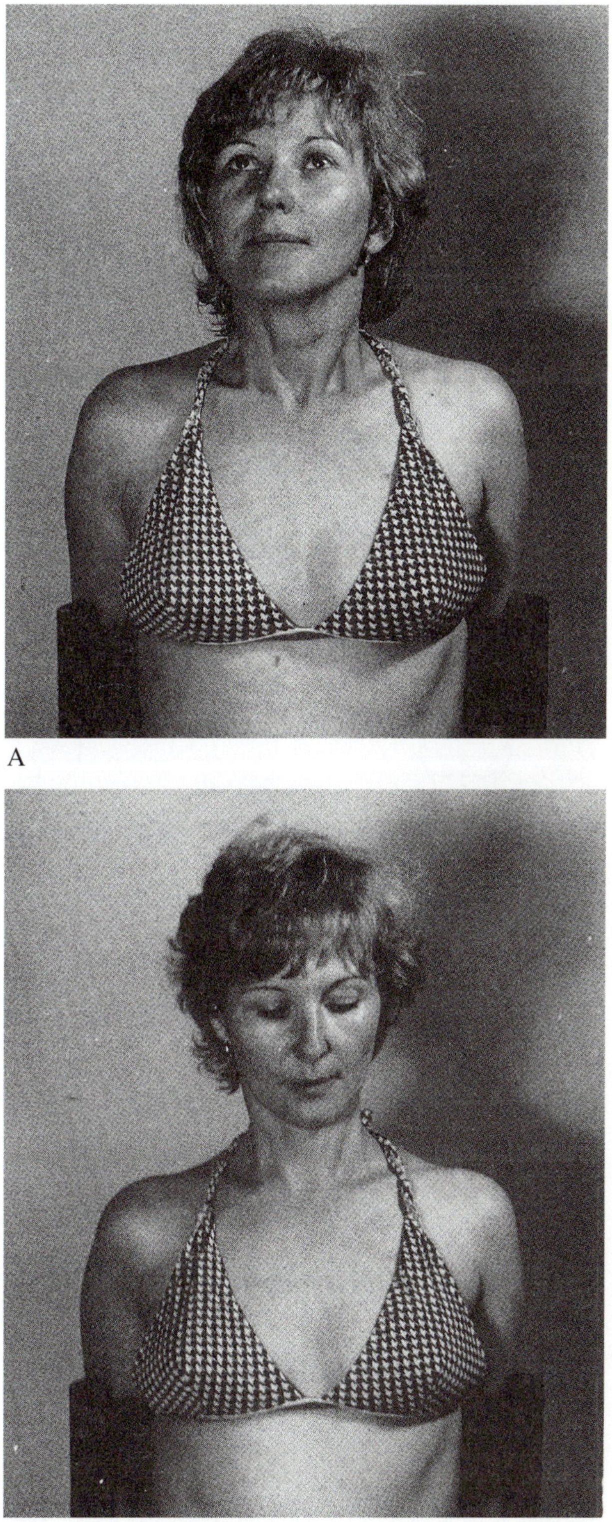

A

B

그림 15-19 상부승모근(견갑거근)의 중력유도성 이완. **A,** 등척성 시기; **B,** 이완시기. 출처: Reprinted with permission from K. Lewit, *Manipulative Therapy in Rehabilitation of the Locomotor System*, 2nd ed., © 1991, Butterworth-Heinimann Ltd.

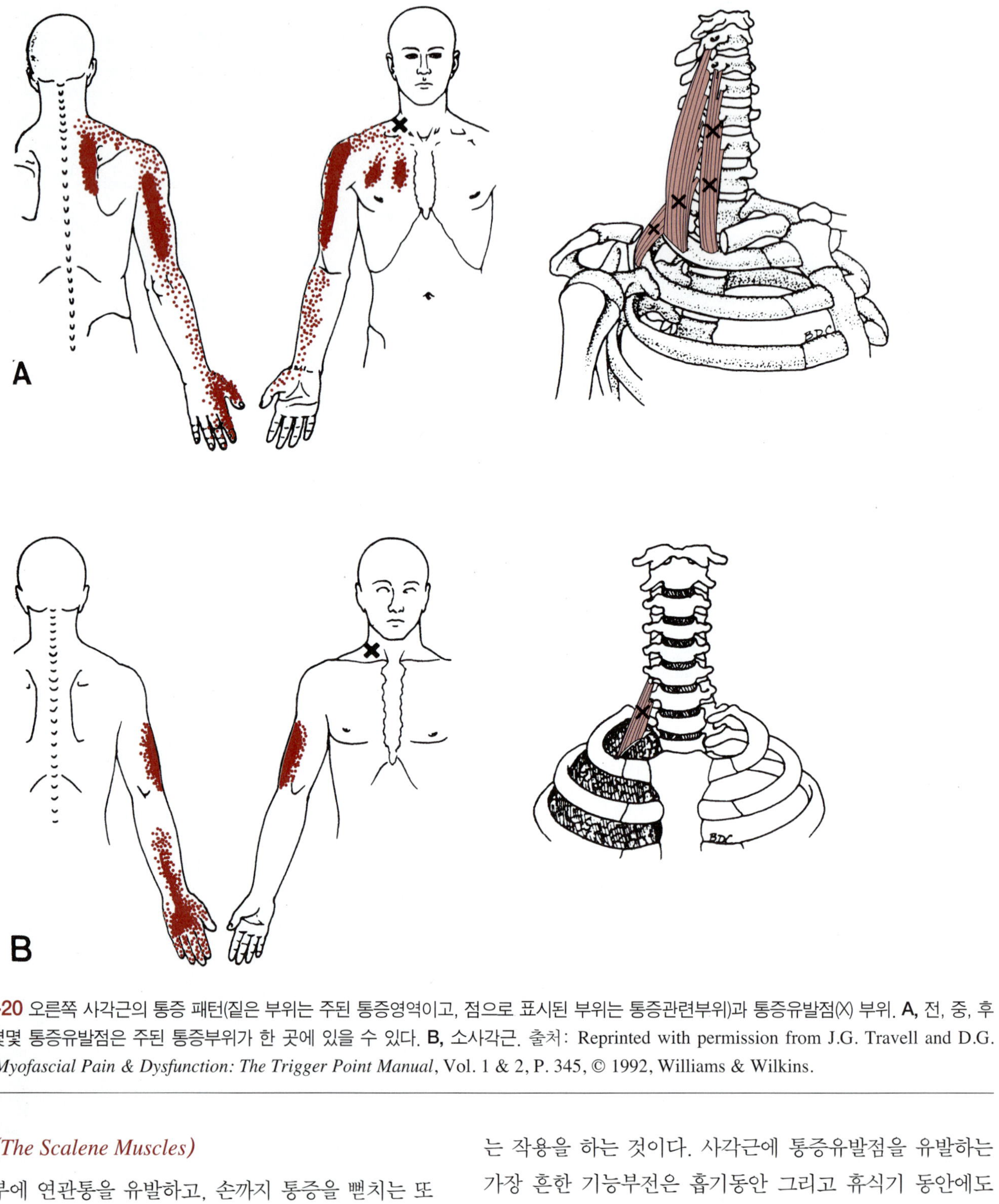

그림 15-20 오른쪽 사각근의 통증 패턴(짙은 부위는 주된 통증영역이고, 점으로 표시된 부위는 통증관련부위)과 통증유발점(X) 부위. **A,** 전, 중, 후 사각근. 몇몇 통증유발점은 주된 통증부위가 한 곳에 있을 수 있다. **B,** 소사각근. 출처: Reprinted with permission from J.G. Travell and D.G. Simons, *Myofascial Pain & Dysfunction: The Trigger Point Manual*, Vol. 1 & 2, P. 345, © 1992, Williams & Wilkins.

사각근(*The Scalene Muscles*)

견갑부에 연관통을 유발하고, 손까지 통증을 뻗치는 또 다른 근육이 사각근이다(그림 15-20).[6(p344)] 사각근의 기능은 복합적이다. 한쪽 사각근이 수축하면 목을 측방굴곡시키고, 양쪽이 함께 작용하면 목의 전방굴곡을 유발하는데, 이 근육의 가장 중요한 기능은 호흡동안 흉곽을 고정시키는 작용을 하는 것이다. 사각근에 통증유발점을 유발하는 가장 흔한 기능부전은 흡기동안 그리고 휴식기 동안에도 흉곽을 거상시키는 동작을 유발하는 양쪽 사각근의 과도한 활동으로 나타날 수 있다. 횡격막과 사각근의 역할이 뒤바뀌어 경추에 과긴장(overstrain)을 유발시킨다. 이러한 환자는 두통, 상지 통증(흉곽출구증후군), 호흡곤란을 동반한 흉곽상부의 압박감과 통증이 나타날 수 있다. 사각근의 전형적인 통증유발점 부위는 Erb's point와 일치한다(그림 15-22). 이것은 첫 번째 늑골의 기능부전 및 흉근의 통증유발점과 밀접한 연관이 있다. 검사를 해보면 사각근에 장력이 있을 때 경부신전과 반대쪽 회전을 제한한다.

환자에게 적절한 호흡법을 교육하기 전단계의 첫 번째 치료는 사각근의 이완을 유도하는 것이다. 검사나 치료를 위해서 환자는 테이블에 앉은 자세를 취하고 치료사는 환자의 뒤에 서서 어깨를 지지하고 한손으로는 환자의 가슴부위를 압박하면서 상부 늑골을 고정한다. 다른 손으로는 사각근의 신장을 위해서 환자의 머리를 반대측으로 측방굴곡하면서 신전시킨다. 이 동작시에 사각근의 장력이 증가되었거나 통증유발점이 존재한다면 확연한 관절가동범위의 제한이 있다. 장벽이 확인된 후에 환자는 치료방향으로 머리를 돌려 바라보도록 한 상태에서 호흡을 하도록 한다. 안구에 의한 자동운동은 환자의 관자놀이에 최소한의 압력으로 저항을 가하면서 동시에 치료사는 환자가 흡기를 할 때 가슴부위에 상당한 압력을 가하여 저항을 가한다. 최대 흡기후에 환자에게 호흡을 멈추게 한 후 반대쪽으로 바라보면서 호기를 하면서 머리를 신전한 상태를 유지하게 한다. 이러한 과정을 반복하게 된다. 이 방법은 사각근의 이완을 유도하기 위해 가장 효과적인 방법이다(그림 15-21).

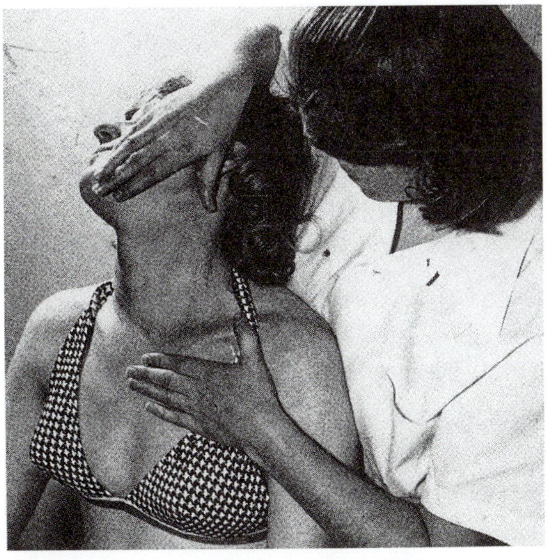

그림 15-21 사각근의 PIR. 출처: Reprinted with permission from K. Lewit, *Manipulative Therapy in Rehabilitation of the Locomotor System*, 2nd ed., © 1991, Butterworth-Heinimann Ltd.

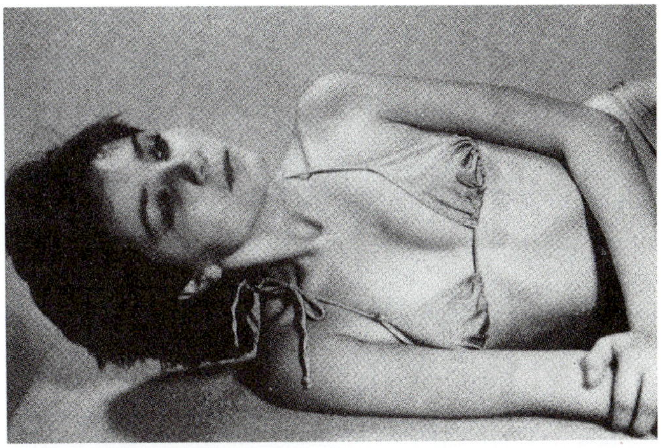

A

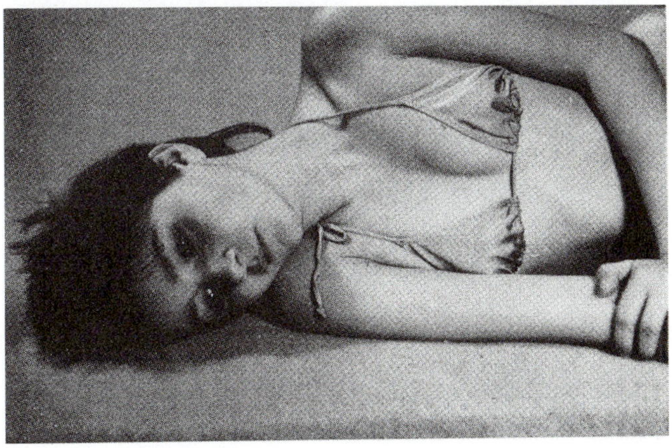

B

그림 15-22 사각근의 중력유도성 PIR. **A,** 등척성 시기; **B,** 이완 시기. 출처: Reprinted with permission from K. Lewit, *Manipulative Therapy in Rehabilitation of the Locomotor System*, 2nd ed., © 1991, Butterworth-Heinimann Ltd.

자가치료법으로서 중력유도성 등척성수축 후 이완(gravity-induced PIR)이 효과적이다. 환자는 옆으로 누운 상태에서 머리를 들고 위로 바라보면서 흡기를 한다(그림 15-22A). 이 자세에서 호흡을 짧은 시간 멈춘 후 천천히 머리를 테이블에 내려놓으면서 호기를 한다(그림 15-22B).

흉근(The Pectoral Muscles)

대흉근과 소흉근은 구별되어야 하며, 또한 대흉근의 쇄골부와 흉골늑골부의 기능의 차이점도 구분하여야 한다(그림 15-23).[6(p576)] 통증유발점은 국소적 통증을 유발하고

〔흉통, 가성내장통(pseudovisceral)〕, 주관절 내측을 비롯한 상지에 연관통을 발생시킨다.

대흉근의 모든 근섬유는 내전, 수평내전, 내회전과 같은 견관절의 세 가지 운동에 관여한다. 또한 견갑대의 전인(protraction)을 유발하기도 한다.

납작한 형태의 근육인 대흉근의 통증유발점은 치료사의 손가락으로 환자의 대흉근 부위의 피부 위를 미끄러지듯이 집게촉진한다. 또한 견관절의 대흉근 부착부위 근방의 건을 촉진하는 것도 중요한데, 흉골늑골부의 검사를 위한 상지의 거상 위치(그림 15-24) 그리고 쇄골부의 검진을 위한 상지의 외전 위치(그림 15-25)를 취하여 압통점(TePs)의 특징과 운동 제한 정도를 검사해야 한다. 이 검사를 위하여 치료사는 환자의 치료대상 근육쪽에 서서 치료사의 전완으로 환자의 흉골부위를 고정하면서 건을 촉진하는데, 견관절의 최대 외전시에도 압통이나 긴장이 있어서는 안된다. 치료사의 다른 손으로는 관절가동범위의 검사와 건 촉진을 위해 치료테이블 옆에서 환자의 견관절을 사선방향으로 최대 외전시킨다.

치료를 위해 환자에게 치료사의 저항에 대항하여 팔을 들어올리게 하는데, 이때 호흡은 천천히 계속하게 하면서 저항은 매우 적은 양을 적용하여야 한다. 환자가 적절한 외전방향을 인지하였다면, 중력을 저항으로 이용한 자가치료를 위하여, 환자는 호흡을 천천히 하면서 팔을 완전 외전(거상)시킨 자세에서 2 cm 가량 바닥에서 팔을 들어올린다. 환자는 호흡을 멈추고 팔을 들어올린 상태를 짧은 시간 유지한 후 바닥에 내려놓는다. 이러한 과정을 최소 3회 반복하여야 한다(그림 15-26과 15-27).[20]

소흉근(그림 15-28)[6(p598)]은 견갑대의 오훼돌기에서 기시하여 일반적으로 제3, 4, 5번 늑골에 정지하는데 늑연골까지는 미치지 않는다. 개별 변위가 있어서 제6번 늑골까지 부착될 수 있다. 연관통은 대흉근과 유사한 패턴을 나타낸다. 통증유발점은 늑골부위의 근육 부착부와 오훼돌기에 부착된 건 부위에 있을 수도 있다. 따라서 통증유발점의 진단을 위해서는 늑골과 오훼돌기의 근육 부착부위를 촉진 검사하는 것이 유용하다. 소흉근은 견갑골을 전방, 하방 그리고 안쪽으로 움직이게 하는 기능이 있어서 견갑골을 안정화시키는 역할을 한다.

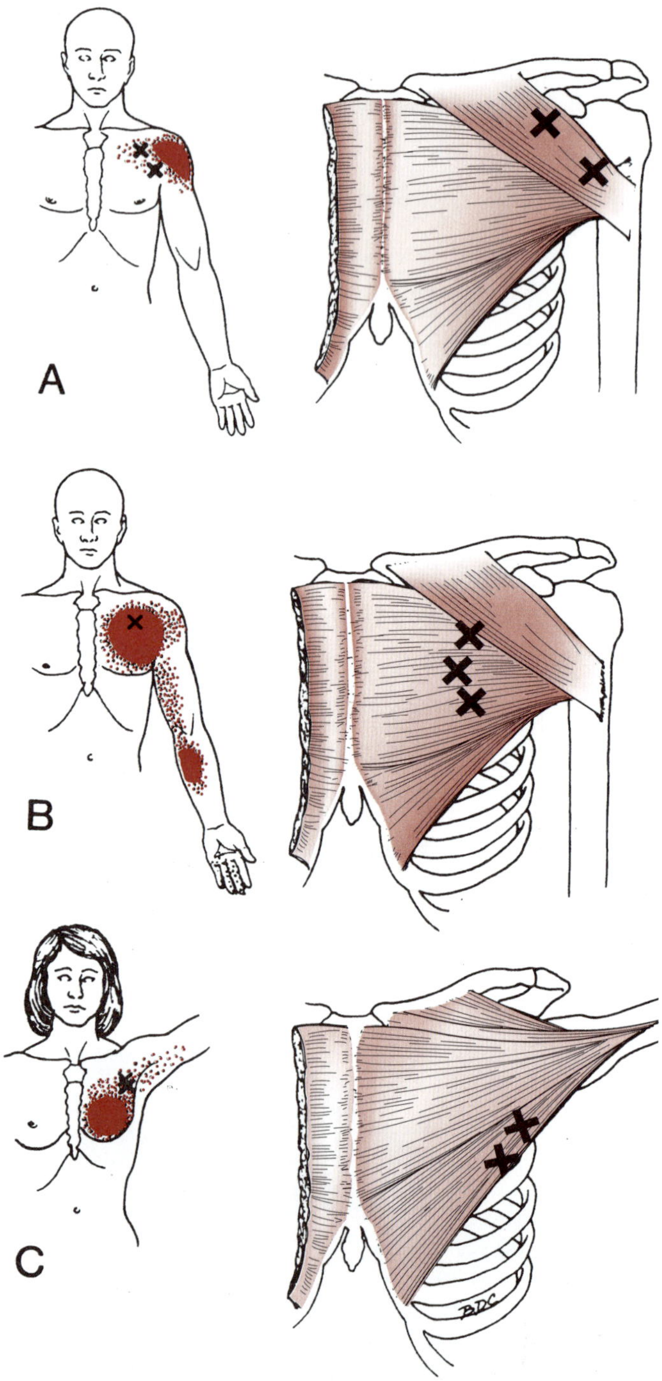

그림 15-23 왼쪽 대흉근의 연관통 패턴과 통증유발점(X). 짙은 부위는 주된 연관통 영역이고, 점으로 표시된 부위는 통증관련부위. **A,** 쇄골부; **B,** 중간 흉골부; **C,** 겨드랑이 전면부 주름을 형성하는 늑골과 복부 영역의 근섬유를 포함하는 대흉근의 외측모서리 부위. 출처: Reprinted with permission from J.G. Travell and D.G. Simons, *Myofascial Pain & Dysfunction: The Trigger Point Manual*, Vol. 1 & 2, P. 578, © 1992, Williams & Wilkins.

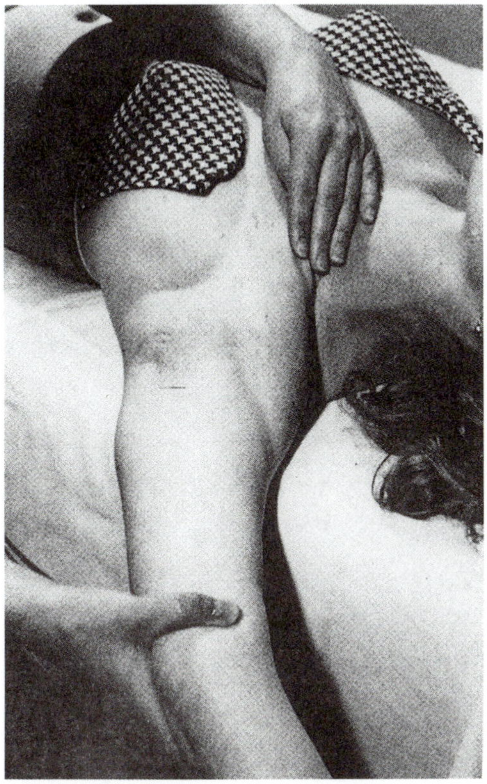

그림 15-24 단축된 대흉근(흉골 늑골부)에 저항을 증가시키기 위해 팔을 사선으로 거상시키는 검사. 출처: Reprinted with permission from K. Lewit, *Manipulative Therapy in Rehabilitation of the Locomotor System*, 2nd ed., © 1991, Butterworth-Heinimann Ltd.

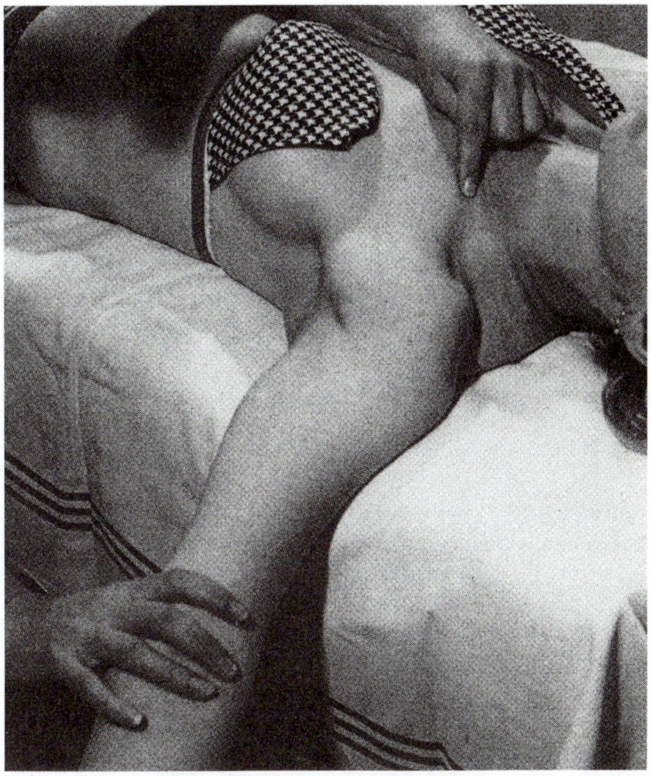

그림 15-25 단축된 대흉근(쇄골부)에 저항을 증가시키기 위해 팔을 수평외전시키는 검사. 출처: Reprinted with permission from K. Lewit, *Manipulative Therapy in Rehabilitation of the Locomotor System*, 2nd ed., © 1991, Butterworth-Heinimann Ltd.

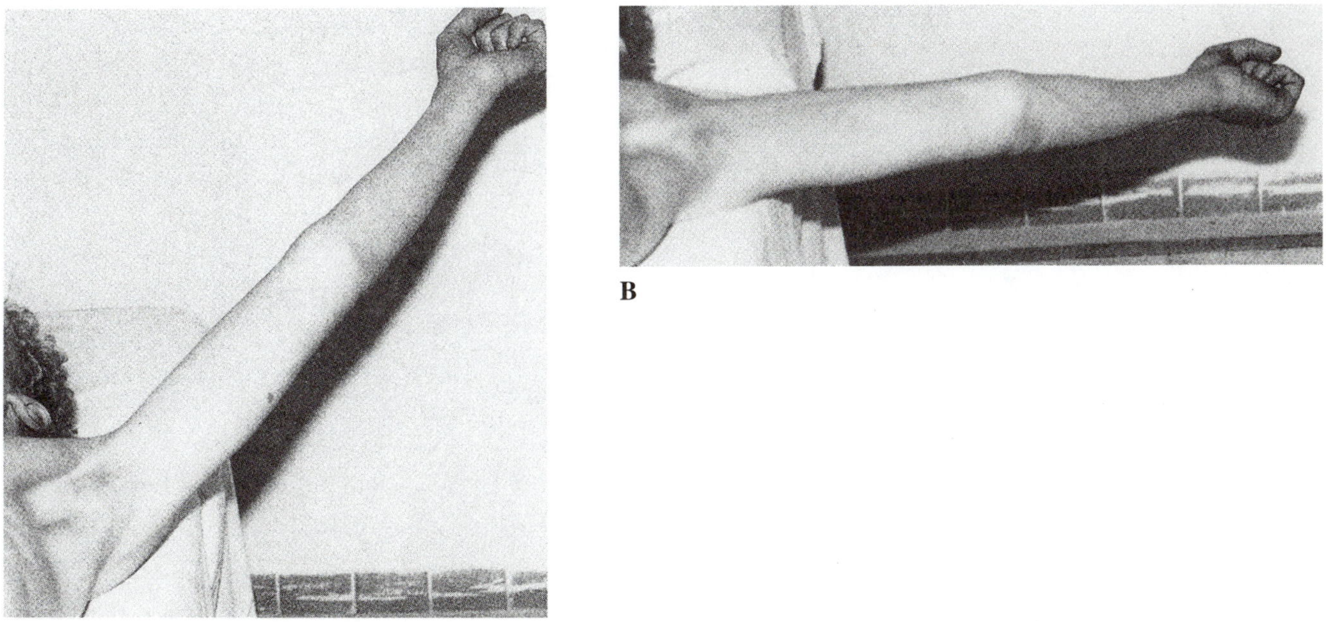

A

B

그림 15-26 대흉근의 흉골 늑골부에 적용하는 중력유도성 PIR. **A,** 등척성 시기; **B,** 이완시기.

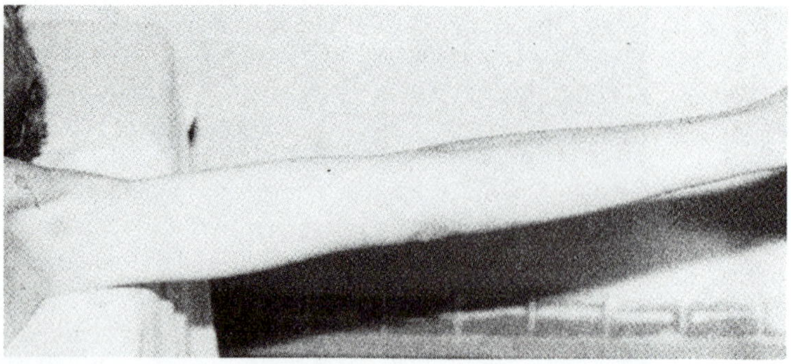

A

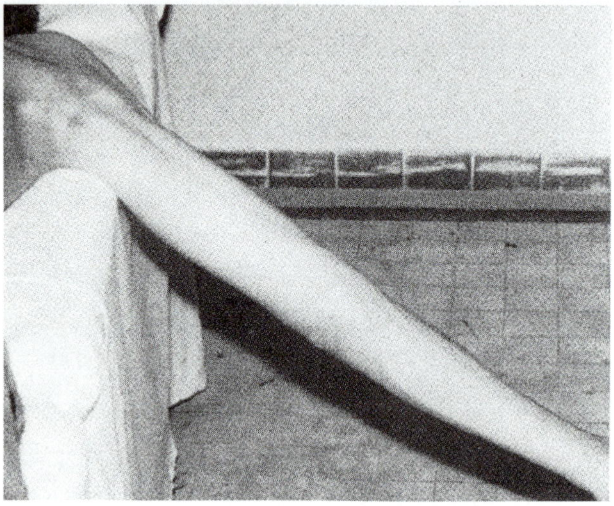

B

그림 15-27 대흉근의 쇄골부에 적용하는 중력유도성 PIR. **A,** 등척성 시기; **B,** 이완시기

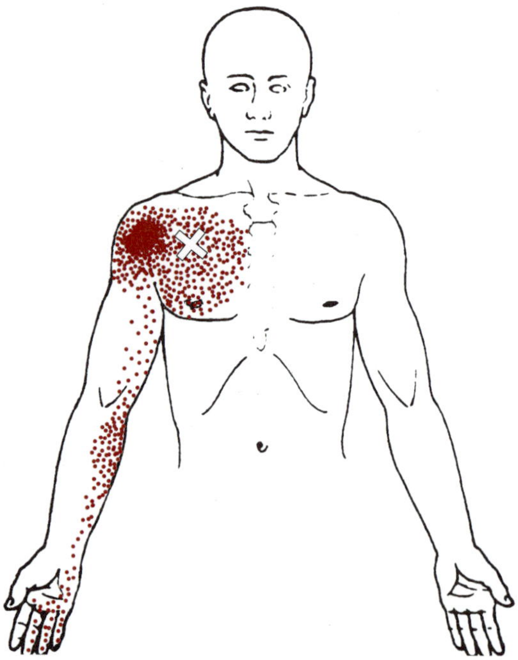

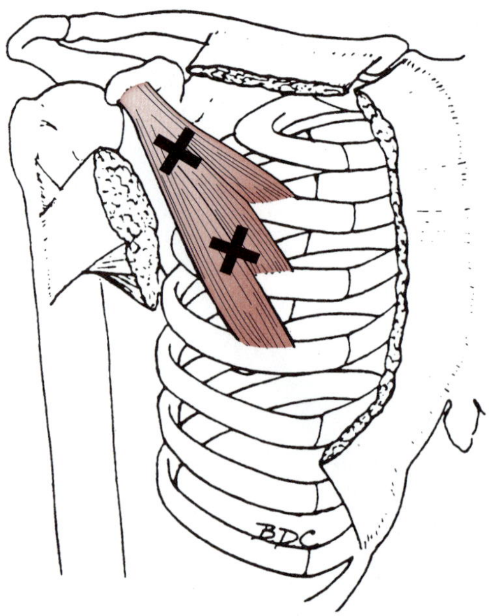

그림 15-28 오른쪽 소흉근의 연관통 패턴(짙은 부위는 주된 통증부위이고, 점으로 표시된 부위는 관련통증부위)과 통증유발점(X) 부위. 출처: Reprinted with permission from J.G. Travell and D.G. Simons, *Myofascial Pain & Dysfunction: The Trigger Point Manual*, Vol. 1 & 2, P. 599, © 1992, Williams & Wilkins.

치료를 위해서는 환자는 바로누운자세를 취하고 테이블 옆으로 팔을 늘어뜨린다. 이러한 자세는 중력에 의해서 견관절의 외전, 신전 그리고 견갑골의 외회전을 유발한다. 이 자세에서 환자는 호흡을 천천히 하면서 견관절을 중력에 저항하여 상방과 안쪽으로 들어올린다(그림 15-29A). 팔을 들어올린 상태에서 호흡을 멈춘 상태로 짧은 시간을 유지한 다음 팔을 다시 테이블에 내려놓으면서 숨을 천천히 내쉬면서 이완하게 된다(그림15-29B). 이러한 과정을 3번 반복하여야 한다.

전거근(The Serratus Anterior Muscle)

전거근은(그림 15-30)[6(p622)] 소흉근과는 달리 견갑골 상각에서 척추연을 거쳐 하각에 까지 부착되어 제1-9번 늑골에 정지되어 있는 근육으로 겨드랑이 아래부분에 위치한다. 통증유발점은 겨드랑이 중앙선(midaxillary line)의 제 5-6번 늑골부위에 주로 존재한다. 하지만 때때로 전거근의 늑골부위 부착부위에 압통점이 존재하기도 한다. 연관통은 상지의 내측전체와 손바닥에 나타난다. 이 근육은 체간에 견갑골을 고정하거나, 관절와의 거상과 함께 견갑골 하각의 외회전, 견갑골의 전인 등의 동작 기능이 있다.

통증유발점이나 압통점의 치료를 위해서 환자는 옆으로 누운 자세에서 테이블쪽 하지는 신전하고, 다른쪽 하지는 굴곡하여 안정된 자세를 취한다. 치료사는 환자의 팔을 들어올려 늑골의 압통점 부위로 향하는 근섬유에 긴장을 유발한다. 이 자세에서 치료사는 엄지손가락으로 통점(pain point)을 촉진할 수 있다. 이러한 과정을 통해 치료를 위한 적절한 운동방향이 확인되면 치료사는 환자의 팔을 거상시켜 근육 신장을 유발한다. 환자에게 치료사가 팔을 들어올릴 때의 힘에 가볍게 저항하라고 하며 이때 호흡은 흡기를 하여 짧은 시간 호흡을 정지한 후, 힘을 빼서 이완하면서 호기하라고 한다(그림 15-31). 환자가 팔을 들어올리는 치료 방향을 숙지하였다면, 중력유도성 등척성수축 후 이완을 통해 스스로 운동을 할 수가 있다(그림 15-32).

광배근과 대원근(Latissimus and Teres Major Muscles)

광배근과 대원근(그림 15-33, 15-34)[6(pp393,403)]은 동일한 기능적 단위로서 이완치료기법 또한 동일한다. 이 두 근육은 견관절, 상지의 뒤쪽과 손가락 부위에 연관통을 발생시

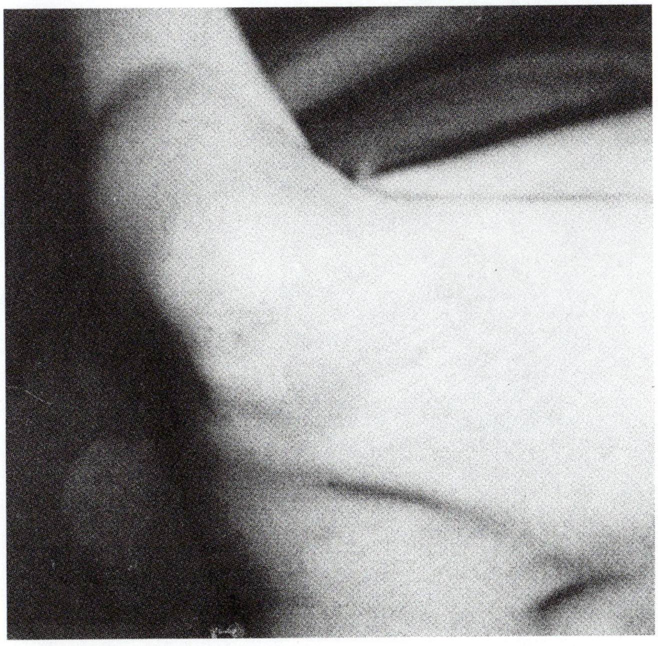

A

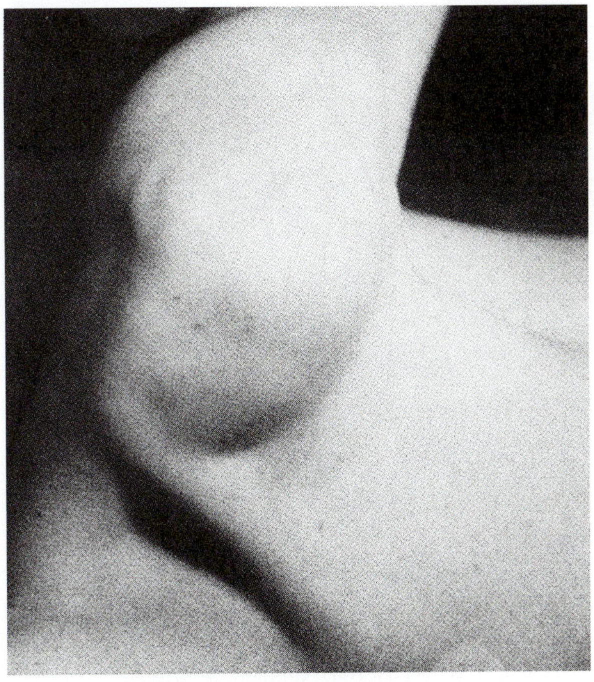

B

그림 15-29 소흉근에 적용하는 중력유도성 PIR. **A,** 등척성 시기; **B,** 이완시기

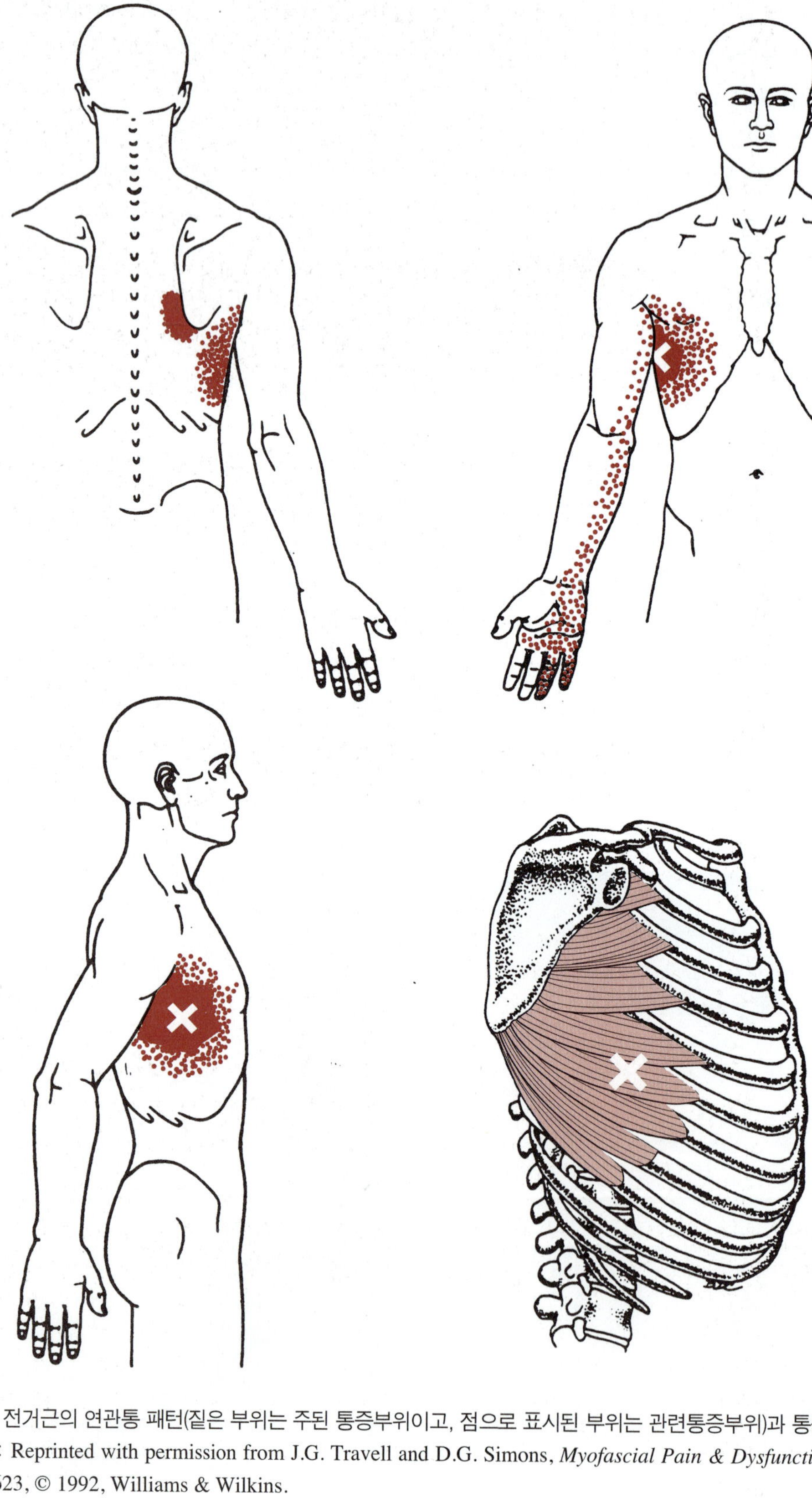

그림 15-30 오른쪽 전거근의 연관통 패턴(짙은 부위는 주된 통증부위이고, 점으로 표시된 부위는 관련통증부위)과 통증유발점(X) 부위를 나타낸 후면, 전면, 측면. 출처: Reprinted with permission from J.G. Travell and D.G. Simons, *Myofascial Pain & Dysfunction: The Trigger Point Manual*, Vol. 1 & 2, P. 623, © 1992, Williams & Wilkins.

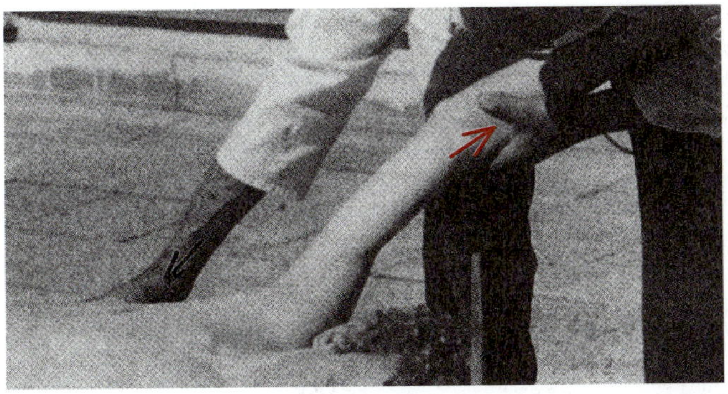

그림 15-31 전거근의 단축에 의한 장력증가 검사. 출처: Reprinted with permission from K. Lewit, *Manipulative Therapy in Rehabilitation of the Locomotor System*, 2nd ed., © 1991, Butterworth-Heinimann Ltd.

키며, 광배근은 체간에도 연관통을 발생시키기도 한다. 이 근육들은 견관절을 내전, 신전, 내회전 그리고 하강시키는 기능이 있으며, 팔이 고정된 자세에서는 늑골을 들어올리는 동작(흡기를 도움)을 유발한다. 이 두 근육의 통증유발점은 겨드랑이 뒤쪽의 주름이 잡히는 부위에서 집게 촉진을 통해 발견할 수 있다.

치료나 자가치료를 위해 중력유도성 등척성수축 후 이완은 간단하면서도 효과적인 방법이다. 환자는 테이블의 가장자리에 옆으로 누운 자세에서 주관절은 굴곡한 상태에서 팔을 머리위로 올린 채 전완을 머리뒤쪽으로 늘어뜨린다. 이 자세에서 환자는 흡기를 하면서 상지를 약간 들어올려 호흡을 짧은 시간 멈춘 후(그림 15-35A) 다시 팔을 늘어뜨리면서 호기를 천천히 하면, 이완이 유도된다(그림 15-35B).

극상근(*The Supraspinatus*)

극상근(그림 15-36)[6(p368)]은 상지의 외측부위에 연관통을 유발한다. 일반적으로 대결절(tuberculum majus)의 근부착부에 뚜렷한 통증유발점이 존재하여 이 부위에 통증이 있으며 특히 저항성 외전시에 더욱 그러하다. 극상근은 견관절 외전과 함께 상완골두를 관절와 쪽으로 당기는 기능이 있다. 통증유발점은 극상와(fossa supraspinata) 부위의 스냅 촉진을 통해 진단된다.

등척성수축 후 이완을 위해 치료사는 환자의 뒤에 서서 환자의 주관절이 굴곡된 상태에서 가슴쪽으로 견관절을 내

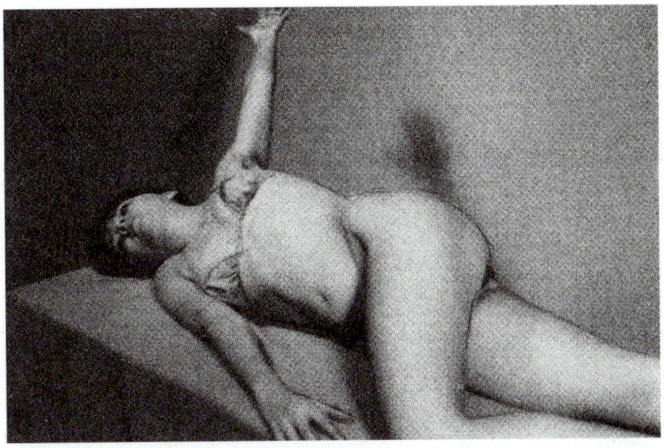

A

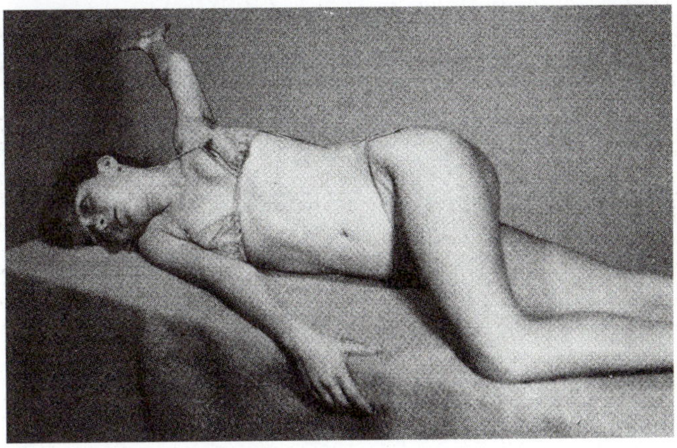

B

그림 15-32 전거근의 중력유도성 PIR. **A,** 등척성 시기; **B,** 이완시기. 출처: Reprinted with permission from K. Lewit, *Manipulative Therapy in Rehabilitation of the Locomotor System*, 2nd ed., © 1991, Butterworth-Heinimann Ltd.

전시키면서 극상근을 신장시킨다. 이 자세에서 환자에게 천천히 흡기를 하면서 견관절 외전을 시도하여 치료사의 내전운동 방향에 반대되는 약한 힘을 주라고 한 후 호흡을 짧은 시간 멈춘 후, 호기를 하면서 힘을 빼라고 하면서 이완시킨다. 자가치료법도 동일하며, 이 과정을 약 3번 반복하게 한다(그림 15-37).

극하근(*The Infraspinatus Muscle*)

극하근(그림 15-38)[6(p377)]은 상지의 외측부에 연관통을 유발하는데 극상근과는 달리, 손과 손가락과 같은 원위부까지 연관통을 발생시킨다. 견관절 통증이 가장 두드러지게 나타나는데 특히, 외회전 저항운동시에 대결절부위에

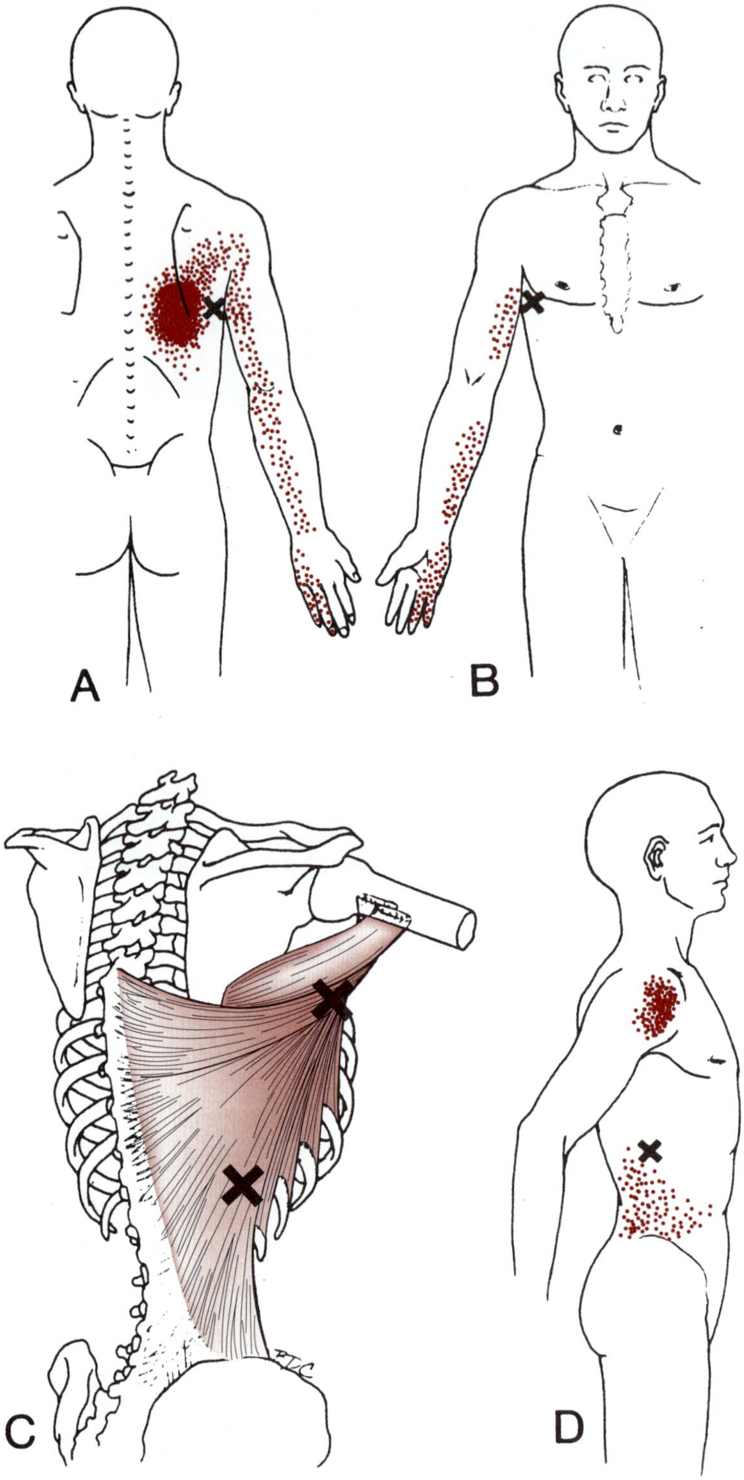

그림 15-33 오른쪽 광배근의 연관통 패턴(짙은 부위는 주된 통증부위이고, 점으로 표시된 부위는 관련통증부위)과 통증유발점(X) 부위. **A,** 광배근의 겨드랑이 부위에 주로 위치하는 통증유발점에 의한 통증 패턴을 나타낸 후면. **B,** 전면. **C,** 통증유발점이 주로 위치하는 영역(위쪽 X)과 흔하지 않은 통증유발점 영역(아래쪽 X). **D,** 흔하지 않은 통증유발점(아래쪽 X)에 의한 통증 패턴. 출처: Reprinted with permission from J.G. Travell and D.G. Simons, *Myofascial Pain & Dysfunction: The Trigger Point Manual*, Vol. 1 & 2, P. 394, © 1992, Williams & Wilkins.

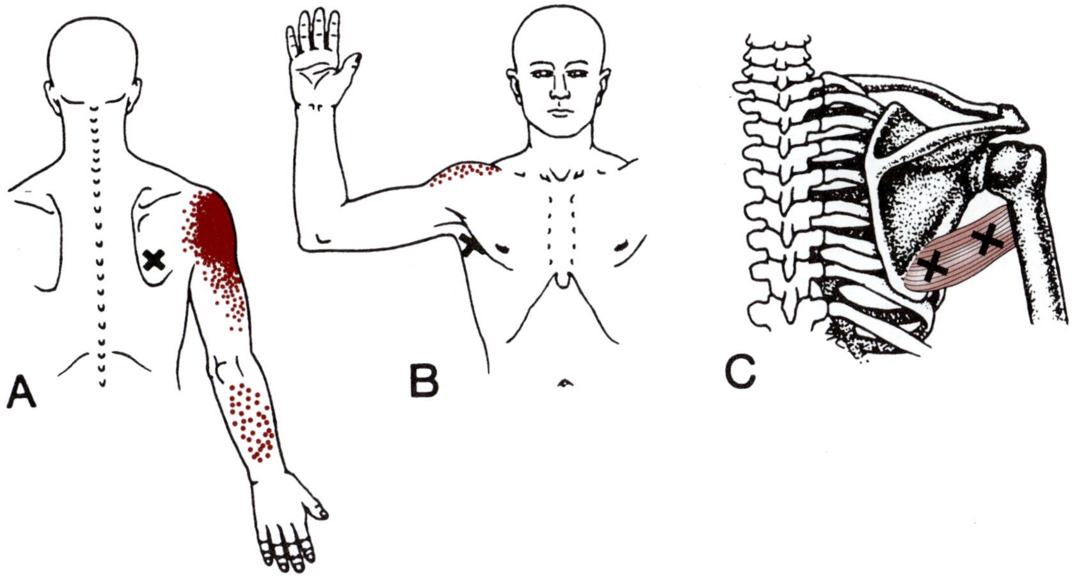

그림 15-34 오른쪽 대원근의 내측과 외측 통증유발점(X)과 연관통 패턴. 짙은 부위는 주된 통증부위이고, 점으로 표시된 부위는 관련통증부위. **A,** 내측 통증유발점에 의한 연관통 패턴을 나타낸 후면. **B,** 외측 통증유발점을 나타낸 전면. **C,** 내측과 외측 통증유발점. 출처: Reprinted with permission from J.G. Travell and D.G. Simons, *Myofascial Pain & Dysfunction: The Trigger Point Manual*, Vol. 1 & 2, P. 404, © 1992, Williams & Wilkins.

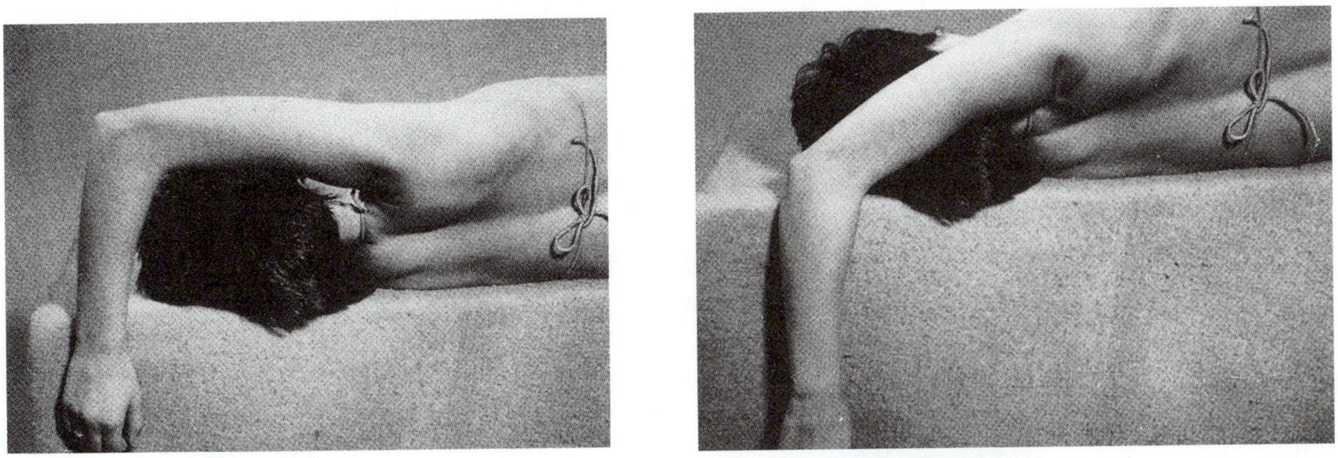

A **B**

그림 15-35 광배근과 대원근의 중력유도성 PIR. **A,** 등척성 시기; **B,** 이완시기. 출처: Reprinted with permission from K. Lewit, *Manipulative Therapy in Rehabilitation of the Locomotor System*, 2nd ed., © 1991, Butterworth-Heinimann Ltd.

통증이 발생된다. 이 근육의 주된 기능은 견관절을 외회전시키면서 안정화에 기여한다. 통증유발점 검사를 위하여 극하와(fossa infraspinata)의 긴장성 띠를 촉진하여야 한다.

치료나 자가치료를 위해서 중력유도성 등척성수축 후 이완이 가장 효과적이다. 환자는 바로누운자세에서 주관절을 90° 굴곡한 상태에서 견관절을 외전하고, 전완은 고관절쪽을 향하도록 한다. 이완을 유도하기 위하여 견관절 내회전 동작을 통하여 신장시킨다. 환자는 전완을 약 2 cm 가량 들어올려 약 20초 가량 유지한 후(그림 15-39A), 다시 내회전하여 이완한 상태로 20초 가량 유지하게 된다(그림 15-39B). 이 과정을 3번 반복하게 된다. 등척성수축 후

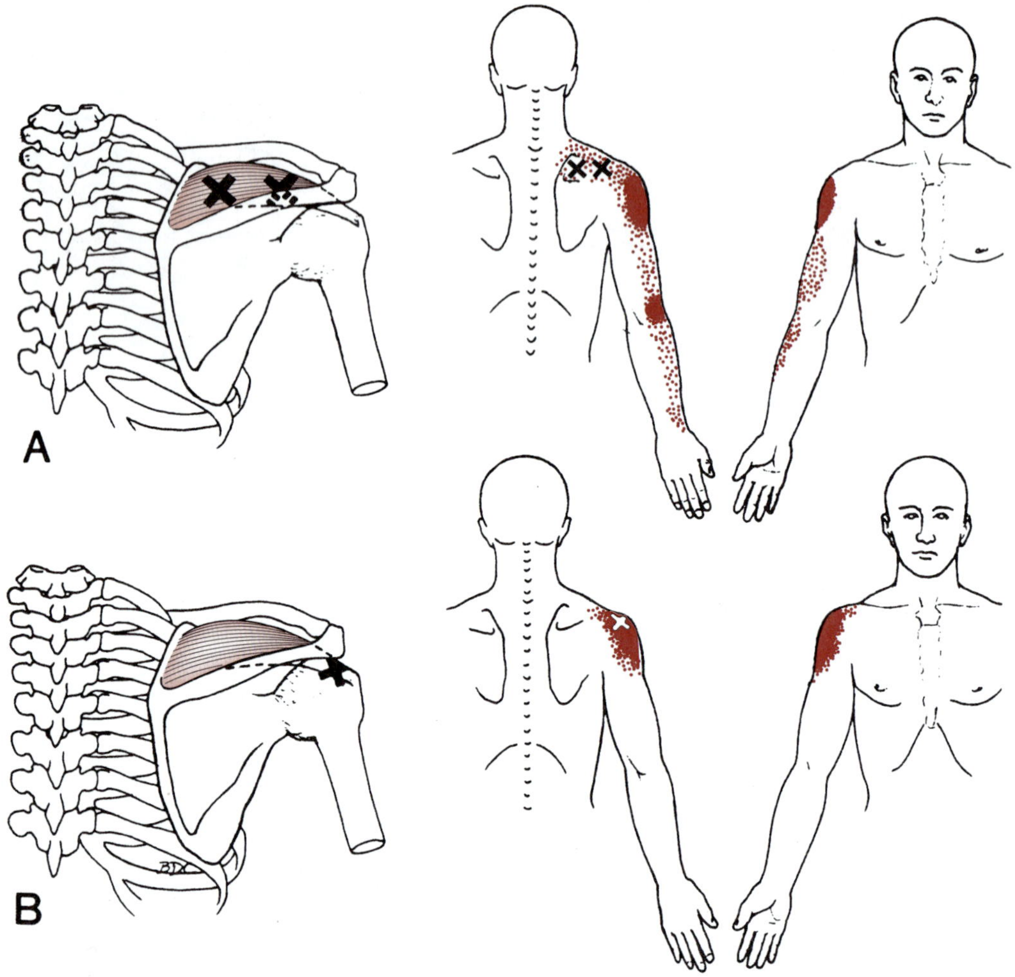

그림 15-36 오른쪽 극상근과 건의 연관통 패턴(짙은 부위는 주된 통증부위이고, 점으로 표시된 부위는 관련통증부위)과 통증유발점(X) 부위. **A,** 극상근 내측과 외측 통증유발점 영역. **B,** 극상근 건에 위치하는 통증유발점. 출처: Reprinted with permission from J.G. Travell and D.G. Simons, *Myofascial Pain & Dysfunction: The Trigger Point Manual*, Vol. 1 & 2, P. 369, © 1992, Williams & Wilkins.

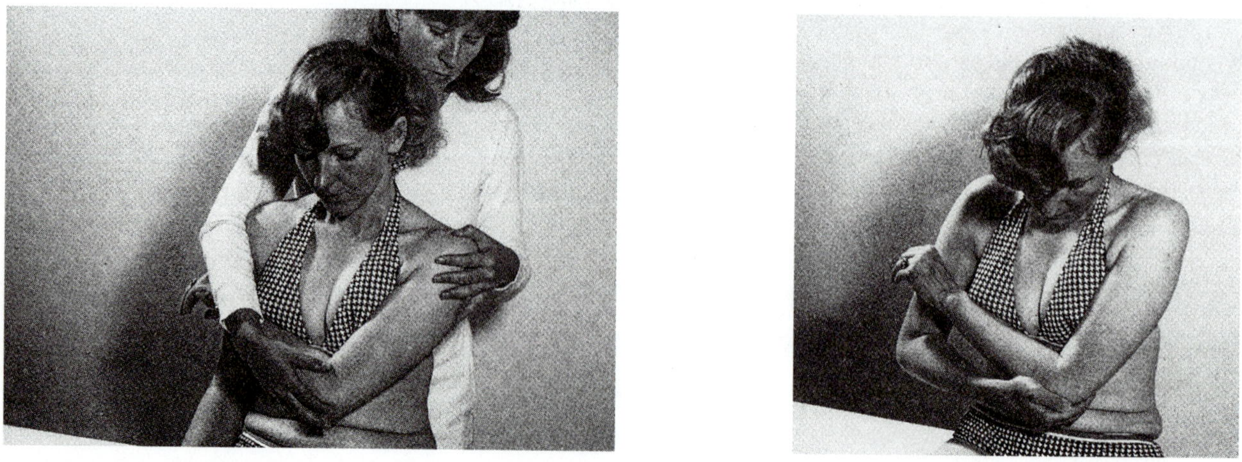

A **B**

그림 15-37 **A,** 극상근의 PIR; **B,** 자가치료. 출처: Reprinted with permission from K. Lewit, *Manipulative Therapy in Rehabilitation of the Locomotor System*, 2nd ed., © 1991, Butterworth-Heinimann Ltd.

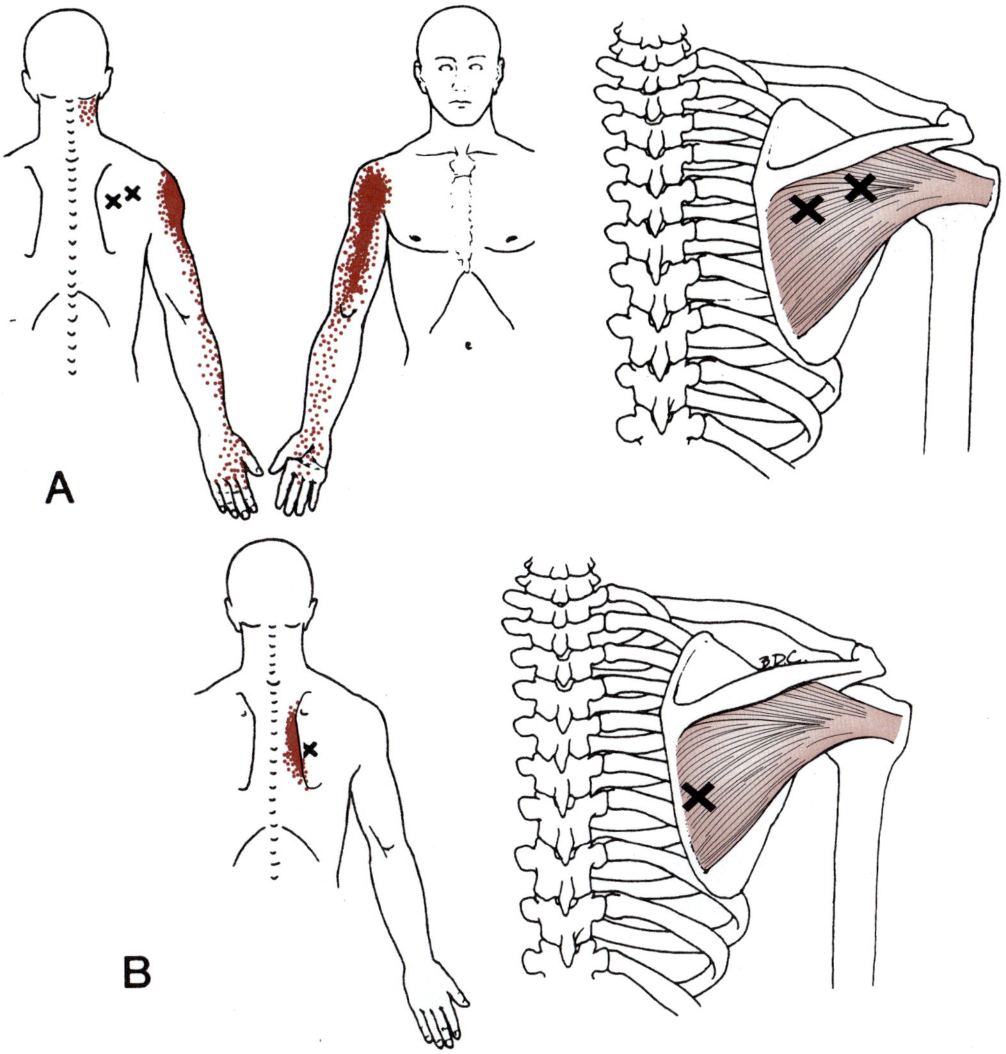

그림 15-38 오른쪽 극하근의 연관통 패턴(짙은 부위는 주된 통증부위이고, 점으로 표시된 부위는 관련통증부위)과 통증유발점(X) 부위. **A,** 통증유발점의 흔한 부위; **B,** 흔하지 않은 통증유발점 부위. 출처: Reprinted with permission from J.G. Travell and D.G. Simons, *Myofascial Pain & Dysfunction: The Trigger Point Manual*, Vol. 1 & 2, P. 378, © 1992, Williams & Wilkins.

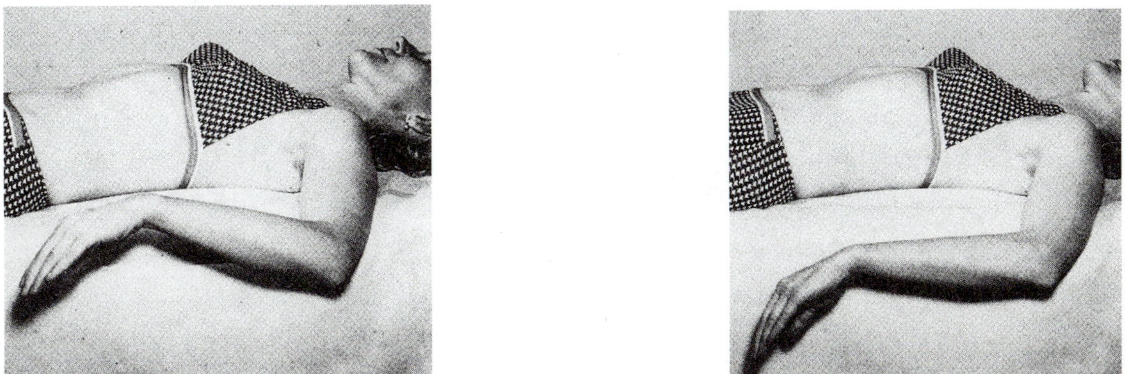

A B

그림 15-39 극하근의 중력유도성 PIR. **A,** 등척성 시기; **B,** 이완시기. 출처: Reprinted with permission from K. Lewit, *Manipulative Therapy in Rehabilitation of the Locomotor System*, 2nd ed., © 1991, Butterworth-Heinimann Ltd.

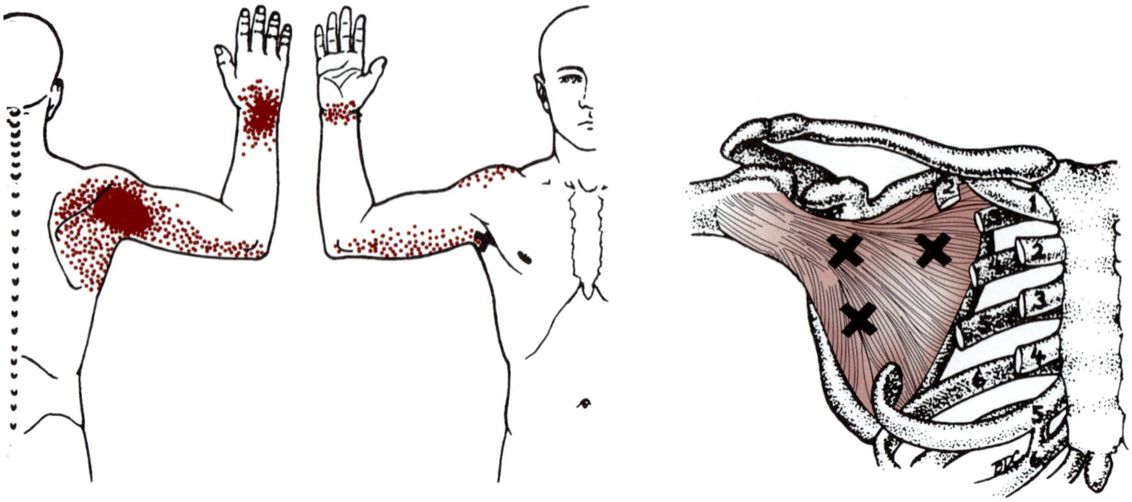

그림 15-40 오른쪽 견갑하근의 연관통 패턴과 통증유발점(X) 부위. 짙은 부위는 주된 통증부위이고, 점으로 표시된 부위는 관련통증부위. 두 번째 늑골에서 다섯 번째 늑골이 제거된 그림. 출처: Reprinted with permission from J.G. Travell and D.G. Simons, *Myofascial Pain & Dysfunction: The Trigger Point Manual*, Vol. 1 & 2, P. 411, © 1992, Williams & Wilkins.

이완의 효과는 능동 내회전의 증가를 통해 향상된다.

견갑하근(The Subscapularis Muscle)

견갑하근(그림 15-40)[6(p410)]은 견관절과 팔의 뒤쪽에 연관통을 나타낸다. 또한 가끔씩 흉통과 견갑대의 통증의 원인이 되기도 한다. 이 근육의 기능은 견관절 내전과 내회전이며, 경련이 있으면 외회전과 외전을 제한하여 동결견의 원인이 되기도 한다. 통증유발점은 겨드랑이 깊이 위치한 견갑골 전면부위를 촉진하여야 한다. 이러한 촉진을 위하여 치료사는 환자의 팔을 외하방(laterocaudal)으로 환자가 견딜 수 있을 정도의 힘으로 당기면서, 다른 손으로는 대원근과 광배근을 젖히면서 깊이 압박을 가하면서 견갑골의 전면부를 촉진한다. 이러한 과정에서 통증유발점이 있다면, 약한 촉진만으로 심한 통증이 유발되면서 환자는 움츠리게 된다(그림 15-41).

치료나 자가 치료를 위해서는 중력유도성 등척성수축 후 이완이 가장 적절하다. 이를 위해서 환자는 바로누운자세에서 견관절 외전, 주관절 90° 굴곡 그리고 전완은 외회전하면 전완의 무게에 의해 견갑하근은 신장된다. 이 자세에서 환자는 자신의 팔을 약 2 cm 정도 들고 최소 20초간 유지한 다음 이완하면서 전완을 외회전하여 또 다시 20초간 유지한다(그림 15-42A). 견관절 외전과 외회전 가동범위의 제한이 심하다면, 환측이 테이블을 향하도록 옆으로 누운자세에서 외전과 외회전 운동범위를 줄여서 치료과정을 시행한다(그림 15-42B). 등척성수축 후 이완의 효과는 능동 외회전에 의해 향상된다.

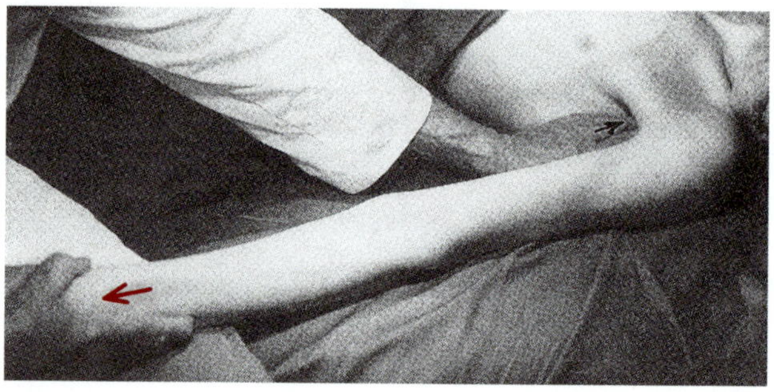

그림 15-41 견갑하근의 촉진검사

삼각근(The Deltoid Muscle)

삼각근(그림 15-43)[6(p431)]은 견갑부에서 가장 돌출된 형태이지만 통증의 원인이 되는 경우는 드물다. 통증유발점은 삼각근의 전면부나 후면부에 주로 존재하며, 이것은 국소통증이나 압통의 원인이 되고, 상박의 외측부에 연관통을 나타낸다. 동결견의 경우에는 삼각근이 정지하는 상완골의 삼각근 조면 부위에 특징적인 압통점이 있다. 삼각근

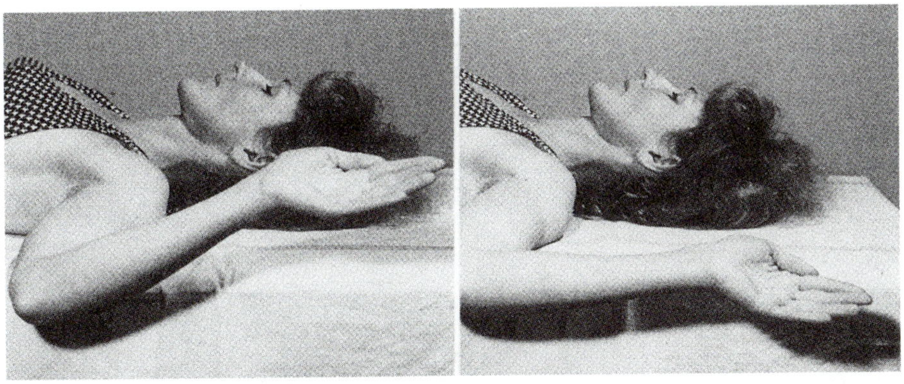

A

그림 15-42A 견갑하근의 중력유도성 PIR. 왼쪽, 등척성 시기; 오른쪽, 이완시기. 출처: Reprinted with permission from K. Lewit, *Manipulative Therapy in Rehabilitation of the Locomotor System*, 2nd ed., © 1991, Butterworth-Heinimann Ltd.

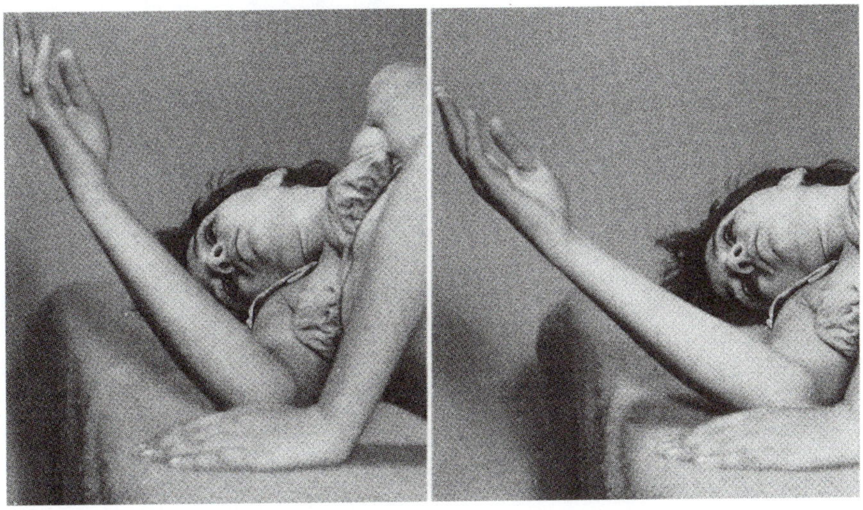

B

그림 15-42B 견갑하근의 중력유도성 PIR. 왼쪽, 등척성 시기; 오른쪽, 이완시기

의 전면부는 쇄골의 외측 1/3 부위에 부착하고, 중간부는 견봉에 그리고 후면부는 견갑극의 후외측부에 부착된다. 이러한 삼각근의 세 부분 모두가 작용하여 견관절 외전, 전면부는 견관절 굴곡, 후면부는 견관절을 신전시키는 작용을 한다. 만약 통증이 있으면 근력을 확연히 감소시킨다.

중력유도성 등척성수축 후 이완은 간단하면서도 효과적인 치료법이며, 환자도 쉽게 할 수 있는 방법이다. 삼각근의 치료를 위해서 환자는 앉은 자세에서 주관절을 굴곡한 상태로 견관절을 외전하여 최소 20초간 외전상태를 유지하고(그림 15-44A), 그런 후 이완 상태에서 20초간 유지하게 된다(그림 15-44B). 삼각근 전면부의 치료만을 위해서는 환자가 바로 누운자세에서 견관절 외전과 주관절 굴곡상태에서 환자는 팔꿈치가 테이블에서 떨어지도록 약간 들고 20초간 유지한 후 이완자세로 돌아가서 20초간 유지하게 된다. 삼각근 후면부의 치료를 위해서는 환자가 엎드려 누운자세에서 견관절 외전과 주관절 굴곡상태에서 전완부는 테이블 아래로 떨어뜨린 자세를 취한다. 이 자세에서 환자는 자신의 전완을 수직방향으로 약 2 cm 가량 들은 상태로 20초간 유지한 후 다시 테이블에 팔을 놓은 후 이완상태에서 20초간 유지하게 된다.

견관절의 등척성수축 후 견인(Postisometric Traction at the Shoulder Joint)

유착성 관절낭염(동결견)의 급성기에는 견관절 주변의 여러 근육에 통증유발점과 함께 심한 경련(spasm)이 있다. 이러한 문제가 있는 근육들을 동시에 이완시키고, 통증을 감소시키기 위해서는 등척성수축 후 견인은 가장 효과적인 치료기법이다. 이를 위해서 환자는 바로누운자세에서 견관

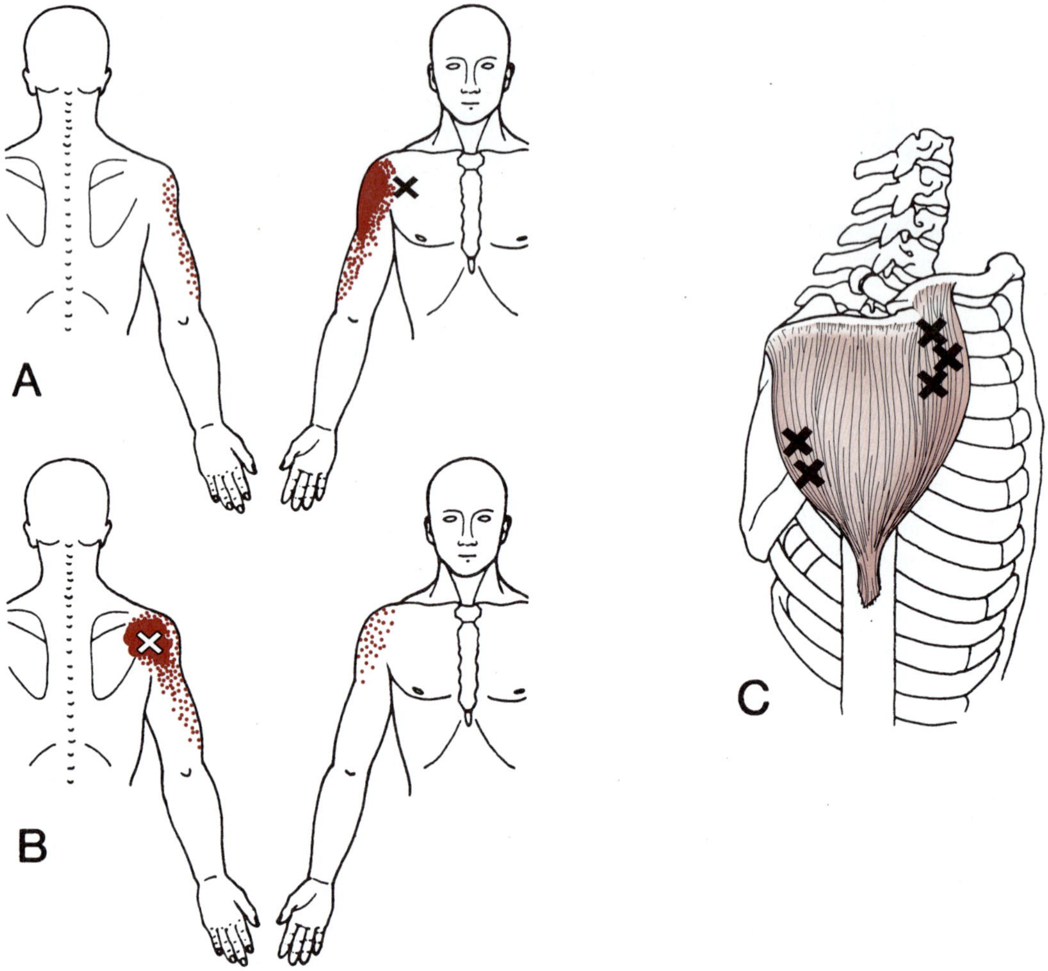

그림 15-43 오른쪽 삼각근의 통증유발점(X)에 의한 연관톤 패턴. **A,** 삼각근 전면부의 통증유발점에 의한 통증 패턴; **B,** 후면부에 의한 통증 패턴; **C,** 흔한 통증유발점 부위. 출처: Reprinted with permission from J.G. Travell and D.G. Simons, *Myofascial Pain & Dysfunction: The Trigger Point Manual*, Vol. 1 & 2, P. 432, © 1992, Williams & Wilkins.

절을 가능한 범위까지 외전하고, 치료사는 환자의 팔과 가슴부위 사이에 자신의 둔부가 위치하도록 자세를 취한 후 견관절에서 약간의 신장만이 발생하도록 상지의 길이방향으로 약한 힘으로 당긴다. 이때 치료사는 환자에게 자신이 당기는 약한 힘에 대해서만 매우 약한 힘으로 저항하도록 주지시키면서 이 과정동안 흡기를 하다가 숨을 멈춘 후 다시 호기를 하면서 이완하도록 한다. 치료사는 환자의 상지가 약간 정도 신장되는 것을 감지하여야 하며, 견관절 전체가 당기도록 강한 힘을 적용해서는 안된다(그림 15-45).

주관절 주변 근육(Muscles of the Elbow Region)

상완삼두근(The Triceps Muscle)

상완삼두근(그림 15-46)[6(p462)]의 세 갈래 머리부분 모두에서 통증유발점이 있을 수 있으며, 연관통은 견관절 부위에서 주관절 외측의 외측상과를 비롯한 상지의 내측과 4-5번 손가락의 손등부분까지 뻗칠 수 있다. 이 근육은 주두에 정지하는데, 외측두와 내측두는 상완골의 후면에 위치하면서 각각 요골신경의 위와 아래로 주행하고, 장두는 견갑골의 관절와하 순(infraglenoid lip)에 부착되는 두 관절 근육이다. 압통이나 심한 통증을 유발하는 가장 흔한 부위는 근부착부위인 겨드랑이 부위이다. 이 부위의 통증은 주관절 신전자세에서 손바닥에 체중을 지지했을 때 유발되며, 통증부위는 상완삼두근의 통증유발점부위와 거의 일치한다. 상완삼두근의 주된 기능은 주관절 신전이며, 장두는 견관

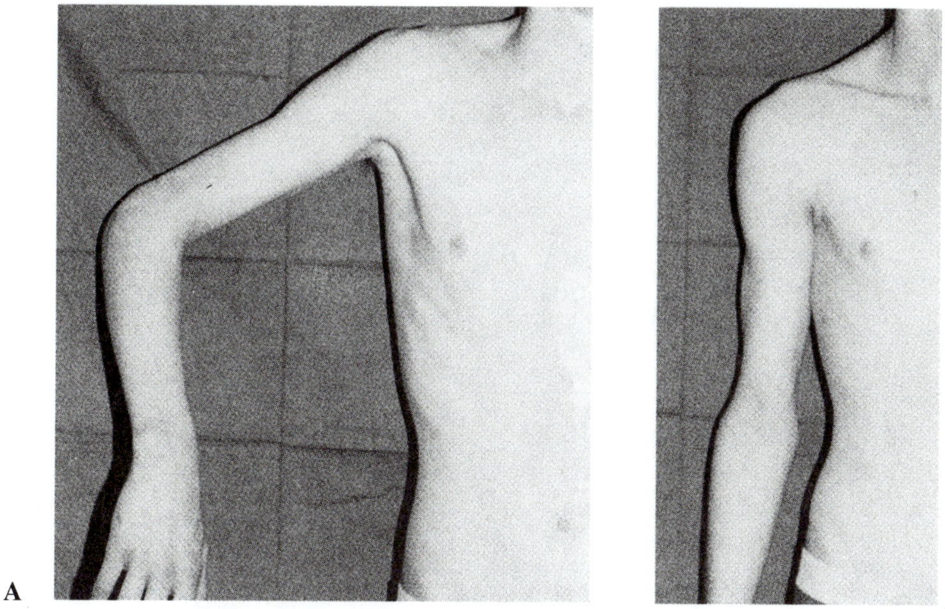

그림 15-44 삼각근의 중력유도성 PIR. **A,** 등척성 시기; **B,** 이완시기

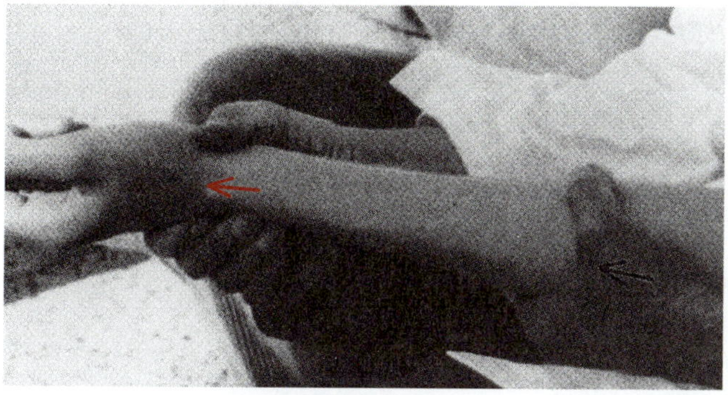

그림 15-45 견관절의 등척성수축 후 견인

절 내전과 신전을 보조한다.

중력유도성 등척성수축 후 이완 기법이 가장 간단한 치료법으로서, 등받이 의자의 등받이가 측면에 위치하도록 앉아서 전완은 하방으로 늘어뜨린다. 환자는 전완을 중력에 대항하여 약 20초간 들고 유지한 후(그림 15-47A) 전완을 내려놓으면서 이완한 상태에서 20초간 유지한다(그림 15-47B).

상완이두근(*The Biceps Muscle*)

상완이두근(그림 15-48)[6(p447)]에서 통증유발점에 의한 연관통은 견관절에서 하방으로 주관절와(fossa cubiti)까지 뻗치며, 외측상과 근처에 통점이 주로 존재한다. 외측상과 통증이 있는 경우 상완이두근은 주로 주관절 신전을 제한한다. 통증유발점은 주로 두 갈래 머리부분의 원위부에서 pincer 촉진으로 발견할 수 있다. 이 근육의 주된 기능은 주관절 굴곡인데 회외근으로도 작용하며, 장두는 견관절과 주관절을 모두 지나는 두 관절 근육으로서 견관절의 외전과 외회전을 보조하기도 한다.

중력유도성 등척성수축 후 이완 기법이 가장 간단한 치료기법으로서, 환자는 주관절을 자신의 무릎에 놓은 상태로 지지하여 상완이두근이 신장된 위치에서 주관절을 조금만 굴곡한 상태로 약 20초간 유지한다(그림 15-49A). 그런 후, 다시 이완하여 전완을 내려놓은 상태로 최소 20초를 유지하게 된다. 이 치료과정은 상완근의 경우에도 동일하게 적용되며 효과적이다. 등척성수축 후 이완의 효과는 주관절의 능동 신장에 의해 향상된다.

회외근(*The Supinator Muscle*)

외측상과 부위에 통증을 유발하는 또 다른 근육으로서 회외근(그림 15-50)[6(p510)]이 있다. 회외근에 통증유발점이 있을 때 연관통이 나타나는 첫 번째 부위가 바로 외측상과이다. 회외근의 통증유발점에 의한 연관통은 손등의 첫번째와 두번째 중수골사이에서 나타난다. 통증유발점 자체는 외측상과 부위에서 촉진된다. 이 근육의 또 다른 진단법으로서 수동 회내 동작의 제한정도를 통해 반대측과 비교함

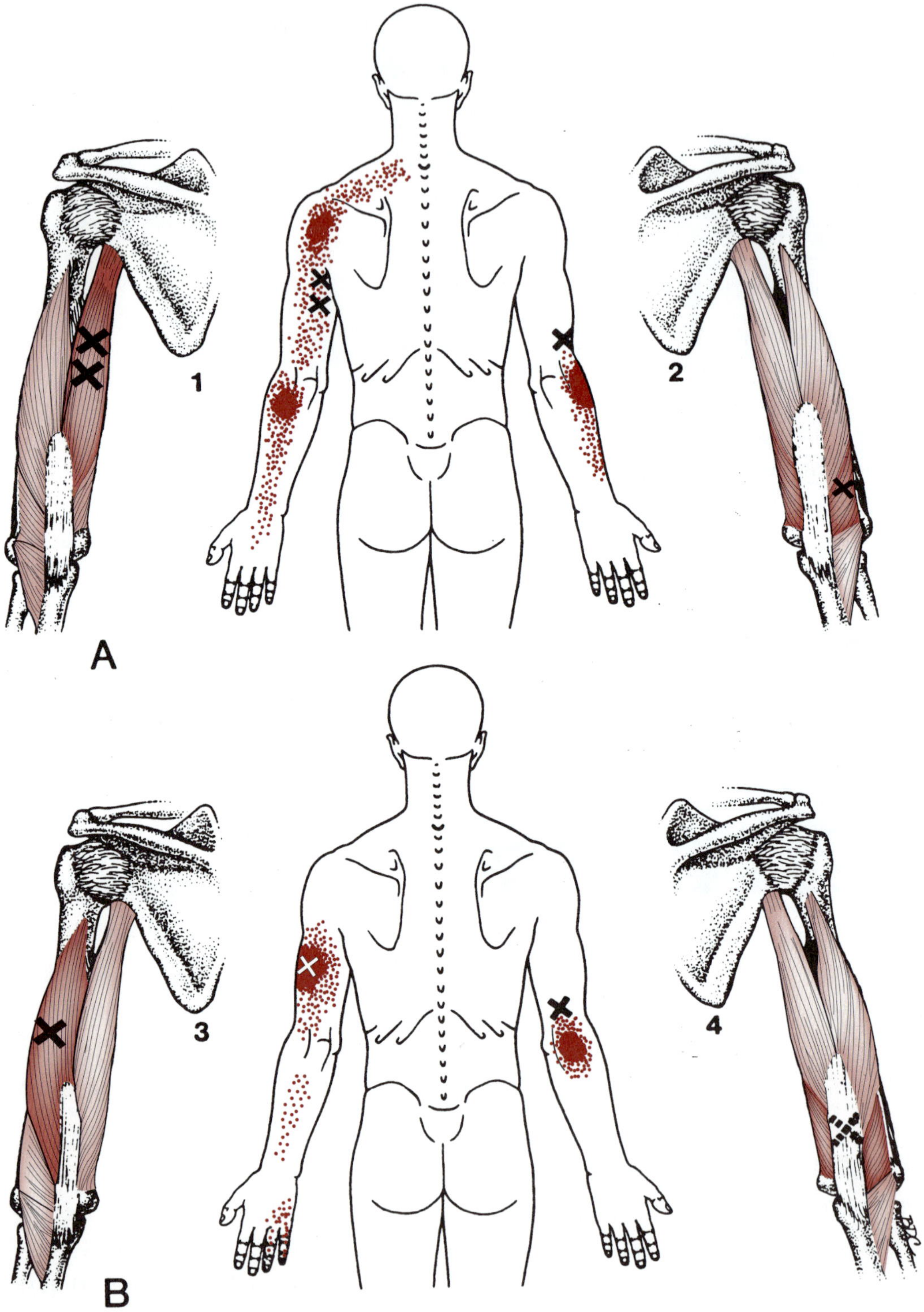

그림 15-46 상완삼두근의 통증유발점(X)에 의한 연관통 패턴(짙은 영역). **A,** 왼쪽 장두의 통증유발점(TP1); 오른쪽 내측두의 외측 영역 통증유발점(TP2). **B,** 왼쪽 외측두의 외측 모서리 통증유발점(TP3); 오른쪽 내측두의 원위부의 심부 통증유발점(TP4). 출처: Reprinted with permission from J.G. Travell and D.G. Simons, *Myofascial Pain & Dysfunction: The Trigger Point Manual*, Vol. 1 & 2, P. 464, © 1992, Williams & Wilkins.

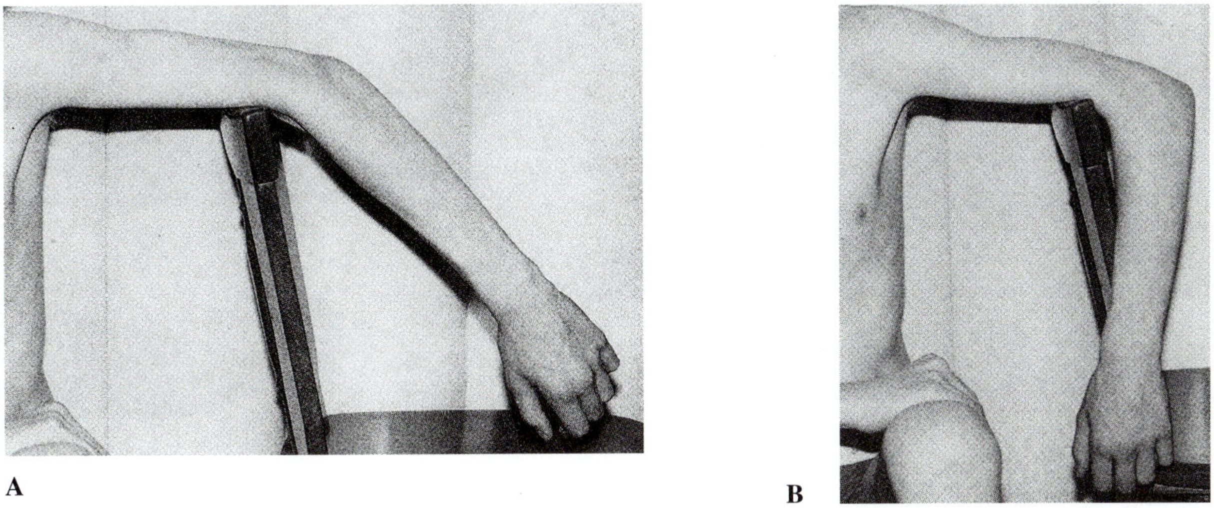

A B

그림 15-47 상완삼두근의 중력유도성 PIR. A, 등척성 시기; B, 이완시기

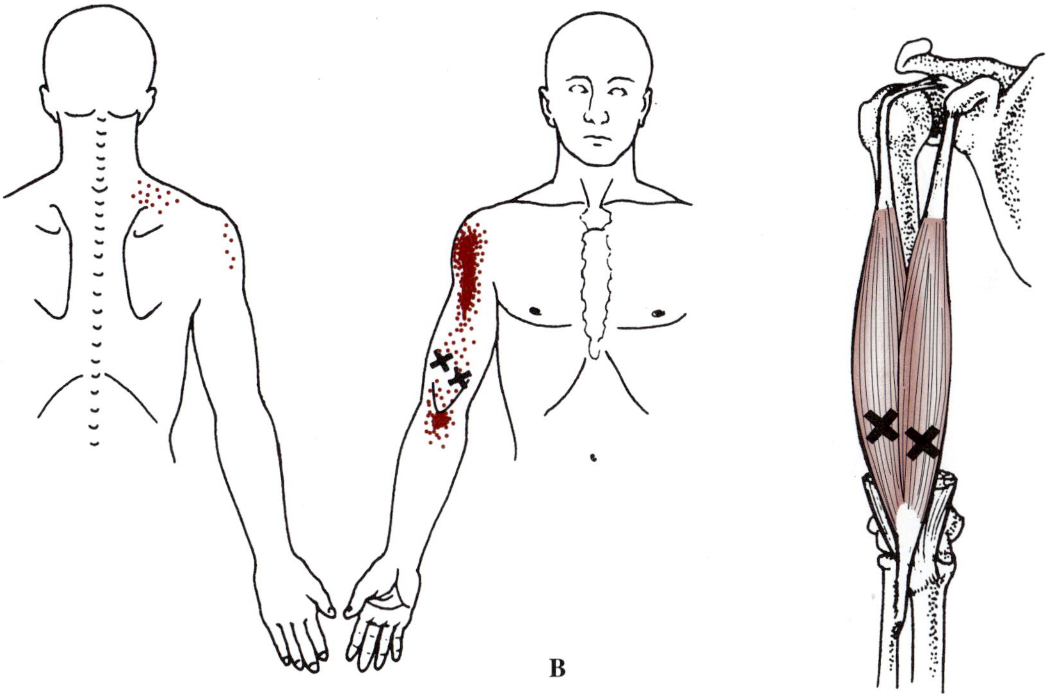

B

그림 15-48 오른쪽 상완이두근의 원위부 통증유발점(X)과 연관통 패턴. 출처: Reprinted with permission from J.G. Travell and D.G. Simons, *Myofascial Pain & Dysfunction: The Trigger Point Manual*, Vol. 1 & 2, P. 448, © 1992, Williams & Wilkins.

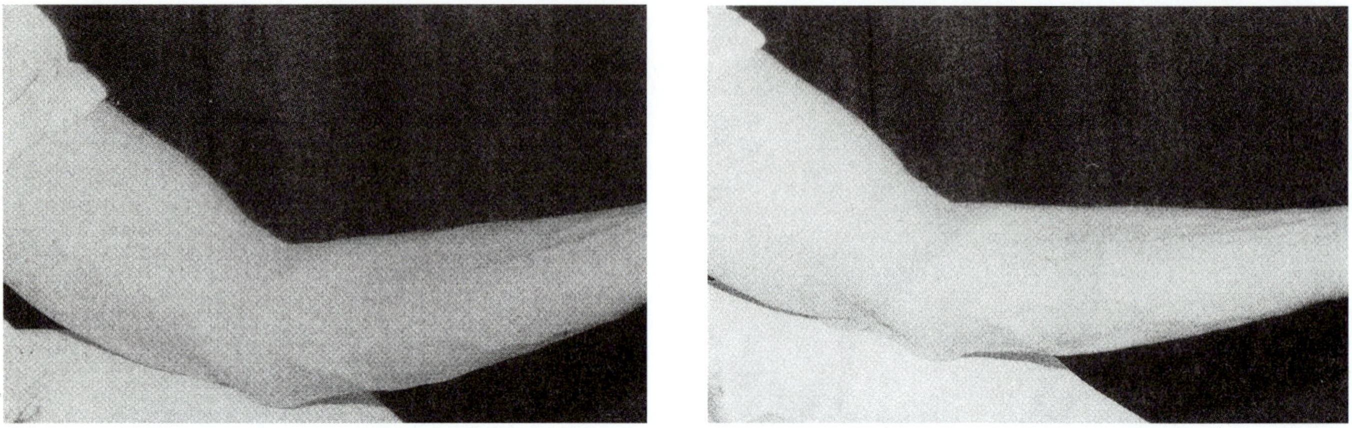

A　　B

그림 15-49 상완이두근의 중력유도성 PIR. **A,** 등척성 시기; **B,** 이완시기

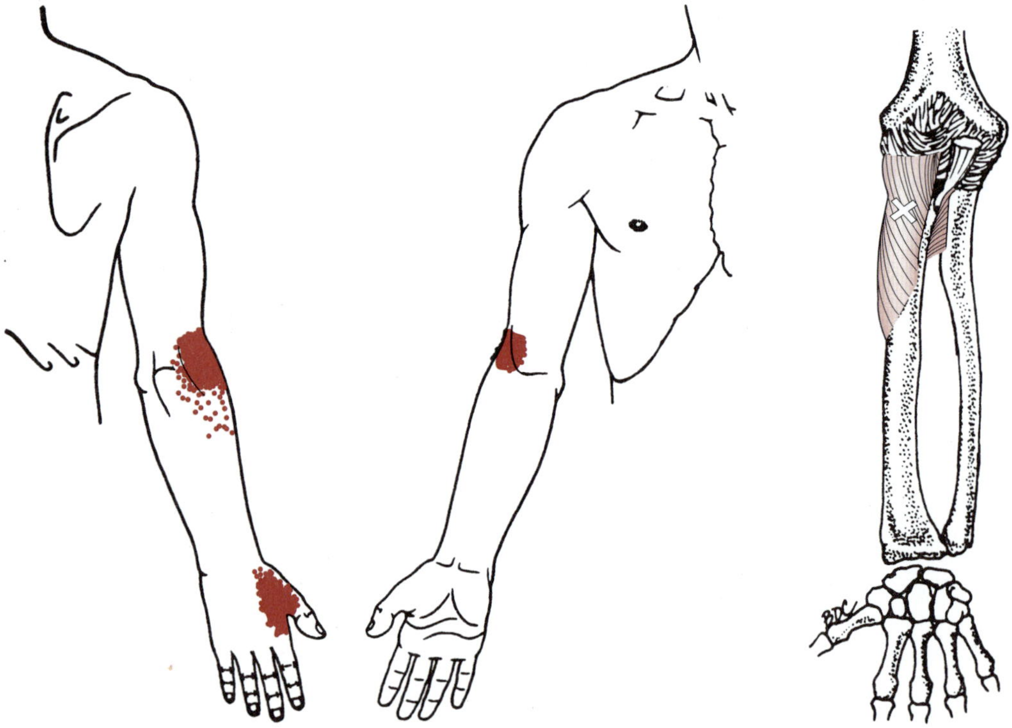

그림 15-50 오른쪽 회외근의 흔한 통증유발점(X)과 연관통 패턴. 출처: Reprinted with permission from J.G. Travell and D.G. Simons, *Myofascial Pain & Dysfunction: The Trigger Point Manual*, Vol. 1 & 2, P. 511, © 1992, Williams & Wilkins.

으로서도 가능하다. 근육의 이름에서도 알 수 있듯이 이 근육은 요척관절을 회외시키는 기능이 있다. 주관절을 신전하면 상완이두근의 회외 기능이 약해지기 때문에 주관절 굴곡상태에서의 회외 근력이 훨씬 강하다.

등척성수축 후 이완 기법이 치료에 이용되는데(그림 15-51A), 환자는 치료사의 앞에 앉아서 주관절을 환자자신의 체간에 붙인 자세에서 회외근의 신장을 위해 주관절 굴곡과 요척관절 회내 자세를 취한다. 이 자세에서 환자는 최소한의 힘으로 회외동작을 시도하고 이때 치료사는 환자의 회외동작에 대해 약 10초간 저항한 후 치료사는 회내 가동

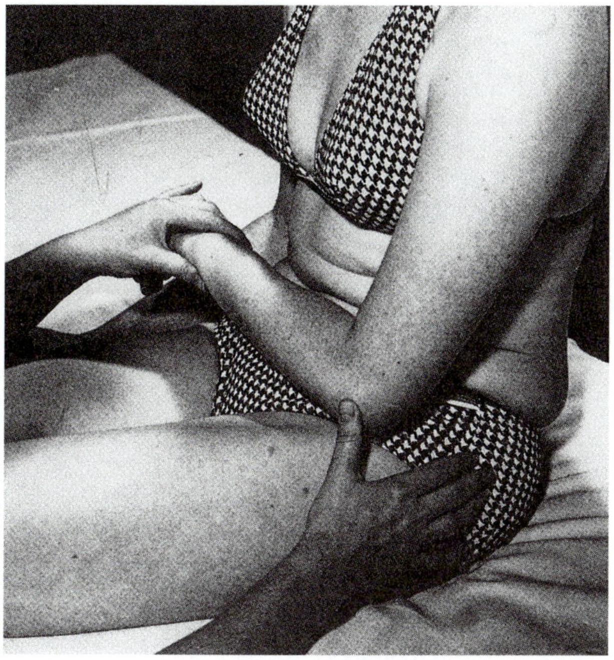

A

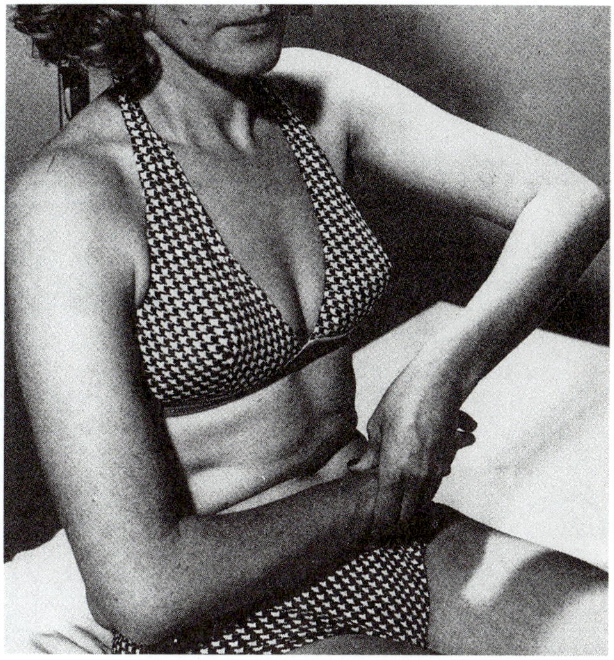

B

그림 15-51 **A,** 회외근의 PIR; **B,** 자가치료. 출처: Reprinted with permission from K. Lewit, *Manipulative Therapy in Rehabilitation of the Locomotor System*, 2nd ed., © 1991, Butterworth-Heinimann Ltd.

범위를 증가시키는 동작을 통해 회외근의 이완정도를 감지해야 한다. 새롭게 증가된 회내 가동범위를 기준으로 위와 같은 등척성수축 후 이완 기법으로 두세번 반복한다. 이런 과정이후 환자는 능동 회내를 통해 등척성수축 후 이완의 효과를 높이게 된다. 자가치료를 위해서(그림 15-51B) 환자는 치료대상의 반대쪽 팔을 이용해서 동일한 운동을 시행하면 된다.

손과 손가락 신전근(Hand and Finger Extensors)

손과 손가락 신전근은 동일한 기법으로 치료되는 근육군이다(그림 15-52).[6(p480)] 이 근육군도 외측상과 부위 통증을 유발하는 주된 근육군이며, 특히 쥐기(grip) 근력을 약화시킨다. 각각의 이 근육들은 가는 띠 모양으로서 근위부로는 외측상과 부위에서 시작하여 원위부로 주행하면서 손가락의 손등쪽 부위와 2-4중수골저(bases of metacarpals)에 부착된다. 손가락 신전근은 전완에서부터 해당 손가락까지 연관통을 유발하며, 요측수근신근과 척측수근신근은 손목까지 뻗어있으며 각각 손등의 내측과 외측에 연관통을 유발한다. 통증유발점은 전완의 배측 상단 1/3 부위에 주로 존재하며, 치료사는 손가락으로 환자의 근육을 가로지르는 방향의 촉진을 통해 검진할 수 있다. 통증이 없는 사람들도 손가락 신전근중의 한 근육에 통증유발점이 있을 수 있으며, 연축반응도 유발될 수 있다. 활동성 통증유발점은 운동을 제한시키는데, 이를 촉진하기 위해서는 치료사의 손가락으로 가능한 한 최대한의 압력으로 전완의 손바닥부위로 압박을 가하면서 양쪽 전완을 비교하게 된다.

치료를 위해서 치료사는 환자의 굴곡된 손과 손등 위에 자신의 손바닥을 위치시키고, 환자의 손가락이 전완을 향하도록 손목과 손가락을 동반 굴곡시켜서 신장을 유도한다. 이 자세에서 치료사는 환자에게 치료사의 저항에 대항하면서 손가락을 약하게 신전시키라고 하면서 약 10초간 유지한 후 환자를 이완시키고, 손가락을 전완으로 움직이면서 환자의 이완을 감지하여야 한다. 새롭게 확보된 위치에서 치료과정을 2~3회 반복하게 된다(그림 15-53A). 자가치료를 위해서 환자는 무지구근과 엄지손가락이 굴곡된 2-5번 손가락 위에 위치시키고, 손가락을 전완쪽으로 움직여서 장벽을 확인한 후 위에서 언급한 방법의 치료법을 반

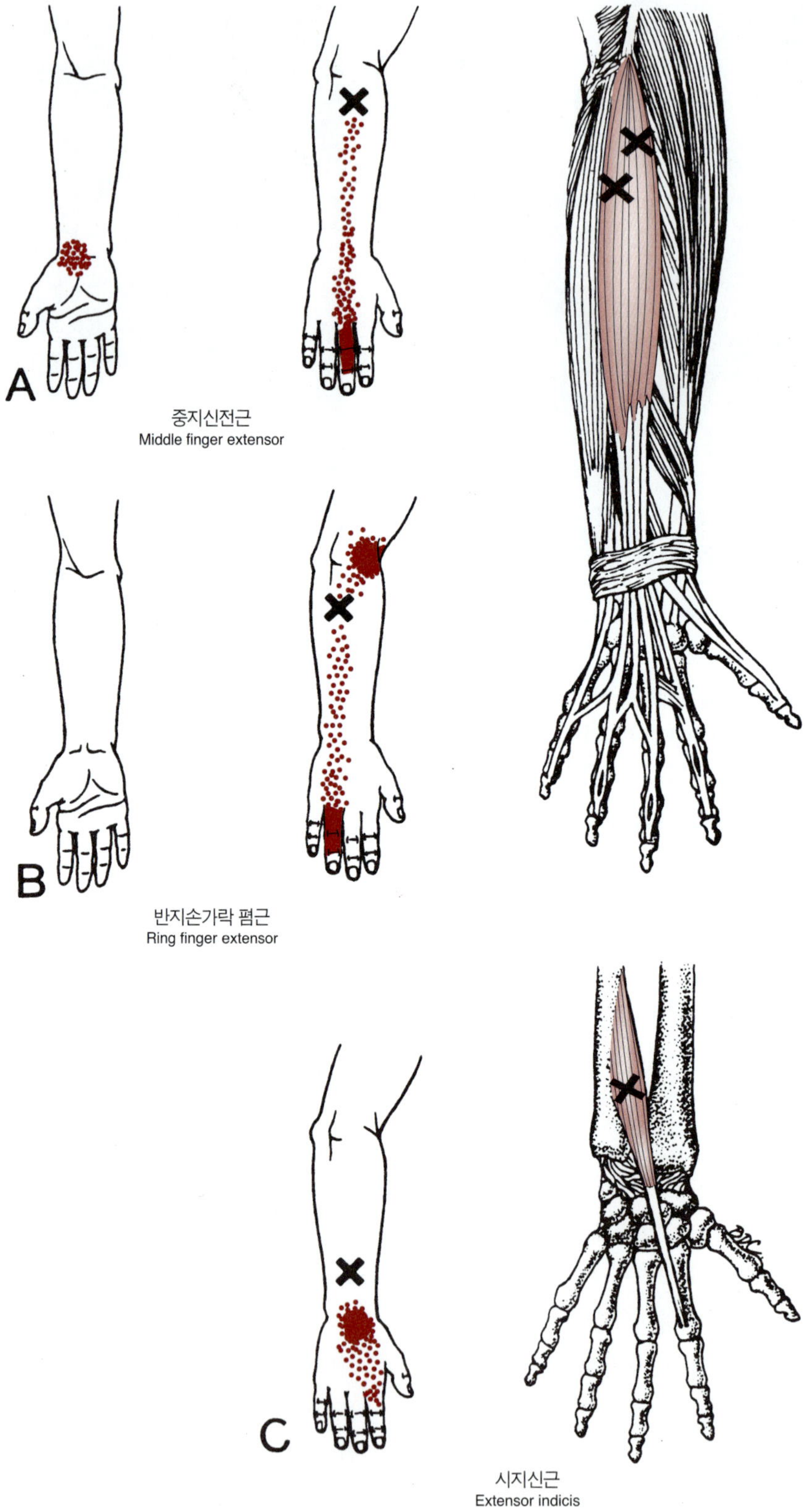

그림 15-52 오른쪽 손가락 신전근의 통증유발점(X)에 의한 통증 패턴. **A,** 중간 손가락 신전전; **B,** 네 번째 손가락 신전근; **C,** 시지 신전근. 출처: Reprinted with permission from J.G. Travell and D.G. Simons, *Myofascial Pain & Dysfunction: The Trigger Point Manual*, Vol. 1 & 2, P. 498, © 1992, Williams & Wilkins.

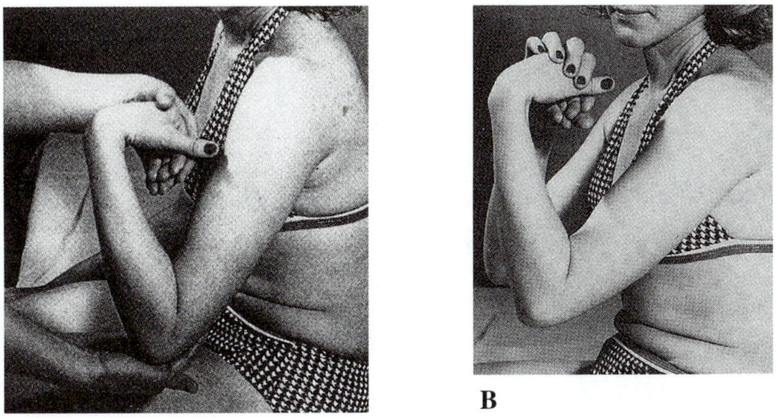

A B

그림 15-53 **A,** 손가락과 손목 신전근의 PIR; **B,** 자가치료. 출처: Reprinted with permission from K. Lewit, *Manipulative Therapy in Rehabilitation of the Locomotor System*, 2nd ed., © 1991, Butterworth-Heinimann Ltd.

복하게 된다(그림 15-53B).

외측상과 통증(테니스 팔꿈치)과 연관된 모든 근육은 상지의 기본적인 기능인 쥐기(gripping)에 필수적으로 작용하며, 테니스 라켓 등과 같이 단단히 쥐기 동작을 할 때 작용한다.

상완요골근은 상완이두근과 함께 주관절 굴곡근으로 작용하지만 흔히 손가락 신전근과 한 그룹으로 보는 경향이 있는데, 왜냐하면 요골측 신전근과 연관통 패턴이 유사하며, 신전근의 통증유발점과 감별하기가 쉽지 않기 때문이다. 또한 외측상과에도 연관통을 유발한다.

손과 손가락 굴곡근(*Hand and Finger Flexors*)

이 근육군(그림 15-54)[6(p531)]은 내측상과에서 기시하며, 이 부위의 통증과 관련이 있다. 손가락 굴곡근은 각각의 해당 손가락의 연관통을 나타내는데, 요측수근굴근과 척측수근굴근은 각각 손바닥쪽 손목의 외측과 내측에 연관통을 나타낸다. 이 근육군의 원위부 부착부위는 2-3번째 손가락, 두상골(pisiform), 그리고 2-3번째 중수골저이다. 손가락 신전근과 같이 띠 모양을 하고 있으며, 통증유발점은 전완의 중간부위에 주로 위치하는데, 치료사는 손가락을 굴리면서 근섬유의 아래에 있는 통증유발점을 촉진할 수 있다. 이 근육군의 통증은 가위를 과도하게 사용하거나, 컵과 같은 둥근 물건을 오래 쥐고 있다든지 또는 회외한 동작을 오래 유지할 때 주로 발생된다.

치료를 위해서 환자는 주관절 굴곡과 손목의 배측굴곡한 상태로 치료사와 마주 앉는다. 치료사는 환자의 요골쪽에서 척골쪽 방향으로 엄지와 검지사이에 손을 대고, 환자의 엄지는 나머지 손가락과 동일한 면에 위치하도록 신전시켜 추(fulcrum)와 같은 역할을 하도록 한다. 이 자세에서 치료사는 환자의 손바닥 척골쪽에 약한 압박을 가하면서 전완이 회내되도록 하고, 환자에게는 압박에 반대되는 방향으로의 운동인 회외동작을 하도록 하여 치료사가 가하는 회내 압력에 저항하도록 하여 약 10초간 유지한 후 이완하도록 한다. 이완 후에는 회내와 배측굴곡 가동범위의 증가가 있는가를 감지하여야 한다. 증가된 가동범위를 기준으로 이러한 치료과정을 2~3번 반복하게 된다(그림 15-55A). 자가치료를 위해서 환자는 위와 동일한 방식대로 반복하는데, 고정을 위한 손을 척골쪽에 위치시키고 엄지손가락은 환자 손의 손등부위에 대고, 회내와 배측굴곡시킨다. 이러한 과정은 최소 2~3회 반복되어야 한다(그림 15-55B).

손의 근육(Muscles of the Hand)

무지내전근(*Adductor Pollicis Muscle*)

무지내전근(그림 15-56)[6(p548)]은 엄지의 요골쪽에 연관통을 발생시키며, 무지구근 부위에 통증을 유발한다. 이 근육은 세 번째 중수골과 중수지절관절에서 기시하지만, 연관통은 침구사에게 잘 알려진 che-gu point인 두 번째 중수골의 요골쪽에서 흔히 나타난다. 통증유발점은 주로 중수지절관절 근처에 존재한다.

등척성수축 후 이완 기법 및 자가치료 방법은 아주 간단하다. 엄지를 외전하여 장벽을 확인한 후 치료사가 엄지를 외전하려는 힘에 저항하라고 하여 약 10초간 유지한 후,

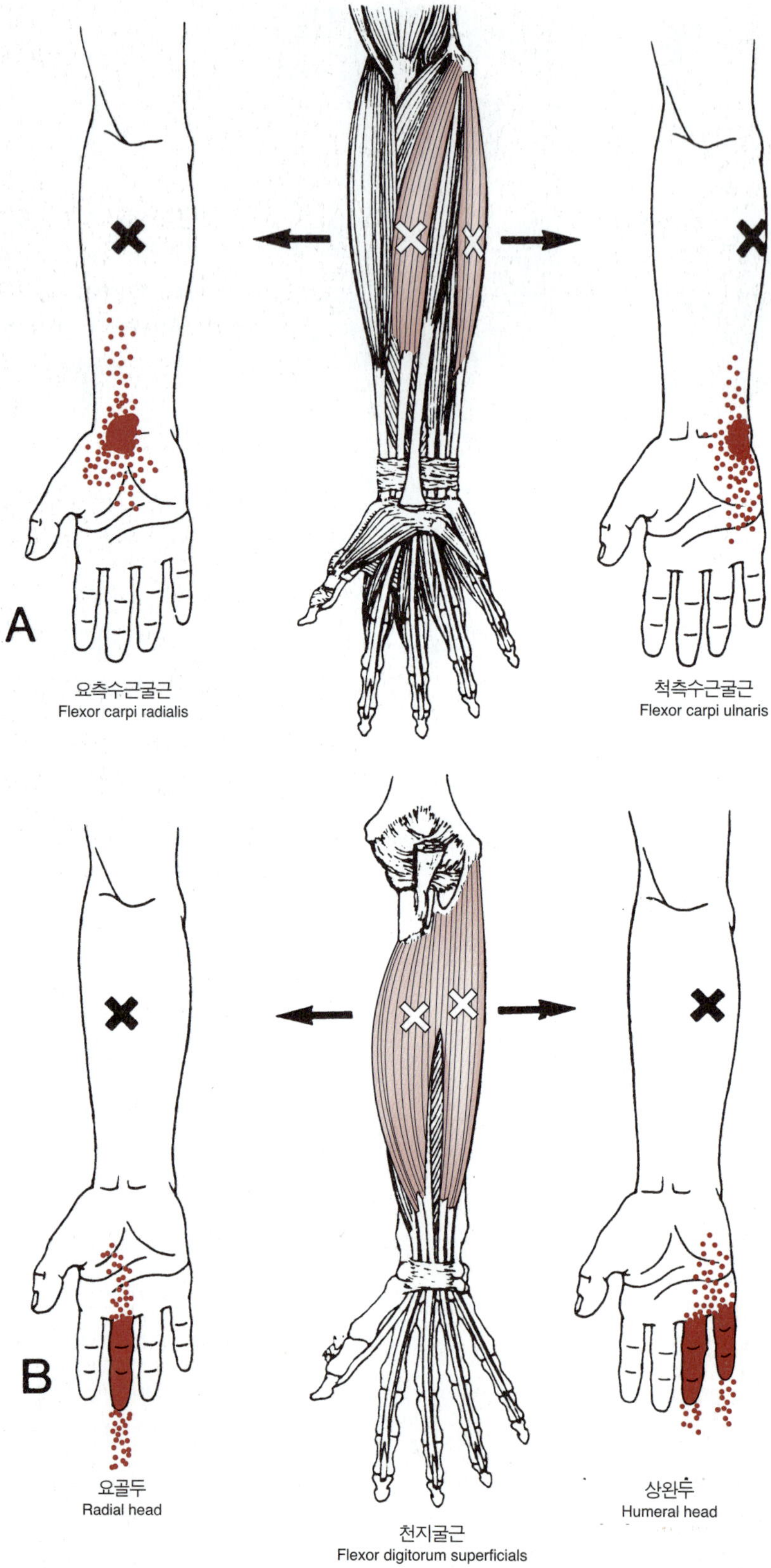

그림 15-54 오른쪽 손과 손가락 굴곡근의 통증유발점(X)에 의한 연관통 패턴. **A,** 요측수근굴근과 척측수근굴근. **B,** 천지굴근; 왼쪽은 중간손가락 패턴; 오른쪽은 네 번째와 다섯 번째 손가락 패턴. 출처: Reprinted with permission from J.G. Travell and D.G. Simons, *Myofascial Pain & Dysfunction: The Trigger Point Manual*, Vol. 1 & 2, P. 532, © 1992, Williams & Wilkins.

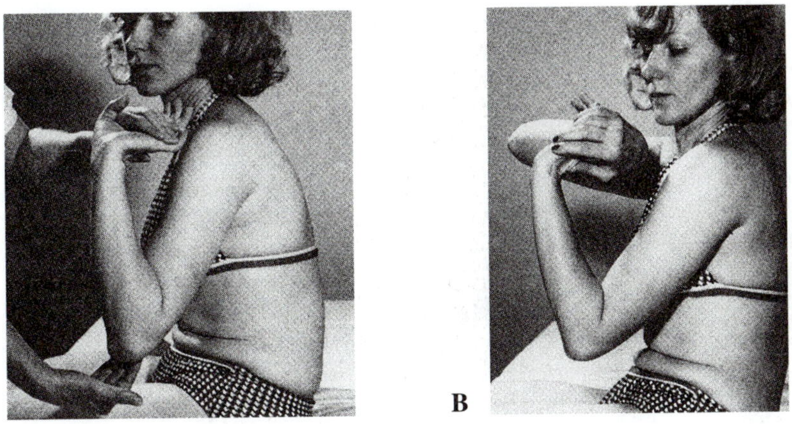

A B

그림 15-55 A, 손가락과 손목 굴곡근의 PIR; **B,** 자가치료. 출처: Reprinted with permission from K. Lewit, *Manipulative Therapy in Rehabilitation of the Locomotor System*, 2nd ed., © 1991, Butterworth-Heinimann Ltd.

이완하면 외전 가동범위가 증가된다. 이러한 과정의 치료를 새롭게 확보된 가동범위를 기준으로 2~3회 반복할 수 있다(그림 15-57B). 무지내전근의 등척성수축 후 이완에 대한 진통 효과는 che-gu point에 매우 확연히 나타나는데, 이것은 침치료에 의한 반사적 효과와 거의 동일하며, 자가치료 과정에서도 나타날 수 있다. 등척성수축 후 이완의 효과는 환자의 강력한 능동적 외전에 의해 향상될 수 있다.

무지대립근(The Opponens Pollicis)

무지대립근(그림 15-56)은 엄지손가락의 손바닥쪽에 가장 많은 연관통을 나타내며, 요골의 경상돌기 영역에도 연관통이 있다. 통증유발점은 근복의 중간부위에 위치한다. 이 근육은 첫 번째 중수골의 요골쪽 면 전체에 부착된다. 이 근육은 엄지의 대립(opposition) 동작을 일으키는 근육인데, 대립은 외전(손바닥쪽 굴곡), 굴곡, 회전이 복합된 동작임을 주지하여야 한다.

등척성수축 후 이완에 의한 치료는 무지내전근과는 달리 엄지의 요골쪽 외전(radial abduction) 동작을 통해 장벽을 확인한 후 대립동작에 대한 저항을 가한다(그림 15-58).

무지대립근과 무지내전근의 통증유발점은 "제초하는 사람의 엄지(weeder's thumb)"라고 일컫어졌다. 하지만 엄지손가락과과 두 번째 중수골사이의 물갈퀴와 같이 생긴 부위의 통증은 경추부 근육이 원인인 연관통이 흔히 나타남으로 반드시 감별진단을 하여야 한다.

고관절 근육(Muscles of the Hip Region)

장요근(The Iliopsoas Muscle)

장요근에 의한 연관통(그림 15-59)[21(p89)]은 서혜부(groin)에서부터 대퇴의 앞쪽과 척추기립근의 요추부 및 둔부까지 이른다(하지만 대체로 통증유발점은 흉요추부 척추기립근 부위에 존재한다). 가장 통증이 심한 통증유발점은 복벽의 촉진을 통해서 알 수 있다. 요근(psoas)은 배꼽의 외측부위에서 척주쪽으로 비스듬이 깊은 압력을 가하면서 촉진하고, 장골근(iliacus)은 맹장부위에서 전상장골극쪽이나 서혜인대쪽으로 압력을 가하면서 촉진한다. 이 때 복부장기의 촉진때와는 달리 환자는 다리를 펴는 자세를 취하게 되는데, 그 이유는 요추전만을 유도하여 psoas가 복벽쪽으로 좀더 밀착되게 함으로서 촉진을 용이하게 하기 위함이다. 통증유발점은 장요근이 정지하는 대퇴소전자의 위쪽에 있는 대퇴부 전면에 위치한다. 장요근의 통증유발점은 고관절 신전을 제한하고, 고관절뿐만 아니라 슬관절까지 굴곡하게 하여 이 부위에 통증을 유발하게 된다.

등척성수축 후 이완 기법은 간단하면서 매우 효과적인 치료법이다. 환자에게 바로누운자세에서 둔부는 테이블 가장자리에 걸치게 하고, 환측 다리를 테이블 아래로 늘어뜨리게 한다. 환자의 건측다리는 슬관절을 굴곡시켜 가슴쪽으로 당김으로서 요추전만을 감소시켜 편평하게 한다. 이 자세에서 환자는 환측 다리의 슬관절을 2~3 cm 가량 만드는데 이때 숨은 들이마신다(그림 15-60A). 그런 후, 다리를 내려놓으면서 이완하는데 이 때 숨은 내쉬게 된다(그림

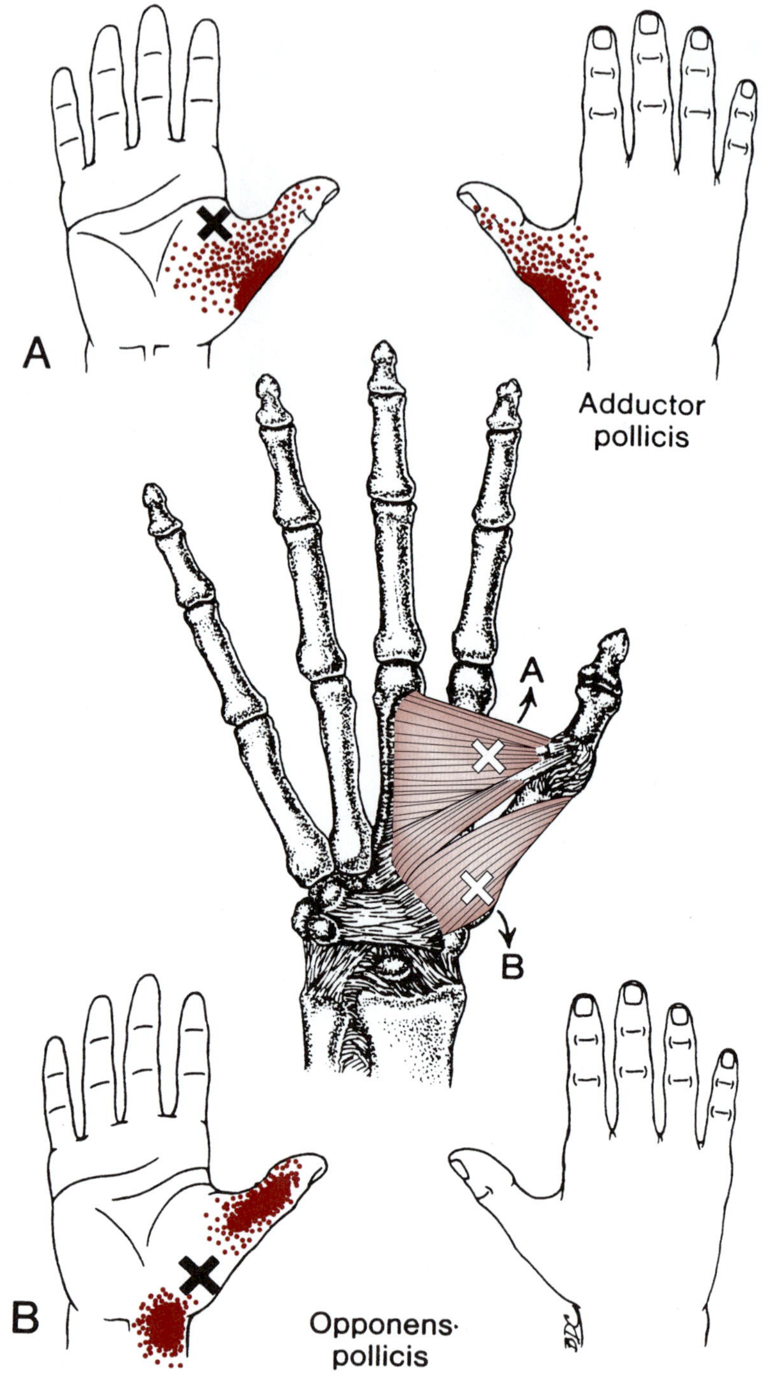

그림 15-56 오른손 엄지에 있는 두 근육의 통증유발점(X)과 연관통 패턴. **A,** 모지내전근; **B,** 모지대립근. 출처: Reprinted with permission from J.G. Travell and D.G. Simons, *Myofascial Pain & Dysfunction: The Trigger Point Manual*, Vol. 1 & 2, P. 550, © 1992, Williams & Wilkins.

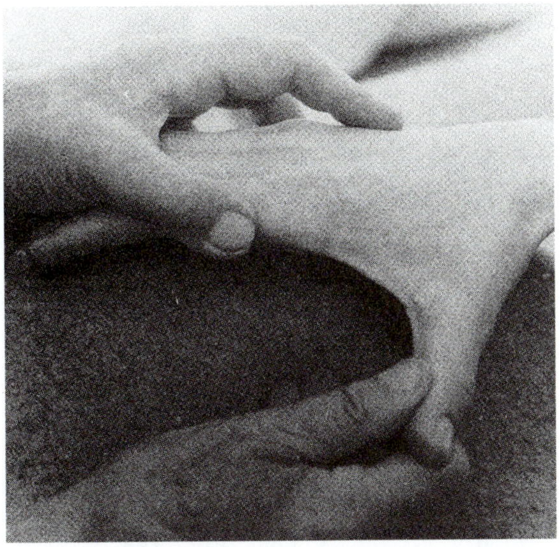

그림 15-57A 모지내전근의 PIR

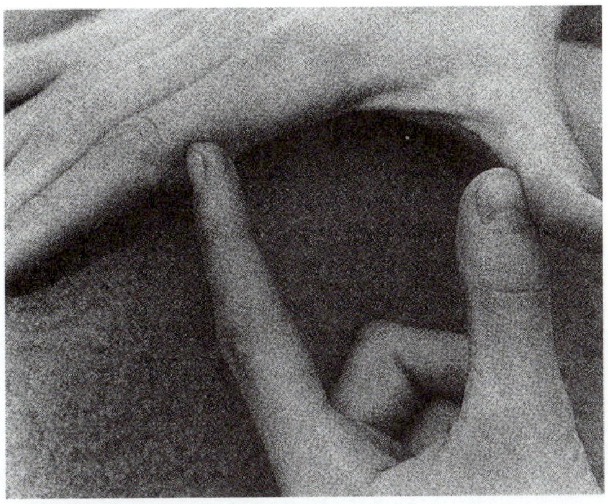

그림 15-57B 자가치료

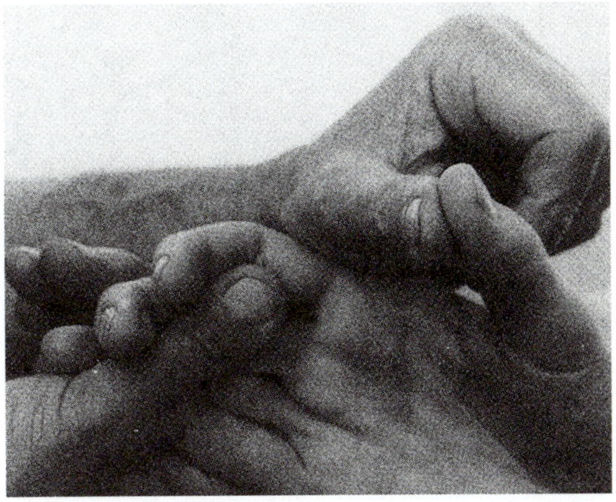

그림 15-58A 모지대립근의 PIR

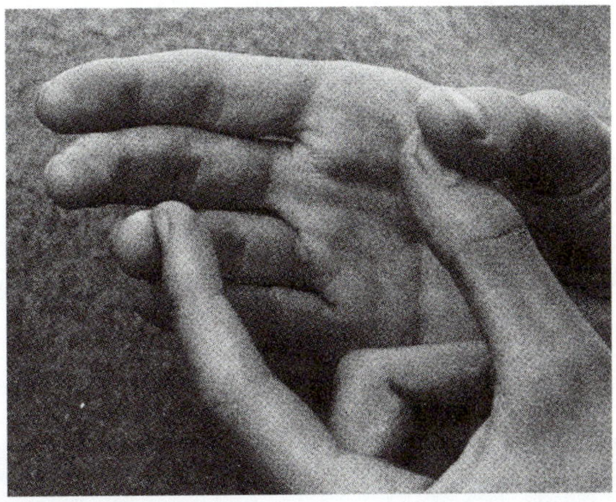

그림 15-58B 자기치료

15-60B). 등척성수축 후 이완의 효과는 고관절 능동 신장에 의해 향상된다.

대퇴직근(대퇴사두근)[The Rectus Femoris(Quadriceps)]

대퇴직근(그림 15-61)[22(p2448)]은 근막통증의 관점에서 볼 때 대퇴사두근중에서 임상적으로 가장 중요한 근육이다. 슬관절 신전 기능만을 하는 광근(vasti)과는 달리 대퇴직근은 두 관절 근육으로서 고관절 굴곡근으로도 작용한다. 대퇴사두근의 모든 부분은 대퇴의 앞쪽과 슬개골 부위까지 연관통을 나타낸다. 대퇴직근의 통증유발점은 집게 촉진(pincer palpation)에 의해 촉진되고, 광근은 스냅촉진(snapping palpation)한다. 대퇴직근의 기능이 완전하지 못하면 고관절 신전과 슬관절 굴곡을 제한하는데, 이러한 현상을 대퇴신경신전검사(femoral nerve stretch test)의 양성 반응이라고 해서 L3-L4운동분절의 기능부전과 L4 신경근 증후군(root syndrome)이 특징이다. 이러한 양쪽 상태 모두에서 대퇴직근에 통증유발점이 주로 존재하는데 이러한 사실은 신경학자에게 널리 알려져 있지 않은 실정이다.

중력유도성 등척성수축 후 이완 기법은 가장 유용한 치료법으로서 대퇴사두근 전체에 동일하게 적용된다. 환자는 장요근 치료 자세와 유사하게 바로누운자세를 취하지만, 무릎을 들어올리는 대신 하퇴를 신전하여 슬관절이 신전된

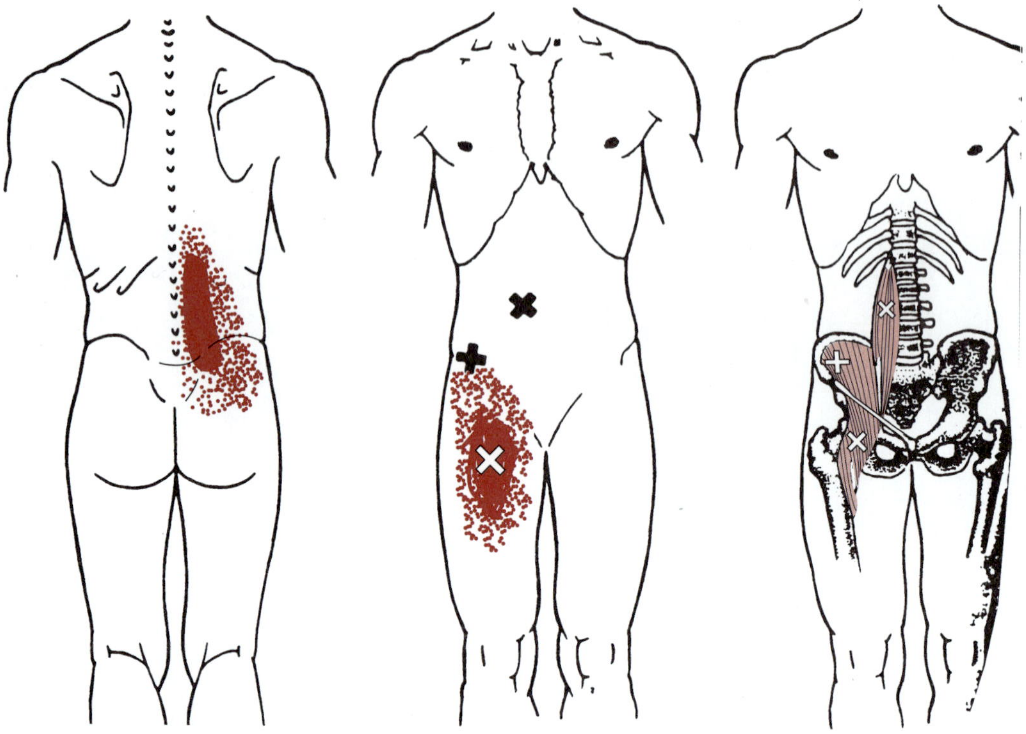

그림 15-59 오른쪽 장요근에서 촉지되는 통증유발점(X)과 연관통 패턴. 주된 통증부위는 짙은 부위이고 점으로 표시된 부위는 관련통증 부위. 출처: Reprinted with permission from J.G. Travell and D.G. Simons, *Myofascial Pain & Dysfunction: The Trigger Point Manual*, Vol. 1 & 2, P. 90, © 1992, Williams & Wilkins.

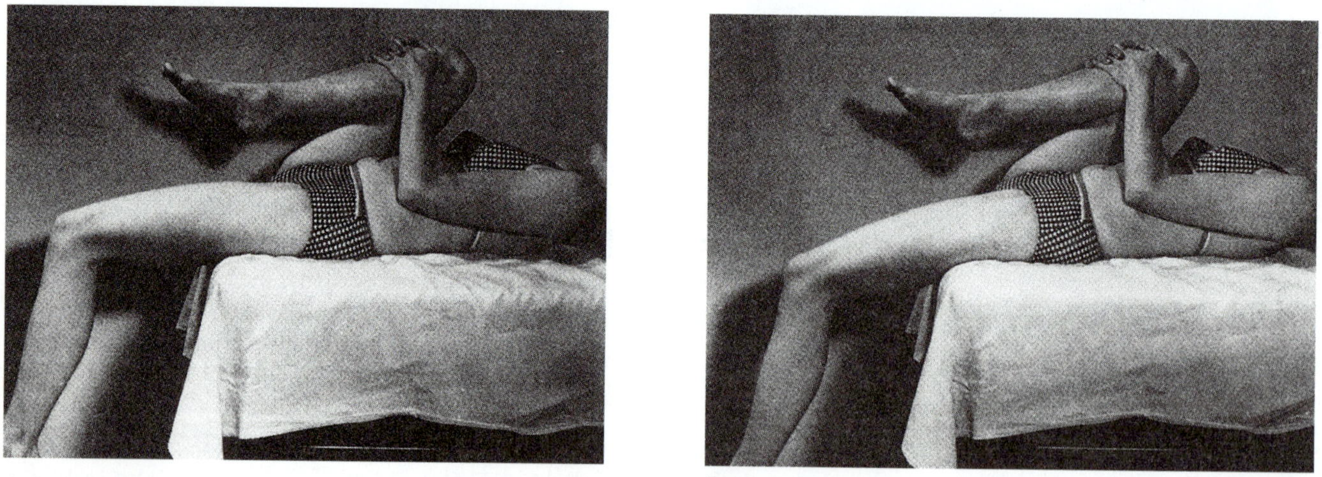

A B

그림 15-60 장요근의 중력유도성 PIR. **A,** 등척성 시기; **B,** 이완시기. 출처: Reprinted with permission from K. Lewit, *Manipulative Therapy in Rehabilitation of the Locomotor System*, 2nd ed., © 1991, Butterworth-Heinimann Ltd.

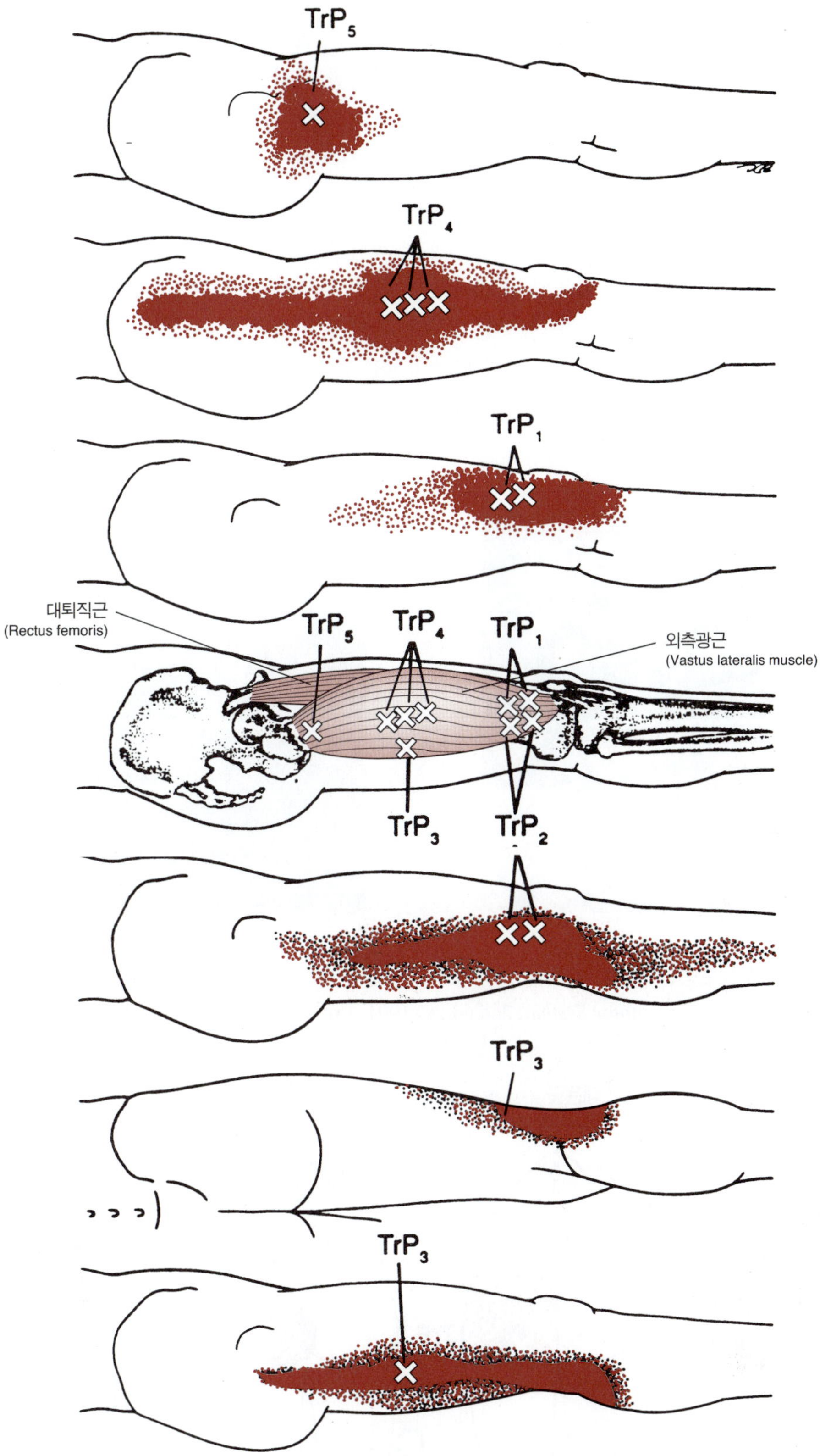

그림 15-61 오른쪽 외측광근의 통증유발점(X)과 연관통 패턴. 대퇴직근은 옅은 회색. 짙은 부위가 통증유발점에 의해 거의 모든 환자가 경험하는 통증 부위. 점으로 표시된 부위는 주된 연관통 부위가 확장될 때 나타나는 통증 영역. TrP_1은 슬개골 가동성을 제한. TrP_4는 대퇴근막장근에 가까이 위치하면서 전기가 통하는 듯한 통증을 유발하여 환측으로 누워서 잘 수가 없다. 출처: Reprinted with permission from J.G. Travell and D.G. Simons, *Myofascial Pain & Dysfunction: The Trigger Point Manual*, Vol. 1 & 2, P. 254, © 1992, Williams & Wilkins.

상태의 수평위치로 약 20초간 유지한 후(그림 15-62A), 이완하여 슬관절을 굴곡한 채 최소 20초간 유지하게 된다(그림 15-62B).

대둔근(*The Gluteus Maximus*)

대둔근의 통증유발점에 의한 연관통(그림 15-63)[22(p132)]은 주로 둔부에 나타난다. 미골의 통증이나 압통의 존재여부는 임상적으로 매우 중요하다. 통증유발점의 촉진은 건측이 아래로 가도록 옆으로 누운 채 환측 고관절은 굴곡이 된 자세에서 스냅촉진을 한다. 대둔근은 고관절 신전과 외회전의 기능을 한다. 대둔근은 고관절 신전기능을 수행하지만, 다양한 동작 상황에 따라 활성도의 차이가 뚜렷하다. 예를 들면, 걷기 또는 구부린 자세에서 펴기 등의 동작에서는 대둔근의 활성도가 비교적 낮은 편인 반면 오르막 보행이나 계단오르기 또는 앉은 자세에서 일어서기 동작시에는 활성도가 두드러진다. 대둔근이 이완되어야 될 가장 흔한 상황은 미골부위의 통증이나 압통이 있는 경우이다. 미골부위는 촉진시 압통이 있는 경우가 자발적 통증의 경우보다 흔하며, 환자가 자각하는 미골부위의 통증은 이 구조물 자체가 원인인 경우 이외의 다른 원인이 많다는 것을 이해하는 것

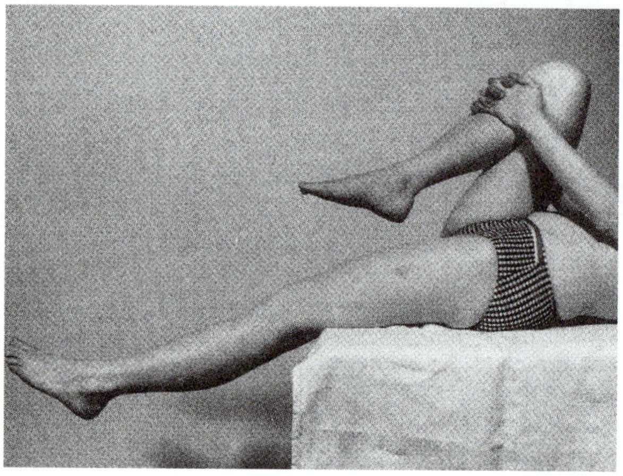

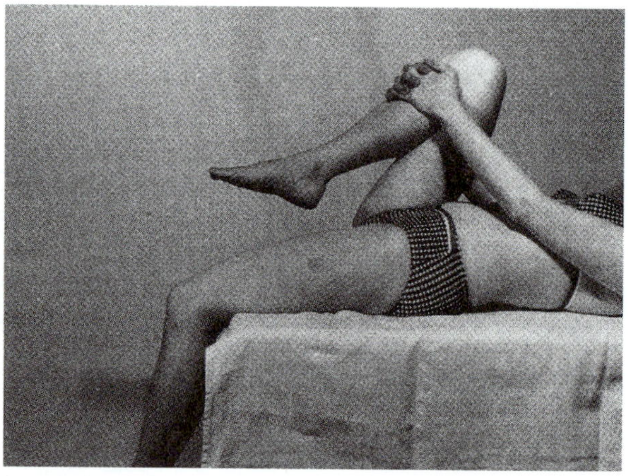

그림 15-62 대퇴사두근의 중력유도성 PIR. **A,** 등척성 시기; **B,** 이완시기. 출처: Reprinted with permission from K. Lewit, *Manipulative Therapy in Rehabilitation of the Locomotor System*, 2nd ed., © 1991, Butterworth-Heinimann Ltd.

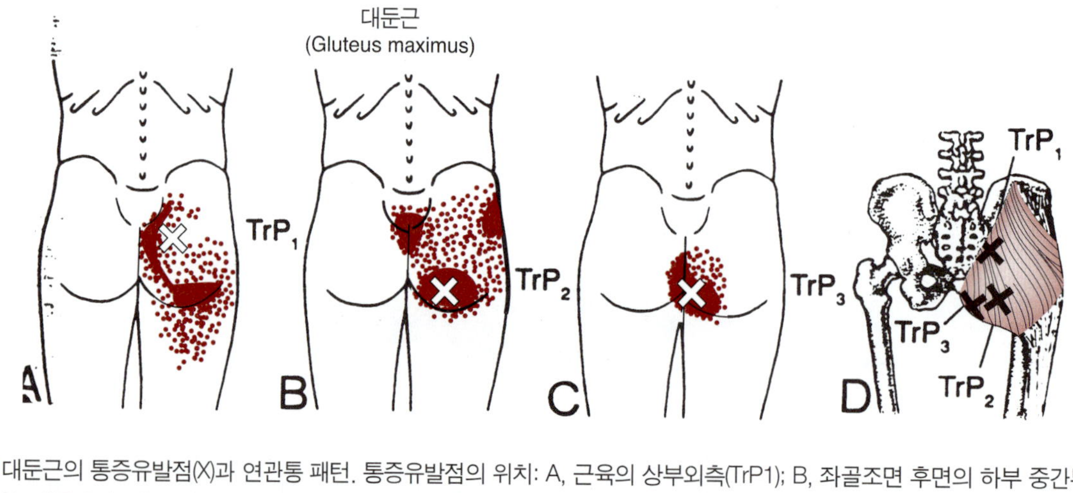

그림 15-63 대둔근의 통증유발점(X)과 연관통 패턴. 통증유발점의 위치: A, 근육의 상부외측(TrP1); B, 좌골조면 후면의 하부 중간부위(TrP2); C, 내측하부(TrP3); D, 대둔근에 있는 TrP_1, TrP_2, TrP_3 위치. 출처: Reprinted with permission from J.G. Travell and D.G. Simons, *Myofascial Pain & Dysfunction: The Trigger Point Manual*, Vol. 1 & 2, P. 133, © 1992, Williams & Wilkins.

은 매우 중요하다. 미골통증의 중요한 증상으로서 앉은 자세를 취했을 때 미골부위의 불편감이 있다는 것인데, 이러한 증상은 많은 다른 경우에서도 나타날 수 있다. 심리적 긴장이 있을 때도 이러한 불편감을 유발하는 중요한 역할을 한다. 그러므로 미골의 촉진의 촉진을 통한 진단을 매우 중요하다. 하지만 미골부위의 압통점은 미골 끝의 복측(ventral side)에만 존재하기 때문에 촉진을 위해서는 환자가 체간을 전방굴곡한 자세에서만 가능하다.

대둔근의 등척성수축 후 이완은 발뒷꿈치가 바깥쪽을 향하도록 엎드린 자세에서 시행하는 것이 가장 효과적이다. 치료사는 환자의 엉덩이 항문 높이에 손을 엇갈리게 하여 양쪽 둔부에 손을 위치시킨다. 일반적으로 이 자세에서 치료사는 긴장도를 감지할 수 있다. 치료사는 환자에게 약한 힘으로 엉덩이 모으기를 한 후(즉 항문을 조이는 동작을 주문) 약 10초간 유지하게끔 한 후 힘을 빼라고 한다. 환자가 힘을 뺀 이완시기 동안에 치료사는 자신의 손으로 환자의 대둔근이 얼마나 효과적으로 이완하고 있는지를 감지하여야 한다. 치료사는 대둔근의 이완을 통해 환자가 만족할 때까지 이러한 과정을 반복하게 된다(그림 15-64). 자가치료를 위해서 환자는 바로누운자세에서 발뒷꿈치가 안쪽을 향하도록 한 채 손은 둔부에 위치시킨다. 환자는 약한 힘으로 엉덩이 모으기를 한 상태로 약 20초간 유지한 후 이완상태로 20초를 유지한다. 이 기법의 장점으로서 이 자세에서 대둔근과 함께 미골에 부착된 항문거근(levator ani) 함께 항상 반응한다는 것이다. 이 방법은 단지 이완을 위한 것이며 신장을 위한 것은 아니다.

슬건근

슬건근(The Hamstrings)(그림 15-65)[22(p315)]은 전체적으로 대퇴부의 뒤쪽과 하퇴의 상부에 연관통을 나타내는데 그중에서 대퇴이두근은 부착부위인 비골두에 그리고 나머지 근육들은 부착부위인 좌골결절에 연관통을 나타낸다. 대퇴직근과 같이 슬건근은 두관절 근육으로서 고관절 신전과 슬관절 굴곡에 관여한다. 고관절 신전 기능은 걷기나 구부린 자세에서 체간신전과 같은 동작 시에 대둔근보다 활동성이 두드러진다. 통증유발점은 집게 촉진을 통해 대퇴의 중간부나 아래쪽 1/3 지점에서 촉진된다. 팽팽한 슬건근은 하지수직거상을 제한한다.

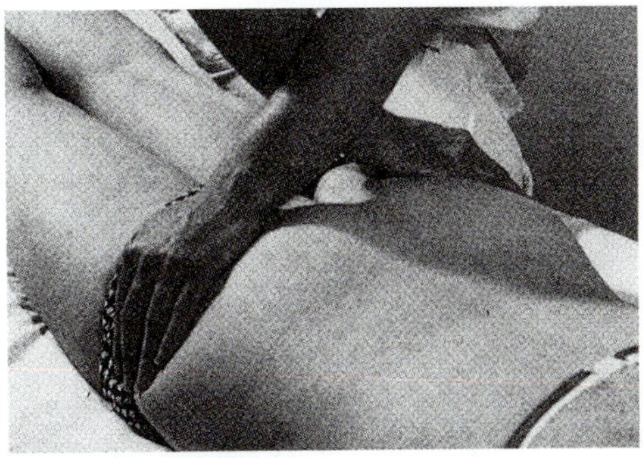

그림 15-64 대둔근의 PIR. 출처: Reprinted with permission from K. Lewit, *Manipulative Therapy in Rehabilitation of the Locomotor System*, 2nd ed., © 1991, Butterworth-Heinimann Ltd.

좌골결절 통증의 원인인 반건양근과 반막양근의 치료는 중력유도성 등척성수축 후 이완이 가장 효과적이다. 환자는 엎드린 자세에서 하퇴는 테이블 밖으로 위치시킨 상태에서 약 20초간 환측 하지의 거상을 유지한 후(그림 15-66A), 이완한 상태로 최소 20초간 유지한다(그림 15-66B). 이런 과정을 2~3회 반복하게 된다.

비골두 통증의 원인인 대퇴이두근의 치료를 위해서 환자는 바로누운자세를 취하고, 치료사는 환자의 발쪽 테이블 끝에 선다. 치료사는 오른손으로 환자의 오른발을 잡는데(또는 왼손으로 왼발을 잡는다) 발을 내회전시키기 위해 엄지가 발뒷꿈치에 닿고 새끼손가락은 새끼발가락에 닿도록 잡는다. 치료사는 신전된 다리를 거상시키면서 완전한 신장이 될 때까지 고관절 내전이 되도록 하며, 동시에 외회전시킨다. 이 자세에서 환자는 외회전을 시도하는 치료사의 힘에 저항하면서 약 10초간 유지하도록 한다. 이완시기 동안에는 내회전, 하지수직거상, 내전 가동범위가 증가하게 된다. 이러한 과정을 최소 2~3회 반복한다(그림 15-67A).

자가치료를 위해서 환자는 두 발을 적당히 벌린 상태로 기립한 자세에서 환측 다리를 내회전시킨다. 충분한 신장을 위해 환자는 반대쪽 발을 앞으로 조금 내딛어서 체간의 회전에 의해 고관절이 굴곡되도록 한다. 그 후 환자는 고관절을 외회전시킨 채로 약 10초간 유지한다. 그후 이완하면서 반대쪽 다리의 무릎을 굽히면서 체간의 회전을 증가시킨다(그림 15-67B).

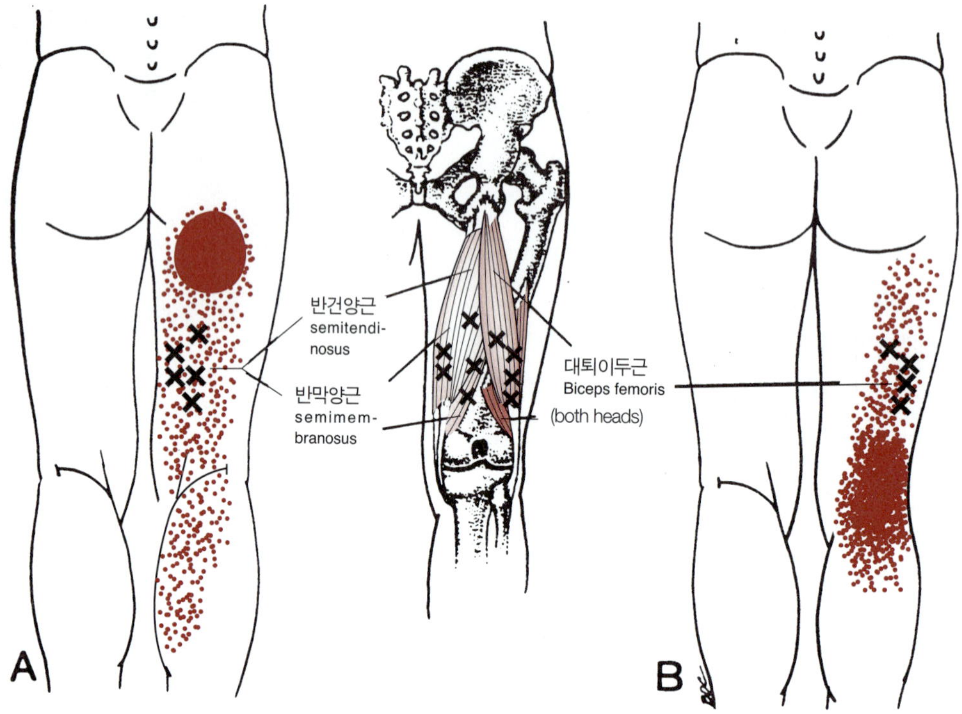

그림 15-65 오른쪽 슬건근의 통증유발점(X)과 연관통 패턴. 짙은 영역은 통증유발점에 의한 연관통이 나타나는 주된 통증 영역. 점으로 표시된 부위는 소수의 환자에게서 나타나는 확장된 통증 영역. **A,** 반건양근과 반막양근; **B,** 대퇴이두근의 장두와 단두. 출처: Reprinted with permission from J.G. Travell and D.G. Simons, *Myofascial Pain & Dysfunction: The Trigger Point Manual*, Vol. 1 & 2, P. 317, © 1992, Williams & Wilkins.

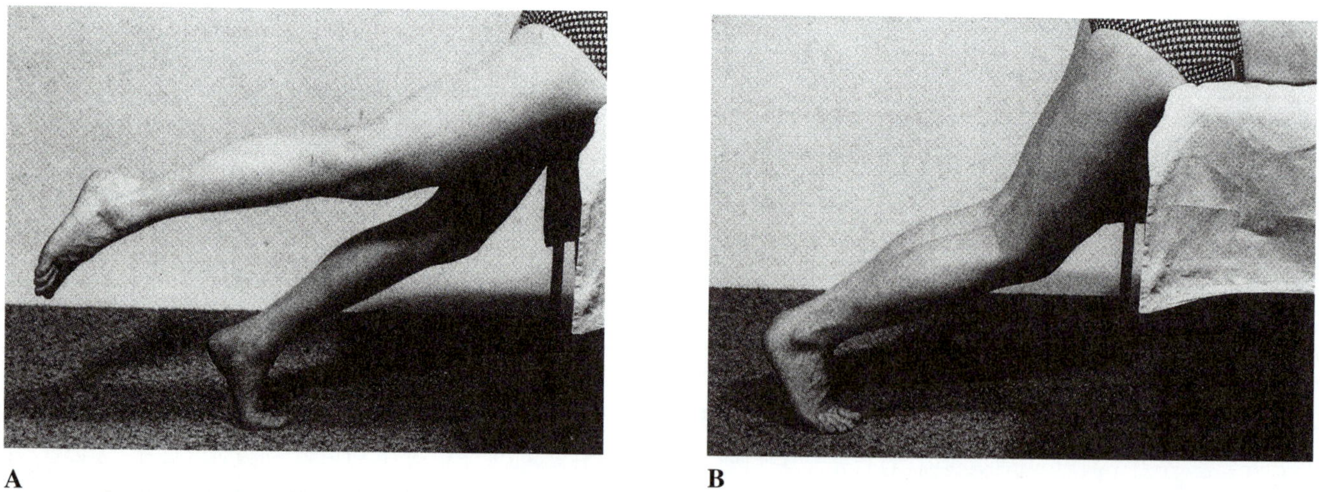

그림 15-66 슬건근의 중력유도성 PIR. **A,** 등척성 시기; **B,** 이완시기. 출처: Reprinted with permission from K. Lewit, *Manipulative Therapy in Rehabilitation of the Locomotor System*, 2nd ed., © 1991, Butterworth-Heinimann Ltd.

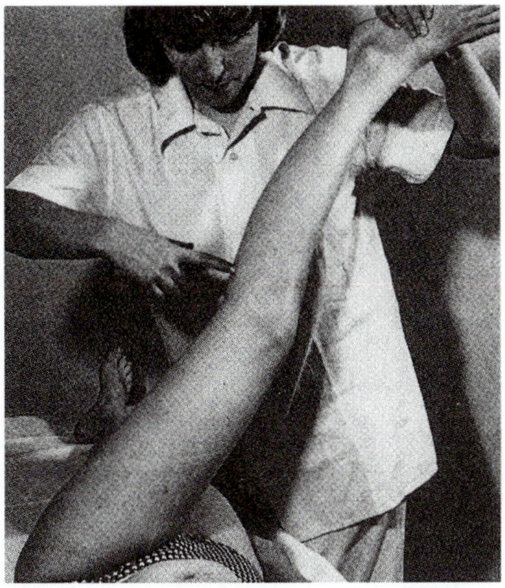

A

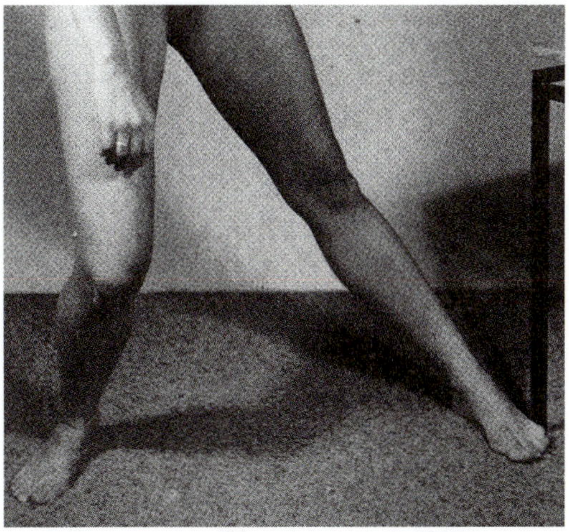

B

그림 15-67 A, 대퇴이두근의 PIR; B, 자가치료. 출처: Reprinted with permission from K. Lewit, *Manipulative Therapy in Rehabilitation of the Locomotor System*, 2nd ed., © 1991, Butterworth-Heinimann Ltd.

외전근(The Abductors)

중둔근(그림 15-68)[22(p150)]: 중둔근의 연관통은 흔히 요통의 형태로 나타나는데 이 근육의 3개의 통증유발점은 주로 장골능의 뒤쪽, 천골, 둔부의 후외측에 연관통과 압통이 나타낸다. 통증유발점은 장골능의 바로 아래에 있으면서 촉진시 압통이 있을 수 있고 또한 대전자 부위에도 압통점이 존재한다. 능동 외전 시 통증이 있다. 고관절 외전근으로서의 중둔근의 주된 기능은 보행이나 외발서기동안 골반을 안정화시키는 것이다.

소둔근(그림 15-69)[22(p168)]: 소둔근에 의한 연관통은 심

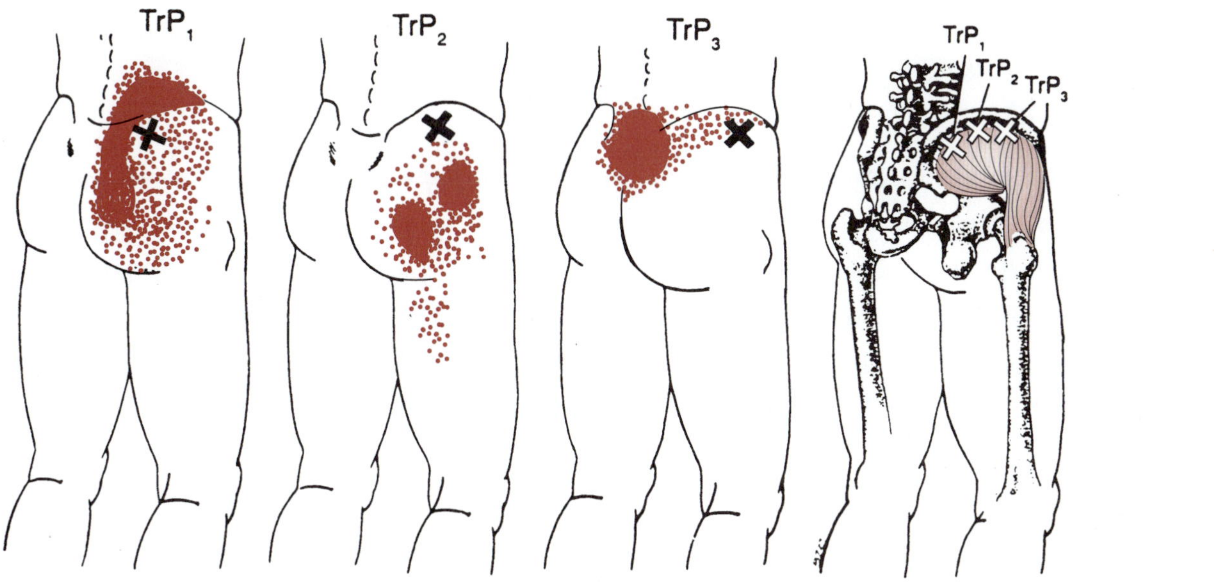

그림 15-68 오른쪽 중둔근의 통증유발점(X)과 연관통 패턴. 가장 내측의 TrP1은 장골능, 천장관절 그리고 천골에 연관통을 나타냄. TrP_2는 TrP_1에 비해 보다 상외측에 있으며, 둔부와 상부대퇴의 후면과 외측면에 연관통을 나타냄. 가장 전면에 위치하는 TrP_3은 흔하지 않으며, 천골과 하부요골 부위에 양측성으로 연관통을 나타냄. 출처: Reprinted with permission from J.G. Travell and D.G. Simons, *Myofascial Pain & Dysfunction: The Trigger Point Manual*, Vol. 1 & 2, P. 151, © 1992, Williams & Wilkins.

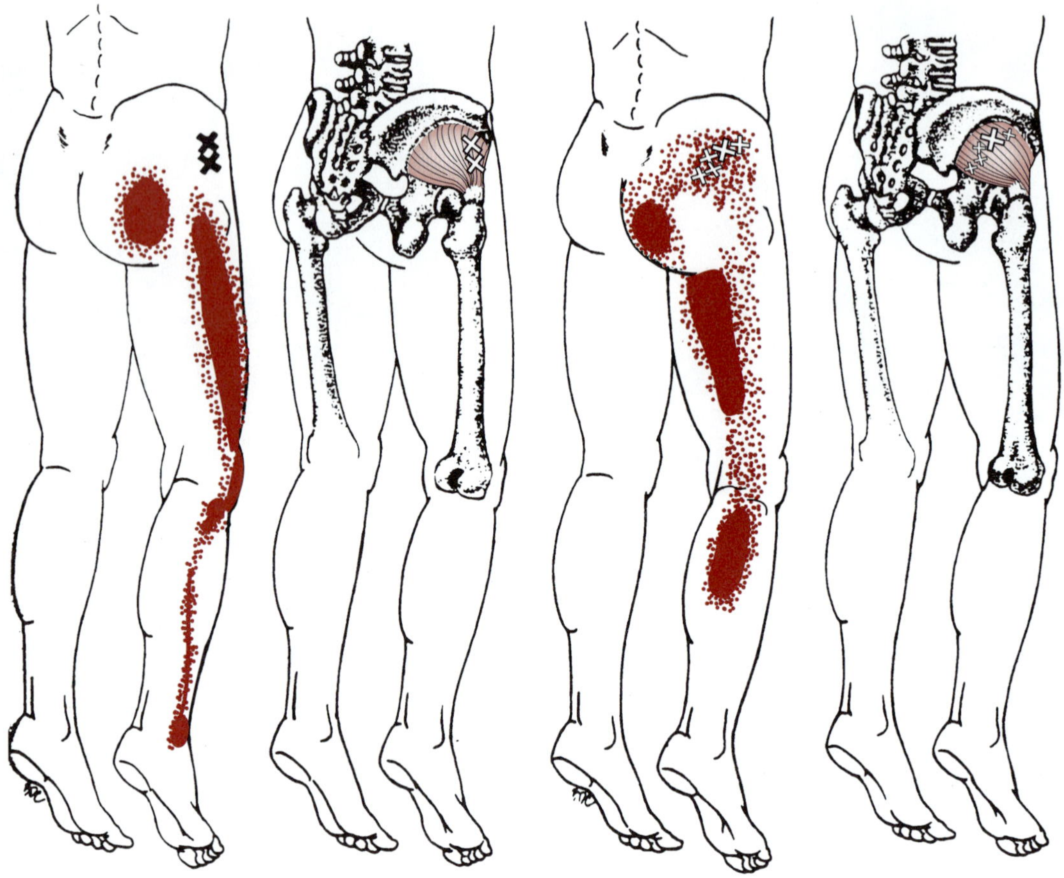

그림 15-69 왼쪽: 오른쪽 소둔근의 전면부 통증유발점(X)과 연관통 패턴. 주된 통증부위는 짙은 부위이고, 심한 환자의 경우에는 점선으로 표시된 부위까지 확장됨. 오른쪽:오른쪽 소둔근의 후면부 통증유발점(X)과 연관통 패턴. 큰 X마크 부위가 가장 흔한 소둔근 후면부 통증유발점 부위. 가장 앞쪽의 작은 X부위가 이 근육의 전면부와 후면부 연접부. 출처: Reprinted with permission from J.G. Travell and D.G. Simons, *Myofascial Pain & Dysfunction: The Trigger Point Manual*, Vol. 1 & 2, P. 169, © 1992, Williams & Wilkins.

하게 나타날 수 있지만, 그 원인은 아직 밝혀지지 않았다. 연관통은 하지의 후외측에 나타나며 족관절 외측에까지 확장될 수 있어서 좌골신경통(sciatica)과 유사한 통증 형태이다. 이러한 통증은 보행을 방해하기에 충분하다. 심부의 통증유발점을 촉진하기가 쉽지는 않다. 앞쪽 통증유발점은 환자가 바로누운자세에서 전상장골극의 바로 아래부분에서 찾아야 하며 대퇴근막장근에 가까이 있고, 뒤쪽 통증유발점은 이상근(piriformis)의 바로 위에 위치한다.

대퇴근막장근(그림 15-70)[22(p217)]: 이 근육에 의한 연관통은 대퇴의 외측을 따라 하방으로 전달되어 무릎에 까지 이른다. 슬개골의 상부모서리 부위에 통증이 있을 수 있으며, 장경인대도 촉진시 압통이 있다. 이 근육은 전상장골극 가까이 부착되어 있다. 통증유발점은 대전자와 전상장골극 사이의 중간지점에서 촉진된다. 그래서 환자는 환측이 아래로 향하도록 옆으로 누운자세에서 이 부위에 불편감을 느끼게 된다. 대퇴근막장근의 기능은 중둔근과 동시에 작용하면서 고관절 외전과 골반의 안정을 위해 중둔근을 보조하는 것이다. 하지만 중둔근이 약한 경우에는 대퇴근막장근이 우세하게 작용하여 고관절 외전과 굴곡의 중간방향의 움직임을 나타낸다. 만약 이 근육이 팽팽하면, 고관절 내전을 제한한다.

위의 세 근육을 치료하기 위해서 중력유도성 등척성수축 후 이완 기법이 이용된다. 환자는 옆으로 누운자세에서 테이블쪽 하지의 고관절과 슬관절을 굴곡하고, 치료대상 하지(위쪽 하지)는 테이블 아래쪽으로 늘어뜨려 세 개의

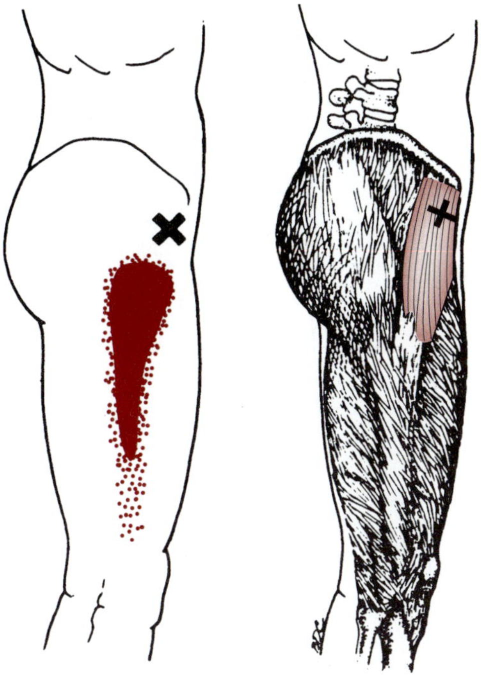

그림 15-70 오른쪽 대퇴근막장근의 통증유발점(X)과 통증 패턴. 출처: Reprinted with permission from J.G. Travell and D.G. Simons, *Myofascial Pain & Dysfunction: The Trigger Point Manual*, Vol. 1 & 2, P. 218, © 1992, Williams & Wilkins.

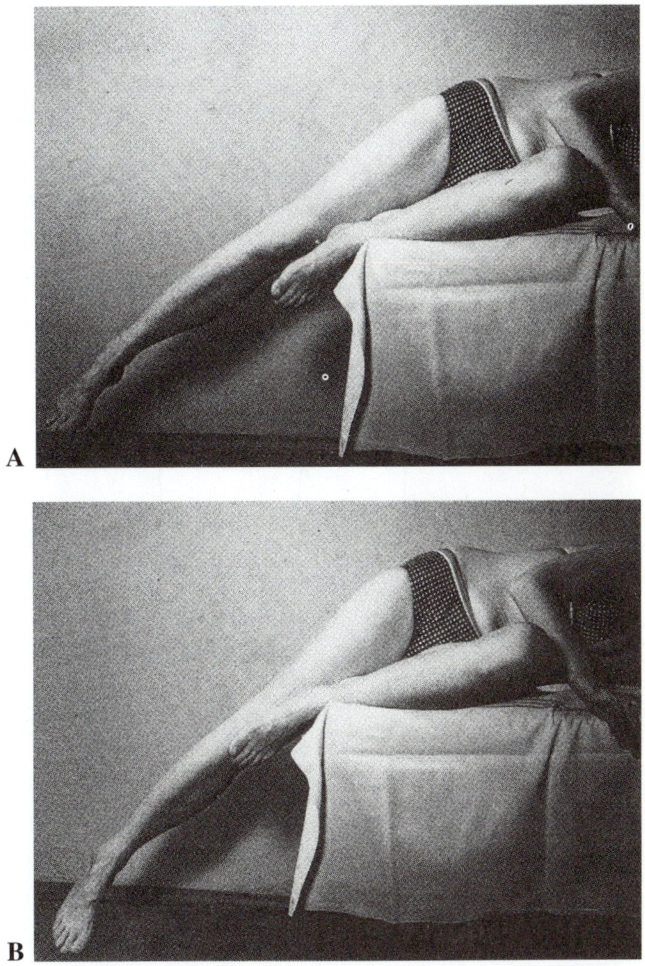

그림 15-71 고관절 외전근의 중력유도성 PIR. **A,** 등척성 시기; **B,** 이완시기. 출처: Reprinted with permission from K. Lewit, *Manipulative Therapy in Rehabilitation of the Locomotor System*, 2nd ed., © 1991, Butterworth-Heinimann Ltd.

중둔근이 충분히 신장되도록 한다. 이 자세에서 환자는 치료대상 고관절을 약하게 외전한 자세로 약 20초간 유지한 후(그림 15-71A), 이완한 상태로 최소 20초간 유지하게 된다(그림 15-71B). 등척성수축 후 이완은 능동내전을 통해서 향상될 수 있다.

내전근(The Adductors)

내전근군(그림 15-72)[22(p289)]은 치골근, 단내전근, 대내전근, 장내전근, 박근으로 구성된다. 이 근육군의 개별 근육에 대한 치료는 동일하게 적용되고, 통증패턴의 차이도 거의 없기 때문에 이 장에서는 개별근육에 대한 논의는 하지 않기로 한다. 통증패턴은 주로 대퇴의 전내측에 나타나며, 서혜부에 통증이 뻗치는 현상은 중요하고 때때로 심한 골반내 통증의 원인이 되기도 한다. 이러한 통증패턴은 무릎과 박근의 부착부에까지 이른다. 치골의 근위부착부에도 압통이나 통증이 있을 수 있다. 내전근군의 개별 근육들은 그 이름에 기능을 암시하고 있다. 전면부와 후면부 근육들은 각각 대퇴의 내회전과 외회전을 보조한다. 이 근육군의 긴장도 상승여부는 Patrick 검사(fabere: 굴곡, 외전, 외회전, 신전)를 통해 알 수 있는데, 이를 위해서 환자는 바로 누운자세에서 검사측 하지의 발을 반대측 하지의 무릎 옆에 놓고 고관절을 외전시킨다. 정상인 경우에는 이 검사 자세에서 내전근군의 긴장없이 검사측 하지의 무릎이 테이블에 닿아야 한다. 이 검사의 양성반응은 검사측 무릎이 테이블에 닿지 않고, 근부착부인 서혜부의 치골에 긴장도가 있으며, 촉진 시 치골결합부위와 함께 압통이 있다. 얕은 층의 통증유발점은 집게 촉진되며, 깊은 층은 심부압박이나 스냅촉진으로 촉진이 가능하다.

중력유도성 등척성수축 후 이완 기법을 이용한 치료를

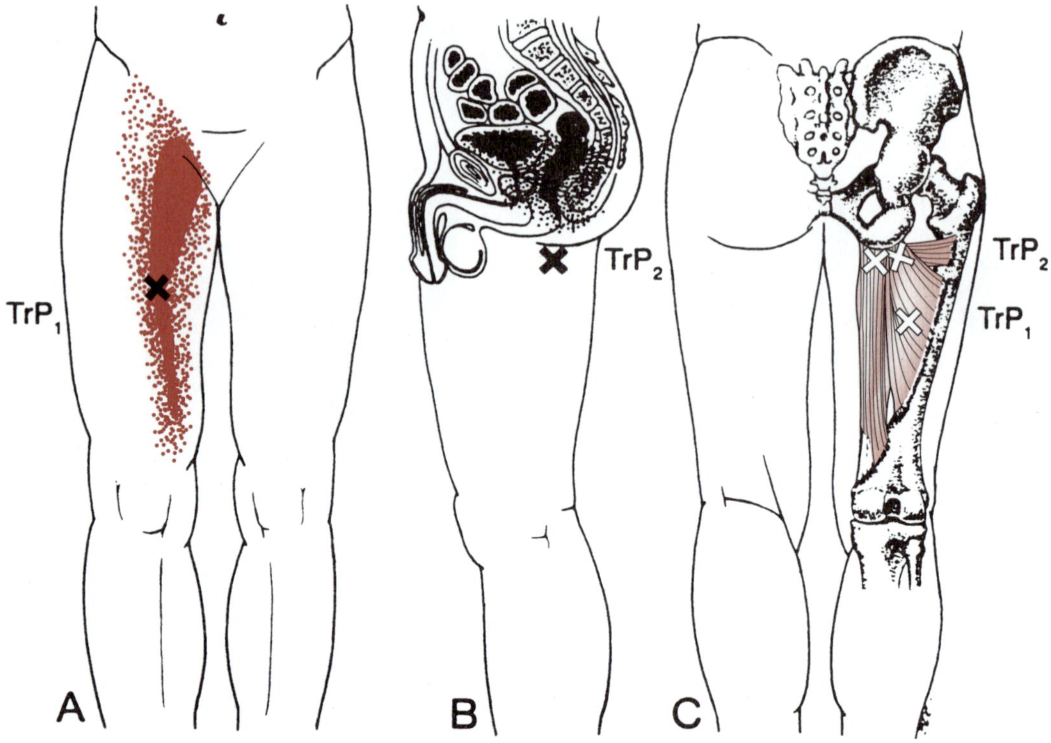

그림 15-72 오른쪽 대내전근의 통증유발점(X)과 연관통 패턴. **A,** 중간대퇴영역의 TrP1에 의한 연관통 패턴을 나타낸 전면; **B,** TrP2에 의한 골반사이의 통증 패턴을 나타낸 중간시상면. 이 통증유발점은 대내전근의 가장 근위부의 내측이나 대둔근의 심부에 위치; **C,** 이 근육의 해부학과 흔한 통증유발점 부위를 나타낸 후면. 출처: Reprinted with permission from J.G. Travell and D.G. Simons, *Myofascial Pain & Dysfunction: The Trigger Point Manual*, Vol. 1 & 2, P. 292, © 1992, Williams & Wilkins.

위해서 환자는 Patrick검사를 취하고, 검사측 무릎을 테이블에서 몇 센티만 들어올린 채로 약 20초간 유지한 후(그림 15-73A), 이완한 상태로 최소 20초간 유지한다(그림 15-73B). 경골에 부착된 긴 내전근들의 치료를 위한 다른 치료 방법으로는 테이블 가장자리에 바로누운자세에서 하지전체를 테이블 아래로 늘어뜨려 외전(약간 신전)한 자세를 통해 충분히 신장시킨 후 약하게 내전하여 약 20초간 유지한 후 다시 이완한 상태로 20초간 유지한다.

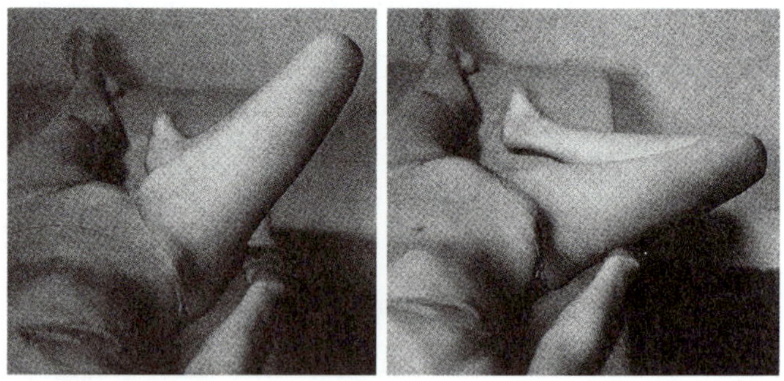

그림 15-73 내전근의 중력유도성 PIR. **A,** 등척성 시기; **B,** 이완시기. 출처: Reprinted with permission from K. Lewit, *Manipulative Therapy in Rehabilitation of the Locomotor System*, 2nd ed., © 1991, Butterworth-Heinimann Ltd.

이상근(짧은 외회전근)[The Piriformis (Short Lateral Rotators)]

이상근(그림 15-74)[22(p186)]은 대퇴의 후외측 아래와 둔부에 연관통을 나타내며, 해부학적으로 좌골신경과 밀접한 상관관계가 있어서 이 신경을 압박하는 좌골신경통의 원인으로 여겨지기도 한다. 하지만 저자의 견해로는 이러한 사례는 드물 것으로 생각된다. 이상근의 통증유발점은 L4-L5 운동분절의 기능부전과 L5 신경근 증후군과 연관되어 있는 반면, 좌골신경이 압박되었을 경우에는 여러분절이 연관되어 심한 경우에는 마비증세가 나타나기도 한다. 즉, L4-L5 운동분절의 운동제한은 이상근의 통증유발점이 원

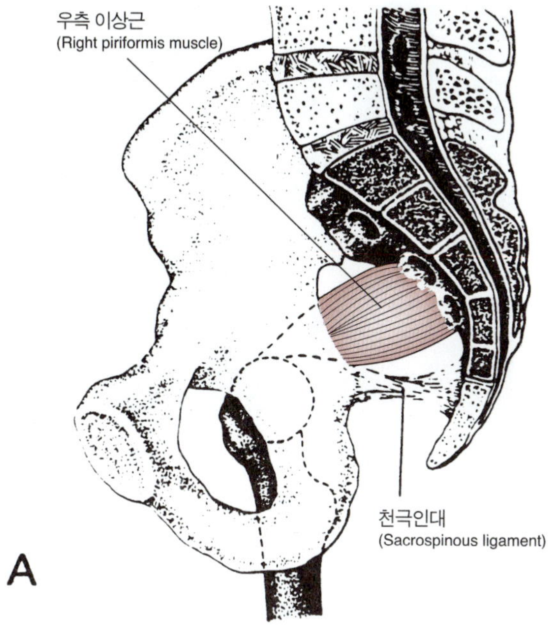

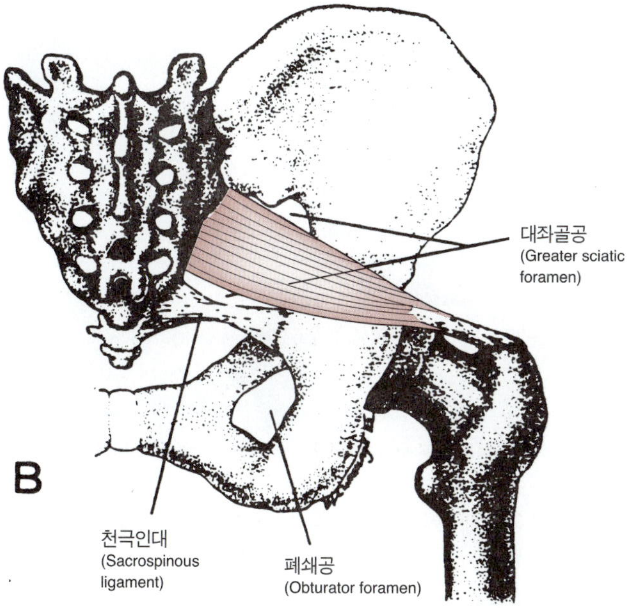

그림 15-74 오른쪽 이상근의 부착부위. **A,** 중간시상면에서 본 골반 내부의 천골 내면에 부착되는 근육부위로서 주로 첫 번째부터 네 번째 천골공사이에 부착됨. **B,** 후면. 비교적 작은 근육으로서 대좌골공을 통해 골반의 밖으로 주행함. 둥근 형태의 건이 대전자의 외측 상면에 부착됨. 대좌골공을 가로로 주행하면서 천극인대(sacrospinous ligament) 바로 위에 위치함. 대부분 촉진이 가능. 출처: Reprinted with permission from J.G. Travell and D.G. Simons, *Myofascial Pain & Dysfunction: The Trigger Point Manual*, Vol. 1 & 2, P. 189, © 1992, Williams & Wilkins.

인일 경우가 많으며, 특정 도수치료법으로서 증세를 사라지게 할 수 있다. 이상근은 고관절이 신전된 상태에서 외회전을 유발하고, 굴곡된 고관절에서는 내전시키는 기능이 있다. 이상근에 경련(spasm)이 있으면, 고관절 내회전이 제한되어 L5 신경근증후군의 증세를 나타낸다.

이상근의 중력유도성 등척성수축 후 이완 기법은 간단하면서도 효과적인 방법으로서 환자는 엎드려 누운자세에서 슬관절을 90° 굴곡하고 고관절은 내회전한다. 이 자세에서 환자는 내회전 상태를 유지한 상태로 치료할 하지의 하퇴가 테이블과 수평이 되도록 체간을 회전하여 옆으로 누운자세를 취한다. 이 자세에서 하퇴를 테이블에서 약간 들어올려 고관절 외회전이 되도록 하여 약 20초간 유지한 후(그림 15-75A), 하퇴를 테이블에 내려놓고 이완한 상태로 최소 20초간을 유지한다(그림 15-75B). 등척성수축 후 이완 기법의 효과는 고관절의 능동 내회전에 의해 향상된다.

고관절의 등척성수축 후 견인(Postisometric Traction of the Hip Joint)

동결견(frozen shoulder)에 관한 많은 논의 못지않게 통증성 고관절인 변형성고관절증(coxarthrosis)도 임상에서 많이 접하는 경우이다. 고관절과 서혜부 주변의 많은 근육들 중에서 대퇴직근을 포함한 모든 고관절 굴곡근, 내전근 그리고 슬건근에서 통증유발점과 함께 긴장도가 높아진 경우가 많다. 이러한 근육들의 이완과 통증경감을 위한 고관절의 등척성수축 후 견인은 개별 근육별 이완을 위한 치료법보다 훨씬 효과적인 치료기법이다.

등척성수축 후 견인 기법은 크게 두 가지가 있다. 첫 번째 방법으로서 치료사는 환자 발목의 조금 근위부를 두 손으로 가볍게 잡고 고관절 10° 굴곡, 10° 외전, 10° 외회전된 자세를 취한다. 이 위치에서 환자에게 호흡을 들이마시면서 최소한의 힘으로 다리전체를 체간쪽으로 가볍게 당기게 하면서 동시에 치료사는 환자의 다리를 아래쪽으로 당기면서 저항을 준다. 그런 후 호흡을 내쉬면서 이완하는 순서를 반복하게 된다(그림 15-76A).

두 번째 방법으로서 환자는 둔부가 지레받침 역할을 하도록 테이블 가장자리에 걸치고 바로누운자세를 취하고, 치료사는 테이블 옆에 걸상을 놓고 앉은 상태에서 환자의

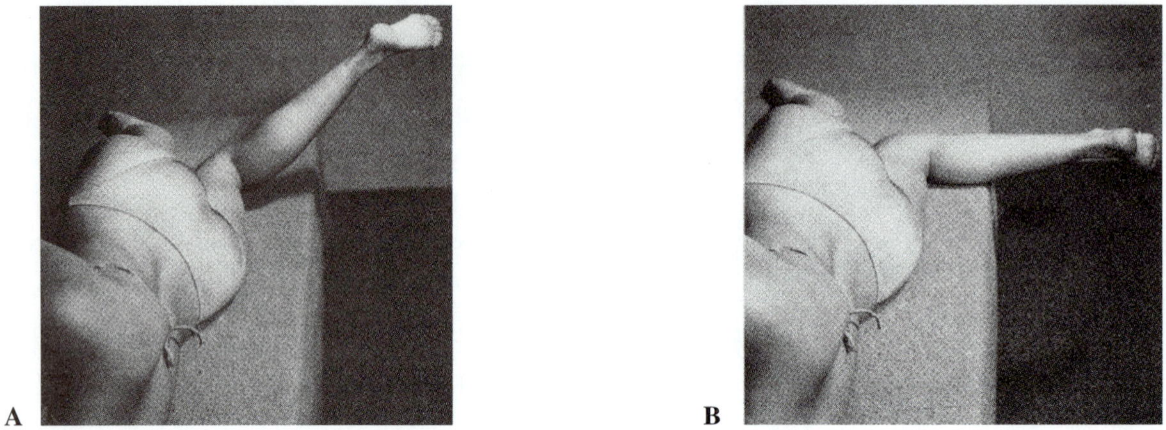

A B

그림 15-75 이상근의 중력유도성 PIR. A, 등척성 시기; B, 이완시기. 출처: Reprinted with permission from K. Lewit, *Manipulative Therapy in Rehabilitation of the Locomotor System*, 2nd ed., © 1991, Butterworth-Heinimann Ltd.

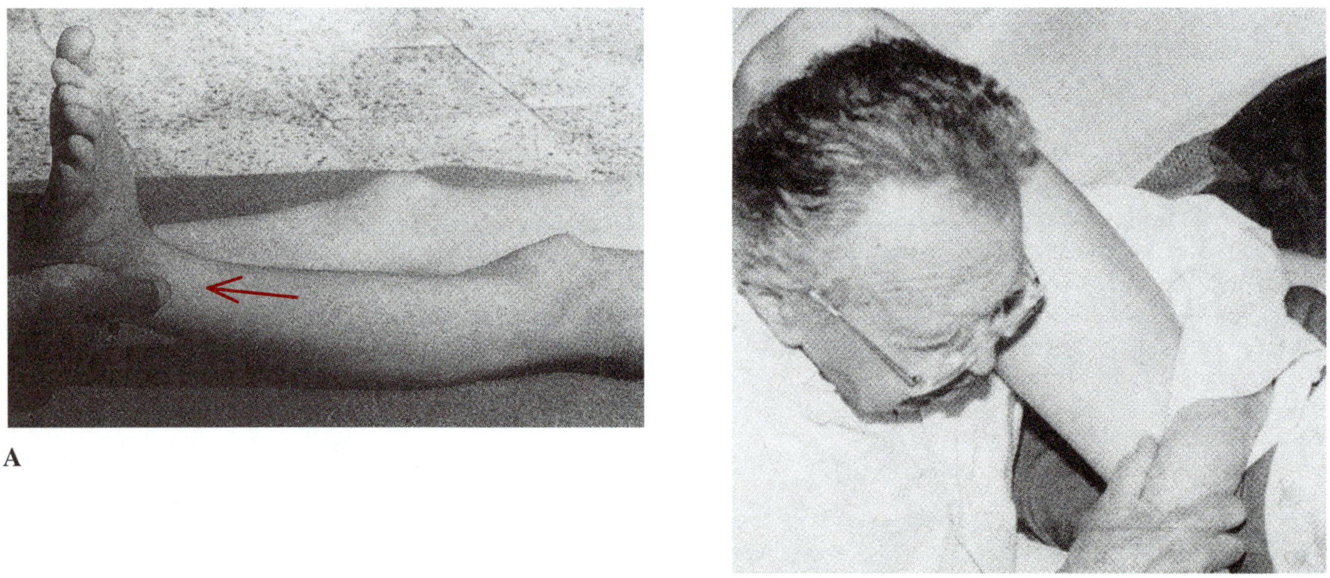

A B

그림 15-76 고관절의 등척성수축 후 견인. A, 신전된 하지를 지면에서 떨어질 정도로 가볍게 들고 외전과 외회전시킨 상태에서 발목부위를 잡고 견인; B, 환자의 하지를 치료사의 어깨에 올리고 치료사는 환자의 서혜부에 손을 대고 견인

슬관절이 굴곡된 상태로 다리를 자신의 어깨위에 올려놓는다. 이 자세에서 치료사는 두 손으로 환자의 대퇴부를 둘러싸서 전완부가 환자의 서혜부에 위치하도록 한다. 환자에게 더 이상의 고관절 굴곡을 하지 않은 채 호흡을 들이마시면서 골반을 머리방향으로 가볍게 당기도록 지시하고, 한동안 호흡을 멈춘 채로 이 자세를 유지하도록 한다. 치료사는 환자가 자신의 골반을 당길 때의 힘에 대항한 저항을 준다. 이러한 과정이후 환자는 호흡을 내쉬면서 이완한다(그림 15-76B). 변형성고관절증의 특성상 등척성수축 후 견인은 매일 시행되어야 한다. 자가치료는 매우 어렵다. 그래서 환자는 자신의 고관절 주변 근육의 수축과 이완 방법을 치료사로부터 숙지하고, 치료사의 역할은 환자 주변 친척, 친구 또는 이웃이 지도를 받은 후에 수행할 수 있다.

하퇴와 발 근육(Muscles of the Leg and Foot)

정강이 근육(족관절 신전근)[Muscles of the Shin (Extensors)]

이 근육군은 증상이 비슷하게 나타나서 치료기법도 유사하게 적용된다. 이 근육군에 의한 연관통은 하퇴의 전면부에 나타나는데, 전경골근과 무지신근은 엄지발가락에 나타내며, 총지신근은 발등과 엄지발가락에 그리고 비골근은 하퇴, 족관절, 발등의 외측에 연관통을 나타낸다. 통증유발점은 띠모양 근육들의 섬유를 가로방향으로 엄지와 검지를 사용하여피부를 말아서 굴리기(rolling) 또는 튕겨내듯이 스냅(snapping) 촉진을 통해 검사한다. 이 근육들의 공통적인 기능은 족관절(발가락) 배측굴곡시키고, 비골근은 족관절 회내(pronation) 기능도 있다. 이 근육들에서 흔히 있는 문제는 피로로 인한 정강이 부분의 쑤시는 통증(aching pain)이다.

등척성수축 후 이완 기법은 환자가 앉거나 바로누운자세에서 실시된다. 치료사는 근신장을 위해서 환자의 발가락을 잡고 발가락과 족관절을 족저굴곡과 회외시킨다. 환자는 이러한 동작에 대해 약 10초간 저항한 후 이완한다(그림 15-77A). 이러한 과정을 3회 반복한다. 자가치료를 위해서 환자는 스스로 이런 과정을 실시하면 된다(그림 15-77B).

하퇴삼두근(The Triceps Surae)

비복근과 가자미근(그림 15-78, 15-79)[22(pp397,427)]에 의한 연관통은 종아리와 발뒤꿈치 그리고 무릎부위에 까지 미친다. 통증유발점은 무릎 바로 아래부위의 비복근과 가자미근 모두에 있는데, 비복근은 종아리 중간부위 그리고 가자미근은 비복근보다 조금 아래부위에 존재한다. 이러한 통증유발점은 편평 또는 집게 촉진(flat and pincer palpation)을 통해 검진할 수 있다. 이 부위의 가장 흔한 문제점들은 종아리 부분의 경련(cramp)과 이 근육들의 정지부인 발뒤꿈치 부분의 아킬레스 건 통증이다.

하퇴삼두근의 공통적인 기능은 족관절의 족저굴곡이며, 비복근은 두 관절 근육으로서 슬관절 굴곡을 보조하기도 한다. 비복근이 단축되면, 하지수직거상에 제한이 있을 수 있는데 특히, 족관절이 배측굴곡된 상태에서는 더욱 그러하다(Braggard's sign). 또한 비복근은 슬관절이 신전된 상태에서는 족관절의 배측굴곡을 제한하며, 가자미근은 슬관절 굴곡 상태에서만 족관절 배측굴곡을 제한한다. 이러한 제한현상의 확인은 쪼그려 앉기 자세에서 확인할 수 있는데, 환자는 발뒤꿈치를 지면에 부착한 채로 쪼그려 앉기 자세를 유지할 수가 없다.

등척성수축 후 이완 기법의 적용을 위해 환자는 엎드려 누운 자세에서 환측 슬관절을 굴곡한다. 이 자세에서 치료사는 통증이 있는 쪽을 확인하기 위해 발을 외측 및 내측 회전하면서 족관절을 배측굴곡시켜 아킬레스 건을 촉진하

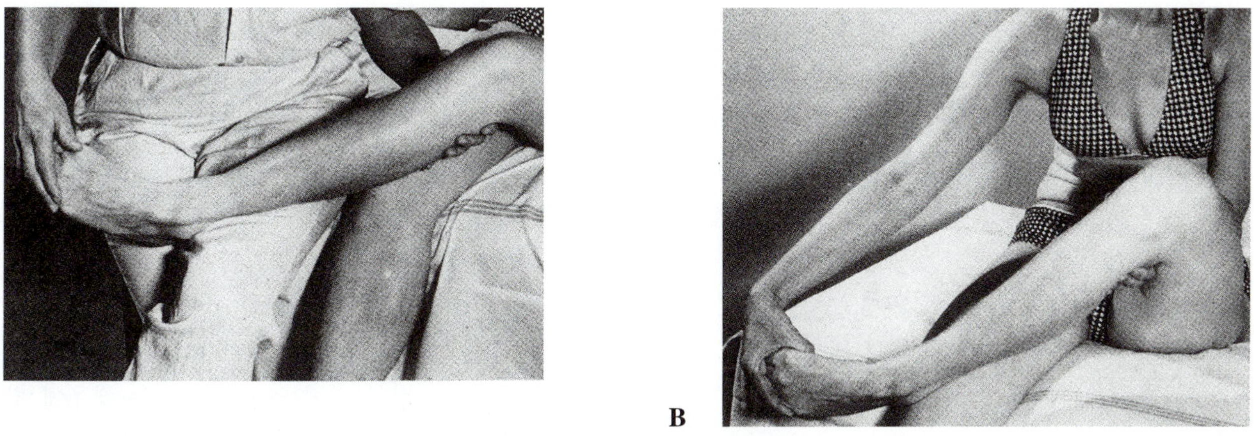

A

B

그림 15-77 A, 손가락과 발가락 신전근의 PIR; **B,** 자가치료. 출처: Reprinted with permission from K. Lewit, *Manipulative Therapy in Rehabilitation of the Locomotor System*, 2nd ed., © 1991, Butterworth-Heinimann Ltd.

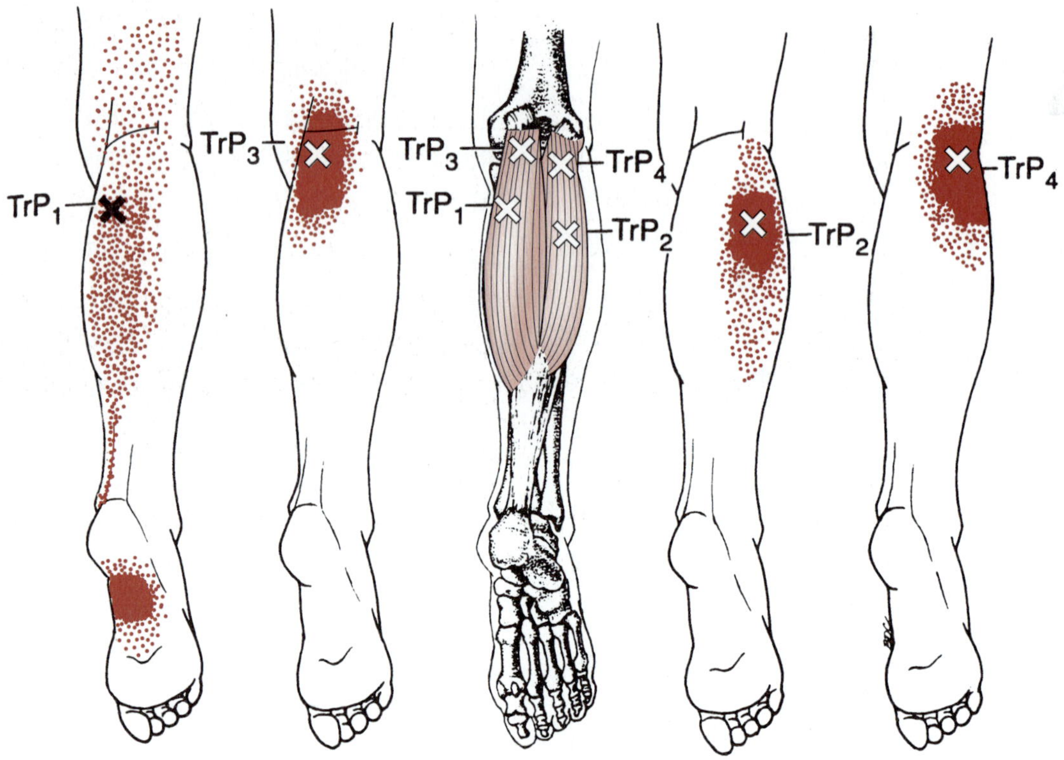

그림 15-78 오른쪽 비복근의 통증유발점과 연관통 패턴. TrP_1은 내측두의 근복에 위치하며, TrP_2는 외측두 근복에 위치하는데 야간에 통증성 경련을 흔히 나타냄. 보다 근위부 통증유발점인 TrP_3과 TrP_4는 슬관절 후면 외쪽으로까지 통증을 나타냄. 출처: Reprinted with permission from J.G. Travell and D.G. Simons, *Myofascial Pain & Dysfunction: The Trigger Point Manual*, Vol. 1 & 2, P. 399, © 1992, Williams & Wilkins.

게 된다. 이러한 과정을 통해 근육을 신장한 자세에서 환자는 치료사의 저항에 대항한 최소한의 힘으로 약 10초간 유지한 후 이완한다. 이러한 치료기법의 효과는 이완시기동안 족관절 배측굴곡을 증가를 통해 확인할 수 있다. 이런 과정을 수회 반복할 수 있다(그림 15-80). 중력유도성 등척성수축 후 이완을 통한 자가 치료는 환자가 테이블에 손을 대고 기립 자세에서 수행될 수 있다. 환측 다리를 건측 다리의 앞쪽에 위치시키고, 양쪽 무릎은 약간 굴곡한다. 이 자세에서 환자는 앞쪽에 위치한 환측 무릎을 앞으로 내미는 동작을 통한 전방굴곡을 통해 족관절 배측굴곡을 유발한다. 이 동작에서 환자는 족저굴곡 동작을 약 20초간 시행한 후(그림 15-81A) 배측굴곡 자세로 복귀하여 이완한 자세로 약 20초를 유지한다(그림 15-81B).

발바닥 근육(*The Muscles at the Plantar Aspect of the Foot*)

발바닥 근육은 족저근막(plantar aponeurosis)의 아래에 몇 개의 층으로 존재하는데, 가장 얕은 층 근육(단지굴근, flexor digitorum brevis)은 족저근막과 연결되어 합체된다. 대부분의 이 근육들은 근위부의 종골결절에 부착되고 원위부로는 발가락까지 뻗어있다. 이 근육들은 발바닥, 발가락, 발뒤꿈치에 연관통을 나타내며 특히 족척방형근(quadratus plantae)의 경우 더욱 그러하다. 임상적으로 종골극(calcaneal spur)으로 알려져 있는 이러한 경우에 발뒤꿈치의 근부착 부위에 상당한 통증이 있을 수 있다. 이런 통증은 매우 다양한 통증유발점이 있는 발바닥 근육의 긴장을 증가시키는 과사용으로 인해 주로 나타날 수 있다. 이 근육들 중에서 가장 외측에 있는 엄지발가락과 새끼발가락 외전근을 제외한 대부분의 근육들은 족궁을 증가시키는 기능이 있다. 그러므로 발뒤꿈치에 체중을 가했을 때 통증이 있거나 종골결절 부위에 압통점이 있는 경우에 발바닥을 심부촉진해보면 통증유발점을 찾을 수 있다.

등척성수축 후 이완을 통한 치료를 위해서 환자는 엎드

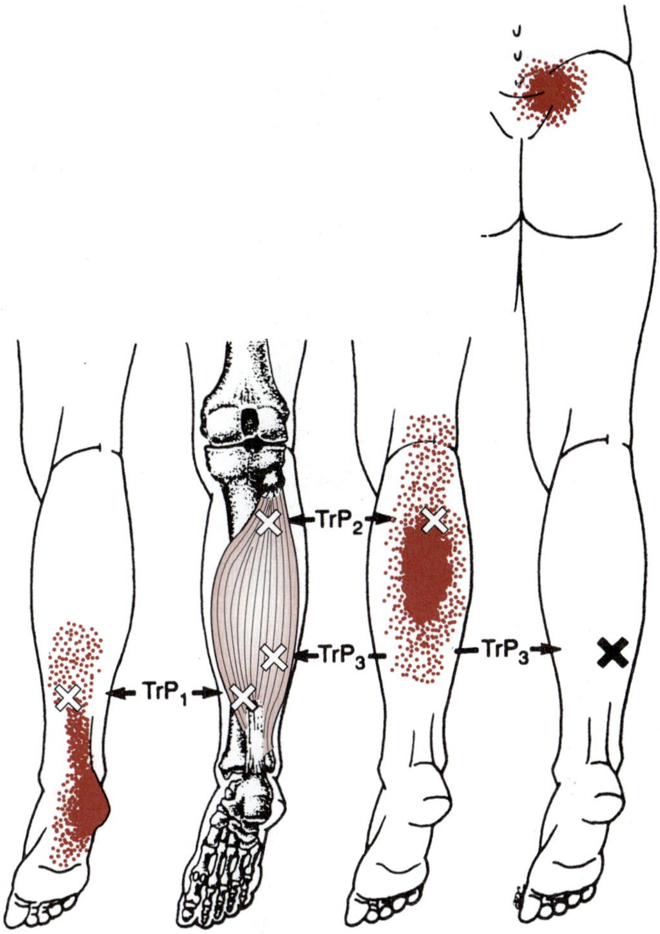

그림 15-79 오른쪽 가지미근에서 흔히 나타나는 통증유발점(X)과 연관통 패턴. 가장 원위부 통증유발점인 TrP_1은 발뒤꿈치 통증과 압통의 원인 됨. 가장 근위부 통증유발점인 TrP_2는 종아리 통증의 원인이 됨(이 경우 야간의 종아리 경련과는 무관). 드물게 나타나는 TrP_3는 TrP_1에 비해 근위부와 외측에 위치하면서 동측 천장관절 영역에 연관통을 나타냄. 출처: Reprinted with permission from J.G. Travell and D.G. Simons, *Myofascial Pain & Dysfunction: The Trigger Point Manual*, Vol. 1 & 2, P. 429, © 1992, Williams & Wilkins.

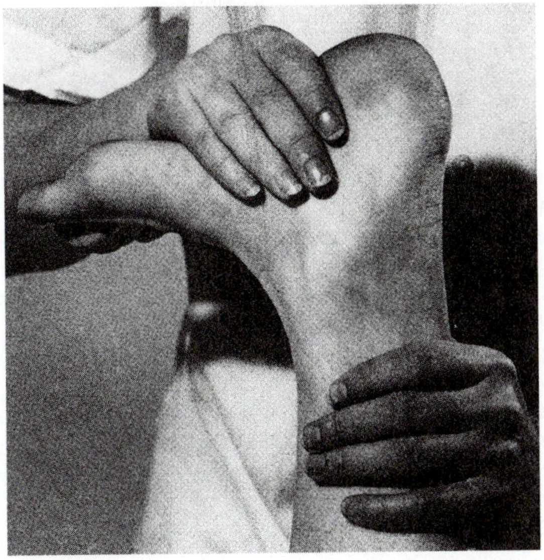

그림 15-80 가지미근의 PIR. 출처: Reprinted with permission from K. Lewit, *Manipulative Therapy in Rehabilitation of the Locomotor System*, 2nd ed., © 1991, Butterworth-Heinimann Ltd.

려 누운 자세에서 무릎을 굴곡한다. 치료사는 한 손으로 환자의 발뒤꿈치 주변을 감싸쥐고, 다른 한 손으로는 발의 원위부를 잡고서 발바닥에 긴장도가 느껴질 때까지(즉, 장벽이 확인될 때까지) 중족골을 배측굴곡시킨다. 이런 과정에서 최대 저항이 몇 번째 중족골에 존재하는지를 감지하는 것은 매우 중요하다. 환자는 치료사의 저항에 대항하여 최소한의 힘으로 신전된 발가락을 굴곡하여 발바닥이 오목한 형태가 되도록 한다. 이러한 자세를 약 10초간 유지한 후 이완하는 과정을 수회 반복한다. 이때 족관절 족저굴곡을 방지하는 것이 매우 중요하다(그림 15-82).

자가치료를 위해서 환자는 기립자세에서 환측 발에 약간의 체중이 가해지도록 한다. 이 자세에서 발바닥을 먼저 오목하게 만든 후 발가락 굴곡을 시도한다(그림 15-83A). 이러한 동작을 20초간 유지한 후 이완하여 족궁이 편평하게 된 상태의 이완시기를 20초간 유지한다(그림 15-83B).

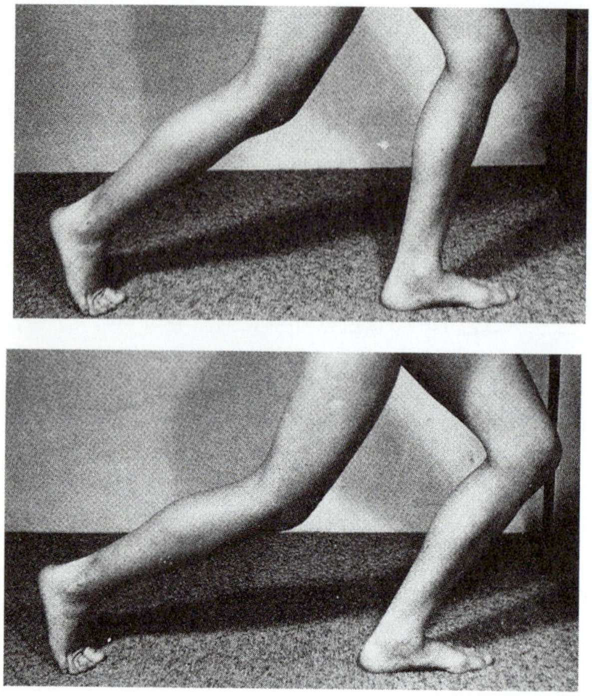

A

B

그림 15-81 가지미근의 중력유도성 PIR. **A,** 등척성 시기로서 발가락으로 바닥을 민다; **B,** 이완시기. 출처: Reprinted with permission from K. Lewit, *Manipulative Therapy in Rehabilitation of the Locomotor System*, 2nd ed., © 1991, Butterworth-Heinimann Ltd.

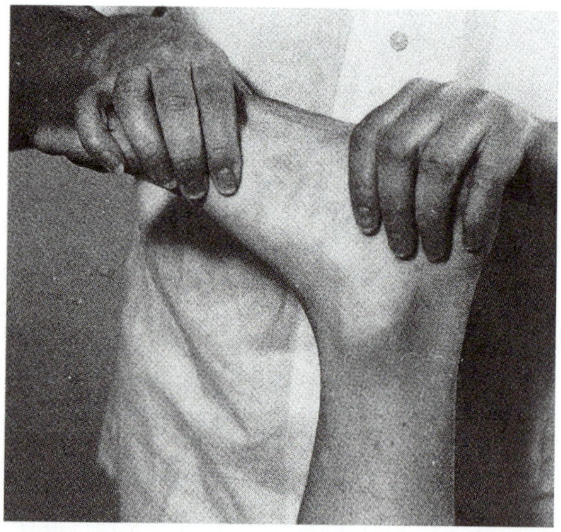

그림 15-82 PIR을 이용한 족저근막의 신장. 출처: Reprinted with permission from K. Lewit, *Manipulative Therapy in Rehabilitation of the Locomotor System*, 2nd ed., © 1991, Butterworth-Heinimann Ltd.

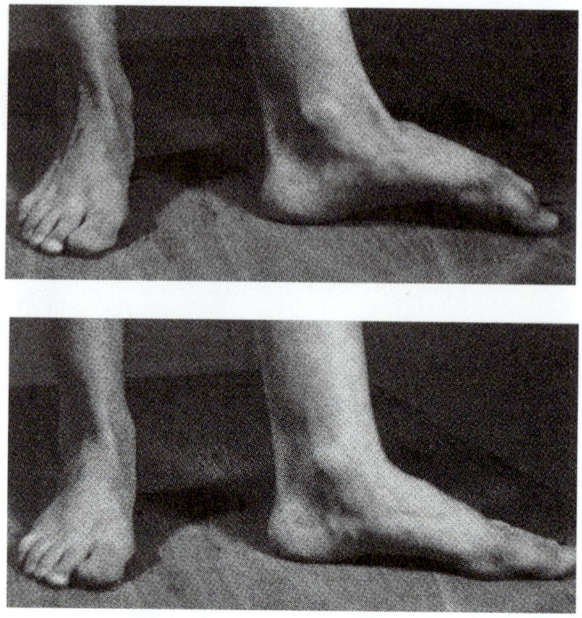

A

B

그림 15-83 족저근막의 중력유도성 PIR. **A,** 등척성 시기; **B,** 이완시기.

결 론
CONCLUSION

이 장에서는 장벽현상(barrier phenomenon)에 기초한 도수기법을 이용하여 연부조직과 근육의 기능부전에 대한 치료를 언급하였다. 현대 도수치료 방법은 관절이나 척주의 치료에만 한정되지 않고, 운동계의 모든 연부조직과 가동성 조직에 효과적으로 적용할 수 있다.

참고문헌

1. Chaitow L. *Palpatory Literacy.* London, England: Torsons, HarperCollins; 1991.
2. Beal MC. Louise Burn Memorial Lecture: Perception through palpation. *J Am Osteopath Assoc.* 1989;89:1334.
3. Chaitow L. *Soft Tissue Manipulation.* London, England: Torsons; 1988.
4. Greenman PE. Schichtweise palpation (layer palpation). *Manuelle Med.* 1984;22:44.
5. Lewit K, Liebenson C. Palpation: problems and implications. *J Manipulation Phys Ther.* 1993;16:586–590.
6. Travell JG, Simons DG. *Myofascial Pain and Dysfunction: The Trigger Point Manual.* Baltimore: Williams & Wilkins; 1983.
7. Lewit K. *Manipulative Therapy in Rehabilitation of the Motor Sys-*

tem. 2nd ed. Oxford, England: Butterworth-Heinemann; 1991.

8. Greenman PE. *Principles of Manual Medicine.* Baltimore: Williams & Wilkins; 1989:31–38.
9. Kimberly PE. Formulating a prescription for osteopathic manipulative treatment. *J Am Osteopath Assoc.* 1980;79:506–513.
10. Bourdillon JF, Day EA. *Spinal Manipulation.* London, England: Heinemann; 1987:38–40.
11. Lewit K, Simons DG. Myofascial pain: relief by post-isometric relaxation. *Arch Phys Med Rehabil.* 1984;65:452.
12. Lewit K. Postisometric relaxation in combination with other methods of muscular facilitation and inhibition. *J Manual Med.* 1986; 2:101.
13. Hubbard DR, Berkoff GM. Myofascial trigger points show spontaneous needle EMG activity. *Spine.* 1993;18:1803–1807.
14. Simons DG. Referred phenomena of myofascial trigger points. In: Albe-Fessard D, Lindblom U, Giamberardino MA, eds. *New Trends in Referred Pain and Hyperalgesia.* Amsteredam: Elsevier Science; 1993:341–357.
15. Bennett RM. Myofascial pain syndromes and fibromyalgia: a comparative study. In: Fricton JR, Awad EA, eds. *Advances in Pain Research and Therapy.* Vol. 17: *Myofascial Pain and Fibromyalgia.* New York: Raven Press; 1990:43–65.
16. Mitchell F Jr, Moran PS, Pruzzo NA. *An Evaluation of Osteopathic Muscle Energy Procedures.* Valley Park, MO: Pruzzo; 1979.
17. Gaymans F, Lewit K. Mobilization techniques using pressure (pull) and muscular facilitation and inhibition. *Rehabilitacia (Bratisl).* 1975;10–11(suppl):47.
18. Zbojan L. Antigravitáčna relaxácia, jej podstata a použitie [Gravity induced relaxation, its principles and practical application]. *Praktický lékař.* 1988;68:147.
19. Ivanichev GA. Manualnya Terapia (*Manual Therapy*). Kazan, Tipografia Tatarskovo Gazetno-Zhurnalnovo Izdatelstva.
20. Hong CZ, Simons DG. Responses to treatment for pectoralis minor myofascial pain syndrome after whiplash. *J Musc Pain.* 1993;1:89–131.
21. Krobot AM. Triceps brachii a jeho proximalní inzerce v. rámci funkčních poruch pohybové soustavy [The m. triceps brachii and its proximal attachment point in changes of function of the locomotor system]. *Rehabilitace a Fyzikální Lekařství.* 1994;1:22–27.
22. Travell JG, Simons DG. *Myofascial Pain and Dysfunction: The Trigger Point Manual.* 2nd ed. Baltimore: Williams & Wilkins; 1992.

제 16 장

근막 이완술
(Myofascial Release)

간과되었던 구조물
THE FORGOTTEN SYSTEM

신체의 근막계통에 대한 중요성은 여러 분야의 전문가들로부터 간과되어 왔다. 이 장은 지금까지의 다양한 실험결과를 설명하기 위한 것이다.

근막이완기법을 평가와 치료과정에 이용하면, 통증과 두통 감소, 운동성 회복 그리고 환자의 전반적인 건강 잠재력을 향상시키는데 도움이 될 것이다(그림 16-1).

근 막
FASCIA

세포수준에서 볼 때, 근막은 간질공간(interstitial spaces)을 형성한다. 이 공간은 세포의 지지, 분리, 세포호흡, 배설, 대사작용 그리고 체액과 림프액의 흐름에 상당히 중요한 역할을 한다. 또한 세포의 건강과 면역체계에도 중요한 영향을 미친다. 그러므로 근막의 외상과 기능이상은 세포기능을 방해하고, 괴사, 질병, 통증 그리고 신체 전반적인 기능부전을 유발한다.

분자구조 (Molecular structure)

결합조직은 교원질(collagen), 탄력소(elastin) 그리고 다당류 겔 복합체(polysaccharide gel complex) 또는 기저물질(ground substance)로 구성되어 있다.[1] 이러한 구조물들은 삼차원적인 입체구조물로서 강도, 지지, 탄력성 그리고 충격흡수 등의 역할에 있어서 상호의존적인 역할을 한다.

교원질은 세 개의 polypeptide chain으로 구성된 단백질로서 근원섬유(fibril)의 길이방향에 따라서 배열되어서 장력에 견디는 역할을 한다. 교원질 섬유는 근막조직의 강도에 영향을 미치면서, 과신장에 저항하여 조직을 보호하는 역할을 한다.

또 다른 단백질인 탄력소는 고무와 유사한 성질을 가지고 있다. 탄력소 섬유는 피부나 동맥과 같이 탄력이 필요로 한 부위에 교원질 섬유의 길이방향으로 위치하여 길이가 늘어나는데 도움을 준다. 이러한 복합적 구성은 장력을 흡수하기도 한다. 건과 같은 구조물이 이러한 탄성교원질 섬유(elastocollagenous fiber)를 많이 함유하고 있다.

다당류 겔 복합체는 섬유간 공간을 채우고 있다. 이것의 주된 구성성분은 hyaluronic acid와 proteoglycans이다. Hyaluronic acid는 점성이 높은 성분으로서 교원질, 탄력소 그리고 근섬유들 사이에서 윤활작용을 하여 이들 구조물들이 움직일 때 마찰력을 최소화하는 역할을 한다. Proteoglycans는 peptide chain으로 기저물질이 겔 상태로 유지되도록 한다. 이러한 겔은 물과 결합하려는 친수성(hydrophilic)을 띄며, 운동 시 압력을 흡수하는 역할을 한다(연골은 물이 풍부하게 함유된 겔상태를 유지하면서 충격흡수 역할을 한다).

압박력이 과도하게 적용되지 않는 한 기저물질의 겔은

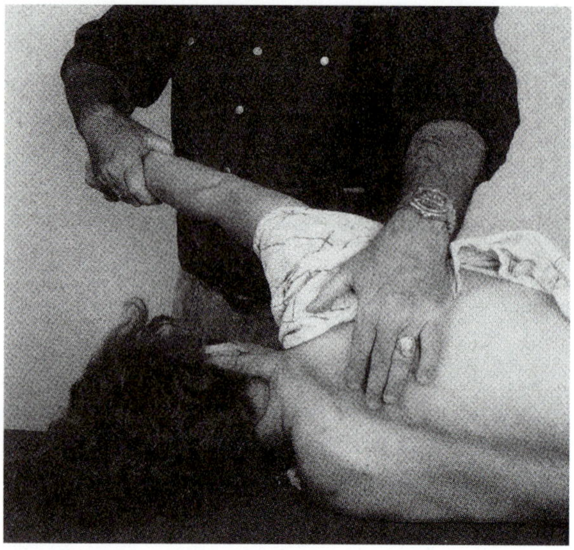

그림 16-1 John F. Barnes가 개발한 근막이완술은 통증감소, 두통감소, 움직임의 회복에 효과적이다. 출처: Copyright © MFR Seminars.

충격을 흡수하거나 분산시키는 역할을 한다. 외상으로 인해 근막의 기능이 제한되었다면, 압박력이 적절하게 분산되지 못해서 압박 부위에 과도한 충격이 가해지게 된다. 그 결과로서 손상이 발생된다. 이러한 사실에 비추어 광범위한 치료, 근력강화운동 그리고 유연성운동 프로그램에도 불구하고 재발되는 스포츠 손상 및 운동성 손상에 대해 설명한다. 근막기능 제한이 있는 운동선수는 계속된 활동으로 인한 충격흡수가 효율적이지 못하게 된다. 그래서 작은 신체부위에서 과도한 압력을 흡수하게 되면 운동을 하는 동안 신체는 "breaking down"된다.

이러한 결과는 비틀린 골반(torsioned pelvis)으로 인한 다리길이 차이 때문에 미세손상이 장기간 계속되었을 때도 발생된다. 이러한 과정을 통해 신체 전반에 불균형적인 힘이 가해지게 된다. 그 결과로서 신체는 근경련(muscular spasm)과 근막기능 제한 등의 형태로서 보상을 하게 되어서 결국에는 증상을 나타나게 된다.

근막이완기법은 이러한 증상을 감소시키기 위해 시행된다. 또한 관절가동범위를 증가시키고, 근막제한으로 인한 과도한 압력이 통증에 민감한 구조물에 가해지지 않게 하며, 증상을 경감시키고, 운동의 정상적인 양과 질 및 신체의 충격흡수 능력을 향상시키기 위해 시행된다.

기능(Functions)

앞서 언급했듯이 근막은 신체구조를 지지하고, 응집력 있게 하는 역할을 한다. 그 기능은 다양하면서도 복잡하다. 기능적이면서 생체역학적으로 효율적인 운동은 정상적이면서 적절하게 분포된 근막에 의해 이루어진다. 근막은 신체 지지와 안정화를 위해 다발을 형성하여, 자세의 균형력을 향상시킨다. 느슨해진 근막은 인근 구조물사이에서 운동을 원활하게 한다. 이러한 운동은 윤활낭들로 인해 마찰력이 없어지게 된다. 또한 느슨한 조직은 인근 조직, 혈관, 림프의 세포성분이 원활하게 교통할 수 있도록 체액을 다량 함유하고 있다. 이런 방식으로 근막은 영양학적 기능도 한다.[2]

깊은 근막은 수초로 싸여진 층(ensheathing layer)이다. 이 구조물은 생리적 사지의 굴곡을 유지하면서 정맥과 림프액의 순환을 원활하게 한다. 또한 근내중격(intramuscular septa)과 골간막(interosseous menbrane)과 조합을 이루어 좀더 넓은 근육의 부착 표면적이 되기도 한다.[2]

지방은 얕은 근막에 저장된다. 이 층은 체온을 보존하는 역할을 하기도 한다.[2] 조직의 조직구(histiocyte)가 박테리아에 저항하는 역할을 하지만, 구조적으로 볼 때 이 결합조직 면은 감염과 염증과정의 통로가 될 수 있다. 또한 대식세포(phagocyte)가 조직파편(debris)과 외부물질을 근막에서 제거하는 역할을 하기도 한다. 또한 결합조직은 내부적(생리적 상황하에서 발생) 또는 외부적(신체외부에서 기인) 독소를 중화하거나 해독하기도 한다. 그래서 근막은 내부에 존재하는 교원질 섬유(반흔조직)에 의해 손상이 치유된다.[2] 교원질(Collagen)이란 단어는 그리이스 문자중에서 kolla와 gennan이란 단어에서 유래되었는데, 그 뜻은 "아교와 같이 끈적끈적한 물체(glue producer)"이다. 이러한 원어에서 알 수 있듯이 근막이완술을 적용할 때는 아교를 늘리는 동작과 유사해야 된다는 것을 알 수 있다. 치료사는 섬세한 감각의 손을 이용하여 동작범위가 증가할 때까지 운동제한장벽을 넘어서면서 적용해야 한다.

치료사는 근막의 교원질을 기능적으로 과신장할 수 없다. 근막이완술 이후에 보이는 치료적 진전은 근막의 교점(nodal points)에서 발생될 수 있는 교차연결(cross-links)에 전단력을 가하여 탄성성분을 신장시킴으로 인하거나,

점성이 과도하게 높아진 기저물질의 점성을 변화시킴으로 인해 나타난다. 이러한 점성의 변화는 hyaluronic acid의 생산을 증가시키고, 근막조직의 원활한 활주운동을 가능하게 한다. 또한 근방추와 골지건기관 그리고 말초신경계, 자율신경계, 중추신경계에도 긍정적인 효과를 미친다.

신체의 모든 근육은 부드러운 근막 관상구조(smooth fascial sheath)로 싸여져 있으며, 모든 근속, 근원섬유, 근세사 및 세포조직은 근막으로 둘러싸여져 있다.[3] 그러므로 근육성분의 길이와 기능을 궁극적으로 결정하는 것은 근막복합체의 근막이다.

근막은 거친 결합조직으로서 머리에서 발끝까지 기능적으로 끊어짐이 없이 삼차원적인 입체 그물망처럼 신체 전반에 퍼져있다.

근막과 근육을 따로 분리해서 그들의 상호 영향력을 생각하는 것은 실질적이지 못하다. 다시 말하자면 이러한 생각은 망상적인 평가와 치료로 흐를 위험이 있다. 실제 임상현장에서는 근육과 근막 모두에 대한 특성을 이해하고, 이러한 정보를 바탕으로 환자를 평가하고 치료해야 한다. 저자의 경험에 비추어 볼 때 의학, 치료적 도구, 근에너지 기법, 관절가동기법과 도수 교정(manipulation), 측두하악관절 치료기구, 마사지 그리고 유연성과 운동 프로그램 등의 모든 치료적 접근은 뼈구조물, 근육 그리고 근막의 탄성성분 모두에 영향을 미친다. 그중에서 근막이완술이 근막기능 제한이 있는 많은 환자에게 강력한 치료법이다. 이러한 사실로 볼 때 근막이완술이 현재의 치료경향에 포함되는 이유이다. 근막이완술은 치료사들에게 환자에 대한 포괄적인 접근을 가능하게 한다.

근막이완술이란?
WHAT IS MYOFASCIAL RELEASE?

근막이완술은 손을 이용하여 인체구조의 평가와 치료를 하는 방법이다. 이 방법의 초점은 근막이다. 신체 외상, 염증 또는 감염, 치아의 부정교합으로 인한 구조적 불균형, 뼈기능 제한, 다리길이차이 그리고 골반회전 등의 모든 원인이 부적절한 근막의 과긴장(strain)을 유발한다. 태아조직인 근막은 신체에 가해지는 장력의 선을 따라서 재배열되어 부정정렬된 부분을 지지하고, 외상 시에 보호하는 역할을 한다. 근막은 기관과 조직의 생리현상을 확연하게 변화시킬 수 있다. 근막의 과긴장은 서서히 팽팽해져서, 신체의 생리적 적응능력을 잃게 한다. 시간이 경과하면서 팽팽함은 스웨터나 스타킹이 당겨지는 것과 유사하게 번진다. 그래서 운동의 유연성과 자연스러움이 소실됨으로 인해 또 다른 외상과 통증 및 운동의 제한을 유발한다. 이러한 강력한 근막기능 제한은 수직적 중력축에 대한 삼차원적 정렬을 불량하게 하고, 생체역학적 비효율성을 유발하여 운동과 자세유지 시에 에너지 소모를 많게 한다.

근막계통과 골격계는 정수압(hydrostatic pressure)에 의한 압박력과 장력 모두를 책임지는 구조물로서 건축물의 주춧돌이나 기둥과 같은 역할을 한다. 인간의 신체구조는 중력에 적절히 반응하는 능력이 있어야 한다. 그래서 우리는 중력의 수직축에 대해 균형을 유지해야한다. 그렇지 못하면 불균형으로 인해 신체의 일부를 단축시키며, 에너지 소모를 증가시킨다. 근막이완술, 관절가동술, 치료적 운동 그리고 촉진기법 및 운동치료 등은 인체의 수직 정렬을 향상시키고 단축된 신체부분을 신장시켜서 골격구조, 신경, 근육, 혈관, 기관 등이 적절한 기능을 하기 위한 공간을 확보하게 한다.

"Fascia man"(그림 16-2)은 근막기능 제한이 신체전반으로 어떻게 번지며, 증상이 어떻게 발생하는가를 간략히 나타낸 그림이다. 요추천골 영역의 손상으로 인해 fascia man은 후두골 두통, 경추 통증 및 기능부전, 흉부주변의 뻣뻣한 느낌, 요천추 통증 그리고 하지 후면의 뻣뻣함과 유연성 부족 등을 경험할 수 있다. 또한 외상을 입거나 구조적 불균형이 형성되는 동안 통증에 대한 고유수용성 기억패턴이 중추신경계에서 형성된다. 손상된 신경에 기인한 국소통증반응을 넘어서서 이러한 반사패턴은 손상된 조직의 치유동안이나 치유가 된 이후에도 통증이 영구화될 수 있어서 환상통과 유사한 경험을 할 수 있다. 이러한 현상은 Selye's general adaption syndrome의 일부 내용인 정신신체(psychosomatic)에 관한 문제이다.[4,5]

만약 근막이 단축되어 증상이 손상된 부분으로부터 떨어진 곳에 나타났을 때, 모든 국소부위의 치료 결과가 좋지 않거나 일시적인 호전만이 나타난다. 왜냐하면 근막단축으로 인한 불균형과 과도한 압력은 치료되지 않았기 때문이다. 근막기능제한을 검사하기 위해 현재 시행되고 있는 모

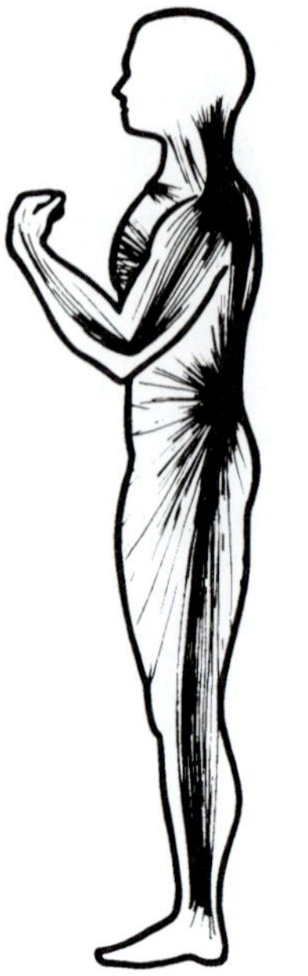

그림 16-2 Fascia man 모델은 요천추부에서 기인된 근막제한을 표현하고 있다. 시간이 지날수록 근막제한은 퍼져서 경추 상부, 흉추부 전후영역 그리고 하지의 후면에 비정상적인 당김현상을 유발하여 불균형을 나타낸다. 출처: Copyright © MFR Seminars.

든 표준화된 검사법으로도 문제점이 규명되지 않을 수 있다. 근막기능 제한이 있는 환자는 명확히 진단되지 않을 수 있다. 그러므로 근막이완술은 특별한 증상에 대한 치료법과 병행되어야 한다. 근막이 제한된 부위에 가벼운 신장력이 적용되면, 이 부위에 혈류가 증가하는 혈관운동성 반응으로 인해 열이 발생하고, 독성 대사 부산물을 담은 림프액 배출이 증가되고, 근막면이 재배열되고 가장 중요한 것으로서 연부조직의 고유수용성 감각 기전이 재정립된다. 이러한 중추신경계의 변화를 통해 과거의 통증 패턴을 유발하지 않으면서 기능적이고 정상적인 운동범위를 가능하게 한다.[6]

근막이완술을 적용하는 목적은 근막기능 제한을 제거하고, 신체의 평형을 회복하는 것이다. 신체 구조가 평형상태로 돌아오면, 중력에 대해 신체 정렬이 재배열된다. 근막이완술을 통해 이러한 재배열이 이루어지면, 신체의 선천적인 자기교정 능력이 회복되어 최소한의 에너지 소모만으로도 적절한 기능을 수행할 수 있게 된다. 좀더 이상적인 결과를 위해서는 동반된 증상에 대한 치료가 함께 이루어지면 효율적일 것이다.

치료사나 의사는 신체구조의 시각적 분석을 통해 근막계를 평가하거나, 다양한 근막층을 이루고 있는 조직의 질감을 촉진하고, 두개천골리듬의 대칭성, 비율, 질 그리고 강도를 관찰함으로서 증상의 원인을 찾는 방법을 익힌다. 이러한 검사 기법은 근막의 제한이 해결된 이후에 발생하는 혈관운동성 반응과 그 위치를 관찰하는 것을 포함한 지속적인 재평가가 필요하다. 이런 과정을 통해 치료사는 즉각적이고 정확한 정보를 얻을 수 있어서 치료의 순서를 합리적으로 진행할 수 있으며, 결국에는 환자의 통증이나 기능부전을 해결할 수 있게 된다.

근막제한의 위치가 결정되면, 가벼운 압박을 그 부위에 가한다. 이런 압박력은 탄력교원질 섬유(elastocollagenous fiber)를 평행하게 배열되게 한다. 압박력이 탄력교원질 복합체에 가해졌을 때, 가장 먼저 영향을 받는 것은 탄력성분이다. 이때의 느낌은 탄력적인 느낌(springy feel)이다. 탄력성분은 치료사의 손에 의한 압박력이 견고한 장벽을 만나 멈출 때까지 서서히 신장된다. 이때의 장벽은 교원질 성분이다. 이런 장벽은 매우 강하여 강제로 압박을 가할 수 없어서, 가벼우면서도 지속적인 압박력으로 이완을 유도할 수 있다(그림 16-3).

이런 현상은 점액의 흐름 현상과 함께 일어나는데, 저강도 압박은 빠르게 적용된 고강도 압박력보다 점액 매개체의 흐름을 보다 많이 가능하게 한다. 기저성분의 점도는 교원질에 영향을 미치는데, 왜냐하면 점액 매개체는 기저성분이 교원질 섬유가 스스로 재배열되는데 중요한 조절작용을 하도록 하기 때문이다. 이러한 재배열이 이루어지면, 교원질 장벽은 이완되고, 조직의 길이를 변화시킨다. 근막조직의 특성을 숙지하는 것이 중요하다. 점탄성(viscoelasticity)은 갑자기 적용된 힘에는 저항하지만, 지속적으로 오랜 시간동안 적용된 힘에는 점차적인 신장이 되는 특성이다. Creep은 지속적인 저강도 부하에 의한 연부조직의 진행성 변형이다. Hysteresis는 열에 의해 물체가 변형이 되어 에너지 소실이 된 상태를 뜻한다.[7] 치료사나 의사는 조직의 움직임을 따라서 장벽을 차례대로 만나면서 이완을 유도한다.

Arndt-Schultz법칙은 가볍고 지속적인 압박력이 어떻게

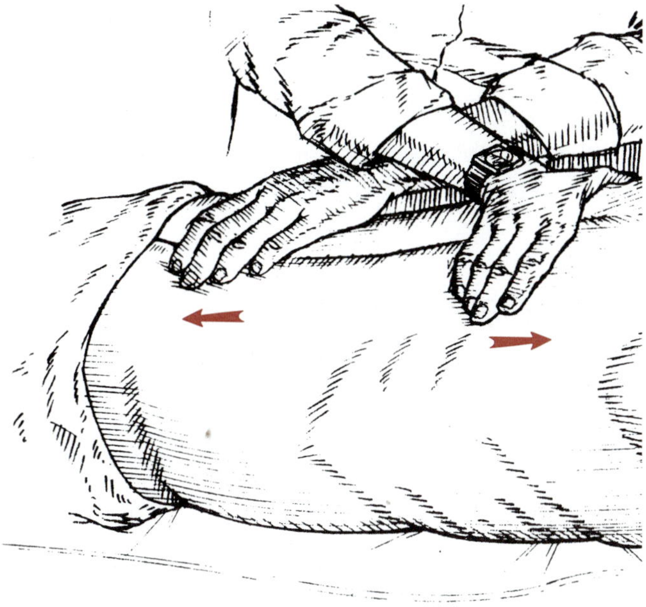

그림 16-3 척추기립근 영역에 근막이완술을 적용하기 위하여 가볍고 지속적인 압박을 가한다. 근막조직이 이완되면서 또 다른 움직임의 장벽을 만날 때까지 3차원적으로 움직인다. 출처: Copyright © MFR Seminars.

근막이완을 유도하여 지속적인 변화와 기능향상이 가능하게 되는지를 설명하였다. 이 법칙은 "약한 자극은 생리적 활동은 향상시키고, 매우 강한 자극은 이러한 생리적 활동을 억제하거나 불가능하게 한다."고 언급하고 있다.[8]

치료사가 치료를 위해 필요한 촉각과 고유수용성 감각을 발달시키는 것은 치료기법의 성공적인 적용을 위해 필요한 "느낌(feel)"을 향상시킨다. 이런 이완을 느낄 수 있는 감각이나 조직이 장벽으로부터 장벽으로 움직일려고 하는 방향을 느낄 수 있는 감각 능력은 선천적으로 누구나 가지고 있다. 근막이완술을 처음으로 공부할 때, 학생들은 치료기법을 기능적 힘으로 적용하는 법을 배울 수 있으며, 약간의 실습으로서 보다 높은 수준의 치료적 느낌을 익힐 수 있게 된다. 근막이완술은 숙련된 치료사에 의해 신경근기법(근에너지기법), 관절가동술 등과 병행되어야 한다.

근막이완술 접근법
THE MYOFASCIAL RELEASE APPROACH

여러 가지 형태의 연부조직 가동술, 근막이완술 그리고 두개치료법, 운동치료법은 인류의 조기부터 있었다고 믿어진다. 이 분야를 연구해보면, 근막계에 대한 훌륭한 아이디어와 견해가 있다고 생각된다. 하지만 저자의 경험에 미루어보면 현재의 근막이완술과 관련된 대부분의 기법은 근막계만을 대상으로 한 치료 또는 증상에 대처한 치료법이다. 불행하게도 이러한 협소한 견해만으로는 긍정적인 결과를 유도할 수 없다.

대부분의 근막이완술 관련 연수강좌들은 기능적 힘에 의한 적용법만을 강조하거나, 근막계 전체를 논하지 못하는 등의 진부한 근막이완술만을 강조하고 있다. 저자가 개발한 근막이완술 적용법의 강조점은 근막계에 강한 힘을 적용하는 것보다 가벼운 압력을 최소저항의 방향을 따라서 적용하면서 순차적으로 새로운 장벽을 찾아서 적용하며, 매우 중요한 치료적 요인인 적용시간을 강조하여 이완을 유도한다는 점이다.

저자가 개발한 근막이완술은 환자를 통합된 전인체로 보면서, 다면적이면서도 광범위한 치료를 필요로 하는 존재로 본다. 광범위한 치료에 포함될 기법으로는 근막이완술, 연부조직가동술, 두개치료법, 관절가동술, 근막운동촉진술(myofascial unwinding) 그리고 통증, 구조적 기능부전 그리고 정서적 문제를 해결하기 위한 효과적인 대화술 등이 필요하다. 이러한 접근법은 의학적, 치의학적, 카이로프락틱, 치료적 및 심리적 대처법 등이 조화를 이루어 가동성 증진을 위한 치료적 방법, 마사지, 근에너지기법, 운동 및 유연성 프로그램, 신경발달치료법, 감각통합법 그리고 운동치료법의 효과를 극대화하여야 한다(부록 16-A 참조).

근막이완술이라고 불리는 대부분의 접근법들은 실제로 과거에 결합조직 마사지라고 불리었으며 현재는 연부조직 가동술이라고 불리는 내용들이다. 이런 기법들은 효과가 매우 좋다. 이 기법들은 입체적 그물망과 같은 모양의 근막에 형성된 결절형태의 교차연결(cross-link)로 인한 가동성 제한을 기능적으로 강하게 파괴시켜 스스로 활주가 가능하게 하는 것에 초점을 두고 있다(그림 16-4). 하지만 이런 기법들은 너무 강하여 환자들이 통증을 느끼게 된다. 그래서 이런 기법을 단독으로 적용 시에는 그 효과가 제한적이어서 두개천골 시스템이나 입체적 근막구조에 함유되어 있

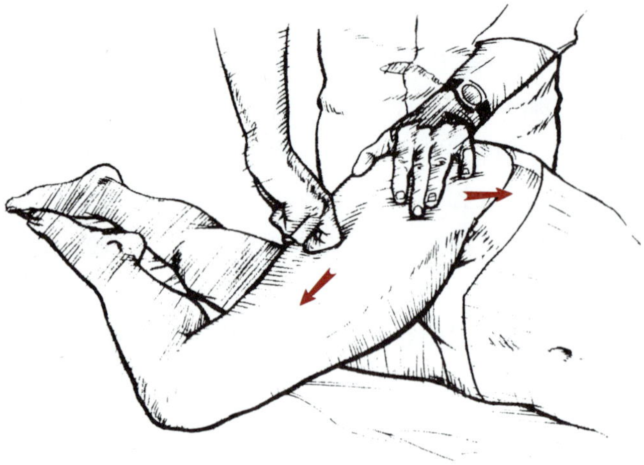

그림 16-4 대퇴근막장근의 교차연결성 제한을 위한 연부조직가동술. 출처: Copyright © MFR Seminars.

는 기저성분에 영향을 미치지 못한다. 이런 효과들은 교차연결, 근막의 탄력 성분 그리고 근막성분중에서 근육요소에만 영향을 미친다. 이런 치료의 대부분은 72시간 이상 지속되지 못한다. 연부조직가동술은 근막계를 치료하는데 있어서 중요한 첫 번째 단계이다. 하지만 과거의 개념만을 고집하여서는 효과가 제한적이어서, 근막을 전신의 일부분으로 보고 치료하는 것이 중요하다. 하지만 연부조직가동술은 심부근막이완술과 같은 기법과 함께 적용되어야 보다 효과적이다.

외상, 염증, 지속적인 잘못된 습관적 자세나 운동 그리고 탄력교원질의 교차연결 등이 있으면, 기저성분은 고체화되는 경향이 있다(그림 16-5).

다면적 접근법의 생리학적 근거
PHYSIOLOGIC BASIS OF A MULTIDISCIPLINARY APPROACH

이상적인 상태의 기저물질은 운동이나 외상에 의한 압박력을 흡수하는 젤라틴과 같은 경도를 가지고 있어야 한다. 이런 성질은 기저물질의 상당한 친수성(hydrophilia), 히알루론산 그리고 프로테오글리칸(2장의 분자구조에 대한 자세한 내용 참조) 때문이다. 기저물질의 경화성 변화는 세포사이 간격에 아교나 시멘트를 붙는 것과 같은 효과를 나타낸다. 그러므로 치료적 접근에 있어서 교차연결성 제한을 파괴하는 것만으로는 효과를 내기에 부족하며, 기저물질을 경화성 상태에서 원래의 점도를 가진 조직으로 바꾸는 것이 중요하다. 이런 점도의 회복은 많은 증상을 유발하는 신경이나 혈관의 압박을 감소시키고, 가동성을 회

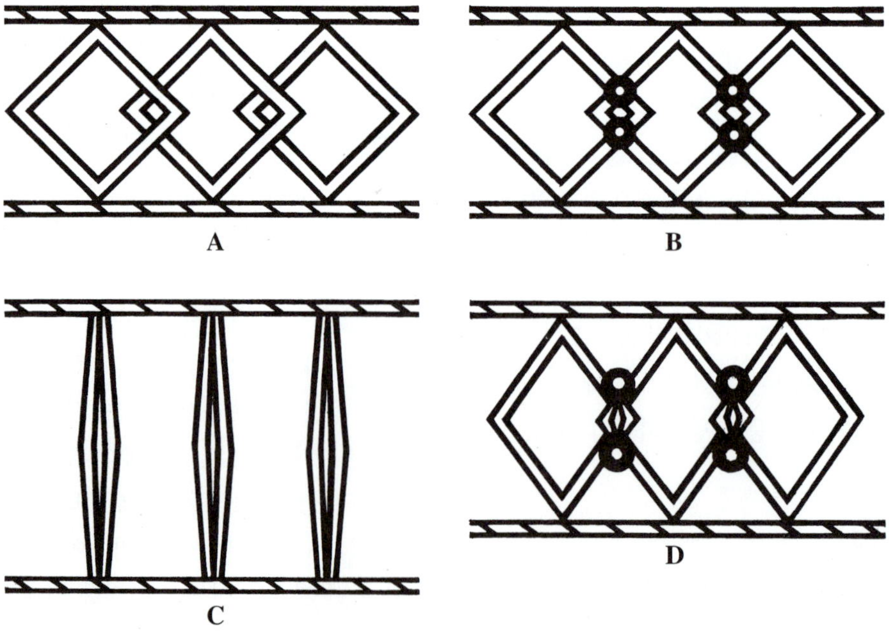

그림 16-5 **A,** 정상 근막; **B,** 교차연결이 형성된 근막; **C,** 신장된 근막; **D,** 신장이 제한된 근막. 출처: Copyright © MFR Seminars.

복하게 할 것이다. 근막이완술을 제대로 적용하면 교차연결을 해제시키고, 기저물질을 변화시켜서 실제적이고도 지속적인 향상이 있을 것이다.

근막의 기저물질을 이루고 있는 콜로이드(colloid)에 기계적 힘, 열, 생전기(bioelectric)에너지를 가하면, 고체상태에서 겔 상태로 신속히 변화된다는 것은 물리학에서 잘 알려진 사실이다. 근막이완술도 환자의 신체에 기능적 힘, 열 그리고 생전기에너지를 가할 수 있다. 그래서 근막이완술을 가하는 동안에 가죽과 같이 질긴 느낌이나 저항이 버터가 녹는 것과 같은 느낌으로 바뀌는 것을 느낄 수 있게 된다. 이런 느낌은 치료사와 환자의 주관적인 경험이지만, 환자가 느끼는 통증감소, 가동범위 증가, 운동의 양과 질의 향상 등으로 통해 객관화할 수 있다.

근막제한이 해결된 후에도 제한성 부위가 남아있으면, 연부조직가동술이 그 부위에 적용한다. 두 가지 방식의 치료법을 함께 적용할 때, 각각의 치료법은 각기 다른 효과를 낸다. 이런 치료가 시행된 이후에도 치료사는 항상 경막시스템을 염두에 두어야 한다. 근막계는 중추신경계와 뇌를 감싸고 있으면서 많은 영향을 미친다. 이러한 영역주변의 근막 제한은 줄(wire)과 같은 역할을 하여, 신체의 복잡하고 중요한 조직을 압박하거나 비트는 역할을 한다. 이러한 근막계를 평가하여 치료하는 것은 아주 중요하다.

연부조직가동술로 치료를 받은 환자들은 좋은 치료결과를 나타내기도 하지만, 근막계만 치료받은 경우에는 다시 악화되는 경우도 있다. 두개천골치료법을 받은 다수의 환자들도 증상이 완화되다가 다시 악화되는 경우가 있다(그림 16-6).

치료시에 근경련, 뼈 제한 그리고 경막외 근막제한 등을 간과하면, 이러한 제한과 불균형들이 닻(anchors)과 같은 작용을 하여 경막소매(dural sleeve)를 끌어당겨 두개천골 시스템을 연속적으로 제한하게 된다. 치료사가 누워있는 환자의 두개천골 시스템만을 염두에 두고 치료를 한 후 환자가 다시 기립자세를 취하면, 치료되지 않았던 경막외 근막제한, 근경련 또는 뼈 제한 등의 원인으로 인해 두개천골 시스템은 당겨져서 다시 기능부전 상태를 계속해서 나타낸다. 그래서 초기 검사시에는 환자를 기립자세를 취하게 하여 평가하는 것이 바람직하다. 일반적으로 중력상태에서의

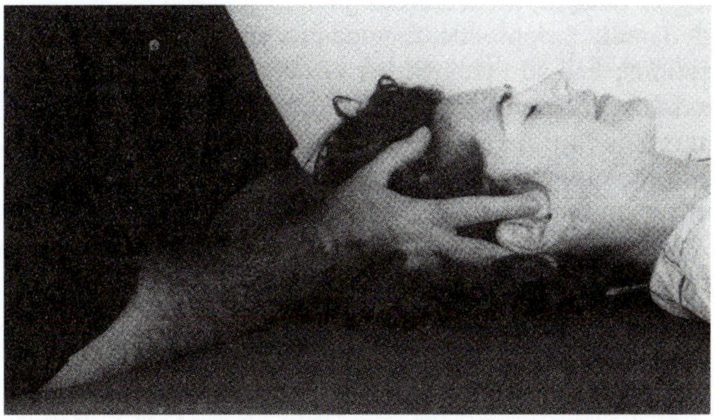

그림 16-6 경추와 두개하악부 통증 및 기능부전의 이완을 위한 근막이완술의 이용. 출처: Copyright © MFR Seminars.

근막은 꼬이거나 정렬선이 심하게 손상된 것을 발견할 수 있다(그림 16-7).

직접치료와 간접치료, 연부조직가동술, 두개천골치료, 열과 냉, 도수교정 또는 가동술 등 중에서 어떤 치료법이 보다 효과적인가는 여전히 논란이 계속되고 있으나, 앞서

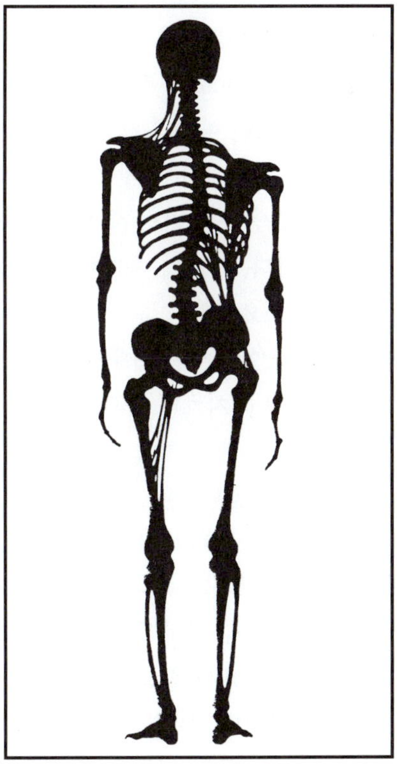

그림 16-7 근막제한은 구조의 정렬선이상을 발생시킨다. 출처: Copyright © MFR Seminars.

언급하였듯이 이러한 치료법은 선택의 문제가 아니고 모두가 중요한 치료수단이 된다.

연부조직가동술을 이용하거나, 결합조직마사지를 공부한 치료사들은 흔히 조직의 삼차원적인 움직임을 이해하는데 어려움을 느끼곤 한다. 근막은 층으로 구성되어 있다. 근막이 외상을 입으면 꼬이면서 신체 전반에 걸쳐 증상을 나타낸다. 이러한 제한은 시간이 갈수록 심해지면서 개인마다 양상이 다르다. 그래서 치료사나 의사가 환자의 제한 부위가 어디이며, 어디에 부착되어 있으며, 언제 이완이 되는지를 느끼는 촉각감각과 고유수용성감각을 향상시키는 것은 매우 중요하다. 이것을 위해서는 환자 개개인에 따른 치료 프로그램을 적용하여야 한다.

시간적 요소
THE TIME FACTOR

신장성분은 근막이완과 직접적인 연관이 있는 부분이다. 근막조직의 신장은 치료적으로 중요하며, 기타 치료기법과는 다른 효과를 나타낸다. 근막조직의 이완을 위해서는 조직에 압박을 가하거나 조직을 움직이는 치료사 손의 유동성(fluidity)과 함께 치료의 적용시간도 중요하다. 근막조직의 특성상 지속적인 이완과 해리를 위해서는 시간이 필요하다. 최소한 치료의 시작 시에는 90~120초의 치료시간이 필요하지만, 다양한 장벽의 특성에 따라서는 더 많은 치료시간이 필요하다. 치료의 초기에는 최소 3~5분이나 그 이상의 시간이 소요된다.

현대의 바쁜 사회를 살아가는 현대인들은 모든 것이 빠르게 변하는 것을 원하며, 치료의 결과도 그러한 것을 원한다. 그러나 불행히도 근막계의 치료 기법에 대한 효과를 구체적으로 기술한 문헌이 없다.

적절하고 지속적인 근막계의 이완은 다소의 시간이 필요하다. 이것은 간단한 문제가 아니다. 치료사의 숙련정도는 전문적 치료기술에 의해 결정된다. 근막치료를 처음 시작하는 치료사는 치료과정에 필요한 조직의 변화 느낌을 감지하는 것이 매우 어렵다. 하지만 다른 치료기술과도 마찬가지로 노력과 경험을 통한 공부를 통해 숙련도의 경지에 오를 수 있을 것이다.

근막 이완술과 연부조직가동술의 금기증
CONTRAINDICATIONS TO MYOFASCIAL RELEASE AND SOFT TISSUE MOBILIZATION

의사나 물리치료사는 근막이완술이나 두개천골요법을 적용하기 전에 주의점이나 금기증을 이해해야 한다. 악성종양, 동맥류 그리고 급성 류마토이드 관절염 등은 절대적 금기증이며, 혈종, 개방성 상처, 치유단계의 골절 등은 부분적으로 허용된다. 금기증과 상대적 금기증은 다음과 같다.

- 악성종양(malignancy)
- 봉소염(cellulitis)
- 열병 상태(febrile state)
- 계통성 또는 국소적 감염(systemic or localized infection)
- 급성 순환 장애(acute circulatory condition)
- 골수염(osteomyelitis)
- 동맥류(aneurysm)
- 폐쇄성 부종(obstructive edema)
- 급성 류마토이드 관절염(acute rheumatoid arthritis)
- 개방성 상처(Open wounds)
- 봉합부위(sutures)
- 혈종(hematoma)
- 치유단계의 골절(healing fracture)
- 골다공증 또는 진행된 퇴행성 관절염(osteoporosis or advanced degenerative changes)
- 항응고 치료(anticoagulant therapy)
- 진행된 당뇨(advanced diabetes)
- 과민성 피부(hypersensitivity of skin)

모든 치료의 적용 전에는 의사에 의한 전반적인 진단을 통해 기관 질환의 유무를 판단해야 한다. 또한 종합적인 병력과 평가는 치료 전에 반드시 행해져야 한다. 금기증에 대한 판단은 흑백논리와 같이 명확하게 구분되는 것이 아니어서, 특정의 금기증에 해당한다고 해서 신체의 다른 부위에 치료 기법을 적용해서는 안 된다는 것은 아니며, 또한 금기증에 해당되지 않는다고 해서 주의를 소홀히 해서도 안된다. 일반적으로 부분적인 금기증에 해당될 때에는 치료의 긍정적인 효과와 위험성을 상대적으로 비교해야 한다.

경 추
THE CERVICAL AREA

경추 외상, occlusal discrepancies, 측두하악관절 장애, 스트레스, 골반과 하지 및 발의 정렬선 장애 등은 견갑대의 위치를 변화시킨다. 이러한 견갑대의 변화는 경추, 측두하악관절 그리고 두개부의 변화를 유도한다. 이러한 불균형적 변화는 통증과 동작 장애의 원인이 된다. 그러므로 경추, 측두하악관절, 두개부의 균형회복을 위한 접근을 하기 전에 하지와 골반, 흉추부, 견갑대 그리고 상지의 균형을 맞추고 이완을 시키는 것이 중요하다. 이러한 순차적인 접근이 없이 경추, 측두하악관절, 두개부를 치료하는 것은 근본구조를 치료하지 않은 상태의 치료이기 때문에 시간을 낭비하는 것과 같다.

많은 사람들이 두통과 상부 경추통증 및 기능부전을 겪고 있다. 그래서 많은 액수의 금액이 아스피린과 증상을 경감시키는 치료방법들에 소비되고 있다. 그러면 그 원인 규명에는 어떤 노력이 되고 있는가?

증상을 치료하는데 초점을 둔다는 것은 바람직하지 않다. 원인과 결과 관계를 이해하고 해결하는 것이 다수의 복합적인 문제를 진정으로 해결하는 길이다. 외상, 전방머리위치, 부정교합(occlusal imbalances), 경막관의 팽팽함 그리고 천추 기저부의 기울어짐 등으로 인한 환추후두관절의 압박은 심한 근막제한과 근경련을 유도하여 상부경추에 동작제한과 통증을 일으키거나 긴장성 두통이나 편두통을 일으킨다. 구조적 문제는 구조적 접근법으로 치료해야 하며 증상이 있는 부위뿐만 아니라, 관련부위 전체를 치료대상으로 삼아야 한다. 이러한 견해로 약물치료, 기구를 이용한 치료 그리고 관절가동술이나 도수교정 등이 하나의 치료만으로는 영구적인 이완을 유도하기에는 불충분하다.

뼈구조는 수동적 요소이며, 그 위치는 근막의 균형에 의해 삼차원적으로 결정된다. 그러므로 근육에 열을 가하거나 신장을 하거나 관절을 가동시키는 것만으로는 충분하지 못하다. 근막의 제한에 주의를 기울여야 한다.

근막이완기법
MYOFASCIAL RELEASE TECHNIQUES

경추이완(Cervical Release)

경추이완은 경추부와 흉추부의 근막제한을 해결하는 훌륭한 기법이다. 이 기법을 적용한 후에는 근에너지기법과 관절 도수교정 및 가동술을 보다 쉽고 효과적으로 적용할 수 있다. 흔히 두개부 바닥부위의 이완은 이 기법의 적용후에 보다 효과적이다.

환자를 바로누운자세를 취하게 한 후 겨드랑이가 테이블에서 들리지 않는 상태에서 머리를 들어올린다(그림 16-8). 치료사는 구부린 무릎을 신전하면서 환자의 머리를 위쪽으로 들어올린다(그림 16-9). 치료사는 자신의 손을 이용하여 환자의 후두부를 들어올리면서 서서히 기립자세가 되도록 한다(그림 16-10). 이때 치료사의 손가락은 이완된 자세를 유지하면서 환자의 귀를 가볍게 감싼다. 이런 자세는 경추가 완전히 신전될 때까지 유지한다. 이런 과정에서 경추가 과도하게 굴곡되지 않도록 주의한다. 또한 하악골에 압력이 가해지지 않도록 한다.

적절한 신전이 되도록 하기 위하여 치료사는 무릎이 굴곡된 상태에서 환자의 머리 높이를 일정하게 유지한다. 이

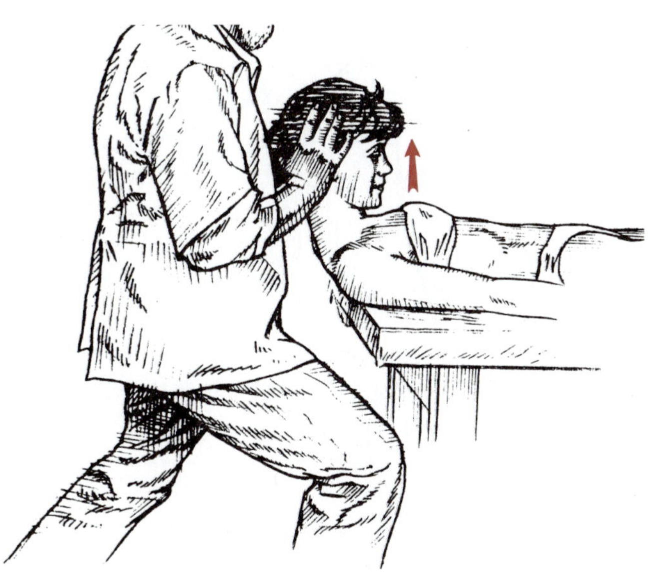

그림 16-8 치료사는 환자의 귀 뒤와 후두부에 손을 대고, 환자의 머리를 천장쪽으로 서서히 들어올린다. 출처: Copyright © MFR Seminars.

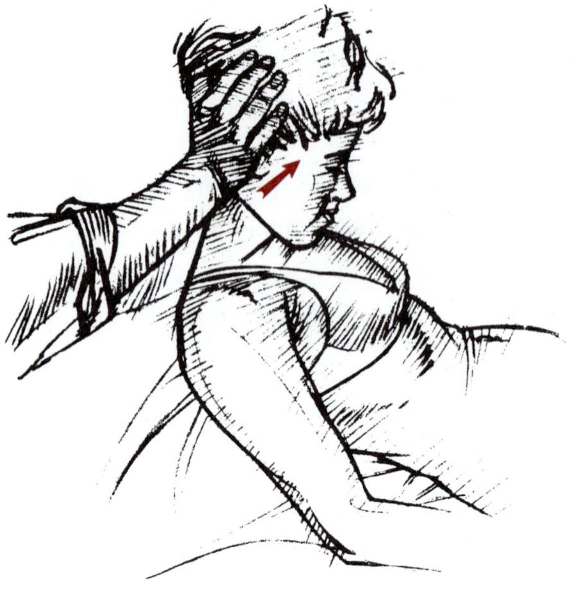

그림 16-9 과도한 머리의 굴곡이 되지 않도록 주의한다. 환자의 머리를 천장쪽으로 들어올리면서 견인상태를 유지한다. 출처: Copyright © MFR Seminars.

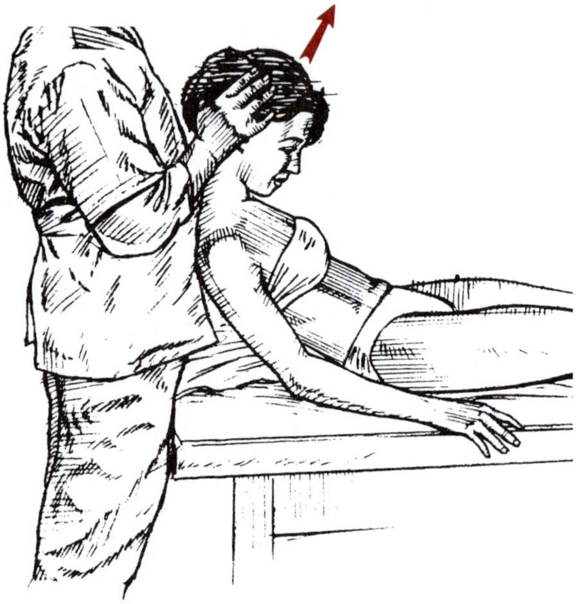

그림 16-10 어깨는 치료사의 배부위에 지지되면서 휴식할 수 있다. 출처: Copyright © MFR Seminars.

런 동작이후 치료사는 손의 위치를 바꾸면서 환자를 중립위로 되돌리면서 견인상태를 유지한다.

이 기법의 시작자세는 매우 중요하다. 만약 환자가 테이블에서 너무 멀리 있으면, 치료사는 많은 힘이 필요하다. 환자를 일단 들어올린 이후에는 환자와 치료사 모두가 편안하게 자세를 잡아야 한다. 큰 몸집의 환자의 경우에는 앉은 자세에서 이 기법을 시작한다. 앞서 설명한 방법으로 환자의 후두부를 손으로 받친다. 환자의 어깨는 치료사의 복부나 가슴에 기대게 하고, 치료사는 상체를 약간 뒤로 이동하면서 경추를 가볍게 견인한다. 만약 환자가 이 자세에서 이완하기 어려워하면, 심호흡을 유도한다.

경추이완 특히 흉쇄유돌근과 견갑거근의 이완을 위한 또 다른 방법으로서 지속적인 견인이 있다. 한 손으로는 환자의 머리를 감싸고, 다른 한 손으로는 후두를 잡고서 머리방향으로 당긴다(그림 16-11). 이 과정에서 환자가 중립위치로 돌아갈 때 까지 지속적인 견인을 하는 것이 중요하다(그림 16-12).

경추의 신전, 측굴 그리고 회전을 위한 이완 (Cervical Release for Extension, Side-Bending, and Rotation)

환자를 테이블에 눕힌 상태에서 치료사는 양손으로 후두부를 잡고, 머리방향으로 가볍고 천천히 당긴다(그림 16-13). 후두부에 위치한 한손으로는 가볍게 견인을 유지하면서 다른 한 손으로는 흉골이나 상부 흉부에 손을 대고 발쪽으로 가볍게 민다(그림 16-14).

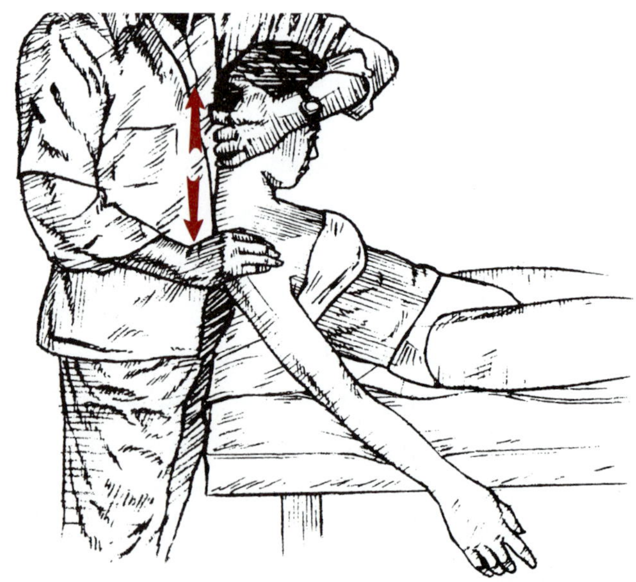

그림 16-11 한손으로는 귀뒤의 후두부를 안정화시키고, 다른 한 손으로는 어깨를 가볍게 누른다. 출처: Copyright © MFR Seminars.

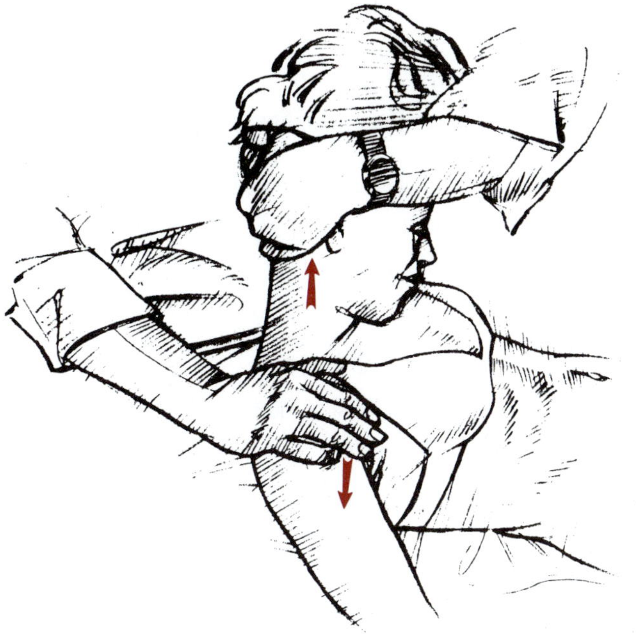

그림 16-12 견인을 하는 동안 다른 한손은 반대편을 이완시킨다. 출처: Copyright © MFR Seminars.

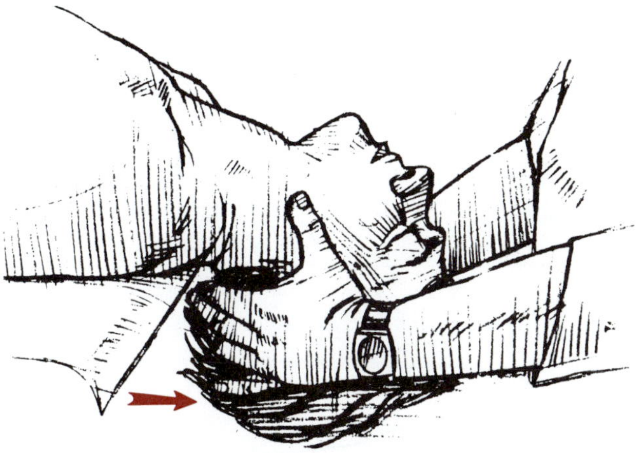

그림 16-13 어깨는 치료사의 배부위에 지지되면서 휴식할 수 있다. 출처: Copyright © MFR Seminars.

이 기법은 상흉부, 설골부 그리고 경추의 전후면에 삼차원적인 이완을 유도한다. 약 3~5분 동안 이 자세를 유지하면서 이완을 유도한 후 머리를 신전시킨다. 이때 강제로 이완을 시켜서는 안된다. 근막이완술의 적용 시 움직임의 마지막 범위에서 힘을 사용해서는 안된다. 치료사는 환자의 움직임을 제한하는 장벽을 만나면, 이완될 때까지 지속

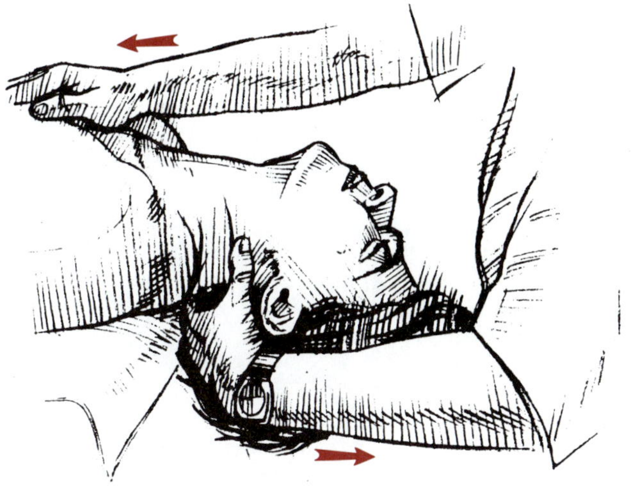

그림 16-14 한 손으로 후두부를 잡고 견인을 유지하는 동안 다른 한 손으로는 상흉부를 발쪽으로 가볍게 민다. 출처: Copyright © MFR Seminars.

적인 신장을 하면서 기다려야 한다. 그러면 새로운 운동범위로 쉽게 움직일 수 있게 될 것이다.

한 손으로 환자의 어깨에 손을 대고 견인을 하는 동안 머리에 위치한 손으로는 측굴과 회전을 한다(그림 16-15). 이런 동작은 부드러운 감각이 느껴질 때까지 기다리다가 새로운 움직임 범위로 서서히 움직인다. 반대편도 동일한

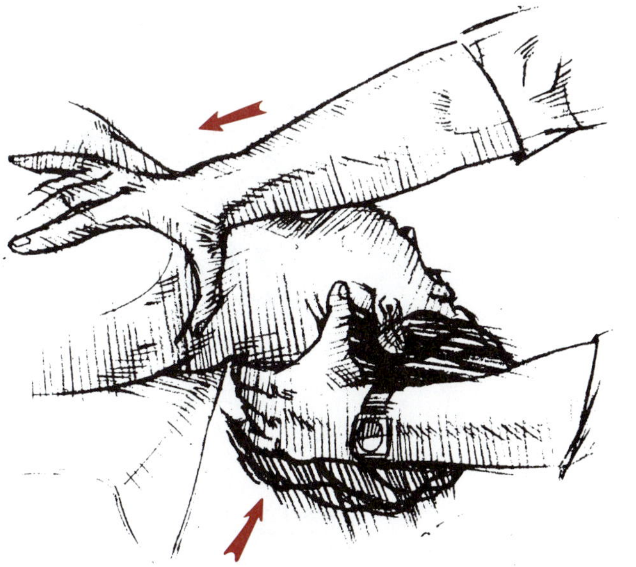

그림 16-15 장벽이 느껴질 때까지 머리를 서서히 우측회전시키면서 왼쪽 어깨를 발쪽으로 민다. 출처: Copyright © MFR Seminars.

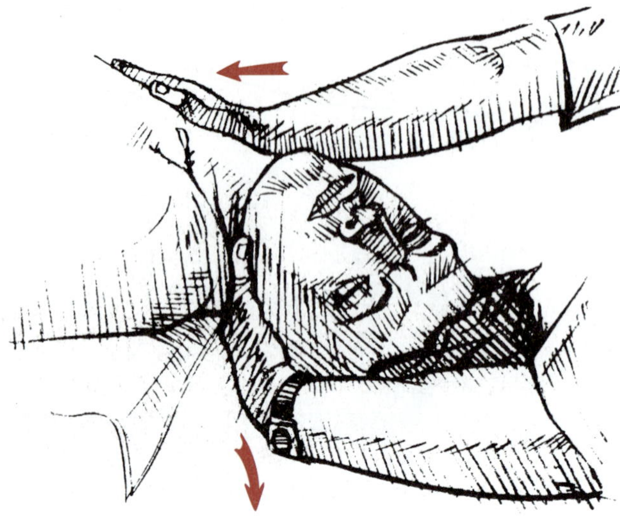

그림 16-16 왼손으로 후두부를 잡고 견인을 하면서 좌측회전시키고, 오른손으로는 오른쪽 어깨를 발쪽으로 민다. 출처: Copyright © MFR Seminars.

방식으로 실시한다(그림 16-16).

가끔씩 머리와 목이 스스로 움직이는 것 같이 보이기도 한다. 이런 현상을 근막 해리현상(myofascial unwinding phenomenon)이라고 하는데, 신체의 자가 교정 기전이 회복되었다는 것을 의미한다. 이런 현상이 나타나더라도 가벼운 견인을 유지하는 것이 좋다. 왜냐하면 신체 전반적인 교정이 일어날 때까지 최소저항의 위치를 찾는 것이 필요하다. 환자가 테이블에 다시 누울 때까지 견인을 유지해야 한다.

요천추부 감압(Lumbosacral Decompression)

요천추부 감압 기법은 요추, 요천추 그리고 천장관절 기능장애의 치료에 매우 중요하다. 이 기법은 신체 하부, 만성 두통 그리고 하악관절 장애의 치료에 필수적으로 포함되어야 한다.

환자가 바로누운자세에서 다리는 신전한 상태를 유지하는 동안 치료사의 고정손은 환자의 요추아래에 주먹을 쥔 상태로 위치시켜서 극돌기를 고정시킨다. 치료를 위한 손은 천추의 중간선에 위치시킨다. 치료사는 팔꿈치를 테이블에 내려놓은 상태에서 치료손을 이용하여 천추를 발쪽으로 가볍게 견인한다. 움직임의 장벽이 확인되면, 90~120초를 기다리면서 이완을 유도한다. 이때 장벽을 넘어서려는 강제적인 힘을 적용해서는 안된다. 여러 장벽이 있을 수가 있어서, 이 기법은 약 5분의 시간이 소요된다. 이 기법의 적용 시 환자는 자신의 장골 내측으로 가벼운 힘을 가해서 치료를 보조할 수 있다. 이렇게 할 때 장골에서 천골이 분리되는 느낌을 확인할 수 있다(그림 16-17과 16-18).

압력은 가볍게 적용되어야 한다. 강한 압력은 근육의 보호성 경련을 유발할 수 있다. 압력이 약할수록 보다 많은 운동을 감지할 수 있으며, 효과적인 치료가 될 수 있다. 바

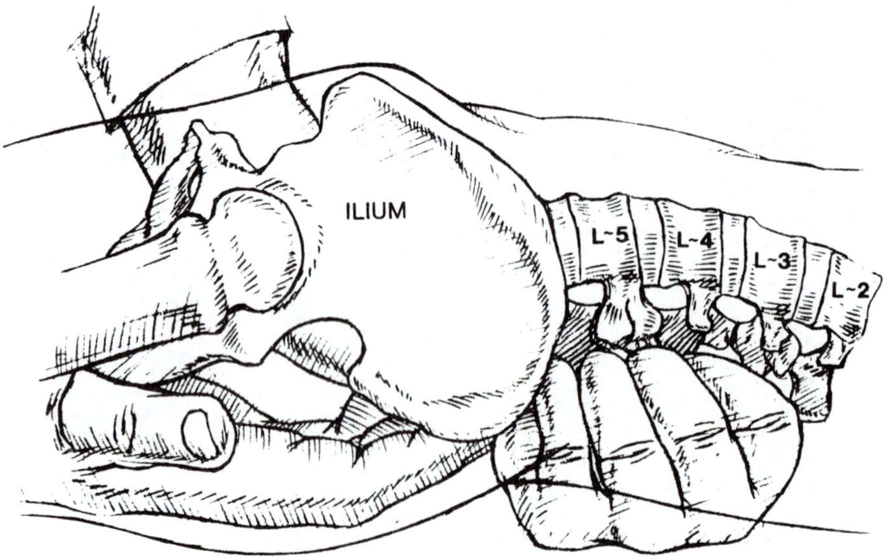

그림 16-17 천추를 발쪽으로 서서히 당기는 동안 한 손으로는 요추를 고정한다. 출처: Copyright © MFR Seminars.

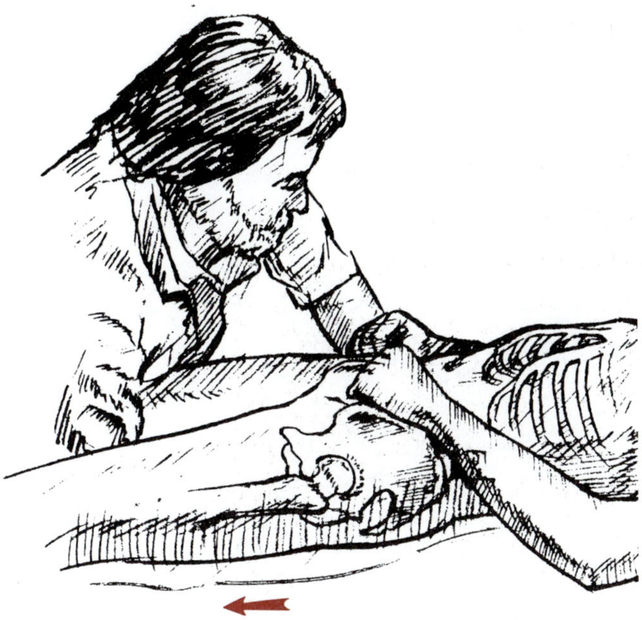

그림 16-18 천추에서 장벽이 느껴지면 치료사는 자신의 팔꿈치를 테이블에 완전히 놓는다. 이 자세는 치료사가 안정된 자세로 일정한 견인을 유지하도록 한다. 이완이 될 때까지 최소 3~5분의 지속적인 압력을 적용해야 한다. 출처: Copyright © MFR Seminars.

로누운상태의 환자자세가 요부전만이 증가되어 있을 때에는 장요근 기법을 요천추 감압법 전에 적용해야 한다.

팔 당기기(Arm Pull)

팔 당기기 기법은 손가락, 손목, 팔꿈치 그리고 견관절 기능장애를 가진 환자에게 적용된다. 또한 이 기법은 경추, 흉추 그리고 요추 기능장애를 위해서도 좋은 치료법으로서 신체 전반에 걸친 근막계에 영향을 미친다. 환자는 바로누워서 팔은 자연스럽게 체간 옆에 둔다. 치료사는 환자의 한쪽 상지를 외회전시켜서 팔의 길이 방향으로 가볍게 견인한다(그림 16-19). 이 기법을 적용하는 동안 치료사는 약한 저항이 느껴지는 장벽을 확인하면서 그 장벽이 서서히 이완되는 것을 느껴야 한다.

외전(굴곡) 움직임의 호를 따라서 환자의 머리 위쪽으로 팔을 움직였다가 다시 체간의 회전과 함께 내전(신전)위치로 운동하는 동안(그림 16-20과 16-21) 상지를 견인과 회전을 유지하면서 견갑골의 내측연을 외측으로 당긴다. 상

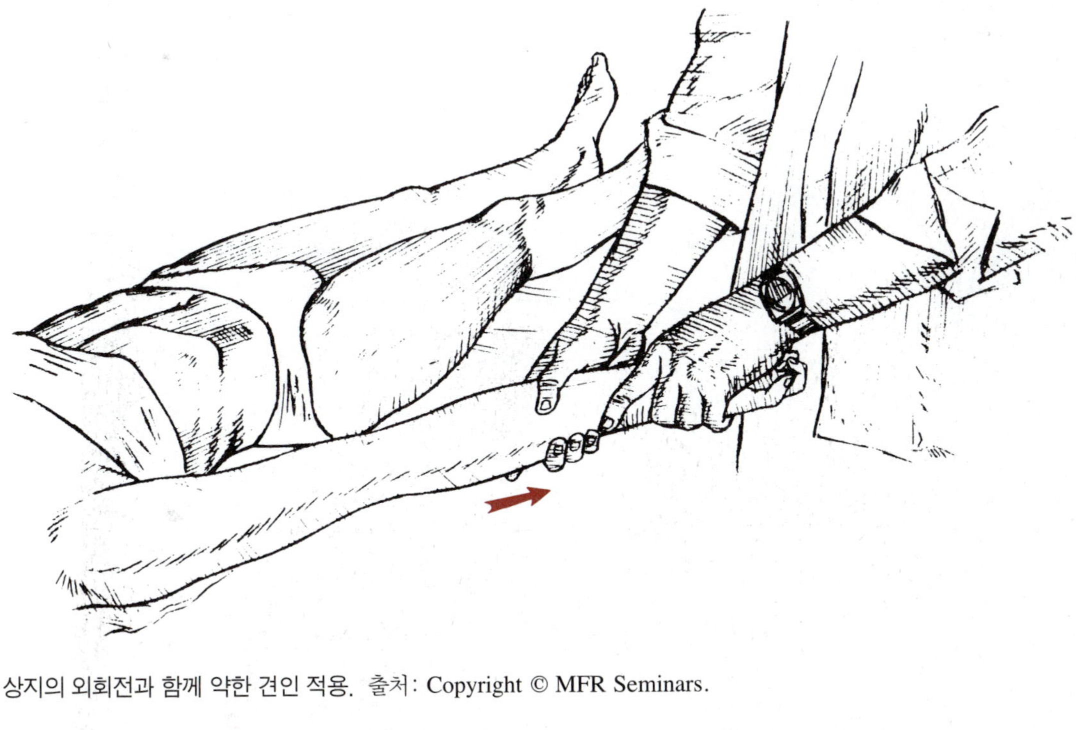

그림 16-19 상지의 외회전과 함께 약한 견인 적용. 출처: Copyright © MFR Seminars.

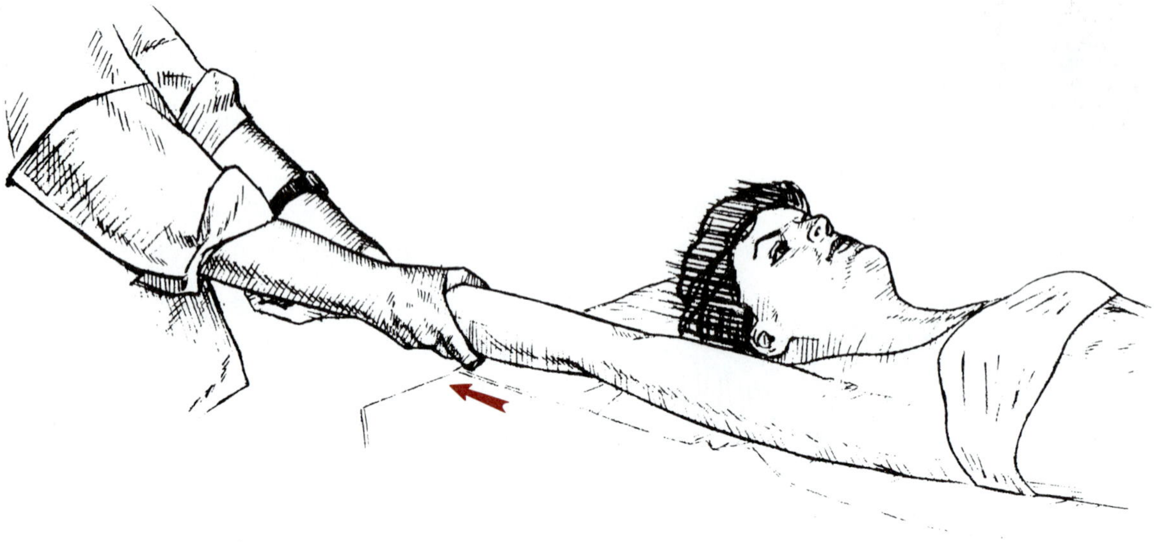

그림 16-20 팔을 360° 호를 따라서 움직이다가 긴장이 있는 부위에서 이완이 될 때까지 기다린다. 출처: Copyright © MFR Seminars.

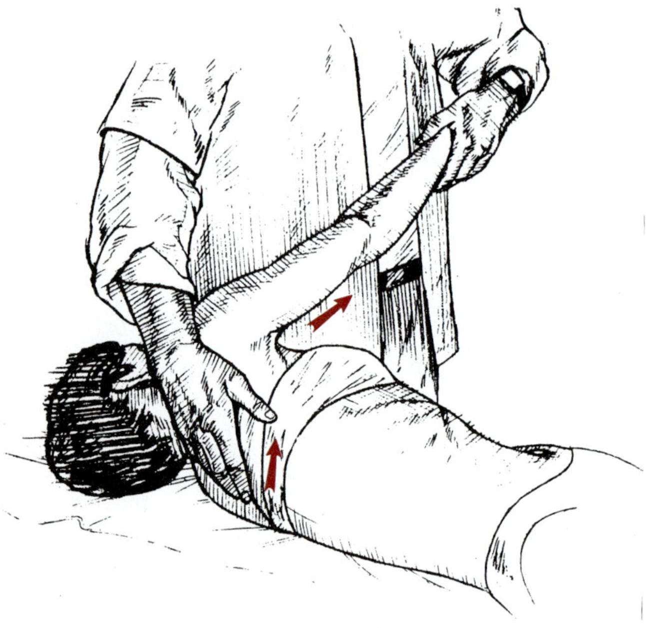

그림 16-21 견인을 유지하는 동안 환자의 견갑골 내측연을 외측으로 당긴다. 이완 이후에는 시작 자세로 서서히 움직인다. 출처: Copyright © MFR Seminars.

지를 움직임의 호를 따라서 시작위치로 이동하면서 견인을 유지하고, 반대쪽으로 회전시킨다. 이 기법의 적용동안 손가락과 엄지를 통해 수근관 위의 근막에 신장을 적용할 수 있다.

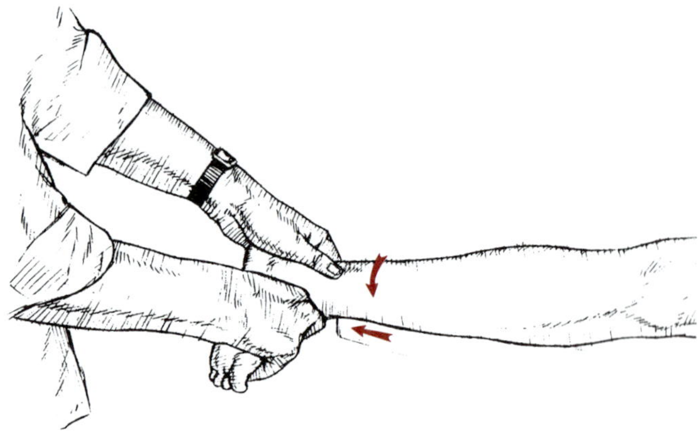

그림 16-22 전상장골극의 평가. 출처: Copyright © MFR Seminars.

다리 당기기(Leg Pull)

다리 당기기는 서서히 가볍게 적용해야 한다. 이 기법을 적용하는 동안 치료사는 가벼운 저항이 느껴지는 장벽을 확인하면서 그 장벽이 이완될 때까지 지속적으로 적용한다.

다리 당기기는 발, 족관절, 슬관절, 고관절, 요추 그리고 흉추 기능장애의 치료에 적용된다. 천장관절 또는 고관절 장애를 가진 환자의 치료시에는 주의해야 한다.

환자는 바로누운자세를 취하고 치료사는 환자의 발쪽 테이블 끝에 서서 하지를 외회전, 배측굴곡시킨다(그림

16-22). 다리 길이 방향으로 견인을 적용하면서, 외전 움직임 호를 따라서 부드럽게 운동하다가 굴곡을 겸한 외전을 한다.

결 론
CONCLUSION

근막이완술의 생체역학, 생체전기 그리고 신경생리학적 효과는 치료사와 환자 모두에게 유익하다. 이 기법은 전통 치료, 카이로프랙틱, 치의학 등이 종합된 접근법으로서 임상적으로 훌륭한 결과를 가져올 수 있는 촉매와 같은 역할을 한다.[9]

참고문헌

1. Hall D. The aging of connective tissue. *Exp Gerontol.* 1968;3:77–89
2. Chaitow L. *Neuromuscular Technique: A Practitioner's Guide to Sof Tissue Mobilization.* New York: Thorsons; 1985:13–15.
3. Travell JG, Simons DG. *Myofascial Pain and Dysfunction: The Trigger Point Manual.* Baltimore: Williams & Wilkins; 1983.
4. Selye H. *The Stress of Life.* New York: McGraw-Hill; 1976.
5. Selye H. History and present status of the stress concept. In: Goldberge L, Breznitz S, eds. *Handbook of Stress.* New York: MacMillan; 1982 7–20.
6. Barnes JF, Smith G. The body is a self-correcting mechanism. *Physical Therapy Forum*, July 8, 1987.
7. Twomley L, Taylor J. Flexion, creep, dysfunction and hysteresis in the lumbar vertebral column. *Spine.* 1982;7(2):116–122.
8. *Dorland's Medical Dictionary.* 26th ed. Philadelphia: W.B. Saunders; 1985.
9. Barnes J. *Myofascial Release, the Search for Excellence.* Paoli, PA: MFR Seminars; 1990.

부록 16-A

A 사례 연구
(A Case Study)

요통을 1년 6개월간 겪은 19세의 여성 환자로서 갑작스러운 움직임이나 지속적인 앉기나 서기 자세에서 통증이 심해진다. 최근에는 왼쪽 어깨와 목 부위에 통증이 심해지면서 두통과 하악관절 통증까지 호소한다. 최근 6개월 동안에는 두통과 목 및 어깨통증이 심해졌다. 약 3년 전에 승마를 하던 중 떨어지면서 천미추 부위와 왼쪽 발목이 염좌된 경험이 있다. 약 7개월 전에는 왼쪽 발목의 다시 염좌되었다. 약 1개월 전에는 오른쪽 고관절 부위가 손상되는 세 번째 낙상을 경험하였다.

이 환자의 자세분석을 한 결과 오른쪽 경골의 외회전, 전반슬, 오른쪽 후상장골극의 상승(그림 16-A1과 16-A2), 오른쪽 장골릉의 상승 등의 원인으로 오른쪽 장골의 전방경사와 오른쪽 어깨의 하강이 되었다고 분석되었다.

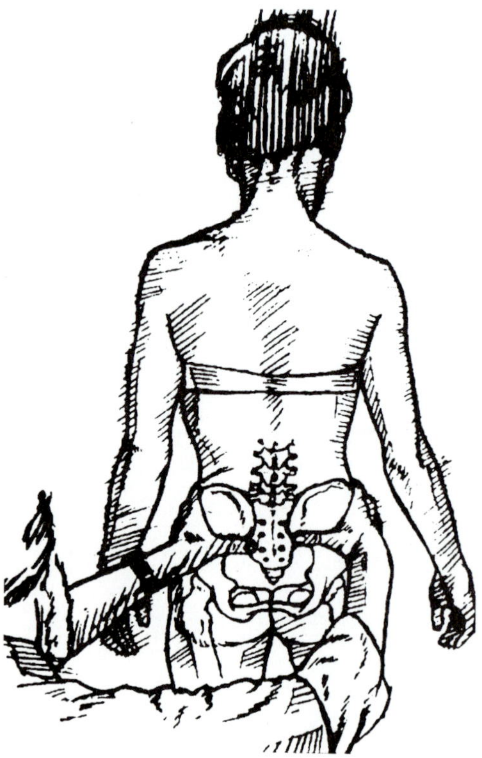

그림 16-A1 전상장골극의 평가. 출처: Copyright © MFR Seminars.

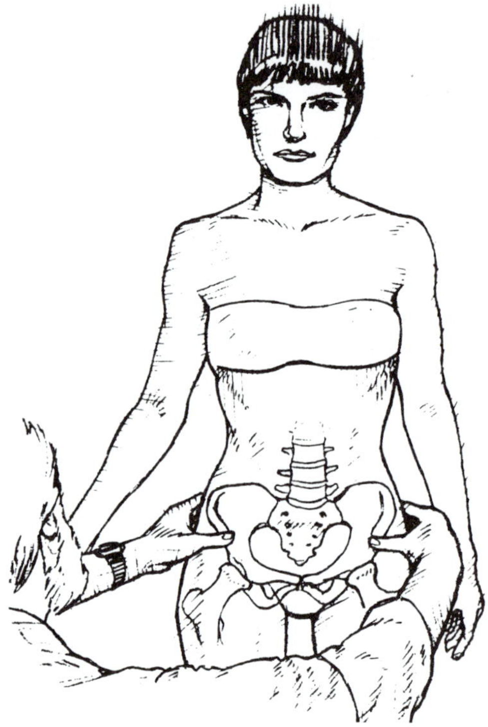

그림 16-A2 후상장골극의 평가. 출처: Copyright © MFR Seminars.

요추 전만은 증가되어 있으며, 하부 흉추의 후만이 증가되었고, 두부는 심하게 전방돌출 자세를 취하고 있었다. 견갑골은 외전되어 있어서 어깨가 전인 및 내회전되었다. 왼쪽 견갑골은 익상견갑골 증세를 보였다.

이 환자는 척주, 견관절, 고관절의 가동범위 제한이 있었다. 근위부 근육의 근력은 상당히 약화되었다. 전체적인 자세는 매우 비효율적이며, 신체 전반에 걸쳐 근막제한이 심하였다.

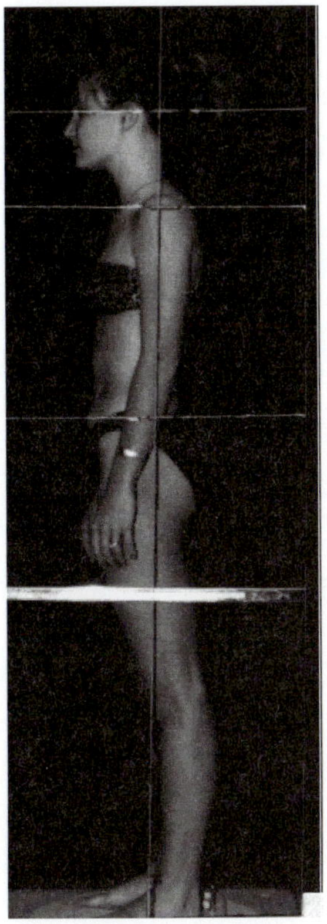

그림 16-A3 치료 전

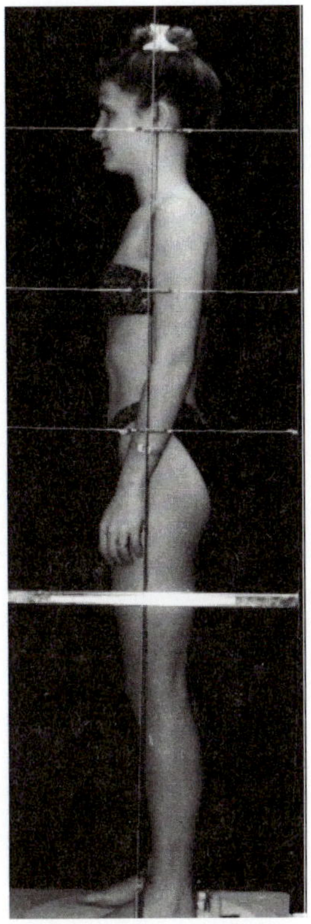

그림 16-A3 치료 후

출처: Copyright © MFR Seminars.

전체 170°의 관절가동범위가 증가하였으며, 증상도 없어졌다(그림 16-A3과 16-A4).

비정상적인 척추만곡, 전방돌출 머리, 견관절의 전방과 내회전 등이 많이 감소되었다. 전반슬이었던 슬관절의 정렬선도 개선되었으며, 골반대와 견갑대의 대칭성도 회복되었다. 또한 요통, 경통, 하악관절 통증도 없어졌으며, 두통도 멈추었다.

이러한 효과와 구조 변화는 근막제한이 감소되면서 신체 전반에서 향상되었다. 그래서 신체균형과 정렬선의 향상으로 인해 집중적인 근재교육과 강화운동을 할 수 있는 준비가 되었다. 계속된 치료를 통해 약화된 부분을 강화시키고, 효율적인 운동패턴을 학습하여 근막이완을 통한 신체구조 개선을 더욱 향상시키고 유지할 수 있게 되었다.[9]

제 17 장

능동이완기법: 논리적 연부조직 치료
(Active Release Techniques: Logical Soft Tissue Treatment)

능동이완기법 치료(Active Release Techniques Treatment)는 연부조직 장애에 대한 검진과 진단, 치료를 위한 연부조직기법의 총괄이다.[1-3] 연부조직 장애들 중 누적손상 장애(cumulative injury disorder; CID)에 대해서는 이 장 후반부에서 정의되어진다. 도수적 조작과 마찬가지로 양손을 사용하는 실습 교육 과정이 학습되어져야 한다. 이런 기법을 실제 과정에 적용할 수 있을 만한 충분한 정보를 제공하는 것이 불가능할 지도 모르지만, 분별력 있는 독자가 양손을 사용하는 훈련을 할 것인지 말 것인지에 대한 결정을 내리는데 도움이 될 수 있다. 정보가 부족하지만 임상적인 사고를 자극할 수 있을 것이다. 또한 매우 향상된 치료 결과를 가질 수 있을 것이다.

실력이 표면에 드러나는데 걸리는 최소한의 시간이 필요하며, 것에 대부분 동의하지만, 실제적으로 실력을 획득하는데 필요한 기간은 대략 2년이다. 이것은 전문직에 대한 주요 도전이 어디에 존재하는가에 있다. 중도에 포기한 사람들은 결과에 도달할 수 없을 것이며, 그 명성을 당당하게 사용할 수도 없을 것이다. 환자들의 이득을 위해서 학습과정 중 첫 단계인 이 장을 더 많이 활용해야 하며, 이와 관련된 주제로 전개될 것이다.

정확한 진단
ACCURATE DIAGNOSIS

연부조직 장애에 대한 진단은 전통적으로 적절하게 이루어지지 않고 있다. 견부 점액낭염(bursitis)의 진단은 몇 가지 이유 때문에 적절하지가 않다. 어느 점액낭이 손상을 받았는지, 손상된 정확한 조직을 나타낼 만큼 완전하지 않으며, 더 중요한 것은 손상 기전이 제대로 조사되지 않고 있고, 견부의 점액낭염이 문제의 시작인지 끝인지 거의 결코 확실하지 않다. 일반적으로 견부의 생역학적 불균형으로 기계적 역학이 바뀌게 되고 이로 인해 견봉하점액낭과 같은 점액낭 위에서 마찰을 일으키는 결과를 가져오고 있다. 그러므로 '최초의 손상이 무엇이고, 어느 조직 때문인가?' 와 같은 질문이 발생된다. 그래서 다음 3가지 형태의 진단이 필요하다.

1. 병변의 특성: 열상(tear), 유착(adhesion), 과긴장(hyperextension) 등.
2. 손상된 정확한 조직: 견갑하근, 원회내근에서 정중신경, Struthers의 인대, Frohse 열공(acade of frohse) 등.
3. 병변의 결과: 말초신경 포착, 역학의 변경, 파셋 증후군(facet syndrome), 림프성 부종 등.

전문가는 정상적인 검진 방법뿐만 아니라 촉진으로 훨씬 더 상세한 검진을 추가하여야 한다. 검진을 통하여 연부조직에 대한 생역학적인 원리들을 완전히 이해함으로써 더 효과적일 수도 있다. 예를 들어, 상완이두근건이나 결절간구에서 전방 견부통을 가진 수영선수가 있다. 견부와 수영의 기계적 역학에 대한 지식을 가진 전문가는 즉시 견갑하근을 촉진하고 테스트할 것이고, 거의 항상 증상에 대한 근원적인 원인을 찾게 될 것이다.

손상에 대한 병력과 통증 부위, 개개인의 근력, 관절가동범위, 연부조직의 가동과 상대적인 가동, 조직의 촉감, 긴장 등의 검진으로 증상에 대한 원인을 빠르게 찾을 것이다. 연부조직에 대한 기계적 역학을 학습하기 위해서는 오랜 과정이 필요하다.

대부분의 연관통(referred pain)은 해부학적 기원이나 생역학적 관련성으로 거슬러 올라갈 수 있다. 예를 들어, 전방견부통은 종종 극하근의 종지를 따라 가해지는 과긴장이 원인인 견부 후방 위에서의 극하근 손상이 원인일 수 있다. 지속된 과긴장은 근육의 종지에서 세포성 저산소증(cellular hypoxia)을 일으킬 수 있고, 그곳의 순환은 정상적 환경 하에서조차도 나빠질 수 있으며, 그 결과로 통증과 과민성이 나타난다. 연관통이 어떤 요인으로 일어나는가에 대한 많은 예들이 있다.

손상과 동반되는 연부조직 변화들
SOFT TISSUE CHANGES WITH INJURY

연부조직은 손상 후 일련의 결과를 가진다. 염증기는 24시간에서 72시간까지 지속되며 검진과 최근의 손상 병력으로 알 수 있다.[4] 근긴장은 통증과 조직 과민의 결과로 나타날 수도 있고, 염증과 관련된 팽윤은 유체와 흡사하다. 촉감(texture)은 억제된 유체와 같지만, 단단한 덩어리처럼 만져지지는 않는다. 유체는 일반적으로 림프성 부종보다 훨씬 덜 움직이며, 낭종(cyst)에서처럼 뚜렷한 경계를 보이지 않는다.

염증 후 근육의 긴장과 촉감은 바뀌게 된다. 과긴장 섬유들을 만져볼 수 있으며, 전체적인 감촉은 섬유다발 사이의 비균질의 과긴장 때문에 '섬유질(stringy)' 처럼 느껴진다. 이것은 "기타줄과 같은 조직"으로써 설명될 수 있다.

근육이나 근막에서의 실제적인 찢어짐이나 결손(tear or defect)은 첫 손상 시부터 명백하게 나타나지만, 약 3일 후가 되면 그 가장자리가 더 뚜렷해져 만져볼 수가 있다. 이 기간 후 섬유화 과정과 함께 손상이 치료되기 시작됨에 따라 그 가장자리는 더 커지게 된다. 이런 섬유화 과정에서 여러 차례 조직을 변화시키는 유착이 남게 된다. 근육 속의 기타줄과 같은 섬유는 덩어리져 가죽처럼 단단해 지는 변화를 가져온다. 조직에서의 결손은 매우 견고해져 주위 조직 속으로 퍼져나가게 되고, 불명확한 형태로 가죽처럼 단단한 영역이 남게 된다. 이와 같은 모든 변화들은 순서에 따라 발생되며, 이런 변화들은 근조직 내에서 매우 쉽게 확인된다. 다른 연부 조직에 대한 변화도 이와 비슷하다.

손상 후 시간에 따른 연부조직 변화들

염증 발생	24~72 시간
"섬유질" 근육, 뚜렷한 병변	2일~2주
덩어리진 조직	2주~3개월
가죽처럼 단단한 조직, 느린 변화들	3개월~그 이상

연부조직 손상이라는 용어로 치료되어지는 대부분이 실제적으로 CID이기 때문에, 이런 점에서 CID를 정의하는 것이 필수적이다.

누적손상 장애의 정의
CUMULATIVE INJURY DISORDER DEFINED, CID

누적손상은 근육 또는 건, 뼈, 혈관, 근막, 신경에서 일어나는 손상들의 묶음이다. 급성 손상 또는 반복 손상, 지속된 압박/장력 손상으로 초래되는 CID를 이해할 필요가 있으며, 모든 손상들은 우리가 누적손상 순환과정이라고 부르는 것에 이르게 한다. 신경근육골격계의 다른 손상으로부터 이 장애가 분리되어 누적손상 순환과정이 이루어진다.

손상 유형(Injury Types)

급성 손상(Acute Injury)

급성 손상으로부터 근육과 근막의 열상은 염증이 즉시 일어나게 한다. 백혈구-섬유소원-유착 과정은 쉽게 발생되고,[4] 만약 제대로 치료되어지지 않는다면, 누적손상 순환과정이 시작될 수도 있다.

반복가동 손상(Repetitive Motion Injury)

반복가동은 특별한 물리적 요인들과 관련되어 나타난다.[6] 반복가동 손상이 어떻게 발생되는지 이해하기 위해서는 반복가동 모델을 검토할 필요가 있다.[5] 이것은 비율적 모델 또는 도표이지 선형적 방정식은 아니다.

반복가동 모델: $I \approx \frac{NF}{AR}$

이 모델에서 요인은 다음과 같다.

I = 조직에 대한 상해
N = 반복 횟수
F = 최대 근력 백분율과 같은 각 반복 부하 또는 장력
A = 각 반복의 크기
R = 반복 사이에서 이완 시간(관련된 조직 위에서의 압력이나 장력 부족)

(높은 반복)(높은 부하)로부터 초래된 조직 손상과
(작은 운동)(짧은 이완 시간)에 대한 비율

예를 들어, 진동으로 매우 높은 **N**과 매우 낮은 **A**, 매우 낮은 **R**이 발생되지만, 최종 결과로 조직에 대한 상해가 매우 높다는 것이다. 고정된 자세와 나쁜 자세는 근육계에 계속적인 높은 부하를 초래하게 된다. **F**는 높고, **A**는 제로에 가깝고, **R**은 본질적으로 제로가 되어 전체 조직 상해는 높게 된다. 매우 약한 사람은 주어진 과제를 수행하기 위해 더 높게 최대 근력을 사용할 것이다. 이 때 **F**는 높아지고, 전체 조직 상해도 높아지게 된다.

계속된 압박/장력 손상(Constant pressure/tension injury)

계속된 압박/장력 손상 요인들은 순환을 감소시킬 것이며, 많은 요인들에 대한 세포 회복을 어렵게 할 것이다.[7,8] 칼슘의 세포적 정체와 부적절한 치료, 변화된 기능은 주요 결과들 중 일부이다. 정의된 이 요인에서는 반복 가동이나 어떤 가동도 일어나지 않는다. 근육의 등척성 수축과 나쁜 자세에서의 근육 긴장은 이런 잠재적 손상의 좋은 예가 된다.

누적 손상 순환과정 (The Cumulative Injury Cycle)

수년 동안 손상의 주기적 특성이 설명되어지고 있다.[9] 순환과정 그 자체는 다음 요인들과 다른 관련 인자들에 의해 정의된다. 순환과정에서 각각의 요인들은 다른 요인들의 원인이 된다.

약하고 딱딱해진 조직(Weak and Tight Tissues)

예를 들어, 반복된 동작은 근육을 더 딱딱하게 만드는 경향이 있다.[10] 근육이 딱딱해지면 약해지는 경향이 있으며, 근육이 약해지면 딱딱해지는 경향을 가지게 된다. 또한 다른 연부조직들도 딱딱해지는 결과를 가져올 수도 있다.

마찰 – 압박 – 긴장(Friction-Pressure-Tension)

약하고 딱딱해진 조직의 결과로 조직에 가해지는 내적 부하가 발생된다. 마찰이나 압박, 긴장이 나타날 수 있으며, 동시에 모두 나타날 수도 있다. 세 가지 인자 중 하나 또는 그 이상이 충분할 만큼 크다면, 외적 부하가 가해지지 않더라도, 급성 손상과 염증이 발생될 수 있다.

감소된 순환 – 부종(Decreased circulation – Edema)

조직에 가해지는 부하의 증가로 순환이 감소된다. 압박을 취약성이 있는 저압박 림프 채널 중 하나에 가하게 된다면, 부종이 초래된다. 또한 압박이나 장력을 지속시키는 형태의 외적 부하가 가해진다면, 순환이 감소되거나 부종이 초래되는 결과를 가져올 수도 있다.

유착–섬유화 (Adhesion–Fibrosis)

세포성 저산소증(cellular hypoxia)은 제한된 순환으로부터 조직과 조직 사이 또는 내부에서 일어나는 섬유화와 유착의 원인이다.[8] 마찰–압박–장력 요인이 충분할 만큼 심하거나 급성 손상이 발생될 때, 두 가지 추가 요인이 함께 일어나게 된다.

찢어짐이나 압착(Tear and crush)

조직의 물리적 파열(현미경적 또는 육안적)이 충분한 부하에서 일어날 수 있다. 이것은 외적 부하에 의한 급성 손상일 수도 있으며, 내적 부하의 심한 증가로 발생될 수 있다.

염증(Inflammation)

염증은 조직 손상으로부터 발생되며, 유착 과정에서 시작된다. 어느 위치에서 순환과정은 "약해지고 딱딱해진 조직"으로 계속된다.[4]

순환과정에 영향을 미치는 외재적 요인들이 많지만, 예상 가능한 방식으로 작용한다. 예를 들어, 흡연은 혈액순환을 불충분하게 하는 경향이 있으며, 순환과정이 끊임없이 일어나도록 돕는다. 당뇨(diabetes)도 비슷한 결과를 가진다. 갑상선 결손은 근육의 장력을 증가시키는 경향이 있어서 누적 손상 순환과정 중에 약하고 딱딱하게 하는 요인뿐만 아니라, 조직의 전체 상해에 영향을 미친다. 자궁절제술(hysterectomy)과 과체중, 임신으로 인한 호르몬의 변화들은 관련된 요인으로 예상 가능한 변화들을 불러온다.[6]

누적 손상 순환과정 도표는 도움이 될 만하다(그림 17-1). 순환과정은 염증 주기와 만성 주기인 두 가지 가능한 경로로 정의되어진다. 이것은 동시에 일어날 수도 있다.

건강상태(Conditions)

누적 손상 순환과정은 저절로 영속되며, 이것은 하방 나선 방향으로 계속되기 때문에, 누적 손상 장애의 증상과 증후군이 만들어지게 된다. 여기에는 수근관 증후군(carpal tunnel syndrome)과 주관 증후군(cubital tunnel syndrome), 외측상과염(epicondylitis), 건초염(tenosynovitis), 근막염(myofascitis), 점액낭염(bursitis), 말초신경 포착(periperal nerve entrapment), 흉곽출구증후군(thoracic outlet syndrome), De Quervain's 병 등이 포함된다. 누적 손상 순환과정이 나타나지 않는다면, 이런 증후군은 CID가 아니다.

검 진
EXAMINATION

적절한 진단을 내리기 위해서 4가지 주요 목록 안에 있는 문제점들에 대해 연부조직을 검진해야 하며, 정상 부위와 변경된 각 부위를 구별할 수 있는 경험을 쌓아야 한다.

1. 조직 촉감
2. 조직 장력
3. 조직 움직임
   • 관절 가동과 위치
   • 연부조직 가동과 위치
   • 인접한 조직위에서의 연부조직 활주

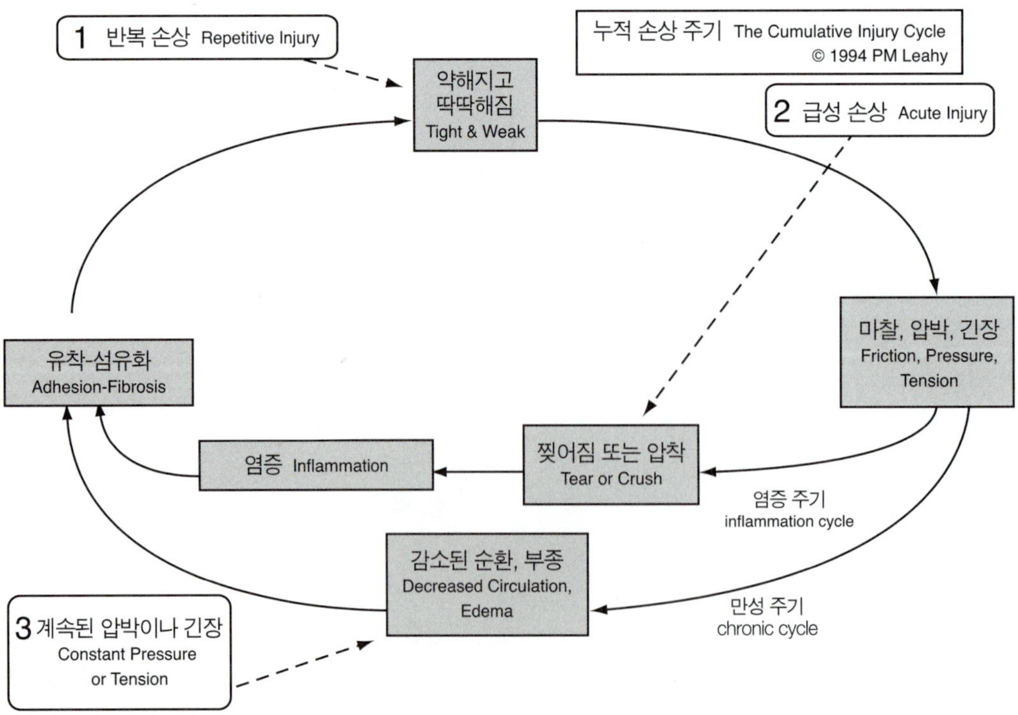

그림 17-1 누적손상 주기. 출처: Copyright © 1994, P. Michael Leahy.

- 근육과 근막, 인대, 건의 탄력성
- 모든 조직에 대한 가동 범위

4. 조직 기능
   - 근수축력과 속도
   - 신경 전도
   - 혈액과 림프 순환

조직 촉감 (Tissue Texture)

정상적인 조직 촉감은 모든 유착이 이완된 것을 의미하며, 손상된 조직은 같은 유형의 주위 조직과 동종을 형성한다. 모든 조직들은 촉진에 의해 정상과 구별할 수 있는 촉감을 가지고 있다. 물론 이것은 정상 조직과 비정상 조직을 구별하기 위해 획득되어져야 하는 어떤 경험을 의미한다. 정상 촉감을 얻는다는 것은 반흔 조직이 완전히 제거되어야 한다는 의미는 아니며, 이것은 분리된 조직들을 하나로 묶는 기능을 제공한다는 것이다. 가능하다면, 손상된 조직은 최초의 조직과 닮아야 한다는 의미이다. 탄력과 질김(toughness), 완전성 모두 중요하다. 손상 전 촉감으로 회복되지 않는다면, 탄성율(modulus of elasticity)은 적절하지 않다. 음의 피드백 고리(negative feedback loop)는 바뀌어 과제를 수행하는 조직에 부하의 증가와 생역학의 변화, 주동근/길항근 문제, 재손상 경향을 가져온다.

조직 긴장 (Tissue Tension)

정상적인 조직 긴장은 모든 연부조직에서 중요하다. 근조직은 구조 전체에 걸쳐서 정상 긴장력을 다시 얻어야 한다. 근막과 인대, 건 모두 가능한 손상 이전의 상태에 가까운 긴장력을 획득해야 한다. 정상 긴장력이 달성되지 않는다면, 적절한 생역학은 있을 수 없고, 재손상되기 쉽다. 말초신경 포착과 혈관 포착은 인접한 구조들에 대한 압박이 그 원인으로 부적절한 연부조직 장력의 주요 예들이다.

조직 움직임(Tissue Movement)

정상 움직임에는 연부조직의 정상 긴장과 기능이 요구된다. 적절한 관절 위치와 가동은 연부조직의 위치와 가동, 기능이 조화를 이룰 때 가능하다. 수의적 노력으로 연부조직에 대한 약간의 결손을 보상할 수 있지만, 추가된 스트레스를 감수하여야 한다. 연부조직의 중요성을 적절하게 다룸으로써 관절 도수조작에 의한 회복 속도는 향상되어진다. 반대로 연부조직의 문제가 적절하게 다루어지지 않는다면, 관절 도수조작을 위한 필요성이 매우 높은 빈도로 남게 된다.

거의 모든 연부조직은 인접한 조직들 위에서 활주되어야 한다. 부적절한 장력이나 유착과정에 의해 이런 과정이 제한되는 것은 매우 흔한 일이다. 일단 유착 과정이 일어난다면, 하나의 조직이 다른 조직을 사실상 당기게 된다. 견인 신경고정(traction neurodesis)이 주요 예이며, 말초신경 증상의 흔한 원인이다.[1,5,11] 이것은 신경이 견갑하근 위에서 대략 1.5 cm 정도 미끄러져야 하는 상완신경총의 내측 코드에서 쉽게 일어난다. 조직 활주가 없는 상태에서 내측 코드/척골 신경 증상은 수영선수와 3종 경기선수(triathletes)에게 빠르게 나타날 수 있다. 장경인대 마찰 증후군(iliotibial band friction syndrome)은 연부조직의 문제 때문에 조직 활주가 부족한 다른 예이다.

연부조직 탄성의 경우 종종 무시되는 경향이 있다. 연부조직의 탄성을 평가하기 위해서 조직의 최대 신장 지점 가까이, 또는 그 위치에서 수행된 적절한 부하와 함께 가동범위 전반에 걸쳐 조직을 검진하여야 한다. 탄성은 기능을 위해 중요하며, 근골격계에 적용되는 가동 방정식을 살펴본다면, 탄성의 영향 정도를 더 쉽게 볼 수 있다.

관절과 연부조직의 가동범위는 함께 평가되어져야 한다. 연부조직의 가동 평가를 위해서 검사자는 다른 조직 위에서 조직들이 활주되는 것을 촉진할 수 있어야 한다. 이것을 학습하는 것은 쉽지 않으며, 2년 이상의 실습이 요구된다. 이 기술에 대한 좋은 테스트는 원회내근의 두 다발 사이로 지나가는 정중신경을 찾는 것이다. 신경은 근육 옆으로 미끄러져야하고, 구조물에 의해 당겨져서는 안된다. 연부조직이 다른 조직 위에서 미끄러져야 하는 많은 다른 위치들이 있다. 이것은 예외라기보다는 규칙이다.

관절가동범위가 제한되었을 때, 검사자는 이것이 관절 제한 때문인지 연부조직에 의한 제한 때문인지를 또한 평가해야 한다. 이것은 관절이 제한된 범위 내에서 움직일 때 연부조직을 촉진함으로써 가능하다. 연부조직이 제한 요인이라면, 연부조직에서 발생된 긴장은 그 범위를 넘어서게 되어 쉽게 촉진할 수 있을 것이다.

조직 기능(Tissue Function)

마지막 요인으로 조직 기능이 있다. 기능에는 적절한 신경전도와 혈관 기능뿐만 아니라 적절한 근력, 수축 속도, 근장력을 포함하고 있다. 혈관과 림프 배수(drainage)는 저압 체계이기 때문에 가장 쉽게 느껴질 수 있다. 혈관과 림프는 낮은 압력에서도 차단되기 쉽다. 저자는 국소 차단을 치료하고 난 후 10분 정도 만큼의 짧은 시간 동안 상하지가 나빠지는 림프성 부종을 경험하였었다. 힘, 속도, 신경 기능과 같은 다른 연부조직 기능에서의 향상은 또한 빠르다.

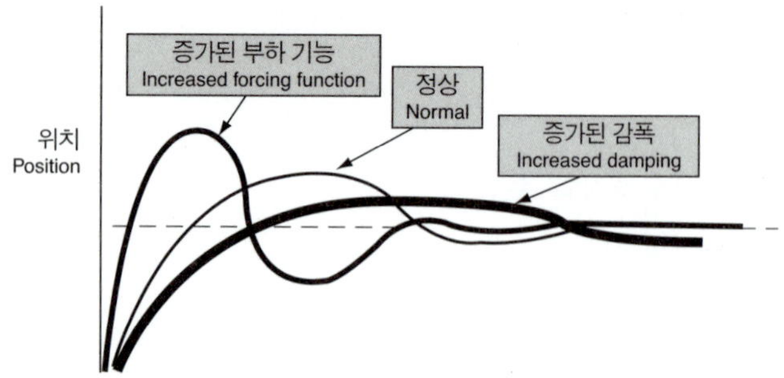

그림 17-2 단일고리 음성 피드백 조절 기전(Single-loop negative feedback control mechanism). 출처: P.M. Leahy and L.E. Mock, Myofascial Release Technique and Mechanical Compromise of Peripheral Nerves of the Upper Extremity, *Chiropractic Sports Medicine*, Vol. 6, pp. 139-150, © 1992, Williams & Wilkins.

변경된 생역학: 관절과 연부조직
ALTERED BIOMECHANICS: JOINT AND SOFT TISSUE

요인 중 하나가 변경될 때, 계통에서 결정되는 기능도 바뀌게 된다. 단일고리 음성 피드백 조절 기전(Single-loop negative feedback control system)은 근골격계가 어떻게 조절되는지를 나타내는 모델이다(그림 17-2). 조직 촉감의 변화는 계통의 감폭계수(damping coefficient)에 가장 흔한 영향을 미친다.

체계에 영향을 미치는 요인들은 다음과 같다.

감폭계수(damping coefficient) ⇒ **유착, 마찰, 내적 모멘트**

부하 기능(forcing function) ⇒ **수의적 수축**

근수축이 더 커질수록, 기대된 결과에 도달하는 비율도 더 빨라지게 되지만, 초과량은 부산물이 된다. 손상이 일어나고 유착이 발생될 때, 감폭계수는 증가하게 되며, 결과를 획득하는데 필요한 시간은 더 길어지게 된다. 대상자는 이것에 대해 보상하려는 노력을 증가시킬 것이다. 말초신경 포착은 부하 기능을 바꿀 것이다. 이런 방식의 분석에 의하여 연부조직 병변의 결과는 매우 예상 가능하다.

연부조직 구조들이 손상될 때, 손상 결과로 생역학이 바뀌게 된다. 예를 들어, 근육이 심각하게 찢어져 유착이 발생된다면, 정상적인 수행 능력은 불가능하게 된다. 육안적 척도에서 기능과 움직임 모두가 바뀌게 된다. 견부의 생역학이 좋은 예라 할 수 있다.

수영선수나 역도 선수, 던지기 선수들에서 견갑하근 손상이 가장 흔한데 이것은 갑자기 발생될 수도 있고, 반복 가동이나 과사용의 결과로 생기기도 한다. 병변이 견갑하근에서 발생되기 때문에 그 기능은 나빠지게 되고, 짝힘 역학(force couple mechanism)도 바뀌게 된다. 견갑하근은 상완골의 전방 전위와 상방 전위를 방지하는데 필수적이기 때문에, 이 근육의 결손은 상완골두가 전상방으로 전위되는 결과를 가져온다. 상완골은 견갑골의 관절와 중심에 늘 유지되는 것이 아니므로 극상근의 부딪힘이 유발될 수 있고, 관절순 위에 부하가 증가되어 수행량의 감소를 가져온다. 관절의 기능적 역학은 연부조직 병변에 의해 직접적으로 변경되고 있다.

심한 견부 손상 후 염증 과정은 그 주위 연부조직 대부분에 영향을 미칠 수 있다. 견갑골 밑에서의 염발음(crepitus)은 결과로 나타날 수 있는 좋은 예이다. 유착은 서로 간에 미끄러짐이 있어야 하는 근육층 사이에서 발생된다. 근막에 유착이 발생되면, 미끄러짐은 제한되어지고 염발음이 발생되게 되는데 가장 흔한 부위는 전거근과 흉곽 사이이다. 액와 접근을 시도한 다음, 후방 접근으로 전거근을 치료한다면, 마찰은 종종 감소될 수 있다.

적절한 연부조직 역학이 절대 필요한 많은 부위들이 있다. 견갑상완관절의 짝힘이 한 예이다. 다른 예들은 꽤 명백하지는 않지만 다음과 같다.

- 수근신전근 병변으로 인한 수근골의 비정상적 위치
- 흉곽견갑 관절에서의 염발음
- 두개 건막의 부착부 조직의 과긴장으로 인한 두통
- 측두하악관절의 잠김이나 클릭음
- 요근 병변에 의한 요추 화셋 증후군
- 요근과 내전근 병변으로 인한 흔한 골반/천장관절의 아탈구
- 슬개-대퇴 관절통(arthralgia)
- 슬관절 반월판의 클릭음
- 고관절의 클릭음
- 장경인대 증후군
- 관절낭 부착 통증을 일으키는 경골에 대한 대퇴골의 전위
- 테니스/골프 주관절
- "shin splints"
- 구획 증후군

말초신경 포착
PHERIPHERAL NERVE ENTRAPMENT

손상에 따른 조직 변화들이 모든 연부조직에서 동등하게 적용되지만, 말초신경 포착과 CID에 대한 논의는 이런 원리들을 매우 잘 반영하고 있다. 이것은 능동이완기법의 효과에 대해 가장 잘 문서화된 영역이다. 이 영역은 능동이완기법 체계가 정확한 치료를 이끄는 기전의 단계적 분석에 어떻게 관여되는지 가장 잘 보여준다.

많은 전문가들은 신경 포착이 가능한 다양한 위치를 제시하고 있다. 척추에 존재하는 신경근에서 포착되는 부위보다 연부조직에 의한 말초신경 포착 부위가 더 많다. 결론적으로, 적절한 신경 기능을 제대로 제시하고자 한다면, 척추와 신경근에서 적어도 같은 노력으로 말초신경 포착 부위를 설명해야 한다. 다음은 말초신경 포착이 일어나는 구조물들에 대한 목록으로 능동이완기법에 매우 빠르게 반응을 보이는 가장 흔한 부위들이다.

- Guyon 터널
- 무지구근
- 수근관
- 견갑하근
- 전거근
- 능형근
- 수근 굴근
- 원회내근
- 상완요골근
- 수근 신전근
- arcade of Frohse
- 회외근
- 내전근
- 슬괵근
- 비골
- Struthers의 인대
- 사각 공간(quadrangular space)
- 견갑대
- 사각근
- 후두하근
- 요근
- 중둔근/소둔근/이상근
- 상완근
- 삼두근
- 외측 근육간 중격
- 하지 구획
- 족근 지대

혈관과 림프 포착
VASCULAR AND LYMPHATIC ENTRAPMENT

포착되거나 순환이 차단되는 부위는 매우 많다. 사지의 혈액 순환 과정 중 정맥 위에 있는 근육이 압박됨으로써 제한되는 경우가 흔하다. 압박을 받을 경우 림프관과 겹쳐진 구조가 서로 가깝게 되는 경우도 훨씬 더 흔한데, 림프 체계가 압력이 매우 낮기 때문이다. 유체는 근수축과 움직임에 따라 움직인다. 근육이 손상되고, 반흔 조직으로 인한 과긴장 상태가 계속된 상태에서 치료를 한다면, 밑에 놓인 림프관에는 결국 지속적인 압박이 가해지는 요인이 된다. 내전근 열공을 차단하는 내전근 스트레인(strain)이 비슷한 예다. 이런 경우 슬관절에 가해진 압박이 제거될 때까지 림프 부종이 흔하게 발생된다. 다른 부위를 보면, 견갑하근과 원회내근, 요근, 슬와근, 하지 구획들이 포함된다. 부종은 보통 1회에서 3회 정도의 치료로 감소되지만 이것을 빨리 해결하지 않는다면, 림프를 차단시키는 종양(neoplasm)이나 순환체계의 장애 같은 다른 요인들을 생각해보아야 한다.

치료 방법들
METHODS OF TREATMENT

근막이완이라는 용어는 마사지로부터 어떤 조직들을 이완시키는데 목표를 가지고, 폭넓게 연부조직을 다루는 어떤 것을 의미할 수 있다. 불행하게도, 잘못된 많은 정보들

이 여전히 있기 때문에, 능동 이완술이라는 용어는 이것을 더 분명히 하고, 수행된 치료를 설명하기 위해 제시되었다. 비록 많은 차이들이 있지만, 가장 간단하게 관찰되는 것은 특별한 환자와 치료사의 움직임이 능동 이완술 치료에 있어 유일하다는 것이다. 여기에 치료 부위에 대한 다음 몇 가지 특별한 증상 패턴의 유일한 과정이 추가되며, 평가와 진단, 치료를 기법이라고 정의한다.

능동 이완술에서 조직은 가장 짧아진 위치에 놓여진다. 병변을 1회에서 13회의 접촉으로 감싼 다음 병변이 도수 조작되는 동안 조직을 손의 접촉 하에 있게 한다. 도수 조작과 조직 가동, 접촉은 각각의 병변을 치료하는 동안 각 조직의 반응과 필요에 따라 다양하다. 검진과 치료 동안 이용할 수 있는 환자 가동 방법은 두 가지가 있는데 능동적 방법, 수동적 방법이다.

수동 능동 이완술 치료(*Passive active release techniques treatment*)

몇몇 경우에는 환자를 위해서 구조를 바꾸는 것이 이득이 된다. 사지가 민감한 경우는 환자의 신체 일부가 가동될 때, 몸 전체 부위의 근육이 탄탄해지는 반응을 일으킨다는 것을 발견할 수 있다. 인접 부위들에서는 때때로 통증 패턴과 과긴장성이 복합적으로 일어나는 경향이 있다. 또한 어떤 경우에서는 환자가 요구된 복잡한 움직임을 이해하는데 어려움이 있다. 이런 경우 치료사는 환자의 신체 움직임 부위를 제한하여야 한다.

이것을 달성하기 위해 치료사는 자신감을 가지고, 환자가 충분히 이완할 수 있는 방법으로 신체 일부를 지지하여야 한다. 환자가 저항하기 시작한다면, 치료사는 접촉하는 정도나 속도, 기타 다른 요인들을 감소시켜야 한다. 움직임 중 길항작용을 하는 근육도 치료되는 근육과 거의 유사하기 때문에, 치료에 있어 근수축에 대항한 가동력은 피해야 한다.

가능한 전체 범위에서 사용되어져야 한다. 치료사는 병변의 범위와 특성, 전체 치료 범위를 결정하지 않고 치료한다면 호전을 장담할 수 없다.

능동 이완술 치료 (Active release techniques treatment)

환자의 가동은 가능한 능동적이어야 하며, 이것은 몇 가지 이유 때문에 중요하다. 첫째, 환자는 조절에 대해 더 잘 느낄 것이고, 환자의 인내력에 따라 치료 속도를 수정할 수 있다. 둘째, 수의적 가동 동작은 신경학적으로 통증 감각을 감소시킬 것이며, 더 안락한 치료를 허용할 것이다. 셋째, 이용 가능한 가동들은 환자가 과제를 수행하는데 요구되는 가동들과 더 가까울 것이다. 지원이 요구되는 접촉에서와 마찬가지로 치료사가 치료 관리를 위해 두 손을 자유롭게 해야 한다는 것이 부수적인 이득이다.

능동 이완술에 대한 연구에는 학습 곡선이 포함한다. 경험있는 치료사와 함께 단지 12~24시간의 도수 훈련 후, 결과가 크게 향상된 것을 경험할 수도 있다. 적절한 방향으로 30일 동안 부지런한 연습을 한 후, 치료사는 치료로부터 원하는 결과의 50%를 달성할 수도 있다. 그러나 이것은 또한 모든 실습자들이 관련 자료를 읽어, 간접적인 정보를 획득한 다음 기법의 숙련이 달성되었다고 가정하기 때문에 중요하다. 어떤 손상에 대해 다른 치료 방법들과 비교될 때, 초기 성공은 잘못된 확신일 수 있다. 만약 학습과정을 이 지점에서 멈춘다면, 결과는 여기에 열거된 것들 중 일부보다도 결코 더 클 수 없을 것이다. 최고의 기법과 최고의 결과들에는 최고의 노력이 요구된다는 것을 우리는 모두 수용해야 한다.

적용의 치료 규칙들 (Treatment rules of application)

최소한의 혼란으로 최대의 이득을 얻기 위해 어떤 지침이 뒤따라야 한다. 이런 규칙들이 이해되지 않고 뒤따르지 않는다면, 환자의 안녕은 약속할 수 없다.

- **연부 접촉**(soft contact): 특별한 손의 접촉을 사용해라. 손을 사용하는 것 외에 다양한 접촉 방식을 배우는 것이 중요하다.
- **종적인 수행**(work longitudinally): 많은 이유들 때문에 이런 방법은 효과적으로 조직 사이와 내에서 유착을 막는다. 예를 들어, 근육 내에서 종적인 가동 자유도를 설정하는 것이 중요하다. 근섬유들을 따라 지나가도록 한다면, 차단하는 섬유 조직 위에 충분한 장력이 미치기 전에 조직은 접촉 밑에서 미끄러지거나 구를 것이다.

- **언제라도 가능한 능동 가동**(active motion whenever possible): 이것은 조절 감각을 환자에게 제공하고, 외측 척수시상로에서 통증을 차단한다. 더구나 불편함 없이 이루어질 수 있다. 능동 가동 방법은 조직들 사이에서 관련 가동을 최대화하도록 설계되어진다.
- **느린 가동**(slow motion): 가동이 너무 빠르다면, 환자의 인내력은 감소되며, 근긴장이 다시 일어나게 되어 요구된 결과를 획득하는데 어렵거나 불가능하게 된다. 정확한 가동은 각 조직에 따라 다르며, 도수 조작으로 가르쳐져야 한다.
- **환자의 인내력**(patient tolerance): 압박과 치료 횟수는 환자의 인내력에 따라 제한될 수 있다. 관찰되어야 하는 환자의 인내력 수준에 대한 몇 가지 주요 관점이 있다.
- **조직 인내력**(tissue tolerance): 환자마다 각각 다르고, 조직은 다른 형태에서 물리적 자극에 반응한다. 조직 인내력 때문에 치료가 지연될 필요가 때때로 있다. 이것은 물리적으로 암시될 수도 있고, 물리적이 아닐 수도 있다.
- **림프순환 및 정맥순환과 함께 작용**(work with lymphatic and venous flow): 타박이나 림프 부종은 설명된 정확한 방법에 의해 거의 완전하게 제거되어야 한다.
- **빈도-격일**(frequency-alternate days): 조직 인내력을 감소시키고 치료 계획을 연장시키기 때문에, 치료 빈도는 격일 이상이어서는 안된다. 몇몇 경우에서만 치료 사이의 기간을 길게 잡을 필요가 있다.

2~3가지 치료로 중요한 결과를 만들어내야 한다. 3회에서 5회의 반복이 조직의 어떤 국소 부위에 이루어진다. 때때로 주당 2회 또는 조직 인내력이 낮을 경우 그 이하로 치료 빈도를 감소시킬 필요가 있다. 치료가 낮은 조직 인내력에도 불구하고 정상 빈도에서 계속된다면, 문제를 해결하기 위해 요구되는 내원 횟수가 증가되고, 때때로 치료가 불가능해진다. 감소된 근력은 일반적으로 첫 번째 또는 두 번째 내원 시 변화된다. 염증기 동안은 일반적으로 치료를 시작하지 않는다. 손상이 처음 발생되었을 때(1-3일), 손상 부위를 가로질러 긴장이 증가되는 것을 막기 위해 치료 방향을 바꿔야 한다.

경과 과정을 평가할 때, 매우 빠르게 일어나는 변화들을 인식하는 것이 중요하다. 후향적으로 223건의 사례를 연구한 결과, 수근관 증후군을 해결하기 위해 필요한 평균 치료 횟수와 관련 증후군이 단지 6개였다는 것을 발견하였다. 치료사가 12회 이상의 내원이 요구되는 많은 사례를 발견한다면, 그것은 일반적으로 책임을 져야 마땅한 부적절한 기법이다.

기법의 매우 기본적 설명과 어떤 근육에 대한 기법의 적용이 제공된다. 이런 설명에는 비디오 제시로 도수 조작을 배우게 되고, 토론을 장시간 해야 하는 많은 요인들이 포함된다. 또한 경추 도수 조작을 하기 전에 추가된 선별 검사(screening test)로써 사용될 수 있는 척추 동맥 긴장 검사를 기술하는 것이 포함된다(부록 17-A).

회전근개 (The rotator cuff)

비록 250가지의 치료 기법들이 있지만, 회전근개에 대한 분석, 치료는 기법의 적절한 사용을 반영할 수 있다. 이런 목적으로 회전근개 원리에 대한 논의와 이 책에서 언급되는 250가지 치료 중 4가지가 제공된다.

견갑대는 매우 동적이며, 인대적 안정성을 가진다. 견갑대의 안정성은 동적이고, 모든 근육들의 거의 완벽한 협력이 요구된다. 골격이나 연골, 근건 단위 중 구조적 손상은 완벽한 기능을 하는데 장애가 된다. 견부 기능장애를 적절하게 평가하고 치료하기 위해 견부 가동을 위한 힘을 제공하는 근육들(삼각근, 광배근, 대흉근)과 견부 안정성을 제공하는 근육들(회전근개) 간의 차이를 이해하는 것이 필수적이다. 회전근개(견갑하근, 극하근, 소원근, 극상근)는 관절와에서 상완골의 움직임을 안내하기 위해 팔을 거상하는 동안 짝힘 메커니즘으로 삼각근과 함께 작용된다. 외전이 시작할 때, 회전근개의 수축은 삼각근과 함께 짝힘으로써 작용되고, 외전 동안 상완골두가 하강되도록 한다. 회전근개의 이런 하강이 없이 삼각근이 단독으로 수축된다면, 상완골은 상부에서 견봉궁(acromial arch)과 겹쳐져 꽉 끼이게 될 것이다.

견갑상완 관절은 한쪽 면은 얇은 오목이며 다른 쪽 면은 더 두껍고 닮지 않은 볼록으로 서로 일치하지 않는 관절이다. 움직임은 고정된 축 주위로 일어나는 것이 아니라, 회전축을 계속 변화시키면서 활주 운동이 일어난다. 근육들은 관절을 움직여야 할 뿐만 아니라, 관절에 안정성도 주어야 한다.

관절순이 매우 얇기 때문에 회전근개는 관절순 내의 중심에 상완골두가 유지되도록 하는 것이 필수적이다. 견갑하근은 강한 전방 안정근으로 엄격하게 관절을 안정되게 한다.

견갑하근(The subscapularis)

견갑하근은 견갑골하와를 채우고 있는 삼각형태의 큰 근육이다. 견갑하근의 섬유는 상완골 결절에 부착될 수 있도록 수렴되는 형태의 건을 형성하고 있다.

견갑하근이 작용될 때, 환자를 앙와위로 하여 상완골이 해부학적 자세에 있게 한다(그림 17-3A). 주관절은 굴곡시키고, 상완골은 내회전시킨다. 치료사의 손을 사용하여 견갑골의 중간 지점에서 광배근의 전방 위에 엄지를 놓는다. 전체적인 견갑하근을 촉진한다. 외측부에서 광배근과 대원근, 소원근이 촉진될 것이다. 내측으로 나아가면, 견갑골 전체가 견갑하근을 덮고 있다. 내측 부위에서 견갑골의 내측면으로 부착된 전거근을 느낄 수가 있다. 전거근은 종종 견갑하근과 유착되기도 하며, 견갑하근을 완전하게 촉진하는데 방해할 수도 있다. 견갑하근의 상부 섬유는 다소 수평이고, 하부 섬유는 하내측방향으로 각을 이루고 있다. 섬유의 방향도 느낄 수 있다.

혈관과 림프관이 함께 지나는 상완신경총의 코드처럼 정확하게 상부를 촉진하여야 한다. 치료에 있어 근육을 지나는 구조들과 근막 사이의 간격 상태를 확실히 해야 한다. 상완신경총의 내측코드는 상완골의 외전과 외회전 동안 대략 1.5 cm 미끄러져야 한다. 주관절 굴곡과 수근신전은 이런 활주를 더 두드러지게 한다. 내측코드와 근육 사이에 유착이 있다면, 부족한 활주를 느낄 수 있으며, 촉진 후 1분 이내에 일반적으로 사라지는 감각이상이 종종 생기기도 한다.

손상부위는 4가지 다른 촉감 중 하나일 것이다. 일단 손상부가 결정되어진다면, 병변 하단 피부를 접촉하고, 병변 위의 지점으로 피부를 이동시켜(상외측방향으로), 하내측방향으로 신장시킴으로써 근육에서 느슨해지도록 한다. 최대 긴장이 근육 내에서 획득될 때(피부를 잡아 당겨올린 다음 근육을 밑으로 당긴다), 접촉 지점을 병변의 상외측면에 도달시켜야 한다. 변경된 조직 내에서의 긴장은 객관적이며, 압박이 아니다. 지나친 압박은 지나친 불편함의 원인이 될 것이며, 치료의 효과를 제한하거나 방해한다. 치료된 조직과는 다르게 조직 위에서의 지나친 긴장은 같은 결과를 가져올 것이다.

일단 초기 접촉이 달성된다면, 환자는 머리 상단 위로 팔을 축 늘어뜨리는 지점으로 상완골이 외전되도록 해야 한다(그림 17-3B). 가동 동안 접촉은 조직 긴장과 다른 요인들에 의해 보장되는 것처럼 하내측방으로 다양하게 이동한다. 이런 가동 동안 병변의 촉감은 더 명백하고, 다른 형태들이 나타날 수 있다. 치료사는 근육을 덮고 있는 근막에

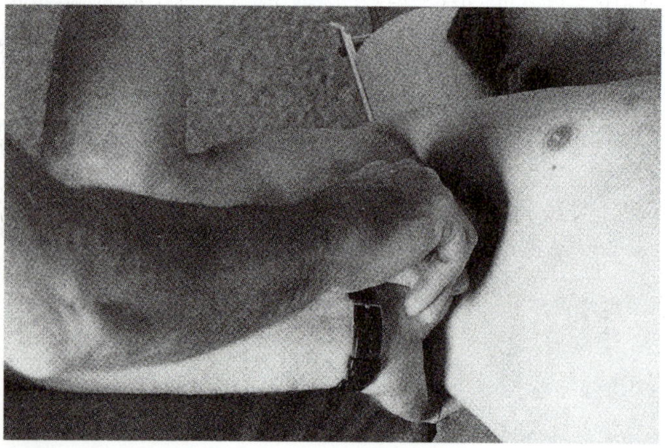
A

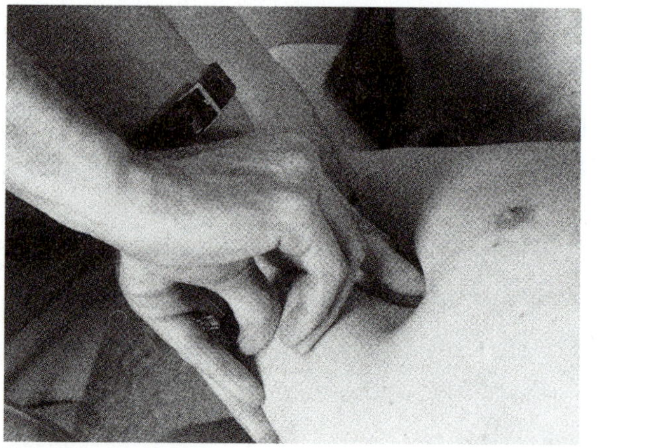
B

그림 17-3 견갑하근의 치료. A, 시작 자세. B, 끝 자세

서 찢어짐이나 정맥을 인식할 수 있어야 한다. 이것을 인식하지 못한다면, 치료사가 환자를 다치게 할 수도 있다. 3회에서 5회 반복을 어떤 국소 조직 부위 위에서 실시한다. 병변이나 유착이 제거되어졌을 때, 매우 드물지만 치료사는 이완을 느껴질 수 있다. 지극히 통증스런 치료는 잘못된 기법의 결과이며, 상태의 호전을 기대하기 어렵기 때문에 계속해서는 안된다.

극하근 (The infraspinatus)

극하근은 대부분의 회전근개 문제에서 어느 정도 포함되곤 한다. 상완골의 외회전에서 매우 활동적이기 때문에, 외회전을 주로 하는 스포츠에서 주요 요인으로 발견되곤 한다. 라켓볼(Racquetball)과 테니스가 그 예이다. 극하근은 견부를 고정시키며, 공을 던지거나 비슷한 가동 중 상완골을 감속시키는 작용을 해야 하기 때문에, 또한 견부의 다른 활동 대부분을 관여하고 있다.

병변들이 근육의 경로를 따라 어느 곳에서도 발견될 수 있으며, 견갑골의 후면에서 가장 흔하게 발견된다. 상완골에서 가까운 병변 부위에 조직이 견고하게 잡아 늘여지도록 접촉한다. 환자는 복와위로 하며, 팔은 내전 위치(주관절은 옆에 위치)로터(그림 17-4A) 완전 외전(머리 위로 완전히 뻗침)(그림 17-4B)되도록 하며, 내회전 위치가 되게 한다. 근육은 이런 가동 동안 모양과 긴장을 변경시킬 것이며, 근육을 감싸쥐기 위한 가동 동안 접촉을 변경하고, 접촉 밑으로부터 빠져나오지 못하도록 할 필요가 있다. 통증은 치료 동안 견부 전방과 관련되어 나타날 수도 있다. 상단부가 하단부보다 훨씬 더 수평이기 때문에, 섬유 방향도 고려되어져야 한다. 또한 병변 위에서 근육층을 표층에서 심부층으로 하나하나 벗기듯이 시술하는 동작(stripping motion)의 방향과 압박은 견갑골의 회전에 따라 바뀌어야 한다는 것을 인식해야 한다.

소원근 (The teres minor)

소원근은 극하근과 비슷한 상완골 가동에 관여된다. 그러나 접촉은 더 외측으로 해야 하며, 가동 동안 유지하기가 더 어렵다. 엄지는 조직 위에서 더 편안한 접촉을 유지하기 위해 일반적으로 약간 굴곡시키며, 접촉 밑으로부터 소원근이 굴러 나오는 것을 막아야 한다(그림 17-5).

극상근 (The supraspinatus)

극상근은 견봉과 오훼견봉인대 밑에서 많은 마찰을 일으키게 된다. 결과로써 이런 구조의 촉감은 가장 흔한 근육 유착과는 다를 것이다. 더 거칠고 가죽처럼 질기게 느껴질 것이다. 극상근은 회전근개의 경로 중에서 가장 표면에 있

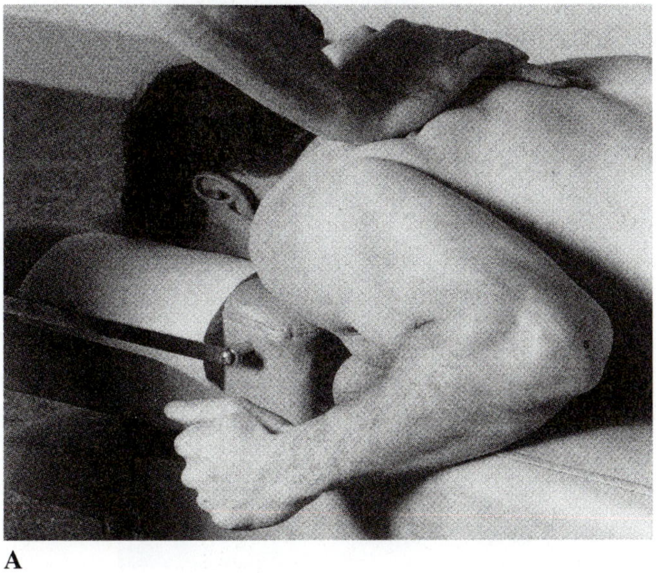

A

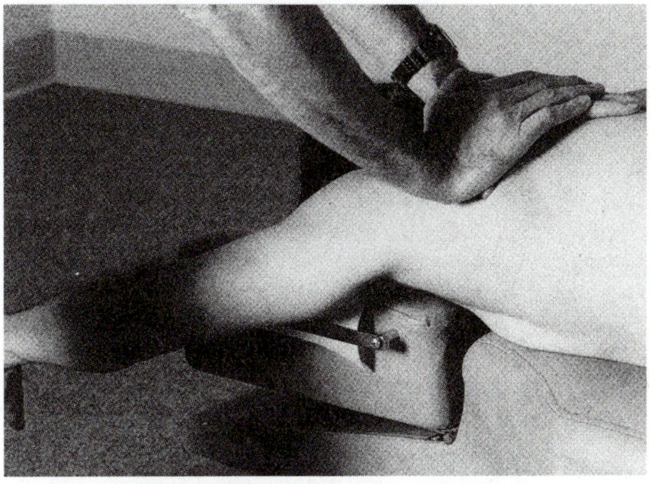

B

그림 17-4 극하근의 치료. A, 시작 자세. B, 끝 자세

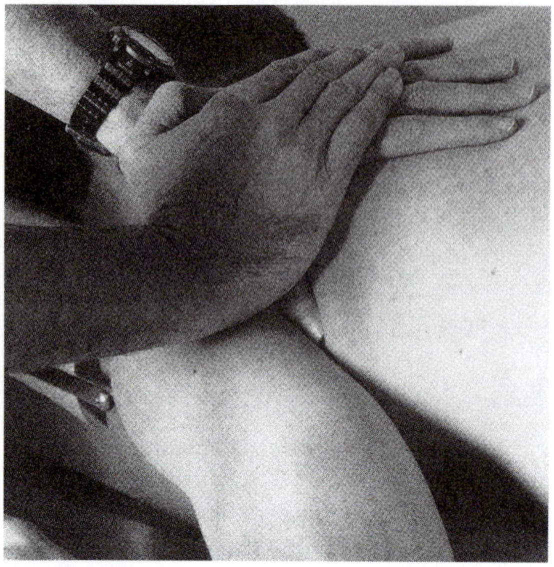

A

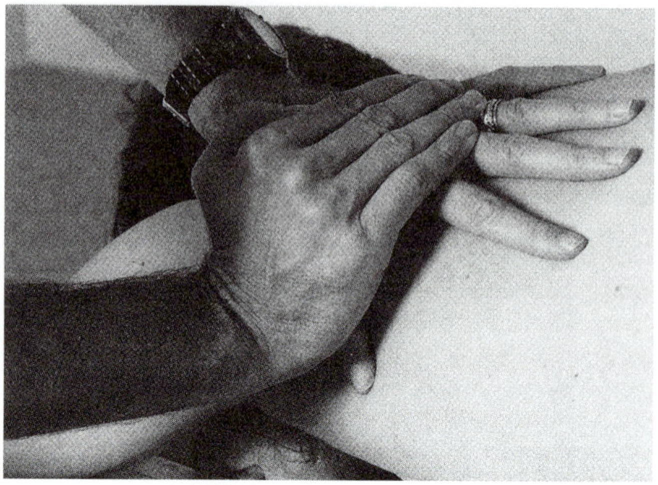

B

그림 17-5 소원근의 치료. A, 시작 자세. B, 끝 자세

다. 극상근의 거의 모든 영역은 견봉돌기 밑으로부터 내외측부를 노출하는 다른 위치들에서 여러 번의 반복을 통해 치료될 수도 있다. 근육의 대부분은 환자가 앉은 상태에서 상지를 외전하기 시작할 때 작용하며, 완전하게 외전되도록 한다. 견봉돌기 내측과 견갑극 상부에 엄지를 겹치는 접촉(double-thumb contact)을 사용하며, 환자가 천천히 팔을 옆으로 내리도록 한 다음, 주관절은 상완골을 약간 외회전하여 복부를 가로지르도록 한다(그림 17-6). Hammer는 몸통 뒤로 팔을 움직이도록 제안하고 있다.

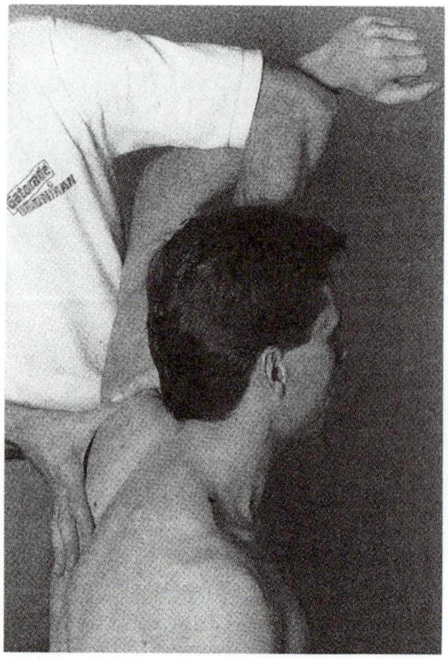

A

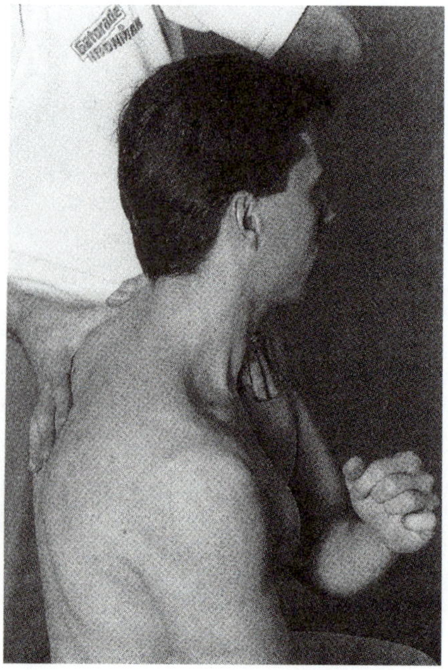

B

그림 17-6 극상근의 치료. A, 시작 자세. B, 끝 자세

기대된 결과들
OUTCOMES EXPECTED

일반적으로 조직 촉감의 변화는 치료 동안 명백하게 나타난다. 조직 위를 지나가는 동안 유착이 분리된 것이나, 깨어져 느슨해진 것을 느껴야 하며, 조직의 순환과 기능은 즉각적으로 호전되어야 한다. 객관적인 4가지 목록은 각 치료 중 적어도 어느 부분에서 획득되어야 한다. 호전을 지연시키는 예외적이면서 증명 가능한 요인이 없다면, 매일 매일의 치료에서 측정할 만한 이득 없이 치료를 계속해서는 안된다. 상태의 심각성이나 만성은 이런 요인에 속하지 않는다. 치료 계획의 변경은 경과를 조정하기 위해 종종 요구되어진다.

참고문헌

1. Leahy PM, Mock LE. Myofascial release technique and mechanical compromise of peripheral nerves of the upper extremity. *Chiropractic Sports Med.* 1992;6:139–150.
2. Leahy PM, Mock LE. Altered biomechanics of the shoulder and the subscapularis. *Chiropractic Sports Med.* 1991;5:62–66.
3. Leahy PM, Mock LE. Synoviochondrometaplasia of the shoulder: a case report. *Chiropractic Sports Med.* 1992;6:5–8.
4. Scarpelli DG, Chiga M. Cell injury and errors of metabolism. In: Anderson WAD, Kissane JM, eds. *Pathology.* 7th ed. St. Louis, MO: C.V. Mosby; 1977:90–147.
5. Leahy PM. Improved treatments for carpal tunnel. *Chiropractic Sports Med.* 1995;9:6–9.
6. Browne CD, Nolan MN, Faithfull DK. Occupational repetition strain injuries. Occupational Repetition Strain Injuries Advisory Committee, Division of Occupational Health, New South Wales, Australia; 1984.
7. del Cacho E, Gallego M, Felices C, Bascuas JA. Myofibroblasts and myoepithelial cells in the chicken harderian gland. *Histol Histopathol.* 1991;6:303–338.
8. Dawes KE, Peacock AJ. Characterization of fibroblast mitogens and chemoattractants produced by endothelial cells exposed to hypoxia. *Am J Respir Cell Mol Biol.* 1994;10:552–559.
9. Porterfield JA, DeRosa C. *Mechanical Neck Pain.* Philadelphia: W.B. Saunders; 1995;6:176–179.
10. Gerr F, Letz R, Landrigan PJ. Upper-extremity musculoskeletal disorders of occupational origin. *Annu Rev Public Health.* 1991;12:543–566.
11. Hunter JM. Recurrent carpal tunnel syndrome, epineural fibrous fixation, and traction neuropathy. *Hand Clin.* 1991;7:491–504.

부록 17-A

척추동맥 장애: 사례 연구/사전 조사

(Vertebral Artery Compromise: A Case Study/Preliminary Imvestigation)

42세의 백인은 목의 좌측 회전하고, 좌측 상완골의 외전 자세에서 어지러움과 실신을 복합적으로 가져 신경과로부터 의뢰된 환자이다. 그녀의 증상은 경추에 가벼운 외상 후 6개월이 초과되고 있으며, 선 자세에서 10회의 실신을 경험하였다.

그녀의 심장은 정상이었으며, 주관적인 증상을 만들어 내는 경사 침대 검사가 수행되어졌지만, 혈압의 심한 하강은 보이지 않았다. 마지막 검사로 그녀는 증상을 일으키는 자세를 취해보도록 요청되었다. 그녀는 오른 팔을 거상시켰으며, 다소 좌측으로 머리를 경사시켜 과신전하였고, 그런 후 눈은 머리쪽으로 굴려 올렸고, 또한 눈을 앞뒤로 가볍게 움직였다.

MRI 검사에서는 두드러진 것이 없었다. 검사 중 환자가 앉은 상태에서 상완을 능동 외전 시, 30초 이내의 어지러움이 있는 것을 발견하였는데 45° 이상 외전할 때였다. 환자의 바로누운 자세 증상은 경추를 신전하거나 측방 굴곡하지 않은 45° 이상 좌측 회전 시, 30초 이내의 어지러움이 나타났다.

증상은 환추 부착부로부터 후두 부착부까지 상두사근을 경사지게 하는 도수적 긴장을 주는 경추의 동측 회전 동안 훨씬 빠르게 나타났다(척추 동맥 긴장 검사, VATT). 이 방법으로 즉각적인 증상이 나타났고, 증상은 긴장을 완화시키고 해부학적 자세로 되돌아오자 곧 바로 사라졌다. VATT의 전체 묘사가 포함되었다.

VATT가 양성일 때는 경추 도수조작을 해서는 안된다. 두최장근(logissimus capitus)과 두판상근(splenius capitus), 상두사근(superior oblique), 대후두직근(retus capitus posterior major)에 대한 적절한 연부조직 치료는 2주에 6회 과정에 걸쳐 달성되었으며, VATT도 음성으로 나타났다. 그런 다음 경추에 대한 도수조작으로 어떤 합병증 없이 여러 차례 치료되었다. 환자는 완전한 경추 회전이나 신전, 측방 굴곡, 상완의 외전, 여러 복합된 가동을 유지하는 능력을 시범보인 후에 안심하였다.

이런 사례 기록이 경추 도수조작이 관찰된 300건의 연속된 사례들로 구성되어졌다. George의 검사는 환자에 의해 기록된 매우 가벼운 어지러움을 일으킨 한 사례에서 양성으로 고려되었다. 여섯 사례 또한 저항에 대항한 경추 회전 운동을 수행하는 동안 같은 증상을 기록하였다. 모든 사례들에서 같은 연부조직 기법으로 치료되었고, 일반적으로 같은 날 증상을 제거하는 운동으로 되돌아왔다. VATT는 열두 사례 모두에서 치료 후 음성으로 나타났다.

VATT는 척추동맥 장애에 대한 이전 검사들보다 훨씬 더 민감하다 할 수 있다. 이것이 무작위 시도에서 사실이라면, VATT는 경추 도수조작에 앞선 더 가치있는 심사 과정을 제공할 수 있다.

경추동맥 긴장 검사

VERTEBRAL ARTERY TENSION TEST(VATT)

증상 유형(symptom patterns)

경추 도수조작에 앞선 심사

경추 회전/신전에서 실신(syncope), 현기증(vertigo), 안구진탕증(nystagmus)

출처: Written by P. Michael Leahy, CD, CCSP.

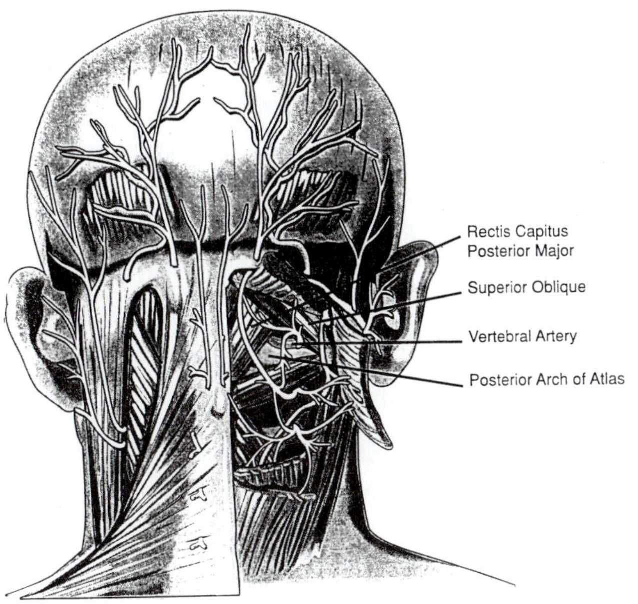

그림 17A-1 척추 동맥에 관한 기능해부학. 출처: P. Michael Leahy, CD, CCSP. Copyright © 1998 by Active Release Techniques, LLP. All right reserved.

기능 해부학
FUNCTIONAL ANATOMY)

척추 동맥은 환추로부터 후내측상방으로 지나가기 때문에, 상두사근(superior oblique)과 대후두직근(retus capitus posterior major), 후방 환추-후두막과 실제적으로 붙어 있거나 가까이 위치해 있다. (그림 17A-1 참조). 유착은 이런 구조들에 동맥이 부착되는 요인이 되는 외상이나 누적 손상순환과정으로부터 발생될 수도 있다. 유착이 척추 동맥에 영향을 미칠 때, 유착은 주위 조직들 중 일부에 위치될 수도 있다.

이것이 사실이라면, 동맥은 머리와 목의 움직임과 함께 비정상적인 방법으로 신장되어야 할 것이다. 유착/구속이 없는 상태에서 동맥은 실제 길이보다 약간 더 멀리 신장될 것이다. 이런 신장은 환추로부터 막내에 있는 구멍(orifice)까지 동맥의 전체 길이에 의해 흡수될 수 있다. 유착이 동맥 대부분을 따라 일어난다면, 길게 신장을 위한 이런 요구는 동맥의 아주 작은 길이에 의해 흡수되어져야 할 것이다. 이것은 쉽게 동맥 장애를 일으킬 수 있고, 순환을 차단으로 증상을 일으킬 수 있다. 이것은 또한 환추후두관절의 도수조작으로 동맥이 찢어지는 중요한 기전에 될 수 있다.

척추 기저(basilar) 장애에 대해서 현재의 도수 검사로 인한 잘못된 양성, 음성 결과들 때문에, 더 믿을만한 검사를 개발하는 것이 중요하다. 더 중요한 과제는 잘못된 음성 검사를 최소화하는 것이다. 이런 방법은 이것을 달성하기 위해 구성되어지고 있다.

진단: 혈관 포착

접촉: 다수의 손가락들

접촉 가동: 내적 긴장, 최소한의 외적 미끄러짐

환자 가동: 수동적

지시
INSTRUCTIONS

그림 17A-2를 참고

1. 환자를 앙와위로 눕혀 시작하고, 해부학적 자세에 경추를 놓는다. 눈은 뜬다.
2. 첫 두 손가락을 사용하고, 최장근 내측으로 환추의 횡돌기를 접촉한다.
3. 상두사근에서 하방으로 환추의 외측 덩어리를 지나 관통하는 동안 내측으로 두판상근과 두반극근으로 움직인다.
4. 환자의 머리를 동측으로 천천히 회전하는 동안 환추상방과 상두사근 밑에서 미끄러짐 없이 내측과 상방으로 긴장을 유지한다.
5. 10초 동안 또는 증상이 나타날 때까지 회전된 위치를 유지한다.

주의점(Notes)

- 전정계에 의한 현기증(vestibular vertigo)은 가장 빠르게 나타날 것이며, 끝 위치를 유지함에 따라 감소될 것이다. 척추동맥 장애로 인한 현기증은 끝 위치를 유지함에 따라 증가될 것이며, 전정계에 의한 현기증과는 차이가 있다.
- 환자의 눈을 뜨게 하는 것은 안구진탕증을 관찰하고,

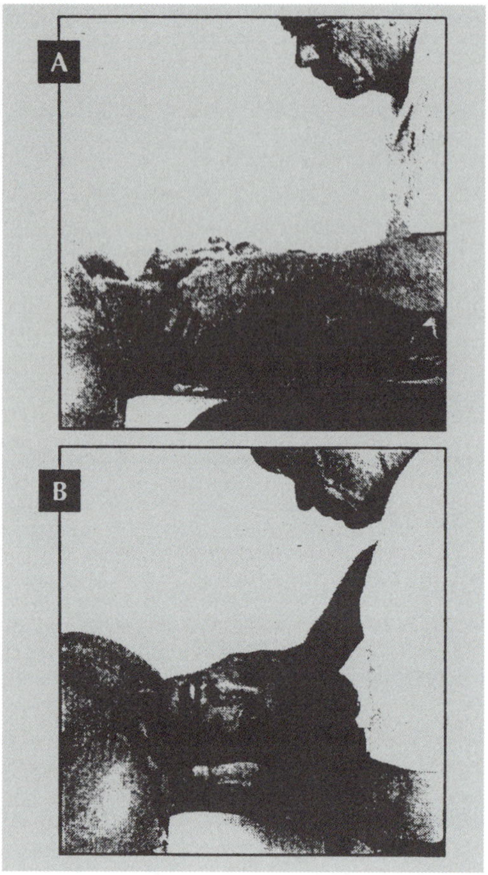

그림 17A-2 척추 동맥 긴장 검사. 출처: P. Michael Leahy, CD, CCSP. Copyright © 1998 by Active Release Techniques, LLP. All right reserved.

전정계에 의한 현기증을 일으킬 기회를 최소화하기 위해 필요하다. 전정계에 의한 현기증은 여러 방면으로의 머리 움직임으로 더 잘 발생된다.

- 치료는 동맥으로부터 구조들을 이동시킴으로써 시작되고, 동맥을 접촉함으로써 끝난다. 모든 치료 프로토콜은 이런 병변을 위해 특별하게 수정되어진다.
- 표준화된 프로토콜의 무차별적인 사용은 금기사항으로 잘못된 결과를 야기시킬 수도 있다.

관련된 치료 프로토콜
RELATED TREATMENT PROTOCOLS)

- 상두사근(superior oblique)*
- 대후두직근(retus capitus posterior major)*
- 두최장근(logissimus capitus)*
- 두판상근(splenius capitus)*

* 척추동맥 위의 긴장을 감소시키기 위한 수정

제 18 장

연부조직 손상의 보존적 치료

(Conservative Treatment of Soft Tissue Injuries)

상지와 하지의 손상은 체육 활동과 산업현장에서의 작업에 참여하는 사람에게 일반적으로 나타난다. 기초해부학과 생체역학의 이해는 임상가들에게 연부조직 손상의 재활과 평가에 도움을 줄 것이다. 손상에 대한 차별화된 진단과 적절한 재활 치료로의 진행을 위해 철저한 평가는 필수적이다.

재활은 통증의 변화에 초점을 맞추고 환자가 다른 손상 없이 안전하게 정상적인 관절가동범위와 근력을 회복하는 것이다. 상지와 하지 손상의 치료와 재활에는 여러 방법들이 있다. 재활 프로그램의 중요한 요소는 개인적 스포츠와 작업의 특이성을 이해하고, 이러한 변수를 전체적인 재활 프로그램에 접목시키는 것이다.

위에서 설명한 기본적인 재활의 변수 외에도, 상지와 하지의 다른 요소들은 재손상의 기회를 감소시키는 데에 초점을 두어야 한다. 상지 요소에는 자세, 견흉곽 훈련, 활동에 한정된 훈련이 포함되며 하지 요소에는 열린과 닫힌 운동학적 사슬 운동의 올바른 사용, 보행 평가와 고유수용성 재활이 포함된다.

상 지

UPPER EXTREMITY

자세평가(Posture Evaluation)

자세의 평가와 상지 기능에 대한 이러한 자세의 영향은 재활 프로그램을 전개할 때 언급되어야 한다. 자세는 선 자세와 앉은 자세를 분석한다. 또한 임상가들은 환자들의 임상적 상태를 악화시킬 수 있는 특정 활동에 대한 평가도 실시해야 한다. 의자나 테이블의 높이 그리고 옮기거나 사용될 물건의 높이와 같은 작업장 환경의 특징도 분석한다. 자세 정렬의 이상은 재활에 걸리는 시간에 영향을 미치며 병리를 더욱 악화시키는 원인이 된다. 자세 교육은 재활을 촉진할 수 있으며 더 이상의 손상을 예방하는데 도움을 준다. 치료는 환경과 자세의 수정 그리고 작업 시나 활동 시에 사용되는 기계나 도구의 적응을 통해 종합적으로 실시된다.[1]

급성 손상은 나쁜 자세를 만들고, 나쁜 자세는 만성손상을 일으키기 쉽다. 통증과 불편을 보상하기 위하여 자세적 위치를 변경할 것이다. 지속적인 자세 변화는 주동근의 단축, 길항근의 약화를 야기시키고, 이것은 잘못된 기전을 유발한다. 게다가, 나쁜 자세는 근육 약화와 연부조직 기능부전을 점차적으로 일으키기 때문에 손상과 직접적 관련성을 가지고 있다.

임상가들은 재활을 강화시키기 위해 자세적 기능 부전을 평가해야한다. 예로, 견갑골 전인과 두부전방과 같은 비정상적 자세를 가진 환자가 있다면, 회전근개염을 해결하기는 어렵다. 이 자세는 견봉하 공간을 변경시킬 수 있으며, 회전근개 운동을 실시할 때 증상과 징후를 악화시킬 수 있다. 결과적으로 자세적 편위의 교정은 상지 재활프로그램의 가장 중요한 요소가 된다.

견갑 근육의 기능(Scapular Muscle Function)

견갑근육 기능은 상지 기능부전의 회복에 중요한 역할

을 수행한다. 정상적인 견갑골 움직임은 견흉관절과 견갑상완관절 움직임 둘 다에 있어 필수적이다. 견갑골은 상지를 축성골격에 연결시킨다. 견흉관절은 거상에 있어 관절와상완관절을 보조한다. 관절와상완관절, 견흉관절, 견쇄관절, 그리고 흉쇄관절의 상호작용과 움직임의 패턴은 견갑상완리듬으로서 언급된다. 관절와상완관절과 견흉관절 사이의 움직임 패턴은 여러 연구를 통해 언급되어 왔었다.[1-5] 여러 연구들의 결과를 통해 알 수 있는 일치된 일반적인 사항은 상지의 거상 시 관절와상완관절은 동작의 약 120° 정도를 기여하고, 견흉관절은 60° 정도 관여한다는 것이다.[6]

견갑골 거상 동작시 임상가들은 비대칭적 운동 패턴이 나타나는지 살펴야 한다. 견갑대에서 비대칭의 가장 일반적인 원인은 근육의 단축과 불충분한 근육 균형이다. 단축은 흉근과 상승모근에 종종 발생하고, 이것은 견갑골이 전인된 자세를 유발한다. 견갑골 안정성은 중 · 하 승모근, 능형근, 전거근의 근력 측정으로 평가한다. 근육 단축과 불량한 견갑골 안정성외에도, 관절와상완관절의 관절낭 제한은 견갑대에서의 비대칭적 움직임 패턴을 유발할 수도 있다.

임상가들은 재활프로그램의 진행시 견갑 근육의 기능을 주의 깊게 관찰해야한다. 전거근을 이용한 손 앞으로 뻗기, 엎드려서 후인, 그리고 엎드려서 신전 및 굴곡과 같은 견갑골 안정화 운동은 가장 중요한 재활 프로그램 프로토콜이다. 정상적 견갑골 동작의 회복은 다른 연부조직의 질환을 예방함과 동시에 재활을 향상시키는데 기여할 것이다.

기능훈련(Functional Training)

기능적이고 활동에 한정된 훈련은 상지에 대한 손상을 언급할 때, 중요한 요소가 된다. 작업환경이던 운동 활동이던 간에, 그 활동에서 요구되는 특정한 사항을 평가해야만 한다. 임상가들은 모든 환자들의 목표에 맞는 활동들을 특정적으로 모방하고 되풀이 할 수 있도록 개개의 재활프로그램을 개별화해야 한다. 이것은 더 이상 발생할 수 있는 손상의 기회를 감소시킨다.

머리 위 동작을 주로 취하는 운동선수들은 견갑대에 많은 부하를 준다. 머리 위 동작을 주로 취하는 운동선수들은 원심성 동적 안정성을 갖고 있지만, 현저한 운동성(관절낭의 느슨함)을 나타낸다.[7] 개개 활동의 기능적인 기전과 기본적인 요구에 대한 이해는 치료사가 더 나은 재활 프로그램을 디자인하는데 도움을 줄 것이다. 이런 재활 기법들은 활동이 회복되는데 도움을 주는 3단계 재활의 마지막까지 가기 위해 적용되어야 한다.

하 지
LOWER EXTREMITY

열린 대 닫힌 운동학적 사슬 운동(Open versus Closed Kinetic Chain Exercise)

하지 손상환자, 특히 슬관절 손상에서 근력강화운동은 열린 운동역학적 사슬에서 닫힌 운동역학적 사슬 운동으로 전개되어 왔다. 최근의 주요 경향은 분리된 열린 운동역학적 사슬 운동과 기능적 닫힌 운동역학적 사슬 운동의 혼합 형태로 사용되고 있다. 특정 위치에 있어, 닫힌 운동역학적 사슬 운동은 열린 운동역학적 사슬 운동만큼 슬개대퇴관절에 부하를 주지 않는다고 연구에서 지적하고 있다. 특정 근육의 분리된 근력 운동에 있어, 닫힌 운동역학적 사슬 운동은 열린 운동역학적 사슬 운동만큼 효과적이지 않는다고 보여주고 있다. 어떤 운동들이 슬개대퇴관절과 경대퇴관절에 영향을 주는지에 대한 이해를 가지고 환자의 근력강화를 위한 각 운동 형태의 생체역학을 이해하는 것은 임상가들에게 중요하다.

분리된 열린 운동역학적 사슬 운동과 기능적 닫힌 운동역학적 사슬 운동을 통한 근력강화운동은 하지 질환을 위한 재활프로그램에 포함되어져야 한다. 열린 운동역학적 사슬 운동의 예로는 하지수직거상(straight-leg raise, SLR), 짧은 호(short-arc)의 슬관절 신전(30° ~ 90°), 그리고 등속성 훈련이 있다. 닫힌 운동학적 사슬 운동은 쪼그려 앉기(squat), 다리 밀기(leg press), 발판 오르기(step-up)가 있다. 근력 강화의 방법이 어떤 것이 가장 효과적이고 언제 시작해야 하는지에 대한 연구는 논란의 여지가 있다.

Steine 등[8]은 슬개대퇴 질환을 가진 대상자 두 그룹을 비교했다. 한 그룹은 닫힌 운동역학적 사슬 운동을 수행하고 다른 그룹은 열린 운동역학적 사슬 운동을 수행했다. 두 그룹은 역 발판 오르기(retro step-up) 검사와 등속성 슬관절 신전검사를 수행하게 하여 비교하였다. 열린 운동역학적 사슬 슬관절 신전 검사에서는 두 그룹 모두 증가된 것으로 나타났지만, 역 발판 오르기 검사에서는 닫힌 운동역학적 사슬 운동을 수행한 그룹에서만 현저한 증가를 보였다. 또한 닫힌 운동역학적 사슬 운동 그룹은 시간이 지남에 따라 현저한 차이를 보였다. 연구자들은 닫힌 운동역학적 사슬 운동 훈련이 슬개대퇴 질환을 가진 환자에서 이전 기능으로 회복되는데 관절의 분리적 운동 보다 더 효과적이라고 결론지었다.

Doucette와 Child[9]는 외측 슬개골 압박 증후군을 가진 환자의 일치각(congruence angle)을 검사 했다. 컴퓨터 단층촬영을 슬관절의 다양한 굴곡각도와 3가지 근육 상태(이완된 상태, 열린 운동역학적 등척성 운동, 그리고 닫힌 운동역학적 등척성 운동)에서 시행했다. 일치각은 0～40°까지의 슬관절 굴곡에서 점차적으로 개선되었고 근육 상태에 따라 뚜렷한 차이를 보였다. 특히, 0°, 10°, 그리고 20°에서의 일치각은 열린 사슬 상태보다 닫힌 사슬 상태에서 일치각이 개선되었다. 이것은 열린 사슬 상태에서 더 현저하게 외측으로 슬개골 이동이 나타난다는 것을 나타낸다. 기능적 관절가동범위(0～40°)에서 닫힌 운동역학적 사슬 운동은 사선내측광근(vastus medialis oblique, VMO) 근력 강화운동 수행시 관절은 감소하고, 슬개골 위치는 좋아진다.

Strinkamp 등[10]은 열린 운동역학적 사슬 슬관절 신전 대 닫힌 운동역학적 사슬 다리 밀기(leg press) 수행시 슬관절 굴곡의 0°, 30°, 60°, 90°에서 슬관절 모멘트, 슬개대퇴관절 반발력, 슬개대퇴관절 스트레스를 비교해서 계산했다. 슬관절 모멘트, 슬개대퇴관절 반발력, 슬개대퇴관절 스트레스는 슬관절 0°와 30°에서 현저하게 높게 나타났고 다리 밀기는 60°와 90°에서 현저하게 높게 나타났다. 슬개대퇴 질환을 가진 환자들은 낮은 슬개대퇴관절 스트레스 때문에 굴곡이 많이 된 상태에서의 하지 신전과 기능적 관절가동 운동 상태에서의 다리 밀기 운동을 견딜 수 있었던 것이다.

최근 연구 소견과 임상적 경험으로 볼 때, 슬관절 질환을 위한 특정 근력강화 운동은 열린 운동역학적 사슬과 닫힌 운동역학적 사슬 운동 둘다를 필요로 한다. 임상가들은 언제 어떠한 운동을 수행하는지 선택하는데 주의를 기울여야 한다. 열린 운동역학적 사슬 단호 슬관절 신전은 슬관절 굴곡 초기 45～90°까지 수행되어야 한다. 환자는 이 운동 수행동안 통증이나 염발음이 없어야 한다. 닫힌 운동역학적 사슬 운동은 슬관절 굽히기, 다리 밀기, 발판 오르기와 발뒤꿈치 들기를 포함한다. 닫힌 운동역학적 사슬 운동은 환자의 진전 상태와 편안함에 따라 양측성이나 편측성으로 수행한다. 이 운동은 충분한 신전의 기능적 관절가동범위에서 슬관절 굴곡의 30°까지 수행된다.

보행 평가(Gait Evaluation)

활동으로 돌아가기 이전 또는 손상 후 즉각적인 환자의 보행 평가는 보행에서의 비정상성이 재활과 손상 예방에 어떻게 기여하는가에 대한 가치 있는 정보를 임상가에게 제공해 줄 수 있다. 종종 비정상적인 보행 기전은 요추는 물론, 하지의 다른 관절들에서도 통증이나 손상을 쉽게 유발하는 원인이 되기도 한다. 급성 손상 후 회복된 정상적 보행은 다른 손상을 예방할 수 있고, 정상적인 기능으로 회복되는 시간을 현저하게 감소시킨다. 보행 시 하지와 하지의 기능을 평가하는 것은 임상가들에게 중요하다. 정상적 보행은 2단계로 나눈다: 입각기(60%)와 유각기(40%). 입각기는 5가지 범주로 구성된다: (1) 초기 접촉기(뒤꿈치 닿기), (2) 부하 반응기(발바닥 닿기), (3) 중간 입각기(단하지 지지기), (4) 말기 입각기(발뒤꿈치 떼기), (5) 전유각(발가락 떼기). 유각기는 초기 유각기(가속기), 중간 유각기와 말기 유각기(감속기)로 구성된다.[11,12]

급성 손상 후에 나타나는 관절가동범위 감소, 근력 손실, 그리고 고유수용감각 결손은 비정상적인 보행을 유발할 수 있다. 대부분의 환자들은 입각기의 감소와 함께 진통보행(antalgic gait)을 나타낼 것이다. 만약 환자가 정상적으로 보행을 수행할 수 없다면, 임상가들은 보조기구를 활용해서 정상적 보행기전을 교육해야 할 것이다. 보조기구의 사용은 정상적인 보행이 이루어질 때 중지하면 된다. 재활 프로그램의 2단계를 진행시키기 위해서는 가능한 빨리 보행 문제를 교정하는 것이 매우 중요하다.

만성 손상이나 일상 활동으로 되돌아가기 이전 상황에 있어, 임상가들은 미묘한 비정상적 보행이 과사용 손상에 기여하는 지를 결정하기 위해 하지의 생체역학을 주의 깊게 평가해야 한다. 보행의 관찰은 전방, 측방, 후방 분석이 포함되어야 한다. 이것은 보행주기 시 발, 발목, 슬관절, 고관절, 골반 위치의 생체역학을 관찰하고 평가하는데 중요하다. 보행 편위의 치료는 유연성, 근력 강화, 고유감각을 포함한다. 발과 발목의 비정상적인 생체역학의 결과로 보행 편위가 나타난다면, 재활 프로그램에서 보조기가 종종 유익할 수 있다.

고유수용성감각(Proprioception)

많은 재활 프로그램들은 종종 고유수용성감각 결손으로 실패하기도 한다. 고유수용성감각은 외부의 힘에 반응하여 근육들의 힘들을 변화시키는 신체의 능력이다. 이런 정보는 근육, 건, 그리고 관절 수용기에 의해 제공되며, 자세, 근육의 긴장도, 운동감각 자각, 그리고 협응에 영향을 준다.[11] 어떤 사람이 손상을 당했을 때, 관절에 주어지는 고유수용성 감각입력은 변경되거나 감소한다. 감소된 고유수용성감각은 외부 힘에 반응하는 관절의 능력을 감소시키기 때문에 재발성 손상을 유발할 수 있다.

고유수용성감각은 다양한 기법들에 의해 향상될 수 있다. 초기에 실시된 체중 지지는 고유수용성감각 상실의 양을 감소시키는데 도움이 된다. 환자는 양쪽 발에 동일한 체중을 주며 서 있고, 점차적으로 한쪽 발로 지지하는 것으로 진행한다. 생체역학적 족관절 플렛폼 시스템(Biomechanical Ankle Platform System, BAPS)은 재활을 통해 환자가 회복되는 것으로 활용할 수 있다.

재활의 단계
PHASES OF REHABILITATION

어떤 손상이나 상태에 따라, 재활과정은 일반적 3단계로 분류된다. 각 단계는 특정 목표가 있고, 각 단계에 시간적 배정이 있더라도 한 단계에서 다음 단계로 진행될 때는 어떤 시간의 경과 보다는 목표를 성취했는가에 기초를 둔다. 환자의 임상적 소인에 기초해서 수정된 각 운동 프로그램을 제공하고 적응하도록 해야 한다. 임상적 목표를 성취하기 위해 선택할 수 있는 재활 기법들은 다양하다. 임상가들이 연부조직 손상을 관리할 때, 개별화된 재활 프로토콜의 시도와 최신 재활 경향에 대한 지속적인 자료 수집은 중요하다.

재활 과정의 I단계에서의 강조할 부분은 연부조직 구조의 손상부위의 염증 조절과 통증 완화이다. 통증과 염증의 조절은 환자가 더 나은 재활 운동을 수행할 수 있게 할 것이다.[13] 활주, 구르기, 회전 같은 관절의 종속운동(accessory motion)을 포함한 정상적 관절가동범위 회복은 이 단계에서 이루어진다. 통증 없는 관절가동범위의 초기 회복은 재활과정을 향상시킬 것이며 II단계에서 수행하게 될 분리된 재활운동과 기능적 재활운동을 좀 더 효율적으로 시작할 수 있도록 해줄 것이다. 통증과 염증이 감소되고 거의 정상적 관절가동범위가 이루어진다면, 환자는 재활프로그램의 II단계로 진행된다.

유연성과 근력의 향상은 II단계에서 초점을 맞추어야한다. 분리되고 기능적인 근력강화 운동은 임상적 진단에 근거해서 시작된다. 부가적으로 심호흡계와 고유수용성감각 훈련은 이 단계동안 실시한다. II단계의 목표는 유연성 증가, 근력회복, 그리고 가벼운 스포츠로 구성된 특정적인 기능적 훈련의 시작이다. 환자는 충분한 비제한적 활동으로 회복될 준비가 되었을때 III단계로 진행된다.

III단계에서 강조 할 점은 일상생활동작의 회복이다. 그 외에도, 좀 더 진행된 활동 한정성 운동은 활동의 역학에 대한 특별한 주의를 가지면서 III단계 동안 시행될 수 있다. 유연성과 근력의 유지는 물론 적절한 역학 또한 더 이상의 손상을 예방하는데 도움이 된다. 기능적 진행은 스포츠 활동으로 되돌아가기 원하는 운동선수들에 의해 수행될 수 있다. 보조기, 스트랩, 테이핑, 그리고 의지와 같은 외부적 지지는 III단계에서 적용된다.

상지: 특정 진단
UPPER EXTREMITY: SPECIFIC DIAGNOSES

회전근개 질환(Rotator Cuff Disease)

회전근개 근육은 관절와상완관절에 동적 안정성을 제공하여 견부의 움직임동안 상완골두의 과도한 이동을 방지한다. 과도한 장력이나 반복적인 미세외상은 회전근개 건에 손상을 입힌다. 정상적인 회전근개 건은 극상근, 극하근,

견갑하근과 소원근 4개 근육의 복합, 다층으로된 다발이다.[14] 극상근은 회전근개 근육들 중 손상이 가장 흔하게 일어나는 근육이다.

Neer는 회전근개 질환의 3가지 단계를 정의했다.[15,16] I단계 질환은 주로 젊은 사람들(25세 이하)에서 나타나며 회전근개에서의 부종과 출혈을 보이는 회전근개 건염을 나타난다. II단계는 25세에서 40세 사이의 사람들에서 주로 나타나며, 굴곡과 내회전의 반복적인 과사용으로 건이 비후되고 섬유화되는 I단계의 만성적 진행이다. III단계는 과사용의 최종 결과이며 회전근개의 부분 또는 완전 열상이 나타난다. 이 단계는 40세 이상의 사람들에서 주로 나타난다. 시간이 지나면서 퇴행성 변화는 회전근개 병인을 진행시킨다.

회전근개 손상의 가장 일반적인 원인으로는 기능적 충돌이 있다.[15,16] 견봉의 형태는 오훼견봉궁에 영향을 주며 극하근 정지의 전방 부위와 상완 이두근건의 상부에 대해 충돌한다. Bigliani 등[17]은 견봉의 형태를 설명하였으며 유형 III(갈고리 모양) 견봉을 가진 경우, 회전근개 열상의 발병이 더 높다는 것을 발견했다.

Jobs는 머리 위에서 수행되는 운동과 연관된 회전근개의 2차성 충돌을 설명했다.[18] 유형 I은 상완상 공간 손상 때문에 순수한 충돌이다. 유형 II는 외상성 관절와상완관절 불안정성이다. 유형 III은 관절와상완관절의 과탄력성과 연관이 있다. 유형 IV를 가진 환자는 회전근개 충돌이 없이 불안정성을 가지고 있다.

자세한 병력과 철저한 임상적인 평가는 정확한 진단을 결정하는데 중요하며 적절한 재활의 기초가 된다. 환자들은 통증이 있다고 표현하며 반복적인 머리 위 활동에 관련되어 있다. 통증은 종종 잠을 이루지 못할 만큼 심하다. 질환이 진행됨에 따라 통증은 C5-C6 피부분절 관련 형태로 방사된다. 환자는 활동시 염발음의 불편을 호소한다.

비록 환자가 통증의 국소화가 어렵지만, 침범된 근육의 건에 압통점이 있다고 지적한다. 관절가동범위는 개인에 따라 다양한데, 제한이 있거나 정상범위를 보일 수 있으며 대게 통증호를 동반한다. 정상적인 견흉기전은 통증 때문에 깨어진다. 저항 외전, 외회전, 그리고 깡통 비우기 자세(empty-can position)에서는 약화와 통증을 나타낸다. 게다가 이 손상을 정확하게 진단하기 위해서는 임상적으로 관절와상완관절 불안정, 충돌, 회전근개 완전성을 평가하는 것이 중요하다. 재활은 통증뿐만 아니라, 관절와상완관절과 견흉관절의 정상적인 생체역학의 회복에 초점을 맞추어야 한다. 적절한 재활은 진단을 위해 개별화하고 특정화해야한다. 회전근개 재활의 시간은 기능부전의 정도에 따라 다양하게 나타난다. 회전근개 병인을 위한 재활 프로토콜은 표 18-1에서 설명한다.

관절와상완관절 불안정성(Glenohumeral Instability)

견관절 불안정성은 오래 동안 관심의 주요 대상이었다. 이런 손상들에 대한 관리는 임상가들에게 도전의 대상이었다. 치료의 기초는 견관절 불안정성에 대한 해부학과 병리학을 이해하는 것이다. 관절와상완관절은 인체의 다른 어떤 관절들보다 골성 제한이 적기 때문에 관절가동범위가 가장 크다. 불안정성은 작업장 노동자에서 운동선수까지 많은 사람들에게서 발생한다.[19]

Hawkins와 Misamore[20]는 방향, 정도, 발병, 타이밍, 그리고 의지에 따라 불안정성을 분류했다. 불안정성의 방향은 전방, 후방, 또는 다방향이 될 수 있다. 불안정성의 정도는 탈구와 아탈구로 분류한다. 발병은 Matsen 등[21]이 외상성 편측 반카트 수술(TUBS)로 언급한 외상성, 또는 비외상성 다방향 양측 재활 하관절낭 이동(AMBRI)으로 설명한 비외상성이 있다. 의지적 아탈구는 근육 수축, 팔 자세, 또는 두가지에 의해 나타나는 후방 불안정성을 가진 환자에서 가끔 나타난다.

급성 관절와상완관절 불안정성을 가진 환자는 견관절에 통증이 나타나고, 견관절이 밖으로 빠지는 느낌의 병력을 나타낼 것이다. 손상의 가장 흔한 기전은 외회전된 상태에서의 팔의 외전과 신전이다.[22] 만성 불안정성 환자는 도수근력검사 시 외회전근의 약화와 견관절 안정성 부족이 나타날 것이다. 관절와상완관절 부하-이동 검사, 탈구 우려검사, Jobe 탈구/재위치 검사, 고랑 증후(sulcus sign)와 같은 여러 특수검사가 불안정성을 결정하기 위해 시행된다.

견갑상완관절 불안정성의 증상과 증후외에, 만성 불안정성을 가진 환자는 2차성 충돌을 보일 것이다. 이것의 원

표 18-1 회전근개 질환을 위한 재활 프로그램

I 단계	치료기기 : 하루에 4회 20분 동안 냉이나, 어깨 냉/밴드(AirCast, Summit, New Jersey) 염증 감소를 위한 비스테로이드 항염증성 약물(NSAID) 통증 조절을 위한 초음파 치료, 음파영동법, 또는 전기자극 치료 관절가동범위 운동은 하루 3번 시행한다: 진자운동(시계방향과 역시계 방향으로 20분)(그림 18-1) 굴곡, 외전, 그리고 외회전을 위해 봉, 활차, 또는 벽오르기를 이용한 능동 보조운동(그림 18-2) 견인 상태의 후방활주(그림 18-3)와 수평내전(그림 18-4)으로 구성된 신장운동 근력 강화 운동은 하루에 3번 시행한다: 굴곡(그림 18-5), 신전, 내회전, 외회전의 동작에서 여러 각도 등척성 운동 견갑골의 전인, 후인, 거상, 하강의 견갑골 운동 자전거 타기와 스텝퍼를 이용한 심혈관계 운동
II 단계	통증이 감소되고 정상적 관절가동 범위가 회복 되었다면, 재활은 회전근개와 견흉부 근육의 근력강화에 초점을 맞출 것이다. II단계 동안 이전의 관절가동범위운동과 유연성 운동을 계속 시행한다. 근력 강화 운동은 하루에 1~2회 시행한다(10~15회를 2세트): 굴곡, 신전, 내회전과 외회전을 포함한 0~90° 관절가동범위에서 고무밴드와 고무탄력튜브를 이용한 운동(그림 18-6). 1-2lb 무게로 외회전, 견갑면 내회전, 견갑면 외회전을 포함한 등장성 운동(그림 18-7) 견갑골 안정화 운동: 엎드려서 후인, 엎드려서 수평 외전(그림 18-8), 노젓기, 위로 밀기 근육의 원심성 부하 동안 많은 손상이 발생 했다면 원심성 근력강화의 강조는 중요하다. 고유수용성신경근촉진법(PNF) 실시(그림 18-9).
III 단계	좀 더 진행된 근력 강화운동과 특정 스포츠 운동은 환자의 진행 상태에 따라 점차적으로 시행한다. 머리 위에서의 근력강화는 고무튜브를 이용해서 시행할 수 있고, 팔이 90° 상태에서 외회전과 내회전으로 실시한다. 가벼운 플라이오메트릭 운동은 스포츠 활동 동안 근육 활동을 되풀이하는 것을 돕기 위해 시작된다. 치료사는 환자가 요구한 특정기법을 평가할 필요가 있으며 플라이오메트릭 운동으로 시도해 본다. 기능적인 진행은 활동이 안전하게 회복되기 위해 완전하게 해야 한다. 예를 들어, 던지는 체육활동을 위한 기능적 진행은 도표 18-1에 개요를 제시한다.

Courtesy of Methodist Sports Medicine Center, Indianapolis, Indiana.

인 중에 하나는 견갑골 기능부전이다. 견갑골 기능부전은 어떤 형태의 견갑골 운동이상에 의한 감소된 견갑골 전인이 원인이며 상완골두의 근위 이동에 기여하여 이차성 충돌을 유발한다.[20,23-25] 팔이 외회전과 외전된 상태에서의 고유의 충돌 영역은 상관절순 위에 위치하며, 이곳은 상관절순이 회전근개 밑에서 충돌되는 곳이다.[26,27]

견갑상완 불안정성의 재활은 견부 복합체의 이학적 검사를 통해 수행될 필요가 있다. 생체역학적 문제에 대한 이해뿐만 아니라, 불안정성의 형태에 대한 이해는 적절한 관리를 위해 필요하다. 수술적 처치는 TUBS 불안정성에 성공적인 효과를 나타냈고 보존적 관리는 불안정성의 AMBRI 분류에 더욱 성공적이었다. 재활은 표 18-2에 나타냈다.

견쇄관절 손상(Acromioclavicular Joint Injuries)

견쇄관절 손상은 흔하게 발생할 수 있으며 견관절 기능 제한을 초래할 수 있다. 견쇄관절은 흉쇄관절과 함께 가동관절이며 상지와 축성골격과의 연결을 제공한다. 견쇄관절의 안정성은 오훼쇄골인대와 견쇄인대가 제공한다.[2,28,29]

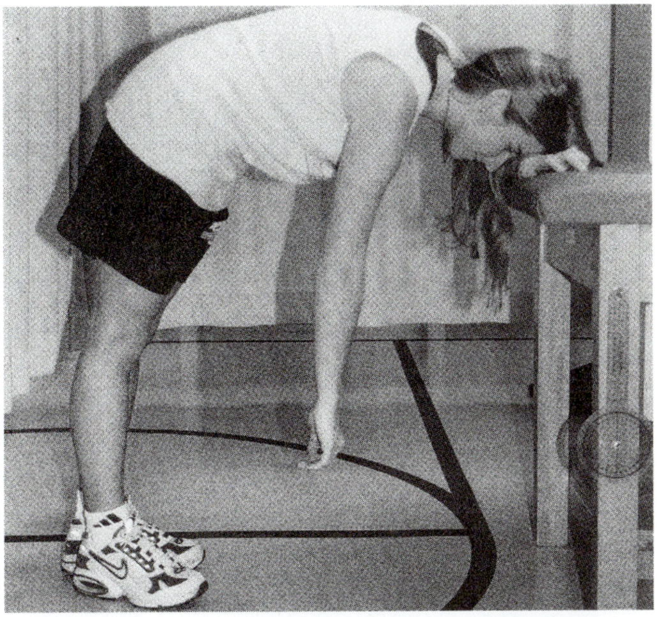

그림 18-1 진자운동. 환자는 탁자에 머리를 대고 전방으로 기대서고 팔을 아래로 내려놓는다. 팔을 아래로 내려놓은 후 환자는 시계 방향으로 20회 움직이고, 시계 반대방향으로 20회 움직인다.

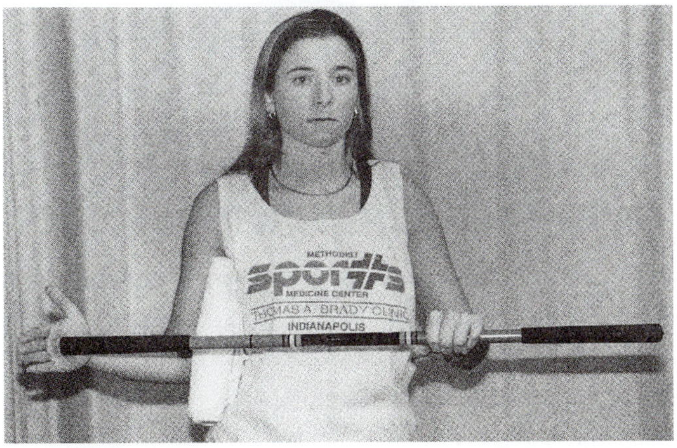

그림 18-2 봉운동은 관절가동범위 증가를 위해 사용한다. 팔과 체간 사이에 수건을 끼우고, 반대쪽 팔로 견관절이 외회전 되도록 막대기를 움직인다. 10초 동안 유지하고 10회를 반복한다.

견쇄관절 손상의 가장 흔한 기전은 환자가 넘어질 때, 어깨를 지면에 부딪치면서 견봉의 끝부분에 직접적으로 접촉되는 것이다. 넘어질 때의 충격은 오훼쇄골인대와 견쇄인대 그리고 삼각근과 승모근을 포함한 견쇄관절의 완전성에 영향을 준다.

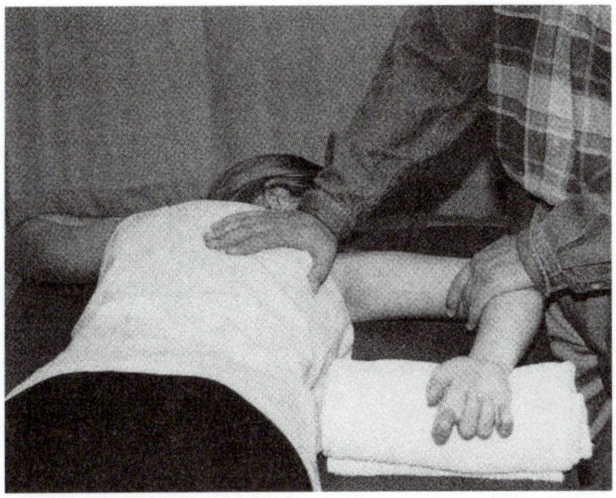

그림 18-3 환자는 엎드린 자세에서 견관절을 90° 외전시키고, 내회전시킨 상태에서 손을 수건 위에 올려놓는다. 후방 관절낭이 신장되도록 흉벽쪽으로 견갑하각을 누른다. 이것을 30초 동안 유지하고, 5회 반복한다.

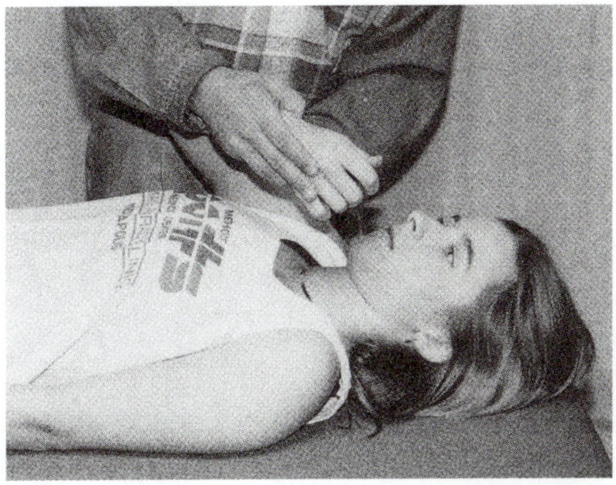

그림 18-4 바로누운 자세로 환자의 견갑골을 고정된 상태에서 팔을 수평외전으로 수동신장 시킨다. 30초 동안 유지하고 5회 반복한다. 충돌 증상이나 증후가 있는지 주의해서 신장을 시행한다.

분류 도표(Classification Scheme)

견쇄관절 손상은 전통적으로 3단계로 설명되어 왔다. 가장 최근에는 Rockwood의 분류체계에 의해 6단계로 정의된다.[30] 이런 손상에 대한 효과적인 치료를 위해 분류도표를 이해하는 것은 중요하다. Ⅰ, Ⅱ, 그리고 Ⅲ등급에서는 보존적인 관리가 효과적이었다. Ⅰ등급 손상을 당했다면, 견쇄관절의 이동없이 견쇄인대는 염좌를 입고, 오훼쇄골인대는 정상이며, 삼각근/승모근도 정상이다. Ⅱ등급에서는

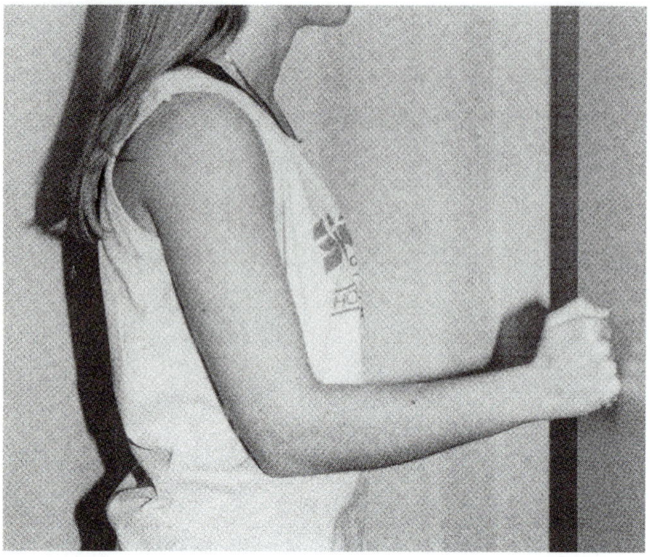

그림 18-5 손상 관절의 움직임 없이 근력강화 운동을 시행하기 위해 등척성 근력강화 운동을 시행한다. 위에서 보여지는 것과 같이 견관절을 굴곡한다. 5초 유지하고, 10회 반복을 3세트로 시행한다.

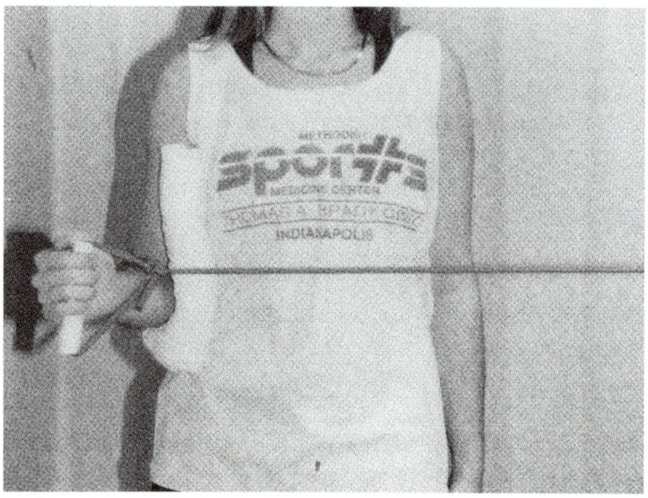

그림 18-6 운동 고무줄을 이용해서 외회전 근력 강화운동을 시행한다. 10회 반복을 2~3세트로 시행한다. 굴곡, 신전, 내회전을 위해 반복 시행한다.

견쇄관절의 약간의 이동이 있으면서 견쇄인대는 찢어지고, 오훼쇄골인대는 염좌되며, 삼각근/승모근은 정상이다. Ⅲ등급은 견쇄인대와 오훼쇄골인대의 완전 단열, 삼각근/승모근의 찢어짐, 견쇄관절의 20~100% 이동이 나타난다. Ⅳ, Ⅴ, 그리고 Ⅵ등급 견쇄관절 손상은 심각한 쇄골의 이동과 수술적 치료를 필요로 한다.

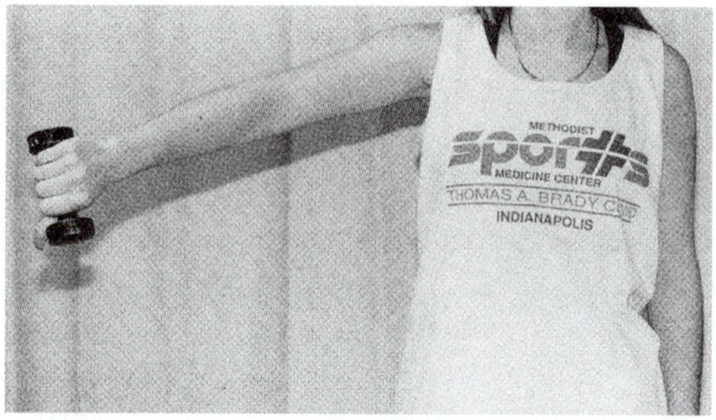

그림 18-7 가벼운 무게를 이용해서 견관절의 견갑면에서 내회전(전두면의 약 30° 전방에 위치한 운동면에서의 상지 전방 거상, 이것은 견갑면을 고려한 것이다). 10~12회 반복의 2세트로 시행.

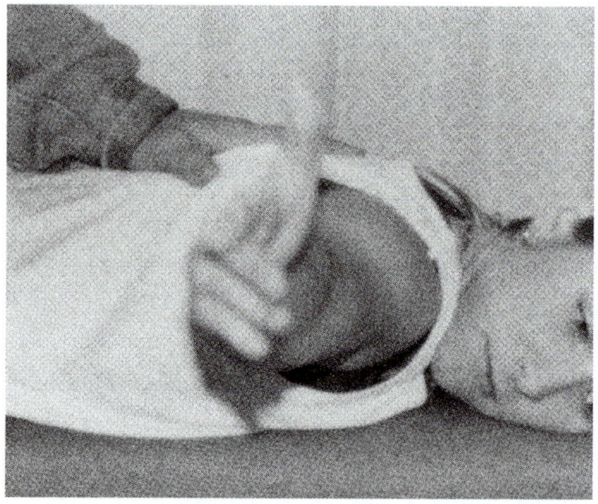

그림 18-8 엎드린 자세에서 외회전 상태에서의 수평 외전(Hughston 운동). 10~12회 반복으로 2세트 시행

재활—I 등급 손상(Rehabilitation—Grade I Injuries)

Ⅰ등급 손상을 위한 재활 Ⅰ단계는 하루에 4-6회, 20분간의 냉치료 그리고 통증과 염증 감소를 위한 NSAID를 이용한다. 증상 완화를 위해 슬링을 짧은 기간(1-3일)사용한다. 관절 가동범위 운동은 봉을 이용해서 굴곡, 외전, 그리고 외회전 운동을 시행한다. 등척성 근력강화 운동은 굴곡, 외전, 내회전, 그리고 외회전을 시행한다.

Ⅱ단계 동안, 냉치료는 하루에 2번, 20분간 시행하고 관절가동범위 운동은 충분한 관절가동범위가 확보될 때까지 계속 시행한다. 회전근개 근력강화운동은 내회전과 외회전을 위한 고무탄력튜브나 가벼운 무게 그리고 빈깡통 자세

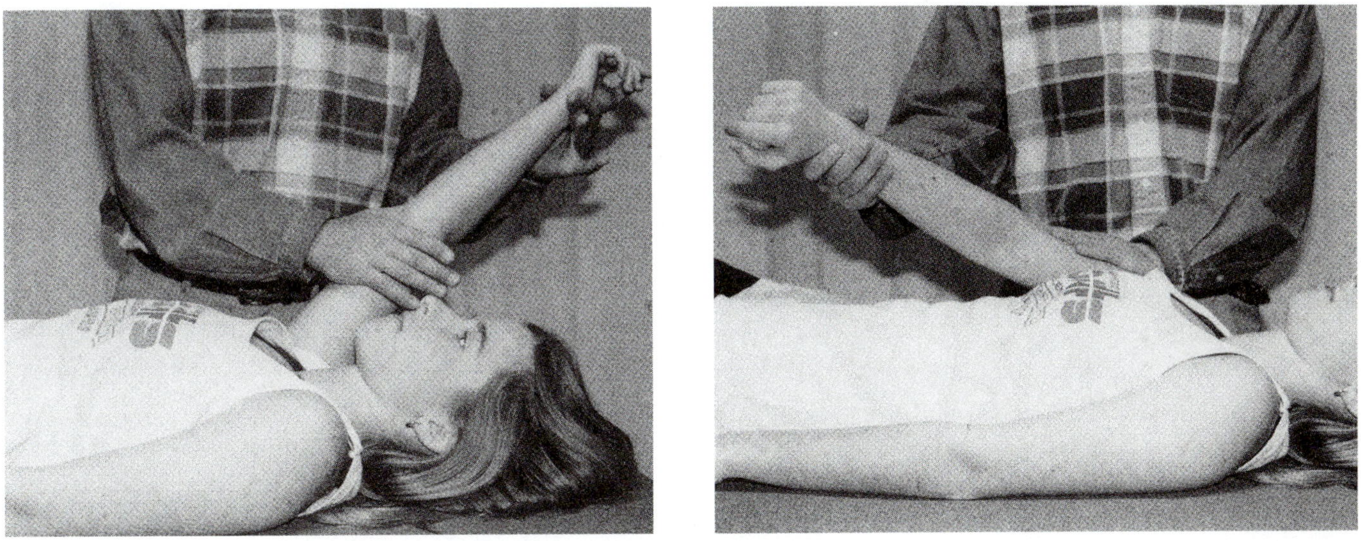

A B

그림 18-9 PNF운동을 굴곡 패턴(A)과 신전 패턴(B)으로 느린 반전 유지 기법을 시행한다.

를 이용하여 시작한다. 무게를 이용한 견갑골 안정화운동은 엎드려서 신전, 엎드려서 수평외전, 당기기, 그리고 전거근을 위한 손 앞으로 뻗기를 혼합해서 시행한다.

Ⅰ등급 견쇄관절 손상을 위한 Ⅲ단계 재활은 회전근개 근력강화와 완전한 스포츠 활동으로 복귀를 포함한다. 정형플라스틱 패드는 미식축구와 같은 접촉성 스포츠 시 예방용으로 사용한다.

재활—Ⅱ등급 손상(Rehabilitation—Grade Ⅱ Injuries)

견쇄관절의 Ⅱ등급 손상을 위한 1단계 재활에는 하루에 4~6회, 20분간의 냉치료가 포함된다. 쇄골의 정복과 함께 수정된 Kenny-Howard(Denek, Memphis, Tennessee) 슬링의 적용은 견쇄인대의 부하를 없애고 증상을 완화시키는데 도움이 된다.[30] 굴곡, 외전, 외회전, 그리고 내회전을 위한 수동 관절가동범위운동과 능동 보조 봉운동을 병행한다. 굴곡, 신전, 외회전, 그리고 내회전을 위한 통증이 없는 범위에서의 등척성 운동을 시작한다.

냉치료는 Ⅱ단계 동안 하루에 2회 20분간 시행한다. 충분한 관절가동범위로의 회복은 Ⅱ단계의 목표이다. 필요하다면, 굴곡과 외회전을 위해 문틀을 이용한 신장을 시행한다. 가벼운 고무탄력튜브를 이용한 근력강화운동은 외회전과 내회전을 점진적으로 시행하고, 환자가 할 수 있는 범위에서 가벼운 부하 활동을 혼합해서 시행한다. 역시 견갑골 안정화 운동은 엎드려서 신전, 엎드려서 수평 외전, 당기기, 전거근을 위한 손 앞으로 뻗기로 시행한다.

Ⅲ 단계 재활 동안 환자는 회전근개와 견갑골 근육 강화운동을 시행한다. 이것은 스포츠와 활동으로 점진적으로 회복되며 던지는 운동을 하는 선수는 던지는 진행을 완전하게 해야 한다. 보호 패드는 접촉을 위주로 하는 스포츠인 경우에 사용한다.

재활—Ⅲ등급 손상(Rehabilitation—Grade Ⅲ Injuries)

3단계 견봉쇄골관절 손상은 Kenny-Howard 슬링으로 6주정도 고정시킨다. 아이스나 냉/밴드는 20분씩 하루에 3~4회 시행한다. 전기자극치료는 통증 감소를 위해 시행하고, NSAID는 통증과 염증 조절을 돕기 위해 사용한다. 6주간의 고정을 한 후에는 Ⅰ등급과 Ⅱ등급에서 시행한 지침과 같은 방법으로 재활을 점차적으로 시행한다.

요약한다면, 견관절 손상의 재활은 많은 요소가 있다. 견관절의 동적 안정을 향상시키기 위해서 회전근개 근력강화운동은 중요하다. 관절와상완관절과 견흉부의 결합된 동작 때문에 견갑근 안정성도 중요하다. 견관절 동작 동안 견갑골이 움직이고, 이로 인해 쇄골의 회전도 동반해서 일어난다; 견흉부 기능부전이 있다면, 견쇄관절에 영향을 줄 것이다. 적절한 자세와 견갑골 안정화 운동은 정상적 관절기전을 회복시키는데 도움이 되며 합병증을 유발할 수 있

도표 18-1 던지는 운동활동을 위한 던지는 동작의 진행

던지는 동작 진행의 목표는 손상이나 수술 후에 정상적인 기능적 활동을 위한 운동선수의 팔을 안전하게 회복시키기 위한 것이다. 던지기 동작의 진행은 주어진 기간에 대해 던지기의 강도와 시간을 점차적으로 증가시키기 위해 고안되었다.

던지는 동작의 진행을 수행하기 이전에 운동선수는 특정한 견관절 유연성 운동을 시행해야 한다. 조깅과 같은 준비운동의 시간이 있어야 한다.

어떤 일반적인 근육 통증은 어떤 새로운 활동 시에 나타난다. 던지는 동작 동안 상지의 통증의 발달은 운동선수가 너무 빠른 진행으로 급하게 시행한 것을 나타낸다.

A. 짧은 거리 던지기(4일 동안 10~15분, 하루씩 휴식)

- 30피트에서 시작하며 팔이 편안해 지면, 60피트까지 늘린다. 반정도의 속도로 던진다.
- 정상적인 던지기 기전을 강조

B. 짧은 거리 - 긴 거리 던지기(8일 동안 15~20분; 2일 던지고, 1일 휴식)

- 4분 - 위와 같이 짧은 거리 던지기, 천천히 정상속도의 3/4으로 증가
- 8분 - 긴 거리 던지기: 100피트의 거리에서 시작, 점차적으로 뒷걸음하면서 증가
- 팔의 충분한 신전을 강조, 큰 선을 그리며 공 던지기

C. 반복 연습

- 경기장 가운데에 위치해서 선다. 2루 베이스에서부터 온 플라이 볼을 반복해서 잡는다. 2루 베이스까지 굴러 갈 수 있을 만큼 충분한 강도로 공을 던진다.
- 상지 근력이 증가함에 따라 2루까지 2바운드로 갈 수 있게 시도하고, 1바운드로 갈 수 있게 시도해본다.

어려움 없이 짧은 거리, 긴 거리 프로그램을 소화해 낸다면 제한 없이 정상적 실전/경기처럼 투구하게 한다.

투수는 시합에 투입되기 전에 던지는 진전의 다음 단계 를 완전히 적응해야만 한다. 마운드에 오르기 전에 짧은 거리-긴 거리 던지기를 5분 이상 준비 운동을 시행한다.

D. 마운드 연습(2일 던지기, 1일 휴식)

- 2일 동안 10분간 던지기, 2일 동안 12분 던지기로 증가, 2일 동안 15분 던지기
- 변화구 없이 절반의 속도로 던지기 시작
- 던지는 기전과 지점을 강조
- 상지 근력이 증가함에 따라 던지는 강도를 증가, 불편함 없이 충분한 강도로 던질 수 있게 되면 변화구를 시도해 본다.

E. 경기 상황

- 어려움 없이 15분 동안 100%의 강도로 던질 수 있으면, 연습 동안 가상 경기를 시작 할 수 있다. 5분 동안 배팅볼을 던지고, 5분 동안 휴식, 5분 동안 던지기를 반복한다.
- 만약 던지는 기전과 위치가 좋다면, 제한 없는 경기에 참가할 수 있다.

Courtesy of Methodist Sports Medicine Center, Indianapolis, Indiana.

는 자세 변화를 감소시킬 것이다.

외측상과염(Lateral Epicondylitis)

테니스주로 알려진 외측상과염은 외측상과에 있는 신전근 기시 부위에 통증이 나타나는 건염성 과사용 질환이다. 단요측수근신근이 주로 손상을 받는다. 외측상과염은 다음과 같은 4가지 중요 기전으로 나타난다. 망치와 같은 도구를 지속적으로 잡고 유지하는 작업자나 라켓을 이용한 운동선수에서 볼 수 있는 과도한 파워 그립; 라켓으로 공을 칠 때나 망치로 못을 칠 때의 충격력; 던지는 스포츠에서의 과도한 커브볼 사용; 가장 흔한 원인인 신전근의 원심성 부하.[31] 던지는 동작이나 테니스 스트로크의 감속기 동안 과도한 상완 회내와 손목 굴곡은 신전근의 과도한 원심성 부하를 만들어낸다.[31-33]

외측상과염은 30~50세의 인구 집단에서 주로 영향을 받는다. 과사용으로 인한 반복적인 미세손상은 신전근 기시부 부위의 미세열상을 초래하게 되는데, 이것이 가장 흔한 병인으로 알려져 있다.[34]

외측상과염이 있는 사람들은 잡기와 주관절 회외를 할 때, 주관절 외측에서 통증이 나타날 것이다. 외측상과 기시

표 18-2 관절와 상완관절 불안정성을 위한 재활 프로그램

I 단계	치료기기 : 아이스 또는 냉습포는 하루에 4회 20분 시행 염증 감소를 돕기 위해 NSAID 슬링 관절가동범위운동은 하루에 3회 시행: 진자 운동을 시계방향과 시계반대 방향으로 15분씩 굴곡(그림 18-10), 외전, 그리고 외회전을 봉을 이용한 운동(10회 반복으로 2세트) 굴곡과 외전을 위해 벽 오르기 운동(10회 반복 2세트) 근력강화운동은 하루에 3회 시행한다. 모든 면에서 등척성 운동; 5초 유지와 10회 반복으로 2세트 시행(그림 18-5) 견갑골 내전 운동, 10회 반복 2세트
Ⅱ 단계	치료기기는 필요 시 계속 시행하고, 관절가동범위는 이전과 같이 시행 근력강화 운동은 아래의 방법으로 시행: 외회전과 내회전을 고무튜브를 이용한 운동(10회의 3세트)(그림 18-11) 외회전, 견갑면에서 내회전, 그리고 외회전을 위한 등장성 운동(10회의 2세트)(그림 18-12) 엎드려서 후인(그림 18-13), 엎드려서 수평 외전(hughston), 당기기, 전거근을 위한 손 앞으로 뻗기를 이용한 견갑골 안정화 운동(10회의 2세트) 율동적 안정화와 느린반전 유지 기법을 사용한 D1과 D2 패턴의 PNF 근력강화 운동(그림 18-14)
Ⅲ 단계	활동으로 점진적 회복: 환자는 상지 무게 들기 프로그램을 할 수 있다. 던지기를 하는 운동선수는 고무 튜브와 등속성을 활용해서 머리 위에서 빠른 속도 근력강화 프로그램으로 시작한다. 또한, 던지기를 하는 운동 선수는 충분한 회복 활동전에 기능적 진전을 완전하게 시행한다(도표 18-1). 던지기를 하는 운동 선수에서 재활은 높은 재발률 때문에 지속적인 과정을 시행한다; 1주일에 2~5회 회전근개 근력강화와 견갑근 안정화 프로그램을 지속적으로 시행한다.

Courtesy of Methodist Sports Medicine Center, Indianapolis, Indiana.

부의 약간 원위부에 있는 신전근에 대한 촉진 시 압통이 나타난다. 주관절이 충분하게 신전된 상태에서 손목관절을 수동 신전하면 통증이 나타난다. 손목의 저항신전과 척골 편위는 증상을 악화시킬 것이다. 외측상과염의 재활 프로그램은 표 18-3에 나타냈다.

주관증후군(Cubital Tunnel Syndrome)

주관증후군은 주관절에서 요골신경의 압박성 신경병리로 나타나는 상황이다. 수근관증후군 다음으로 상지에서 많이 발생하는 포착성 증후군(entrapment syndrome)이다.[38-40] 척골신경은 주관을 통과하는데, 이곳은 내측상과와 주두에 의해 형성된 골성 벽, 내측측부인대, 그리고 내측상과에서 주두까지 뻗어 있으며 척측수근굴근 사이를 지나 전완까지 내려오는 지대(retinaculum)로 구성되어 있다. 정상적인 상황에 있어, 요골신경은 주관에서 압박, 신장, 그리고 마찰의 힘을 받는다.[38] 주관절에서의 병리는 주관절 왕복 운동의 제한, 요구되는 왕복 운동의 증가, 그리고 탈안정화나 압박에 의해 신경에 충격을 준다.[38]

환자들은 4, 5번째 손가락과 전완 아래로 무감각과 저림이 방사되는 불편을 호소하는데, 이것은 주관절의 굴곡 반복과 휴식시에 나타난다. 환자는 주관절 내측의 통증을 호소하거나 손의 어색함 또는 감소된 수행력을 수반한다.[41]

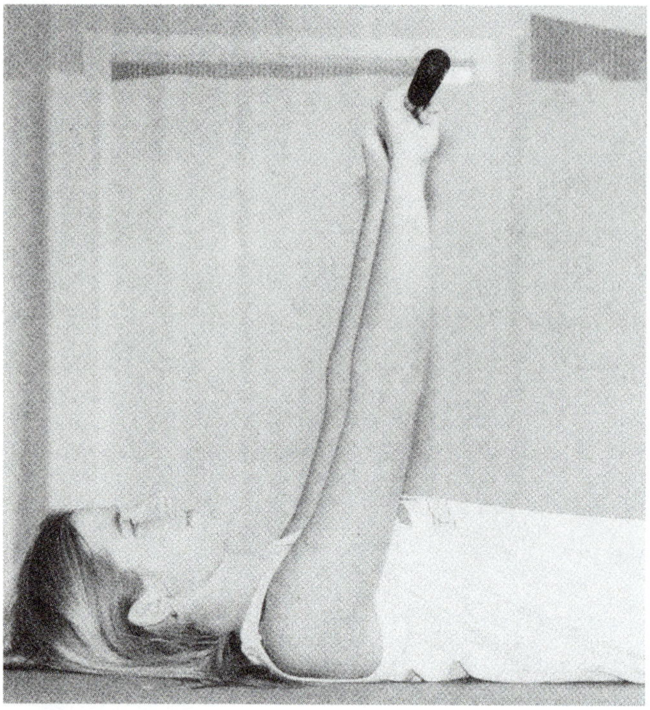

그림 18-10 봉운동은 관절가동범위 증가를 위해 사용한다. 환자가 바로누운자세에서 양손으로 봉을 잡고 정상측을 이용해서 환측에 대한 견관절 굴곡을 실시한다. 10초 동안 유지하고 10회 반복한다.

요골신경은 촉진에 대해 때때로 과민감성을 나타내기도 한다. 집기와 잡기 근력은 만성적인 경우에 흔히 감소된다. 손의 내재근은 요골 신경의 변성으로 위축될 것이다. Buehler와 Thayer[42]에 의해 설명된 주관절 굴곡 검사에 따르면, 손목 신전과 전완 회외 상태에서 90° 이상의 주관절 굴곡을 유지하면 불편함이나 이상감각이 재현된다. 또한, 주관에서의 척골신경에 대한 압력 시 Tinel 증후는 양성이다.

감각 운동 검사에서는 진동 감각과 가벼운 터치 감각의 소실이 나타난다. 신경전도 연구와 근전도는 확실한 진단과 포착의 심한 정도를 결정하는데 도움을 준다. 정도에 따라, 보존적 관리는 실패라고 생각될 때까지 계속 시행한다. 포착에 대한 보존적 치료가 효과가 없으면, 수술적 관리가 수행된다.

보존적 재활의 Ⅰ단계에서 강조되는 것은 환자에 대한 교육이다. 이것은 점진적인 손상을 주는 활동을 피하기 위해 필수적이다. 직접적인 압력과 주관절의 반복적인 굴곡을 피하는 것은 가장 중요하다. 환자는 압력을 감소시키기

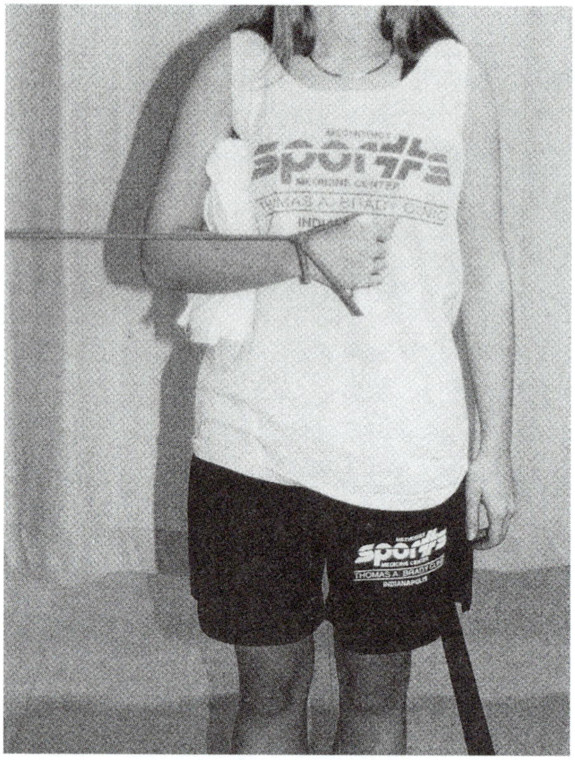

A

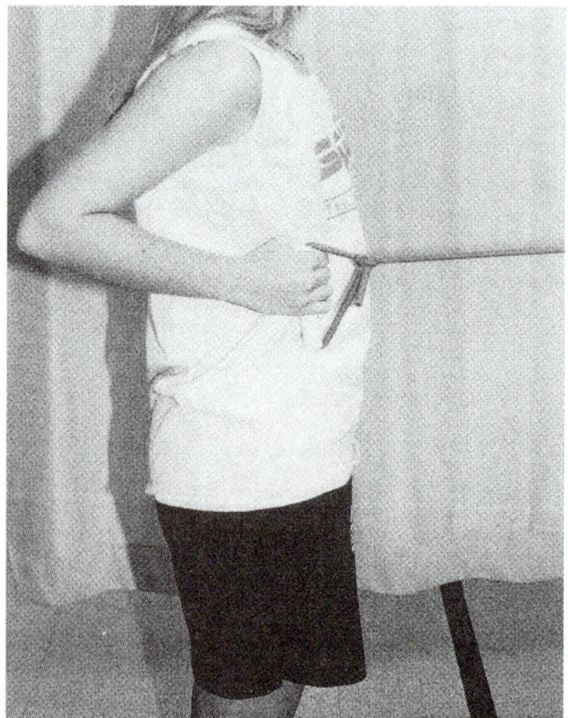

B

그림 18-11 고무탄력튜브를 이용한 견관절의 내회전(A)과 신전(B) 근력강화 운동. 10~15회 반복으로 2~3세트 시행

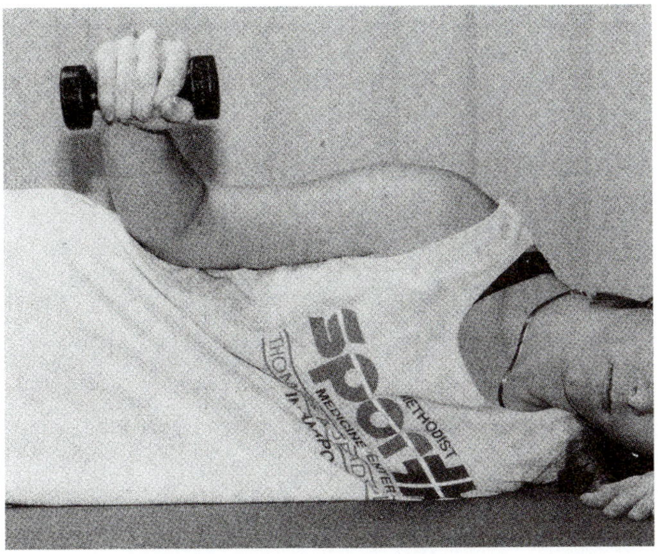

A

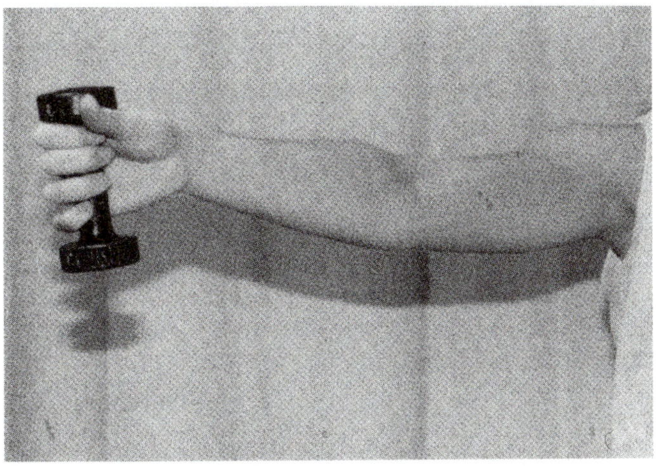

B

그림 18-12 가벼운 무게를 이용해서 견관절 외회전(A)과 견갑면 거상(전두면에서 전방으로 30°에 위치한 운동면에서 실시된 상지의 전방 거상을 견갑면 거상이라 한다)(B)을 위한 등장성 근력강화운동

위해 척골신경 위, 주관절 패드를 착용해야 한다. 예를 들어, 45° 굴곡보다 적은 자세로 주관절에 보조기를 착용하는 것이다.

근력강화운동은 Ⅱ단계에서 시작한다. 0~45°까지 가동범위 내에서의 등장성 주관절 굴곡과 신전이 수행되고, 고무찰흙은 잡기 근력강화를 위해 사용한다. 자세는 이 단계에서 잘 소개된다. 두부 전방과 견관절 전인의 효과를 감소시키는 것은 필수적이다. 두부 전방을 없애기 위해 턱 당기기를 실시한다. 흉근과 상승모근의 신장 그리고 견갑골 안정자들의

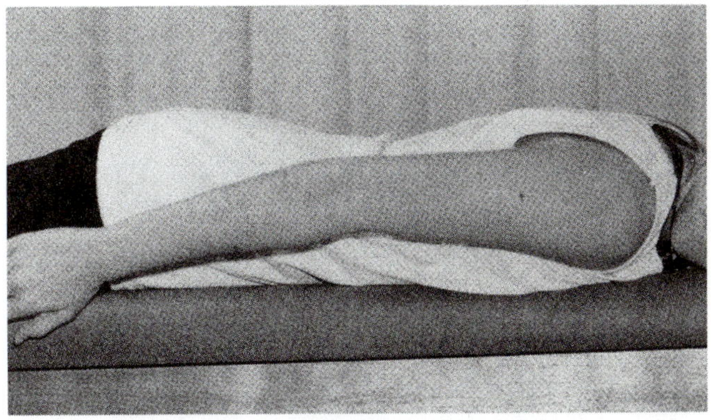

A

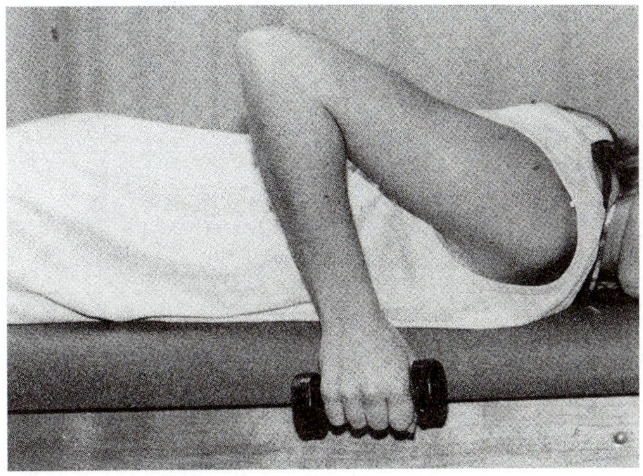

B

그림 18-13 견갑골 안정화 운동. 두가지 운동을 위해 탁자 옆으로 손상측 팔을 늘어뜨리고 엎드린다. 바닥 수직으로 내린다. 엎드려서 신전을 위해서 환자는 주관절을 신전 상태로 유지하고 팔을 신전한다(A). 엎드려서 당기기를 하기 위해 환자는 처음 자세에서 시작한다. 그림에서 보여주고 있는 것과 같이 팔을 신전 하는 동안 주관절을 굴곡하고 팔을 몸 끝으로 가까이 대서 유지한다(B). 12회 반복 2세트 시행.

근력강화는 견관절 전인을 감소시키기 위해 실시된다.

적절한 활동 수정을 통한 점진적인 활동으로의 복귀는 Ⅲ단계에서 초점을 맞춘다. 각각의 활동은 적절한 수정을 결정하기 위해 분석되어야 한다. 주관 증후군의 성공적인 치료는 한자의 적극적 참여를 필요로 한다.

수근관 증후군(Carpal Tunnel Syndrome)

수근관 증후군은 손목에서 일어나는 정중신경의 압박성 신경병리이다. 이러한 압박성 증후군은 손을 굴곡시키는 전완 근육들의 장축 건과 횡수근 인대 사이에 있는 손목의

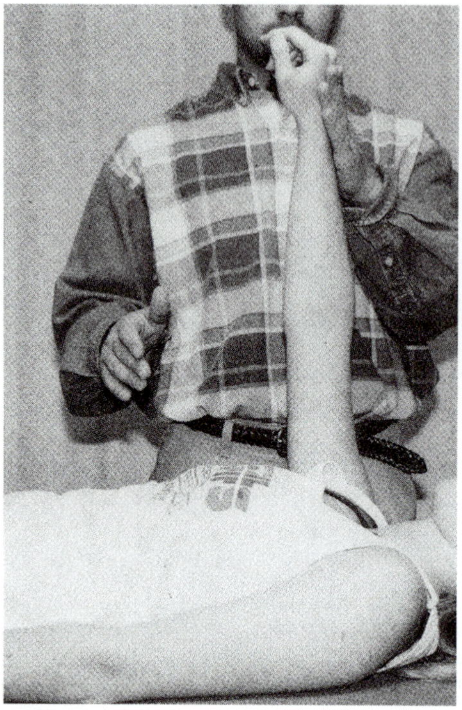

그림 18-14 견관절의 동시수축과 안정을 만들기 위해 주동근과 길항근의 등척성 수축으로 율동적 안정화 시행

장측면에서 일어난다. 일반적인 기전은 반복적인 굴곡이나 강한 잡기와 관련이 있다. 수근관 증후군의 다른 원인은 류마티스성 관절염과 골관절염, 당뇨, 갑상선 변화, 그리고 임신중 호르몬 변화와 임신중독증과 같은 질환으로 인한 경우도 있다.[43,44]

환자들은 손목, 엄지, 시지, 중지, 그리고 약지 절반에서 감각소실과 저림을 호소한다. 손목에 통증을 호소하거나 가끔 손바닥에 통증이 있기도 하고, 저녁에 더욱 심하게 나타난다. 잡기와 집기의 근력 측정에서 약화를 보이며 무지구 근육의 위축 가능성도 있다. 1분 동안 손목을 완전한 굴곡 자세로 위치시킴으로서 수근관 내의 공간을 압축시키는 Phalen's 검사를 시행해 볼 수 있다.[44] 양성 반응은 정중신경 지배 부위에 무감각을 보인다. Tinel's 검사는 수근관 증후군을 결정하기 위해 사용되는데, 이 검사는 수근관 수준에 있는 압박성 정중신경에 대한 타진을 통해 손바닥에서 손가락까지의 저림감을 유발하는 것이다. 감각과 2점 식별 결손은 증후군이 진행된 경우에서 전형적으로 나타난다.[43] 신경전도와 근전도 연구를 통해 진단은 더욱 확실하게 된다.

수근관 증후군의 보존적인 관리는 효과적이다. 상태와 치료율을 환자에게 교육하는 것은 임상가들에게 중요하다. Ⅰ단계에서, 냉과 NSAID는 신경 주위조직의 염증과 부종을 감소하기 위하여 사용된다. 휴식 보조기(resting splint)는 수근관 터널을 최대한으로 하고, 압력은 최소한으로 할 수 있는 중립 자세에서 착용한다.[45,46] 활동 방법의 수정은

표 18-3 외측상과염을 위한 재활 프로그램

Ⅰ과 Ⅱ단계	치료기기 : 10~15분 동안 얼음컵을 이용한 얼음 마사지 외측상과에 부착된 건 섬유의 수직방향으로 횡마찰 마사지 신전근 기전에 대한 압박력을 재분배하기 위해 활동 동안 반작용 보조기 작용, 이렇게 함으로써 마찰과 부하가 최소화되고 효율적인 힘 생산을 증가시킨다. 손목관절의 20° 신전 상태에서 휴식보조기를 밤에 착용 초음파, 음파영동법과 이온도입법을 염증 감소를 위해 사용 신장 : 신장운동(그림 18-15) 근력강화 : 근력강화 운동(그림 18-16)
Ⅲ단계	스포츠로 복귀하기 위한 던지기를 점진적으로 시행(도표 18-1). 적절한 컨디셔닝, 신장, 잘못된 스트로크 기전의 교정, 그립 너비(width), 그리고 라켓 장력과 같은 예방적 측정이 적용된다.

Courtesy of Methodist Sports Medicine Center, Indianapolis, Indiana.

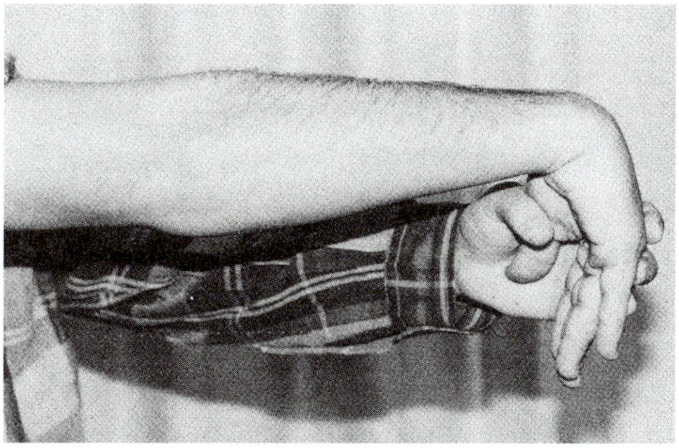

그림 18-15 외측상과염을 위한 신장. 견관절을 90° 굴곡한 상태로 주관절을 펴고, 손바닥을 아래쪽으로 향하게 하고, 정상측 손으로 손바닥이 아래를 향하도록 굽힌다. 10~15분 유지하고 5회 반복한다.

이 시기의 주요 요소이다. 통증과 문제점을 유발하는 활동들은 피해야 한다.

Ⅱ단계 동안, 환자들은 냉과 NSAID를 지속적으로 사용하고 저녁에 보조기를 착용한다. 그 외에도, 관절가동범위 운동을 시작하여 하루에 3회 실시한다. 10회 반복의 3세트를 다음과 같은 방법으로 각각 시행한다: 원위지절관절, 근위지절관절, 그리고 중수지관절을 굴곡과 신전하고, 손목을 신전한다. 손상부위에 탈감각 마사지를 Ⅱ단계 동안에 병행하여 실시한다.

보조기 없이 충분한 활동으로의 점진적인 회복은 Ⅲ단계의 목표이다. 인간공학적 평가는 작업환경 수정을 수정하기 위해 시행되며, 이를 통해 손목 동작 사용량, 강한 잡기, 손목의 젖혀짐을 하는 양을 줄이게 된다. 환자 뿐만 아니라, 코치나 고용주 교육은 증후군이 더욱 진행되는 것을 예방하기 위한 기본이 된다.

망치 손가락(Mallet Finger)

망치 손가락은 지신근건이 연루된 일반적인 손상이다. 이것은 신근건 말단부의 붕괴와 연관이 있다.[47] 경우에 따라 신근건 말단부가 원위지절의 골성 조각을 결출시킬 것이다. 망치 손가락의 일반적인 기전은 공이 신전된 원위지절을 가격하는 경우로, 이는 원위지절간관절과 근위지절간관절의 굴곡을 야기시키는 힘을 유발하게 된다.[48,49]

환자는 원위지절에 통증을 호소할 것이다. 수동적 관절가동범위는 정상이지만, 환자는 원위지절간 관절의 신전 활동을 수행할 수 없게 되는데, 이는 지시근건의 파괴 때문에 굴곡된 손가락을 갖기 때문이다.

망치 손가락의 Ⅰ단계 치료는 즉각적인 고정이다. 원위지절간관절의 배측에 혈관성 손상이나 창백을 유발함이 없이 관절이 약간 과신전 또는 완전한 신전 상태로 보조기를 착용한다.[47,50] 원위지절간관절에만 오직 보조기가 필요하며, 근위지절간관절은 환자가 움직일 수 있어야 한다. 보조기는 거의 6~8주 동안 지속적으로 착용한다. 보조기는 열가소성 보조기로 선택한다.[47,51] 환자는 손가락을 씻기 위해

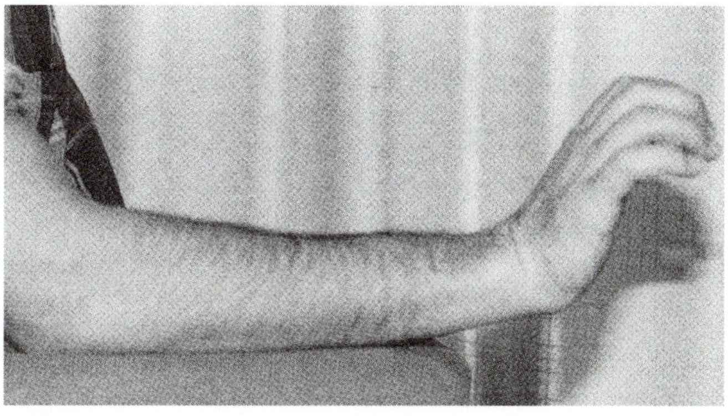

A

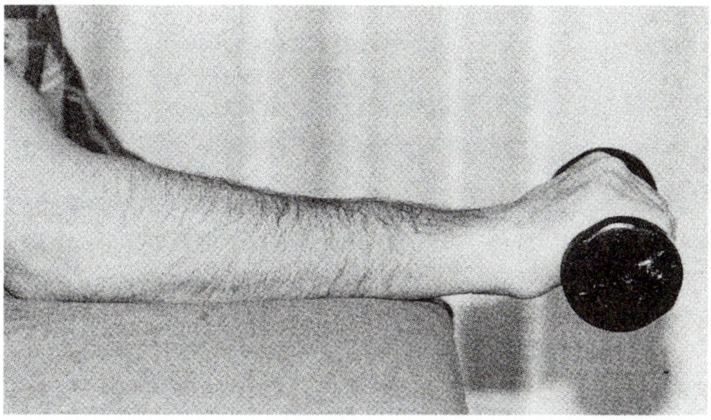

B

그림 18-16 외측상과염을 위한 원심성 근력훈련. 전완을 테이블 모서리에 위치하게하고 손바닥은 아래를 향하고, 손목을 위로 올린다**(A)**. 손에 1-3 lb 무게를 들고 항상 천천히 내린다**(B)**. 무게를 제거하고 10번 반복한다. 환자가 견딜 수 있는 무게까지 증가시킨다. 운동 튜브를 무게 대신 사용할 수 있다.

서 보조기를 벗을 수 있지만, 치유를 방해하지 않기 위해 원위지절간관절은 항상 신전을 유지해야만 한다.

Ⅱ단계 동안, 보조기는 능동 관절가동범위 운동을 시작하기 위해 제거된다. 원위지절간관절과 근위지절간관절에서 능동적 굴곡과 신전 관절가동범위운동을 시행한다. 환자는 각 방향으로 10회 반복의 2세트를 하루 4번 수행한다. 환자는 보조기를 풀고 시작하지만, 저녁과 나머지 시간에는 지속적으로 착용한다. 신전근 지연(extensor lag)이 나타난다면, 운동을 줄이고 보조기를 착용한다. 1주 동안 운동을 한 후, 신전이 유지되거나 신전근 지연이 5~10° 보다 적게 나타난다면, 하루에 6번으로 증가시키고 원위지절간관절에 블럭 운동(block exercise)을 첨가한다. 동작 증가를 돕기 위해 능동 관절가동범위 운동 후에 수동적 관절가동범위 운동을 2주 후에 시작한다. 이 시기에 근력강화운동이 시작되는데, 고무 찰흙 잡기를 통해 10회 반복을 3 세트로 하루 3~4회 시행한다.

Ⅲ단계에서서는 환자가 활동으로의 점진적인 복귀에 초점을 맞춘다. 배측 보조기는 예후를 위한 모든 활동 동안 착용한다.

근위지절간 관절 탈구 (Proximal Interphalangeal Joint Dislocations)

"Jammed finger"나 "coach's finger"로 언급되는 대부분의 근위지절간관절 탈구는 체육 트레이너나 코치에 의해 손상 시 정복되기도. 배측 탈구가 일반적이지만 장측이나 외측으로 탈구되기도 한다.[47] 일단 정복이 되면, 골절과 장측판(volar plate)은 평가가 되어야 하는데, 이는 장측판이 배측 탈구와 함께 파열될 수 있기 때문이다.

환자들은 탈구된 방향으로의 근위지절간관절 변형을 일반적으로 갖게 된다. 어떤 환자들은 스스로 탈구를 정복시키기도 한다. 탈구가 정복된 후 측부인대에서의 압통점과 함께 근위지절간관절의 부종이 나타날 것이다. 굴곡은 대게 신전보다 더 제한된다.

방사선적인 평가는 손상이 안정적인가 불안정적인지를 결정하는데 필요하다. 안정적 손상에 대한 보존적 관리는 매우 성공적이고 불안정적 손상은 일반적으로 수술이 요구된다. Ⅰ단계 동안, 손가락 신전 차단 보조기(digital extension block splint)는 장측판이 치유될 수 있도록 근위지절간관절을 약 30°의 굴곡상태를 유지할 수 있도록 해준다. 보조기를 착용한 상태에서 능동적 굴곡과 신전 운동과 함께 냉 침수를 20분간 하루에 3~4회 시행한다. 압박은 Coban(3M, St. Paul, Minnesota)이나 손가락 압박 슬리브(digital compression sleeve)를 통해 제공될 수 있다. 보조기를 제거한 후, 능동적 신전운동은 손상 2~3주 후에 시작한다.

환자는 일단 종창과 압통이 가라앉은 후에 활동으로 되돌아 갈 수 있다. 버디 테이핑(buddy taping)은 통증 없이 완전한 관절가동범위가 이루어질 때까지 지속한다. 환자는 고무 찰흙을 이용해서 잡기 근력강화운동을 시행하고, 신전 근력강화는 고무 밴드를 이용해서 Ⅱ, Ⅲ단계 동안에 시행한다.

척측측부인대 손상(Ulnar Collateral Ligament Injury)

엄지 중수지절관절의 척측측부인대 염좌나 열상은 외전 스트레스에 의해 발생한다. 이 손상은 손이 과신장된 상태로 넘어지거나 상대방의 셔츠에 엄지가 걸릴 때, 종종 발생한다.[47,50] 척측측부인대의 손상은 중수지절관절의 외측 불안정성 초래할 수 있다.

척측측부인대의 염좌는 손상의 정도에 따라 분류된다. Ⅰ등급 손상은 인대는 안정적이지만 환자는 인대 촉진 시 그리고 엄지에 대한 외전 스트레스 부과 시 통증을 호소한다. 엄지와 시지를 이용한 집기 시 약화와 불안정성이 있다.

Ⅱ등급 손상은 경도에서 중등도의 종창과 압통을 나타난다. 그 외에도, 인대의 부분적인 파열로 인해 임상적 관절 불안정성이 있지만, 명확한 끝지점이 있다. Ⅲ등급 손상은 척측측부인대의 완전한 결출이 나타나는데, 이 부위는 첫 번째 지절골의 기저부에 있는 원위 부착부위에서 나타난다. 중등도의 종창과 척측측부인대의 촉진적 결손이 있을 수 있다. Ⅳ등급 손상은 척측측부인대의 완전 파열이 Stener 병변과 동반될 때 나타나게 되는데, 이때 내전근 건막은 파열된 인대의 원위부와 인대의 정지부 사이에 끼이게 된다. Stener 병변이 있으면, 척측측부인대의 치유를 방해하게 되고 수술을 요하게 된다.

척측측부인대 손상에 있어 Ⅰ과 Ⅱ등급 손상은 일반적으로 보존적으로 치료되기 때문에, Ⅰ단계에서는 냉침수와 엄지의 내전과 약간 대립상태에서의 엄지 나선형 보조기를 적용한다. 보조기는 4~6주 후 동안 착용한다. 관절가동범위 운동은 엄지 대립과 굴곡 운동을 시행한다. 환자는 재활 초기 과정에서 외전 스트레스를 피하도록 주의시킨다.

Ⅱ단계 재활은 보조기와 치료기기를 지속적으로 사용한다. 관절 가동범위운동은 외전과 신전을 추가로 시행하고 하루에 3회 시행한다. 근력강화운동은 추가로 시행하고, 대립(엄지-시지잡기)을 위한 찰흙 운동과 굴곡, 신전, 그리고 외전을 위한 고무밴드 운동을 시행한다.

Ⅲ단계는 활동으로의 점진적 회복이 포함된다. 환자들은 활동으로의 복귀 초반부 동안 엄지 나선형 보조기나 보호를 위한 테이프를 사용해야 한다.

하지: 특정 진단
LOWER EXTREMITY: SPECIFIC DIAGNOSES

치골염(Osteitis Pubis)

치골염은 달리기와 공 차기와 같은 활동과 연관된 반복 스트레스에 의한 치골결합의 염증을 말한다. 이러한 활동 동안에 발생한 치골결합의 일정한 전단력과 움직임은 치골결합에 있는 근육들의 정지부에 염증을 유발한다. 이 부위의 통증은 직접적인 외상으로도 생길 수 있다.

환자는 치골의 전방 부위에 통증과 불편함으로 호소할 것이며, 이러한 증상은 서혜부로 방사되며 회음부까지 확장될 것이다.[52-54] 통증은 달리기와 차기를 포함한 어떤 특정 활동 시에 악화된다. 이것은 가끔 근육 염좌와 혼동되기 때문에 이학적 검사를 통한 감별은 중요하다.

이학적 검사에서, 촉진은 치골결합에 압통점을 야기할 수 있다. 환자는 고관절 회전과 외전에 제한을 나타낼 것이다. 환자는 치골결합에서의 전단력 때문에 오리보행(waddling gait)이 나타날 수도 있다. 그 외에도, 한쪽 장골익을 하방으로 유지하고, 동측의 교차된 하지에 스트레스를 가하는 "교차 다리 검사(cross leg test)"에서 치골에 통증을 나타내는 양성반응을 보일 것이다.[52]

재활은 통증 감소와 정상적 기능의 회복에 초점을 맞춘다. 손상의 재발을 예방하기 위해 골반 안정을 강조하는 것은 중요하다. 치골염을 위한 재활 프로그램은 표 18-4에 제시한다.

대퇴사두근/슬괵근 좌상(Quadriceps/Hamstring Strain)

근좌상은 만성적 과사용이나 수축성 요소에 기능적 과부하를 유발하는 강력한 근수축에 의한 급성으로 발생될 수 있으며, 이것에 의해 파열과 좌상을 초래하게 된다. 환자는 근육의 유연성 부족, 자세적 결함, 근육 불균형, 상태저하, 그리고 부적절한 신체 역학에 의해 좌상에 노출된다. 이런 요소들은 피로를 일으키며 환측 근육군의 수행 효율성을 감소시킨다.[55] 근좌상은 종종 피로의 결과로서 나타나며 근육이 길어질 때인 원심성 활동 동안 손상된다. 이러한 손상은 모든 근육군에 영향을 줄 수 있는데, 주로 하지에서 가장 흔하게 발생한다.

환자들은 근육의 직접적인 외상의 병력이 없이도 국소적 통증을 호소한다. 환자는 연루된 근육군에서의 타이트니스를 느끼게 되는데, 이는 종종 기능적 장애를 초래하게 된다. 근좌상의 등급 척도는 장애의 정도에 따라 결정된다.

분류 도표[56]

Ⅰ등급: 관절가동범위, 정상 보행, 환측 근육에 경도의 압통, 환측 근육의 저항 검사에서 경도의 불편함, 그리고 유연성 검사에서 경도의 타이트니스.

Ⅱ등급: 관절가동범위 감소, 진통 보행(antalgic gait), 중등도의 압통, 경도에서 중등도의 종창, 환측 근육의 저항 검사 시 통증, 유연성 검사시 현저한 타이트니스와 통증.

Ⅲ등급: 관절가동범위의 현저한 감소, 진통 보행(환자는 체중 부하를 할 수 없다), 촉진이 가능한 결손과 함께 나타나는 중증의 타이트니스, 반상출혈을 동반한 중등도의 종창, 그리고 근육의 등척성 수축 시 통증.

재활은 정상적인 관절가동 범위의 회복과 함께 통증 완화에 초점을 맞추어야 한다. 진전된 유연성과 근력강화는 유연성과 근력강화가 일어난 후에 시작되어야 한다. 회복

표 18-4 치골염의 재활 프로그램

Ⅰ 단계	치료기기 : 하루에 4~6회 냉 염증 조절을 돕기 위한 NSAID 초음파 관절가동범위 운동: 엎드린 자세에서 고관절 외회전과 내회전을 하루에 3회 실시(그림 18-17). 근력강화운동: 옆으로 누운 자세에서 둔부 근육근력강화 운동(그림 18-18).
Ⅱ 단계	치료기기: Ⅰ 단계에서와 같이 계속 시행 신장: 서혜부 신장: 환자는 앉아서 발뒤꿈치를 맞대고, 신장이 느껴질 때까지 서혜부 쪽으로 발을 당긴다. 30초 동안 신장해서 유지하고, 5회 반복한다. 근력강화: 고관절 외전/내전을 Ⅰ 단계에서와 같이 시행한다. 그러나 무게를 주고 시행한다. 10회 반복을 3 세트로 시행한다. 고관절 움직임의 4가지 방향에서 고무탄력튜브를 이용한 운동(그림 18-19). 하복부/골반 안정화 프로그램(그림 18-20).
Ⅲ 단계	활동으로의 점진적 회복: 환자는 활동으로의 안전한 회복을 위한 기능적 진행을 완성해야 한다. 환자는 재발을 방지하기 위하여 골반 안정화 프로그램을 유지한다.

Courtesy of Methodist Sports Medicine Center, Indianapolis, Indiana.

을 위한 충분한 시간은 개인적 손상정도에 따라 차이가 있다. 대퇴사두근과 슬괵근 좌상을 위한 재활은 표 18-5에 제시한다.

내측측부인대 손상(Medial Collateral Ligament Injuries)

내측측부인대는 슬관절에서 흔하게 손상되는 구조이다. 내측측부인대는 슬관절 내측 복합체에 안정성을 제공한다. 이런 손상은 접촉이나 비접촉성 기전으로 발생 된다. 내측측부인대가 손상되는 가장 큰 이유는 슬관절 외측면에 대한 직접적인 충격으로서 슬관절을 통해 외반력이 전달된다. 모든 내측측부인대 손상의 거의 90%는 접촉성 기전으로 나타난다.[57,58] 비접촉성 기전은 슬관절의 외반 움직임을 동반한 간접적 회전력과 연합해서 발생이 된다.

환자가 어떠한 제한 없이 완전한 활동으로 재활되기 위해서는 정확한 진단을 내리는 것이 중요하다. 환자는 손상 시점에서 내측측부인대에 통증을 갖게 될 것이다. 환자는 대퇴사두근의 능동적 수축으로 슬관절 신전상태를 유지하기 때문에 도약 보행(vaulting gait)으로 걷게 될 것이다. 내측측부인대의 단독 손상은 최소에서 중등도의 삼출을 초래하게 된다.

분류 도표(Classification Scheme)

내측측부인대 손상을 위한 등급 척도는 경도에서 중증까지의 등급을 매길 수 있는 낭성 인대 복합체 손상의 연속체이다.[59] 분류 도표를 이해하는 것은 환자의 운동 프로그램을 더욱 발전시키는데 도움이 될 것이다. Ⅰ등급 내측측부인대 손상은 접촉이나 비접촉성 외반 손상의 병력을 가지고 있으며 내측측부인대의 경로를 따라 압통점을 나타낸다. 슬관절이 30° 굴곡된 상태에서의 외반 검사 시 견고한

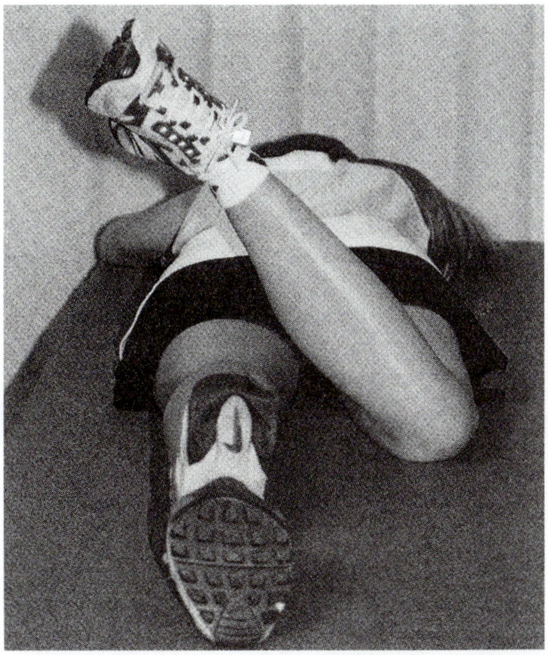

그림 18-17 환자는 엎드린 자세에서 슬관절을 90° 굴곡하고 골반을 유지하고 있는 동안 고관절의 외회전을 수행한다. 5초 동안 유지하고 15회 반복한다.

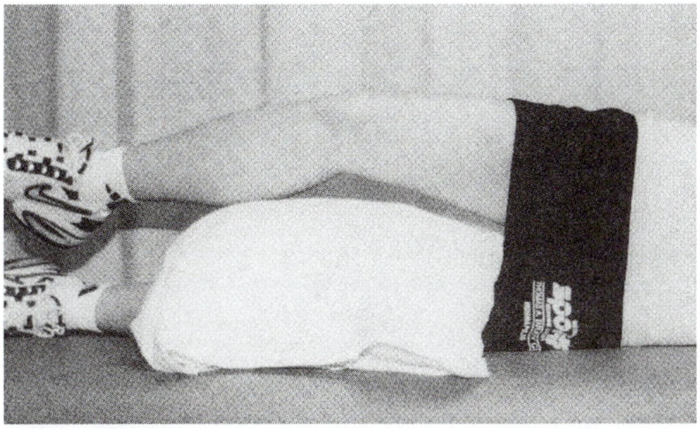

그림 18-18 옆으로 누운 자세에서 대퇴부 사이에 베개를 끼우고 골반을 안정시킨다. 환자는 약간 외측으로 회전을 하면서 외전을 한다. 10~15회 반복으로 3세트를 시행한다.

끝지점을 보여 거의 무시할 만한 느슨함을 보인다. Ⅱ등급 손상은 Ⅰ등급과 같은 병력을 보이며, 슬관절 30° 굴곡 상태에서의 외반 검사 시 겨우 감지할 만한 끝지점을 갖고 있어 중등도의 느슨함을 보이게 된다. Ⅲ등급 내측측부인대 손상은 Ⅰ과 Ⅱ등급 보다 현저하게 심한 통증이 있고 종창이 있다. 30° 굴곡 상태에서의 외반 검사 시 끝지점을 느낄

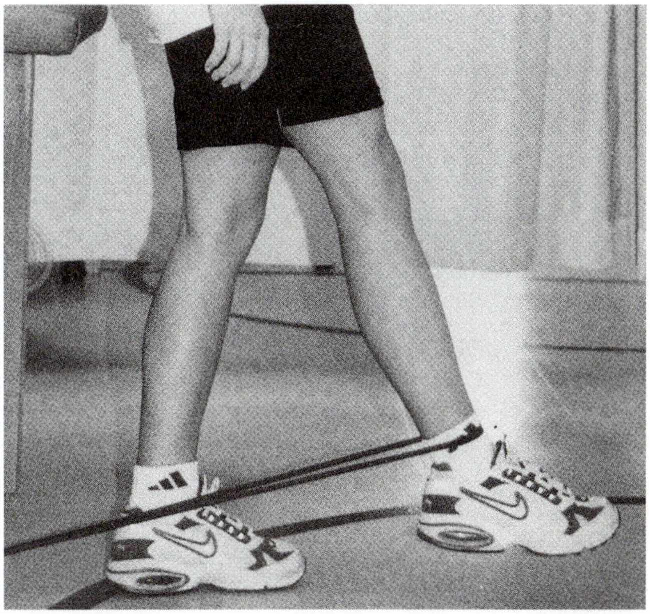

그림 18-19 고무 튜브를 이용한 운동은 고관절 움직임의 4가지 방향으로 근력강화를 위해 시행한다. 위에서 보여지는 것은 고관절 굴곡이다. 15회 반복으로 2세트를 시행한다.

수 없어 심한 느슨함을 보이게 된다.

재활 – Ⅰ과 Ⅱ등급 손상(Rehabilitation - Grade Ⅰ and Ⅱ Injuries)

Ⅰ과 Ⅱ등급 내측측부인대 손상을 위한 Ⅰ단계 재활은 염증 조절과 정상적인 관절가동범위 회복에 초점을 맞춘다. 환자는 다리를 매일 2시간 동안 거상한 채로 얼음이나 냉습포를 20분간 매일 실시한다. 관절가동범위운동은 하루에 3회 실시하는데, 신전을 위해 똑바로 누운 상태에서 발뒤꿈치 밑에 베개대기(heel props)와 하지는 침대 밖으로 뺀 상태로 엎드려 눕기(prone hangs)를 포함시킨다. 벽에서 미끄러지기(wall slides)와 발뒤꿈치 미끄러지기는 슬관절 굴곡 관절가동범위 증가를 위해 시행된다. 목발은 부분적 체중지지에서 완전한 체중지지로 진행되는 정상 보행교육의 연속선상에서 사용된다. 전기적 자극은 대퇴사두근 등척성운동, 수직 하지 거상, 그리고 능동적 슬관절 신전과 같은 근력강화운동과 함께 시행된다. 환자는 Ⅱ단계로 진행되기 전까지 완전한 체중지지와 정상적인 보행이 있어야 한다.

Ⅱ단계 동안, 환자는 근력강화운동과 고유수용성감각

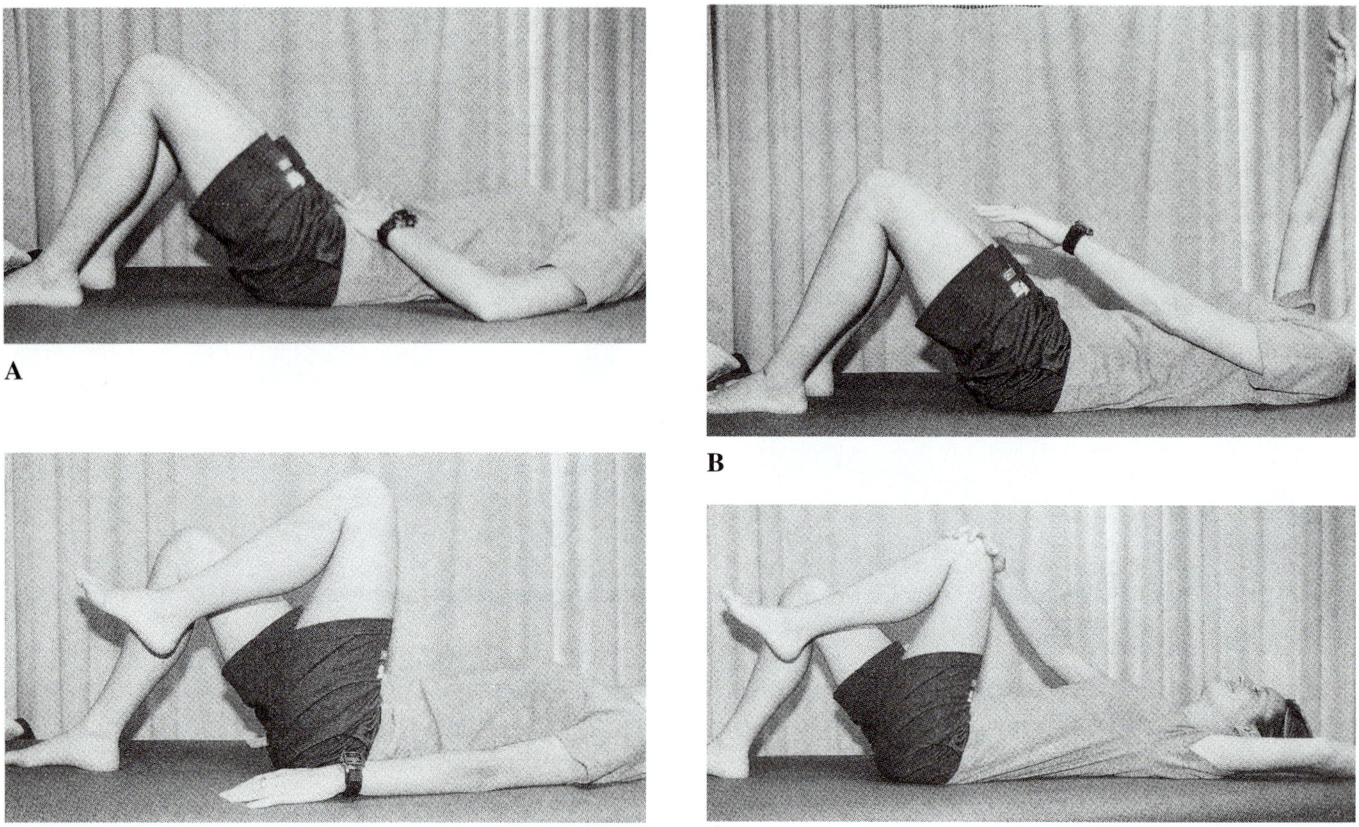

A B C D

그림 18-20 골반경사를 시행하기 위해, 환자는 슬관절을 90° 굽힌 자세로 바로 눕는다. 손은 배에 올려놓고 환자는 테이블에 대해 요추가 편평해지도록 골반을 후방경사시킨다(A). 10초 동안 유지하고 10회 반복한다. 복부/골반 안정화 프로그램의 진행에 따라 골반경사운동을 팔을 흔들면서(B), 스텝을 하면서(C), 그리고 팔의 대칭적 교차와 스텝을 하면서(D) 실시한다. 15초 동안 각 자세를 유지한다.

훈련으로 진행된다. Ⅱ Ⅰ 단계에서와 같이 얼음이나 냉습포를 계속 시행하고, 충분한 관절가동범위회복을 위한 운동도 시행한다. 근력강화 운동에는 분리된 열린 운동역학적 사슬과 기능적인 닫힌 운동역학적 사슬 활동 둘 다가 포함된다. 닫힌 운동역학적사슬 근력강화운동에는 1/4 슬관절 굽히기, 계단 오르기, 한쪽다리 밀기, 그리고 발뒤꿈치 들기가 있다. 열린 운동역학적사슬 운동에는 슬관절 신전과 120°, 180°, 240°에서 구심성/구심성 모드로 빠른 속도의 등속성 근력강화운동이 있다. 고유수용성 촉진 훈련을 위해 몇가지의 기법이 사용된다. BAPS 보드는 균형과 고유수용기를 증가시키는 효과적인 방법이다. 그 외에도, 고무탄력튜브 운동은 고유수용기를 강조하기 위해 수정되어서 시행된다. 손상 받은 슬관절에서 균형을 잡고 있는 동안, 손상 받지 않은 발목에 튜브를 위치시켜 4가지 방향의 고관절 관절가동범위운동(굴곡, 신전, 내전, 외전)을 시행한다. 심혈관계 조절은 Ⅱ 단계에서 시작하고, 자전거나 Stair-Master를 10~30분간 운동한다.

내측측부인대 손상을 위한 재활프로그램의 Ⅲ 단계에서 강조할 점은 근력 평가를 통한 활동으로의 안전한 복귀이다. 등속성 근력 평가는 180°와 60°/s에서 시행된다. 지지보조기는 스포츠 활동으로의 복귀 시 착용한다. 어떤 재활프로그램을 시행하던 간에, 완전한 비제한적인 활동으로의 안전한 회복을 위한 기능적인 진행이 수행된다.

슬개건염(Patellar Tendinitis)

슬개건염 또는 도약선수 슬관절(jumper's knee)은 슬관절의 과사용 질환이다. 달리기와 점프해서 착지하는 것을 포함한 원심성 움직임 동안 슬개건에서 발생하는 높은 장

표 18-5 대퇴사두근/슬괵근 좌상을 위한 재활 프로그램

I 단계	치료기기 : 환자가 견딜 수 있는 범위 내에서 근육을 늘려서 냉적용 통증을 감소시키고, 근육 활성 증가를 위한 전기적 자극 손상부위의 지지를 위한 압박 붕대 염증 감소를 위한 NSAID 관절가동범위운동: 침범부위 근육의 능동 관절가동범위운동 – 10회 반복의 3 세트를 하루에 4번 실시 근력강화운동: 통증이 없는 범위에서 등척성 운동: 5초 유지하고, 수직 하지 거상을 진전에 따라 매시간 10회 반복. 10~15회 반복의 3 세트를 하루 3회 목발 유, 무에 따른 정상 보행 역학. 환자가 정상적 관절가동범위로 회복되고 정상적으로 보행이 이루어지면, II 단계로 진행할 수 있다.
II 단계	치료기기: 염증을 위해 냉을 계속 적용 유연성: 침범 근육을 강조하지만 모든 하지 근육들이 신장되어야 함. 각 동작에서 30초 동안 유지하고 3회 반복. 대퇴사두근 신장: 엎드린 상태에서 슬관절 굴곡, 옆으로 누운 자세에서 대퇴사두근 신장, 그리고 서서 대퇴사두근 신장 (그림 18-21) 슬괵근 신장: 고관절 90°에서 능동적 신전(그림 18-22), 앉아서 펴기, 그리고 수정된 허들신장 근력강화 2일에 1번씩 근력강화운동을 10회 반복 3 세트로 시행한다. 1/4 슬관절 굽히기(그림 18-23A), 편측 다리 밀기(그림 18-23B), 또는 슬관절 신전기계를 이용한 점진적 저항 등장성 운동(그림 18-24)(대퇴사두근 신전, 슬괵근 굴곡). 심혈관계 조절은 자전거 타기(그림 18-25), 수영, 매일 30분간 StairMaster를 이용. 매일 활동 동안 대퇴부 지지나 압박을 위한 밴드 착용.
III 단계	환자는 이전에 시행하고 있던 근력강화 운동과 유연성 운동을 지속적으로 시행한다. 유연성을 증가시키고 근육의 탄력성을 증가시키는데 도움을 주기위해 활동 전에 열을 적용한다. 스포츠-특정 활동들을 하는 기능적 진전은 활동 회복 전에 완전하게 해야 한다. 하지의 기능적 진전은 도표 18-2에 나타낸다.

Courtesy of Methodist Sports Medicine Center, Indianapolis, Indiana.

력과 관련되어 나타나는 슬개건의 염증 상태이다. 기전은 달리기 그리고 점프와 비슷하다. 달리는 동안 슬관절 신전근은 발닿기 이후에 발생하는 슬관절 굴곡동안 원심성으로 수축해야 한다. 점프로부터 착지를 할 때, 슬관절 신전근은 슬관절의 굴곡 상태 그리고 신전근의 길어짐과 함께 착지를 조절하기 위해 원심성으로 수축해야 한다.

환자들은 슬개골 하극에 있는 슬개건에서의 통증과 압통의 점진적 발병을 호소한다. 환자는 대퇴사두근 신전 저항 시에 통증을 호소하고 염발음은 가끔 나타난다.

분류 도표(Classification Scheme)

Blazina 분류도표[60]:

I 단계: 기능적 장애는 없으나 활동 후 통증
II 단계: 약간의 기능적 장애를 갖고 있으며 활동 중 그리고 후에 통증

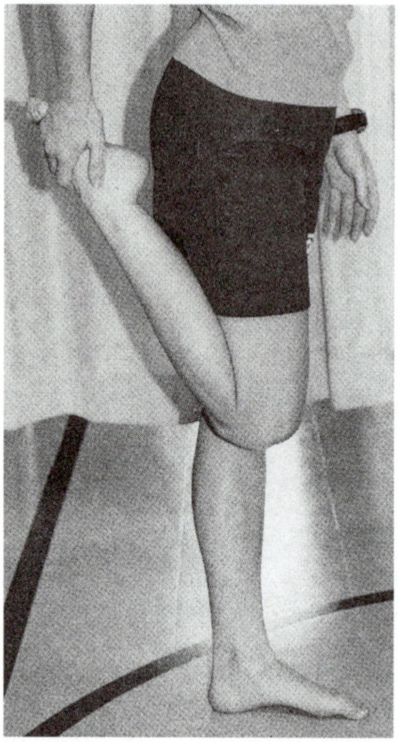

그림 18-21 선 자세에서의 대퇴사두근 신장을 위해, 대퇴사두근에 신장되는 느낌이 들 때까지 환자는 손상측 다리를 잡고, 발을 엉덩이 쪽으로 당긴다. 30초 동안 신장을 유지하고 5회 반복한다.

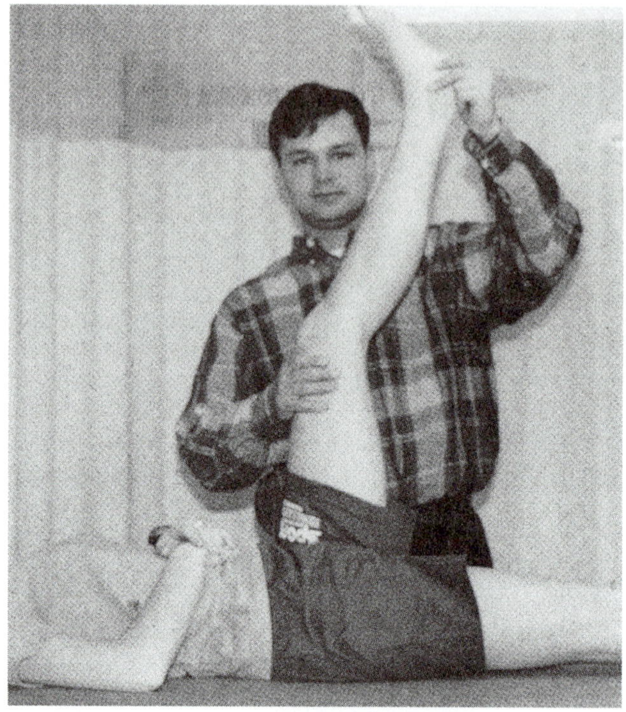

그림 18-22 슬괵근 신장을 위해 환자는 바로 누워서 고관절을 90° 굴곡 시킨다. 치료사는 슬관절과 고관절을 수동적으로 신장한다. 30초 동안 신장을 유지하고 5회 반복한다.

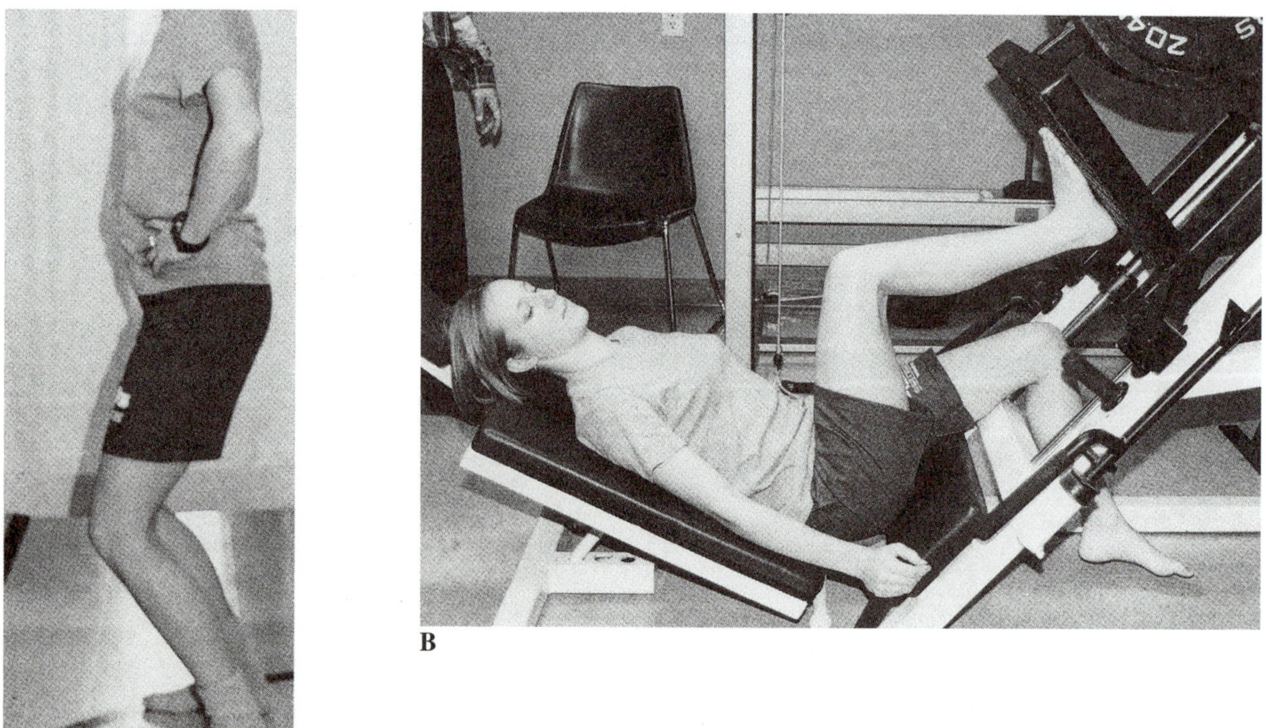

A

B

그림 18-23 1/4 1/4 슬관절 굽히기(A)와 편측 다리 밀기운동(B)의 수행을 통한 기능적 닫힌 운동역학적 사슬 근력강화운동. 12~15회 반복을 3회 시행

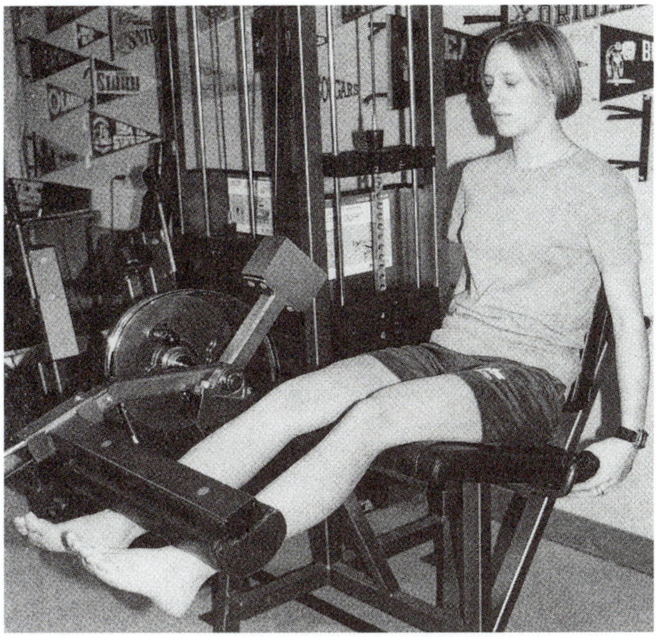

그림 18-24 슬관절 신전 기계를 이용한 분리된 열린 운동역학적 사슬 근력강화운동.

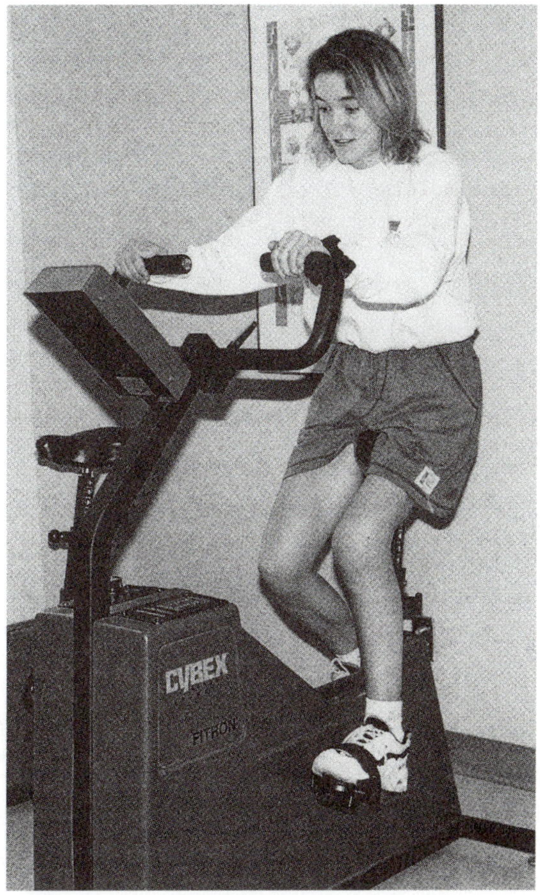

그림 18-25 자전거타기를 이용한 심혈관계 조절

도표 18-2 하지의 기능적 진전

환자가 적절한 재활 단계에서 완전하다면, 기능적 진전을 시작하는 것이 가능할 것이다. 기능적 진전은 스포츠 활동의 시도를 안전하고 효과적인 복귀를 위해 필요한 기법을 다시 습득할 수 있게 연속적인 활동을 시행한다.

1단계에서 시작은 환자가 통증이나 절뚝거림 없이 이 운동을 시행할 수 있다면, 다음 단계로 진행한다. 환자가 각 운동을 정확하게, 주의 없이 수행할 수 있는 것은 중요하다. 환자가 성공적으로 완전하게 기능적 진전의 각 단계를 수행할 때 스포츠로 복귀를 시도한다. 아래의 진전은 농구와 같은 코트 스포츠를 위한 것이지만, 필드나 다른 스포츠에 적용할 수도 있다.

1. 손상측 다리의 발뒤꿈치 들기 — 10회
2. 빠른 속도로 걷기 — 풀 코트
3. 양측 다리로 점프 — 10회
4. 손상측 다리로 점프 — 10회
5. 직선으로 천천히 달리기 — 풀 코트
6. 직선과 곡선을 천천히 달리기 — 2바퀴
7. 단거리 역주 - 1/2, 3/4, 완전 속도 — 풀 코트
8. 8자 모양 뛰기 - 1/2, 3/4, 완전 속도로 — 기준선에서 1/4 코트까지
9. 삼각형 반복 훈련 — 기준선에서 1/2 코트까지 단거리 역주, 1/2 코트 뒤로 뛰기, 기준선을 따라 수비적 슬라이드, 양측 방향
10. 카리오카(Carioca) — 크로스오버 훈련 - 1/2, 3/4, 완전 속도
11. 커팅(cutting) — 1/2, 3/4, 완전 속도 - 풀 코트

Courtesy of Methodist Sports Medicine Center, Indianapolis, Indiana.

Ⅲ단계: 현저한 기능적 장애를 갖고 있으며 활동 중 그리고 후의 통증이 하루종일 지속됨

Ⅳ단계: 일상생활동작 시 현저한 기능적 장애

재활(Rehabilitation)

Ⅰ단계 재활의 중점 사항은 하지에서의 유연성 증가와 염증 감소이다. 슬개건을 가로지르는 냉마사지는 슬개건염을 위한 냉치료의 형태로 가장 효과적이며 12~15분 동안 하루 3~4회 시행한다. 슬개건을 가로지르는 교차-마찰 마사지는 슬개건 탈감각을 위해 사용한다. 초음파나 음파 영동법은 증상 조절을 돕기 위해 사용된다.

유연성 운동은 각 동작을 20~30초 동안 유지하고, 5회 반복하는 것을 하루에 3회 시행한다. 하지 전체의 유연성 운동을 강조하는데, 장경인대와 비복/가자미근은 물론 대퇴사두근과 슬괵근의 신장을 포함시킨다. 대퇴사두근 신장은 선 자세, 옆으로 누운 자세나 엎드린 자세에서 신장 운동을 한다. 슬괵근 신장은 고관절을 90° 굴곡시킨 바로 누운자세에서 슬관절의 능동적 신전이나 PNF의 수축-이완 기법을 이용한 치료사의 고관절 수동 굴곡(이때 환자는 10초 동안 수축한 후 이완하고, 이후 치료사는 근육들 좀 더 수동으로 신장시킨다)이 적용된다. 장경인대 신장은 선 자세에서 다리를 교차하여 신장하고, 종아리 신장은 계단이나 벽을 이용해서 신장 한다.

Ⅰ단계 근력강화 운동은 운동의 원심성 단계에 초점을 둔 슬관절 신전과 다리 밀기를 실시한다. 예를 들어, 슬관절 신전을 시행할 때 손상 슬관절만을 이용해서 환자는 양측 다리를 들어올리고, 천천히(8-10초)아래로 내린다. 10회 3세트를 시행한다. 슬개골 스트랩은 건을 따라 장력이 외측으로 분산되는 것을 돕기 위해 활동 동안 착용한다.

유연성 운동은 Ⅱ단계동안에도 계속 시행하고 하루에 1-2회 시행한다. 근력강화 운동은 무게를 더 늘리고, 수축 속도를 증가시켜 계속 시행한다. 심혈관계 운동은 자전거 타기, StairMaster를 시행한다. 운동 후, 얼음 마사지는 슬개건 부위에 적용한다.

환자는 유연성 운동과 근력강화 운동 프로그램을 Ⅲ단계기 동안에도 계속 시행한다. 기능적 진전에 따라 완전한 비제한적인 활동으로 회복되기 전까지 완전하게 시행한다.

급성 슬개골 불안정성(Acute Patellar Instability)

슬개골 불안정성은 내측 지대(medial retinaculum), 내측사광근, 그리고 관절낭의 손상과 연관된 슬개골의 관절면과 대퇴골 활차 사이의 접촉이 완전한 소실된 경우에 일어난다. 대부분의 탈구는 슬개골의 부정렬과 신전근 기전 결손의 결과로 나타난다. 영향을 주는 어떤 요인으로는 외측광근의 비대, 내측사광근의 약화, Q각의 증가, 장경인대의 팽팽함, patella altark 있는 경우이다. 슬개골에 대한 대퇴사두근의 정상적 당김은 대퇴골의 축을 따라 나타나는 상외측 방향이다. 신전의 마지막에 있어, 슬개골은 상방에 위치되며 더 이상 활차구에 위치하지 않는다. Q-각이 증가된다면, 슬개골이 외측으로 따라가게 되는 경향을 초래하는 외반 벡터가 작용한다. 슬개골 탈구는 외상으로 나타날 수 있다. 손상의 일반적인 기전은 슬관절이 약 60° 굴곡한 상태에서 대퇴사두근이 강력한 수축(즉, 점프에서 착지 시)을 했을 때 발생한다.

환자는 자신의의 무릎이 무너진 것 같다고 말한다. 환자는 현저한 통증과 종창이 나타날 것이다. 슬개골의 내측 부위와 대퇴 외과에 압통점이 있을 것이다. 내측사광근과 내측 지대의 결함이 촉진되어진다. 관절가동범위는 굴곡과 신전에서 제한이 있을 것이다. 환자는 굴곡된 슬관절 보행 패턴으로 이동 할 것이다. 많은 환자들은 자발적 재위치 때문에 관절이 탈구되었다는 것을 모른다; 따라서, 인대의 안정성을 검사하기 위해 평가가 시행되어야 한다. 어떤 인대성 손상이 배제된 후에, 감별진단을 위해 불안검사를 시행할 수 있다. 급성 슬개골 탈구/아탈구를 위한 재활은 표 18-6에 나타냈다.

골관절염(Osteoarthritis)

골관절염은 관절 가장자리의 새로운 골의 증식, 연골하 뼈에서의 실라스틱(Sliastic) 변화, 그리고 관절의 연골성 유리질 체중지지면의 악화를 특징으로 가지는 퇴행성 관절면 상태를 말한다.[61] 골관절염은 관절 질환의 가장 일반적인 형태이며 대게 50세 이후에 나타난다. 반복적인 체중지지 활동은 유리질 연골과 연골하 뼈의 침식을 계속적으로 지속시키며 정상적인 관절 역학을 변화시킨다. 활동이 계속되면, 관절연골 퇴행의 비율은 조직 치유의 비율보다 더

표 18-6 급성 슬개골 불안정성을 위한 재활 프로그램

I 단계	치료기기 : 냉습포나 얼음 주머니를 20분간 하루에 4~6회(그림 18-26) 내측사광근의 근육 재교육과 통증을 위한 전기적 자극 NSAID 관절가동범위운동: 신전을 위한 똑바로 누운 상태에서 발뒤꿈치 밑에 베개대기(heel props)와 하지가 침대 밖으로 나온 상태에서 엎드려 눕기(prone hangs)(그림 18-27) 2분 동안 손상측 다리로 서 있기(한발 서기) 굴곡을 위한 벽 미끄러지기와 발뒤꿈치 미끄러지기(그림 18-28) 근력강화운동: 수정된 수직 하지 거상(5회 반복의 1세트) ; 하루에 3회 반복 수직 하지 거상 15회 자전거 타기는 5~10분 동안 부하 없이 견딜 수 있는 범위에서 시작한다. 보행 훈련: 액와목발을 이용하여 견딜 수 있을 정도의 체중부하로 실시. 정상적인 보행으로 걸을 수 있을 때에만 목발 제거. 체중부하 신전을 실시하기 위해 뒤로 걷기 슬관절과 고관절 굴곡을 증가시키기 위한 다리 높이 들어 걷기
Ⅱ 단계	치료기구: 냉습포나 얼음 주머니를 20분간 하루에 2회(운동 후) 내측사광근 재교육을 위한 전기적 자극 유연성-각 동작을 20초 동안 유지하고 5회 반복 선 상태에서 대퇴사두근 신장(그림 18-21) 슬괵근 능동 신장(그림 18-22) 계단을 이용한 종아리 신장 선 상태에서 장경인대 신장 근력강화 운동: 다리 밀기 - 2초 동안 구심성 , 4초 동안 원심성 수축; 8~12회 반복을 3세트 시행 편측 슬관절 신전-2초 동안 구심성, 4초 동안 원심성 수축; 8~12회 반복을 3세트 시행과 편측 다리 누르기(그림 18-29) 1/4 무릎 굽히기/발판 오르기 - 가정에서 시행(그림 18-23) StairMaster/자전거를 10~20분 보조 치료: 슬개골 보조기 멕코넬 테이핑
Ⅲ 단계	스포츠로 복귀를 위한 기능적 진전(도표 18-2). 환자는 유연성 운동과 근력강화 운동을 일주일에 3회 실시하고, 운동 후에는 얼음을 적용한다. 하지의 생체역학적 분석은 보조기를 처방하기위해 실시한다.

Courtesy of Methodist Sports Medicine Center, Indianapolis, Indiana.

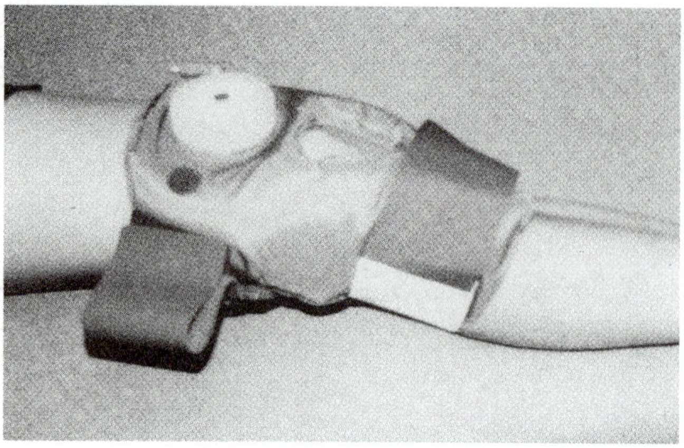

그림 18-26 냉습포를 이용한 염증과 통증 조절

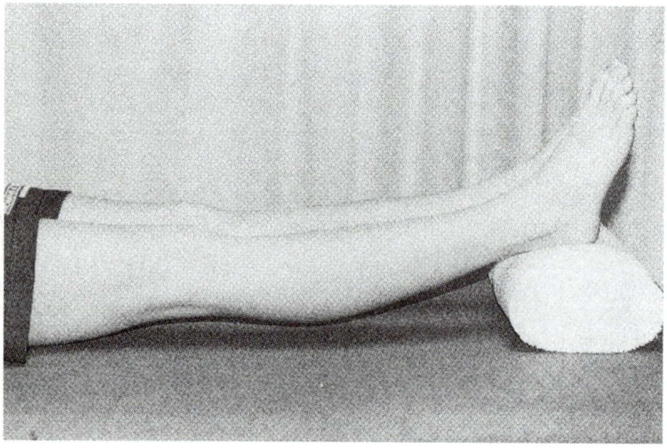

A

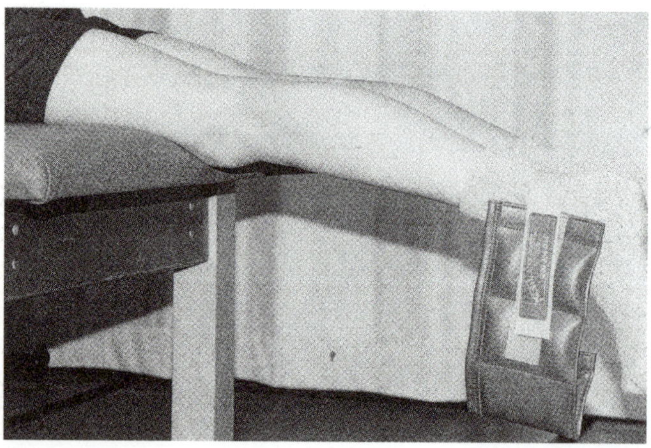

B

그림 18-27 슬관절 관절가동범위를 위한 운동. 똑바로 누운 상태에서 발뒤꿈치 밑에 베개대기(heel props)를 시행하여 무릎이 완전한 과신전으로 떨어지게 한다**(A)**. 하지가 침대 밖으로 나온 상태에서 엎드려 눕기(prone hangs)**(B)**. 각 운동은 10분씩 시행한다.

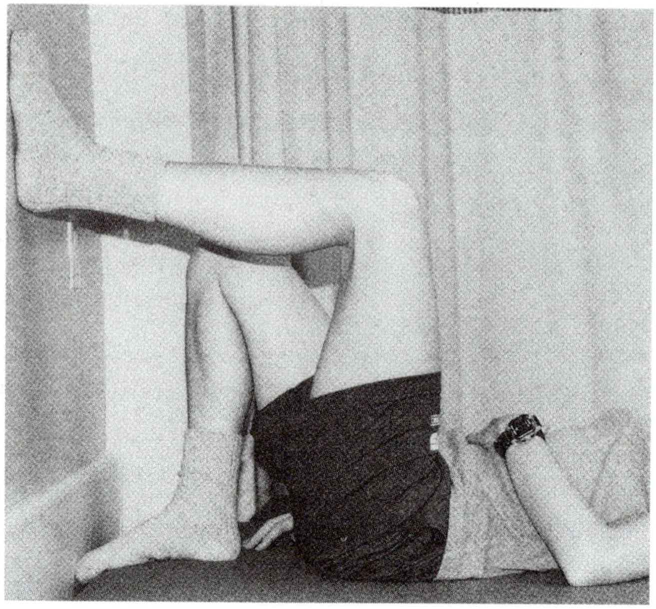

A

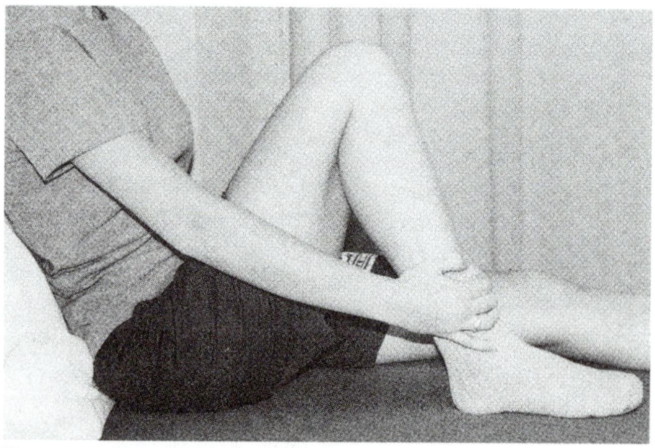

B

그림 18-28 슬관절의 굴곡 관절가동범위를 위한 운동. 벽 미끄러지기는 발을 벽에 대고 벽 아래쪽으로 미끄러져 내려오면서 슬관절을 굴곡한다(A). 발뒤꿈치 미끄러지기는 환자가 앉은 자세에서 엉덩이 쪽으로 발을 당긴다(B). 10초 동안 유지하고, 슬관절을 더 굽히고, 5초 동안 유지한다. 각 운동은 10~15회 반복한다.

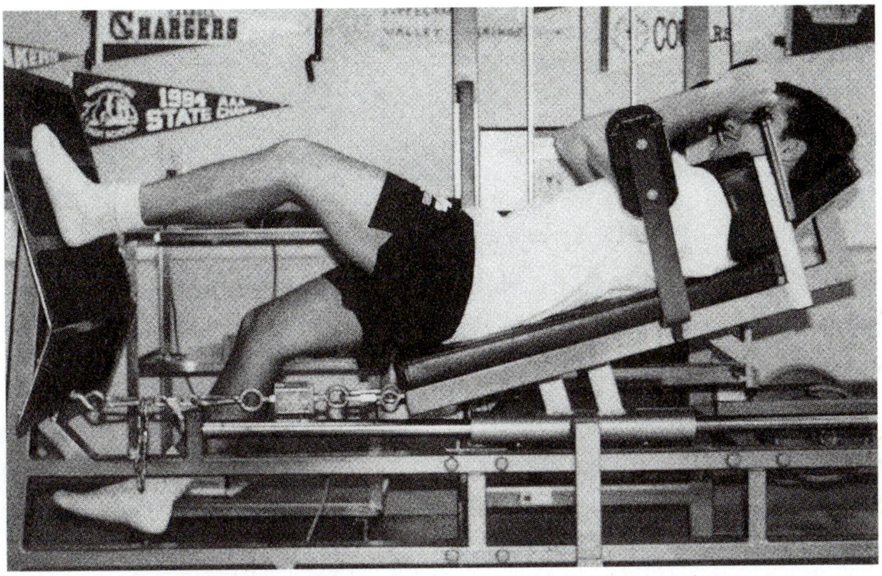

A

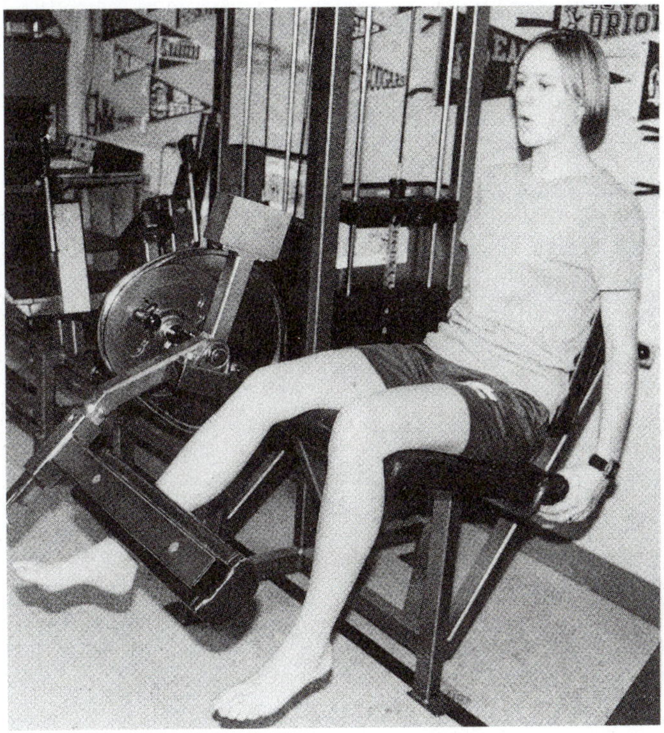

그림 18-29 근력강화를 위한 편측 다리 밀기(A)와 편측 슬관절 신전(B). 8~12회 반복으로 3세트 시행

높게 되며 염증은 만성의 상황이 발생된다.[61]

환자는 과도한 체중지지 활동으로 악화되는 슬관절 통증의 점진적 발생을 호소한다. 정확한 손상 기전은 없다. 환자는 오랜 시간동안 서있거나 계단을 올랐다면, 통증을 경험 할 것이다.

환자는 일반적인 관절 통증과 비정상적인 슬관절 관절 가동범위를 나타내는데, 이러한 것들이 비정상적인 보행 패턴을 유발하게 된다. 약간의 삼출과 함께 연골의 증식과 연관된 관절 관절 증대가 있다. 통증으로 대퇴사두근은 약화되고, 이것으로 기능적 활동이 감소된다. 하지의 내반슬이나 외반슬 변형은 골관절염의 진행된 경우에 나타날 수 있다.[61] 단순 방사선 촬영은 골관절염의 실재를 확인하는데 효과적이다.

재활(Rehabilitation)

Ⅰ단계 재활은 염증과 통증 조절을 돕기 위해 냉이나 냉습포 20분을 하루에 3~4회, NSAID, 그리고 전기적 자극을 실시한다. 관절가동범위 운동은 하루에 2~3회 수행되어야 하며 10분 동안 똑바로 누운 상태에서 발뒤꿈치 밑에 베개대기(heel props)와 발뒤꿈치 미끄러지기(heel slide)가 포함되어야 한다. 근력강화 운동은 수직 하지 거상과 앉은 자세에서 90~45° 까지의 슬관절 신전운동을 포함하여 수행한다. 각 운동은 15회 실시된다.

치료기구와 관절가동범위 운동은 1주에 3회 시행하고 프로그램은 다리 밀기, 자전거 타기, StairMaster, 그리고 수영을 포함하기 위해 업데이트 된다.

덜 심각한 형태의 골관절염을 가진 환자는 Ⅲ단계로 진전되는데, 이것에는 전진적인 활동으로 복귀가 포함된다. 활동의 수정은 능동적 생활 형태로 복귀하는 중요하다. 보조기의 사용을 통한 하지의 생체역학적 교정은 체중지지 활동 동안 부하를 감소시키는 것을 도울 수 있다.

슬개대퇴증후군(Patellofemoral Syndrome)

슬개대퇴증후군은 슬개대퇴관절의 압박과 관련된 슬개골의 과도한 외측 궤도(tracking)로 정의된다. 정렬불량(malalignment)은 경골의 외염전(external torsion), 외반슬, 슬개골의 위치(alta, baja), 증가된 Q-각, 대퇴 전경, 내측광근 위축을 동반한 외측광근 비대, 그리고 발의 회내를 포함한 몇몇 선행인자의 결과로 나타날 수 있다.[12] 이 증후군과 관련된 다양한 질환들이 있기 때문에, 치료사는 치유를 성취하기 위해 필요한 재활프로그램을 창조, 수정, 그리고 변화시키는 것이 중요하다.

슬개대퇴증후군을 가진 환자는 외상의 병력이 없이 슬관절 통증을 일반적으로 호소한다. 통증은 부하가 주어지는 슬개대퇴관절의 위치, 예를 들면, 쪼그려 앉기, 계단 내려오기, 그리고 뛰기와 관련이 있다. 환자는 촉진 시 슬개골 근처에서의 통증과 슬개대퇴관절의 염발음을 보인다. 관절가동범위 운동은 일반적으로 영향을 주지 않으나, 경우에 따라서는 완전한 굴곡은 통증을 야기한다. 하지 유연성은 일반적으로 제한이 있다. Ober 검사에서 장경인대의 단축이 나타나는데, 이것은 슬개골을 외측으로 당기기 때문에 문제의 근원이 된다. 경사, 활주, 그리고 회전과 같은 슬개골의 방향이 평가된다. 다양한 각도에서의 근력검사는 더 큰 슬개대퇴 접촉 부위에 통증이 나타난다. 외측 궤도는 슬개골의 움직임 시 불편함을 야기시킨다.

보존적 재활은 슬개대퇴 질환에 있어 가장 흔히 사용되는 치료이다. 각 프로그램은 개별화되어야 하고 기능부전에 한정적이어야 한다. 신전근 기전 재활을 위한 일반적 고려사항에는 염증 조절, 유연성, 열린 운동역학적사슬과 닫힌 운동역학적사슬 운동을 고려한 통증이 없는 근력강화운동, 그리고 완전한 생역학적 평가가 포함된다. 재활 프로그램은 표 18-7에 요약되었다.

외측 족관절 염좌(Lateral Ankle Sprain)

신체에서 가장 흔하게 손상되는 관절은 외측 발목 복합체이다. 외측 발목 복합체를 구성하고 외측 안정성을 제공하는 인대는 전거비인대, 종비인대, 그리고 후거비인대이다. 내측 삼각인대에 비해 외측 발목 인대들은 그 해부학적 구성 때문에 모든 발목 염좌의 거의 85%를 차지하게 된다.[62-66]

외측 발목 인대의 손상은 저측굴곡/내반 기전에 의하 스트레스로 초래된다. 환자는 발목이 "안으로 돌아간다"는 느낌이 든다고 묘사할 것이다. 환자는 체중부하 시에 발목 외측의 통증이 증가하는 것을 호소할 것이다. 발목 염좌는 분류 도표에 따라 단계적으로 분류하고, 이것은 기능적 척도에 기초한다.[62,64,67]

분류도표(Classification Scheme)

Ⅰ등급: 관절가동범위 감소, 정상적 제한 내에서의 근력 검사, 약간의 종창, 전거비인대에서의 압통, 약간 절름거림, 전방 끌림 검사와 거골 경사 검사에 음성

Ⅱ등급: 내번에서 통증이 있으면서 관절가동범위 감소, 외반근 검사시 통증, 약간이나 중등도의

표 18-7 슬개대퇴증후군을 위한 재활프로그램

I 단계	치료기기 : 냉/냉 마사지를 20분 간 한 주에 3~4회 시행 NSAID 초음파, 음파영동법, 그리고 전기적 자극은 환자의 증상 조절을 위해 사용한다. 필요하다면 관절가동범위 운동: 10분간 하지가 침대 밖으로 나온 상태에서 엎드려 눕기(prone hangs)(그림 18-27B) 발뒤꿈치 미끄러지기(그림 18-28) 정상적 보행 유연성 운동은 하루에 2회 실시한다(20초 유지를 5회 반복): 옆으로 누운 자세와 선 자세에서 대퇴사두근 신장(그림 18-21) 다리 펴고 앉은 자세에서 슬괵근 신장과 능동적 슬괵근 신장 선 자세, 벽, 그리고 옆으로 누운자세에서 외측 고관절/장경인대 신장(그림 18-30) 벽과 계단을 이용한 비복/가자미근 복합 신장 근력강화운동은 하루에 2회 실시한다: 수정된 내측사광근 다리 들기(그림 18-31) 옆으로 누운자세에서 외회전 상태로 중둔근을 이용한 다리 들기(그림 18-18)
Ⅱ 단계	염증이 감소되고 관절가동범위가 회복이 되고 보행이 정상적이면, 진보된 근력강화 프로그램을 개별화시키고, 기능적 하지 운동을 시작하는데 초점을 맞춘다. 하지 신장 운동은 하루 2회 지속적으로 시행한다. 슬개대퇴증후군을 위한 근력강화 운동은 분리된 열린 운동역학적 사슬과 기능적 닫힌 운동역학적 사슬 운동을 혼합해서 시행한다: 수정된 내측사광근 다리 들기(5~10회 반복)(그림 18-31) 고무탄력튜브를 이용한 끝 범위 슬관절 신전(그림 18-32) 슬관절 신전 기계를 이용한 짧은 각도(90°-30°) 신전(8~12회 반복의 3세트) 구심성과 원심성으로 발판 오르기(외측과 전방)(10~15회 반복의 3세트)(그림 18-33) 다리 밀기나 쪼그려 앉기(8~12회의 3세트) 중둔근 운동 - 옆으로 누운자세(그림 18-18)와 선 자세 고무탄력밴드를 이용한 근력강화와 고유수용기 훈련 중등도의 속도를 이용한 근력강화운동과 지구력: 자전거타기, StairMaster(그림 18-34), 수영 생체학적 평가는 Ⅱ 단계 동안에 수행되고, 보조기는 만약 적절하다면 사용한다.
Ⅲ 단계	일상생활동작의 기능적 복귀와 이전의 스포츠 활동 수준까지에 초점을 맞추는 것을 강조한다. 얼음, 하지 유연성과 근력강화 운동 프로그램을 유지하고 1주에 3회 실시한다. 기능적 진전은 스포츠로의 복귀를 위한 도구로 활용한다(도표 18-2). 보조기, 스트랩, 테이프 지지대 같은 외부 지지물은 활동에서 통증 없이 참여할 수 있도록 Ⅲ 단계 동안 사용한다.

Courtesy of Methodist Sports Medicine Center, Indianapolis, Indiana.

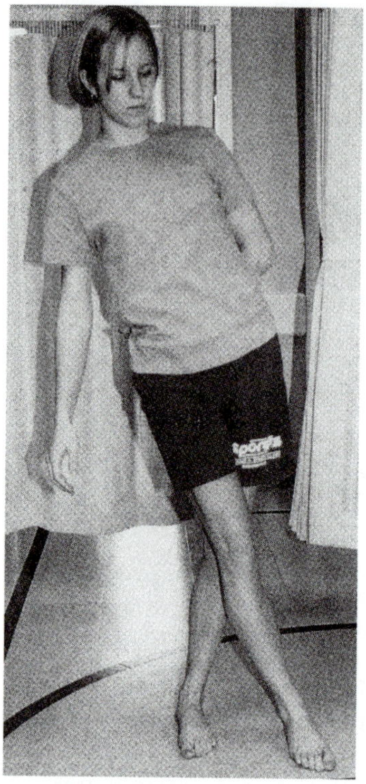

그림 18-30 장경인대를 위한 선자세에서 신장, 환자는 비손상측 다리를 앞으로 꼬이게 하고 신장이 느껴질 때까지 손상측으로 기댄다. 30초 동안 신장을 위해 유지한다.

종창, 전거비인대에서의 압통과 종비인대에서 통증 가능성, 절름보행, 전방 끌림 검사에 양성, 거골 경사 검사에 음성

Ⅲ등급: 중등도와 심한 종창, 전거비, 종비, 후거비인대에서의 압통, 절름보행, 전방 끌림 검사와 거골 경사 검사상 양성과 불안정성

외측 발목 염좌를 위한 재활은 손상의 정도와 개인에 따라 다양하다. 재활프로그램은 표 18-8에 나타냈다.

족저건막염(Plantar Fascitis)

발뒤꿈치 통증은 운동선수나 비운동 선수 둘 다에서 흔하게 호소된다. 달리는 사람들에 있어 족저건막염은 가장 흔한 발뒤꿈치 통증의 부위이다.[68,69] 족저건막염은 일반적으로 장애를 유발한 만한 통증을 유발하지는 않지만, 달리기와 점프와 같은 활동을 제한하게 되는 통증을 만들어 낸다.

종골로 가는 족저건막의 건막성 정지부의 기저부가 위치하는 발뒤꿈치 패드의 저측면에서 핀으로 찌르고 칼로 도려내는 것 같은 통증을 호소한다.[70,71] 통증은 아침이나

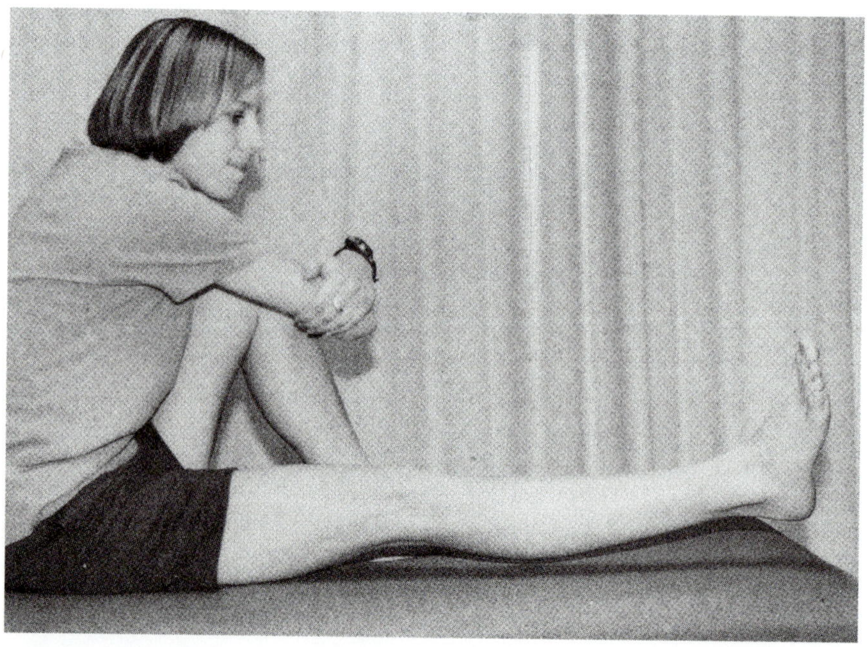

그림 18-31 수정된 내측사광근 다리 들기; 환자는 앉아서 비손상측 다리를 굴곡하고 체건을 전방으로 기울인다. 손상측 다리는 똑바로 편 상태에서 다리를 외회전 시킨다. 그런 다음 발뒤꿈치를 들어 테이블 위로 1인치 높이로 다리를 든다. 5초 동안 유지하고 10회 반복한다.

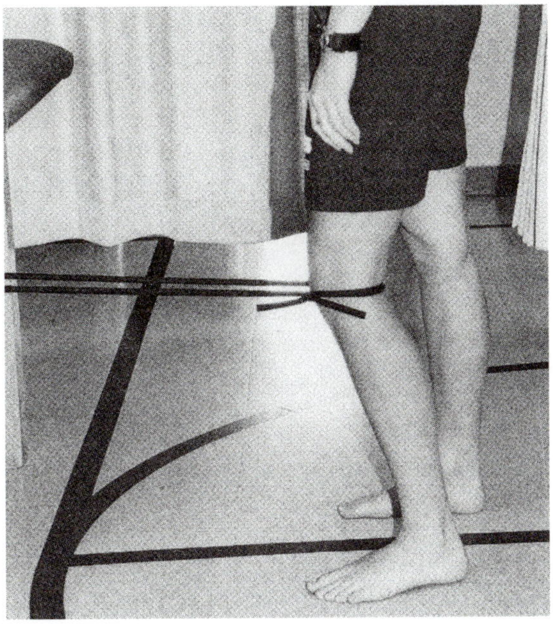

그림 18-32 고무탄력튜브를 이용한 운동으로 마지막 범위 슬관절 신전, 15회 반복의 3세트 시행

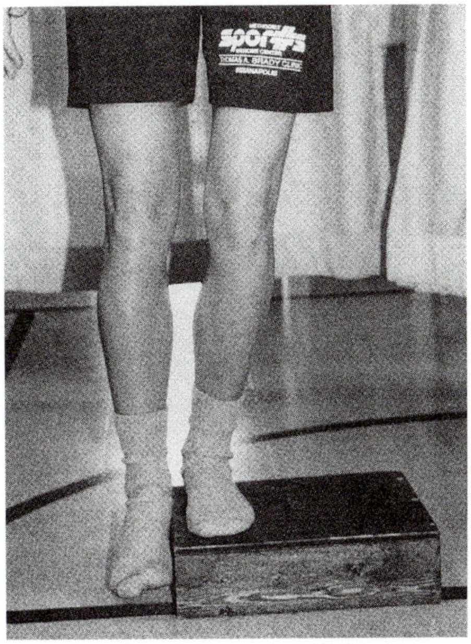

그림 18-33 원심성 수축과 구심성 수축을 하는 기능적 닫힌 운동역학적 사슬 근력강화를 위한 외측 발판 오르기. 10~15회 반복의 3세트 시행

운동 시작 시에 더 심해지며 준비운동 후, 점차적으로 개선된다. 촉진 시에 거골 조면의 내측에 국소적 압통이 있다. 능동과 수동 배측 굴곡 시에 통증이 나타나고, 엄지발가락

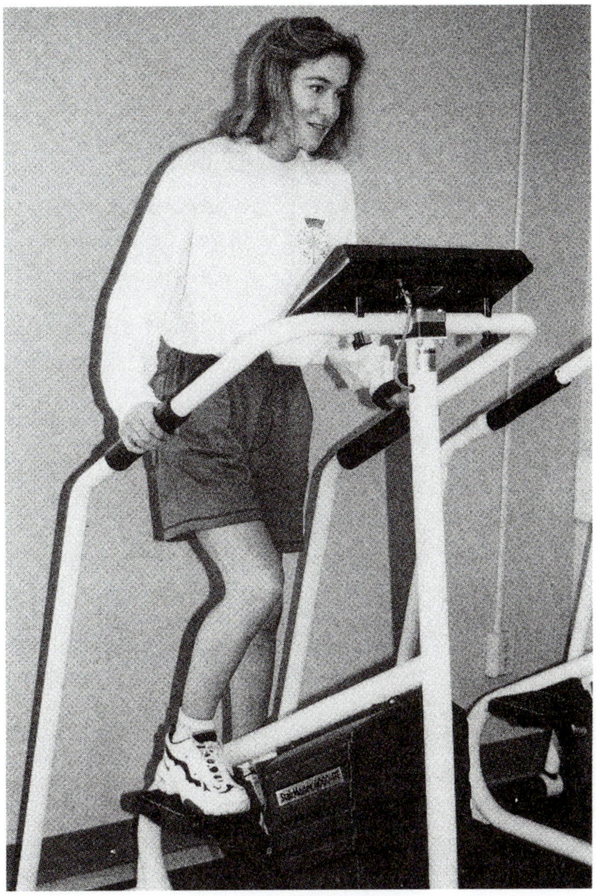

그림 18-34 심혈관계 조절을 위한 StairMaster

신전 시에 더 통증이 악화된다.[72,73] 더욱 심한 경우에 환자는 절음 보행을 하게 될 것이다.

족저건막염의 일반적인 선행 요인들은 짧은 아킬레스건, 과도한 회내나 회외, 잘못된 훈련, 그리고 신발이다. 짧은 아킬레스건은 초기 원인 인자이다. 아킬레스건은 족관절 뒤쪽에 있으면서 종아리 근육들과 연결되기 때문에, 아킬레스건이 수축되거나 타이트하게 될 때, 족저건막염이 된다. 족저건막은 종골에 부착되는데, 이곳이 가장 약한 부위이며 통증의 위치가 된다. 환자가 과제 수행 시 아킬레스건의 타이트니스는 족저건막의 부착부위에서 종골쪽으로 자극을 유발한다.

하지의 생체역학적 평가가 족저건막염의 초기 요인을 이해하는데 중요하다. 족저건막염을 위한 재활은 표 18-9에 나타낸다.

표 18-8 외측 족관절 염좌를 위한 재활 프로그램

I 단계 **I 과 II 등급**

치료기구 :

얼음(냉습포)은 매 1, 2시간 마다 20분간 적용

전기적 자극은 염증과 통증을 감소시키기 위해 사용한다.

관절가동범위 운동은 하루에 3회 시행한다:

능동 관절가동범위 운동을 위해 발목 펌프운동, 발목 회전과 발목으로 글쓰기

배측굴곡을 위한 수건으로의 신장운동은 수동적 관절가동범위 운동을 위해 10~15초간 유지하고, 5회 반복해서 시행한다.

근력강화운동은 하루에 3회 시행한다:

통증없는 범위 내에서의 등척성 저측굴곡, 외반, 그리고 내반

발가락으로 수건 당기기 또한 시행된다.

보호:

AirCast와 Active Ankle과 같은 발목 보조기는 I 과 II 등급 손상에서 외측 지지를 위해 적용한다.

목발이 사용되며 정확한 보행 기전을 환자가 정상적으로 수행할 때까지 강조한다.

주의사항: III 등급과 심한 II 등급 손상에 있어, 내반과 저측굴곡을 위한 능동적 관절가동범위 운동은 회복되는 구조에 파괴를 피하기 위해 인대의 압통점이 감소될 때까지 제한한다.

III 등급

치료기구:

냉습포

관절가동범위:

능동적 관절가동범위(배측굴곡과 외반): 인대에 압통점이 감소 할 때, 내반과 저측굴곡을 위해 능동적 관절가동범위 운동 시행

보호:

보행 부츠가 있는 AirCast 보조기(그림 18-36)

보행 훈련

II 단계 치료기구:

냉습포 지속적 시행

관절가동범위 운동:

종아리 신장(벽과 계단)은 30초 동안 유지하고, 5회 반복한다(그림 18-37).

관절가동범위가 여전히 제한적이라면, 도수 관절가동기법을 시행한다.

근력강화 운동은 하루에 2번 시행한다: 튜브를 이용한 내반, 외반, 배측굴곡(10회 반복의 3세트)(그림 18-38)

발뒤꿈치 들기(10회 반복의 3세트)(그림 18-39)

등장성 점진 저항 운동을 위한 모래주머니

고유수용기:

앉은 자세에서 선 자세까지 점진적으로 BAPS 보드를 사용(그림 18-40).

환자는 비손상측으로 고관절 운동을 시행하는 동안 손상측 다리로 균형 잡기. 15회 반복의 2세트를 고관절 움직임의 각 방향에서 시행한다(그림 18-19).

III 단계 기능적 진전을 이용한 스포츠 활동으로 점진적 복귀(도표 18-2). 개인별로 활동한 정성 운동에 참가한다. 발목관절에서는 재손상이 흔하게 일어나기 때문에, 외부 보조기가 요구되며 테이핑, 레이스 업(lace-up) 보조기, AirCast 보조기나 Active Ankle 보조기를 착용한다.

Courtesy of Methodist Sports Medicine Center, Indianapolis, Indiana.

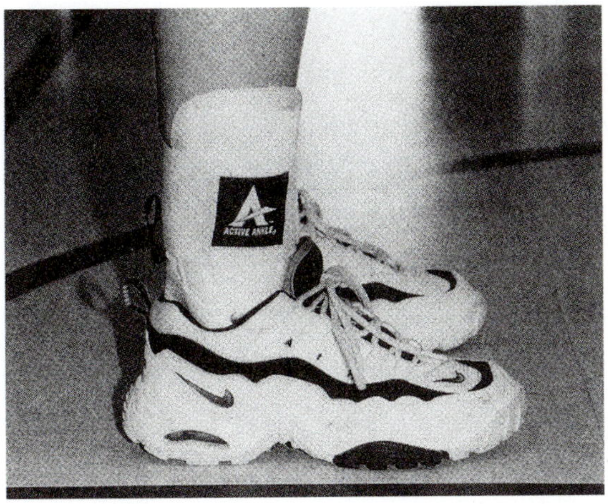

그림 18-35 외측 족관절 염좌의 지지를 위한 Active Ankle 보조기

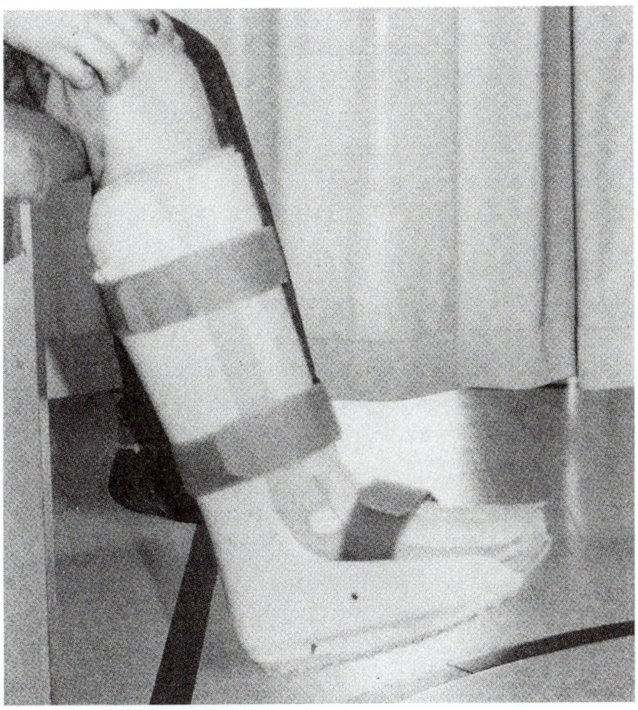

그림 18-36 III등급 외측 족관절 염좌를 위한 AirCast 보행 부츠

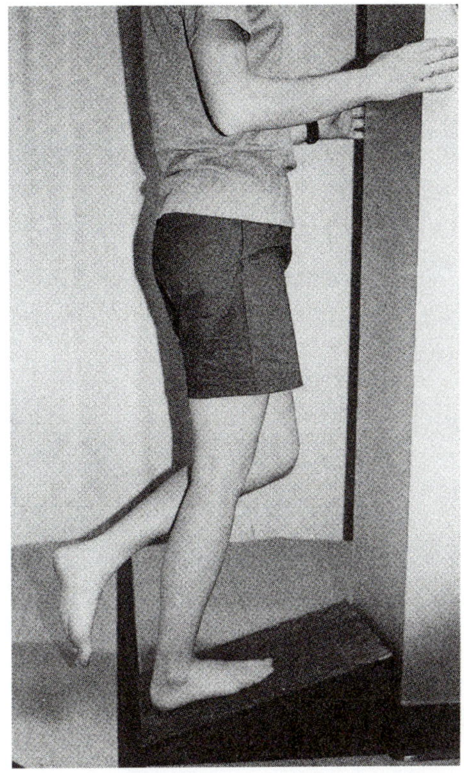

그림 18-37 종아리 신장을 위한 디딤판. 30초 동안 신장 유지하고 5회 반복

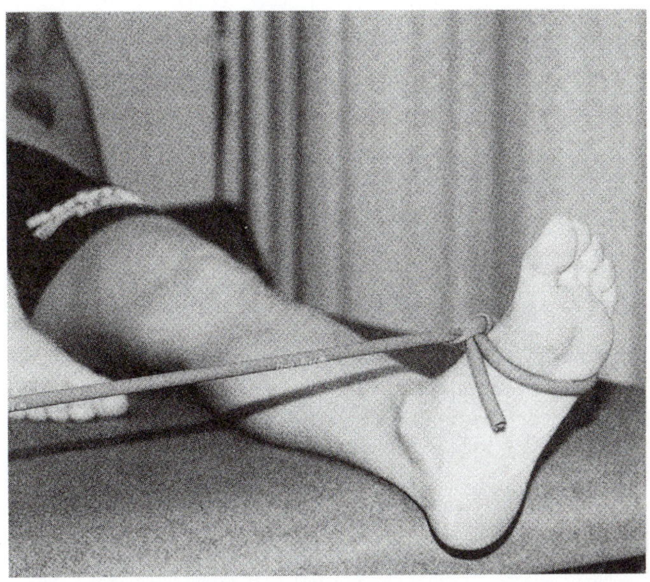

그림 18-38 운동 튜브를 이용한 근력강화 운동. 발목 외반을 보여주고 있다. 10~15회 반복으로 3세트 시행. 내번, 배측굴곡과 저측굴곡을 반복한다.

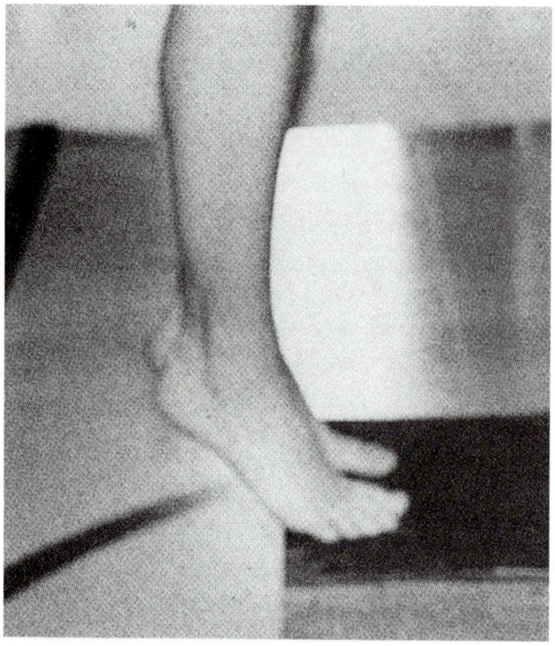

그림 18-39 발목 근력강화를 위해 발뒤꿈치 들기. 10~15회 반복으로 3세트 시행

아킬레스건염 (Achilles Tendinitis)

아킬레스건염은 하지에 내려지는 가장 일반적인 진단명 중에 하나이고, 뛰기와 점프와 같은 활동과 관련이 있다. 아킬레스건염은 아킬레스건과 골막에 발생한 염증이며 유착성이나 비유착성이 고려될 수 있다.[74,75] 아킬레스건은 비복근/가자미근 복합체로부터 종골로의 부하 전달에 반응한다. 따라서 이 복합체에서의 유연성 부족은 직접적인 영향을 줄 수 있다. 아킬레스건염의 선행 요인에는 여러 요인들이 있는데, 과도한 회내, 회외, 그리고 경골내반과 같은 생역학적 특성, 아킬레스건의 유연성, 과사용, 노화, 그리고 부적절한 훈련이 포함된다.[76-78]

환자들은 활동에 의해 자극되는 아킬레스건에서의 통증을 호소한다. 통증은 아킬레스건과 근건 경계부위를 따라 나타난다. 환자는 발뒤꿈치 들기 시 통증으로 인해 수행력의 감소를 나타낸다. 결절과 연관된 아킬레스건에서의 종창과 타이트니스가 있다. 임상적으로 수동적 배굴 시 통증이 일어나고, 한쪽다리 뛰기에서 통증이 나타난다.

재활(Rehabilitation)

Ⅰ과 Ⅱ단계에서는 통증과 염증을 감소시키고, 종아리의 유연성을 증가시키는데 중점을 둔다. 얼음 컵을 이용한 얼음 마사지는 10~15분 동안 시행하고, 아킬레스건에 대해 수직으로 교차-마찰 마사지를 시행한다. NASID는 급성기시에 처방하고, 초음파, 음파영동법, 또는 이온도입법은 염증감소를 위해 역시 사용한다.

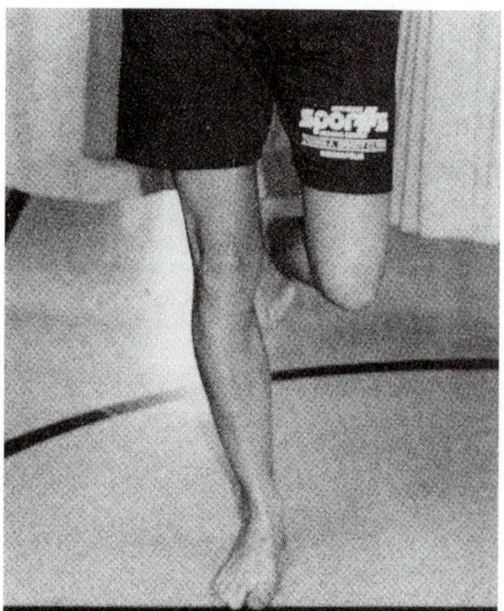

A

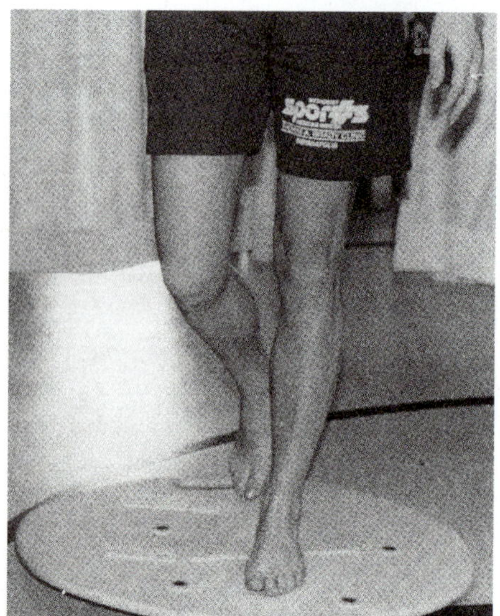

B

그림 18-40 균형과 고유수용기 훈련을 위한 한발로 균형잡기(A)와 BAPS 보드 운동(B)

표 18-9 족저건막염을 위한 재활 프로그램

I과 II 단계	치료기구: 얼음 마사지를 15분 동안 족저건막의 섬유에 수직으로 적용 염증 조절을 돕기 위해 NASID 초음파, 음파영동법, 이온도입법을 통증과 염증 감소를 위해 사용 교차-마찰 마사지: 손가락을 이용, 3~5분 동안 족저건막에 수직으로 가볍게 해서 점차 강하게 시행 실리콘 소재의 부드러운 패드: 종아리 골극 쿠션을 위한 실리콘 소재의 뒤꿈치 받침을 적용한다. 신장: 비복근/가자미근 복합체를 위한 벽 밀기 신장: 뒤쪽 다리는 펴서 유지하고, 발뒤꿈치는 바닥에 붙이고, 약간 안쪽으로 회전하고, 신장이 느껴질 때까지 벽에 기댄다. 그리고 30초 동안 유지한다. 하루에 5번 반복한다. 비복근/가자미근 복합체를 이용한 계단 신장(그림 18-42) 근력강화 운동: 발가락으로 수건 말기(그림 18-43)
III 단계	환자는 유연성 운동을 계속 시행하고, 활동 후에 얼음을 적용한다. 자세와 보행 편위의 평가와 치료 또한 시행한다. 보조기는 비정상적인 발 생역학을 조절하기 위해 사용하고, 족저근막염에 부하를 감소하기 위하여 사용한다. 보조기는 재활을 위한 우수한 부속물이지만, 모든 치료로 봐서는 안된다. 환자는 뛰기, 운동, 활동으로 복귀를 위해 기능적 진전을 교육받아야 한다.

Courtesy of Methodist Sports Medicine Center, Indianapolis, Indiana.

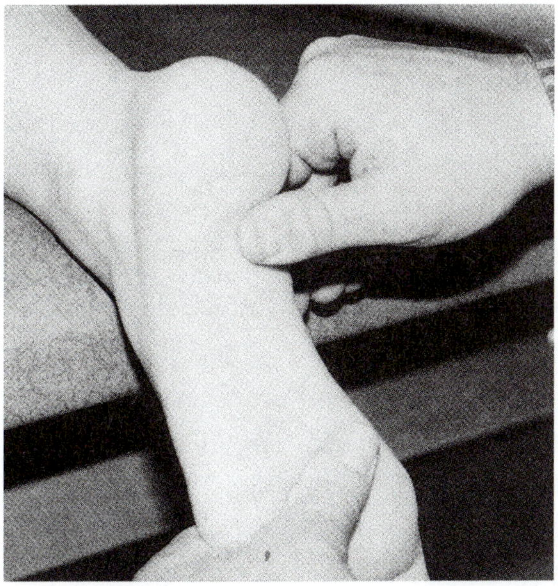

그림 18-41 교차-마찰 마사지: 손가락을 이용, 3~5분 동안 족저건막에 수직으로 가볍게 해서 점차 강하게 시행

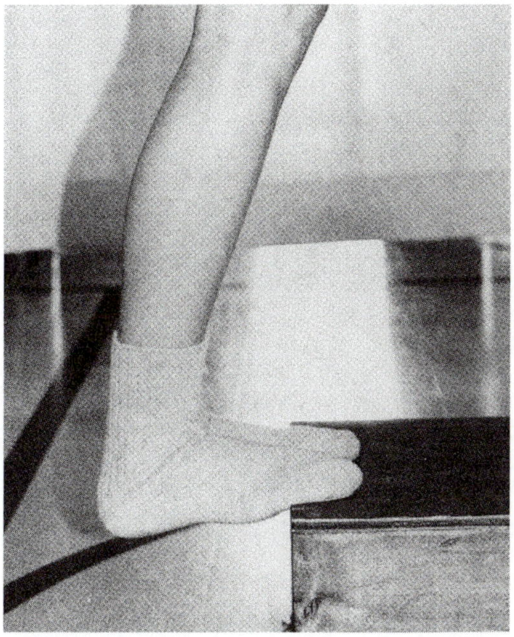

그림 18-42 아킬레스건을 위한 계단 신장. 발의 앞쪽을 계간에 대고 서서 신장이 느껴질 때까지 발뒤꿈치를 천천히 계단 아래로 내린다. 30초 동안 유지

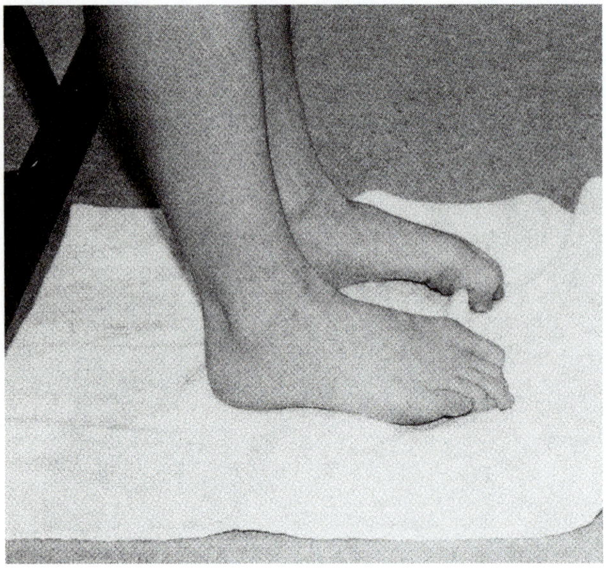

그림 18-43 발가락으로 수건 말기는 바닥에 있는 수건을 발가락을 이용해서 끌어 모은다.

종아리 유연성이 증가함에 비복근에 대한 벽 신장(wall stretch)을 시행한다. 비손상측 발 뒤에 손상측 발을 위치 상태에서 환자는 벽쪽으로 몸을 기울인다. 손상측 발은 약간 안쪽으로 회전되어야 하며, 발뒤꿈치는 바닥에 붙어야 하고, 무릎은 바로 펴서 비복근이 신장되게 한다. 환자는 30초 동안 유지하고, 하루에 5세트, 3회 시행한다. 가자미근을 신장하는 절차는 손상측 무릎을 약간 굴곡해서 시행한다.

근력강화 운동으로는 원심성으로 종아리 들기가 있다. 환자는 비손상측 발의 뒤꿈치를 들어 발가락을 서고, 손상측으로 체중을 이동하면서 천천히(5초 동안) 내린다. 10~15회 반복의 2세트를 수행한다.

1/4 인치 뒤꿈치 들기는 아킬레스 복합체에 대한 스트레스를 감소시키기 위해 초기에 사용된다. 첫 주 동안 발뒤꿈치 컵(heel cup)의 사용을 점진적으로 감소시킨다.

Ⅲ단계에서는 활동의 복귀를 위해 기능적 진전을 혼합한다. 훈련과 신발 형태의 교정을 병행한다. 생체역학적 분석에서 지적이 나온다면, 보조기가 활동 동안 아킬레스건의 부하를 감소시키는 것을 돕기 위해 사용한다.

중족지절관절 손상 (잔디 발가락) [Metatarsalphalangeal Joint Injury (Turf Toe)]

첫 번째 중족지절관절의 손상은 다양한 스포츠에서 일반적으로 나타난다. 이러한 손상은 과사용이나 외상으로 발생된다. 손상의 일차적 기전은 강력한 발뒤꿈치 들기를 하는 동안 엄지발가락의 중족지절관절이 과신전되면서 발생한다. 반복적인 과부하 또한 중족지절관절 통증과 신전 관절가동범위의 소실이 발생하는데, 이는 발을 외측으로 회전시켜 첫 번째 중족지절관절을 통한 사선방향의 발뒤꿈치 들기를 유발한다.[79] 손상은 인공잔디에서 증가하기 때문에 종종 잔디 발가락이라 언급된다. 유연성이 있는 신발 또한 중족지절관절의 과신전을 허용하기 때문에 손상에 영향을 미칠 수 있다.

환자들은 보행에서 발뒤꿈치 들기 동안 통증을 호소할 것이다. 증상으로는 발가락의 내측면과 저측면을 따라 압통과 종창을 보인다. 환자들은 엄지발가락의 저측굴곡 저항 시에 통증이 있기도 한다.

재활(Rehabilitation)

Ⅰ단계 재활은 통증과 염증을 감소시키기 위한 냉, 압박, 그리고 거상을 하루에 20분간 4~6회 시행한다. 첫 번째 중족지절관절의 신전을 감소시키기 위해서는 신발의 과신전을 감소시키기 위한 잔디 발가락용 steel shank를 사용할 수 있다. 전기적 자극과 NSAID는 염증 감소를 돕기 위해 사용된다. 초기에 관절 고정이 적용되는데, 정상적인 관절 역학이 보존될 수 있도록 중족지절관절의 저측/배측 활주 병행한다. 관절가동범위를 위해 중족지절관절의 능동적 굴곡과 신전운동을 시행한다.

보행시 통증이 없고 관절가동범위가 기능적 제한의 범위 내에 있을 때, 냉음/초음파는 항염증 조절을 위해 각각 3분씩 적용된다. 관절가동범위운동은 정상적 제한 내에서 유지된다. 근력강화 활동은 엄지 굴곡을 위한 무지 굴근의 근력강화를 위해 StairMaster와 튜브를 사용한다. 신발 교정과 테이핑은 환자에게 유익하다. 첫 번째 중족지절관절 운동을 제한하기 위한 스틸로 만든 보조기와 Morton 신전 제한, 그리고 잔디 발가락 테이핑은 증상 완화에 도움을 준다.

Ⅲ단계에서는 적절한 테이핑과 신발 교정으로 운동 활

동으로 복귀하기 위한 기능적 진전을 시행한다.

참고문헌

1. Norkin CC, Levangie PK. Posture. In: *Joint Structure and Function. A Complete Analysis.* Philadelphia: F.A. Davis; 1992:chap 13.
2. Norkin CC, Levangie PK. The shoulder complex. In: *Joint Structure and Function: A Complete Analysis.* Philadelphia: F.A. Davis; 1992: chap 7.
3. Freedman L, Monroe RR. Abduction of the arm in the scapular plane: scapular and glenohumeral movements. *J Bone Joint Surg Am.* 1966; 48:150.
4. Doody SG, Waterland JC. Shoulder movements during abduction in the scapular plane. *Arch Phys Med Rehabil.* 1970;51:595.
5. Saha AK. The classic mechanism of shoulder movements and a plea for the recognition of "zero position" of the glenohumeral joint. *Clin Orthop.* 1983;173:3–9.
6. Steindler A. *Kinesiology of the Human Body.* Springfield, IL: Charles C Thomas; 1955.
7. Wilk KE, Arrigo CA, Andrews JR. Functional training for the overhead athlete. In: Bandy WD, ed. *Sports Physical Therapy Section Home Study Course.* Conway, AR: Sports Physical Therapy Section, APTA; 1995:chap 5.
8. Stiene HA, Brosky T, Reinking MF, Nyland, J, Mason MB. A comparison of closed kinetic chain and isokinetic joint isolation exercise in patients with patellofemoral dysfunction. *J Orthop Sports Phys Ther.* 1996;24:136–141.
9. Doucette SA, Child DD. The effect of open and closed chain exercise and knee joint position on patellar tracking in lateral patellar compression syndrome. *J Orthop Sports Phys Ther.* 1996;23:104–110.
10. Steinkamp LA, Dillingham MF, Markel MD, Hill JA, Kaufman KR. Biomechanical considerations in patellofemoral joint rehabilitation. *Am J Sports Med.* 1993;21:438–444.
11. Campbell MK. Rehabilitation of soft tissue injuries. In: Hammer WI, ed. *Functional Soft Tissue Examination and Treatment by Manual Methods: The Extremities.* Gaithersburg, MD: Aspen Publishers, Inc.; 1991:277–291.
12. Epler M. Gait. In: Richardson JK, Iglarsh ZA, eds. *Clinical Orthopaedic Physical Therapy.* Philadelphia: W.B. Saunders; 1994:chap 11.
13. De Carlo MS, Oneacre KL. Conservative management of patellofemoral pain syndrome. Compendium. *Sports Physical Therapy Section*, APTA, February 1998.
14. Sell JD, Sallay PI, De Carlo MS, Misamore GW. Rotator cuff disease in the athlete. In: Bandy WD, ed. *Sports Physical Therapy Section Home Study Course.* Conway, AR: Sports Physical Therapy Section, APTA; 1995:chap 6.
15. Neer CS. Anterior acromioplasty for the chronic impingement syndrome in the shoulder: a preliminary report. *J Bone Joint Am.* 1972; 54:41–50.
16. Neer CS. Impingement lesions. *Clin Orthop.* 1983;173:70–77.
17. Bigliani LU, Morrison DS, April EW. The morphology of the acromion and its relationship to rotator cuff tears. *Orthop Trans.* 1986;10:228.
18. Jobe FW. Impingement problems in the athlete. *AAOS Instr. Course Lectures.* 1989;38:205–209.
19. Payne LZ, Warren RF. Rehabilitation of shoulder instability in the athlete. In: Bandy WD, ed. *Sports Physical Therapy Section Home Study Course.* Conway, AR: Sports Physical Therapy Section, APTA; 1995:chap 3.
20. Hawkins RJ, Misamore GW. Overview of glenohumeral instability. In: Hawkins RJ, Misamore GW, eds. *Shoulder Injuries in the Athlete.* New York: Churchill Livingstone; 1996:chap 11.
21. Matsen FA, Thomas SC, Rockwood CA. Glenohumeral instability. In: Rockwood CA, Matsen FA, eds. *The Shoulder.* Philadelphia: W.B. Saunders; 1990:chap 14.
22. Yahara ML. Shoulder. In: Richardson JK, Iglarsh ZA, eds. *Clinical Orthopaedic Physical Therapy.* Philadelphia: W.B. Saunders; 1994: chap 4.
23. Jobe FW, Bradley JB. Rotator cuff injuries in baseball: prevention and rehabilitation. *Sports Med.* 1988;6:377.
24. Jobe FW, Bradley JB. The diagnosis and nonoperative treatment of shoulder injuries in athletes. *Clin Sports Med.* 1989;8:419.
25. Jobe FW, Tibone JE, Jobe CM, Kvitne RS. The shoulder in sports. In: Rockwood CA, Matsen FA III, eds. *The Shoulder.* Philadelphia: W.B. Saunders; 1990:chap 26.
26. Walch G, Boileau P, Noel E, Donell ST. Impingement of the deep surface of the supraspinatus tendon on the posterosuperior glenoid rim: an arthroscopic study. *J Shoulder Elbow Surg.* 1992;1:238–245.
27. Jobe CM. Evidence for a superior glenoid impingement upon the rotator cuff. *J Shoulder Elbow Surg.* 1993;2:S19.
28. Shamus JL, Shamus EC. A taping technique for the treatment of acromioclavicular joint sprains: a case study. *J Orthop Sports Phys Ther.* 1997;25:390–394.
29. Kessler RM, Hertling D. *Management of Common Musculoskeletal Disorders: Physical Therapy Principles and Methods.* New York: Harper & Row; 1983:274–535.
30. Rockwood CA Jr. Injuries to the acromioclavicular joint. In: Rockwood CA Jr, Matsen FA III, eds. *Fractures in Adults.* 2nd ed. Philadelphia: J.B. Lippincott; 1984:860–910.
31. Anderson MK, Hall SJ. Upper arm, elbow, and forearm injuries. In: *Sports Injury Management.* Baltimore: Williams & Wilkins; 1995:chap 11.
32. Gerrick JG, Webb DR. *Sports Injuries: Diagnosis and Management.* Philadelphia: W.B. Saunders; 1990.
33. Andrews JR, Schemmel SP, Whiteside JA. Evaluation, treatment, and prevention of elbow injuries in the throwing athlete. In: Nicholas JA, Hershman EB, Posner MA, eds. *The Upper Extremity in Sports Medicine.* St. Louis, MO: CV Mosby; 1990.
34. Ollivierre CO, Nirschl RP. Tennis elbow: current concepts of treatment and rehabilitation. *Sports Med.* 1996;22:133–139.
35. Fahay T. *Athletic Training.* Palo Alto, CA: Mayfield Publishing; 1986.
36. Halar E, Bell. Contractures and other deleterious effects of immobility. In: Delisa L, ed. *Rehabilitation Medicine.* Philadelphia: J.B. Lippincott; 1988.
37. Hartley A. *Elbow Assessment.* Toronto: Mosby-YearBook; 1988.
38. Idler RS. General principles of patient evaluation and nonoperative management of cubital syndrome. *Hand Clin.* 1996;12: 397–403.
39. Folberg CR, Weiss AC, Akelman E. Cubital tunnel syndrome, part II: treatment. *Orthop Rev.* 1994;233–241.
40. McPherson SA, Meals RA. Cubital tunnel syndrome. *Orthop Clin North Am.* 1992;23:111–123.
41. Caldwell GL, Safran MR. Elbow problems in the athlete. *Orthop Clin North Am.* 1995;26:465–485.
42. Buehler MJ, Thayer DT. The elbow flexion text. *Clin Orthop Relat Res.* 1988;233:213–216.
43. Eversmann WW. Entrapment and compression neuropathies. In: Green DP, ed. *Operative Hand Surgery.* New York: Churchill-Livingstone;

1982:957–1009.

44. Phalen GS. The carpal tunnel syndrome: clinical evaluation of 598 hands. *Clin Orthop.* 1972;83:29.
45. Sailer SM. The role of splinting and rehabilitation in the treatment of carpal and cubital tunnel syndromes. *Hand Clin.* 1996;12:223–241.
46. Druger VL, Draft GH, Deitz JC, et al. Carpal tunnel syndrome: objective measures and splint use. *Arch Phys Med Rehabil.* 1991;72: 517–520.
47. Alexy C, De Carlo MS. Rehabilitation and use of protective devices in hand and wrist injuries. *Clin Sports Med.* 1998;17(3):635–655.
48. Lephart SM. Rehabilitation of hand and wrist injuries. In: Prentice WE, ed. *Rehabilitation Techniques in Sports Medicine.* 2nd ed. St. Louis, MO: Times Mirror/Mosby; 1990:chap 12.
49. McCue FC, Abbott JL. The treatment of mallet finger and boutonnaire deformities. *Va Med Mon.* 1966;94:623.
50. McCue FC, Mayer V. Rehabilitation of common athletic injuries of the hand and wrist. *Clin Sports Med.* 1989;8:731–775.
51. Rettig AC. Hand injuries in football players. *Phys Sports Med.* 1991;19:97–107.
52. Barry NN, McGuire JL. Acute injuries and specific problems in adult athletes. *Rheum Dis Clin North Am.* 1996;22:531–549.
53. Friker P, Taunton J, Ammann W. Osteitis pubis in athletes: infection, inflammation, or injury? *Sports Med.* 1991;12:266.
54. Middleton R, Carlile R. The spectrum of osteitis pubis. *Compr Ther.* 1993;19:99.
55. O'Donoghue DH. *Treatment of Injuries to Athletes.* 4th ed. Philadelphia: W.B. Saunders; 1984.
56. Gallaspy JB, May JD. General terminology and classification of injuries. In: Gallaspy JB, May JD, eds. *Signs and Symptoms of Athletic Injuries.* St. Louis, MO: Mosby; 1996:chap 1.
57. Indelicato PA. Nonoperative management of complete tears of the medial collateral ligament. *Orthop Rev.* 1989;28:9.
58. Hughston JC, Andrews JR, Cross MJ, Moschi A. Classification of knee ligament instabilities, part 1: the medial compartment and cruciate ligaments. *J Bone Joint Surg Am.* 1976;58:2.
59. Shelbourne KD, Klootwyk TE, De Carlo MS. Ligamentous injuries. In: Griffin LY, ed. *Rehabilitation of the Injured Knee.* St. Louis, MO: Mosby; 1995:chap 13.
60. Blazina ME, Kerlan RK, Jobe FW, Carter VS, Carlson GJ. Jumper's knee. *Orthop Clin North Am.* 1973;4:665–678.
61. Hoaglund FT. Confirming the diagnosis of osteoarthritis. *J Musculoskel Med.* 1990;7:32–45.
62. Liu SH, Jason WJ. Lateral ankle sprains and instability problems. *Clin Sports Med.* 1994;13:793–809.
63. Balduini FC, Tetzlaff J. Historical perspectives on injuries of the ligaments of the ankle. *Clin Sports Med.* 1982;1:3–12.
64. Chapman MW. Sprains of the ankle. *AAOS Instructional Course Lectures.* 1975;24:294–308.
65. Garrick JG, Requa RK. Role of external support in the prevention of ankle sprains. *Med Sci Sports.* 1973;5:200–203.
66. Garrick JG. Epidemiologic perspective. *Clin Sports Med.* 1982;1: 13–18.
67. Rettig AC, Kraft DE. Treat ankle sprains fast—it pays. *Your Patient and Fitness.* 1990;4:6–9.
68. Greenfield B. Evaluation of overuse syndromes. In: Donatelli R, ed. *The Biomechanics of the Foot and Ankle.* Philadelphia: F.A. Davis; 1990:chap 7.
69. Bujsen-Muller F, Flagsted DE. Plantar aponeurosis and integral architecture of the ball of the foot. *Am J Anat.* 1976;121:599.
70. Chandler TJ, Kibler WB. A biomechanical approach to the prevention, treatment and rehabilitation of plantar fasciitis. *Sports Med.* 1993;15:344–352.
71. McBryde A. Plantar Fasciitis. *Instruct Course Lectures.* American Academy Orthopaedic Surgeons. 1984;33:278–282.
72. Kaya BK. Plantar fasciitis in athletes. *J Sports Rehabil.* 1996;5: 305–320.
73. Roy S. How I manage plantar fasciitis. *Phys Sports Med.* 1983;11: 127–131.
74. Scioli MW. Achilles tendinitis. *Orthop Clin North Am.* 1994;25: 177–182.
75. Clain MR, Baxter DE. Achilles tendinitis. *Foot Ankle.* 1992;13: 482–487.
76. Barry NN, McGuire JL. Overuse syndromes in adult athletes. *Rheum Dis Clin North Am.* 1996;22:515–530.
77. Mascaro TB, Swanson LE. Rehabilitation of the foot and ankle. *Orthop Clin North Am.* 1994;25:147–160.
78. Soma CA, Mandelbaum BR. Achilles tendon disorders. *Clin Sports Med.* 1994;13:811–823.
79. Clanton TO, Ford JJ. Turf toe injury. *Clin Sports Med.* 1994;13: 731–742.

찾아보기

|가|

|나|

|다|

|마|

|바|

|사|

|아|

|자|

|차|

|카|

|타|

|파|

|하|

|기타|